W0262912

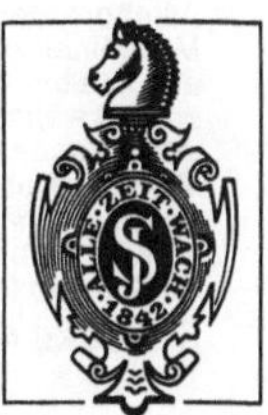

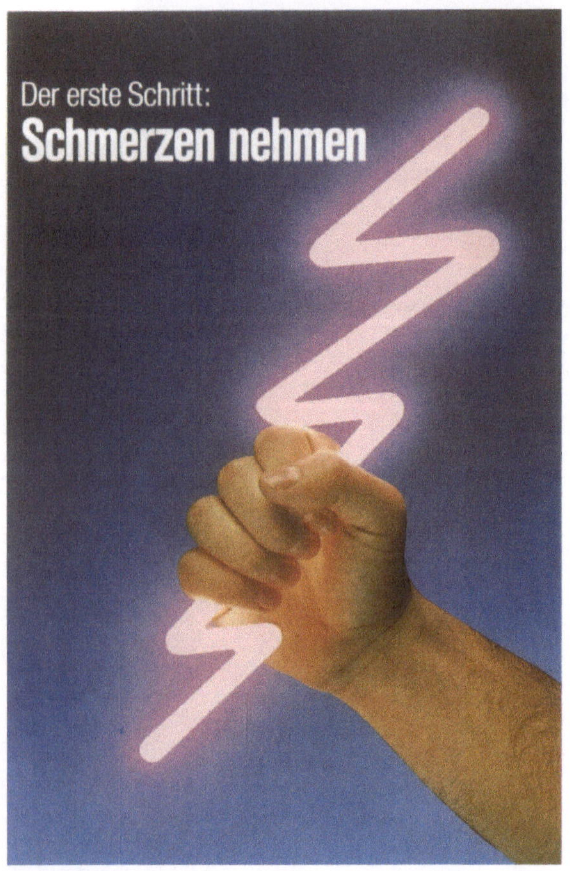

Valoron® N

Zusammensetzung: 20 Tropfen (0,72 ml) bzw. 1 Kapsel enthalten je 51,45 mg Tilidinhydrochloridhemihydrat (entspr. 50 mg Tilidinhydrochlorid), 4 mg Naloxonhydrochlorid. Valoron N Lösung zum Einnehmen enthält 11,9 Vol.-% Alkohol. **Anwendungsgebiete:** Starke und sehr starke akute und chronische Schmerzen. Valoron N ist nicht für die Behandlung leichter Schmerzen zu empfehlen. **Gegenanzeige:** Allergie gegen Tilidin und/oder Naloxon. **Nebenwirkungen:** Nebenwirkungen wie Schwindel, Benommenheit oder Übelkeit können gelegentlich auftreten. Um diese Erscheinungen zu vermeiden, wird empfohlen, daß sich der Patient keiner körperlichen Belastung unterzieht und sich beim Auftreten von Schwindelgefühl hinlegt. **Wirkungsweise:** Wirkt zentral analgetisch. **Dosierung:** Lösung: Bis zu 4mal täglich 20–40 Tropfen mit etwas Flüssigkeit einnehmen. Kapseln: Bis zu 4mal täglich 1–2 Kapseln. Maximale Tagesdosierung (bezogen auf Tilidin-HCl) beträgt 400 mg. **Wechselwirkungen mit anderen Mitteln:** Valoron N kann die ZNS-depressive Wirkung von Alkohol oder Beruhigungsmitteln verstärken. **Hinweise:** Nach Valoron N-Einnahme keine Kraftfahrzeuge führen oder Maschinen bedienen. Bei Nierenschädigungen ist die Ausscheidung von Valoron N verzögert. Die Dosierung ist hierauf abzustellen. Valoron N während der Schwangerschaft nur bei strenger Indikationsstellung verabreichen. Wöchnerinnen sollten während der Valoron N-Behandlung nicht stillen. Bei der Behandlung von Patienten mit Arzneimittelmißbrauch in der Anamnese oder Neigung hierzu sollte der Arzt die Indikationsstellung sorgfältig prüfen. Bei Opiatabhängigkeit löst Valoron N ein akutes Entzugssyndrom aus oder verstärkt bereits bestehende Entzugserscheinungen. Valoron N ist zur Entzugsbehandlung nicht geeignet. **Handelsformen und Preise:** 10 ml Lösung zum Einnehmen DM 22,55; 30 ml (3 x 10 ml) Lösung zum Einnehmen DM 59,75; 100 ml (10 x 10 ml) Lösung zum Einnehmen DM 174,86; 10 Kapseln (N 1) DM 13,20; 20 Kapseln (N 2) DM 24,75; 100 Kapseln DM 99,20; Anstaltspackungen.   G 718/1   Stand Februar '90

GÖDECKE AG · 1000 Berlin 10

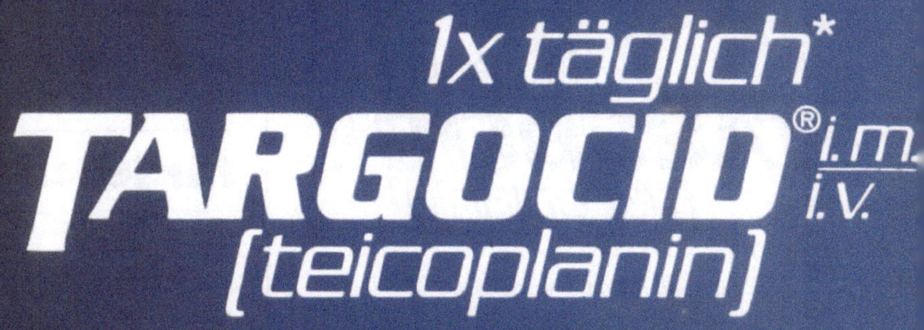

1x täglich*
TARGOCID® i.m. i.v.
[teicoplanin]

ein Fortschritt in der Therapie grampositiver Infektionen

● Bakterizide Wirksamkeit gegen nahezu alle grampositiven Erreger, einschließlich multiresistenter Stämme
● Hohe klinische Erfolgsrate bei einer Vielzahl von Infektionen
● Gute Verträglichkeit
● Einfache 1x-täglich-Dosierung* – i.m. oder i.v.

*mit Ausnahme der Initialdosis

1x täglich*

TARGOCID® i.m. i.v.
[teicoplanin]

Targocid® 100/Targocid® 200/Targocid® 400

Zusammensetzung:
1 Injektionsflasche Targocid 100/200/400 enthält 114 mg/
224 mg/424 mg Trockensubstanz entsprechend 100 mg/
200 mg/400 mg Teicoplanin; 1 Ampulle enthält 1,8 ml/
3,2 ml/3,2 ml Lösungsmittel (Wasser für Injektionszwecke).

Anwendungsgebiete:
Durch grampositive Erreger verursachte mittelschwere und
schwere Infektionen des Herzens (z. B. Endokarditis), der
Knochen und Gelenke (z. B. Osteomyelitis), der Atemwege,
der Haut und des Weichteilgewebes, der Niere und der
ableitenden Harnwege und des Magen-Darm-Traktes;
Sepsis, Septikämie. Zur perioperativen Prophylaxe bei
erhöhter Gefährdung des Patienten durch grampositive
Infektionen. Gegenüber gramnegativen Bakterien ist Teicoplanin nicht wirksam. Teicoplanin ist auch bei Erregern (vor
allem bei Staphylokokken) wirksam, die gegenüber
Cephalosporinen, Oxacillin oder Methicillin resistent sind.

Gegenanzeigen:
Bekannte Überempfindlichkeit gegenüber dem Wirkstoff,
Schwangerschaft und Stillzeit, Kinder unter 3 Jahren. Nicht
in den Liquorraum applizieren.

Hinweis:
Bei Patienten mit eingeschränkter Nierenfunktion sollte die
Therapie sorgfältig überwacht werden. Im Falle einer
Behandlungsdauer von mehr als drei Wochen werden
regelmäßige Kontrollen des Serumspiegels sowie der
Nieren-, Leber- und Hörfunktion empfohlen (besonders für
Patienten mit eingeschränkter Nierenfunktion).

Nebenwirkungen:
Gelegentlich Überempfindlichkeit gegenüber dem Wirkstoff mit Exanthemen, Erythemen, Juckreiz oder Fieber, in
Einzelfällen Bronchospasmen oder anaphylaktische Reaktionen. Als lokale Reaktion gelegentlich an der Injektions-
stelle Schmerzen, vereinzelt Phlebitis oder Abszedierung.
In einigen Fällen passagerer Anstieg der Transaminasen
und/oder der alkalischen Phosphatase. In Einzelfällen
Anstieg des Serumkreatinins. Selten Eosinophilie, Throm-
bozytopenie oder Leukopenie. Im Magen-Darm-Bereich
selten Übelkeit und Erbrechen, vereinzelt Kopfschmerz
oder Schwindel. Die in Einzelfällen beobachteten Nebenwirkungen wie leichter Hörverlust, Tinnitus oder eine vestibuläre Störung traten überwiegend nur bei Patienten auf,
die zusätzlich zur Therapie mit Teicoplanin potentiell
ototoxisch wirkende Arzneistoffe, wie z. B. Aminoglykoside,
erhielten.

Wechselwirkungen mit anderen Mitteln:
In klinischen Studien sind bisher keine Wechselwirkungen
mit anderen Arzneimitteln beobachtet worden. Dennoch
wird eine sorgfältige Überwachung der Nieren- und Hörfunktion empfohlen, wenn Teicoplanin in Kombination mit
Substanzen verabreicht wird, von denen bekannt ist, daß
sie die Nieren- und Hörfunktion beeinträchtigen können.
Stand: Januar 1989

Merrell Dow Pharma GmbH
6090 Rüsselsheim

Im Mitvertrieb von:
Lederle Arzneimittel GmbH & Co
8190 Wolfratshausen

Neue Bücher
für jeden Chirurgen

R. Häring, Freie Universität Berlin; **K. Meßmer**, Universität Heidelberg; **E. Ungeheuer**, Frankfurt (Hrsg.)

Chirurgisches Forum '90
für experimentelle und klinische
Forschung

*107. Kongreß der Deutschen Gesellschaft für
Chirurgie Berlin, 17.-21. April 1990*

Unter redaktioneller Leitung von C. Herfarth

1990. Etwa 570 S. 108 Abb. (Langenbecks Archiv für
Chirurgie, Supplement 1990) Brosch. DM 112,–
ISBN 3-540-52392-8

E. Ungeheuer, Frankfurt (Hrsg.)

Verhandlungen der Deutschen
Gesellschaft für Chirurgie
106. Tagung vom 29. März bis 1. April 1989

Präsident: H. Hamelmann

1989. XXXV, 1082 S. 376 Abb. (Langenbecks Archiv für
Chirurgie, Supplement II/1989) Brosch. DM 324,–
ISBN 3-540-51489-9

E. Ungeheuer, München (Hrsg.)

Chirurgenverzeichnis
Biographie und Bibliographie

7. Aufl. 1990. Etwa 380 S. Geb. DM 150,–
ISBN 3-540-51845-2

M. Oehmichen, Universität Köln

Die Wundheilung
**Theorie und Praxis der Chronomorphologie
mechanischer Verletzungen**

1990. Etwa 115 S. 28 Abb. 9 Tab. Brosch DM 74,–
ISBN 3-540-52131-3

Preisänderungen vorbehalten

Springer-Verlag Berlin Heidelberg
New York London Paris Tokyo Hong Kong

Heidelberger Platz 3, D-1000 Berlin 33 · 175 Fifth Ave., New York, NY 10010,
USA · 8 Alexandra Rd., London SW19 7JZ, England · 26, rue des
Carmes, F-75005 Paris · 37-3, Hongo 3-chome, Bunkyo-ku,
Tokyo 113, Japan · Citicorp Centre, Room 1603, 18 Whitfield
Road, Causeway Bay, Hong Kong

tm.5781/E/2h

Springer

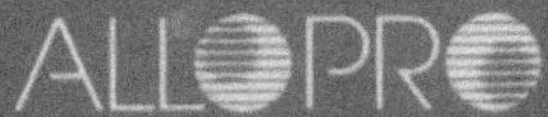

M.C. ESCHER ZUM THEMA BEWEGUNG.

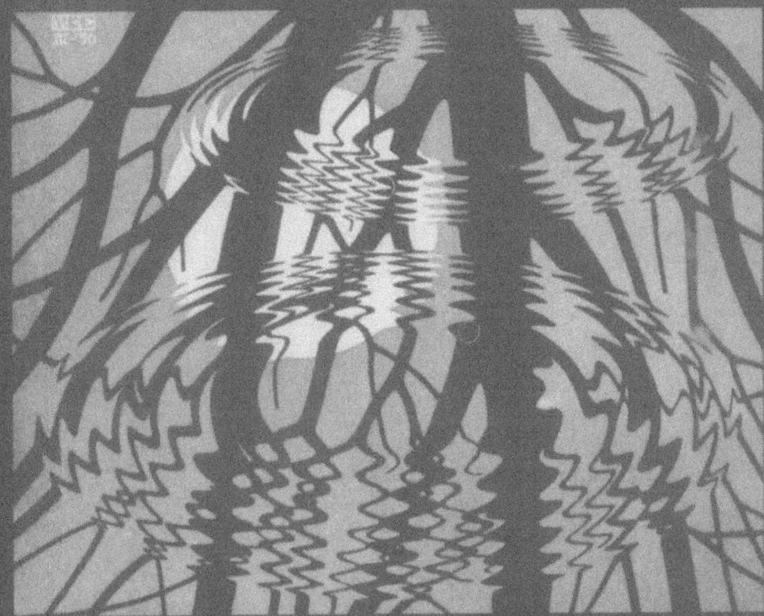

M.C. Escher, «Gekräuselte Wasseroberfläche» 1950,
© 1988 M.C. Escher c/o Cordon Art — Baarn/Holland

ALLO PRO ZUM THEMA KUNST.

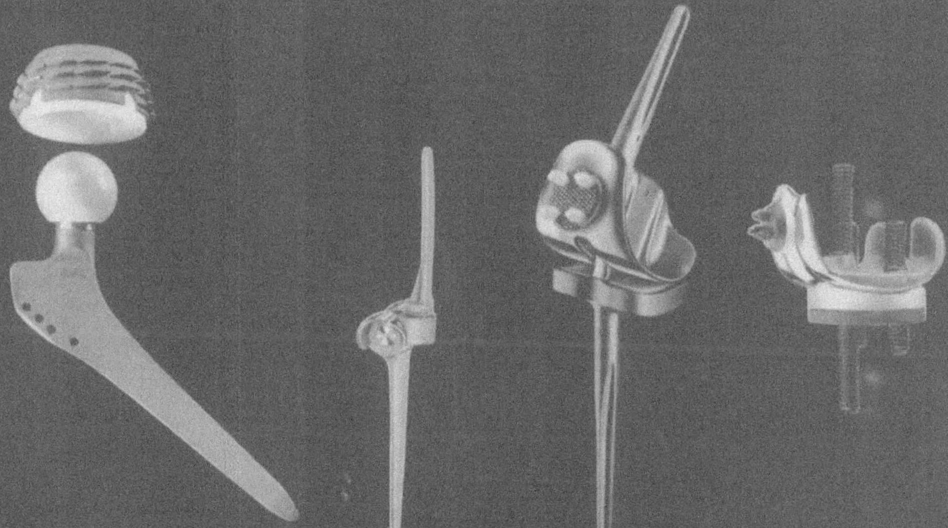

CH: ALLO PRO AG, Grabenstrasse 25, CH-6340 Baar. **A:** ALLO PRO Ges.mbH, Lerchengasse 11, A-2340 Mödling b.
Wien. **B:** ALLO PRO S.A. Rue du Poirier 89, B-6080 Montignies-sur-Sambre **D:** ALLO PRO GmbH, Dörstenerstrasse 27,
D-4650 Gelsenkirchen 2. **E:** ALLO PRO BARCELONA S.A., Deu y Mato,117-121, 2.º,1.º, E-08029 Barcelona.ALLO PRO
SUQUISA S.A.,Avda. de Brasil 23-1ºofic.8,E-28020 Madrid.**F:**ALLO PRO FRANCE Sàrl, 9 Villa Brune, F-75014 Paris.
NL: ALLO PRO NEDERLAND B.V., Molenstraat 8/Postbus 110, NL-5690 AC Son **USA:** ALLO PRO CORPORATION 1320
Stony Brook Road, Stony Brook. N.Y. 11790. ALLO PRO CORPORATION, P.O. Box 14159, Clearwater, FL 34279-4159.

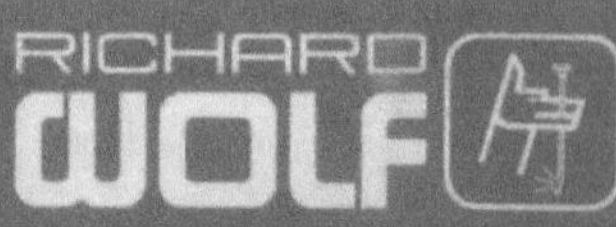

»Chirurgie aktuell«

- Arthroskope

- Instrumentarium zur transanalen, endoskopischen Mikrochirurgie nach Bueß, Theis, Hutterer

- Instrumentarium zur endoskopischen, subfaszialen Diszision von Perforanzvenen Methode von G. Hauer

- Perkutanes Dauerspül-Cholelithoskop nach Wickham

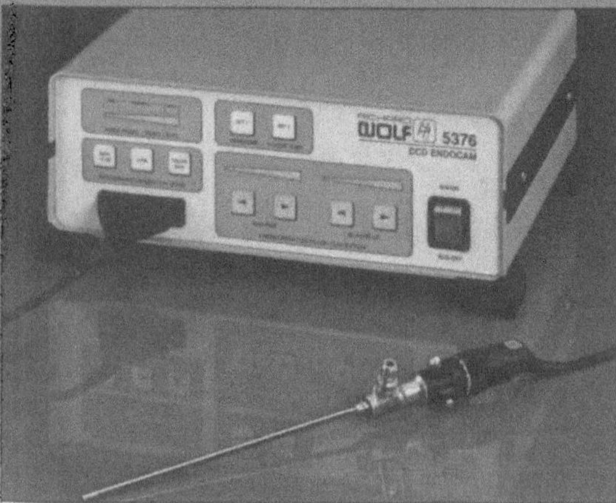

CCD-Endocam 5376

Die neue Miniaturkamera für die Endoskopie

O zusätzlicher S-VHS-Ausgang für höchste Video-Auflösung

Informieren Sie sich an unserem Ausstellungsstand

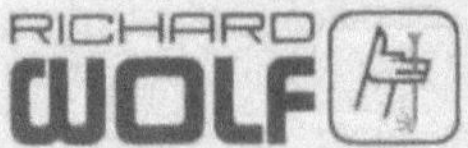

RICHARD WOLF GMBH · D-7134 KNITTLINGEN
Postfach 40 · Tel. (0 70 43) 35–0 · Tfx (0 70 43) 3 11 46 · Tx 7 283 890

B 021/I.90

Chirurgen-verzeichnis

Biographie und Bibliographie

Herausgegeben von
Edgar Ungeheuer

Siebte Auflage

Springer-Verlag Berlin Heidelberg GmbH

Professor Dr. EDGAR UNGEHEUER,
Generalsekretär der Deutschen Gesellschaft für Chirurgie,
Elektrastraße 5, 8000 München 1

ISBN 978-3-642-75193-6   ISBN 978-3-642-75192-9 (eBook)
DOI 10.1007/978-3-642-75192-9

CIP-Titelaufnahme der Deutschen Bibliothek
Ungeheuer, Edgar: Chirurgenverzeichnis : Biographie und Bibliographie / hrsg. von
Edgar Ungeheuer. - 7. Aufl. - Berlin ; Heidelberg ; New York ; London ; Paris ;
Tokyo ; Hong Kong : Springer, 1990

NE: HST

Das Werk ist urheberrechtlich geschützt. Die dadurch begründeten Rechte, insbesondere die
der Übersetzung, des Nachdruckes, des Vortrags, der Entnahme von Abbildungen und Ta-
bellen, der Funksendung, der Mikroverfilmung oder der Vervielfältigung auf anderen Wegen
und der Speicherung in Datenverarbeitungsanlagen, bleiben, auch bei nur auszugsweiser
Verwertung, vorbehalten. Eine Vervielfältigung dieses Werkes oder von Teilen dieses Werkes
ist auch im Einzelfall nur in den Grenzen der gesetzlichen Bestimmungen des Urheberrechtsgesetzes der Bundesrepublik Deutschland vom 9. September 1965 in der jeweils geltenden
Fassung zulässig. Sie ist grundsätzlich vergütungspflichtig. Zuwiderhandlungen unterliegen
den Strafbestimmungen des Urheberrechtsgesetzes.

© Springer-Verlag Berlin Heidelberg 1969, 1980 und 1990
Softcover reprint of the hardcover 7th edition   1990

Die Wiedergabe von Gebrauchsnamen, Handelsnamen, Warenbezeichnungen usw. in diesem Werk berechtigt auch ohne besondere Kennzeichnung nicht zu der Annahme, daß solche Namen im Sinne der Warenzeichen- und Markenschutz-Gesetzgebung als frei zu be-
trachten wären und daher von jedermann benutzt werden dürften.

2121/3130 - 543210 - Gedruckt auf säurefreiem Papier

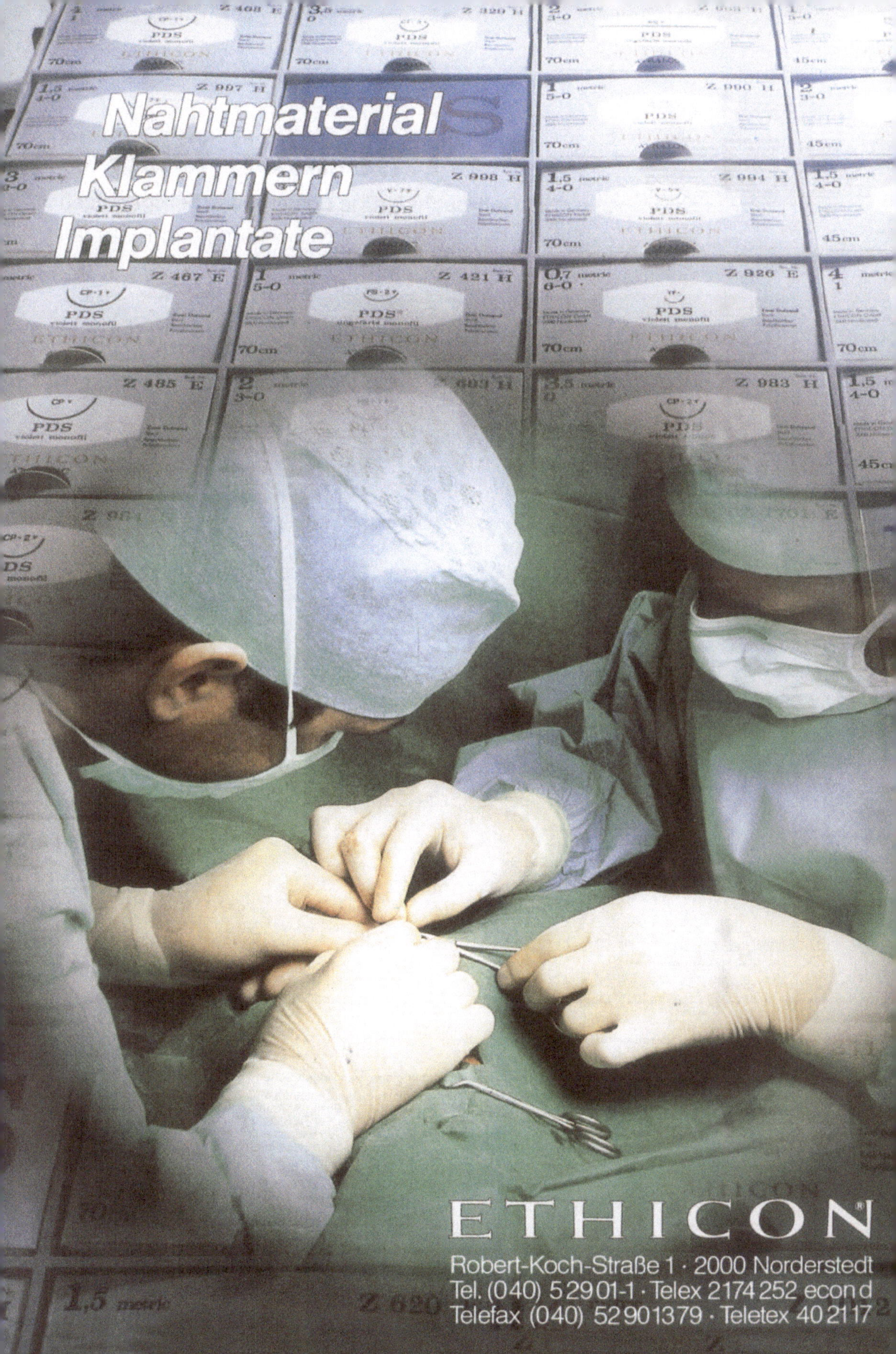

Nahtmaterial
Klammern
Implantate
ETHICON
Robert-Koch-Straße 1 · 2000 Norderstedt
Tel. (040) 5 29 01-1 · Telex 2174 252 econ d
Telefax (040) 52 90 13 79 · Teletex 40 21 17

Tissucol® Duo S

Gebrauchsfertige Lösungen in Fertigspritzen

1. Kleberproteinlösung, thermoinaktiviert
2. Thrombinlösung

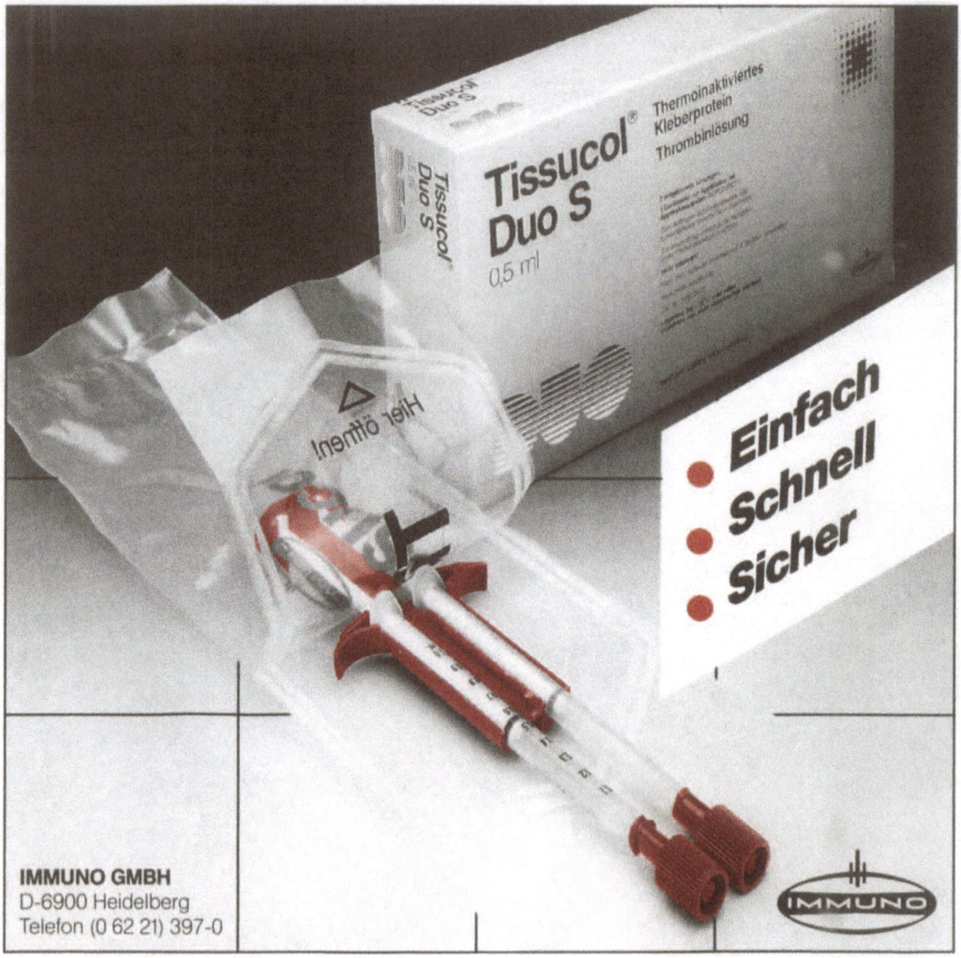

IMMUNO GMBH
D-6900 Heidelberg
Telefon (0 62 21) 397-0

Basisinformation (Stand Dezember 1989)

TISSUCOL® DUO S 0,5 ml/1,0 ml/2,0 ml

TISSUCOL® Duo S ist ein biologischer Zweikomponentenkleber, bestehend aus zwei tiefgefrorenen Lösungen in Fertigspritzen.

Zusammensetzung: 1 Fertigspritze mit 1 ml Kleberproteinlösung enthält Humanplasmaproteinfraktion 80–120 mg mit Fibrinogen 70–110 mg, Blutgerinnungsfaktor XIII 10–50 E., Plasmafibronectin 2–9 mg, Plasminogen 0,02–0,08 mg, Aprotinin (bovin) 3000 KIE; 1 Fertigspritze mit 1 ml Thrombinlösung enthält: Thrombin (bovin) 500 I.E., Calciumchlorid x $2H_2O$ 5,88 mg. Für TISSUCOL® Duo S 0,5 ml und 2 ml sind die vorstehenden Werte zu halbieren bzw. zu verdoppeln. **Anwendungsgebiete:** TISSUCOL® Duo S wird bei der Gewebeklebung, Blutstillung und zur Unterstützung der Wundheilung angewendet. Gegebenenfalls ist eine Kombination mit resorbierbarem Kollagenvlies oder anderen geeigneten Trägermaterialien möglich. **Gegenanzeigen:** Gegenanzeigen sind bisher nicht bekannt geworden. Für die Klebung von Nervenanastomosen sollte TISSUCOL® Duo S wegen des hohen Aprotiningehaltes der Kleberproteinlösung – 3000 KIE pro ml – nicht verwendet werden, da durch die lange Resorptionszeit des verfestigten Fibrinklebers die Entstehung von Fibrosen nicht ausgeschlossen werden kann. **Nebenwirkungen:** Nebenwirkungen sind bisher nicht bekannt geworden. **Wechselwirkungen mit anderen Mitteln:** Substanzen, die oxydierend wirken (z.B. Jod, H_2O_2), Proteine denaturieren (z.B. Alkohol) oder Schwermetalle enthalten (z.B. Thiomersal), können die Wirksamkeit des Fibrinklebers beeinträchtigen. Wenn solche Substanzen beispielsweise als Desinfektionsmittel verwendet werden, so sind etwaige Reste vor Beginn der Klebung möglichst vollständig zu entfernen. **Besonderer Hinweis:** Bei der intravasalen Anwendung und bei der Injektion von Fibrinkleber und/oder Thrombinlösung bestehen die Risiken einer anaphylaktischen Reaktion und der intravaskulären Gerinnung, eventuell mit thromboembolischen Komplikationen.

STORZ
KARL STORZ — ENDOSKOPE

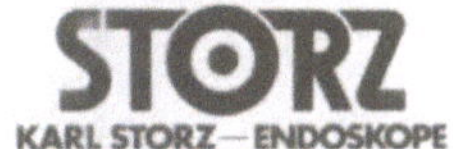

Fiberskope zur Vaskular-Endoskopie

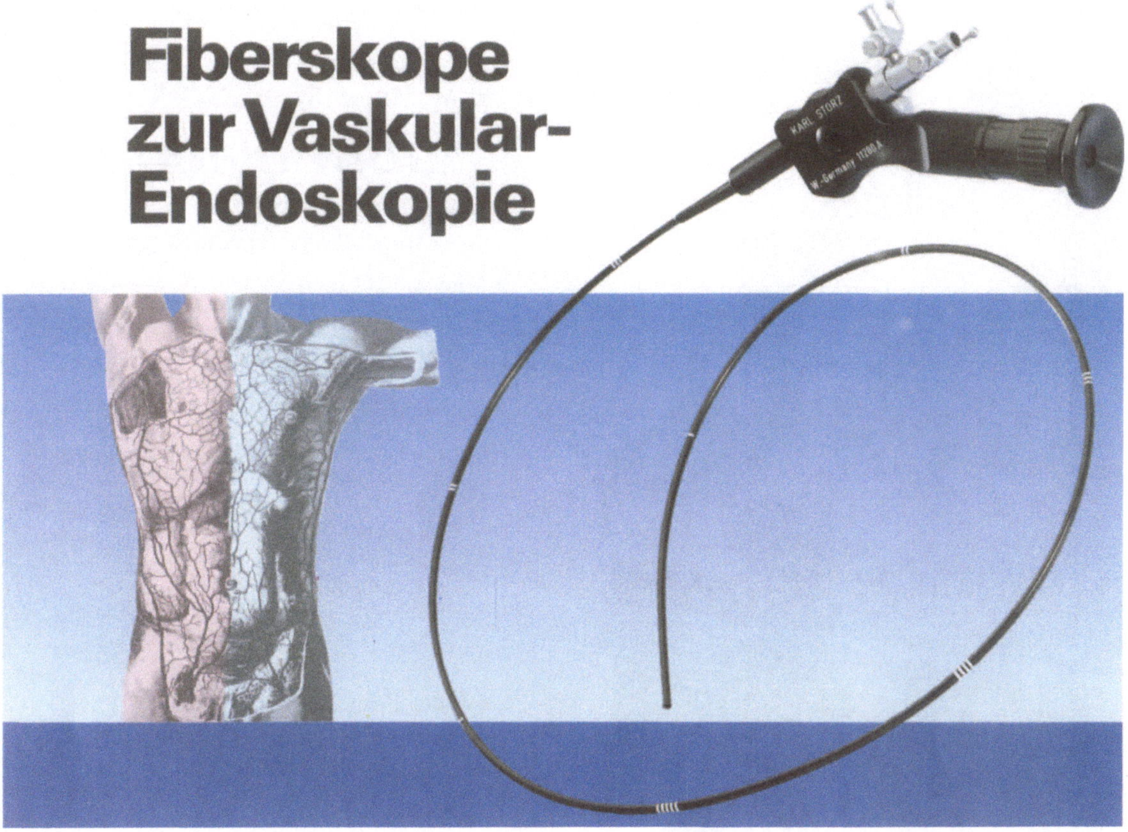

Indikationen:
Überprüfung von Bypassanastomosen und anastomosennahen Gefäßarealen.
Optische Kontrolle des Therapieergebnisses nach Ausschälung, Thrombektomie und Dilatation.
Kontrolle der axialen Plazierung von Angioplastie-Ballons bzw. einer Lasersonde zur intraoperativen Laser-Angioplastie.
Im Gegensatz zur angiografischen Darstellung/Dokumentation in nur einer Ebene kann bei der Gefäß-Endoskopie der gesamte Untersuchungsgang mittels Videokamera dargestellt und dokumentiert werden.
Die Angioskopie ermöglicht eine plastische Inspektion erkrankter bzw. rekonstruierter Gefäßabschnitte.

STORZ
KARL STORZ — ENDOSKOPE

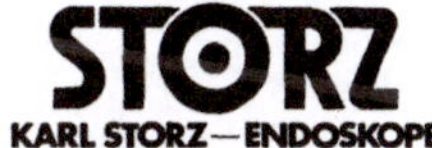

Karl Storz GmbH & Co.,
Mittelstraße 8
D-7200 Tuttlingen/W.-Germany
Postfach 230
Telegramme Endoskopie
Tel. (07461) 7080
Telex 762 656 storz d
Teletex 746 118
Telefax (07461) 708105

Bitte senden Sie mir mehr Informationen.

Meine Anschrift:

CHIR 1

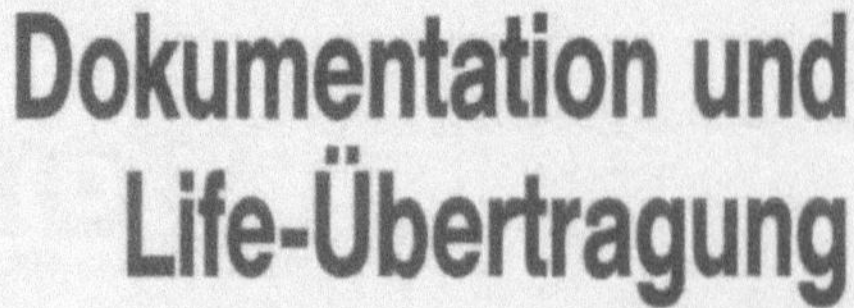

aus dem Operationssaal bietet
Ihnen der neue

Video Roboter CVR

Das System gibt Ihnen die Freiheit, von jedem OP mit Video zu übertragen, Einspielungen zu machen oder aufzuzeichnen.
Der **CVR** kann ohne Netzanschluß Ihre Videos aufzeichnen oder übertragen.
Die Hochleistungskamera mit langbrennweitigem Objektiv, für extreme Nahaufnahmen und der prof. Videorecorder gibt Ihnen Spitzenqualität und Farbechtheit.
Das System ist kompakt, bedienfreundlich und preiswert.

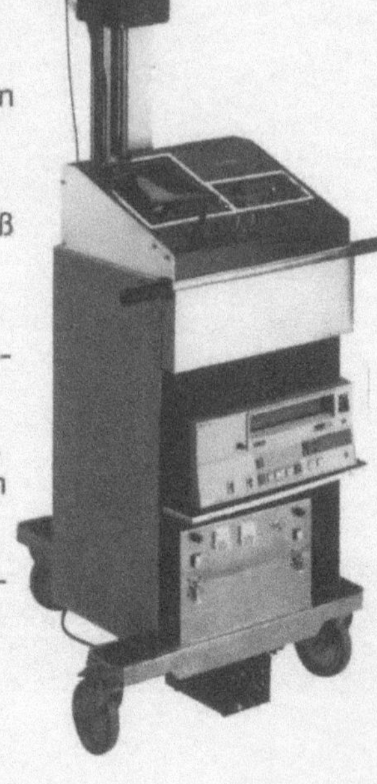

Nutzen Sie die Qualitäten des Videoroboter Systems, fordern Sie unser Prospekt oder unsere Demo VHS Cassette an. NS. Wir führen auch **Endoskopkameras** und **Videofarbdrucker**.

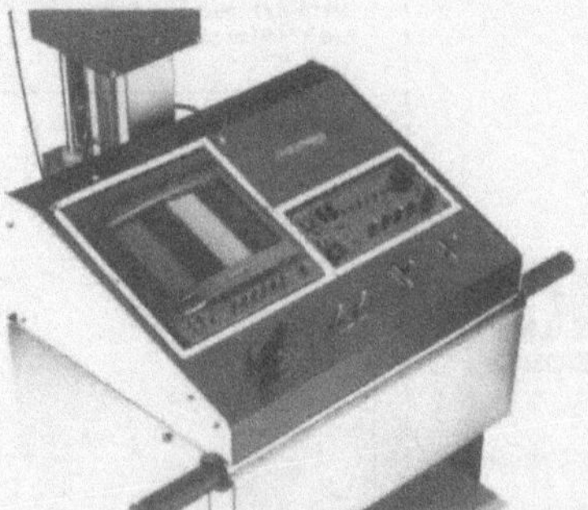

PS. Der **CVR** läßt sich auch mieten.

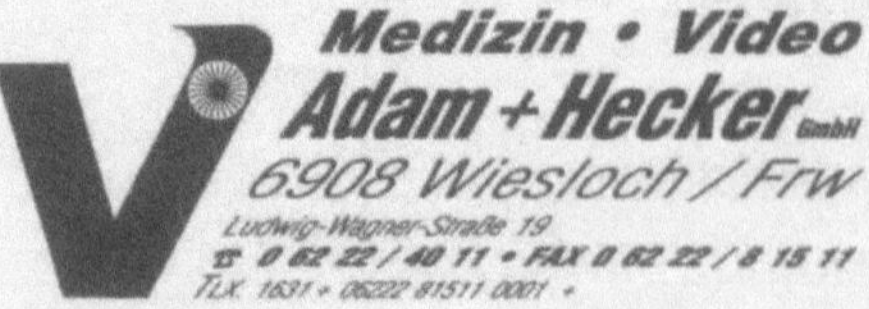

Eine ausgezeichnete Informationsquelle

zu einem aktuellen Thema!

C. M. Balch, Universität Alabama;
G. W. Milton, Sydney, N.S.W. (Hrsg.)

Hautmelanome

Diagnose, Therapie und weltweite Ergebnisse

Mitherausgeber: H. M. Shaw, S.-j. Soong

Aus dem Amerikanischen übersetzt von
P. Hermanek und H.-P. Sinn

1988. XXVI, 471 S. 276 Abb. 154 Tab.
Geb. DM 348,– ISBN 3-540-17436-2

Hautmelanome zeigten in den letzten Jahrzehnten eine weltweite Zunahme.
In diesem Buch wird aus chirurgischer und pathologischer Sicht das gesamte Krankheitsspektrum dargestellt – vom In-situ-Melanom bis zu fortgeschrittenen Stadien mit Fernmetastasierung. Grundlage sind klinische Erfahrungen an über 20.000 Patienten aus den größten Melanomzentren der Welt.

Aus den Besprechungen:

„Dieses jetzt in deutscher Übersetzung vorliegende, umfassende Werk zum malignen Melanom gehört ohne jede Frage nicht nur in die Bibliothek jedes Hautarztes, sondern muß auch als Pflichtlektüre zu diesem für unser Fach so wichtigen zentralen Thema angesehen werden."

Der Deutsche Dermatologe

„Das Buch gehört in die Hände aller Ärzte, die häufig mit Melanompatienten zu tun haben."

Schweizerische Medizinische Wochenschrift

Springer-Verlag Berlin Heidelberg New York London Paris Tokyo Hong Kong

Heidelberger Platz 3, D-1000 Berlin 33 · 175 Fifth Ave., New York, NY 10010, USA · 8 Alexandra Rd., London SW19 7JZ, England · 26, rue des Carmes, F-75005 Paris · 37-3, Hongo 3-chome, Bunkyo-ku, Tokyo 113, Japan · Citicorp Centre, Room 1603, 18 Whitfield Road, Causeway Bay, Hong Kong

tm-5085/E/2ha

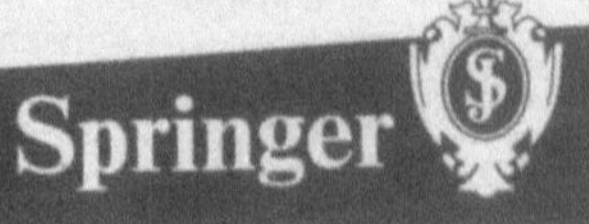

Vorwort zur 7. Auflage

Die vorliegende Neuauflage des 7. Bandes des Chirurgenverzeichnisses bedurfte nach 10 Jahren einer weitgehend neuen Erarbeitung. Sie ist gleichzeitig eine Ausgabe zum 70. Geburtstag des Chirurgenverzeichnisses.

Unter dem Titel *Deutscher Chirurgenkalender* erschien erstmals 1920 ein Verzeichnis deutscher Chirurgen. Von der 4. Auflage an wurden auch wesentlich mehr Chirurgen aus benachbarten Ländern aufgenommen und der Titel in *Chirurgenverzeichnis* geändert.

Das Chirurgenverzeichnis stellt in seiner jetzigen Form ein Who's who der Chirurgen im deutschsprachigen Raum dar. Leider hat auch für diese Auflage das zuständige Ministerium in der DDR gegen die Aufnahme der Namen unserer Kollegen aus der DDR entschieden.

Die Neuauflage kann als Biographie und Bibliographie von Vertretern dreier Chirurgengenerationen – Chirurgen in der Weiterbildung, Chirurgen der mittleren Generation und Kollegen, die nicht mehr aktiv die Chirurgie betreiben – angesehen werden.

Das Buch gibt neben den Namen und der Anschrift vor allem einen Überblick über Ausbildung und Weiterbildung nicht nur im Gebiet „Chirurgie" sondern auch in den Teilgebieten. Die Angaben über die klinischen Tätigkeiten, verbunden mit einem Überblick über die wissenschaftlichen Leistungen orientieren über den bisherigen Werdegang des betreffenden Chirurgen.

Bewußt wurde auf die vollständige Aufzählung der wissenschaftlichen Arbeiten aus räumlichen und Kostengründen verzichtet. Das Chirurgenverzeichnis gewinnt daher an Übersichtlichkeit und dient dennoch als aktuelles Nachschlagewerk und Ratgeber, nicht nur für jeden Chirurgen sondern auch für Entscheidungsträger an Universitäten, Krankenhäusern, ärztlicher Selbstverwaltung und Behörden. Darüber hinaus ist das Verzeichnis auch ein geschichtlich interessantes Buch durch seine Darstellung der derzeitigen personellen Situation in weiten Bereichen der Chirurgie.

Die zeitraubenden Vorarbeiten für diese Neuauflage, unter besonderer Berücksichtigung der Neustrukturierung der Befragung waren durch die tatkräftige Unterstützung von Frau Dr. med. Ute Massinger und Frau Annemarie Hofmann zu bewerkstelligen. Ihnen gebührt Dank, ebenso dem Springer-Verlag, der wiederum die

Neuauflage mit seinen umfangreichen Erfahrungen bei der Gestaltung und den Druckarbeiten unterstützte.

Der Herausgeber dankt auch der *Deutschen Gesellschaft für Chirurgie,* daß sie die Herausgabe der 7. Auflage des Chirurgenverzeichnisses befürwortete.

Frankfurt, im April 1990   E. UNGEHEUER

Wie eine „zweite Haut"

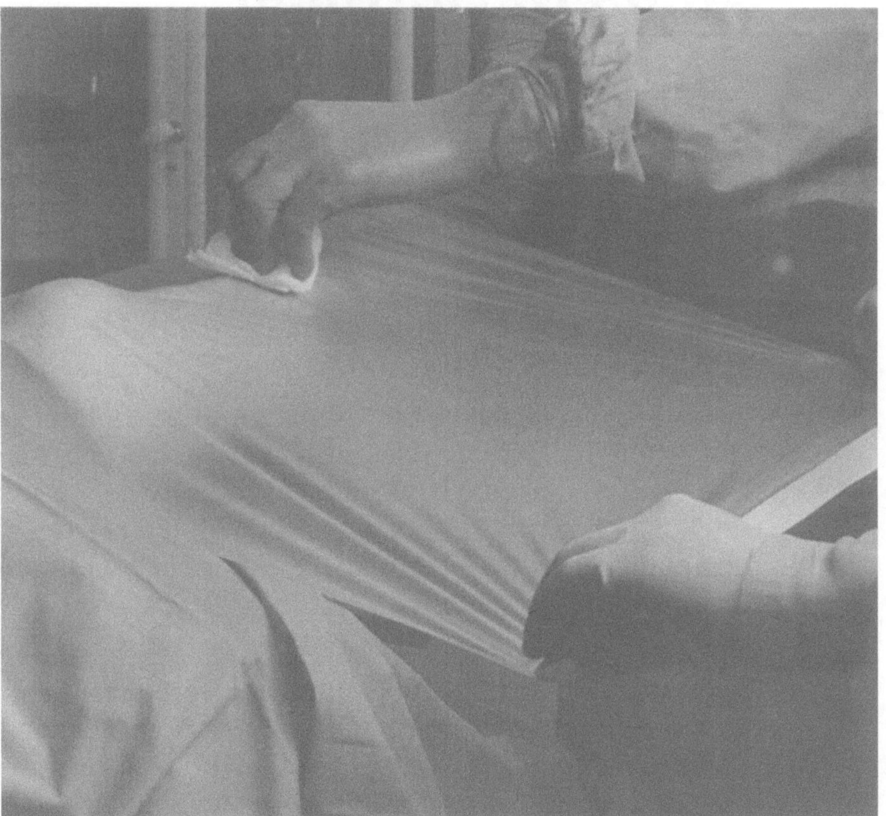

Opraflex ist eine hauchdünne, äußerst strapazierbare Inzisionsfolie, die auch an Schnitträndern und bei starker Dehnung sicher haftet. Die Folie ist wasserdampf- durchlässig, verhindert aber das Eindringen von Keimen. Opraflex-Inzisionsfolien sind blendfrei, antistatisch ausgerüstet und strahlen- sterilisiert.

Lohmann Opraflex® Inzisionsfolie

LOHMANN GmbH & Co. KG
Postfach 12 01 10
D-5450 Neuwied 12

A. Peña, New York, NY

Atlas of Surgical Management of Anorectal Malformations

Illustrated by L. Barnes

1990. XIII, 104 pp. 85 figs. in 143 parts. Hardcover
DM 168,- ISBN 3-540-97067-3

A well-known speaker and innovator in the field of pediatric anorectal surgery, Dr. Alberto Peña, has published this book as a tribute to the art of surgery. The atlas is intended primarily for pediatric and colorectal surgeons and emphasizes the author's vast experience with infant anorectal malformations.

The book covers the entire surgical process, beginning with the basic anatomy and surgical techniques involved in anorectal surgery, continuing with various gender-specific defects, and finally closing with post-operative care and complications. Many of the techniques depicted are those that Dr. Peña developed as he revolutionized the field of anorectal surgery.

While pediatric and colorectal surgeons will be especially interested in Dr. Peña's atlas, general surgeons and pediatricians will also find this book useful for their practices.

Springer-Verlag Berlin Heidelberg New York London Paris Tokyo Hong Kong

Heidelberger Platz 3, D-1000 Berlin 33 • 175 Fifth Ave., New York, NY 10010, USA • 8 Alexandra Rd., London SW197JZ, England • 26, rue des Carmes, F-75005 Paris • 37-3, Hongo 3-chome, Bonkyo-ku, Tokyo 113, Japan • Citicorp Centre, Room 1603, 18 Whitfield Road, Causeway Bay, Hong Kong

06/5563E/1a

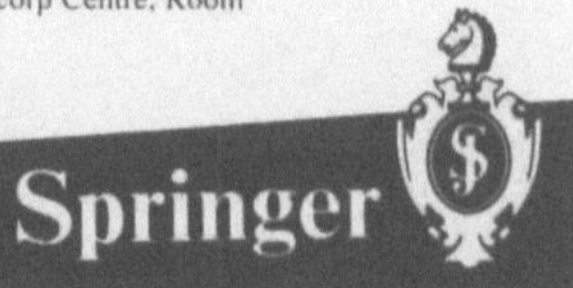

Vorwort zur 6. Auflage

In den seit der ersten Auflage des Buches vergangenen sechzig
Jahren wurde der Titel einige Male geändert. Die Notwendigkei-
ten dafür entsprangen mancherlei Gründen. So bedauerlich dies
ist, waren es vorwiegend äußere Anlässe, wie mehrfacher Wechsel
der politischen Gegebenheiten vor und nach dem Zweiten Weltkrieg. So stehen leider für die vorliegende Auflage die Namen der
deutschen Chirurgen in der DDR nicht zur Verfügung.
Außer den Mitgliedern unserer Gesellschaft im In- und Ausland
haben wir weitere Chirurgen angeschrieben. So entstand nach
zeitraubenden Vorarbeiten in den Jahren 1979 und 1980 die nun
vorliegende sechste Auflage des Chirurgenverzeichnisses als Biographie und Bibliographie von etwa 2000 Chirurgen.
Wiederum sind im Buch neben dem Namen, der Anschrift und einem kurzgefaßten Weiterbildungsgang mit Angabe der Kliniken,
Institute und deren Leiter die Veröffentlichungen aufgeführt, so-
weit sie mitgeteilt wurden. Die Kennbuchstaben sind gegenüber
früher verändert. Um die Gliederung noch übersichtlicher zu ge-
stalten, kamen neue hinzu.
Dieses Chirurgenverzeichnis ist mehr als ein aktuelles Nachschlagewerk, es wird durch seine ausführliche Dokumentation wie die
früheren Auflagen einen geschichtlichen Wert auf Dauer gewin-
nen.
Nur mit der dankenswerten, tatkräftigen Hilfe der Mitarbeiterin-
nen unserer Gesellschaft, insbesondere von Frau ANNEMARIE
HOFMANN in München, konnte diese Auflage zusammengestellt
und auf den Weg gebracht werden. Dem Springer-Verlag der auch
diesmal mit großem Entgegenkommen seine verlegerischen Erfahrungen zur Verfügung stellte und für die gute äußere Gestaltung
sowie die umfangreichen Druckarbeiten verantwortlich zeichnet,
ist dafür besonders Dank zu sagen. Nicht zuletzt gebührt ein
Dank dem Präsidium der Deutschen Gesellschaft für Chirurgie,
das die Herausgabe des seit 60 Jahren unter seiner Schirmherr-
schaft stehenden bewährten Verzeichnisses wiederum befürwortete.

Bad Homburg, im August 1980   HERBERT JUNGHANNS

Unentbehrlich für den medizinischen Gutachter

G. Hierholzer, **E. Ludolph**, Duisburg; **E. Hamacher**, St. Augustin (Hrsg.)

Gutachtenkolloquium 5

Die chirurgische Behandlung · Beurteilung, Transparenz, Haftung

Rechtsgrundlagen der chirurgischen Therapie.

Rechtsgrundlagen der chirurgischen Begutachtung.

Spezielle Begutachtungsprobleme der chirurgischen Behandlung.

1990. Etwa 192 S. 11 Abb. 5 Tab. Brosch. DM 68,– ISBN 3-540-52321-9

Ausgehend von den Erfahrungen der Gutachter- und Schlichtungsstellen, werden von Medizinern und Juristen Rechtsgrundlagen ärztlichen Handelns in Therapie und Begutachtung dargestellt und diskutiert. Es wird insbesondere versucht, aus ärztlicher Sicht darzulegen, welcher Standard zu den verschiedenen Stufen chirurgischen Handelns geschuldet wird und ex post vom Gutachter erwartet werden kann und muß. Schwerpunktmässig werden Rechtsgrundlagen und Umfang der Dokumentation und Aufklärung, die ärztliche Schweigepflicht vor dem Hintergrund der Datenverarbeitung, der Gutachtenauftrag, Kausalität und Beweislast, die Stellung des AIP unter haftungsrechtlichen Gesichtspunkten, zivil- und strafrechtliche Verantwortlichkeit unter Einschluß des Regresses vorgetragen und z.T. kontrovers erörtert. Die Diskussion, insbesondere zur Arbeit der Gutachter- und Schlichtungsstellen, sucht nach konkreten Ansatzpunkten zur Optimierung ärztlicher Gutachten zu Behandlungsfehlern. Den Abschluß bilden kritische Anmerkungen zur Selbstdarstellung des ärztlichen Berufsstandes in den Medien.

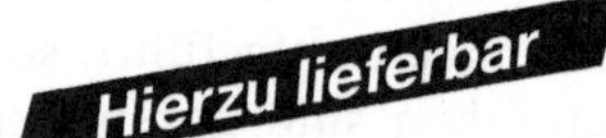

Gutachtenkolloquium 4

Wirbelsäulenverletzungen, Wirbelsäulenschäden. Periphere Nervenschäden. Kniegelenkschäden unter besonderer Berücksichtigung der neugefaßten BK Nr. 2102

1989. X, 168 S. 25 Abb. 15 Tab. Brosch. DM 68,–
ISBN 3-540-50927-5

Gutachtenkolloquium 3

Thoraxverletzungen, Verletzungen der Brustorgane, Milzverletzungen, Milzverlust, Meniskusverletzungen, Berufskrankheit Nr. 2102 („Meniskusschäden")

1988. Nachdr. 1990. X, 210 S. 39 Abb. Brosch. DM 68,–
ISBN 3-540-19096-1

Gutachtenkolloquium 2

Ausgewählte gutachtenrelevante Begriffe aus ärztlicher und juristischer Sicht

1987. XV, 189 S. 11 Abb. Brosch. DM 69,–
ISBN 3-540-17678-0

Gutachtenkolloquium 1

Ärztliche Gutachten in der gesetzlichen Unfallversicherung.

Die Begutachtung der posttraumatischen/ postoperativen Osteomyelitis

1986. Nachdr. 1989. X, 141 S.
Brosch. DM 65,– ISBN 3-540-16711-0

Preisänderungen vorbehalten

tm.5766/E/1

Springer-Verlag Berlin Heidelberg New York London Paris Tokyo Hong Kong

Heidelberger Platz 3, D-1000 Berlin 33 · 175 Fifth Ave., New York, NY 10010, USA · 8 Alexandra Rd., London SW19 7JZ, England · 26, rue des Carmes, F-75005 Paris · 37-3, Hongo 3-chome, Bunkyo-ku, Tokyo 113, Japan · Citicorp Centre, Room 1603, 18 Whitfield Road, Causeway Bay, Hong Kong

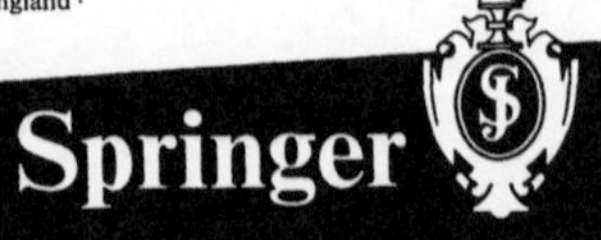

Biotest
Pentaglobin®

Neue Chance in der Therapie der Sepsis

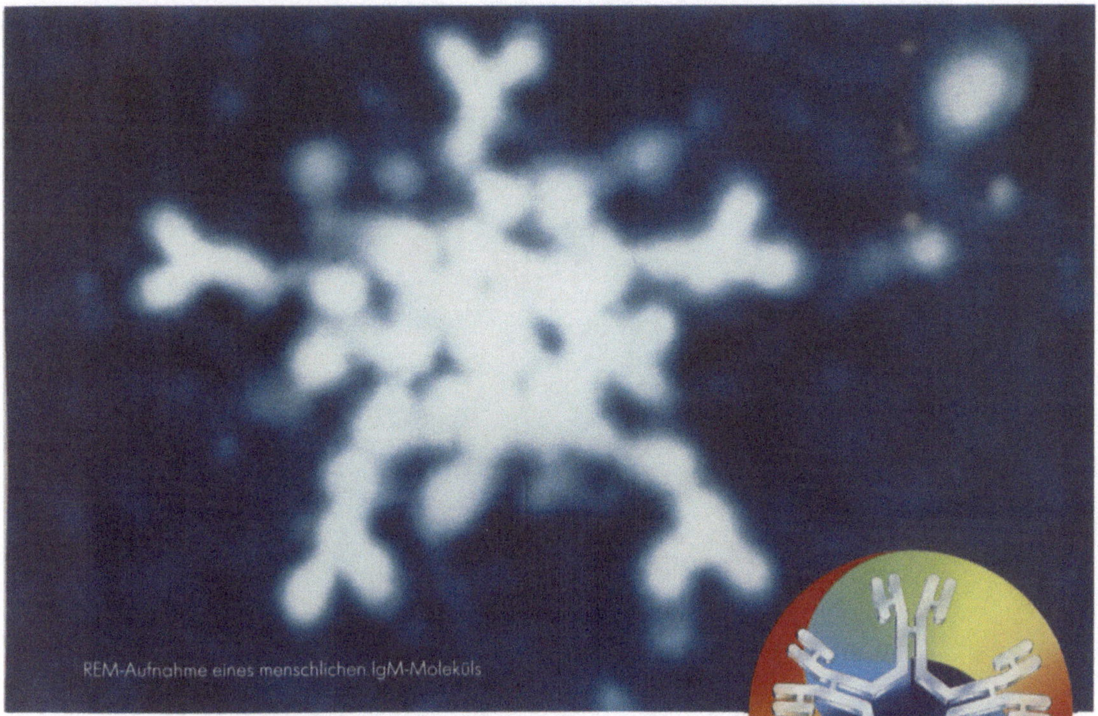

REM-Aufnahme eines menschlichen IgM-Moleküls

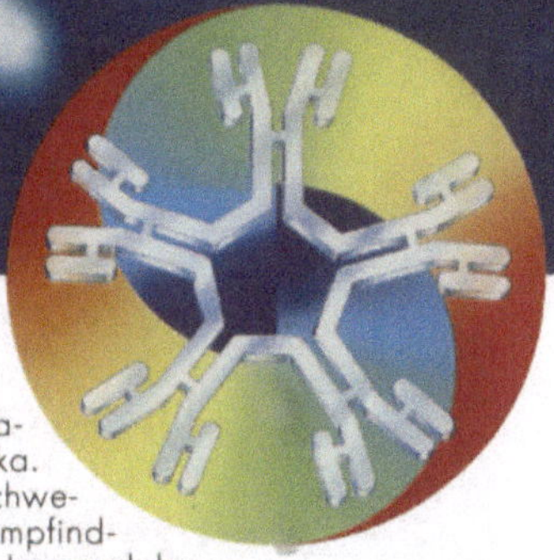

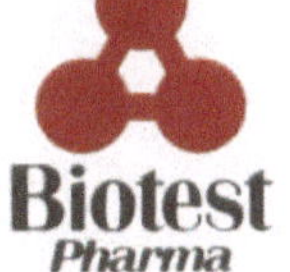

Zusammensetzung: 1 ml Lösung enthält: Protein 50 mg, davon Immunglobulin vom Menschen ≥ 95% IgM 6 mg, IgA 6 mg, IgG 38 mg, Glucose-Monohydrat für Injektionszwecke 27,5 mg. **Anwendungsgebiete:** 1. Therapie bakterieller Infektionen bei gleichzeitiger Anwendung von Antibiotika. 2. Immunglobulinsubstitution bei immunsupprimierten Patienten und schwerem sekundärem Antikörpermangelsyndrom. **Gegenanzeigen:** Überempfindlichkeit gegen Immunglobulin vom Menschen, die z. B. bei krankhaftem Immunglobulin-G-oder Immunglobulin-A-Mangelzuständen vorkommen kann. **Besonderer Hinweis:** Da nur wenige Erfahrungen in der Schwangerschaft vorliegen, soll Pentaglobin® bei Schwangeren nur nach sorgfältiger Abwägung von Nutzen und Risiko für das Kind infundiert werden. **Nebenwirkungen:** Nach Pentaglobin®-Gabe kann es vorübergehend zu Temperaturanstieg, Rückenschmerzen, Schmerzen im Beckenbereich, Beklemmungsgefühl, peristernalen Mißempfindungen und Juckreiz (z. B. an Handinnenflächen) kommen. In seltenen Fällen ist das Auftreten anaphylaktoider Reaktionen möglich. Sofortmaßnahmen bei Unverträglichkeitsreaktionen entsprechend den Empfehlungen des wissenschaftlichen Beirats der Bundesärztekammer für die Behandlung von Transfusionszwischenfällen (Dtsch. Ärzteblatt Nr. 25 vom 24. 6. 83). **Wechselwirkungen mit anderen Mitteln:** Pentaglobin® soll nicht gleichzeitig mit Calciumgluconat verabreicht werden, da der Verdacht besteht, daß es beim Säugling nach simultaner Gabe zu unerwünschten Wirkungen kommen kann. Nach Immunglobulingabe sollten Virus-Lebendimpfstoffe gegen Mumps, Masern, Röteln und Gelbfieber drei Monate lang nicht injiziert werden, da deren Wirksamkeit durch die weiteren in Pentaglobin® enthaltenen Antikörper beeinträchtigt werden kann. **Handelsformen:** Ampulle mit 10 ml. Ampulle mit 20 ml. Infusionsflasche mit 50 ml. Infusionsflasche mit 100 ml. (Stand: März 1989)

Biotest – Forschung für die Immunmedizin

BIOTEST Pharma GmbH
Landsteinerstraße 5
D-6072 Dreieich
Telefon 06103/801-0

Biotest
Pharma

Gruppenbild mit Name

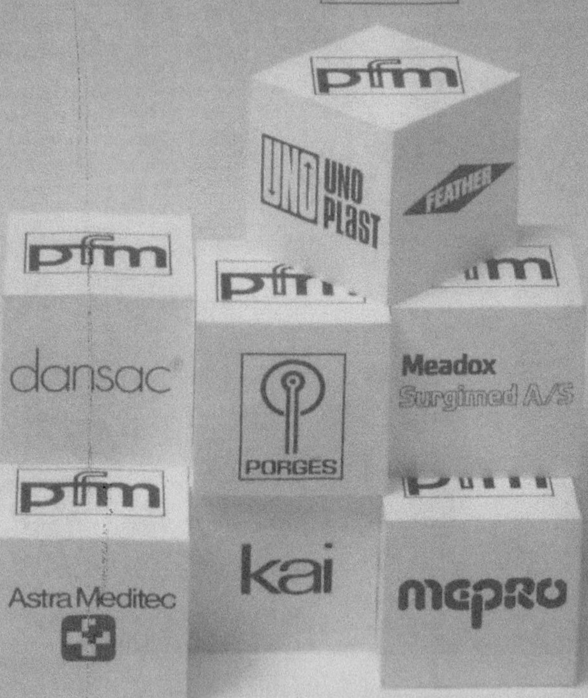

Die pfm steht als Oberbegriff für bekannte Namen.
Hersteller eines flächendeckenden Programms von
Einmalprodukten für alle Fachbereiche der Medizin.
Also Ihre gesunde Basis, die mit dem
„Verteilerkopf" pfm zu einer sicheren Adresse wird.
Zu Ihrem Nutzen!

…Ihr Partner! …Ihr fachkundiger Berater!
…Ihr Spezialist für High-Tech
und individuelle Entwicklung!

pfm GmbH
Unterbuschweg 45
5000 Köln 50/Sürth
W.-Germany
Tel.: 0 22 36/39 10-01
Telex: 8 883 211 pfm d
Telefax: 0 22 36/39 10 20

Inhaltsverzeichnis

Die Auflagen erschienen unter dem Titel

Deutscher Chirurgenkalender
1. Auflage (1920) herausgegeben von August Borchard und Walter von Brunn
2. Auflage (1926) herausgegeben von August Borchard und Walter von Brunn, bearbeitet von F. Michelsson

Deutsches Chirurgen-Verzeichnis
3. Auflage (1938) herausgegeben von August Borchard und Walter von Brunn, bearbeitet von F. Michelsson

Chirurgen-Verzeichnis
4. Auflage (1958) herausgegeben von Arthur Hübner

Chirurgenverzeichnis
5. Auflage (1969) herausgegeben von H. Bürkle de la Camp

Chirurgenverzeichnis
Biographie und Bibliographie
6. Auflage (1980) herausgegeben von Herbert Junghanns

Chirurgenverzeichnis
Biographie und Bibliographie
7. Auflage (1990) herausgegeben von Edgar Ungeheuer

Erklärung der Zeichen und Abkürzungen

Die Namen sind innerhalb der Abschnitte alphabetisch geordnet, wobei die Umlaute als besondere Buchstaben (ae, oe, ue) gelten. Die fettgedruckten Buchstaben bedeuten:

A   Approbationsjahr und -ort

AG   Arbeitsgebiete

BV   Buchveröffentlichungen (Monographien, Lehr- und Handbuchbeiträge u. ä. mit Verlag und Erscheinungsjahr)

D   Dissertation / Promotion

FG   Anerkanntes Fachgebiet

H   Habilitationsjahr und -ort

HG   Hauptarbeitsgebiete (wissenschaftlich und/oder praktisch/chirurgisch)

MH   Mitherausgeber von Büchern (die unter BV nicht genannt sind), Zeitschriften, Buchreihen usw.

P   Professur Jahr/Ort

S   Selbständige Stellungen als Chefarzt, Ärztlicher Direktor usw.

TG   Anerkanntes Teilgebiet

TW   Tätigkeit nach abgeschlossener Weiterbildung (Zeit, Ort, Namen der Anstalten, Institute u. Chefärzte)
         a im Gebiet Chirurgie
         b im Teilgebiet
         c derzeitige Tätigkeit

ZB   Anerkannte Zusatzbezeichnung/Jahr

ZV   Zeitschriften-Veröffentlichungen: Arbeitstitel, Zeitschrift, Band, Seite (Jahr)

Bei den Geburts- und Ausbildungsdaten sind bei den Jahreszahlen die beiden ersten Ziffern fortgefallen und bei den Lehrern die Titel weggelassen.

Die Entscheidung des Arztes unterstützen wir mit allen Mitteln.

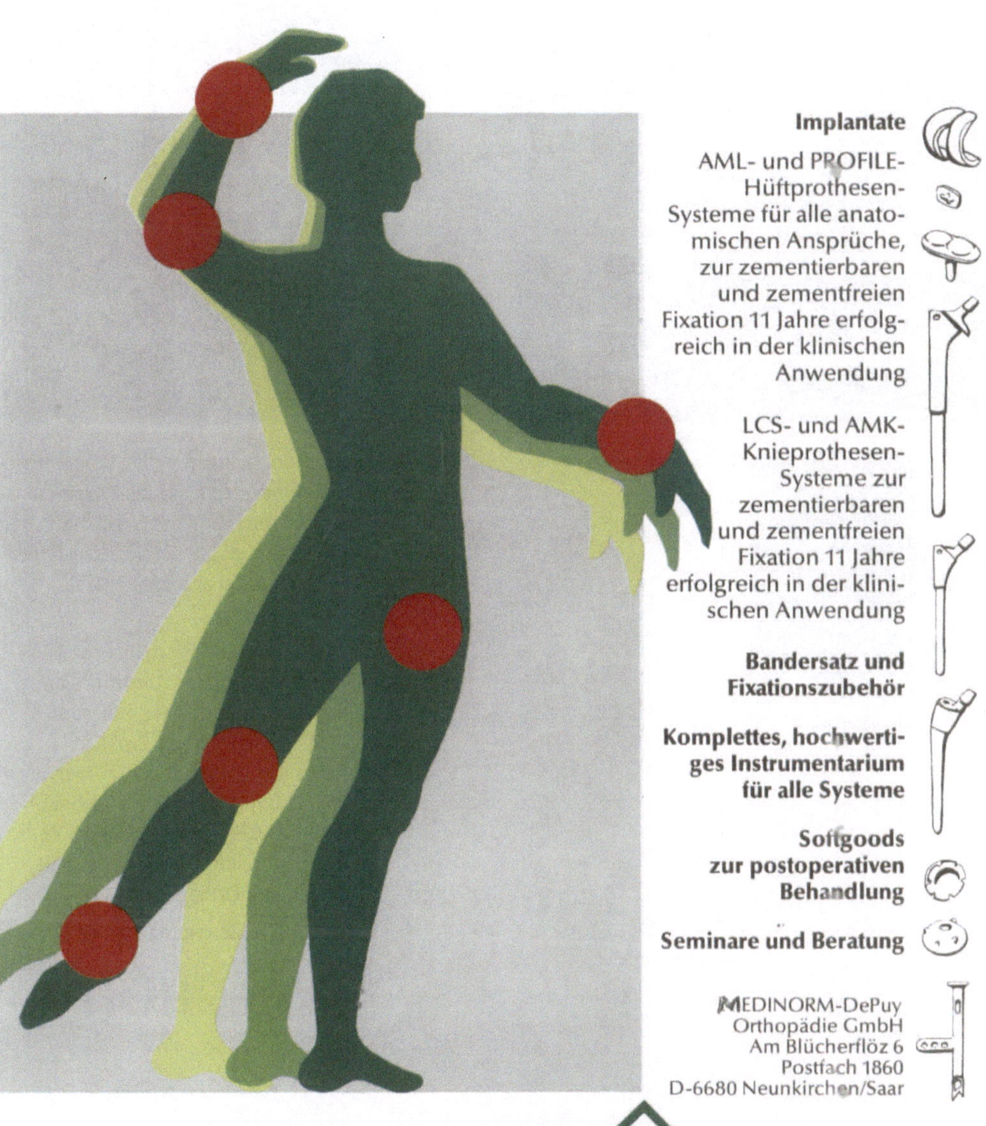

Manchmal geht es auf Biegen oder Brechen.

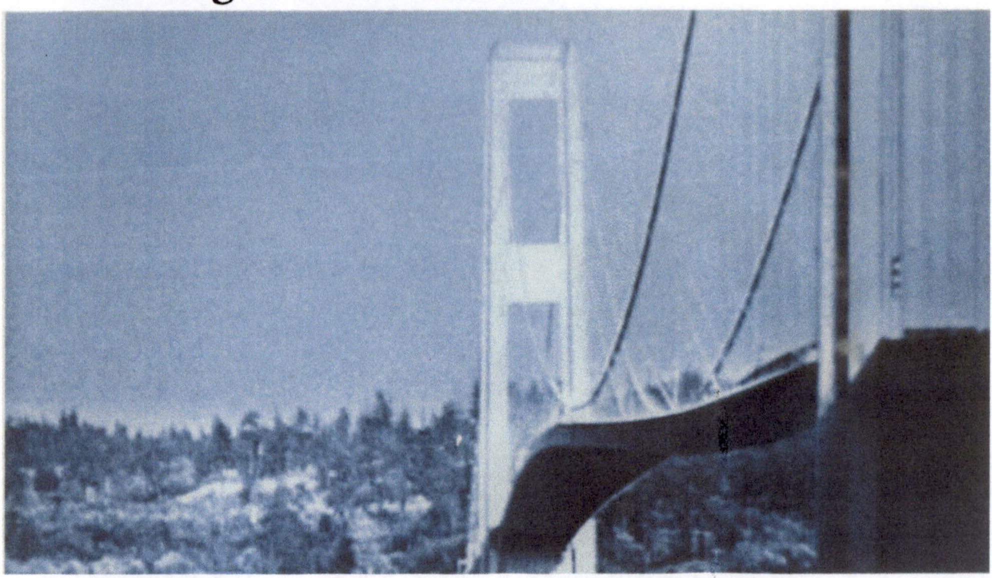

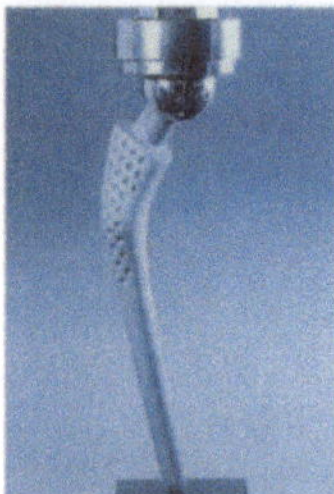

Der Laborversuch bestätigt die Elastizität

▶ Extreme Belastungen stellen immer hohe Anforderungen an Material, Konstruktion und Verarbeitung. Zuverlässige Festigkeit und genau berechnete Elastizität zeichnet dabei absolute Qualität aus.

Wir von Mecron haben es uns zur Aufgabe gemacht, höchste Ansprüche an Endoprothetik und Osteosynthese zu erfüllen. Mit innovativen Problemlösungen und hochwertigen, körperverträglichen Implantaten. Mit ständiger Weiterentwicklung von Techniken und Materialien, in enger Kooperation mit Chirurgen und Orthopäden.

Leben heißt in Bewegung bleiben.

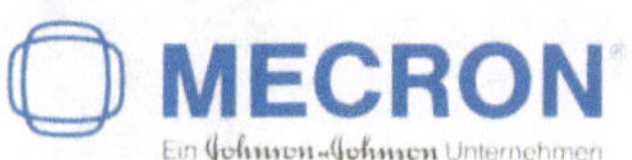

MECRON MEDIZINISCHE PRODUKTE GMBH, POSTFACH 48 01 29, NUNSDORFER RING 23–29, D-1000 BERLIN 48, TELEFON (030) 720 03-0

A

Abtahi, Modjtaba, Dr. med., 1. Oberarzt, Chir. Abt. I (Unfall- u. Allgemeinchir.) Prosper Hosp., Mühlenstr. 27, 4350 Recklinghausen · *10. 07. 38 Isfahan/ Persien · **A** 67, Witten · **D** 73, Erlangen · **AG** UnfChir. · KindChir. · Abdominalchir. · Herzschrittmacher · **FG** Chirurgie 72 · **TW a)** 67–69 Diakonissenhaus Witten (Haarkamp) · 69–72 Prosper Hosp. Recklinghausen (Hammerschlag, Girona) · Seit 82 1. OA Chir. Abt. ebd. (Schacht) **c)** 1. OA Chir. u. Unfallchir. Abt. (Hauptgebiet UnfChir., Arthroskopien, Zugelassen f. d. Krankenkassen im Rahmen des UH-Verfahrens, Nachbhndlg v. Osteosynthesepatienten) · **S** Seit 82 1. OA mit Kassenzulassung, Recklinghausen
BV Mammakarzinom. 1972 (Dissertation)

Achatzy, Richard, Prof. Dr. med., Chefarzt, Lungenklin. Hemer, Abt. Thorax- u. Gefäßchir., Theo-Funccius-Straße 1, 5870 Hemer · *11. 06. 39 Regensburg · **A** 67, München · **D** 65, München · **AG** Chir., Pathol. · **FG** Chirurgie 01/73 · **TG** GefChir 11/85, Thorax- u. Kardiovaskularchirurgie 08/78 · **H** 78, Münster · **P** 80, Münster · **TW a)** 73–85 Chir. Univ.-Klin. Lehrstuhl f. Thorax-, Herz- u. Gefäßchir. Münster (Dittrich) **b)** s. TWa **c)** Chefarzt Abt. Thorax- u. Gefäßchir. · **S** Seit 85 Chefarzt Abt. Thorax- u. Gefäßchir. Lungenklin. Hemer
ZV Spätfolg d vena-cava-Okklus na Lungenembolie. Chirurg 44, 418 (1973) · **D** Infarktektomie. Herz Kreisl 5, 245 (1974) · Führt d transven Herzschrittmachimplant unt Röntgbildwandelkontrol zu e gefährl Strahlenbelastg? Thoraxchir 23, 511 (1975) · Herz-Lungen-Maschine f Säugl u Kleinkind. Fortschr Med 17, 927 (1978) · Rupture of the ventricle following valve replacement. Thorac Cardiovasc Surg 27, 48 (1979) · Quantitive analysis of the number of aerial microorganisms in the operating theatre for thoracic and cardiovascular surgery. Surgeon 27, 31 (1979) · Exp u klin Anwendg e endovenös-myokard Schraubelektrode z perman Elektrostimul d Herzens. Langenbecks Arch Chir 350, 49 (1979) · Möglichktn z Verhinderg v Früh- u Spätkomplikat b d Herzschrittmacherimplantat. ebd 352, 271 (1980) · Ersatz d vena anonyma durch e PTFE-Prothese. Angio 6, 245 (1982) · A new prosthetic heart valve (Omniscience), a clinical trial. J Cardiovasc Surg 24, 273 (1983) · Endoven Elektrodenplazg üb e linke, ob, persistier, singul Hohlvene. Herzschrittmacher 4, 204 (1984) · Chir d Trichterbrust. Atemweg-Lungenkrht 12, 423 (1986) · Z Diffdiagn d einseit Hilusvergrößg: d Castleman-Tumor. Prax Klin Pneumol 41, 227 (1987) · **D** Bronchuskarzinoid, e malig Tumor: chir Therap. Z Herz Th GefChir 1, 130 (1987) · Chir Therap d Lungenembolie. Intensivbehandlg 13, 74 (1988) · Chlythorax – Diagnost u Therap. Chir Praxis 39, 187 (1988)
MH D Kind m angebor Herzfehler, 3 verb Aufl. Lizenzausgabe: If your child has a congenital heart defect. Am Heart Association 1986
BV Tierexpelle Studien u erste klin Erfahrgn m e neuen Baby-Herz-Lungen-Maschine. In: Aspekte mod Chir. Erlangen: Perimed 1977 · Therapeut Maßnahmen b Katheterembolien. Stuttgart: Thieme 1981 · Clinical experience in 445 resections of ventricular aneurysms. Coronary artery surgery. Berlin: Springer 1984 · Penetration of Fosfomycin into heart valves, subcutaneous and muscle tissue of patients undergoing open heart surgery.

Wien: Springer 1987 · Hormonale Kontrazept u Herzkreislf. SMV-Edition Materia Medica, 1987

Adam, Oswald jun., Dr. med., Chefarzt, Chir. Abt. Stadtkrhs., Große Allee 50, 3548 Arolsen/Nordhessen · *23. 02. 42 Hamburg · **A** 69, Hamburg · **D** 68, Hamburg · **FG** Chirurgie 06/74 · **TG** GefChir 04/80, UnfChir 11/76 · **TW a)** 74–75 FunktArzt GefChir. u. StatArzt Allg. Chir. u. UnfChir. AK Hamburg-Harburg (Schulze-Bergmann) · 77–85 1. OA Allg. Chir., UnfChir., GefChir., Städt. Klin. Stade (Ungern-Sternberg) **b)** 75 NeurChir. Gastarzt, A. K. Hamburg-Altona (Finkenmeyer) · 75/76 UnfChir. Univ.-Krhs. Hamburg-Eppendorf, Unfallchir. Klin. (Jungbluth) · 77 Teilradiol. A. K. Hamburg-Harburg · 77 AllgChir. Stadtkrhs. Wolfsberg (Böhme) **c)** Chefarzt Chir. Abt. (AllgChir., UnfChir., WiederherstlgChir., GefChir.) · **S** 85/86 Chefarzt chir. Abt. Ev. Krhs. Saarbrücken · Seit 07/88 Chefarzt chir. Abt. Stadtkrhs. Arolsen
ZV Z medial Freilegg d A poplitea. Chirurg 1981 · Kombi v Kunststoff u Gips (Kombigips) i d Frakturbehdlg. Unfallchirurgie 1985
BV Probl d phlebogr Aussage u Interpret b Schultergürtelsyndrom. In: Aspekt d Extremitätenangiograph. Bern: Huber 1976 · Infekt i d UnfChir. In: Hygiene u Aseps i d Chir, Bd 7. Stuttgart: Thieme 1977

Adamek, Johannes Leonhard, Dr. med., Oberarzt, Chir. Klin. Ev. Krhs., Wertgasse 30, 4330 Mülheim a. d. Ruhr · *20. 08. 52 Verl · **A** 82, Köln · **D** 83, Köln · **AG** 78 Trachealersatz, Chir. Univ.-Klin. Köln · 79 Intensiv-/Notfallmed., Mayo Clinic, Rochester, USA · 82–84 Intensiv-/Notfallmed. Luftrettung II. Chir. Univ.-Klin. Köln-Merheim · **FG** Chirurgie 08/88 · **TG** UnfChir 10/90 · **TW a)** Seit 88 OA Chir. Klin. Ev. Krhs. Mülheim a. d. Ruhr (Raguse) **c)** OA Chir.
ZV Beatmg i Notfall. Medizintechnik 104, 5356 (1984) · Thoraxpfählungsverletzg. Notfallmed 11, 953–954 (1985) · Hochspanngsunfall. ebd 13, 1302 (1985) · Notfallbeatmgsgeräte f d Rettgsdienst – Wie steht es um d Leistungsfähigkt d gängigen Gerätetypen? Rettungsdienst 8/52, 3525 (1985) · Allg Erstmaßnahmen i d präklin Versorgg Schwerverletzter. Der Notarzt 2, 100–103 (1986) · **D** präklin Versorgg v Thoraxverletzgn. ebd 2, 104–109 (1986) · **D** präklin Bhdlg d Thoraxtraumas a Unfallort. Unfallchirurgie 12, 148–152 (1986) · Schock – Pathophysiol, Klin, diagnost u therapeut Parameter. Rettungsdienst 9/6, 401–403 (1986) · **D** Bhdlg d Schädel/Hirn-, Bauch- u Extremitätentraumas a Unfallort. Der Notarzt 5, 161–166 (1987) · **D** Kriterien d Transportfähigkt u d Transportes i Rettungsdienst. ebd 3, 78–81 (1987) · **D** Rettg eingeklemmter Personen – Techn Möglchktn, Med Notwendigktn. Notfallmed 4 (1987) · Stellenwert u Erg peripherer-gefäßchir-rekonstrukt Maßnahmen i d Bhdlg d AVK b Diabetiker. Angio 10/5, 227–231 (1988) · Intraop Antibiotikaprophyl b Appendektomie – Nutzen oder Risiko? Aktuel Chir (im Druck)

Adler, Etzel, Prof. Dr. med., Ltd. Medizinaldirektor, Chefarzt, Klinikum Bayreuth, Preuschwitzer Str. 101, 8580 Bayreuth · *25. 04. 33 Berlin · **A** 59, München · **D** 58, München · **AG** Thymus, Herzklappenmechanik · Kriegschir., Echinokokkenchir. · **FG** Chirurgie 01/65

· **TG** Thorax- u. Kardiovaskularchirurgie 10/79 ·
H 71, Berlin · **P** 74, Giessen · **TW a)** 59–68 Chir.
Univ.-Klin. Düsseldorf (Derra) · 70–71 OA Chir. Abt.
Rudolf-Virchow Krhs. Berlin (Heim) · 74–76 OA Chir.
Univ.-Klin. Giessen (Vossschulte) **c)** Ltd. Arzt Abt.
Allg.- u. Thoraxchir. · **S** 68–69 Chefchir. Dtsch. Hospi-
talschiff „Helgoland", Da Nang/Südvietnam · 72–73
Chef d. Dtsch. Ärztemission in Annaba/Algerien · Seit
76 Chefarzt in Bayreuth
ZV Z Chir d Thymushyperplasie i Kindalt. Zentralbl
Chir 88, 1855 (1963) · E klin Beitr z Dystopie u Lage-
anomalie d Thymus. Bruns Beitr Klin Chir 208, 233
(1964) · D Thymus-Myasthenie-Probl a d Sicht d Chir.
MMW 107, 990 (1965) · Auffällige Auskulationsbefun-
de d Herzens b Mediastinaltumoren. Med Klin 61, 330
(1966) · Myasthenia gravis b eineiigen Zwillingen.
Dtsch Med Wochenschr 91, 396 (1966) · Z Chir d Herz-
wanddivertikel. Zentralbl Chir 92, 2471 (1967) · Überlegn u exp Grundlagen z Frage e Pulmonalarterienem-
bolektomie du Herzkatheterismus. ebd 92, 2591 (1967) ·
D Pulmonalarteriographie i d Diagn d Lungenembolie.
MMW 110, 1625 (1968) · Z Bedeutg d Chordae tendineae f d Schlußfähigkt d Mitralklappe – postmortal-exp
Untersuchgn m e Kreislsimulator a Schweineherzen.
Arch Kreislaufforsch 57, 128 (1968) · Exp extravalvulä-
re Mitralinsuff du Klappenringdilatat. ebd 59, 29 (1969)
· D normale Mechanik d Mitralklappe u d Einfluß v
exp Segelläsionen a d Schlußfähigkt. ebd 60, 17 (1969) ·
Thymustumoren: E klin, pathol-anat u röntg Studie üb
40 Kranke. Arch Orthop Unfallchir 53, 40 (1970) · Kein
Verwundeter wurde abgewiesen. Dtsch Ärztebl 67, 929
(1970) · E Beitr z Kriegschir d Bauchhöhle. Bruns Beitr
Klin Chir 218, 499 (1971) · E Beitr z Kriegschir d Brusthöhle. ebd 219, 503 (1972) · Große Ulcusblutg d Magens u Duodenums oh Transfusionsmöglichkt. Zentralbl Chir 100, 598 (1975) · D Echinococcus cysticus.
ebd 37, 5034 (1975) · Off Zweihöhlenverletzgn. Thoraxchir 25, 155 (1977) · Biliodigest Bypass b hochsitz Gal-
lengangs-Ca. Chirurg 50, 735 (1979) · Urachusstrang-
Syndrom. ebd 57, 579–582 (1986)
BV D angeb arteriovenösen Fisteln. In: D chir Bhdlg
angeb Fehlbildgn. Stuttgart: Thieme 1961

Ahlers, Jürgen, Prof. Dr. med., Oberarzt, Klin. u. Poliklin. f. Unfallchir. d. Univ. Mainz, Langenbeckstr. 1,
6500 Mainz · *26.06. 46 Bad Camberg/Taunus · **A** 73,
Mainz · **D** 73, Mainz · **FG** Chirurgie 07/79 · **TG** Unf-
Chir 07/81 · **H** 87, Mainz · **P** 87, Mainz · **TW b)** Seit
07/81 Klin. u. Poliklin. Unfallchir. Univ. Mainz **c)** OA
ebd.

Ahmadi, Awni, Dr. med., Oberarzt, Orthop. Klin. u. Poliklin. FU Berlin im Oskar-Helene-Heim, Clayallee 229,
1000 Berlin 33 · *01.01. 46 Arbil/Irak · **A** 77, Berlin
West · **D** 77, Berlin West · **AG** Wissenschaftl. Traumatol. · Mikrochir. · **FG** Chirurgie 04/79 · Orthopädie
08/86 · **ZB** Sportmed. 06/86 · Chirotherap. 11/87 ·
TW a) 79 GefChir. München-Neuperlach (Netzer) ·
79–80 Chir. Krhs. Wenckebach Berlin (Kusin) · 80–83
Chir.-Krhs. Neukölln ebd. (Krüger) **c)** OA Orthop. Klin.
u. Poliklin.
ZV Seltene Urs d Spontanruptur d Sehne d M extensor
Pollicis longus. Handchir Mikrochir Plast Chir 20,
223–224 (1988) · D Makroreplantat a d ob Extremität:

Erfahrgsber anhand v vier Fällen. Z Orthop 126,
138–142 (1988) · D Aussagekraft d Arthroskopie bzw d
Arthrographie d Handgelenkes i d präop Diagnost. Orthop Prax 7, 420–423 (1988) · Stellenwert d Handge-
lenksarthroskopie b posttraumat Handgelenksbeschw.
Dtsch Ges f Orthop u Traumatol Mittlgsbl 3 (1988)

Al Soufi, Aref, Dr. med., niedergelassen, Kaiser-Fried-
rich-Promenade 61 b, 6380 Bad Homburg · Klinik: Ur-
seler Str. 33, 6380 Bad Homburg v. d. H. · *15.04. 49
Lattakia · **A** 74, Montpellier · **D** 75, Montpellier ·
FG Chirurgie 07/82 · **TG** Plastische Chirurgie 08/85 ·
TW a) 75 Chir. Städt. Krhs. Korbach (Krämer) · 77
Städt. Klin. Kassel (Rotthoff) · 82 ebd. (Giebel) · 83
St. Markuskrhs. Frankfurt/M. (Lemperle) **c)** Niedergel.
Chirurg u. Leiter Abt. PlastChir. · **S** Seit 03/87 niedergel. Chirurg u. Abt.-Leiter Plast. Chir. Klin. Hochtau-
nuskreises Bad Homburg v. d. H.
ZV Traitment du Thorax en entonnoir par implant RTV
silastic. Ann Chir Plast 279–282, 1985 · Plastic surgical
procedures for the closure of radiation ulcus of the thoracic an pelvic regions. Br J Radiol [Suppl] 19, 1986

Alawneh, Issa, Dr. med., niedergelassen, Sollingstr. 103,
3450 Holzminden · *03.09. 38 Taibeh/Jordanien ·
A 81, Göttingen · **D** 68, Heidelberg · **AG** Allg.- u. Unf-
Chir. · **FG** Chirurgie 74 · **TW a)** 74 Chir. Med. Fakultät RWTH Aachen (Reifferscheid) · 75 Städt. Krhs.
Salzgitter-Bad (Kühnelt) · 78–79 Bashir-Hosp. Am-
man/Jordanien · 79–81 Ev. Krhs. Holzminden (Gürth)
c) Niedergelassener Chirurg · **S** Seit 82 Niederlassung
Holzminden
ZV Perforat d Gallenblase. Klinikarzt 2, 8–12 (1973) ·
Fehldiagn e akut Appendicitis b Blutg d Corpus lu-
teum. Med Welt 24, 2033–2034 (1973) · D traumat, akut
Cholecystitis. Aktuel Traumatol 4, 45–52 (1974) · Op a
d extrahepat Gallenweg b Pat i höheren Lebensalt. Aktuel Gerontol 4, 247–254 (1974) · Doppelgallenblasen v
Y-Typ. Med Klin 70, 1559–1562 (1975) · Z Frühver-
sorgg d kindl Oberschenkelschaftfrakt b Polytrauma-
tierg. Med Welt 27, 1895–1899 (1976) · Verletzgn d Gallenblase u Gallenwege b stumpfen Bauchtrauma. Unfallheilkunde 79, 327–330 (1976) · D Bhdlg d Gallen-
gangca m Metallendoprothese. Helv Chir Acta 46,
437–442 (1979) · Üb Gallenblasen- u Gallenwegver-
letzgn. Aktuel Traumatol 7, 249–257 (1977) · Enchon-
droma of the hand. Int Surg 62, 218–219 (1977) · Traumat Dünndarmperforat b Hernienträgern. Diagnostik
10, 627–630 (1977) · Hochgrad Anaemie u Blindsackbildg b Dünndarmduplikatur. Internist Prax 17,
617–620 (1977) · Retroperitoneale Gallenblasenperforat. Leber Magen Darm 8, 375–376 (1978) · Neue
Techn d Ersatzmagenbildg. Zentralbl Chir 103, 537–640
(1978) · Acute non-calculous cholecystitis in burns. Br J
Surg 65, 243–245 (1978) · Anomaly of the gallbladder
lying extraperitoneally in the internal oblique muscle.
Int Surg Vol 64, 45–47 (1979) · Traumat Magenperforat. Aktuel Traumatol 9, 323–329 (1979) · Afferent
Loop obstruction after gastrectomy simulating acute
pancreatitis. Int Surg 65, 415–417 (1980) · Histor Bemerkgn üb Gallenwegtraumen. Aktuel Traumatol 11,
231–233 (1981) · Hämobilie. Chir Praxis 30, 89–96
(1982)

Albrecht, Frank, Priv. Doz. Dr. med., Chefarzt, Abt. Unfall- u. Handchir. St. Nikolaus-Stiftshosp., Hindenburgwall 1, 5470 Andernach · *14. 06. 43 Aussig/CSSR · A 72, Bonn · D 72, Bonn · AG AllgChir. · UnfChir. · Handchir. · FG Chirurgie 78 · TG UnfChir 80 · H 82, Münster · P 84, Münster · TW a) St. Barbara-Hosp. Gladbeck (Blömer) · Chir. Univ.-Klin. Münster (Bünte) b) Chir. Univ.-Klin. Münster, zuletzt als 1. OA Unfallchir. Klin. (Brug) c) Chefarzt Unfall- u. Handchir. · S Seit 84 Chefarzt St. Nikolaus Stiftshosp. Andernach
ZV Frührehabil dur maßgefertigte Entlastgsapparate aus Polyurethan b sprunggelenksnahen Frakt. Therapiewoche 28, 1536-1540 (1978) · D Zuggurtgsosteosynth d instabilen Thoraxwand. Tierexptelle Untersuchgn. Arch Orthop Trauma Surg 91, 191-194 (1978) · D Zuggurtgsosteosynthese d Rippen u d Sternums b instabiler Thoraxwand. Zentralbl Chir 104, 770-776 (1979) · Sportl Belastgsfähgkt na Osteosynth i Bereich d unt Extremität. Sportmedizin 30/2, 35-44 (1979) · Tierexptelle Untersuchgn z Anwendg v Fibrinkleber u Knorpelfragment z Versorgg v Knorpelknochenverletzgn. Langenbecks Arch Chir [Suppl] Chir Forum 1981 · D Indikat z Sekundäramputat na Erhaltgsversuch b off Unterschenkelfrakt. Orthop Prax 5, 404-408 (1982) · Indikat u Verfahrenswahl b d Osteosynthese dislozierter Beckenringverletzgn. Unfallheilkunde 85, 431-440 (1982) · D Balser-Platte z acromioclaviculären Fixierg. Chirurg 53, 732-734 (1982) · D abgewinkelte Drittelrohrplatte z Osteosynth dislozierter Humerusfrakt dur d Collum anatomicum. Unfallchirurgie 9, 14-16 (1983) · Closure of osteochondral lesions using chondral fragments and fibrin adhesive. Arch Orthop Trauma Surg 101, 213-217 (1983) · Vorgehen b veralt supracondylären Humerusfrakt m Gefäß- u Nervenläsionen. Orthop Prax 19/12, 882-884 (1983) · Verschluß v Knorpelknochenläsionen mittels autolog Knorpel u Fibrinkleber. Fortschritte 101/37, 1650-1652 (1983) · Unfallchir i Alter. Chir Praxis Beiheft „Alterschir" 34, 1 (1985)
BV D op Bhdlg d Kahnbeinpseudarthrosen. In: Optechnik u techn Hilfsmittel i d Chir. Berlin: Springer 1982 · Technik d Unterarmbündelnagelg. In: ebd

Albrecht, Gösta August Walther, Dr. med., Funktionsoberarzt, St. Josef Krhs., 5583 Zell/Mosel · *15. 09. 39 Zoppot · A 70, Münster/Westf. · D 69, Münster/Westf. · AG Pathol., AllgChir. · FG Chirurgie 04/77 · TW a) 07/77-12/78 OA St. Elisabeth-Krhs. Frankfurt/M. (Banzer) · 01/78-04/81 Chir. Praxis u. Belegarzt, Brüderkrhs. Frankfurt/M. · Seit 05/81 OA, St. Josef-Krhs. Zell/Mosel (Schlaadt) c) FunktionsOA mit Teilerlaubnis d. KV-Koblenz f. Endoprothetik, Phlebologie, Proktologie · S 78-81 Niederlassung, Chir. Praxis Frankfurt
ZV D Bhdlg v Schenkelhalsfrakt m Federnägeln na Ender. Unfallchirurgie 5, 15-18 (1979)

Albrecht, Karl-Friedrich, Prof. Dr. med., Klinikdirektor i. R., Elbchaussee 131, 2000 Hamburg 50 · *13. 08. 22 Gumbinnen · A 51, Marburg · D 51, Marburg · AG AllgChir., op. Urol. · FG Urologie 08/58 · Chirurgie 10/60 · H 63, Köln · P 69, Köln · TW a) 60-66 Chir. Univ.-Klin. Köln (Heberer) b) Im Gebiet Urol. 58-66 Chir. Univ.-Klin. Marburg u. Köln (Zenker, Schwaiger, Heberer) c) Seit 87 i. R. · S 66-87 Dir. Urol. Klin. Wuppertal
ZV Rolle d Paraffins i d Chir u s Gefahren (anhand zweier Fälle). Diss · Selt Komplik na Nagelg e Schenkelhalspseudarthrose. Chirurg 27, 228 (1956) · Präop Größenbestimmg d Prostataadenoms. Z Urol 49, 557 (1956) · Faustgr Harnröhrendivertikel b e Querschnittsgel. Z Urol 49, 731 (1956) · Ausweitg z Indikat d Prostatektomie b Prostataadenom. Langenbecks Arch Chir 287, 175 (1957) · Bhdlg v Blasenentleergsstörgn b Querschnittsgel. Dtsch Med J 8, 612 (1957) · Narb Stenose d Blasenhalses na Prostatekt. Chirurg 29, 185 (1958) · Klin Erfahrgn i d Chir m d neuen i v injizierb Breitspektrumantibiot Reverin. ebd 29, 445 (1958) · Röntgenulcus d Blase u s Heilgsaussicht. Langenbecks Arch Chir 289, 692 (1958) · Bedtg d Urethrograph (Cystourethrograph i d Diagnost d männl Urogenitaltbk). Urol Int 9, 101 (1959) · Nierenfunktstörgn b akut Pankreatitis. Langenbecks Arch Chir 292, 622 (1959) · Elektrolytbilanz na Dünndarm-Blasenbildg. Verh Dtsch Ges Urol, 18 Tagg 383 (1963) · Teilentferng d Niere b Tbk. Langenbecks Arch Chir 297, 345 (1961) · Haemodynamik d Niere b extrakorp Zirk i Normothermie u Hypothermie um 10 °C. I u II Teil. Bruns Beitr Klin Chir 206, 123 (1963) · Ersatz d Harnleit dur e Dünndarmsegment. Geburtshilfe Frauenheilkd 23, 972 (1963) · Bhdlg d Harnleitersteines m d „Dauerschlinge". Langenbecks Arch Chir 313, 461 (1965) · Neue Erg d Hochdruckforschg. Urologe 5, 25 (1966) · Opindikat b Hypertonikern m einseit Nierenerkrkg. Urologe 7, 11 (1968) · Z Indikat u Methodik d retroperiton Lymphknotenausräumg b malig Hodenteratomen. Langenbecks Arch Chir 322, 825 (1968) · D Prostatahypertroph u d Prostata-Ca. Rhein Ärztebl 23, 513 (1969)
MH Urologe A 1962-1987 · Verh Ber Dtsch Ges f Urol 1976, 1977, 1978. Berlin: Springer 1977, 1978, 1979
BV Ableit Harnwege. In: Klin Pathophysiol. Stuttgart: Thieme 1970 · Klin Probl d Grégoir-Plastik. In: Ureterdynamik. Stuttgart: Thieme 1971 · D nephrogene Hochdruck. In: Lehrb d Urol. Stuttgart: Thieme 1973 · Nephrolithiasis. In: Inn Med i Prax u Klin. Stuttgart: Thieme 1973 · Prostata-Op. In: Indikat z Op. Heidelberg: Springer 1974 · Konserv u op Bhdlg v Harnleitersteinen. In: ebd · Das Refluxrezidiv. In: D vesiko-ureterale Reflux. Stuttgart: Thieme 1974 · Nephrogener Hochdruck a urol Sicht. In: Chir d Gegenw, Bd VI. München: Urban & Schwarzenberg 1976 · Steinerkrankgn d Urogenitaltraktes. In: Indikat z Op. Berlin: Springer 1978 · D Bhdlg v Strahlenfolgen a d Harnwegen. In: D Chir d Strahlenfolgen. München: Urban & Schwarzenberg 1983 · Sowie weitere 161 Zeitschriften-Veröffentl u Buchbeitr

Aldinger, Günther, Priv. Doz. Dr. med., geschäftsführender Oberarzt, Orthop. Univ.-Klin., Hoppe-Seylerstr. 3, 7400 Tübingen · *10. 05. 44 Neuenburg/Schwarzwald · A 72, Tübingen · D 71, Tübingen · AG Chir., UnfChir., Orthop. · FG Chirurgie 04/78 · Orthopädie 10/81 · TG UnfChir 10/78 · ZB manuelle Med. 07/81 · Physikalische Therap. 81 · H 86, Tübingen · TW b) UnfChir. BG Unfall Klin. Tübingen (Weller) · Orthop. Univ.-Klin. ebd. c) Geschäftsführender OA Orthop.

Aleksic, Dejan, Priv. Doz. Dr. med., Am Kubergraben 57, 3500 Kassel · *14. 05. 21 Pancevo · A 48, Prag · D 48, Prag · FG Chirurgie 52 · H 72, Marburg · TW a) 53 Inst. f. Tbc Golnik/Jugosl. (Lavric) · 55 Hosp.

Broussais Paris (D'Allaïnes) · 60 Chir. Univ.-Klin. München (Zenker) · 64–66 ebd. c) i. R. · S 57–59 Leiter Dept. Thoraxchir. Novi Sad · 59–62 Komm. Leiter Abt. Allg. Chir., Novi Sad · 68–84 Chefarzt-Vert. Chir. Klin. II, Städt. Klin., Kassel
ZV Analyse v 2600 Appendicitiden. Med Pregl 1951 · Gallenblasenerkrankgn. Wien Klin Wochenschr 34, 1953 · Ulkusblutungen. Srp Arh Celok Lek 12, 1953 · Vergl zw Magenresekt u Vagotomie. Arch Surg 6, 1954 · Efferent-loop stop na GEA. Acta Chir Jugosl 4, 1954 · Späterg n Cysticus-Drainage. Wien Klin Wochenschr 7, 1955 · Magenresekt m Klappe. Bruns Beitr Klin Chir 193, 1956 · Kalkulose d Gallenwege. Acta Chir Jugosl 2, 1957 · Lungenzysten. Med Pregl 1958 · Posttraumat Zwerchfellhernie. Med Pregl 1961 · La valeur de la ganglionectomie cervicale. Kongreßbuch XIX Chir Kongr Dublin, 1961 · Le syndrome cerebrale. Kongreßbuch XX Chir Kongr Rom 1963 · Abscess formation in the pancreas. XIV Kongr Int Coll Surg Wien 1964 · Effets postoperatiores relatifs au syndr postprand. Int Kongr Gastro-Enterolog Brüssel 1964 · Wasser u Elektrolythaush n Magenresekt. Société int de Chir, Wien 1967 · Paralyt Ileus i d Chir. Chir Praxis 13, 1969 · Erfahrg m d trunkulär Vagotomie. Langenbecks Arch Chir 1972 · Resekverfahr b recto-sigmoidalen Karz. Bruns Beitr Klin Chir 220, 1972 · Beitr z exp Entstehg v Gallensteinen. Z Gastroenterol 289, 1973

Alemany, José, Dr. med., Chefarzt, Gefäßchir. Abt. Knappschafts-Krhs., Osterfelder Str. 157, 4250 Bottrop · *05. 05. 35 Gijon/Spanien · A 59, Madrid · D 66, Düsseldorf · AG 06/59–06/60 Unfallchir. Univ. Madrid · 06/60–06/66 Wiss. u. prakt.: Chir. Knappschafts-Krhs. Bottrop · FG Chirurgie 06/66 · TG GefChir 07/78 · TW a) 06/66–08/68 StatArzt versch. Abt. d. Chir. Angiol. Klin. Knappschafts-Krhs. Bottrop (Mußgnug) · 68 Weiterbildg Herz-Thorax-Gefäßchir. Houston U. S. A. (Cooley) b) 69–72 OA Chir. Angiol. Klin. Knappschafts-Krhs. Bottrop (Mußgnug) c) Chefarzt Gefäßchir. Abt.
ZV Cholesterolpolyposis d Gallenblase. Zentralbl Chir 22, 857 (1963) · Nachweis u Bedeutg unfallabhäng bestehend arteriell Durchblutgsstörgn an d unt Extremität. Arch Orthop Unfallchir 56, 558 (1964) · Fehlende Fußpulse b Begutachtg v Extremitätenverletzgn. Monatschr Unfallhkd 67, 483 (1964) · Obliterat d A subclavia e su tercio interno. Angiologia 17, 185 (1965) · Einfluß d Sympathikusblockade d Anzapsynd d A vertebralis. Z Kreislaufforsch 54, 929 (1965) · Sindrome d compartimento tibial post. Angiologia 18, 282 (1966) · Practica y valor de la arteriografia intraoperatoria. ebd 67, 74 (1968) · Resultados con fibrinoliticos en la cirurgia arterial directa. ebd 20, 31 (1968) · Problemas de diagnostico y tratamiento de los aneurismas de la art poplitea. ebd 24, 9 (1969) · Metodo indicacion y resultatos de uso de substancias adhesivas en el cierre de las arteriotomias. ebd 22, 22 (1969) · Metodos complicaciones y resultados en las desobliteraciones tardias de las occlusiones agudas perifericas. ebd 21, 81 (1969) · Cirurgia arterial reconstructiva de segm Aorto-iliaco-femoro-popliteo. ebd 18, 90 (1970) · Akute occlusiv venöse Thromb in iliofemoralen Abschn. Zentralbl Chir 99, 951 (1974) · Indikat z chir Bhdlg d tief Bein u Beckenvenenthromb. ebd 112, 121 (1977) · Früh u Späterg d lungenembolie Prophyl u Cava Durchgängigkt v Cava clips Implantat n Adam de Weese i Vergl z Cavaschirmimplantat. Thoraxchir 26, 164 (1978) · Bedeutg d Entstehgsursache u Lokalisat d thromb im iliofemoral Abschnitt im Bezug auf d Indikat z chir oder thrombolyt Bhdlg. Phlebol Proktol 16, 17 (1987) · Prophylaxis of pulm embolism with partial interruption of the inferior vena cava. J Vasc Surg 21, 186 (1987) · Early and late in the surg treatm of phlegmasia cerulea dolens. ebd 21, 271 (1987) · Indikationsstellg z thrombolyt od chir Therap b akuten Bein- u Beckenvenenthromb. Vasa [Suppl] 23, 94 (1988) · Indikat z op Revascularisat d A iliaca interna. Angio Arch 16, 56 (1988)
BV D Doppel-By-pass u d Mehretagen-Rekonstrukt d unt Extremitäten. In: Therapiekontrolle i d Angiologie. Baden-Baden: Witzstrock 1979 · Leistenaneurysmen na gefäßchir Op. In: Mikrozirkulat u Blutrheologie. ebd 1980 · Erg d chir Bhdlg d infrarenalen Aortenaneurysmen. In: Aktuel i d Chir. Hameln: TM 1988

Allgöwer, Martin, Prof. Dr. med., Generalsekretär Int. Soc. Surgery (ISS) Soc. Int. Chir. (SIC), c/o ISS/SIC, Hauptstr. 63, Postfach 411, CH-4153 Reinach BL 1 · *05. 05. 17 St. Gallen/Schweiz · A 42, Basel · D 44, Basel · AG Wund- u. Frakturheilg. · Verbrenng. · Gastroenterolog. Chir. · FG Chirurgie 51 · H 55, Basel · P 63, Basel · TW a) 43–45 Wiss. Lab. Ciba Basel (Meier) · 45–50 Ass. · 51–56 OA Chir. Univ.-Klin. Basel (Henschen, Schürch, Nissen) · 50–51 PlastChir. Galveston, Texas/USA (Blocker) · 58 Los Angeles Calif./USA (Longmire) c) Generalsekretär International Society of Surgery (ISS) Société Internationale de Chirurgie (SIC) · S 56–66 Chefarzt Rhätisches Kantons- u. Regionalspital Chur · 66–83 Ordinarius f. Chir. Univ. Basel
MH Langenbecks Arch Chir · Am J Surg · World J Surg · Surg Gynecol Obstet
BV Neuaufl i Bearbeitg: Chir Gastroenterol. Berlin: Springer 1981 · Lehrb f Chir. Allg u spez Chir. OA Manual. Manual d Osteosynth. ebd 1982

Allmacher, Ernst Adolf, Dr. med., 1. Oberarzt, Kreiskrhs. Kusel, Ev. Krhs., Fritz-Wunderlich-Str. 40, 6798 Kusel · *05. 02. 34 Kusel · A 63, Mainz · D 63, Mainz · AG 09/61–12/61 Gynäkol. Univ. Mainz · 02/62–08/68 Gynäkol., Inn. Chir. Krhs. Pirmasens · FG Chirurgie 08/68 · TW a) 68–71 OA Chir. Krhs. Pirmasens (Zettel) · Seit 71 1. OA Chir. Kreiskrhs. Kusel (Eicher, Dobberstein) c) 1. OA Chir./UnfChir. Kreiskrhs. Kusel

Alnor, Peter Christian, Prof. Dr. med., Chefarzt i. R., Seesener Str. 15, 3300 Braunschweig · *20. 09. 20 Tinglev-Tondern/Dänemark · A 46, Kiel · D 49, Kiel · AG AllgChir. · Gastroenterol. Chir. · FG Chirurgie 58 · Urologie 58 · ZB Betriebsmed. 02/88 · H 56, Kiel · P 61, Kiel · TW a) 44–45 Pathol. Inst. Charité Berlin (Rössle) · 45–47 Inn. Med. Landpraxis · 47–62 Chir. Univ. Klin. Kiel (Wanke). Stud.aufenth. in Schweden, Frankreich c) Chefarzt i. R. · S 62–85 Chefarzt Chir. Klin. Braunschweig · 68–85 Ärztl. Dir. Chir. Klin. ebd.
ZV D Chir d Erkrankgn d Magen-Darm-Kanals. 1 Folge: D gut- u bösart Erkrankgn d Speiseröh. Nds Ärztebl 10 (1970) · ebd 2 Folge: D Erkrankgn d Zwerchfells. ebd 13 (1970) · ebd 3 Folge: D Geschwürbildg i Magen, Duodenum u Jejunum. ebd 16 (1970) · ebd 4 Folge: Selt nicht malig Erkrankgn d Magens. ebd 4 (1971) ·

ebd 5 Folge: D Magenkrebs u selt Erkrankgn. ebd 9 (1971) · ebd 6 Folge: Anomal d Dünndarmes. ebd 17 (1971) · ebd 7 Folge: D Erkrankgn d Dickdarmes. ebd 24 (1971) · Funktstörgn v Oesophagus u Cardia. Nordwdtsch Chir Kongr Hann. Zentralbl Chir 1971 · D Papillitis stenosans Vateri. Bruns Beitr Klin Chir 219, 3 (1972) · Erfahrgn a 300 Hiatushernienop. Nordwdtsch Chir Kongr Berlin. Zentralbl Chir 1972 · Indikat u Tech d Papillotomie u Papillenplast. Langenbecks Arch Chir Kongrbd 1973 · D reine Papillenstenose als Indikat z Zweiteingr a d ableit Gallenwegen. Nordwdtsch Chir-Kongr Göttingen 111 Tag. Zentralbl Chir (1973) · The papillitis stenosans vateri in surgery of gallbladder and biliary tract. Med Z Ktasato Univ Tokio 3 (1973) · Chir Behandlg d gastroduodenalen Ulkus. Ärztl Praxis 30 (1975) · Op Reinintervent u ih Indikat. Therapiewoche 9, 1071 (1975) · F hoffngslos Fettsüchtige. Ärztl Praxis 64 (1975) · D chir Behandlg d Fettsucht. Thieme 1976 · Dünndarmshuntop b extr Fettsucht. Med Klin 72, 549 (1977) · Op a d Vaterschen Papille. ebd 72, 744 (1977) · Papillotomie en principe. Langenbecks Arch Chir Kongrbd 1978 · Gemeins Vorkommen e Hiatushernie u e transpylor Schleimhautprolapses. Med Klin 73, 1549 (1978) · D Bedeutg d Papille duodeni i Rahm d Erkrankgn d Gallenblase u Gallenwege. Chirurg (1978)
MH D Probeentnahme v Gewebe. In: Diagnost d Geschwulsterkrankgn. Stuttgart: Thieme 1962 · Endokrine Organe. In: Lehrb f Chir. Stuttgart: Thieme 1964 · Druckluftschäden. In: D ärztl Gutachten i Versicherungswesen. München: Barth 1966 · D akut Abdomen. In: Chir Diffdiagn. Stuttgart: Thieme 1970 · Ossäre Verändergn b Drucklufterkrankgn. In: Hdb d inn Med. Berlin: Springer 1974 · Chron Skelettverändergn b Tauchern. In: Tauchmed. Schlütersche Verlagsanstalt 1980 · D chir Bhdlg d Fettsucht. Stuttgart: Thieme
BV Z Krankhtsbild d sog Cardiospasmus. Heidelberg: Hüthig 1959 · D Schleimhautprolaps d Magens. München: Urban & Schwarzenberg 1962 · Drucklufterkrankgn. München: Barth 1964

Alste, van, Hans Eike, Dr. med., Chefarzt, Kreiskrhs. Großburgwedel, Chir. Abt., Fuhrberger Straße 8, 3006 Burgwedel · 04. 09. 40 Gütersloh/Westf. · **A** 68, Hamburg · **D** 66, Hamburg · **AG** sämtl. Sportverletzgn · Verltzg. d. Kniegelenkes · Carcinomchir. d. Magens · **FG** Chirurgie 74 · **TG** UnfChir 77 · **TW c)** Chefarzt Chir. Abt. · **S** Seit 78 Chefarzt Chir. Abt. am Lehrkrhs. d. Medizinischen Hochschule Hannover, Kreiskrhs. Großburgwedel
ZV D tot Gastrektomie als Regelop b op Magenca. Langenbecks Arch Chir 345, 595 (1977) · D alloplast Ersatz d vord Kreuzbandes. Prakt Sporttraumatol Sportmed 3, 1987 · Alloplast Versorgg v Schultereckgelenksverletzgn. ebd 1, 1989 · D Arthroskopie als Wegweiser z op Versorgg d Kapselbandverletzgn am Kniegelenk. Orthop Traumatol 36, 1 u 2 (1989)
BV Postop Komplikat. Berlin: Springer 1976 · Diffdiagn u Therap d Leistenschmerzes. In: Verletzgn u Schäden i Sportgeschehen, Bd I. DFB, Projektgruppe Sportmedizin 1978/80 · D Osteochondrosis dissecans b Leistungssportler. In: ebd

Altstaedt, Heinz Otfried, Dr. med., Ltd. Abt.-Arzt, Gefäßchir. Abt. Städt. Krhs., Reckenbergerstr. 19, 4830 Gütersloh · *22. 06. 47 Ludwigshafen/Rhein · **A** 73, Stuttgart · **D** 73, Heidelberg · **AG** 73/74 Bundeswehr · **FG** Chirurgie 03/80 · **TG** GefChir 01/84 · **TW a)** 75–84 Chir. Univ.-Klin. Mannheim d. Univ. Heidelberg (Trede) **b)** 75 Unfallchir. Klin. Mannheim (Plaue) · 76–77 Kinderchir. Klin. ebd. (Joppich) · 80–84 Gefäßchir. Station Chir. Univ. Klin. Mannheim (Trede) **c)** Ltd. Abt.Arzt · **S** Seit 84 Ltd. Abt.Arzt GefChir. Gütersloh
ZV Intraop Druck- u Flußmessgn b Karotis-Subclaviabypass. Thoraxchir 25, 291 (1977) · D Indexanalyse v Geschwindgktskurven d A carotis communis b d direkten Dopplersonographie d Karotiden. Angio 6, 3 (1984) · Aortointestin u paraprothet Fisteln, e selt Diffdiagn d gastrointest Blutg. Dtsch Med Wochenschr 110, 758 (1985) · Gefäßchir Aspekte d persistier A ischiadica. Angio 10, 265 (1988)
BV Erste Erfahrungen mit einer semiquantitativen Analyse von Doppler-Fluß-Kurven in der Gefäßchirurgie. In: Doppler-Ultraschall-Diagnostik in der Angiologie, Thieme 1978 · Ultrasonically guided percutaneous fineneedle biopsy, ERCP and pancreatic secretion cytology in diagnosing carcinoma of the pancreas. In: 3 European Congress on Ultrasonics in Medicine, Bologna 1978 · Semiquantitative analysis of arterial Dopplerwaveforms by pulsatility-Index in angiology and vascular surgery. In: 3 European Congress on Ultrasonics in Medicine, Bologna 1978 · Die Beurteilung der Hämodynamik der Beckenstrombahn durch Analyse von Doppler-Geschwindigkeitskurven der A femoralis. In: Gefäß-Patient-Therapie Witzstrock 1980 · Additional information by Doppler-assessment in vascular surgery. In: International Vascular Symposium, London 1981 · Die Doppler-Ultraschall-Sonographie in der Praxis. In: Kongreßband 16 Deutscher Kongreß für Allgemeinmedizin, Freiburg 1982 · Wie hilfreich ist die Index-Analyse von Geschwindigkeitskurven der A carotis communis bei der direkten Doppler-Sonographie der extrakraniellen Karotiden? In: Angiologie und Geriatrie, Wien 1984 · The persistent sciatic artery, a case report and overview. In: Vascular malformations. Hamburg: Einhorn-Presse-Verlag 1989

Altun, Göral, Dr. med., Oberarzt, Chir. I, Kreiskrhs. Lüdenscheid, Kliniksbereich Hellersen, Paulmannshöher Str. 21, 5880 Lüdenscheid · *29. 11. 47 Istanbul/Türkei · **A** 71, Istanbul/Türkei · **D** 71, Istanbul/Türkei · **FG** Chirurgie 03/83 · **TW a)** Seit 83 Kreiskrhs. Lüdenscheid (Zerbian) **c)** OA

Ameri, Sirus, Dr. med., niedergelassen, Hauptstr. 24, 4650 Gelsenkirchen · *27. 09. 39 Kerman/Iran · **A** 66, Frankfurt · **D** 72, Aachen · **AG** 04/66–10/66 Med. Univ.-Klin. Frankfurt · 10/66–03/67 Med. Ass. Lüdenscheid · 03/67–03/68 Med. Ass. Ev. Krankenhaus Dortmund · 03/68–11/72 Chir. Ass. Knappschaft Aachen · **FG** Chirurgie 10/73 · **TG** UnfChir 11/78 · **ZB** Sportmed. 09/86 · **TW a)** 11/72–12/75 Marienhosp. Oelde (Brameyer) · Marienhosp. Gelsenkirchen (Overbeck) **b)** 01/76–12/83 ebd. **c)** Niedergel. Chirurg · **S** Seit 84 Niederlassung Gelsenkirchen

Anaraki, Walliollah, Dr. med., niedergelassen, Augustinerstr. 6, 6508 Alzey · *21. 03. 42 Nain/Iran · **A** 70, Saarbrücken · **D** 71, Homburg/Saar · **AG** 71-77 Stat-Arzt · 77-80 HTV Chir. · 80-82 UnfChir. · **FG** Chirurgie 77 · **TG** GefChir 81, Thorax- u. Kardiovaskularchirurgie 81, UnfChir 81 · **TW a)** Städt. Krhs. Pirmasens (Zettel) · Univ.-Klin. Heidelberg (Linde) · Städt. Krhs. Kaiserslautern (Overbeck) **b)** Univ.-Klin. Hamburg-Eppendorf **c)** niedergelassen · **S** Seit 82 Niederlassung in Alzey

Anderl, Hans, o. Univ. Prof. Dr. med., Vorstand, Univ.-Klin. f. Plast. u. Wiederherstellungschir., Anichstr. 35, A-6020 Innsbruck · *07. 09. 30 Fügen/Zillertal-Österr. · **D** 57, Innsbruck · **AG** England, USA · **FG** Chirurgie, Plast. u. Wiederherst. Chir. 72 · **TG** Plastische Chirurgie 72 · **H** 74, Innsbruck · **P** 76, a. o. Prof. Innsbruck · 86, o. Prof. Innsbruck · **TW b)** Plast. u. Wiederherstellungschir. · 68 6 Mo. an versch. Institutionen in England · 77 mehrmonatige Aufenthalte a. versch. Institut. in USA · 80 3 Wo. Einladung d. Chinesischen Gesundheitsminist. · 80 2 Wo. Einladung d. Japan Society for Promotion of Science · 89 Visiting professor in South Africa **c)** o. Univ.-Prof., Vorstand d. Klin. · **S** Seit 86 Vorstand Univ.-Klin. f. Plast. u. Wiederherstellungschir. Innsbruck
ZV The surgical treatment of pseudosyndactyly in a case of epidermolysis bullosa dystrophica. Chir Plast 1, 145-156 (1972) · Mikrochir Transplantat z Wiederherstellg na Armplexuslähmg. Wien Klin Wochenschr 85, 539-544 (1973) · Rekonstrukt Eingriffe am periph Nerven mittels mikrochir Optechn. Acta Chir 8, 285-292 (1973) · Reconstruction of the face through cross-face-nerve-transplantation in facial paralysis. Chir Plast 2, 17-46 (1973) · Septikämien na tangentialer Frühexcis b Verbrenngn. Wien Klin Wochenschr 86, 91-95 (1974) · Erfahrungen mit der tangentialen Frühexcision dermaler Verbrennungen. Chir Praxis 18, 57-74 (1974), Pädiatr Prax 14, 305-322 (1974) · Facial palsy. Proc R Soc Med 69, 781-784 (1976) · The take of bone, cartilage and dermis within a capsule performed by silastic implant. Chir Plast 73-79 (1977) · Storage of a free groin flap. Chir Plast 4, 41-46 (1977) · Free vascularized groin flap in hypoplasia and hemiatrophia of the face (a three years observation). J Maxillofac Surg 7, 327-332 (1979) · D Replantat v Fingern u Gliedmaßen. Aktuel Traumatol 9, 223-234 (1979) · Successful treatment of an extensive form of aplasia cutis congenita by dermis grafts. Chir Plast 5, 183-190 (1980) · Chir Therap craniofacialer Syndr. Pädiatr Pädiol 16, 161-162 (1981) · Aktuel rekonstrukt Verfahren z Defektdeckg an d Extremitäten. Chirurg 53, 235-240 (1982) · Application and experience in microsurgical nerve grafting. J Jpn Soc Plast Reconstr Surg 2, 512-519 (1982) · Frontofacial advancement with bony separation in craniofacial dysostosis. Plast Reconstr Surg 71/73 (1983) · Reconstruction of abdominal wall and mons pubis in females with bladder extrophy. J Urol 22, 247-250 (1983) · Correction of thorax deformity with latissimus dorsi muscle flap in Poland's Syndrome in children (Longterm observation). Br J Plast Surg 1985
MH Eur J Plast Surg, Handchir, Mikrochir, Plast Chir
BV Surgical correction of sequelae of facial paralysis and parotectomy. In: Facial nerve surgery. Proc 3rd Int Symp facial nerve surgery, Zürich. Amstelveen: Kugler

1977 · Selective cross-face nerve grafting in facial paralysis. Principles and applications. In: Reconstructive microsurgery. Boston: Little Brown 1977 · Cross-face nerve grafting - up to 12 month of seventh nerve disruption. In: Reanimation of the paralyzed face. New approaches. Boston: Mosby 1977 · Rehabilitation of the face by VIIth nerve substitution. In: Facial nerve surgery. Amstelveen: Kugler 1977 · Nerve repair and cross over grafting in facial nerve palsy. In: Symp on the neurologic aspects of plast surg. Boston: Mosby 1978 · Cross-face nerve transplantation. In: Clinics in plast surgery. 1979 · Surgery of facial palsy. In: Recent advances in plastic surg. Edinburgh: Livingstone 1979/80 · Treatment of facial paralysis: cross facial nerve anastomoses. In: Operative surgery. Head and neck, 3rd edn. Butterworth 1979/80 · Simultaneous repair of lip and nose in the unilateral cleft (a long term report). In: Recent advances in plastic surg. Edinburgh: Livingstone 1985

Andersen, Diethard, Dr. med., niedergelassen u. Belegarzt, Hauptstr. 7, 8782 Karlstadt · *15. 12. 28 Freising · **A** 53, München · **D** 53, München · **AG** Chir. · Inn. · Pathol. · **FG** Chirurgie 06/61 · **TW a)** 61-63 Chir. Med. Akad. Düsseldorf (Derra) · 63-74 OA Chir. Städt. Krhs. Fulda (Reitter) **c)** Niedergel. u. Belegarzt · **S** Seit 75 Niederlassung Karlstadt/M.

Andriopoulos, Athanase, Dr. med., Oberarzt, Chir. Klin. I Klinikum Fürth, Jakob-Henle-Str. 1, 8510 Fürth · *04. 03. 42 Athen/Griechenland · **A** 70, Wien · **D** 70, Wien · **FG** Chirurgie 10/79 · **TG** GefChir 07/85 · **TW a)** 07/88 Nagoya Univ. School of Med. Surgery Japan (Shionoya) u. Gifw Univ. School of Med. Dept. Surgery Japan (Hirose) · **TW b)** 01/88 Zentralklinikum Krankenhauszweckverband Augsburg (Loeprecht) **c)** OA Allg.-Gef.- u. Thoraxchir.
ZV Results of gastrectomy using Graham's technique of oesophagojejunostomy and Roux's anastomosis. Annuals 11th panhellenic congr surg. Vol A, 505 (1978) · Prognosis of the carcinoma of the rectum. Report on 698 cases. ebd Vol B, 1163 (1978) · Treatment of bile duct's occlusion by method of Rodney-Smith. ebd Vol A, 1067 (1978) · Ösophago-Jejunostomie na Graham. Erfahrgn b 132 Gastrektomien. Langenbecks Arch Chir 500 (1982) · Gefchir Probl u Risiken b Diabetiker m chron art Durchblutgsstörgn. ebd 513 (1982) · Results of iliofemoral venous thrombectomy after acute thrombosis. Report on 165 cases. J Cardiovasc Surg 23/2, 123 (1982) · Zehn Jahre Erfahrgn m Gefäßrekonstrukt d unt Extremitäten b Diabetiker. Angio Arch 4/83 (1982) · Heutiger Stand d Revaskularisat d unt Extremität. Zwölf Jahre Erfahrg m Venenkombinat u Prothesenbypass. ebd 5, 111 (1983) · Erg na venöser Thrombektomie b iliofemoraler Thrombose. Periodica angiologica 3, 121 (1983) · Op-techn Maßnahmen z Vermeidg e Insuf b Dickdarm - insbes Rektumresekt. Langenbecks Arch Chir 750 (1983) · Comperative results in arterial reconstruction of the lower limbs using autogenous vein graft, composite graft and PTFE prothesis. Adv Vasc Surg 89 (1983) · Ten years experience in venascularisation of the lower limbs in diabetics. ebd 125 (1983) · Akute arterial insufficiency of the upper Extremity. ebd 149 (1983) · Surgical treatment of the acute iliofemoral venous thrombosis. ebd 351 (1983) ·

Arterialembolectomy of the upper extremity after acute occlusion. J Cardiovasc Surg 24/I (1983) · Op-techn Maßnahmen z Vermeidg e Insuff b Dickdarmresekt. Der Krankenhausarzt 59, 114 (1986) · Arterial reconstructions of the lower limbs in diabetics and non diabetics. J Mal Vasc (Paris) 11, 185 (1986) · Reinsertion of subclavian artery in subclavian steal syndrome. 1th Mediterranean Congress of Angiology, Abstracts book 107 (1988)

Ankermann, Martin, Dr. med., Chefarzt, Kreiskrhs., Sandberger-Weg 90, 2430 Neustadt/Holst. · *10. 09. 35 Sensburg/Ostpreußen · **A** 64, Essen · **D** 76, Lübeck · **AG** AllgChir., UnfChir. · **FG** Chirurgie 71 · **TG** UnfChir 73 · **TW a)** 64/65 Chir. Abt. Elisabeth-Krhs. Essen (Börger) · 65-76 Chir Klin. Med. Hochschule Lübeck (Remé) **b)** UnfChir. · 65-76 Chir. Klin. Med. Hochschule Lübeck (Remé) **c)** Chefarzt · **S** Seit 01/77 Chefarzt Chir. Abt. Kreiskrhs. Neustadt

Anthuber, Felix, Dr. med., Chefarzt i. R., Jakob Großstr. 1, 8346 Simbach/Inn. · *06. 10. 20 Pfarrkirchen · **A** 47, Erlangen · **D** 47, Heidelberg · **FG** Chirurgie 53 · **TG** UnfChir 80 · **TW a)** 47-53 Josephinum München (Kielleuthner, Kurz) · 53-54 Chir. Univ. Zürich (Brunner) · 54-61 Chir. Klin. Bergmannsheil Bochum (Bürkle de la Camp) **c)** i. R. · **S** 61-84 Chefarzt Chir. Abt., Ärztl. Dir. Krhs. Simbach **ZV** Spondylolysis u Spondylolisthesis i ih Bedeutg z Unfall. Langenbecks Arch Chir 294 (1960) · Sehnenscheidtbk d Metzger. Monatschr Unfallhkd 1961 · Traumat Pancreascyste. Med Welt 1965

Arbogast, Rainer Ernst Josef, Prof. Dr. med., Chefarzt, Chir. Klin. d. Städt. Klinikums, Kanzlerstr. 2-6, 7530 Pforzheim · *18. 06. 44 Landsberg/Warthe · **A** 72, Heidelberg · **D** 73, Heidelberg · **AG** Sept. Schock/Peritonitis · Funktionsstörgn d. Speiseröhre · Traumatol · **FG** Chirurgie 78 · **TG** UnfChir 79 · **H** 80, Würzburg · **P** 84, Würzburg · 86, Heidelberg (Umhabilitation) · **TW a)** 73-85 Chir. Abt. St. Vincentiuskrhs. Speyer (Alt) · Chir. Univ.-Klin. u. Poliklin. Würzburg (Kern) **b)** 79/80 Chir. Univ.-Klin. u. Poliklin. Würzburg (Friedrich, Gay) **c)** Chefarzt Chir. Klin. · **S** Seit 85 Chefarzt Chir. Klin. d. Städt. Krankenanst. Pforzheim **ZV** Kohabitatverletzgn. Diss Heidelberg 1973 · Z Problemat d Duodenaldivert. Chir Praxis 20, 395 (1975) · Bakteriolog Unterschg z Frage d ascendier Wundinfekt dur d Redondrainage. Chir Praxis 24, 173 (1978) · Ruptures traumatiques du diaphragme. Problemes diagnostiquens et therapeutiques. Acta Chir Belg 4, 217 (1978) · Erfahrgn b d Bhdlg frischer u veralt traumat Zwerchfellrupt. Zentralbl Chir 103, 6, 394 (1978) · D Einfluß d Nahtmaterials auf d mechan Belastbarkt v Darmanastomosen. Chirurg 49, 640 (1978) · Schirmfilterunterbrechg d unt Hohlvene. Komplikat u neue Aspek. Chir Praxis 24, 599 (1978) · Vergl tierexplle Untersuchgn d Zugfestgkt v Darmanastomosen m versch Nahtmater. Therapiewoche 29, 934 (1979) · Klin Erfahrgn m e Katheter-Klein-Transducer (Honeywell MP 3) z Oesophagusmanometr. ebd 30, 50, 8486 (1980) · Bhdlgserg na supracondylär Humerusfrak i Kindesalt. H Unfallheilkd 148, 456 (1980) · D Intervallspül d Abdomens als Bhdlgsprinz d diffusen Peritonitis. MMW 125, 8 (1983) · Problemat d opti Erstversorgg v Unfallver-

letzgn i Gesichtsber. Zentralbl Haut Geschlechtskrht 149, 1 (1983) · Ultrastrukt Reakt v Skelettmuskelfasern auf kurzfrist tot Ischaemie. H Unfallheilkd 164, 91 (1984) · Histolog Verlaufskontr b d diffusen Peritonitis. Zentralbl Chir 110, 905 (1985) · Plattenepithelcarc d Schilddrüse. Langenbecks Arch Chir 366, 592 (1985) · Double-stapling method in deep rectal anastomosis. Dig Surg 3, 2, 184 (1986) · Über 70 weit Publikat in dtsch u ausländ Zeitschriften **BV** Häufgkt u Progn d Peritonitis. In: Akt Chir, Peritonitis. Bad Oeynhausen: TM 1979 · Mechan Schädigg d Hautorgans durch akute u chron Traumen. In: Dermatol in Praxis u Klinik, Bd II. Stuttgart: Thieme 1980 · Erfahrgn d Würzburger Klinik m d programm Lavage b Peritonitis. In: Chir Bhdlg d Peritonitis. Berlin: Springer 1983 · D programm Lavage. In: Therapeut Aspek b diffuser fibrinös eitriger Peritonitis. München: Zuckschwerdt 1985 · D fehlgedeut perfor Appendicitis. In: Akt Chir. Indikator u op Fehler i d Chir. Berlin: De Gruyter 1986 · Fehlinterpret e Schwangerschaftsikt als posthepat Verschluß. In: ebd · Postop Peritonitis. In: Ak Abdom. Stuttgart: Thieme 1987 · Peritonitis i Breitner-Chirurgische Oplehre Bd III. Chir d Abdomens 1. München: Urban & Schwarzenberg 1988 · Peritonitis u Peritonitisbehdlg. In: Chir Gastroenterol, 2 Aufl. Berlin: Springer 1989

Arens, Werner, Dr. med., Ärztl. Dir. a. D., Marbacherstr. 5, 6700 Ludwigshafen-Oggersheim · *11. 12. 22 Essen · **A** 47, Düsseldorf · **D** 46, Düsseldorf · **FG** Chirurgie 55 · **TG** UnfChir 71 · **TW a)** 47-56 Chir. Klin. u. Poliklin. d. BG Kranst. „Bergmannsheil" Bochum. Med. u. Neurolog. Klin. Bergmannsheil ebd. (Bürkle de la Camp, Zorn) · 56-68 BG Krhs. Duisburg-Buchholz (Jantke) · **TW c)** Ärztl. Dir. i. R., Berater bei BGen u. Versicherungen · **S** Ärztl. Dir. BG-Unfallklin. Ludwigshafen **ZV** Fehler u Gefahr b d Behandlg frisch Sportverletzgn. Therapiewoche 43 (1969) · Aus Unfakten: Handverletzgn b Syringomyelie. Monatschr Unfallhkd 73 (1970) · Versehrtensport m Rückenmarkversehrten. H Unfallheilkd 102 (1970) · Prof Dr med Dr h c Heinz Bürkle de la Camp zum 3. 6. 1970 (75 Lebensj). Monatschr Unfallhkd 73 · D op Bhdlg d Falschgelenkbildg d lange Röhrenknoch b gleichzeit besteh fistelnder, chron-eitr Osteomyelitis. D posttraumat Osteomyelitis. Schattauer 1970 · Erste Hilfe. Folia traumatol Geigy 1969 · Vorbereitg f d Katastrophenfall i e Berufsgen Unfklin. Arbeitsmed 10 (1969) · D gehäufte Mikrotrauma als Ursache e Arthrose. H Unfallheilkd 110 (1972) · Z op Bhdlg v Oberarmschaftpseudarthrosen. Monatschr Unfallhkd 76 (1973) · Asepsis i klin Ber. Unfmed Tag LV gewerbl Berufsgen, Heft 17 · D Neutral-O-Meßmeth. Med Klin 70 (1975) und Film · Indikat, Techn u Erg d Marknagelg. Med Orthop Tech 5 (1975) · D Begutachtg v Gelenkverletzgn b Vorschäd d Gelenk. H Unfallheilkd 121 (1975) · Notfallbehandlg i Betrieb. Zentralbl Arbeitsmed 4 (1976) · Begutachtg na Schulterverletzgn i d BRD. H Unfallheilkd 126 (1976) · Begutachtg na Verletzgn d Schultergürtels. Unfmed Tag LV gewerbl Berufsgen, Heft 24 · Muß u soll d frische Frakt f d Küntscher-Nagelg aufgebohrt werd? H Unfallheilkd 129 (1977) · Grundlag d Begutachtg v Verletzgsfolg u chir Erkrankgn. In: Lehrb d Chir. Koslowski, Irmer, Bushe (Hrsg) 1978 · Hat d Sport b Schädig d ob Extremitäten

Erfolge zu verzeich? Therapiewoche 28 (1978) · D Begutachtg i d mod Fraktbehandlg. ebd 40 (1978)

Arma, Sergio Augusto, Dr. med., Chefarzt, Ospedale Beata Vergine, CH-6830 Mendrisio · *02. 12. 34 Lugano · **A** 59, Zürich · **D** 70, Zürich · **AG** AllgChir. u. Thoraxchir. · **FG** Chirurgie 71 · **TG** Thorax- u. Kardiovaskularchirurgie 72 · **TW a)** Senior Registrar Thoraxchir. United Hospital Birmingham UK · Visiting Assistant St. Marx Hospital, London **b)** Thoraxchir. United Hosp. Birmingham, UK **c)** Chefarzt · **S** Chefarzt Chir. Abt. d. Ospedale Beata Vergine Mendrisio · 73 Niederlassung
ZV Result d Resektionsbhdlg d prim Bronchektasien. Helv Chir Acta 36, 125 (1970) · Sull'Aneurisma d Aorta add e d vasi iliaci. Boll med Sv italiana 6, 1963 (1970) · Dysphagia in Behcets syndr. Thorax 26, 155 (1971) · D chir Bhdlg d Pancoast-tumors. Helv Chir Acta 40, 385 (1973) · D prim sklerosierende Cholangiitis. ebd 41, 699 (1974) · D Bhdlg d Analfissur durch d lat subcut int Sphincterotomie. ebd 45, 729-732 (1978) · Indicazione chir nel tratt d ulcera duod. Riv med Sv ital 46, 2, 66-68 (1981)

Arnemann, Walter, Dr. med., Chefarzt, Chir. Klin., Städt. Krankenanst., Wildeshauser Str. 92, 2870 Delmenhorst · *14. 09. 25 Bremen · **A** 51, Hannover · **D** 53, Göttingen · **AG** Abdom.- u. Unfallchir., Urol. · **FG** Chirurgie, Urologie · **TG** UnfChir 72 · **ZB** Sportarzt 53 · **TW a)** 52-54 Ass. Chir. Klin. Delmenhorst (Dege) · 54-55 Ass. Med. Klin. ebd. (Käding) · 55-56 Ass. Chir. Klin. ebd. · 56 Schiffsarzt M. S. „Skaubryn" · 56-57 Praxisvertretg. · 57-65 Ass. Chir. Univ.-Klin. Frankfurt (Geißendörfer) · 65-67 OA Chir. Abt. Kreiskrhs. Groß Gerau (Gerhart) · 68-70 OA Chir. Klin. Städt. Krankenanst. Delmenhorst (Dege) **c)** Chefarzt · **S** Seit 70 Chefarzt Chir. Klin. Städt. Krankenanst. Delmenhorst
ZV Z Behandlg d perf Appendicitis. Medizinische 33, 1107 (1954) · Üb e ries echt Divertikel d Dickdarmes. ebd 26, 955 (1956) · Üb d Behandlg off Bauchverletzgn. Bruns Beitr Klin Chir 196, 476 (1958) · Iatrog Pleuraemphyme. ebd 197, 429 (1958) · Z Behandlg aberr Nierengef. Z Urol 52, 429 (1959) · Üb Gerinng, Zuber u Konserv v Arterientransplant. Chirurg 11, 506 (1959) · Z Techn d Gefplast b chron Verschl d Art femor. ebd 12, 543 (1959) · Beitr z Behandlg d Penis-Ca. Med Monatsschr 4, 231 (1960) · Üb Frakt i Metastasen. ebd 4, 257 (1962) · Z Frage d Diagn u Indikat b Rezidiveingr n Gallenop. ebd 7, 456 (1962) · Inf Prophylaxe i Krhs a d Sicht d Chir. Hospital Hygiene 1, 6 (1977)

Asal, Walter Karl Georg, Dr. med., FA f. Chir., D-Arzt d. gewerbl. BG, Kiehnlestr. 17, 7530 Pforzheim · *10. 02. 18 Heidelberg · **A** 42, Berlin · **D** 43, Würzburg · **AG** Kriegsdienst als Truppenarzt u. in Sanitätsformationen · 43 Pathol. Berlin · 44 Univ. Hautklin. Breslau · 47-49 Chir. Univ.-Klin. Würzburg · **FG** Chirurgie 51 · **TW a)** Bis 56 OA Krhs. Siloah Pforzheim **c)** Seit 56 Niederlassung als FA f. Chir. u. D-Arzt d. gewerbl. BG · **S** Seit 56 Niederlassung FA f. Chir. u. D-Arzt d. gewerbl. BG in Pforzheim

Asche, Gernot, Dr. med., Oberarzt, Kreiskrhs. Freudenstadt, Karl-von-Hahn-Str. 120, 7290 Freudenstadt · *06. 05. 41 Aachen · **A** 70, Bonn · **D** 70, Bonn · **AG** UnfChir., Handchir. · **FG** Chirurgie 76 · **TG** UnfChir 77 · **ZB** Handchir. 79 · **TW a)** BG-Unfallklin. Frankfurt/M. (Contzen) **b)** Unfallchir. ebd. **c)** OA, Leiter Arbeitsber. Handchir. · **S** Seit 79 Leiter Arbeitsber. Handchir. Kreiskrhs. Freudenstadt
ZV Spülsaugdrain od Gentamycin-PMMA-Kugeln i d Therap infizier Osteosynthes. Unfallheilkunde 81, 463-468 (1978) · Frühintervent b infiziert Osteosynthes unter Verwendg v Gentamycin-PMMA-Kugelketten. Akte Traumatologisch 8, 387-391 (1978) · Derzeit Stand d organisier Rettungsdienstes i d BRD Analyse – Erg – Erwartgn. Unfallchirurgie 5, 59-65 (1979) · Erste Erfahrgn m d Mini-Fixateur ext na Jaques. Aktuel Traumatol 9, 261-268 (1979) · Lokalantibiot Bhdlg m Gentamycin-PMMA-Miniketten i d sept Chir d Hand. Handchir 11, 37-38 (1979) · Bhdlg v Pseudarthros m d Mini-Fixateur ext. Unfallheilkunde 141, 270-276 (1980) · D Mini-Fixateur ext u s Anwendgsmöglktn. H Unfallheilkd 148, 869 (1980) · Indikat f d Anwendg d Mini-Fixateur ext. Aktuel Traumatol 12, 103-110 (1982) · D Wert d Knochenszintigraph b d Erkenng d röntgenol schwer sichtbar Kahnbeinfrakt. Handchir 14, 114-117 (1982) · Erg na Verriegelnagelg i e Krhs d Regelversorgg. H Unfallheilkd 161, 131-142 (1983) · Stabilis v handgelenksnahen Speichstückfraktn m d Midi-Fixateur ext. Handchir 15, 38-42 (1983) · Bhdlg u Bhdlgserg v Infekt d Hand m Gentamycin-PMMA-Miniketten. Zentralbl Chir 108, 641-646 (1983) · Stabilisgsmöglkt fingergelenksnaher Frakt. Handchir 16, 192-195 (1984)
BV D Verwendg v Gentamycin-PMMA-Miniketten i d sept Chir d Hand. Bern: Huber 37-38 (1979) · Bhdlgsmöglktn m d Fixateur ext b kindl Frakt. Opindikat b Frakt i Kindesalt. Stuttgart: Fischer 1987 · Bhdlg v Knochen- u Gelenkinfekt i d Handchir. ebd

Asmussen, Edwin Ernst Günter, Dr. med., Oberstarzt a. D., Starenweg 16, 3422 Bad Lauterberg i. H. · *18. 09. 18 Elmshorn · **A** 44, Kiel · **D** 44, Kiel · **AG** prakt. Chir. · **FG** Chirurgie 11/53 · **TW a)** Bis 45 Kriegsdienst (Laz., TrArzt) · 45-56, ab 53 OA Städt Krhs. Elmshorn (Specht) · 56-78 Bundeswehr, ebd. · Seit 58 Laz. Tätigkeit · 78-83 D-Arzt **c)** i. R. · **S** 73-78 Oberstarzt u. Ltd. Arzt BwKrhs. Kiel · 78-83 Chefarzt Chir. Abt. u. Ärztl. Dir. Kreiskrhs. Bad Lauterberg

Auerbach, Edgar, Dr. med., Ärztl. Dir., Ltd. Arzt, Chir. Klin. Kreiskrhs., Lindenstr. 75, 3057 Neustadt a. Rbge. · *21. 05. 31 Neuenhagen · **A** 59, Kiel · **D** 57, Kiel · **AG** Anat. · UnfChir. · **FG** Chirurgie 01/65 · **TG** UnfChir 01/75 · **TW a)** 64-67 OA Johanniterkrhs. Rheinhausen (Mollowitz) · 67-10/71 OA Kreiskrhs. Bad Homburg (Becher) · Seit 11/71 Ltd. Arzt UnfChir. Chir. Klin. Kreiskrhs. Neustadt **c)** Ärztl. Dir. · **S** Seit 11/71 Ltd. Arzt u. seit 09/87 Ärztl. Dir. Neustadt
ZV Untersuchgn üb d Variat d Knochenstruktur, dargest a d Tibia. Diss Kiel 1957 · D ischäm Muskelkontraktur. Med Welt 16, 872 (1962) · Z Diskuss üb d gezielte Leberexcision z diagn Zwecken. Zentralbl Chir 87 (1962) · D collare Mediastinotomie z Behandlg d Elementgefährdg b Mediastinalemphysem. Hans Baur-Gedächtnissymp Mainz 1967 · Peritonealdialyse b diffuser

eitr Peritonitis. Med Klin 63, 911 (1968) · Verkürzgs-
osteotomie d Elle m d Markgewindestift. ebd 63, 1847
(1968) · D Bedeutg d Elementargefahr b d Wahl d
Osteosynthesetermins b Mehrfachverletzgn. ebd 19,
2113 (1968)
BV D collare Mediastinotomie. Anästh u Wiederbelbg,
Bd 30. Berlin: Springer 1969 · Volumen- u Flüssigkeits-
ersatz b polytraumat Pat. Parent Ernährg u Infustherap
i d klin Med Minden 1972. Stuttgart: Thieme 1973

Aumann, Ulrich, Dr. med., Chefarzt, St. Marien Hosp.,
Sauerlandstr. 10, 5983 Balve · *17. 04. 47 Hof/Saale ·
A 74, Münster/Westf. · **D** 73, Münster/Westf. ·
AG Schultergelenk, Gallenwege · Proktologie, Phlebol.
· Urographie · **FG** Chirurgie 09/80 · **TW a)** 80–82 OA
St. Elisabeth-Hosp. Iserlohn (Brüning) · 82–83 selbstän-
dig, chir. Praxis Dinkelscherben · 83–84 OA St. Marien-
Hosp. Balve (Leusmann) **b)** 11/78 Gastarzt Proktol.
Abt. DKD Wiesbaden (Arnold) · 05/79 Gastarzt Chir.
Klin. Erlangen (Gall) **c)** Chefarzt Chir. Abt. St. Marien-
hosp. Balve · **S** Seit 07/84 Ärztl. Dir. u. Chefarzt Chir.
Abt. St. Marienhosp. Balve
ZV Apophyse a Margo vertebralis scapulae? RÖFO
110, 409 (1969) · D Discopathie d Sternoclaviculargelenkes. Chirurg 51, 722–725 (1980)

Axhausen, Wolfgang, Prof. Dr. med., Ärztl. Dir. i. R.,
Grosse Str. 28, 2858 Schiffdorf-Sellstedt · *01. 10. 19
Berlin · **A** 45, Berlin · **D** 45, Berlin · **AG** Prakt. Chir.:
Abdom.- u. UnfChir. · Wiss.: Knochentransplant., akute chron. Osteomyelitis · **FG** Chirurgie 52 · **TG** Unf-
Chir 73 · **H** 60, Homburg · **P** 66, Homburg · **TW
a)** 45–46 Städt. Krhs. Moabit Berlin (Siebert) · 46 Gynäk. Abt. Polizei-Krhs. ebd. (Wollmann) · 46–47 Kie-
fer-Klin. d. Charité ebd. (Axhausen) · 47 Univ.-Kinder-
klin. ebd. (Stölzner) · 47–58 Krhs. Moabit ebd. (Gohrbrandt) · 58–59 Komm. Leit. d. Chir. Klin. ebd. · 59–65
Homburg (Lüdecke) **c)** Ärztl. Dir. i. R. · **S** 65 Chefarzt
d. Chir. Klin. d. Krhs. Mitte Bremerhaven · 68 Ärztl.
Dir. ebd. · 76–05/85 Ärztl. Dir. d. Zentralkrhs. Reinkenheide Bremerhaven u. Leit. FA d. 1. Chir. Klin.
ZV ab Ende 59 Ileo-uretero-vesico-vagin Fistel. Zentralbl Chir 1959 · Chir Bhdlg chron Rö-Ulcera. ebd
1960 · Knochenbruchheilg. Dtsch Zahnärztl Z 1961 ·
Bedeutg d Individual- u Artspezifität d Gewebe f d freie
Knochenüberpflanzg (Autoref d gleichnam Habil-Schr).
Fortschr Med 1961 · Antibiot Plombierg osteomyelit
Knochenherde. Zentralbl Chir 1961 · Hüftbeschwerden
nach Schenkelhalsnagelg. Ärztl Mittl 1961 · Off Bhdlg
chron-osteomyelit Knochenhöhlen. Chirurg 1962 · Noblesche Op b akut Adhäsileus. Langenbecks Arch Chir
301 (1962) · Versorgg d Weichteilwunde durch d prakt
Arzt. Z Ärztl Fortbild 1963 · Wo stehen wir heute m d
Bhdlg d akut haematogenen Osteomyelitis? Med Welt
1963 · Alloplast Prothese b d op Eingr an d Gallenwegen. Langenbecks Arch Chir 305 (1963) · Individual- u
Artspezifität d transplant Knochengewebes. ebd 306
(1964) · Optechn Gesichtspunkte b rekonstrukt Eingr
am gr Gallengang. ebd 1965 · Chron Subileus durch
Kurzschlußanastomose. Chirurg 1966 · Chron Osteomyelitis i d antibiot Aera. Med Welt 1966 · Narb Gallengangssten. Dtsch Ärztebl 1966 · Erg d off Bhdlg
chron-osteomyelit Knochenhöhlen. Zentralbl Chir 1966
· Antibiot Plombierg osteomyelit Knochenhöhlen unt

zusätzl Verwendg d Kieler Knochenspan-Spongiosa u d
antibiot Spüldrainage nach Willenegger. ebd · Wundin-
fekt nach Schenkelhalsnagelg. Chirurg 1966 · Schluß-
wort z Bemerkgn üb ‚D narb Gallengangssten‘. Dtsch
Ärztebl 1966 · Biol d Knochentransplantat. Zentralbl
Chir 1967, Sonderbd Teil I · Heut Möglktn d Pan-
kreaschir. Dtsch Ärztebl 1968
BV Hüftarthrosis nach Schenkelhalsnagelg. In: Jahrb f
Wiederherstellgschir u Traumatol. Vol 1. Karger 1953 ·
Bedeutg d Individual- u Artspezifität d Gewebe f d freie
Knochenübpflanzg. Hefte Unfhlkd 72. Springer 1962 ·
Techn d Stiellappenplast b d Bhdlg chron Strahlenge-
schwüre. Jahrb d Fortschr f Kiefer- u Gesichtschir Bd 8.
Thieme 1962

B

Baca, Ivo, Priv. Doz. Dr. med., Oberarzt, Zentralkrhs.,
St.-Jürgen-Str., 2800 Bremen 1 · *30. 08. 47 Trpanj/YU
· **A** 84, Bremen · **D** 77, Heidelberg · **AG** 77/78 Herzchir. Heidelberg · **FG** Chirurgie 82 · **H** 83, Heidelberg
· **TW a)** 82/83 StatArzt Allgemein-Unfallchir.
Univ.-Klin. Heidelberg (Herfarth) **c)** OA AllgChir.
ZV Vergl Studie üb pulsatilen u kontinuierl Fluß während d extracorporalen Kreislaufs. Auswirkgn auf d Leberfunkt u endokrine Pankreassekret. Chir Forum 49
(1979) · Selt Komplikat na subdiaphragmaler Schrittmacherimplantat. Chir Praxis 25, 401 (1979) · Subdia-
fragmalna implantacija pacemakera; resultat kod 1150
implantacija. Acta Chir Jugosl 26, 17 (1979) · Organdurchblutg u exokrine Pankreasfunkt na iv Neuroten-
singabe. Chir Forum 285 (1981) · Neurotensin and me-
dullary carcinoma of thyroid gland. J Cancer Res Clin
Oncol 100, 229 (1981) · Effect of neurotensin on regional intestinal blood flow. Res Exp Med 179, 53 (1981) ·
Exocrine pancreatic response and plasma neurotensin
concentration after meal and during infusion of low
dose neurotensin in dog. Eur Surg Res 13, 36 (1981) ·
Effect of low dose neurotensin, cholecystokinin and secretin alone and in combination on pancreatic secretion
in dog. World J Surg 5, 441 (1981) · Preventivno lijecen-
je stresom induciranih krvarenja u podrucju gastrointe-
stinalnog trakta. Lijec Vjesnik 103, 410 (1981) · Gastri-
nom d Duodenalwand. Acta Chir 17, 125 (1982) ·
Divertikulose d Sigmas. Therapiewoche 32, 1209 (1982)
· Primär retroperitoneale Tumoren. Chir Praxis 30, 231
(1982) · Effect of neurotensin on exocrine pancreatic
secretion in dogs. MKurse Ärztl Fortbild 23, 174 (1982)
· Somatostatin u Polymyxin B i d Bhdlg postischäm Leberschädigg b Ratten. Chir Forum 310 (1982) · Interaction of neurotensin, cholecystokinin and secretion in the
stimulation on exocrine pancreas in the dog. Gastroenterology 84, 556 (1983) · D Verhalten v A, B u D Zellen
na Pankreastransplantat b d Ratte. Chir Forum 57
(1987) · Pancreatic pseudocystojejunostomie without
Braun or Roux-en-Y Anastomosis. Surg Gynecol Obstet
166, 167 (1988) · Morphometry and function of the islet
cells after different forms of drainage at pancreatic
transplantation in rats. Europ Surg Res 1990
BV Relationship between neurotensin and pancreatic
secretion in the dog. In: Neurotensin, a brain and gastrointestinal peptide. New York Acad Sc ANYAA9 400
(1982)

Bae, Jin-Sun, Prof. Dr. med., Leiter Chir. Klin., Chir. Klin. d. Chungnam National Univ., Daesa-dong 640, Daejeon, South-Korea · *20. 06. 40 Seoul/Süd-Korea · A 64, Seoul · D 64, Seoul · AG 64-69 Chir. Klin. Seoul National Univ. Klinikum · FG Chirurgie 04/65 · TG GefChir 11/79 · ZB Familienmed. 07/85 · H 69, Seoul · P 73, Seoul · TW a) 69-72 Dir. Chir. Klin. d. Korean Marine Krhs. Chinhae u. Seoul · 72-76 Leiter Chir. Klin. Seoul Rotkreuz Krhs. Seoul · 76-89 Ltd. Prof. Chir. Klin. Chungnam National Univ.-Klinikum, Präsens: Daejeon b) 73-76 Klin. Prof. Seoul National Univ. (Byeong-Ho Chin) · 79-80 Klinikum Steglitz FU Berlin (Häring) · 88-89 Klinikum Großhadern Univ. München (Heberer) · S 76-89 Ltd. Prof. Chungnam National Univ. Daejeon
ZV Gastric acidity in carcinoma of stomach. J Korean Surg Soc 8, 149 (1966) · Malignant peritoneal mesothelioma. Report of one case with review of literatures. ebd 8, 303 (1966) · Factors influencing wound healing. New Med J 10, 43 (1967) · The effects of the various growth promoting tissue factors on tissue regeneration. J Korean Cancer Res Ass 3, 1 (1968) · Absence of left hepatic lobe and left sided gall bladder. J Korean Surg Soc 11, 329 (1969) · Pre- and postoperative fluid and electrolyte therapy. J ROK Naval Corps 14, 174 (1969) · Oxygen therapy in surgical patients. J ROK Naval Corps 14, 184 (1969) · Abdominal injury, 469 cases, evacuated from South Viet Nam. J Korean Surg Soc 13, 45 (1971) · The operations of parathyroid gland. J ROK Naval Corps 16, 159 (1971) · Acute biliary peritonitis in infant. J Korean Surg Soc 16, 183 (1971) · A clinical observation of 177 cases of thoracic and abdominal injuries. J Korean Surg Soc 15, 7 (1973) · Hepatic artery ligation as one of the surgical procedures for the traumatic liver laceration and hemobilia. ebd 15, 1 (1973) · A case of esophagocutaneous fistula due to spontaneous perforation of esophageal diverticulum. ebd 15, 67 (1973) · Caroli's disease. ebd 17, 100 (1975) · Spontaneous gastric perforation in the newborn. ebd 18, 73 (1976) · The study on the accuracy of pre-operative diagnosis in 1057 laparotomies. ebd 19, 25 (1977) · The effect of the pH on the action of calcium and potassium in cardiac contractility. Chungnam Med J 11, 193 (1984) · Clinical study on the abdominal surgery in 252 patients 65 years old and older. ebd 12, 153 (1985) · Clinical studies on intestinal obstruction. ebd 15, 518 (1988) · Clinical value of preoperative and postoperative check of plasma CEA levels in colorectal cancer. ebd 15, 338 (1988)
BV Fluid and electrolyte management of the surgical patients. In: Textbook of modern surgery. Seoul: Ilchokak 1987

Baer, Hans U., Dr. med., Oberarzt, Klin. f. Viszerale u. Transplantationschir. Inselspital, CH-3010 Bern · *22. 03. 51 Rothrist, AG, Schweiz · A 78, Zürich · D 85, Zürich · AG AllgChir. Wetzikon · AllgChir. Waidspital Zürich · Viszerale Chir. Inselspital Bern · FG Chirurgie 04/86 · TW a) 08/78-04/81 Kreisspital Wetzikon (Stahel) · 04/81-10/86 Stadtspital Waid Zürich (Akovbiantz) · Seit 10/86 Klin. f. Viszerale u. Transplantationschir. Inselspital Bern (Blumgart) c) OA AllgChir.
ZV Kapillarschäden na Erfriergn an d Akren beurteilt dur d Fluoreszenz-Videomikroskop. Schweiz Med Wochenschr 115, 479-483 (1985) · Diagn, Klin u Therap d Echinococcus multilocularis. Helv Chir Acta 52,

677-680 (1985) · Klin, Diagnost u Therap v „grossen" Leberhämangiomen. ebd 54, 387-389 (1987) · Diagn, Klin u Therap d Echinococcus multilocularis. Chir Gastroent (Gastroent Surg) 1, 23-26 (1988)
BV Benign Biliary Strictures. In: Maingot's Abdominal Operations, 9th edition. Appleton-Century-Crofts, Norwalk, Conneticut (in press) · Colon Volvulus. In: Chirurgische Gastroenterologie, 2 Ausg. Berlin: Springer (in press)

Baetzner, Karl Heinrich, Dr. med., Arzt f. Chir., Chefarzt i. R., Peter Liebigweg 29, 7547 Wildbad i. Schwarzwald 1 · *04. 02. 12 Wildbad i. Schwarzwald · A 37, Hamburg · D 37, Hamburg · AG Allg.-, Kropf-, Bauch-, Extremitäten- u. UnfChir. · FG Chirurgie · TW a) 37-38 Allg. Krhs. St. Georg Hamburg (Hegler, Reinecke) · 38-39 1. Ass. Pathol. Inst. Stuttgart-Cannstatt (Schmidtmann) · 39-45 Kriegsdienst, Truppenarzt u. Chir. AssArzt a. Hauptverbandplätzen, Feld- u. Kriegslaz. · Ab 43 zugl. Führer e. San. Einheit · Nach 45 Chir. i. Gefangenenlaz. · 46-48 Kreiskrhs. Nagold OA Chir. Abt. (Hofmeister) · 48-51 Oberarzt Kreiskrhs. Neuenbürg (Seitz) c) Seit 80 i. R. · S 53-80 Chefarzt d. Chir. Privatklin. Dr. Baetzner Wildbad · 67-80 Ärztl. Dir. ebd. (später Dr. Baetzner-Krhs.) · 51-80 Niedergelassen als FA f. Chir.

Bähr, Rainer, Prof. Dr. med., Ärztl. Dir., Chir. Klin. Städt. Klinikum Karlsruhe, Abt. Dir. d. Abt. f. Allg. u. Thoraxchir., Moltkestr. 14, 7500 Karlsruhe 1 · *04. 04. 42 Waldshut · A 69, Tübingen · D 67, Freiburg · AG AllgChir., Thoraxchir. · FG Chirurgie 74 · TG UnfChir 75 · H 76, Tübingen · P 80, Tübingen · TW a) Chir. Univ.-Klin. Tübingen (Koslowski) · Trop. Chir. Sacred-Heart-Hosp. Abeokuta, Nigeria (Madecki) · S Seit 84 Ärztl. Dir. Chir. Klin. Städt. Klinikum Karlsruhe
ZV Z Diagnost d Leberechinokokkus. Dtsch Med Wochenschr 97, 1334-1356 (1972) · D Versorgg d traumat Milz- u Zwerchfellrupt b kombin Verletzgn. Chir Praxis 16, 547-550 (1972) · E Beitrag z Diagnost u Therap traumat Zwerchfellhernien. Med Klin 23, 161 (1972) · Nachuntersuchgn b Kunstafterträgern. Chir Praxis 16, 61-62 (1972) · Echinokokkose, Epidemiol, Diagnost u Therap. Dtsch Med Wochenschr 102, 1098-1101 (1977) · Stoffwechseluntersuchgn na subtot Dünndarmresekt. Therapiewoche 28, 1588-1589 (1978) · Pathogen u Therap d Malabsorpt b Blindsacksyndrom. Med Klin 30, 961-964 (1979) · Z Therap v Oesophagusverletzgn. 50, 564-568 (1979) · Klinik u Therap nicht parasitärer Milzcysten. ebd 51, 175-177 (1980) · Op Verfahrenswahl i d Therap b Lebererkrankgn. ebd 52, 36-40 (1981) · D Bhdlg d medikamentös-therapresistent Ascites du d peritoneo-venösen Shunt. ebd 54, 493-495 (1983) · D Chemotherap d mensch Echinokokkose. ebd 55, 114-116 (1984) · Leberresekt b benig, malig u parasit Erkrankgn d Leber Dtsch Med Wochenschr 1730-1735 (1984) · Z Anwendg d Pectoralis major-Insellappens b groß Weichteildefekten d Halses. Chirurg 762-764 (1984) · D fibrolamelläre Karz d Leber. ebd 814-816 (1985) · Leiomyosarkom d Magens m Lebermetastasierg. Dtsch Med Wochenschr 111-26 (1986) · Metastasier malg Melanom i Anorektum. E kasuist Beitrag. Coloproct 3, 162-164 (1986) · D pulmonale Blastom, e kasuist Beitrag. Chirurg 58, 358-360 (1987)
BV Erg d ein- u dreizeit Dickdarmresekt b Divertikulitis. Stuttgart: Thieme 1974

Bako, Laszlo, Dr. med., niedergel. u. ärztl. Leiter, Cosimastr. 2, 8000 München 81 · *04. 06. 36 Budapest · A 62, München · D 60, München · AG Bauchchir. · Thorax- u. Gef.-, KindChir. · FG Chirurgie 07/79 · TG KindChir 11/72 · TW a) 01/70–04/74 OA Städt. Krankenanst. (Holder) · Seit 05/74 niedergel. Chirurg u. ärztl. Leiter d. Paracelsus Parkhosp. München c) Niedergel. Chirurg m. stat. Tätigkeit · S Seit 05/74 Chir. Praxis u. ärztl. Leiter d. Paracelsus Parkhosp., München

Baldauf, Heinrich, Dr. med., Chefarzt, Städt. Krhs., Riedelstr.5, 8230 Bad Reichenhall · *20. 04. 28 München · A 54, München · D 54, München · FG Chirurgie 62 · TW a) 54–55 Pathol. Inst. München (Hueck) · 55–56 Inn. Abt. Nymphenburger-Krhs. ebd. (Meyer) · 56–67 Chir. Univ.-Klin. ebd. (Frey, Zenker) c) Chefarzt · S Seit 67 Chefarzt Chir. Abt. Städt. Krhs. Bad Reichenhall
ZV Magnesiumgehalt d Milz b gutart u bösart Erkr. Z Ärztl Fortbild 1954 · Klin Wert d Nachweises d C-reakt Proteins i Serum b akut u chron Erkrkgsvorgängen, bes b d mit Dysproteinämie einhergeh chron Entzündg. Med Monatsschr 1957 · C-reakt Protein i Serum als Indikat f d Durchführg e antirheumat Bhdlg, bes f d Anwendg u Dosierg d Hormonther. ebd · Frühdiag postop Komplikat m Hilfe d C-reakt Proteins. Acta Neurochir (Wien) 1959 · Anticholinerg Bhdlg b Schädel- u Hirntraumen. Med Welt 1960 · Traumat Hirnabszeß m 40j Latenzzt. Monatschr Unfallhkd 1962 · Anabole Ther b Prostataca. Med Klin 1962 · Subdur Haematom, Pathogen u Symptomatol. Klin Wochenschr 1963 · Probl u Gefahr d op Behandlg b Schenkelhalsfrakt. Med Klin 22, 1027 (1969) · Z Pathogen d spont Aortenruptur. Wehrmed Monatsschr 4, 106 (1973)

Baldus, Wilhelm, Dr. med., Ehrenpräsident d. Ärztekammer Westf.-Lippe, Pius-Allee 27, 4400 Münster · *17. 06. 18 Münster · A 42, Münster · D 43, Münster · FG Chirurgie 51 · ZB Chirotherap., Sozialmed. · TW c) Niedergel. Chirurg, D-Arzt · S Niederlassung Münster
MH Schriftleiter Westf Ärztebl

Banz, Walter, Dr. med., Chefarzt i. R., Verdistr. 17, 7920 Heidenheim · *11. 12. 19 Heidenheim · A 46, Tübingen · D 46, Tübingen · AG Inn. Med., Chir. · FG Chirurgie 52 · TW a) 47 Landpraxis Dischingen (Kloos) · 47–60 Kreiskrhs. Heidenheim (Clemenz, Pendl) · Gastarzt Chir. Klin. Heidelberg (Bauer) c) i. R. · S 10/63–03/83 Chefarzt Chir. Abt. Kreiskrhs. Heidenheim · 67–83 Ärztl. Dir. ebd.
ZV Bemühungen um e bess Op Progn. Zentralbl Chir 1953 · Vorschlag z Blutbankorganisat. Chirurg 1953

Baranski, Krystian Andrzej, Dr. med., Ltd. Arzt, Ärztl. Dir., St. Georg-Krhs., Im Ohle 31, 5948 Schmallenberg-Fredeburg · *30. 11. 50 Chorzow/Oberschlesien · A 76, Köln · D 77, Köln · AG Chir. · FG Chirurgie 06/82 · TW a) 10/82–09/88 1. OA u. stellvertr. Chefarzt Chir. Abt. Marien-Hosp., Witten (Rickels) c) Ltd. Arzt Chir. Abt. u. Ärztl. Dir. · S Seit 10/88 Chefarzt u. Ärztl. Dir. St. Georg-Krhs, Fredeburg

Barden, Bertram, Assistenzarzt, St. Augustinus Krhs., Renkerstr. 45, 5160 Düren · *09. 06. 62 Osnabrück · A 87, Aachen · AG seit 04/88 Chir. Düren-Lendersdorf · TW c) AssArzt

Baron, Joachim, Dr. med., niedergelassen u. Ltd. Arzt, Handchir. Abt. Oststadt Klin., Erzbergestr., 6800 Mannheim. Praxis: Goethestr. 33, 6000 Frankfurt 1 · *06. 02. 52 Heidelberg · A 83, Heidelberg · D 85, Heidelberg · AG 83 Inn. Med.-Cardiol. · 85–88 Unfallchir., 86 Handchir. · 88 Handchir.-Orthop. Columbia Univ. New York · FG Orthopädie 01/89 · ZB Sportmed., Chirotherap. 01/89 · TW a) Handchir. Chir.-Orthop. Oststadt Klin. Mannheim (Daur) c) Ltd. Arzt · S Ltd. Arzt Handchir. Abt. Oststadt Klin., Mannheim · seit 04/89 Niederlassung Frankfurt, ausschl. Handchir. Praxis f. ambulantes Op.

Barthlen, Winfried, Dr. med., Assistenzarzt, Chir. Klin. d. TU München, Rechts d. Isar, Ismaningerstr. 22, 8000 München 80 · *17. 07. 59 Stuttgart · A 86, München · D 86, München · AG 86 Theoret. Chir. Marburg · TW c) AssArzt

Bary, von, Siegfried, Prof. Dr. med., Chefarzt, Kreiskrhs. Marienhöhe, Mauerfeldchen 25, 5102 Würselen · *08. 09. 40 München · A 69, München · D 70, München · AG Chir. · FG Chirurgie 10/76 · TG GefChir 01/80, UnfChir 04/80 · H 79, München · P 85, Aachen · TW a) Chir. Univ.-Klin., Innenstadtklin. u. Klinikum Großhadern München (Zenker, Heberer) · Inst. f. Chir. Forschung ebd. (Brendel) b) GefChir. Klinikum Großhadern München (Becker) · UnfChir. Chir. Klin. Innenstadt ebd. (Rueff) c) Chefarzt · S Seit 01/80 Chefarzt Chir. Abt. Kreiskrhs. Marienhöhe, Würselen
ZV Erste Erfahrgn m e neuen absorbierb synthet Nahtmaterial (Dexon^R). Chirurg 43, 271 (1972) · Z Geschichte d Pylorusresektion. ebd 44, 460 (1973) · Early operative indication for diverticulitis of the colon. Chir Gastroent (Gastroent Surg) 8, 262 (1974) · D Herzbeuteldiaphragmaruptur als Sonderform d traumat Zwerchfellbruches. Langenbecks Arch Chir 339, 660 (1975) · Berstungsdrucke d enterotomierten Rattencolons unt Proteinaseinhibit. Res Exp Med 168, 123 (1976) · Klin Untersuchgn z Anastomoseninsuff d Dickdarms. Langenbecks Arch Chir 347, 666 (1978) · Protection of wound healing of the colon. An experimental study. Chir Gastroent (Gastroent Surg) 1, 71 (1978) · Verhütgn u Bhdlg v Anus praeter Komplikat. D Gastroenterol Reihe, Bd 6 (1978) · Z Wundheilg a Dickdarm u ihrer Beeinflussg dur d gewebsständ Fibrinolyse u Kollagenolyse. Fortschr Med 2112 (1978) · D fibrinolyt u kollagenolyt Aktivit d Dickdarms. Therapiewoche 29, 936 (1979) · D gewebeständ fibrinolyt Aktivit d Dickdarms u ihr Einfluß auf d Wundheilg. Langenbecks Arch Chir [Suppl] 145 (1979) · D gesteigerte Enzymaktivität b M Crohn u Colitis ulcerosa. ebd [Suppl] 1980 · D Pankreatitis als selt Urs e Blutungsanämie. Chirurg 56, 605 (1985) · D op Pat: Anus praeter. Notabene Medici 146 (1986) · Cavaschirm b Lungenembolie. Med Klin 81, 544 (1986)
BV D allg Eingriffe a Magen-Darm-Kanal. In: D Eingriffe i d Bauchhöhle, 3 Aufl (Allg Spez Chir Oplehre, Bd 7/1). Berlin: Springer 1975 · D Eingriffe a Magen- u Zwölffingerdarm. In: ebd · D Eingriffe a Dünndarm

u d Appendekt einschl d Eingriffe b freier eitriger Bauchfellentzündg u b Bauchfellabszessen. In: ebd · Z Pflege d Anus praeter. ebd · Erkrankgn u Folgezustände, d z Anlage e Anus praeter führen können. In: Stomata u Fisteln. Ihre Indikat u Ursach, Komplikat u Nachsorge. München: Schwarzeck 1978 · Neue Gesichtspunkte z Nahtheilg b Colon- u Rektumanastomosen. In: D Mastdarmkrebs. Stuttgart: Thieme 1980 · Fibrinstabilis u Wundheilg. In: Wundheilg. Melsungen: Bibliomed 1981 · Cholezystitis u Cholelithiasis. In: D Indikat z Op, 2 Aufl. Berlin: Springer 1981 · DSA d Becken/Bein-Region m 40 cm-Bildverstärker u Schrittverschiebg. In: Digit bildgebende Verfahren – Integrierte digit Radiol. Berlin: Springer 1986 · D pharmakol Beeinflußbarkt d Galleflusses. E intra- u postop Hymecromonstudie. In: Dyskinesie d Gallenweg – Glaube oder Wissen? Hameln: TM 1986

Bauch, Jürgen, Dr. med., niedergel. Chirurg u. Belegarzt, Omptedastr. 8, 3000 Hannover 1 · *21. 10. 26 Altdamm/Stettin · **A** 53, Heidelberg · **D** 53, Heidelberg · **AG** AllgChir., UnfChir. · **FG** Chirurgie 60 · **TW a)** 1. Ass, später OA, Chir. Klin. Krhs. Nordstadt Hannover (Knepper) **c)** niedergel. Chirurg, Belegarzt, D-Arzt · **S** Seit 63 niedergel. Chirurg, Belegarzt, D-Arzt Hannover
ZV Schlafstörg b cyclothymen Depressionen. Nervenarzt 1955

Bauer, Adolf, Dr. med., Chefarzt i. R., Am Kreutstein 8, 8944 Grönenbach · *11. 05. 13 Eslarn · **A** 39, München · **D** 39, München · **AG** Chir. · **FG** Chirurgie 47

Bauer, Hartwig Friedrich, Prof. Dr. med. habil., Chefarzt, Ärztl. Dir., Kreiskrhs. Alt/Neuötting, Vinzenz von Paul-Str. 10, 8262 Altötting · *10. 06. 42 Eichstätt · **A** 69, München · **D** 67, München · **AG** Gastroenterol. Chir. · UnfChir. · AllgChir. · **FG** Chirurgie 10/75 · **TG** UnfChir 12/79 · **H** 77, München · **P** 80, München · **TW a)** AssArzt u. ab 77 OA Chir. Poliklin. Univ. München · Seit 81 Chefarzt Chir. Abt. u. Ärztl. Dir. Kreiskrhs. Altötting **c)** Chefarzt u. Ärztl. Dir. · **S** Seit 81 Ärztl. Dir., Chefarzt Chir. Abt. Kreiskrhs. Altötting
ZV Über d neue Ulcuschir. MMW 114, 1833 (1972) · D orale Glucosetoleranz na selektiv proximal Vagotomie m Pyloroplastik. ebd 116, 929 (1975) · The treatment of reflux esophagitis in hiatal hernia with selective proximal vagotomy, pyloroplasty and gastropexy. Chir Gastroent (Gastroent Surg) 9, 431 (1975) · Punkttechn i d Notfallmed. MMW 118, 567 (1977) · The effect of selective proximal vagotomy with and without pyloroplasty on serum gastrin levels and acid secretion after feeding and sham feeding in dogs. World J Surg 1, 223 (1977) · Gefahren d V subclavia-Katheters. Dtsch Med Wochenschr 101, 672 (1976) · Möglchktn d Prophyl u Therap gastrointestin Blutgn m Cimetidin u Somatostatin b Schwerstkranken. Anästhesist 26 (1977) · D suprapub Blasendrainage b chir Pat. ebd 27, 443 (1978) · Notfallmaßnahmen b Thoraxtrauma. Prax Pneumol 33, 393 (1979) · D Bhdlg d Polytraumatisier i e Krhs d Grundversorgg. Chirurg 54, 267 (1983) · D Gallenblase als Streßorgan. ebd 55, 828 (1984) · Chir Therap d kalten Knotens u d euthyreoten Struma. Notabene Medici 11, 955 (1984) · Versorggsstrategie b schweren Schädel-Hirn-Trauma a d allgemeinchir Abt.

Chirurg 57, 321 (1986) · Praxis d Ulcustherap – Chir Alternat. Der Allgemeinarzt 9, 1216 (1987)
MH Nichtresezier Ulcuschir. Berlin: Springer 1980
BV Therapeut Prinzip: Vagotomie. In: Ulcustherap. Berlin: Springer 1978 · Prinzip op Therap: Vagotomie. In: Refluxtherap. ebd 1981 · Indikat u Verfahrenswahl b postop Rezidivulcus. In: 100 Jahre Ulcuschir. München: Urban & Schwarzenberg 1982 · Chir Therap d Ulcus ventriculi u duodeni – Verfahrenswahl b elekt Eingriff. In: D chron Kranke i d Gastroenterol. Berlin: Springer 1984 · Streßulcus – Konservat u op Therap. In: Histamin u Histaminrezeptorantagonisten. ebd 1985 · Selekt prox Vagotomie u Pyloroplastik als Standardverfahren i d Ulcuschir. In: 20 Jahre nichtres Ulcuschir. München: Zuckschwerdt 1985 · Chir Bhdlg funktionel Störgn na Vagotomie. In: Folgeerkrkgn d Ulcuschir. Weinheim: Edition Medizin 1987

Bauer, Johann Andreas, Priv. Doz. Dr. med. habil., selbständig, Freischützstr. 55, 8000 München 81 · *11. 09. 47 Pontedera (Pisa)/Italien · **A** 74, München · **D** 73, München · **AG** Handchir. · Verbrennungsmed. · Entzündungsmediatoren · **FG** Chirurgie 07/82 · **H** 87, München · **TW a)** 75–88 Chir. Klin. Nußbaumstr. u. Chir. Poliklinik Pettenkoferstr. d. Univ. München **b)** 86–88 Handchir. (Wilhelm) **c)** Niedergel. Arzt in eig. Praxisklin. · **S** 89 Niederlassung München
ZV Akut Abdomen b Darmdehngsanomalien i Erwachsenenalter. Chir Praxis 31, 251 (1983) · D Verletzgsmuster v Messerstichen u Schußverletzgn i d Notaufnahme. Kriminalistik 1, 16 (1986) · D Anwendg d 10-MHz-Ultraschallsonographie z Bestimmg d Tiefe v Verbrenngswunden. Unfallchirurgie 89, 300 (1986) · Ultrasound quantification of hand oedema as a objective assessment of inflammation. Theor Surgery 1, 143 (1986) · D Herbert-Schraube – e entscheid Fortschr i d Bhdlg d Scaphoid-Pseudarthrosen. Langenbecks Arch Chir 369, 853 (1986) · Sonograph Bestimmg d Tiefenausdehng v Verbrenngn u Verbrühgn. Fortschr Med 1, 3/23 (1987) · D 10-MHz-Ultraschall-Sonographie. Z Allgemeinmed 63, 615 (1987) · Quantitat sonograph Erfassg d dritten Dimension v therm Hautläsionen. H Unfallheilkd 189, 183 (1987) · Induction of resynthesis of 1-alkyl-2-arachidonyl-glycero-3-phosphocholine for interception in vivo of free arachidonic acid and PAF precursors. Hoppe Seylers Z Physiol Chem 368, 1019 (1987) · Infus gegen d Membran-Zerfall. Selecta 5, 302 (1988) · Sehnenverletzgn d Hand. Chirurg 2, 7 (1988) · D periop Entzündgsprophyl – e Wirkvergl versch nichtsteroidaler Entzündgshemmer. Acta Chir Austriaca 3, 148 (1988) · Cutaneous 10 MHz ultrasound B scan allows the quantitative assessment of burn depth. Burns 15, 49 (1989)
BV A new sonographic model for effective quantification of antiedematous and antiinflammatory drugs in burns. In: Lipid mediators in the immunology of shock. New York: Plenum Press 1987 · Computer assisted 10 MHz sonography of burn depth in man – a quantitative guide for the surgical strategy of sepsis prevention. In: ebd · Time-dependent appearance of LTB_4 in human burn blisters. In: ebd · The effect of BW 755C on wound healing in a scald burn injury pig model – morphological and biochemical findings. In: ebd · Induction and modulation of resynthesis of 1-alkyl-2-arachidonyl-glycero-3-phosphocholine for burn wound sepsis

prevention. In: 8th Int congr emergency surgery, Milano, 21-24 June 1987. Bologna: Manduzzi 1987 · Modulation of resynthesis of 1-alkyl-2-arachidonyl-glycero-3-phosphocholine and phosphatidylinositols for interception in vivo of free arachidonic acid, lyso-PAF, diacylglycerols, and phosphoinositides. In: 2nd Vienna shock symp. New York: Alan Liss 1988 · Neue Aspekte i d Verbrenngsmed. Stuttgart: Thieme 1988 · Balanced antiinflammation: the combined application of a PAF-inhibitor and a cyclooxigenase inhibitor blocks the inflammatory take-off after burns. 3rd Interscience world conf on inflammation, Montecarlo, March 1989. Geneva: Bioscience (im Druck)

Bauer, René Sebastian, Dr. med., niedergelassen, Residenzstr. 27, 8000 München 2 · *31.10. 50 Köln · A 75, München · D 76, München · AG 01/80-06/80 Handchir. München · 01/81-12/82 UnfChir. Erding · 01/83-08/84 Balgrist-Zürich · 09/83-08/84 Fußchir. Balgrist-Zürich · FG Chirurgie 84 · Orthopädie 87 · TW a) 83-84 Orthop. Klin. Balgrist Zürich (Schreiben) · 84-87 Orthop. Klin. Großhadern München (Jäger, Wirth) c) Niedergel. Belegarzt · S Seit 87 niedergel. u. Belegarzt München
ZV Z Nosologie d Osteochondrosis dissecans der Talusrolle. Z Orthop 125, 125-232 (1987)

Bauer-Buttler, Ursula, Dr. med., niedergelassen, Jägerstr. 17, 3167 Burgdorf-Ehlershausen · *02.11. 40 Berlin · A 67, Berlin · D 67, Berlin · AG 06/67-04/72 KindChir. FU Berlin · 04/72-07/72 R. V. K. Berlin · FG Chirurgie 07/72 · TG Kinderchirurgie 09/85 · TW b) 72-86 OÄ KindChir. FU, RVK Berlin (Hasse) c) Niedergel. Allg. Ärztin · S Seit 04/87 Niederlassung in Burgdorf-Ehlershausen

Bauermeister, Armin, Priv. Doz. Dr. med., Ärztl. Dir. Kreiskrhs. (SKE) Elmshorn u. Chefarzt d. Chir. Klin., Agnes-Karl-Allee, 2200 Elmshorn · *31.03. 27 Kiel · A 55, Kiel · D 55, Kiel · FG Chirurgie · TG UnfChir 80 · H 78, Kiel · TW a) 55-60 Chir. Univ.-Klin. Kiel (Wanke) · 62 Chir. Univ.-Klin. Kiel (Wanke) · 64-69 Chir. Univ.-Klin. Kiel (Löhr) b) 60-61 Radiol. Abt. d. Chir. Univ.-Klin. Kiel (Diethelm) · 63 Univ.-Kinderklin. Kiel (Wiedemann – als kinderchir. Konsiliarius) c) Chefarzt, Ärztl. Dir. · S Seit 69 Chefarzt u. Ärztl. Dir. Chir. Klin. Kreiskrhs. Elmshorn · seit 88 Schwerpunktkrhs. ebd. (SKE)
ZV A method of bone maceration, results in animal experiments. J Bone Surg 39A (1957) · Unterschiedl Gewebefreundlkt verschied Knochentransplantate. Langenbecks Arch Chir 282 (1959) · Entwicklg, Herstellg, Leistg d Kieler eiweißarmen Tierknochenspanes. Bull Soc Intern Med 19 (1960) · Klin Erfahrgn m d Kieler Span. Langenbecks Arch Chir 298 (1961) · Wesen u Anwendg d Kieler Knochenspanes. Med Pharm Mitt Braun Melsg 1961 · Einfaches Verfahren z Anwendg v Röfilmen unt intraop-asept Verhältnissen. Röntgenblätter 1962 · Bhdlg v Zysten, Tumoren u entzündl Proz d Knochens m d Kieler Knochenspan. Bruns Beitr Klin Chir 203 (1962) · Aplicationes clinicas del injerto de Kiel. Rev Orthop Traumat 6 (1962) · Therap d prakt Arztes b Verbrenng. Tägl Prax 1964 · Anwendg d Kieler Knochenspanes z Plast na Eden-Hybinette b habit Schulterluxat. Zentralbl Chir 1964 · Op d Trichterbrust.

ebd 1967 · Z Op d Trichterbrust, Indikat, Techn, Erg. Bruns Beitr Klin Chir 219, 241-252 (1972) · Z Desensibilisierg e Transplantatempfängers gegenüber Transplantatantigenen dur Einschleicheffekt. Bruns Beitr Klin Chir · Kniegel-Arthrograph u Indikat z Meniscusfreilegg – Erfahrgn e allg chir Abtlg. Schlesw-Holstein Ärztebl 11 (1979) · Z Rö-Diagn v Verletzgn d fibulo-talaren Bandapparates – Klin, Pathophysiol, Untersuchungsmethoden u Erg. ebd 1 (1981) · Z Bhdlg medial Schenkelhalsfrakt d alternd Menschen – Erfahrgn 2er Fachabtlg i 10 J. ebd 11 (1982)
BV Exp Grundl f d Aufbau e neuen Knochenbank. Hefte Unfhlkd 58. Berlin: Springer 1958 · D Kieler Spanmaterial, Entwicklg, klin Erfahrgn. In: Gewebekonserven. Berlin: Volk u Gesundheit 1961 · Schädeldachplastiken. In ebd · Z osteogenen Faktor. In: ebd · Spongiöse od kompakte Transplantate? In: ebd · D Kieler Knochenspan. Vertont Farbfilm, Text u Abbildungen. In: ebd · D Knochentranspl als frühe od späte Ergänzg z intramedullären Osteosynthese. In: D Marknagelg u andere intramedulläre Osteosynthesen. Stuttgart: Schattauer 1983

Baumann, Folkert, Dr. med., niedergelassen, Hofstraße 12, 4300 Essen-Kupferdreh 15 · *30.09. 41 Essen · A 69, Münster · D 68, Essen/Bochum · AG prakt. Allg.- u. UnfChir. · FG Chirurgie 09/74 · TW a) Bis 84 1. OA Chir Abt. St. Josef-Krhs. Essen-Kupferdreh (Witthaut) c) Seit 03/84 niedergel. Chirurg u. D-Arzt · S Seit 84 Niederlassung, Essen

Baumann, Günter Heinrich Hans, Prof. Dr. med., Chefarzt, Med. Dir., Zentralkrhs. Gauting, Unterbrunner Str. 85, 8035 Gauting · *20.07. 36 Marburg/Lahn · A 63, Freiburg · D 62, Freiburg · FG Chirurgie 69 · TG GefChir 78 · H 73, München · P 79, München · TW a) 63/64 Pathol. Inst. Univ. Freiburg (Zollinger) · 64-78 Chir. Univ. Klin. München (Zenker, Heberer) c) Chefarzt · A Seit 78 Chefarzt Zentralkrhs. Gauting
ZV 64 – 19 mehr exp Arb üb „Hormonabhäng Enzymverteilg i Geweben". Histochem, Bd 4, 5, 6 · seit 67 ca 40 Veröff üb Probl der arter u ven rekonstrukt Chir. Chirurg Bd 38, 47. Langenbecks Arch Chir Bd 325, 329, 334, 337, 339. MMW Bd 110, 111, 115, 116, 119, 120, 126. Dtsch Med Wochenschr Bd 94, 95, 97. Thoraxchir Bd 22, 24, 25 u jährl i d Kongreßber d Öst Ges f Gefchir seit 1970 · Angio 5
BV Rekonstrukt Venenchir b akut Thrombose u postthrombot Syndr. In: Indikat z Op. Heidelberg: Springer 1974 · Akute arter Verschlüsse. In: Chir d Gegenw, Bd VII. München: Urban & Schwarzenberg 1977 · Venenthromb u Thrombprophylaxe. In: Chir d Gegenw, Bd I. ebd 1978 · Erkrankgn d Beinvenen. In: ebd, Bd V. 1978

Bäumer, Franz Bernhard, Priv. Doz. Dr. med. Dr. med. habil., Oberarzt, Fachabt. Unfallchirurgie am Zentrum f. Chir. im Städt. Klinikum Nürnberg, Flurstr. 17, 8500 Nürnberg · *05.08. 52 Beratzhausen · A 79, München · D 79, München · AG Viszerale Chir. · Traumatol. · Grundlagenforschg z. Verbrennungstrauma · FG Chirurgie 07/85 · TG UnfChir 01/87 · ZB Sportmed. 11/80 · H 87, Würzburg · TW a) 85-86 Chir. Klin. u. Poliklin. Univ. Würzburg (Kern) b) 86-89 Unfallchir.: Chir. Klin. u. Poliklin. Univ. Würzburg (Gay,

Kern) · Seit 89 Fachabt. Unfallchir. am Zentr. f. Chir. im Städt. Klinikum Nürnberg (Stedtfeld) **c)** OA Unf-Chir.
ZV Gemischt homolog/autologe Transplantat v nativer Vollhaut na drittgrad Verbrenngn i Tierexp. Unfallchirurgie 88, 381 (1985) · Applikat gemischt homolog/autologer gefrierkonserv Vollhauttransplantate na drittgrad Verbrenngn i Tierexp. Langenbecks Arch Chir 365, 279 (1985) · Probl Diagnosesicherg – D angiofoll Lymphknotenhyperplasie. Klinikarzt 14, 1219 (1985) · D Pseudosarkom d Ösophagus. MMW 127, 914 (1985) · Exp Feststellg d zeitabh Ausmaßes d Nachbrennens i Hinblick auf d Möglchkt d plast Deckg drittgrad Verbrenngn. Aktuel Traumatol 16, 37 (1986) · Gemischt gefrierkons heterol/autol Vollhauttransplantate na drittgrad Verbrenngn i Tierexp. Unfallchirurgie 12, 231 (1986) · D chir Bhdlg drittgradiger Verbrenngn m gemischt homol/autol sowie heterol/autol Vollhauttransplantaten. Zentralbl Chir 14, 426 (1986) · D Adeno-Ca d Urachus. Fortschr Med 104, 315 (1986) · D Stellenwert d diagnost Peritoneallavage b stumpfen Bauchtrauma. Unfallchirurg 89, 524 (1986) · Microcarcinoidose u Carcinoid d Magens. MMW 129, 292 (1987) · Letalität u Morbidität na chir Therap perforiert Gastroduodenalulcera. Zentralbl Chir 112, 485 (1987) · Z Stellenwert der Applikat v Fibrinkleber b d chir Lokalbhdlg tiefer Verbrenngn. Aktuel Traumatol 18, 249 (1988) · Fluid and protein balance in III degree burn wounds treated with fibrin adhesive. Eur Surg Res 19, 63 (1987) · Exptelle Ansätze z Gefrierkonservierg v Vollhauttransplantaten. Unfallchirurg 91, 320 (1988) · D Nachbrennvorgang – e Determinante i d chir Lokalbhdlg tiefer Verbrenngn. Aktuel Traumatol 18, 249 (1988) · Mikrobiol-exp Kriterien z Banking v Vollhaut. Zentralbl Chir 13, 793 (1988) · D Compartmentsyndr na sportl Betätigg. Dtsch Z Sportmed 39, 406 (1988) · D Chilaiditi-Syndr als Urs e akut Abdomens. Zentralbl Chir 113, 1415 (1988) · Z Gefrierpräparat v Vollhautpräparaten i Spezial-Kühlschrank TS 80. Zentralbl Chir 59, 165 (1988) · D Sauerstoffleitfähgkt transplantierter Vollhaut- u Spalthauttranplantate. Unfallchirurg 92, 206 (1989)
BV Flüssigkts- u Eiweißbilanz b drittgradigen Verbrenngn. In: Fibrinklebg i d Verbrenngschir – Plast Chir. Berlin: Springer 1988 · Drittgradige Verbrenngn – D China-Meth u Weiterentwicklg. In: Techn u Meth d mod Med. Darmstadt: Steinkopff 1990

Bay, Volker, Prof. Dr. med., Ltd. Krhs. Arzt, I. Chir. Abt., Allg. Krhs. Hamburg-Harburg, Eißendorfer Pferdeweg 52, 2100 Hamburg 90 · *09.03. 29 Stuttgart · **A** 55, Hamburg · **D** 55, Hamburg · **AG** AllgChir. · Endokrine Chir. · KindChir. · **FG** Chirurgie 04/63 · **TG** UnfChir 01/73 · **H** 63, Hamburg · **P** 69, Hamburg · **TW a)** 63–70 AssArzt, ab 64 OA Chir. Univ.-Klin. Hamburg (Zukschwerdt, Stelzner) **c)** Seit 70 Ltd. Krhs. Arzt Chir. Abt. · **S** Seit 70 Ltd. Krhs. Arzt I. Chir. Abt. Allg. Krhs. Hamburg-Harburg
ZV Überfunkt d Nebennieren. MKurse Ärztl Fortbild 28, 605 (1978) · Aus d Praxis chir-psychiatr Zusammenarbeit. Arzt Krankht 53, 14 (1980) · Komplikat b Schilddrüsenop. Chirurg 51, 91 (1980) · Opindikat, präop Vorbereitg, Op u Nachbhdlg d M Basedow u d and Hyperthyreoseformen. ebd 51, 619 (1980) · Akt Aspekte d chir Ther v Schilddrüsenerkrgn. Arzt Krankht 54, 7

(1981) · Diagnost u Therap d intrathorakalen Struma. Schwerpunkt Medizin, Ergänzungsheft 4, 15 (1981) · Mod Schilddrüsentherap. Indikat z chir Bhdlg v Schilddrüsenerkrankgn u Empfehlgn f d Nachbhdlg. Prakt Arzt 18, 3957 (1981) · D endokrine Notfall. MMW 194, 809 (1982) · Chir Bhdlg v Mediastinaltumoren. Arzt Krankht 55, 254 (1982) · Kinderunfälle: gewandeltes Spektrum, verbess Therapmöglichkten. MKurse Ärztl Fortbild 33, 68 (1983) · Unfälle zu Hause, klass Repertoir d Erstmaßnahm. ebd 33, 74 (1983) · Typ Sportverletzgn b Fußballspielen, Reiten u Skilaufen. ebd 33, 40 (1983) · Schilddrüsenop b Hyperthyreose. Indikat, Risiken, Erg. Therapiewoche 34, 2712 (1984) · Erste Hilfe b Verkehrsunfällen – keine Scheu v Unzulänglichkten. MKurse Ärztl Fortbild 34, 40 (1984) · Arbeitsunfälle. ebd 34, 68 (1984) · Op Bhdlg d Mammakarz. Berliner Ärztekammer 21, 409 (1984) · Chir d Schilddrüse. Therapiewoche 37, 1870 (1987) · Techn u Komplikat b Rezidiveingriff a d Schilddrüse. Wien Klin Wochenschr 100, 352 (1988) · Dringl Opindikat b Thoraxtrauma. Chirurg 113, 73 (1988) · Strat u Radikalitätsprinzip d chir Bhdlg differenz Schilddrüsenca. Aktuel Chir 24, 447 (1989)
MH D autonome u regulat Hyperparathyreoidismus. Stuttgart: Enke 1969
BV Eingriffe a Hals. In: Intra- u postop Zwischenfälle, Bd I, 2 Aufl. Stuttgart: Thieme 1981 · Kaskadenmagen, Volvulus d Magens, Magendivertikel, Erkrankgn d Duodenums, Erkrankgn d Dünndarms, Lageanomalien, Erkrankgn d Dickdarms, Lageanomalien, akute Appendicitis. In: Inn Med in Prax u Klin, Bd 4, 3 Aufl 1985 · Rezid u Metast gastrointest Tum: Lungenmetast. Stuttgart: Schattauer 1985 · Chir d Allgemeinarztes. In: Allgemeinmed, Familienmed, 2 Aufl. Stuttgart: Thieme 1986 · Endokrinolog Notfälle. In: Prax d Intensivbhdlg, 5 Aufl. Stuttgart: Thieme 1989 · Op Therap d thyreoidalen Autonomie. In: Thyreoidale Autonomie. PMI 1989

Becerra-Urtiaga, Victor, Dr. med., Chefarzt, Mathilden Hosp., Am Schlag 9, 6470 Büdingen · *26.02. 36 Ginzo de Limia/Spanien · **A** 61, Madrid · **D** 78, Gießen · **FG** Allg. Chirurgie 69 · **ZB** Sportmed. 84 · **TW a)** 69–74 OA Chir. Klin. Stadtkrhs. Hanau (Stiller) **b)** seit 84 Sportmedizin **c)** Chefarzt Chir. Abt. · **S** Chefarzt Chir. Abt. Mathilden Hosp. Büdingen

Beck, Emil, o. Univ.-Prof. Dr. med., Vorstand, Univ.-Klin. f. Unfallchir., Anichstraße 35, A-6020 Innsbruck · *15.11. 31 Wolfurt · **D** 58, Wien · **AG** Unf-Chir., AllgChir., Orthop. · **FG** Unfallchirurgie 07/64 · **H** 82, Innsbruck · **P** 85, Innsbruck · **TW a)** 61–64 Hanusch-Krhs. Wien **b)** 01/58–08/68 Unfallchir. Wien (Lorenz-Böhler) · 08/68–08/71 Linz (Jörg-Böhler) · 08/71–09/73 Wien (Jörg-Böhler) **c)** Vorstand Unfallchir. · **S** 01/74–05/85 Ärztl. Dir. u. Chefarzt Landesunfallkrhs. Feldkirch · seit 86 Vorstand Univ.-Klinik f. Unfallchir. Innsbruck
ZV 110 Publikat
MH Breitner, Chir Oplehre, 2 Aufl, Bd 11: Traumatol IV Untere Extremität · Unfallchir Sportverletzg – Sportschaden · Arthroskopie. Hygiene u Med. Katastrophendienst
BV D habituelle Schulterverrenkg. 1969 · D Verletzgn d Beckens u komplizierende Verletzgn. Chir d Gegenwart

1976 · Verletzgn d Wirbelsäule ohne Markschädigg. ebd 1976 · Arthroskopie b Instabilität d Kniegelenkes. 1988 · Prakt Chir d Schultergelenkes. 1988

Beck, Ingo Werner, Dr. med., niedergelassen, Suelmer Str. 54, 7100 Heilbronn · *28. 02. 49 Bochum · A 76, Münster/Westf. · D 76, Münster/Westf. · AG Pathol. · FG Chirurgie 05/85 · TG UnfChir 10/86 · TW a) 87–88 Kreiskrhs. am Plattenwald Bad Friedrichshall (Sell) b) 85–87 UnfChir. (Thies) c) Niedergel. Chirurg · S Seit 88 Niederlassung Heilbronn

Beck, Rüdiger, Dr. med., Oberarzt, Kreiskrhs. Akadem. Lehrkrhs. Univ. Freiburg, 7200 Tuttlingen · *16. 02. 51 Bochum · A 77, Münster · D 76, Münster · AG 77 Bundeswehr · FG Chirurgie 05/83 · TG Kinderchirurgie 10/86 · TW a) 83 StatArzt Unfallchir. Städt. Klinikum Karlsruhe (Spohn) b) 83–85 StatArzt KindChir. bzw. Neugeborenenchir.-Kinderchir. Klin. Städt. Klinikum Karlsruhe (Maier) · Seit 85 OA Chir. Abt., TG Kinderchir. Kreiskrhs. Tuttlingen (Jenkner) c) OA ZV D endooesophageale Intubat – e günst Palliativmaßnahme b malig Stenosen i Oesophagus-Kardia-Ber? Langenbecks Arch Chir 356, 167–173 (1982) · D Ernährgsfistel – letzte Möglchkt e Palliativop b malig Stenosen i Oesophagus-Kardia-Ber. Chirurg 54, 484–486 (1983) · Pankreaspseudozysten-Bhdlg u Erg. Fortschr Med 102/15, 421–424 (1984) · Colonlipom – e selt Tumor, d z Laparatomie führte. Chirurg 59, 618–619 (1988) · Erg d venösen Thrombektomie i Ber d unt Extremitäten. Phlebol Proktol 18, 129–31 (1989)

Becker, Gustl, Dr. med., FA f. Chir., i. R., Eschenweg 2, 4005 Meerbusch 1 · *11. 07. 14 Remscheid · A 49, Düsseldorf · D 50, Düsseldorf · AG AllgChir. mit Unfallchir. u. Thoraxchir., u. Urol., Anästh. Univ. Düsseldorf u. Essen · FG Chirurgie 05/56 · ZB Sportmed. 08/56 · Arbeitsmed. 77 · TW a) 09/49–08/51 Chir. Univ. Düsseldorf (Derra) · 08/51–03/55 Chir. Klin. Essen (Reischauer) · 04/55–07/55 Chefvertr. Chir. u. Urol. Krhs. Großumstadt (Lutz) b) 08/55–11/55 Chefarztvertr. Krhs. Herben (Plum) · 03/56–04/56 Chefarztvertr. Krhs. Wesseling (Lahm) · 05/56–09/56 Chefarztvertr. u. OA Krhs. Glückstadt (Vogel) · 09/58–10/58 Urol. Chir. Univ. Düsseldorf (Derra, Dettmar) · 08/59–01/60 Gast. Ass. Chir. ebd. c) i. R. · S 57–86 Eigene Praxis, Düsseldorf u. Beleg-Krhs. Düsseldorf

Becker, Hans, Priv. Doz. Dr. med. habil., Chefarzt, Chir. Klin. I, Klin. d. Hochtaunuskreises, Urselerstr. 33, 6380 Bad Homburg · *09. 12. 36 Worms · A 65, Mainz · D 63, Mainz · AG 65 Pathol. Gießen · seit 66 Bauch-, Thorax., Gefäß- u. endokrine Chir. Frankfurt · FG Chirurgie 02/71 · H 78, Frankfurt/M. · TW a) 72–81 OA Chir. Klin. Krhs. Nordwest, Frankfurt/M. (Ungeheuer) c) Chefarzt · S Seit 82 Chefarzt Chir. Klin. I, Klin. d. Hochtaunuskreises Bad Homburg ZV Z Diffdiagn d stenosier Peridivertikulitis d Dickdarms. Fortschr Med 85, 1000 (1967) · Gallensteinileus. Fortschr Med 86, 285 (1968) · Z Klin u Therap d Ösophagusdivertikels. Med Klin 65, 589 (1970) · Fehler b d Indikatstellg u Bhdlg d Spontanpneumothorax. Langenbecks Arch Chir 327, 567 (1970) · Erg na einzeit Resekt d queren u linksseit Dickdarms oh entlast Darmfistel b Coloncarc. Chirurg 42, 471 (1971) · Erg na

Leistenbruchop. Chirurg 43, 58 (1972) · Pleuraempyeme na Lungenresekt weg Bronchialkarz. Fortschr Med 90, 811 (1972) · Lungensarkome. Klin, Therap u Erg. Thorax Vask Chir 22, 10 (1974) · Mediastinaltumoren i Kindalt. Med Klin 70, 1480 (1975) · Pancoast-Tumor. Symptomat, Diagn u Therap. Fortschr Med 95, 2047 (1977) · Z Therap d sog Schocklunge. Tierexp Untersuchgn z Lunge i Schock (Med Habil). Fortschr Med 97, 771 (1979) · Reintervent na Choledochoduodenostomie. MMW 121, 583 (1979) · Erhöht d einzeit Colon- od Rectum-Resekt oh protekt Colostomie d postop Komplikatrate? Chirurg 50, 244 (1979) · Indikat u op Eingr b d verschied Formen u Stadien d malig Struma. Langenbecks Arch Chir 349, 135 (1979) · D maschinelle Anastomose na anteriorer Rektumresekt. Chirurg 51, 341 (1980) · D einzeit Kolon- u Rektumresekt oh protekt Kolostomie – ein sicheres Opverfahren. Zentralbl Chir 105, 817 (1980) · Lungenresekt weg Bronchialcarc b über Siebzigjährigen. Langenbecks Arch Chir 354, 299 (1981) · D Kolorektale Ca. Med Klin 77, 249 (1982) · Kontinenzerhaltende Resekt b Rektumca. Kassenarzt 23, 49 (1983) · Komplikat d Sigma-Peridivertikulitis. Diagnostik Intensivmed 10, 3 (1985)

Becker, Hans-Martin Waldemar Theophil, Prof. Dr. med., Chefarzt, Gefäßchir. Abt. Städt. Krhs. München-Neuperlach, Oskar-Maria-Graf-Ring 51, 8000 München 83 · *29. 06. 31 Fürth/Bay. · A 60, München · D 59, Göttingen · AG GefChir. · Chirurg. Pathophysiol. · Angiol. · FG Chirurgie 12/65 · TG GefChir 01/78 · H 71, München · P 77, München · TW a) 65–72 Chir. Univ.-Klin. München (Zenker) · 72–86 ebd. (Heberer) · Seit 06/86 Chefarzt Städt. Krhs. München-Neuperlach b) Seit 65 Leiter Gefäßchir. Abt. Chir. Univ.-Klin. München (Nußbaumstraße 20 bis 1977, Klinikum Großhadern bis 15. 06. 1986) · c) Chefarzt Gefäßchir. · S Seit 06/86 Chefarzt München-Neuperlach ZV Vergl Untersuchgn üb d Einfluß v Euphyllin, Cordalin, Coramin, N-Allylnormorphin u Levallorphan auf d dur Morphin u Dromoran gehemmte Atmg. Klin Wochenschr 34, 891 (1956) · Aminosäuren i d Chir. Chirurg 36, 53 (1965) · Üb d postischäm Ödem. Zentralbl Chir 93, 1529 (1968) · Entstehg od Verlaufsbeschleunigg organ Gefäßverändergn na Nervenverletzg. Med Klin 63, 493 (1968) · Steal-Effekt: natürl Prinzip d Kollateralisat. Med Klin 64, 882 (1969) · Z Wertigkt d Dehngsmeßstreifenplethysmographie. Herz Kreisl 4, 254 (1972) · D Durchblutg unt Gliedmaßen währ d op Rekonstrukt chron obliterierter Beckenarterien. Acta Chir Austriaca [Suppl] 2 (1972) · Bhdlg d Varicosis. Chirurg 47, 105 (1976)
MH Herz/Kreislauf. Angio. Annals of Vascular Surgery. The Thoracic and Cardiovascular Surgeon
BV Akut u chron Verschlußkrkhtn d Abdominalarterien. Chir d Gegenwart Bd 2. München: Urban & Schwarzenberg 1980 · Chir extrakraniel Gefäßproz. In: Therap d Hirndurchblutsstörgn. Weinheim: Edition Medizin 1984 · What is new in angiology: trends and controversies. Proc 14 World Congr Int Union of Angiology. München: Zuckschwerdt 1986 · Gefäßchir. In: Chir, Lehrb f Stud u Ärzte, 5 Aufl. Berlin: Springer 1986 · Durchblutgsstörgn. In: Praxis d Orthop. Stuttgart: Thieme 1986 · Aneurysma dissecans. In: Kirschners allg u spez Oplehre. Berlin: Springer 1987 · Nahtaneurysmen. In: ebd 1987 · Gefäße. In: Chir Oplehre, Bd I: Hals-Gefäße. Stuttgart: Thieme 1989

Becker, Michael Rudolf, Dr. med., Leiter d. Kinderchir. Abt., Chir. Klin., Städt. Krankenanst. Krefeld, Lutherplatz 40, 4150 Krefeld 1 · *25. 08. 46 Plauen/Vogtland · A 72, Kiel · D 76, Lübeck · AG 01/72-12/73 Chir. · 01/74-03/75 Bundeswehr · 04/75-03/76 Pathol. · seit 04/76 Chir. · **FG** Chirurgie 10/80 · **TG** Kinderchirurgie 05/85 · **TW a)** 80-81 Chir. Klin. Städt. Klinikum Karlsruhe (Spohn) **b)** Seit 82 Kinderchir. Klin. ebd. (Maier) **c)** Abt.-Leiter Kinderchir. · **S** Abt.-Leiter Kinderchir., Städt. Krankenanst. Krefeld
ZV Hypoplasie d extrahepat Gallenwege. Kongrber 1983 Dtsch Ges Kinderchir 99-103 (1984) · D metastasier malig Melanom b Säugling. Langenbecks Arch Chir 364, 482 (1984) · Congenital cystic adenomatoid malformation of the lung. Prog Pediatr Surg 21, 112-117 (1985) · D seltene sphär Duplikatur d Rektums - Vortäuschg e Tumors. Z Kinderchir 43, 117-118 (1988)

Becker, Rudolf, Dr. med., Chefarzt, Kreiskrhs., Luitpoldstr. 14, 6744 Kandel/Pfalz · *25. 11. 35 Breslau · A 65, Hamburg · D 71, Hamburg · AG Chir., Urol. · FG Chirurgie 71 · Urologie 74 · **TG** UnfChir 77 · **TW a)** 08-10/75, 03/76-04/80 Allg. Krhs. Hamburg-Bergedorf (Kageler) · 10/75-02/76 BG Unfallkrhs. ebd. (Zimmer) **b)** UnfChir. Hospit. je 2 Wo. Febr. 76 ebd., GefChir. HH-Harburg (Schulze-Bergmann), NeurChir. ebd. (Simon) **c)** Chefarzt Chir. Abt. · **S** Seit 87 Chefarzt Kreiskrhs. Kandel/Pfalz
BV Mitarbeit an Retroperitoneale Fibrosen. Stuttgart: Thieme 1978

Becker, Wolfgang-Helmut, Prof. Dr. med., Chefarzt i. R., Auf dem Hauserberg 15, 6330 Wetzlar · *07. 02. 22 Friedberg (Hessen) · A 45, Jena · D 45, Jena · AG Chir., Thoraxchir., UnfChir., Urol. · FG Chirurgie 51 · H 56, Giessen · P 63, Giessen - Wetzlar · **TW a)** 47-61 Chir. Univ.-Klin. Giessen (Bernhard, Vossschulte) · 61-87 Chefarzt d. Chir. Klin. Wetzlar **c)** Chefarzt i. R. · **S** 61-87 Chefarzt Chir. Klin. Wetzlar · 74-77 Ärztl. Dir. Krhs. Wetzlar

Beger, Hans G., Prof. Dr. med., Geschäftsführender Dir., Chir. Klin., Univ. Ulm, Steinhövelstraße 9, 7900 Ulm · *10. 08. 36 Meißen/Elbe · A 64, Bonn · D 64, Bonn · AG Bauchchir., Exp. Chir., Endoskopie, Transplantationschir. · FG Chirurgie 03/70 · H 73, Berlin · P 78, Berlin · **TW a)** 67 Transplantationschir. Lexington/USA (Eiseman), Denver/USA (Starzl) · 68-70 Bauchchir. · 72-75 Chir. Intensivmed. FU Berlin (Bücherl) **b)** 70-72 GefChir., Herzchir. ebd. (Bücherl) **c)** Ärztl. Dir. · **S** Seit 82 Ärztl. Dir. Klin. Chir. I (Allgemeinchir.) Univ. Ulm
ZV Chir u spez Probl b d Lebertransplantat. Dtsch Med J 19, 215 (1968) · Perikardektomie na akut postop Perikarditis. Thoraxchir 17, 83 (1969) · D Verhalten d Portalkreislaufs na intraabdomin Eingrif - hämodynam, blutgasanalyt u biochem Messungen. Langenbecks Arch Chir 327, 1042 (1970) · The effect of hepatic transit of gastrin; studies of gastrin induced gastric secretion in human. Gastroenterology 50, 641 (1971) · Erfahrg m organerhalt Opmeth in d Bhdlg d Magen-Zwölffingerdarm-Geschwürs. Chirurg 43, 127 (1972) · D Einfluß v Gastrin auf d Insulinsekretion. Langenbecks Arch Chir [Suppl] 37 (1973) · Diagn u operat Bhdlg b arteria coeli-

ca-Kompress. Dtsch Med Wochenschr 100, 464 (1975) · Erfahrg m einer d Duodenum erhalt Pankreaskopfresekt n chron Pankreatitis. Chirurg 51, 303 (1980) · Insulinsekret na chirurg Trauma : Messungen na abdomin Op. Infusionsther 1, 1 (1980) · Noteingrif b portaler Hypertens. Chirurg 1, 433 (1980) · Endotoxinschock: Erkenng u Bhdlg. Langenbecks Arch Chir 352, 307 (1980) · Endotoxin b bakteriel Peritonitis. Chirurg 32, 81 (1981) · Plasmakatecholamine, Insulin u Glucose i d postop Phase: Untersuchg z Ursach u Dauer d Postaggressionssyndroms na Bauchop. ebd 52, 225 (1981) · Duodenum-preserving resection of the head of the pancreas in pts with severe chronic pancreatitis. Surgery 97, 467 (1985) · Results of surgical treatment of necrotizing pancreatitis. World J Surg 9, 972 (1985) · Op Therap b Pankreaskopfca - e chir Standortbestimmg. Z Gastroenterol 23, 240 (1985) · Bacterial contamination of pancreatic necrosis. A prospective clinical study. Gastroenterology 91, 433 (1986) · Hemodynamic data pattern in pts with acute pancreatitis. ebd 90, 74 (1986) · D chirurg Therap d akuten Pankreatitis - eine Standortbestimmg. Med Klin 8, 281 (1986)
MH Redaktionsmitglied: Z f Gastroenterol · Theoretical Surgery, Intern J f Surgery, Anaesthesia and Intensive Care · Intern J of Pancreatology · Eur Surg Res · Med Klinik · D Chirurg · World J of Hepato-Pancreato-Biliary Surgery · Hepato-Gastroenterology-Current Medical and Surgical Trends · Annales Chirurgiae et Gynaecologia, Finnish Society
BV D Magenca - Frühdiagn u Therap. Stuttgart: Thieme 1980 · Erkrankgn d Duodenum - Duodenaldivertikel. In: Chir Gastroenterol. Berlin: Springer 1981 · Erkrankgn d Duodenum - Duodenumstenosen. In: ebd · D Pankreasca - Frühdiagnost u therapeut Dilemma. Berlin: Springer 1986 · Acute pancreatitis - research and clinical management. Berlin: Springer 1987 · Akutes Abdomen. Stuttgart: Thieme 1987 · D septische Schock. In: Grundlagen d Chir. Gräfelfing: Demeter 1987 · Magen u Duodenum. In: Lehrb d Chir. Stuttgart: Schattauer 1988 · Richtlinien z op Therap malig Tumore d Gastrointesinaltraktes. In: Richtlinien z op Ther malig Tumore. Gräfelfing: Demeter 1988 · Cancer therapy - monoclonal antibodies, lymphokines, new developments in surgical oncology and chemo- and hormonal therapy. Berlin: Springer 1989

Behrens, Burkhard, Dr. med., Chefarzt a. D., Saarstr. 27, 7290 Freudenstadt · *03. 07. 09 Elbing · A 38, Berlin · D 38, Berlin · AG Inn. Med., Chir. · UnfChir., Urol. · Orthop., Gynäkol., Allg. Med. · FG Chirurgie 43 · Allgemeinmedizin 70 · **TG** UnfChir 43 · **ZB** Allgemeinmed., Homöopathie 70 · **TW a)** 43-45 OA Chir.-Urol.-Orthopäd. Abt. Ev. Krhs. Unna (Kuhlmann) · 45-59 Chefarzt Chir.-Urol.-Orthopäd. Abt., Unfallklinik Knappschaftskrhs. Recklinghausen · 59-77 FA f. Chir. u. Allgemeinarzt a. Städt. Krhs. Schönau-Schwarzwald **b)** 43-77 Unfallchirurg · 78-85 Neurologie, Inn. Med., Rheumat. Krhs. Schönmünzach **c)** Chefarzt a. D. · **S** 43-45 OA Ev. Krhs. Unna · 45-59 Chefarzt Knappschaftskrhs. Recklinghausen · 59-77 Niederlassung Chirurg u. Allgemeinarzt Städt. Krhs. Schönau-Schwarzw.

Beißel, Norbert, Oberarzt, Allg. Krhs. für die Stadt Hagen, Buscheystr. 15a, 5800 Hagen · *20. 12. 55 Hückeswagen · **A** 80, Köln · **FG** Chirurgie 05/88 · **TW a)** 88 AssArzt Allg. Krhs. für die Stadt Hagen (Stegemann) **c)** Seit 01/89 OA AllgChir.
BV Postop Diarrhöen. In: Durchfallerkrkgn – Klin, Diagnost, Therap. Erlangen: Perimed 1986

Bell, Wolfram Heinrich, Dr. med., Oberarzt, Marien-Hosp., Gottfried-Disse-Str. 40, 5350 Euskirchen · *24. 03. 46 Damme · **A** 72, Köln · **D** 72, Bonn · **AG** 01/73–10/74 Chir. Bonn · 10/74–12/75 Bundesw. · 02/76–09/80 Chir. Siegburg · **FG** Chirurgie 09/79 · **TW a)** 10/79–09/80 StatArzt Chir. Siegburg (Rohr) · Seit 10/80 OA Chir. Euskirchen (Schwering) **c)** Oberarzt
ZV D protekt Invaginat-Duodeno-Jejunost b schwier Duodenalstumpfverschluß. Chir Praxis 37, 487–490 (1987) · Spontanverschluß e palliat Klammernaht-Gastroenteroanastomose. Zentralbl Chir 112, 516–518 (1987) · Hat d BAKER-Anastomose noch e Bedeutg? ebd 113, 988–992 (1988)

Benes, Ludwig, Dr. med. habil., Chefarzt a. D., Wingertsberg 49, 6330 Wetzlar-Dalheim · *03. 12. 09 Hódmezövásárhely/Ungarn · **A** 34, Budapest · **D** 34, Budapest · 68, Düsseldorf · **FG** Chirurgie Budapest 37 · Düsseldorf 68 · **TG** GefChir Düsseldorf 09/67, Thorax- u. Kardiovaskularchirurgie Budapest 48, UnfChir 10/50 · **H** 48, Budapest · 69, BRD anerkannt Düsseldorf · **TW a)** 43–48 II. Chir. Univ. Klin. Budapest · 48 Urolog. Univ. Klin. Budapest (Babics) · 58–61 Chir. Univ.-Klin. Düsseldorf (Derra), Orth. Univ. Klin. Würzburg (Niederecker), Neurochir. Univ. Klin. Köln (Tönnis) · 61 Landestraumatolog. Inst. u. Unf.Chir. Klin. Budapest (Petrovszkj, Szántó) u. II. Chir. Univ. Klin. Szegedin Urol. (Lang) · 67–70 St. Antonius Hosp. Eschweiler (Schwarzhoff), Städt. Krankenanst. Dortmund (Thorban), St. Anna-Krhs. Duisburg (Hasselmann) · 70–74 Hessenklin. Wetzlar (Becker)· **c)** Chefarzt a. D. · **S** 48–50 Chefarzt Lungenchir. Beleg-Abt. Post-Krhs. Lungensan. Budafok/Budapest · 50–61 Chefarzt Chir. Abt. Krankenanst. Komitat Tolna (Lehrkrhs.) · 61–67 Chefarzt Chir. Abt. Stadtkrhs. Oedenburg · 75–77 Chefarzt Chir. Beleg-Abt. Krhs. Ehringshausen · 77–88 Niederlassung als Chir. in Wetzlar
ZV D Bedeutg d Konstitut b Opindikataufstellg. Ztsch Wehrmachtarzt 1934 · D örtl Bhdlg d Ulcus cruris m Sulfonamid-Puder. Ärztl Wochenschr (Orvosi Hetilap) 20 (1942) · Lipoidgehaltänderg d Leukozyten b Krebskranken. Inländ Forschgstipendium 1942 · D Bedeutg d Sulfonamide i d Kriegschir. 28 Kongr Ung Ges Chir 1942 · D Wirkgsmechanis d Chemotherapeut a eitrigen Infekt u örtl Anwendg i d Chir. Ärztl Wochenschr Budapest 3 (1943) · D örtl Anwendg d Sulfapyridin-Puder i d Wundbehandlg. Ärztl Wochenschr (Orvosi Hetilap) Budapest 18 (1943) · D chir Bedeutg d Scalenus-Syndroms u ih op Versorg. Z Ungar Krhs Budapest 1944 · D Schußverletzgn d Gehirnschädels. Ärztl Fortbildg Budapest 1943 · D Hirnvorfall n Schädelverletzgn. Z Ungar Krhs 16 (1944) · Pathogenese u Therap d Primär-Muskeltuberkulose. ebd 21 (1944) · Beiträge z Chir d Duodenaldivertikel. Kongr Ung Ges Chir 1946 · Knochen- u Projektilsplitter-Entferng a Gehirnkammer u Hirnsinusen. ebd · Tuberkulose d Schilddrüse. ebd ·

D narbige Verschluß d Gallenwege. Chir Kongr Ges Süddanub Chir Fünfkirchen 1954 · Einige selt vorkomm Extrapulmonale Tuberkulose. ebd · D neu Gesichtspunkte b d Tetanus-Bhdlg. Chir Kongr Ges Süddanub Chir 1954 · D Probl d chir Therap b bösart Geschwulst. Kongr f Onkologie Fünfkirchen 1955 · D Darmverschluß i Säuglalt. Ung Chir Kongr Budapest 1954 · Einige selt Schädelverletzgn. ebd · Publication of data the surgical intervention on the sympathic nervous system for peripherial vascular disease. Third Int Congr Int Society of Angiology Atlantic City 1957 · Thorakale Ganglionektomie b schwer erfror ob Extremität. Kongr Eur Vereinig f Herz- u Gefchir Düsseldorf 1958 · Neue Gesichtspunkte i d Behandlg d arteriosklerot Gefäß-Obliterat. J Cardiovasc Surg 4, 289 (1963) · Beitr z biliodigest Anastomosen. Wandervers norddanub Ges Chir Oedenburg 1966
BV Dringl Chir Op (Topogr Anat u kurzgef Oplehre). Budapest: Eggenberger 1940 · Allg Chir (kurzgef Lehrbuch). Budapest: Novak 1948 · Grundkenntn d spez Chir. ebd 1949 · Neue Beitr z Bhdlg d arteriosklerot Gefobliterationen. In: Jahrb d Krhs v Komitat Györ-Sopron, Bd III. 1961–1966 · Tuberkulose d Schilddrüse. ebd · D Vorbeug d thyreotox Krisen m Vegetativ Deconn. In: Jahrb d Krhs Oedenburg, B 1. 1966 · Meine Erfahrgn b intern, künstl biliodigestiven Anastomosen. ebd

Benkert, Gerhard Wolfgang, Dr. med., Oberarzt, St. Elisabethen-Krhs., Ginnheimer Str. 3, 6000 Frankfurt/M. · *11. 12. 50 Bischofsheim/Kr. Hanau · **A** 76, Darmstadt · **D** 75, Frankfurt/M. · **AG** AllgChir. · operative Intensivmed. · **FG** Chirurgie 04/85 · **TW a)** 04/85–01/87 Chir. Klin. Krhs. Nordwest, Frankfurt/M. (Ungeheuer) · 02/87–10/87 Krhs. Nordwest (Bockhorn) · Seit 10/87 Chir. Klin. St. Elisabethenkrhs. Frankfurt/M. **c)** Oberarzt
ZV Kann ein elektr Herzschrittmacher dur körpereig Energie betrieben werden? Fortschr Med 99, 1211–1213 (1981) · Kokaintransport i Magendarmkanal. ebd im Druck

Benz, Kurt, Dr. med., Chefarzt, Kreiskrhs. Lichtenfels, Prof. Arnethstr. 2, 8620 Lichtenfels · *12. 06. 32 Schwäbisch Gmünd · **A** 57, Heidelberg · **D** 57, Heidelberg · **FG** Chirurgie 66 · **TG** UnfChir 71 · **ZB** Physikal. Therap. 12/79 · **TW a)** 57–58 Geburtsh.-Gynäk. Klin. Göppingen (Jesse) · 58 Inn. Abt. Kreiskrhs. Göppingen (Grögler) · 58–59 Pathol. Inst. Katharinenhosp. Stuttgart (Maßhoff) · 59 Chir. Abt. Städt. Krhs. Schwäbisch Gmünd (Dorbath) · 59–63 Chir. Univ. Klin. Heidelberg (Bauer, Linder) · 63–67 1. Chir. Univ. Klin. Städt. Krankenanst. Nürnberg (Holder) · 66 Chir. Abt. Kantonsspit. Liestal/Schweiz (Willenegger) · 67–68 Urol. Klin. Städt. Krankenanst. Nürnberg (Sachse) · 68–72 Chir. Abt. Kreiskrhs. Bretten (Mahler) **c)** Chefarzt Chir. Abt. · **S** Seit 72 Chefarzt d. Chir. Abt. Kreiskrhs. Lichtenfels · Seit 84 Ärztl. Dir. ebd.
ZV Üb d antikonvulsive Wirkg v Natriumbenzoat, Paraoxybenzoesäureäthylester u Paraoxybenzoesäuremethylester a Cocainkrampf d Ratte. Diss 1957 · D Bronchialcarc. D Krankengut d J 1943–1959 a d Chir Univ Klin Heidelberg. Langenbecks Arch Chir 294, 740 (1960) · D Knieanprall u s Verletzgn b Auto u Motorradfahr. Arch Orthop Unfallchir 52, 438 (1960) · D

Doppelflintensyndr a Colon. Bruns Beitr Klin Chir 206, 385 (1963) · Üb Neurinome d Mag. Langenbecks Arch Chir 303, 140 (1963) · Abdom Chir Eingr i Greisenalter. Chirurg 37, 90 (1965) · Z Probl d Pathogen u Behandlg d Megaösophagus u Kardiospasmus. Bruns Beitr Klin Chir 210, 42 (1965) · Komplikat na Eingr a Mag i Greisenalter. Chirurg 36, 90 (1966) · Beitr z Klin u Therap v Ösophagusmyomen. Langenbecks Arch Chir 314, 37 (1965) · Beitr z Lokalbehandlg d umschrieb u diffusen Peritonitis. Z Allgemeinmed 14, 768 (1971) · Beitr z Probl d Hautmetastasen b Prostatacarc. Dtsch Med J 15, 490 (1971) · Verhütg u Minderg postop u posttraumat Schwellgszustände du Eumotol. Inform Arzt 1, 490 (1971) · Isol Dünndarmverletzgn infolge Sicherheitsgurt. Unfallheilkunde 81, 604 (1978) · Klin d Synovialome. MMW 124/24, 591–595 (1982) · Beitr z Hormonbhdlg v Frakt m schmerzhaften, posttraumat Heilgsstörgn i Stadium II u III d M Sudeck. Unfallheilkunde 86, 450–454 (1983)
BV Concentration of ciprofloxacin and metronidazole in human tissues during abdominal surgery. In: Ciprofloxacin – microbiology, pharmacokinetics, clinical experience. Stuttgart: Schwer 1988

Benzer, Herbert, Univ. Prof., Dr. med., Vorstand d. Klin., Klin. f. Anästhesie u. Allg. Intensivmed., Anichstr. 35, A-6020 Innsbruck · *30.12.28 Bregenz · **D** 54, Wien · **FG** Chirurgie 63 · **FG** Anästhesiologie 69 · **H** 69, Wien · **P** 74, a. o. Prof. (Wien) · **P** 85, o. Prof. (Innsbruck) · **TW a)** OA 1. Chir. Univ.-Klin. Wien · OA Klin. f. Anästhesie u. Intensivmed. Wien **b)** Intensivmed. **c)** o. Prof. – Vorstand d. Klin. f. Anästhesie u. allg. Intensivmed. · **S** Vorstand d. Klin. f. Anästhesie u. allg. Intensivmed. Univ. Innsbruck
ZV Insges 421 wissenschaftl Arb in in- u ausl Zeitschriften a d Geb Pathophysiol d Lunge, Ak Lungenversagen, Surfactantstörungen, Intensivmed, Künstl Beatmg, extracorporale Therapieverfahren, Monitoring, Sepsis, Mikrozirkulat
MH Der Anaesthesist · Lehrb Anaesthesie u Intensivmed. Berlin: Springer
BV 38 Buchbeitr (Intensivmed)

Berg van de, Peter Armin, Prof. Dr. med., Chefarzt, Kreiskrhs. Sigmaringen, Lehrkrhs. Univ. Tübingen, Hohenzollernstr. 40, 7480 Sigmaringen · *26.11.34 Düren · **A** 63, Saarbrücken · **D** 61, Homburg · **AG** 04/62–09/62 Pathol. Homburg/Saar · 02/66 Kantonsspital Chur · **FG** Chirurgie 10/68 · **H** 71, Homburg · **P** 71, Homburg · **TW a)** 10/68–07/71 StatArzt Chir. Univ.-Klin. Homburg/Saar · 07/71–04/76 OA ebd. **b)** 10/72–01/73 Neurochir. Univ.-Klin. Homburg/Saar (Loew) · 02/73 Inst. f. Anästhesie ebd. (Hutschenreuter) · 09/73 Ruhrlandklin. Essen-Heidhausen (Maaßen) · **S** 04/76 Chefarzt Chir. Abt. Kreiskrhs. Sigmaringen (Lehrkrhs. Univ. Tübingen) · Seit 79 Stellvertret. Ärztl. Dir. ebd.
ZV Rezidivier Fibroadenome d Vulva b Mammahypertrophie. Zentralbl Pathol 104, 419 (1962/3) · Diagn, Therap d isol juvenilen Knochenzysten. Z Kinderchir 9, 413 (1971) · Klin u nuklearmed Aspekte z Diagn u Therap d Struma maligna. SÄB 23, 625 (1970) · D klin Interpretat vask Befunde na Osteosynth a Hundeskelett. ebd 14, 645 (1971) · Revaskularisat osteotomierter lang Röhrenknoch. Fortschr Med 89, 13 (1971) · Zur Frage d Blutversorg d Knochens na Marknagelg u Verplattg. Bruns Beitr Klin Chir 220, 103 (1973) · Techn d Leberarterialisat na Matzander m d Dakron-Velour-Proth. Chir Praxis 18, 657 (1974)
BV Revaskularisat osteotomierter langer Röhrenknochen na stab u instab Osteosynth du intra- u extramedulläre Kraftträger. Ann Univ Sarav 19, 145 (1972) · Angiograph u mikroangiograph Techn a d Tibia d Hundes. In: Angiograph u ihre Fortschr. Stuttgart: Thieme 1972 · Anleitg für e chir Op-Kurs. Ethicon 1978/88

Berger, Alfred, Prof. Dr. med., Direktor, Klin. Plast., Hand- u. Wiederherstellgschir. Med. Hochschule Hannover, Podbielskistr. 380, 3000 Hannover 51 · *31.07.34 Graz/Österreich · **A** 59, Graz · **D** 59, Graz · **TG** Plastische Chirurgie 67 · **H** 73, Wien · **P** 78, Wien · 81, Hannover · **TW c)** Dir. d. Klin. · **S** Seit 81 Dir. Klin. Plast. u. Wiederherstellgschir. Med. Hochschule Hannover
ZV Free Jejunal graft for reconstruction on oral, oropharyngeal and pharyngoesophageal defects. J Reconstr Microsurg 1, 83–92 (1984) · Weichteilverletzgn i Handbereich. Orthopäde 17, 74–81 (1988) · Free latissimus dorsi muscle transfer in extensive soft tissue defects of the lower leg. Eur J Plast Surg 10, 58–62 (1987) · Hauttransplantation od künstl Hautersatz? Langenbecks Arch Chir Kongrbd 372, 343–348 (1987) · Reconstruction of the thenar muscles by microsurgery. Scand J Plast Reconstr Surg 20, 153–155 (1986) · Mikrovasculäre Transplantat osteocutaner Lappen (d kombinierte freie Gewebstransfer). Chirurg 56, 761–767 (1985) · Aesthetic aspects in reconstructive microsurgery. Aesth Plast Surg 541 (1988)
BV Ersatzop na Plexus-brachialis-Verletzgn. Läsionen d Plexus brachialis. Berlin: de Gruyter 1985 · Mikrochir Atlas. Stuttgart: Kohlhammer 1985 · Atlas of microsurgical technique. Hampton Press 1987 · Handchir. In: Lehrb f Chir. München: Urban & Schwarzenberg 1987 · Z Wertigkt d Mammarekonstrukt mitteks Latissimus-dorsi-Insellappen. In: Brustkrebs. Stuttgart: Thieme 1989

Berger, Hans, Dr. med., Oberarzt, Krhs. Landsberg, Bürgermeister-Hartmann Str. 15, 8910 Landsberg/Lech · *09.07.39 München · **A** 69, München · **D** 67, München · **AG** AssArzt Chir. · **FG** Chirurgie 75 · **TG** KindChir. 76 · **TW a)** 75–76 OA KindChir. Regensburg **b)** Seit 76 OA KindChir. Krhs. Landsberg **c)** OA · **S** Selbständige Tätigkeit in der Kinderchir. Ambulanz

Berger, Hans-Joachim, Dr. med., Chefarzt, Kreiskrhs., Oberwolfacher Str. 10, 7620 Wolfach · *10.03.35 Landeshut/Schlesien · **A** 62, München · **D** 60, Würzburg · **AG** 62–63 Pathol. Göttingen · **FG** Chirurgie 11/68 · Urologie 12/73 · **TW a)** 68–71 OA Städt. Krankenanst. Braunschweig (Alnor) · 71–73 OA A. Schweitzer-Krhs. Northeim (Hartig) **c)** Chefarzt Chir.-Urol. Abt. · **S** Seit 74 Chefarzt Kreiskrhs. Wolfach
ZV Exp Beitr z Mineralisat Grundsubstanz. Acta Histochem 22, 234 (1965) · Mechanismus Strontiumeinlagerg i Knochengewebe. ebd 22, 298 (1965) · Zweiteingr Gallenwege. Langenbecks Arch Chir 313, 295 (1965) · Lymphosarkom d Prostata. Z Urol 59, 489 (1966) · Gallenwegserkrkgn u chron Pankreatitis. Med Welt 47, 2551 (1966) · Indikat u Erg d Papillotomie u chron

Pankreatitis. Zentralbl Chir 91, 1769 (1966) · Papillotomie b Erkrkgn abl Gallenwege. Langenbecks Arch Chir 318, 217 (1967) · Prostatic lymphosarcoma. Urol Dig 7, 30 (1968) · Papillenstenose als Indikat z Zweiteingriff. Langenbecks Arch Chir 320, 355 (1968) · Spontanrupt d Leber. Med Welt 20, 2658 (1969) · Pankreascysten. ebd 21, 876 (1970) · Karzinom d ableit Gallenwege. Chirurg 41, 24 (1970) · Indikat-Fehler als Urs f Zweiteingr abl Gallenwege. Langenbecks Arch Chir 327, 459 (1970) · Techn d Magenresektion z Beh d Geschwürleidens. Nieders Ärztebl 11, 407 (1970)

Bergerhof, Hans-Dieter, Dr. med., Chefarzt, Chir. Klin. Dreieich-Krhs., Röntgenstr. 20, 6070 Langen (Hessen) · *19. 11. 27 Duisburg · **A** 52, Frankfurt a. M. · **D** 53, Frankfurt a. M. · **AG** 53 Pathol. Inst. Frankfurt (Lauche) · 54 Med. Klin. ebd. (Hoff) · 55 Chir. Urol. Klin. Hbg-Barmbeck (Junker) · 56–57 Chir. Abt. Städt. Krhs. Cuxhaven (Darup) · 58–62 Chir. Univ. Klin. Göttingen (Hellner) · **FG** Chirurgie 61 · **TW a)** 58–62 Chir. Univ. Klin. Göttingen (Hellner) · 62–69 OA Chir. Klin. Städt. Krankenanst. Ludwigshafen (Gelbke) **c)** Chefarzt · **S** Chefarzt Chir. Klinik Dreieichkrhs. Langen
ZV Gerinngsphysiol Unters b hämorrhag Diathesen. Vitamin-, Hormon- u Fermentforschg 4, 25 (1951) · Morphol d ferment Auflösg v menschl Thromben. Frankf Z Pathol 65, 330 (1954) · Morph Stud z Fibrinolyse a exp Gerinnungsthromben. ebd 65, 127 (1954) · Morph Unters z Wirkg d Heparins a exp Abscheidgsthromben. ebd 65, 342 (1954) · Verträglchkt d cerebr Angiograph m jodhaltig Kontrastmittel. Nervenarzt 26, 465 (1955) · Kanamycin u Nierenfunkt. Dtsch Med Wochenschr 85, 151 (1960) · D Bedeutg d Nierenfunkt f d Entstehg tox Kanamycinschäden. Med Welt 51, 2721 (1960) · Unters z prophylakt Samenleiterunterbrechg b Eingriffen a d Prostata. Chirurg 32, 405 (1961) · Erfahrgsber ü unsere n Bengt Johanson op Harnröhrenstrikturen. Langenbecks Arch Chir 297, 1 (1961) · Hypospadismus sine Hypospadia und Harnröhrenverkürzg. Chirurg 33, 114 (1962) · Z Diagn und Verlaufskontr d Prostataca. Med Welt 1501 (1962) · Strukt, funkt u biochem Nierenveränderg n einseitg Nephrektomie. Urologe 3, 164 (1964) · Unters z Frühop d Gallensteinleidens. Dtsch Med Wochenschr 91, 1590 (1966) · Fortschr i d Chir d Gallenwege. Med Klin 61, 513 (1966) · Todesurs i d Gallensteinchir. Chirurg 38, 61 (1967) · D Physiol d Magens u ihre Bedeutg f d Ulkuschir. Landarzt 43, 52 (1967) · D Letalität i d Gallensteinchir. Dtsch Med Wochenschr 92, 157 (1967) · D Bedeutg d Gefäßplastik b chron art Durchblutsstörg d unt Gliedmaßen. Med Welt 18, 202 (1967) · Erfahrgn m d Radiomanometrie b 500 Gallensteinop. Bruns Beitr Klin Chir 216, 602 (1968) · D Erkennung der Cholangiolithiasis aus chir Sicht. Chir Praxis 14, 411 (1970)
BV Prakt Chir d Gallensteinleidens. München: Barth 1969

Bergmann, Ulrich, Dr. med., Oberarzt, I. Chir. Abt. Städt. Krhs. München-Neuperlach, Oskar-Maria-Graf-Ring 51, 8000 München 83 · *30. 06. 46 Wertheim · **A** 74, München · **D** 72, München · **FG** Chirurgie 07/80 · **TW c)** OA AllgChir.
ZV Perf Appendicitis b Stenos Dickdarmprozeß. Dtsch Med Wochenschr 126, 15 (1984) · Retroperitoneales Neurilemmom. Med Welt 37, 716 (1986)

Berlien, H.-Peter, Prof. Dr. med., Leiter d. Fachgebietes, Fachgeb. Lasermed. Klinikum Steglitz FU Berlin, Hindenburgdamm 30, 1000 Berlin 45 · *18. 08. 50 Brandenburg · **A** 77, Berlin · **D** 80, Berlin · **AG** Kinderchir. · Endoskopie · Päd. Gastroenterol. · **FG** Chirurgie 12/83 · **H** 87, Berlin · **P** 89, Berlin · **TW b)** 01/83–08/85 OA KindChir. Abt. Klinikum Steglitz FU Berlin (Waldschmidt) **c)** Leiter Fachgeb. Lasermed. · **S** 08/85 Med. Dir. d. Laser Med. Zentrums Berlin · Seit 02/89 Leiter Fachgeb. Laser Med. Klin. Steglitz FU Berlin
ZV Entwurf f e Zertifiziergsprogr z Anwendg d Lasers i d Med f Ärzte. Laser 1, 79 (1987) · Fetale Laserchir – Derzeit Stand u Zukunftsperspekt. Wiss Z Humboldt-Univ Berlin Math-Nat R 36-6, 541 (1987) · Laser in pediatric surgery. Prog Pediatr Surg Vol 25
MH Angewandte Lasermed, Lehrb u Hdb f Prax u Klin, Techn u Physik. München: Ecomed · Adv Laser Med. München: Ecomed
BV Pschyrembel, Klin Wörterbuch, 257 Aufl. Berlin: de Gruyter · Laser i d Chir. In: Lehrb Chir. ebd · Laser i d Med. In: Lehr- u Hdb Biomed Techn. Berlin: Springer · Laser application in pediatric urology. In: Laser '87 Optoelectronics in Med. ebd 1988 · Laser treatment of cutan and deep vessel anomalies. In: ebd

Berndt, Volker Ernst Fritz, Prof. Dr. med., Chefarzt, Kreiskrhs. Gießen in Lich, Goethestr. 4, 6302 Lich 1 · *23. 06. 38 Berlin · **A** 67, Münster · **D** 66, Düsseldorf · **AG** Lungenchir. · Magenphysiol. · UnfChir. · **FG** Chirurgie 73 · **H** 77, Münster · **P** 83, Münster · **TW a)** 73–80 Chir. Klin. Städt. Kliniken Osnabrück (Grewe) · 80–82 Chir. Klinik Städt. Kliniken Duisburg (Konrad) **c)** Chefarzt · **S** Seit 82 Chefarzt Chir. Abt. Kreiskrhs. Gießen in Lich
ZV D Verhalten d Magensaftazidität na op Eingriffen. Zentralbl Chir 94, 928 (1969) · Perforat d postop Stressulcus. Dtsch Med Wochenschr 95, 2063 (1970) · Katamnest Beurteilg d Übernähg perforierter Magen- u Zwölffingerdarmgeschwüre. Chirurg 41, 549 (1970) · Ergbericht d ambulant broncholog Untersuchg z Früherkenng d Bronchialca im Jahre 1970. Rhein Ärztebl 25, 366 (1971) · Trachealersatz dur Auto-Alloplastik. Thoraxchir 19, 27 (1971) · Beitrag z gemeinsamen chir-internist Therap d Enteritis regionalis. Zentralbl Chir 96, 1449 (1971) · Besteht e Ulkusdisposit b Pat m Stressulzera? Fortschr Med 90, 781 (1972) · D iatrogene Pneumothorax. H Unfallheilkd 121, 211 (1975) · D Trochanternagel: Komplikat u Bhdlgserg pertrochantärer Frakt alter Menschen. Chir Praxis 20, 571 (1976) · D posttraumat Diabetes-Insipidus-Syndr. Dtsch Med Wochenschr 103, 114 (1978) · Chir Aspekte b chron intestinalen Durchblutsstörgn. Leber Magen Darm 8, 43 (1978) · D Potenzierg d Betazol-stimulierten Magensaftsekret dur Prednisolon b Hund. Res Exp Med 172, 277 (1978) · Difftherap d Bromcarbamidvergiftg unt Berücksichtigg d primären Detoxikat dur Gastro- bzw Duodenotomie. MMW 120, 693 (1978) · Wundgasbrand na asept Knochenop. Unfallheilkunde 81, 642 (1978) · D Verbrennungsbhdlg i d tägl Prax. Chir Praxis 26, 1 (1979) · Klin u Therap neurogener Tumoren. Zentralbl Chir 105, 384 (1980) · D Hämorrhoidektomie na Milligan-Morgan. Erg Angiol 21, 169 (1980) · D Stressulkus: D fatale Zweitkrankht Schwerkranker. Klinikarzt 10, 1287 (1981) · Verwendg automat Nähgeräte z Ver-

sorgg v Arterien u Venen i d Lungenchir. Aktuel Chir 17, 113 (1982)
BV Thoraxchir i Allgemeinkrhs. In: Prakt Chir 92. Stuttgart: Enke 1980 · Postop Bhdlg na Lungenresekt. Erg chir Onkol 3. Stuttgart: Enke 1982

Bertele, Georg, Dr. med., Chefarzt, Mozartstr. 2, 7900 Ulm · *18. 07. 07 Oberaurbach · **A** 33, München · **D** 33, München · **AG** 33-34 Pathol. Inst. München · 34 Med. Klin. ebd. · 34-41 Chir. Univ.-Klin. Charité Berlin · **FG** Chirurgie 40 · Orthopädie 50 · **TG** UnfChir · **TW a)** 34-41 Chir. Univ.-Klin. Charité Berlin (Sauerbruch) · 41-47 Chir. Klin. Urbankrhs. Berlin (Krauß) · 47-52 Chir.-Orthop. Privatklin. Ulm (Mendler) **c)** Chefarzt · **S** Seit 55 Chefarzt eigene Chir. u. orthop. Klin. Ulm, FA f. Chir. u. Orthop.
ZV Multiple Ovarialdermoide. Diss München 1933 · Bhdlg v Obarmknopfbrüchen. Zentralbl Chir 75 (1950) · Beitr z Kenntnis d Hämangiome d Kniegelenks. ebd 1953 · Beitr z Pseudarthrose d inn Knöchels. ebd · Beitr z Bhdlg osteomyelit Knochenhöhl. ebd · Erfahrg m d Außenbandplastik na Watson-Jones a ob Sprunggelenk. Arch Orthop Unfallchir 56, 193 (1964) · Isoelastische Oberarmprothese. Aktuel Traumatol 1980

Besser, Erhard, Dr. med., Chefarzt i. R., Kolpingstr. 2, 7012 Fellbach · *02. 09. 13 Grubo Reg. Bezirk Potsdam · **A** 32, Rostock · **D** 37, Rostock · **FG** Chirurgie 48 · **TW a)** 48-50 AssArzt Salvatorkrhs. Halberstadt (Prczemeck) · 50-52 AssArzt Chir. Univ.-Klin. Rostock (Karitski) · 52-55 OA Chir. Klin. d. med. Akad. Magdeburg (Lembcke) · 55-64 OA Chir. Abt. Diakonissenanstalt Stuttgart (Schempp) · 64-76 Chefarzt Kreiskrhs. Leutkirch/Allgäu **c)** Seit 76 i. R. · **S** 64-76 Chefarzt Kreiskrhs. Leutkirch/Allgäu

Betz, Augustin Michael, Dr. med., Oberarzt, Chir. Klin. Innenstadt u. Chir. Poliklin. d. LMU München, Nußbaumstr. 20, 8000 München 2 · *25. 08. 50 Saarlouis · **A** 77, Freiburg · **D** 82, Homburg · **FG** Chirurgie 04/84 · **TG** UnfChir 01/88 · **TW a)** 02/77-09/78 Kreiskrhs. Bühl-Baden · 10/78-09/81 Univ.-Klin. Homburg/Saar · Seit 10/81 Chir. Univ.-Klinik München (Schweiberer) **c)** OA
ZV Z Problemat d op versorgten traumat Schenkelhalsfrakt m Auswertg d Krankengutes d Abt f Unfallchir d Chir Univ-Klinik Homburg/Saar aus d Jahren 1965 bis 1978. Dissertationsschrift 1981 · D versch Prinzipien d Wunddrainage. Krit Anmerkg z d Publikat v Jäger u Weißbach i Heft 18/1980, 412. Krankenhaus-Hygiene u Infektionsverhütung 4 (1981) · Wirbelsäulenverletzgn. Beurteilg u Erstmaßnahmen am Unfallort. MMW 124/14, 353-354 (1982) · Bhdlgserg m e neuen Polyurethanweichschaum. Chir Praxis 30, 689-702 (1982) · D Hautersatz als vorübergehende Maßnahme b posttraumat Gewebsdefekt. Orthop Prax 12, 193-204 (1983) · D Bhdlg d prox u distal Diaphysenfrakt v Femur u Tibia dur d Verriegelungsnagelg. H Unfallheilkd 163, 376-377 (1984) · Freie Myocutanlappen m Spongiosaplastik z Sanierg langstreckiger Knochenweichteildefekte d Unterschenkels. ebd 174, 417-419 (1985) · Traumatol i Greisenalter. Z Allgemeinmed 61, 936-943 (1985) · Plast-chir Maßnahmen i Verbindg m d Knochentransplantat b Knochen- u Weichteildefekten. Orthop Prax 15, 50-58 (1986) · Verbesserg d prothet Versorgg dur

Verlagerg d Absetzungslinie na distal b traumat Amputat m Hilfe d freien Lappenplastik. H Unfallheilkd 189, 853-855 (1987) · D op Differentialtherap b d Radiusköpfchenfraktur. Orthop Prax 17, 320-327 (1988) · Therap d Humeruskopffrakt. H Unfallheilkd 195, 228-234 (1988) · D chron Infekt a künstl Hüftgelenk - Infektsanierg dur Muskelplastik. ebd 200, 194-195 (1988)
BV Exp Untersuchgn z Revaskularisierung v Knochenfragmenten b versch biomechan Konstellat. In: Osteogenese u Knochenwachstum. Stuttgart: Thieme 1982 · D Bhdlg v infiziert Hautdefekten m Hautersatzstoffen. In: Chir u plast-chir Aspekte b Infekt u infiziert Defekten d Körperoberfläche, d Extremität u d Analregion. München: Zuckschwerdt 1983 · D Wert d mikrovaskulär gestielten Latissimus dorsi-Lappens z Bhdlg d Knochenweichteildefektes a distalen Unterschenkel. In: Plast u wiederherstellende Maßnahmen b Unfallverletzgn. Berlin: Springer 1984 · Fehlwachstum na epiphysären Verletzgn. In: Korrekturosteotomien na Traumen a d unt Extremität. Berlin: Springer 1984 · Growth disturbance after epiphyseal plate injuries. In: Corrective osteotomies of the lower extremity. Berlin: Springer 1985 · D Mehrfachverletzg, Diagnost u Versorgg im Rahmen e chir Abt. In: Polytrauma. München: Urban & Schwarzenberg 1985 · D Verriegelgsnagelg an Femur u Tibia - Komplikat u Erg b 113 Osteosynthesen. In: Osteosynthese Int Kongreßbd. Berlin: Schnetztor 1986 · D postop Frühbelastg v beidseitigen Unterschenkelfrakt na Verriegelungsnagelg. 4 Steglitzer Unfall-Tagg. ebd 1987 · Techn d op Frakturbhdlg. In: Chir Oplehre/Breitner, Bd VIII. Konserv u op Fraktbhdlg, 2 Aufl. München: Urban & Schwarzenberg 1987 · Bedeutg d Vorgeschichte u d Vorbhdlg. In: Refrakt na op Fraktbhdlg. Berlin: Springer 1988 · Gestörte Fragmentvitalität als Ursache d Refrakt. In: Refrakt na op Frakturenbhdlg. Berlin: Springer 1988

Betzler, Hans Jörg, Prof. Dr. med. habil., Chefarzt i. R., Baslerstrasse 10, 7812 Bad Krozingen · *07. 04. 22 Stuttgart · **A** 45, Berlin · **D** 45, Leipzig · **AG** Abdom. Chir. · Proktol. · **FG** Chirurgie 52 · **H** 62, Tübingen · **P** 70, Tübingen · **TW a)** 50-66 Chir. Univ.-Klin. Tübingen (Naegeli, Dick) **c)** Chefarzt i. R. · **S** 67-87 Chefarzt Chir. Abt. Kreiskrhs. Hechingen
ZV Erfahrgn i d Bhdlg d Weichteilsark d Extremität. Langenbecks Arch Chir 257, 226-231 (1953) · Erkenng u Bhdlg d Kolonka. Dtsch Med Wochenschr 79/185, 750-753 (1954) · Bewertg d Lokalrecidivs i d Bhdlg d Weichteilsark d Extremität u d Stammes. Langenbecks Arch Chir 284, 487-492 (1956) · Tiefe proktogene Abszesse u d Bedeutg e Trigon fibros diaphragm pelvis f d Entstehg d sekund supralevator Fistelabszesses. Chirurg 27, 487-493 (1956) · Sarkom i e Laparotomienarbe. Z Krebsforsch 63, 118-121 (1959) · Systematik d Weichteilsark d Extremität u d Stammes. Langenbecks Arch Chir 295, 457-461 (1960) · 80 J Chir d Ulcus Duodeni. Med Welt 2684-2687 (1962) · Fistulographie anorektal Fisteln. RÖFO 99, 710-711 (1963) · Bhdlg d Whitehead-Anus. Chir Praxis 8, 515-518 (1964) · Über Magengas-Explosion. Zentralbl Chir 91, 691-693 (1966) · Gutartige anorekt Erkrkgn. Med Welt 17 (NF), 1443-1450 (1966) · Ursachen vermeidb Gutachten. ebd 17 (NF), 2486-2491 (1966) · Z Chir Versorg u Nachbhdlg i d Sprechstunde. Z Allgemeinmed 45/24, 1125-1128 (1969) · Periproktale Abszesse. Erg Angiolo-

gie 4, 131–135 (1970) · Klin u Therap d Analfisteln. Freiburger Chirurgengespräch 1970 · Chir Bhdlg d Anorektalen Vorfalls. Chir Praxis 14, 403–409 (1970) · Möglichkt d kontinenzerhalt Resekt d Rektumca. Med Welt 23 (NF), 83–85 (1972) · Kontinenzerhalt Eingr b Rektumtum. Erg Angiol 6, 22–27 (1972) · Sensory incontinence and Sarafoff's Operation. Dig Surg 1972 · Neue Drainage na Rektumamput. Proctologie 2 (1979) · Rektotomia post superior. Erg Chir Orthop 9, 143–145 (1980)
BV Weichteilsarkom u Trauma i d Unfallbegutachtg. In: Beitr prakt Chir, H 66. Stuttgart: Enke 1964 · Op nach Sarafoff. In: Anorektale Erkrkgn. Stuttgart: Schattauer 1965 · Folgen u Op an d Analregion u am Rektum. In: D operiertn Kranke. Leipzig: Barth 1968

Betzler, Michael, Prof. Dr. med., Ltd. Oberarzt, Chir. Univ.-Klin. Kirschnerstr. 1, 6900 Heidelberg · *02. 12. 47 Ulm/Donau · **A** 74, nicht angegeben · **D** 73, Ulm · **AG** Onkol. · Immunol. · Gastroenterol. · **FG** Chirurgie 06/79 · **TG** UnfChir 84 · **H** 80, Ulm · **P** 87, apl. Prof. Heidelberg · **TW a)** 11/73–09/81 Abt. Allg. Chir. Univ. Ulm (Herfarth) **c)** Ltd. Oberarzt
ZV Koordiniertes Vorgehen b Mammaca. Ärztl Praxis 99, 3975 (1976) · Mammaca - Stadieneinteilg, Therap u Nachsorge. Med Klin 73, 633 (1978) · Quantitatives u funktionel Verhalten lymphat Subpopulat unt e adjuvanten intermittier Chemo-/Immunotherap b Mammaca. Langenbecks Arch Chir [Suppl] 27 (1978) · Untersuchgn z zellulär Immunstatus b Normalpersonen, Nichtmalignom- u Malignompat. Onkologie 1, 133 (1978) · Bedeutg immunolog Teste i d Chir. Chirurg 50, 5 (1979) · Einfluß e parenteralen Ernährg auf d zellulär Immunstatus b Pat m gastrointestinalen Ca. Langenbecks Arch Chir [Suppl] 161 (1979) · Colo-rectale Ca - Auswirkg d Früherkenng auf d Therap. MMW 121/18, 616 (1979) · Continuity resection of the distal radius. Arch Orthop Trauma Surg 94, 119 (1979) · Secondlook-Op u Reinterventionseingriffe i d Karzinomchir. MMW 122, 651 (1980) · Quantitative Bestimmg v Immunkomplexen u Verhalten e Lymphozytenpopulat b Pat m malign Tumoren. Langenbecks Arch Chir [Suppl] 309 (1980) · Current aspects of immunotherapy in cancer. ebd 354, 1 (1981) · Primärtherap d Mammaca. Med Klin 77, 45 (1982) · D Bedeutg d „Blindsacksyndr" na intestinalen Anastomosen b M Crohn. Langenbecks Arch Chir 364, 439 (1984) · Evaluation of intestinal bypass operations in Crohn's disease. Dig Surg 1, 104 (1984) · Weichteilsarkome - seltene Tumoren m hohen Anfordergn a d interdisziplinäre Zusammenarbeit. MMW 127, 329 (1985) · Immunol i Diagn u Bhdlg chir Krankheitsbilder. Chir Mittlgn 5, 30 (1986) · Therapmaßnahmen b Organmetastasen u loko-regionären Rezidiven. MMW 128, 293 (1986) · D chir Therap d M Crohn. Lebensver Med 38/5, 126 (1986) · Stellenwert d immunolog präop Monitorings b chir Pat. Langenbecks Arch Chir 370, 53 (1987) · Organtransplantat als onkolog Eingriff. MMW 13, 227 (1988)
MH Knochentumoren. Bern: Huber 1977 · Kolonca - Diagnost, Therap, Zusatzmaßnahmen. ebd 1979 · Immundiagnosis and immuntherapy of malignant tumors - relevance to surgery? Berlin: Springer 1979 · Prakt Onkol - Jahrbuch 1982. MMW 1982 · Prakt Onkol - Jahrbuch 1983. ebd 1983 · Prakt Onkol - Jahrbuch 1984. ebd 1984 · Prakt Onkol - Jahrbuch 1985. ebd

1985 · D Mammaca - e interdisziplinäre Situationsanalyse. Beiträge z Onkol. Basel: Karger 1985 · Seit 1979: Prakt Onkologie. Münch Med Wochenschr. · Seit 1985: Schriftleitung Chir. Forum Exp Klin Forschung Dtsch Ges Chir · Seit 1985: Video-Kommission Dtsch Ges f Chir · Seit 1988: Leber-Magen-Darm
BV Quantitative and functional studies of lymphocyte subpopulations during adjuvant chemoimmunotherapy in patients with breast cancer. In: Immundiagnosis and immunotherapy of malignant tumors - relevance for surgery. Berlin: Springer 1979 · Adjuvante intermittier Chemo-/Immunotherap b Mammaca. E prospekt Studie. In: Verhandlgn d Dtsch Krebsges 2. 1979 · Grundlagen d adjuvanten Therap m Immunmodulatoren. In: Aktuel Probl i Chir u Orthop, Bd 22. Bern: Huber 1982 · D Bedeutg d Radikalität i e integralen Therapkonzept b Mammaca. In: Breast cancer and breast reconstruction. Stuttgart: Thieme 1982 · Adjuvant intermittend chemoimmunotherapy for primary breast cancer: a prospective study with immunologic follow-up. In: Recent Results in Cancer Research 80. Berlin: Springer 1982 · Opindikat u Erfolgsbeurteilg b d Colitis ulcerosa. In: D chron Kranke i d Gastroenterol. Berlin: Springer 1984 · Chir Palliativtherap inkurabler gastrointest Primärtumoren. In: Palliative Therap. Indikat, Probl, Erg. München: Zuckschwerdt 1985 · Immunologic alternations during septicemia. In: Emergency surgery, trends, techniques, results. ebd 1986 · Immunolog Folgen d Mangelernährg. In: Aktuel Onkol 35. Ernährgsprobl i d Onkol. ebd 1987 · Risikofaktoren u präop Vorbereitg b Karzinom d oesophago-cardialen Überganges. In: Aktuel Therap d Cardio-Ca. Berlin: Springer 1988

Bias, Klaus, Dr. med., i. R., Steinweg 36, 6312 Laubach 1 · *25. 06. 31 Laubach · **A** 62, nicht angegeben · **D** 71, nicht angegeben · **AG** Chir. Univ.-Klin. Giessen · St. Josefskrhs. ebd. · Gynäkol. Univ.-Klin. Marburg · Chir. Klin. Städt. Krhs. Hanau · Kreiskrhs. Giessen u. Lich · **FG** Chirurgie 12/69 · **ZB** Sportmed. 06/78 · **TW a)** 69 Chir. Abt. Kreiskrhs. Giessen u. Lich **c)** Seit 04/88 i. R. · **S** 10/74–04/88 Prakt. Arzt, Laubach
ZV Erfolgr Bhdlg d Akne m Actovegin. Fortschr Med 3, 108–110 (1980)

Bierwag, Kurt, Dr. med., Chefarzt, Chir. Abt., Kreiskrhs. Backnang, 7150 Backnang · *08. 08. 29 Tübingen · **A** 55, Tübingen · **D** 55, Tübingen · **AG** 01/56–06/56 Psych. Landeskrhs. Zwiefalten · 07/56–06/58 Bethesda Hosp. Cincinnati, OH, USA · seit 10/58 Kreiskrhs. Backnang · **FG** Chirurgie 10/63 · **TW a)** 10/63–09/73 OA Chir. Abt. Kreiskrhs. Backnang · Seit 10/73 Chefarzt ebd. **c)** Chefarzt · **S** Seit 10/73 Chefarzt Chir. Abt. Kreiskrhs. Backnang
ZV Wirkg e Hyaluronidase-Inhibitors a d Fruchtbarkt d w Ratte. Arch Gyn 191, 161 (1958) · Intrahep Hämatom. Zentralbl Chir 94, 643 (1969) · Ü d Ausriß d Achillessehne a d Fersenbein. ebd 94, 750 (1969) · Op-Vorber alt Pat m d Reinglykosid Proscillaridin. Fortschr Med 88, 753 (1970) · Bruch d Verschlußrings d McLaughlinplatte a Urs d Fehlstellg b op pertroch Oberschenkelfr. Zentralbl Chir 95, 1127 (1970) · Dekapitat d unzweckm Sicherhtsgurt. Monatschr Unfallhkd 73, 421 (1970) · Avulsion fracture of the calcaneus. Int Surg 53, 424 (1970) · Appendizit Absz a Inhalt e irreponibl Femoralhernie. Zentralbl Chir 96, 524 (1971) ·

Traumat Epiphysenlösg d Den axis b Kleinkind. Monatschr Unfallhkd 74, 504 (1971)

Billal, Muhsin, Dr. med., niedergelassen, Franz-Ludwigstr. 14a, 8600 Bamberg · *29. 11. 42 Kufa · A 73, Erlangen · D 76, Coburg · AG Chir. · UnfChir. · FG Chirurgie 80 · TW a) 80-83 Landkrhs. Coburg (Lick/Classen) c) Niedergel. Chirurg u. D-Arzt · S Seit 83 Niederlassung Bamberg

Birk, Arkadius Maximilian Ludwig, Dr. med., Chefarzt a. D., Mainburger Str. 63, 8050 Freising · *01. 05. 11 Rehling Obb. b. Aichach · A 39/40, München · D 39, München · FG Chirurgie · TG UnfChir · TW a) Ltd. OA Städt. Krhs. München/Oberföhring Schwabing c) Chefarzt i. R. · S 54-67 Chefarzt Kreis- u. Stadtkrhs. Freising

Bittner, Reinhard Robert, Prof. Dr. med., Chefarzt, Marienhospital Stuttgart, Böheimstr. 37, 7000 Stuttgart 1 · *27. 02. 42 Kalau · A 70, Baden-Württemberg · D 68, Heidelberg · AG AllgChir. · Gastroenterol. Chir. · FG Chirurgie 07/77 · H 80, Berlin · P 82, Ulm · TW a) 77-82 Chir. Univ.-Klin. Klinikum Charlottenburg FU Berlin (Bücherl) · 82-89 Ltd. OA Chir. Univ.-Klinik Ulm (Beger) c) Chefarzt · S Seit 01/90 Chefarzt Marienhosp. Stuttgart
ZV Theophyllin u Magensekret. Z Gastroenterol 10, 461 (1972) · Perforat d Speiseröhre. Bruns Beitr Klin Chir 221, 355 (1974) · Oscillation in insulin response. Horm Metabol Res 6, 423 (1974) · Dynamik d Insulinsekret. Klin Wochenschr 53, 861 (1975) · Vagotomy and insulin secretion. Arch Surg 111, 850 (1976) · Portal-peripheral insulin difference. Eur Surg Res 8, 289 (1976) · Peptic ulcer and acid secretion, gastric emptying and gastrin secretion. Br J Surg 66, 875 (1979) · Pept Ulcus – Pathophysiol. Dtsch Med Wochenschr 108, 137 (1983) · Gastrektomie i hohen Lebensalter. Langenbecks Arch Chir 362, 77 (1984) · Duktales Pankreaskarzinom. Klinikarzt 14, 467 (1985) · Op Therap Dünndarmileus. Langenbecks Arch Chir 366, 579 (1985) · Total gastrectomy. Arch Surg 120, 1120 (1985) · Pancreatic abscess and infected necrosis. Dig Dis Sci 32, 1082 (1987) · Gastrectomie de nécessité. Langenbecks Arch Chir 372, 577 (1987) · Therapieprinzip Vagotomie. Z Gastroenterol 25, 181 (1987) · Esophago-jejunostomy. Nutrition 4, 169 (1988) · Entero-insular axis. Scand J Gastroenterol 23, 633 (1988) · Oesophago-Jejunostomie – Handnaht? Chirurg 58, 43 (1987) · Lymphknotenstatus b Pankreaskarzinom. ebd 60, 240 (1989) · Pharmakokinetik v Mezlocillin u Metronidazol z periop Prophyl. ZAC 6, 93 (1988)
MH D Pankreaskarzinom. Berlin: Springer 1986
BV Nutritive density and gastric emptying. In: Gastrointestinal motility. MTP 1978 · Significance of the duodenum. In: Gastric cancer. Berlin: Springer 1979 · Glucosehomöostase u Magenentleerg. In: Nichtresezier Ulcus. In: Chir. ebd 1980 · Effect of posture on glucose tolerance. In: Gastrointestinal motility. Cortina Int 1983 · Magenfrühkarzinom. In: D Magenkarzinom. Weinheim: Edition Medizin 1987 · Endocrine pancreatic response. In: Enteral nutrition. Eul 1987 · Periop Ernährg. In: Diättherap. Stuttgart: Thieme 1987 · Ulcusperforat. In: Akut Abdomen. ebd · Akut Verschluß d Magenausganges. In: ebd · Risikofakt u Magenchir. In: Risiko i d Chir. Berlin: de Gruyter 1988

Blaha, Herbert M., Prof. Dr. med., Ärztl. Dir. i. R. Schrimpfstr. 37b, 8035 Gauting · *09. 10. 18 Bamberg · A 44, München · D 44, München · AG Lungenhlkde · Tuberkulosehlkde · Inn. Med. · FG Chirurgie 63 · ZB Sozialmed. 86 · H 63, Frankfurt a. M. · P 68, München · TW a) Funktions-OA Endoskopie, Frankfurt/ M. b) Thoraxchir., Zentralkrhs. Gauting d. LVA Oberbayern c) i. R. · S 53-56 Ltd. Arzt Thoraxchir. Prince Abdul Illah Hospital Baghdad · 65-83 Ärztl. Dir. Zentralkrhs. Gauting
ZV Weit über 100 Publikat insb z Gebiete d Thoraxchir
MH Schutz d Lebens. Der Bayerische Internist
BV Schichtbilder v Bronchialverändrgn b d Lungentuberkulose. · D kleinzellige Bronchialkarzinom. · D Lungentuberkulose i Röntgenbild.

Blank, Ingo, Dr. med., Oberarzt, Kreiskrhs., Siegerthöhe 1, 8223 Trostberg · *20. 06. 41 Friedberg/Bay. · A 70, Traunstein · D 69, München · AG 12/68-03/69 Tuberkulose u. Thoraxchir. Wangen/Allg. · 04/69-12/69 Inn. Traunstein · 01/70-08/79 Chir. ebd. · 09/72-12/73 Bundeswehr · FG Chirurgie 06/78 · ZB Sportmed. 07/70 · TW a) 09/79-03/87 Allg. u. UnfChir. Kreiskrhs. Trostberg (Fraunhofer) c) Seit 04/87 OA Onkolog. Chir.

Blauth, Walter, Prof. Dr. med., Klinikdir. Ordinarius f. Orthop., Orthop. Univ.-Klin., Michaelisstr. 1, 2300 Kiel · *20. 03. 24 Eschenau/Pfalz · A nicht angegeben · D 53, Mainz · FG Orthopädie 62 · TG Plastische Chirurgie 80, UnfChir nicht angegeben · H 66, Tübingen · P 70, Tübingen · TW b) Rheumaorthopädie, physik. Medizin. · S Seit 10/72 Ärztl. Dir. Orthop. Klin. Kiel
ZV Erfahrgn mit der Abspreiz-, Druckarthrodese. Z Orthop 92, 4 (1960) · Ein Beitrag zur frontalen Wirbelkörperspalt. ebd 93, 4 (1960) · Die Sudeck's sche Dystrophie des Kniegelenks. Arch Orthop Unfallchir 53, 231 (1961) · Die gelenknahen Schienbeinpseudarthrosen. Erg Chir Orthop XLV, 205 (1963) · Der hypoplastische Daumen. Arch Orthop Unfallchir 62, 225 (1967) · Zur Morphologie und Theorie der radialen Klumphand. ebd 65, 97 (1969) · Arthrolyse des Kniegelenks. Orthop Prax VI, 6 (1970) · Kniegelenkendoprothetik. Z Orthop 115, 665 (1971) · Z Morphol u Klassifikat d Symbrachydaktylie. Handchir 4, 123 (1971) · Fortschr i d Bhdlg v Knochendefekten. MMW 116, 3 (1974) · Üb e neue Kniegelenk-Totalprothese. Med Orthop Tech 94, 65 (1974) · Z Geschichte d Arthroplastik. Z Orthop 117, 997 (1979) · Z Theorie u Praxis d angebor Unterschenkelpseudarthrosen. ebd 119, 36 (1981) · Arthrolysen b posttraumat Ellbogensteifen. Aktuel Traumatol 12, 246 (1982) · D Ersatzplastik d vord Kreuzbandes dur e Transplantat aus d Quadrizepssehne. Z Orthop 121, 479 (1983) · D Kieler Orthesensyst (KOS) f d Schulter- u Ellbogengelenk. Unfallchirurgie 89, 28 (1986) · Z Morphol u Klassifikat v Spalthänden. Handchir 18, 161 (1986) · D angebor Klumphand. Orthopäde 15, 160 (1986) · Enchondromatosen d Hand. Z Orthop 124, 165 (1986) · Wandlgn u Fortschr d op Orthop i drei Jahrzehnten. Orthop Prax 22, 621 (1986) · Vordere Kreuzbandrupt – e diagnost Probl? Unfallchirurg 91, 358 (1988) · Üb d Bhdlg angebor Fußfehlbildgn. Z Orthop 127, 3 (1989) · Classification of polydactyly of the hands and feet. Arch Orthop Trauma Surg 107, 334

(1988) · Hallux varus congenitus b Polydaktylien. Z Orthop 126, 239 (1988) · Motorisierte Übungsschiene f d Schultergelenk, Indikat u bisher Erfahrgn. H Unfallheilkd 195 (1988)
MH Op Orthop u Traumatol. München: Urban & Vogel · Schulterschmerzen u Rupt d Rotatorenmanschette. Berlin: Springer 1986 · Späterg i d Orthop. ebd · Hallux valgus. ebd · D Arthroskopie d Kniegelenkes. Stuttgart: Thieme 1979
BV D kongenitale Femurdefekt. Stuttgart: Enke 1967 · Möglichktn u Grenzen d op Bhdlg angebor Handfehlbildg. In: D Hand. Prakt Orthop, Bd 3. Bruchsal: Vordruck 1972 · Handfehlbildgn. Atlas ihrer op Bhdlg. Berlin: Springer 1976 · D angebor Fehlbildgn a d unt Gliedmaßen. In: Chir d Gegenwart Bd V. München: Urban & Schwarzenberg 1978 · Orthop chir Op am Knie. Stuttgart: Thieme 1986 · D angebor Fehlbildgn a d ob Gliedmaßen. In: ebd · Z Bhdlg großer Achillessehnendefekte. In: Sportmed-Kursbestimmg. Berlin: Springer 1987

Bleese, Niels Michael, Prof. Dr. med., Direktor, Abt. Thorax- u. Kardiovaskularchir., Kerckhoff-Klin., Benekestraße 2-8, 6350 Bad Nauheim · *18. 10. 40 Hamburg · A 70, Hamburg · D 68, Hamburg · AG Inn. Med., Kinderkl. · Chir., Pathol., exp. Kardiol. · Unfallhlkde · FG Chirurgie 06/87 · TG Thorax- u. Kardiovaskularchirurgie 10/87 · H 76, Hamburg · P 81, Hamburg · TW a) 70-78 Abt. Herz- u. Gefäßchir. Univ.-Klin. Eppendorf Hamburg (Rodewald) · 78-80 Abt. Unfallchir. ebd. (Jungbluth) · 80-82 Abt. Allg. Chir. ebd. (Schneider) · 82-87 Abt. Herz- u. Gefäßchir. ebd. (Rodewald) c) Ärztl. Dir. · S Seit 87 Ärztl. Dir. Bad Nauheim
ZV Ei klin u exp Beitr z Arsenprobl. Inaug-Diss Hamburg, 1967 · Klin Erfahrgn m Aortenklappenersatz dur Fascia-lata-Prothesen na IONESCU. Langenbecks Arch Chir [Suppl] Chir Forum 345 (1972) · Implanted cardiac pacemakers; clinical experience and evaluation. Med Prog Technol 1, 69 (1972) · Diagnost, Häufigkt u Bedeutg d „Low-output-Syndroms" f postop Phase na Mitralklappenersatz. Thoraxchir 23, 343 (1975) · Klin Erg na hypother cardiopleg Coronarperf. Thoraxchir 24, 7 [1] (1976) · Langzeitherzstillst dur kardiopleg Koronarperf. Thoraxchir 24, 468-475 (1976) · Klin Erg d Coronarchir b Anwend d hypothermen Cardioplegie. ebd 25, 14 [1] (1977) · Myokardprotekt dur d induziert Herzstillst i tiefer Hypothermie. Kardiotechnik 3, (2), 20-24 (1977) · Intraoperative myocardial protection by cardioplegia in hypothermia. J Thorac Cardiovasc Surg 75, 405-413 (1978) · Development of cardioplegic solution for prolonged or intermittend coronary perfusion. Myocardial Protection f Cardiovascular Surgery. International Symp Köln, 2-4 Oct 1979. Pharmazeutische Verlagsgesellschaft 197-207 (1979)
MH Chirurgie. Lehrbuch f Studenten. Stuttgart: Enke · Beiratsmitglied, Z f Herz-, Th Gefchir. Darmstadt: Steinkopff
BV Chir Aspekt z Bhdlg u Bedeutg d Angina pectoris. Z Kardiol 77 [Suppl 5] Darmstadt: Steinkopff 1988 · Kardvaskchir, Bd 3. Myokardprotektion. Stuttgart: Schattauer, im Druck

Blinne, Norbert, Dr. med., Oberarzt, St. Joseph-Stift Bremen, Chir. Abt., Schwachhauser Heerstr. 54, 2800 Bremen 1 · *24. 06. 42 Bremen · A 70, Bremen · D 72,

Göttingen · AG Orthop., Anaesth. · Chir. · FG Chirurgie 75 · TW a) nichts angegeben c) OA Allg.- u. Unf-Chir.

Bloemertz, Carl Bruno, Dr. med., selbständig, Märkische Str. 8, 5600 Wuppertal 2 · *21. 05. 19 Linnich Kreis Jülich · A 45, Leipzig u. 48, Bonn · D 45, Leipzig · AG Inn. Köln · Chir. Bonn-Beuel · FG Chirurgie 03/53 · TG UnfChir 10/71 · TW a) 48-65 St. Josef-Hosp. Bonn-Beuel (Sträter, vom Scheidt) b) UnfChir. c) Selbständig in eig. Praxis · S Seit 65 Selbständ. Chir. u. Unfallchir. Praxis, Wuppertal-Barmen
ZV Schwangerschaftserbrechen. Ärztl Praxis III/33, 1 (1951) · Narkose-Erbrechen. ebd IV/24, 1 (1952) · Aludrin-Aerosole b postop Bronchitiden. Z Aerosolforsch 1/1 (1952) · Prophyl u Therap d Narkoseerbrechens. Dtsch Med Wochenschr 77, 1063-1064 (1952) · Hirudoid i d Chir d prakt Arztes. Landarzt 29/22 (1953) · Heilanästhesie m e neuen Procain-Präparat. Dtsch Med Wochenschr 54/4, 91 (1954) · Krit z Zystitis-Bhdlg. Hippokrates 26/1, 32-33 (1955) · Z Bhdlg postcommot Regulatstörgn. Medizinische 41, 1447-1449 (1955) · Narbenbhdlg m Hirudoid. Med Klin 50/37, 1572 (1955) · Üb d Wert lokaler Hydrocortison-Injekt i d Unfallhlkd. ebd 51/42, 1790-1792 (1956) · D chir Ekzem u seine Bhdlg. Therap i d Gegenwart 95/11 (1956) · D Bhdlg postcommt Beschwerden m intraven B-Vitamin-Kompl Injekt. Med Klin 53/5, 187-188 (1958) · Z Bhdlg d posttraumat Ödems. MMW 100/9 (1958) · Fortschrittl Lokalanästhesie m Mepivacain. Anästhesist 12/12, 359-361 (1963) · Cellamin - e neuer wasserfester Gips i d Chir d prakt Arztes. Landarzt 37/24, 959-960 (1961) · D Schmerzensgeldbegutachtg i ärztl Sicht (Vortrag d Berliner Ges Unfallhlkd am 12 5 1964. Berliner Med 15, 733-738 (1964) · Intrafokale Therap m Triamcinolon-Acetonid-Kristallsuspension i d fachchir Praxis. Therapiewoche 18/18, 787 (1968)
BV Wieviel kostet Dein Schmerz. Berlin: de Gruyter 1971 · D Schmerzensgeldbegutachtg, 4 Aufl. ebd 1984

Blum, Emil-Oskar, Dr. med., Chefarzt i. R., Chopinstr. 42, 4000 Düsseldorf 13 · *19. 05. 20 Bochum · A 48, Düsseldorf · D 48, Düsseldorf · AG 49-50 Allg.- u. UnfChir. (prakt.) Düsseldorf (Derra) · 50-55 Städt. Kranst. Koblenz (Korth) · Innere Med. Düsseldorf-Benrath (Eitel) · FG Chirurgie 05/57 · TW a) 56-70 Chir. Klin. Benrath Krankenanst. Düsseldorf (Herbig) c) i. R. · S 70-85 Chefarzt Chir. Klin. Benrath Krankenanst. Düsseldorf

Blumenstein, Georg, Dr. med., Chefarzt, Krhs. Maria-Hilf, Am Schönschede 1, 5790 Brilon · *21. 01. 31 Dortmund · A 62, Münster · D 63, Münster · AG Chir. · FG Chirurgie 68 · TW a) OA Allg. u. UnfChir. · S Seit 74 Chefarzt, Ltd. Arzt Krhs. Maria-Hilf, Brilon

Blumenthal, Otto Ludwig, Dr. med., Ärztl. Dir. u. Chefarzt i. R., Propst-Paulsen-Str. 2, 2000 Hamburg 55 · *22. 09. 14 Hamburg · A 39, Hamburg · D 40, Hamburg · FG Chirurgie 06/46 · Urologie 04/75 · TG UnfChir 05/73 · ZB Betriebsmed. 06/82 · TW a) 39-41 A. K. Hamburg-Altona (Bessin) · 41-42 Univ.-Krhs. Hamburg-Eppendorf - Pathol. Inst. (Fahr) · 43-45 Tropeninstitut Hamburg (Mühlens), Klin. u. Seuchenabt. (Mohr/Hollenbach) · 46-47 I. Med.

Univ.-Klin. U. K. Hamburg-Eppendorf (Berg, Prévot) · 47–56 Oberarzt – Gesundh.-behörde Hamburg – d. A. K. Hamburg-Barmbeck (Roedelius), A. K. Hamburg-Heidberg (Loeweneck, Diebold), A. K. Hamburg-Rissen (Kemp) · 57 u. 59 je 3 Mon. Kanton-Spital Zürich (Brunner) · 47–59 Doz. Zahnärztl. Inst. Hamburg · Seit 78 Lehrauftr. f. Chir. d. Univ. Hamburg · **b)** UnfChir. **c)** Chir. Fachpraxis u. Belegarzt am Diakonissen Krhs. Jerusalem Hamburg · Betriebsarzt in Hamburg · S 67–80 Ärztl. Dir. u. 57–80 Chefarzt Chir. Abt. Allg. Krhs. Hamburg-Rissen
ZV Z Bhdlg d hochsitzenden Rectumca. Hamb Ärztebl 1957 · Nierenbeckenpapillome. ebd 1958 · Komplikat b Sigmadivertikel. ebd 1961 · Zytostat Stoffe i d Chir. ebd 1962 · D End-zu-End-Naht u and Meth d Rekonstrukt d Gallenwege. Chirurg 5/32 (1962) · Kolondivertikel u Folgezustände. Hamb Ärztebl 11 (1963) · Vermeidg d Armoedems na Mamma Amput dur Fett-Plastik d Achselhöhle. 94 Tagg Nordwdtsch Chir 1964. Zentralbl Chir 1965 · Retroperitonealphlegmone na Trauma. Hamb Ärztebl 1965 · Dringl Gefäßchir. ebd 1966 · Z 150 Geburtstag Rudolf Virchow. ebd 1971 · Schwerpunktkrhs i Hamburg. Gesundheitspolitik 5 (1972) · Demonstrat Ärztl Verein. Hamb Ärztebl 3 (1972) · Rezidivier Achselhöhlenlipome (Beobachtgn üb 30 J). 110 Tagg Nordwdtsch Chir, Hamburg 1972 · Schultersarkom m Exartikulat d ob Extremität re. Hamb Ärztebl 1973 · Totale Dünndarmzerreißg na Trauma. Hamb Ärztebl 1974 · Kombin Herz-Lungenschußverletzg. ebd 1974 · Dercum'sche Erkrankg (Lipomatosis dolorosa), 48 Lipome. ebd 1974 · Beitr z Milzchir. ebd 1975 · Substernale/intrathorakale Struma. ebd 1978

Blumgart, Leslie Harald, Prof. Dr. med., Klinikdirektor, Univ.-Klin. f. Viszerale u. Transplantationschir., Inselspital, CH-3010 Bern · *07. 12. 31 nicht angegeben · **A** 62, Sheffield/U. K. · **D** 72, Glasgow/U. K. · **FG** Viscerale Chirurgie 62 · **H** 69, M. D. Sheffield · **P** 72, Glasgow · 79, London · 86, Bern · **TW a)** 66–70 Sen. Lectr. and Dept. Dir., Dept. of Surgery, Welsh Nat. Sch. of Med., also Hon. Cons. Surg., Cardiff Royal Inf. · 70–72 St. Mungo Prof. of Surgery, Univ. of Glasgow and Hon. Cons. Surg., Glasgow Royal Inf. · 72–79 Prof. of Surgery, Royal Postgrad. Sch. of London and Dir. of Surgery, Hammersmith Hosp. · 79–86 Moynihan Fellow, Assoc. of Surgs. of Gt. Brit. and Ire. · 72 Mayne Vis. Prof., Univ. of Queensland, Brisbane · 76 Vis. Prof., Univ. of Lund, Sweden · 77 Nimmo Vis. Prof., Adelaide Univ. · 82 Purvis Oration · 74 President's Oration, Soc. for Surgery of Aliment. Tract, Toronto · 77 Honyman Gillespie Lecture, Univ. of Edinburgh · 78 Walton Lecture, RCPGlas. · 84 Monsarrat Lect., Univ. of Liverpool · 85 Legg Mem. Lect., KCH · 85 One time examiner in Surgery: Univs. of: Cambridge; Hong Kong; Edinburgh **c)** Klinikdirektor · S Seit 86 Klinikdirektor Inselspital Bern/Schweiz
ZV Zahlreiche Veröffentl auf d Gebiet Leber-, Gallen- u Pankreas-Chir, hepat Pathophysiol
MH Essentials of medicine and surgery for dental students, 3rd edn 1977, 4th edn 1982 · Biliary tract 1982
BV Chapters in: Recent advances in surgery 1973, 1980 · Abdominal operations 1974, 1980 · Liver and biliary disease 1979 · Operative surgery – abdomen, 4th edn 1983 · Surgical gastroenterology 1984 · Advances in surgery 1975 · Textbook of surgical physiology 1977 · Hepatotrophic factors 1978 · Clinics in gastroenterology 1978

Bock, Jens-Uwe, Dr. med., niedergel. u. Belegarzt, Praxis: Goethestr. 9 u. Park-Klin., Goethestr. 11, 2300 Kiel · *19. 05. 45 Lindaunis · **A** 71, Kiel · **D** 71, Kiel · **AG** Pharmakol. · AllgChir. · ThKardChir., Prokto-Enterologie · **FG** Chirurgie 01/79 · **TW a)** 01/79–09/80 Chir. Univ.-Klin. (Hamelmann) **b)** 01/81–04/82 Dtsch. Klin. f. Diagnostik (Prokto-Enterologie) Wiesbaden (Arnold/Müller-Lobeck) **c)** Niedergel. · S Seit 10/82 Niederlassung u. Belegarzt Park-Klinik Kiel
ZV Central hyperglycaemic action of clonidine. Naunyn Schmiedebergs Arch Pharmacol [Suppl] 270 (1971) · The central hyperglycaemic effect of clonidine. Eur J Pharmacol 16, 303 (1971) · Barium-Pleuritis u Mediastinitis na iatrogener Oesophagus-Perforat. Zentralbl Chir 103, 239 (1978) · Z chir Problematik iatrogener Oesophagus-Perforat. Langenbecks Arch Chir 346, 201 (1978) · Technik, Vorgehen u Wertigkeit b amb Haemtherapie. Langenbecks Arch Chir [Suppl II] 773 (1989)

Böckder, Hubert, Dr. med., i. R., von Droste Str. 13, 4782 Erwitte · *02. 04. 09 Hirschberg Kr. Arnsberg

Bodner, Ernst, Prof. Dr. med., Klinikvorstand, II. Univ.-Klin. f. Chir., Anichstr. 35, A-6020 Innsbruck · *31. 10. 33 Innsbruck/Österreich · **D** 59, Innsbruck · **AG** 07/59–11/61 Pathol. Innsbruck · 08/62–02/63 Gynäkol. · UnfChir. · GefChir. · **FG** Chirurgie 05/68 · **H** 74, Innsbruck · **P** 76, (apl.) Innsbruck · 79, (o.) Innsbruck · **TW a)** 67/68 OA Krhs. Hall · 10/68 OA –79 Chir. Klin. Innsbruck **c)** Klinikvorstand, Abdominal-Chir., endokrine Chir. · S Seit 79 Klinikvorstand II. Univ. Klin. f. Chir. Innsbruck
ZV Erg postop Cholangiometrie Unters z Frage d prim Gallengangsnaht. Langenbecks Arch Chir 330, 316 (1972) · Ganglioneurom u Insulinom i Pankreas. Zufälliges o induz gemeins Auftreten? Chirurg 43, 420 (1972) · E Beitrag z traum zweizeitg Milzrupt. Zentralbl Chir 98, 150 (1973) · Funkt Ausschaltg v Divertikeln d Papilla Vateri d komb Papillen-Divertikel-Plastik. Chirurg 44, 306 (1973) · Z Frage d Op Wahl b chron Pankreatitis aufgr d Pankreatikogramms. Chir Praxis 18, 233 (1974) · D Probl d intraop Abkl v Pankreaskopftum Erg konvent histol u neuart cytodiagn Unters. Langenbecks Arch Chir 333, 165 (1973) · D Früherg n Duodenokephalopankreatek e entscheid Fakt f d Bhdlgsplang d Pankreaskopf-Ca. Acta Chir Austriaca 7, 52 (1975) · La biopsie pancréatique per-opératoire à l'aiguille fine. Lyon Chir 72, 64 (1976) · D Feinnadelbiopsie, e treffsich u risikolos Verf z intraop Abkl v Pankreastu. Zentralbl Chir 101, 1353 (1976) · Varietäten d Leberarterien u d Bed f d Duodenokephalopankreatekt. Chir Praxis 22, 599 (1977) · Intrahep cholangio-jejunostomy: a useful palliative procedure in case of high located bile obstruction. Chir Gastroent (Gastroent Surg) 11, 457 (1977) · D Cysticusstumpfneurom – keine Erkl f Nachbeschw n Cholecystekt. Chirurg 49, 424 (1978) · Rational d chir Diagn dur d Real-Time-Sonogr. Anästh Praxis 94, 244 (1982) · Erfahrgsber ü e größ Krankengut v prim Hyperparathyreoid. Acta Chir Austriaca [Suppl] 51, 11 (1983) · Op Taktik hormonakt u stumm Nebennierentum. Langenbecks Arch Chir 361, 577 (1983) · Il

passaggio di concrezioni litiasiche per via transpapillare: meccanismo e quadro clinico. Chir Gastroent (Gastroent Surg) 19, 588 (1985) · Intraop Strahlenbh b Pankreas-Ca. Dtsch Med Wochenschr 23, 892 (1986) · Palliativchir b kolorekt Ca. Wien Med Wochenschr 13, 308 (1988) · Leist d Tumorchir b Tum d Bauchspeicheldr. Langenbecks Arch Chir [Suppl II] 133 (1988) · Anastomosentechn i d Gallenchir. Chirurg 59, 815 (1988) · Natural history of early gastric cancer (Letter). Lancet 10, 631 (1988)
BV Eingriffe a d Gallenwegen. In: Chir Oplehre. München: Urban & Schwarzenberg 1984 · Perkut transabdom Nadelbiops, sonogr gesteuert. In: Pankreaschir. Berlin: Springer 1988 · Intraop Punkt u Probebiops. In: ebd · Tumoren d exokrinen Pankreasgewebes. In: Chir Oplehre. Thieme (im Druck) · Tumoren d endokr Pankreasgewebes. In: ebd

Boese-Landgraf, Joachim, Dr. med., Oberarzt, Abt. Allg.-, Gefäß- u. Thoraxchir. Klinikum Steglitz FU Berlin, Hindenburgdamm 30, 1000 Berlin 45 · *29.10. 50 Wieda/Harz · A 78, Berlin · D 82, Berlin · AG Mikrochir. · Onkol. · FG Chirurgie 02/85 · TW a) 85, 86 StatArzt Allgemeinchir. Klinikum Steglitz FU Berlin b) 87-10/88 GefChir. Ende 88 StatArzt Intensivstat. Abt. Allg.-, Gefäß- u. Thoraxchir. Klinikum Steglitz FU Berlin (Häring) · c) OA Abt. Allgemein-, Gefäß- u. Thoraxchir.
ZV Tierexptelle Untersuchgn z Ausschaltg v Stumpfneuromen dur centro-centrale Anastomose m autologem Transplantat. H Unfallheilkd 148 (1980) · Z Problemat d Schulsportverletzgn. Sozialpädiatr Prax Klin 3, 9 (1981) · Plast-chir Vorgehen z Sanierg d Hidradenitis suppurativa i Achselhöhlenbereich. D Berl Ärztekammer 18, 7 (1981) · Latamoxef z Infektprophyl i d elekt Kolonchir unt Berücksichtigg v Gerinngsparametern. Umweltmedizin 3, 52 (1986) · D Kombinat v Naht- u Fibrinklebg b traumat Leberverletzgn. H Unfallheilkd 181 (1986)
MH Rep z Gegenstandskatalog 2: Humangenetik/Klin Chem. Berlin: de Gruyter 1978 · Rep z Gk 2: Med Mikrobiol u Immunol. ebd 1979 · Rep z Gk 2: Pathophysiol/Pathobiochem, 2 Aufl. ebd 1981
BV Häufigkt, Ursach u Verletzgsmuster v Schulsportverletzgn. In: Schriften d Dtsch Sporthochschule, St. Augustin 1981 · Rasterelektronenmikroskop Untersuchgn an xenogenen Nabelarterien-Implantaten i Langzeitversuch. In: Beitr z elektronenmikroskop Direktabbildg v Oberflächen. Münster 1980 · The value of fibrin sealant in esophagus surgery. In: Thoracic surg cardiovascular surgery. Berlin: Springer 1986 · Thoraxverletzgn. In: Lehrb Chir m Repetitorium. Berlin 86 · Erkrankgn d Brustwand. In: Diagn u Diffdiagn i d Chir. Weinheim: Edition Medizin 1989

Böhm, Bernd Robert, Dr. med., Chefarzt, Krhs. Ev. Stift St. Martin, Johannes-Müller-Str. 7, 5400 Koblenz · *20.11. 45 Freiburg · A 74, Freiburg · D 73, Freiburg · AG 07/74-03/83 Neurochir. Univ.-Klin. Freiburg · FG Neurochirurgie 09/79 · TW a) 09/79-03/83 Neurochir. Univ.-Klin. Freiburg (Seeger) · 04/83-09/88 Neurochir. Klin. Städt. Klinikum Karlsruhe (Liesegang) c) Chefarzt Neurochir. · S Seit 10/88 Chefarzt Neurochir. Abt. Krhs. Ev. Stift St. Martin Koblenz
ZV Preoperative continuous measurement of ventricular pressure in hydrocephalus occlusus with tumors of the posterior fossa. Adv Neurosurgery 5, 194-198 (1978) · D Bedeutg d prävent Neuanlage d Herzkatheters b op Hydrocephalus-Kindern. Monatsschr Kinderhlkd 127, 357-359 (1979) · Sondenkost i d postop Ernährg neurochir Pat. Der Krankenhausarzt 53, 601-602 (1980) · Normalkost als Sondenkost i d postop Ernährg. ebd 54, 880-883 (1981) · Antibiotika Prophyl na offenem SHT. Dtsch Med Wochenschr 106, 692 (1981)
BV Mikrochir Op b kindl spinalen Tumoren. In: Neurochir Notfälle i Kindesalter. München: Zuckschwerdt 1983 · Prävent Erneuerg d distalen Katheterteils b Kindern m Shunt i d Wachstumsphase. In: Hydrocephalus i frühen Kindesalter. Stuttgart: Enke 1983

Böhringer, Konrad Karl Cornelius, Dr. med., niedergelassen, Friedrich Verlegerstr. 5, 4800 Bielefeld 1 · *05.03. 21 Dresden · A 46, Leipzig · D 47, Leipzig · AG Chir. · Urol. · FG Chirurgie · Urologie 56 · TW a) 56 Chir. Klin. Med. Akad. Dresden (Sprung) b) Urol. · 58 Med. Akad. Dresden (Graefe, Kirsch) · Urol. Klin. Dresden (Böhringer) c) Urologe i. eig. Praxis · S 58 Niederlassung als Urologe i. eig. Praxis u. Klin. Dresden · Seit 61 in Bielefeld
ZV Nierenechinokokkus. Z Urol 1947 · Hormontherap v Ca. Dtsch Gesundhtswes 1955 · Peritonismus b Tetanus. Z Ärztl Fortbild 1956 · Lymphadenitis mesenterialis u gekreuzte Dystopie. Z Urol 1957 · Elektr Therap b vegetat Störgn i Harnleiterbereich. Kongrber Berlin 1959
BV Lehrbrief üb spez Krankhlehre 1955/60. Med Fachschule Dresden · Lehrbrief üb Opkunde. ebd · Lehrbrief üb Endoskopie-Opkunde. ebd 1955

Bokelmann, Dieter Peter, apl. Prof. Dr. med. habil., Ärztl. Dir., Chefarzt, Chir. Klin. Ev. Bethesda-Krhs. Essen, Bocholder Str. 11, 4300 Essen 11 · *20.03. 37 Detroit/USA · A 67, München · D 66, Würzburg · AG 67-68 Pathol. Inst. Univ. Heidelberg (Doerr) · 68-73 Chir. Univ.-Klin. Heidelberg (Linder) · 71 St. Mark's Hosp. London (Parks) · FG Chirurgie 12/73 · TG GefChir 03/80, UnfChir 08/75 · H 75, Heidelberg · P 80, Heidelberg · TW a) 73-75 Wiss. Ass. · 75-80 OA Chir. Univ.-Klin. Heidelberg (Linder, Daum, Schmitz, Krebs, Stenger, Roehl) Rotation durch alle Abt. b) 75 National Cancer Inst. Bethesda, USA c) Ärztl. Dir., Chefarzt · S 79 Leiter Sekt. Chir. Onkol. Chir. Univ.-Klin. Heidelberg · Seit 80 Chefarzt Chir. Klin. Ev. Bethesda-Krhs. Essen u. · 84 Ärztl. Dir. ebd.
ZV Über d pressor Wirkg v endogenem Noradrenalin b Normo- u Hypertonikern. Arch Kreislaufforsch 46, 148 (1965) · Patholog-anatom Befunde a Leber u Pankreas b Erkrkgn d Gallengangssyst. Med Welt 20, 765 (1969) · Beziehgn zwischen morpholog u haemodynam Verändergn i postpankreat Schock. ebd 21, 1238 (1970) · Z Pathol u Therap d Struma maligna. Dtsch Med Wochenschr 13, 666 (1970) · Ausgedehnte obere u untere Mediastinalhernie na Pneumonektomie. Chirurg 41, 86 (1970) · Dickdarmatresie b angebor Zwerchfellhernie. Z Kinderchir 9, 438 (1971) · Oesophagoskopie. Diagnostik 4, 207 (1971) · Klin u Progn d Colon-Rektumca. Dtsch Med Wochenschr 97, 1590 (1972) · D Kind i Straßenverkehr: Analyse v 1372 Unfallverletzgn. Almanach f ärztl Fortbldg. 1972/73. Lehmann 1973 · D Mammacarcinomprogr d Univ-Kliniken Heidelberg.

RÖFO 120, 226 (1974) · Organisierte u interdiszipl Nachsorge b Tumorpat. Therapiewoche 25, 942 (1975) · Morphometry, stereometry and sterology applied to cancer development in the large intestine of man. Nat Bureau of Standards, Washington 431 (1976) · Arbeitsweise u Aufgaben d Onkolog Arbeitskreises Heidelberg. Z Allgemeinmed 52, 1122 (1976) · D Klin Krebsregister. Medizintechnik 96, 116 (1976) · Fortschr i d op Tumorbhdlg. MMW 18, 119 (1977) · Tiefsitzendes Rectum-Frühca: Exstirpationsverfahren. Langenbecks Arch Chir 347, 613 (1978) · Treatment of bone sarcomas. Suppl Europaeicum du Lyon Chirurgical 75/1, 76 (1979) · Funkt u Bedeutg e Tumorzentrums i Nachsorge u Rehabilitat. Langenbecks Arch Chir 349, 103 (1979) · Möglchktn d EDV-Anwendg i chir Abt. ebd 355, 311 (1981) · Combined modality approach to liver metastasis from colo-rectal cancer. J Cancer Res Clin Oncol 107, 56 (1984)
MH TNM-Klassifizierg d malig Tumoren u allg Regeln zur Anwendg d TNM-Syst. Berlin: Springer 1976 · Zentralorgan f Chir u Grenzgebiete. Berlin: Springer bis 1980 · Krebsnachsorge. München: Urban & Schwarzenberg 1980 · Praxis d Krebsbhdlg i d Chir. Empfehlungen der Dtsch Ges f Chir K 1–K 20. Gräfelfing: Demeter 1977–1983 · Erg Chir Onkol, Bd 1–6. Stuttgart: Enke 1980–1983
BV Statist, ätiolog u prognost Aspekte d Kolo-rektalen Ca. In: Chir akt, Bd II. Erlangen: Straube 1977 · D Indikat z Op b bösart Knochentumoren. In: Erkrankgn d Knochens. Stuttgart: Thieme 1980 · D Allgchir als Chir Onkol. In: Erg d chir Onkol. Stuttgart: Enke 1981 · Op Bhdlg v Metastasen. Verh Dtsch Krebsges Bd 3. Stuttgart: Fischer 1982 · D explorat Laparotomie b soliden Tumoren. In: Kombin chir u radiol Therap. München: Urban & Schwarzenberg 1981 · Klin u Klassifizierg d Mammaca. In: Erkrkgn d weibl Brustdrüse. Stuttgart: Thieme 1982 · D Dickdarm-Ca. In: Aktuel chir Onkol. Berlin: Springer 1982 · Allg Geschwulstlehre, Zytostatika (einschl Immunbiol), TNM-Syst, Strahlentherap. In: Lehrb d Chir, 7 Aufl. Stuttgart: Thieme 1982 · Chir Therap v Lebermetastasen gastrointestinaler Tumoren. In: Erg d Chir Onkol. Stuttgart: Enke 1983 · Epidemiologie d Oesophagus-Ca. In: D kurable Oesophagusstenose. Stuttgart: Thieme 1984

Bokor, Zoltan, Dr. med., niedergelassener Chirurg u. D-Arzt, Möhlenring 51, 4152 Kempen · *06. 02. 36 Huedin/Rumänien · **A** 59, Tirgu-Mures/Rum. · **D** 59, Tirgu-Mures/Rum. · **AG** Allg. Chir. · Rumpftraumen · **FG** Chirurgie nicht angegeben · **TW a)** 59–68 Spermezeu/Rum. · 68–70 Chir. Abt. Hospital Dej/Rum. (Strauss) · 70–71 Chir. Abt. Univ. Klin. Klausenburg/Rum. (Nana) · 71–76 Chir. Abt. Hospital Bistritz/Rum. (Stavar) · 76–83 Chir. Zentrum d. Hosp. z. Hl. Geist Kempen · **c)** Seit 07/83 Niedergelassener Chirurg und D-Arzt Kempen

Bolkenius, Manfred, Prof. Dr. med., Chefarzt, Kinderchir. Klin. Krhszweckverband Ausgsburg, Stenglinstr. 1, 8900 Augsburg · *29. 02. 40 Bendorf/Rhein · **A** 68, Bonn · **D** 67, Bonn · **AG** 67/68 Pädiatr. Bonn · 69/71 KindChir. Köln · **FG** Chirurgie 09/74 · **TG** Kinderchirurgie 03/76 · **H** 78, Heidelberg · **P** 85, Heidelberg · **TW a)** 04/71–12/75 Chir. Zentrum Univ. Heidelberg (Linder) **b)** 01/76–07/84 KindChir. Univ. Heidelberg

(Daum) **c)** Chefarzt KindChir. · **S** Seit 08/84 Chefarzt Kinderchir. Klin. Augsburg
ZV Injuries to children on escalators. German med monthly 15, 736 (1970) · Versorg d rupturiert Omphalocele u d paraumbilic Bauchwanddefektes m geburtseig Eihäuten. Z Kinderchir 10, 163 (1971) · Z Versorgg verletz Kinder a Unfallort. Therapiewoche 37, 3245 (1973) · Pankreaspseudocysten na ak Pankreatitis. Z Kinderchir 14, 279 (1974) · Rekonstrukt Op b fehlgebild weibl äuß Genitale. ebd 16, 43 (1975) · Z Diffdiagn intest Blutgn i Säugl- u Kindesalter. ebd 18, 56 (1976) · Verbess Meth z op plast Korrekt d Klitoris b Pseudohermaphroditismus femininus. ebd 20, 71 (1977) · Wilms-Tumor: Vergl v Tumorhistol u Progn. ebd 24, 321 (1978) · Pfortaderhochdruck a kinderchir Sicht. Leber Magen Darm 9, 264 (1979) · Port Hypertens i Kindesalter. Exp Untersuchgn z Hämodynamik versch Shuntmod u klin Beobachtgn d prähepat bedingt port Hypertens. Langenbecks Arch Chir 89, 249 (1980) · Knochenmetastas b Wilms-Tumor i Abhängigkt v histol Grading. Klin Pädiatr 193, 232 (1981) · Weichteilsark i Kindesalt. Langenbecks Arch Chir 357, 27 (1982) · Adrenal-Tumors. Prog Pediatr Surg 16, 113 (1983) · Vermeidg d Circumcis. Tägl Prax 25, 83 (1984) · Op Korrekt intersexer Genitale. Therapiewoche 35, 5177 (1985) · Abdominoscrotale Hydrocele i Säuglingsalt. Pädiatr Prax 37, 491 (1988)
BV Portale Hypertens i Kindesalt. Stuttgart: Hippokrates 1981 · Benig Knochentum i Kindesalt. Pädiatr i Prax u Klin. Stuttgart: Fischer/Thieme 1989

Bombel, Horst Heinz Dieter, Dr. med., Chefarzt, Chir. Abt. Kreiskrhs., Karl-von-Hahn Straße 120, 7290 Freudenstadt · *17. 09. 39 Freiburg i. Br. · **A** 69, Freiburg i. Br. · **D** 71, Freiburg i. Br. · **AG** AllgChir., UnfChir. · Endoprothesen, Handchir. · **FG** Chirurgie 06/74 · **TG** UnfChir. 12/78 · **TW a)** 75–77 OA Chir. Abt. Kreiskrhs. Freudenstadt (Burkhardt) · 77 Gastarzt d. Endoklinik Hamburg (Buchholz) · 77/78 1. OA Dreifaltigkeitshospital Chir. Abt. Lippstadt (Hallenscheid) · Seit 01/79 Chefarzt d. Chir. Abt. Kreiskrhs. Freudenstadt **c)** siehe S · **S** Seit 01/79 Chefarzt d. Chir. Abt. Kreiskrhs. Freudenstadt · Seit 02/88 Ärztl. Dir. ZV-MH-BV

Bomhard, Friedrich, Dr. med., i. R., Volckamerstr. 15, 8540 Schwabach · *09. 10. 15 Markteinersheim · **A** 39, Danzig · **D** 42, Königsberg · **AG** Chir. · 40–46 Militär · **FG** Chirurgie 11/52 · **TW a)** Bürgerhosp. Saarbrükken · Landkrhs. Coburg · Laurentiushaus im Krhs. Rummelsberg **c)** i. R.

Bongartz, Werner, Dr. med., Ärztl. Dir., Dreifaltigkeits-Krhs., Bonnerstr. 84, 5047 Wesseling · *15. 07. 24 Siegburg · **A** 52, Düsseldorf · **D** 52, Düsseldorf · **FG** Chirurgie 11/58 · **TW a)** 02/62 OA Allg.- u. UnfChir. Städt. Krhs. Siegburg (Möhlenbruch) **c)** Chefarzt i. R. · **S** 10/66–07/89 Chefarzt Allg.- u. UnfChir. Dreifaltigkeits-Krhs. Wesseling

Bontemps, Ernst, Assistenzarzt, Kreiskrhs. Uelzen, Waldstrasse 2, 3110 Uelzen 1 · *04. 10. 55 Hamburg · **A** 82, Hamburg · **AG** 83–88 Allg. u. UnfChir. Hafenkrhs. · **FG** Chirurgie 02/89 · **TW c)** AssArzt

Borchardt, Rolf, Dr. med., niedergelassen, Karlsruher Str. 2, 7550 Rastatt · *13. 02. 42 Castrop-Rauxel · **A** 70, Düsseldorf · **D** 68, Essen · **AG** StatArzt Bauchchir., UnfChir., AllgChir. · **FG** Chirurgie 10/76 · **TW** **a)** 70–76 Kreiskrhs. Achern (Bräutigam) · 77–78 Kreiskrhs. Oberkirch (Jochim) · 78–79 Kreiskrhs. Rastatt (Buschmann) **c)** Chirurg u. D-Arzt · **S** Seit 80 Niederlassung Rastatt

Borell, Ernst L., Dr. med., FA f. Chirurgie, Am Bahnhofsplatz 7, 7560 Gaggenau · *29. 12. 19 Düsseldorf · **A** 51, Freiburg · **D** 51, Freiburg · **FG** Chirurgie 55 · **TW** **a)** Diakonissenhaus Freiburg (Hosemann, Bahls) · Krhs. Göppingen (Fuchs) **b)** Inn. Abt. Krhs. Baden-Baden (Delius) · Rö. Abt. Diakonissenhaus Freiburg (Harnasch) · 55–59 OA Krhs. Rastatt · **S** Seit 59 Niederlassung Gaggenau

Borggrefe, Klaus-Ulrich, Dr. med., Chefarzt, Marienhosp., Zeise 4, 5100 Aachen · *20. 06. 47 Düsseldorf · **A** 73, Essen · **D** 74, Essen · **AG** Traumatol. · **FG** Chirurgie 07/81 · **TG** UnfChir 12/82 · **ZB** Sportmed. 12/88 · **TW** **a)** 74–75 BG-Klin. Duisburg (Hierholzer) · 75–76 St. Vincenz-Krhs. Limburg (Voorhoeve) · 79–81 Städt. Krhs. Ludwigshafen (Gelbke) · 81–83 St. Vincenz-Krhs. Limburg (Voorhoeve) · 83–84 Ev. Krhs. Oberhausen (Lennert) **b)** Seit 01/85 Chefarzt Unfallchir. Marienhosp. Aachen· **c)** Chefarzt · **S** Seit 01/85 Chefarzt, Unfallchir. Marienhosp. Aachen

Borm, Dietrich, Prof. Dr. med., Chefarzt, Chir. Klin. St. Bernward-Krhs., Treibestr. 9, 3200 Hildesheim · *13. 10. 28 Elditten/Ostpr. · **A** 54, Kiel · **D** 54, Kiel · **AG** Urol., Allg-, Abdominale-, Endokrine-, Thorax (ohne Herz)- u. GefChir. · **FG** Chirurgie 62 · Urologie 62 · **TG** GefChir 83 · **H** 65, Kiel · **P** 70, Kiel · **TW** **a)** 55–71 Chir. Univ.-Klin. Kiel (Wanke, Löhr) **c)** Chefarzt · **S** Seit 71 Chefarzt Chir. Klin. St. Bernward-Krhs. Hildesheim
ZV 80 Veröffentl in nationalen u internationalen Zeitschriften üb Themen d unt AG genannten Gebiete

Borst, Hans Georg, Prof. Dr. med., Geschäftsführ. Dir. u. Leiter d. Klin., Zentrum Chir. Klin. Thorax-, Herz- u. Gefäßchir. Med. Hochschule Hannover, Konstanty-Gutschow-Str. 8, 3000 Hannover 61 · **A** 53, Harvard Med. School Boston · 57, Marburg · **D** 53, HMS Boston · 57, Marburg · **AG** Physiol. · AllgChir. · Thorax-, Herz- u. GefChir. · **FG** Chirurgie 10/61 · **TG** GefChir 04/68, Thorax- u. Kardiovaskularchirurgie 04/68 · **H** 62, München · **P** 68, Hannover · **TW** **a)** OA Chir. Klin. d. Maximilian-Univ. München (Zenker) **b)** Seit 04/68 Lehrstuhlinhaber, Chir. Klin. Med. Hochschule Hannover **c)** o. Prof. Chir., Leiter Klin. Thorax-, Herz- u. Gefäßchir. · **S** Seit 68 Leiter Klin. Thorax-, Herz- u. Gefäßchir. Hannover u. Geschäftsführender Dir. Zentrum Chir. MHH
ZV 280 Arbeiten aus den Gebieten d Physiol, AllgChir sowie Thorax-, Herz u Gefäßchir
MH Herz u herznahe Gefäße, Kirschnersche Oplehre, 1 u 2 Aufl · Thoraxchir, Vaskuläre Chir, The Thoracic and Cardiovascular Surgeon 1978–1986 · Eur J of Cardio-thoracic Surgery, 1987 ff · World J Surgery 1975–1987 · Eur Heart J 1985 ff · Langenbecks Archiv f Chir

BV Möglchktn d künstl Kreislaufumleitg i d Chir d großen Arterien. In: Aorta u große Arterien. Berlin: Springer 1966 · D pulmonale Embolektomie. In: Allg u spez chir Op-Lehre. ebd 1967 · Eingriffe a d Mitralklappe. In: Indikat z Op. ebd 1974 · Pathophysiol u Klin d Kreisl i d unmittelbar postop Phase. In: Postop Komplikat – Prophyl u Therap. ebd 1976 · Weiterbildg i d Chir i Depart System. In: Klin Unterricht u Weiterbildg i d Chir. ebd 1978 · Carcinoma of the esophagus. Results of resect and reconstruct. In: Medical and surgical problems of the esophagus. New York: Academic Press 1981 · Myocardial protection – Clinical aspects. In: Congenital heart disease in the first 3 months of life. Patron Editore 1981 · Hypothermic preservation techniques – methodology. In: Textbook of clinical cardioplegia. Futura Publ Co 1982 · Koronarchir. In: Arteriosklerose, Grundlagen, Diagnost, Therap. Köln: Deutscher Ärzte-Verlag 1985 · The role of surgery in life-threatening post-infarction ventricular tachycardia. In: Open heart surgery. Tata McGraw-Hill Publ Co 1987

Bötticher, Rainer, Prof. Dr. med., Chefarzt, Klinikum Fürth, Chir. Klin. I, Jakob-Henle-Str. 1, 8510 Fürth · *09. 02. 39 Zwickau/Sa. · **A** 67, Erlangen · **D** 65, Erlangen · **AG** AllgChir., Gallenwegs-Pankreas- u. Dickdarmchir., GefChir. · **FG** Chirurgie 72 · **H** 75, Erlangen · **P** 82, Erlangen · **TW** **a)** 65–78 Chir. Univ.-Klin. Erlangen · **S** Seit 02/78 Chefarzt Klinikum Fürth
ZV Chir d Art poplitea, Venentransplan distal d Kniegelenks. Separatum 1969 · Klin Erfahrgn m d neu Gefaktivat Dusodril. Erg d klin Prüf u e Doppelblindversuch. Med Klin 66, 1571 (1971) · Perkutane transhepat Cholangiograph, ih Bedeutg f d Lokalisier d Abflußhindern b Verschlußikterus n Oberbauchop. Dtsch Med Wochenschr 96, 1844 (1971) · Pankreaspseudocysten n akut Pankreatitis b 2 Schwest. Z Kinderchir 11, 482 (1972) · D op Therap d Pankreasverletzgn. Bruns Beitr Klin Chir 220, 675 (1973) · Zweiteingr n Choledochoduonostomien. Langenbecks Arch Chir 334, 946 (1973) · Z Differentialdiagn Appendicitis akuta, Perforat e unvollst entfernt Appendix. Zentralbl Chir 98, 1851 (1973) · Korrekt e groß Narbenbruch na Omphalocelenop. Zentralbl Chir 334, 952 (1973) · Doppelcarzinome i chir Krankgut. Med Monatsschr 28, 205 (1974) · D arterioven Lungenfistel i Kindalt. Klin Pädiatr 186, 9 /1974) · Komplikat v Pankreaspseudocysten – Milzrupt du Blutg i e Pankreascyste. Med Klin 69, 61 (1974) · D chir Therap d chron Pankreatitis. MMW 116, 1923 (1974) · Magenpolypen – Progn u Therapie. Dtsch Med Wochenschr 100, 167 (1975) · Selt Befunde b d chron fibrosier Pankreatitis. Langenbecks Arch Chir 338 (1975) · D Recidiveingr a d Gallenwegen u ih Verhütgn. Medizin 4, 3 (1976) · Klin u Therap bronchopulm Eitergn. Chir aktuell 1, 131 (1976) · Indikat z Op b d chron Pankreatitis. ebd 1, 76 (1976) · Chron Pankreatitis – Retrogr Gangdarstellg als Voraussetzg f d Op. Med Tribune 1976 · Subtotale od totale Reskt b d Behandlg d chron Pankreatitis. Langenbecks Arch Chir 345, 584 (1977) · Chir Behandlg leberpfortennah Gallenwegsstriktur m d Meth na Rodney-Smith. Chirurg 48, 444 (1977)
BV Periphere maligne Weichteiltum. Primäre Retroperitonealtum. In: Indikat z Op. Springer 1974 · D Op na Rodney Smith – e wesentl Verbesserg b d Rekonstr leberpfortennah Gallenwegsvereng. In: Aspekt mod Chir.

Erlangen: Peri-med Vlg 1977 · Retroperitoneale Erkankgn. In: Indikat z Op. Berlin Springer 1981 · Benig u malig Weichteiltum. In: ebd

Böwering, Ferdinand, Dr. med., Chefarzt i. R., Amselweg 4, 6240 Königstein/Taunus · *19. 09. 98 Dolberg/Westf. · **A** 24, Würzburg · **D** 23, Würzburg · **FG** Chirurgie 30 · **TG** UnfChir 36 · **TW a)** 06/30–12/63 Allg. Chir., Unf. Chir. St. Rochus-Hosp. Castrop-Rauxel **b)** 09/29–12/30 OA Gynäkol. ebd. **c)** Seit 12/63 i. R. · **S** 30–63 Chefarzt Chir. Abt. am St. Rochus-Hosp. Castrop-Rauxel

Brand, Ekkehard, Dr. med., 1. Oberarzt, Paracelsuskrhs. Ruit, Hedelfinger Str. 166, 7302 Ostfildern 1 · *27. 01. 44 Burg b. Magdeburg · **A** 72, Wiesbaden · **D** 72, Gießen · **AG** AllgChir. · ThChir. · KindChir. · **FG** Chirurgie 06/79 · **TG** GefChir 10/85 · **TW a)** 79–84 1. Chir. Klin. Klinikum Nürnberg (Holder) **b)** 84–85 GefChir. Klinikum Nürnberg (Raithel) · Seit 08/85 1. OA Chir. Klin. Paracelsuskrhs. Ruit **c)** 1. OA

Brandesky, Gernot, Prof. Dr. med., Chefarzt, Kinderchir. Abt. Landeskrhs., A-9020- Klagenfurt · *26. 05. 31 Wien/Österreich · **D** 56, Wien · **AG** 07/56–07/57 Inn. Med. · 08/57–12/64 Chir. · **FG** Chirurgie 12/64 · **TG** Kinderchirurgie 05/74 · **H** 77, Graz · **P** 84, Graz · **TW b)** OA Kinderchir. Abt. LKK Linz **c)** Chefarzt Kinderchir. · **S** Seit 74 Chefarzt Klagenfurt
ZV Z Bhdlg fortgeschrittener Fälle angebor Stenosen d unt Harntraktes. Langenbecks Arch Chir 299, 567 (1962) · Erfahrgn m d Spitz-Holterventil b d Bhdlg d Hydrocephalus i Kindesalter. Z Kinderchir 1, 21 (1964) · Severe head injuries in children. Clin Pediatr 4, 141 (1965) · Indikat u Erg d Nobleschen Plikat i Kindesalter. Dtsch Med Wochenschr 93, 2471 (1968) · Indikat z Resektbhdlg v Bronchiektasien auf Grund postop Erg. Z Kinderhlkd 106, 1 (1969) · Elektromyograph Untersuchgn d Gracilisplastik na Pickrell. Z Kinderchir 9, 220 (1970) · D Intersexualität aus kinderchir Sicht. Pädiatr Prax 9, 543 (1970). Chir Praxis 15, 607 (1971) · Z Nachbhdlg op Ösophagusatresien. (Rückschl auf Grund postop Erg). Monatsschr Kinderhlkd 119, 617 (1971) · D wachsende Schädelfrakt d Säuglings- u Kleinkindesalters. Z Kinderchir [Suppl] 381 (1972) · Ileocoecal resections in infancy. Late results. Ann Chir Infant 13, 233 (1972) · Histolog Untersuchgn b Leistenhoden. Monatsschr Kinderhlkd 121, 611 (1973) · Operations for the improvement of faecal incontinence. Prog Pediatr Surg 9, 105 (1976) · Exptelle Untersuchgn z Funkt transplantierter Muskellappen b angebor Zwerchfelldefekten. Wien Klin Wochenschr 88, [Suppl] 50 (1976) · Long-term results of pulmonary resections in childhood. Prog Pediatr Surg 10, 267 (1977) · Z radiolog Funktdiagnost d op Zwerchfells. Wien Klin Wochenschr 88, 598 (1976) · Erg d Rives-Plastik b d Bhdlg angebor Zwerchfelldefekte u -relaxat. Z Kinderchir 21, 123 (1977) · Traumat Hernien i Kindesalter. Wien Klin Wochenschr 93, 80 (1981) · Immobilisationshyperkalziurie. Z Kinderchir 32, 3 (1981) · Results of the modified Hartl Gracilis Plasty. Prog Pediatr Surg 17, 115 (1984) · D sonograph Diagn d hypertrophen Pylorusstenose. Wien Klin Wochenschr 136, 235 (1986)
MH Z Kinderchir
BV D Eingriffe a Zwerchfell. In: Op i Kindesalter, Bd I.

Stuttgart: Thieme 1973 · Zwerchfell; Bauchdecken; Retroperitoneum; Urol. In: Intra- u postop Zwischenfälle, Bd IV. Stuttgart: Thieme 1974 · Schädel-Hirn-Trauma. In: Pädiatr i Praxis u Klin, Bd III. Stuttgart: Fischer-Thieme 1980 · Kindesmißhandlg. In: D verletzte Kind, Lehrb d Kindertraumatol. Stuttgart: Thieme 1984

Brandt, Hermann Hans Friedrich, Dr. med. Dr. med. habil., Chefarzt i. R., Hans-Hinrichs-Str. 34, 4930 Detmold · *29. 05. 09 Frotheim/Lübbecke · **A** 35, Berlin · **D** 35, Münster/Westf. · **AG** Chir., Urol. · **FG** Chirurgie 02/39 · Urologie 07/53 · **H** 45, Münster · **TW a)** 35 AssArzt · 39 wissenschaftl. Ass. · 08/39–10/43 San. Offizier Kriegsdienst · 45–46 OA Chir. Univ.-Klin. Münster (Coenen, Sunder-Plassmann) · 06/46–05/74 Chefarzt d. Chir. Abt. Landeskrhs. Detmold, später in Kreiskrhs. Detmold umbenannt **c)** Chefarzt i. R. · **S** 06/46–05/74 Chefarzt Detmold
ZV Beitrag z Encephalitis congenita (Virchow). Virch Arch 293 · D Krankhtsbild d Fischwirbel. Bruns Beitr Klin Chir 164 (1936) · Üb e angebor Weichteilsarkom d R Untschenkels. Med Klin 13 (1939) · Klin u Diagnost chron, traumat Zwerchfellhernien. MMW 1939 · Z Krankhtsbild d postop, fortschreit, synergist Lungengangrän. Bruns Beitr Klin Chir 174, 558 (1943) · Gesäßsteckschuß u Gasbrand. Dtsch Militärarzt 1943 · D heutg Stand v Leber-Milz-Darstelg i Röbild na Einspritzg v Kontrastmitteln. MMW 25/26 (1944) · Thorotrast u Lebercirrhose? ebd 1944 · Versuche üb Depotanästh m Periston. Zentralbl Chir 380 (1945) · Einfaches Gestell z Lagerg v Obarmschußbrüch b Brustverletzgn in vord Sanitätseinrichtgn. Militärarzt 1945 · D akut Blähdarm infolge Fehlernährg. Med Klin 1947 · D Achselvenenstau. Bruns Beitr Klin Chir 177, 231 (1948) · Anurie durch Steineinklemmung b angebor Einzelniere. Z Urol 41, 72 (1948) · Heilg e metastas Aktinomykose. Chirurg 21 (1950) · Z Bhdlg d Knochen-Gelenk-Tuberkul m Peteosthor (troch). Dtsch Med Wochenschr 75 (1950) · Üb Chemotherap malig Tum. Bruns Beitr Klin Chir 181 (1950) · D Op d Lungenhernie. Zentralbl Chir 80

Braun, Lutz, Prof. Dr. FACS, Chefarzt Kreiskrhs., Röntgenstr. 18, 4930 Detmold · *07. 10. 33 Lüdenscheid · **A** 62, Münster · **D** 60, Münster · **AG** Allg.-, Thorax-, Gef.-, KindChir. · **FG** Chirurgie 67 · **H** 68, Münster · **P** 71, Münster · **TW a)** 67–69, 71–74 Chir. Univ.-Klin. Münster (Sunder-Plassmann) · 70 Dept. Cardiovasc. Surg. Mayo Clinic Rochester, Minn (USA) (McGoon, Wallace) · Seit 74 Chir. Klin. Detmold (Chefarzt) **c)** Chefarzt · **S** Seit 74 Chefarzt Kreiskrhs. Detmold
ZV Möglichkt u Grenz d Urämiebhdlg m d extrakorp Hämodialyse. Med Klin 57, 2181 (1962) · Üb d Einfluß v Krankhtn auf d Enzymgehalt d menschl Herzmuskels. Z Kreislaufforsch 54, 246 (1964) · Üb intraop EKG-Verändgn b Op a Herz u d groß Gefässen. Med Klin 59, 128 (1964) · Üb d Einsatz v künstl Nieren b Massenkatastroph. Langenbecks Arch Chir 308, 45 (1964) · Komplikat u Todesursach traumat Organzerreissungen. Chirurg 39, 362 (1968) · Früh- u Späterg na Aortenklappenersatz m e Starr-Edwards-Kugelproth. Thoraxchir 19, 468 (1971) · Z op Bhdlg d persistier AV-Kanals. Langenbecks Arch Chir 337, 339 (1972) · Prognosis of aortic valve replacement with a ball-valve prosthesis in relation to the preoperative heart size. J Thorac Cardio-

vasc Surg 65, 381 (1973) · Aortenklappenersatz m ein Homograft. Bruns Beitr Klin Chir 220, 486 (1973) · Klin, Therap u Progn d Pericarditis constrictiva. Langenbecks Arch Chir 336, 125 (1974) · Klin, Therap u Progn d Dickdarmca. Bruns Beitr Klin Chir 221, 503 (1974) · D akute Mesenterialarterienverschluß - Klin, Therap, Progn. Zentralbl Chir 110, 1527 (1985) · D Choledochoduodenostomie b gutart Erkrankgn d Gallenwege. Chir Praxis 36, 41 (1986) · D blutende gastroduodenale Ulkus - Klin, Therap, Progn. Chirurg 57, 438 (1986) · Risikofaktor Lebensalter. Langenbecks Arch Chir 369, 321 (1986) · Progn d kolorektal Karz b über 80 Jährigen. Dtsch Med Wochenschr 111, 1869 (1986) · Z Risiko op Eingrif a Gallenblase u Gallenwegen. Chirurg 58, 413 (1987) · Indikat u Erg d transthorakalen Zwerchfellplastik b gastroösophageal Reflux. Verdauungskrankht 5, 229 (1987) · Z Progn d Magenca. Dtsch Med Wochenschr 113, 672 (1988) · Früh- u Späterg n Implantat e Aortenbifurkationsproth. Zentralbl Chir 113, 423 (1988)
MH Pyelonephritis. Stuttgart: Thieme 1966 · Durchblutgsstörgn, Grundlag u Therap. Stuttgart: Enke 1975 · Klin d Wasser-, Elektrolyt- u Säure-Basen-Haushalt. Stuttgart: Thieme 1977 · Hiatushernie - Achalasie. Stuttgart: Thieme 1982 · Probl d Alterschir. Stuttgart: Thieme 1984 · Therap d Mammaca. 1975 · D Bronchialca. 1976 · Magen- u Ösophagusca. 1977 · Kolon- u Rektumca. 1978 · Schilddrüsenerkrankgn. 1979 · Chir Behandlg arteriell Durchblutgsstörgn. 1980 · Erkrankgn d Pankreas. 1981 · Magen-Duodenal-Ulkus. 1982 · Erkrankgn d Gallenblase u -wege. 1983 · Gutart Erkrankgn v Dünn- u Dickdarm. 1984 · D Mammaca. 1985 · D Bronchialca. 1986 · D Magenca. 1987 · D Ösophagusca. 1988
BV D ak Nierenversagen. Stuttgart: Enke 1968

Braun, Udo, Dr. med., Chefarzt, Kreiskrhs. Lauingen, Gundelfingerstr. 4, 8882 Lauingen/Donau · *11. 10. 42 Bayreuth · A 70, München · D 69, Erlangen · AG Chir., Urol., Handchir., Gefäßchir., Herzschrittmacher · FG Chirurgie 07/76 · TG UnfChir 09/81 · TW a) 05/77-12/81 1. OA Organ u. GefChir. Kreiskrhs. Deggendorf (Deiml) b) UnfChir. (Haiböck) · S Seit 01/82 Chir. Chefarzt Kreiskrhs. Lauingen

Brawanski, Alexander Theodor, Prof. Dr. med., Oberarzt, Neurochir. Klin. u. Poliklin. Univ. Würzburg, Josef-Schneider-Str. 11, 8700 Würzburg · *01.05. 53 Würzburg · A 79, Würzburg · D 80, Würzburg · AG Hirndruck · Hirndurchblutg · FG Neurochirurgie 10/85 · H 87, Würzburg · P nicht angegeben · TW a) OA Neurochir. Univ.-Klin. Würzburg c) OA
ZV Continuous analysis of vasoregulation and intracranial compliance by ICP amplitude analysis. In: Neurological surgery. Abstracts of the 7th Int Congr. Thieme 1981 · Case studies of non-invasive regional blood flow investigations in patients with vasospasm after subarachnoid haemorrhage. rCBF Bull 1, 9-11 (1981) · Intracranial pressure gradients in the presence of various intracranial space-occupying lesions. Adv Neurosurgery 9, 355-362 (1981) · The CBF laboratory in Würzburg (FRG). rCBF Bull 2, 35-36 (1981) · Nichtinvasive Messg d regional cerebralen Durchblutg. Acta Medicotechnica 30, 6-9 (1982) · Atraumatic rCBF measurements: an aid in the timing of surgery and the management of spasm following SAH. Acta Neurochir 63, 43-51 (1982) · Spontaneous intracranial hemorrhage, intracranial pressure and indication for operation: A clinical follow-up study. Adv Neurosurgery 11, 90-98 (1983) · A computerized analysis of ICP for the determination of intracranial tightness: Experimental results and clinical significance. Adv Neurosurgery 13, 285-289 (1985) · Prognostic value of rCBF measurements in patients after SAH. J Cerebral Blood Flow Metabol 5 [Suppl 1] 441 (1985) · Schädel-Hirn-Trauma u zerebrale Komplikat d Kreislaufschocks. Klin Exp Notfallmed 8, 67-79 (1986) · The clinical application of a new CBF index in arteriovenous malformations. J Cerebral Blood Flow Metabol 7 [Suppl 1] 54 (1987) · D zweidimensionale Hirndurchblutgsmessg b Subarachnoidalblutg. Med Welt (im Druck)
MH rCBF-Bulletin
BV Computer-analysis of ICP-modulations: Clinical significance and prediction of ICP-dynamics. In: Intracranial Pressure 5. Berlin: Spinger 1983 · D nicht-invasive Messg d regional Hirndurchblutg - Erg u Porbl b Kindern. In: Moderne Diagnost u Therap b Kindern. Berlin: Große 1984 · The usefulness of the noninvasive rCBF measurement in the treatment of patients after subarachnoid haemorrhage (SAH). A 5 year review. In: Timing of aneurysm surgery. Berlin: de Gruyter 1985 · Utility of non-invasive rCBF measurements for assessment of cerebral function following subarachnoid haemorrhage. In: Cerebral blood flow and metabolism measurement. Berlin: Springer 1985 · Increased ICP without ventriculo-megaly. Diagnostic and therapeutic problems in a 1-year-old boy. In: Child's nervous system, vol 1. Berlin: Springer 1985 · Correlation of vasospasm and CBF in aneurysmal SAH. In: Stroke and microcirculation. New York: Raven Press 1987 · Clinical implementation of neurofunctional mapping in neurosurgery. In: Impact of functional imaging in neurology and psychiatry. 1986 · Erkrkgn v Schädel u Gehirn. In: Lehrb d Chir. Stuttgart: Thieme 1988 · Gesichtspunkte der Indikationsstellung zur operativen Versorgung von Aneurysmen. In: Prognost in d Intensivtherap d Zentralnervensyst. 1989 · Spontane Blutgn. In: Therapbuch f neurolog Erkrkgn. Stuttgart: Thieme (im Druck) · Clinical value of different CBF parameters in patients after subarachnoidal hemorrhage (SAH). In: Modern Neurosurgery. Berlin: Springer (im Druck) · The PA/PM-relation in head-injured patients: Is there only one relationship. ICP VII. Berlin: Springer (im Druck)

Brehm, Oscar Robert, Dr. med., i. R., Welkerstr. 114, 7272 Altensteig · *05.08. 10 Libau/Rußland · A 40, Berlin · D 38, Königsberg/Pr. · AG AllgChir. · FG Chirurgie 10/47 · TW a) 35 Chir. Univ.-Klin. Tübingen (Kirschner) · 36-37 Chir. Univ.-Klin. Breslau (Rahm) · 37-38 Chir. Univ.-Klin. Königsberg/Pr. (Läwen) c) i. R.

Bretschneider, Hans Jürgen, Prof. Dr. med. Dr. h. c., Leiter der Abt. Physiol. u. Pathophysiol. Univ. Göttingen, Humboldtallee 23, 3400 Göttingen · *30.07. 22 Neubrandenburg/Mecklenburg · A 52, Göttingen · D 52, Göttingen · AG Kardiologie u. Inn. Med., Organ-Protektion u. -Transplantation · FG Innere Medizin 60 · H 58, Göttingen · P 64, Köln · 68, Göttingen · TW c) Abt. Leiter u. Prof. f. Physiol. u. Pathophysiol. · S Seit 68 Dir. Physiolog. Inst. d. Univ. Göttingen

Breyer, Hans-Georg, Prof. Dr. med., Oberarzt, Abt. f. Unfall- u. Wiederherstellungschir., Klinikum Steglitz FU Berlin, Hindenburgdamm 30, 1000 Berlin 45 · *16.04.43 Insterburg/Ostpr. · **A** 70, Berlin · **D** 69, Berlin · **AG** 01/70–04/71 Pädiatrie · **FG** Chirurgie 06/76 · **TG** UnfChir 09/81 · **H** 84, Berlin · **P** 89, Berlin · **TW a)** 76–77 Chir. Abt. Behring-Krhs. Berlin (Dohrmann) **b)** Seit 77 wiss. Ass., Abt. Unfall- u. Wiederherstellungschir., Klinikum Steglitz FU Berlin (Rahmanzadeh) · Seit 81 OA ebd. · **c)** OA Unfall- u. Wiederherstellungschir.
ZV Z Problem präop Keimreduktion i d Colonchirurgie. Aktuel Chir 13, 393 (1978) · Femurkopfprothese als Ausnahmeindik b pertrochant Frakt greiser Pat. Aktuel Traumatol 9, 359 (1979) · Pathol Frakt am Oberarm. H Unfallheilkd 148, 402 (1980) · D dynam Belastbark d endoprothet versorgt Knoch b pertroch Osteot. Aktuel Traumatol 11, 58 (1981) · Schwere Verbrenn u Verbrüh im Kindesalter. Sozialpädiatrie 3, 383 (1981) · Sympt u Diag Herzwandrupt b stumpf Thoraxtrauma. H Unfallheilkd 158, 389 (1982) · Z Frage d Cup-Beweglichk sphär Rotationsendoproth. Z Orthop 121, 447 (1983) · Immunolog Bef n traumobed Splenektomie. H Unfallheilkd 163, 83 (1984) · D dynam Belastbark versch Osteosyntheseverf z Beh instab pertroch Frakturen. ebd 164, 657 (1984) · Thromboserisiko d Gipsimmobilis u Operat a d unt Extr. ebd 164, 423 (1984) · Bhdlg u Behsergeb b vord Kreuzbandverl. ebd 167, 429 (1984) · D Skelettszintigr Verlaufskontr b intermed Hüftgelenksproth. Z Orthop 123, 641 (1985) · Nuklidabsorptionsmetr Best d Demineralis n Sprunggelenksverl. H Unfallheilkd 181, 207 (1986) · Thrombosis prophylaxis with low molecular weight heparin in trauma surgery. Thrombos Res [Suppl] 6, 84 (1986) · Beh d Frakt d Collum scapulae m Gelenksbet. H Unfallheilkd 186, 415 (1987) · D Bhdlg kindl Beckenfrakt. Acta Chir Austriaca 20, 187 (1988) · Probl d Ther dist Femurfrakt b Vorschäden. H Unfallheilkd 207, 250 (1989) · Thromboembol Früh- u Spätkomplikat b Verl d unt Extremitäten. Haemostaseologie 9, 267 (1989)
MH Besond Probl d Bhdlg d Tibiaschaftfrakt. Konstanz: Schnetztor 1987 · Endoprothet i d Unfallchir. ebd 1989 · D traumat Knorpelschaden. ebd 1989 · D infizierte Implantat. Berlin: Springer 1990
BV D Vorber v Transplantat u Transpllager b d autolog Knorpeltransplant i Kniegelber. In: Transplantatlager u Implantatlager b versch Opverfahren. Berlin: Springer 1980 · D Stellenwert gehalt Röntgenaufn i d Diagn v Bandverletzg d Kniegel. In: Bandverletzg a Schulter-, Knie- und Sprunggelenk. Konstanz: Schnetztor 1983 · Z Problemat d intermdiär Hüftgelenksproth. Habil Schrift. Berlin 1983 · Soziale Rehabil na Knocheninfekt. In: Rehabilitat u Reintegrat n Unfallverletzg. Konstanz: Schnetztor 1985 · Röntgenkinematograph Studien z Rotationsbelast v Kunstpfannen b Hüftgelenksersatz. In: D alloplast Ersatz d Hüftpfanne. Stuttgart: Thieme 1986

Brinkmann, Wilhelm, Dr. med., niedergelassen, Annen Str. 87, 5810 Witten · *27.06.42 Aschaffenburg · **A** 72, Frankfurt/M. · **D** 71, Frankfurt/M. · **AG** 04/72–06/73 Dtsch. Bundeswehr · 06/73–12/79 Ev. u. Johanniter Krankenanst. Duisburg-Oberhausen (Hirsch) · **FG** Chirurgie 03/79 · **TW a)** 01/80–05/80 OA Joh. Hosp. Dortmund (Imdahl) · 06/80–03/81 OA Ev.

u. Johanniter Krankenanst. Duisburg-Oberhausen (Hirsch) · 04/81–03/85 OA Nordwest-Krhs. Sanderbusch (Ehlert) **c)** niedergel. · **S** Seit 07/85 Praxis als Chirurg u. D-Arzt, Witten

Brobmann, Günther Friedrich, Prof. Dr. med., Chefarzt, Abt. Allg. Chir. Kreiskrhs. Wetzlar, Forsthausstr. 1, 6330 Wetzlar · *17.05.41 Marburg/L. · **A** 69, Marburg · **D** 68, Marburg · **AG** 10/68–03/70 Physiol. Univ. Oklahoma USA · **FG** Chirurgie 05/75 · **TG** Plastische Chirurgie 12/77 · **H** 77, Freiburg/Br. · **P** 80, Freiburg/Br. · **TW a)** 05/75–12/75 Stellv OA Poliklin. Chir. Univ.-Klin. Freiburg · 01/76–01/82 OA Abt. Allgchir. ebd. · 02/82–02/87 Ltd. OA ebd. **b)** 10/74–02/87 Leiter Plast. Chir. Abt. Allg. Chir., Chir. Univ.-Klin. Freiburg **c)** Chefarzt · **S** Seit 03/87 Chefarzt Abt. AllgChir. Kreiskrhs. Wetzlar
ZV Intestinal vascular responses to gut pressure and acetylcholine in vitro. Angiologica (Basel) 7, 140 (1970) · Effects of distension and acetylcholine in intestinal blood flow in vivo. ebd 7, 129 (1970) · Early regional vascular responses to hemorrhage and reinfusion. Surg Gynecol Obstet 131, 409 (1970) · Mesenteric vascular responses to endotoxin in monkey versus dog. Am J Physiol 219, 1464 (1970) · Vergl hämodynam Verändergn b drei versch Schockformen. Bruns Beitr Klin Chir 219/1, 69 (1971) · Effect of acute hemorrhage on arterial and venous resistance. Am J Physiol 220, 12 (1971) · Effects of ouabain on splanchnic hemodynamics in the rhesus monkey. Am Heart J 81, 511 (1971) · D Verhalten v arteriel u venösem Widerstand i hämorrhag Schock. Langenbecks Arch Chir 32 [Suppl] 395 (1972) · D Wirkg v Strophanthin auf d intestinale Durchblutg. E Beitr z Pathophysiol d hämorrhag Enteropathie. Langenbecks Arch Chir [Suppl] Chir Forum 291 (1975) · Hämorrhag Enteropathie. Fortschr Med 94, 1736 (1976) · Therapeut Beeinflußg strophanthinbedingt Durchblutungsstörgn d Darmes. Langenbecks Arch Chir [Suppl] Chir Forum 257 (1976) · Glykosidbedingte Durchblutungsstörgn d Darmes u Möglchktn therapeut Beeinflussg. Med Klin 71, 2066 (1976) · Plast Eingriffe an d weibl Brust. Z Allgemeinmed 29, 1949 (1976) · Lappenplastiken i Gesichts-, Hals- u Thoraxbereich. Med Monatsschr 31, 201 (1977) · Medikamentös bedingte intestinale Ischämie. Therapiewoche 28, 1497 (1978) · D Wirkg v Digoxin u Proscillaridin auf d mesenteriale Durchblutg. Untersuchgn z Pathogenese d intestinalen Ischämie. ebd 30, 1703 (1980) · Mamma-Augmentat m Silastic-Prothesen. E krit Bilanz na 6 J. Fortschr Med 13, 600 (1982) · Sept Komplikat b Pankreatitis. Therapiewoche 33, 219 (1983) · Effects of different shaped tissue expanders on transluminal pressure, oxygen tension, histological changes and skin expansion in pigs. Plast Reconstr Surg 76, 731 (1985) · Entscheidgshilfen b d Indikat z Op d akut Pankreatitis. Langenbecks Arch Chir 369, 784 (1986)
BV Effects of kallikrein on the cardiovascular system. In: Handbook of exp pharmacol. Berlin: Springer 1970 · Mesenteric hemodynamics in endotoxin shock. In: Gram-negative bacterial infections. Wien: Springer 1975 · Mamma-Augmentatplastik b Hypo- u Aplasie. In: Plast Chir d Kopf- u Halsbereiches u d weibl Brust. Stuttgart: Thieme 1975 · Gutart Erkrkgn d Mamma. Mammahypertrophie u Mastoptose. In: Klin d Frauenhlkd u Geburtshilfe. E Hdb d Praxis. München: Ur-

ban & Schwarzenberg 1979 · Aufhebg Herzglykosid-induz Spasmen d Mesenterialgef dur Calcium-Antagonisten i Hundeexp. In: Calcium-Antagonismus. Berlin: Springer 1980 · Glykosisbedingte mesenteriale Durchblutgsstörgn. In: Mikrozirkulat u Blutrheologie. Therap d periph arteriel Verschlußkrkht. Baden-Baden: Witzstrock 1980 · Problemat b d Versorgg ausgedehnt Weichteildefekte i Bereich d Schädels. In: Implantate u Transplant i d Plast- u Wiederherstellgschir. Berlin: Springer 1981 · Problemat d Brustaufbaus b selt angeb u erworb Deformitäten d weibl Brust. In: ebd · Chir Therap d chron Pankreatitis: Drainierende Verfahren. In: D chron Kranke i d Gastroenterol. Berlin: Springer 1984 · Ileus b okklusiv u nicht-okklusiv mesenterialen Durchblutgsstörgn. In: Ileus. Chir u gastroenterolog Praxis. Berlin: de Gruyter 1985

Brockmüller, Uwe Gerhard Henri, Dr. med., Chefarzt, Städt. Krhs. Priwall, Mecklenburger Landstr. 49–59, 2400 Lübeck-Travemünde · *27.03. 43 Hamburg · A 71, Tübingen · D 70, Tübingen · AG UnfChir., KindChir. · FG Chirurgie 09/76 · TG Kinderchirurgie 05/81, UnfChir 06/77 · TW a) Bis 09/78 Chir. Klin. Med. Hochschule Lübeck (Remé, Schildberg) · 10/78–03/80 Kreiskrhs. Neustadt (Ankermann) b) 04/80 Kinderchir. Klin. Regensburg (Regenbrecht) · 05/80–04/81 Kinderchir. Klin. Med. Hochschule Lübeck (Halsband) c) Chefarzt Chir. Klin. am Städt. Priwall-Krhs. · S 07/81–06/87 Chefarzt Kinderchir. Kreiskrhs. Neustadt · Seit 07/87 Chefarzt Chir. Klin. Städt. Krhs. Priwall, Lübeck-Travemünde

Broese, O. Wolfdieter, Dr. med., Ltd. Arzt d. Chir. Abt. u. Ärztl. Dir., Kreiskrhs. Diepholz, Eschfeldstr., 2840 Diepholz 1 · *13. 11. 29 Insterburg/Ostpreußen · A 56, Heidelberg · D 55, Heidelberg · AG 1 J. Newton-Wellesly Hosp. Boston/USA · 57–61 AllgChir. Städt. Krankenanst. Bremen · 61–62 Pathol. Inst. Bremen · FG Chirurgie 63 · TW a) Bis 64 Chir. Abt. Städt. Krankenanst. Bremen (Schütz) · 64–65 OA Chir. Abt. Kreiskrhs. Diepholz c) Ltd. Arzt Chir. Abt., Ärztl. Dir. Kreiskrhs. · S Ab 07/65 Ltd. Arzt Chir. Abt., Ärztl. Dir. Kreiskrhs. Diepholz

Bröhl, Frank Philipp, Dr. med., Oberarzt, Chir. Klin. Kreiskrhs., Röntgenstr. 18, 4930 Detmold · *06. 01. 52 Mönchengladbach · A 78, Münster · D 76, Münster · AG 02/78 AssArzt Chir. Abt. Marienhosp. Lüdinghausen · 03/78–05/79 Truppenarzt Bundeswehr Dülmen · 06/79–03/81 AssArzt UnfChir. Klin. St. Marienhosp. Lünen · 04/81–12/83 AssArzt Chir. Klin. ebd · 01/84–02/85 AssArzt Chir. Klin. Kreiskrhs. Detmold · 03/85–10/85 OA ebd. · FG Chirurgie 07/85 · TG UnfChir 12/86 · TW a) 08/85–10/85 OA Chir. Klin. Kreiskrhs. Detmold (Braun) b) 11/85–11/87 AssArzt Unfallchir. Klin. ebd. (May) c) Seit 12/87 OA Chir. Klin.
ZV Altersverändergn d menschl Aorta. Elektronenmikroskop Untersuchgn anhand v Biopsiematerial. Diss Münster, 1976 · Bandverletzgn d ob Sprunggelenkes. Bhdlg Erg na op Primärversorgg. Unfallheilkunde 84, 60 (1981) · Die Maisonneuve Frkt E kas Beitrag. Aktuel Traumatol 12, 30 (1982) · Perfor e Aortenaneurysmas i Jejunum m intermitt Blutg. Angio 8, 249 (1986) · Prognose b Magen-Ca. Chir Praxis 40 (1989) · Zur Rolle der Gastrektomie i d Bhdlg blutender Magenulzera. Zentralbl Chir 114 (1989) · Die mesenteriale AV Fistel. E selt Kompl na Darmresektion. Chirurg 1990 (im Druck) · Zur Problematik der Magenruptur e kas Beitrag. Acta Chir Austriaca 1990 (im Druck)
BV Clinical results after replacement of the aortic bifurcation. IVth Int Meeting on vascular pathology. Coimbra, 1984 · Surgical treatment of pancreatic pseudocysts. In: Acute and chronic pancreatitis. 10th World Congress of CICD. Copenhagen: Johnson & Johnson A/S 1988 · Risikofaktor Lebensalter. In: Risiko i d Chir. Analyse u Kalkulat. Berlin: de Gruyter 1988 · Häufgkt u Symptomatol d Ösophagusca. Detmold 1989

Brouwer, Wiebe, Dr. med., MD, Assistenzarzt, Herz-Thorax- u. Gefäßchir., Med. Hochschule Hannover, Konstanty-Gutschow-Straße 8, 3000 Hannover 61 · *02. 10. 58 Leeuwarden, Niederlande · A 84, Groningen, NL · D 88, Amsterdam, NL · AG 09/86–04/87 AllgChir. · 04/87–10/87 Thoraxchir. · seit 10/87 ThKardChir.

Brüchle, Hans Oskar Peter Georg, Prof. Dr. med., Dr. Maxstr. 78, 8022 Grünwald · *18. 02. 23 München · A 52, München · D 53, München · AG AllgChir. · Unf.- u. Handchir. · FG Chirurgie 63 · TG UnfChir 71 · H 71, Köln, Umhab. 79 München · P 76, Köln · TW a) 52–63 Chir. Klin. Univ. München (Frey, Zenker) · 57 II. Med. Univ.-Klin. München (Bodechtel) · 63–77 OA II. Chir. Lehrstuhl d. Univ. Köln (Schink) c) i. R. · S 77–88 Polizeiärztl. Dienst München, Gutachterstelle
ZV Stellgnahme z Sehnenchir u z therm Kontrakt v Sehnengewebe. Zentralbl Chir 1968 · Metastasier Adenome d Schilddrüse. MMW 110 (1968) · Z Bhdlg frisch komplexer Handverletzgn. ebd · E Meßanordng z Prüf d mechan Verhalt v Sehnen. Z Exp Med 147, 23 (1968) · Exp Untersuchgn a konserv Sehnen. Chir Plast Reconstr 6, 62 (1969) · Exp Untersuchgn z aufgeschob Primärversorgg b d Wundbehandlg. Teil I u II. Langenbecks Arch Chir 324 (1969) · D fortschreit Infekt u d Osteomyelitis d Hand sowie ih Bhdlg. Unfmed Tag LV gewerbl Berufsgen 10, 95 (1970) · Erg na op Behandlg d Dupuytrenschen Kontraktur. Handchir 2 (1970) · Untersuchgn üb d Blutversorg d Hand na Verletzgn. ebd · Strecksehnenverletzgn a Handrücken u Handgelenk. Monatschr Unfallhkd 73, 503 (1970) · Z primär Versorg frisch komplex Handverletzgn. H Unfallheilkd 107, 241 (1971) · Ätiologie u Therap d Kamptodaktylie. Z Orthop 110, 89 (1972) · D verletzte Kindhand. [Suppl] 1972 · Erstversorg v Handverletzgn. Unfallmed Tag LV gewerbl Berufsgen 20 (1973) · Exp Untersuchgn z Sehnentransplant. Z Rheumatol · D Dupuytrensche Kontraktur u ih Bhdlg. Dtsch Med Wochenschr 100, 1071 (1974) · D Bhdlg d Kahnbeinpseudarthrose. Handchir 121 (1975) · D tiefen Infekt d Hand u ih Bhdlg. Dtsch Med Wochenschr 101, 861 (1976) · Tumoren d Hand. Med Welt 28, 321 (1977)
BV Allgemeine und spezielle Operationslehre Bd X/3. Die Operationen an der Hand. D Eingr b Verbrenngn, Erfriergn, chem- u Strahlenschäd d Haut. In: Allg u spez Oplehre, Bd X/3. Springer 1972 · Dupuytrensche Kontraktur. In: Indikat z Op. ebd 1974

Brückner, Robert, Prof. Dr. med., Oberarzt, Klin. u. Poliklinik f. Allg. u. Abdominalchir., Langenbeckstr. 1, 6500 Mainz · *23. 03. 45 Westhofen Kr. Worms · **A** 71, Mainz · **D** 70, Mainz · **AG** Onkolog. Chir. · Gastrointest. Tumore · **FG** Chirurgie 01/76 · **TG** GefChir 08/83, UnfChir 11/86 · **H** 84, Mainz · **P** 87, Mainz · **TW a)** Bis 09/85 Chir. Klin. Univ. Mainz (Kümmerle) · Seit 11/86 Klin. u. Poliklin. Allg.- u. Abdominalchir. Univ. Mainz (Junginger) **b)** 10/85–10/86 Klin. u. Poliklin. f. Unfallchir. Univ. Mainz (Ritter) **c)** OA
ZV Rezidivier eitrige Infekt als Ausdruck e leukozyt Insuff (Chron famil Granulomatose). Z Kinderchir 12, 163–171 (1973) · Erste Erg d präop Radiotherap b Rektumkarzinom. Dtsch Med Wochenschr 102, 195–198 (1977) · D Hämobilie als lebensbedrohende postop Komplikat. Z Gastroenterol 15, 138–140 (1977) · Z Früherfassg d Ulcuskarzinoms d Magens (In-vitro-Untersuchgn m ³H-Thymidin) Aktuel Gastrologie 6/2, 163–167 (1977) · Kolondivertikulitis - Indikat z Op u Erg. Leber Magen Darm 7/2, 108–112 (1977) · Vorbestrahlg b Rektumkarzinom. Dtsch Ärztebl 75/41, 2327–2332 (1978) · Z Klin u Bhdlg d Kolonkarzinoms. Wehrmed Monatsschr 10, 301–307 (1978) · Lokale Infustherap b Lebermetastasen kolorektaler Karzinome i Vergl z unbehand Verlauf. Erg e Phase-II-Studie. Dtsch Med Wochenschr 109, 523–526 (1984)

Brüning, Walter Günter Heinrich, Dr. med., Chefarzt i. R., Varnhagenstr. 26, 5860 Iserlohn · *22. 05. 35 Rheine · **A** 63, Hamburg · **D** 61, Münster · **AG** 63–64 Allg-Chir. Marienkrhs. Hamburg · 64–68 Univ. Klin. Kiel · **FG** Chirurgie 12/69 · **TG** UnfChir 08/72 · **TW a)** 68–70 Städt. Krankenanstalt Solingen (Major) · 70–74 Franziskus-Hosp. Münster (Hoeltzenbein) **c)** i. R. · **S** 04/74–06/88 Chefarzt Chir. Abt. St. Elisabeth-Hosp. Iserlohn
ZV Z Kasuistik d praevertebralen Pharynxchordome. Inaugural-Diss Münster, 1961 · Z Diffdiagn d benig u malig Synovialome. Bruns Beitr Klin Chir 205 (1962) · Erg kindl Leistenbruchop na Czerny. Chirurg 33, 501–503 (1962) · Bhdlg d ak Pankreatitis m u ohne Proteinasninhibitor. Med Klin 61, 1254–1257 (1966) · D Discopathie d Sternoclaviculargelenkes. Chirurg 51, 722–726 (1980) · Bhdlgsvers d Dupuytren'schen Kontraktur m Superoxyd-Dismutase. Rheuma Schmerz Entzündg 4, 30–33 (1984)

Brünner, Hubertus Karl Paul, Prof. Dr. med., Direktor, Chir. Klin. Städt. Krankenanst., Lutherplatz 40, 4150 Krefeld · *19.06. 32 Bad Mergentheim · **A** 60, Mainz · **D** 60, Mainz · **AG** Abdominale, Thoracale u. Endokrinol. Chir. Univ.-Kliniken Bonn, Freiburg, Mainz · **FG** Chirurgie 67 · **TG** Kinderchirurgie 80, UnfChir 80 · **H** 68, Mainz · **P** 71, Mainz · **TW a)** 72–80 Ltd. OA Chir. Univ.-Klin. Mainz **c)** Dir. Chir. Klin. · **S** Seit 81 Dir. Chir. Klin. Städt. Krankenanst. Krefeld
ZV D Pseudomyxoma peritonei ex appendice u seine chir Bhdlg. Chirurg 36, 452–457 (1965) · Seltene hormoninaktive Tumoren d Nebenniere. Bruns Beitr Klin Chir 217, 87–94 (1969) · D Perforat d pept Magen- u Duodenalgeschwürs. MMW 1365–1370 (1971) · Diagnost Schwierigktn b primären Hyperparathyreoidismus. ebd 114, 1241–1246 (1972) · D Multiplizität d Colon- u. Rectumca. Chirurg 43, 282–285 (1972) · Über-

nähg u Primärresekt b pept Ulcus perforatum. Bruns Beitr Klin Chir 219, 420–428 (1972) · Primärer Hyperparathyreoidismus, Pankreatitis u Cholelithiasis. Dtsch Med Wochenschr 98, 426–429 (1973) · Cholelithiasis u Hyperparathyreoidismus. MMW 115, 1208–1210 (1973) · Op Therap retroperitonealer Tumoren. Langenbecks Arch Chir 334, 163–168 (1973) · Papillenbougierg o transduodenale Papillotomie. Zentralbl Chir 99, 783–787 (1974) · Blutgn a d Dünndarm. Langenbecks Arch Chir 337, 569–575 (1974) · D Dünndarmersatzmagen. Klin u Erg na 51 jejunalen Interposit. Dtsch Med Wochenschr 100, 1044–1047 (1975) · D Reintervent a Dünndarm. Chirurg 47, 1–7 (1976) · Möglchktn splenorenaler Anastomosen b portaler Hypertens. Dtsch Med Wochenschr 102, 219–222 (1977) · D totale Gastrektom b Magenkarzinom. Aktuel Chir 12, 157–170 (1977) · Adhäsionsprophyl: Noble-Darmplikation. Langenbecks Arch Chir Kongrbd 347, 403–407 (1978) · Op Therap akut Komplikat b M Crohn u Colitis ulcerosa. Intensivmed Notfallmed Anaesthesiol 20, 23–29 (1980) · Erg na Gastrektomie m Passagewiederherstellg na Longmire. Med Welt 33, 7 3–6 bzw 237–240 (1982) · Wandel d Indikat z Splenektomie aus chir u internist Sicht. Aktuel Chir 18, 1–6 (1983) · Allg optakt Prinzipien b Magenkarzinom. ebd 1984
BV Appendicitis i d Schwangerschaft u b gynäkol Op. In: Intra- u postop Komplikat i d Gynäkol. Stuttgart: Thieme 1979 · D Karzinom v Gallenblase, Gallenwegen u Pancreas. Berlin: Springer 1980 · D chir Erkrankgn d Appendix. In: Lehrb d Chir. Stuttgart: Thieme 1982 · Stumpfe Bauchverletzgn. In: ebd · Peritoneum. In: ebd · Splenorenaler Shunt na Linton. In: Portale Hypertens. Basel: Karger 1982 · Periampulläres Karzinom. In: Prinzipien onkolog Chir. Stuttgart: Thieme 1989 · Taschenbuch d Chir, Bd I 1974, Bd II 1979, Bd III 1990. Stuttgart: Fischer

Brunner, Karl, Dr. med., i. R., Lochhamerstr. 40, 8032 Gräfelfing · *08. 01. 08 München · **A** 35, München · **D** 36, München · **FG** Chirurgie 49 · **TG** UnfChir. 49 · **TW a)** 02/35–11/35 Volontärass. Chir. Univ.-Klinik München · 12/35–04/37 Krhs. re. d. Isar, München (Hoffmeister) · 05/37–08/39 (seit 01/39 OA) Chir. u. Unf.Klin. Rotes Kreuzkrhs. Hohenlychen (Gebhardt) · 08/39–08/43 Heeresdienst in leitender Stellung · 09/43 Oberfeldarzt u. 1. OA Rotes Kreuzkrhs. Hohenlychen · Gefangenschaft · 03/48–03/50 Abteilungsarzt Staatl. Versehrtenkrhs. Possenhofen · 03/50–85 Eigene Praxis m. Unfallambulanz u. BG-Beratungstätigkeit (z. B. Bundesbahn, Einzelhandel, Tiefbau) **c)** i. R.
ZV D beschränkt ruhigstellende Klebroverb. Deutscher Militärarzt 5/12 (1940) · Bhdlg d Osteomyelitis. Arch Klin Chir Kongrbd 196 · Bhdlg d Ostitis fibrosa lokalisata. Chirurg 12/11 (1940) · Entstehg u Diffdiag d Osteochondromatose. Verh Dtsch Orthop Ges 31 Kongr Berlin 16–18 9 1940 · Op Versorgg d ulnaren Bandschadens a Ellbogengel. Zentralbl Chir 69/7 (1942) · Z Bhdlg v U'Schenkelgeschwüren. MMW 4 (1943) · Strangulationsileus als Folge e Mesenteriallücke b e Mesenterium ilio-coli commune. Zentralbl Chir 70/5 (1943) · Grenzen d therap Auswertg i Röntgenbild konstrastdargestellt periph Nervenverletzgn. Z Orthop 75/2 (1944) · Bhdlg d Schultergewohnheitsverrenkg na hinten. Zentralbl Chir 71/33/34 (1944) · Z Abänderg d Schnittführg b d v Perthes angegeb op Versorg irrepa-

rabler Radialislähmgn. ebd 71/37/38 (1944) · Kann d Verletzte wieder sinnvoll i d Arbeitsprozeß eingegliedert werden. Tagg d Bezirksvertrauensmänner d Schwerbeschädigten aller Reichsbahndirekt d 3 westl Zonen v 31 8–3 9 48 i Kurhaus Ruhpolding · D Vertrauensmann f Schwerbeschädigte d Amer-brit Besatzungsgebietes · Der Versehrte, ein wertvoller Mitarbeiter. Mitteilungsbl d Reichsbahndirekt i Bay „Das Flügelrad" 4/8 (1949) · Gliederverluste, ihre op Bhdlg, ihre prothet Versorgg. Int Med Tagg, Verona v 24–29 7 1950. Minerva Medica, Gazzetta Settimanale per il Medico Pratico · D Bedeutg d Erstbef i DA-Bericht aus d Sicht d Gutachters. Unfchir Tagg d Landesverb Bay d gewerbl BG i Regensburg 20/21 10 1962 · Probl d Begutachtg, Disk Beitrag anläßl d Unfmed Arbeitstagg i Baden-Baden 9/10 11 1963 · D Verantwortg d DA f d Heilbhdlg. ebd 9/10 10 65 Garmisch-Partenkirchen · Auswahl, Erstbhdlg u Dokumentation als Aufgabe d DA-Berichtes. Unfmed Tagg d Landesverb Bay d gewerbl BG v 15/16 11 1969 Würzburg · Stellgnahme aus d Sicht d beratenden Arztes e BG. ebd 16/17 10 1971 Passau

Brüser, Peter Rainer, Prof. Dr. med., Chefarzt, Abt. Hand-, Plast. u. Wiederherstellungschir., Malteser-Krhs. Bonn-Hardtberg e. V., von-Hompesch-Str. 1, 5300 Bonn 1 (Duisdorf) · *19.01. 44 Olpe · A 70, Köln · D 70, Köln · AG Mikrochir. · Ersatzop. · Handchir. · PlastChir. · FG Chirurgie 07/75 · TG Plastische Chirurgie 86 · H 80, Köln · P 86, Köln · TW a) 69 St. Anna-Hosp., Köln (Heck) · 70 Dreikönigenhosp., Köln (Tietz) · 71–87 II. Chir. Lehrstuhl Städt. Krankenanst. Köln-Merheim (Schink) c) Chefarzt · S Seit 87 Chefarzt Abt. f. Hand-, Plast. u. Wiederherstellungschir. Malteser-Krhs. Bonn
ZV Gleitamplitudenmessgn b d dynam Beugesehnenbhdlg. Handchir 13, 189–191 (1981) · D freie Tranplantat d M latissimus dorsi als Beugemuskelersatz. Unfallheilkunde 86, 315–319 (1983) · Erg b d Bhdlg d N interosseus anterior-Kompressionssyndr. Handchir 15, 221–222 (1983) · D Reposit veralteter Luxat od Luxatfrakt d Handwurzelknochen m d Distraktor na Wagner. Aktuel Traumatol 13, 181–185 (1983) · Arthrose d Articulatio ossis pisiformis. Handchir 16, 83–84 (1984) · Mikrochir Eingriffe b veralteten Handverletzgn – freie Gewebetransplantat. H Unfallheilkd 164, 540–542 (1984) · Exptelle intravasale Druck-Volumen-Messg z Beurteilg d biomechan Belastbarkt mikrovaskul Anastom. Handchir 16, 34–38 (1984) · Amputatsicherg am Unfallort – Jurist Aspekte. Notfallmed 10, 633–634 (1984) · D heutigen Möglchktn d Daumenrekonstrukt. Chirurg 65, 635 (1985) · D Transposit d gestielten Os pisiforme z Bhdlg d Lunatum-Malazie Stadium III. Handchir 18, 309 (1986) · Coverage of heel and sole defects by free flaps. Plast Reconstr Surg 78/3, 345 (1986) · Mikrochir an d Hand. Therapiewoche 37, 46–49 (1987) · Welches Erg können wir na e Bizeps-Ersatzop erwarten? E Analyse retrospekt Daten. Handchir 20, 211 (1988) · Klin Forschg i d Handchir: Problemat u Wert retrospekt Studien. Handchir Mikrochir Plast Chir 21, 62–65 (1989)
BV Grundlagen d Replantatchir. In: Chir d Gegenwart Bd IVa. München: Urban & Schwarzenberg 1978 · Wiederherstell Eingriffe i Ber d Hand. In: Indikat z Op, 2 Aufl. Berlin: Springer 1981 · D Bhdlg d partiel cutanen Syndaktylie m Butterfly-Plast. In: Optechn u techn

Hilfsmittel i d Chir. ebd 1981 · Mikrochir Replantat u Gewebetransplantat. In: Unfallpraxis. Berlin: de Gruyter 1983 · Erg na periph Replantat. In: Mikrochir – Handchir. Stuttgart: Fischer 1984 · D Replantat beginnt a Unfallort. In: Prakt Notfallmed. Berlin: de Gruyter 1983 · Gefäßverletzgn u traumat Amputat. In: D präklin Versorgg d polytraumat Pat. Edewecht: Stumpf u Kossendey mbH 1983 · Drahtosteosynthesen a d Hand. In: Frakt d Hand u d Handgelenke. Bibliothek f Handchir. Stuttgart: Hippokrates 1987 · Arthroskopie d Handgelenkes. In: Handgelenksverletzgn. Bibliothek f Handchir. ebd 1988

Brust, Johann, Dr. med., niedergelassen, Albrechtstr. 131, 1000 Berlin 41 · *17. 08. 13 Alt Werdas/YU · A 37, Wien · D 37, Wien · TG UnfChir 46 · TW a) 37–38 Staats-Krhs. Novi Sad (Jakovlijv) · 39 Krhs. Dritter Orden, München-Nymphenburg (Schindler) · 40–45 Berlin (Gohrbrandt) · 45 Staats-Krhs. Berlin (Axhausen) c) Freie chirurgische Praxis · S 46–51 Chefarzt Staatskrhs. (jetzt Polizeikrhs.) Berlin · Niederlassung Berlin

Brüwer, Wolfgang, Dr. med., niedergelassen, Stadtgrabenstr. 30 A, 7520 Bruchsal · *24.04. 49 Pforzheim · A 78, Stuttgart · D 77, Heidelberg · AG 78–79 Bundeswehr · 79–82 Chir. Bruchsal · 82–86 Heidelberg · FG Chirurgie 07/84 · ZB Sportmed. 07/86 · TW a) Chir. Univ.-Klin. Heidelberg (Herfarth) c) niedergel. Chirurg, D-Arzt · S Seit 87 niedergel. Chirurg, D-Arzt Bruchsal
ZV Clin experience with Cefoperazone in the treatment of surgical infection. Proc Int Congr Med 75 (1980) · Gallige Periton d Verwendg e Silicon-T-Drains na Gallenwegsrev. Chirurg 54, 762 (1983) · D Fettpolsterzeich am Ellenbogengelenk. Chir Praxis 33, 293 (1984)

Bubb, Christoph Franz, Dr. med., Wiss. Ass., Chir. Univ.-Klin. Ludwig-Maximilian-Univ. München, Großhadern, Marchioninistr. 15, 8000 München 70 · *31. 08. 51 Würzburg · A 80, München · D 85, München · AG PlastChir. · GefChir. · FG Chirurgie 03/87 · TG Plastische Chirurgie 02/89 · TW b) Seit 87 Weiterbildg Plast. Chir., München-Großhadern c) Ass. im TG
ZV D simult Rekonstrukt na mod rad Mastektomie: Indikat, op Tech u Erg b 72 Pat. Acta Chir Austriaca 1988 · Brustrekonstrukt m Latissimus dorsi na Radiatio: Stellenwert v Formvarianten d Hautinsel u zusätzl Gewebeexpander. 18 Jahrestgg d Verein Dtsch Plast Chir 1988 · Therap d sekund infiziert Plombenthorakoplast dur Einbringen e M latissimus dorsi Lappens. Chirurg 1989

Buch v., Karl-Gotthard, Dr. med., Chefarzt, Klin. Allgemeinchir. Gefäß- u. Kinderchir. Kreiskrhs. Klin. am Eichert, Eichertstr. 5, 7320 Göppingen · *02. 11. 31 Kassel · A 60, Wiesbaden · D 57, Marburg · AG Physiol. · Cardiovasc. Chir. · FG Chirurgie 71 · TG Kinderchirurgie 71 · TW a) 58–59 Muhlenberg Hosp. Plainfield/USA · 59 Med. Univ. Klin. Marburg (Bock) · 59–60 II. Chir. Univ.-Klin. Köln (Heberer) · 60 Univ.-Frauenklin. ebd. (Kaufmann) · 60–61 Inst. f. Normal. u. Pathol. Physio. ebd (Schneider) · 61–62 Tierexp. Abt. Univ. ebd. (Bretschneider, Heberer) · 62–63 Herz- u. Gefäßchir. Baylor Univ. Houston Texas/USA · 63–69

I. Chir. Univ. Klin. Köln (Heberer) · Seit 70 Klin. am Eichert Göppingen c) Chefarzt u. Ärztl. Dir. · S 73–81 Ltd. Arzt KindChir. Abt. Klin. Allgemeinchir. · Seit 81 Chefarzt ebd. · Seit 85 Ärztl. Dir. ebd.
ZV Verhalten d P-Zacke i höheren Lebensalter u b zusätzl Herzerkrankgn. Z Kreislaufforsch 49, 356 (1960) · Op d Aortenisthmsten i höheren Lebensalter u b zusätzl Herzerkrankgn. Dtsch Ges Kreislforsch 28, 426 (1962) · Erfahrgn u Erg b 57 op Aortenisthmsten. Zentralbl Chir 87 (1962) · Einfl v Hexobarbitursäure auf d Wiederbelebgszeit d Gehirns. Pflügers Arch 275, 124 (1962) · Krampfpotentiale i Hypotherm. ebd 277, 251 (1963) · Paradoxe Hypertonie na Op e Aortenisthmsten. Thoraxchir 10, 419 (1963) · Chir Bhdlg d Coarctatio aortae i höheren Lebensalter u b zusätzl Herz- u Gefäßanomalien. Dtsch Med Wochenschr 88, 773 (1963) · Diagn u chir Bhdlg d renovaskul Hypertonie. Med Klin 59, 291 (1964) · Erweit Indikatstellg z op Bhdlg d Aortenisthmsten. Zentralbl Chir 89, 308 (1964) · Indikat u Techn d Arteriograph u Wiederherstellgschir b art-sklerot Gefäßeinenggn i Bereich d Arteria carotis u d Arteria vertebralis. Thoraxchir 11, 498 (1964) · Coarctatio aortae i Säugl- u Kindesalter. Dtsch Med Wochenschr 91, 1827 (1966) u Zentralbl Chir 92, 2360 (1967) · Dupuytrensche Kontraktur u ih Behandlg. Chirurg 39, 400 (1968) · Multiple Magenperforat i Neugebalt. Chirurg 39, 525 (1968) · Operg na Z-Plastik b d Dupuytrenschen Kontraktur. Chir Plast et Reconstr 6, 75 (1969) · Diagn u Indikat z Op d Coarctatio aortae i Säuglalt. Monatsschr Kinderhlkd 117, 177 (1969) · Chir Behandlg d Colitis ulcerosa i Kindesalt. Z Kinderchir 7, 248 (1969) · Komplikat b supracondylären Humerusfrakt. Zentralbl Chir 95, 866 (1970) · Pneumatosis cystoides intestinalis. Gastroenterologie 10, 527 (1972) · Sigmator i Kindesalt. Z Kinderchir 15, 168 (1974) · Posttraumat Pankreaspseudocysten i Kindesalt. ebd 18, 382 (1976) · D atraumat komplet Oesophagusruptur (Boerhave-Syndrom). MMW 119, 1333 (1977) · D akute Cholecystitis i Kindesalt. Pädiatr Prax 19, 258 (1977)
BV Anomal d Aorta u d Aorta pulmonalis. In: Aorta u große Arter. Berlin: Springer 1966

Büchels, Herbert, Dr. med., Oberarzt, Leiter Plast. Chir., Plast. Rekonstrukt. Chir., II. Chir. Klin. Zentralklin., Stenglinstr. 1, 8900 Augsburg · *20. 07. 51 Bremerhaven · A 77, Stuttgart · D 76, Heidelberg · AG Chir., Plast-Chir. · KindChir., Inn. Med. · Pädiatrie, Elektronenmikroskopie · Pathophysiol., Anat. · FG Chirurgie 05/85 · TG Plastische Chirurgie 86 · TW a) 78–86 Chir. Univ.-Klin. München-Großhadern (Heberer) b) Seit 01/87 PlastChir. II. Chir. Klin. Zentralklin. Augsburg (Witte) c) OA im TG PlastChir., Leiter Abt. Plast. Rekonstr. Chir.
ZV Les modifications des mitochondries dans le myocarde ischemique. Coeur Et Medecine Interne XVIII/4, 621–624 (1979)
BV E Beitr z Entartgsrisiko d Präkanzerosen. In: Brustkrebs u Brustrekonstrukt. Int Symp. Stuttgart: Thieme 1982

Buchholz, Martin, Dr. med., niedergelassen, Waitzstr. 14, 2000 Hamburg 52 · *01. 01. 49 Hamburg · A 75, Hamburg · D 76, Hamburg · AG 75 Gelenkersatz Chir., Orthop. Chir., Pathol. Hamburg · 76 Anaesth. ebd. · FG Chirurgie 06/83 · Orthopädie 09/87 ·

ZB Chirotherap. 04/88 · **TW a)** Orthop.: 05/83–09/84 Rheumaklin. Bad Bramstedt (Tillmann) · 10/84–03/85 Univ.-Klin. Balgrist, Zürich (Schreiber) · 04/85–03/86 Klin. Dr. Lubinus Kiel · 04/86–12/86 Rheumaklin. Bad Bramstedt · 87 Praxismitarbeit u. Praxisvertretg. c) Niedergel. · S 88 Niederlassung Hamburg

Büchler, Markus, Priv. Doz. Dr. med., Oberarzt, Chir. Univ.-Klin., Steinhövelstr. 9, 7900 Ulm · *22. 07. 55 Saarlouis · A 80, Berlin · D 80, Heidelberg · AG 76–79 Anat. Heidelberg · 80–82 Chir. Berlin · 82–87 Chir. Ulm · FG Chirurgie 03/87 · H 87, Ulm · TW c) OA Allg. Chir.
ZV D intestino-vesikale Fistel als Komplikat d M Crohn. Aktuel Chir 18, 18 (1983) · Pankreatitis – induzierte Pseudocyste d Milz. ebd 19, 60 (1984) · Ulcusperforat im Meckel'schen Divertikel. Leber Magen Darm 14, 185 (1984) · A metastatic mixed endocrine-neurogenous tumor of the Papilla Vateri with multiple immunoreactivity-malignant paraganglioma? Digestion 31, 54 (1984) · Klin u Feinstrukt d Papillenca unt bes Berücksichtig d morpholog Karzinogenese. Dtsch Med Wochenschr 109, 1629 (1984) · Morphol u funkt Verändergn d Pankreas na ak nekrot Pankreatitis. Z Gastroenterol 23, 79 (1985) · Nekrot Pankreatitis: Peritoneal-Lavage oder Bursa-Lavage? Erg einer prospekt kontroll konsekut Studie. Chirurg 56, 247 (1985) · Neue Aspekte i d Chir d akut Pankreatitis. Klinikarzt 14, 455 (1985) · Sekund Pankreasinsuff na distaler Magenresekt. Langenbecks Arch Chir 367, 41 (1985) · Wertigkt biochem u bildgebender Verfahren für Diagn u Progn d akut Pankreatitis. Erg einer prospekt klin Untersuch. Z Gastroenterol 24, 100 (1986) · Aspects of morphogenesis in carcinoma of the papilla of Vater. Dig Surg 3, 15–20 (1986) · Sensitivity of antiproteases, complement factors and C-reactive protein in detecting pancreatic necrosis. Int J Pancr 1, 227 (1985) · Rat exokrine pancreas following total gastrectomy. ebd 1, 389 (1986) · The diagnostic and prognostic value of serum pancreatic elastase 1 in acute pancreatitis. Klin Wochenschr 64, 1186 (1986) · Adaptive changes in rat exocrine pancreas following subtotal colectomy. Eur Surg Res 19, 31 (1987) · Pancreatic trophism following truncal vagotomy in rats. Am J Surg 154, 300 (1987) · D Dickdarm reguliert d exokrine u endokr Pankreasfunkt via gastrointest Hormone. Langenbecks Arch Chir [Suppl Chir Forum] 145 (1987) · Immunther d fortgeschr Pankreasca m d monoklonalen Antikörper BW 494. Dtsch Med Wochenschr 113, 374 (1988) · Ultrastrukt d Nerven im menschl Pankreas: Morpholog Belege z Schmerzpathogenese b chron Pankreatitis. Langenbecks Arch Chir [Suppl] 1988, 187 (1988) · Pancreatic trophism following colectomy in rats: The potential role of gastrointestinal hormones. Pancreas 3, 477 (1988)
MH Strukuranalyse d Meckelschen Divertikels unt bes Berücksicht d endokr Zellen. Stuttgart: Thieme 1981 · Acute pancreatitis. Berlin: Springer 1987 · Cancer therapy: new developments in surgical oncology and chemo- and hormonal therapy. Berlin: Springer 1989 · Phospholipase A: developments in methodology, pathophysiology and clinical application. Berlin: Springer 1989
BV Posttraumat Histaminfreisetzg. In: Histamin u Histamin-Rezeptor-Antagonisten. Berlin: Springer 1985 · Wertgkt d Dysplasie beim Papillenca. In: D Pankreas-

ca. Berlin: Springer 1986 · Resektionsther d Papillenca. Chir Techn, postop Komplikat, Späterg. Berlin: Springer 1986 · Malignes Paragangliom d Papilla Vateri m multip endokr Immunoreaktivität. In: Chir endokr Org. München: Urban & Schwarzenberg 1986 · Staging of acute pancreatitis by biochemical parameters and imaging procedures. In: Diagnostic procedures in pancreatic disease. Berlin: Springer 1986 · Elastase 1 in acute pancreatitis. In: Acute pancreatitis: Research and clinical management. Berlin: Springer 1987 · Biochemical staging of acute pancreatitis. In: ebd · Stellenwert d Endosk bei akuter Pankreatitis aus chir Sicht. In: Fortschr d gastroenterol Endoskopie. Gräfelfing: Demeter 1987 · Monoclonal antibody treatment of unresectable pancreatic carcinoma with the new MAB 494/32. In: New tumour markers and their monoclonal antibodies. Stuttgart: Thieme 1987 · Influence of truncal vagotomy on pancreatic trophism and gastrointestinal hormones. In: Nerves and the gastrointestinal tract. England: MTP 1989

Buchmann, Peter, Priv. Doz. Dr. med., Ltd. Arzt, Dept. Chir. Klin. f. Viszeralchir. Universitätsspital, Rämistr. 100, CH-8091 Zürich · *18.03. 45 St. Gallen/ Schweiz · D 72, Zürich · AG Viszeralchir. · FG Chirurgie 79 · H 83, Zürich · TW a) 83–86 Dept. Chir. Universitätsspital Zürich (Senning, Largiadèr) · S 87 Ltd. Arzt Zürich
ZV Result m Nierenzweittransplant. Helv Chir Acta 43, 745 (1976) · Nebenwirkgn d prox selekt Vagotomie auf d Oesophagus I. Wirkg auf d Oesophagusdurchblutg. Res Exp Med 174, 41 (1978) · Nebenwirkgn d prox selekt Vagotomie auf d Oesophagus II. Exptelle Untersuchg d Wirkg auf d Oesophagusmotilität u den unt Oesophagussphinkter. ebd 174, 47 (1978) · Relationship of proctitis and rectal capacity in Crohn's disease. GUT 21, 137 (1980) · Classification of perianal Crohn's disease. ebd 9, 323 (1980) · Natural history of perianal Crohn's disease. Ten year follow-up: a plea for conservatism. Am J Surg 140, 642 (1980) · The prognosis of ileorectal anastomosis in Crohn's disease. Br J Surg 68, 7 (1981) · Pathogenesis of urgency in defecation in Crohn's disease. Digestion 22, 310 (1981) · Darmprolaps u/o Stuhlinkontinenz: Therapmöglkt. Schweiz Med Wochenschr 112, 648 (1982) · Fibrosis of experimental colonic anastomosis in dog after EEA stapling or suturing. Dis Colon Rectum 26, 217 (1983) · Tertiary hyperparathyroidism after cadaver kisney transplantation. Transplant Proc 16, 1324 (1984) · D Einfl e Klysmas auf d makrosk u mikrosk Erscheinungsbild d Rektummukosa. Schweiz Med Wochenschr 115, 273 (1985) · Ist d starre Rektosk obsolet? Chirurg 56, 403 (1985) · Hämorrhoiden – Behandlungswahl u Techniken. ebd 57, 481 (1986) · Kontinenz, Defäkat u konserv Bhdlgsmöglkt d Stuhlink. Verdauungskrankht 5, 219 (1987) · Beeinfl d Serumspiegels v Cefamandol d e massiven Volumenersatz. Helv Chir Acta 54, 763 (1987) · D Doppelhelixspirale z Überbrückg v hochgradigen Tracheastenosen. Schweiz Rundschau Med 77, 1142 (1988) · D subtot Parathyreoidekt b tertiären Hyperparathyreoidismus. Chir Forum '88 exp u klin Forschg · Anale u perianale Eingriffe b Col ulc u M Crohn. Schweiz Med Wochenschr 118, 749 (1988)
BV Lehrb d Proktol. Bern: Hans Huber 1985, 2 Aufl 1988

Buck-Gramcko, Dieter, Prof. Dr. med., Chefarzt, Abt. Handchir. u. Plast. Chir. BG Unfallkrhs. Hamburg, Bergedorfer Str. 10, 2050 Hamburg 80 · *28. 10. 27 Hamburg · A 52, Düsseldorf · D 53, Hamburg · AG Inn. · Orthop. · UnfChir. · AllgChir. · FG Chirurgie 05/61 · TG Plastische Chirurgie 04/82 · H 71, Hamburg · P 76, Hamburg · TW a) 61/62 StatArzt · Seit 63 Ltd. Arzt (später in „Chefarzt" umbenannt) b) UnfChir., Handchir., rekonstrukt. PlastChir., Mikrochir., Hamburg c) Chefarzt · S Seit 63 Chefarzt Abt. Handchir. u. PlastChir. BG Unfallkrhs. Hamburg
ZV Pollizisat d Zeigefingers b Aplasie u Hypoplasie d Daumens (Habil-Schrift). Handchir 3, 45 (1971) · Pollicization of the index finger – Method and results in aplasia and hypoplasia of the thumb. J Bone Jt Surg A 53, 1605 (1971) · Op Bhdlg d Sattelgelenksarthrose d Daumens. Handchir 4, 105 (1972) · Le traitement des pseudarthroses du scaphoide en particulier par l'opération de Matti-Russe. Rev Chir Orthop 58, 706 (1972) · Erfahrgn m Radialis-Ersatzop. Handchir 5, 105 (1973) · D Leistenlappen i d Handchir. ebd 6, 55 (1974) · Ischäm Kontrakt a Unterarm u Hand. ebd 141 · Congenital malformations of the hand: indications, operative treatment and results. Scand J Plast Reconstr Surg 9, 190 (1975) · Bewertgskrit b Nachuntersuchgn v Beugesehnenwiederherstellgn. Handchir 8, 65 (1976) · Denervation of the wrist joint. J Hand Surg 2, 54 (1977) · Thumb reconstruction by digital transposition. Orthop Clin North Am 8, 329 (1977) · Funkt Späterg d mikrovask Chir. Handchir 10, 81 (1978) · Daumenrekonstrukt na Amputatverletzgn. ebd 14 (1981) · Free forearm flap for reconstruction of soft tissue defects concurrent with improved peripheral circulation. J Reconstr Microsurg 1, 1 (1984) · Optechn Probl b d freien Zehenübertragg. Handchir 17, 98 (1985) · Karpale Instabilitäten. ebd 188 · D skapholunäre Dissoziat. ebd 194 · Instabilitäten d Handwurzel. Orthopäde 15, 88 (1986) · Soft-tissue anatomy of mirror hand and treatment by true pollicization. J Hand Surg 11-B, 307 u 320 (1986) · Fingergelenkarthrodesen m intraossärer Drahtnaht u K-Draht. E vergl Studie a 309 Op. Handchir 20, 99 (1988) · Auszug aus insges 180 Publikat
MH Handchir Mikrochir PlastChir seit 1969 · Handchirurgie in 2 Bd. Stuttgart: Thieme 1981/83 · Bibliothek f Handchir. Hippokrates seit 1982 · D handchir Notfall. Stuttgart: Hippokrates 1983, 2 Aufl 1989 · Frakt a distalen Radiusende. ebd 1987 · Hand trauma. A practical guide. New York: Thieme 1986 · Hand surgery. ebd 1988 · Congenital malformation of the hand. Edinburgh: Churchill Livingstone 1990 (im Druck)
BV D Eingriffe z Wiederherstellg primär u sekund Greifformen. In: Allg u spez chir Oplehre, Bd X/3, Kap 25. Berlin: Springer 1972 · Eingriffe a d Hand. In: Chir Oplehre. München: Urban & Schwarzenberg 1975 · Pollicization. In: Pediatric plast surgery. St Louis: Mosby 1984 · Cleft hands: classification and treatment. In: Hand clinics, vol 1/3. Philadelphia: Saunders 1985 · Mutilations du pouce. In: Tubiana: Traité de chirurgie de la main. Paris: Masson 1986 · Congenital and developmental conditions. In: The interphalangeal joint. Edinburgh: Churchill Livingstone 1987 · Handchir. In: Lehrb d Chir. Stuttgart: Schattauer 1987

Budanow, Juri, Dr. med., Oberarzt i. R., Anton Bruckner-Str. 17, 8011 Vaterstetten · *15. 05. 24 Lvov · **A** 51, München · **D** 52, München · **AG** Allg., ThKardChir. · PlastChir., NeurChir. · Unfhlkd. · **FG** Chirurgie 08/67 · **TW a)** 01/60-12/68 Klinikum r. d. Isar der TU München (Maurer) · 01/69-07/83 Kreiskrhs. Freising (Dannegger) **c)** i. R.

Budde, Burkhardt, Dr. med., niedergelassen, Berliner Platz 24-28, 4400 Münster · *18. 11. 40 Berlin · **A** 70, Münster · **D** 69, Münster · **AG** StatArzt AllgChir. · Intensivmed. · **FG** Chirurgie 09/75 · **TW a)** 09/70-09/75 Raphaelsklin. Münster (Reer) **c)** Niedergel. Chirurg · **S** Seit 76 Niederlassung Münster

Bühmann, Wolfgang, Dr. med., Oberarzt, Urol. Klin. Städt. Krankenanst., Wildeshauser Str. 92. 2870 Delmenhorst · *27. 01. 58 Nienburg/Weser · **A** 84, Berlin · **D** 84, Berlin · **AG** 07/84-06/85 Chir. Kreiskrhs. Eutin · 07/85-12/85 Chir. Kreiskrhs. Neustadt · 01/86-12/87 Urol. Med. Hochschule Hannover · seit 01/88 Urol. Delmenhorst · **FG** Urologie 89 · **TW c)** Oberarzt Urol. **ZV** Z Wert d prinzip Lymphadenektomie b Nierentumoren. Verh Ber d Dtsch Ges f Urol 38, 182 (1986) · Leberteilresekt u ESWL – intrahepat Steinsanierg b Caroli-Syndr. ebd 39, 301 (1987)

Buhr, Heinz-J., Prof. Dr. med., Oberarzt, Chir. Univ.-Klin., Kirschnerstr. 1, 6900 Heidelberg 1 · *01. 10. 45 Niederbreitbach · **A** 73, Düsseldorf · **D** 71, Düsseldorf · **AG** AllgChir. einschl. Unfall- u. Gefäßchir. · **FG** Chirurgie 08/78 · **TG** GefChir 03/89, UnfChir 11/80 · **ZB** Rettungsdienst 08/85 · **H** 80, Heidelberg · **P** 87, Heidelberg · **TW a)** Chir. Univ. Klin. Heidelberg (Lindner, Herfarth) **c)** OA AllgChir. **ZV** Z lokalen Fibrinolyseaktivierg d Magens. Langenbecks Arch Chir [Suppl] Chir Forum 297 (1975) · Nierensarkom i Neugeborenalter. Klin Pädiatr 187, 361 (1975) · Z Prophyl peritonealer Verwachsgn m Streptokinase u Streptodornase (Varidase®) (e tierexp Studie). MMW 119, 123 (1977) · Untersuchgn d arteriel Durchblutg d Magens b Verwendg z langstreck Oesophagusersatzplastik. Langenbecks Arch Chir [Suppl] Chir Forum 181 (1977) · Untersuchgn z lokal Fibrinolyse d Magens. Chirurg 49, 431 (1978) · Verschluckte Fremdkörper i Kleinkindes- u Kindesalter. Therapiewoche 28, 7765 (1978) · Studiensituat i Fach Chir na Einführg d neuen Approbatsordng. Dtsch Ärztebl 11, 731 (1979) · D extrahepat Verschlußikterus. Langenbecks Arch Chir 349, 556 (1979) · D traumat-haemorrhag Schock i Langzeitversuch, unt Berücksichtigg d kapillären Wasser- u Eiweißaustritts. Habil-Schrift 1979 · D Problemat d Appendicitisperforat i frühen Kindes- u Greisenalter. Therapiewoche 30, 1865 (1980) · Verlauf d pulmonalen Wasser- u Eiweißaustritts i protrahierten traumat-haemorrhag Schock. Langenbecks Arch Chir [Suppl] Chir Forum 101 (1980) · Quantifizierg u Verlaufsbeobachtg d respirator Insuffizienz b polytraumatis Pat m Lungencontus. ebd 89 (1980) · M Crohn d Magens. Med Welt 31, 1062 (1980) · Martin Kirschner z 100 Geburtstag. Langenbecks Arch Chir 325, 611 (1980) · Arteriel Blutversorgg d Magens b Oesophago-Gastroplast m cervikaler Anastomose. Chirurg 51, 511 (1980) · D Grenzbereich zwischen Leben u Tod als klin Problem. Ruperto Carola 65/66, 112 (1981) · D colo-rektale Carcinom.

Lebensver Med 3, 59 (1983) · Clinical aspects and therapy of adrenal cortical carcinoma. Res Exp Med [Suppl] 107, 68 (1984) · D Echinococcus granulosus d Leber. Diagnost u chir Therap. Langenbecks Arch Chir 366, 693 (1985) · Probl d Tracheotomie b organüberschreit anaplast Schilddrüsenca. ebd 374, 72 (1989) **MH** Zentralorgan für Chir. Berlin: Springer **BV** Postop Syndr: Kurzdarm. In: D chron Kranke i d Gastroenterol. Berlin: Springer 1984

Bühren, Volker, Priv. Doz. Dr. med., Ltd. Oberarzt, Abt. Unfallchir. Universitätsklinikum des Saarlandes, 6650 Homburg/Saar · *18. 09. 52 Celle · **A** 77, Hannover · **D** 78, Hannover · **AG** 10/82-03/83 Expeditionsarzt Antarktis · **FG** Chirurgie 06/84 · **TG** UnfChir 08/85 · **H** 89, Homburg/Saar · **TW b)** 06/84-08/85 StatArzt, 08/85-03/89 OA, seit 04/89 Ltd. OA Unfallchir. Chir. Univ.-Klinik Homburg/Saar (Trentz) **c)** Ltd. OA UnfChir. **ZV** Marknagelbrüche a Femur. Chir Praxis 35, 421 (1986) · Management d stumpfen Gefäß-Plexus-Läsionen d Armes. Unfallchirurgie 90, 448 (1987) · Gefäß-Plexus-Läsion d Armes. Unf-Sicherheitsforschg Straßenverkehr 56, 111 (1986) · Humeruskopfluxationsfrakt m intrathorakaler Verlagerg d Kalottenfragmentes. Chirurg 58, 789 (1987) · Erg na op Bhdlg v distalen Femurfrakturen. Unfallchirurgie 13, 152 (1987) · Expeditionsarzt i d Antarktis. Notfallmed 13, 955 (1987) · Plast Hüftpfannenaufbau. Aktuel Traumatol 18, 177 (1988) · Fluid resuscitation vs aortic crossclamping. Circ Shock 24, 243 (1988) · Bhdlgskonzept b kompletter Schultereckgelenkssprengung. Chir Praxis 39, 245 (1988) · Prinzipien d primär funktionel Frakturbhdlg. Orthopäde 17, 30 (1988) · Allg z Techn d Reposition. H Unfallheilkd 197, 3 (1988) · Prinzip d arthroskop Meniskusrefixation. ebd 199, 55 (1988) · Arthroskop Techn a ob Sprunggelenk. ebd 199, 168 (1988) · Rechnergestützte Klartextdokument. ebd 200, 619 (1988) · Spontane u simultane doppelseitige Quadrizepssehnenrupt. Chirurg 1989 · Intraluminäre Ballonblockade d Aorta. Unfallchirurgie 1989 **MH** Aktuel Aspekte d arthroskop Chir. H Unfallheilkd 199 (1988) **BV** Surgical care in the Antarctic. In: Emergency surgery – Trends, techniques, results. München: Zuckschwerdt 1985 · Monofixateur externe. 14 Int Polartagg Bremerhaven. München: Zuckschwerdt 1985 · Isolierte Innenbandrupt am Knie. In: Sportmed. Berlin: Springer 1987 · Management of open fractures of the knee. 8th Congress of Emerg Surg, Monduzzi 1987 · Traumatic loss of acondyle of the femur. Surg and Arthosc of the knee. Berlin: Springer 1988 · Therap d akuten Hypothermie. 15 Int Polartagg, Heidelberg 1988 · Sekund Marknagelg d Tibia na Fixateur externe. Int Kongr Cannes Osteosynthese Intern. 1989 · Transfixation with fixateur externe of the knee. 3rd Congr of knee surgery and arthroscopy. Amsterdam 1988 · Serum-mediated depression of chemilunenescence in hemorrhagic shock. In: Adv in shock research. Alan R Liss 1989

Bülow von, Markward Hans Gero, Prof. Dr. med., Chefarzt, Krhs. d. Kreises Hameln-Pyrmont, Klin. f. Allg.- u. Abdominalchir., St.-Maur-Platz 1, 3250 Hameln · *06. 05. 44 Kreuzburg/Ostpreußen · **A** 72, Bonn · **D** 75,

Bonn · AG 73-76 Chir. Leverkusen · 76-89 Chir. Univ.Klin. Mainz · FG Chirurgie 07/79 · H 83, Mainz · P 87, Mainz · TW a) 79-80 Chir. Univ.-Klin. Mainz (Kümmerle) · 81-83 StatArzt Abdominalchir. ebd. · 84 OA ebd. · 85-89 OA Klin. f. Allg.- u. Abdominalchir. Univ.-Klinikum Mainz (Junginger) b) 80-81 Unfallchir. Weiterbildung, Abt. Unfallchir., Univ.-Klin. Mainz (Ritter) c) Chefarzt Allg.- u. Abdominalchir. · S Seit 89 Chefarzt Kreiskrhs. Hameln-Pyrmont
ZV Elektronenmikroskop Untersuchgn d Keratoakanthoms. Vorkommen intrazytoplasmat Desmosomen. Arch Derm Forsch 141, 292-304 (1971) · Nicht alkoholbedingte Wernickesche Enzephalopathie als Todesurs b drei chir Pat. Infusionsther 5, 176-178 (1980) · D Ulkusperforat i Alter. Zentralbl Chir 105, 1443-1446 (1980) · Z Kombinatbhdlg d Magensarkoms. Therapiewoche 30, 1876-1879 (1980) · Z Therap u Progn d Magensarkoms. Langenbecks Arch Chir 256, 129-140 (1982) · Zyst Dysplasie d Pankreas b Lindau'scher Erkrkg. Chirurg 54, 108-109 (1983) · Photochemotherap xenotransplantiert menschl Tumoren. Langenbecks Arch Chir Kongrbd 1984 · Untersuchgn z Zytostatikasensibilität d exokr menschl Pankreasca. ebd 1985 · Growth kinetics of the exocrine ductal human pancreatic carcinoma in the human and on nude mice. Dig Dis 109, 967 (1985) · Wachstumsverhalten duktaler Pankreasca. In vivo- u in vitro-Untersuchgn. Langenbecks Arch Chir Kongrbd 1986 · Einfluß v Steroidhormonen auf d Wachstum exokriner Pankreasca. In vivo- u in vitro-Untersuchgn. ebd 1987 · Intraop Strahlendosis-Messg na MIBG-Szintigraphie z op Therap d metastasier Phäochromozytoms. Acta Med Austriaca 15, 115-116 (1988) · Photochemotherapy of human adenocarcinoma transplanted onto nude mice by endoscopically light application. Soc Endoscopy, Ultrasound Intervent Tech 2, 2 (1988) · The effect of steroid hormones of pancreatic carcinoma grown in nude mice and tissue culture. Cancer Res Clin Oncol 114, 125 (A) (1988) · Is there an influence of steroid hormones on the growth of exocrine pancreatic carcinoma? Int J Pancr [Suppl] 2/3, 248 (A) (1988) · Influence of TNF and interferone on the growth of heterotransplanted pancreatic carcinoma. ebd 285 (A) (1988)
BV D Magen- u Duodenalgeschwürperfor b alten Menschen. In: D alte Mensch i d Chir. Berlin: Springer 1979 · Z Chir analer Komplikat b M Crohn. In: Entzündl Erkrkgn d Dünn- u Dickdarms M Crohn/Colitis ulcerosa. Erlangen: Perimed 1982 · Xenotransplantat u Wachstumkinetik v menschl exokr Pankreasca auf NMRI nu/nu Mäuse. In: D Pankreasca. Berlin: Springer 1986

Bumm, Hans-Walter, Dr. med., Ltd. Arzt, Zentralkrhs. d. Hess. Justiz b. d. JVA Kassel I, Theodor Fliednerstr. 12, 3500 Kassel · *07.01. 31 Berlin · A 56, Düsseldorf · D 56, Düsseldorf · AG Allg.- u. UnfChir. · FG Chirurgie 01/64 · TW a) 57 Pathol. Inst. Marburg (Linzbach) · 58 I. Med. Klin. Krhs. Berlin-Moabit (Bayer) · 58-62 Chir. Klin. d. Städt. Krankenanst. Nürnberg (Franke) · 62-67 Chir. Univ.-Klin. FU Berlin (Franke) · 67-71 Oberarzt Chir. Abt. St. Bernward-Krhs. Hildesheim (Geisthövel) · 72-85 Chefarzt Chir. Abt. Pius Hosp. Ochtrup · 85-88 Vertragsarzt Landesversorgungsamt Hessen c) Ltd. Arzt · S 72-85 Chefarzt Chir. Abt. Pius Hosp. Ochtrup · Seit 02/88 Ltd. Arzt Zentralkrhs. Hess. Justiz b. d. JVA Kassel I

ZV Lebervergrößg b ven Übdruck. Virchow Arch Pathol Anat 331 (1958) · Z Versorg geschloss u off Verletzgn d Brust u Bauchhöhle i allg Krhs. Monatschr Unfallhkd 72 (1960) · Z sog primären Papillitis stenosans. Zentralbl Chir 94 (1960) · Akute autodigest-trypt Pankreatitis. Chirurg 32 (1961) · Erfassg u Bhdlg d akut autodigest trypt Pankreatitis. Landarzt 38 (1962) · Schnellmeth z Bestimmg d Harndiastase. Chirurg 33 (1962) · Üb Allenthesen z op Bhdlg v Frakt i Bereich d Trochantermassivs. ebd 36 (1965) · Akute Pankreatitis, Erscheing u Verlaufsform, Späterg, Bericht ü Krankengut v 144 Fällen. ebd · Schnelldiagn u Therap d akut Pankreatitis. Vortr Berliner Chir Ges. Berliner Med 1965 · Selt Beobachtg v Unverträglichkerscheingn gegenüber d Fermentinaktivatorpräp "Trasylol". Langenbecks Arch Chir 1966 · Lebensbedrohl Komplikat n Beckenfrakt. H Unfallheilkd 91 (1966) · Untersuchgn z Wirkg d Aminocapronsäure a d Aktivität v Pankreasenzymen. Chirurg 37 (1966) · Praxis d Bhdlg akut Magen-Darmblutgn v häusl Krankenbett aus bis z endgült Sanierg d Ausgangsleidens. Z Allgemeinmed 46 (1970) · Vorteile d temporären Darmschiene nach Devine, White und Baker. Chir Praxis 27 (1980)

Bünnige, Otto Martin, Dr. med., Chefarzt, Kreiskrhs., Hohe Mühle 3, 4993 Rahden · *25.07. 27 Elbeu/Magdeburg · A 55, Berlin · D 56, Berlin · FG Chirurgie 04/61 · TW a) 61 Berlin-Moabit (Hellenschmied) · 61-64 Privat-Ass. Berlin (Gohrbandt) · 64-65 OA Rahden (Huchzermeyer) c) Chefarzt · S Seit 65 Chefarzt Krhs. Rahden
ZV Kurze Mittlg üb d Wirkg v Operiertenserum auf d weiße Maus. Zentralbl Chir 1959 · Parotistbk u ihre röntgenol Darstellg i Kindesalt. Ärztl Wochenschr 1059 · Angeb Zungen-Munddach-Verwachsg. Ann Paed 195 (1960) · Erste Erfahrgn m e Hämodialysator. Zentralbl Chir 1960 · Einfaches Hilfsgerät b d Fremdkörpersuche. ebd · Meningocele sacralis anterior. ebd 1961 · Bhdlg d Strecksehnenabrisse a Fingerendglied. ebd 1964

Bünte, Hermann, Prof. Dr. med., Dir., Klin. und Poliklin. f. Allg. Chir. d. Univ. Münster, Jungeblodtplatz 1, 4400 Münster · *08.10. 30 Nürnberg · A 58, Erlangen · D 57, Erlangen · AG AllgChir. · Transplantationschir. · FG Chirurgie 63 · H 64, Erlangen · P 69, Erlangen · TW a) nichts angegeben · S Seit 73 Dir. Klin. u. Poliklin. f. AllgChir. d. Westfälischen Wilhelms-Univ. Münster
ZV Insges 253 Zeitschriften-Veröffentlichgn
MH Operationstechn u techn Hilfsmittel i d Chir. Berlin: Springer 1981 · Hundert Jahre Ulkus-Chir. München: Urban & Schwarzenberg 1982 · A century of ulcer surg. ebd 1984 · D Roux-Schlinge. Weinheim: Edition Medizin 1984 · Aktuel Therap d Magenkarzinoms. Berlin: Springer 1985 · Folgeerkrkgn i d Ulkus-Chir. Weinheim: Edition Medizin 1987 · Aktuel Therap d Kardiakarzinoms. Berlin: Springer 1988 · Periop antineoplast Chemotherap. Marseille-Verlag 1988 · Jahrbuch d Chir, Bd I. Regensberg & Biermann 1988 · Chir Praxis. Marseille-Verlag seit 1985 · Therapie-Hdb, 3 Aufl. Urban & Schwarzenberg 1989
BV Selekt proximale Vagotomie. In: Gastroenterolog Symp Köln. Stuttgart: Thieme 1979 · Opvorbereitg. In: Chir d Gegenwart. München: Urban & Schwarzenberg

1980 · Chir Erkrkgn. In: Erkrkgn während d Schwangerschaft. Stuttgart: Thieme 1982 · Akut Abdomen. Ileus. Peritonitis. In: Arbeitsbuch Chir Bd I. München: Urban & Schwarzenberg 1982 · Akut Abdomen. In: Lehrb d Allg u Spez Chir. München: Urban & Schwarzenberg 1987 · Akute u chron Pankreatitis. In: Praxis d Intensivbhdlg. Stuttgart: Thieme 1989

Burchhardt, Heinrich, Dr. med., i. R., Am Drostenesch 7 a, 4430 Steinfurt-Borghorst · *22. 03. 17 Wesel · **A** 44, Köln · **D** 44, Köln · **AG** 44–45 Truppenarzt · 45–55 St. Elisabeth-Krhs. Köln-Hohenlind · 51 Inn. Abt. ebd. · **FG** Chirurgie 51 · **TW a)** 55–69 Ltd. Arzt d. Chir. Abt. Marienhosp. Steinfurt · 70–85 Niederlassung als FA f. Chir. u. D-Arzt **c)** i. R. · **S** 70–85 Niederlassung FA f. Chir. u. D-Arzt Steinfurt

Burghard, Klaus, Dr. med., niedergel. Chirurg, Togostr. 17, 1000 Berlin 65 · *12. 06. 48 Schrobenhausen · **A** 76, Berlin · **D** 80, Berlin · **AG** Bauchchir. u. Notfallmed. · **FG** Chirurgie 07/82 · **TW a)** 79/80 Ltd. Arzt DRK-Hilfsschiff „Flora" · **c)** niedergelassen · **S** Seit 83 Niederlassung Berlin
ZV Flüchtlingslager u med Probl. Dtsch Ärztebl 77, 79 (1980) · Wundheilg d sakralen Höhle na Rektumamputat. Chir Praxis 29, 435–440 (1981/82)

Burghart, Hans Albert Georg, Dr. med., Chefarzt u. Ärztl. Dir., Chir. Abt. Kreiskrhs. München-Perlach, Schmidbauerstr. 44, 8000 München 83 · *22. 03. 36 Meissen · **A** 66, München · **D** 64, München · **AG** Allg-Chir. · UnfChir. Notfallmed. · **FG** Chirurgie 01/72 · **TG** UnfChir 08/73 · **TW a)** OA Städt. Krhs. München-Harlaching **b)** UnfChir. ebd. **c)** Chefarzt d. Chir. Abt. · **S** Seit 12/80 Chefarzt der chir. Abt. und seit 02/84 Ärztl. Dir. Kreiskrhs. München-Perlach

Buri, Peter, Prof. Dr. med., Spezialarzt f. Chirurgie FMH, Kramgasse 16, CH-3011 Bern · *05. 12. 29 Krauchtal/Bern · **A** 54, Bern · **D** 56, Bern · **AG** Unfallmed. · Orthop. · Thorax- u. GefChir. · Viszeralchir. · Pathol. · Inn. Med. · **FG** Chirurgie 68 · **H** 72, Bern · **P** 80, Bern · **TW a)** 62/63 OA Chir. Abt. Anna-Seiler-Haus Bern (Dubois) · 63–70 OA ebd. (Senn) · 71–73 OA Klin. Thorax-Herz u. GefChir. ebd. (Senn) · 73 OA Orthop.-Traumatol. Univ.-Klin. ebd. (Müller) · 74 OA Klin. Viszeralchir. Univ. ebd. (Berchtold) · 75 OA Klin. Thorax-Herz u. Gefäßchir. · Seit 76 freiberuflich tätig an der Diakonissenhausklin. Salem, Bern **c)** Seit 73 Lehrauftrag f. AllgChir. Univ. Bern
ZV Über 60 Publikat a d Bereich d Traumatol, Notfallmed, Angiologie, Gefäß- u Thoraxchir
BV Traumatol d Blutgefässe. Bern: Huber 1973

Burkhardt, Hans, Dr. med., Medizinaldirektor i. R., FA f. Chir., Konrad-Schott-Straße 10, 7290 Freudenstadt · *19. 11. 11 Hopfau/Kreis Sulz. · **A** 36, Tübingen · **D** 36, Tübingen · **AG** 39–49 Kriegschir HVP u. Gefangenschaft · **FG** Chirurgie 49 · **TW a)** OA Kreiskrhs. Freudenstadt mit Unfallchir. **c)** i. R. · **S** 52–76 Chefarzt u. Ärztl. Dir. Kreiskrhs. Freudenstadt

Burkhardt, Klaus, Prof. Dr. med., Ltd. Arzt d. Chir. Klin., Reinhard-Nieter-Krhs., Friedrich-Paffrath-Str. 100, 2940 Wilhelmshaven · *21. 08. 34 Aschersleben

· **A** 62, Göttingen · **D** 60, Göttingen · **AG** Allg.-, Unf. u. KindChir. · **FG** Chirurgie 67 · **TG** UnfChir 76 · **H** 70, Göttingen · **P** 74, Göttingen · **TW a)** Pharmakolog. Inst. Univ. Göttingen (Lendle) · Chir. Klin. Georg-August-Univ. ebd. (Hellner, Peiper) · **c)** Ltd. Arzt · **S** Seit 76 Ltd. Arzt Chir. Klin. d. Reinhard-Nieter-Krhs. Wilhelmshaven
ZV Behandlg u Spätfolg traumat Hüftluxat. Chirurg 37, 404 (1966) · Op Erfahrgn m d geschloss AO-Nagelg medialer Schenkelhalsbrüche. ebd 37, 550 (1966) · Uns Späterg b d geschloss AO-Nagelg medialer Schenkelhalsbrüche. ebd 38, 466 (1967) · D klin Verhalt d Weichteilsarkome. Bruns Beitr Klin Chir 216, 204 (1968) · D Wunddehiszenz na Laparotomien. ebd 216, 633 (1968) · D traumat Schulterluxat. Chirurg 40, 411 (1969) · D Rezidivhäufigkt v Fibrosarkomen. ebd 40, 462 (1969) · Späterg v radik u palliat op cardianah Magenca. Langenbecks Arch Chir 325, 472 (1969) · Untersuchgn z Pathogen d Fettembolie. Med Welt 21, 1969 (1970) · E Beitr z Pathogen d Fettembolie unt Berücksichtig d Schockeinflusses. Zentralbl Chir 95, 1648 (1970) · Chir Therap d Oesophagusverätzgn u ih Folgezustände. Bruns Beitr Klin Chir 220, 792 (1973) · Diagn Möglichk z Abgrenzg e schwer Schädel-Hirn-Traumas v e posttraumat Fettembolie. Zentralbl Chir 98, 1192 (1973) · Komplikatmöglichk d Meckelschen Divertikel. Chir Praxis 19, 641 (1975) · Klin u Pathogen d Magenstumpfcarc na Ulkusresekt. ebd 339, 728 (1975) · Z Pathogen u Klin d Magenstumpfcarc. Langenbecks Arch Chir 341, 195 (1976) · Therap u Progn d Kardiacarc. Chirurg 47, 615 (1976) · D Behandlg postop gastrointest Fisteln: Relaparotomie od Hyperalimentat. Langenbecks Arch Chir 342, 606 (1976) · Value of ERCP in pancreatic surgery. Endoscopy (1977) · D Behandlg postop gastrointest Fisteln dur parent Langzeiternährg. Chirurg 48, 403 (1977) · Therap der hämorrh-nekrotisier Pankreatitis. Zentralbl Chir 111, 421 (1987)
BV D Relaparotomie i Kindesalt. In: Postop Komplikat. Berlin: Springer 1976

Burmeister, Wilfried, Dr. med., Chefarzt, Chir. Abt. Kreiskrhs., Krankenhausstr. 1, 8263 Burghausen · *18. 06. 47 München · **A** 74, München · **D** 74, München · **AG** Parenterale Ernährg. · Dopplersonographie · Hirndurchblutungsstörgn. · **FG** Chirurgie 82 · **TG** GefChir 86 · UnfChir 83 · **ZB** Sportmed. 74 · **TW a)** Chir. Univ.-Klin. Köln-Lindenthal · Chir. Klin. Dr. Rinecker München · Klinikum re. d. Isar München · Kreiskrhs. Wangen **b)** UnfChir., GefChir. **c)** Chefarzt Allg.-, Gefäß- u. Unfallchir. · **S** Chefarzt Burghausen
ZV Totale parenterale Ernährg als Primärtherap bei M Crohn. Leber Magen Darm 8/4, 207–211 (1978) · Transcranielles Doppler-Monitoring b rekonstrukt Eingriffen a d Carotisgabel. Angio 9/5, 231–236 (1987)
BV Transcranielles Doppler-Monitoring i d Carotis-Chir. Was bringt d intraluminale Shunt. In: Transcraniel Doppler-Sonographie b zerebro-vaskulären Erkrkgn. Berlin: Springer 1987

Busch, Helmut, Prof. Dr. med., Emeritus, Rader Weg 137, 2000 Tangstedt/Bez. Hamburg · *07.07. 21 Wilster/Holstein · **A** 45, Greifswald · **D** 45, Greifswald · **AG** Proktol. · Knochenbank · UnfChir. · Transfusionsmed. · **FG** Chirurgie, Laboratoriumsmed. · **ZB** Transfusionsmed. · **TW c)** Seit 85 em. Abt. Dir. d. Chir. Univ.-Klin. Hamburg-Eppendorf

Bußmann, Johann Friedrich, Prof. Dr. med., Chefarzt, Chir. Abt. Ev. Krhs., Wiescherstr. 24, 4690 Herne 1 · *21. 02. 33 Weener/Ems · **A** 62, Stuttgart · **D** 60, Freiburg i. Br. · **AG** Mammatumoren · Gastroduodenalulcera · Dünndarmtransplantat. · **FG** Chirurgie 67 · **TG** UnfChir 75 · **H** 72, Mannheim · **P** 75, Heidelberg · **TW a)** 69–76 AllgChir. Chir. Klin. Klinikum Mannheim Univ. Heidelberg (Oberdalhoff, Trede) **b)** 73–75 UnfChir. ebd. (Trede) **c)** Chefarzt Chir. Abt. · **S** Seit 01/77 Chefarzt Chir. Abt. Ev. Krhs. Herne
ZV Untersuchgn üb d Beziehgn zwischen Milz u Knochenmark b Ratten m Hilfe einer Knochenmarksfunktprüfg. Z Ges Exp Med 133, 221 (1960) · Klin Untersuchgn üb d Verwertg infundiert Aminosäuren. Langenbecks Arch Chir 316, 602 (1966) · Beitr z parent Ernährg i d Chir. Dtsch Med Wochenschr 92, 925 (1967) · Referate ü d Tagg d Verein Mittelrhein Chir 1967 i Mannheim. Bruns Beitr Klin Chir 216, 375 (1968) · Üb d eosinophilen Pseudotumoren d Magens. Beitr z Diffdiag d Magencarc. ebd 325, 608 (1969) · D einfache Mastektomie m Achselhöhlenausräumg i d Bhdlg d bösart Mammatumoren. Bruns Beitr Klin Chir 217, 289 (1969) · Beitr z Diagn u Therap d Glomustumoren d Haut. Chirurg 40, 311 (1969) · D Periarteriits nodosa u ih gastrointest Komplikat. Bull Soc Intern Med 29, 28 (1970) · Stumpfes Bauchtrauma u Dickdarmperforat. Langenbecks Arch Chir 326, 323 (1970) · Glomustumoren d Haut. Med Welt 22, 548 (1971) · Gutartige Mammatumoren u Krebsentwicklg. Bruns Beitr Klin Chir 218, 393 (1971) · Beitr z freien autolog Dünndarmtransplant. Langenbecks Arch klin Chir [Suppl] 1972 u Selecta 14 (1972) · Elektromyograph Verändgn d frei transplant Dünndarms. Langenbecks Arch Chir [Suppl] 1973 · D freie Gallenblasenperforat u d perforationslose gallige Peritonitis. Langenbecks Arch Chir 333, 133 (1973) · Untersuchgn d Kininogenspiegels b Cholecystektomie. Bruns Beitr Klin Chir 220, 475 (1973) · Z Diagn d Mammatumoren. Fortschr Med 91, 1251 (1973) · D gastrointest Komplikat d Periarteriitis nodosa. ebd 92, 512 (1974) · Invaginat dur patholog Darmwandverändergn. Bruns Beitr Klin Chir 221, 605 (1974) · D chir Therap d Mammakarz. Fortschr Med 93, 1754 (1975) · D freie Perforat d Gallenblase. Therapiewoche 28, 1425 (1978)

C

Cappel, Jürgen Georg, Dr. med., niedergel. Chirurg u. Belegarzt, Praxis: Kaiserstr. 9, 6050 Offenbach · Belegkrhs. Bethanien, Im Prüfling, 6000 Frankfurt/M. · *30. 10. 49 Worms · **A** 76, Münster/Westf. · **D** 76, Münster/Westf. · **AG** 76/77 Stabsarzt Bundeswehr · 77–84 Chir. Klin. Krhs. Nordwest, Frankfurt · **FG** Chirurgie 03/84 · **TW a)** 84 StatArzt Chir. Klin. Krhs. Nordwest Frankfurt (Ungeheuer) · 84/85 StatArzt Chir. Univ.-Klin. Ulm (Burri) **c)** Niedergel. Chirurg u. Belegarzt · **S** Seit 85 Niederlassung Chir. Praxis, Offenbach, Belegbetten Krhs. Bethanien, Frankfurt
ZV Studies on proliferation kinetics in liver an spleen during early graft-versus-host reaction in mice. Path Res Pract 163, 128–136 (1978) · Ambulante Mammachir. Fortschr Med 98, 106 (1980) · Z Indikationsstellg d Relaparotomie b postop Ileus. Therapiewoche 30, 8604 (1980) · Z Bedeutg d Antibiotikatherap b Peritonitis, Retro- u prospekt Studie. Langenbecks Arch Chir 352,

321 (1980) · Therap d Ösophagusvarizenblutg i Akutstadium u Intervall. ebd 258, 570 (1982) · Karzinomrisiko na Magenresekt. Landesversicherungsmed 8, 187 (1982) · Medical care after partial gastrectomy of cancer of the stump. Verh Dtsch Krebs Ges 4, 123 (1982) · Clinical results after mass screening against colorectal cancer by law in Germany. J Exp Clin Cancer Res 2 [Suppl 2], 39 (1983) · Neue Erkenntnisse i d Ätiopathogenese d Magenstumpfca. Helv Chir Acta 50, 103 (1983) · Bedeutg d Vorsorgeuntersuchg f d Progn d Dickdarmca. Schweiz Med Wochenschr 113, 550 (1983) · Screening for colecteral carcinoma. J Royal Soc Med 77, 186 (1983) · Value of antibiotics in treatment of perforated bowel. Curr Rep Surg 4 (1984) · Screening for colorectal cancer in patients with symptomatic haemorrhoids. Endoscopy 20, 46 (1988)
BV Diagnost u Therap d colorectalen Ca. Intermed Videoheft 36. Neu Isenburg: IMP-Verlag 1981 · Untersuchg z sog freien Intervall b Magenstumpfca. 100 Jahre Ulcus-Chir. München: Urban & Schwarzenberg 1982 · D akute Bauchschmerz. Intermed Videoheft 38. Neu Isenburg: IMP-Verlag 1982 · Mammakarzinom. In: 20 Jahre Chir. Klinik Krhs. Nordwest. Frankfurt: Selbstvertrieb 1983 · Magenkarzinom u Magenstumpfkarzinom. In: ebd · D prognost Bedeutg v Kolon- u Rektumkarzinom-Screening. Aktuel Koloproktol 3. München: Edition Nymphenburg 1987

Castrup, Hans Joachim, Prof. Dr. med., Chefarzt, Chir. Klin., Kliniken d. Landeshauptstadt Düsseldorf Krhs. Benrath, Urdenbacher Allee 83, 4000 Düsseldorf 13 · *17. 10. 40 Hamburg · **A** 68, Köln · **D** 65, Köln · **AG** 68/69, 71 Pathol. Köln · 70 Inn. Med. ebd. · 72–85 Chir. Göttingen · **FG** Chirurgie 01/77 · **TG** UnfChir 05/81 · **H** 77, Göttingen · **P** 82, Göttingen · **TW a)** 77–80 AssArzt, 80–85 OA Chir. Univ.-Klin. Göttingen (Peiper) **c)** Chefarzt · **S** Seit 85 Chefarzt Chir. Klin. Kliniken d. Landeshauptstadt Düsseldorf, Benrath
ZV D Ösophago-Trachealfistel na stumpf Thoraxtrauma. Thoraxchir 12, 384 (1965) · Zytochem Untersuchgn a Zell e extramedullär Plasmozytoms d Magens. Blut 14, 211 (1967) · D gastrointest Blutg a d Sicht d Pathol. Chirurg 40, 97 (1969) · D Ruptur v Aneurysmen d Aorta abdominalis i d Duodenum. Dtsch Med Wochenschr 94, 940 (1969) · Hämangiosarkom d Milz. Zentralbl Pathol 113, 395 (1970) · Z Entstehg d Darmschleimhautverändergn b Urämie. Klin Wochenschr 48, 244 (1970) · Autoradiograph u histochem Untersuchgn z Entstehg d sog uräm Enterocolitis. Virchow Arch Pathol Anat 349, 357 (1970) · Einfluß d Urämie a d Proliferationskinetik d Stratum basale d Haut. Beitr Pathol 145, 204 (1972) · Änderg d Zellkinetik d Oberflächenepithels d Mag b Urämie. ebd 146, 315 (1972) · Z Zellerneuerg d menschl Magenschleimhaut. Res Exp Med 161, 311 (1973) · Z Zellerneuerg b entzündl Magenschleimhautverändergn. Dtsch Med Wochenschr 99, 892 (1974) · Cell renewal of gastric mucosa in Zollinger-Ellison-Syndrome. Acta Hepato-Gastroent 22, 40 (1975) · Diffus u lokaler M Ménétrier. Aktuel Chir 10, 249 (1975) · Proliferationskinet Stud b chron Gastritis u Magenkarz. Aktuel Gastrologie 6, 151 (1977) · BCG Osteomyelitis. Kinderchir 23, 309 (1978) · D Einfluß v Glukokortikoiden a d Regenerat d Magen- u Darmschleimhaut. Res Exp Med 174, 159 (1979) · Regenerat d Magen- u Darmschleimhaut. Fortschr Med 97, 877

(1979) · Wertigkt diagnost Meth b stumpfen Bauchtrauma. H Unfallheilkd 40, 83 (1980) · Chir malig Weichgewebstumoren. Chirurg 54, 639 (1983) · Op Taktik b Weichgewebstumoren. Langenbecks Arch Chir 372, 307 1987)
MH Diffuse Peritonitis, aktuel therap Aspekte. München: Zuckschwerdt 1985
BV Surgical treatment of common bile duct stones. In: The papilla vateri and its diseases. Baden-Baden: Witzstrock 1979 · Morbus Ménétrier. Gutartige Tumoren. Anomalien, Divertikel, Volvulus. In: Chir Gastroenterol. Berlin: Springer 1981 · Chir Taktik b Leberverletzgn. In: Chir d Leber. Weinheim: Edition Medizin 1983 · Triangulationsanastomosen. In: Klammernahttechn i Thorax u Abdomen. Stuttgart: Enke 1986 · Elektrounfall. Therm Verbrenngn, Verätzgn. In: Akute Notfälle. Stuttgart: Thieme 1988

Cellarius, Theo, Dr. med., Ltd. Med. Dir. i. R., Franz Groedelstr. 1, 6350 Bad Nauheim · *20. 09. 10 Offenbach/M. · **A** 35, Giessen/L. · **D** 35, Giessen/L. · **AG** 35–36 Chir. Univ.-Klin. Giessen · 36–37 Pathol. Giessen · 37–38 San. St. Blasien · 39–40 Krhs. Heidelberg Rohrbach · 40–45 Chir. Univ.-Klin. Heidelberg · **FG** Chirurgie 44 · Lungenkrankheiten 40 · **TW a)** 40–45 Chir. Univ.-Klin. Heidelberg (Kirschner, Zenker, K. H. Bauer) · 45–46 Kgf. Laz. Abt. Arzt Heidelberg **c)** Ltd. Medizinaldirektor i. R. · **S** 46–76 Chefarzt Chir. Abt., Ärztl. Dir. d. Hochwaldkrhs. Bad Nauheim
ZV Nierenkapseldarstellg na retrograder Pyelographie. Röntgenpraxis (Röntgen u. Laborprax) 9, 6 (1937) · Beitr z Diagnost d tuberkulösen Kaverne. Fortschr a d Gebiet d Rö-Strahlen 58, 2 (1938) · D Erfolg d Pneumothoraxbhdlg b Riesenkavernen. Z Tbk 81, 6 (1939) · Heilg e weitgeh Querschnittslähmg d Rückenmarkes na Entferng e intradural lieg Granatsplitters. Zentralbl Chir 1943 · Stauungsblutgn na Thoraxkompress. Chirurg 17/18, 6 (1947) · D Abduktkontraktur i Schultergelenk. ebd 19, 5 (1948) · Perkutane Fixierg gelenknaher Frakt dur Kirschnerdrähte. Zentralbl Chir 76, 11 (1951) · Z Diffdiagn verkalkter Pleuraempyeme. ebd 76, 14 (1951) · Polyposis d Dickdarms. Forum Path. Med Klin 1968

Chen, Hung-Liang, Dr. med., FA f. Chir. H-Arzt, Ratzallee 66, 4060 Viersen 12 · *17. 12. 26 Chekiang, China · **A** 54, Taipei, Taiwan · **D** 76, Düsseldorf · **AG** Wissenschaftlich in Univ.-Klin. Taipei · **FG** Chirurgie 08/62 · **TG** GefChir 08/59, Thorax- u. Kardiovaskularchirurgie 08/54, Plastische Chirurgie 08/59, UnfChir 06/59 · **TW a)** 54–60 Univ. Hospital Taipei (Lin) · 60–62 Univ.-Klin. Düsseldorf (Derra) · 62–65 Maria-Hilf-Krhs. M. Gladbach (Groß) · 65–82 St. Irmgardis-Krhs. (Landgraf) **c)** Niedergelassener FA f. Chir. u. H-Arzt · **S** Seit 82 Niederlassung Viersen
ZV Intermediate thickness skin graft. J Formosa Med Assoc 58, 529–539 (1959) · A case report on congenital diaphragmatic hernia with incerated transverse colon. ebd 60, 162–168 (1960) · Pancreas resection. A case report. Complete severance of the pancreas by non-penetrating abdominal injury. ebd 60, 169–176 (1961) · Neuergn b d Schenkelhalsnagelg. ebd 65 (1965)

Chmielewski, Waldemar, Dr. med., Chefarzt, St. Agnes-Hosp., Barloer Weg 125, 4290 Bocholt · *25. 05. 41 Neidenburg/Ostpr. · **A** 69, Hamburg · **D** 69, Hamburg · **AG** AllgChir. · UnfChir. · **FG** Chirurgie 76 · **TG** UnfChir 80 · **TW a)** 72–76 AllgChir. Univ.-Klin. Mainz (Kümmerle) **b)** 77–79 UnfChir. Univ.-Klin. Mainz (Schweikart) · 80–85 OA AllgChir. Wiesbaden (Bocholt) **c)** Chefarzt Unfallchir. · **S** Seit 85 Chefarzt St. Agnes-Hosp. Bocholt

Claudi, Bernd, Prof. Dr. med. Dr. med. habil., Ltd. Arzt f. Traumatol., Chir. Klin. u. Poliklin. d. Techn. Univ. München, Klinikum re. d. Isar, Ismaninger Str. 22, 8000 München 80 · *07. 03. 41 Wipperführt · **A** 70, Hamburg · **D** 69, Hamburg · **AG** AllgChir. · Chir. Intensivmed. · UnfChir. · Orthop. Chir. · **FG** Chirurgie 77 · **TG** UnfChir 79 · **H** 80, München · **P** 83, München · **TW a)** 77–80 Klinikum Großhadern München (Heberer) **b)** UnfChir. 80–82 Dept. of Surgery, South Western Medical School at Dallas, Univ. of Texas, Div. Orthop. (Mooney) **c)** Ltd. Arzt f. Traumatol. · **S** 80–82 Dir. of Orthopedic Trauma, South Western Medical School at Dallas, Univ. of Texas · Seit 82 Ltd. Arzt f. Traumatol., Chir. Klinik u. Poliklinik der TUM, Klinikum re. d. Isar München

Clemens, Hans, Dr. med., Chir. Gutachter, Med. Dir. a. D., Godramsteinerstr. 55, 6740 Landau · *13. 05. 12 Geistingen (Siegkreis) · **A** 40, Berlin · **D** 40, Bonn · **AG** 09/39–04/40 Med. Univ. Poliklin. Bonn · 04/40–08/43 UnfChir. St. Petrus-Krhs. ebd. · 09/43–04/48 Chir. Univ.-Klin. Bonn · 06/48–08/48 Röntgen Abt. Med. Univ. Poliklin. Bonn · **ZB** Sportmed. 01/54 · **TW a)** 08/48–07/49 Fachgutachter f. LVA (KOV) Bonn u. Köln · 07/49–04/50 StatArzt St. Franziskus-Hosp. Bielefeld (Hitzler) · 11/50–07/52 AssArzt Gebhilf.-Gynäkol. Abt. Johanniter-Krhs. Oberhausen-Sterkrade (Heubing) **b)** 02/53–05/77 Versorggsamt Landau · 12/77–03/87 Prüfarzt Versorggsamt Landau · Seit 55 nebenamtl. Fachgutachter f. BG u. Soz.gerichte Speyer, Mainz u. Mannheim · zwztl. OA- u. Chefarztvertretgn an verschied. Krhs. u. Praxisvertretgn. **c)** i. R.
ZV Einfl d Rhodanids auf d Phosphatstoffwechsel d quergestreift Muskels. Diss · Therap d Erkrankgn d Blase u ableit Harnwege m Buccosperin. Prakt Arzt 13–16 (1943) · Prostatitis. Arch Klin Chir 260, 599–612 (1948) · Posttraumat Ödem. Zentralbl Chir 433–442 (1951) · Polypös Schleimhautsark d Corpus uteri. Zentralbl Gynäkol 1654–1661 (1951) · Schmerzlinderg i d ob Körperregion durch Sympathicusausschaltung vermittels d Stellatumblockade. Zentralbl Chir 563–574 (1953) · Klin u Therap d Obstipat. Landarzt 655–663 (1954)
BV Grundr Physiol Chemie. Bonn: Dümmler 1951

Coerper, Hans-Günther, Dr. med., Chefarzt, Abt. Gefäßchir., Krhs. Siloah, Wilferdingerstr. 67, 7530 Pforzheim · *26. 02. 31 Meisenheim/Glan · **A** 59, Mainz · **D** 56, Mainz · **AG** AllgChir. · UnfChir. · GefChir. · **FG** Chirurgie 08/65 · **TG** GefChir 06/79, UnfChir 07/74 · **TW a)** Bis 11/66 Wiss. Ass. Chir. Univ.-Klin. Heidelberg (Bauer, Linder) · 66–76 1. OA Chir. Klin. Pforzheim (Georg) · 76–77 Chefarzt Ev. Krhs. Zweibrücken · 78–80 Niederlassung als FA f. Chir. u. Beleg-

arzt mit angiol. Ambulanz Centralklinik, Pforzheim **b)** Bis 66 UnfChir. u. GefChir. Chir. Univ. Klin. Heidelberg (Vollmar) · Städt. Krhs. Pforzheim (Georg) · Seit 80 ausschl. TG GefChir. Krhs. Siloah Pforzheim **c)** Chefarzt Abt. GefChir. · **S** 76–77 Chefarzt, Zweibrücken · 78–80 Niederlassung, Pforzheim · Seit 80 Chefarzt, Pforzheim
ZV Bhdlg d Polyzythämie m radioakt Phosphor. Diss · Chron Verschlußprozesse d Kniekehlenschlagader. Langenbecks Arch Chir 307 (1964) · Chron Verschlußsyndr d Eingeweide-Schlagadern (A coeliaca, A mesenterica superior et inferior). ebd 305 (1964) · Op Bhdlg d Herzwandaneurysmas (wiss Tonfilm). ebd 308 (1964) · Op Bhdlg d Omphalozele (wiss Tonfilm). ebd · Chir Therap d akut Artverschlusses. Verh Dtsch Ges Kreislforsch 31 (1965) · Klin d Mekoniumperitonitis. Bruns Beitr Klin Chir 211 (1965) · Op Bhdlg e übgr Rankenangiomes d Kopfes (wiss Film). Langenbecks Arch Chir 309 (1965) · Op Bhdlg d Bifurkatemb durch indirekte Fernembolekt (wiss Tonfilm). ebd 313 (1965) · Kombiniert intercostal Lungen-Eingeweidebr (wiss Tonfilm). ebd · Art-ven Fistel d Milzgefäße (wiss Tonfilm). · Op Bhdlg b Verschlußprozessen d supraaort Äste (wiss Tonfilm). Langenbecks Arch Chir 316 (1966) · Klin u Bhdlg d Mekonium-Ileus. Bruns Beitr Klin Chir 215 (1967) · Aneurysma d ascendier Aorta m Aorteninsuffiz (Resekt, Klappenersatz) (wiss Tonfilm). Langenbecks Arch Chir 319 (1967) · Thrombendart ekt, Korrekt chron Artverschlüsse durch desobliterat Eingr (wiss Tonfilm). ebd · Percutane, transhepat Cholangiograf (wiss Tonfilm). ebd · Extrarenale Urämie b villösem Tumor d Rectums. Chir Praxis 12, 519 (1968) · Erfahrgn m ein neuen Transportsyst f Unfallverletzte. Der Krankenhausarzt 42, 7 (1969) · Gefäßchir Eingriff i Rahmen e Städt Krhs. Grenz u Möglichkt. Med Welt 22, 779 (1971) · D Bedeutg d prä-, intra u postop Angiografie. Fortschr Angiogr 1972 · Klin u Diagn d Aneurysmen v Aorta u Extremitäten. Inn Med 3, 329 (1976) · Arterioven Fisteln, dilatier Arteriopathien. ebd · D akute Gefverschluß. Derm Mitt 24, 77 (1976) · Therap Vorgeh v chron art Verschlüssen b üb 70jähr Pat. Gefäßchir akt 1976
BV D kombin ven u art Aneurysma als Spätfolge e traumat AV-Fistel. Diss. Hameln: TM-Verl 1977

Conrad, Klaus, Dr. med., Niedergelassen u. Belegarzt, Küferstr. 7, 7300 Esslingen · *20.06. 36 Stuttgart · **A** 64, Tübingen · **D** 64, Tübingen · **AG** AllgChir. · Phlebol. · Proktol. · **FG** Chirurgie 70 · **TW a)** Katharinenhosp. Stuttgart (Behrends) · **S** 71 Niederlassung Esslingen, Chirurg u. Belegarzt in Klinik Dr. Hermann, Stuttgart

Conzen, Michael A., Dr. med., Oberarzt, Neurochir. Klin. Krankenanst. Gilead, Burgsteig 4, 4800 Bielefeld 13 · *22.06. 55 Saarlouis · **A** 80, Ulm · **D** 80, Ulm · **AG** 80–81 Neurol. · 81/82 Bundeswehr · **FG** Neurochir. 06/88 · **TW c)** Seit 86 OA
ZV Funktionsanalyse d Harnblase na expteller Caudaläsion u op Wiederherstellg. E cystometr Studie a Schwein. Diss Ulm 1980 · Exptelle Untersuchg d sakralen Blaseninnervat am Hausschwein (Sus scrofa). Zentralbl Vet Med 28, 177–182 (1981) · Reinnervation of the urinary bladder after microsurgical reconstruction of transsected caudal fibres. An experimental study in pigs. Urol Res 10, 141–144 (1982) · Erfahrgn m d Neu-

roleptanalgesie unt Intubat m e Lachgas-Sauerstoffgem f große neurochir Eingriffe am Hausschwein. Dtsch tierarztl Wochenschr 91, 396–397 (1984) · Reinnervation after microsurgical reconstruction of transsected caudal fibres: an electromyographic study. Neurochirurgia 28, 6–7 (1985) · Materialverlagerg i d cervikal Spinalkanal na Clavikulafixat als Spätkomplikat. Unfallchirurgie 89, 47–48 (1986) · Bericht üb Erfahrgn v 210 Laminektomien b erworb engen Spinalkanal. Nervenheilkunde 5, 90–91 (1986) · Metastasis of lung carcinoma to intracranial meningeoma. Neurochirurgia 29, 206–209 (1986) · Antibiotic prophylaxis in neurosurgery. A clinical study. Chemioterapia 6, 566 (1987) · Intracerebral granular cell tumor. Neurosurg Rev 237–239 (1987)
BV Retrospekt Analyse v 102 Subduralhämatomen. In: Neurochir i ausgewählt Kapiteln. Stuttgart: Hippokrates 1987

Crnic, Anton, Dr. med., niedergelassen, Moltkeplatz 4, 5300 Bonn-Bad Godesberg · *11.06. 37 Mrkopalj/YU · **A** 63, Zagreb/YU · **D** 63, Zagreb/YU · **AG** AllgChir. · PlastChir. · **FG** Chirurgie 01/74 · **TG** Plastische Chirurgie 02/80 · **TW a)** 04/74–01/78 St. Josefkrhs. Rüdesheim (Koch) **b)** PlastChir. 01/78–07/80 St. Markuskrhs. Frankfurt/M. (Lemperle) · 07/80–05/83 Chefarzt „Kosmas" Priv.-Klin. Bad Neuenahr · 06/83–01/85 Chefarzt „Medicia" Priv.-Klin. ebd. **c)** niedergel. Chirurg, Plast. Chirurgie · **S** 80–85 Chefarzt in „Kosmas" u. „Medicia" Privatklinik Bad Neuenahr · seit 01/85 Niederlassung Bonn-Bad Godesberg

Cuénoud, Pierre-François, Dr. med., Oberarzt, Service de Chir. B, Centre Hosp. Univ. Vaudois, CH-1011 Lausanne · *23.01. 53 Vevey/Schweiz · **A** 77, Lausanne · **D** 84, Lausanne · **AG** UnfChir. Samedan. St. Moritz 12/77–03/79 · Med., Rheumatol. Rehabilit. Bad Ragaz 04/79–03/80 · AllgChir., GefChir. + Thoraxchir. St. Gallen ab 04/80 · **FG** Chirurgie 03/85 · **TW a)** 03/85–03/88 OA AllgChir., GefChir., ThoraxChir. Klin. Chir. St. Gallen (Amgwerd, Rittmann) · Seit 04/88 OA AllgChir. Univ.-Klin. Lausanne (Mosimann) **c)** OA in AllgChir., Gef., Th. u. Transplantations-Chir.
BV Traitement microchirurgical de la stérilité d'origine tubaire. Diss 1984

Cyba-Altunbay, Sinan, Priv. Doz. Dr. med., Oberarzt, Klin. Gefäß-Thorax- u. Herzchir. Univ. Ulm, Steinhövelstr. 9, 7900 Ulm · *02.12. 48 Istanbul/Türkei · **A** 77, München · **D** 76, München · **AG** 10/77–07/83 Chir. · seit 10/82 Gef.-Thoraxchir. Univ. Ulm · **FG** Chirurgie 07/83 · **TG** GefChir 06/88 · **H** 87, Ulm · **TW a)** 10/77–07/83 StatArzt AllgChir., UnfChir., GefThChir. Univ. Ulm (Herfarth, Burri, Vollmar) **b)** 10/82–12/84 StatArzt GefThChir. Univ. Ulm (Vollmar) · Seit 01/85 OA ebd. **c)** OA GefThChir.
ZV Magenfrühca b Endobrachyösophagus. Med Welt 20, 273 (1981) · Ceruletid i d Bhdlg d postop Darmatonie. Therapiewoche 31, 2773 (1981) · D postop Peritonitis – Krankengut, Ursach, Therap, Progn. Fortschr Med 100/13, 560 (1982) · Therap d postop Darmatonie na Eingriffen a d aorto-iliakalen Strombahn – Erg e prospektiv randomisiert Studie Ceruletid-Lyophilisat vs Neostigmin. ebd 103, 441 (1985) · D transkut Sauerstoffpartialdruckmessg z präop Bestimmg d Amputa-

tionshöhe b d arteriel Verschlußkrkht d unt Extremität. Langenbecks Arch Chir 363, 207 (1985) · D Bestimmg d optimalen Amputationshöhe i Endstadium d arteriel Verschlußkrkht dur transkut Sauerstoffpartialdruckmessg. Aktuel Chir 20, 121 (1985) · Diagnost u Therap postop Motilitätsstörgn i interdiszipl Gespräch. Chir Gastroenterolog interdiszipl Gespr 3, 83 (1986) · D Kunststoffersatz großer Körpervenen. Vasa [Suppl] 19, 1–29 (1987) · E ungewöhnl „Verlauf" na Implantat e aorto-femoralen Bifurkationsprothese. ebd 17, 128 (1988) · Wege z Rehabilitat: D Kniegelenksexartikulat i Endstadium d arteriel Verschlußkrkht. Chir Praxis 39, 109 (1988) · Infektverhütg i d Gefäßchir: Möglchktn u Grenzen. Fortschr Med 17, 42 (1988) · How dangerous is the percutaneous transluminal angioplasty (PTA)? A ten-year follow-up of vascular surgeon's view. Thorac Cardiovasc Surg [Suppl] I/37, 84 (1989)
BV Postop Darmatonie. In: Therap d Darmatonie u d paralyt Ileus. Freiburg: Kehrer 1981 · Therap d prolongiert postop Darmatonie na Eingriffen a d aorto-iliakalen Strombahn. In: Ileus – Chir u gastroenterolog Praxis. Berlin: de Gruyter 1985 · Beeinflussg okulärer Sympt (Amaurosis fugax) dur gefäßchir Eingriffe a d Arteria carotis interna. In: Okuläre Durchblutgsstörgn. Stuttgart: Enke 1987 · Replacement of large corporeal veins with synthetic materials: results of an experimental animal study. In: The year book of vascular surgery. Chicago: Medical Publ 1988

D

Dahl, Hans Dieter, Dr. med., Oberarzt, Chir. Klin. u. Poliklin., Rheinische Friedrich Wilhelms-Univ., Sigmund Freudstr. 25, 5300 Bonn 1 · *12.05. 49 Porz-Wahn · **A** 75, Köln · **D** 74, Köln · **AG** 74 Inn. Med. u. Angiolog. Engelskirchen · 74–75 Chir. Monheim · 09/75–04/76 Anaesthes. Köln · 05/76–12/78 Herten · 12/78–09/79 Solingen · 10/79–09/81 Kardiochir. Köln · **FG** Anaesthesiologie 10/79 · Chirurgie 06/85 · **TW a)** 01/83–08/87 Wiss. Ang./StatArzt UnfChir., Abdom. Chir., Thoraxchir., GefChir., Coloproktol., Gastroenterol., PlastChir. Chir. Univ.-Klin. Bonn (Stelzner) · **c)** Oberarzt OA Chir.
ZV Beitr z Thema Siderosis retinae: Intox, Detox u Eisenspeicherg d isolierten Netzhautgew unt d Einfluß Fe(III)-haltiger Badlösungn. Inaug Diss, Köln 1974 · Exp siderosis of the isolated retina induced by Fe(III) solutions. Ophthalmic Res 7, 209–216 (1975) · Narkosegasabsaugg b Digby-Leigh-Ventil. Prakt Anaesth 14, 348–351 (1971) · Clinical experiences with electrodes for endocardial implantation with helically coiled tips. PACE 4, A-39 (1981) · Einrichtg z Absaugen v Narkosegasen. Patentschrift DE 2924348 C2, 1982 · Perid Applikat v Buprenorphin. Reg Anaesth 7, 56–58 (1984) · Erste Erfahrgn m e vollst implantierb Kathetersys. Langenbecks Arch Chir 366, 234 (1985) · Klin Erfahrgn m neuen Wundabdeckungen. ebd 366, 309 (1985) · Subcutan implantierb Infuskammer. Dtsch Med Wochenschr 111, 1042 (1986) · Struma Maligna – Bhdlgserg d letzt 10 J. Chir Praxis 35, 39–48 (1986) · Klin Anwendg e vollständ implantierb Kathetersys. Dtsch Med Wochenschr 111, 88–92 (1986) · Clinical application of a totally implantable catheter system. Dtsch Med Wochenschr (Japan) 8, 86–90 (1986) · The-

rap b Flußsäureverletzgn. Chirurg 57, 92–96 (1986) · Indikat z Anwendg v Infusionsports. Chir Praxis 37, 449–450 (1987) · Enteritis necroticans als Urs d ak Abdom. Chir Praxis 37, 41–46 (1987) · Langzeiterg na op Behdlg d Ulcus duodeni. Acta Chir Austriaca 2/19, 250 (1987) · Chir Aspek d Venenpunkt. Zentralbl Chir 113, 1061–1071 (1988) · Medikamentös beding Obflächverändergn implantierb Silikonkatheter – e rastelekmikroskop Untersuchg. Aktuel Chir 23, 151–157 (1988) · Bhdlg d Hyperparathyreoidismus. Chir Praxis 40, 239–244 (1989) · Op Behandlg des Ulcus duodeni. E Nachunters. Verdauungskrankht 7, 143–150 (1989)
BV Flußsäureverätzg, Kongrbd Unfallchir Symp, Bonn 1986 · Gewebereakt na Fremdkörperimplanta unt besond Berücksichtigg d Silikon-Mamma-Prothese. In: D Transplantat i d plast Chir. Kongrbd 24 Jahrestgg Deutsch Ges Plast Chir 220–225, 1986 · Kapselbildg na Mammaprothimplantat. Kongrbd Mammasymposium, Beethovenhalle Bonn, 81–91, 1986 · Akt chir Therap v malig Tum – Schilddrüsenca – Empfehlgn z Erkenng, Behandlg u Nachsorge. Kongrbd d Fortbildungsveranstalt Bonn 23. 5. 87 1987

Dahlheimer, Rolf F., Dr. med., Assistenzarzt, Städt. Krhs. Hetzelstift, Stiftstr. 10, 6730 Neustadt a. d. Weinstraße · *14.07. 48 Bonn · **A** 81, Mainz · **D** 84, Mainz · **AG** AllgChir., UnfChir. · „Landarztpraxis", D-Arztpraxis · **TW c)** AssArzt

Dahlke, Hermann, Dr. med., Med. Dir., Ethicon GmbH & Co. KG, Robert-Koch-Str. 1, 2000 Norderstedt · *31.10. 29 Deutsch Krone · **A** 54, Hamburg · **D** 56, Hamburg · **AG** 54–61 Chir. Allg. Krhs. Eilbek Hamburg · ebd. 61–62 Rheumatol. · **FG** Chirurgie 63 · **TW a)** 62–65 StatArzt Allg. Chir. Allg. Krhs. Eilbek Hamburg (Scheider) · 65 StatArzt II. Chir. Abt. Allg. Krhs. St. Georg Hamburg (Buchholz) · 65–67 OA Chir. Abt. Kreiskrhs. Stormarn (v. Ondarza) · 67–69 OA Chir. Klin. Krhs. Süd Lübeck (Edelhoff) **c)** siehe S · **S** Bereichsleiter Med.-Wiss. Abt. u. Chir. Forschung, Norderstedt

Daiber, Dietrich Helmut, Dr. med., Chefarzt, Kreiskrhs., Schwarzmaierstr. 21, 8352 Grafenau · *19.06. 40 Stuttgart · **A** 67, Stuttgart · **D** 67, Freiburg · **AG** 62–65 Inst. f. Präventivmed. Freiburg · 65 Univ.-Kinderklin. Tübingen · 66/68 KKH d. Barmherz. Brüder, Regensburg · 68 Bundeswehr · 68–81 KKH d. Barmherz. Brüder, Regensburg · **FG** Chirurgie 11/73 · **TG** UnfChir 06/77 · **TW a)** 73–81 OA der chir. Abt. KKH d. Barmherzigen Brüder, Regensburg (Gresser) **c)** Chefarzt · **S** Seit 81 Chefarzt d. Chir. u. Unfallabt. d. Kreiskrhs. Grafenau

Dalichau, Harald G. J., Prof. Dr. med., Direktor d. Klin. u. Poliklin., Thorax-, Herz- u. Gefäßchir. Georg-August-Univ. Göttingen, Robert-Koch-Str. 40, 3400 Göttingen · *19.11. 34 Dresden · **A** 61, Wiesbaden · **D** 59, Frankfurt · **AG** Gallenchir., portale Hypertension, Lungenchir. im Kindesalter · GefChir., protethischer Herzklappenersatz, Koronarchir. · **FG** Chirurgie 67 · **TG** Thorax- u. Kardiovaskularchirurgie 78 · **H** 73, Hannover · **P** 76, Köln · 86, Göttingen · **TW a)** 61–63 Chir. Univ.-Klin. Frankfurt/M. (Geissendörfer) · 63–70 Chir. Klin. am Krhs. Nordwest Frankfurt/M. (Ungeheuer) **b)** 70–71 National Heart Hospital London (Ross) ·

71-76 Dept. Chir. Medizinische Hochschule Hannover (Borst) · S 76-86 Dir. d. Herzchir. Univ.-Klin. Köln · Seit 86 Dir. d. Klin. u. Poliklin. f. Thorax-, Herz- u. Gefäßchir. Georg-August-Univ. Göttingen
ZV Mehr als 120 Veröffentlichgn
BV 1 Monographie, 18 Buch-, Handbuch- u Lehrbuchbeitr

Dambe, Tresfore Leo, Dr. med., niedergelassen, Karlstr. 15, 6650 Homburg/Saar · *03. 01. 39 Dzomodya Village · **A** 71, Homburg · **D** 71, Homburg · **FG** Chirurgie 02/76 · **TG** UnfChir 02/78 · **TW a)** 01/77-12/78 StatArzt Unfallchir. Abt. Chir. Univ.-Klin. Homburg (Ludeke) **b)** 01/79-09/88 OA Unfallchir. Abt. Chir. Univ.-Klin. Homburg **c)** Niederlassung als Chirurg/Unfallchirurg · **S** Seit 89 Niederlassung Homburg/Saar
ZV D Verhalten d interossären Gefäße na Osteosynthese d frakturiert Tibia d Hundes. Therapiewoche 20/27, 1330 (1970) · Vascularisat d Tibia i Exp na stabiler Extra- u intramedullärer Osteosynthese. Langenbecks Arch Chir [Suppl] Chir Forum 31-34 (1972) · Instabilität u Vascularisat langer Röhrenknochen i Exp. ebd 27-30 (1972) · Exptelle Pseudarthrosen u Revascularisierg instabiler Diaphysen. Aktuel Traumatol 4, 174-190 (1974) · Revascularisat d Tibia na konserv u op Frakturbhdlg. H Unfallheilkd 119, 18-26 (1974) · Indikat z maschinel Beatmg b Thoraxverletzgn u ihre Erg. Unfallheilkunde 80, 415-420 (1977) · Ergstatistik v 564 politraumatis Pat. Unfallheilkunde 81, 459-462 (1978) · Revascularisat frisch homologer Knochentransplantate i d Diaphyse d Röhrenknochens b Hund. Arch Orthop Trauma Surg 92, 211-219 (1978) · Vergl Untersuchgn z Einbau autologer u homologer Transplant in d Compacta d Röhrenknochens. Langenbecks Arch Chir [Suppl] Chir Forum 253-256 (1978) · Fehlwachstum na metaphysärer Verletzg i Wachstumsalter. H Unfallheilkd 138, 282-285 (1978) · D Bhdlg v Thoraxverletzgn. Anästhesiol Intensivmed 21, 84-88 (1980) · Morphol d Einheilg v frischen autologen u homologen Spongiosatransplantaten i Diaphysendefekte. Unfallheilkunde 84, 115-120 (1981) · Mehrfachreposit od Frühosteosynthese: Vergl Histomorphol an d juvenilen Radiusmetaphyse. H Unfallheilkd 164, 66-67 (1984)
MH Angiograph u mikroangioraph Techn a d Tibia d Hundes. In: Angiograph u ihre Fortschr. Stuttgart: Thieme 1972 · Pathophysiol d Mehrfachverletzg. In: Postop Komplikat. Berlin: Springer 1976 · Theoret Grundlagen d Knochentransplantat: Osteogenese u Revascularisat als Leistg d Wirtslagers. 16 Jahrestagg d Dtsch Ges Plast u Wiederherstellungschir Nov 1978. ebd 1980
BV D Rolle e Unfallchir Zentrums b d Versorgg v Mehrfachverletzten. In: Notfallchir. 2 Int Kongr f Notfallchir, Nov 75, Zürich, Bd I. Straube 1976

Dammann, Friedmar, Dr. med., Chefarzt i. R., Erlenstr. 129 A, 2800 Bremen · *04. 04. 24 Bremen · **A** 50, Kiel · **D** 48, Kiel · **AG** Allg.- u. UnfChir. · Relationspathologie (Ricker) · Begutachtung · Berat. Arzt versch. Berufsgen. · **FG** Chirurgie 10/55 · **TG** UnfChir 01/71 · **TW a)** 49-52 Inst. f. UnfChir. Bremen (Schaefer) · 52-56 Chir. Klin. d. Fr. Ebert-Krhs. Neumünster (Grießmann) · 56-58 OA Chir. Klin. Albert-Schweitzer-Krhs. Northeim · 58-59 Wiss. Ass. Chir. Univ.-Klin.

Marburg (Heberer) · 59 Leiter der Chir. Univ. Poliklin. Marburg (Schwaiger) · 60-63 OA Inst. f. UnfChir. Bremen · 63-64 OA BG-Unfall-Bhdlgsstellen Bremen, A. d. Schleifmühle · 64-70 Ltd. Arzt Unfallstation Bremen-Neustadt · 71-84 Chefarzt BG-Unfallbhdlgsstellen Bremen **c)** Chefarzt i. R. · **S** 71-84 Chefarzt d. BG-Unfallbhdlgsstellen Bremen
ZV Z Frage d Schäden b Marknagelg v Knochenbrüchen i Wachstumsalter. Diss Kiel 1947 · Intravenale Novocainanwendg (Causat) als Beispiel f e unspez Therap. Zentralbl Chir 76/7, 442 (1951) · Verbesserg d Infiltrat- u Leitgsanaesthesie dur Zusatz v Hyaluronidase. Medizinische 22, 765 (1952) · Üb d additiv Reize u ihre Bedeutg f Pathogen u Therap. Zentralbl Chir 78/8, 332 (1953) · Novocain - e Allheilmittel? Dtsch Med Wochenschr 78/49, 1702 (1953) · Chir Anwendgsmöglchktn d Impletol u Depot-Impletol. Ärztl Wochenschr 8/49, 1165 (1953) · Schwierige Unterbindgn m d Roederschlinge. Zentralbl Chir 79/33, 1416 (1954) · Nebenpancreas als Urs f e massive Darmblutg. Zentralbl Chir 80/1, 23 (1955) · Antiphlogist Perkutantherap m Cholinstearat (Chomelan). Medizinische 8, 287 (1955) · Z Stufengesetz v Ricker - Wert u Widerspruch. 3/2, 90 (1955) · Üb Indikat u Progn d Gallenop. Bericht u Auswertg v 2065 Fällen. Bruns Beitr Klin Chir 192/4, 420 (1956) · Ostitis pubis - Sudeck'sche Krankht? Z Urol 49/6, 321 (1956) · Intravenale Panthesin-Hydergin-Therap b Erfriergn. Zentralbl Chir 82/49, 2024 (1957) · Beitr z Pathogenese d Thromboembolie-Krkht u z Prophyl dur Panthesin-Hydergin. 37, 1705 (1959) · Klin u bakteriolog Erfahrgn b d Bhdlg v infiziert Hautwunden m e Corticosteroid-Kanamycinsalbe. Med Klin 47, 2503 (1960) · D Sudeck-Syndrom. Med Klin 48, 2499 (1961) · Nahtloser Wundverschl m e Kunststoffkleber. Med Klin 17, 652 (1966) · Isoliertes Sudeck-Syndrom nur a drei Fingern - Beitr z Entstehg e peripher-neurogenen Sudeck-Syndroms. Monatschr Unfallhkd 75, 13-22 (1972) · Alpha-Chymocutan - e antiphlogist u resorptionsförderndes Perkutantherapeutikum. Z Allgemeinmed 51/34, 1605-1607 (1978) · (Franz Übersetzg) La Vie Médicale, 59/2 1978

Dannöhl, Christian, Dr. med., Ltd. Oberarzt, Abt. Allg.- u. Unfallchir. Städt. Krhs. München-Bogenhausen, Englschalkinger Str. 77, 8000 München 81 · *04. 09. 45 Wernigerode · **A** 71, Leipzig · 76, Stuttgart · **D** 76, München · **AG** 01-03/76 Anästh. · **FG** Chirurgie 07/77 · **TG** UnfChir 03/86 · **TW a)** 07/77-03/78 StatArzt Intensivstation Chir. Klin. Krhs. Stuttgart Feuerbach (Scheibe) · 04/78-12/83 OA Allg.- u. Unfallchir. Paracelsuskrhs. Ruit (Wenzl) **b)** 01/84-08/87 BG Unfallklin. Tübingen (Weller) **c)** Seit 09/87 Ltd. OA Allg.- u. Unfallchir. Städt. Krhs. München-Bogenhausen (Heitland)
ZV D Bhdlg frischer antero-medialer Kniebandverletzgn. Prakt Sport-Traumatol u Sportmed 1987 · D costoclaviculäre Syndr - e selt Komplikat d Clavicularfrakt. Aktuel Traumatol 18 (1988) · D intertrochanteren Osteotomien - Möglchktn op Behdlg u Prophyl d Hüftgelenksarthrose i Erwachsenenalter. Z Allgemeinmed 64 (1988) · Metallimplantate a coxalen Femur b alten Pat. Aktuel Traumatol 18 (1988)
MH D Augulationsosteotomie an d Clavicula. In: Biomechanik d gesunden u kranken Schulter. Stuttgart: Thieme 1985

BV D Rolle d Lymphozyten i d Pathogen d primär chron Polyarthritis. Diss München 1976

Darian, Tomo, Dr. med., Oberarzt, Marienkrhs., Goethestr. 19, 5840 Schwerte · *24. 05. 34 Ljubljana/Jugosl. · **A** 64, Ljubljana/Jugosl. · **D** 60, Ljubljana/Jugosl. · **AG** Ges. Chir., Gynäkol., Anästh., Urol. · **FG** Chirurgie 06/68 · **TW a)** 68–71 Chir. Abt. Allg. Krhs. Slovenj Gradec (Jugosl.) (Strnad) · 71–73 Univ.-Klin. f. Urol. Ljubljana (Rakovec) **c)** Seit 04/73 OA Chir. Abt.

Darup, Axel, Dr. med., niedergelassen, Bülkenstr. 31, 2850 Bremerhaven · *20. 03. 44 Hameln · **A** 73, Düsseldorf · **D** 75, Düsseldorf · **FG** Chirurgie 11/79 · **ZB** Sportmed. 83 · **TW a)** OA Chir. Klin. Klinikum Minden (Heinemann) **c)** Niedergel. Chirurg u. D-Arzt · S Seit 82 Niederlassung Chirurg u. D-Arzt Bremerhaven
ZV Risiko d Aneurysmaresekt d Aorta abdominalis. Chir Praxis 1977 · Beitr z postop lokalen Peritonitis. Med Welt 1978 · D einseit Lungenoedem. Röntgenblätter 1979 · D Leiomyom d Oesophagus. Chir Praxis 1979

Daum, Roland, Prof. Dr. med., Ärztl. Dir., Kinderchir. Abt. Chir. Zentrum d. Univ. Heidelberg, Im Neuenheimerfeld 110, 6900 Heidelberg · *03. 04. 29 Kaiserslautern · **A** 55, Heidelberg · **D** 55, Heidelberg · **AG** Oesophaguschir. (Motilität) · Abdominalchir. (Duodenum) · Onkol. (Wilms-Tu., Neuroblastome) · **FG** Chirurgie 04/62 · **TG** Kinderchirurgie 05/67 · **H** 67, Heidelberg · **P** 73, Heidelberg · **TW a)** 56–62 Chir. Klin. Heidelberg (Bauer) · 62–67 Chir. Klin Heidelberg (Linder) **b)** 63–69 Kinderchir. (Hecker) **c)** Ärztl. Dir. · S 69–73 Vorstand Kinderchir. Abt. Chir. Univ.-Klin. Heidelberg · seit 74 Ärztl. Dir. (Ordinarius) Kinderchir. Abt., Heidelberg
ZV Beitr z Problemat d Achalasie d M cricopharyngicus. Z Kinderchir 27, 193 (1979) · Intestin Blutgn i Säugl- u Kindesalt. ebd 27, 43 (1979) · D Leistenbr, Hydrocele testis u Hydrocele funiculi i Säugl- u Kindesalt. Therapiewoche 30, 3586 (1980) · Anal- u Rektumatresie: Opverfahr u Erg. Chirurg 52, 147 (1981) · D Labia minora-Plastik, e Meth z op Korrek d Klitorishypertroph. Therapiewoche 31, 1767 (1981) · Intraabdomin Lymphcysten – Beitr z Diffdiagn intraabdomin Tum. Krebsmedizin 2, 3 (1981) · Duplikatur d Alimentärtraktes. Pädiatr Prax 26, 81 (1982) · Z Problemat d cong Duodenalverschl – Ber ü 123 Fälle. Z Kinderchir 35, 125 (1982) · Beitr z Problemat d intramural Darmwandhämat i Kindesalt. Z Kinderchir 36, 53 (1982) · D Rolle d Sonograph. Hinw z d Ber präop Wilmstumorbhdlg (Stad III). Kinderarzt 13, 1160 (1982) · Probl b d Klassifizg d Wilmstum. Z Onkol Klin Prax 3, 78 (1982) · Mediastinaltum i Kindesalt. Z Kinderchir 38, 11 (1983) · Techn Besond b d Milzresekt. ebd 38, 269 (1983) · Späterg na op Korrek congenit Bauchwanddefekte. Monatschr Unfallhkd 132, 402 (1984) · Z Diagnost u Therap d Aplasia cutis congenita. Kinderarzt 16, 1045 (1985) · Verschleppte Diagn b rechtseitgn congenit Zwerchfellbruch. Z Kinderchir 40, 364 (1985) · Stadeinteilg d Milzrupt – Chir Konsequ i Kindesalt. Chirurg 57, 194 (1986) · Tumor induced intraluminal stenosis of the cervical trachea – Tumorexcision and tracheoplasty. Prog Pediatr Surg 21, 51 (1987) · Diagnosis and operative therapy of sacrococcygeal teratoma. Acta Paedochir Hell 3, 10 (1987) · Perforation s gastro-intestinales en chirurgie néonatale. Chir Pediatr 28, 306 (1987)
MH Hrsg: Biblioth f Kinderchir · Mithrsg: Z f Kinderchir · Surgery in Infancy and Childhood
BV D Eingriff i Säuglings- u Kindesalter. In: Chir Op-Lehre. München: Urban & Schwarzenberg 1970 · Fehlbildgn d Oesoph. Chir d Gegenw, Bd III Thorax. München: Urban & Schwarzenberg 1974–1977 · Krebschir im Kindesalter. In: Diagnost u therap Fortschr i d Krebschir. Berlin: Springer 1971 · D stumpfe Pankreasverletzg i Kindesalt. Primärversorg u op Korrektur v Spätfolg. In: D Unfall im Kindesalt. München: Hippokrates 1972 · Benig Knochentumoren. In: Pädiatr i Prax u Klin. Stuttgart: Thieme 1980 · Zwerchfellhern u Relaxatio diaphragmat. In: ebd · Nephroblastom (Wilms-Tumor) u malig Gangliocytom (Neuroblastom). In: Taschenb d Krebsnachsorge. München: Urban & Schwarzenberg 1980 · Kinderchir bedeut Krankhtsbild d Colons. In: Handb d Inn Med III/4. Berlin: Springer 1982 · Wilmstumor – Besonderhtn u kinderchir Aspekte. In: Akt Onkol Chir. Berlin: Springer 1982 · Tech d Milzresekt i Kindesalt unt Verwendg v Fibrinkleber. In: Fibrinklebung. Berlin: Springer 1984

Decker, Erhard, Dr. med., niedergelassen, Eichsfelderstr. 99, 3300 Hannover 2 · *24. 05. 55 Hannover · **A** 80, Göttingen · **D** 80, Göttingen · **AG** Chir., UnfChir. · **FG** Chirurgie 12/86 · **ZB** Sportmed. 08/89 · **TG** UnfChir 01/88 · **S** Seit 10/88 Niederlassung in Hannover als Chirurg, Unfallchirurg u. D-Arzt

Dege, Ulrich, Dr. med., Ltd. Arzt, Ev. Krhs., Dr. Kaufmannstr. 2, 6702 Bad Dürkheim · *23. 12. 40 Jena · **A** 69, München · **D** 67, Würzburg · **AG** 01/69–06/70 Pathol. Bern · 07/70–09/71 Rechtsmed. Würzburg · **FG** Chirurgie 04/76 · **TG** UnfChir 04/78 · **TW a)** 77–82 Lehrbeauftragter d. Univ. Mainz Unfallchir. Städt. Krhs. Kaiserslautern (Ritter) · 10/82–06/84 OA Chir. Abt. St. Franziskus Hosp. Münster (Schulz) **b)** 77 StatArzt · 78 FunktOA · 78–82 OA Unfallchir.-Klin. Städt. Krhs. Kaiserslautern (Ritter) **c)** Ltd. Arzt f. Unfall- u. Knochenchir. · S Ltd. Arzt am Ev. Krhs. Bad Dürkheim
ZV Frühe RNS-Verändergn während d nitrosomorpholinbedingt Carcinogenese. D Naturwissenschaften 16, 409/10 (1966) · Darstellg d Sex-Chromatins in Haarwurzelscheiden. Z Rechtsmedizin 71, 37–38 (1972) · Initial experiences with a total knee prosthesis implanted without bone cement. Arch Orthop Trauma Surg 95, 89–93 (1979)

Dehn, Hans-Friedrich, Dr. med., Ltd. Arzt, St. Marienhosp., Am Boltenhof 7, 4280 Borken · *24. 02. 42 Ekkernförde · **A** 70, Münster · **D** 69, Münster · **AG** Allg-Chir., UnfChir. · NeurChir. · **FG** Chirurgie 75 · **TW a)** 07/75–06/81 1. OA Clemenshosp. Münster (Tiwisina) · 07/81–03/84 St. Marienhosp. Borken · S Seit 04/84 Ltd. Arzt Marienhosp. Borken

Deltz, Eberhard, Prof. Dr. med., Stellv. Dir., Chir. Univ.-Klin. Kiel, Abt. Allg. Chir., Arnold-Heller-Str. 7, 2300 Kiel 1 · *22. 10. 45 Goslar · **A** 72, Göttingen · **D** 72, Göttingen · **AG** AllgChir. · Transplantationschir. · Thorax- u. GefChir. · **FG** Chirurgie 78 · **H** 82, Kiel ·

P 87, Kiel · **TW a)** Abt. Allg. Chir. Chir. Univ.-Klin. Kiel **c)** Stellv. Dir. Abt. Allg. Chir.
ZV Z Frage d Auflösg v Gallenkonkrementen durch Heparin. Chirurg 45, 429-30 (1974) · Metastasier Plattenepithelca na chron Unterschenkelgeschwür. MMW 118, 1393-94 (1976) · Vergl immunolog u morpholog Untersuchgn na Transplantat frischer u konserviert allogener Venen i Rattenexp. Z Exp Chir 11, 245-50 (1978) · Allogene Dünndarmtransplantat i Rattenmodell. Techn u immunolog Befunde. Zentralbl Chir 105, 334 (1980) · Immunological evaluation of different methods for prevention of graft-versus-host-disease in small bowel transplantation. Eur Surg Res 14, 105 (1982) · E neue in vitro-Meth d Lymphocytenstimulat z Beurteilg d Schweregrades u d Progn d Peritonitis. Langenbecks Arch Chir Kongrbd 632 (1985) · Möglichktn d Dünndarmtransplantat. Dtsch Med Wochenschr 111/5, 163-166 (1986) · Verbesserte Indikatstellg b Ileus m Hilfe e einfachen klin Index. Langenbecks Arch Chir 369, 784-785 (1986) · Dünndarmtransplantat - E op Bhdlgsmöglchkt f d Short-Bowel-Syndrom. Monatsschr Kinderhlkd 136, 583 (1988) · Successful clinical small bowel transplantation. A report of a case. Clin Transplant 1988 · Indikatstellg b Ileus m Hilfe e einfachen klinis Index. Chirurg 60, 99-103 (1989) · Erste erfolgreiche klin Dünndarmtransplantat - Taktik u chir Techn. Chirurg 60 (1989) · Significance of cellular immunoreactivity in patients with severe peritonitis. Surg Res Comm (im Druck) · Erfolgreiche klin Dünndarmtransplantat b Kurzdarmsyndr. Transplantationsmed (im Druck)
MH Microsurgical models in rats for transplantation research. Berlin: Springer 1985 · Small bowel transplantation. Experimental and clinical fundamentals. ebd 1986
BV Nahtmaterialien b klin Anwendg. In: Moderne Nahtmaterialien u Nahttechn i d Chir. Berlin: Springer 1982 · Exptelle Erg d Nahtmittelforschg i Gastrointestinalbereich. In: ebd · Experimental transplantation of small intestine. Microsurgical techniques and their applicability in research. In: Handbook of microsurgery. Boca Raton: CRC 1984 · Evaluation of experimental models of small bowel transplantation in the rat. In: Small bowel transplantation. Berlin: Springer 1986

Denecke, Hans-Joachim, Prof. Dr. med., i. R., Moltkestr. 20, 6900 Heidelberg · *02.10. 11 Prenzlau/Ukm. · **A** 36, Greifswald · **D** 37, Greifswald · **AG** Pathol., Chir. · **FG** Hals-Nasen-Ohrenheilkd. 44 · **H** 45, Heidelberg · **P** 50, Heidelberg · **TW c)** i. R.
ZV Über 120 wissenschaftl Publikat in Fachzeitschriften
MH Redakt u Mithrsg: Zentralbl Hals-Nasen-Ohrenheilkd. Plast Chir an Kopf u Hals seit 1948 · Mithrsg: Arch Oto-Rhino-Laryngology seit 1968
BV D oto-rhino-laryngol Op. Berlin: Springer 1953 (span Übersetz 1962) · Plast Op a Kopf u Hals, Bd I, Nasenplast. Berlin: Springer 1964 (engl Übers 1967) · D oto-rhino-laryngolog Op im Mund- u Halsber. Berlin: Springer 1980 · D Op a d Nase u im Nasopharynx. Berlin: Springer 1984 · Besonderhtn b Schnittführg u Narbenkorrekt im Ber v Gesicht u Hals. In: Hand Plast Chir. Berlin: De Gruyter 1972 · Plast u rekonstrukt Chir d Halses. ebd 1973

Depisch, Dieter, Univ. Doz. Dr. med., Chefarzt, Corviniusring 3-5, A-2700 Wiener Neustadt · *13.03. 40 Wien · **D** 64, Wien · **AG** 65-78 I. Chir. Univ.-Klin. Wien · **FG** Chirurgie 04/72 · **H** 75, Wien · **TW a)** 1 J. Krhs. Steyr (Mandl) · 1 J. Krhs. Mistelbach (Schima) · 1/2 J. Zypern **c)** Primarius · S 78-81 Primarius d. Chir. Abt. Krhs. Eisenstadt
ZV Perfusionsdruckmessg, e Methode z Bestimmg d periph arteriel Gefäßwiderstandes. In: Behdlg d chron arteriel Durchblutungsstörg. Wiener Med Akademie 53 (1969) · E Meth z intraop Beurteilg d Strömgswiderstandes i Untschenkel. Thoraxchir Vaskuläre Chir 17, 264 (1969) · Anti-Thyreoid-drugs - A cause of liability to bleeding during thyroid surgery. Acta Endocrinol 68, 164 (1971) · Bedrohl Hyperlipämie i Rahmen e allerg Schocks b parenteral Ernährg e Tetanuspat. Anästhesist 20, 437 (1971) · D Lebenserwartg d Schilddrüsenca i Kindesalt. Langenbecks Arch Chir 329, 154 (1971) · Optaktik b Strumarezidiv i Hinblick auf Recurrensparese u Trachealeinengg. Kongreßber 12 Tgg d Österr Ges f Chir m assoz Fachgesellsch 49 (1971) · The „Hot lymphangiography" as a method for preoperative designing a radical monoblock excision in den treatment of malignant melanom. In: Abstract book II Congress of the eur sect of the international confederation of plastic and reconstructive surgery, IPRS Madrid, 63 (1973) · Lücken der Jod-Kochsalz-Prophylaxe in Österreich. Österr Ärztetagung 29, 877 (1974) · Intraop Motilitätsprüfg d Stimmbänder dur Elektrostimulat d Nervi recurrens (Habilitationsschrift). Acta Chir Austriaca [Suppl] 14 (1975) · Registrier-Stimulat-Tubus z intraop Motilitätsprüfg d Stimmbänder. Kongreßber 16 Tgg Österr Ges f Chir 174-179 (1975) · Gefahren i d Strumachir, Tetanie, Wundheilgsstörgn, thyreotische Krise, card u pulmon Komplikat. Kongreßbd 17 Tgg, 62-64 (1976) · Prognost Kriterien z Beurteilg d Lebenserwartg v Pat m Colonca. Kongreßbd 17 Tgg (Salzburg) 378-380 (1976) · Indikationsber v Klammernahtgeräten i Abdomen. 26 Tgg d Österr Ges f Chir, Kongreßbd (1985) · CHIDOS, ein chirurg Dokumentationssystem, Erfahrungsbericht. Acta Chir Austriaca 2, 468-469 (1987) · Nahtklammergeräte ILS, TA u GIA i d Abdominalchir. ebd 3, 239 (1988)
BV Struma Maligna. In: Krebsbhdlg als interdiszipl Aufgabe. Berlin: Springer 1975

Deucher, Franz, Prof. Dr. med., Chefarzt i. R., Weltistr. 15, CH-5000 Aarau · *02.06. 17 Steckborn (Thg) Schweiz · **A** 42, Bern · **D** 42, nicht angegeben · **FG** Chirurgie 49 · **H** 54, Zürich · **P** 65, nicht angegeben · **TW a)** Pathol.-Anat. Inst. Bern (Wegelin) · Path.-Anat. Inst. Zürich (v. Meyenburg, v. Albertini) · Ass. u. Oberarzt Chir. Univ.-Klin. Zürich (Brunner), zwztl. Chir. Univ.-Klin. Erlangen (Goetze), Mannheim (Zenker), Heidelberg (Bauer), Paris (d'Allaines, Quénu, Fay), St. Marks Hosp. London (Gabriel), Houston USA (De Bakey) · **c)** Chefarzt i. R. · S 59-82 Chefarzt Chir. Klinik Kantonsspital Aarau/Schweiz
ZV Dickdarmpolypen u Dickdarmkrebs. Van Swieten-Tag Wien, Kongrber 1974 · Komplikat na Op a Dickdarm. Chirurg 46, 374 (1975) · 5-10 Jahre na trunkulärer Vagotomie u Antrektomie. Zwischenresultate b 111 nachuntersucht Pat. Helv Chir Acta 41, 131 (1974) · Gracilisplastik na Pickrell. ebd 42, 231 (1975) · Z postop Ileus. ebd 42, 791 (1975) · Possibilités et limites de la

chirurgie dans la traitement des tumeurs malignes. Méd et Hyg 1132, 90 (1975) · Postop Morbidität u Letalität na 615 Op a Dickdarm. Helv Chir Acta 42 (1975) · Nekrobiose d Omentum majus na Op an Magen u Dickdarm. ebd · D Ostomien d Dünn- u Dickdarmes. Anlage u Pflege. Schweiz Rundschau Med 64, 1479 (1975) · Rund um d Sphincter: Kontinenzprobl i d Dickdarmchir. ·Schweiz Med Wochenschr 106, 273 (1976) · D Stellg d Chir i d Ges. Helv Chir Acta 43, 371 (1976) · Rundgespräch: Colondiverticulitis. Langenbecks Arch Chir 342, 454 (1976) · Proximal selekt Vagotomie: D opt Ulkustherapie? Dtsch Med Wochenschr 101, 1886 (1976) · Chir d colorectalen Crohn. Lyon Chirurgical 72, 447 (1976) · Optechn bedingte Mißerfolge b d Behdlg benig Erkrankgn d Kolon-Rektum. Acta Chir Austriaca [Suppl] 1976/77 · Chir Behdlg d Colitis ulcerosa. Chirurg 48, 563 (1977) · Kolorektaler Krebs. Dtsch Ärztebl 74, 2633 (1977) · Europ Thema: D Rektumkarz. Kongrber Graz 1977 · Indikat z op Therap d Colitis ulcerosa. Erg Gastroenterol 80 (1977) · D transanale Eingriff b Rektumkarz. Chirurg 49, 260 (1978) · Radikalitätsprinzipien i d Tumorchir (Colon- u Rectumcarc). Langenbecks Arch Chir 347, 71 (1978) · u zahlreiche weitere Veröffentlichgn
MH Chir d Gegenwart. München: Urban & Schwarzenberg 1973
BV D „akute Abdomen". In: Prakt Gastroenterol. Stuttgart: Thieme 1956 · Erg d antethorakal Ösophagusplast b Speiseröhrenkrebs. In: Leistgn u Erg d neuzeitl Chir. E K Frey z 70 Geb. ebd 1958 · Diagn u Therap d Hiatushernie (Diskuss u Schlußwort). Bibl gastroent Fasc 1. Basel: Karger 1960 · Einführg z „D op Magen". ebd 6, 5 (1964) · Einführg z „Erkrankgn d Aorta u ih Äste". ebd 8 (1965) · D Chir d Speiseröhre. In: Allg u spez chir Oplehre, 6 Bd: D Eingr a d Brust u i d Brusthöhle. Berlin: Springer 1967 · Dickdarmchir. In: Dünndarm-Dickdarm. Stuttgart: Thieme 1969 · The treatment of gastro-intestinal polyps. In: Surgical oncology. Bern: Huber 1969 · Ileus. In: Klin Gastroent, Bd I. Stuttgart: Thieme 1973 · Gutart Dickdarmgeschw (Polypen), bösart Dickdarmgeschw, Endometriose d Dickdarmes, Meckelsches Divertikel. In: Inn Med i Prax u Klin, Bd IV, 2 Aufl. Stuttgart: Thieme 1978 · D chir Behandlg d Kolondivertikulitis: Bericht üb 152 Fälle. In: Kolon-Divertikulitis. Akt Probl d Diagn u Therap. ebd 1974 · Prolaps u Sphincterinsuff. In: Erg d Angiol, Bd 8. Stuttgart: Schattauer 1974 · Eingr a Kolon, Rektum u Anus. In: Chir Oplehre, Bd IV. München: Urban & Schwarzenberg 1977

Deutschmann, Walther, a. o. Univ. Prof. Dr. med., Departmentleiter, Dept. Plast. Chir. Univ.-Klin. f. Chir., Auenbrugger Platz, A-8036 Graz · *03.04. 26 Limberg · **A** 53, Innsbruck · **D** 53, Inssbruck · **FG** Chirurgie 04/63 · **TG** Plastische Chirurgie 78 · **ZB** Facharzt f. Plast. Chir. 88 · **H** 81, Graz · **P** 88, Graz · **TW a)** 53–55 Path.-Anat. Inst. Innsbruck (Lang) · 55–58 Chir. Abt. Städt. Krankenanst. Düren/Rhld (Kraft) · 59–60 Chir. Univ.-Klin. Graz (Spath) · 60–65 Chir. Univ.-Klin. Innsbruck (Huber) · Univ.-Klinik Plast. Chir. Innsbruck (Wilflingseder) · 6 Mo. Englandaufenthalt (East Grinsted, London, Oxford, Bristol, Glasgow) · 65–71 Ev. Krhs. Hubertus Berlin (Hardenberg) · Seit 71 Chir. Univ.-Klin. Graz (Kraft-Kinz) **c)** Departmentleiter f. PlastChir. · **S** Seit 71 Departmentleiter Univ.-Klin. Chir. Graz

ZV The Kasabach-Merit-Syndrome. Plast Chir Excerpt Med 1965 · D Narbenca. Acta Chir Austriaca 1972 · Prim chir Bhdlg tiefreich Verbrenngn. Wien Klin Wochenschr 1973 · Multiple symmetr Lipomatose. Acta Chir Austriaca 1974 · Erstbhdlg v Weichteilverletzgn d Gesichtes. Zentralbl Chir 1975 · Chir Bhdlg d Basaliome u Spinaliome i Kopf-Halsber. Chir Praxis 1975 · Bhdlg d Dupuytren Kontrakt. Langenbecks Arch Chir 1975 · Dupuytrensche Kontrakt. Med Klin 1978 · Freie u gestielte Hauttranspl unt hyperbarer Sauerstoffther. Acta Chir Austriaca 1978 · Therap Möglichktn b Skalpiergsverletzgn. Plast Chir 1978 · Skalpverletzgn: D Durchblutgsverhältnisse d Kopfschwarte. Plast Chir 1980 · Long-term results in surgical treatment of lymphedema. Chir Plastica (Berl) 1980 · Eingriffe a Hautmantel, Hauttransplantat u Hautersatz. Acta Chir Austriaca 1980 · Radikalop u hyperbare Sauerstoffther b chron irrevers Lymphödem d unt Extremität. Angio 1981 · Fibronektin i d Chir. Acta Chir Austriaca 1981 · Organerhalt op Therap u kosmet Rekonstrukt. Prakt Arzt 1983 · Fibronekt – seine Bedeutg b Verbrenngn. Acta Chir Austriaca 1984 · Kindl Verbrenngn. Van Swieten 1984 · Dermatofibrosarcoma protuberans. Chir Praxis 1985 · Lymphangiosarkom - Stewart-Treves-Syndrom. Chirurg 1988

Diemer, Otto, Dr. med., Belegarzt, Bismarckstr. 2, 2800 Bremen 1 · Klinik: Paracelsus-Kurfürsten-Klin., In der Vahr 65, 2800 Bremen 41 · *21.01. 21 München · **A** 46, Hamburg · **D** 45, Göttingen · **AG** 47–57 Chir., Pathol., NeurChir. · **FG** Chir. u. NeurChir. 54 · **TG** PlastChir. 85 · **TW a)** Seit 57 in eig. Praxis als Chirurg u. Neurochirurg m. belegärztl. Tätigkeit **b)** Seit 70 PlastChir. **c)** In eigener Praxis u. als Belegarzt PlastChir. · **S** Seit 57 Niederlassung, Bremen

Dienemann, Hendrik, Priv. Doz. Dr. med., Oberarzt, Klinikum Großhadern Univ. München, Marchioninistr. 15, 8000 München 70 · *30.11. 49 Peine · **A** 76, Hannover · **D** 75, Hannover · **AG** 09/76–08/78 Pathol. Tübingen · **FG** Chirurgie 11/84 · **TG** GefChir 02/89 · **H** 86, München · **TW a)** Stations- u. OA in Intensivmed., Thorax- u. GefChir. **b)** s. TWa **c)** OA im TG
ZV Üb d modifiz Techn z Bestimmg d Herzzeitvol (HZV) m Hilfe d Thermodilutionsverfahr. Klin Wochenschr 52, 50–51 (1974) · Beziehgn zwi d Aktiv d Renin-Angiotensin-Syst u d Ausmass exptler Nierenparenchymschäden. Verh Dtsch Ges Pathol 62, 35 (1978) · Hemodynamic studies in experimental acute renal failure. Eur Surg Res 14, 93 (1982) · Ischaemic renal failure in dogs: enhanced recovery with ATP-MgCl2 and adenosine. ebd 16, 39 (1984) · Chylaskos b Lymphangioleiomyomatose: Peritoneo-venöse Abl mitt Denver-Shunt. Dtsch Med Wochenschr 110, 920–92 (1985) · ATP-MgCl2 and adenosine in acute renal failure: experimental evidence for causal treatment. Langenbecks Arch Chir 366, 709–710 (1985) · Neue exptl Ansätze z Therap d postischäm Nierenversag m exogen Purinderivat. Fortschr Med 103, 803 (1985) · Exptl postischäm Nierenversag: Beschleun Erholg m Adenosintriphosphat u Adenosin. Fortschr Anästh Notfall Intensivmed 1, 23–25 (1986) · Wertigkt d nichtinvas u intraop Artdiagnost malig Mediastinaltum. Langenbecks Arch Chir 369, 153–155 (1986) · Results of synchronous gynaecologic-surgical management of endometriosis with

bowel involvement. Dig Surg 3, 69 (1986) · Exptl Studien z Bhdlg d postischäm Nierenversag m Adenosintriphosphat-Magnesiumchlorid u Adenosin. Habilsschrift Ludwig-Maximilians-Universität, München (1986) · Lymph nodes in bronchogenic carcinoma: Relation between diameter and infiltration rate. Thorac Cardiovasc Surg 35 I, 53 (1987) · D Pleuraempyem: Stadiengerechte Bhdlg u Erg. Acta Chir Austriaca 19, 157 (1987) · Diagnost mediastin Proz. Chirurg (1989)
BV Exptl Hypotonie b Renin-, Natrium- u Volumenmangel. In: II Donausymp f Nephrol. Friedberg: Bindernagel 1978 · Hemodynamic effects of bradykinin in rats. In: Kinin 81. Adv exp med biol. New York: Plenum Press (1983) · D periop Risiko d alt Menschen i d Thoraxchir. In: Risiko i d Chir – Analyse u Kalkul. Berlin: de Gruyter (1988) · Chir d Bronchialka i höh Lebensalt. In: D Bronchialca. (1989) · Mediastinum. In: Chir d Lunge u d Mediastinums. Berlin: Springer (1989)

Dietl, Hans, Dr. med., Chefarzt i. R., Am Großen Roth 10, 6967 Buchen · *02.10. 22 Saaz/ČSR · **A** 51, Erlangen · **D** 52, Erlangen · **AG** Chir., UnfChir., Urol. · **FG** Chirurgie 58 · Urologie 63 · **TG** UnfChir 72 · **TW a)** 51–55 Chir. Univ.-Klin. Erlangen (Goetze) · 57–60 Chir. Urol. Klin. Städt. Krankenanst. Wuppertal-Barmen (Boshamer) **b)** 56 BG Krankenanst. Bergmannsheil Gelsenkirchen-Buer (Wolf) **c)** i. R. · **S** 58–11/87 Chefarzt Chir. Abt. u. Ärztl. Dir. Kreiskrhs. Buchen
ZV E Beitr z Diagn, Klin u Therap d Mesenterialcasten. Diss · Erg b Radikalop v 143 Analfisteln. Chirurg 1956 · Hämolyt Bluttransfusionsstörgn. Medizinische 1957 · Sprengg d Knöchelgabel, ihre Erkenng u Bhdlg. Zentralbl Chir 1956 · Lageverändergn d re Niere i d Diffdiagn d chron-recidiv Appendicitis. Langenbecks Arch Chir 1961 · Klin Erfahrgn m d Kurznarkotikum Epontol. Med Welt 1966 · Üb d Bhdlg d Wirbelfrakt m d neuen Freilagerungsgerät „Modell Buchen". Chirurg 49, 1978

Dietzmann, Udo, Dr. med., 1. Oberarzt, Kreiskrhs., Stiftsweg 18, 5353 Mechernich/Eifel · *04. 12. 41 Crimmitschau/Sachsen · **A** 69, Düsseldorf · **D** 68, Köln · **FG** Chirurgie 76 · **TW a)** 68 Medizinalass. Johanniter-Krhs. Duisburg (Weitz) · 71–75 ebd. (Weitz) dazwischen Gyn. Inn. u. Pädiatr. **b)** 75 UnfChir. Städt. Krankenanst. Leverkusen (Rahmel) · 75–76 Johanniter-Krhs. Oberhausen (Günther) · 76 Maria Hilf, Mönchengladbach (Eßer) · 76–80 niedergelassen · 81–83 Johanniter-Krhs. Duisburg (Weitz) **c)** Seit 83 2., seit 86 1. OA, Kreiskrhs. Mechernich (Hammann) · **S** 76–80 Niederlassung in Niederkrüchten/Niederrhein u. Duisburg

Dimakos, Christos, Dr. med., Oberarzt/Chefarzt-Stellvertreter, Marien-Hosp., Abt. f. Chir. u. Unfallchir., Behringstr. 36, 4600 Dortmund 50 · *06. 12. 39 Korinth/Griechenland · **A** 78, Münster (Westfalen) · **D** 66, Münster (Westfalen) · **AG** 04–08/66 Balneolog. Bad Waldliesborn · 11/66–09/67 Chir. Johannes Hosp. · 10/67–02/68 Innere ebd. · 03/68–06/68 Gynäkol. ebd. · 07/68–09/75 Chir. u. UnfChir. Städt. Klin. Dortmund · **FG** Chirurgie 07/73 · **TG** UnfChir 10/74 · **TW a)** 73–75 StatArzt Intensivstation d. Klin. f. Chir. u. Unfallchir. Städt. Kliniken Dortmund (Kramer) · Seit

75 OA Klin. f. Chir. u. UnfChir. Marien-Hosp. Dortmund (Richter) **c)** OA u. Chefarzt-Stellvert. Chir. u. UnfChir.

Dimoh, Moses Mada, Dr. med., niedergel. Chirurg/Unfallchir., D-Arzt, Pfauengasse 10-12, 4420 Coesfeld · *12. 12. 51 Kpamgbama/Sierra Leone · **A** 86, Osnabrück · **D** 81, Münster · **AG** 78–79 Chir. Ochtrup · 75–83 Nordhorn · Osnabrück 83–86 · **FG** Chirurgie 10/84 · **TG** UnfChir 10/86 · **TW b)** 10/83–10/86 Unfallchir. Abt. Marienhosp. · 01/87–06/87 Vorbereitg auf d. Niederlassung (Praxis Dr. Dadyabegui – Chirurg) Viersen · Ab 07/87 Niederlassung als Chirurg/Unfallchirurg, D-Arzt **c)** Niedergel. Chirurg/Unfallchirurg, D-Arzt · **S** Seit 87 Niederlassung Coesfeld
ZV Vorteile d temporären Darmschiene na Devine, White, Baker. Chir Praxis 2, 203 (1980)

Disselmeyer, Heinz, Dr. med., Chefarzt, St. Maria-Hilf-Krhs., Hiltroper Landwehr 11-13, 4630 Bochum 4 · *12. 07. 41 Bochum · **A** 69, Münster · **D** 67, Münster · **AG** GefChir. · **FG** Chirurgie 10/74 · **TG** GefChir 10/77 · **TW a)** Bis 05/78 OA Chir. Abt. St. Elisabeth Krhs. Bochum **c)** Chefarzt Chir. Abt. · **S** Seit 78 Chefarzt Chir. Abt. St. Maria-Hilf-Krhs. Bochum

Dittel, Karl-Klaus, Dr. med., Chefarzt, Unfallchir. Abt. Marienhosp., Böheimstr. 37, 7000 Stuttgart 1 · *31. 01. 44 Gera · **A** 71, München · **D** 70, Erlangen · **AG** 10/71–09/73 NeurChir. · **FG** Chirurgie 04/79 · **TG** UnfChir 04/81 · **TW a)** Seit 81 OA Chir. Klin. Marienhosp. Stuttgart (Kraft) **b)** 79–81 BG Unfallklin. Tübingen (Weller) **c)** Chefarzt Abt. UnfChir.
ZV D Korrekturop a d Gallenwegen. Med Welt 31, 357 (1980) · Isolierte frische Außenbandverletzgn a ob Spunggelenk dur Volleyballsport. Unfallheilkunde 83, 219 (1980) · Vergl Befunde b Erst- u Zweitop a d Gallenwegen u therap Konsequenzen. Med Welt 19, 712 (1980) · Z Problemat d polytraumat Pat. Aktuel Traumatol 11, 35 (1981) · D polytraumat Pat. DIA 18, 57 (1981) · Ursach u Therap d extrahepat Verschlußikterus. Med Welt 39, 3 (1981) · Komplikat na Gallenwegsop u deren Beseitigg. MMW 35, 215 (1981) · Chancen u Risiko d Osteosynth b polytraum Pat. H Unfallheilkd 153, 155 (1981) · Bhdlg d Progn d hypovol-traumat Schocks b Polytrauma. ebd 156, 177 (1983) · Therap u Progn b 300 primären extrahepat Gallenwegsca. Langenbecks Arch Chir 360, 229 (1983) · Prognost Kriterien b Polytrauma. Diagnostik Intensivmed 9, 13 (1984) · Thorako-abdominelle Kombinationsverletzgn. Aktuel Traumatol 14, 206 (1984) · Bhdlgsprioritäten b Mehrfachverletzgn d Körperhöhlen. Med Welt 35, 1617 (1984) · Bhdlgserg na Verbundosteosynthesen. Aktuel Traumatol 15, 115 (1985) · Tibiakopfinfarkt. Chirurg 56, 751 (1985) · Chronic fibular ligament injury of the ankle in young children: A new method of ligament repair. Arch Orthop Trauma Surg 105, 191 (1986) · D Indikat z Arthrotomie auf Grund 350 konsekutiver Arthroskop na Kniegelenksverletzgn. H Unfallheilkd 181, 784 (1986) · D Indikat z Reosteosynthese. ebd 189, 1201 (1987) · Bhdlgserg na op Versorgg d kompletten Schultereckgelenksluxat (Tossy III-Verletzg). Aktuel Traumatol 17, 16 (1987) · D Progn d Rumpftraumas unt Berücksichtigg seiner Begleitverletzgn. Langenbecks Arch Chir 373, 114 (1988) · D Femurinstabilität als Kompli-

kat d ossär metastasier Mammaca. Chir Praxis 39, 73 (1988) · Reosteosynth a Unterschenkelschaft, Indikatstellg - Verfahrenswahl - Bhdlgserg. Unfallheilkunde 91, 395 (1988)
BV Üb d postop Rückbildg neurolog Ausfallerscheingn b medialen Bandscheibenvorfällen. Diss 1970 · Hdb d Verkehrsunfalles (Ufaha). Stuttgart: Richard Boorberg 1980

Dittmann, Friedrich, Dr. med., Ltd. Arzt, Chir. Abt. Centralklin. GmbH, Zerrennerstr. 22. 7530 Pforzheim · *03.05. 38 Danzig · **A** 65, Köln · **D** 69, Köln · **FG** Chirurgie 02/72 · **TW** **a)** nichts angegeben **b)** nichts angegeben

Dittmar, Friedrich Karl, Dr. med., Ltd. Krankenhausarzt, Kreiskrhs., Bodelschwinghstr. 11-13, 6830 Schwetzingen · *21.01. 28 Heidelberg · **A** 52, Heidelberg · **D** 52, Heidelberg · **AG** AllgChir., UnfChir., Urol. · **FG** Chirurgie 60 · Urologie 64 · **TG** UnfChir 71 · **TW** **a)** 54-74 Klinikum Mannheim (Oberdalhoff, Trede) **b)** wie a **c)** Ltd. Arzt · **S** Seit 74 Ltd. Abt. Arzt, seit 85 Ärztl. Dir., Kreiskrhs. Schwetzingen

Dittmer, Hartmut, Priv. Doz. Dr. med. habil., Ltd. Arzt, Städt. Krhs. Frankfurt a. M.-Höchst, Gotenstr. 6-8, 6230 Frankfurt a. M.-Höchst · *18.02. 44 Strelno · **A** 70, Hamburg · **D** 69, Hamburg · **AG** Chir., UnfChir. · **FG** Chirurgie 75 · **TG** UnfChir 78 · **H** 85, München · **TW** **a)** 75-79 OA, AK St. Georg, Hamburg (Mörl) · 79-80 OA, AK Heidberg, Hamburg (Mörl) **b)** 80-85 Abt. Leiter Unfallchir. Klinikum Großhadern, München (Heberer) **c)** s. S · **S** Seit 85 Ltd. Arzt d. Unfallchir. Abt. Städt. Krhs. Frankfurt-Höchst
ZV E Analyse v 785 Reiterunfäll. Langenbecks Arch Chir 449, 403-408 (1979) · Mehrfachorganversagen b polytraumatis Pat. ebd 358, 578 (1982) · Fraktn a prox Femur b üb 70jähr. Aktuel Gerontol 13, 142-145 (1983) · D Bdhlg d Polytraumatis i e Klinikum. Chirurg 54, 260-267 (1983) · D Mehrfachorgan, wicht Komplikat b Polytraumatis. Zentralbl Chir 108, 385-448 (1983) · D Versorgg d Schultereckgelenksverrenkg m d Balserplatte. Unfallheilkunde 86, 217-222 (1984) · D PMN-Elastase-Plasmaspieg, e biochem Parameter d Traumaschwere. Zentralbl Chir 56, 723-726 (1985) · Freisetzg v Granulozytär Elastase u Plasmaprotverändergn na traumat hämorrhag Schock. Unfallchirurg 89 (1986) · Erg d psych, soz u somat Rehabil na Polytrauma, unter bes Berücksichtg d Motorradfahrer. Z Unfallchir Versicherungsmed Berufskr Bd 80 (1987) · D Sprengg d distal tibiofibul Syndesmose oh Knöchelfrakt. Aktuel Traumatol 179-181 (1987) · D Effekt d Proteinaseinhib Aprotini auf d Freisetzg granulozyt Proteinasen u Plasmaprotverändgn i traumat-hämorrhag Schock. Lab Med 11, 235-243 (1987)
BV (Unfälle im) Reitersport. In: Sporttraumatol. Erlangen: Perimed 1981 · (Unfälle im) Tauchersport. ebd 1981 · Osteomyelitis. In: Spez Chir f d Praxis, Bd III. Stuttgart: Thieme 1982 · Frakt am proxim Femur. In: Chir i hohen Alter. Erlangen: Perimed 1982 · Tauchsport. In: Sport-Trauma u Belastg. Erlangen: Perimed 1985 · Reitsport. ebd 1985

Dittrich, Herbert, Prof. Dr. med., Direktor, Klin. u. Poliklin. f. Thorax-, Herz- u. Gefäßchir., Albert-Schweitzer-Str. 33, 4400 Münster · *26.02. 30 Klingenberg · **A** 56, Leipzig · **D** 56, Leipzig · **AG** 57-59 Pathol. Leipzig · **FG** Chirurgie 65 · **TG** Thorax- u. Kardiovaskularchirurgie 74 · **H** 65, Erlangen · **P** 71, Erlangen · **TW** **a)** 61-73 Chir. Univ.-Klin. Erlangen (Hegemann) **b)** Chir. Univ.-Klin. Erlangen · Chir. Univ.-Klin. Münster **c)** Klinikdir. · **S** Seit 73 Dir. d. Klin. u. Poliklin. f. Thorax-, Herz- u. Gefäßchir.
ZV Mehr als 300 Zeitschriften-Veröffentlichgn, Monographien, Lehr- u Buchbeitr

Ditzler, Hannsjörg, Dr. med., Chefarzt, St. Johannes-Hosp., Hospitalstr. 6-10, 5800 Hagen-Boele · *12.07. 34 Saarbrücken · **A** 60, Saarbrücken · **D** 65, Mainz · **AG** AllgChir. mit großem Bauch- u. UnfChir. Krankengut · Endoprothetik, Arthroskopie · **FG** Chirurgie 07/67 · **ZB** Arbeitsmed. 76 · **TW** **a)** 62-65 Städt. Klin. Chir. Darmstadt (Ehlert) · 66-68 Chir. Univ.-Klin. Homburg (Lüdeke) · 68-73 Marienhosp. Düsseldorf (Bross) · Seit 74 Chefarzt St. Johannes-Hosp., Hagen-Boele **c)** Chefarzt Chir. Abt. · **S** Seit 74 Chefarzt Chir. Abt., St. Johannes-Hosp. Hagen-Boele

Djibey, Issifi Maiga, Dr. med., Oberarzt, Kreiskrhs. Rendsburg, Lilienstr. 20-28, 2370 Rendsburg · *08.11. 49 Mehanna/Niger · **D** 80, Giessen · **AG** Immunol. · Chir. · **FG** Chirurgie 88 · **TG** GefChir 02/88, Thorax- u. Kardiovaskularchirurgie 03/89 · **TW** **b)** Med. Hochschule Hannover (Heymann, Borst) · Krhs. Heidehaus (Dragojevic) · Kreiskrhs. Rendsburg (Papachrysanton) **c)** OA

Djimantojo, Soeworo, Oberarzt i. R., Oskar Erbslöhstr. 142, 4018 Langenfeld · *15.09. 23 Malang/Indonesien · **A** 79, Köln · **AG** AllgChir. · **FG** Chirurgie 70 · **TW** **a)** 70-74 Städt. Krankenanst. Düren (Deiters) · 74-88 St. Martinus Krhs. Langenfeld (Schöldgen, Simic) **c)** i. R.

Djukic, Cedomir, Dr. med., Chefarzt, Städt. Krhs., Adelheid Str. 2, 6252 Diez · *14.08. 38 Zagreb/YU · **A** 77, Stuttgart · **D** 63, Zagreb (YU) · **AG** Anat. · **FG** Chirurgie 09/72 · **TG** UnfChir 09/77 · **TW** **a)** 09/72-03/75 OA Op. Zentrum Leverkusen (Grözinger) · 06/75-09/75 Facharztpraxisvertretung in Sigmaringen u. Schönau · 11/75-05/78 OA Kreiskrhs. Waiblingen (Blaschkowski) **b)** 04/75-06/75 Abt. f. Gefäß- u. Thoraxchir. Univ. Ulm (Vollmar) · 06/78-09/78 Orthop. Klin. Salem, Cuxhaven (Schulze) **c)** Chefarzt Chir. Abt. · S Seit 78 Chefarzt Chir. Abt. Städt. Krhs. Diez

Dobroschke, Johannes, Prof. Dr. med., Chefarzt, Krhs. d. Barmherzigen Brüder, Prüfeninger Str. 86, 8400 Regensburg · *01.12. 44 Bad Warmbrunn · **A** 72, Erlangen · **D** 71, Erlangen · **AG** AllgChir. · Thoraxchir. · Proktol. · **FG** Chirurgie 03/78 · **H** 80, Gießen · **P** 83, Gießen · **TW** **a)** 78-85 OA Zentrum f. Chir. Justus-Liebig-Univ. Gießen (Schwemmle) · 85-89 Ltd. OA ebd. **c)** Chefarzt · **S** Seit 04/89 Chefarzt Allgemein-, Thorax- u. Gefäßchir. Krhs. d. Barmherzigen Brüder Regensburg
ZV Z chir Therap d chron Obstipat. Dtsch Med Wochenschr 99, 1125 (1974) · D Karzinom am resezierten

Magen. Aktuel Gastrologie 5, 369 (1976) · Theraperg b Magenfrühca. Dtsch Med Wochenschr 101, 1409 (1976) · Autotranspl v Langerhans'schen Inseln na totaler Duodenopankreatektomie b einem Pat m chron Pankreatitis. ebd 103, 1905 (1978) · Erfahrgn in d Diagnost u Therap hormonaktiver Pankreastumoren. Med Welt 18, 689 (1979) · Autotransplantat Langerhans'scher Inseln. Langenbecks Arch Chir 350, 53 (1979) · Z chir Bhdlg d Lungenfehlbildgn. Chirurg 51, 291 (1980) · Somatostatin i d Bhdlg v Dünndarmfisteln. Klinikarzt 10, 947 (1981) · Autotransplant of Langerhans Islets. Does it change the surgical therapeutic concept of pancreatic diseases. Horm Metab Res 12, 90 (1982) · Allotransplant of neonatal pancreas microfragments in men. ebd 13, 91 (1983) · Moderner Stand d Ulkuschir. Med Welt 36, 404 (1985) · Ulkuschir. Gastro-Entero-Hepatologie 6, 14 (1985) · Bronchusverschluß b Lungenres-Klammernaht vs Handnaht. Langenbecks Arch Chir 372, 827 (1987) · Pankreaschir. Med Welt 39, 189 (1988) · Onkol Nachsorge u chir Therap v Lokalrezidiv u Metastasen b Magenca. Verdauungskrankht 6, 215 (1988) · Akute Pankreatitis. Indikat z Op u chir Therap. Med Welt 40, 167 (1989) · Chir Bhdlg d kindl Nesidioblastose. Prog Pediatr Surg 26 (1989)
BV Chir Therap u Progn d Magenfrühca. In: D Magenca. Stuttgart: Thieme 1980 · Exptelle u klin Erfahrgn m d Inseltransplant. In: D Chir d akut u chron Pankreatit. Weinheim: Edition Medizin 1980 · Isolation of human islets of Langerhans. In: Islet isolation, culture and cryopreservation. Stuttgart: Thieme 1981 · Intraportal transplantation of human islets in men. In: ebd · D nahtlose Hepatikojejunostomie m d Roux-Schlinge. In: Roux-Schlinge. Weinheim: Edition Medizin 1984 · D Gastrektomie u gleichzeit Resekt benachbart Organe. In: D Therap d Magenca. Weinheim: Edition Medizin 1984 · Malig Tumoren d Mamma. In: Chir Onkol. Berlin: Springer 1986 · Mediastinum. In: Lehrbuch d Chir. Stuttgart: Schattauer 1988

Dobsa, Stephan, Dr. med., niedergelassen, Maximilianstr. 77, 8900 Augsburg · *22. 01. 41 Mako · **A** 65, Budapest · **D** 65, Budapest · **FG** Urologie 70 · Chirurgie 77 · **TW a)** 65–68 Urol. Abt. Korányi Hosp., Budapest · 68–70 Chir. Abt./Plast. Chir. Janos Hosp., Budapest · 70–73 Chir. Abt., Svendborg, Dänemark · 73–76 Chir. Abt., Hillerød, Dänemark **b)** 76–77 Plast. Chir. Abt. Rigs Hosp. Kopenhagen, Dänemark · 77–78 Urol. Dept., Univ. San Francisco, USA **c)** Chir. Praxis mit Schwerpunkt Plast.- u. Wiederherstellungschir. · **S** Seit 80 Niederlassung in Augsburg

Doetsch, Norbert, Dr. med., Oberarzt, Abt. f. Thorax- u. Kardiovaskuläre Chir., Universitätsklinikum, Hufelandstr. 55, 4300 Essen · *01. 07. 48 Koblenz · **A** 74, Mainz · **D** 74, Mainz · **AG** 77 Physiol., Göttingen · **FG** Chirurgie 04/83 · **TG** Thorax- u. Kardiovaskularchirurgie 10/88 · **TW b)** Seit 83 ThKardChir., Uni. Essen **c)** OA im TG
ZV Möglktn u Grenzen d Conduit-Techn i d Rekonstruk v kompl kongen Herzvitien. Herz Kreisl 11, 355 (1979) · Das apicoaortale Conduit b linksventrikul Ausflußbahnsten. Herz Kreisl 12, 470 (1980) · Conduitintegr in correction of right ventricular outflow obstruction. Thorac Cardiovasc Surg 28, 441 (1980) · Vermindrg d Letalität b Aortenklappenersatz d Optimierg d

Myokardprotektmeth. Aktuel Chir 17, 115 (1982) · Transven Herzschrittmacher-Implantat b linkspersistier ob Hohlvene. Herz Kreisl 19, 14 (1987) · Histidin-Eliminat na Inkorporat histidingepufferter kardiopleg Lösgn. Thorac Cardiovasc Surg 35, [spec issue] 44 (1987) · Monoatriale od biatriale Kanülierg? Vorteile u Nachteile d HLM-Anschlusses m ven Zweistufenkathet. Thorac Cardiovasc Surg 36, [Suppl I] 32 (1988) · Auswirkgn d extrakorpor Zirkulat auf d zyto-immunolog Monitoring. Thorac Cardiovasc Surg 36 [Suppl I], 18 (1988)
BV Früherg herzchir Eingrif i hohen Lebensalt. In: Gefäß – Patient – Therap. Baden-Baden: Witzstrock 1980 · Neue Entwicklgn b d chir Bhdlg d Tricuspidalatresie. In: Pädiatr, Weiter- u Fortbildg Herz u Kreislauf. Berlin: Springer 1982 · D Führg d Perfusionsphase. In: Hdb d Kardiotechn. Stuttgart: Fischer 1988

Döhring, Stephan Alexander, Dr. med., niedergelassen, König-Friedrich-Wilhelm-Str. 4,   4100 Duisburg 13 · *22. 01. 47 Berlin · **A** 79, Bonn · **D** 79, Bonn · **AG** Stipendiat der Alexander von Humboldt-Stiftung Orthop. Klin. d. Univ. Tokyo · **FG** Chirurgie, nicht angegeben · **ZB** Sportmed. 09/86 · Physikal. Therap. 02/88 · **TW c)** Niedergel. · **S** Seit 88 Niederlassung als Arzt f. Orthop., Sportmed., Physikal. Therap., Duisburg
ZV Hämophile Pseudotumoren. Inaug Diss Bonn 1979 · Arthroscopic treatment for haemophilic patients. Orthop Surg 34, 290 (1983) · Myeloskop Befunde i Bereich d lumbalen Wirbelsäule. Beitr Orthop Traumatol 31, 120 (1984) · D Bhdlg d kongenitalen Hüftluxation dur Extens-Reposit-Therap u Retent i d Düsseldorfer Spreizschiene (DSS) – Prinzip u Erg. ebd 31, 220 (1984) · Üb d Hämophilie u deren Skelettverändergn. ebd 32, 73 (1985) · Sind anaphylaktoide Reakt gegen Chymopapain Complement vermittelt? Neuroorthopädie 3 (1985) · MRI-Befunde b Kompartment-Syndr. H Unfallheilkd 181, 420 (1986) · Endokop Befunde na Chymopapain-Injektion i Tierexp. Neurochirurgia 29, 146 (1986) · On Haemophilia. Orthop Surg 37, 1289 (1986) · Schulausbildg, Medizinstudium u Weiterbildg z Arzt f Orthop i d BRD. ebd 37, 1671 (1986) · Chemonukleolyse Versus Bandscheibenop – E Kostenanalyse. Z Orthop (im Druck) · Diff-Diagnost d akut Muskelschmerzes b Hochleistungssportlern – MRI-kontrolliertes Follow-up. H Unfallheilkd (im Druck) · Kernspin-Tomographische (MRI) Darstellg pathoogischer Verändergn i Cervico-Occipitalen Übergang. Neuroorthopädie (im Druck)

Donner, Uwe, Dr. med., Assistenzarzt, Clemens-August-Krhs., Krankenhausstraße 1, 5520 Bitburg · *10. 04. 59 Nassau, Main-Tauber-Kreis · **A** 85, Bochum · **D** 86, Bochum · **AG** Traumatol. · Lungenerkrankungen · **TW c)** AssArzt

Döring, Peter, Dr. med., Chefarzt, Städt. Krhs. Nettetal, Sassenfelder Kirchweg 1, 4054 Nettetal 1 · *15. 04. 38 Weinböhla · **A** 67, Köln · **D** 65, Köln · **AG** Thoraxchir., insbes. Bronchial-Carcinome · **FG** Chirurgie 72 · **TW a)** 72–77 1. OA Städt. Klin. Dortmund (Thorban) **c)** Chefarzt Chir. Abt. · **S** Seit 10/77 Chefarzt Chir. Städt. Krhs. Nettetal
ZV Vergl zwei Narkoseverf b Hüftop. Inauguraldiss Köln 1965 · Résultats compurés du traitement du can-

cer bronchique. Les Bronches 21 (1971) · Nachresekt b Bronch-Ca-Rezidiv. Thoraxchir 19/6 (1971) · D idiopath Nierenbeckenperforat. Chirurg 1972 · Tierexptl u klin Untersuchgn z Dünn- u Dickdarminterposit b Magen u Oseophresekt. Zentralbl Chir 103, 1013-1014 (1978) · Chir Aspek d Behdlg v Hepatomen. Chir Praxis 26, 619-621 (1979/1980) · Klin Erfahrgn d Oesoph-Magen-Ersatz dur Dünn- u Dickdarm m Plicatio. Zentralbl Chir 105, 663-668 (1980) · Tierexptl Studie z Oesoph-Magen-Ersatz dur Dünn- u Dickdarm m Plicatio. Z Exp Chir 3, 144-148 (1981)

Dorka, Karl Günther, Dr. med., Chefarzt i. R., Zikadenweg 41, 1000 Berlin 19 · *17. 12. 18 Culm/Westpr. · A 48, Berlin · D 55, Berlin · **FG** Chirurgie 04/55 · **TG** UnfChir 55 · **TW a)** 55-58 AssArzt, 59-07/67 OA Chir. Abt. Martin-Luther Krhs. Berlin-Grunewald (Domrich) **c)** Chefarzt i. R. · **S** 07/67-04/70 Chefarzt Chir. Abt. Diakonissen-Krhs. Bethanien, Berlin · 04/70-01/84 Chefarzt Chir. Abt. Ev. Waldkrhs. Berlin **ZV** Arbeiten aus d Gebiet d akut Abdominalerkrkgn u aus d Gebiet d Traumatol

Dörrler, Joachim, Priv. Doz. Dr. med., Ltd. Oberarzt, Klinikum re. d. Isar, Chir. Klin. u. Poliklin., Abt. f. Gefäßchir. d. TUM, Ismaninger Str. 22, 8000 München 80 · *17. 09. 45 Frankfurt a. M. · A 72, Frankfurt a. M. · D 72, Frankfurt a. M. · AG 69-71 Dtsch. Krebsforschungszentrum Biochem. · 72/73 Bundeswehr · **FG** Chirurgie 04/81 · **TG** GefChir 01/82 · **H** 85, München · **TW a)** 73-74 StatArzt UnfChir. · 74-76 Stat-Arzt Abdominalchir. Chir. Abt. Robert-Bosch Krhs. Stuttgart (Emmermann) · 76/77 StatArzt AllgChir. Chir. Klin. u. Poliklin. re. d. Isar, München (Maurer) **b)** 77-79 StatArzt · 82 OA, Abt. Gefäßchir., Chir. Klin. u. Poliklin. re. d. Isar, München (Maurer) **c)** Ltd. Oberarzt im TG **ZV** Symptomatol u chir Bhdlg d Bronchusruptur. Thoraxchir Sonderheft 1, 54 (1978) · Gefäßrekonstrukt b Risikopat. MMW 123, 16, 653 (1981) · Einflüsse d US-Dopplersonogr auf d diagnost u therapeut Konzept i d Carotischir. Angio 4, 65 (1982) · Viszer ischäm Komplikat na Beckenarterienkonstruk. Angio Archiv 3, 103 (1982) · D Bedeutg d transvenös Xeroarteriogr f d Darstellg d supraaortalen Äste i d Gefäßchir. Angio Archiv 4, 18 (1982) · Transvenous xeroarteriography of the supraaortic branches. A new method for noninvasiv diagnosis of disorders of cerebral blood flow. Int Angio 1, 123 (1982) · Optimierg d Carotischir - Nachsorge unt bes Berücksichtg d transvenösen Xeroarteriogr. Angio Archiv 5, 156 (1982) · Chir Bhdlg d tiefen Bein- u Bekkenvenenthrombose. Gynäkol Prax 279 (1984) · Neue Aspek z Problemat d Rezidivstenose na Carotisrekonstruk. Periodica Angiologica 4, 53 (1984) · Improving the reconstructive results of arterial occlusions in the lower leg. Thorac Cardiovasc Surg Spec Issue 32, 26 (1984) · Chir Bhdlg d akut Arterien- u Venenverschl. H Unfallheilkd 164, 383 (1984) · Arterienrekonstruk a dist Unterschenkel u Fuß - Fortschr, Entwicklgn, Tendenz. Angio Archiv 6, 189 (1984) · Chir Bhdlg d tiefen Bein- u Beckenvenenthromb. Chir Praxis 34, 65 (1985) · Does carotid endarterectomy have an effect on intellectual capacity? Int Angio 4, 21 (1985) · Extended femoro-distal bypasses for limb salvage: Are they worthwhile? ebd 5, 131 (1986) · D Decelerationstraum d A Subcla-

via. Angio Archiv 15, 49 (1986) · Limb allograft survival under Cyclosporine treatment. Transplantation Proceedings vol 18, 1431 (1986) · Funktionserg na kompliz Extremitäten-Traumen - Wie lassen sie sich verbessern? Langenbecks Arch Chir 372, 667 (1987) · Femoro-cruraler Bypass m AV-Fistel. Warum? Wann? Wie? Was wird erreicht? Angio 10, 3 (1988) · Konserv u chir Therap d tiefen Beinvenenthromb i d Schwangersch u post partum. Vasa 23, 92 (1988)
MH ANGIO, Gefäßchirurgie, Angiologie, Angioradiologie. Gräfelfing: Demeter
BV Doppler sonography of femoro popliteal reconstruction. In: Adaptability of vascular wall. Berlin: Springer 1980 · Wie gefährl ist d hohe Gliedmaßenamputat? In: Arter Durchblutgstörgn d unt Extremit. Grenzzonen d Therentscheidg. Hameln: TM 1982 · Carotischir 1982, e Bestandsaufnahme. In: Gefäßchir akt. Hameln: TM 1982 · Wie sinnvoll ist d Carotisrekonstruk na abgelauf Schlaganf? In: Zerebr Ischäm. Bern: Huber 1984 · Verbessgn d cognit Leistgn na Carotisrekonstruk. In: D ärztl u psycholog Betreuung d Gefäßpat. Hameln: TM 1984 · D extraanatom Bypass - Alternatverfah z Amputat b alten Risikopat. In: Angiol u Geriatrie. München: Pflaum 1984 · Gliedmaßenreplant: Traum, Sensation, chir Realität. In: Gefäßrekonstr u Gefäßersatz i Wandel d letz 25 Jahre. Hameln TM 1985 · Relevance of Doppler ultrasonography (DUS) and transvenous arteriography in carotid surgery with special consideration of postoperative progress. In: What is new in angiology? München: Zuckerschwerdt 1986 · Improvement in revascularisation of the crural region. ebd · Diagnost Bedeutg d Kernspintomogr b Aortenaneurysma. In: US präop Diagnost. München: Dustri 1987

Dost, Klaus, Prof. Dr. med., Chefarzt, Chir. Abt. Marienhosp. Borghorst, 4430 Steinfurt · *26. 02. 32 Lyck/Ostpr. · A 59, München · D 56, Heidelberg · AG 01/57-12/57 Pathol. Tübingen · 01/58-02/59 Chir. Gynaekol. Inn. Med. · 03/59-06/59 Inn. Med. Hamburg-Eppendorf · 07/59-03/68 Chir. Freiburg · **FG** Chirurgie 06/65 · **TG** GefChir 07/77 · **H** 66, Freiburg · **P** 72, Tübingen · **TW a)** 65-68 Chir. Freiburg (Krauss) · 68-70 OA Chir. Tübingen (Koslowski) **c)** Chefarzt · **S** Seit 70 Chefarzt Chir. Abt. Marienhosp. Borghorst, Steinfurt
ZV Ersatz d Vena cava abdominalis i Tierexp. Z Kreislaufforsch 53, 399 (1964) · Plast Ersatz d Vena cava inferior i Tierexp. Arch Kreislaufforsch 51, 191 (1966) · Druck u Flußgeschwindgkt i d Vene b plast Venenersatz. Angiologica (Basel) 5, 271 (1968) · E kleine Modifikat z fortlaufenden Intrakutannaht. Bruns Beitr Klin Chir 217, 260 (1969) · u weitere Arbeiten aus d Allg-, Unfall-, Thorax- u Gefäßchir

Dostal, Gerd, Prof. Dr. med., Chefarzt, Kreiskrhs., Pfarrer-Guggetzer-Str. 3, 8017 Ebersberg · *08. 03. 41 Reichenberg · A 69, Hamburg · D 68, Hamburg · AG Organtransplantat. · Abdomchir. · GefChir. · **FG** Chirurgie 10/75 · **TG** GefChir 05/82 · **H** 77, Essen · **P** 81, Essen · **TW a)** 75-76 StatArzt, 76-83 OA AllgChir. Abt. Univ. Klinikum Essen (Eigler) **c)** Chefarzt Chir. Abt. · **S** Seit 05/83 Chefarzt Chir. Abt. Kreiskrhs. Ebersberg
ZV Quantitative Bestimmg d individuel zellulären Im-

munantwort b nierentransplant Ratten. Die Naturwissenschaften 57, 90 (1970) · D Immuncytoadhaerenzphänomen als Method z quantitat Wirkgsbestimmg v Imuran®. Langenbecks Arch Chir 327, 272 (1970) · Quantitat Bestimmg d Suppress antikörperbild Milzzellen dur passives Enhancement na Nierentransplantat b Ratten. Langenbecks Arch Chir [Suppl] 332, 115 (1972) · Portal and systemic venous drainage of renal allografts in rats. Proc Int Microsurg Soc 1, 25 (1975) · D Immunantwort na portal u caval Anastomosierg v Nierentransplantat b d Ratte. Langenbecks Arch Chir [Suppl] Chir Forum 161 (1975) · D spont Nierentransplantatruptur. Langenbecks Arch Chir 341, 87 (1976) · Erg u Vorbedinggn z Organgewinng f Nierentransplantat. Prakt Anaesth 12, 119 (1977) · D Einfluß d Splenektomie-Zeitpunktes auf d Überlebensverlängerg na Nierentransplantat b d Ratte. Langenbecks Arch Chir [Suppl] 250 (1977) · Surgical complications in 150 transplantations. Dialysis & Transplantation 7, 596 (1978) · Rehabilitat na Nierentransplantat. Chir Aktuel 5, 340 (1979) · D Leukozytenverhalten als prognost Parameter b d Rejekt v Nierentransplantat. Langenbecks Arch Chir 352, 517 (1980) · Erg d Sklerosiergstherap d Ösophagusvarizenblutg. Med Welt 32, 106 (1981) · Zystadenom u Zystadenoca d Pankreas. Zentralbl Chir 106, 824 (1981) · Chir Bhdlg d chron Pankreatitis. Therapiewoche 32, 5331 (1982) · Erg b 259 revaskularisier Eingriffen a d Nierenarterie. Langenbecks Arch Chir 358, 468 (1982) · Diagnost u Urs d Dünndarmblutg. Z Gastroenterol 21, 458 (1983) · Results of operative treatment of the gastric carcinoma. Verh Dtsch Krebsges 4, 451 (1983) · Results of a ten year period of reconstructive surgery for renovascular disease. Thorac Cardiovasc Surg 31, 45 (1983) · Renal revascularization in 36 patients with chronic total occlusion of the renal artery. Proc EDTA 20, 587 (1984) · Problemat d akut massiv Dünndarmblutg. MMW 127, 902 (1985)
BV Akute u chron Mesenterialarterieninsuff. In: Indikat z Op 1974 · Iatrogene Gefäßschäden b künstl arteriovenösen Shunts. In: Iatrogene Gefäßschäden, rekonstrukt Venenchir, exptelle Gefäßchir. 6 Jahrestagg Österr Ges Gefäßchir. Klagenfurt 1973, 1975 · D Bhdlg d akut Abstoßungsreakt na Nierentransplantat m „6-Methylprednisolon-Grammstößen" u hohen Prednisolon-Tagesdosen. In: Aktuel Probl d Dialyseverfahren u d Niereninsuffizienz. V Symp Innsbruck 1974 · Techn d Implantat u Komplikat währ d Transplantat. In: Prax d Nierentransplantat. Stuttgart: Schattauer 1980 · Erg d Pankreasresekt b chron Pankreatitis. In: Chir d akut u chron Pankreatitis. Hameln: TM-Verlag 1980 · Dir Desobliterat u Naht z Korrekt arteriosklerot Nierenarterienstenosen. In: Optechn u techn Hilfsmittel i d Chir. Berlin: Springer 1981 · Organtransplantat. In: Lehrb d Chir. Stuttgart: Schattauer 1982 · Erg d Ösophaguswandsklerosierg b Varizenblutg. In: Portale Hypertens, Diagnost u Therap. Weinheim: Edition Medizin 1983 · Indikat z Gastrektomie. In: Erg d Chir Onkol 6. Stuttgart: Enke 1983 · Chir Therap d chron Pankreatitis: Resezier Verfahren. In: D chron Kranke i d Gastroenterol. Berlin: Springer 1984

Dralle, Henning, Priv. Doz. Dr. med., Oberarzt, Klin. Abdominal- u. Transplantationschir. Med. Hochschule Hannover, Konstanty-Gutschow-Str. 8, 3000 Hannover 61 · *03. 12. 50 Celle · **A** 77, Hamburg · **D** 76, Heidelberg · **AG** 10/77–01/79 Pathol. u. 02/79–01/80 Chir. Hamburg · **FG** Chirurgie 05/85 · **H** 86, Hannover · **TW a)** Seit 85 Klin. Abdominal- u. Transplantationschir. Med. Hochschule Hannover (Pichlmayr) **c)** OA Abdominal- u. Transplantationschir.
ZV Immunhistochemical and electron microscope analysis of adenomas of the thyroid gland. I. A comparative investigation if hot and cold nodules. Virchow Arch Pathol Anat 374, 285 (1977) · Pituitary adenoma, primary parathyroid hyperplasia and papillary (non-medullary) thyroid carcinoma. ebd 381, 179 (1979) · Z Ultrastrukturpathologie d vorbehandelten Basedow Struma. ebd 385, 181 (1979) · Infantile periarteritis nodosa. Case report and review of the literature. Path Res pract 171, 362 (1981) · Thyreoglobulin-Immunhistochemie: Neue Aspekte z Pathophysiol u Diffdiagn d benig u malig Struma. Langenbecks Arch Chir 356, 205 (1982) · Morphometric lightmicroscopic and immunhistochemical analysis of differentiated thyroid carcinomas. Virchow Arch Pathol Anat 398, 87 (1982) · Z Frühdiagn d papillären Mikrokarzinoms, Wertigkt d Thyreoglobulin-Immunhistochemie i d Diffdiagnost v Halslymphknotenmetastasen. Zentralbl Chir 816 (1982) · Morphological – funtional studies on thyroglobulin synthesis by heterotransplanted benign and malignant human thyroid tissue. Verh Dtsch Krebs Ges 4, 603 (1983) · Thyroglobulin synthesis and radioiodine uptake in differentiated thyroid carcinomas. Acta Endocrinol 102 [Suppl 252], 45 (1983) · Chir Therap d Schilddrüsenca. Arzt Krhs 57, 158 (1984) · Disturbed TG synthesis and TG secretion in differentiated thyroid carcinomas. Intern Congr Ser 1, 351 (1984) · Comparison of histology and immunohistochemistry with thyreoglobulin serum levels and radioiodine uptake in recurrences and metastases of differentiated thyroid carcinomas. Acta Endocrinol 108, 504 (1985) · Opindikat u chir Vorgehen b jodinduziert Hyperthyreosen. Langenbecks Arch Chir 365, 79 (1985) · Growth and function of thirty-four human benign and malignant thyroid xenografts in untreated nude mice. Cancer Res 45, 1239 (1985) · HLA u Schilddrüsenca. Klin Wochenschr 64, 522 (1986) · Op Therapkonzept d Immunthyreopathie. Langenbecks Arch Chir 371, 217 (1987) · Thyroglobulin secretion of human nontoxic nodular goiter after xenotransplantation into nude mice. Effect of endogenous and exogenous TSH stimulation and suppression. Exp Clin Endocrinol (Life Sci Adv) 6, 295 (1987) · Opindikat u op Verfahrenswahl b Schilddrüsenkrkhtn. Internist 29, 570 (1988) · Op Therap d sporad u famil Phaeochromocytoms. Acta Med Austriaca 15, 108 (1988) · Sporadic adrenomedullary hyperplasia with hypertension cured by unilateral adrenalectomy. Acta Endocrinol [Suppl 1] 120, 111 (1989)
BV Thyreoglobulin-Immunhistochemie b Schilddrüsenca. Morpholog Funktanalyse u Diffdiagnost. In: Schilddrüse 1981, 5 Konf üb d menschl Schilddrüse. Stuttgart: Thieme 1982 · D Bedeutg d Thyreoglobulin-Immunhistochemie f d Diagnost u Therap diff Schilddrüsenca. In: Erg d Chir Onkol. Stuttgart: Enke 1983 · Neue Aspekte z Pathophysiol d Thyreoglobulin-Metabolismus b differenz Schilddrüsenca. In: Schilddrüse 1983. Stuttgart: Thieme 1985 · Total thyroidectomy as the initial surgical therapy for thyroid cancer. In: Thyroid cancer. Experta medica, Int Congr Ser 684, 1985 · Retransformation of human nontoxic nodular goiter to normal

thyroid tissue after xenotransplantation into nude mice. In: Frontiers in thyroidology. New York: Plenum Med Book 1986 · Immunhistochemistry of thyroid cancer. In: Thyroglobulin and thyroglobulin antibodies in the follow-up of thyroid cancer and endemic goiter. Stuttgart: Thieme 1987 · Xenotransplantat v menschl Schilddrüsengewebe. In: Thieme Copythek. ebd · Tumorrezidive u chir Ersttherap d differenz Schilddrüsenkarzinoms. In: Schilddrüsenmalignome, Diagnost, Therap u Nachsorge. Stuttgart: Schattauer 1987 · In vivo effect of Thyroid-Stimulating Hormone on human thyroid tissue in nude mice. In: Growth regulation of thyroid gland and thyroid tumors. Front Horm Res. Basel: Karger 1989 · Chirurgische Therapieverfahren. In: Endokrinologie, Teil A. München: Urban & Schwarzenberg 1989

Draznin, Natanio, Dr. med., Chefarzt, Hosp. z. Heiligen Geist, Heilig-Geist-Str. 2, 5800 Hagen 7 · *15. 09. 32 Santa Fe/Argentinien · **A** 61, Rosario/Argent. · 72, Düsseldorf · **D** 80, Bonn · **AG** Gastroenterolog. Chir. · ExpChir. · Nieren u. Pankreastransplantat. · **FG** Chirurgie 12/67 · **TW a)** 62–64 Chir. Univ.-Klin. Cordoba/Argentinien (Allende) · 64–66 Ev. Krhs. Düsseldorf (Forßmann) · 66–70 Chir. Univ.-Klin. Bonn (Gütgemann) · 70–72 OA Privatklin. Dr. Bergmann Bonn · 72–80 OA Chir. Abt. Dreifaltigkeits-Krhs. Wesseling (Bongartz) **c)** Chefarzt · **S** Seit 81 Chefarzt Chir. Abt. Hosp. z. Hl. Geist Hagen · Seit 85 Lehrauftrag Chir. Anatomie Univ. Witten-Herdecke
ZV Sphincter oddi u d postoper cholangio-duodenale Manometrie. Bol Soc Cirug Arg XL III, 4, 94 (1959) · Verhalten d Gallenfarbstoffes u d biliären Sed u 1-Phenyl 1-Hydroxy N-Pentan. La Sem Med B A, Arg 71, 3881 (1964) · Beitr u Gefäßanastomose b Nierentransplant. Rev Arg Cirug B A Arg 12, 162 (1967) · Z mechan Vereinig kl Gefäße i Exp. Bruns Beitr Klin Chir 215, 233 (1967) · Side-to-side anastomosis of the small intestine. Minnesota Med 51, 1607 (1968) · Experiment perfusion of the pancreas. Minnesota Med 51, 1549 (1968) · Unters z mech Magen-Darm-Naht. Zentralbl Chir 92, 52, 3069 (1967) · Z heterotopen Duodenum-Pankreas-Transplant i Exp. Bruns Beitr Klin Chir 218/5, 469 (1971) · D transtracheale Punktur, Techn z bronchiograph Unters. Mitt Arg Chir Tagung (1964) · Frühkomplikat d Pankreastransplant-angiograph Darstellg. Mitt, 3 Eur Kongr f Exp Chir (1968)

Dreischulte, Bernhard Josef, Dr. med., Chefarzt a. D., Eichendorffweg 9, 5860 Iserlohn 7-Letmathe · *02. 03. 27 Warendorf · **A** 55, Münster · **D** 55, Münster · **FG** Chirurgie, Unfallchirurgie 61 · **TG** UnfChir 05/84 · **TW a)** 08/58–10/52 Chir. Josefs-Hosp. Troisdorf (Maintz) · 10/62–06/64 Chir. St. Christopherus-Krhs. Werne a. d. L. (Krapp) · 06/64–03/68 Chir. Marienkrhs. Siegen (Laarmann) **c)** i. R. · **S** 68–87 Chefarzt u. Ärztl. Dir. Marienhosp. Iserlohn 7-Letmathe

Dresing, Klaus, Dr. med., Assistenzarzt, Abt. UnfChir. Univ.-Klin. Essen, Hufelandstr. 55, 4300 Essen 1 · *18. 03. 52 Herford · **A** 82, Düsseldorf · **D** 84, Düsseldorf · **AG** Proktol. · Endosonographie · Endoskopie · **FG** Chirurgie 06/88 · **TW a)** 06/82–06/89 StatArzt Chir. Abt. Marien-Hosp. Düsseldorf (Stock) **b)** Seit 07/89 UnfChir. Abt. Univ.-Klin. Essen (Schmit-Neuerburg) **c)** AssArzt

ZV Chir Bhdlg d kolorektalen Karzinoms – Klin Erg. MMW, 127, 789–793 (1985) · Staging b kolorektalen Karzinom – Welches System ist in der Klinik praktikabel und sinnvoll? (Ausgezeichnet m d Posterpreis 1987 d Vereinigg Niederrhein-Westf Chir), 154 Tagg d Vereinigg Niederrhein-Westf Chir Mönchengladbach 1987 · Die Bhdlg d intraartik Calcaneusfraktur im Krankenhaus d Regelversorgung (zum Druck angenommen). Unfallchirurg

Drommer, Rainer B., Univ. Prof. Dr. Dr. med., Ltd. Oberarzt, Universitätsklinikum Heidelberg, Kopfklin., Im Neuenheimer Feld 400, 6900 Heidelberg · *22. 06. 42 Crimmitschau · **A** 66, I. Leipzig · 71, II. Leipzig · **D** 66, I. Leipzig · 72, II. Magdeburg · **AG** Knochentransplantationen · Mißbildungschir., Tumorchir. · rekonstrukt. Tumorchir., Mikrochir. · **FG** Mund-Kiefer-Gesichtschirurgie 73 · **ZB** Plast. Op. 80 · **H** 84, Göttingen · **P** 87, Heidelberg · **TW a)** Plast. Chir. Marienhosp. Stuttgart (Schmid) · Kiefer-Gesichtschir. Univ.-Spital Zürich (Obwegeser) · Mund-Kiefer-Gesichtschir. Univ. Göttingen (Luhr) · Univ.-Klin. Liverpool Kopf- u. Halschir. (Stell) **c)** Ltd. OA Mund-Kiefer-Gesichtschir.
ZV The excretion of hydroxyproline in urine during the healing of fractures and after sagittal splitting of the mandible. J Maxillofac Surg 8, 99 (1980) · Malformations of the face with cleft lip and palate and after extensive surgical care in early infancy-possibilities of their surgical correction. The Joseph Society Papers, London 1981 · D Einheilgsvorgänge v autolog Beckenknochentransplant i Ber d dünn facial Obkieferknochenstrukt – e tierexp Studie. Fortschr Kiefer Gesichtschir 28 (1983) · Prinzip d Präp d freien Untarmlap z Rekonstrukt v orofazialen Defekt. Dtsch Z Mund-Kiefer-Gesichtschir 8, 380 (1984) · D Rekonstrukt v gr Mundhöhlendefekt m Hilf d mikrovask anastomos „Forearm Flap". Schweiz Mschr Zahnheilkd 96, 774 (1986) · The history of the „Le Fort I Ostetotomy". J Maxillofac Surg 14, 119 (1986)
MH Sect Ed Reconstruct Surg in Int J Oral & Maxillofacial Surg
BV Ist d Nasenstegverlängrg b Spaltpat i Kindesalt indiziert? In: Lippen-Kiefer-Gaumenspalt. Stuttgart: Thieme 1982 · The use of the Luhe mini-plate-system in the region of the skeleton face. In: Maxillofacial trauma. Detroit: Praeger Publ CBS educat & Prog Publ 1982 · Malig Tum i Kopf-Hans-Bereich b 881 Pat üb 70 J. In: Plast u Wiederherstlgschir d Alters. Berlin: Springer 1986 · Rekonstrukt tumchir: Mund-Kiefer-Gesichtsber. Bedeutg mikrosvask anastomosiert Transplant. In: D Transplant i d plast Chir. Berlin: Springer 1987 · Plattenosteosynth a Mittelgesicht. Erfahrgn in d skelettverlagernden Chir. München: Hanser 1988

Drüner, Hans Ulrich, Priv. Doz. Dr. med., Chefarzt, Chir. Abt. Klinikum Niederberg, Robert-Kochstr. 2, 5620 Velbert · *26. 05. 37 Quierschied/Saar · **A** 66, Heidelberg · **D** 65, Heidelberg · **AG** 66 Städt. Krhs. Eberbach (Drüner) · 66–72 Chir. Univ.-Klin. Heidelberg (Linder) · 68–69 zwztl. Studienaufenth. Univ. of California Los Angeles · **FG** Chirurgie 06/72 · **TG** UnfChir 09/74 · **H** 76, Heidelberg · **TW a)** 72–78 Chir. Univ.-Klin. Heidelberg (Linder) · Ab 10/75 OA ebd. **b)** UnfChir. im Rahmen allg. chir. Ausb. Chir.

Univ.-Klin. Heidelberg c) Ärztl. Dir. · S Seit 78 Chefarzt u. seit 89 Ärztl. Dir. d. Klin. Niederberg Velbert
ZV Beitr z Klin zyst Lymphangiome i Mesenterium. Fortschr Med 6, 236 (1967) · Analyse u Behandlgserg v 594 kindl Leistenhernien. ebd 18, 779 (1967) · Chir bedeutsame Fehlbildgn i Ber d Nabels. ebd 11, 477 (1968) · Beitr z Progn malig Teratome. Bruns Beitr Klin Chir 216, 693 (1968) · Intravasale Volumina u Wasserstoffinnenhaush i standard haemorrhag Schock b Hundesäugl. Langenbecks Arch Chir 322, 1267 (1968) · Resultats du traitement operatoire et du traitement conservateur des omphaloceles. Ann Chir Inf 10, 389 (1969) · D komb Anwendg orthograder u prograder Fiberskope i d Diagn chir Magenerkrankgn. Chirurg 11, 499 (1971) · The changing pattern of infecting organisms. Bayer Symp III, 25 (1971) · Stressulcera na Verbrenngn. Med Welt 23, 707 (1972) · Local recurrence after surgery for carcinoma of the colon. 5 Kongr d Hedrologicum Conlegium Göteborg 1972. Scand J Gastroenterol 17, 18 (1972) · Klin u Progn d Colon- u Rektumca. Dtsch Med Wochenschr 42, 1950 (1972) · D inkurable Rektumca, Behandlgsmöglichk u Progn. Fortschr Med 18, 762 (1974) · Results of psychological adjustment to long-term colostomy. Psychotherap 26, 245 (1975) · Letalität u Todesursachen b Rektumca. Langenbecks Arch Chir 343, 195 (1977) · Postop Bhdlg na Rektumca. Kassenarzt 17, 3368 (1977) · D sog „Postop Blasenatonie". Zentralbl Chir 101, 1438 (1976) · Assessment of genitourinary dysfunction after rectal surgery. Clin Oncol 4, 145 (1978)
BV D Wasserstoffinnenhaush i standard haemorrhage Schock b Hundesäugl. In: Kreisl- u Stoffprobl b Neugebor. München: Urban & Schwarzenberg 1968 · D maligne Degenerat d Colitis ulcerosa. In: Diagn u therap Fortschr i d Krebschir. Berlin: Springer 1971 · D Rektum-Ca b 7 cm Höhe. In: ebd · Endoskopie malig Erkrankgn d Gastrointestinaltraktes. In: ebd

Drüner, Hans Walter, Dr. med., i. R., Scheuerbergstr. 17, 6930 Eberbach · *20.09. 10 Trier · A 35, Heidelberg · D 34, Heidelberg · AG Inn. Med., Pathol., Chir. · 39-46 Wehrmacht · 41-43 Chefarzt u. Chir. a. Lazaretten in Norwegen · ab 43 Chir. Klin. Heidelberg · FG Chirurgie 01/46 · TG UnfChir 04/72 · TW a) 04/50-12/76 Städt. Krhs. Eberbach b) UnfChir. ebd. BG-Verl-Arten-Verfahren c) i. R. · S Ab 04/50 Ltd. Arzt Chir. Abt., ab 52 Ärztl. Dir. Städt. Krhs. Eberbach

Dübner, Horst, Dr. med., Assistenzarzt, Raphaels-Klin., Klosterstr. 75, 4400 Münster · *05.08. 51 Münster · A 80, Münster · D 82, Münster · AG 72/74 Bundeswehr · 81-86 Chir. St. Elisabeth-Hosp. Beckum · FG Chirurgie 08/88 · TW a) 88-06/89 StatArzt Allg-Chir. u. UnfChir. St. Vincenz-Hosp. Coesfeld (Warnekke, Helming) b) Seit 07/89 UnfChir. Raphaels-Klin. Münster (Häring) c) AssArzt

Dueben, Walter, Prof. Dr. med., Chefarzt i. R., Wiesenstr. 48a, 3000 Hannover 1 · *28.08. 19 Kroppenstedt · A 45, Göttingen · D 45, Göttingen · AG Chir., Orthop. · FG Chirurgie 52 · TG UnfChir 70 · H 54, Göttingen · P 60, Göttingen · TW a) 45-58 Chir. Univ.-Klin. Göttingen (Hellner) c) i. R. · S 58-61 Chefarzt Unfallklin. Nordwestl. Eisen- u. Stahl-BG, Hannover · 61 Chefarzt Unfallchir. Klin. d. Friederikenstiftes, Hannover

ZV The conservative treatment of the pseudarthrosis of the Os naviculare of the hand. Acta Orthop Scand 26 (1956) · Konservat od op Bhadlg veralt Kahnbeinbr u -pseudarthr. Langenbecks Arch Chir 308 (1964) · Ätiologie u Therap ischaem Kontrakt d Vorderarmes u d Hand. Handchir 1 (1969) · Hüftgelenks- u hüftnahe Obschenkelverletzgn. Unfmed Tagg Hannover 1970 · Frakt d Ellenbogengelenks. Z Kinderchir [Suppl] 1972 · Kriterien z Schmerzensgeldanspruch a ärztl Sicht. 15 Dtsch Verkehrsgerichtstagg Goslar 1977 · Und viele andere
BV Lehrb f Chir. Stuttgart: Thieme 1957 · Orthop i Kindesalter. In: Lehrb f Chir. Berlin: Springer 1959 · D Arzt a Unfallort, 3 Aufl. Leipzig: Barth 1972 · Oplehre. In: Band X/3. Berlin: Springer 1972

Dürig, Michael, Prof. Dr. med., Oberarzt, Chir. Univ.-Klin., Hamburg Eppendorf, 2000 Hamburg 20 · *31.07. 41 Frankfurt · A 72, Bonn · D 71, Bonn · AG AllgChir. · Traumatol. · FG Chir. FMH (CH) 12/80 · Chirurgie (BRD) 02/88 · TG UnfChir 04/88 · H 85, Basel · P 90, Hamburg · TW a) 72-89 Univ. Basel (Allgöwer, Harder) b) 72-89 Univ. Basel (Allgöwer, Harder) c) OA AllgChir., Traumatol., Transplantationschir. · S 85-90 Abteilungsarzt Basel
ZV D op Bhdlg d rezidivier u traumat Luxat d Ellenbogengelenkes na Osborne u Cotterill. Arch Orthop Unfallchir 86, 141 (1976) · Intradurale Sequestration e cervikalen Diskushernie. ebd 87, 151 (1977) · D Kapselplastik d Ellenbogengelenkes z Bhdlg d rezidiv Luxat. Chirurg 48, 422 (1977) · Spontaneous rupture of the gastrocnemius muscle. Injury 9, 737 (1977) · Posttraumat Hämobilie. Langenbecks Arch Chir 344, 271 (1978) · The operative treatment of elbow dislocation in the adult. J Bone Jt Surg 61-A, 239 (1979) · D okkulte Milzruptur. Chirurg 50, 494 (1979) · Proctologie. Ther Umsch 37, 725 (1980) · Techn u Bedeutg d Intracutantestes m Recall-Antigenen i d Allgchir. Chirurg 53, 427 (1982) · D Replantat autologen Milzgewebes i d Omentum majus: E Alternat z Splenektomie? Helv Chir Acta 49, 795 (1982) · D Replantat autologen Milzgewebes z Erhaltg d Organfunkt? Langenbecks Arch Chir 361, 751 (1983) · Replantat autologen Milzgewebes b Erwachsenen. Diagnostik 17, 24 (1984) · Lymphocyte subsets in human peripheral blood after splenectomy and autotransplantation of splenic tissue. J Clin Lab Med 104, 110 (1984) · D Milz möglichst erhalten. Med Klin 79, 362 (1984) · Prevention of radiation injuries to the small intestine. Surg Gynecol Obstet 159, 162 (1984) · D Replantat autologen Milzgewebes. - E Alternat z Splenektomie? H Unfallheilkd 163, 86 (1984) · Auswirkgn d Splenektomie. Leitartikel. Chirurg 57, 316 (1986) · Autologe Spongiosa als Antibioticumträger z Bhdlg d Osteitis. ebd 57, 708 (1986) · Organerhaltende Eingriffe b Abdominaltrauma: Milz. H Unfallheilkd 200, 358 (1988) · Spontaneous Ig secretion and DNA synthesis in lymphoblastoid B cells appearing after surgery. Clin Exp Immunol 74, 41 (1988)
MH Basler Beiträge z Chir, Bd 1. Basel: Karger 1989
BV Antibiotikaprophyl i d Kolonchir: Erg e randomisiert u kontrol Doppelblindstudie m Cefazolin. In: Antibiotikaprophyl i d allg Chir. Bern: Huber 1981 · Prevention of radiation injuries to the small intestine. Proc Int Congr Seattle 1982 · Destinctive pecularities of omental tissue. In: The greater omentum. Berlin: Sprin-

ger 1983 · Autotransplantation of splenic tissue. In: ebd · Kann replantiertes Milzgewebe d Organfunkt übernehmen? In: Neue Aspekte radiolog Diagnost u Therap. Bern: Huber 1983 · D Splenektomie u ihre Alternat. Bern: Huber 1985 · D Postsplenektomie Sepsis. In: ebd · Spätverläufe na Splenektomien b Erwachsenen. In: ebd · D Replantat autologen Milzgewebes b Erwachsenen - Spätverläufe. In: Wiss Berichte. 10 Sem Österr Ges Exp Chir 1986 · Bhdlg d Knocheninfekt m Ciprofloxacin. In: Basler Beitr Chir, Ethik, Techn u Konzepte. Basel: Karger 1989 · D Milz. In: Chir Gastroenterol. Berlin: Springer 1989

Durmus, Cavit, Dr. med. (TR), Assistenzarzt, Abt. Plast., Hand- u. Wiederherstellungschir. Kliniken d. MHH im Krhs. Oststadt, Podbielskistr. 380, 3000 Hannover 51 · *11. 03. 51 Keskin/Türkei · A 73, Istanbul/Türkei · FG Chirurgie 11/81 · TG Plastische Chirurgie 04/89 · TW a) Bis 07/77 St. Elisabeth-Krhs. Meerbusch-Lank (Stempel) · 08/77-04/86 Elisabeth-Krhs. Mönchengladbach-Rheydt (Richter, Jakubowski) b) 04/86-12/86 Hand-Plast.-Chir. Marien-Krhs. Siegen (Vrsalovic) · Seit 12/86 Plast.-Hand u. Wiederherst. Chir. MHH Oststadt-Krhs. Hannover (Berger) c) AssArzt

Dürr, Peter, Dr. med., niedergelassen, Vaihingerstr. 20, 7000 Stuttgart 80 · *22. 01. 47 Stuttgart · A 73, Stuttgart · D 73, Tübingen · AG Chir. · FG Chirurgie 80 · TW a) Bis 10/88 OA Marienhosp. Stuttgart (Kraft) c) Niedergel. Chirurg u. D-Arzt · S Seit 89 Niederlassung Stuttgart
ZV Prognost Kriter u Mortalit i Schockzust b Kombiverletzgn. Med Welt 34, 1983 · Problemat d Mehrfachverletzg. Z Allgemeinmed 62, 122-124 (1986) · Brandverletzg d Hand - e therap Herausfordng. Med Welt 39, 1059-62 (1988) · Erstversorgg v Brandverletz. Ärztl Praxis 75, 2250-51 (1988)

Durst, Jürgen, Prof. Dr. med., Ärztl. Dir., Chir. Klin. Städt. Krhs. Süd, Kronsforder Allee 71-73, 2400 Lübeck 1 · *14. 03. 37 Köslin · A 62, · D 62, · AG 64-66 Biochemie · FG Chirurgie 06/71 · TG UnfChir 02/74 · H 71, Tübingen · TW a) Chir. Univ.-Klin. Tübingen b) Herz-Gefäß-Thoraxchir. · Unfallchir. c) Ärztl. Dir. · S Seit 78 Ärztl. Dir. Chir. Klin. Städt. Krhs. Süd, Lübeck
ZV E diagnost Kriterium z Erkenng d Abstoßungsreakt e transplantierten Organes. Med Welt 20, 2173 (1969) · Appendizitis u Schwangerschaft. Dtsch Med Wochenschr 95, 323 (1970) · Pathogen d posttraumat Fettembolie. Neue Aspekte d Trasyloltherapie 4, 157 (1969) · Modif chem Meth z Nachweis d objekt Sensibilität. Monatschr Unfallhkd 74, 224 (1971) · Z Lipasetheorie Krönkes u ihrer Bedeutg f d Pathogenese d posttraumat Fettembolie. ebd 76, 193 (1973) · Posttraumat Fettembolie. Biochem u exptelle Untersuchgn z Ätiologie. Pathogen u Klin. Fortschr Med 91, 537 (1973) · Z Indikat u Techn d eingeschränkten Mammakarzinom-Op. Dtsch Med Wochenschr 99, 1462 (1974) · D posttraumat Fettembolie - e Epiphänomen d hämorrhag Schocks? Arch Orthop Unfallchir 82, 79 (1975) · Occultes Blut i Stuhl. E Feldversuch i Rahmen e Krebsvorsorgeuntersuchg. Dtsch Med Wochenschr 101, 440 (1976) · Z Häufigkt d lokalen Rezidivs b Mamma-Ca. Fortschr Med 94, 288 (1976) · Z Einteilg d akut Pankreatitis na

Schweregraden. E Analyse anhand v 94 op behand Pat. Med Welt 27, 839 (1976) · The role of shock in the pathogenesis of fat embolism following trauma. Resuscitation 5, 191 (1977) · Inkarzerat d Gallenblasenfundus i d Linea semilunaris Speighelii. Med Welt 28, 490 (1977) · Ist d klass Radikalop na Rotter-Halsted z kurat Bhdlg d Mamma-Ca noch erforderlich? Zentralbl Chir 102, 1251 (1977) · Chir Therap malig Tumoren d hepato-pankreanen Feldes. Schleswig-Holstein Ärztebl 12, 700, 702 (1979) · D op Bhdlg d Speiseröhrenkarzinoms. Med Welt 32, 1815-1819 (1981) · Z Belastbarkt d Brust- u Bauchmuskeln na op Eingriffen u Unfällen. Physiotherap 12, 850 (1981) · D tox Epidermolyse als lokalkurat Reakt b Hepatin-Lowdose Therap. Med Welt 37, 654 (1986)
MH D posttraumat Fettembolie. Stuttgart: Schattauer 1971 · Repetitorium d Chir m topograf Anatomie, Bd 1-4. Stuttgart: UTB Schattauer 1985-1986 · Chir Kenntnisse i d Allgemeinpraxis. Stuttgart: Schattauer · D Mammakarzinom 1989 · Aktuel Therap. Weinheim: Edition Medizin 1990 · Bauchchir. Stuttgart: Schattauer. Spez Chir. Oplehre in einem Band. ebd 1990
BV Häufigkt d lokalen Brustkrebsrezidivs na eingeschränkter Radikalop. München: Marseille 1977 · Nicht thrombot Embolien. In: Lehrb d Chir, 2 Aufl. Stuttgart: Schattauer 1982 · D Fettembolie. In: Neurol i Praxis u Klin. Stuttgart: Thieme 1982

Duspiva, Wolfgang, Prof. Dr. med., Chefarzt, Chir. Klin. II, Klinikum Ingolstadt, Krumenauerstr. 25, 8070 Ingolstadt · *25. 07. 41 Heidelberg · A 68, Düsseldorf · D 66, Heidelberg · AG AllgChir. · Unfall-, Plast.- u. Wiederherstellungschir. · FG Chirurgie 75 · TG Plastische Chirurgie 80, UnfChir 78 · H 77, München · P 84, München · TW a) 69-82 Chir. Klin re. d. Isar München (Maurer) c) Chefarzt Unfallchir.-Wiederherstellungschir. · S Seit 82 Chefarzt Ingolstadt
BV Rekonstrukt Mikrogefäßchir. Berlin: Springer 1980

E

Eberlein, Hans Joachim, em. o. Prof. Dr. med., Direktor i. R., Ulmenallee 38, 1000 Berlin 19 · *20. 08. 19 Frankfurt/M. · A 52, Frankfurt/M. · D 52, Frankfurt/M. · AG Anästh. · FG Anästhesiologie 58 · H 65, Köln · P 69, Berlin · TW b) Anaestesie: Univ. Pennsylvania Philadelphia (Dripps) · Mass. Gen. Hosp. Harvard Med. School Boston/Mass. (Beecher) · Univ. Köln, Univ. Göttingen (Bretschneider) c) Dir. i. R. · S Dir. d. Inst. f. Anaesth. i. Klinikum Charlottenburg, Berlin

Eble, Johannes, Dr. med., Chefarzt, Chir. Abt. Kreiskrhs. Balingen, Tübinger Str. 35, 7760 Balingen · *17. 08. 29 Stuttgart · A 55, Tübingen · D 55, Tübingen · FG Chirurgie 63 · TW a) 56-59, 60-70 Chir. Klin. Ulm (Niedner) c) Chefarzt · S Seit 70 Chefarzt Chir. Abt. Kreiskrhs. Balingen

Echtermeyer, Volker, PD Dr. med., Chefarzt, Klinikum Minden, Friedrichstr. 17, 4950 Minden · *11. 05. 44 Langenberg · A 74, Münster · D 73, Münster · AG 70-73 Anat. Münster · 74-84 Notfallmed. Hannover · 76-84 Weichteiltrauma u. Kreuzbandtransplantat. Hannover · FG Chirurgie 05/80 · TG UnfChir 05/81

· H 84, Hannover · **TW b)** 80–82 StatArzt Unfallchir. Med. Hochschule Hannover (Tscherne) · 82–83 Stat-Arzt Klin. f. Hand-, Plastische u. Wiederherstellungs-chir. MHH im Krhs. Oststadt, Hannover (Berger) · 84–88 OA Unfallchir. Klin. MHH u. Philipps-Univ. Marburg (Gotzen) **c)** Chefarzt Unfallchir. · **S** Seit 02/88 Chefarzt Unfallchir. Klin. am Klinikum Minden
ZV Pathophysiol u Diagnost d Compartment-Syndroms. Taggsber 21 Unfallsem Unfallchir Klin Med Hochschule Hannover 1979 · Vergl histolog Befunde u nuklearmed Messungen b d Entstehg d Verödgsthrombose. VASA 8/3, 217–220 (1979) · Konserv Bhdlg v Knochenbrüchen. Taggsber 22 Unfallsem Unfallchir Klin Med Hochschule Hannover 1979 · D posttraumat Muskelkompressionssyndrom. Pathophysiol u Technik d Dekompression. H Unfallheilkd 148, 492–498 (1980) · Histolog Befunde b Verödg insuff Vv perforantes. Kongreßber Eur Ges Phlebographie 20, 471–474 (1980) · Differenz Nachbhdlg na Kapsel-Band-Op am Kniegelenk. Taggber 26 Unfallsem Unfallchir Klin Med Hochschule Hannover 1981 · E neue Meth z Diagnost d Compartment-Syndroms. Langenbecks Arch Chir 121–125 (1981) · Chir Bhdlg d Kompartment-Syndroms. Unfallheilkunde 85, 144–152 (1982) · Optaktik b langstreck Infektpseudarthrosen d Tibia (Abstr). Z Orthop 4/120, 588 (1982) · Rezidive gutart Knochentumoren: Urs u Optaktik (Abstr). Langenbecks Arch Chir 358, 514 (1982) · Kompartment-Syndrom. Ätiol – Pathophysiol – Lokalisat – Diagnost – Therap. H Unfall-heilkd 162, 75–96 (1983) · Präklin Versorgg d Schwerverletzten. Tl 1: Ärztl. Maßnahmen a Unfallort. Fortschr Med 15, 393 (1985) · D präklin Versorgg d Schwerverletzten. Tl 2: Erfahrgn i Rettungsdienst. 12-J-Statistik d Rettungszentrums d Med Hochschule Hannover. ebd 16, 425 (1985) · D Kompartment-Syndr. H Unfallheilkd 169 (1985) · Differenz Kältebhdlg b Weichteiltrauma – E Alternat z Op? H Unfallheilkd 181, 215–219 (1986)
BV Traumatol I. Chir Oplehr Bd 8. München: Urban & Schwarzenberg 1987 · Kompartmentsynd. In: ebd.

Ecke, Hermann, Prof. Dr. med., Direktor d. Unfallchir. Univ.-Klin., Klinikstr. 29, 6300 Giessen · *22. 01. 27 Bernburg/Auh. · **A** 53, Göttingen · **D** 53, Göttingen · **AG** Chir., UnfChir., Inn. Med., Pathol. · **FG** Chirurgie 62 · **TG** UnfChir 70 · **H** 66, Giessen · **P** 69, Giessen · **TW a)** 62–66 StatArzt · 66–69 OA **b)** Von 69 Ltd. Arzt Unfallchir. Abt. u. von 72 Dir. Unfallchir. Univ.-Klin. Giessen **c)** Dir. Unfallchir. · **S** Seit 69 Dir. Unfallchir. Univ.-Klin. Giessen
ZV Prim Knochensarkome d Gießener Chir Univ-Klin i Zeitraum v 1945–1960. Bruns Beitr Klin Chir 203, 47 (1961) · D Bhdlg d chron Osteomyelitis m plast Opverfahren. Chirurg 33, 123 (1962) · Beitr z d Doppelmißbildgn i Bereich d Finger. Bruns Beitr Klin Chir 205, 463 (1962) · Beobachtgn z Regeneratfähigkt d hyalinen Knorpelzelle. ebd 207, 282 (1963) · Histolog Beobachtgn z Wesen d primär Knochenheilg. Orthop Unfallchir 56, 475 (1964) · D Verwendg v Intermediärknorpelspänen m abhäng Spongiosa b jugendl Pat. Zentralbl Chir 92, 743 (1967) · Kniebinnenverletzgn (4 Folgen). Diagnostik 2, 69 (1969) · Z Behandlg v Talusfrakt. Bruns Beitr Klin Chir 217, 427 (1969) · D Op v Schenkelhalsfrakt m d starren Führungsspieß u d Doppelbildwandlersystem. Monatschr Unfallhkd 73, 153 (1970) ·

Traumat Verändergn a d Wachstumsfuge, ihre Bhdlg u Progn. Z Kinderchir 11, 699 (1972) · Unfallchir heute – Rückentwicklg oder Fortschritt? Unfallchirurgie 1, 3 (1975) · Gedanken z interdiszipl Zusammenarbt u Berufspolitik aus d Sicht e Unfallchir. Der Krankenhausarzt 59, 125 (1976) · Z d Vertikalfrakt u -rupt d Beckenringes. Unfallchirurgie 2, 189 (1976) · D op Reposit u Fixat d Symphyse. ebd 4, 239 (1978) · D Anwendg e Osteosyntheseplatte m Abstützungsfunkt b Frakt d dorsocranialen Pfannenrandes. ebd 5, 156 (1979) · D op Fraktbhdlg, ih Entwicklg, Leitgsfähigkt u ih Erg i Vergleich m konservat Bhdlgsverfahren – e Rechenschaftsber (4 Folgen). ebd 7, 221 (1981) · D Polytrauma – e interdiszipl Aufgabe. ebd 7, 66 (1981) · Eröffngsansprache d Präsidenten d Deutschen Ges f Unfallheilkd 1984. H Unfallheilkd 174 (1985) · D Gießener Modell e zementfrei implantiert Totalendoproth f d Hüftgelenk. Unfallchirurgie 12, 184 (1986) · D verschlepp Kniegelenksinfekt. ebd 13, 255 (1987)
MH Begründer u Ltd Herausgeber d Z Unfallchirurgie seit 76
BV D Transplantat d Epiphysenfuge. Habil-Schrift Gießen 1966. Als Monographie erschienen: Vortr aus der prakt chir Heft 77. Stuttgart: Enke 1967 · Unfallchir. In: Chir historisch gesehen. Deisenhofen/München: Dustri 1973 · Brustwand, knöchernes Becken u Extremitäten. In: Palliativ-chir Eingr b malig Tumoren. Stuttgart: Thieme 1973 · Unfallchir. HTB Basistext Med, 3 Aufl. Berlin: Springer 1976 · Quantitat Erfassg d Knochenneubildg. Nova Acta Leopoldina 44, 285 (1976) · Einführg i d Traumatol. In: Integr Lehrbuch d Inneren Med u Chir. Stuttgart: Thieme 1979 · Einführg i d Traumatol. ebd · Traumatol d Weichteile u d Bewegungsapp. ebd · Grundzüg chir Begutachtg. ebd · Mehrfachverletzgn. In: Lehrbuch d Chir, 7 Aufl. Stuttgart: Thieme 1982 · Grundl d chir Begutachtg. In: ebd · Spätschäd na Luxat im Sternoclaviculargelenk. 17 Reiseburger Workshop März 1983 „Posttraumat Schäd d Schultergürtels". Berlin: Springer 1984 · Unfallchir. In: Hygiene i Krhs u Praxis. Berlin: Springer 1986

Eckersberger, Franz, Univ. Doz. Dr. med., Oberarzt, II. Chir. Univ.-Klin. Wien, Spitalgasse 23, A-1090 Wien · *18. 06. 50 Linz · **A** 70, Wien · **D** 76, Wien · **AG** 06/76–09/76 Kardiol. · 10/77–10/78 UnfChir. · 10/78–02/79 Anästh. · **FG** Chirurgie 04/83 · **H** 87, Wien · **TW a)** 83–84 AllgChir. Wien · 84–85 Intensivmed. ebd. **b)** 85 Exptelle Chir. LB-Inst. Wien · 86 Pathol. New York u. Chicago **c)** OA mit Stationsführ.
ZV Z Chir Bhdlg d uräm Perikarditis. Wien Klin Wochenschr 90, 412 (1978) · Üb d Auswirkg e aktiven künstl Vorhofes b funktionel Linksherzersatz. Aktuel Chir Onkol 2, 967 (1980) · Hämodynam u metabol Auswirkg d IABP b funktionel Linksherzersatz m e nonpulsatilen Torroidalpumpe. Acta Chir Austriaca 43, 121 (1982) · Chir Bhdlg v pulmonal Mycetomen. Acta Chir Austriaca Suppl 51, 32 (1983) · Sertoninstoffwechsel d Lunge. Wien Klin Wochenschr 6, 134 (1984) · Pseudolymphome d Lunge. Prax Klin Pneumol 39, 670 (1985) · Invasive Diagnost u Staging b Bronchusca. Acta Chir Austriaca 27, 214 (1986) · Circular tracheal replacement with costal cartilage. J Thorac Cardiovasc Surg 94, 175 (1987) · D Thoracostoma z Bhdlg d chron Pleuraempyems. Acta Chir Austriaca 19, 191 (1987) ·

Traumat Tracheal- u Bronchialrupturen. ebd 19, 234 (1987) · Results and prognostic factors after resection of pulmonary metastasis. Eur J Cardio Thorac Surg 2, 433 (1988) · Überlebensrate na Op weg Bronchusca - Abhängigkt v Tumorstad u Histol. Prax Klin Pneumol 42, 583 (1988) · Zirkumferent, segment Trachealersatz dur Transplantat v autolog Rippenknorpel. ebd 42, 587 (1988) · Bedeutg d Chir b Lungenmetastasen v Osteosarkomen u Weichteilsarkomen. Acta Chir Austriaca 20, 90 (1988) · Progn na Resekt d Bronchusca i Stad III in Bezug auf pT u pN Kategorie. Thorac Cardiovasc Surg 36, 9 (1988) · Chir Bhdlg d Lungenmycose. Z Herz Th GefChir (im Druck) (1989) · Resekt v Lungenmetastasen. Wien Klin Wochenschr 101, 69 (1989)
MH Chir am off Herzen u a d groß Gefäßen. Fibrinklebg i d op Med. Weinheim: Edition Medizin
BV Traumat Tracheal- u Bronchialrupt. In: D akut Thorax. Erlangen: Perimed 1985 · Fibrinkleber i d off Herzchir. In: Anwendg d Fibrinklebers i op Fächern. Wien: Eigendruck Fa Immuno 1981 · D Anwendg d Fibrinklebers i d Tracheobronchialchir. In: Thorax- u Vasculärchir. Berlin: Springer 1985 · Bronchusca. In: ACO-Manual. ebd 1989

Eckert, Michael, Dr. med., Chefarzt, Chir. Abt. Krhs. d. Ev. Diakonissenanstalt, Hilgardstr. 26, 6720 Speyer · *12. 04. 42 Heidelberg · A 70, Heidelberg · D 68, Heidelberg · FG Chirurgie 05/75 · TG UnfChir 06/79 · TW a) Seit 05/77 OA Chir. Klin. Städt. Krankenanst. Karlsruhe (Spohn) c) Chefarzt Chir. Abt. · S Seit 01/81 Chefarzt d. Chir. Abt., Diakonissenkrhs. Speyer

Egidi-Mülder, Wolfram, Dr. med., Ärztl. Dir. u. Chefarzt, Chir. Abt., Kreiskrhs., Spitalstr. 29, 7930 Ehingen/Donau · *21. 04. 26 Berlin · A 52, Hamburg · D 52, Hamburg · AG Chir. · NeurChir. · Gynäkol. u. Gebhilfe, Inn. · Urol. · Anästh. · FG Chirurgie 01/62 · TW a) 01/62–12/63 StatArzt Chir. Abt. Diak. Anstalt Flensburg (Blümel) · 01/64–06/68 u. 04/72–03/76 OA Chir. Abt. KKH Ehingen/Donau · 07/68–03/72 Belegarzt KKH Langenau c) Chefarzt Chir. Abt. · S Seit 04/76 Chefarzt Chir. Abt. KKH Ehingen · ab 86 Ärztl. Dir. ebd.

Ehl, Paul, Dr. med., Chefarzt i. R., Brougierstr. 32, 8990 Lindau (B) · *02. 11. 11 Zell/Mosel · A 36, Berlin · D 39, Bonn · FG Chirurgie 12/48

Ehlers, Paul Nikolai, Prof. Dr. med., Ltd. Stadtmedizinaldirektor i. R., Klinikdirektor i. R., Richard Strauß Allee 22 a, 5600 Wuppertal 2 · *20. 11. 20 Riga · A 47, Erlangen · D 47, Erlangen · AG AllgChir., UnfChir., PlastChir. · FG Chirurgie 11/57 · TG Plastische Chirurgie 01/78, UnfChir 12/73 · H 59, Heidelberg · P 65, Heidelberg · TW a) Bis 08/62 StatArzt u. OA Chir. Univ.-Klin. Heidelberg (Bauer, Linder) b) Bis 08/62 StatArzt u. OA Chir. Univ.-Klin. Heidelberg (Bauer, Linder) c) Beratender Arzt d. Tiefbau-BG, Wuppertal · S 62–85 Dir. Chir. Klin. am Klinikum Barmen Wuppertal · Seit Ende 85 i. R.
ZV Altersverändergn an Grenzstrang-Ganglien v Meerschweinchen. Anat Anz 98, 24 (1951) · Adrenalekt. Erg Chir Orthop 40, 1 (1956) · Intraven Hydrocortisanwendg i d Chir. Chirurg 27, 298 (1956) · ACTH u d Nebnierenrindensteroide aus d Sicht d Anaesth. ebd 6,

151 (1957) · Cortis i d Chir. Ärztl Fortbild 5 (1957) · Cortis i d AltersChir. Langenbecks Arch Chir 287, 153 (1957) · Zellkernmorphol Geschlecht u horm Beeinflußbarkt d Mamma-Ca. ebd 288, 485 (1958) · Wundhlg am Magen u Horm. ebd 291, 67 (1959) · Retroperiton Tumoren. ebd 291, 271 (1959) · Wundhlg a d Leber nach elektr gesetzt Verletzg (exp Untsuchgn an d Ratte). ebd 291, 399 (1959) · ACTH, Trijodthyronin u Cortis. Einfl auf d Wundhlg an Magen u Leber. ebd 293, 120 (1959) · Pathol Frakt unt Auswertg d Krankengutes d Chir Univ-Klin Heidelberg (1943–1959). ebd 294, 667 (1960) · Pathol Frakt b Mamma-Ca. ebd 300, 415 (1963) · Angebor Zwerchfelldefekt m Totalprolaps d Leber i d Thoraxhöhle. Chirurg 34, 119 (1963) · Neurinom i Schilddrüsenber. Langenbecks Arch Chir 303, 542 (1963) · Barr-Körperchen i Mamma-Ca. Klin Z Chir (Jpn) 28, 1129 (1966) · Cortisvorbhdlg u Abdominalchir. Langenbecks Arch Chir 319, 158 (1967) · Fremdkörper u Tumoren d Weichteile. Therapiewoche 18, 168 (1968) · Hormonprophylaxe d Mamma-Ca. Wien Klin Wochenschr 82, 478 (1970) · Ergänz Hormonbhdlg b op Mamma-Ca. Langenbecks Arch Chir 427, 407 (1970)
BV Erkrankgn d Brustdrüse unt besond Berücksichtig d Mamma-Ca. In: Atlas surgical op of internal secretion. Tokio: Kanehara 1975

Ehlgen, Hans, Dr. med., Chefarzt i. R., Postweg 44, 4200 Oberhausen 11 · *15. 11. 11 Hamm · A 36, Berlin · D 39, Düsseldorf · AG Chir. · FG Chirurgie 01/37 · TW a) 38–56 Ev. Krhs. Herne (Niklas), seit 50 OA ebd. · 56–57 OA d. Johanniter-Krhs. Oberhausen-Sterkrade (Scheffler) · c) Chefarzt i. R. · S 57–73 Chefarzt u. Ärztl. Dir. d. Chir. Abt. Johanniter-Krhs. Oberhausen-Sterkrade

Ehresmann, Uwe, Dr. med., niedergel. Gefäßchirurg, Klinik Oberwald, An den Mühlwiesen, 6424 Grebenhain · *10. 08. 40 Wiesbaden · A 68, Wiesbaden · D 70, Gießen · FG Chirurgie 07/73 · TG GefChir 10/78 · TW b) Seit 73 Gefäßchirurg in Grebenhain, Fachklin. f. Gefäßerkrankg. c) Selbständ. Gefäßchirurg · Dozent a. d. Fachhochschule Gießen, Fachber. Wirtschaftl. Gesundheitswesen · S Seit 73 Belegarzt als Gefäßchirurg, Grebenhain
ZV ZV Perkut transhepat Cholangiographie. Diss Gießen 1970 · Antibiotika-Komb Aphalotin-Gentamycin, Initialbhdlg schw akut Infekt. Therapiewoche 20, 45 (1970) · Intraop Angiograph b Gefäßrekonstrukt. Langenbecks Arch Chir 1971 · Indikat u Erg d porto-caval Anast. ebd 1971 · D Venentransplantat z Umgeh v Rezidivverschl. ebd 1972 · D Obturator-Bypass als Notfalleingr. Thoraxchir 1973 · Phlebograph d unt Extrem. Therapiewoche 22, 1975 · Prophyl v Rezidivverschl na Revaskul mit ASS. Med Welt 28 (1977)
BV Hyperam Maßnah b chron Untschenkel-Arterienverschl. In: Gefäßchir aktuel. Hameln: TM-Verlag · Thromboseprophyl b Gefäßrekonstrukt i Obschenkelbereich. In: Kongreßband Int Gefäßchir Kongreß, Athen 1977 · Phlebograph vor operativ Eingrif. In: Erg Angiolog 9 (1978) · Gefäßwand-Rezid-Prophyl. Baden-Baden: Witzstrock 1979 · Gefäßpat – Abonnementpat. In Kongreßband Int angiol-angiogr Sem. Baden-Baden 1979

Eibl-Eibesfeldt, Bernolf, Dr. med., Assistenzarzt, Chir. Klin. Innenstadt Univ. München, Nußbaumstr. 20, 8000 München 2 · *18. 10. 53 Münster · **A** 82, München · **D** 84, München · **AG** AllgChir. · Leberchir. · Onkol. · endoskop. Chir. · **FG** Chirurgie 06/88 · **TW a)** 81–82 AssArzt Chir. Poliklin. Univ. München (Holle) · 10/82–12/83 AssArzt Chir. Klin. d. Innenstadt u. Chir. Poliklin. Univ. München (Schweiberer) · 01–04/84 AssArzt Chir. Klin. Univ. Bonn (Stelzner) · Seit 10/84 AssArzt Chir. Klin. Innenstadt München (Stelzner) · 01/88–03/88 Gastarzt St. Marks-Hosp. London (Coloproktol) **c)** StatArzt AllgChir., Tumornachsorge/Onkol., Coloproktol. Sprechstunde
ZV Wiederholte Mikroembolisat u zeitversetzte intraarterielle Chemotherap b Lebermetastasen. E neue Einsatzmöglchkt v Stärkemicrosphären. Acta Chirurgica Austriaca [Suppl] 64, 32 (1985) · Umwandlgsop i d Ulkuschir. Langenbecks Arch Chir 366, 607 (1985) · Arterial microembolisation using starch microspheres and sequential intra-arterial zytostatic therapy with 5 FU: an effective new treatment for liver metastases. Colo-proctology 8, 308 (1986) · Prolonged temporary microembilisation with enzymatically degradable starch microspheres and metachronous intraarterial chemotherapy in the treatment of solitary liver metastases: clinical results. Blut 53, 249 (1986) · Ischäm Tumorschädigg dur prolong arteriel Mikroembolisat m enzymat auflösbaren Stärkemikrosphären u zeitversetzte regionale Chemotherap b Lebermetastasen. Langenbecks Arch Chir 372, 890 (1987) · Basic investigations on interaction of 5-fluorouracil and tumor ischemia in the treatment of liver malignancies. Recent Results in Cancer Research 110, 187–195 (1988) · Interakt v Mitomycin C u Tumorischämie. Langenbecks Arch Chir Chir Forum 1–5 (1989) · Region Chemotherap v Lebermetastasen. Krankenhausarzt 62, 114–118 (1989)
BV Umwandlungsop i d Ulkuschir. In: Zwanzig Jahre nicht resezierende Ulcuschir. München: Zuckschwerdt 1985 · Malig Tumoren d Leber. In: Gastrointestinale Tumoren. Schriftenr Tumorzentrum München 1987 · Karzinome d Gallenblase/Gallenwege. In: ebd · Regionale Therap b Lebermetastasen colorektaler Karzinome dur prolong temporäre Mikroembolisat m Stärkemiskrosphären u zeitversetzte Chemotherap. In: Regionale Chemotherap d Leber u Extremitäten. Freiburg: Kehrer 1987 · Lokale Therap d Rektumkarzinoms. In: Colorectalkarzinom. Berlin: De Gruyter 1989 · Bhdlg v Lebermetastasen dur Tumorischämie: Desarterialisat, permanente u temporäre Embolisat. In: ebd · Regionale Chemotherap v Lebermetastasen colorectaler Ca. In: ebd

Eicher, Werner, Dr. med., Ärztl. Dir. u. Chefarzt i. R., Fritz-Wunderlich-Str. 38, 6798 Kusel · *10. 09. 21 Hamborn · **A** 49, Heidelberg · **D** 48, Heidelberg · **FG** Chirurgie 56 · Urologie 60 · **TW a)** Bis 51 Mannheim (Zenker) · 51–04/60 Mannheim (Oberdalhoff) · 04/60–01/87 Ärztl. Dir. u. Chefarzt Chir. u. Urol. Abt. Ev. Krhs. Kusel **c)** Seit 87 i. R. · **S** 04/60–01/87 Ärztl. Dir. u. Chefarzt Chir. u. Urol. Abt. Ev. Krhs. Kusel

Eidenmüller, Helmut, Dr. med., Chefarzt a. D., Carl-Hellermann-Str. 4, 6554 Meisenheim-Glan · *09. 04. 22 Geinsheim/Groß Gerau · **A** 48, Marburg · **D** 49, Marburg · **AG** 48–50 Mathildenhosp. Büdingen · 50–51 Pathol. Inst. Gießen (Herzog) · 51–55 Chir. Univ. Klin. Gießen (Vossschulte) · 56–60 Stadtkrhs. Kassel (Baumann) · **FG** Chirurgie 60 · **TW a)** 60–62 OA Elisabethenstift Darmstadt (Rückert) **c)** Chefarzt a. D. · **S** 11/62–04/87 Chefarzt d. Chir. Abt. Krhs. Meisenheim
ZV Leimyome d Magens. Diss 1948 · Histolog Verändergn autoplast Venen u Pericardtransplantate i d li Herzkammer. Therapiewoche 1955 · Postop Verhalten d Nebennierenrinde na Milzexstirpat. Klin Wochenschr 1955 · Polyaethylprothese d Ureters. Verh Dtsch Ges Urol 1955

Eigler, Friedrich Wilhelm, Prof. Dr. med., Direktor, Abt. Allg. Chir., Chir. Univ.-Klin. Essen, Hufelandstr. 55, 4300 Essen 1 · *10. 05. 32 Sangerhausen · **A** 58, Gießen · **D** 56, Gießen · **FG** Chirurgie 67 · **H** 67, Köln · **P** 71, Köln (apl.) · 71, Essen (o.) · **TW a)** 63–71 OA Chir. Univ.-Klin. Köln-Lindenthal (Heberer) **c)** Dir. Abt. AllgChir. · **S** Seit 71 Dir. Abt. AllgChir. Univ. Essen
ZV D Viscosität versch Blutersatzmittel u ihrer Mischg m heparinisiert Rinderblut b Temperat v 8, 21 u 38 °C. Thoraxchir 10, 284 (1963) · Chir Bhdlg d renovaskul Hochdrucks. Dtsch Med Wochenschr 92, 117 (1967) · Regulierg v Glomerulumfiltrat u arteriel Blutdruck dur d Natriumgradienten a d Macula-densa-Zellen. – E Hyperthese üb d Stimulierg d Renin-Angiotensin-Syst. Zugleich e Beitrag z Genese versch Hochdruckformen. Klin Wochenschr 45, 23 (1967) · Verminderg d postischäm Extremitätenödems a d Ratte dur e Proteinasehemmer. ebd 46, 1283 (1968) · Z Diffdiagn d postop paralyt u Adhaesions-Ileus. Therapiewoche 26, 1288 (1970) · Nephrolog Komplikat na allgchir Eingriffen. Langenbecks Arch Chir 345, 571 (1977) · Terminale Urämie – Dialyse od Transplantat? Transplantationsbehandlung. Internist 20, 130 (1979) · Diagnost u Therap chir Erkrkgn b Dialysepat. Chirurg 50, 354 (1979) · Erg b 200 Nierentransplantat. Dtsch Med Wochenschr 104, 1172 (1979) · Results of a ten year period of reconstructive surgery for renovascular disease. Thorac Cardiovasc Surg 31, 45 (1983) · D Nierenarterienstenose arteriosklerot Genese. Dtsch Ärztebl 81, 271 (1984) · Resorbierb Kunststoffnetze i d Abdominalchir. Indikat, Opverfahren u Erg. Chirurg 56, 376 (1985) · Wertigkt d diagnost Verfahren u Nachsorgeprobl b lokalen u regionalen Tumorrezidiven i Gastrointestinaltrakt. ebd 56, 485 (1985) · Die Leistg d Chir i Gesamttherapieplan d M Crohn. Langenbecks Arch Chir Kongrbd 491 (1985) · D maschinel Kompressanastomose (AKA-2) a Colon u Rectum. Erg e prospekt klin Studie. Chirurg 57, 465 (1986) · D Anastomosenstoma. E Variat d Mikulicz-Verfahrens. ebd 57, 465 (1986) · Anorectal ulcers as a complication of migraine therapy. Roy Soc Med 79, 424 (1986) · Kolonperforation. Dtsch Med Wochenschr 112, 120 (1987) · Einhüllende Ösophago-Jejunostomie i Rahmen d Gastrektomie. Chirurg 58, 47 (1987) · Techn d Nierentransplantat. ebd 59, 497 (1988)
MH Aktuelles aus d Abdominal- u Unfallchir. Erlangen: Perimed 1979 · Aktuel Probl d kolorektalen Tumorchir. Stuttgart: Schattauer 1981 · Kombin Bhdlg fortgeschritt Tumoren d Gastrointestinaltraktes. Stuttgart: Enke 1983 · Surgery in chronic renal failure. Experiences with dialysis and transplant patients. Stuttgart: Thieme 1984 · Stand u Gegenstand chir Forschg. Berlin: Springer 1986

58   Eilenberger, Siegfried

BV Pathophysiol d Niere i Rahmen chir Erkrkgn. Stuttgart: Enke 1968 · Renal-bedingte Hypertonie. In: Klin Pathophysiol. Stuttgart: Thieme 1969 · Künstl Organperfus u ihre physiol Problematik. In: Exptelle Chir. ebd 1973 · Nierenarterienstenose. In: Angiologie. ebd 1974 · Sekundärer Hochdruck. In: Indikat z Op. Berlin: Springer 1974 · Op u Trauma. In: Klin d Wasser- Elektrolyt- u Säure-Basen-Haushalts. Stuttgart: Thieme 1977 · Erkrkgn d Bauchaorta u ihrer visceralen Äste. In: Inn Med u Chir. ebd 1979 · Peranale Anastomose b tiefsitzenden Rektumca. In: Aktuel Probl d kolorektalen Tumorchir. Stuttgart: Schattauer 1981 · 3 Therapeut Techn. In: Lehrb d Chir. Stuttgart: Thieme 1982 · Organtransplantat. In: ebd 1988

Eilenberger, Siegfried, Dr. med., Oberarzt i. R., Justinus-Kerner-Str. 14, 7450 Hechingen · *14. 07. 31 Leipzig · A 61, Stuttgart · D 58, Tübingen · AG 61–64 StatArzt Allg. u. UnfChir. Städt. Krhs. Schwäbisch Gmünd · 64–66 Chir. Univ.-Klin. Tübingen · FG Chirurgie 12/66 · TG UnfChir 07/71 · TW a) 67–88 OA Kreiskrhs. Hechingen (Betzler, Breucha) b) 07/71–01/89 UnfChir. ebd. c) Seit 01/89 i. R.
ZV 83 Tagg d Dtsch Ges f Chir in München April 1966. Berichterstattg. Med Welt 17, 1153–1192 (1966) · Dokumentat a e Kreiskrhs. ebd 22, 1130–1135 (1971) · D Versorgg d Tibiaspiralfrakt i Kindes- u Jugendalter dur Zugschraubenosteosynthese. Chir Praxis 17, 107–112 (1973) u Pädiatr Prax 451–456 (1973/74) · Erfahrungn m d perkutan Bohrdrahtfixation b suprakondylärem Humerusfrakt i Kindesalt. Med Welt 25, 992–994 (1974) · D Marknagelg d Oberarmschaftfrakt n Küntscher. ebd 33, 1542–1544 (1982)

Eilers, Karl-Heinz, Dr. med., D- u. Belegarzt, Praxis: Am Schloßgarten 8, Klinik: Krhs. St. Vinzenz, Bismarckstr. 10, 3300 Braunschweig · *27. 12. 43 Oldenburg · A 71, Hannover · D 70, Göttingen · AG Rheumaserol. · Strumachir. · Plast. u. Handchir. · FG Chirurgie 06/77 · TG Plastische Chirurgie 10/79 · TW a) 07/77–12/78 OA Chir. Abt. Ev. Krhs. Göttingen-Weende b) 01–06/79 AssArzt Abt. Handchir., Plast. Chir. u. Brandverletzte BG-Unfallklin. Duisburg-Buchholz · 07/79–08/80 AssArzt Abt. Verbrennungskrhs. u. Plast. Chir. „Bergmannsheil" Bochum c) D- u. Belegarzt · S Seit 09/80 niedergel. Chirurg in einer Gem.-Praxis m. Belegbetten, D-Arzt, Unfallarzt

Eisele, Roland, Prof. Dr. med., Chefarzt, Klin. am Eichert, Eichertstr. 5, 7320 Göppingen · *30. 01. 40 Stuttgart · A 68, Berlin · D 67, Berlin · AG Pathophysiol. d. Chir. Eingriffs · FG Chirurgie 73 · TG GefChir 81 · H 74, Berlin · P 79, Berlin · TW a) Bis 77 Klinikum Charlottenburg FU Berlin (Bücherl) · 77–79 Schloßparkklin. Berlin (Nasseri) · 79–81 Klinikum Steglitz FU Berlin (Häring) b) 73–77 u. 79–81 GefChir. FU Berlin c) Chefarzt Chir., GefChir. · S Seit 81 Chefarzt Göppingen
ZV D Lungentransplantation. Dtsch Med J 19, 218 (1968) · Hemodynamic and respiratory changes after extensive abdominal operations. Surg Gynecol Obstet 129, 15 (1969) · D langfrist Katheterisierg d Pfortadergefäßsyst na abdominel Op am Menschen. Z Ges Exp Med 149, 356 (1969) · D Verhalten d Lungenstrombahn reimplantiert Hundelungen b CO2-Gabe. Langenbecks

Arch Chir 329, 217 (1971) · D Verhalten d Plasmakatecholamine na Bauchop b Menschen. ebd 336, 103 (1974) · Hemodynamics in the portal vein system after laparotomy in man. Eur Surg Res 6, [Suppl 1], 4 (1974) · The behavior of the portal system in man after laparotomy. Surg Gynecol Obstet 141, 870 (1975) · Blutgase, Drücke, pH, Lactat und Pyruvat im Pfortaderblut b bauchop Pat währ d ersten neun Tage. Res Exp Med 166, 131 (1975) · The different effects of blood transfusion and dextran 60 infusion on the portal vein system in alert man. Bull Soc Chir 34, 683 (1975) · D postop Peritonitis. E Beitrag z Diagnost. Chirurg 49, 355 (1978) · Wasserdiurese währ Methohexitalnarkose. Anästhesist 27, 193 (1978) · D unterschiedl Kreislaufwirkg b schneller Infusion v Hydroxyäthylstärke, Dextran 60 u Blut b postop Pat. Infusionsther 6, 43 (1979) · Auswirkgn d bakteriel Peritonitis auf d Niederdrucksyst d Menschen. Langenbecks Arch Chir [Suppl] Chir Forum 61 (1979) · Revisionseingriff na verschlossenem Cimino-Shunt. Angio 7/1, 21 (1985)
BV Normaler postop Verlauf: Hämodynamik u Respirat. In: D postop Verlauf. Stuttgart: Thieme 1969 · Laktat, Pyruvat, PO2 u Druckändergn i Pfortadergeb b Pat m Septikämie. Stuttgart: Schattauer 1970 · Portal vein studies in patients with septicemia. In: Shock, metabolic disorders and therapy. ebd 1972 · Wertigkt v Bewußtseinsstörg u verändert Atmg f d frühzeit Erkenng e intraabdominel, bakteriel Komplikat na e Bauchop. In: Postop Komplikat. Berlin: Springer 1976 · Besonderhtn d Kreislaufs b d postop Peritonitis unt Berückichtgg d Pfortaderkreislaufs. Peritonitis. Hameln: TM-Verlag 1978 · Indikat, Techn u klin Erfahrg m d postop Dauerspülg b Peritonitis. In: Infekt-Sepsis-Peritonitis, Intensivmed. Stuttgart: Thieme 1982 · Akute Erkrankg d Leber. In: Dringl Bauchchir. ebd 1982 · Pathophysiol d op Eingriffs. Prae- u postop Bhdlg. In: Chir, Lehrb. Berlin: de Gruyter 1986 · Welchen Belastgn ist d Kreislauf i d postop Phase na größ Bauchop m unkompliziert Verlauf ausgesetzt. In: Risiko d Chir. ebd 1988

Eisenbach, Joachim, Prof. Dr. med., Chefarzt, I. Chir. Klin. (Allgchir.) Klinikum, Buger Str. 80, 8600 Bamberg · *25. 03. 29 Frankenholz · A 55, Mainz · D 55, Mainz · AG Inn. Med. · Pathol. Anat. · Chir. · FG Chirurgie 66 · H 68, Frankfurt · P 73, Frankfurt · TW a) 55–56 Inn. Abt. Knappschkrhs. Sulzbach (Krauß) · 57 Pathol. Inst. der Saarknappschaft (Herzog) · 57–74 Chir. Univ.-Klin. Frankfurt (Geißendörfer, Stelzner) c) Ärztl. Dir. u. Chefarzt · S Ärztl. Dir. Klinikum Bamberg · Seit 75 Chefarzt I. Chir. Klin. (AllgChir.) ebd.
ZV Etwa 40 Zeitschriftenveröffentl aus d Gebiet d Allg-Chir
MH Gewebeischämie u Mikrozirkul. Neue Aspekte d Trasyloltherap, Bd 7. Stuttgart: Schattauer · Med Gespräche in Bamberg, Bd 1–4. Erlangen: perimed
BV Z Beeinflußbarkt d postischäm Lungenödems du Trasylol. In: D Schocklunge. Neue Aspekte d Trasyloltherapie, Bd 6. Stuttgart: Schattauer 1973 · D Probl d postischäm Organschad a Beisp d temporären Lungenischämie. In: Gewebeischämie u Mikrozirkulat. ebd Bd 7. 1974 · Kapillarmikroskop Untersuchgn üb Schädig d Endstrombahn i Mesenterium d Kaninch na Darmstrangulat. In: ebd

Eisenmann-Klein, Marita, Dr. med., Chefärztin, Ltd. Ärztin, Kreiskrhs. Nittenau, Krankenhausstr. 12, 8415 Nittenau · *05. 09. 47 Gars am Inn · **A** 75, München · **D** 74, München · **AG** Plast. u. Wiederherstellungschir., AllgChir. · **FG** Chirurgie 07/83 · **TG** Plastische Chirurgie 01/87 · **TW a)** 07/83–05/84 Städt. Krhs. München-Schwabing, München (Pronnet) **b)** 06/84–01/88 Städt. Krhs. München-Bogenhausen, München (Mühlbauer) **c)** Chefärztin d. Chir. Abt. · **S** Seit 01/88 Chefärztin u. seit 01/89 Ärztl. Direktorin Kreiskrhs. Nittenau
BV Scriptum-anatomicum: Nervensystem. München: Umhau 1970

Elbracht, Arnold Friedrich Günther, Dr. med., Ärztl. Dir. i. R., Hopfenberg 16, 3212 Gronau · *08. 10. 21 Gütersloh · **A** 50, Düsseldorf · **D** 51, Münster · **AG** AllgChir., UnfChir. · **FG** Chirurgie 58 · **TW a)** 50 Med. Univ.-Klin. Münster (Schellong) · 50–51 Chir.-Gynäkol. Abt. Städt. Krhs. Hamm (Senge, Andreesen) · 51–52 Chir. Gynäkol. Abt. St. Christopherus-Krhs. Werne (Krapp) · 52 Med. Univ.-Klin. Münster (Schellong) · 52–54 Städt. Krhs. Gütersloh (Opitz) · 54–73 Johanniter Krhs. Gronau (Bockschatz) · 74–86 Chefarzt Chir. Abt. Johanniter Krhs. Gronau · 78–86 Ärztl. Dir. ebd. **c)** i. R. · **S** 74–86 Chefarzt Chir. Abt. Johanniter Krhs. Gronau · 78–86 Ärztl. Dir. ebd.
ZV Intraocularer Druck i Elektroschock. Diss

Elert, Olaf, Prof. Dr. med., Abteilungsleiter, Abt. f. Thorax-, Herz- u. Gefäßchir. Univ. Würzburg, Josef-Schneider-Str. 6, 8700 Würzburg · *10. 04. 42 Berlin · **A** 69, Düsseldorf · **D** 70, Düsseldorf · **AG** 02/71–03/72 Physiol. Chemie Düsseldorf · **FG** Chirurgie 03/77 · **TG** GefChir 09/79, Thorax- u. Kardiovaskularchirurgie 12/80 · **H** 77, Frankfurt/M. · **P** 83, Würzburg · **TW a)** 72–73 StatArzt Abdominalchir. · 73–77 StatArzt Traumatol., AllgChir. **b)** 77 Weiterbildung GefChir.; ThKardChir. · 78 OA Abt. Thorax-, Herz- u. Gefäßchir. Frankfurt/M. **c)** Lt. Abt. Thorax-, Herz- u. Gefäßchirurgie · **S** Seit 83 Leiter Abt. Thorax-, Herz- u. Gefäßchir. Univ.-Klin. Würzburg
ZV Influence of adrenalectomy and [beta]-methasone liver cell membrane. Steroids Lipids Res 4, 65 (1973) · Wundheilgsstörg Appendizitis perfor. Zentralbl Chir 99, 627 (1974) · Twiddler-Syndrom Schrittmacher. Th Kard Chir 23, 63 (1975) · Herzstillstand u Myokardstoffwechsel. ebd 23 (1975) · Energiestoffwechsel Extremit. Therapiewoche 26, 3947 (1976) · Ringdesobliterat Beinart. Herz Kreisl 9, 121 (1977) · Cardioplegie Hemoglobin Perfus. Th Kard Chir 27, 245 (1979) · Brustwandverletzg. Prax Pneumol 33, 257 (1979) · Vorhoftumoren. Acta Chir Austriaca 13, 49 (1981) · Chir Bhdlg Lungenembolie. Med Welt 32, 1317 (1981) · Postischäm Kompartmentsyndr Hämoglobinperf. Langenbecks Arch Chir 358, 504 (1982) · Instab Thorax Bhdlg. Chir Praxis 30, 715 (1982) · Bhdlg Spontanpneumothorax. Prax Klin Pneumol 37, 983 (1983) · Kompl Herzklappen. Therapiewoche 35, 5641 (1985) · Epithelial Thymus Tumors. Th Kard Chir 36, 109 (1988)
BV Anoxic cardiac arrest. In: Myocardial infarction. Stuttgart: Schattauer 1975 · Aspartate b Kardioplegie. In: Rolle v Aspertaten i d op Med. ebd 1977 · Cardioplegie hemoglobin for myocardial protection for cardiovascular surgery. Pharmazeut Verlagsgesellsch 1980 ·

Verbindg ischäm Schäden abtrennter Extremitmuskulat. In: Mikrozirkulat u Blutrheologie. Baden-Baden: Witzstock 1980 · Untersuchg u Myokardprotekt u Sauerstoffträgern. In: Kalziumantagonisten z Kardioplegie u Myokardprotekt. Stuttgart: Thieme 1982 · Myocardial protection in open heart surgery. In: New therapy of ischemic heart disease and hypotension. Exerpta Medica 1983 · Pulmonal- und Phleboszintigraph na operat Bhdlg v Lungenembolien. In: Intervention Nuklearkardiol. Frankfurt: Kern u Birner 1985 · Möglichktn d Fibrinklebg in Thorax- u Herzchir. In: Fibrinklebg, Indikat u Anwendg. München: Urban & Schwarzenberg 1986 · Postischäm Reperfusschäden d Extremit. In: Weichteilschäden. Weinheim: Ed med 1988

Emeis, Rolf, niedergelassen, Apenraderstraße 2, 2390 Flensburg · *21. 02. 45 Heide · **A** 76, Kiel · **AG** 03/75–12/75 Chir. Klin. Jensen Kiel · 01/76–03/76 Med. Klin. Oldenburg · 04/76–08/76 Chir. Klin. Jensen Kiel · 09/76–12/78 Chir. Univ.-Klin. Kiel · 01/79–03/84 Chir. Klin. Diako Flensburg · **FG** Chirurgie 82 · **TG** UnfChir 10/83 · **TW a)** Chir. Ev.-Luth. Diakonissenanst. Flensburg (Gieseler) **b)** UnfChir. Ev.-Luth. Diakonissenanst. Flensburg (Wrede) **c)** niedergel. Chirurg/D-Arzt · **S** Seit 04/84 Niederlassung in Flensburg

Emmanouilidis, Theophylaktos, Dr. med., Chefarzt, Ev. Krhs., Hindenburgstr. 56, 4980 Bünde · *12. 05. 39 Iliolouston-Kilkis/Griechenland · **A** 70, Wiesbaden · **D** 71, Freiburg · **AG** 09/67 Dermatol. Univ.-Klin. Marburg/L. · 02/68–10/68 Chir. Klin. Militätlaz. Nr. 406 Griechenland · 12/68–01/69 Augenklin. Marburg/L. · 02/69–04/69 Chir. Abt. Städt. Krhs. Hamm/Westf. · 05/69–09/69 Gynäkol. Abt. ebd. · 10/69–01/70 Inn. Abt. Brambauer/Westf. · 02/70–06/71 Chir. Abt. ebd. · 07/71–05/75 Chir. Klinik Sarepta Krhs. Bielefeld-Bethel · **FG** Chirurgie 05/75 · **TW a)** 05/75–08/83 1. OA Chir. Klin. Sarepta, Krankenanst. Bielefeld-Bethel (Wellmer) **c)** Chefarzt · **S** Seit 09/83 Chefarzt AllgChir. Abt. Ev. Krhs. Bünde
ZV Gelenkfrakt u gelenknahe Frakt im Kindesalt im Lichte verschied Bhdlgsmeth. Diss Freiburg 1971 · Abdom Echinococcus. Z o f Chir 1977 · Zwei Fälle v Peritonitis fibroplastica. Zentralbl Chir 103, 38 (1978) · Erfahrgsber üb d Appendicitis perforata i Kindesalt. Therapiewoche 28, 9210 (1978) · Erfahrgn m d Cefoxitin-Bhdlg v Infekt aus chir Sicht. Infection [Suppl 1] 170 (1979) · Tactical procedure by the cholecystectomy and exploration of the common bile duct. IV Congr Int de Cirurgia de Urgencia Barcelona, 1979 · Undetected big dermoid cystis in the abdomen during pregnancy. XIII Congreso nacional de Cirurgia Asociacion Española de Cirujanos Barcelona 1980 · Eingrif an d Gallenweg aus benigner Ursache, takt Vorgehen u Erg. Therapiewoche 30 (1980) · Supracondyl, perdiacondyl u T-Y-Frakt d Ellenbogens – Verfahrenswahl u Erg. Langenbecks Arch Chir 355 (1981) · Bhdlg u Späterg v Frakt am dist Oberarmende i Kindesalt. Zentralbl Chir 107 (1982) · Pankreaskrebs – Analy v 311 Whippl Op. Der Krankenhausarzt 57, 510–513 (1984) · Nachuntsuchgserg v LH-Op na Bassini-Kirschner. Zentralbl Chir 110, 558–563 (1985)

Emmerich, Frank-Peter Franz Ludwig, Dr. med., Oberarzt, Krhs. Moabit, Turmstr. 21, 1000 Berlin 21 · *20. 09. 47 Berlin · **A** 75, Berlin · **D** 84, Berlin · **AG** Membranphysiol. · Pharmakol. · **FG** Chirurgie 11/82 · **TG** UnfChir 10/85 · **TW a)** 01/83–09/85 II. Chir. Abt. d. Krhs. Moabit (Kecskes) · Seit 10/85 I. Chir. Abt. ebd. (Kraas) **b)** 01/83–09/85 II. Chir. Abt. Krhs. Moabit (Kecskes) · Seit 10/85 Funkt. OA Unfallchir. In. II. Chir. Abt. ebd. unfallchir. Fachleitg. (Kraas) **c)** FunktOA im TG

Enderle, Thomas, Dr. med., Oberarzt, Wilhelm-Augusta-Krhs., Röpersberg 2, 2418 Ratzeburg · *11. 02. 52 Dresden · **A** 81, Kiel · **D** 83, Kiel · **AG** Nervenphysiol. · **FG** Chirurgie 04/88 · **TW a)** Wilhelm-Augusta-Krhs. Ratzeburg (Went) **c)** OA Chir.

Endrich, Bernhard A., Dr. med. habil., Assistenzarzt, Kreiskrhs. Sinsheim, Akad. Lehrkrhs. d. Univ. Heidelberg, Alte Waibstadter Str. 2, 6920 Sinsheim · *15. 08. 49 München · **A** 80, München · **D** 77, München · **AG** Exptelle Chir. · **FG** Chirurgie 01/90 · **H** 84, Heidelberg · **TW a)** 02/77–01/79 Dept. of 1 MES-Bioengineering Univ. of California, San Diego La Jolla/USA (Intaglietta, Zweifach) · 01/79–10/81 Chir. Forschung, Klinikum Großhadern, München (Brendel) · 10/81–08/84 Exp. Chir., Chir. Zentrum, Heidelberg (Meßmer) · Seit 08/84 Kreiskrhs. Sinsheim (Rindermann, Terbrüggen) **c)** AssArzt
ZV Reanimat na akut Blutverlust m stromafreier Hämoglobinlösung. Langenbecks Arch Chir [Suppl] Chir Forum 53–57 (1976) · Hemodynamic characteristics in microcirculatory blood channels during early tumor growth. Cancer Res 39, 17–23 (1979) · Tissue perfusion inhomogeneity during early tumor growth in rats. J Natl Cancer Inst 62, 387–395 (1979) · Fluorocarbon emulsions as blood replacement fluid: influence on the omental microcirculation. J Surg Res 26, 185–198 (1979) · Effects of radiopaque contrast media on the microcirculation of the rabbit omentum. Radiology 132, 331–339 (1979) · Quantitative studies of microcirculatory function in malignant tissue: influence of temperature on microvascular hemodynamics during the early growth of the BA 1112 rat sarcoma. Int J Radiat Oncol Biol Phys 5, 2021–2030 (1979) · Fluorocarbon emulsions as a synthetic blood substitute: effects on microvascular hemodynamics in the rabbit omentum. J Surg Res 29, 516–526 (1980) · Technical report. A new chamber technique for microvascular studies in unanaesthetized hamsters. Res Exp Med 177, 125–134 (1980) · Quantitat Mikrozirkulatuntersuchgn i amelanot Melanom A-Mel-3 d Hamsters. Langenbecks Arch Chir [Suppl] Chir Forum 217–221 (1981) · The hamster melanoma A-Mel-3 as a model for evaluation of cancer therapy? Bibl Anat 20, 606–609 (1981) · Microcirculation of transplanted tumors. Drug Res 31 (II) 11a, 2007–2011 (1981) · Letter to the editor: Blood flow measurements by means of radioactive microspheres. A useful technique in malignant tumors? Eur J Cancer Clin Oncol 17, 1349–1351 (1981) · Distribution of microflow and oxygen tension in hamster melanoma. Int J Microcirc Clin Exp 1, 91–99 (1982) · Microcirculatory blood flow, capillary morphology and local oxygen pressure of the hamster amelanotic melanoma A-Mel-3. J Natl Cancer Inst 68, 475–485 (1982) · Effects of prolonged cold injury on the subcutaneous microcirculation of the hamster. I Technique, morphology and tissue oxygenation. Res Exp Med 181, 49–61 (1982) · Selekt Blockade d Mikrozirkulat dur Hyperthermie - E neuer Ansatz i d Therap malig Tumoren? Langenbecks Arch Chir [Suppl] Chir Forum 105–109 (1985) · Lokale Hyperthermie - Vitalmikroskop Untersuchgn am Hamstermelanom. Fortschr Med 104, 265–267 (1986) · Induced hypotension: action of sodium nitroprusside and nitroglycerin on the microcirculation. A micropuncture investigation. Anesthesiology 66, 605–613 (1987) · Hyperthermia and microcirculatory effects of heat in animal tumors. Recent Results Cancer Res 109, 96–107 (1988) · Hyperthermia-induced changes in tumor microcirculation. ebd 107, 44–59 (1988) · D mikrovasculäre Perfus malig Tumoren - e therapeut Größe z Steigerg d Hyperthermieeffektes. Langenbecks Arch Chir 373, 12–39 (1988)
MH Guesteditor m K Meßmer, Heidelberg Biorheology 21/4 (1984)
BV Capillary fluid exchange in the omentum: physiology and pathophysiology. In: The greater omentum. Berlin: Springer 1983 · Besonderhtn d Mikrozirkulat in bösartigen Tumoren. In: Mikrozirk Forsch Klin 2. Basel: Karger 1983 · Quantitative analysis of the microcirculation in the awake animal. In: CRC handbook of microsurgery. Boca Raton: CRC Press 1984 · The microcirculation of the amelanotic melanoma A-Mel-3 during hyperthermia. In: Hyperthermic oncology 1984, vol 1. London: Taylor & Francis 1984 · Effekt lokaler Hyperthermie auf d Sauerstoffgewebedruck d Hamstermelanoms. In: Klin Sauerstoffdruckmessg. Münchner Wiss Publ 1985 · Morphologic and hemodynamic alterations in capillaries during hyperthermia. In: Hyperthermia in cancer treatment, vol II. Boca Raton: CRC Press 1986 · Morphologic changes in the microcirculation during acute pancreatitis. In: Microcirculation. An update vol 2. Excerpta Medica 1987 · Hyperthermie u Tumormikrozirkulat. E krit Wertg expteller u klin Befunde. In: Beiträge z Onkol. Basel: Karger 1988

Endsberger, Gerhard Friedrich Walter, Dr. med., Ltd. Arzt, Stadt- u. Kreiskrhs. Kulmbach, Albert-Schweitzer-Str. 10, 8650 Kulmbach · *14. 10. 41 Nürnberg · **A** 67, Erlangen · **D** 67, Erlangen · **AG** Bis 75 Chir. Klin. Stuttgart - Bad Cannstatt · **FG** Chirurgie 05/75 · **TW a)** 05/75–03/81 1. OA Allg.-Chir. Abt. Klinikum Bamberg (Eisenbach) **c)** Ltd. Arzt · **S** Seit 04/81 Ltd. Arzt Allgemeinchir. Abt. d. Stadt- u. Kreiskrhs. Kulmbach
ZV Colondivertikulose - e Präkanzerose? Z Allgemeinmed 32, 1453–1456 (1974) · D klin Wert d retrograden Pankreatografie a chir Sicht. Med Welt 26, 179–181 (1975) · D cyst Adventitiadegenerat d A poplitea. Chirurg 55, 534–535 (1984)

Engel, Hans-Peter Walter, Dr. med., niedergel. Chirurg, Kanalstr. 7, 6750 Kaiserslautern · *22. 11. 31 Görlitz · **A** 55, Berlin · **D** 55, Berlin · **AG** Anat. · **FG** Chirurgie 01/63 · **TG** UnfChir 02/73 · **TW a)** 63–65 Chir. Abt. Städt. Krhs. Kaiserslautern (v. Nida) · 65–70 Chir. Privatklin. Dr. Münch, Kaiserslautern (Münch) **c)** Niedergel. Chirurg · **S** 71 Niederlassung Kaiserslautern
ZV Bewirkt Vitamin A-Überdos oder Vit A-Mangel Verändergn am Herz-Gefäßsys? Z Gesamt Inn Med 17, 769–774 (1956) · Zunahme d Appendicitis perforata? Chirurg 3, 123–125 (1966)

Engel, Ursula Marianne, Dr. med., Oberärztin, Allg. Krhs. Harburg, Eißendorfer Pferdeweg 52, 2100 Hamburg 90 · *24. 07. 43 Hamburg · **A** 70, Hamburg · **D** 76, Hamburg · **AG** AllgChir. · KindChir. · Schilddrüsen-Chir. · **FG** Chirurgie 11/78 · **TG** UnfChir 11/83 · **TW a)** Seit 74 I. Chir. Abt. Allg.Krhs. Harburg (Bay) **c)** Oberärztin
ZV Tumoren d vorderen Mediastinums – Chir Bhdlg u Progn. Chirurg 58, 341–343 (1987)

Engel, Werner, Prof. Dr. med., Chefarzt, Chir. Abt. Ev. Krhs. Köln, Weyertal 76, 5000 Köln 41 (Lindenthal) · *07. 10. 30 Stettin · **A** 55, Greifswald · **D** 55, Greifswald · **FG** Chirurgie 01/64 · **TG** UnfChir 07/71 · **H** 73, Würzburg · **P** 79, Würzburg · **TW a)** 64–69 OA Kreiskrhs. Kandel (Rothascher) · 69–75 Ass. u. OA Chir. Univ.-Klin. Würzburg (Kern) **c)** Chefarzt · **S** Chefarzt Ev. Krhs. Köln-Weyertal
ZV Erg d stabilen Osteosynth v Schlüsselb-Brüchen. Chirurg 41, 234 (1970) · Seltene Lokalisat e isolierter Organsarkoidose. ebd 42, 90 (1971) · Kaschiertes akut Abdomen n stumpfen Bauchtraumen. Med Klin 66, 548 (1971) · D Bronchusstumpfinsuffiz. Chirurg 42, 363 (1971) · Konserv u op Bhdlgs-Meth b Haemorrh Leiden. Therapiewoche 24, 30 3255 (1974) · Reinterventionen i Analbereich. Chirurg 47, 28 (1976) · D Wert d diagn Periton-Spülg b Polytraumatisierten. Aktuel Traumatol 9, 1 (1979)
BV Allg Op Techn. In: OpLehre. München: Urban & Schwarzenberg 1972 · Eingriffe by pyogenen Proz. In: OpLehre. München: Urban & Schwarzenberg 1975 · Wundversorgung. In: ebd · Peritonitis. In: ebd

Engelbrecht, Eckart, Dr. med., Ltd. Chirurg, Endo-Klin., Holstenstr. 2, 2000 Hamburg 50 · *12. 06. 32 Elbing/Westpreußen · **A** 60, Hamburg · **D** 60, Hamburg · **AG** Allg. · UnfChir. · **FG** Chirurgie 67 · **TG** UnfChir 62 · **TW a)** 62–63 AssArzt Chir. Abt. Ev. Krhs. Alsterdorf, Hamburg · 64–67 AssArzt II. Chir. Abt. Allg. Krhs. St. Georg · 67–75 1. OA ebd. (Buchholz) **c)** Ltd. Chirurg · **S** Seit 76 Ltd. Chirurg Endo-Klin. Hamburg
ZV D Schlittenproth, e Teilproth b Zerstörg i Kniegel. Chirurg 42, 510 (1971) · D Versorg tibiofibul Syndesmosenspreng m d Syndesmosen-Haken. ebd 42, 92 (1971) · D op Bhdlgmöglichkt b d Kniegelarthrose. Hamburg Ärztebl 26, 346 (1972) · Palacosunterfütterg u alloplast Gelenkers b Tibiakopfbrüchen. Arch Orthop Unfallchir 74, 165 (1972) · Totalersatz d Femur unt Verwendg d Hüft- u Kniegelenkstotalendoproth Modell „St Georg". Chirurg 45, 231 (1974) · Totale Ellengelenksendoproth Modell „St Georg". ebd 46, 232 (1975) · Statistics of total knee replacement. Partial and total knee replacement, design „St Georg". Clin Orthop 120, 54 (1976) · Totale Schulterendoproth Modell „St Georg". Chirurg 47, 525 (1976) · D Alloarthroplastik d ob Sprunggel b d rheumat Arthritis. Med Orthop Tech 99, 21 (1979) · Exp Untersuchg z Optimierg d Hüftendoproth. Chirurg 51, 794 (1980) · Intracondyl Kniegelendoproth m Rotationsmöglichk Endo-Modell. ebd 52, 368 (1981) · Ersatz d großen Körpergel (außer Hüfte). ebd 52, 681 (1981) · Überleg na Abschluß v Fallkontrollstudien m Hüft- u Kniegelersatz. ebd 54, 221 (1983) · Erfahrg m d Syndesmosenhaken b d tibiofibul Bandverl. ebd 55, 749 (1984) · Interpositnagel b diaphysären Knochendefekten u Arthrodesenagel b gescheit Kniegelersatz. ebd 56, 712 (1985)

MH Langzeitvergl d Knie-Endoprothesensysteme „St Georg". 10-Jahres-Überlebensraten v 2236 Schlitten- u Scharnier-Endoproth. Chirurg 59, 755 (1988)
BV D Rotatendoproth d Kniegel. Berlin: Springer 1984 · Klassifikat u Bhdlgrichtlinien v Knochensubstanzverl b Revisionsop am Hüftgel – mittelfr Erg. In: Primär u Rev Alloarthroplastik Hüft- u Kniegel. 10 Jahre Endo-Klin Hamburg. Berlin: Springer 1987 · Exp with a surface and total knee replacement: further development of the model St Georg. In: Total knee replacement. Tokyo: Springer 1988

Engelhardt, Gustav Heinz, Prof. Dr. med., Ltd. Medizinal-Direktor, Klinikdir., Klinikum Barmen Klin. f. Allgemeinchir., Heusnerstr. 40, 5600 Wuppertal 2 · *01. 01. 30 Wuppertal · **A** 61, Düsseldorf · **D** 67, Köln · **AG** Wundheilg · Verbrenngn · Bauchchir. · Chir. Notfallchir. · **FG** Chirurgie 04/68 · **TG** UnfChir 09/71 · **H** 76, Köln · **P** 81, Düsseldorf · **TW a)** II. Chir. Lehrstuhl d. Univ. zu Köln, Chir. Klin. Köln-Merheim **c)** Dir. Klin. AllgChir. · **S** Seit 86 Dir. Klin. Allgemeinchir. Klinikum Barmen, Wuppertal
ZV Erfahrgn üb extra- u intrathorakale Herzmassagen a Unfallort. Monatschr Unfallhkd 91, 230 (1967) · Zusammenhänge zwisch Tieralter, Reißfestigkt u Kollagenstoffwechsel b exp gesetzten Wunden a Ratten. Proc 7th Int Congr Gerontology, Wien 1966 · Erfahrgn üb Volumenersatz a Unfallort. H Unfallheilkd 99, 166–169 (1968) · D Kölner Modell chir Erstversorgg a Unfallort. Langenbecks Arch Chir 325, 260–264 (1969) · D Erzeugg standardis Brandwunden a Ratten. Z Ges Exp Med 152, 171–178 (1970) · Antikörperbildg b Verbrenngn. Res Exp Med 157, 186–188 (1972) · Exptelle Untersuchgn z Bhdlg v Brandwunden. Med Bericht 1974. Inst Erforschg elektr Unfälle b d BG Feinmechanik u Elektrotechnik, Köln · Z initial Therap d hypovoläm Schocks dur d prakt Arzt. Therapiewoche 29, 5191–5194 (1979) · Z Primärversorgg verletzter Kinder i Kölner Notarztdienst. Z Kinderchir [Suppl] 33, 24–28 (1981) · Notfallmed am Unfallort. Der Allgemeinarzt 3/5, 282–292 (1981) · Milzrupt. Therapiewoche 32, 1671–1674 (1982) · Akut Baucherkrkgn i Rettungsdienst – aus chir Sicht. Rettungsdienst 9/1, 18–21 (1986) · D präklin Untersuchg d Schwerverletzten. ebd 9/7, 470–473 (1986) · 100 Jahre Gallensteinchir – was ist heute aktuell? Der Krankenhausarzt 60, 834–839 (1987) · Wirksamkt u Biokompabilität zweier Hämostyptika auf Kollagen-Basis i Tierexp. Arzneimittelforsch 39 (I)/2, 259–262 (1989) · D Thoraxdrainage. Rettungsdienst 6 (1989)
MH Prakt Notfallmed. Berlin: de Gruyter · Unfallhlkde f d Praxis. ebd 1984 · Rettungsdienst. Edewecht: Stumpf & Kossendey
BV Beiträge. In: Unfallhlkde f d Praxis. Berlin: de Gruyter 1984 · D Therap elektrotherm Verletzgn. In: D Elektrounfall. Berlin: Springer 1982 · Erstversorgg b Schädel-Hirn-Trauma aus d Sicht d Notarztes. In: D Hirnödem. Prakt Notfallmed 2. Berlin: de Gruyter 1984 · Venöse Zugänge b Schock. In: Katastrophenmed. Köln: Dtsch Arzteverlag 1986 · Thoraxverletzgn (Erstversorgg, Prioritäten). In: Traumat u nichttraumat Notfälle. Berlin: de Gruyter 1988 · D Notkoniotomie – Indikat u Techn. 8 Bundeskongr Rettungssanitäter/Notärzte Kassel. Edewecht: Stumpf & Kossendey 1988

Engelstädter, Alfred, Dr. med., i. R., Kettwiger-Str. 74 b, 4330 Mülheim a. d. Ruhr · *09. 07. 22 Ingolstadt · **A** 54, Leipzig · **D** 52, Leipzig · **FG** Chirurgie 01/59 · **TW c)** i. R.

Ennker, Jürgen C., Dr. med., Oberarzt, Klinik f. Herz-, Thorax- u. Gefäßchir. Dtsch. Herzzentrum Berlin, Augustenburger Platz 1, 1000 Berlin 65 · *12. 12. 52 Berlin-Charlottenburg · **A** 79, Hannover · **D** 79, Hannover · **FG** Chirurgie 08/86 · **TG** Thorax- u. Kardiovaskularchirurgie 08/88 · **TW b)** 86–87 Weiterbildung ThKardChir. Klin. f. Herz-, Thorax- u. Gefäßchir. Dtsch. Herzzentrum Berlin · 86–89 OA versch. Bereiche ebd. · 88 OA Bereich ThKardChir. **c)** OA im TG
ZV Immunoprophylactic anti Rho (D) treatment after mismatched transfusions. Eur J Obstet Gynecol Reprod Biol 9, 117 (1979) · Surgical experience with left atrial myxomas. Herz 8, 227 (1983) · False aneurysm of the femoral artery due to an osteochondroma. Arch Orthop Surg 102, 206 (1984) · Z Frage d Antikörper-Kontrolle i d erst Tagen n Anti-D-Prophylaxe. Fortschr Med 96, 1650 (1978) · Epikard Schrittmacherimplant i Säugl u Kindesalt. Herz Kreisl 1, 45 (1984) · Diagnost hint Schulterluxat. Unfallheilkunde 88, 198 (1985) · Risks and benefits of cardiac pacing in children. Int J of Cardiol 8, 125 (1985) · Rezidivier Ileus b Jejunaldivertikulitis. Chirurg 54, 651 (1985) · Z diagnost u therapeut Vorgehen b primären Dünndarmtum. Langenbecks Arch Chir 366, 545 (1985) · Z Chir d abdom Aortenaneurysmas: Erg b 502 Pat. ebd 366, 313 (1985) · Reoperation after infrarenal aortic replacement due to aneurysma. Thorac Cardiovasc Surg 34, I, 60 (1986) · Infraren Aortenersatz i hoh Lebensalter. Langenbecks Arch Chir 369, 345 (1986) · Z klin Bedeutg d Diagnost aortal Erkrankgn mitt Kernspintomographie. Z Kardiol 76, 51 (1987) · Z diagnost Wertigkt d Kernspintomographie i Bereich d Aortenchir. Langenbecks Arch Chir 372, 952 (1987) · Nachweis u Verlaufskontrol thorakal Aortenerkrankgn – Computertomogr, Kernspintomogr, Ösophagusechokardiogr. ebd [Suppl II] 618 (1988) · Revascularization of patients with coronary artery disease and severely impaired left ventricular ejection fraction. J Cardiovasc Surg 29, 4 [Suppl] 76 (1988) · Postop Erfolgs- u Verlaufskontrol thorakal Aortenerkrankgn mitt Kernspintomographie. Langenbecks Arch Chir 374, 349 (1989)
BV Anti-D-Prophylaxe d Morbus haemolyticus neonatorum n fetomaternalen Makrotransfus u Fehltransfus Rh-posit Blutes. Hannover: Medizin Hochsch 1979 · Indikator u op Fehler b infrarenalen Aortenaneurysma. In: Indikator u operat Fehler i d Chir. Berlin: de Gruyter 1988 · Gallensteinileus heute. In: Ileus. Berlin: de Gruyter 1985 · Prä- u postop Bewertg aortal Aneurysmen mitt Kernspintomographie. In: Aneurysmen d groß Arterien. Bern: Huber 1990

Enzler, Alfons, Dr. med., Chir. FMH, Chefarzt i. R., Sonnenhofstr. 24, CH-8853 Lachen am See · *25. 08. 13 Altstätten/St. Gallen/Schweiz · **A** 41, Zürich · **D** 47, Zürich · **AG** Gynäkol. · Geburtshilfe · Urol. · Traumatol. · **FG** FMH Chirurgie 51 · Gynäkologie u. Geburtshilfe 67 · **TW a)** 49 (2 Mo.) Hôpital Necker Paris und Hôpital Chochin, Paris · 49 Urol. Wien (Schönbauer, Deuticke) u. Urol. Lainz (Übelhör) · 52 Schleswig (Küntscher) · 53 Chir. Univ.-Klin. Frankfurt (Geis-

sendörfer, Ungeheuer) · Hafenrhs. Hamburg (Küntscher) · 60 Unfallkrhs. Wien (Böhler) · 08/67–11/67 Univ. Frauenklin. Frankfurt (Käser) · 70 (1 Mo.) Krhs. St. Georg Hamburg (Buchholz) · Mehrmals Krhs. Nordwest (Ungeheuer) **c)** Chefarzt i. R. · **S** 51–77 Chefarzt Bezirksspital Lachen
ZV Habituelle Schulterluxat. Opbhdlg na Eden-Brun · D Claviculafrakt b Neugeb · Klin Untersuchgn d Desinfektmittels Bradosol (Ciba)

Enzler, Markus Andreas, Dr. med., Oberarzt, Klin. Chir., Spital Limmattal, Urdorferstr. 100, CH-8952 Schlieren · *19. 12. 49 Walenstadt · **A** 75, Zürich · **D** 76, Bern · **AG** Osteosynthese · GefChir. · **FG** Chirurgie 83 · **TW a)** 83 Chir. Klin. Kantonsspital Basel (Allgöwer) · 84 ebd. (Harder) · 85 OA Städt. Krhs. Rorschach (Rittmann) · 86–89 OA Chir. Klin. St. Gallen (Rittmann) · 89 OA Chir. Spital Limmattal Schlieren-Zürich (Schwarz) · **c)** OA
ZV Haft- u Gleiteigensch v Osteosyntheseimplantaten u ihre prakt Bedeutg. Z Orthop 117, 709 (1979) · Prophylaxe d Pseudarthrose du magnet Stimulat? Exptl Überprüfg d Meth Basset an Beagle Hunden. Unfallheilkunde 83, 188 (1980) · Einfluß d Durchmessers v Gefäßprothes auf d Verschlußhäufigkt. E tierexptl Untersg. Vasa 10/4, 312 (1981) · Exptl Untersuchgn üb d Wirkskt elektr u magnet Stimulat b Heilgsvorgäng a Knochen. Helv Chir Acta 49, 663 (1982) · Höheres Verschlußrisiko du zu weite Gefäßprothesen. Helv Chir Acta 50, 125 (1983) · Treatment of nonuniting osteotomies with pulsating electromagnetic fields. A controlled animal experiment. Clin Orth Rel Res 187 (1984) · D Bhdlg v Osteotomien m geringer Heilgstendenz dur pulsierde elektromagnet Felder i kontroll Tierversuch. Orthopäde 13 (1984) · Medizin, soz u ökonom Aspekte v Unfällen m Zweiradfahrzgn. Z Unfallchir 79/3 (1986) · Unfälle m Zweiradfahrzgn. Studie üb 224 Verunfallte, d 1984 i Kantonsspital Basel stat behand wurden. Z Unfallchir 80/2 (1987) · „In situ"-Venenbypass: Entwicklg, Techn u Zukunftsperspek. Helv Chir Acta 55, 79–82 (1988) · Techn u Result d „in situ" Bypass. Vasa (1988) · Unfälle m Zweiradfahrzgn: Verletzgsmuster, Kosten, Präventivmaßnah. Aktuel Chir In Vorb · „Bidirectional Tunneler": E verbess Tunnelier- u Durchzugsinstrument f d Gefäßchir. Helv Chir Acta 56, 279–83 (1989)

Eppinger, Sergio, Prof. Dr. med., Chefarzt i. R., Via Doss di Pez 31, I-38023 Cles (Trento) · *21. 07. 23 Trieste/Italien · **A** 47, Padua · **D** 47, Padua · **AG** Allg-Chir. · **FG** Chirurgie 52 · Urologie 07/68 · **TG** Gef-Chir 50, UnfChir 65 · **ZB** Sportmed. 52 · **H** 59, Rom · **P** 65, Rom · **TW a)** 50–56 Chir. Univ.-Klin. Parma/Italien (Malan) · 56 Chir. Univ.-Klin. Düsseldorf (Derra) **b)** 67 Urol. Inst. Univ. Bologna/Italien (Martelli) **c)** Chefarzt i. R. · **S** 65–88 Chefarzt Kreiskrhs. Cles/Italien
ZV Sulla fine vascolarizzazione linfatica dell'esofago. Quaderni di anatomia pratica 3–4 (1951) · Sulla presenza di particolari formazioni varicose linfatiche della porzione addominale dell'esofago. Atti Soc Ital Anat Convegno di Padova sett 1950 · Su un caso di fibroleiomioma pelvico retroperitoneale. Ateneo Parmense XXIII, 1–2 (1952) · Osservazioni sulla coagulabilità plasmatica artero-venosa nelle arteriopatie periferiche.

Ateneo Parmense XXIII, 1-2 (1952) · L'azione dell'Idergina sulla circolazione degli arti normali e nelle arteriopatie obliteranti periferiche. Minerva Chir 20 (1953) · La trombosi arteritica dell'aorta abdominale. Minerva Chir 1953 · Attività della Clinica chirurgica infantile nel periodo 1950-53. Ateneo Parmense V (1953) · Cranioplastiche con plexdent. Acta Chir Italica XI, 207 (1955) · L'azione del Regitin nei soggetti normali e nelle arteriopatie obliteranti croniche periferiche. Minerva Med I (1956) · Comportamento degli eosinofili circolanti dopo fatica negli sportivi. Studi di med e chir dello Sport III (1956) · Arterielle Durchblutungsstörungen bei Knochenbrüchen der unteren Gliedmaßen. Zentralbl Chir 4, 137 (1957) · Contributo allo studio degli aneurismi artero-venosi del polmone. Minerva Chir 1 (1957) · Studio microradiografico delle falangi in gangrena. Minerva Cardioang 3 (1957) · Invaginazione intermittente del digiuno da causa rara in operato di resezione gastrica. Il Fracastoro 5 (1958) · Rilievi pneumo-mommagrafici nelle affezioni della mammella. Il Fracastoro 6 (1958) · Contributo clinico-casistico su 800 casi di traumatismo craniocerebrale recente. Friuli Medico 5 (1958) · Utilizzazione del metodo di Péan-Billroth I° nella terapia chirurgica dell'ulcera gastro-duodenale. Minerva chir 1958 · Il comportamento della proteina C reattiva nelle affezioni chirurgiche della tiroide. Il Fracastoro 3 (1961) · Adenomiosi uterina gigante (caso clinico). Chirurgia Triveneta I, 1-2 (1961) · Voluminoso fibrolipoma della vaginale del testicolo. Chirurgia Triveneta II, 4 (1962)
MH Chirurgia Triveneta

Erbs, Gunther, Dr. med., Oberarzt, BG-Krankenanst. Bergmannsheil, Univ.-Klin., Gilsingstr. 14, 4630 Bochum · *09. 05. 43 Leisnig · A 73, München · D 72, München · **FG** Chirurgie 02/78 · **TG** Plastische Chirurgie 11/81, UnfChir 05/80 · **TW a)** 73 St. Elisabeth-Klin. Essen · 73-74 Kantonsspital Basel/Schweiz · 74-77 BG-Krankenanst. Bergmannsheil Bochum · 77 Städt. Krankenanst. Dortmund **b)** Seit 77 Abt. Plast. Chir. BG-Krankenanst. Bergmannsheil Bochum **c)** OA PlastChir.
ZV Exp Unters üb d sog alkohol Myopathie. Inaug Diss München 1971 · Spongiosaplastiken a Fingern u Mittelhandknochen. Plast Chir 3, 96-105 (1979) · D Einfluß d Verbrenngskrkht auf d Komplementsyst. Fortschr Med 98, 397-99 (1980) · Posttraumat Degenerat d Nervus interosseus dorsalis. Unfallheilkunde 84, 476-479 (1981) · Verletzgn dur elektr Strom. Diagnostik 14, 60-62 (1981) · Dauerhafter Verschluß v Radioulzera d Unterbauch-Leisten-Region. Plast Chir 5, 150-157 (1981) · Langzeiterg d Os-pisiforme-Verlagerg b Mondbeinnekrose. Handchir Mikrochir Plast Chir 16, 85-89 (1984) · Mammareduktionsplastik m mehrfach w-förmiger Schnittführg. ebd 17, 64-66 (1985) · Primäre Versorgg v Spalthautentnahmebez m e Opfolie. ebd 17, 67-68 (1985) · Langzeiterg b freien u gefäßgestielten Muskellappen Plastiken. Langenbecks Arch Chir Kongrbd 1986 · Erg d proth Ersatzes v Handwurzelknochen. Sympbd, 5 Steglitzer Unfalltagg 1986 · Lokale Chemotherap b schwer Brandverletzgn. Fortschr Antimikrob Antineoplast Chemotherap 6-1, 99-107 (1987) · In vitro-Best d Leukotrienfreisetzg aus Granuloc Schwerbrandverl. H Unfallheilkd 189, 933-939 (1987)
BV Verschluß v Strahlenschäden d Unterbauch-Leisten-

reg. In: Bestrahlgsfolgen u plast-chir Maßnahmen. München: Urban & Schwarzenberg 1982 · **D** Bedeutg d quantitativ bakteriol Untersuchgn b d Bhdlg Brandverletzter. In: Weichteilschäden. Weinheim: VCH 1988

Erdt, Karl, Dr. med., niedergelassen, Dr. Mayr Str. 3, 8317 Mengkofen 1 · *22. 06. 40 Augsburg · **A** 67, München · **D** 66, München · **AG** Chir. Gallenwege · Endoskopie · **FG** Chirurgie 08/72 · **TW a)** Bis 09/73 OA Chir. Klin. Städt. Krankenanst. Esslingen a. N. (Simon-Weidner) **c)** niedergelassen · **S** Seit 10/73 Niederlassung Allgemeinmed. Mengkofen
ZV The shortcomings and dangers of cholangioscopy. Act Endosc 5, 165-167 (1972) · Cholangioskop Befunde b Verschlußikterus. Therapiewoche 22, 44, 3820 (1972)

Erhart, Thomas, Franz-Josef, Dr. med., Oberarzt, Abt. Allgemeinchir., Marienhosp., Johannisfreiheit 2-4, 4500 Osnabrück · *03. 04. 51 Osnabrück · **A** 79, Tübingen · **D** 79, Freiburg i. Br. · **FG** Chirurgie 06/85 · **TW a)** Seit 12/85 OA Abt. AllgChir. Marienhosp. Osnabrück (Stallkamp) · **c)** OA
ZV Z Gallengangssanierg b Gallensteinileus. Acta Chir Austriaca [Suppl] 51, 182-183 (1983) · Gefäßverletzgn b totalem Hüftgelenksersatz. Angio 7, 351-354 (1985) · Gallensteinileus - primäre od sekund Gallenwegssanierg? Med Welt 36, 411-415 (1985)
BV Komplikat na atraumat Oesophagusruptur. In: Oesophaguschir. Weinheim: Edition Medizin 1982

Erich, Heinz-Joachim, Dr. med., Leitender Arzt, Zankoffklin., Edelbergstr. 19, 7500 Karlsruhe 21 · *19. 06. 38 Berlin · **A** 64, Heidelberg · **D** 64, Heidelberg · **AG** Handchir. · Phlebol. · Proctol. · **FG** Chirurgie 11/72 · **TG** UnfChir 11/74 · **ZB** Sportmed. 78 · **TW a)** 76-80 OA Diak. Krhs. Karlsruhe (Hussfeld, Kühlewein) · 80-82 OA Kreiskrhs. Bühl (Müller-Kluge) **b)** 72-76 StatArzt Chir. Klinikum Karlsruhe (Spohn) **c)** Ltd. Arzt · Chir. Belegarzt · **S** Seit 83 Ltd. Arzt Zankoffklin. Karlsruhe

Ertl, Hans, Oberarzt, Kreiskrhs., Arnulfstr. 1, 8495 Roding · *18. 03. 51 Kötzting · **A** 78, München · **FG** Chirurgie 04/88 · **TW a)** Bis 03/88 Kreiskrhs. Chir. Tuttlingen (Jenkner) · Seit 07/88 Kreiskrhs. Chir. Roding (Diederich) **c)** OA Chir. Abt.

Erttmann, Rudolf Kurt, Dr. med., i. R., Bockholm 50, 2392 Glücksburg · *05. 04. 18 Berlin · **A** 45, Dresden · **D** 45, Leipzig · **FG** Chirurgie 02/56 · Urologie 12/60 · **TW a)** 48/49 Inn. Med. Krhs. Husum (Christiansen) · bis 68 Oberarzt Diak. Anstalt Flensburg (Wanke, Blümel) **c)** i. R. · **S** 68-88 Niederlassung als Chirurg u. D-Arzt, Ambulatorium Flensburg

Escher, Ernst-Otto R., Dr. med., FA f. Chir., Holstenstr. 2 (Endo-Klinik), 2000 Hamburg 50 · *28. 10. 24 Eisenberg/Thür. · **A** 51, Marburg · **D** 51, Marburg · **AG** UnfChir. · WS-Erkrankgn · Grosse Gelenke · Gef. Erkr. · KindChir. · **FG** Chirurgie 08/59 · **TW a)** 51-52 Marburg (Zenker) · 52-54 Oldenb. Landeskrhs. Sanderbusch (Lob) · 54-56 DRK-Hosp. Pusan, Korea (Daerr) · 57 Med. Univ.-Klin. Heidelberg (Matthes) · 58-62 Düsseldorf (Derra) **c)** Seit 64 Nieder-

lassung als FA f. Chir. · S Seit 64 niedergel. FA f. Chir. Hamburg
ZV Cholelithiasis u chron Cholecystitis als Praecancerosen. (Diss) 1951 · Plang u rationel Organisat e chir u unfallchir Praxis. Med Markt Acta medicotechn 1965 · Intraarticul u periarticul Injektionsbhdlg v Verschleißerkrankg m e Mucopolysaccharidpolyschwefelsäureester. Therapiewoche 1968
BV Funkt Duodenalsten. In: Chir Bhdlg d angebor Fehlbild. Stuttgart: Thieme 1961 · Meconiumileus. In: ebd

Eskuchen, Rolf, niedergelassen, Mitscherlichstr. 47, 2940 Wilhelmshafen · *03. 03. 44 Neuenburg/Oldenburg · A 73, Hamburg · AG 73/74 Chir. Hamburg Barmbek · 74/75 Gynäkol. Oldenburg · 75/79 StatArzt Allg. u. UnfChir. ebd. · FG Chirurgie 03/80 · TG UnfChir 03/80 · TW a) 79-81 OA St. Johanneum Wildeshausen (Shahidi) · 81/82 StatArzt Unfallchir. Oldenburg (Schöttle) · 82/84 OA Krhs. Stade (v. Ungern-Sternberg) b) 81 Orthop. Fachklin. Damp (Schoberth) c) niedergel. Chirurg u. D-Arzt · S Seit 07/84 niedergel. Chirurg

Eßer, Gregor Johannes Maria, Prof. Dr. med., Chefarzt, Chir. Klin. Krhs. Maria Hilf GmbH, Sandradstr. 43, 4050 Mönchengladbach 1 · *06. 11. 30 Wittstock/Dosse · A 56, Bonn · D 56, Bonn · AG Oesophagus-, Lungen-, Abdominal-, Gefäß-, Unfallchirurgie · Proktologie · Endoskopie · FG Chirurgie 05/63 · TG UnfChir 10/73 · H 67, Bonn · P 70, Bonn · TW a) 61-70 Chir. Univ.-Klin. Bonn (Gütgemann) · c) Chefarzt · S Seit 70 Chefarzt Chir. Klin. Krhs. Maria Hilf GmbH, Mönchengladbach
ZV Shuntop aus verzög Notindikat u zervik lymphovenöse Anastomose. Wiener Z Inn Med 51, 124 (1979) · Indikat part Leberresektion. Schweiz Rundschau Med 59, 1703 (1970) · Auswirkgn d Shuntop auf Leberfunkt (Erg klin u pathophysiolog Untersuchgn 400 Shuntop). Epatologia 17, 316 (1971) · D port Stauungsmilz, ihre Bedeutg f d Chir d Pfortaderhochdrucks u f ander Oberbaucheingriffe. Chirurg 44, 301 (1973) · Replantat e Armes b traumat Amputat. Dtsch Ärztebl 70, 2433 (1973) · Simultaneingr b abdomin Mehrfacherkrkgn. Chirurg 46, 179 (1975) · Dringl Gefäßchir b Abdominaleingriffen. Chir Praxis 21, 405 (1976) · Leberresekt unt Okklus d Lig hepato-duodenale. Chirurg 47, 221 (1976) · Techn d Dekompr b Ileus-Darmentleerg dur Ausstreifen. Langenbecks Arch Chir 347, 387 (1978) · Zeit- u blutsparende Leberresekt. Chirurg 50, 136 (1979) · Leberresekt b Leberzirrh. ebd 50, 146 (1979) · Schnittführg z total Gastrektomie u Drainageerfordern. Kongreßber d österr Ges f Chir 20 (1979) · Über d Effektivität v Spüldrainagen b diffus bakteriel Peritonitis. Chirurg 51, 774 (1980) · Colitis ulcerosa u M Crohn aus chir Sicht. Med Welt 32, 606 (1981) · D Gastrektomie b alten Menschen als Kurativ- u Palliativop. Langenbecks Arch Chir 357, 85 (1982) · D Leberruptur – operationstakt Grundregeln. Unfallheilkunde 87, 456 (1984) · Prophylakt u simult Op i Abdomen. Langenbecks Arch Chir 369, 167 (1986) · D Akutbhdlg d isolierten u begleit Leberruptur. H Unfallheilkd 189, 366 (1987) · D Chir d malig Hepatoms i d Zirrhoseleber. Acta Chir Austriaca 19, 222 (1987)
MH Auswirkg Op u Narkose auf präexist Leberfunkt-

störgn, Probl prä u postop Therap. In: Symp Leber u Pankreasschäden d Schock u Narkose. Stuttgart: Thieme 1970 · Indikat Leberteilresekt. In: Akt Diagnost, Akt Therap. ebd 1971 · Kriterien f Shuntop. In: Akt Probl Pathogen u Therap Leberinsuffizienz · Operat Korrekt Gallengangsstrikt. In: Akt Hepatol. ebd. 1973 · Enzephalopathie, zentr spleno-renale Anast u term Leberzirrh. In: Chron Hepatitis-Zirrhose. ebd 1974 · Chir portaler Hypertension. In: Chir Op, 8 Aufl. Leipzig: Barth 1975 · D spleno-renale Anast. Vergl mit porto-caval Anast. In: Gefäßchir akt 1976. Bad Oeynhausen: TM 1978 · Klin Stud u Erkenntn Durchbltgsunterbr d Leber b Leberresekt. In: Exp Hepatolog, Marburg 1976. Freiburg: Dr Falk · Grundregeln d Bhdlg akut Ösophagusvarizenbltgn u Indikat u Konsequenz konserv u op Therap. In: Akt Fragen aus der Allg-Chir: Frühkomplikat na Laparotomie, Mehrfachverletzgn, obere Gastrointestinalblutung. Braun-Dexon Bd 7, 1978 · Organhlg a Beisp d Leber. In: Wundhlg. Melsungen: Bibliomed 1981 · Leberesekt i Grenzber d Toleranz. In: Leberchir. Weinheim: edition medizin 1983 · Techn d Leberresekt. In: Chir d Leber. Berlin: Springer 1987 · Chir d Lebermetastasen. In: Kolorekt Chir. Berlin: de Gruyter In Vorb
BV Pfortaderhochdruck u Eiweißstoffwechsel. Berlin: de Gruyter & Co Verlag 1969 · Prinzipien onkolog Chir. Stuttgart: Thieme 1988

Eufinger, Hartwig, Prof. Dr. med., Chefarzt i. R., Archsum-Bobtäärp 15, 2280 Sylt-Ost · *16. 09. 22 Sessenhausen · A 45, Hamburg · D 45, Kiel · AG Inn. Med. · Chir. · Urol. · Orthop. · FG Chirurgie 04/62 · Urologie 11/52 · H 53, Kiel · P 58, Kiel · TW a) 46-64 Chir. Univ.-Klin. Kiel (Wanke) · c) Chefarzt i. R. · S 62/63 Komm. Dir. Chir. Univ.-Klin. Kiel · 64-77 Chefarzt Chir. Klin. Städt. Krhs. Saarbrücken
ZV 150 Arbeiten
BV D Chir, i Klin u Lehrer a d Christian-Albrechts-Universität Kiel. Kiel: Hirth 1954 · Chir d großen Körpervene. Stuttgart: Thieme 1956 · Kleine Chir. 6 Aufl von 1961-1978. München: Urban & Schwarzenberg · Ak Chir d Arter. Stuttgart: Enke 1961

Everke, Hans-Joachim, Dr. med., Chefarzt, Elisabeth-Krhs. GmbH, II. Chir. Klin., Schulgasse 20, 8440 Straubing · *10. 03. 33 Celle · A 60, Göttingen · D 58, München · AG Pathol. · HNO · Chir. · NeurChir. · Orthop. · FG Chirurgie 67 · TG UnfChir 71 · TW a) 04/68-12/76 OA Chir. Abt. Krhs. Barmherzigen Brüder Regensburg (Gresser) · 01/77-09/78 Stellvertr. Chefarzt II. Chir. Klin. Elisabeth-Krhs. Straubing b) UnfChir. seit 71 c) Chefarzt Chir. Klin. · S Seit 78 Chefarzt, II. Chir. Klin. Elisabeth-Krhs. Straubing

Ewald, Peter, Dr. med., Chefarzt, Kreiskrhs., Krankenhausstr., 8832 Weißenburg · *29. 09. 39 Nürnberg · A 68, München · D 67, München · FG Chirurgie 12/73 · TW a) 73-77 OA (ab 75 1. OA) I. Chir. Klin. Krhs. Zweckverbandes Augsburg (Gumrich) c) Chefarzt · S Seit 12/77 Chefarzt Chir. Abt. Kreiskrhs. Weißenburg/Bay.
ZV Arteriel Durchblutgsstörgn d Armes als Spätfolge na Claviculafrakt. RÖFO 117/4, 481-482 (1972) · D akut arteriel Verschluß. MKurse Ärztl Fortbild 27/1 (1977)

Exner, Klaus E., Dr. med., 1. Oberarzt, Klin. Plast.- u. Wiederherstellgschir. St. Markus-Krhs., Wilhelm-Epstein-Str. 2, 6000 Frankfurt/M. 50 · *18.09. 47 München · **A** 73, Freiburg · **D** 73, Freiburg · **AG** Decubitus · Facialisparese · Gewebeexpansion · Siliconimplantate · **FG** Chirurgie 03/81 · **TG** Plastische Chirurgie 11/82 · **TW b)** Seit 10/82 Klin. Plast.- u. Wiederherstellgschir. St. Markus-Krhs. Frankfurt (Lemperle) **c)** OA im TG
ZV Plast-chir Therap großfläch Verbrenngn d Thoraxwand. Langenbecks Arch Chir Kongrbd 364 (1984) · D op Korrektur asymmetr Entwicklgsstörgn d weibl Brust. ebd 369 (1986) · Buruli-Ulkus - Nekrotisier Infekt an d Hand. Handchir 19, 230–232 (1987) · Chir Therapmöglchkt b ausgedehnter Thoraxwand- u Rippenmetastasierg. Langenbecks Arch Chir 372, 807–812 (1987) · Plast-chir Rekonstrukt na Bestrahlg. Langenbecks Arch Chir Kongrbd [Suppl II] 471–474 (1988) · Cross-legflap versus free-flap na Vorfußerfrierg beiderseits. H Unfallheilkd 200, 552–553 (1988) · Plast Korrektur d Thoraxwandverbrenng unter Berücksichtigung d weibl Brust. Langenbecks Arch Chir [Suppl II] 871–974 (1989) · Thoraxwandrekonstrukt na Tumorresektion oder Radioosteonekrose. Z Herz Thorax Gefäßchir 3 [Suppl 1] 136–140 (1989) · Richtlinien zur sekundären Wiederherstellung nach Gesichtsverletzungen. Chirurg BDC Akademie 3, 9–10 (1989)
BV Op Therap lokoregionärer Rezidive d Thoraxwand. In: Brustkrebs. Stuttgart: Thieme 1989 · Facialisparese – dynam Korrektur na Gillies u Mc Laughlin. Videothek Dtsch Ges f Chir, Nr 198 008/4. (Filmpreis d Dtsch Ges Chir 1985)

Ey, Werner, Prof. Dr. med, Direktor, HNO-Klin., Städt. Kliniken Darmstadt, Heidelberger Landstr. 379, 6100 Darmstadt-Eberstadt · *11.07. 26 Frankfurt/M. · **A** 51, Heidelberg · **D** 51, Heidelberg · **AG** Dermatol. · **FG** HNO-Krankht. 02/57 · **ZB** Plast. Op. 09/78 · **H** 61, Heidelberg · **P** 67, Heidelberg · **TW b)** HNO-Krankheiten: 52–55 AssArzt, Univ. HNO-Klin. Heidelberg (Seiffert) · 56–59 AssArzt ebda. · 60–66 OA ebd. (Kindler) · 67–69 Ltd. OA ebd. (Boenninghaus) · Seit 70 Dir. d. HNO-Klin. d. Städt. Kliniken Darmstadt **c)** Klinikdir. · **S** Seit 70 Chefarzt (Klinikdir.) HNO-Klin. Städt. Kliniken Darmstadt
ZV Intranas Kontaktbestr mit Co⁶⁰ bei M Osler. Z Laryngol 37, 458 (1958) · Bhdlg bösart Nasenrachengeschwülste mit dem kombin chir-radiol Verfahren der Heidelberger Klinik. Arch Otorhinolaryngol 175, 228 (1959) · Wirksamk manuell Beatmungsmeth in Mund-zu-Mund-Beatmg auf Gasaust. H Unfallheilkd 66, 244 (1961) · Vergleich sprachaudiometr u sprachanalyt Untersuchg m Umgangs- u Flüstersprache. Arch Otorhinolaryngol 178, 453 (1961) · Häufigkt, Ätiol, Histol v Halslymphknotentum. Arch Otorhinolaryngol 182, 363 (1963) · Hör- u Gleichgew-Org Störung u Bedeutg f Straßenverkehr. Arch Unfallforsch 3 (1966) · D akut akustische Trauma. Z Arbeitsmed Sozialmed Arbeitshyg 7, 251 (1967) · Plast Eingr an Larynx u Trachea b verletzungsbed Stenosen. Z Laryngol 47, 340 (1968) · Verätz u Stenosen ob Speiseweg u Bhdlg. Dtsch Med J 8 (1968) · Rhinomanometr Untersuchg bei plast Chir d Nase. Arch Otorhinolaryngol 191 (1968) · Fehler u Gefahr b op Bhdlg anatom u funktion Verändergn a Septum. Z Laryngol 48, 38 (1969) · Rhino-

manometric studies compared to body-plathysmograph measurem. Int Rhinology 8, 21 (1970) · Maxill sinus approach for blow-out fract. Excerpta Medica, Int Congr Ser 216 (1970) · Rhinomanometr in Diagn v entzündl Erkrankg d Nase u Nebenhöhlen. HNO 22, 254 (1979) · Mitbeteilg d Orbita bei frontobas Traum. Z Laryngol 60, 162 (1981) · Möglichkt d rekonstr Chir d Nase. Z Laryngol 62, 1 (1983) · Op Therap d Schlucklähmung. Z Laryngol 65, 223 (1986)
MH Zentralbl HNO-Heilkd Plast Chir Kopf u Hals. Heidelberg: Springer
BV Haut u Ohr Hdb Dermatol u Venerol. Stuttgart: Thieme 1960 · Klin Untersg u spez Diagn d Ohr, Nase, Rachen u Kehlkopf. Hdb Kinderheilkd. Berlin: Springer 1966 · Rehabil of swallowing following paresis of caudal cranial nerves. Skullbase Study Group. Berlin: Springer 1984 · Die Operationen an der Nase und im Nasopharynx. Allgem u spez Oplehre Bd V/1. Berlin: Springer 1984 · Verwendg v autogenet Knorpeltransplant i Nasenchir. Dtsch Ges f Plast u Wiederherst Chir. Berlin: Springer 1986

Eyber, Walter-Ludwig, Dr. med., Chefarzt, Krhs. Paulinenstift, Borngasse 14, 5428 Nastätten · *31.05. 35 Halle/S. · **A** 62, Mainz · **D** 61, Mainz · **AG** AllgChir. · UnfChir. · **FG** Chirurgie 11/67 · **TG** UnfChir 03/74 · **TW a)** 04/66–06/88 Chir. Abt. Stadt Krhs. Salzgitter (Ostapowicz) · 07/68–03/76 Chir. Klin. Nordwest-Krhs. Frankfurt/M. (Ungeheuer) **c)** Chefarzt · **S** Seit 03/76 Chefarzt Chir. Abt. Krhs. Paulinenstift, Nastätten, 04/78–06/86 Ärztl. Leiter ebd.

Eylert, Ruleman, Dr. med., i. R., Müllerbergweg 14, 6315 Mücke 2 · *11.06. 09 Friedrichroda/Thür. · **A** 36, Berlin · **D** 37, Düsseldorf · **AG** Gynäkol. · Bauchchir. · Kropfchir. · Unf. u. Kriegschir. · **FG** Chirurgie 47 · **TW a)** 36–39 Kaiser-Wilhelm-Krhs. Köslin (Rohleder) · 39–40 Chir. Klin. Düsseldorf (Frey) · 40–45 Kriegschir. (Wustmann) · 45–48 Stadtkrhs. Waltershausen (Heufelder) · 57–61 Chir. Klin. Krefeld (Herzog, Schega) · 61 Chir. Klin. Leverkusen (Pässler) · 62–74 BG Unfallklin. Frankfurt (Junghanns, Contzen) **c)** i. R. · **S** 48–51 Chefarzt Bezirkskrhs. Buttstädt · 51–57 Chefarzt Sophienhaus zu Weimar
ZV Mehrere Aufsätze i d Zeitschrift Agnes-Karll-Schwester u Lebensversicherungsmed

Eypasch, Ernst, Dr. med., Assistenzarzt, II. Chir. Lehrstuhl Univ. Köln Krhs. Köln-Merheim, Ostmerheimer Str. 200, 5000 Köln 91 · *30.07. 55 Viersen/Rheinland · **A** 80, Bonn · **D** 81, Bonn · **AG** 87/88 Oesophagusphysiol. u. -chir. Creighton Univ. Nebraska USA · **FG** Chirurgie 10/88 · **TW b)** Seit 07/88 StatArzt Weiterbildg i. TG UnfChir., Köln **c)** StatArzt
ZV Postop Sonographie. In: Anwendgsmöglchktn, Leistungsfähigkt u Erg ultrasonograph Diagnost. Langenbecks Arch Chir 369 (Kongrbd) (1986) · Long-term results of Troidl's technique of endoscopic pneumatic dilatation for achalasia of the esophagus. Surg Endoscop 1, 155–164 (1987) · Esophageal manometry in surgical decision making for antireflux operations. Ital J Gastroenterol [Suppl] 3, 48 (1987) · Age influences capsule entrapment in the esophagus. Gastroenterology 94, 5 Part 2 A, 120 (1988) · Acoustic stress affects the pattern of esophageal peristalsis. ebd 1988 · Postop Sono-

graphie - e Entscheidgshilfe z Relaparotomie? Langenbecks Arch Chir [Suppl] II (Kongrber) 1988 · Was leistet d Ultraschall b d Indikat z Relaparotomie auf d Intensivstat? Sonograph i d Chir. Symp Herne 1988, 1989 · Endoscopic hiatal hernia: a risk factor for esophagitis in uncomplicated reflux disease. Surg Endoscop 2, 113 (1988) · Esophageal manometry: protocol, performance and assessment. ebd 2, 124 (1988) · A new perspective in oesophageal motility: 24-hour ambulatory oesophageal manometry. Br J Surg 75, 1240 (1988) · Score Syst, ihrer Bedeutg f d Intensivpat. Langenbecks Arch Chir Kongrbd 1989 · Neue Kriterien z Einteilg v Oesophagusmotilitätsstörgn: Ambulante 24-Stunden-Messg vs punktuel Messg i Labor. ebd 1989

Eysholdt, Karl-Günter, Prof. Dr. med., Chefarzt i. R., Niederfeldstr. 49, 4800 Bielefeld 1 · *28. 06. 18 Braunlage · A 45, Göttingen · D 45, Göttingen · AG Chir. · FG Chirurgie 09/54 · H 55, Göttingen · P 62, Göttingen · TW a) 55-59 OA Chir. Univ.-Klin. Göttingen (Hellner) · 59-83 Chefarzt Chir. Klin. Ev. Johanneskrhs. Bielefeld c) Chefarzt i. R. · S 59-83 Chefarzt Ev. Johanneskrhs. Bielefeld
ZV Zahlreiche Veröffentl aus d Gebiet d Chir u Orthop, d Thrombo-emboliebhdlg, d Venenchir u d Phlebograph

F

Fabian, Waldemar, Priv. Doz. Dr. med. habil., Chefarzt, Chir. Klin. St. Katharinen-Krhs., Seckbacher Landstr. 65, 6000 Frankfurt/M. · *25. 10. 38 Berlin/Kanig · A 62, Berlin · D 62, Berlin · AG Exp. Leberchir. · Gasbrand · FG Chirurgie 67 · H 85, Frankfurt/M. · TW a) 62-73 Städt. Krhs. Berlin-Friedrichshain (Schmauss) · 74-83 Krhs. Nordwest Frankfurt (Ungeheuer) · Seit 84 St. Katharinen-Krhs. Frankfurt c) Chefarzt Chir. Klin. · S Seit 84 Chefarzt Frankfurt
ZV Peutz-Jeghers-Syndrom. Komplikat u chir Therap. Fortschr Med 93 (1975) · Iatrogene arterioportale Fisteln. Therapiewoche 29 (1979) · D Frühtherap m Immunglobul na groß abdominalchir Eingr. Langenbecks Arch Chir Kongrbd 1979 · Langzeitergeb na portocavalen Anastomosen b Pat m massiver Ösophagusvaricenblutg. ebd · Immunglobuline als Frühtherap na abdomino-sacraler Rektumexstirpat. MMW 121 (1979) · D mechan Ileus. Behandlgsergeb b 455 Pat. Fortschr Med 97 (1979) · Gutart Lebertumoren u Ovulationshemmer. Med Klinik 74 (1979) · D Endometriom d Rektosigmoids. Fortschr Med 98 (1980) · Magenkarz b jung Pat. ebd 98 (1980) · Diagn u Therap der Echinok-Erkrkg. ebd 98 (1980) · Z Durchfg v prosp kontr random Stud i d Klin. ebd 98 (1980) · D chir Behdlg des Cardia- und Ösophaguskarz. ebd 98 (1980) · Chir u Pharmakokin. ebd 98 (1980) · Kann e elekt Herzschrittmacher dur körpereigene Energie betrieben werden? ebd 99 (1981) · Rektumca u M Crohn. Zentralbl Chir 113 (1988) · Zungennekrose na subtotaler Strumaresekt infolge Riesenzellarthritis Horton. Chirurg 90 (1989) · Bronchobiliäre Fistel - Diagn u Therap. ebd 90 (1989) · Kolonstenose infolge akut rezid Pankreatitis. Med Klin 84 (1989) · D exulcerierte Mammaca beim Mann. Chir Praxis (1989)
BV Grundzüge d Überwachg u Bhdlg auf e chir Intensivstat. In: Grundlage d Chir. Demeter 1987 · D stumpfe Bauchtrauma. In: Klin. Gastroenterol. Stuttgart: Thieme 1984

Fahrnholz, Helmut-Ludwig, Dr. med., FA f. Chirurgie u. Belegarzt, Reifenstuelstr. 4, 8200 Rosenheim · *11. 06. 25 München · A 50, München · D 50, München · AG 4 J. Unfallkrhs. München-Oberföhring · 2 Mon. Landpraxis m. Belegkrhs., Westfalen (Welver) · 2 J. Priv.-Klin. Dr. Klauser, Coburg · 55-56 Priv.-Klin. Dr. Golling, Rosenheim · dazwischen 1/2 J. Priv.-Klin. Dr. Nehmann, München · FG Chirurgie 63 · TW a) Ass-Arzt Priv.-Klin. Dr. Golling, Rosenheim b) Urol. Gynäkol. ebd. c) Niedergel. · S Seit 65 Niederlassung zunächst als FA f. Chir., später Arzt f. Allg. Med., Belegarzt am Luitpoldkrhs. Kolbermoor

Faltum, Johann, Dr. med., Chefarzt i. R., Zimmermannstr. 4, 8050 Freising · *09. 05. 17 Tompa/Ungarn · A 41, Szeqed/Ungarn · D 42, Szeqed/Ungarn · FG Chirurgie 02/51 · TW a) 02/51-06/51 OA Mariatheresiopel. Subotica/Jugoslawien (Maluschew) · 12/58-12/61 OA Kreiskrhs. Ebersberg (Pöllinger) · 01/62-12/67 OA Kreiskrhs. Freising (Birk) · 01/69-06/74 OA ebd. (Dannegger) c) i. R. · S Civil-Mobilisation: 47 Chefarzt Kreiskrhs. Plevlia-Crna-Gora, Jugoslawien · 07/51-11/58 Chefarzt Stadtkrhs. Subotica/Jugoslawien · 01/68-12/68 Kommiss. Leiter Kreiskrhs. Freising · 07/74-06/80 Chefarzt Kreiskrhs. Moosburg a. d. Isar
ZV Doppelfache Magen-Zwölffingerdarmgeschwüre. Medicinski Pregled 1950 · Kombiniert Durchschuß Harnblase-Dünndarm. ebd 1952

Far, Ernest Shafiq, Dr. med., niedergel. Chirurg, Irmintrudisstr. 1b, 5300 Bonn 1 · *22. 12. 36 Jaffa/Palästina · A 82, Düsseldorf · 70, Erlaubnis zur Ausübung der ärztlichen Tätigkeit · D 75, Marburg/L. · FG Chirurgie 03/73 · TW a) Bis 12/79 AssArzt u. OA Ferdinand-Sauerbruch-Klinikum Wuppertal (Streicher) · 01/80-06/86 1. OA u. Chefarztvertreter Krhs. Wermelskirchen (Ruge) c) Niedergel. als Chirurg u. D-Arzt · S Seit 05/87 Niederlassung Bonn

Farazandeh, Faradjollah, Dr. med., niedergelassen, Münsterplatz 6, 4620 Castrop-Rauxel · *23. 11. 43 Yazd/Iran · A 83, Arnsberg · D 83, Bochum · FG Chirurgie 03/80 · TW a) 80-87 Chir. Abt. Knappschaftskrhs. Univ.-Klin. Bochum-Langendreer (Kosuschek) c) Niedergel. Chirurg u. D-Arzt · S Seit 88 Niederlassung Castrop-Rauxel

Fartab, Mehdi, Dr. med., Chefarzt, Chir. Klin., Bezirksspital Zofingen, CH-4800 Zofingen · *11. 06. 40 Kermanschah · A 65, Wien · D 65, Wien · FG Chirurgie 72 · TW a) 72-84 OA Chir. Klin. Kantonsspital Aarau (Deucher, Aeberhard) · 07/84-05/87 Ltd. Arzt ebd. c) Chefarzt Chir. Klin. · S Seit 05/87 Chefarzt Chir. Klin., Bezirksspital Zofingen, Zofingen/Schweiz
ZV Komplikat d Rektumamputat. Helv Chir Acta 39, 285-291 (1972) · Ulkusblutg u Ulkusperforat i Duodenalstumpf na Magenresekt na Billroth II. ebd 41, 123-124 (1974) · Progn b versch Behandlungsmethoden u therap Empfehlungen beim operablen Mammaca. Helv Chir Acta 44, 611-621 (1977) · Die chir Therap d

schweren chron Obstipation. Schweiz Med Wschr 107, 907–912 (1977) · Z Therap des Mammakarz, Behdlgsergebn u Progn b versch chirurg Behandlungsmethoden. Sonderdruck Fortschr d Med Nr 16, 785–786 (1979) · La cholécystite aiguë posttraumatique ou postopératoire. Helv Chir Acta 51, 261–263 (1984) · Prospekt Vergleichsstudie zw Ultraschall und Peritoneallavage beim stumpfen Bauchtrauma. Helv Chir Acta 52, 43–45 (1985) · 60 Jahre Chirurgie des Hyperparathyreoidismus, 25 Jahre Lokalisationsdiagnostik, 10 Jahre Autotransplantation. Helv Chir Acta 53, 807–811 (1986) · Pneumokokkenperitonitis beim Erwachsenen. Schweiz Med Wschr 116, 927–929 (1986)
BV Die Technik d synchronen Rektumamputation. In: Neuere Techniken in der Colon-Chirurgie. Gödecke 1976

Fasol, Roland, Dr. med. univ., Oberarzt, Abt. Herz- u. Gefäßchir. Univ. Freiburg, Hugstetter Str. 55, 7800 Freiburg · *15. 11. 57 Wien/Österreich · **A** 82, Wien · **D** 82, Wien · **AG** 82–83 Pathol. Wien · 83–88 2. Chir. Univ.-Klin. Wien · **FG** Chirurgie 11/88 · **TW a)** 84 Chir. Univ.-Klin. Queen Mary Hosp. Hong Kong · 07/86–10/86 Feldlaz. Khao-I-Dang, Thailand-Kambodschanische Grenze **b)** 87–88 Dept. Cardio-Thoracic Surgery Groote Schuur Hosp. Capetown, RSA **c)** OA Herz- u. Gefäßchir.
ZV Comp of effects of dihydroergotamine a ergonovine on funct changes caused by [beta]-adrenergic stimulation in norm a underperfused canine myocardium. J Cardiovasc Pharmacol 1984 · Exp in vitro cultivation of human endothelial cells on artif surfaces. Trans Am Soc Artif Intern Organs 1985 · PGI 2 and PGE 1 induce morphological alterations in human platelets similar to those observed in the initial phase of activation. Exp Haematol 1987 · Endothelialization of artif surfaces: does surface tension determine in vitro growth of HSVEC? J Tex Heart Inst 1987 · Twenty years of heart transplantation at the Groote Schuur Hospital. J Heart Transplant 1987 · Scanning electron microscopy of circulating platelets reveals new aspects of platelet alteration during cardio-pulmonary bypass operations. J Tex Heart Inst 1987 · The protein C system in patients undergoing cardiopulmonary bypass surgery. J Thorac Cardiovasc Surg 1987 · Endothelial cell seeding of PTFE grafts in humans: a preliminary study. J Vasc Surg 1987 · Thoraco-abdominal injuries in combat casualties on the Cambodian border. Thorac Cardiovasc Surg 1988 · Whole blood aggregometry a platelet adenine nucleotides during cardiac operations. Scand J Thorac Cardiovasc Surg 1988 · The anomalous left superior vena cava in combined heart-lung transplantation. J Heart Transplant 1988 · Impact of low dose steroids a prophylactic monoclonal vrs polyclonal antibodies on acute rejection in cyclosporine and azathioprine immunosuppressed cardiac allografts. ebd 1988 · Precoating substrate and surface configuration determine adherence a spreading of seeded endothelial cells on PTFE grafts. J Vasc Surg 1989 · Use of fibrin glue as a substrate for in vitro endothelialization of PTFE vascular grafts. Surgery 1989 · Blood platelets in cardiopulmonary bypass operation: recovery occurs after initial stimulation rather than continual activation. J Thorac Cardiovasc Surg 1989 · Human endothelial cell seeding: evaluation of its effectiveness by platelet parameters after one year. J Vasc Surg 1989 · Surface morphology of circulating platelets: a suggested parameter for the monitoring of endothelial cell seeded grafts. J Cardiovasc Surg 1989 · Vascular injuries caused by antipersonnel mines. ebd 1989 · Anti-personnel mine injuries. Asian J Surg 1989 · Reduced reproductive capacity of freshly harvested endothelial cells in smokers – a possible shortcomming in the success of seeding? J Vasc Surg 1989
MH Endothelialization of vascular grafts. Basel: Karger 1987 · Recent advances in cardiovascular surgery. München: Schultz 1989
BV Continuous arteriovenous hemofiltration (CAVH) after cardiac surgery. In: Int Conf on CAVH. Basel: Karger 1985 · Enzyme activities of purine Catabolism and salvage in human muscle tissue. In: Adv Exp Med Biol 1986 · Simulation of pulsatile wall shear stress in peripheral arteries by means of a mock circulation. In: Endothelialization of vascular grafts. Basel: Karger 1987 · In vitro lining of PTFE grafts with human saphenous vein endothelial cells: physiological shear stress exposure. In: ebd 1987 · Endothelialization of artificial heart materials. In: Assisted circulation 3. Berlin: Springer 1989 · Twenty years of heart transplantation. In: Recent advances in cardiovascular surgery. München: Schultz 1989 · Recent advances in immunosuppression after xenogenic heart transplantation in primates. In: ebd · Blood platelets during experimental and clinical artificial heart replacement. In: ebd · Endothelialization of cardiovascular prostheses. In: ebd · In vitro lining of PTFE grafts with homologous endothelial cells. In: ebd

Faß, Helmut, Dr. med., Chefarzt i. R., Am Eichberg 29, 6420 Lauterbach · *12. 04. 25 Würzburg · **A** 48, Göttingen · **D** 49, Göttingen · **AG** Strahlentherap. · Gynäkol. · AllgChir. · **FG** Chirurgie 08/56 · **TW c)** Chefarzt i. R. · **S** 67–81 Chefarzt Chir. Abt. Krhs. Eichhof, Lauterbach, 71–74 Ärztl. Dir. ebd.
BV Lehrb d Chir f Unterricht u Praxis i d Krankenpflege. Barth 1967, 4 Aufl. Berlin: Springer 1982   .

Faupel, Ludwig, Priv. Doz. Dr. med., Chefarzt, Chir. u. Unfallchir. Abt. Krhs. Gertrudis-Hosp., Sickelmannskamp 40, 4352 Herten-Westerholt · *25. 08. 42 Saalfeld/Saale · **A** 70, Düsseldorf · **D** 69, Düsseldorf · **AG** Cardiospasmus · Durchblutungsmessg. (Univ. Gießen) · **FG** Chirurgie 10/75 · **TG** UnfChir 11/81 · **H** 87, Gießen · **TW a)** 75–79 1. OA Chir. u. Unfallchir. Abt. Städt. Krhs. Bad Nauheim **b)** 79–86 OA Unfallchir. Klin. Univ. Gießen **c)** Chefarzt Chir. u. Unfallchir. · **S** Seit 86 Chefarzt Herten-Westerholt
ZV Z Frage d okulocardialen Reflexes b Primärglaukom. Klin Monatsbl Augenheilkd 156/4, 487–497 (1970) · D Oberarmbewegungsgips. Unfallchirurgie 8/6, 408–409 (1982) · Opindikat u Verfahrenswahl b distalen Radiusbruch – Draht, Platte, Fixateur externe. ebd 10/5, 245–249 (1984) · Indikat u Erg d Verkürzungsosteotomie d Ulna. Unfallchirurgie 10/5, 250–253 (1984) · Vergl Untersuchgn d biolog Wertigkt frei transplantiert Beckenkamm- u Rippenspäne (1984) · Talusfrakt. ebd 11/1, 37–42 (1985) · Durchblutgsmessg frei transplantiert Rippen- u Beckenspäne m d Tracer-microspheres-Meth. 1985 · D Eigenblut-Antibiotika-Plome als wirksame Therap d chron Osteomyelitis. Unfall-

chirurgie 1985 · Eigng v Rippenspänen z Defektüberbrückg groß Röhrenknochen (tierexptelle Untersuchg). H Unfallheilkd 174, 106-109 (1985) · Durchblutgsdynamik autologer Rippen- u Beckenspantransplantate. (Habil-Schrift). ebd 191 (1988)
BV Chir d Bauchwandbrücke. In: Chir histor gesehen. Dustri 1973

Faust, Peter, Medizinaldirektor, Dr. med., Chefarzt, Chir. Abt. Kreiskrhs. Land Hadeln, Landkreis Cuxhaven, Große Ortsstr. 85, 2178 Otterndorf · *02. 09. 29 Dresden · **A** 56, Bonn · **D** 56, Bonn · **AG** Inn. Med. · Abdominalchir. · UnfChir., GefChir. · **FG** Chirurgie 04/63 · **TW a)** 63-72 Chir. Klinikum Ferdinand-Sauerbruch-Krankenanst. Wuppertal-Elberfeld (Reimers, Streicher) **c)** Chefarzt Chir. Abt. · **S** Seit 72 Ärztl. Dir., Chefarzt Chir. Abt. Kreiskrhs. Land Hadeln, Landkreis Cuxhaven

Fechner, Holger, Dr. med., niedergel., D-Arzt, Paul-Göbel-Str. 1, 7100 Heilbronn · *23. 04. 44 Leipzig · **A** 69, Leipzig · **D** 69, Leipzig · **FG** Chirurgie 10/78 · **TG** UnfChir 03/81 · **TW a)** 74-81 Stadt. Klin. Darmstadt (Staib, Linke) **b)** 74-81 AllgChir., UnfChir. u. Intensivmed. ebd. **c)** Niedergel. Chirurg u. D-Arzt · **S** Seit 81 Niederlassung als Chirurg, Unfallchirurg u. D-Arzt Heilbronn
ZV Therap v Flußsäureverätzgn. Chir Praxis 28, 403-406 (1981)

Federmann, Georg, Dr. med., Oberarzt, Chir. Kliniken, Kreiskrhs. Goslar, Kösliner Str. 12, 3380 Goslar · *13. 11. 53 Bad Harzburg · **A** 79, Köln · **D** 83, Köln · **AG** 08/79-08/80 u. 12/81-06/82 Inn. Med. Solingen · 09/80-11/81 Bundeswehr · **FG** Chirurgie 07/87 · **TG** UnfChir 09/88 · **TW b)** 87-88 StatArzt, ab 04/88 OA UnfChir. Kreiskrhs. Goslar **c)** Seit 88 OA Klin. Allgemeinchir. u. Klin. Unfall-, Wiederherstellgs- u. Handchir. Goslar
ZV Endometriose-bedingte Sigmastenose. Chirurg 57, 169 (1986) · Sonograph Untersuchg d Kolons. Dtsch Med Wochenschr 111, 1779 (1986) · Rezidivier Kolonobstrukt dur Kotstein. Akt Chir 21, 265 (1986) · D Phäochromocytom d Harnblase. Urologe A 26, 59 (1987) · Sonograph Verlaufskontrolle d akut Kolondivertikulitis. Dtsch Med Wochenschr 112, 528 (1987) · Sonograph Befunde entzündl u tumoröser Colonerkrkgn. Chirurg 58, 289 (1987) · Ileus dur Sigmaendometriose. MMW 129, 448 (1987) · Sonograph Darstellg u Stadieneinteilg v Colontumoren. Chirurg 59, 541 (1988) · Z Wert d Kolonsonograph i Rahmen chir Diagnost. Zentralbl Chir 113, 592 (1988) · Staging of colon cancer by transcutaneous ultrasound (abstract). Surg Endoscop 2, 106 (1988) · Ultrasound in the diagnostics of acute colon diverticulitis (abstract). ebd 2, 106 (1988) · Nachweis d allerg Genese e akut Hepatitis dur d Lymphocytentransformationstest. Dtsch Med Wochenschr 113, 1676 (1988) · Sonographie i d Diagnost d akut Colondivertikulitis. Chirurg 60, 415 (1989)

Feenders, Hans, Dr. med., i. R., Philosophenweg 5, 2970 Emden · *11. 08. 08 Weener/Ostfriesland · **A** 35, Berlin · **D** 34, Göttingen · **AG** AllgChir. · Pathol. · **FG** Chirurgie 38 · **TW a)** Bis 73 Leiter d. Klin. Dr. Lüken Emden · 73-77 Fachchir. Praxis u. Unfallarzt in Emden **c)** i. R. · **S** Bis 73 Leiter d. Klinik Dr. Lüken Emden

Felcht, Holger, Dr. med., Oberarzt, Marienkrhs. Schwerte, Goethestraße 19, 5840 Schwerte · *03. 12. 52 Letmathe · **A** 78, Kiel · **D** 82, Bonn · **AG** 79-83, 85-88 Abdominalchir. · 83-85 GefChir. · **FG** Chirurgie 06/84 · **TG** GefChir 10/85 · **TW a)** 09/85-09/88 OA Allg-, Abdominal-, GefChir. Köln (Siedek) · seit 10/88 OA Allg-, Abdominal-, GefChir. Schwerte (Blank) **b)** 06/83-09/85 StatArzt, FunktionsOA GefChir. Duisburg (Müller-Wiefel) **c)** OA Allg-, Abdominal-, GefChir.
ZV Bhdlgkonzept b hüftgelenksnahen Femurfrakt i Greisenalter. Zentralbl Chir 111, 160 (1986) · Multiloculäres gastrointest Lymphom v Burkitt-Typ b AIDS. Chirurg 59, 614-617 (1988) · Diffdiagn u Therap b akut Extremitätenischaemie. Vasa [Suppl] 23, 263-265 (1988) · Ersatz d Pharynx u Oesoph dur freies Dünndarmtransplantat u Magenhochzug. Kongressband. Dtsch Ges f Chirurgie, 105 Kongress (1988)
BV Rehabilitat na Duodenozephalpankreatektom weg chron Pankreatitis. In: Postop Folgezustände. Wien: Ueberreuter-Wissenschaft 1988

Feldl, Bernd, Dr. med., Chefarzt, Kreiskrhs., Dr. Kiefl-Str. 12, 8350 Plattling · *26. 04. 42 Deggendorf · **A** 70, München · **D** 70, Erlangen · **FG** Chirurgie 08/77 · **TG** UnfChir 01/81 · **TW a)** 08/79-03/84 OA Allg. u. GefChir. Krhs. Deggendorf (Deiml) **b)** 08/77-07/79 OA Unfallchir. ebd. (Haiböck) **c)** Chefarzt Chir. Abt. · **S** Seit 04/84 Chefarzt Chir. Abt. Krhs. Plattling

Feldmann, Michael, Dr. med., Leiter Kinderchir., Ltd. Oberarzt Unfallchir., Kliniken d Stadt Saarbrücken-Winterberg, Theodor-Heuss-Str., 6600 Saarbrücken · *20. 09. 46 Dortmund · **A** 73, Kiel · **D** 72, Lübeck · **AG** Chir. d. Milz · Frakt. i. Kindesalter · **FG** Chirurgie 10/78 · **TG** Kinderchirurgie 10/81, UnfChir 03/84 · **TW a)** 79-80 StatArzt Chir. Städt. Klin. Saarbrücken (Eckert) · 81 OA, 83 Ltd. OA Chir. ebd. · 85-86 Komm. Leiter Allgemchir. **b)** 78 Kinderchir. Univ. Klin. München (Hecker) · 81 Kinderchir. Städt. Klin. Karlsruhe (Maier) · Seit 87 OA Unfallchir. Städt. Klin. Saarbrücken (Zwank) **c)** Ltd. OA Unfallchir., Leiter Kinderchir. · **S** Seit 88 Leiter Kinderchir. Städt. Kliniken Saarbrücken
ZV Hodenhochstand: zu späte Diagnos. Z Allgemeinmed 53, 1037-1040 (1977) · Schilddrüsendiagnost i d Allg Praxis. ebd 56, 1893 (1980) · Erstversorg d schwerverl Kindes a Unfallort. Z Kinderchir [Suppl] 33, 6 (1981) · Ovarschädigg dur Leistenbrucheinklemm. Chir Praxis 28, 431 (1981) · D Leistenbruch als Notfall. Z Allgemeinmed 57, 2443 (1981) · Leistenbruch-Rezidiv. Langenbecks Arch Chir 361, 355 (1983) · Glutealnekrose na i m Injekt. Chir Praxis 32, 1 (1983/84) · Incisionsfolie als Wundverband. ebd 32, 211 (1984) · Experimental and clinical experience with preserving splenic tissue. Prog Pediatr Surg 18, 169 (1985) · D intraop Gefäßverletzg als gefäßchir Notfall. Angio 7, 347 (1985) · Milzruptur: Naht, Klebg od Splenektomie. H Unfallheilkd 181, 466 (1986)
BV Infekt d ob Verdauungstraktes. In: Sept Chir. Stuttgart: Schattauer 1980 · Fibrinklebg b Milzrupt. In: Fibrinklebg. München: Urban & Schwarzenberg 1986 · Drainagen am Hals. In: Drainagen u Drainagetechn i d op Med. München: Bergmann 1986

Felenda, Manfred-Raymond, Dr. med., Oberarzt, Marienhospital, Boheimstr. 37, 7000 Stuttgart 1 · *13. 08. 49 Recklinghausen · A 75, München · D 74, München · AG 02–05/76 Pathol. Esslingen · 06/76–08/77 Bundeswehr · 07/77–06/78 KindChir. Esslingen · 07/78–04/85 Chir. ebd. · FG Chirurgie 03/83 · TG UnfChir 12/84 · ZB Sportmed. 86 · TW a) 10/84–04/85 AllgChir. Städt. Krankenanst. Esslingen (Mattes) b) 04/83–09/84 AssArzt UnfChir. Städt. Krankenanst. Esslingen (Kinner) · 05/85–10/88 OA Sportklin. Stuttgart (Steinbrück) · 11/88–12/89 Unfallchir. Abt. Kreiskrhs. Schwäbisch-Gmünd, Mutlangen (Leitmeyer) c) Seit 01/90 OA Unfallchir. Abt. Marienhospital Stuttgart (Bittel)
ZV Rupt d Tricepssehne b Sportler. Sportverletz Sportschäden 2, 120–121 (1988)

Fellermeyer, Egon, Dr. med., Chefarzt i. R., Mühlstr. 30, 8069 Geisenfeld · *10. 06. 21 Ingolstadt/Donau · A 45, München · D 45, München · AG AllgChir., UnfChir. Graz · FG Chirurgie 03/51 · FA f. Gynäkol. u. Geburtshilfe 08/57 · TW a) 51–06/55 Städt. Krhs. Ingolstadt (Pfeiffer) b) Anschließend noch Weiterbildung zum FA f. Gynäkol. u. Geburtshilfe an den Städt. Krankenanst. Mannheim (Wittenbeck) · TW c) i. R. · S 08/57–83 Chefarzt Städt. Krhs. Geisenfeld

Felsing, Hanns-Hinnerk, Dr. med., niedergelassen, Alleestr. 1, 6780 Pirmasens · · Klinik: Neue Privatklinik, Ringstr. 68/70, ebd. · *22. 09. 45 Potsdam · A 73, Saarbrücken · D 76, Homburg-Saar · AG AllgChir. · Herz-ThChir. · GefChir. · UnfChir. · FG Chirurgie 12/79 · TG UnfChir 07/81 · TW a) 12/79–06/81 AllgChir. Chir. Univ.-Klin. Homburg-Saar (Farthmann) · 11/81–07/82 ebd. (Schweiberer, Feifel) b) 07/81–11/81 Unfallchir. Chir. Univ.-Klin. Homburg-Saar (Schweiberer, Muhr) c) Niederlassung u. Belegarzt · S Seit 11/82 Niederlassung, Pirmasens und seit 06/87 Belegarzt, Neue Privatklinik, Pirmasens
ZV Gentamycin-Serumkonzentrat i Abhänggkt v d parenteralen Flüssigkeitszufuhr. Diss 1976 · D Magenkarzinoid. Vereinigg Mittelrheinischer Chirurgen, Basel 1977. Therapiewoche 29, 766–767 (1979) · Beeinflußg antibiot Serum- u Urinspiegel dur d Infusionsvol. Int Schock-Symp Berlin 1977. Anästhesiol Intensivmed 125 (1980)
BV Erfahrgn m d segment Hämorrhoidekt na Milligan-Morgan b 476 Pat. In: Proktol Indikat u Therap. Stuttgart: Enke 1982

Ferber, Franz Wilhelm, Dr. med., niedergel. Chirurg, D-Arzt, Schatenweg 2 B, 4790 Paderborn · *11. 12. 42 Allagen · A 70, Bochum · D 69, Essen · AG Chir. Bochum u. Hamburg · FG Chirurgie 01/76 · TW a) 76–77 Ass. AK-Harburg (Schulze-Bergmann) · 77–83 OA Chir. Abt. Marien-Krhs. Bergisch-Gladbach (Petersen) c) Niedergel. Chirurg u. D-Arzt · S Seit 83 Niederlassung Paderborn

Ferbert, Walter Nikolaus, Dr. med., Ärztl. Dir., Chefarzt, Ev. Krhs. Hochstift, Andreasring 13–19, 6520 Worms (Rhein) · *06. 12. 38 Worms · A 65, Freiburg · D 65, Freiburg · AG Traumatol. · Gallenwegschir. · FG Chirurgie 71 · TG UnfChir 72 · TW a) Seit 01/75 Chefarzt, Ärztl. Dir. Ev. Krhs. Hochstift, Worms

c) Ärztl. Dir. · S Seit 75 Chefarzt Chir. Abt., Ärztl. Dir. d. Klin. Ev. Krhs. Hochstift Worms
ZV Z diffdiagn Bedeutg d Sympt „Schlaffe Gallenblase" b Verdacht a intrahepat Cholestase. Fortschr Gastroent Endoskop 1974 · Op Bhdlg e solitären Melanommetastase i d Lunge. Chirurg 41, 313 (1970) · Früherkenng d akut posttraumat Osteomyelitis dur bakteriol Untersuchg d Redon-Drainagen. Langenbecks Arch Chir 329 (1971) · Physikal Med u Rehabil. D Nachbhdlg op Frakt u Gelenke. Z Allgemeinmed 6 (1972) · Z Probl d Marmorknochenkrankh. Chirurg 44, 71 (1973) · Intrapulm Knochensequester na Rippenosteomyelitis. ebd 44, 68 (1973) · D diagn Peritonealspülg b stumpfen Bauchtrauma. ebd 45, 76 (1974) · D Peutz-Jeghers-Syndr. Dtsch Med Wochenschr 29, 1525 (1974) · Z medikam Beeinflussg d posttraumat u postop Ödems a d Extremitäten. Chirurg 45, 317 (1974) · Z Ätiol d posttraumat Osteomyelitis. Monatschr Unfallhkd 77, 29 (1974) · D Anwendg d Fixateur externe i d Bhdlg kindl Schaftfrakt. ebd 78, 401 (1975) · Op Bhdlg d intraartikulären Radiusköpfchenfrakt. Chir Praxis 19, 527 (1975) · Entenschnabelfrakt d Tuber calcanei, Entstehg u Bhdlg. Chirurg 46, 334 (1975) · Z Probl d Duodenaldivertikel. Chir Praxis 20, 395 (1975/76)

Festersen, Eckehard, Dr. med., niedergelassen, Talstr. 9, 2210 Itzehoe · *07. 08. 48 Flensburg · A 78, Kiel · D 80, Kiel · AG Serumproteinbindg von Penicillinen bei Kranken mit terminaler Niereninsuffizienz · AllgChir. 11/79–06/82 u. 07/84–12/85 Krhs. Itzehoe · UnfChir. 07/82–06/84 ebd. · FG Chirurgie 12/85 · TG UnfChir 12/85 · TW a) 01/86–07/87 Inn. Med. Krhs. Itzehoe (Schwarzkopf) c) Arzt f. Allgemeinmed., u. a. kleine Chir. · S Seit 01/88 Niederlassung Itzehoe

Fey, Klaus H., Priv. Doz. Dr. med., Chefarzt, Abt. Chir. St. Gertrauden-Krhs. Berlin, Akad. Lehrkrhs. d. FU Berlin, Paretzer Str. 12, 1000 Berlin 31 (Wilmersdorf) · *04. 09. 43 Dillenburg/Hessen · A 71, Heidelberg · D 70, Heidelberg · AG Gynäkol./Geburtsh. Nürnberg · Inn. Med. Mannheim · 75/76 Chir. UC Los Angeles, USA · 71–82 Chir. Univ. Heidelberg · FG Chirurgie 06/78 · TG UnfChir 06/82 · H 82, Heidelberg · TW a) 08/71–02/82 Wiss. Ass. Chir. Univ.-Klin. Heidelberg (Linder, Herfarth) · 02/82–04/85 Ltd. OA u. stellvertr. Chefarzt Chir. Klin. Krhs. Ludwigsburg (Junghanns) b) KindChir. (Daum) · UnfChir. (Jungbluth, Krebs) · GefChir. (Allenberg) · Endokrine Chir., Chir. Onkol. (Linder) · Chir. Poliklin. (Stenger) · Op. Intensivmed. (Encke) · Exp. Chir. · 10/74 Reisestipendium Südamerika · 09/78 Intensivmed. The British Council · 09/75–11/76 Postdoctoral Surgical Research Fellowship, Univ. of California, Los Angeles, Dept. of Surgery (Longmire Jr., Maloney Jr., Buckberg) · TW c) Chefarzt Abt. Chir · S Seit 04/85 Chefarzt Abt. Chir. Sankt Gertrauden-Krhs. Berlin (Wilmersdorf)
ZV Beurteilg v Op na künstl Herzklappenersatz m Hilfe v Verlaufsmessungen d Herz-Zeit-Volumens. Diss Heidelberg 1970 · Diagnosis treatment and prognosis of Wilms' tumors. In: Abstract Congr on Pediatric Surgery, Sao Paulo 209 (1974) · Postop Thromboseprophyl dur Tonisierg d kaudalen Venensyst. Med Klin 70, 1553 (1975) · Üb d Folgen d Ablatio mammae f d persönl u soziale Verhalt d Frau. Abstract Eur Surg Congr Am-

sterdam 1975 · Gastrointestinale Perforat i Neugeb- u Kindesalter. Abstract Eur Surg Congr Paediatrico-chirurgicus Hungarius Pecs 95 (1975) · Effects of steroid pretreatment on LV blood flow, compliance and performance after hypothermic ischemic arrest. Surg Forum XXVII 246 (1976) · Effects of membrane stabilization on the safety of hypothermic arrest after aortic crossclamping. Circulation 56 [Suppl II] 711 (1977) · Myokardprotekt Effekt dur Membranstabilisierg b ischäm Herzstillstand i Hypothermie. Langenbecks Arch Chir [Suppl] 1978 · Minderg d myocard Reperfusionsschadens m hypocalcäm, hyperkaliäm, alkal Blut währ d postischäm Wiederaufsättig m Sauerstoff. ebd 1979 · Prophyl v periop Nekrosen d li-ventrikulären Myocards. Habil-Schrift Heidelberg 1982 · D indirekte Leistenhernie als chir Routineeingriff i Kindesalter. Ethicon Op-Forum 122, 14 (1985) · Taktik d tiefen Rectumresektion. ebd 136, 22 (1988)
MH Ethische Konflikte i d modernen Chir. Berlin: Springer (im Druck) 1989
BV Measures to accelerate and to improve recovery from cardiac ischemic arrest. In: Myocardial protection for cardiovascular surgery. Pharmazeutische Verlagsges 1980 · D Mamma-Ca d Mannes. In: Erkrkgn d Mamma, EDV-Verfahren i d Chir. 12 Berliner Chir Treffen 1987 · D Grenzen menschl Verfüggsgewalt üb Leben u Tod. In: Ethi Konflikte i d modernen Chir. Berlin: Springer (im Druck) 1989 · Prä u postop Pflege u Bhdlg i d AllgChir. ebd (im Druck)

Fiedler, Hans Heinrich, Dr. med., Chefarzt i. R., Hardenbergstr. 40, 8650 Kulmbach · *04. 10. 20 Kulmbach/Bay. · **A** 45, Jena · **D** 46, Jena · **AG** Med. Klin. Städt. Krankenanst. Erfurt · 45–51 Chir. Klin. ebd. · **FG** Chirurgie 10/51 · Urologie 04/54 · **TW a)** 51–54 OA Chir. Klin. Städt. Krankenanst. Erfurt (Schwarz) · 54–64 OA Chir. Klin. Städt. Krankenanst. Solingen (Riess, Major) · 64–76 Chefarzt Chir. Abt. Ev. Krhs. Unna **c)** i. R. · **S** 64–76 Chefarzt Chir. Abt. Ev. Krhs. Unna
ZV Erg d Bhdlg v periph Nervenverletzgn. Zentralbl Chir 1950 · Störgn d Kohlehydratstoffwechsels, Wasserhaushaltes u d Liquorzirkulat sowie Verändergn d Grundumsatzes na frischen gedeckt Hirnverletzgn. Zentralbl Neurochir 1951 · Diffdiagn d Lungentumoren. Med Klin 1953 · Chron Appendicitis als „Focus b kryptogener Sepsis". Z Ärztl Fortbild 1953 · Bhdlg d akut, massiv Magengeschwürsblutg. Med Klin 1953 · Bhdlg d perfor Magen-Zwölffingerdarmgeschwürs unt bes Berücksichtg d prim Resekt. Chirurg 1953 · Akut Herzstillstand u seine Bhdlg dur Herzmassage. Zentralbl Chir 1953 · Diffdiagn, Beitr z Klin malig Lungenerkrankgn. ebd · Subcutane, gleichzeit Rupt beider Quadricepssehnen. ebd 4 (1954) · Klin Beitr z sog Granuloblastom d Magens. ebd 1954 · Hat d Spanplst n Albée noch ihre Berechtigg b d op Bhdlg d Spondylitis-Tbc? ebd 1954 · Einig Erfahrgn b d Resekt-Bhdlg d Lungentbc. Z Tbk 1955 · Erfahrgn u Erg b d Bhdlg v inop Bronchial-Ca m Polymethylol-melaminen (Cilag 61). Medizinische 1954 · Chemotherap d Lymphogranulomat. Dtsch Med J 1955 · Prim infrapapill Duodenal-Ca. Zentralbl Chir 1955 · Zushangsfrage zw Trauma u chron Magengeschwür. ebd 1960 · Hypernephrom unt d klin-röntgenolog Bild e Solitärcyste. Z Urol 1963 · Erg d Bhdlg recidiv blut Ösophagusvaricen

m d Dissektligat n Vossschulte. Zentralbl Chir 1963 · Posttraumat akut Pankreasnekr i Kindesalter. ebd · Restgallenbl u Cysticusstumpf als Ursache f Recidivbeschwdn na Cholecystektomie. Chirurg 1971

Fiedler, Ludwig, Prof. Dr. med., Chefarzt, St. Marien- u. St. Annastiftskrhs. Salzburger Str. 15, 6700 Ludwigshafen/Rhein · *03. 06. 46 Nabburg/Oberpfalz · **A** 72, München · **D** 71, München · **AG** Exp. Transplantationstherap. · Prostaglandine · Abdominal-Chir. · UnfChir. · KindChir. · **FG** Chirurgie 08/78 · **TG** Kinderchirurgie 09/85, UnfChir 12/79 · **H** 79, Freiburg · **P** 85, Freiburg · **TW a)** 09/80–12/86 Klin. OA Chir. Univ.-Klin. Freiburg (Farthmann) **b)** 78–79 Unfallchir. Abt. Chir. Univ.-Klin. Freiburg (Kuner) · 79–80 Kinderchir. Freiburg (Schwaiger) **c)** Chefarzt Chir. Klin. · **S** Seit 01/87 Chefarzt Chir. Klin. am St. Marien- St. Annastifts-Krhs. Ludwigshafen
ZV Exptelle Xenotransplantat in entfernt stammesverwandten Spezies-Syst. Beeinflussg d hyperakut xenogenen Abstoßungsreakt v Nieren v Schwein (Spender) dur extreme isovoläm Hämodilut v Hunden (Empfänger). Res Exp Med 163, 137 (1974) · Verhalten v Darmmotilität u Serumgastrinspiegel unt Prostaglandin-Gabe b frischen mechan Ileus d Kaninchens. ebd 37 (1976) · Koloskop u endoskop retrograde Darstellg d Gallengang- u Pankreasgang-Syst. Z Allgemeinmed 52, 986 (1976) · Untersuchgn z periop Verhalten v Prostaglandin E2 (PGE2) u 13,14-dihydro-15-keto PGF2[a] (DHK-PGF2[a]) i Serum b Bronchialca. Onkologie 2, 108 (1979) · Prostaglandin (PG) E2 – a new test for bronchial carcinoma relapses and metastases after lung resection? Eur Surg Res 12 [Suppl] 2, 13 (1980) · Z Bedeutg v Prostaglandinen f gastrale Schleimhautläs na haemorrhag Schock b Ferkel. Hepato-Gastroenterol E 11/13 [Suppl] (1980) · Stellenwert v Intestinalsonden (Miller-Abbott, Dennis-Sonde) i d Prophyl u Therap d postop Ileus. Therapiewoche 30, 8602 (1980) · Prostaglandin (PG) F2[a] – e neue Therap f d paralyt Ileus? ebd 30, 8612 (1980) · Sind Prostaglandine v Bedeutg f Schleimhautläsionen d Magens na haemorrhag Schock? Langenbecks Arch Chir [Suppl] Chir Forum 221 (1980) · On the perioperative behavior of PGE2 and 13,14-dihydro-15 Keto (DHK) – PGF2[a] in the serum of bronchial carcinoma patients. Adv Prostaglandin, Thromboxane Leucotriene Res 6, 585 (1980) · PGF2[a] – A new therapy for paralytic ileus? ebd 8, 1609 (1980) · Prostaglandin (PG) F2[a] – e Bereicherg d Pharmakotherap d paralyt Ileus? Langenbecks Arch Chir [Suppl] Chir Forum 279 (1985) · Risikofakt b Verschlußikterus – Analyse u Konsequenzen. Langenbecks Arch Chir 366, 618 (1985) · Anorektale Chir in England und USA. Reisebericht. Mittl Dtsch Ges Chir 15, 47 (1986) · Risk factors in obstructive jaundice: analysis and therapeutic conclusions. Dig Surg 3, 182 (1986) · Chir u Ketoconazol-Bhdlg e dur Trichophyton mentagrophytes u Candida tropicalis bedingten Kerion Celsi. Mykosen 30 [Suppl 2] 81 (1987) · Letter from Germany – Literature review. Int J Colorect Dis 2, 169 (1987)
MH D anale Kontinenz u ihre Wiederherstellg. München: Urban & Schwarzenberg 1984 · D proximal-selekt Vagotomie i d Bhdlg d gastroduodenalen Ulcuskrkht. Berlin: Springer 1985
BV Tierexptelle Untersuchgn z Zinkabsorpt. In: Zinkstoffwechsel. Bad Oeynhausen: TM 1979 · Postopera-

tive assessment of vagotomy: clinical and radiological assessment. In: Vagotomy in modern surgical practice. London: Butterworths 1982 · Pylephlebit Leberabszesse na Appendizitis. In: Chir d Leber. Weinheim: Edition Medizin 1983 · Anmerkgn aus histor Sicht z Inkontinenz u ihrer Bhdlg. In: D anale Kontinenz u ihre Wiederherstellg. München: Urban & Schwarzenberg 1984 · Z chirurg Therap d Magenca. Radikaler Therapversuch oder sinnvolle Palliation? In: Therap d Magenca. Weinheim: Edition Medizin 1984 · Prostaglandin (PG) F2[a] - e neue Pharmakotherap d paralyt Ileus. In: Ileus. Chir u gastroenterolog Praxis. Berlin: de Gruyter 1985

Figge, Heinrich, Dr. med., niedergelassen, Helmholtzstr. 4-6, 5300 Bonn 1 · *11.01. 41 Köln · A 68, Köln · D 70, Köln · AG Dialyse · Shuntchir. · FG Chirurgie 04/77 · TW c) Niedergel. · S Seit 04/77 Niederlassung Bonn

Filler, Rolf-Dieter, Prof. Dr. med., Chefarzt, Städt. Krhs. Landshut, Robert-Koch-Str. 1, 8300 Landshut · *08. 12. 43 Würzburg · A 70, München · D 69, Erlangen · AG Onkol. · chir. Gastroenterol. · akute Notzustände · FG Chirurgie 09/75 · TG UnfChir 11/85 · H 78, Gießen · P 82, Gießen · TW a) 75-76 Chir. Univ.-Klin. Erlangen · 76-78 OA Chir. Univ.-Klin. Gießen · 78-85 Ltd. OA ebd. · 85-86 1. OA Städt. Krhs. Landshut · Seit 86 Chefarzt Chir. ebd. c) Chefarzt · S Chefarzt Chir. Abt. Städt. Krhs. Landshut ZV Über 100 Publikat als Erstautor BV Über 20 Buchveröffentlichgn

Finger, Dieter, Dr. med., Ltd. Arzt, Städt. Krhs. Norderney, Mühlenstr. 1, 2982 Norderney · *20. 03. 35 Tübingen · A 67, Düsseldorf · D 69, Bonn · FG Chirurgie 12/72 · TW a) 11/72-10/74 OA Ev. Krhs. Kettwig (Klein) · 04/76-03/77 OA Marienhosp. Hamm (Petermann) · 04/77-09/84 OA Marienhosp. Altenessen (Henrich) · 10/84-03/86 OA Ev. Krhs. Gelsenkirchen (Zühlke) b) 11/74-03/76 Ass. BG Unfallklin. Bergmannsheil Buer (Wolf) c) Ltd. Arzt Chir. · S Ltd. Arzt Chir. Abt. Städt. Krhs. Norderney

Fischer, Gerhard, Dr. med., niedergelassen, Brunnenstr. 28, 3280 Bad Pyrmont · *08. 10. 48 Lachem · A 74, Göttingen · D 74, Göttingen · AG Physiol. · FG Chirurgie 83 · TG UnfChir 85 · TW a) Krhs. Weser Hameln (Schattenfroh) · OA Krhs. Neu-Mariahilf Göttingen b) UnfChir: Friederikenstift Hannover (Dekker) · OA UnfChir. Kreiskrhs. Wolfsburg · S Seit 10/87 Niederlassung Bad Pyrmont

Fischer, Helmut, Dr. med., Assistenzarzt, Klin. f. Plast. u. Wiederherstellungschir., Boeheimstr. 37, 7000 Stuttgart 1 · *09. 04. 52 Sindelfingen · A 79, Tübingen · D 79, Göttingen · AG 79/80 Bundeswehr · 81 Anästh. · 82-84 AllgChir. Leonberg · 01-06/85 Handchir. Villingen · bis 12/87 AllgChir. Marienhosp. Stuttgart · FG Chirurgie 06/88 · TW b) Plast. Chir.: Seit 01/88 Klin. f. Plast. u. Wiederherstellungschir. (Reichert, Gubisch) c) AssArzt

Fischer, Jürgen Hartmut, Prof. Dr. med., Univ.-Doz., Inst. Exp. Med. Univ. Köln, Robert-Koch-Str. 10, 5000 Köln 41 · *27. 04. 44 Dresden · A 70, Köln · D 70, Köln · AG Organkonservierg u. -transplant. · Stoffwechsel in O_2-Mangelsituationen · Neugeb.- u. Schwangerschaftsphysiol. · H 76, Köln · P 81, Köln (apl.) · TW b) Seit 70 Exper. Chir. · Seit 77 Univ.-Doz. c) Univ.-Doz. u. apl. Prof. f. Exp. Chir. ZV Metabolic patterns of several tissues of rabbits and guinea pigs during postnatal development. Biol Neonate 22, 201 (1973) · Metabolic patterns in several tissues of newborn rabbits during ischemia. ebd 27, 235-250 (1975) · Hirndurchblutg d Kaninchens b Minderperfus - Blutverteilg u meth Aspekte. Pflügers Arch 358, 71 (1975) · Untersuchgn z Reifeabhänggkt d Sauerstoffmangeltoleranz. Fortschr Med 95, 1833 (1977) · A new simple method for optimal storage of ischemically damaged kidneys. Transplantation 25, 43 (1978) · Free fatty acid and glucose metabolism during hyperthermic perfusion of canine kidneys. Eur Surg Res 11, 107 (1979) · Effects of differences in substrate supply on energy metabolism of hypothermically perfused canine kidneys. Cryobiology 17, 135 (1980) · Asphyxie-Schutz dur Schweres Wasser (D20). Experientia 37, 263 (1981) · Adenine nucleotide levels of canine kidneys during hypothermic aerobic or anaerobic storage in Collins' solution. Eur Surg Res 13, 181-188 (1981) · Hochdosierte Aprotinin (Trasylol)-Therap - unschädl f d Niere? Langenbecks Arch Chir 360, 241 (1983) · Aprotinin (Trasylol) protection - unsuitable for hypothermic kidney preservation. Transplantation 37, 115 (1984) · Induction of tolerance to allogenic skin grafts by intrasplenic transplantation of donor specific liver cells. Eur Surg Res 16 [Suppl], 77 (1984) · „Flush solution 2" a new concept for 1-3 days hypothermic renal storage preservation. Experiments on functional recovery after preservation in Euro-Collins, Collins' C2, Hypertonic citrate or F 2 solution. Transplantation 39, 122 (1985) · Transplantat u Konservierg d Leber (chinesisch). Chin J Organ Transplantation 6, 158 (1985) · Forschung zur Toleranzinduktion (chinesisch). ebd 7, 16 (1986) · Konservierg u Transplantat d Niere (chinesisch). Chin Z „Dtsch Med" 176, 176 (1986) · Heart storage preservation for 18-24 hours using a new „Euro-Flush"-Solution. Eur Surg Res 1988 (im Druck)
MH D Frühgeburt. Möglchktn u Probl d Bhdlg. München: Gedon & Reuss 1984
BV Anaerobiosetoleranz v Herz u Kreislauf. In: Fortschr i d Wiederbelebg. Erlangen: Perimed 1975 · Cardiopulmonary effects of Fenoterol and Betamethasone in pregnant beagles - investigations using implanted cardiac catheters in conscious animals. In: Beta-mimetic drugs in obstetrics and perinatology. Stuttgart: Thieme 1982 · Deuterium oxide (D_2O) for organ preservation. In: Organ preservation - basic and applied aspects. Lancaster: MTP Press 1982 · D Veränderng d Herz-Kreislauf-Parameter dur Betamimetika - tierexptelle Untersuchgn. In: Indikat u Gefahren d Tokolyse. Ingelheim: Boehringer 1981 · Nebenwirkgn d Glucocorticoidgabe z Beschleunigg d foetalen Lungenreife unt Tokolyse. In: Wehenhemmg. Berlin: Springer 1982 · Z glykogenolyt Wirkg d Tokolyse a d foetalen Leber - Vergleichsuntersuchgn v Hexoprenalin, Fenoterol, Buphenin u Ritodrin a d Ratte. In: ebd · Trasylol-Effekte a d Niere - Temperatur- u Dosisabhänggkt. In: Proteo-

lyse u Proteinaseinhibition i d Herz- u Gefäßchir. Stuttgart: Schattauer 1985

Fischer, Klaus, Dr. med., Leiter d. Fachbereichs Hand- u. Plast. Chir., AK St. Georg, Lohmühlenstr. 5, 2000 Hamburg 1 · *12.05. 44 Langballig · **A** 70, Göttingen · **D** 70, Göttingen · **AG** Inn. Med. · **FG** Chirurgie 78 · **TG** Plastische Chirurgie 87, UnfChir 78 · **TW b)** 78–80 Abt. Hand- u. Plast. Chir. BG-Unfall-Krhs. Hamburg (Buck-Gramcko) · 85–86 Klin. Plast. Chir. Lübeck (Lösch) **c)** Seit 80 Leiter Fachber. Hand- u. Plast. Chir. AK St. Georg Hamburg (Eggers)

Fischer, Siegfried Walter, Priv. Doz. Dr. med. habil., Chefarzt i. R., Lyraweg 3, 3118 Bad Bevensen · *02.11. 15 Dresden · **A** 40, Leipzig · **D** 40, Leipzig · **AG** Knochenbruchbhdlg. · Osteotomie, Callusbildg. · **FG** Chirurgie 09/49 · **TG** UnfChir 01/70 · **ZB** Badearzt 03/80 · **H** 76, Hamburg · **TW a)** 49–57 Stadt/Kreiskrhs. Schleswig-Hesterberg (Küntscher) · 57–69 Hafenkrhs. Hamburg (Küntscher) **b)** 69–81 Unfallchir. II. Chir. Abt. Hamburgisches Krhs. Bad Bevensen **c)** i. R. · **S** 69–81 Chefarzt II. Chir. Abt. Hamburgisches Krhs. Bad Bevensen
ZV Selt Lokalis e Endometriosis ext extraperitonealis. Z Geburtsh 3, 240 (1953) · Bhdlg d schmerzhaft Coxarthrose dur perkut Arthrodese. MMW 35, 1150 (1955) · Aufweiten d Markhöhle b d Marknagelg. Chirurg 12, 556 (1960) · Enzymat Brandwundenbhdlg. Chir Praxis 5, 217 (1963) · Traitment des fraktures esquilleuses du tiers distal fémur par Lénclouage fémorotibial. Acta Orthop Belg 31 (1965) · Marknagelg i d Knochenbruchbhdlg u Knochenchir. Materia medica Nordmark 1 (1967) · Distraktor u Innensäge, wertvolle Hilfsmittel b d Marknagelg d Pseudarthrose. H Unfallheilkd 94, 71 (1968) · Geschloss Osteotomie. Chir Praxis 12, 435 (1968) · Bisher Erg d Anwendg d Knocheninnensäge. Chirurg 5, 224 (1969) · Erfahrg m d Y-Nagelg na Küntscher. H Unfallheilkd 106, 54 (1969) · D geschloss Beinlängenausgleichs-Osteotomie z Vermeidg v Gelenkbeschwerd. Rehabilitation 3, 147 (1969) · D Bhdlg d Oberschenkeltrümmerfrakt m Distanznagelg. Monatschr Unfallhkd 12, 509 (1969) · Indikatfehler b konserv u op Knochenbruchbhdlg. Langenbecks Arch Chir 327, 869 (1970) · Op Beinverkürzg n d Verfahr n Küntscher. Orthopäde 1, 50 (1972) · Nekrolog: Gerhard Küntscher. Dtsch Med Wochenschr 98, 5151 (1973) · Rö-Strahlenbelstg b geschloss Oberschenkelverkürzungsosteotomie. Chirurg 44, 548 (1973) · D Marknagelg v i Fehlstllg verheilt Frakt u Pseudarthrosen. ebd 44, 548 (1973) · Was ist b d Unterschenkelnagelg na Küntscher z beachten? H Unfallheilkd, 117, 94 (1973) · Grunds z Indikat u Techn d intramedull Frakturfix, insbes bezg a d Küntschernagelg. Unfmed Tag LV gewerbl Berufsgen 35, 19 (1978) · Fehl b d Marknagelg. ebd 42, 115 (1980)
MH Geschlossene Osteotomie. Med Kassette 162000, audio-visuelle Information Ullstein AV, 1971 · Marknagelungsprax na Küntscher. Stuttgart: Thieme 1980 · Intramedullary nailing. Stuttgart: Thieme 1982

Fischer, Wolfgang, Dr. med., Oberarzt, Abt. Kinderchir. Chir. Klin., Städt. Krankenanst., Lutherplatz 40, 4150 Krefeld · *16.02. 49 Bad Harzburg · **A** 77, Köln · **D** 86, Mainz · **FG** Chirurgie 05/84 · **TG** Kinderchirurgie 08/85 · **TW b)** Seit 05/84 Abt. KindChir. Klin. Städt. Krankenanst. Krefeld · 09/88–09/89 Komm. Leiter Abt. KindChir ebd. **c)** Oberarzt

Fleischer, Horst, Dr. med., Chefarzt, Städt. Krhs. Solingen, Gotenstr. 1, 5650 Solingen · *09.02. 35 Judenburg/ Österr. · **A** 58, Innsbruck · **D** 66, Solingen · **AG** 60–65 Ass. Bergmannsheil Bochum · 65–74 Ass. u. OA Städt. Krhs. Solingen · **FG** Chirurgie 68 · **TG** UnfChir 70 · **TW a)** 60–65 Ass. Bergmannsheil Bochum (Bürkle de la Camp, Rehn) · 65–68 Ass. Städt. Krhs. Solingen (Mayer) · 68–74 OA ebd. **c)** Chefarzt Unfallchir. · **S** Seit 74 Chefarzt Solingen

Flimm, Werner, Dr. med., i. R., Gemarkenstr. 136, 5000 Köln 80 · *18.09. 10 Giessen · **A** 36, Giessen · **D** 38, Giessen · **AG** AllgChir. · **FG** Chirurgie 41 · **ZB** Arbeitsmed. · **TW a)** Allg. Chir. Städt. Krhs. Köln-Mülheim **b)** Allg. Chir. **c)** i. R.

Flintsch, Konrad Georg, Dr. med., Chefarzt, Chir. Klin. Städt. Marienkrhs., Lehrkrhs. d. Univ. Erlangen-Nürnberg, Mariahilfbergweg 7, 8450 Amberg · *12.09. 34 Nürnberg · **A** 62, München · **D** 60, München · **AG** Abdomen- · Thorax- · Gefäß- · KindChir. · Traumatol. · **FG** Chirurgie 67 · **TG** KindChir 71, UnfChir 73 · **TW a)** 67–71 Chir. Klin. Nürnberg (Holder) · 71–73 OA Chir. Klin. Amberg (Felkel) **c)** Chefarzt · **S** Seit 73 Chefarzt Chir. Klin. Amberg
ZV Erfahrgn m d Narkosemittel Fluothane a e mittl Krhs. Chirurg 1961 · Cotel-Kaeting-Pulsanzeiger. MMW 1964 · Teratoide Nierengeschwülste i Kindalt. Z Kinderchir 1967 · D Gallenstein-Ileus. MMW 1970 · D Verschlußikterus. ebd · D Arthrodese d ob Sprunggelenkes. Chirurg 1984 · Multiple Dünndarmkarzinoide. Fortschr Med 1984 · Spontane bds Schenkelhalsfrakt aus unklarer Urs. Chirurg 1985 · Katheterjejunostomie. Fortschr Med 1985 · D inkarzerierte Zwerchfellhernie als selt Urs e Dickdarmileus. Chir Praxis 1986 · Extreme Achsenfehlstelln a kindl Femur a Urs e Spontanfrakt. Chirurg 1986 · Extremitätenerhalt Bhdlg b generalis Karzinom. Klinikarzt 1986 · Darf man b d inf Tibipseudarth heute noch amputieren? H Unfallheilkd 1987

Fohler, Wilhelm, Dr. med., Chefarzt i. R., Südwall 35, 4170 Geldern · *05.12. 07 Oberhausen-Osterfeld · **A** 35, Berlin · **D** 35, Münster/Westf. · **AG** AllgChir. · **FG** Chirurgie 09/40 · **TW a)** 39–45 Kommiss. Chefarzt St. Josefs-Hosp. Oberhausen-Sterkrade · 45–72 Chefarzt St. Clemens-Hosp. Geldern **c)** i. R. · **S** Siehe TWa

Forell, Ludwig Adam, Dr. med., AssArzt, Städt. Krhs., Friedrich-Engels Str. 25, 6750 Kaiserslautern · *24.11. 51 Bensheim/Hessen · **A** 82, Frankfurt · **D** 83, Frankfurt · **AG** 06/82–04/84 Chir. Lindenfels · 05/84–04/87 Chir. Herford · 04/87–12/89 Chir. Mühlacker · seit 01/90 Chir. Kaiserslautern · **FG** Chirurgie 03/89 · **ZB** Sportmed. 03/89 · **TW a)** 04/87–12/89 AllgChir. Abt. Kreiskrhs. Mühlacker (Haug) **b)** Seit 01/90 UnfChir. Städt. Krhs. Kaiserslautern (Ritter) **c)** AssArzt

Forstner, von, Rüdiger, Dr. med., niedergel. Chirurg, Wulfsteert 33, 2330 Eckernförde · *10.12. 41 Berlin · **A** 71, Düsseldorf · **D** 70, Bonn · **AG** Chir. Endoskop. ·

FG Chirurgie 04/76 · **TG** UnfChir 06/82 · **TW a)** 04/71-03/73 Städt. Krhs. Lörrach (Losch) · 04/73-01/77 Chir. Abt. Med. Hochschule Lübeck (Remé) · 02/77-08/82 St. Marien Krhs. Siegen (Kovacicek) **c)** niedergel. Chirurg · **S** 09/82 niedergel. als prakt. Arzt, seit 01/85 niedergel. als Chirurg-Unfallchirurg Ekkernförde
ZV Notfallendoskop b Laugen- u Säureverätzg i Kindesalt. Aktuel Gastrologie 7/2, 107-112 (1978)
BV Präop Einsatz d Laparoskopes. In: Prinzipien d präop Endoskop. Weinheim: edition medizin 1983

Forth, Erich Emil Heinrich, Dr. med., Chefarzt, Chir. Klin., Virchowstr. 8 h, 3150 Peine · *16.04. 29 Veltheim/Ohe · **A** 56, Erlangen · **D** 55, Erlangen · **AG** Allg.- u. AbdominalChir. · **FG** Innere Medizin 60 · Chirurgie 67 · **TW a)** 56-60 Inn. Abt. Kreiskrhs. Peine (Liebau) · 60-67 Unf.-Chir. ebd. (Kunze) · 67-75 Allg.chir. Abt. ebd. (Hilge) **c)** Chefarzt · **S** Seit 75 Chefarzt Chir. Klin. Krhs. Landeskreises. Peine

Fraedrich, Gustav, Dr. med., Oberarzt, Abt. Herz- u. Gefäßchir. Univ.-Klinikum, Hugstetter Str. 55, 7800 Freiburg · *26.11. 51 Heilbronn · **A** 77, Giessen · **D** 80, Giessen · **FG** Chirurgie 05/83 · **TG** GefChir 01/85, Thorax- u. Kardiovaskularchirurgie 03/88 · **TW b)** 83-85 OA Klin. Herz- u. GefChir. Univ. Giessen (Hehrlein) · Seit 85 OA Abt. Herz- u. GefChir. Univ. Freiburg (Schlosser) **c)** OA
ZV Erste Erfahrg m d SJM-Herzklappe. Klinikarzt 8, 752 (1979) · Continuous peritoneal dialysis, an alternative to hemodialysis in acute renal failure after cardiovascular operations. Thorac Cardiovasc Surg 28, 246 (1980) · Actively adhering endocardial leads for pacing in children. ebd 29, 242 (1981) · Instillation of fibrinolytic enzymes in the treatment of pleural empyema. ebd 30, 36 (1982) · Chir d krit Herzfehler b Neugeb u jüngeren Sgl. Diagnostik Intensivmed 7, 26 (1982) · Herzklappenersatz m drei versch Kippscheibenventilen. Med Welt 33, 732 (1982) · D chir Techn d Dialyse-Shunt-Anlage. Klinikarzt 11, 583 (1982) · Sarcoma of the lung in a pacemaker pocket, simple coincidence or oncotaxis? Thorac Cardiovasc Surg 32, 67 (1984) · Vascular surgery in the aged. Acta Gerontol 35, 152 (1985) · Five-years acturial analysis after heart valve replacement with the St Jude Medical prosthesis. Z Kardiol 75, 282 (1986) · Akut u verzög aortokor Bypass-Op n translumin Angioplastie. Langenbecks Arch Chir 369, 579 (1986) · Chir Therapmöglichkt malig Tumorinvas i d Vena cava. Angio 8, 391 (1986) · Erste klin Erfahrg m e neuartig gewebten Dacron-Prothese i d Chir abdomin Aortenaneurysmen. ebd 9, 107 (1987) · Kardiovask Op b Pat m periop eingeschränkter Nierenfunkt. Langenbecks Arch Chir 372, 619 (1987) · Chir d isol Beckenarterienaneurysmas. Angio Arch 16, 112 (1988) · Reduction of blood transfusion requirement in open heart surgery by administration of high doses of aprotinin. Thorac Cardiovasc Surg 37, 89 (1989)
BV Expanded PTFE-grafts - Should they be used for myocardial revascularisation? In: Life support systems. London: Saunders 1983 · Cardiac surgery in chronic renal failure - Experience with continuous peritoneal dialysis. In: Surgery in chronic renal failure. Stuttgart: Thieme 1984 · Interdiszipl Bhdlg d Cavathrombose. In: 3 Dtsch-Jap Kongr Angiol. Gräfelfing: Demeter 1984 ·

DSA-kontroll Früherg e neuen Bioproth f d Gefersatz. In Gefrekonstr u Gefersatz. Hameln: TM-Verlag 1985 · Surgical treatment of PTA-induced complications in the iliac and femoro-popliteal region. In: What is new in angiology. München: Zuckschwerdt 1986 · Intraop Krit z Shuntanlage i d Karotischir. In: Indik u op Fehler i d Chir. Berlin: De Gruyter 1987 · Wertigkt biol Proth f d fem-pop u crur Artersatz. In: Grenzen d crur Rekonstrukt. Gräfelfing: Demeter 1987 · E neue Dacronproth ohne Preclotting i d Aneurysmachir. In: D prim dichte Dacronproth - Standortbest. Gräfelfing: Demeter 1989

Franckson, Helmut, Dr. med., Chefarzt i. R., Nibelungenstraße 14, 5750 Menden 1 · *29.09. 24 Eschweiler · **A** 53, Bonn · **D** 53, Bonn · **AG** 53 Pathol. · 54 Inn. Med. · 55-59 Chir. · **FG** Chirurgie 04/59 · **TW a)** 59-64 1. Assistent Chir. Klin. Aachen (Klostermeyer) · 64-66 Oberarzt Chir. Klin. Marienhospital Hamm (Petermann) **c)** i. R. · **S** 67-71 Chefarzt Chir. Abt. Marienhosp. Hemer · 71-87 Chefarzt Chir. Abt. Marienkrhs. Wickede

Frank, Günter, Prof. Dr. med., Chefarzt, Klin. Herz-, Thorax- u. Gefäßchir., Städt. Klinikum, Salzdahlumer Str. 90, 3300 Braunschweig · *25.09. 44 Stühlingen (Krs. Waldshut) · **A** 71, Hannover · **D** 70, Heidelberg · **AG** Chir. · **FG** Chirurgie 09/77 · **TG** Thorax- u. Kardiovaskularchirurgie 10/80, GefChir 10/84 · **H** 83, Hannover (Chirurgie) · **P** 88, Hannover · **TW b)** Seit 10/78 OA, THG-Chir. Med. Hochschule Hannover · 04/85-09/89 Ltd. OA ebd. (Borst) · **S** Ab 12/89 Chefarzt Herz-, Thorax- u. Gefäßchir. Städt. Klinikum Braunschweig
ZV Multilokul arteriosklerot Wandumbau na Lymphabflußblockade. Inauguraldiss Heidelberg 1970 · Dislokathäufgkt endokardial Schrittmacherelektrod. Pacemaker Digest 10, 13 (1976) · Z Implantat d intraaort Ballonpumpe üb d Aorta ascendens. Thoraxchir 25, 25 (1977) · Intraabdomin Bltg als selt Komplikat e Mekkel'schen Divertikels. Chirurg 48, 238 (1977) · Späterg na linksventrikul Aneurysmaresekt. MMW 120, 565 (1978) · Verletzgn d Herzens u d groß Gefäße. 19 Unfallsem MHH, Hannover 1978 · Diagnost u therapeut Richtlin b Verletzgn d Herzens u d groß Gefäße. Notabene Medici 9, 953 (1979) · Thrombosis of the inferior vena cava after closure of atrial septal defect. - case report. Thorac Cardiovasc Surg 28, 243 (1980) · Results after resection of postinfarction left ventricular aneurysms. ebd 28, 423 (1980) · Direct surgical therapy of ventricular arrhythmias in coronary heart disease. ebd 29, 315 (1981) · Surgical management of refractory ventricular arrhythmias current status in patient selection. Int Med for the Specialist (IM) 3, 39 (1982) · Diagn- u Therapschlüssel Thorax-, Herz u Gefäßchir. Medizinische Hochschule Hannover 1982 · D Resekt d chron postinfarz Aneurysmas d linken Ventrikels - Neuere Aspekte z Indikat u op Techn. Habilitationsschrift Hannover 1983 · Lebenserwartg u Späterg na Resekt von postinfarz Herzwandaneurysmen. Lebensver Med 35, 36 (1983) · Successful surgical treatment of focal atrial tachycardia. Thorac Cardiovasc Surg 34, 398 (1986) · Verfahrenswahl b d Herzklapchir. Z Klin Med 42, 119 (1987) · Ektope atriale Tachykard: Chir Therap. Z Kardiol 76, 118 (1987) · Gewebespiegel von Ofloxacin in der menschlichen Lunge. ZAC 5, 7-10 (1988) · Surgical

alternatives in the treatment of life-threatening ventricular arrhythmias. Eur J Cardio Thorac Surg 2, 207–216 (1988) · Chir Therap lebensbedrohl tachykard Herzrhythmusstörgn b Kindern. Monatsschr Kinderhlkd (1989)
MH Postop Pflege na herzchir Eingr (Teil I) (6 Aufl). Hannover: Med Hochschule Hannover 1986 · D postop Pflege na herzchir Eingr (Teil II) (6 Aufl). ebd · Herzchir, 5 Aufl. Hannover: Med Hochschule Hannover (1986)
BV Erfahrgn m d intraaortal Ballonpumpe na Herzop. In: Intraaortale Ballongegenpulsation (IABP). Stuttgart: Thieme 1977 · Behandlg d Sterumdehiszenz na off Herzop. Kongreßbericht. Gräfelfing: Demeter 1979 · Treatment of sternal dehiscence after open cardiac surgery. In: Cardiovascular surgery 1980. Berlin: Springer 1981 · Mechan Kreislfunterstützg du intraaort Gegenpulsat (IABP). In: Hämodynam d häufgst Herzfehler. Stuttgart: Thieme 1982 · Antiarrhythm Kardiochir. In: Apparat vs medikament Therap i d Kardiol. Stuttgart: Fischer 1985 · D automat implantbar Defibrillator. Videofilm Modellversuch ‚Audiovisuelle Medien i d Med'. Hannover: Medizinische Hochschukle Hannover 1986 · Endokardresekt b Kammertachykardie na Myokardinfarkt. In: Lebensbedrohl ventrikul Herzrhythmusstörgn. Darmstadt: Steinkopff 1987 · Intraoperative findings influencing prognosis in infective endocarditis. In: Update in infective endocarditis. München: Urban & Schwarzenberg (in press)

Franke, Dietrich, Prof. Dr. med., Chefarzt i. R., Richard-Wagner-Str. 7, 7520 Bruchsal · *29. 09. 21 Achern · **A** 49, München · **D** 49, München · **FG** Chirurgie 58 · **TG** UnfChir 71 · **H** 63, Marburg · **P** 69, Heidelberg · **TW a)** 49 Pathol. Inst. München · 49–50 Med. Univ.-Klin. München · 50–51 Inn. Abt. Krhs. Geislingen · 51–52 Krhs. Achern · 53 Staatl. Frauenklin. Stuttgart · 53 Freiburg · 54–55 Chir. Klin. Dresden-Johannstadt · 55–56 Krhs. Tuttlingen · 56–59 Tübingen · 59–65 Marburg · 65–86 Krhs. Bruchsal **c)** Chefarzt i. R. · **S** 02/65–10/86 Chefarzt Chir. Abt. Krhs. Bruchsal
ZV Verkalkg u Prolaps d Nucleus pulposus i Kindesalt. Med Welt 13, 579–581 (1959) · Cardio-respirator Störgn b hochgrad Adipositas. Chirurg 31, 485–486 (1960) · Klin Brauchbarkt d Platinelektrode na Bartels u Reinhard z Messung der PO_2 im Blut. Klin Wochenschr 39, 594–596 (1961) · Epiphysäre Knochennekrose am Metacarpale IV. Monatschr Unfallhkd 65, 197–199 (1962) · Beiderseit Radialis-Schlafdrucklähmg na Langzeitbewußtlosigkt. ebd 66, 473–475 (1963) · Z Pathophysiol d Infusionsbhdlg b Bewußtlosen. Langenbecks Arch Chir 305, 428–456 (1964) · Beitr z Pseudarthrosenbhdlg v Radius, Ulna u Clavicula. Monatschr Unfallhkd 67, 473–478 (1964) · D beiderseit Frakt u Pseudarthrose d Kahnbeins d Hand. Chir Praxis 10, 379–386 (1966) · D recidivier Invaginat. Pädiatr Prax 6, 37–41 (1967) · D kindl Navicularefrakt u ihre Besonderhtn. · Drainier Palliativmaßnahm b malig Gallenwegsverschl. Therapiewoche 22, 44, 3828 (1972) · Choledochus-T-Kanüle. Chirurg 43, 389–391 (1972) · Totalersatz d Humerus einschl Schulter- u Ellenbogen. ebd 47, 531–533 (1976) · D gezielte Wirbelbiops. Chir Praxis 24, 385–393 (1978) · D Krallennagel (z stat u dynam Verriegelg). Symp BG-Unfallklin Ludwigshafen 1978 · M Crohn d Magens u d Duodenums. Med Welt 31,

1667–1671 (1980) · D „Kontusion" d spongiösen Knochens. Unfallheilkunde 86, 458–460 (1983) · D stabile, ablenkgsfreie Drahtcerclage. Chirurg 56, 408–410 (1985) · D Wertgkt d Arthrograph i Vergl z gehalt Aufnahme i d Diagnost v Kapselbandläsionen a ob Sprunggelenk. Röntgenpraxis (Röntgen u. Laborprax) 39, 41–46 (1986) · Peritoneograph gesichert Nachweis v klin nicht erfaßb Hernien sowie Recidivleistenhernien- u Schenkelhernien. Chir Praxis 1989
BV Sog symptomat Hernie und der Bruchzufälle. In: Prakt Chir Bd. 66, 1964

Franke, Eberhard, Dr. med., Chefarzt, Klinik des KHZV Kempten-Oberallgäu, Memmingerstr. 50, 8960 Kempten · *19. 09. 36 Oppeln/Oberschles. · **A** 65, München · **D** 64, München · **AG** Pathol. · AllgChir. · UnfChir. · GefChir. · **FG** Chirurgie 71 · **TG** UnfChir 73 · **TW a)** 71–72 BG Krankenanst. Bergmannsheil Bochum (Rehn) · 73 Univ.-Klin Westend Berlin (Bücherl) u. Aggertalklin. Engelskirchen (Giessler) · 74 BG Krankenanst. Bochum (Rehn) · Seit 75 Kempten-Allgäu **c)** Chefarzt · **S** Seit 85 Chefarzt Kempten-Allgäu
ZV Chir Bhdlg v Durchbltgsstörgn d ob Extremität. Thoraxchir 22, 547 (1974) · Erg d Konserv u op Bhdlg b Fersenbeinbrüchen. H Unfallheilkd 121, 353 (1975)
BV Berufsgen Verletzgn a Schädel, d WS u d Beckens (Diss). München: Schubert 1964

Freckmann, Niels, Priv. Doz. Dr. med., Oberarzt, Neurochir. Abt. Univ.-Krhs. Eppendorf, Martinistr. 52, 2000 Hamburg 20 · *12. 11. 42 Berlin · **A** 73, Frankfurt/M. · **D** 78, Hamburg · **AG** 11/73–12/75 Chir. AK Rissen, Hamburg · 01/76–06/79 NeurChir. AK Altona, Hamburg · seit 07/79 NeurChir. UKE Hamburg · **FG** Neurochirurgie 07/82 · **H** 88, Hamburg · **TW b)** Seit 82 OA NeurChir. Univ. Krhs. Eppendorf Hamburg (Herrmann) **c)** OA NeurChir.
ZV Angiogr demonstration of vascular injuries following head injury and its significance. Adv Neurosurgery 5, 116 (1978) · Komb cerebr Dysplasie: Azygote A cer ant b Balkenmangel m Balkenlipom u Aneurysma d A cer med. RÖFO 131, 441 (1979) · Treatment of neurogenic torticollis by microvasc lysis of the accessory nerve roots – Indication, technique and first results. Acta Neurochir (Wien) 59, 167 (1981) · Traumatic arteriovenous fistulae of the middle meningeal artery and neighbouring veins or dural sinuses. ebd 55, 273 (1981) · Konvent u computerass Angiotomogr b Aneurysmen u Angiomen. Radiologe 21, 249 (1981) · Microsurgical decompression of accessory nerve benefits neurogenic torticollis patients. Forefronts of Neurol (Can) 6, 4 (1982) · D Bhdlg d sog idiopath Trigeminusneuralgie heute. Hamb Ärztebl 36, 234 (1982) · Fortschr i d Bhdlg v Subarachnoidalbltgn n Aneurysmaruptur. Psycho 5, 408 (1985) · Relationship between the spinal accessory nerve and the posterior root of C1 in spasmodic torticollis and common autopsy cases. Zentralbl Neurochir 47, 134 (1986) · Bilateral lysis of the spinal accessory nerve roots for treatment of spasmodic torticollis – Follow up of 33 cases. Acta Neurochir (Wien) 83, 47 (1986) · Does the timing of aneurysm surgery neglect the real problems of subarachnoid haemorrhage? ebd 89, 91 (1988)
BV Hirnprotekt Maßnahm aus d Sicht d Neurochirurgen. In: Indik u Prax cerebroprotekt Maßnahm i d

Neurochir. Berlin: Springer 1985 · Bilateral microsurgical accessoriolysis for the treatment of spasmodic torticollis. In: Diseases in the cranio-cervical junction. Berlin: De Gruyter 1987 · Früh-OP v Grad-III-Pat n Aneurysmaruptur. Neurochirurgie in ausg Kapiteln. Stuttgart: Hippokrates 1987

Freick, Hansjürgen, Dr. med., Chefarzt, Krhs. Bethanien, Virchowstr. 4, 4600 Dortmund 30 · *26. 11. 34 Beierfeld · **A** 62, Wiesbaden · **D** 59, Frankfurt/M. · **AG** Chir. · **FG** Chirurgie 67 · **TW a)** 67–69 Städt. Kliniken Dortmund (Thorban) **c)** Chefarzt · **S** Seit 69 Chefarzt Krhs. Bethanien Dortmund-Hörde
ZV Erfolge m d Laschengleitnagel na Pugh b Frakt a proximal Femurende. Chirurg 38, 178 (1967) · Symptomat Nabelhernie m inkarzer Meckelschen Divertikel b stumpf Bauchtra. Zentralbl Chir 92, 2543 (1967) · Fehlgedeut Symptomatik b Quercoloncarc. Chirurg 39, 96 (1968) · D perkut transhepat Cholangiographie. Knappschaftsarzt 39, 75 (1970) · Osteosynth hüftnaher Femurfrakt m d Laschengleitnagel n Pugh. Zentralbl Chir 94, 880 (1969) · Verschluß d Duct choled du eingewand Granatsplitt. Fortschr Med 87, 49 (1969) · D Teleskopeffekt d Pugh-Nagels b per- u subtrochant Oberschenkelfrakt. H Unfallheilkd 106, 65 (1970) · Antibiotikakombinat: Cephalotin-Gentamycin als Initialbehandlg schwer akuter Infekt. Therapiewoche 20, 2919 (1970) · Verschluß cardianaher Magenfisteln m Endoproth. Zentralbl Chir 97, 1241 (1972) · Gleitsyst, Druckosteosynth o Krallennagel b Schenkelhalsfrakt. Zentralbl Chir 98, 1335 (1973) · Korrektumaßnahm n Osteosynth instab per- u subtrochant Frakt. ebd 12, 1017 (1977) · Z Thromboembolieprophylaxe b hüftgelenksnah Osteosynth u Gelenkersatz. Zentralbl Chir 104, 1280 (1979) · Ergänzende praeop Thromboembolieproph durch Aprotinin beim alloplast Hüftgelenkersatz. Med Welt 34, 614 (1983) · Antibiotikaproph mit Mezlocillin b Hüftegelenkersatzop. ebd 35, 938 (1984) · Beeinflussen Narkose u Op d Antibiotikakonz? Klinikarzt 14, 1290 (1985) · Einfluß d Reinraumsystems na Charnley-Howorth auf Luftkeimgehalt, Erregerspektrum u Infektsrate b Hüftgelenkersatzop. Krankenhausumschau 6, 3 (1987)
BV Thromboembolieprophylaxe b Osteosynth u total Gelenkersatz na hüftgelenksnah Frakt alt Mensch. In: D alt Mensch i d Chir. Berlin: Springer 1979 · Erfahrungen m Reinraumzone Exflow. In: Angewandt Krhs Hygien. Kongress Bd II. 1986

Freilinger, Gerhard, a. o. Prof., Abteilungsleiter, II. Chir. Klin. Wien, Spitalgasse 23, A-1090 Wien · *24. 11. 27 Linz/Donau · **D** 54 · **AG** Facialischir. · Tumorchir. · Mammachir. · Handchir. · **TG** PlastChir 59 · **ZB** Kriegschirurgie · **H** 71, Wien · **P** 76, Wien · **S** Ltd. Abteilungsarzt
BV Muscle transplantation. Springer 1981 · 2nd Vienna Muscle Symposium Facultas 1985

Frese, Josef, Dr. med., Chefarzt, Marienhospital, Hauptkanal re. 75, 2990 Papenburg · *16. 10. 41 Borghorst/Westf. · **A** 71, Düsseldorf · **D** 71, Münster · **AG** Proktol., Hand- u. PlastChir. · GefChir., Endokrinol. · **FG** Chirurgie 03/77 · **TW a)** 71–80 Wiss. Ass. Chir. Univ.-Klin. Münster (Bünte) · 80–02/83 Ltd. OA Chir. Abt. Marienhosp. Papenburg **c)** Chefarzt Chir. · **S** Seit 01/84 Chefarzt d. Chir. Abt. Marienhosp. Papenburg

Frey, Horst R. Fr., Dr. med., Chirurg i. R., Dr.-Nieperstr. 29, 3380 Goslar · *08. 09. 19 Chemnitz · **A** 44, Berlin · **D** 44, Innsbruck · **FG** Chirurgie 02/50 · **TW a)** 45–50 Chir. Univ.-Klin. Göttingen (Stich, Herlyn, Hellner) · 50–55 Krhs. Goslar (Büttner) · 51 Gastarzt b. Prof. Küntscher · 56–71 Belegarzt Priv. Klin. Georgenbad Goslar · 56–87 Chir. Praxis u. D-Arzt ebd. **c)** Chirurg i. R. · **S** 56–71 Belegarzt Priv. Klin. Georgenbad Goslar · 56–87 Niederlassung Chir. Praxis Goslar
ZV Präparat d Carotissinus b Katzen u Kaninchen. Diss Innsbruck 1944 · Speiseröhrensten n Diphtherie. HNO 1949 · Rektopexie n Ekehorn. Chirurg 1950 · Herstellg u Verwendg v Blutkonserven a d Chir Univ-Klin Göttingen. ebd · Speiseröhrendiphtherie. Med Klin 1952 · Marmorknochenkrkht. Tagg Nordw Dtsch Chir Ver. Chirurg 1950 · Exper Gallensteine d Dysproteinocholie. ebd, Zentralbl Chir 1951 · D Blutbank. Ref a d Tagg d med wiss Ges Univ Leipzig. ebd 1951 · Spätlaminektomie b Wirbelverrenkgs br d HWS m Restparesen. 71 Tagg Dtsch Ges Chir. Langenbecks Arch Chir 1954 · Austauschtransfus b Verbrenngn u posttraumat Crushsyndrom. Dtsch Bluttransfusionskonferenz. Dtsch Med Wochenschr 1953 · Pathol Frakturen. Tagg Dtsch Ges Unfallheilkd 1955. H Unfallheilkd 52 · Schenkelhals-Steilnagelg. Tagg Nordw Dtsch Chir Ver. Zentralbl Chir 1955

Frey, Volker, Dr. med., Arzt im MDK, Med. Dienst d. Krankenvers. Schleswig-Holstein, Jägersberg 23, 2300 Kiel 1 · *17. 05. 42 Treuburg/Ostpreussen · **A** 72, Hamburg · **D** 74, Hamburg · **AG** 10/74–03/75 NeurChir. AK Altona Hamburg · **FG** Chirurgie 03/79 · **TG** UnfChir 03/79 · **TW a)** 04/79–09/79 StatArzt Abdominalchir. Marienkrhs. Hamburg (van Ackeren) **b)** 10/79–04/88 StatArzt versch. Abt. d. UnfChir. im BG Unfallkrhs. Hamburg (Zimmer) **c)** Seit 05/88 Arzt im Med. Dienst d. Krankenvers. Schleswig-Holstein (vormals Vertrauensärztl. Dienst d. LVA) tätig als Fachgutachter u. Schwerpunktgutachter im Chir. u. UnfChir. Fachbereich

Frick, Stefan Werner, Priv. Doz. Dr. med., Ltd. Oberarzt, Chir. Univ.-Klin. Marienhosp. Ruhr-Univ. Bochum, Hölkeskampring 40, 4690 Herne 1 · *02. 12. 48 Bayreuth · **A** 77, Neuendettelsau · **D** 76, Erlangen · **AG** 11/76–04/77 Anästh. Neuendettelsau · 05/77–01/82 AllgChir. Neuendettelsau u. Mainz · **FG** Chirurgie 01/82 · **H** 89, Bochum · **TW a)** 01/82–12/85 Chir. Univ.-Klin. Mainz (Kümmerle) · 01/86–12/86 Ltd. OA Chir. Abt. Kreiskrhs. Grevenbroich (Willmen) · Seit 01/87 OA Chir. Univ.-Klin. Marienhosp. Herne (Brinkmann) **c)** OA Chir.
ZV Kompl na res Eingr b chron Pankreatitis. Langenbecks Arch Chir 356, 83 (1982) · Beitr z Therap d Gefäßprotheseninf. Angio 6, 61 (1984) · Synerg zw Antib u Ig bei tierexp Peritonitis. Helv Chir Acta 52, 143 (1985) · Efficacy of Ig in gram-neg Inf. Res Exp Med 185, 181 (1985) · Stellenwert v Sono u CT i d Diagn v Pseudocysten b chron Pankreatitis. Chir Praxis 35, 23 (1985) · Antib-Therap i d Gef-Chir. Vasa 14, 360 (1985) · Stellenwert d Notfall-Endosk f d chir Ther. Gastroenterol Reihe 23, 83 (1985) · Enterocut fist after surg for chron Pancreatitis. Dig Surg 3, 21 (1986) · D Gentamicin-Kette i d Bhdlg inf Gefäßprothesen. Helv Chir Acta 53, 105 (1986) · Adj Ig-Therap b tierexp Peritonitis. Allergolo-

gie 9, 405 (1986) · Pankreasverl u stumpf Abd-Traumen. H Unfallheilkd 181, 529 (1986) · Risik f e Reverschl na art Embolekt. Acta Chir Austriaca 18, 277 (1986) · Chir d chron Pankreatitis I (Resektionen). Dtsch Med Wochenschr 112, 629 (1987) · Chir d chron Pankreatitis II (nicht resez Op). ebd 112, 832 (1987) · Pankr-Zyste na op transpap Pankreatitisokk b chron Pankreatitis. Aktuel Chir 22, 159 (1987) · Asz Jejunalinvag i e Braunsche Anast. ebd 22, 225 (1987) · Linksresektion. Chir Gastroent m interdisz Gespr 3/87, 93 (1987) · Art Rekonstr m Fremdmat: Verh d Antib-Proph d postop Inf. Acta Chir Austriaca 20, 160 (1988) · Stim of phag by Ig in anim exp. Progr in clin a biol res 308, 1037 (1989)

Fricke, Eckart, Dr. med., niedergel. Chirurg, Saarlandstr. 9, 4630 Bochum 6 · *23. 11. 25 Hermannsburg · A 52, Marburg · D 52, Frankfurt/M. · **FG** Chirurgie 11/59 · **TW a)** Bis 10/60 Chir. Klin. Nordstadt Hannover (Knepper) · 10–12/60 Klinomobileinsatz Nigeria · 61/62 Chefarzt Chir. Klin. Gondar/Äthiopien · 62–64 OA Krupp Krankenanst. Essen (Weber) **c)** Niedergel. Chirurg · **S** 61/62 Chefarzt Chir. Klin. Gondar/Äthiopien · 64–68 Chefarzt Chir. Abt. Martin-Luther-Krhs. Wattenscheid · Seit 69 niedergel. Chirurg Bochum-Wattenscheid
ZV Bißverl dur tollwütige Hyänen u ihre klin Bhdlg. Z Tropenmed Parasitol 13, 362–368 (1962) · D Krankengut e chir Abt i Äthiopien u seine strukturel Besonderhtn. ebd 14, 1–12 (1963) · Z Unfallzusammenhang v Ileus u stumpfem Bauchtrauma. Monatschr Unfallhkd 6, 253–255 (1963) · Gelenkeitergn na Cortison-Therap. Chirurg 7, 323–325 (1964) · Späterg na Op d Mamma-Ca 1952–1962. Langenbecks Arch Chir 7, 106–124 (1964) · Chir Erfahrgn i Äthiopien. Dtsch Med Wochenschr 5, 225–227 (1965)

Friedel, Claus, Dr. med., Chefarzt, Kreiskrhs. Ziegenhain, Krankenhausstr., 3578 Schwalmstadt-Ziegenhain 2 · *14. 08. 34 Stuttgart · A 63, Stuttgart · D 61, Tübingen · **AG** 02/63–06/71 Portale Hypertension, Pankreaschir., Chir. Stuttgart · **FG** Chirurgie 02/68 · **TW a)** 68–71 Chir. Klin. Krhs. Bad Cannstadt (Fischer) **c)** Chefarzt u. Ärztl. Dir. · **S** Seit 71 Chefarzt Chir. Abt. Kreiskrhs. Ziegenhain, seit 85 Ärztl. Dir. ebd.

Friedel, Horst Günter, Dr. med., Chefarzt u. Ltd. Med. Dir. i. R., Bergstr. 6, 6340 Dillenburg 3 · *12. 12. 20 Gotha · A 47, Heidelberg · D 49, Marburg · **AG** AbdChir. · Schilddrüsenchir. · UnfChir. · **FG** Chirurgie 04/53 · **TW a)** 48 AssArzt Chir. Univ.-Klin. Heidelberg (Bauer) · 48–52 AssArzt Städt. Krhs. Dillenburg (Zopff) · 52–56 StatArzt Chir. Abt. Kreiskrhs. Dillenburg (Zopff) · 56 OA Chir. Abt. Kreiskrhs. Dillenburg (Zopff) · 55 Gastarzt Chir. Univ.-Klin. Marburg (Zenker) · 64 u. 65 Gastarzt Kantonspital Chur (Allgöwer) **c)** Chefarzt i. R. · **S** 68/69 Kommissar. Chefarzt Chir. Abt. Kreiskrhs. Dillenburg · 69–85 Chefarzt ebd.
ZV D offene Kniegelenk. 1949 · Trasylol-Bhdlg d Peritonitis. Med Klin 34, 1369 (1965) · Schutzimpfg geg Wundstarrkrampf dring notwend. Uns Pferd 11 (1976)

Friedl, Peter, Dr. med., Oberarzt, Chir. Univ.-Klin. Heidelberg, Im Neuenheimer Feld 110, 6900 Heidelberg · *18. 04. 50 Freudenberg · A 75, München · D 77, München · **AG** Chir. Endoskopie · Chir. Onkol. · **FG** Chirurgie 11/86 · **TG** UnfChir 04/89 · **TW a)** Seit 10/81 Chir. Univ.-Klin. Heidelberg (Herfarth) **b)** Seit 10/86 Abt. UnfChir. ebd. **c)** OA Abt. AllgChir., Leiter Einheit Chir. Endoskopie
ZV Prospekt randomisierte Studie üb d Beeinflussg d postop Pankreatitis b Gallengangsop. Langenbecks Arch Chir [Suppl] Chir Forum 82, 283 (1982) · Kann dur d prox gastrale Vagotom d Karzinomgefährdg d op Magens i Vergl z Magenresekt reduziert werden? Erg d Nitrat-Belastgstestes. Langenbecks Arch Chir 366, 608 (1985) · Concept and results of surgical treatment of bleeding gastroduodenal ulcers. Dig Surg 3, 94 (1986) · Endoprothesenimplantat u Neodym-YAG-Lasertherap b inop Oesophagus-Cardiaca. Gastroenterologie 24, 509 (1986) · Erste Erfahrgn m d Einsatz d Neodym-YAG-Lasers b benig Rektumstenosen. Coloproctology 6, 348–352 (1986) · Mechanische Dilatat u Neodym-YAG-Laserkoagulat z kombiniert Therap pept Oesophagusstenosen. Laser 3, 136–140 (1986) · Syst f Langzeit-lokoregionale Chemotherap b d Ratte. Langenbecks Arch Chir 865 (1986) · Vermindert system Detoxifizierg d Nebenwirkgn e loko-regionalen Chemotherap? ebd 231–235 (1987) · Therap d tumorbedingt gastrointest Blutg. Dtsch Med Wochenschr 129, 259–261 (1987) · Studies on experimental liver infusion and additional systemic detoxification. Cancer Treatment Rev 14, 3–9 (1987) · Konservat Therap d benig Oesophagusstriktur mittels mechan Dilatat u Neodym-YAG-Laserkoagulat. Langenbecks Arch Chir 372, 899 (1987)
BV Wertigkt d intraop Endoskop. In: Gastrointest Blutg. Hannover: Kali-Chemie-Pharma GmbH 1985 · D medikament Therap d inop Echinococcus multi lobularis m Mebendazol. In: Akt Probl Chir u Orthop 23. Huber 1982 · Syndr u Störgn na Oesophagusersatz. In: Endoskopie postop Syndr. Berlin: Springer 1988 · D Adenoca d gastrooesophagealen Übergangs. In: Aktuel Therap d Cardiaca. Berlin: Springer 1988

Friedl, Wilhelm, Priv. Doz. Dr. med., Oberarzt, Chir. Univ.-Klin., Im Neuenheimer Feld 110, 6900 Heidelberg · *28. 07. 51 Temeschburg · A 78, Stuttgart · D 77, Heidelberg · **FG** Chirurgie 10/83 · **TG** UnfChir 05/84 · **H** 88, Heidelberg · **TW a)** Seit 83 fortlaufend Ass. resp. OA Abt. AllgChir. (Herfarth) u. UnfChir. (Krebs) (keine zeitl. Trennung möglich) · Seit 04/87 OA Abt. AllgChir. Chir. Univ.-Klin. Heidelberg **b)** Seit 12/88 Ltd. OA Sekt. UnfChir. ebd. · Ab 01/90 Komiss. Leiter der Sektion Unfallchirurgie **c)** OA AllgChir. Abt. u. Ltd. OA UnfChir. · seit 01/90 Komiss. Leiter der Sektion Unfallchirurgie
ZV Geschlechtsuntersch i norm Ruhe-EEG b jungen Erwachs. Z EEG EMG 10, 70–79 (1979) · D Ruhe-EEG i Beziehg z neurovegetat Status u z räuml Wahrnehm b norm jugendl Erwachs. ebd 10, 115–122 (1979) · Prävent streßbeding Blutgn a d ob Gastrointesttrakt m Ranitidin u Cimetidin. E prospekt Verglstudie a chir Intensivpat. Verdauungskrankht 1, 84–86 (1983) · Ranitidin, Cimetidin u Streßulcusprophyl. Dtsch Med Wochenschr 108, 396–397 (1983) · D Wert d Strahlentherap na modif radik Mastekt. Dtsch Med Wochenschr 108, 325–330 (1983) · Radiotherapy in operable breast cancer. 10-year report of a prospective randomised trial. J Exp Clin Cancer Res 3, 71–78 (1984) · Exp Unter-

suchg z Belastbarkt u Verformg pertrochant Osteotomien b extra- u intramedull Osteosyntverf. Unfallchirurgie 10, 59-65 (1984) · Funkt Erg na konserv u op Therap pathol Frakt b malig Erkrankgn. Langenbecks Arch Chir 368, 185-196 (1986) · D Doppelplattenverbundosteosynt b subtrochant pathol Frakt. E klin u exp Untersg. Chirurg 57, 713-718 (1986) · I v Famotidine vs i v Ranitidine. Intragastr pH Verhalt b chir Intenspat. Z Gastroenterol 23, 603-607 (1985) · Korreluntersuchg zwisch d Früh- u Spätverändgn d röntgenol u funkt Befundes na konserv u op Tibiakopffraktbhdlg. Unfallchirurgie 13, 192-206 (1987) · Exp Untersgn z Wirksamkt d Gleitprinz d dynam Hüftschraubenosteosynth b d Versorgg instab pertrochant Femurfrakt. Chirurg 58, 106-112 (1987) · Belastbarkt u Verform instab pertrochan Osteotom na 145°-Winkelplatte u Endernagelosteosynt. Unfallchirurgie 13, 1-7 (1987) · D Bedeutg d primär op Radikalität f d Überleb na Mammakarzbhdlg. Interpretatprobl d Bhdlgserg, nicht randomis Studien a Beisp d Südwestdtsch Mammakarzstud. Chirurg 58, 668-674 (1987) · The significance of individual characteristics for the loading capacity of control femura and per and subtrochanteric osteotomies. Surg Forum 73rd, Clin Congr of the Am College of Surg 38, 534-536 (1987) · Miliare abdom Tbc m Obturationsileus als Komplikat d erworb Immundefizitsyndr (AIDS). Chirurg 58, 840-841 (1987) · Erfordernisfrakt b biomech Verändg d Fußgewölbes. Unfallchirurgie 91, 42-44 (1988) · D Bedeutg d Implantationscharakt u Osteotomiecharakt f d Stabilverhalt pertrochant Osteotomien. H Unfallheilkd 200, 86-87 (1988) · Dynamic sonography, a new method in the diagnosis of ankle and knee ligament injuries. Surg Forum 74rd. Clin Congr of the Am Coll of Surg 39, 533-536 (1988) · D op Stabilis pathol Frakt. Einfluß a Überlebenszeit u Lebensqualit. Lebensver Med 4, 104-107 (1988)
BV Allgchir Op. Berlin: Springer, 1-224, 1984 · Chir d hoh Lebensalters. In: D hohe Alter u seine häufig Erkrankgn. Berlin: Springer, 442-491, 1986 · Op Strat n Präkanzer u präinvasiv Karz d Mamma. In: Brustkrebs: Organerhalt u Rekonstrukt. Stuttgart: Thieme 1989

Friedrich, Hans-Willi, Dr. med., i. R., Esslinger Str. 14, 7000 Stuttgart · *11.08. 15 Hof (Bay.) · **A** 41, Würzburg · **D** 41, Würzburg · **AG** Chir. · UnfChir. · Arbeitsmed. · **FG** Chirurgie · **ZB** D-Arzt · **TW a)** 46-47 Chir. Univ.-Klin Gießen (Bernhard) · 47 Orthop. Univ.-Klin. ebd. (Sell) **b)** 47-49 Pathol. Inst. ebd. (Herzog) · 49-58 Würzburg (Wachsmuth) · 58-59 Karl-Olga-Krhs. Stuttgart (Hohlweg) · **c)** i. R. · **S** 59 Niederlassung als Chir. u. Unfall-Arzt Stuttgart

Friedrich, Helmut, Dr. med., Oberarzt · *18. 01. 35 Elsing Kreis Torgau, Kreiskrhs., Ulmer Straße 26, 7902 Blaubeuren · **A** 58, Leipzig · **D** 58, Leipzig · **AG** 61-63 Pathol. Med. Akad. Düsseldorf · **FG** Chirurgie 07/69 · **TW a)** 08/69-09/72 Chir. Abt. Kreiskrhs. Obergünzburg **c)** OA Chir Abt.

Friedrich, Jörg, Dr. med., niedergelassen, Hastedter Heerstr. 120/122, 2800 Bremen · *16. 06. 47 Lütjenburg · **A** 74, Tübingen/Stuttgart · **D** 76, Tübingen · **AG** Chir. · Orthop. · **FG** Chirurgie 03/81 · Orthopädie 03/86 · **TW a)** 87-88 Kreiskrhs. Osterholz-Scharnbuch (Meyer-Marcotty) **b)** 82-86 Orthop. Orthop.-Klin. Bre-

men-Lesum (Dreyer, Lenz) **c)** Selbständiger Chirurg u. Orthopäde · **S** Seit 05/89 Niederlassung Bremen

Fritz, Kurt, Dr. med., i. R., Panoramastr. 18, 7101 Flein · *23.01. 17 Innsbruck/Österreich · **A** 40, Innsbruck · **D** 40, Innsbruck · **FG** Chirurgie 11/51 · **TW a)** 52-66 Städt. Krhs. Heilbronn (Usadel) **c)** i. R. · **S** 66-86 Arzt f. Chir. m. Privatklinik Heilbronn
ZV Klin Erfahrgn z Verträglchkt u z Anwendgsbereich desantigen Tierserums b Eiweißmangelzuständen. Bruns Beitr Klin Chir 189 (1954) · Therapeut Wirksamkeit despezifiz Tierserums. Chirurg 1956 · Kann d Verweildauer i Krhs verkürzt werden? Krankenhaus 271 (1970) · Krhsprobl u Krhsreform. Arzt Krhs 657 (1972) · Wege z Rationalisierg i Gesundheitswes, Erfahrgn a d Praxis. Dtsch Ärztebl 714 (1974) · Möglchkt u Erg e verkürzten Krhsbhdlg i d Kinderchir. MMW 809 (1975) · Integrat u Bettenabbau - Schlagworte od Wege d Kosteneinsparg. Ärztebl BW 31, 821 (1976) · Möglchkt d Kostendämpfg i Krhs. Dtsch Ärztebl 74, 1543 (1977) · D opt Krhsverweilzeit. ebd 75, 445 (1978) · D Kostenprobl d ambul Operierens. Die Ortskrankenkasse 61, 927 (1979) · Ambulantes Op aus d Sicht d niedergel Chirurgen. Symp Ambulantes Operieren. Schriftenr Hartmannbundes 87 (1979) · Verlagergn v Op i d Krhsbereich belasten d Kassen. Ärztebl BW 35, 657 (1980) · Wirtschaftlichkeit d ambul Operierens. Dtsch Ärztebl 77, 141 (1980) · Vorteile, Grenzen u derzeit Situat d ambul Operieren. Info d Berufsverbandes d Dtsch Chirurgen 19, 88 (1981) · Voraussetzgn u Möglchktn ambul Operieren i d proktol Praxis. ebd 20, 19 (1982) · D Tagesop. Schriftenr d Inst f Krhsbau d Techn Univ Berlin. 8, 385 (1983) · Derzeit Situat d chir Kassenpraxen. Langenbecks Arch Chir 361 633 (1983) · Wirtschaftlichkeitsprobl d chir Prax. Info d Berufsverbandes d Dtsch Chirurgen 26, 91 (1987)
MH Ambul Operieren i d Chir. Köln: Dtsch Ärzteverlag 1985

Fritzen, Thomas Maria, Dr. med., Chefarzt, Chir. Abt., St. Petrus Krhs., Bonner Talweg 4-6, 5300 Bonn · *15. 10. 47 Düsseldorf · **A** 74, Düsseldorf · **D** 76, Düsseldorf · **AG** 74-79 Allg. u. UnfChir. Kleve · 78 Gef-Chir. Düsseldorf · 72 Kinderkardiol. Univ. California, Los Angeles · **FG** Chirurgie 10/79 · **TW a)** 79-86 OA Chir. Abt. St. Antonius Hosp. Kleve (Marx) · 82 Gef Chir. Univ.-Klin. Düsseldorf (Sandmann) **c)** Chefarzt Chir. Abt. · **S** Seit 07/86 Chefarzt Chir. Abt. St. Petrus Krhs. Bonn
ZV Mehrfverletzg d Abdom dur Handgranate. Wehrmed Monatsschr 2, 48-50 (1976) · Untersuchgn üb NAW Einsätze i e Mittelstadt m angrenzd Kreisgeb. Diss 1976 Univ Düsseldorf · NAW System. Brandschutz 32, 238-242 (1978) · Over hed ambulancewesen in Westduitsland bei A H M Brandweer Tijdschrift 4, 1-7 (1980) · D intraluminiers transanal Darmentlastg z Verzicht auf d Schutzcolostom. Langenbecks Arch Chir 358, 495 (1982) · Fibroadenom intracanaliculare phylloides. Med Welt 31, 292-295 (1980) · D akut Abdom b psychiatr Pat. 151 Tagg Niederrh Westf Chir Wuppertal 1984 · Gyrase Hemmer i d Chir. FAC 84 · D gastroduodenal Perforat. 103 Kongr d Dtsch Ges f Chir 1986. Langenbecks Arch Chir 396 (1986) · D akut Abd i d Psychiatr. 7 Grenzland Symp (1986) · Gyrasehemmer i d Chir. Weltkongr f Infektbiol u parasit Erkrankg. München 1984

Fröbel, Wolfgang J., Dr. med., niedergel. Chirurg, Tirolerweg 1, 8939 Türkheim · *02. 07. 41 Wuppertal-Elberfeld · **A** 70, Düsseldorf · **D** 78, München · **AG** Lungenembolie · Sprunggelenksfraktur · Magnetfeld-Bhndlg. · **FG** Chirurgie 01/78 · **ZB** Naturheilverfahren 05/80 · **TW a)** 68 Bundeswehrkrhs. Koblenz (Hartl) · 69 Bundeswehrkrhs. München (Ney) · 70–77 Städt. Krhs. Harlaching, München (Kugel) · 70–83 Kreiskrhs. Türkheim (Köhnlein) · 84–85 Kreiskrhs. Mindelheim (Mack) **c)** Niedergel. Chirurg, D-Arzt, Unfallarzt · **S** Seit 86 Niederlassung Türkheim
ZV Schw Explosverletzg beider Hände. Handchir 14 (1982) · Karpaltunnelsyndr – häuf Ursach nächtl Handschmerzen. ZFA (1984) · Silikonschaumverband b Wundheilgsstörgn. Langenbecks Arch Chir 364 (1984) · Silastic-Schaum-Verbände b Problemwunden. Inform Arzt 12, 6–13 (1984) · Magnetfeldtherap i d Humanmed. Dtsch Krankenpflege 11 (1984)
MH Verändergn d Schilddrüsen-Laborw dur d op Stress-Situat. In: NucCompact 89 (1978)

Frobese, Detlef, Assistenzarzt, I. Orthop. Abt. Krhs. Seepark, 2857 Langen/Debstedt · *11. 06. 61 Bad Hersfeld · **A** 79, Hamburg · **AG** Posttraum. Infektpseudarthrosen · Arthroskopische Op. **c)** AssArzt

Froelich, Ernst Karl Alfons, Dr. med., Chefarzt, Am Berge 25, 3436 Hess. Lichtenau 2 · *16. 10. 12 Kassel · **A** 39, Kassel · **D** 39, Marburg · **AG** Allg.- u. UnfChir. · D-Arzt · **FG** Chirurgie 46 · **TW a)** 39 Univ. Frauenklin. Marburg (Kehrer) · 39–43 Stadtkrhs. Kassel (Puhl, Baumann) **c)** Chefarzt i. R. · **S** 43–46 San.-Off. Chir. San.-Komp. (Mot.) 331 I. D. · 44–45 Leiter d. Chir. Abt. Ortslaz. West-Holland · 45–46 Chefarzt d. Chir. Abt. Dtsch. Militärlaz. Niederland. · Seit 47 Chefarzt Krhs. Fürstenhagen Hess. Lichtenau

Fuchs, Bernt-Hubertus, Dr. med., Assistenzarzt, Sankt-Josefskrhs., Landhausstr. 25, 6900 Heidelberg · *01. 06. 55 Erlangen · **A** 82, Heidelberg · **D** 82, Erlangen · **AG** 02/82–04/85 UnfChir. Mannheim · 04/85–10/86 Orthop. Univ. Mannheim · seit 10/86 AllgChir. Heidelberg

Fuchs, Gert Armin, Priv. Doz. Dr. med., Ltd. Arzt, Orthop. Klin. Klinikum Bayreuth, Preuschwitzer Str. 101, 8580 Bayreuth · *09. 02. 42 Veprovac/Ungarn · **A** 70, Wiesbaden · **D** 69, Marburg · **AG** Orthop. Chir. · Implantol. · WS-Chirurgie · Biomaterialien (wissenschaftl.) · **FG** Chirurgie 04/76 · Orthopädie 06/82 · **ZB** Physikal. Therap. 10/85 · **H** 84, Marburg/L. · **TW a)** 74 Funkt-OA Poliklin. Abt. Chir. RWTH Aachen (Reifferscheid) · 78–81 StatArzt Orthop. Klin. u. Poliklin. Univ. Marburg (Exner) · 81–86 OA ebd. (Griss) **c)** Ltd. Arzt Orthop. · **S** Chefarzt Orthop. Klin. Klinikum Bayreuth
ZV Mult cartilag Exostosen b Kolon u Magen-Polyposis. Dtsch Med Wochenschr 100, 2316 (1976) · Akt Fragen a d AllgChir. Braun-Melsungen II, 41 (1976) · Üb d Wert d Skelettszintigraphie f d Diagn d fibrös Knochendysplasie. Radiologe 18, 69 (1978) · D isol Trapezium-Luxatfrakt. Z Orthop 116, 884 (1978) · Reakt v Knochengewebe auf Biokeramik-beschichtete Metallimplantate. Med Orthop Tech 100, 14 (1980) · D Knieschlittenprothese als partiel o totaler Gelenkersatz i d

Bhdlg d fortgeschr Kniegelenksarthrose. Orthop Prax 16/8, 715 (1980) · Wirbelgleiten i Erwachsenenalter. Z Orthop 118, 450 (1980) · Glass ceramic coated implants. Arch Orthop Trauma Surg 98, 121 (1981) · Funktionel Erg kombin Bandplastiken a Kniegelenk. Orthop Prax 17, 814 (1981) · Histo-Morphol d Knochengewebes i d Grenzzone zw Knochen u bioaktiviert Zement. Z Orthop 119, 780 (1981) · Langzeitbeobachtgn a bioaktiviert Knochenzement b d Fixation v Gelenkimplantaten. Z Orthop 120, 408 (1982) · Biolog u biomechan Eigenschaft Glaskeramik-beschichtet Metallimplantate als einfaches Modell belasteter zementlos Hüftendoprothesen. Biomed Tech 27, 24 (1982) · Erfahrgn m hüftnahen Umstellungsosteotomien b idiopath Hüftkopfnekrosen. Orthop Prax 18, 833 (1982) · Zementl Implantat Glaskeramik-beschicht Wagner-Cups i Tierexperiment. Z Orthop 120, 405 (1982) · Morphometr u Haftfestigktsunters an bioaktiv Knochenzement. ebd 121, 380 (1983) · Synoviales Sarkom i Kindesalt. ebd 121, 578 (1983) · Myositis ossificans n ausged Verbrenngn. ebd 121, 619 (1983) · Glaskeramiken f Osteoplastik u Osteosynthese. Bioaktiv v Prothesen. Forsch-Ber BMFT-FB 83–287 (1983) · Vergl physikal Kenngrößen u Strukturunters an bioaktiv u konventionel Knochenzementen. Z Orthop 122, 584 (1984) · Röntg, computertomogr, röntg-densitometr u hüftarthrogr Befunde vor u na d Beckenosteotomie n Chiari. ebd (im Druck) · Orthesenversorgung nach bandplastischen Operationen am Kniegelenk in Kombination mit Muskelstimulation. Orthop Prax (im Druck) · D Beckenosteotomie n Chiari m neuer instrumentel Modifikat. Med Orthop Tech (im Druck) · Idiopath multizentr Osteolysen. Z Orthop (im Druck)
BV Histo-morph Grenzschichtunters v bioaktiv Knochenzement unt physiol Belastgsbeding. In: Grenzschichtprobl d Verankerg v Implantaten unt bes Berücksichtig v Endoprothesen. Stuttgart: Thieme 1980 · Bioaktiv Knochenzement unt physiolog Belastgsbeding. In: Herz-Med, Bd 1 [Suppl] Biomaterial, Chir Implant u künstl Organe. München: Med Verlag EBM 1981 · Tissue reaction to wear particles of bioactiv bone cement. In: Clinical application of biomaterials. Advances in biomaterials vol 4. England: Wiley & Sons 1982 · Zementl Verankerung v Endoproth dur Beschichtg m bioaktiv Glaskeramik. In: Biomaterialien u Nahtmaterial. Berlin: Springer 1984 · Bioaktiv Knochenzement dur Zusatz v Glaskeramik u Glasfaserverstärkg. In: Knochenzement – Klin Erfahrgn u Weiterentw. Bern: Huber 1987 · Röntg, myelograph u CT-Kriterien z Instabilität d lumb Spondylolisthese. In: Neuro-Orthop, Bd 4. Berlin: Springer 1988 · D op Bhdlg d Gonarthrose. In: Rheuma-Orthop. Stuttgart: Schattauer (im Druck) · Dorso-laterale Spondylodese nach WILTSE-HIBBS in Kombination USIS-Instrumentation. In: Operative Behandlung der Spondylolisthesis. Stuttgart: Thieme-Verlag (im Druck) · Diagnostik und Therapie der instabilen Spondylolisthesis. In: Die instabile Wirbelsäule. Stuttgart: Thieme-Verlag (im Druck)

Funcken, Eugen Adolph, Dr. med., Oberarzt, Chir. Klin. – Städt. Krhs., Reckenberger Str. 19, 4830 Gütersloh · *10. 04. 36 Düsseldorf · **A** 63, Bonn · **D** 65, Bonn · **AG** Exp. Diss. · 63/64 Asthma-Forschg. · 65 Geburtsh. Univ. Frankenklin. Wien · **FG** Chirurgie 12/71 · **TG** UnfChir 04/81 · **TW a)** 71 AK St. Georg Ham-

burg (Buchholz) · Seit 72 Chir. Klin. Städt. Krhs. Gütersloh **c)** OA im FG Chir. u. im TG Unf. Chir.
ZV Normen i d Chir. IMA-Kongress-Hefte 10, 37–43 (1971) · Z akut Ulcusbltg unt d Geburt. Geburtshilfe Frauenheilkd 8, 715–717 (1977)

Funovics, Josef Martin, Univ. Prov. Dr. med., Oberarzt, I. Chir. Univ.-Klin., Alserstr. 4, A-1097 Wien · *23. 02. 38 Wien/Österreich · **A** 64, Wien · **D** 64, Wien · **AG** Gastroenterol. · **FG** Chirurgie 72 · **H** 75, Wien · **P** 80, Wien · **TW a)** Gastroenterol. Chir. u. Lebertransplant. **b)** Transplantation **c)** OA
ZV Exptelle Untersuchgn z funktionel Insuff d Arteria mesenterica sup. Langenbecks Arch Chir 330 (1971) · The effect of colectomy on brain octopamine in rats with chronic portocaval shunts. Gastroenterology 67, 4 (1974) · D cerebrale Manifestat i Syndr d Coma hepaticum. Wien Klin Wochenschr 87, 10 (1975) · Chir d port Hypertens, Wertigkt pathophysiol Kriterien, Erg u Progn. ebd 88, 2 (1976) · Grundlagen f d Anwendg v Aminosäuren i Coma hepaticum. Klin Anästhesiol Intensivther 13 (1977) · Brain energy metabolism and alterations of transmitter profiles in acute hepatic coma. J Neurotransmission [Suppl] 14 (1978) · The effect of SST, glucagon, calcitonin an PGE$_1$ on exocrine pancreatic secretion in the unrestrained dog in long-term-experiments. Eur Surg Res 13 (1981) · Alanin als stickstoffspar u glukoneogenet Substrat i postop Zustand. Klin Wochenschr 59 (1981) · D chir Therap d chron Pankreatitis. Acta Chir Austriaca 4 (1981) · D Ösophagusca: Einzeit Vorgehen u Magentransposit als therap Konzept. Langenbecks Arch Chir 357 (1982) · Sphinctererhalt Eingriffe b Colitis ulcerosa. ebd 356 (1982) · Tumoren d endokrinen Pankreas. Zentralbl Chir 109 (1984) · Leberresekt weg hämatogener u infiltrier Metastasen. Wien Klin Wochenschr 98, 24 (1986) · Neue chir Strateg z Bhdlg d akut nekrotisier Pankreatitis. Acta Chir Austriaca 5/6 (1986) · Leistgn d Tumorchir b Tumoren d lymphat Syst. Langenbecks Arch Chir [Suppl] II (1988) · Op Tech b akut nekrotisier Pankreatitis. ebd 373 (1988) · Primary hepatic cancer – the role of limited resection an total hepatectomy with orthotopic liver replacement. Hepato-Gastroenterol 35 (1988)

Fux, Heinz-Dieter, Dr. med., Oberarzt, Chir. Klin., Städt. Klinikum Karlsruhe, Moltkestr. 14, 7500 Karlsruhe 1 · *23. 04. 40 Budweis, ČSSR · **A** 69, Stuttgart · **D** 67, Heidelberg · **AG** seit 04/70 AllgChir. Städt. Klinikum Karlsruhe · **FG** Chirurgie 05/75 · **TG** UnfChir 12/77 · **TW a)** Seit 77 OA AllgChir. Chir. Klin. Städt. Klinikum Karlsruhe (Spohn) **b)** OA **c)** OA Unfallchir. Abt., Chir. Klin. Städt. Klinikum Karlsruhe (Pfister)
ZV Peritoneallavage. Z Frühdiagn intraab Verl b stumpf Bauchtrauma, Indik u Durchführg Teil I u II. Fortschr Med 97, 1025, 1227 (1979) · D perf gastroduod Ulcus, Klinik u Diagn sowie Bhdlg u Erg. ebd 97, 1421 (1979) · Diagn u Diffdiagn d perf gastroduod Ulcus. Therapiewoche 29, 5801 (1979) · E Beitr z Lymphangioleiomyomatose. Inn Med 8, 334 (1979) · Unsere Indikat z Sphincterotom u ihre Erg. Therapiewoche 30, 1780 (1980) · Bhdlg d Menisc-Schadens – Eig Erg. Chirurg 52, 275 (1980) · Theoret Unters z Verständn d „Stressprot" b osteosynth versorgt Frakt. Aktuel Traumatol 14, 266 (1984) · Biomech Unters d m MN versorgt Knoch unt Beachtg mögl Achsenfehlstellgn. Un-

fallchirurgie 10, 165 (1984) · Neue Asp d sek Knbruchh b d MNg – e biomech Analyse. Unfallheilkunde 87, 369 (1984) · D stumpf Bauchtraum – Häufigkt- Def- u Eintlg Diagn u OP-Ind. Therapiewoche 34, 5134 (1984) · D stumpf Bauchtraum – Unf Ursach, Alters- u Geschl Vertlg Org-Verl, komb u Mehrfachverletzgn, Letalität u Progn. Therapiewoche 34, 5297 (1984) · Diagn, Bhdlg u Erg d frisch isol Außenbandverletzg d OSG. Unfallchirurgie 11, 141 (1985) · D Achsenfehlstg b d MN als Folge d Nagelspiels – biomech Analyse. ebd 11, 94 (1985) · D Einfl d Schlitzes a d Versagen v MN d Knicken u Biegebelast. Aktuel Traumatol 15, 110 (1985) · Erg na Plattenosteosynth am Tib-Schaft. Der Krankenhausarzt 60, 129 (1987) · D stumpf Verl d Niere u d harnabl Wege – Bhdlg u Erg. ebd 60, 632 (1987) · D Verl d Gastr-Intest-Trakt u s Gekrös b stumpf Bauchtrauma. ebd 60, 640 (1987) · Bhdlg u Erg v Pankreas- u Duod Verl b stumpf Bauchtr. ebd 60, 610 (1987) · D Milzverl b stumpf Bauchtrauma – Ursach u Formen, Bhdlg u Erg. ebd 60, 615 (1987) · Die traumat Leberrupt – Formen u Ursach, Bhdlg u Erg. ebd 60, 624 (1987)
MH Klin d Gallenwegserkrankgn – Chir. In: Gastroenterol u Stoffwechsel. Baden-Baden: Witzstrock 1973 · Revisions-OP b Abflußstörgn i Bereich d Gallenwege na Cholecystektomie. In: Gallenblase, Pankreas. Stuttgart: Thieme 1975 · Prof Dr K Spohn zum 60 Geburtstag. Fortschr Med 97, 22 (1979) · Pankreaspseudocysten, Klin, Diagn u Therap. In: Chir d akuten u chron Pankreatitis. Bad Oeynhausen: TM Verlag 1980 · Gallenblasenperf u perforationsl gall Peritonitis. In: Cholelith. Akt Diagnost u Therap. München: Urban & Schwarzenberg 1984

G

Gaal, Christian C., Dr. med., Oberarzt, Chir. Abt., Kreiskrhs. Ehingen, Spitalstraße 29, 7930 Ehingen · *20. 04. 42 Janoshalma/Ungarn · **A** 68, Szeged/Ungarn · **D** 68, Szeged/Ungarn · **AG** 09/68 Anästhesiol Szombathely/Ungarn · 03/69 Chir. ebd. · **FG** Chirurgie 11/72 · **TW a)** 72 Chir. Klin. Budapest (Littmann) · 72–75 Lehrkrhs. Chir. Abt. Szombathely (Berger) · 75–76 Leeds Regional Thoracic Surg. Centr. (Deverall) und Leeds General Infirmary (Goligher) · 76–78 Lehrkrhs. Chir. Abt. Szombathely (Berger) · 78 Traumatol. Inst. Budapest (Manninger) · Seit 79 Chir. Abt. Kreiskrhs. Ehingen (Egidi-Mülder) **c)** OA Chir. Abt.
ZV Über Stress-Ulcus. Magy Seb (Ung Chir) 25, 152 (1972) · Lap expl durchgeführt b Verdacht auf Magentu. ebd 25, 154 (1972) · Lap expl in unserem 10jährigen Krankengut. Orv Hetil (Med Wblatt) 113, 1903 (1972) · Das dritte Omentum. Magy Seb 26, 409 (1973) · M Sigmatu vergesellschaftete Nekrose d Colon desc. Chirurg 44, 478 (1973) · Akut Abd verursacht d App epiploica. Magy Seb 27, 58 (1974) · Spontanrupt d Magens. Orv Hetil 115, 2369 (1974) · Beobachtgn b Gallensteinileus. ebd 115, 2976 (1974) · Pankreaskarzinom i 10jähr Krankengut. Magy Seb 27, 273 (1974) · Expl Lap. Acta Chir Hung 16, 39 (1975) · Leberabscess. Orv Hetil 119, 671 (1978) · Ätiologie d Pankreatitiden. 18, 327 (1977)

Gabka, Joachim, Prof. Dr. med. Dr. med. dent., Chefarzt, Schloßparkklinik, Heubnerweg 2 a, 1000 Berlin 19 · Praxis: Kurfürstendamm 35, 1000 Berlin 15 · *25. 02.

26 Berlin · **A** 51, Berlin · 53, Leipzig · **D** 51, Berlin Dr. med. · 53, Leipzig Dr. med. dent. · **AG** Lippen-Kiefer-Gaumenspalten · Infusionstherap. · PlastChir. · Schmerz · **FG** Chirurgie 56 · **H** 56, · 69 FU Berlin · **P** 71, FU Berlin · **TW b)** Klinik f. Plastische u. wiederherstellende Kiefer- u. Gesichtschirurgie, Thallwitz bei Leipzig (Rosenthal) · Kieferchir. Charité Berlin · Kieferchir. Rudolf Virchow-Krhs. Berlin **c)** Abt. Leiter Kiefer-, Gesicht- u. Plast. Chir. · **S** Chefarzt Schloßparkklinik Berlin
ZV ca 135 Publikat
BV 5 Monogr, Hdb d plast Chir

Gackenholz, Hans Helmuth, Dr. med., niedergelassen, Herold Center, Berliner Allee 40 A, 2000 Norderstedt · *15. 08. 47 Celle · **A** 74, Münster · **D** 74, Münster · **AG** AllgChir. · **FG** Chirurgie 82 · **TW a)** Seit 83 eigene Praxis · **S** Seit 83 Niederlassung, Norderstedt

Gaedertz, Christian, Dr. med., Wiss. Angest., Klin. Poliklin. Allg. u. Abdominalchir., Joh. Gutenberg-Univ., Langenbeckstr. 1, 6500 Mainz · *07. 07. 58 Wiesbaden · **A** 85, Frankfurt/M. · **D** 85, Mainz · **AG** Chir. Endoskopie · 08/85–11/85 Anästh. · **TW c)** Wiss. Angest.

Gahr, Ralf Herbert, Dr. med., Oberarzt, Unfallchir. Klin. Städt. Kliniken Dortmund, Münsterstr. 240, 4600 Dortmund 1 · *14. 06. 52 Dortmund · **A** 77, Köln · **D** 76, Köln · **AG** Notfallmed. · Herzschrittmachertherap. · Thoraxtrauma · **FG** Chirurgie 85 · **TG** UnfChir 86 · **TW c)** Seit 85 OA UnfChir.
ZV Ist d Ausschaltgsresekt na Finsterer noch aktuell? Erg e Nachuntersuchg. Zentralbl Chir 106, 168–174 (1981) · Wirkgn v Hydroxyäthylstärke HÄS 450/0,7 u Humanalbumin 5% auf d kolloidosmot Druck u hämodynam Parameter b hypovoläm Pat na größ abdominalen Eingriffen. Infusionsther 3, 147–152 (1981) · Aktuel Volumentherap m kolloidalen Lösgn. Wiss Info Anasth 10, 411–428 (1981) · Sequentiel Schrittmachertherap üb e singuläre Vena cava superior sinistra persistens. Herzschrittmacher 2, 67–70 (1982) · Intraop Reizschwellen-, Sensing- u Impedanzmessgn u ihre Wertigkt b Erst- u Folgeeingriffen i d Schrittmachertherap. ebd 2, 88–96 (1982) · Wirkg unterschiedl Plasmaersatzmittel b postop Hypovolämie. Der Krankenhausarzt 55, 867–869 (1982) · Schrittmacher-Pat: Was d Notarzt wissen sollte. Notfallmed 11, 704–720 (1985) · Motorradunfall: Was erwartet den Notarzt. ebd 11, 1187–1200 (1985) · Stellungnahme z Arbeit Steen/Ziegelmüller: Hydroxyäthylstärke 450/0,7 im Verbrennungsschock: Auswirkgn auf d Ödembildg. Unfallchirurg 88, 550–552 (1985) · Motorradunfälle m schweren Brandverletzgn als Folge mangelhafter Schutzkleidg. Notfallmed 12, 707–712 (1986) · D Motorradunfall aus Sicht d Notarztes. Arzt u Auto 9 (1986) · D perkut Aufrichtg u Fixierg b geschl Schienbeinkopfbrüchen – Erg e Nachuntersuchg. Zentralbl Chir 111, 1241–1247 (1986) · Schlußbemerkg zu: D perkutane Aufrichtg u Fixierg b geschl Schienbeinkopfbr u Kommentar v G Hildebrandt (Berlin). ebd 111, 1494–1495 (1986) · Prognoseabschätzg b polytraumatisiert Pat dur Bestimmg d zellulären Immunität mittels intradermalen Stempeltestes. Unfallchirurg 90, 428–434 (1987) · Prognoseabschätzg b polytraumatisiert Pat dur Bestimmg d zellulären Immunität mittels intradermalen Stempeltestes. Acta Chir Austriaca 2, 486–487

(1987) · D Verbrennungstrauma i Industriebetrieb. Wiss Info Anasth 17, 623–627 (1988) · Operative Versorgung schwerer Thoraxwandinstabilitäten durch ein neues funktionsadaptiertes Osteosynthesesystem. H Unfallheilkd 207, 83–4 (1989)
MH Dortmunder Notarztkolloquien. Präklin Versorgg aus interdisziplin Sicht. Erlangen: Perimed 1986 · Weichteilschäden – Diagnost u Therap. Weinheim: Edition Medizin 1988
BV Spez Chir. Materialsammlung f d Unterricht an Krankenpflegeschulen, 1 Aufl u 2 Aufl. Oberursel: Hygieneplan 1984 · Chir u Anästhesiol f d Unterricht an Krankenpflegeschulen, Bd I: Allg Chir, Anästhesiol. Bd II: Spez Chir, Unfallchir. In: Kompaktwissen Assistenz u Pflege. Erlangen: Perimed 1989 · Chir Infektkrkhtn. In: Praxis d Allgemeinmed, Bd 19. München: Urban & Schwarzenberg 1989

Gai, Helmar, Dr. med., Ltd. Oberarzt, Chir. Abt. Krhs. Bruchsal, Gutleutstr. 9–14, 7520 Bruchsal · *16. 08. 52 Ludwigsburg · **A** 78, Heidelberg · **D** 78, Heidelberg · **AG** 76–78 Ultraschall DKFZ Heidelberg · 78–79 Bundeswehr Mannheim · 79–86 Chir. Univ.-Klin. Mannheim · **FG** Chirurgie 02/86 · **TW a)** 02/86–09/86 Stat-Arzt Abdominalchir. Univ.-Klin. Mannheim · Seit 10/86 Ltd. OA Allg. Chir., GefChir. Krhs. Bruchsal **c)** Ltd. OA AllgChir. · **S** Abt. Leiter Chir. Ultraschallabt. (mit Ausb.-berechtigung), Bruchsal
ZV Acute abdominal pain – actual surgical aspects of sonography. Surg Endoscop 2, 28–35 (1988)

Galle, Peter, Prof. Dr. med., 1. Oberarzt, II. Unfallchir. Univ.-Klin. Wien, Spitalgasse 23, A-1090 Wien · *08. 03. 26 Ludwigshafen/Rhein · **D** 51, Wien · **AG** Chir. · UnfChir. · Exp. Chir. · **FG** Chirurgie 06/64 · **TG** UnfChir 03/69 · **H** 73, Wien · **P** 79, Wien · **TW b)** 64 Orthop. Chir. Orthop. Traumatol. Klin. St. Gallen, Schweiz (Müller) **c)** 1. OA UnfChir. · **S** 74 Niederlassung, Facharzt f. Chir. u. Unfallchir., Wien
ZV Häuf diagn Irrtümer b Sportverletzgn. Colleg publ I, 137 (1973) · D Frühversorg polytraumat Pat na mod Erkenntn. Wien Klin Wochenschr 86, 265 (1974) · Üb d Einfluß zirkul Verbände a d Lungenfunkt b instab Thoraxwandbruch. 16 Tag Öst Ges f Chir Wien 1975 · Revascularisat d Fußes na subtotaler Amputat d Unterschenkels. ebd · Z Gefäßversorg d Oberarmkopfes. H Unfallheilkd 126 (1976) · Z Bhdlg d knöch Ausrisses d hint Kreuzbandes. Wien Klin Wochenschr 4, 133 (1976) · D Erstversorg Verunfallter. 28 Ärztetreff i Velden 1976. Kongrber 1977 · Autologe Patellatransplant b Schienbeinkopfbrüch. Zentralbl Chir 13, 806 (1977) · Analyse v 366 Todesfäll na Verkehrsunfäll. H Unfallheilkd 130, 48 (1978) · V d II Unfstat z II Univklin f Unfchir. Wien: Eigenvlg 1978 · Makro- u mikroskop Untersuchgn üb d Gefversorg d Oberarmkopfes b Erwachs. Chir Praxis 25, 3 (1979) · Z Wahl d optimal Opzeitpunkt aus d Sicht d Traumatol. 19 Tag Öst Ges f Chir Kremsmünster 1978. Kongrbd I (1979) · Reconstruction of oss rupt of post cruc lig. Arch Orthop Trauma Surg 95, 241 (1979) · Analyse d Unfallursach v Kinder-Unf i Haush. Sozialpädiatrie 3/3, 131 (1981) · Reconstr of a compound tibia-skin-def with osteocut groin-flap. Int J Microcirc 3/1, 25 (1981) · Erfahrgn b 245 geschl Marknagelg d Obersch. Unfallchirurgie 7, 162 (1981) · Nagelg od Verschraubg e med Schenkel-

halsfr (Vergl exp Unters). Unfallchirurgie 7, 162 (1981)
· Wie wird e Humeruskopffr opt behandelt? Selecta 50,
4428 (1985) · Frakt d ob Sprunggel – Indikat z op oder
kons Bhdlg. Verbandtechnik 2, 23 (1988)
BV Kompendium d Unfallchir. Stuttgart: Enke 1985

Ganz, Martin, Dr. med., niedergel. Chirurg, Schanz-
weg 7, CH-5000 Aarau · *27.03. 46 · **A** 73, Basel/
Schweiz · **D** 73, Basel/Schweiz · **AG** Viszeralchir. ·
GefChir. · Traumatol. · **FG** Spezialarzt FMH f. Chirur-
gie 03/80 · **TW a)** 74–76 Dept. Chir. Kantonsspital Ba-
sel · 77 Chir. Neumünsterspital, Zollikerberg · 77 Mas-
sachusetts General Hospital Boston, USA · 78 Hôpital
Beaujon Paris-Clichy · 79–88 Dept. Chir. Kantonsspital
Basel **c)** Niedergel. · **S** Seit 88 Niederlassung, Klinik i.
Schachen u Zentr. f. ambulante Chir. Aarau

Garaguly, Geza, Dr. med., Chefarzt, Chir. Abt., Allg.
Öffentl. Krhs., Krankenhausstr. 21, A-3300 Amstetten/
Österreich · *29.03. 37 Budapest · **A** 64, Wien · **D** 64,
Wien · **AG** Anat. Inst. Univ. Wien · **FG** Chirurgie 70 ·
TG GefChir 79 · **TW a)** 64–65 Kirchdorf/Krems
(Wayand) · 66–79 KH. Lainz/Wien (Salzer, Denck)
b) 64 Interne Kirchdorf/Krems (Renn) · 65–66 Pathol.
Krhs. Lainz Pathol. Inst. Wien (Haslhofer) **c)** Chefarzt
Chir. Abt. · **S** 77 Niederlassung Wien · Seit 79 Chefarzt
Allg. Öffentl. Krhs. Amstetten
ZV Erfahrgn z Ulkus-Therap m Proteinhydrolysaten.
Ars Medici 1, 40 (1965) · Mediastinoskopiebefunde b
op Mammaka. Wien Klin Wochenschr 85, 366 (1973) ·
Risikogruppen b Mammaka. Mitt Öst Sanitätsverw 4
(1974) · Einbau d Gefchir i d radikale Tumorchir. Zentralbl Chir 26, 1654 (1977) · Selt haemodynam Mißer-
folg e Portocavalen Shunt. Acta Chir Austriaca [Sonder-
suppl] (1977) · Arteriosclerot Maske b d Endangiitis
obliterans. Vasa 4, 452 (1978) · Rekonstruk beider Ca-
rotisgabeln b doppelseit Glomuscaroticumtum u lokal
neurolog Komplikat. Angio Archiv 3 (1982)
BV Radik Tumorchir i d Leiste mit Miteinbeziehg d gr
Gefäße. In: Leiste. Akt Probl d Angiol, Bd 38. Bern:
Huber

Garbe, Gernulf, Prof. Dr. med., niedergelassen, Lehrbeauftragter an d. Univ. Hannover, Ständehausstr. 15,
3000 Hannover 1 · *29.07. 40 Kassel · **A** 70, Hannover
· **D** 67, Göttingen · **AG** 01/70–02/71 UnfChir. Hannover · 03/71–04/73 Orthop. ebd. · 05/73–12/73 Unf-
Chir. ebd. · **FG** Orthopädie 01/74 · **ZB** Sportmed.
12/75 · D-Arzt 05/83 · Chirotherap. 10/87 · **H** 73,
Lehrauftrag Hannover · **P** 88, Hannover · **TW b)** Unf-
Chir: 74–75 StatArzt · 75–83 OA Friederikenstift Hannover (Düben, Decker) **c)** Orthop., UnfChir. im Rah-
men d. DA-Verfahrens, u. ambulante Op. als niedergel.
Chirurg · **S** Seit 83 Niederlassung Hannover
ZV Lassen sich diag Irrtümer immer vermeiden? H Unfallheilkd 153, 133 (1981) · Versorgg pertrochantärer
Frakt m Pohl'scher Laschenschraube u Valgisiergs-
osteotomie. Unfallmed Ber d Landesverb Nordd 48, 51
(1982) · D gesundheitl Wert d Schwimmens. Dtsch
Ärztebl 48, 3605 (1985) · Kompensatmaßnahmen b
Sprunggelenksinstabilitäten unt Wahrg d Fußdynamik.
Orthop Techn 9, 8 (1986) · Compensazione di errate
posizioni del piede mediante calze ortopediche. Ortopedia Tecn 3, 6 (1987) · Erfahrgn m e neuen Hallux-Span-
ge b Großzehenfehlstellgn. Orthop Prax 10, 924 (1987) ·

D Wertigkt d Muskeltrainings i Gesundhtssport. Sport-
therap Theorie Prax 1, 2, 6, 5 (1987) · Il tralfamento del
piede „a falce" con un apparecchio mobili. Ortopedia
Tecnica 6, 7 (1987) · Therapeutic training for myogenic
unbalanced lumbago. Int J Sports Med 2, 61 (1987) · D
Bhdlg d Sichelfußes m e verstellbaren Fußschiene. Orthop Techn 6, 349 (1987) · D Wertigkt musk Dysbalan-
cen b Sport, b Beschwerden a Beweggsapparat u ihre
trainingstherap Beeinflussg. Krankengymn 40, 189
(1988) · Therapeut Maßnahmen b d myogenen dysbalancierten Lumbalgie. Dtsch Z Sportmed 39, 18 (1988) ·
Therap Muskeltraining b arthromusk Störgn d Schulter-
u Beckenregion. Physikal Therap Theorie Prax 9, 5
(1988) · Frühfunktionel Muskeltraining na Kniebandre-
konstrukt i begrenzten Beweggsmustern. Orthop Prax
10, 622 (1988) · D Wirksamkt isokinet Trainingsgeräte i
d posttraumat u postop Rehabilitat. Z Phys Med Balneol Med Klimat 17, 169 (1988) · Critical observations on
selected exercises in strength-training with regard to the
prevention of posture-damage and physical handicaps.
Int J Sports Med 5, 375 (1988) · Prävent u rehabilitat
Muskeltraining. Orthop Prax 2, 77 (1989) · Krit Betrachtgn ausgewählter Übungn d Krafttrainings unt d
Aspekt d Prävent v Haltgsschäden u Körperbehindergn.
Rehabilitation 3, 111 (1989)
BV D fragl Sonderstellg d Sportlers b degenerat Ge-
lenkschäden. In: Aspekte d Beweggslehre, Trainingsleh-
re u Sportbiol. Dortmund: Verlag Modernes Lernen
1981 · D gesundheitl-medizin Aspekte d Muskeltrai-
nings. In: Sport – planen, durchführen, auswerten.
Schorndorf: Hofmann 1986 · Trainingstherapeut Maßnahmen d myogenen dysbalancierten Lumbalgie. In:
Sportmed-Kurbestimmg. Berlin: Springer 1986

Garde, Ulrich, Dr. med., Chefarzt Chir. Abt., St. Elisa-
beth-Hosp., Hochstr. 63, 5860 Iserlohn · *19.05. 45
Großauheim/M. · **A** 74, Münster · **D** 74, Münster ·
AG UnfChir. · **FG** Chirurgie 05/80 · **TG** UnfChir
10/81 · **TW a)** 05/80–12/82 StatArzt Unf. u. Chir.
Klin. Städt. Kliniken Dortmund (Kramer) ·
04/83–06/88 OA u. Ltd. Abt. Arzt UnfChir. Chir. Abt.
St. Elisabeth-Hosp. Iserlohn (Brüning) **b)** 10/81–12/82
StatArzt Unf. u. Chir. Klin. Städt. Klin. Dortmund ·
04/83–06/88 OA, Ltd. Abt. Arzt UnfChir. Chir. Abt.
St. Elisabeth-Hosp. (Brüning) **c)** Chefarzt Chir. Abt. ·
S Seit 07/88 Chefarzt St. Elisabeth-Hosp. Iserlohn
ZV Gleichzeit beidseit Ruptur d Ligamentum patellae.
Unfallchirurgie 89, 380–381 (1986)

Gaschler, Franz, Dr. med., Assistenzarzt, Abt. Herz-
Thorax-Gefäßchir.,   Univ.-Klin.,   Steinhövelstr. 9,
7900 Ulm · *18.12. 51 Immenstadt · **A** 78, München ·
D 78, München · **AG** Allg.-, Unf.- u. GefChir. ·
FG Chirurgie 04/87 · **TW a)** 04–08/87 Allg.- u. Gef-
Chir. Städt. Krhs. Kempten (Neher) **c)** Seit 09/87 Ass-
Arzt Herz-, Thorax- u. GefChir. Univ. Ulm (Vollmar)

Gavranic, Pero D., Dr. med., niedergelassen, Alte Bahn-
hofstrasse 3/111, CH-5610 Wohlen AG · *21.08. 34
Zagreb/YU · **A** 64, Zagreb/YU · **D** 65, Zagreb/YU ·
AG Hand- u. PlastChir. · **FG** Chirurgie 09/83 ·
TG Plastische Chirurgie 09/83 · **TW a)** 66–68 Allg.
Krhs. Wandsbek Hamburg (Hartjen) · 68–71 Kanton-
spital Zürich (Buff) · 71–75 Kantonspital Winterthur
(Middendrop) **b)** 74–75 Handchir. Villingen (Manner-

felt) · 78, 80–82 PlastChir. Kantonspital Aarau (Wintsch) · 79 PlastChir. Marienhosp. Stuttgart (Schmid) c) Plast. u. Wiederherstellungschir., Hand u. Aesthetischchir. in eig. Praxis · S Seit 84 Niederlassung Wohlen, Schweiz
ZV D neurovaskuläre Insellappenplastik mit u ohne Umpolung. Diss 1983

Gay, Bernd, Prof. Dr. med. habil., Chefarzt, Abt. Unfallchir., Chir. Klin., Juliusspital, Juliuspromenade 19, 8700 Würzburg · *24. 10. 41 Chemnitz · A 66, Leipzig · D 65, Leipzig · AG AllgChir. · UnfChir. · FG Chirurgie 02/71 · TG UnfChir 08/75 · ZB Sportmed. 12/72 · H 76, Würzburg · P 80, Würzburg · TW a) 71–73 Chir. Univ.-Klin. Halle/Saale (Schober) · 73–78 Chir. Univ.-Klin. Würzburg (Kern) · 78–87 Leiter Unfallchir., ebd. c) Chefarzt · S Seit 04/87 Chefarzt Unfallchir. Klin. Juliusspital Würzburg
ZV Über 100 wissenschaftl Veröffentlichgn aus d Gebiet d Allg u UnfChir
BV In: Lehrb d Chir. Stuttgart: Schattauer 1987 · Klin d Frauenheilkd u Geburtshilfe. München: Urban & Schwarzenberg

Gebhardt, Christoph Heinrich Leopold, Prof. Dr. med., Ltd. Arzt, Zentrum f. Chir. Städt. Klinikum, Flurstr. 17, 8500 Nürnberg 90 · *25. 03. 43 Hamm · A 70, Düsseldorf · D 69, Düsseldorf · AG Thoraxchir. · Gastrointestinale Chir. · Onkologie · FG Chirurgie 04/75 · H 79, Erlangen · P 84, Erlangen · TW a) 75–76 Chir. Abt. Krhs. St. Josef, Wuppertal (Hoffmann) · 77–84 Chir. Univ.-Klin. Erlangen (Hegemann, Gall) · Seit 84 Ltd. Arzt, Städt. Klinikum Nürnberg c) Vorstand d. Zentrums f. Chirurgie u. Ltd. Arzt Fachabt. Allg.- u. Thoraxchir. · S Seit 84 Ltd. Abt. Arzt u. Vorstand d. Zentrums f. Chir. Städt. Klinikum Nürnberg
ZV Verlauf d Ramus circumflexus d link Herzkranzart u mögl Gefahrenpunkte b d Chir angebor u erworb Herzvitien. Thoraxchir Vaskuläre Chir 19, 10 (1971) · Intrathorakale Rupturen d Tracheobronchialsyst b stumpfen Thoraxtraumen. Dtsch Med Wochenschr 97, 1689 (1972) · D penetrierende Ulcus duodeni, Optechn u postop Komplikat. Langenbecks Arch Chir 340, 117 (1975) · Pankreasgang-Okklusion dur Injekt e schnell härtenden Aminosäurenlösg. Exptelle Studie. ebd 346, 149 (1978) · Ist d totale Pankreatektomie z Bhdlg d chron Pankreatitis noch zu verantworten? ebd 350, 129 (1979) · Partiel Duodenopankreatektomie m intraop Pankreasschwanzverödg b chron Pankreatitis. ebd 353, 57 (1980) · Clinical aspects and therapy of early gastric cancer. World J Surg 5, 721 (1981) · Pankreaslinksresekt z Bhdlg d chron Pankreatitis. Langenbecks Arch Chir 354, 209 (1981) · Pankreasgangokklusion – mögl Fehler u Fehlinterpretat. Chirurg 53, 325 (1982) · Bedeutg d präoperat Zöliakograph f d Opstaktik d Whipple'schen Op. Chir Praxis 30, 117 (1982) · Op Therap d hämorrhagisch-nekrotisier Pankreatitis. ebd 30, 659 (1982) · Pankreassegmenttransplantat b juvenilem Diabetes mellitus. MMW 124, 57 (1982) · Retrograde Pankreasgangdarstellg u Optaktik b d hämorrhagisch-nekrotisier Pankreatitis (vorläufiger Bericht). Chirurg 54, 801 (1983) · Chir d chron Pankreatitis. Innere Med 11, 113 (1984) · Prognoseverbesserg b akut Pankreatitis. Chirurg 57, 381 (1986) · Pseudozysten – Drainage oder Resekt. Chir Gastroent (Gastroent Surg) 3, 57 (1987) · Indications,

techniques and results of surgical or endoscopic pancreatic duct occlusion in chronic pancreatitis. Tijdschr Gastroenterol 17, 349 (1987) · Pathomorphol Verändergn u klin Konsequenzen d retrograden Pankreasgangdarstellg b nekrotis Pankreatitis. Verh Dtsch Ges Pathol 71, 271 (1987) · D Bhdlg d Spontanpneumothorax. Langenbecks Arch Chir 374, 156 (1989) · Z Resekt d V cava superior. Chirurg 60, 529 (1989)
MH Pankreasgangokklusion. Baden-Baden: Witzstrock 1981 · Chir d exokrinen Pankreas. Stuttgart: Thieme 1984 · Fortschr i d Pankreaschir. München: Zuckschwerdt 1987
BV Intraop Pankreasgangokklusion. In: Op Endoskopie. Berlin: Acron 1979 · Pankreaschir. In: Akt Chir. München: Urban & Schwarzenberg 1984 · Diagnost b Thoraxtumoren. In: Bildgebende Verfahren in d Onkol, Indikat u Bewertg. Berlin: Springer 1985 · Malig Tumoren d Gallenblase. In: Chir Onkol. Berlin: Springer 1986 · Malig Tumoren d extrahepat Gallenwege. In: ebd · Malig Tumoren d Leber. In: ebd · Allgchir Techn. In: Lehrb d Chir. Stuttgart: Schattauer 1987 · Verbandlehre. In: ebd · Gallenchir i Alter. In: Hdb d Gerontol, Bd IV. Stuttgart: Fischer 1990 · Pankreaschir i Alter. In: Hdb d Gerontol. ebd

Gehrke, Gerd, Dr. med., Dr. med. dent., Oberarzt, Klin. Kiefer- u. Gesichtschir. Univ. Tübingen, Osianderstr. 2–8, 7400 Tübingen · *02. 03. 51 Korbach/Waldeck · A 79, Kiel, Medizin · 81, Tübingen, Zahnmed. · D 79, Kiel, med. · 83, Tübingen, med. dent. · AG Mund-, Kiefer- u. Gesichtschir. · Plast. Op. · FG Mund-, Kiefer-Ges.-Chirurgie 06/84 · TW a) 84–87 StatArzt u. Ass. Klin. Kiefer- u. Gesichtschir. Univ. Tübingen (Schwenzer) · Seit 87 OA ebd. c) OA Mund-Kiefer-Gesichtschir.
ZV CT als diagnost Hilfsmittel b Logenabszessen. Fortschr Kiefer Gesichtschir 29, 14–17 (1984) · Hat sich d Op d KH n Wassmund bewährt? Dtsch Zahnärztl Z 40, 648–650 (1985) · Indikat z Angiograph i d Kiefer- u GesChir. ebd 41, 43–48 (1986) · Granuloma pyogenicum b e Pat m Erythroleukämie n Kno-marktranspl. ebd 41, 434–436 (1986) · Basalzellnävussyndr. Fortschr Kiefer Gesichtschir 31, 149–151 (1986) · Unters z Biokompatibilität v Nickel-Titan Implantaten. Dtsch Z Zahnärztl Implantol 2, 71–75 (1986) · Kernspintomogr Bef b Angiomen. Fortschr Kiefer Gesichtschir 32, 119–123 (1987) · Altersabhäng unterschiedl Verlaufsformen d Progr Fibromatose i Gesichtsber. ebd 33, 96–98 (1988)
BV Chir Korr d off Bisses na Schuhardt. In: D Rundstiellappenplast. Stuttgart: Thieme 1982 · Possibilities and problems of CT diagnosis in maxillofacial traumatology. In: Oral and maxillofacial surg. Berlin: Quintessenz 1984 · Einfache u komb Alveolarfortzsatz- u Kinnosteotomien z Funktverb u asthet Profilkorr u bes Ber versch O-syntheseverfahren. In: D Asthetik v Form u Funkt i d Plast u Wiederherstlgschir. Berlin: Springer 1985

Geile, Dorothea, Dr. med., niedergel. Ärztin, Einsteinstr. 127, 8000 München 80 · *04. 09. 40 Dresden · A 68, München · D 66, München · AG Proktologie · Chir. Endoskopie · FG Chirurgie 75 · TW a) Proktologie, Chir. Endoskopie c) Niedergel. · S Seit 77 Niederlassung München
ZV Infrarot-Koagulation. Coloproctology 4 (1982) ·

Diagnost i d proktol Praxis. Inform Arzt 3, 15–20 (1986) · Hämorrhoidalerkrkgn: Grundprinzip d Therap ist d Drosselung d arteriellen Zustroms. Hygiene 7, 233–238 (1986) · Proktol i d Praxis. Phlebol Proktol 16, 234–40 (1987) · Infektiöse Entzündgn i Anorektalbereich – Diffdiagn u Therap. Verdauungskrankht 6, 213–218 (1987) · D Hämorrhoidalleiden – Stadiengerechte Therap statt Polypragmasie. Verh Dtsch Ges Inn Med 94, 217–222 · Salbentherap b Hämorrhoiden – Es geht auch ohne Kortikoide. Ärztl Praxis 14, 390–392 (1989) **BV** Proctological Compendium. Ingelheim: Boehringer 1983 · Differentialdiagn u Therap innerer Prolapsformen i d Proktol. In: Fortschr d gastroenterol Endosk. Gräfelfing: Demeter 18, 76–84 (1988)

Geiselhart, Hans-Peter, Dr. med., Oberarzt, Diakonissenkrhs. Stuttgart, Rosenbergstr. 38, 7000 Stuttgart 1 · *28. 06. 47 Göppingen · **A** 74, Heidelberg · **D** 72, Heidelberg · **AG** Chir. · UnfChir. · Tropenmed. · **FG** Chirurgie 81 · **TG** UnfChir 83 · **TW a)** 81 Katharinenhosp. Chir. Klin. Stuttgart (Behrends) **b)** 82–83 UnfChir. ebd. (Holz) · 84–86 Tropenmed. Hôpital Kibuye, Rwanda · Seit 87 Diakonissenkrhs. Stuttgart **c)** OA Unfallchir.

Geißler, Harald, Assistenzarzt, Ev. Krhs., Virchowstr. 20, 4200 Oberhausen 1 · *10. 05. 50 Dresden · **A** 78, Bonn · **AG** Chir. 78–81 · Inn. 81–82 · Tropenmed. 83–86 · Chir. seit 86 · **FG** Allgemeinmedizin 06/83 · **ZB** DTM & H (Liv.) 04/83 · Chirotherap. 05/89 · **TW c)** Seit 86 AssArzt Chir. · **S** 12/83–03/86 Ltd. Arzt Bulongwa Lutheran Hosp. Tanzania

Geissler, Klaus, Dr. med., Oberarzt, Chir. Klin. u. Poliklin. Innenstadt Univ. München, Nußbaumstr. 20, 8000 München 2 · *22. 11. 41 Arnswalde · **A** 70, München · **D** 73, München · **AG** Chir. · **FG** Chirurgie 03/76 · **TG** UnfChir 05/84 · **TW a)** 04/76–01/79 StatArzt AllgChir. Kreiskrhs. München-Pasing (Föckersperger) · 01/79–06/80 Dept. Gefäß-, Thoraxchir. Univ. Klin. (Vollmar) · Seit 11/81 Chir. Klin. u. Poliklin. Univ. München (Schweiberer) **b)** 06/80–10/81 UnfChir., GefChir. StatArzt Chir. Klin. LMU München (Heberer) **c)** OA AllgChir. **ZV** D unt Gastrointestinalblutg. Dtsch Med Wochenschr 127, 884 (1985) · Diffdiagn akut Abdomen. D lokal Peritonitis. ebd 128, 40 (1986) **BV** Op Möglchktn b Colitis ulcerosa. In: Entzündl Erkrkgn d Abdom. München: Zuckschwerdt 1985 · D Katheter Jejumostomie. In: 20 Jahre nicht-resezierend UlcusChir. ebd 1985 · D Netzplastik i Abdomen. In: Breitner's Oplehre, Bd IV. München: Urban & Schwarzenberg 1988 · Bhdlg intra- u retroperitoneal Abszesse d op Verfahren u percutan Drainagetechn. In: ebd Bd III. ebd 1988

Gelbke, Willy Friedrich Heinz, Prof. Dr. med., KlinikDirektor i. R., Weinheimerstr. 23, 6703 Limburgerhof · *19. 11. 17 Magdeburg · **A** 44/46, Leipzig, Dresden, Hannover · **D** 44, Leipzig · **AG** Inn. Med. · Pathol. · Orthop. · Urol. · NeurChir. · Chir. · **FG** Chirurgie 11/52 · **TG** Kinderchirurgie 04/71, Plastische Chirurgie 09/79, UnfChir 04/71 · **H** 53, Göttingen · **P** 59, Göttingen · 65, Heidelberg/Mannheim · **TW a)** 46–62 Chir. Univ.-Klin. Göttingen · 04/62–03/83 Chir. Klin.

Städt. Kliniken Ludwigshafen/Rh. **b)** wie a **c)** Seit 83 i. R. · **S** 62–83 Chefarzt u. Dir. d. Chir. Klin. Städt. Kliniken Ludwigshafen/Rh. **ZV** Erg op Pseudarthrosebhdlg. Langenbecks Arch Chir 262, 182 (1949) · Tierexp Untersuchgn z Frage d epiphysären Längenwachstum d Knochen unt Druck. ebd 265, 133 (1950) · Perkut, zielsich, stabile u wirtschaftl Schenkelhalsnagelg oh Zielgerät mitt einf Instrumentes. H Unfallheilkd 43, 177 (1961) · D Hypospadie-Op na Denise Browne. Z Urol 45, 33 (1952) · D Schnittführg na Le Mesurier u and mod Gesichtspunkte b d Op v Lippenspalten. Bruns Beitr Klin Chir 188, 406 (1954) · Harnröhrenplast b Hypospadien, Defekten, Stenosen u Fisteln. Z Urol 48, 65 (1955) · D dynam Osteosynth na Rush, e wertvolle Vervollständig d Küntscher-Nagelg. Chirurg 26, 529 (1955) · The nostril problem in unilateral harelip and its surgical management. Plast Reconstruct Surg 18, 65 (1956) · Üb e Besonderht b Hirschsprungschen Megacolon. Chirurg 28, 289 (1957) · D Plast d selt Form v Harnröhrenstriktur 4 Grad (Blasenausgangsstriktur). Langenbecks Arch Chir 289, 517 (1958) · Z Sprachprobl b Gaumenspaltenträg unt bes Berücksichtg d Pharyngoplast na Hynes. Fortschr Kiefer Gesichtschir 5 (1959) · Unser Vorgeh b Schließmuskelwiederherstellg u -ersatz an Harnblase u Enddarm. Chirurg 30, 309 (1959) · Z Resekt d engen u aganglionären Segmentes b Megacolon congenitum. ebd 32, 458 (1961) · Ausgewählte form u funktfinale Wiederherstop nach Unfallfolg. Verhber unfchir Tag Mainz 1962 · Beseitg e iatrog Uretradefektes m urethroanaler Fistel b recto-analer Mißbildg. Z Kinderchir 5 (1968) · D Bedeutg d Ästhet i Ber d Lebens u d Med. Dtsch Ärztebl 47 (1970) · Demokratisierg d Wiss – e neuer Fall Galilei. Dtsch Ärztebl 16 (1971) · Eröffngsanspr, Ehrgn, Totengedenk u and Reden als Präs d Dtsch Ges f Chir a d 90 Tagg 1973 i München. Langenbecks Arch Chir 334 (1973) · Total phalloplasty. Chir Plastica (Berl) 3, 39 (1975) · Ärzte u Med i Spanngsfeld. Mitt Dtsch Ges f Chir 3 (1977) **BV** Altas d intramedull Fraktfixat na Rush. München: Barth 1957 · Hauttransplantat, Lippen-Kiefer-Gaumenspalten, Ohrplast, Hypospad, Epispad, Strikturen. In: Lehrb d Kinder-Chir. Berlin: Springer 1959 · D Intersexualität. Stuttgart: Thieme 1961 (span Ausg 1963) · Kopf u Gesicht, Penis u Harnröhre. Plast u Transplant. In: Lehrb d Chir 1–6 Aufl. Stuttgart: Thieme 1957–70, span Ausg 1962 · Rush- u Bündelnagelg. In: Chir Op Lehre, Bd 6, 8 Aufl. Leipzig: Barth 1975 · Wiederherstell u plast Chir – E Atlas-Manual f d Praxis i 3 Bd. Stuttgart: Thieme 1963/64 (span Ausg Barcelona Toray 67/68, ital Ausg Roma: Rosso 1968)

Genscher, Walter, Dr. med., Chefarzt i. R., Wendentorwall 2, 3300 Braunschweig · *05. 10. 12 Zeitz · **A** 38, Leipzig · **D** 37, Leipzig · **AG** 37 Krhs. Königs-Wusterhausen (Biernath) · 38–46 Inn. Klin. Braunschweig (Rautmann) · 10/38–05/40 Chir. Klin. Städt. Krhs. Stettin (Vogeler) · 05/40–Ende 45 Kriegsdienst b. d. Marine · ab 05/45–12/45 Gefangenschaft · 07/46–07/47 Ass. Chir. Klin. Städt. Krhs. Braunschweig · 47–51 OA ebd. · **FG** Chirurgie 01/47 · **TW a)** 04/51 Niederlassung Braunschweig u. Belegarzt Klin. Dr. Hennig · 04/57 Eröffnung eig. „Klin. Dr. Genscher", Braunschweig **c)** i. R. · **S** 04/57–10/80 Chefarzt in eig. Klin. „Dr. Genscher" Braunschweig ·

Von 10/80 Klin. „Dr. Genscher GmbH", dann bis 12/86 Ltd. Arzt d. Klin.
ZV Bedeutg d Rh-Faktors b Blutübertragn. Med Monatsschr 1948 · Primäre Osteomyelitis purulenta, akute r u S. Chirurg 1950 · Tumorart Callusbildg n Schenkelhalsfrakt. RÖFO 1950 · Recidivbeschwerden n d Op d Gallensteinleidens. Med Klin 1951 · Techn d Gallenblasen-Op. Zentralbl Chir 1951 · Resektverfahr b Rectum-Ca. Chirurg 1964

Gerometta, Peter, Dr. med., Chefarzt, Chir. Abt., Kreiskrhs.   St. Franziskus,   Graf-Siegfried-Str. 115, 5510 Saarburg · *22. 09. 43 Tübingen · **A** 70, Stuttgart · **D** 74, Tübingen · **FG** Chirurgie 12/76 · **TG** GefChir 02/84 · UnfChir 03/81 · **TW a)** 76–83 Chir. Städt. Krhs. Kemperhof Koblenz (ab 78 als OA) (Schriefers) · 84–89 Chefarzt Chir. Abt. Kreiskrhs. Saarburg **c)** Chefarzt Chir. · **S** Seit 84 Chefarzt Chir. Abt. Kreiskrhs. Saarburg
ZV Indikat u op Technik b patholog Frakt. Therapiewoche 30, 1664–1668 (1980)
BV Papillenstenose u Papillotomie. In: Cholelithiasis-aktuel Diagnost u Therap. München: Urban & Schwarzenberg 1984 · Eigene Erfahrgn z intraarter Leberperfus b Lebermetast m extern Pumpsyst. In: Intraarter Chemotherap b Lebermetast m e implantierbrn Medikamentenpumpe. Friedberg: Bindernagel 1984 · Diffdiag u Therap cyst Lebererkrkgn. In: Die Leber. Berlin: Springer 1984

Geroulanos, Stephanos, Prof. Dr. med., Leitender Arzt, Dept. Chir. Universitätsspital, Rämistr. 100, CH-8091 Zürich · *04. 06. 40 Athen/Griechenland · **A** 65, Zürich · **D** 69, Zürich · **AG** 03/66–08/71 Pathol. Zürich (Uehlinger) · 08/71–06/77 Chir. Zürich (Senning) · **FG** Chirurgie 06/77 · **TG** Thorax- u. Kardiovaskularchir 03/87 · **ZB** Intensivmed. 06/86 · **H** 82, Zürich · **P** 88, Zürich · **TW a)** 71–77 Ass. Chir. Univ.-Klinik A Zürich · 77–79 Oberass. ebd. · 79–85 OA Viszeral Chir. Univ.-Klin. A ebd. (Senning) · 85–89 OA Viszeral Dept. Chir. Univ. Spital ebd. (Largiadèr) **b)** 77–79 Oberass. ThKardChir., Chir. Univ.-Klin. A Zürich (Senning) · 79–85 Leiter AllgChir. Intensivstat. Chir. Univ.-Klin. A ebd. (Senning) · 85–88 Leiter Visc. Chir. Intensivstat. Dept. Chir. Univ. Spital ebd. (Largiadèr) · Seit 90 Leitender Arzt Visc. Chir. Intensivstat. Dept. Chir. Univ. Spital ebd. (Largiadèr) **c)** Ltd. Arzt Dept. Chir.
ZV Emb Papillarmus. Thoraxchir Vaskuläre Chir 17, 320 (1969) · Hypophysenkarz m Knochenmeta. Schweiz Med Wochenschr 99, 817 (1969) · Lungenart Veranderg sec pulm Hypert. Path Europ 5, 384 (1970) · Indikat u Erg op Therap Bronchusca. Ther Umsch 35, 1029 (1978) · Let bakt AoKlEndok (1921–67). Dtsch Med Wochenschr 96, 891 (1971) · Beitr Malign d Mittellappensyndr. ebd 98, 1095 (1973) · Vereinf Op z Trichterbrustkorr. ebd 99, 57 (1974) · Kompl prim Dünndarmtum. Schweiz Med Wochenschr 105, 582 (1975) · Kompl bronchopl Eingriff. Helv Chir Acta 43, 27 (1976) · Bhdlg Lungenabsz. ebd 43, 41 (1976) · Bhdlg u Progn Pleura Mesothel. Praxis 51, 1628 (1975) · Z Ther Lungenmetas rad bhdlt Primärtu b Erw. Österr Ges Chir 766–70 (1980) · Plasma lev Ceftr Cardiovasc Surg. Am J Surg 148, 5–7 (1984) · Grenzen d Intensivmed. Swiss Med 5, 25 (1984) · Prosp random vergl Studie Cefazolin Cefuroxim a periop Antibioti Proph He-

Gefäßchir. Schweiz Med Wochenschr 114, 297 (1984) · Periop Antimicr Proph Cardiovasc Surg. J Cardiovasc Surg 27, 300 (1986) · Antibiotikaproph i d Chir. Helv Chir Acta 52, 144 (1985) · Imipen/Cilasta vs Triple Antimicr Ther Treatm Postop Infect. Scand J Inf Dis 52, 11 (1987) · Antimicr prophyl Cardiovasc Surg. Thorac Cardiovasc Surg 35, 100 (1987) · Pharmako Kin Ceftriax b Op Herz Lung Masch. Z Herz Th GefChir 2, 25 (1988)
MH Engadiner Kolleg Sammelbde Zürich. TVZ Ed Acad 1973–80 · dito M + T 1981–89 · Hepatogastrenterol 1989 · Chir Forum 1985–89
BV Abdom u Thoraxchir. In: Grundl Intensivbhdlg. Bern: Huber 1984 · Bioprothesen. ebd 1985 · Antimicr Prophylax i Surg Roche 1989

Gertzmann, Heinz-Günther-Wilhelm, Dr. med., niedergel. Chirurg u. D-Arzt a. D., Behringweg 9, 4130 Moers · *05. 10. 19 Mülheim/Ruhr · **A** 44, Freiburg/Br. · **D** 44, Freiburg/Br. · **AG** AllgChir. u. UnfChir. · **FG** Chirurgie 05/52 · **TW a)** 11/53–11/59 OA Chir. Abt. Ev. Krhs. Schwerte/Westf. · 07/60–12/65 Ltd. OA Chir. Klin. Krhs. Bethanien, Moers/Niederrhein **b)** 11/59–06/60 Urol. Klin. Städt. Krankenanst. Dortmund **c)** i. R. · **S** 01/65–12/84 Niederlassung als Chirurg u. D-Arzt

Geser, Kornelius, Dr. med., Chefarzt, Chir. Abt. St. Elisabeth Krhs., Niedertor 4, 6418 Hünfeld · *23. 02. 44 Kempten · **A** 71, München · **D** 74, München · **AG** Magenkarzinom · Arthroskopie · **FG** Chirurgie 07/78 · **TG** UnfChir 06/81 · **ZB** Sportmed. 87 · **TW a)** 01/76–09/80 Chir. Univ.-Klin. Köln-Lindenthal (Pichlmaier) **b)** 10/80–10/82 OA Kreiskrhs. Siegen (Sarvestani) · 11/82–12/83 OA Kreiskrhs. Lemgo (Behrens) · 01/84–08/87 OA Mathiasspital Rheine (Schaudig) **c)** Chefarzt Chir. · **S** Seit 08/87 Chefarzt Chir. Abt. St. Elisabeth-Krhs. Hünfeld
ZV Bhdlgserg b Magenfrühkarzinom. Therapiewoche 30, 1880–1881 (1980)

Geuenich, Arnold, Dr. med., Chefarzt, Dreifaltigkeitskrhs., Bonnerstr. 84, 5047 Wesseling · *13. 09. 44 Dormagen · **A** 73, Köln · **D** 76, Köln · **FG** Chirurgie 08/78 · **TG** GefChir 02/87, UnfChir 04/83 · **TW a)** 78–79 OA AllgChir. St. Katharinen-Hosp. Frechen (Larena) · 79–83 Weiterbildung UnfChir. TG · 83–85 OA AllgChir. u. UnfChir. · 85–86 Weiterbildung im TG GefChir. Chir. Univ.-Klin. München Großhadern (Bekker, Heberer) **c)** Chefarzt · **S** Seit 08/89 Chefarzt AllgChir. u. UnfChir. Dreifaltigkeits-Krhs. Wesseling
ZV Primärverschl d Sinuspilonidalis dur Verschiebeschwenkplast. Chirurg 52, 114–117 (1981) · Beitr z Bhdlg d Achillessehnenrupt. Aktuel Traumatol 12, 12–13 (1982)

Ghawidel, Assad, Dr. med., FA f. Chir., Lohwall 10, 4408 Dülmen · *21. 03. 39 Teheran/Iran · **A** 68, Münster · **D** 71, Haltern · **FG** Chirurgie 05/74 · **TW a)** 72–75 Marien-Hosp. Lünen (Dercken) · 75–78 Privatklin. Dr. Koschitz-Kosic Neustadt · 79–82 St. Sixtus-Hosp. Haltern (Zimmermann) **c)** niedergel. Chirurg u. D-Arzt · **S** Seit 83 Niederlassung, Dülmen

Giebel, Gerald Denk, Dr. med., wiss. Ass., Chir. Lehrstuhl, 5000 Köln-Merheim · *08.01. 55 Bad Oeynhausen · **A** 81, Darmstadt · **D** 82, Frankfurt · **AG** Pathol. 82–83 · **FG** Chirurgie 08/88 · **TW a)** 88–89 StatArzt ThoraxChir · 89–90 Ltd. OA Marienhospital Brühl **c)** Wiss. Ass.
ZV Elektrolytverändergn i Langstreckenlauf. Condition 13, 14 (1982) · Kleiner geschichtl Überblick üb d Lehre v d Leiden. Präparator 29, 179 (1983) · Bhdlg d Oppräparats na seiner Entnahme. Schwester 23, 152 (1984) · D Anpassg d Katecholaminausschüttg b Langstreckenlauf. Dtsch Z Sportmed 35, 48 (1984) · Elektrolyte u Spurenelemente b Langstreckenlauf. ebd 35, 160 (1984) · Sensibilitätsmessgn v u na Mammareduktplastik zweier konkurrierender Opverfahren. Langenbecks Arch Chir 369, 299 (1986) · D postprimäre Versorgg d off Unterschenkelfrakt m d mikrochir Transplantat d M lat dorsi. Acta Chir Austriaca 19, 490 (1987) · Varianten i d Versorgg v Dekubitalgeschwüren. Handchir 19, 109 (1987) · Op Möglchktn b fortgeschr Mammaca u b ausgedehnten Thoraxwandrezidiv. Acta Chir Austriaca 20, 124 (1988) · Lungenchir. Schwester 27, 548 u 710 (1988) · Ration Bhdlg d Analfissur. Z Gastroenterol 26, 566 (1988) · Bhdlg d Analfissur. Chir Praxis 39, 629 (1988) · Treatment of anal fissure – a comparison of three different forms of therapy. Arch Jap Surg 58, 124 (1989) · Taktik u Erg i d op Bhdlg d Hyperparathyreoidismus. Zentralbl Chir 114, 557 (1989) · Stoffwechselverändergn na pouch-analer Anastomose. Verdauungskrankheiten 7, 167 (1989) · Stadiumgerechte Bhdlg d Hämorrhoidalleidens. Acta Chir Austriaca 21, 90 (1989) · Das Hämorrhoidalleiden. Stadiengerechte Behandlung. DMW (im Druck)
MH Brustrekonstruktion nach Mammakarzinom. Springer 1990
BV Akut Mammanekrose na Quadrantenresekt u komb radiolog/zytostat Nachbhdlg. In: Plast u Wiederherstellungschir d Alters. Berlin: Springer 1986 · D Erg na 170 Mammareduktionsplastiken. In: D Transplantat i d Plast Chir. Rotenburg: Sasse 1987 · Marknagelg d Oberarms – Erfahrgn a 204 Fällen. In: Osteosynthese Int. Konstanz: Schnetztor 1988

Giebel, Gerfried, Prof. Dr. med., Oberarzt, Abt. Unfallchir. Chir. Univ.-Klin. i. Landeskrhs. Univ. d. Saarlandes, 6650 Homburg/Saar · *nicht angegeben Geckenheim · **A** 76, Kassel · **D** 74, Marburg · **FG** Chirurgie 03/82 · **TG** UnfChir seit 09/83 · **H** 84, Hannover · **P** 89, Hannover · **TW a)** Krhs. z. Hl. Geist Fritzlar · Städt. Klin. Kassel · Med. Hochschule Hannover · Allg. Krhs. Hamburg-Altona · Dtsch. Wirbelsäulen- u. Skoliosezentrum Bad Wildungen **c)** OA UnfChir.
ZV Z Dauer d Bestehens v Schraubenkanälen i Knochen. Unfallheilkunde 81, 39–41 (1978) · Knotenschieber – e Instrument f Knoten i d Tiefe. Chirurg 49, 61–62 (1978) · E neuer Tragenwagen f d Rettgshubschrauber. Notfallmed 5, 441–442 (1979) · Synovektomie b pyogenem Kniegelenkinfekt. H Unfallheilkd 148, 845 (1979) · Brüche am proximalen Oberarmende. Bericht 24 Unfallseminar 98–110 (1980) · Klebgn a Skelettsyst: Klebstoffe, 50 Jahre Hilfsstoffe f d Chir (Teil 1). Biomed Tech 26, 35–40 (1981) · Klebgn a Skelettsyst, Teil 2: Untersuchgn d Klebfestigkt v 22 Klebstoffen a Knochen. ebd 26, 170–174 (1981) · Grundsätzl Überleggn z chir Instrumenten. Acta Medicotechnica 5, 176–178

(1981) · D Lagerg d unt Extremität. Chirurg 52, 791–794 (1981) · 422 asept Heilungsstörgn, e krit Ursachenanalyse. Z Orthop 120, 522–524 (1982) · Klebfestgktsuntersuchgn a Knochen. Zentralbl Chir 107, 1381–1387 (1982) · Knorpelstanzbiopsie zur Arthrotomie od -skopie. Unfallheilkunde 86, 327–330 (1983) · Synovektomie b Kniegelenkinfekt. ebd 87, 52–57 (1984) · D infizierte Gelenkfrakt. Diagnost, Bhdlg u Erg an 63 Pat. Chirurg 55, 318–325 (1984) · Frakt- u Osteotomie-Heilgsstörgn. ebd 55, 725–730 (1984) · Fertigg v Knochenmodel na Computer-Tomographiedaten z Verwendg i Chir u Orthop. Biomed Tech 30, 111–114 (1985) · D Tibiakopfosteotomie z Bhdlg d Gonarthrose. Orthopäde 14, 144–153 (1985) · D Nachbdhlg op Frakt. Dtsch Ärztebl 22, 1611–1616 (1986) · D gestörte Frakturheilg a Oberarm. Unfallchirurgie 89, 353–360 (1986) · Halo-Fixateur, Anwendgsmöglchktn u Gefahren. ebd 91, 29–33

Giebler, Felix Rüdiger G., Dr. med., Ltd. Arzt, Vincemus-Klin., Privatklin. plast. u. wiederherstellende Chir., Am Ostersielzug 7, 2254 Friedrichstadt · *03.07. 40 Berlin · **A** 68, West-Berlin · **D** 67, West-Berlin · **AG** 66/68 Gerichtsmed. FU Berlin · 72/73 Gefäßchir. Berlin-Neukölln · **FG** Chirurgie 01/75 · **TW a)** 01/75–09/75 Kreiskrhs. Heide (Czaja) · 76–12/77 OA ebd. · 01/78–03/78 Chefarztvertr. ebd. · Seit 04/78 Niederlassung in eig. Praxis, Friedrichstadt **b)** 10/75–12/75 St. Markus-Krhs. Frankfurt (Höhler) · Ständige Fortbildg auf d. Gebiet d. kosmet. Chir. in den USA · Seit 86 Vizepräs. u. Doz. d. Dtsch. Akad. f. kosmet. Chir. (DAKC) **c)** Niedergel. Arzt u. Ltd. Arzt · **S** Seit 04/78 Niederlassung Friedrichstadt · Seit 05/83 Ltd. Arzt Vincemus-Klin., Privatklin. f. plast. u. wiederherst. Chir. Friedrichstadt
ZV Mammaca operieren – aber d Form erhalten. Ärztl Praxis 27, 694–697 (1984) · Arbeit z Basaliomtherap i Gesicht – Radikal op ist schonender. ebd 53, 2410–2412 (1985) · Shape preserving operations in cases of breast cancer. (Kongrbd) 1st National congr on senology Athen. 1982 · Complications and failures in subcutaneous Mastectomy with immediate Reconstruction. Kongrbd Int symp on surgery of the breast, Jerusalem Juni 1984 · Faltenbeseitigg i Gesicht dur Collagen-Implantat. Kosmetik Int 3/84, 27–28 (1984)
MH Wissenschaftl Grundlagen d op Med. Stuttgart: Schattauer 1972

Gieseler, Horst-Joachim, Prof. Dr. med., Chefarzt, Chir. Klin. Diakonissenanstalt, Marienhölzungsweg 2, 2390 Flensburg · *08.02. 30 Eiserfeld · **A** 56, Düsseldorf · **D** 56, Düsseldorf · **AG** Chir. d. Bauchraumes · d. Thorax · d. Mamma · d. Schilddrüse · Traumatol. · **FG** Chirurgie 12/62 · **H** 63, Würzburg · **P** 70, Würzburg · 71 Kiel Umhabil. · **TW a)** 59–68 Chir. Univ.-Klin. Würzburg Luitpoldkrhs. (Wachsmuth) **c)** Chefarzt Chir. Klin. · **S** 69–77 Ärztl. Dir. u. seit 68 Chefarzt Chir. Klin. Flensburg
ZV Isodosen d an d Düsseldorfer Frauenklin übl Radiumkombinat. Diss Düsseldorf · Klin u Pathol d Magenpolypen. Langenbecks Arch Chir 229 (1962) · Enterocolitis acuta als postop Komplikat. ebd 300 (1962) · Tierexp Untersuchgn z Ätiol d postop Enterocolitis. ebd 301 (1962) · Exp Untersuchgn m autol u homol Transplantaten z Ersatz d extrahepat Gallenwege. Langen-

becks Arch Chir 303 (1963) · Bougierung d Papilla Vateri. ebd · Aneurysma d A glutaea caudalis als Komplikat na intraglutealer Injekt. MMW 1964 · Klin u Therap d Hiatushernie. Beih Troisième J occitanes Franco-Espagnoles de Gastro-Antérologie, Perpignan 1964 · Tierexp Untersuchgn z plast Rekonstrukt d extrahepat Gallenwege. Langenbecks Arch Chir 313 (1965) · Prim Ca d Gallenblase u d extrahepat Gallenwege. MMW 1965 · Plast Rekonstrukt d extrahepat Gallenwege na resez Pankreaskopfca u Ca d Papilla Vateri sowie na Verletzgn u b Atresen d Gallenwege. E neues op Vorgehen, erarb dur tierexp Untersuchgn. Bull Soc Intern Med 1965 · Anat u exp Untersuchgn z Mechan u Symptomat d traumat Milzrupt. Habilschrift. Langenbecks Arch Chir 309 (1965) · Chir d Milz. Über d Anat Seminare. (München) 1966 · Neues Gemeinschaftsprogr z Krebsnachsorge. Langenbecks Arch Chir 316 (1966) · Klin d Infekt m Gasbrandbakterien. Landarzt 1967 · Stumpfe Bauchverletzgn. ebd · Intrahepat Cholestase. E chir Indikat? MMW 45, 2029 (1970) · Indikat u op Taktik b d Diverticulitis d Dickdarmes. Langenbecks Arch Chir 337, 824 (1974) · Von d erst Cholecystektomie b z plast Choledochusersatz (Geschichte mod op Techn, Erg). Schl-Holst Arztebl 12, 616 (1975) · Z heutgn Stand d op Bhdlg d Mamma-Ca. ebd 6 (1985) **BV** Verletzgn d Zwerchfelles. In: Traumatol i d chir Praxis. Berlin: Springer 1965 · Pfählgsverletzgn. In: ebd · Chir i d Praxis. Kiel: Severin 1983

Giessler, Reinhard, Med. Dir. Dr. med., ehem. Leiter Chir. Abt., Aggertalklin., Klin. f. Gef. Erkrankgn. d. LVA Rheinprovinz, 5250 Engelskirchen · *31. 03. 28 Eschwege · A 58, Marburg · D 57, Marburg · AG GefChir. · **FG** Chirurgie 06/68 · **TG** GefChir 03/79 · **TW a)** 58 Med. Univ.-Klin. Marburg (Bock) · 59 Path. Inst. Univ. München (Büngeler) · 60 Baylor Univ. Coll. Med. (De Bakey, Cooley) · 61-63 Städt. Kr. Anst. Köln-Merheim (Heberer) · 63-70 Chir. Univ.-Klin. Köln (Heberer) · S 03/70-07/89 Leiter Chir. Abt. Aggertalklinik Engelskirchen
ZV vgl 6 Auflage bis 1978 · Chron supraaortale Stenosen u Verschlüsse. Chir Bhdlg u Erg. Thoraxchir Vaskuläre Chir 20, 382-390 (1972) · D Kontrollangiograph na Rekonstrukt a d supraaortalen Arterien. Verh Dtsch Ges Krslff 39, 111-116 (1973) · Akut u chron Verschlüsse d Visceralarterien. Dtsch Med Wochenschr 98, 1112-1118 (1973) · Gefäßchir i Allgkrhs: Diagnost u ambulante Bhdlg aus d Sicht d Chir. Langenbecks Arch Chir 334, 799-804 (1973) · Chir Bhdlg v Durchblutgsstörgn d ob Extremität. Thoraxchir Vaskuläre Chir 22, 547-550 (1974) · D chir Bhdlg d zerebrovaskul Insuffizienz. Verh Dtsch Ges Krslff 34, 351-355 (1968) · D Nahtaneurysma na alloplast Gefäßersatz. Langenbecks Arch Chir 322, 992-996 (1968) · Harnabflußstörgn b Aorta-Iliaca-Verändergn. ebd 325, 675-677 (1969) · Diagn u Therap v Spätkomplikat na aorto-iliacalen Wiederherstellseingriffen. Verh Dtsch Ges Krslff 35, 450-453 (1969) · Fehldiagnosen i Klin u Praxis: D Bauchaortenaneurysma. Rhein Arztbl 19 (1969) · Beinarterienverschlüsse – Wann kann u soll d Chirurg operieren? Med Welt 26, 1861-1863 (1975) · Therap d primären Varikose. Langenbecks Arch Chir 339, 631-636 (1975) · Naht- u Ersatzmaterial i d Gefäßchir. Chirurg 46, 454-459 (1975) · Chir d A carotis. MKurse Ärztl Fortbild 27, 346-358 (1977) · Erg rekonstrukt Op b ex-

trakraniellen Hirnarterienverschlüssen. Ann Radiol Med Nucl 23, 279-280 (1980) · Anastomosen – Aneurysmen na synthet Gefäßersatz. Chirurg 51, 14-18 (1980) · Jahreserhebg Gefäßchir 1981 d Dtsch Ges f Thorax-, Herz- u Gefäßchir. Angio Arch 5, 35-37 (1983) **BV** D rekonstrukt Bhdlg d chron Verschlüsse d Truncus coeliacus. In: Intestinale Durchblutgsstörgn. Wien: Egermann 1973 · Gefäßschäden b transkut Katheterdilatation na Dotter. In: Iatrogene Gefäßschäden – Rekonstrukt Venenchir – Exptelle Gefäßchir. Basel: Karger 1975 · Indikat u Kontraindikat z op Bhdlg d primären Varikose. In: Moderne Diagnost u Therap d Venenkrkhtn, Teil I. Stuttgart: Schattauer 1974 · Z rekonstrukt Bhdlg v Aneurysmen d A poplitea. In: D Chir d Arteria Poplitea. Wien: Egermann 1970 · Chir Erfahrgn b Komplikat na Katheter-Angiograph. In: D Gefäßthrombosen na Katheterangiograph. Bern: Huber 1970 · Erg d Rekonstrukt b chron supraaortalen Verschlüssen. In: D Chir d supraaort Äste. Wien: Egermann 1973 · Einfluß d Hypertonie auf d chir Bhdlg d zerebrovaskulär Insuffizienz. In: Hypertonie-Risikofaktor i d Angiol. Baden-Baden: Witzstrock 1976 · D lumbale Sympathektomie i Therapiekonzept b chron femoro-poplitalen Arterienverschluß. In: D Therapkonzept b chron femoro-poplitealen Arterienverschluß. Wien: Egermann 1976 · Rezidiveingriffe na Wiederherstellsop i Beckenbereich. In: D Rezidivverschluß na Gefäßrekonstrukt a d unt Extremität. Pathogen – Prophyl – Therap. ebd 1979 · Transplantat v Gefäßen. In: Kirschnersche Allg u Spez Oplehre Bd III, Transplantationschirurgie. Berlin: Springer 1981 · Gefäßrekonstrukt. In: Kirschnersche Allg u Spez Oplehre, Gefäßchir. Berlin: Springer 1987 · Vasc Reconstruct. In: Vascular Surgery. ebd 1989

Giewekemeyer, Heiner, Dr. med., Oberarzt, St. Barbara-Krhs., Steinberger Straße 24, 8460 Schwandorf · *12. 02. 50 Meppen · A 74, München · D 84, München · AG KindChir. · Chir. · **FG** Chirurgie 08/83 · **TW b)** 08/83-12/84 UnfChir. Barmherzige Brüder, Regensburg (Gresser) **c)** OA Allgemeinchir.

Ginsbach, Gertrud, Dr. med., niedergelassen, Belegärztin, Abt. Plast.- u. Wiederherstellgschir. St. Franziskuskrhs., Morillenhang 27, 5100 Aachen · Praxis: Franzstr. 42 ebd. · *25. 06. 42 Saarburg · A 71, Homburg/Saar · D 70, Homburg/Saar · AG Chir. · Inn. Med. · Plast.- u. Wiederherstellgschir. · Gesichtschir. · Aesthet. Chir. · **FG** Chirurgie 12/76 · **TG** Plastische Chirurgie 05/78 · **TW a)** 08/71-12/73 Ass. Chir. Abt. St. Cornelius Hosp. Dülken · 04/74-09/75 Ass. Chir. Abt. Städt. Krhs. Krefeld (Schega) **b)** PlastChir. · 10/75-12/77 Ass. St. Markus Krhs., Klin. Plast.- u. Wiederherstellgschir. Frankfurt (Höhler) · 01/78 Plastic Surgery Center Honolulu (Flowers) · 02/78-01/80 Ass. Abt. ZMK u. Plast. Gesichtschir. RWTH Aachen (Koberg) **c)** Niedergel. u. Belegärztin · S Seit 80 Niedergel. Plast. Chirurgin in Aachen
ZV D Bhdlg v Hämangiomen m d Argon Laser. Plast Chir 1, 20-36 (1977) · D Bhdlg v Hämangiomen, Teleangiektasien, Röntgenodermen u Tätowiergn m d Argon Laser. Laser Elektro Optik 4, 32 (1977) · On the ultrastructure of the parotid gland in miniature pigs. Anat Embryology 155, 23-26 (1978) · Strukturanalyse d Kapsel um Mamma-Prothesen (Licht- u elektronenmikro-

skop Untersuchgn). Plast Chir 3, 28–43 (1979) · Early and late results after otoplasty by Mustard's technique and description of our modified own technique. Cir Plast Ibero-Latinoam 4, 325–338 (1979) · D konstrukt Gefüge d Bindegewebskapseln u Mamma-Prothesen. Verh Anat Ges 74, 305–311 (1980) · Naevus sebaceous: Bhdlg m d Argon-Laser. Hautarzt 31, 338–339 (1980) · Brustplastik m Silikon – oft ein kurzes Glück. Ärztl Praxis 85, 2783 (1980) · Preliminary report on combined surgical- and laser-treatment of large hemangiomas and tattoos. Eur Conf on Optical Syst and Applications (Utrecht) [Spec vol] 236, 169–172 (1980)
MH Einige Eigenschaften d Membrantrinukleotiase v Halobakterien. Diss 1970 · Abstractbuch. Dr Ginsbach Verlag 1988 · Lasers in Med Sc. London: Baillière Tindall · Laser Therapy. New York: Wiley
BV Treatment of dermal lesions with Argon laser. In: Aesthetic plastic surgery. Atlanta · Treatment of dermolesions by Argon laser irradiation. In: Laser surgery. Jerusalem: Jerusalem Academic Press 1978 · The treatment of hemangiomas, teleangictasia, radiodermatitis and tattoos with Argon laser. Laser 77 Proc. London: IPC Science and Technology Press Ltd 1977 · Laser induced stimulation of wound healing in badly healing wounds. Laser 79-Opto-Electronics Conf Proc 1979 · Laser in reconstructive phase of plastic surgery. In: Atlas of laser surgery. House of Turin

Glinz, Werner, Prof. Dr. med., Ltd. Arzt, Klin. Unfallchir. Universitätsspital, CH-8091 Zürich · *04.01. 39 St. Gallen/Schweiz · A 65, Zürich · D 70, Zürich · AG UnfChir. · Intensivmed. · AllgChir. · Herz- u. Gef-Chir. · FG Chirurgie 72 · H 79, Zürich · P 85, Zürich c) Ltd. Arzt UnfChir. · S Seit 79 Ltd. Arzt Klin. Unfallchir. Univ.-Spital Zürich
ZV Respirator Insuffizienz b Mehrfachverletzten. Langenbecks Arch Chir 337, 165 (1974) · Klin Bedeutg d Herzkontus b stumpfen Thoraxverletzgn. H Unfallheilkd 121, 224 (1975) · The fate of patients with severe multiple injuries, 5 years after intensive care. Bull Soc Intern Med 34, 545 (1975) · Abdominel Komplikat b nicht-abdominel Trauma. Helv Chir Acta 43, 573 (1976) · Drainage u Lavage b abdominal Trauma. ebd 46. 633 (1979) · Arthroskop partiel Meniskektomie. ebd 47, 115 (1980) · Arthroscopy in acute trauma of the knee joint. Endoscopy 12, 269 (1980) · D spätere Schicksal v Schwerverletzten. Z Soz Prav Med 27, 46 (1982) · Urogenitalläs b Mehrfachverletzten: Häufigkt u Diagnost. Helv Chir Acta 49, 749 (1982) · Pleuro-pulmonale Verletzgn. Chirurg 56, 129 (1985) · Polyvalent immunoglobulins for prophylaxis of bacterial infections in patients following multiple trauma. A randomised, placebo-controlled study. Int Care Med 11, 288 (1985) · Leberverletzgn. Schweiz Med Wochenschr 116, 555 (1986) · Priorities in diagnosis and treatment of blunt chest injuries. Injury 17, 318 (1986) · Indikat z arthroskop-op Eingriff b Menikusverletzgn. H Unfallheilkd 181, 764 (1986) · Stumpfe Herzverletzgn. Langenbecks Arch Chir 369, 426 (1987) · Diagnost d Meniskusschadens. ebd 372, 247 (1987) · Stellenwert d bildgebend Verfahren b Diagn u Therap v schwer Thoraxverletzgn. Radiologe 27, 381 (1987) · Aufwand u Erfolg d Intensivbhdlg v Schwerverletzten. Schweiz Med Wochenschr 118, 643 (1988) · Entstehgsmechanis, Verletzgsmuster u allg klin Symptomat b schweren Abdominal-Trauma. Unfallheil-

kunde 200, 325 (1988) · Immunolog Verändergn u Infekt b Schwerverletzten. Schweiz Med Wochenschr 119, 354 (1988)
MH Notfallchir. Erlangen: Perimed 1976 · Respirator Insuffizienz b Mehrfachverletzten. ebd 1976 · Fortschr i d Arthroskopie. Stuttgart: Enke · Arthroskopie. Berlin: Springer
BV Arthroscopy in trauma of the knee joint. In: The knee joint. Amsterdam: Excerpta Medica 1975 · Thoraxverletzgn: Diagn, Beurteilg u Bhdlg, 2 Aufl. Berlin: Springer 1979 · Diagnost Arthroskopie u arthroskop Op a Kniegelenk. Bern: Huber 1979 · Diagnostic difficulties and problems in assessment of blunt chest injuries. In: Progressive care of the acutely ill and injured. Chichester: Wiley 1982 · Arthroskopische Meniskusresektion: Resultate 1–7 Jahre nach der Operation. In: Arthroskopische Meniskuschirurgie. Stuttgart: Enke 1986 · Techn d arthroskop Meniskusresekt. In: Aktuel Aspekte i d arthroskop Chir. H Unfallheilkd 1988 · Chir Intensivtherap, Checklisten d aktuel Med. Stuttgart: Thieme 1989 · Eingriffe b Verletzgn d Thoraxwand, d Lunge, d Bronchien, d Trachea u d Zwerchfells. In: Breitner, Chir Oplehre, 2 Aufl, Bd II: Chir d Thorax. München: Urban & Schwarzenberg 1989 · Thoraxverletzgn. In: Unfallchir. Berlin, DDR: VEB 1989

Glück, Siegfried, Dr. med, Oberarzt, Kreiskrhs., Stadtbleiche 1, 8958 Füssen · *03.07. 39 Kaufbeuren · A 68, München · D 67, Würzburg · AG Chir. · FG Chirurgie 07/74 · TW a) 76–78 Chir. Klin. Juliusspital Würzburg (Schautz) · Seit 03/78 OA Chir. Abt. Kreiskrhs. Füssen (Deubzer) c) OA

Gockel, Bernd, Dr. med., Oberarzt, Allg. Krhs. Harburg, Eißendorfer Pferdeweg 52, 2100 Hamburg 90 · *08.08. 50 Oberhausen/Rhld. · A 81, Hamburg · D 81, Hamburg · AG seit 06/81 GefChir. · FG Chirurgie 12/87 · TG GefChir 11/89 · TW a) Seit 12/87 II. Chir. Abt. Allg. Krhs. Harburg Hamburg (Imig) c) Oberarzt

Goerlich, Otfried Ewald, Dr. med., Chefarzt i. R., Johann-Sauterstr. 16,   8871 Günzburg-Reisenburg   · *08.07. 12 Reutlingen · A 38, München · D 38, Tübingen · AG 37 Pathol. Inst. Univ. Tübingen · 37/38 Med. Klin. Städt. Krankenanst. Augsburg · 38 Chir. Klin. ebd. · 38 Prosektur ebd. · 39–45 Chir. Klin. ebd. · FG Chirurgie 43/48 · Allgemeinmedizin 77 · TW a) 49–64 Niedergel. Chir. m. Belegarzttätigkt in d. damaligen Städt. Krhs. Günzburg, Ichenhausen u. Leipheim. 64–76 Chefarzt Privatklin. Dr. Goerlich Günzburg · 76–82 Allgemeinarzt c) Seit 10/82 i. R. · S S. TWa

Gögler, Eberhard, apl. Prof. Dr. med., Ltd. Arzt i. R., Zeppelinstr. 39, 6900 Heidelberg · *28.09. 20 Stuttgart · A 49, Heidelberg · D 53, Heidelberg · AG AllgChir. · Notfallchir. · UnfChir. · Verkehrsmed.-Dokumentation · FG Chirurgie 60 · TG UnfChir 71 · ZB Arbeitsmed. 76 · H 64, Heidelberg · P 69, Heidelberg · TW a) Chir. Univ.-Klin. Heidelberg (K. H. Bauer, Linder) b) UnfChir. ebd. c) Ltd. Arzt i. R. · S 74–85 Ltd. Arzt Chir. Abt. Kreiskrhs. Schwetzingen
ZV Verletzgn d WS b Arbeitsunfällen m bes Berücksichtg d Erg d Bhdlg n Magnus u Böhler. BG Veröff 1955 · Entwurf e Schlüssels d chir u neurochir Op. Lan-

genbecks Arch Chir 292 (1959) · Bemessg d Md b bösart Geschwülsten i d Chir. Med Sachverständige 1961 · Schleuderverletzgn d HWS in WS i Diagnost u Ther. Hippokrates (1962) · Traumatol i Wandel d Zeit. Ruperto Carola Heidelberg 1964 · Katastrophenschutz. Therapiewoche 1965 · Chir Erstversorgg Verletzter am Unfallort. Mat med Nordmarck 18 (1966) · Gutachtl Beurteilg v Bauchwandbr. Monatschr Unfallhkd 1966 · Ärztl Fordergn an e Notfallwagen. Wehrdienst Gesundht 15 (1967) · Premiers soins sur le lieu d'un accident. Acta chir Belg 66 (1967) · Präop Diagnost u Mirizzisyndr. RÖFO 1968 · Rehab na allg chir Eingriffen. In: Heidelberger Rehab, Stgt. (1968) · Biomechanik d Verkehrsunfälle. Unfallheilkunde 99, 235 (1969) · Org u Ausrüstg d ärztl Erstversorgg a Unfallort. Kapsel 23, 833 (1969) · D 2 Kollis b Autounfällen. Verkehrsausschuß dtsch Bundestag, Bonn 1969 · Verkehrssicherht u Unfallchir. Mat Med Nordmarck 22, 383 (1970) · Safety steering assemblies. CIDITIVA Brüssel 12, 66 (1976) · Biomechanical experiments with animals on abdominal tolerance levels. 21 Stapp Car Crash Conf. SAE P 73 (1977) · Sicherheitsgurt u Mitverschulden. 16 Dtsch Verkehrsgertg Goslar 1978 · Krebsnachsorge i Klin u Praxis, Struma mal. Springer 1980
BV Morpholog Verändergn a Tumoren na chem-physikal Therap. Diss 1952Unfallchir II. In: Therap u Praxis, 3 Aufl. München: Urban & Schwarzenberg 1956 · Verkehrsmed. In: Fischerlexikon. Ffm: Fischerbücherei 1959 · Unfallopfer i Straßenverkehr. Ser Chir. Geigy 5. Basel 1962 (dtsch), 1964 (jap), 1964 (franz), 1965 (engl) · Erste Versorgg v Verletzten. In: Chir d Gegenwart, Bd 4. München: Urban & Schwarzenberg 1974 · Verkehrsmed u Chir. In: Hdb Verkehrsmed. Berlin: Springer 1968 · TNM Atlas d malig Tumoren. Springer 1980 · TNM Klassifikat d malig Tumoren, 4 Aufl. ebd 1985

Gökdoğan, Can Ömer, Prof. Dr. med., Ärztl. Direktor, Cerrahpaşa Tıp Fakültesi Cerrahi Tıp Bölümü, 34303 Cerrahpaşa Istanbul, Türkei · *13. 04. 46 Istanbul/Türkei · A 72, Istanbul · D 72, Istanbul · AG Gastroint. Chir. u. Chir. Endoskopie · Notarzt · FG Chirurgie 02/77 · H 77, Istanbul · P 88, Istanbul (o.) · TW **a)** 77 OA Cerrahpaşa med. Fak. Istanbul (Salepçioğlu) · 81-82 OA Chir. Univ.-Klin. Heidelberg (Linder, Herfarth) · 87 OA Univ.-Klinik Hamburg (Soehendra/ Henning) u. BfA Klin. Hamburg (Mölln) **c)** Prof. im FG · S Seit 88 Ärztl. Dir. Chir. Poliklin. Zentr. f. Chir. Cerrahpaşa Med. Fak. Istanbul/Türkei
ZV E neue Meth z Durchführg d Panintestinoskopie. 11 Eeco Smier Abstracta V, 45 (1975), Acta endos et radiocine Tome V, 5/6 (1975) · D lippesloop Casus d d chron Cholecystitis ähnelt. Cerrahpaşa Tıp Fakültesi Dergisi 6 (1975) · Hat d Endoskopie Platz i d Chir UnivKlin? ebd · E neues Instrument u e neue Meth z Durchführg d Panintestinoskopie. Roche-Image 23 (1976) · Koloskopie. Techn Indikat u Komplikat. Çağdaş Tıp Dergisi 2 (1976) · Adenomyomatosis d Gallenblase. ebd 3 (1976) · D endoskop Untersuchg d op Magen. Çağdaş Tıp Dergisi 4 (1976) · Infusion transendoskopique du pancreas (Une nouvelle methode de traitement des maladies pancreatique). XIII Balkan Med Kongr 1976 · Perforation d Meckelschen Diverticulum. Çağdaş Tıp Dergisi 23 (1977) · Horizontalschnitt f Appendixektomie. ebd 2 (1978) · 1978 Eczacibaşi Wiss Ehrg · E neue Meth z Durchführg d Panintestino

skopie. 1978 · Leberresekt u Veröff uns eig Erfahrgn. Sisli Med Tag Istanbul 1979 · Injuries of the liver and their treatment. Europ association for the study of the liver, 14th meeting Düsseldorf. 1979
MH Acil Sağlık Ansiklopedisi (Enzyclopedia für Notfälle im Gesundheitswesen Bd 2 Gastrointestinalchir Themen 1987 · Tercüman Zeitung, Familie u Kultur Reihe

Gölitz, Klaus, Dr. med., Ltd. Oberarzt, Chir. Klin. Haunstetten im KZVA, Sauerbruchstr. 6, 8900 Augsburg 21 · *08. 09. 43 Augsburg · A 68, Erlangen · D 69, Erlangen · AG 70/71 Bundeswehr SA · 86+89 Bundeswehr OSA · 68-69 MA · 71-76 Chir. Augsburg · FG Chirurgie 10/76 · TW **a)** Seit 76 OA Chir. Klin. Haunstetten Augsburg (Heiß, Fischer) · Seit 76 D-Arzt Vertreter · 86 MOB-Übung BW u. 89 als Oberstabsarzt d. Reserve **c)** OA im FG und D-Arzt Vertreter

Golling, Maria, Dr. med., i. R., Prinzregentenstr. 5, 8200 Rosenheim · *14. 02. 18 Monheim/Bayern · A 43, München · D 44, München · AG Privatklinik Rosenheim · Univ.-Klinik Erlangen · Juliusspital Würzburg · FG Chirurgie 11/53 · TW **a)** Klin. Dr. Golling **c)** i. R.

Gonzales M, Wilfredo, Ärztl. Leiter, Klin. f. Beinleiden, Fachklin. f. Gefäßerkgn., Winklerstr. 7-11, 8500 Nürnberg 1 · *05. 10. 42 Lima, Peru · A 69, Lima, Peru · AG Gesamte Chir. u. GefChir. · FG Chirurgie 78 · TW **a)** Univ.-Klin. Köln, Karolinen-Hosp., Arnsberg **b)** OA Gefäßchir. Karolinen-Hosp. Arnsberg **c)** Leiter GefäßChir · S Seit 82 Ärztl. Leiter eig. Klinik f. Gefäßerkrkgn., Nürnberg

Gonzalez-Vasquez, Roberto, Dr. med. (Univ. de Chile), Oberarzt, Kinderchir. Abt. Mutterhaus d. Borromäerinnen, Feldstr. 16, 5500 Trier · *11. 08. 46 Valparaiso/Chile · A 71, Santiago/Chile u. · 89, Mainz · D 71, Santiago/Chile · AG 71-76 Chir. Quillota · 71-76 Pädiatr. ebd. · 76-78 KindChir., Orthop. Univ. Chile Santiago · FG Chirurgie, Santiago/Chile 04/78 · TG KindChir, KindOrthop. Santiago/Chile 04/78 · TW **b)** 78-80 Stipendiat DAAD Kinderchir. Univ. Klin. Mainz (Hofmann, von Kap-herr) · Seit 80 Kinderchir. Abt. Kinderklin. St. Katharinen u. später Mutterhaus d. Borromäerinnen, Trier (Heiss) **c)** Seit 82 OA KindChir
ZV Quiste hidatidico hepatico. Pediatria (Santiago) 22, 349 (1979) · Doppelseitige Zwerchfellhernie (Bilateral diaphragmatic Hernia). Z Kinderchir 39, 339 (1984) · Pulmonary arteriovenous fistula in childhood. ebd 40, 101 (1985) · Perforierte Appendicitis i Kindesalter. Kinderarzt 16, 646 (1985) · D lokal Erstbhdlg v Verbrenngn i Kindesalter. ebd 17, 9 (1986) · Twelve year's experience with the abrasion method for the management of burn wounds in children. J Pediatr Surg 21/3, 200 (1986) · D interessante Fall: Kniegelenkstuberkulose b e BCG-geimpften Kind. Monatsschr Kinderhlkd 134, 161 (1986) · Twelve years experience with the abrasion method for management of burn wounds in children. Abstract. Dermatology Digest 1, 29 (1987) · Kniegelenkstuberkulose b e BCG-geimpften Kind. Extracta Pediatrica 10/4, 230 (1986) · Stumpfes Bauchtrauma verursacht dur Kindesmißhandlg. Monatsschr Kinderhlkd 135, 692 (1987) · Abdomen agudo causado por maltrato infantil. Rev Chil Çirugia 39/4, 327 (1987) ·

Segmentale Aganglionose d Dünndarms - Mythos oder Wirklchkt? (Eine Falldarstellg). Z Kinderchir 43/6, 424 (1988) · Nekrotisier Enterocolitis i Neugeborenenalter: Wie häufig ist sie i e pädiatr-kinderchir Neugeborenen-Intensivabt? Monatsschr Kinderhlkd 136/8, 580 (1988) · Komplik d chir Hydrocephalusbehdlg i Kindesalter. ASbH-Brief 2, 6 (1989) · Perf Appendicitis i Kindesalter: Antianaerobier Ther. Prophylaxe postop Kompl. Kinderarzt 20, 956 (1989) · Probl d nicht akut Appendiz i Kindesalter. Monatsschr Kinderhlkd 137 (8), 569 (1989) · Die Bedeutung des „Luftleeren Abdomens" beim akuten Abdomen i Neugeborenenalter. Zbl Rad 139, 475 (1989) · Z Behdlg des Megacolon Congenitum Hirschsprung i einer kleinen kinderchir Abt. Kinderarzt 20, 1750 (1989)
BV Kniegelenkstuberkulose i Kindesalter: E Falldarstellg. Alete Wissenschaftl Dienst. 33 Tagg d Süddtsch Ges f Kinderhlkde 1984 · Erfahrgn i d Lokalbhdlg v Verbrenngn i Kindesalter. Alete Wissenschaftl Dienst, 34 Jahrestagg d Süddtsch Ges f Kinderhlkde 1985 · Congenital H-Type Tracheo-esophageal fistula. Kongrber 1984, Kinderchir. Stuttgart: Hippokrates 1985 · Isolierte Aganglionose d Dünndarms - e seltene Urs v Darmverschluß. Alete Wissenschaftl Dienst. 36 Jahrestagg d Süddtsch Ges f Kinderhlkd 1987 · Child abuse causing acute abdomen. 23 Congr della soc ital d chir pediatr. Padova: Cleup Editore 1987 · Stumpfes Bauchtrauma b Kleinkind. Steckt e Mißhandlg dahinter? Med Tribune Ausgaben Dtsch 22, 17 (1987), A 20, 12 (1988), CH 21, 13 (1988) · Schwere Verbrenngn b Kind. So bekommt man das in Trier wieder hin. Med Tribune, Ausgabe Dtsch 23, 36 (1988), CH 21/19, 10 (1988), A 20/20, 8 (1988) · TCDO-Wundbehandlung i Kindesalter. Wunden 5 (1), 14 (1989) · Perforierte Appendizitis übersehen. Bei Kindern leider an der Tagesordnung. Med Tribune, Ausgaben Dtsch 24 (41), 7 (1989), CH 22 (44), 30 (1989), A 21 (44), 50 (1989)

Gosselke, Wolfgang, Dr. med., Ltd. Arzt, Marien-Hosp. Wattenscheid, Parkstr. 15, 4630 Bochum 6 · *15.07. 44 Winterberg · **A** 73, Münster · **D** 71, Münster · **AG** Inn. Med. u. Allg.- u. GefChir. · **FG** Chirurgie 03/78 · **TG** GefChir 06/83 · **TW a)** 78 AssArzt Abt. Allg. u. GefChir. Josefs-Hosp. Bochum-Linden (Tiemann) **b)** 79-84 OA Abt. Allg. u. GefChir. St. Maria-Hilf-Krhs. Bochum-Gerthe (Disselmeyer) **c)** Ltd. Arzt GefChir. · **S** Seit 86 Ltd. Arzt GefChir. Marien-Hosp. Wattenscheid

Goth, Dieter, Dr. med., Chefarzt, Abt. Plast.-, Hand- u. Mikrochir., Goldenbühl-Krhs., Berliner Str. 23, 7730 VS-Villingen · *14.04. 46 Ansbach · **A** 72, München · **D** 74, Würzburg · **AG** Plast.-, Hand- u. Mikrochir. · **FG** Chirurgie 02/79 · **TG** PlastChir 06/79 · **H** 88 beantragt · **TW a)** Seit 10/78 Leiter Hand- u. Mikrochir., Chir. Univ.-Klin. Freiburg (Farthmann) **c)** Chefarzt Abt. f. Plast., Hand- u. Mikrochir. · **S** Seit 07/88 Chefarzt Abt. für Plastische-, Hand- u. Mikrochir. Goldenbühl-Krhs. Villingen
ZV Versorgg e ausgedehnten Abledergsverletzg d Hand. Handchir 9, 17-19 (1977) · D operat Bhdlg d ulnaren Seitenbandruptur d Daumengrundgelenkes. ebd 11, 61-64 (1979) · D chir Versorgg frischer Handverletzgn. Therapiewoche 31, 2343-2354, 14 (1981) · Motor Ulnarisparese dur Eisstichverletzg. Handchir 14, 18-19

(1982) · D Wert d Vollhauttransplantat b d Bhdlg dermatogen Kontraktur. ebd 14, 56-59 (1982) · Iatrogene Nervenverletzgn d Armes. ebd 14, 6-10 (1982) · D Kortikospongiöse Bolzungsspan. ebd 15, 29-34 (1983) · Akt Therap pyogen Handinfekt. Therapiewoche 33, 231-236 (1983) · Tumoröse Umwandlg d Nervus medianus n neuraler Muskelatrophie. Handchir 15, 238-240 (1983) · Rezultate dupa tratamentul chirurgical al sindromului de canal carpian. Rev Medico-chir a Soc d Medici si Natural din Tasi 3, 407-409 (1983) · D CT in d Diagnost v Nerventumoren. Handchir 16 [Suppl], 9-13 (1984) · Frakt d Hand. Therapiewoche 34, 866-879 (1984) · Z Problemat d malig Melanoms. Handchir 16 [Supplement], 60-62 (1984) · Z Anwendg d Unterarm-Insellappens. ebd 18, 41-46 (1986) · D Herbert-Syst z Schraubenosteosynthese d Kahnbeinfrakt. ebd 19, 71-75 (1987) · Tierexptelle Untersuchgn z Neurolyse peripherer Nerven. ebd 19, 212-216 (1987)
BV Seltene Nervenverletzgn a d ob Extremität. In: Nervenwiederherstellg na traumat Läsion. Stuttgart: Hippokrates 1985 · Wert d Mikroendoneurolyse. In: Nervenkompressionssyndr an d ob Extremität. ebd 1986

Gottauf, Heinz-Friedrich, Dr. med., Assistenzarzt (Stationsarzt), Chir. Zentrum Klinikum Nürnberg, Flurstr. 17, 8500 Nürnberg 90 · **A** 79, Erlangen · **D** 79, Erlangen · **AG** 06/79-12/83 Chir. Lauf/Pegn. · 01/84-06/87 Chir. Nürnberg · 07/87 FA f. Unfallchir. ebd. · 06/80-10/81 Bundeswehr · **FG** Chirurgie 07/87 · **TG** UnfChir 09/88 · **TW b)** Seit 87 AssArzt Klinikum Nürnberg (Stedtfeld) **c)** AssArzt

Gottberg von, Clemens, Dr. med., Chefarzt, Kreiskrhs., Ludwig Heilmeyer Str. 1, 8870 Günzburg · *23.05. 45 Sandkrug/Lauenb. · **A** 73, Stuttgart · **D** 71, Heidelberg · **AG** Inn. Med. · Chir. Bundeswehr Hanau/Westf. · Chir. Städt. Klinikum Karlsruhe · **FG** Chirurgie 05/79 · **TG** GefChir 09/82, UnfChir 07/80 · **TW a)** 05/79-04/80 StatArzt, 05/80-02/85 OA Städt. Klinikum Karlsruhe (Spohn) **b)** 07/83-10/84 Kommissar. Leiter, Gefäßchir. Abt. Städt. Klinik Karlsruhe **c)** Chefarzt Chir. Abt. · **S** Seit 03/85 Chefarzt Chir. Abt. Kreiskrhs. Günzburg
ZV Intestinaler Gasbrand ausgeh v d Gallenblase, Diagn, Therap, Darstellg v zwei eig Fällen. Fortschr Med 22, 1040 (1979) · D anteriore Rectumresect, e erhöhtes Risiko z Frührezidiv. Langenbecks Arch Chir 361/214 (1983) · D op Anlage e Peritonealkatheters z CAPD, e wertvolle Alternat z Hämodialyse. ebd 364/199 (1984) · Vergl Untersuchgn d lokalen Rezidive na Sphinktererhaltender anteriorer Rectumresekt u primärer Rectumexstirpat d Jahre 1980-1983. Zentralbl Chir 109/27 (1984)

Gottorf, Thomas, Dr. med., Assistenzarzt, Abt. Unfallchir., Chr.-Albrechts-Univ., Arnold-Heller-Str. 7, 2300 Kiel · *07.05. 53 Kiel · **A** 80, Stuttgart · **D** 83, Tübingen · **FG** Chirurgie 10/88 · **TW a)** Seit 07/88 AssArzt Abt. Unfallchir., Chr.-Albrechts-Univ. Kiel (Havemann) **c)** AssArzt

Götz, Kraft, Dr. med., Chefarzt, Paracelsus Klin., Wilstedter Str. 134, 2359 Henstedt-Ulzburg 3 · *20.04. 41 Karlsruhe · **A** 70, Hamburg · **D** 74, Kiel · **AG** Chir. · **FG** Chirurgie 07/78 · **TG** GefChir 01/82, UnfChir

03/81 · **TW a)** 01/72-08/78, 01/82-02/88 AllgChir. Allg. Krhs. Altona, Hamburg (Kirschner, Lange) **b)** 07/78-02/82 GefChir. ebd. · 02/88-05/89 UnfChir. ebd. **c)** Chefarzt Chir. Abt. · **S** Seit 04/89 Chefarzt Paracelsusklin. Henstedt-Ulzburg

Gouda, Galal Eldin, Dr. med., niedergelassen, Lange Str. 130a, 4973 Vlotho/a. d. Weser · *18. 09. 40 Sharkia/Ägypten · **A** 73, Stuttgart · **D** 88, Hannover · **AG** Chir., UnfChir. · **FG** Chirurgie 12/79 · **TG** UnfChir 11/82 · **TW a)** 79-80 Chir. Klin. Städt. Klin. Osnabrück (Grewe) **b)** 80-82 Kreiskrhs. Herford Unfallchir. Klin. (Schultz) · 83-84 OA Chir. Abt. Kreiskrhs. Lübbecke/Westf. **c)** Niedergel. Chir. UnfChir u. D-Arzt · **S** Seit 10/84 Niederlassung in Vlotho/a. d. Weser

Grabosch, Alfons, Dr. med., Oberarzt, Abt. Plast. Chir., Zentrum f. Brandverletzte, Krhs. am Urban, Dieffenbachstr. 1, 1000 Berlin 61 · *02. 12. 51 Wanne-Eickel · **A** 78, Düsseldorf · **D** 79, Mainz · **AG** Rettungswesen · Brandverletzte · Ohrrekonstrukt. · **FG** Chirurgie 09/84 · **TG** Plastische Chirurgie 07/87 · **TW b)** 01/84-09/87 Abt. f. Plast. Chir. BG-Krankenanst. „Bergmannsheil Bochum" (Müller) **c)** Seit 10/87 OA Abt. f. Plast. Chir. Zentrum f. Brandverletzte (Bruck)
BV The importance of helicopter rescue missions for the immediate and most efficient treatment of polytraumatized patients. In: Emergency and disaster medicine. Berlin: Springer 1985 · Erfahrgn m d Fibrinklebesyst z Fixat v Spalthaut- u Vollhauttransplantaten. In: Weichteilschäden. Weinheim: Edition Medizin 1988 · Fibrinklebg z Versorgg v Brandwunden – klin u histolog Untersuchgn. In: Fibrinklebg i d Verbrennungschir – Plast Chir. Berlin: Springer 1988

Graf, Karl-Heinz, Dr. med., 1. Oberarzt, Chir. Klin. Krhs. Benrath, Klin. Landeshauptstadt Düsseldorf, Urdenbacher Allee 83, 4000 Düsseldorf 13 · *11. 04. 48 Hildesheim · **A** 74, Göttingen · **D** 77, Göttingen · **AG** 73/74 Physiol.-Chem. Univ. Göttingen · 74/76 Ev. Krhs. Holzminden (Chir., Anästh.) · 76/77 Bundeswehr · 77/80 Klin. Th.-Herz-Gef. Chir. Univ. Göttingen · 80-82 AllgChir. Univ.-Klin. Poliklin. · **FG** Chirurgie 10/82 · **TG** GefChir 10/82, UnfChir 03/85 · **TW a)** 82-83 StatArzt KindChir./Nierentransplant. Univ.-Klin. Poliklin. Allg. Chir. Göttingen (Peiper) **b)** 83-84 StatArzt Unf. Chir. · 84-85 StatArzt/Funkt. OA Poliklin. ebd. **c)** Seit 06/85 1. OA Chir. Klin., Klin. d. Landeshauptstadt Düsseldorf-Benrath

Gräf, Klaus-Dieter, Dr. med., Chefarzt, Burgfeld-Krhs., Wigandstr. 6-8, 3500 Kassel · *09. 09. 44 Barth/Pom. · **A** 74, Darmstadt · **D** 75, Frankfurt/M. · **AG** Stat. u. OA Abdomchir. u. Proktol. · **FG** Chirurgie 10/80 · **TW a)** 80-82 AssArzt Ev. Krhs. Oberhausen (Lennert) · 83-87 OA ebd. **c)** Chefarzt Chir. Abt. · **S** 87 Chefarzt Chir. Abt. Burgfeld-Krhs. Kassel
ZV Z Frühop d Sigmadivertikulitis. Zentralbl Chir 110, 311-315 (1985) · Kolonca b e 12-jähr Mädchen. Chirurg 58, 619-620 (1987)

Grafe, Herbert G., Dr. med., Chefarzt, Chir. Abt. Ev. Krhs., Grutholzallee 21, 4620 Castrop-Rauxel · *07. 02. 36 Spremberg/L. · **A** 64, Leipzig · **D** 63, Leipzig · **AG** 64-68 Orthop., Allg. u. AbdomChir., Urol., Unf-

Chir., Anat., Sporttraumatol. Leipzig · **FG** Chirurgie 05/68 · **TG** UnfChir 08/78 · **TW a)** 68-69 AssArzt ThKardChir. Bezirkskrhs. St. Georg, Leipzig (Rothe) · 69-70 AssArzt AbdomChir. ebd. · 77-80 OA Allg. u. AbdomChir. Städt. Krhs. Sindelfingen (Seidel) · 80-81 OA Abdom. u. UnfChir. Ev. Krhs. Castrop-Rauxel (Vilmar) **b)** 71-73 AssArzt UnfChir. Bezirkskrhs. St. Georg Leipzig (Rothe) · 73-77 OA UnfChir. ebd. **c)** Chefarzt Allg. Abdom. u. UnfChir. · **S** Seit 82 Chefarzt Chir. Abt. Ev. Krhs. Castrop-Rauxel
ZV Z gegenwärt Stand d Sportverletzgn. Wiss Z DHfK Leipzig 4, 33 (1962) · Üb d Blutkatalase u ih Anteil a oxybiot Proz. Dtsch Gesundhtswes 20, 1440 (1965) · Z Therap d Analfisteln. Zentralbl Chir 92, 2335 (1967) · Bellsche Paralyse u e Rekurrensparese b Sportl. Med Sport 7, 180 (1967) · Üb d Rolle d Traumas b Siminomen. Zentralbl Chir 93, 606 (1968) · Statist z d Frakt a proximalen Femurende. ebd 94, 254 (1969) · Zur Ätiologie d subkut Achillessehnenrupt. ebd 94, 1073 (1969) · Üb trainingsphysiolog Probl i Ausdauersportarten. Theorie u Praxis Körperkultur 18, 162 (1969) · Temporäre Arthrodese u Zuggurtg d total Akromioklavikularspreng. Zentralbl Chir 96, 1637 (1971) · Üb d Anwendg d Hemicerclage z Stabilisierg d Fibula b Knöchelfrakt. ebd 97, 1661 (1972)

Graff, Hans Ulrich, em. Prof. Dr. med., Chefarzt i. R., Am Stadtgarten 17, 4690 Herne 1 · *06. 10. 11 Bonn · **A** 36, Bonn · **D** 36, Bonn · **AG** Bauch- u. UnfChir. (Prakt. Chir.) · **FG** Chirurgie 46 · **H** 42, Frankfurt · **P** 55, Frankfurt · **TW a)** 2 Mon. Chir. Bonn (v. Redwitz) · 6 Mon. Pathol. Königsberg (Krauspe) · 4 Mon. Inn. Med. ebd. (Böttner) · 37/38 Med. Univ.-Klin. Freiburg (Bohnenkamp) · 36, 38-45 Frankfurt (Schmieden) · 46 Urol. Priv.-Klin. Golzheim Düsseldorf (Janssen) · 46/47 Tbk. Krhs. Tönsheide/Holst. (Hein) · 47-55 Frankfurt (Geißendörfer) **c)** Chefarzt i. R. · **S** 55-76 Chefarzt Chir. Abt. Ev. Krhs. Herne
ZV 17 Veröffentlichungen bis 1945 · Bedeutg d Lymphgefäße f d Progn u Bhdlg d Colonca. Bruns Beitr Klin Chir 178 (1949) · Azotaemie n Gallenop. ebd 179 (1950) · Penicillinbhdlg d akut hämatog Osteomyeltitis. ebd 180 (1950) · Kontusfolgen am Ellbogengelenk. ebd · Emphyemresthöhle. ebd 182 (1951) · Oberbauchsyndrome b Zwerchfellschäden. ebd · Beurteilg u Bhdlg v Hautpigmentiergn. Med Monatsschr 1951 · Penicillinbhdlg b Osteomyelitis (Erfahrgn). Dtsch Med Wochenschr 1951 · Periarthr humeroscapularis u Osteochondrose d HWS. Langenbecks Arch Chir 270 (1951) · Unfallzushänge b sog „Verheben". Monatschr Unfallhkd 1952 · Exp Studie üb medikam Beeinflußbarkeit v fr Darmanastomosen. Bruns Beitr Klin Chir 184 (1952) · Dickdarmanastomosen als Krankh. ebd 186 (1953) · Tierexp Versuche z Beeinflußbarkeit e exp Osteomyelitis b Tier. Langenbecks Arch Chir 273 (1953) u Bruns Beitr Klin Chir 189 (1954) · Pseudarthrosenbhdlg m d Spananlagerg n Phemister. ebd 186 (1953) · Chir Indikat b Darmerkrankgn n Bestrahlg v Uterusca. Med Monatsschr 1954 · Prog Knöchelbr m Abriß Volkmannsche Dreieck. Langenbecks Arch Chir 279 (1954) · Systemerkrankgn d Blutgefäße als Ursache v Bauchsyndromen. ebd 282 (1955) · Fremdkörperschäden infolge Metallosteosynthese. Bruns Beitr Klin Chir 193 (1956) · Nierenkapsellipom. ebd, Zentralbl Chir 1956 · Zwerchfellchir. ebd, Zentralbl Chir 1959 · Aneu-

rysma A lienalis. ebd 1967 · Epicondylitis hum. Chir Praxis 18, 285

Gras, Ulrich Urban, Dr. med., Ltd. Oberarzt, Diakonie Krhs. Florence Nightingale, Kreuzberg Str. 79, 4000 Düsseldorf 31 · *07. 05. 49 Duisburg · **A** 75, Düsseldorf · **D** 74, Univ. Essen · **AG** AllgChir. · Handchir. · UnfChir. · **FG** Chirurgie 10/80 · **TG** UnfChir 02/83 · **TW a)** 04/80–07/81 Handchir. BG-Unfallklin. Duisburg (Brandt) **b)** 08/81–04/83 BG Unfallklin. (Hierholzer) **c)** Ltd. OA Chir.

Grasemann, Dietrich, Dr. med., Oberarzt, Kreiskrhs., Marktstr. 50, 8396 Wegscheid · *17. 02. 50 Bad Kreuznach · **A** 76, München · **D** 80, München · **FG** Chirurgie 09/85 · **TW a)** 09–12/85 StatArzt Kreiskrhs. Eutin · Seit 01/86 OA Kreiskrhs. NDB. Chir. Abt. Wegscheid **c)** OA Chir.

Grauhan, Onnen, Dr. med., Assistenzarzt, Chir. Klinik, Univ.-Klin. Rudolf Virchow, Standort Charlottenburg, Spandauer Damm 130, 1000 Berlin 19 · *08. 11. 59 Berlin · **A** 85, Berlin · **D** 87, Berlin · **AG** 06/85–05/86 Physiol. Berlin · 06/86–10/89 Herzzentrum Berlin · seit 10/89 Chir. Klinik, Univ.-Klin. Rud. Virchow

Graumann, Hans Peter, Dr. med., Chefarzt, Krhs. Clementinenhaus, Lützerodestr. 1, 3000 Hannover 1 · *27. 03. 37 Essen · **A** 67, Münster · **D** 65, Münster · **AG** 77 Allg. UnfChir. Liestal/Schweiz · 78 Cardio-vasculäre Chir. Essen · **FG** Chirurgie 09/72 · **TG** UnfChir 04/77 · **TW a)** 72–78 1. OA Chir. Klin. Krupp Krankenanst. · 77 Hospitant in Liestal/Schweiz (Willenegger) · 78 Hospitant Cardio-vasculäre Univ.-Klin. Essen **c)** Chefarzt Chir. Abt. · **S** Seit 78 Chefarzt Chir. Abt. DRK-Clementinenkrhs. Hannover **ZV** Patholhistol u enzymhistochem Befunde an d Rattenspeicheldrüse na Sublimateinwirkg. Diss 1965 · Traumat Magenvolvulus ohne Zwerchfellschädigg. Monatschr Unfallhkd 69, 545 (1969) · Seltene Urs e lebensbedrohl intestinalen Blutg. Med Welt 25, 445 (1974)

Graute-Oppermann, Irmgard Christiane, Dr. med., Chirurgin i. R., Hohfuhrstr. 30, 5880 Lüdenscheid/Westf. · *09. 07. 14 Kriftel/Taunus b. Frankfurt a. M. · **A** 38, Frankfurt a. M. · **D** 38, Frankfurt a. M. · **FG** Chirurgie 45 · **ZB** D-Arzt · **TW a)** 50–81 freiprakt. Chirurgin u. D-Ärztin · 82–88 Vertretgn **c)** i. R. · **S** 50–81 Niederlassung in Lüdenscheid/Westf.

Greep, Jacobus Marinus, Prof. Dr. Dr. hon., Chefarzt, Chir. Abt. Academisch Ziekenhuis Maastricht, postbus 1918, NL-6201 BX Maastricht · *02. 08. 29 Den Haag/Niederlande · **A** 56, Leyden · **D** 58, Utrecht · **AG** Harvard Med. School · 60–64 Mass. General Hosp. · **FG** Chirurgie 10/65 · **TG** GefChir 66, UnfChir 66 · **H** nicht angegeben · **P** 73, Maastricht · **TW a)** 66–75 Chefarzt St. Lucas Hosp. Amsterdam **c)** Chefarzt · **S** 66–75 Chefarzt Amsterdam · Seit 75 Chefarzt Maastricht

Gref, Heinrich, Dr. med., niedergelassen, Frühlingstr. 3, 8483 Vohenstrauß · *12. 11. 44 Leutkirch/Allgäu · **A** 74, Berlin · **D** 74, Berlin · **AG** Anat., Berlin · Chir., Berlin u. Vohenstrauß · **FG** Chirurgie 09/79 · **TW**

a) 10/79–12/81 OA Chir. Abt. St. Marien-Krhs. Berlin Kreuzberg (Brehme) · 01/82–09/85 OA Chir. Abt. Kreiskrhs. Vohenstrauß (Lang) **c)** Niedergel., Arzt f. Chir., H-Arzt · **S** Seit 10/85 niedergel., Arzt f. Chir., H-Arzt

Greinemann, Hermann Otfried, Dr. med., Ltd. Arzt, Chir. Poliklin. BG Krankenanst. Bergmannsheil Univ.-Klin., Gilsing Str. 14, 4630 Bochum · *21. 05. 29 Bochum · **A** 56, Freiburg · **D** 57, Freiburg · **AG** Chir. Klin. Freiburg · Anatom. Inst. Freiburg · Inn. Abt. Knappsch. Krkhs. Essen · Chir. Klin. Bergmannsheil · **FG** Chirurgie 65 · **TW a)** 01/65–01/67 OA Chir. Klin. u. Poliklin. Bergmannsheil, Bochum **c)** Ltd. Arzt · **S** Seit 01/67 Ltd. Arzt Chir. Poliklin. BG Krankenanst. Bergmannsheil
ZV D Klappen i d menschl Nierenvenen, besond a d Mündg d Nierenbeckenvenen. Z Zellforsch 47, 648 (1958) · Einseit Kniegelenkerguß u Trauma. Zentralbl Chir 90, 926 (1965) · Spindenzellsarkom na Vorfußprellg. Monatschr Unfallhkd 69, 192 (1966) · Schienbeinkopfbrüche aus scheinbarer „Gelegenhtsurs". Arch Orthop Unfallchir 68, 79 (1970) · Preßluftschaden. Allgemeinmed. Landarzt 48, 717 (1972) · Löst d Preßluftschaden typ subjekt Beschwerden aus? Zentralbl Chir 98, 43 (1973) · D Neutral-Null-Meßmethod i Rahmen d Begutachtg. Unfallmed Taggn Landesverbände d Gewerbl BG 17, 135 (1973) · D kindl Untschenkelbruch. H Unfallheilkd 117, 50 (1974) · Können Vorschäden z Fehldiagn verleiten? ebd 121, 283 (1975) · Knorpelschäden b Berufskrkhtn (retropatell Chondromalazie u Retropatellararthrose Berufskrkht per definitionem?). ebd 129, 319 (1977) · Bißverletzgn. Unfallmed Taggn Landesverbände d Gewerbl BG 37, 181 (1979) · D schmerzhafte Schultersteife. Unfallchirurgie 6, 239 (1980) · Erfahrgn m ruhigstell Kunststoffverbänden, insbesond d Polyurethanstützverband Baycast®. Unfallheilkunde 84, 69 (1981) · Bhdlgsmöglchktn u -aussichten b berufsbedingt Erkrkgn d Bewegungsappar. Arbeitsmed, Sozialmed, Praeventivmed 16, 262 (1981) · Z Bestimmg d vertik Kniescheibenposit. Unfallheilkunde 86, 110 (1983) · Bhdlgsmöglchktn u -aussichten b berufsbedingt Erkrkgn d Bewegungsappar. arbeitsmed aktuell Lieferg 15, 121 (1984) · Argumente gegen d Anerkenng v Kniegelenkarthrosen na Berufsbelastg als Berufskrkht. Unfallchirurg 91, 374 (1988) · Z konserv Bhdlg d Kahnbeinbruches d Handwurzel. ebd 92, 175 (1989) · Ist d Kniegelenksarthrose na Berufsbelastg e Berufskrkht? „Kompaß" Z Sozialversicherg i Bergbau 99, 262 (1989)
BV Praedestinier Kniescheibenhochstand, Knie- u Kniescheibenfehlformen b kniebelastenden Berufen zu vorzeitgn Verschleißschäden? Bundesanstalt für Arbeitsschutz, Forschungsbericht Nr 362. Bremerhaven: Neue Wissenschaft 1983 · D Begutachtg v Verletzgsfolgen u chir Erkrkgn. In: Lehrb Chir. Stuttgart: Schattauer 1987 · Erweiterg d BK Nr 2102 nach § 551, Absatz 2 RVO – med Voraussetzgn. Gutachtenkolloquium 3. Berlin: Springer 1988

Greulich, Michael, Priv. Doz. Dr. med., Oberarzt, Klin. f. Plast. Chir., Gesichtschir. u. Wiederherstellgschir. Marienhosp., Böheimstr. 37, 7000 Stuttgart 1 · *19. 04. 44 Hüttenheim · **A** 71, München · **D** 74, München · **FG** Chirurgie 80 · **TG** Plastische Chirurgie 12/82 ·

H 83, Würzburg · **TW a)** 81 Chir. Univ.-Klin. Würzburg · 84 Chir. Klin. Furtbachhaus Stuttgart **b)** 84 Klin. Plast. Chir., Gesichtschir. u. Wiederherstellgschir. Marienhosp. Stuttgart **c)** OA PlastChir.
ZV Z Diffdiagn u Therap d Synovialitis. Handchir 6, 16–19 (1974) · D Zweipunktestern. ebd 8, 97–99 (1976) · D Tendolyse. Chir Praxis 22, 77–85 (1977) · Sehnennaht i Bereich d Sehnenscheide – Exptelle Untersuchgn. Handchir 9, 133–118 (1977) · Beurteilg d Sensibilität na Digitalnervenwiederherstellg. Langenbecks Arch Chir [Suppl] Chir Forum 90–94 (1977) · Argumente f d Naht d Beugesehnen d Finger im Niemandsland. ebd [Suppl] 225–228 (1979) · Exptelle u klin Untersuchgn z Naht v Beugesehnen i Sehnenscheidenbereich d Finger. Habil. Schrift Würzburg 1982

Griese, Manfred, Dr. med., niedergelassen, Johannisstraße 24, 2390 Flensburg · *12. 03. 34 Goschütz · **A** 60, Erlangen · **D** 60, Erlangen · **AG** Traumatol. · Angiol., Phlebol. · **FG** Chirurgie 08/67 · **TW a)** 60–61 Med. Univ.-Klin. Erlangen (Henning) · 61–64 Chir. Klin. Stadtkrhs. Fürth (Denecke) · 64–66 Hafenkrhs. Hamburg (Küntscher) · 66 1. Chir. Abt. Allg. Krhs. Heidberg Hamburg (Prinz) · 66–71 OA St. Franziskus-Hosp. Flensburg (Wolfers) **b)** 64–66 Traumatol. Hafenkrhs. Hamburg (Küntscher) **c)** Niedergel. Chir. m. überwieg. Tätigkeit i. d. Phlebol., Angiol. u. Proktol. · **S** Seit 71 Niederlassung Flensburg
ZV Röntg Herzvolumenbestimmg u Herzmodellierg. Arch Kreislaufforsch 32 (1960) · Periph Farbstoffinjekt u ihre extrakard Beeinfl. ebd 50 (1961) · Kardiovascul Sympt d Hyperthyreose u ihre diagn Bedeutg. Med Klin 1961 · D Marknagelg subcapital Humerusfrakt. Acta Chir 3, 367 (1968) · Distraktbügel f Hand u Fuß. ebd 4 (1969)

Grill, Werner, Prof. Dr. med., Chefarzt i. R., Prinz-Karl-Str. 30, 8130 Starnberg · *04. 03. 20 Zell/Pfalz · **A** 45, Hamburg · **D** 45, Hamburg · **AG** Pathol. · Chir. · **FG** Pathologie 06/51 · Chirurgie 10/53 · **TG** UnfChir 11/69 · **H** 58, Marburg/L. · **P** 64, München · **TW a)** 53–58 Chir. Univ.-Klin. Marburg · 58–65 Chir. Univ.-Klin. München (Zenker) · 65–85 Chefarzt Chir. Klin. Krhs. Starnberg **b)** ebd. **c)** Vorsitzender d Schlichtungsstelle f. Haftpflichtstreitigktn b. d. Bayer. Landesärztekammer München · **S** 65–85 Chefarzt Krhs. Starnberg
ZV Z Beurteilg d Leistungsfähigk u Belastbark v Extremitätenverletzgn na Abschluß d Behandlgsmaßnah. Wehrmed Monatsschr 18, 129 (1974) · Indikat f d transduodenale Sphinkterotomie. Fortschr Med 5 (1975) · Mehrfacheingriffe a d Gallenwegen. ebd · Z Chir Probl d Choledocho-Duodenostomie. ebd · D Zystikusstumpf als Ursache postop Beschwerden. ebd 93, 670 (1975) · Klin u op Aspekte b Leberresekt. Langenbecks Arch Chir 339, 686 (1975) · Internal drainage of the bile dukt (sunken drain). 4 World Congr of the Coll Int Davos 1976 · Ausspülen zurückgelass Gallensteine. Gastroenterol Prax 1, 5 (1977) · Kolon-Polypectomie: Wann u Wie? Diagnostik 10, 59 (1977) · D Postcholecystektomie-Syndr. Prophylaxe u Therap. MMW 569 (1977) · Sindrome postcolecistectomia profilaxis y terapéutica. ebd 8, 341 (1977) · Klin u op Aspekte b Leberresekt. ebd 120, 211 (1978) · D Papilla Vaterii als intraop Probl. Fortschr Med 96, 871 (1978) · Cholecysecto-

mie so früh w mögl. MMW 120, 536 (1978) · Anomalien d Gallenwege i perop Cholangiogramm. Chir Praxis 24, 79 (1978) · D Duodeno-Hemipankreatektomie (Whipplesche Op) z Behandlg d schwer chron abscedier Kopf-Pankreatitis. Langenbecks Arch Chir 349 (1978) · D Probl d Aseptik i chir Opsaal. Ergänz Bemerkgn z Probl d hochasept Op. Ergänz Bemerkgn z d Arbeit Strunk u Mitarb „Endoprothet Versorg d Gallenganges". Chir Praxis 1978 · Ergänz Bemerkgn z d Arbeit Strunk u Mitarb „Choledocho-Duodenostomie od transduodenale Papillotomie". ebd · Progn d Cholelithiasis. Lebensver Med 6 (1979) · D verlor Drain als inn Gallengangsdrainage. Langenbecks Arch Chir 1979
BV Allg u spez chir Oplehre: D Eingriffe b d Bauchbrüchen, Bd VII/2, 2 Aufl. Berlin: Springer 1957 · Beitr z Angiographie chir Lungenerkrkg. ebd 1964 · Geschloss u off Verletzgn d Brustkorbs u d Brustorgane. Stuttgart: Enke 1966 · Pathol-anat Substrat d selekt Lungenangiographie. In: Lungenzirkulat. Stuttgart: Schattauer 1970 · D Eingriffe a d Gallenblase u a d -gängen. In: Allg spez Chir Oplehre, Bd VII/1: D Eingr i d Bauchhöhle. ebd 1975 · Transduodenal papillotomy. Stuttgart: Schattauer 1978 · Zwerchfell Chir. Lehrb. München: Urban & Schwarzenberg 1979 · Anomalien d Gallenblase u d Gallengänge. In: Klin Gastroenterol. Stuttgart: Thieme 1984 · Lebertumoren. In: Klin Gastroenterol. ebd 1984 · Chir Lebererkrkgn. ebd 1984

Grimm, Bruno, Dr. med., Chefarzt, St. Vinzenz Krhs., Kirchenweg 15, 8962 Pfronten-Ried · *22. 04. 34 Erlangen · **A** 66, Erlangen · **D** 64, Erlangen · **FG** Chirurgie 02/73 · Orthopädie 02/81 · **ZB** Rheumatol. 82 · Sportmed. 11/87 · Physikal. Therap. 01/88 · **TW a)** 73 OA Chir. Unfallchir. St. Barbara Krhs. Dortmund (Kossen) · 73–74 OA Chir. Krhs. Schwabmünchen (Werner) · 74 OA Chir. St. Barbara Krhs. Dortmund (Kossen) · 75–78 Chir. St. Vinzenz Krhs. Pfronten (Mayr) **b)** 78–79 OA Orthop. Abt. Bad Kreuznach (Popp) · 80–03/80 OA Orthop. Hessenklinik, Weilburg (Rennè) · 04/80–12/82 Orthop. Klinikum Ingolstadt (Baumann) **c)** Chefarzt · **S** Seit 01/83 Chefarzt u. Ltd. Abt. Arzt St. Vinzenz, Pfronten

Gropp, Hans, Prof. Dr. med., Ltd. Arzt, Ev. Diakoniekrhs., Chir. Klin., Wirthstr. 11, 7800 Freiburg i. Br. · *20. 01. 27 Pforzheim · **A** 54, Heidelberg · **D** 53, Heidelberg · **FG** Chirurgie 02/62 · **TG** UnfChir 02/69 · **H** 66, Freiburg i. Br. · **P** 72, Freiburg i. Br. · **TW a)** 54–56 Inn. Abt. Städt. Krhs. Pforzheim (Stodtmeister) · 3 Mo. Landpraxis Mührigen (Alber) · 56–70 Chir. Univ.-Klin Freiburg (Krauß) **c)** Ltd. Arzt Chir. Klin. Ev. Diakoniekrhs. Freiburg i. Br. · **S** Seit 70 Ltd. Arzt d. Chir. Klin. Ev. Diakoniekrhs. Freiburg, Akad. Lehrkrhs. Univ. Freiburg
ZV Untersuchgn a Ehrlichschen Mäuse-Ascites-Carc z Frage d synergist Mitosegiftwirkg. Diss Heidelberg 1953 · Stoß- od Dauerbehandlg i d peroralen Diabetestherap? Medizin 24, 912 (1957) · „Kollege" Fr v Schiller. Z 200 Geb d Dichters! Mat Med Nordmark XI, 3 (1959) · D Mammographie. Dtsch Med Wochenschr 89, 634 (1964) · D symptomat Chylothorax. Thoraxchir 12, 1321 (1964) · Sex-Chromatin u Chromosomenstatus b Mammacarc. Dtsch Med Wochenschr 90, 637 (1965) · Z Probl d Hormonbehandlg d Mammacarc. Langenbecks Arch Chir 311, 151 (1965) · Üb d cytogenet Zu-

sammenhang zwisch Sex-Chromatin u Chromosomenstatus b Mammacarc. Langenbecks Arch Chir 313, 400 (1965) · D Mucocele d Appendix. Med Bild-Dienst Roche 1, 3 (1966) · Klin u cytogenet Untersuchgn z Problematik d Hormonbehandlg d Mammacarc. Habilschrift Freiburg 1965 · Untersuchgn üb d Anzahl d X-Chromosomen b Mammacarc. ebd 69, 326 (1967) · D Indikat z Mammographie. Landarzt 43, 450 (1967) · Neue Wege z Früherfassg d Mammacarc (Mammographie) u therapeut Gesichtspunkte. Therapiewoche 17, 331 (1967) · Geschichte d Chir a d Albert-Ludwigs-Univ i Freiburg i Breisgau. Tl I u II. Med Welt 20 (1969) · Entwicklg d op Chir a d Chir Univklin Freiburg 1952–1968. Dtsch Med Wochenschr 94, 1290 (1969) · Einsatz u Wertigkt d Mammographie i d Diagn d Mammakarz. Z Allgemeinmed 50, 6 (1974) · Grundregeln d Betreug u Führg d Tumorkranken i Klin u Poliklin. Z Allgemeinmed 53, 931 (1977) · Op Tumortherap. ebd 53, 944 (1977) · Op Therap gutart Erkrankgn d weibl Brust. Therapiewoche 29, 196 (1979)

Grosch, Helmut Hanns, Dr. med., Assistenzarzt, Chir. Klin. Städt. Krhs. Frankfurt Höchst, Gotenstr. 6-8, 6230 Frankfurt 80 · *13. 06. 49 Nidda · A 78, Frankfurt · D 78, Erlangen · AG Medizingeschichte · Kassenärztliche Tätigkt · TW c) AssArzt
ZV Carl Clauberg (1898-1957), e biograph Hinweis. Endokr Inf 9, 103-108 u. 239-241 (1985)
MH Groddeck-Almanach. Hrsg im Auftrag d Georg Groddeck-Ges. Basel: Stroemfeld/Roter Stern 1986
BV FA Mesmer u d Problematik e naturwissenschaftl Anthropol. In: FA Mesmer u d Geschichte d Mesmerismus. Stuttgart 1985

Gross, Eberhard, Prof. Dr. med., Chefarzt, I. Chir. Klinik, Allg. Krhs. Barmbek, Rübenkamp 148, 2000 Hamburg 60 · *30. 12. 44 Arensberg/Mecklenburg · A 72, Wiesbaden · D 74, Gießen · AG Abdominaltrauma · Gallenwegschir. · FG Chirurgie 10/77 · TG GefChir 10/88 · H 86, Essen · P 87, Essen · TW a) 77–78 Ass. · 78 OA Chir. Klin. Stadt Krhs. Hanau (Stiller) · 01/79–09/81 WissAss. · Seit 10/81 OA Abt. Allg. Chir., Chir. Klin. Essen (Eigler) c) Chefarzt · S Allg. Krhs. Barmbek
ZV Bakteriol u histol Unters vor u na Eingriffen a Sphinkterapp. Med Welt 28, 1024 (1977) · D Peritoneallavage z Früherk v Komplik n Eingr i Bauchraum. Zentralbl Chir 104, 564 (1979) · Diagn u therap Probl b off Kombinatverletzgn d Brustkorbes u d Bauchraumes. H Unfallheilkd 138, 373 (1979) · Histol, endosk-radiol u laborch Unters na Eingriffen a Sphincter Oddi. Therapiewoche 30, 1811 (1980) · Früh- u Späterg na transduodenal Sphincterotomie. Histol, radiol u laborch Unters. Zentralbl Chir 105, 1048 (1980) · Sphincterfunkt n peranalen Anast. Langenbecks Arch Chir 353, 207 (1980) · D anale Inkontinenz als chir Probl. Med Welt 9, 299 (1981) · Intraabd Melanommetast u ihre Progn. Chirurg 52, 89 (1981) · Kombinierte chir-radiol Bhdlg d Analca. ebd 53, 322 (1982) · D Indikat z lokalchir Therap analer Manifestat d M Crohn. Langenbecks Arch Chir 359, 75 (1983) · Kunststoffnetze als Hilfsmittel z Bauchdeckenverschluß b pop Peritonitis, pop op Bauchdeckendehiszenz u z Rekonstrukt d Bauchwand. Zentralbl Chir 109, 1238 (1984) · D nahtlos Anastomose – histol, biomech u mikroangiograph Unters am Co-

lon d Ratte. Langenbecks Arch Chir + Chir Forum 277 (1986) · Ist d intracol Schieng n Ravo e Bereicherung i d colorektal Chir. Acta Chir Austriaca 18, 174 (1986) · D nahtl Kompressionsanastomose am distal Colon u Rectum – Method u Erg. Chir Gastroent (Gastroent Surg) 2, 125 (1986) · Diffdiagn u therap Gesichtspunkte d benig Rectumulcus. Coloproctology 8, 331 (1986) · Anorektale Manometrie u Elektromyographie. Chir Gastroent (Gastroent Surg) 4, 41 (1986) · Endoskop geführte Druckmessg i distal Ösophagusvarizen. Dtsch Med Wochenschr 112, 125 (1987) · D Kompressionsadaptat m resorbierb Kunststoffnetzen z Versorgung d verletzten Milz – Method u Erg. Acta Chir Austriaca 19, 473 (1987) · D intracolon Anastomosenprotekt na Ravo u Ger – Method, Indikat u Erg. Chirurg 58, 678 (1987) · Üb d Vitalität abgeschilftert Zellen kolorekt Ca. Acta Chir Austriaca 20, 324 (1988)
MH Erg chir Onkol Bd 6. Hencke 1983
BV Techn u Aussagekraft d Peritoneallavage. Chir d frisch Verletzgn. Stuttgart: Thieme 1978 · Früherkenng pop Komplikat n Eingriffen i Bauchraum. Gastrointest Blutg. Bibliomed 1978 · Chir Therap intraabdomin Melanommetast. Akt chir Onkol I, Pharmazeutische Verlagsges 1980 · Optechn u techn Hilfsmittel i d Chir. Berlin: Springer 1981 · Stomaversorg u Bhdlg v Komplikat. Akt Probl d kolorekt Tumorchir. Stuttgart: Schattauer 1981 · Therap d intraanalen u analen Condylomata acuminata. Proktol Indikat u Therap. Stuttgart: Enke 1982 · Erg d Oesophaguswandsklerosierg b d akut Varizenblutg. Exptelle u klin Hepatol. Stuttgart: Schattauer 1984 · Funktionel Erg d chir Therap d erworb analen Inkontinenz. D anale Inkontinenz u ihre Wiederherstellg. München: Urban & Schwarzenberg 1984

Groß, Philipp, Prof. Dr. med., Happelstr. 7, 6900 Heidelberg · *21. 09. 25 Heidelberg · A 51, Heidelberg · D 51, Heidelberg · AG Allg.- u. Abdominalchir. Frankfurt/M. 54-77 · Path. Inst. Univ. Heidelberg 52-53 · Med. Univ. Poliklin. ebd. 53-54 · FG Allgemein- u. Abdominalchirurgie 10/61 · H 68, Frankfurt · P 71, Frankfurt · TW a) 61-77 StatArzt, OA Chir. Univ.-Klin. Frankfurt/M. bzw. Abt. Allg. u. Abd. Chir. Univ. ebd. c) i. R. · S 77-79 Komm. Leitg. Abt. Allg. u. Abd. Chir. d. Zentrums d. Chir. Univ. Frankfurt/M.
ZV Serumkrkht an Chir Univ-Klin Heidelberg. Diss · Lokalisat d Becherschen Zellen i d Niere d Menschen. Verh Dtsch Path Ges 1954 · Bedeutg d Lipoidelektrophoresediagramms. Klin Wochenschr 1954 · Lungenverändergn na Bronchographie. Bruns Beitr Klin Chir 196 (1958) · Erkenng u Bhdlg d subkut Milzrupt. Zentralbl Chir 1961 · Jugendl Knochencyste. Chirurg 1962 · Bedeutg d Ascariasis f d Chirurgen. Zentralbl Chir 1962 · Sol Chrondrom d Knochens. Bruns Beitr Klin Chir 206 (1963) · Enteritis regionalis. Langenbecks Arch Chir 303 (1963) · Therap d Olekranonfrakt. Monatschr Unfallhkd 1964 · Kindl traumat Milzrupt. Bruns Beitr Klin Chir 208 (1964) · Diagnost d Rezidivstruma. Langenbecks Arch Chir Kongrbd 1966 · Diagnost Probl b Epithelkörperchentumoren. ebd 1967 · Exp Untersuchgn z Frakturheilg. ebd · Subkut Milzverletzg u Zwerchfellrupt. Chirurg 1967 · Exp Studien z Frakturheilg durchgef an unentkalktem m Tetracyclinen mark Knochen. Habil-Schrift · Muß b d Dupuytrenschen Kontraktur op werden? Selecta 10, 1316 (1968) ·

D Fraktheilg u ih Probl. Nat Med 7, 58 (1970) · Exp
Untersuchgn z Einwirkg v Rö-Strahlen auf d Knochen-
regenerat. Therapiewoche 1970 · Hämodynam Wirkg v
2 Amino-6 methyl 10 sulfonat. Arch Kreislaufforsch 65,
162 (1971) · Hämangioendotheliom d Milz. Zentralbl
Chir 97, 1467 (1972) · Invaginat i Erwachsalt. Zentralbl
Chir 220, 55 (1973) · Exp Untersuchgn z Herstellg e
Koronaranastomose b aortocoronar Venenbypass u
Verbindg m d Art mamm int oh Intima-Intima Naht. Z
Exp Chir 6, 372 (1973) · Partiel Zwerchfellaplasie b
linksseit tho Nierendystopie. Z Kinderchir 19, 256
(1976)

Grote, Gustav A. H., Med. Dir., Dr. med., Chefarzt Chir.
Abt., Kreiskrhs., Sulingerstr. 20, 2830 Bassum · *22. 04.
28 Berlin · A 54, Bonn · D 54, Bonn · AG AllgChir. ·
FG Chirurgie 11/63 · TW a) 60-63 Chir. Klin. Marburg (Schwaiger) · 63-69 Chir. Klin. Hildesheim (Oestern) c) Ärztl. Dir. u. Chefarzt · S Seit 07/69 Ärztl. Dir.
u. Chefarzt Chir. Abt. Kreiskrhs. Bassum
ZV Einfl d Halsmarkdurchtrenng auf d cerebr Sauerstoffverbrauch b Hund i Barbituratnark. Pflügers Arch
271 (1960) · Kardiorespirator Störgn b hochgrad Adipositas. Chirurg 1960 · Elektrokardiogr Untersuchgn b
hypox Kreislstillstand. Z Kreislaufforsch 1961 · Einfl v
Hexobarbitursäure auf Sauerstoffverbrauch u Vulnera-
bilität d Gehirns. Pflügers Arch 272 (1961) · Ursachen u
Aussichten d Bhdlg d akut Kreislstillstandes. Langenbecks Arch Chir 296 (1961) · Gasanalyt Untersuchgn b
induz Herzstillstand u Koronarperfus. Thoraxchir 1961
· Einfl d Thoraxeröffng auf d Sauerstoffpartialdruck d
arter Blutes. Chirurg 1961 · Verhalten d Sauerstoffspanng sowie d Säure-Basen-Gleichgewichts b verschied Formen d kontroll Beatmg. Anästhesist 1961 ·
Untersuchgn d Blutgaswerte vor, während u nach intrathorak Eingr. Thoraxchir 1961 · Verändergn d Blutgase,
des Säure-Basen-Gleichgewichtes u d Kreislgrößen b
tiefer Hypothermie unt 20 °C i Tierversuch. Thoraxchir
1961 · Untersuchgn z Wiederbelebzt d Herzens i Tierexp. Langenbecks Arch Chir 301 (1962) · Blutgasanalyt
Vergl d durch Oberflächenkühlg u Blutstromkühlg bedingten Veränderg i Exp. ebd · Bestimmg d Sofortsuff
d Herzens nach kompl Ischämie i Normothermie. Pflügers Arch 276 (1963) · Beeinflussg d Blutgase u d Säure-Basen-Gleichgewichtes b Blutstromkühlg unt 20 °C
Rektaltemperatur i Exp. Thoraxchir 1963 · Bestimmg d
Wiederbelebzt d Herzens m Sofortsuff i Tierversuch.
ebd · Untersuchgn z Wiederbelebzt d Warmblüterher-
zens nach induz Anoxie. Thoraxchir 1963 · Verwendg v
Blutersatzmitteln i extrakorp Kreisl. Langenbecks Arch
Chir 303 (1963) · Blood gases and acid-base metabolism with the use of blood and blood substitutes in artificial circulation during hypothermia. Surgery 55 (1964)
· Untersuchgn üb d renale Phosphatexkret b Kranken
m verschied Nephropathien unt bes Berücksicht v
Kranken m prim Hyperparathyreoidismus. Klin Wochenschr 1964 · Möglktn d Unterbindg d Cava inf un-
terhalb d Lebervenen i Tierexp. Bull Soc Intern Med 23
(1964)

Grote, Wilhelm, Prof. Dr. med., Leiter, Neurochir.
Univ.-Klin., Hufelandstraße 55, 4300 Essen · *27. 09. 23
Gummersbach · A 49, Düsseldorf · D 49, Bonn ·
AG 08/49-10/50 Chir. u. Neurol. Gummersbach ·
FG Neurochirurgie 11/50 · H 60, Bonn · P 66, Bonn ·

TW b) Neurochir.: bis 56 StatArzt Neurochir.
Univ.-Klin. Essen c) Leiter Neurochir. · S Seit 68 Lehr-
stuhl f. Neurochirurgie Univ. Essen · Seit 10/78 Ärztl.
Dir. d. Klinikum d. Univ. Essen
ZV Üb d Artdiagn u Lokalis d Glioblast i Serienbild.
Zentralbl Neurochir 14, 160-168 (1954) · D Meningeo-
me i Serienbild. Zentralbl Neurochir 15, 31-38 (1955) ·
Fünfjähr Erfahrgn ü angiograph Untersuchgn b Hirntumoren. Acta Neurochir (Wien) [Suppl] III, 171-180
(1955) · Multiple Hirnaneurysmen. Zentralbl Neurochir
17, 151-155 (1957) · Z Bhdlg d tuberkul Erkrankgn i
Bereich d Spinalkan. Langenbecks Arch Chir 281,
123-143 (1957) · Z Beeinflusg d intrakran Drucks. Op-
tisch registr Liquordruckmessgn b medikam Bhdlg.
Dtsch Med Wochenschr 851, 1645-1649 (1960) · D
Hirnabszeß i Kindesalt. Arch Kinderhlkd 171, 237-259
(1964) · Großhirngeschwülste i Kindesalt. Z Kinderchir
2, 153-173 (1965) · Traumat fronto-basale Liquorfist.
Chirurg 37, 102-105 (1966) · Bhdlg cervik Luxfrakt du
ventr Fusion. Chirurg 38, 138-140 (1967) · Indikat u
Tech d cervik Discograph. Z Röntgenol 106, 721-727
(1967) · D ventral Fusion b d cervik Osteochondrose u
ihr Bhdlgserg. Acta Neurochir (Wien) 16, 218-240
(1967) · D op Bhdlg d Ischias-Synd. Langenbecks Arch
Chir 325, 558-566 (1969) · D ventr Zugang z Dens epi-
stropheus. ebd 331, 15-22 (1972) · High cervical percutaneous cordotomy in intractable pain. Neurochirurgia
21, 209-212 (1978) · Indik u Tech d zervik ventr Wir-
belkörperfusion m Knochenzement. Z Orthop 119,
728-730 (1981) · Op Vorgehen b Medulloblastom.
Strahlentherapie 158, 63-70 (1982) · D op Bhdlg d
Hirntumoren, insbes d Großhirngliome. Verb dtsch
Krebs Ges 5, 199-206 (1984) · Indikat z u d op Bhdlg v
Aneurysmen u Angiomen. Internist Prax 24, 215-225
(1984) · Akt Stand d Diagn u Bhdlg latero-basaler
Schädelfrakt. HNO 34, 496-502 (1986)
MH Organisat d Bhdlg schwer Schädel-Hirn-Verletzgn.
Arbeit und Gesundheit 79. Stuttgart: Thieme 1968 ·
Neurochirurgie. Stuttgart: Thieme 1975 · Atlas der En-
cephalotomographie. Stuttgart: Thieme 1976 · Führer-
schein bei Hirnerkrankungen und Schädel-Hirn-Trau-
ma. Stuttgart: Thieme 1980 · Surgery of cervical
myelopathy. Infantil hydrocephalus: long-term-results.
Adv in Neurosurgery 8. Berlin: Springer 1980 · Neuro-
traumatologie. München: Zuckschwerdt 1984 · Neurochir. 2 neub Aufl. Stuttgart: Thieme 1986 · Diagnost u
Therap d hirneigenen Geschwülste. Klinik Taschenbücher KhA 5. Karlsruhe: Braun 1986
BV Gehirnpulsat u Liquordynamik. Wien: Springer
1964 · Chronische subdurale Hämatome u Ergüsse des
Säuglingsalt. In: Chir d Gehirns u Rückenmarks i Kin-
des- u Jugendalt. Stuttgart: Hippokrates 1968 · D Hydrocephalus. ebd · Angebor Störgn. ebd · Entzündl
Prozesse. ebd · Verletzgn d zentral Nervensyst. In:
Lehrb d Chir. Stuttgart: Thieme 1982 · Spinale Verletzgn. ebd · Verletzgn periph Nerven. ebd · Supraten-
torielle Tumoren. In: Klin Neurochir, Bd II. Stuttgart:
Thieme 1984

Grözinger, Karl-Heinz, Prof. Dr. med., i. R., Am Wei-
denbusch 55, 5090 Leverkusen 3 · *nicht angegeben ·
A 55, Hanau · D 55, Frankfurt · AG Chir. Gastroent. ·
Pankreas, GefChir. · FG Chirurgie 61 · H 67, Heidel-
berg · P 72, Heidelberg · TW a) 59-70 Chir.
Univ.-Klin. Heidelberg (Bauer, Linder) · 70-89 Chef-

arzt Allg.-Chir. Städt. Krhs. Leverkusen **b)** 62–63 Chir. Univ.-Klin. Jackson, Miss. (USA) (Artz) · 66 I. Chir. Univ.-Klin. Wien (Fuchsig) **c)** Chefarzt i. R. · **S** 70–89 Chefarzt Allg.-Chir. Städt. Krhs. Leverkusen · 80–84 Ärztl. Dir. ebd.
ZV Nachweis e „Malrotation" i Angiogramm. Wien Klin Wochenschr 82, 917 (1970) · Erfahrgn m d Rektoskopie. Dtsch Ärztebl 68, 1467 · Pankreatektomie b akut Pankreatitis. Langenbecks Arch Chir 328, 311 (1971) · Vorgeh b kindl Pankreasverletzgn. Monatschr Unfallhkd 74, 457 (1971) · Altersgefährdg b Cholelithiasis. Med Welt 23, 25 (1972) · Funktstörgn d extrahepat Gallenwege. Ärztl Praxis 24, 365 (1972) · Pankreatikobronch Fistel. Acta Chir Austriaca 4, 12 (1972) · Untersuchgn z Verdaugswirkg v Enzymsubstitutpräp. Med Welt 67, 458 (1972) · D stumpfe Pankreasverletzg i Kindalt. Primärversorg u op Korrektur v Spätfolg. Z Kinderchir [Suppl] 11, 544 (1972) · Z digest Leistg v Enzymersatzpräp. Arzneimittelforsch 22, 1152 (1972) · Streß-Ulzera na Verbrenngn. Med Welt 23, 707 (1972) · Endometriosis of the rectum. Rev Hung Acad Sci 22, 335 (1972) · Ikterus b Pankreatitis. Therapiewoche 22, 3803 (1972) · Studies of intravascular coagulation in experimental burns of dogs. Bull Soc Int Chir 31, 445 (1972) · Z Klin, Diagn u Therap d Dickdarm-Endometriose. Med Welt 24, 534 (1973) · Ätiopathogen d Pankreatitis. Langenbecks Arch Chir 334, 321 (1973) · Endometriose d Dickdarms. Phlebol Proktol 3, 159 (1974) · Whipple's disease: Etiopathogenesis, treatment, diagnosis and clinical course. Acta Hepato-Gastroent 21, 307 (1974) · Biochem Wechselbeziehgn b Fettleber. Helv Chir Acta 42, 89 (1975)

Gruber, Jürgen, Dr. med., niedergelassen, Chir. Praxis, Bahnhofstraße 5, 8430 Neumarkt/Opf. · *07.02. 49 Oberhausen · **A** 77, Würzburg · **D** 78, Würzburg · **AG** Chir. · UnfChir. · Plast.-Handchir. · **FG** Chirurgie 03/85 · **TW a)** 07/85–04/87 OA Chir. Abt. Kreiskrhs. Weißenburg (Ewald) **b)** 03/85–07/85 Plast- u. Handchir. Abt. Klinikum Nürnberg (von Rauffer) **c)** Chirurg in eig. Praxis · **S** Seit 11/87 Niederlassung in Neumarkt

Gruenagel, Hans Helmut, Prof. Dr. med., Chefarzt, Chir. Abt. Ev. Krhs., Kirchenfeldstraße 40, 4000 Düsseldorf · *26.05. 28 Kaiserslautern · **A** 54, Heidelberg · **D** 54, Heidelberg · **AG** Exp. Chir., AllgChir. · Traumatol. · **FG** Chirurgie 09/64 · **TG** UnfChir 07/73 · **H** 65, Freiburg · **P** 71, Düsseldorf · **TW a)** 54–55 German-Hospital London, England (Rast) · 58–68 Chir. Univ.-Klin. Freiburg (Krauß) · 68–70 Chir. Univ.-Klin. Tübingen (Koslowski) **c)** Chefarzt · **S** Seit 71 Chefarzt Chir. Abt. Ev. Krhs. Düsseldorf
ZV Plattenepithel-Cylinderepithel-Grenze an d Portio vag ut. Frankf Z Pathol 68, 465 (1957) · Exp Beitr z Frage parenchyma spleno-pulmonal Anastom b Hund. Z Ges Exp Med 136, 1 (1962) · Üb Kollagenasewirkg a d intakt Muskelfascie d Ratte. Z Ges Exp Med 136, 517 (1963) · D unfallverhütende Wert d Skisicherhtsbindg b d Verletzgn d unt Extrem. Monatschr Unfallhkd 67, 103 (1964) · Anastomosenbildg zw Milz u Bauchwand b d Ratte na UV-Bestrahlg. Z Ges Exp Med 139, 506 (1965) · Unfälle i Kindesalt. Dtsch Med Wochenschr 92, 141 (1967) · D Dissektligat na Vossschulte z Bhdlg d Oesophagusvarizenblutg. Chirurgie 39, 270 (1968) · Thoracic transposition of the spleen and splenopneumorrhaphy

in portal hypertension. Prog Surg 6, 60 (1968) · D Chir d port Hypertens. Med Welt 20, 629 (1969) · D Indikat z Op b port Hypertens. Kongr Ber 12 Tagg Österr Ges Chir 365 (1971) · Spleno-pulmonal Shunt m autolog Venentransplant b H. Langenbecks Arch Chir 329, 1192 (1971) · Indikat u Erg b Erst- u Zweiteingrif a Gallenbl u Gallenw. Med Welt 25, 1377 (1974) · D selekt-prox Vagotomie z Bhdlg d Gastroduodenalulcus. Med Welt 28, 471 (1977) · Indikat u Erg op Bhdlg sow Rezidivprophylaxeverhalten b Schilddrüsenerkrankgn. Med Welt 30, 699 (1979) · Krankhtsverl konserv u op Therap b M Crohn. Med Welt 32, 1832 (1981) · Klin u funktion Erg na 275 Varicocelen-OP. Dtsch Ärztebl 81, 2881 (1984) · Belastbarkt na stumpfen Bauchtraumen i ihrer Bedeutg f Opindikat u -taktik. Langenbecks Arch Chir 364, 89 (1984) · Nachsorge b colo-rectalen Ca. Kampf dem Krebs 23, 112 (1986) · Nachsorge b Malignom- u Risikoerkrgn als gemein Aufgabe v Krhsärzten u niedergel Ärzten. Internist 29, 13 (1988)
MH Intrathorak Milzverlagg b portal Hypertens. Stuttgart: Schattauer 1969
BV Intrathorak Ableitg d Pfortaderbluts i Exp. In: Intrathorak Milzverlagg b portal Hypertens. Stuttgart: Schattauer 1969 · Nachbhdlg op Frakt. In: Chir Diagn u Indikat in d Prax. Stuttgart: Schattauer 1970 · Hypertonie du Erkrankgn d Nebennieren. In: Spez Chir f d Praxis. Stuttgart: Thieme 1975 · E Fall v Pankreatikolithiasis. In: Akut Bauchschmerz. Stuttgart: Thieme 1976 · Erkrankgn d Milz. In: Inn Med u Chir. Stuttgart: Thieme 1979 · Dünndarm, Milz: Lehrb d Chir. Stuttgart: Schattauer 1987 · Regional chemotherapy of the liver for colorectal malignancies. In: RRCR 110, 168. Berlin: Springer 1988 · Strategie d klin Basisdok e Krhs. In: Krhsökon i Wissensch u Prax. Kulmbach: Baumann-KG 1988

Gruhl, Lutz, Dr. med., Assistenzarzt, Abt. Plast. Chir., Zentr. f. Brandverletzte Krhs. am Urban, Dieffenbachstrasse 1, 1000 Berlin 61 · *13.06. 49 Budenheim/ Mainz · **A** 75, Hamburg · **D** 76, Hamburg · **AG** Chir. 76/77 Hamburg · 77/82 Entw.dienst/Afrika · 84/88 Chir. Dannenbg/Elbe · **FG** Allgemeinmed. 04/84 · Chirurgie 10/87 · **TW a)** 87–88 Abt. Chir. Kreiskrhs. Dannenberg/Elbe (Bräunling) **b)** Seit 02/88 Abt. Plast-Chir., Zentr. f. Brandverletzte Krhs. am Urban/Berlin (Bruck) **c)** Assistenzarzt

Grundmann, Reinhart T., Prof. Dr. med., Hauptabteilung Med. Wiss., B. Braun Melsungen AG, Carl-Braun-Str. 1, 3508 Melsungen · *25.11. 44 Preußisch Eylau · **A** 71, München · **D** 69, München · **AG** Transplantationschir. · **FG** Chirurgie 02/77 · **TG** GefChir 12/82, UnfChir 04/85 · **H** 78, Köln · **P** 82, Köln · **TW a)** 77–88 Chir. Univ.-Klin. Köln-Lindenthal (Pichlmaier) · **S** Seit 89 Leiter Hauptabt. Med. Wiss. BBM AG, Melsungen
ZV Leberresekt b Tumor, Trauma u Echinokokkus. Langenbecks Arch Chir 359, 181 (1983) · Postop albumin infusion therapy according to the colloid osmotic pressure. A prosp randomized trial. Arch Surg 120, 911 (1985) · Erfahrgn m einer zweijähr Qualitätskontr na allg- u gefäßchir Eingriffen b 3193 Patienten. Chirurg 56, 573 (1985) · Postop Bestimmg d Endotoxinverlaufs. Progn u diagn Wert auf d Intensivstat. Dtsch Med Wochenschr 111, 457 (1986) · Transplantation of cryopre-

served hepatocytes or liver cytosol injection in the treatment of acute liver failure in rats. Res Exp Med 186, 141 (1986) · Z Indikat d postop Humanalbunimtherap auf d Intensivstat. E prosp randomis Studie. Langenbecks Arch Chir 367, 235 (1986) · CMV-Hyperimmunglobulinprophylaxe na Nierentranspl. Erg einer prospektiv randomis Studie. Dtsch Med Wochenschr 112, 827 (1987) · Qualitätssicherg i d Chir dur prosp Erfassg d Komplikatrisikos m e einf Punktescore. Langenbecks Arch Chir 371, 3 (1987) · Splenektomie b Gastrektomie? E Analyse d postop Morbidität u d Patientenüberlebens. Aktuel Chir 22, 91 (1987) · Z Opvorbereitg u -technik sowie periop Therap b kolorektalen Eingriffen: E Bestandsaufnahme. Med Klin 82, 532 (1987) · Graft survival and long-term renal function after sequential conventional cyclosporin. A therapy in cadaver kidney transplantation – a prosp randomized trial. Klin Wochenschr 65, 879 (1987) · Humanalbuminther u progn Wert d kolloid-osmotischen Druckbestimmg auf d chir Intensivstat. Infusionsther 14, 284 (1987) · „Multimodalitätentherap" v Weichteilsarkomen. Dtsch Med Wochenschr 113, 268 (1988) · Präop unspez Immunstimulat m Propionibacterium granulosum KP-45 b Pat m colorektalem Ca. Chirurg 59, 272 (1988) · Verlaufskontr sept Patienten a d Intensivstation m Hilfe von „Sepsisscore", Endotoxin- u AT-III-Best. Langenbecks Arch Chir 373, 166 (1988) · Chir Therap d Leberabszesses. Chir Praxis 38, 55 (1988) · Malignominzidenz u Sterblichkeitsris n Nierentranspl. Versicherungsmed 5, 119 (1988) · D „Sepsisscore" v Elebute u Stoner z Def d postop Sepsis a d Intensivstat. Intensiv Med 25, 268 (1988) · Datenverarb i Operat- u Intensivber. Chirurg 60, 72 (1989) · Z Einfl v Opzeitpunkt u Kliniksorgan auf d postop Komplikat. Langenbecks Arch Chir 374, 84 (1989)
BV Relaparotomie n Leberresektion u Lebernaht. In: Postop Komplikat. Prophyl u Therap. Berlin: Springer 1976 · Canine kidney perfusion after various warm ischemic periods. In: Organ preservation II. Edinburgh: Churchill Livingstone 1979 · Organkonservierg. In: Transplantatchir. Berlin: Springer 1981 · D Ligatur d A hepatica b Lebertrauma. In: Optechnik u techn Hilfsmittel i d Chir. ebd 1981 · Fundamentals of preservation methods. In: Basic concepts of organ procurement, perfusion and preservation for transplantation. New York: Academic Press 1982 · Kidney preservation with Me₂-SO- and sucrose-containing solutions. In: Organ preservation. Basic and Applied Aspects. Lancaster: MTP Press 1982 · Unterstützende Maßnahmen (supportive care). In: Klin Onkol. Stuttgart: Thieme 1986 · Qualitätssicherg i d Chir d prosp Patdokumentat. In: Indikator u op Fehler i d Chir. Abdominalchir – Gefäßchir. Berlin: de Gruyter 1987 · Perioperat Antibiotikatherap. In: Thoraxchir. D Eingriffe an d Brust u i d Brusthöhle. Berlin: Springer 1987 · Eingriffe a Zwerchfell. In: ebd

Grunert, Helmut, Dr. med., Oberarzt, Stadtkrhs., Senator-Schwartz-Ring 8, 4770 Soest · *05.07. 50 Burgsteinfurt · A 77, Münster · D 77, Münster · AG StatArzt Chir., UnfChir. · Gefäß-Sprechstd. · FG Chirurgie 10/84 · TG UnfChir 10/85 · TW a) StatArzt Kreiskrhs. Detmold (Braun) b) 84–85 OA UnfChir. Haupt-Krhs. Deggendorf (Haiböck) c) Seit 85 OA Chir.

Gruß, Jörg Dieter, Prof. Dr. med., Chefarzt, Kurhessisches Diakonissenhaus Kassel Abt. f. Gefäßchir., Goethestr. 85, 3500 Kassel · *20.07. 36 Braunschweig · A 64, Berlin · D 62, Berlin · AG Chir. · UnfChir. · GefChir. · FG Chirurgie 69 · TG GefChir 78, UnfChir 71 · H 88, Kassel · P 88, Kassel · TW a) Chir. Univ.-Klin. Heidelberg (Linder) · Chir. Abt. Kurh. Diakonissenhaus Kassel (Hebeler) · Seit 78 Chefarzt Abt. f. Gefäßchir. ebd. b) siehe oben c) Chefarzt Abt. Gefäßchir. · S Seit 78 Chefarzt Kassel
ZV Modifikat d Optechnik b tiefer Becken- u Oberschenkelvenenthrombose. Thoraxchir 19, 508 (1971) · Erste Erfahrgn m d intraarter Langzeitperfus v Prostaglandin E₁ b fortgeschritt arter Verschlußkrkht d unt Extremit i Stad IV. Dtsch Med Wochenschr 103, 1624 (1978) · D Thoracic-outlet Syndrom. Angio 2, 77 (1980) · Unser Bhdlgskonzept b akut Verschluss d Vena subclavia. Phlebol Proktol 10, 25 (1981) · Bericht üb 5 J Erfahrg m d in-situ Bypass b femoro-poplitealen Verschlußprozessen. Angio Archiv 1, 97 (1981) · Conservative treatment of inoperable arterial occlusions of the lower extremities with intraarterial prostaglandin E₁. Br J Surg 69, 11 (1982) · Arterial reconstruction for disease of the lower extremities by the in-situ vein graft technique. J Cardiovasc Surg 23, 231 (1982) · Intra- u postop Angiograf b femoropoplitealen Vena saphena magna in-situ Bypass. Angio Archiv 5, 49 (1983) · The in-situ saphenous vein bypass. Vasa 13, 153 (1984) · Use of prostaglandins in arterial occlusive disease. Int Angio [Suppl] 3, 7 (1984) · Results achieved in the surgical treatment of the thoracic outlet syndrome. ebd 2, 179 (1984) · Klin, Diagnost u Therap d Thoracic-outlet Syndr. Vasa 16, 337 (1987)
MH Gefäßchir interdisziplinär. Hameln: TM-Verlag 1983 · Gefäßchir interdisziplinär 1983. ebd 1984 · Gefäßchir interdisziplinär 1984. ebd 1985
BV Über d Prostaglandine b d arteriel Verschlußkrkhtn. In: Therap d arteriel Verschlußkrkht. München: Wolf u Sohn 1985 · The sapheno-popliteal bypass for chronic venous insufficiency. In: Surgery of the veins. Orlando: Grune & Stratton 1985 · Op Therap i fortgeschritt Stadium d AVK (Stad III u IV). In: Therap d arteriel Verschlußkrkht. München: Zuckschwerdt 1987 · D in-situ Bypass. In: Kirschnersche allg u spez Oplehre. Gefäßchir. Berlin: Springer 1987 · Konserv Therap (PGE₁) d Endangiitis obliterans. In: Thrombangiitis obliterans M Winiwarter-Buerger. Stuttgart: Thieme 1988 · Chir Therap d Endangiitis obliterans. In: ebd

Grzimek, Anselm-Christian, Dr. med., Assistenzarzt, Herz-Thorax-Gefäßchir. Joh. Gutenberg Univ., Langenbeckstr. 1, 6500 Mainz · *06.01. 59 Frankfurt/M. · A 84, Frankfurt/M. · D 87, Frankfurt/M. · AG 84–85 AllgChir. Bayonne · 86–88 Rüsselsheim · Seit 06/88 Herz-Th-GefChir. Univ. Mainz · TW c) AssArzt

Gschnitzer, Franz, o. Univ. Prof. Dr. med., Klinikvorstand, I. Univ. Klin. Chir. Anichstr. 35, A-6020 Innsbruck · *29.11. 29 Innsbruck · D 53, Innsbruck · AG AllgChir. · Herzchir. · FG Chirurgie 60 · H 68, Innsbruck · P 73, Innsbruck · TW a) 57–62 Chir. Univ. Klin. Tübingen (Dick) · 62–65 Chir. Univ.-Klin. Düsseldorf (Derra) · 65–73 Chir. Univ.-Klin. Innsbruck (Huber) b) 62–65 Herzchir.: Chir. Univ.-Klin. Düsseldorf c) Vorstand Chir. · S Seit 73 Vorstand I. Univ.-Klin. Chir. Innsbruck

ZV D Osteoid-Osteom, Klin, Pathomorphol u Gedanken z Ätiolog. Z Orthop 86, 1 (1955) · Kardiomyotomie na Heller i d Bhdlg d sog Kardiospasmus. Chir Praxis 7, 27 (1963) · Perforat e akut postop Duodenalgeschwürs d pars horizontalis inferior. Zentralbl Chir 89, 1225 (1964) · Kardiospasmus als Wegbereiter u Sympt e Ca. Zentralbl Chir 89, 1241 (1964) · Gemmangiom na Trauma. Monatschr Unfallhkd 68, 494 (1965) · Indikat u Erg d chir Bhdlg d Fallot'schen Tetralogie. Klin Med 20, 12 (1965) · D sog Mekonium-Ileus-Äquivalent. Z Kinderchir 4, 330 (1967) · Mitralfehler b Pericarditis constrictiva. Langenbecks Arch Chir 327, 693 (1970) · Thrombose d Vena subclavia u axillaris na Herzschrittmacherimplantat. Wien Klin Wochenschr 84, 393 (1972) · Dislokat endokardial Schrittmacherelektroden. Thoraxchir 20, 467 (1972) · Ballonkatheter z tempor Abdichtg f d transaortalen Verschluß e fensterartig Rezidivductus. ebd 21, 136 (1973) · Resekt e luetischen Aortenbogenaneurysmas i Linksherzbypass m tiefer Hypothermie u Kreislaufstillstand. ebd 21, 89 (1973) · Thymusexstirpat b Myasthenia gravis. Z Erkr Atmg 14, 284 (1975) · Chir d Mammaca. Öst Ärztezeitg 34, 349 (1979) · Entwicklg d Herzchir a d chir Univ-Klin Innsbruck. ebd 34, 358 (1979) · D Magenstumpfca – e selt Spätkomplikat d Magenresekt. Wiss Z d Ernst-Moritz-Arndt-Univ Greifswald 31, 41 (1982) · Ruptur d rechten Vorhofes u d rechten Hauptbronchus b stumpfen Thoraxtrauma. Chir Praxis 30, 639 (1982) · Herztransplantat. Öst Ärztezeitg 40, 19 (1985) · Präv Opindikat i d Thoraxchir. Chirurg 58, 309 (1987)
MH Chir Oplehre Breitner. München: Urban & Schwarzenberg · Breitner Neu, Chir Oplehre. ebd 1988 · Chir Praxis · Chir Italiana · Akut Bauchsympt – Erste Entscheidng. München: Urban & Schwarzenberg 1982 · Assisted circulation. Berlin: Springer 1979
BV Extrakorporale Zirkulat. In: Hdb d Thoraxchir – Ergänzgswerk Herzchir. Berlin: Springer 1976 · Chir. In: Akut Bauchsymptome. München: Urban & Schwarzenberg 1982 · Zugangswege, Herzschrittmacherchir, Traumatol d Herzens u d groß Gef, Chir d Herzbeutels, Lungenarterienembolie. In: Breitner Neu, Chir Oplehre, Bd IV. München: Urban & Schwarzenberg 1989

Guggenmos, Horst, Dr. med., Chefarzt, Chir. Abt. Krhs. St. Barbara, 8460 Schwandorf · *01.03. 40 München · A 70, Düsseldorf · D 68, Düsseldorf · AG Thoraxchir. · GefChir. · FG Chirurgie 08/76 · TG UnfChir 03/81 · TW a) Bis 82 UnfChir. GefChir. Chir. Abt. Krhs. Barmherzige Brüder Regensburg (Gresser) · Seit 01/83 Chefarzt Chir. Abt. Krhs. St. Barbara Schwandorf · S Seit 01/83 Chefarzt u. Ärztl. Dir. Schwandorf

Gundlach, Karsten K. H., Prof. Dr. Dr. med., Oberarzt, Nordwestdeutsche Kieferklin., Martinistraße 52, 2000 Hamburg 20 · *08.05. 43 Hamburg · A 72, Heidelberg/Stuttgart · D 70, Heidelberg (Dr. med.) · AG Fehlbild. Kiefer-Gesichts Ber. · Oralpathol. · FG Mund-Kiefer-Gesichtschirurgie 09/78 · ZB Plast. Op. 08/81 · H 80, Hamburg · P 83, Hamburg · TW a) 74–81 AssArzt Nordwestdeutsche Kieferklin., Univ.-Krhs. Eppendorf Hamburg (Pfeifer) c) Seit 02/81 OA Nordwestdeutsche Kieferklin. Hamburg (Schmelzle)
ZV D Nasopharynx b d Kieferkompress – kraniometr u rhinolog Daten. Dtsch Zahnärztl Z 31, 792 (1976) ·

Globodontie – e neue erbl Zahnformanomalie. Dtsch Zahnärztl Z 32, 194 (1977) · Odontogenic myxoma – clinical concept and morphological studies. J Oral Pathol 6, 343 (1977) · Dysplasia cleidocranialis – Histolog Befunde am Zahnzement. Dtsch Zahnärztl Z 33, 574 (1978) · The arrangement of muscle fibers in cleft lips. J Maxillofac Surg 7, 109 (1979) · Multiple basal cell carcinomas and keratocysts – the Gorlin and Goltz syndrome. J Maxillofac Surg 7, 299 (1979) · Classification of facial malformations. Int J Oral Surg 10 [Suppl] 1, 267 (1981) · Late results following different methods of cleft lip repair. Cleft Palate J 19, 167 (1982) · Fehlbildng d Kiefergelenkes b Ratten u Mäusen. Fortschr Kiefer Gesichtschir 28, 123 (1983) · Formhydroxamic acid-induced malformations of the temporomandibular joint. J Maxillofac Surg 11, 121 (1983) · D sog Wachstumszentrum d Untkiefergelenkfortsatzes. Dtsch Zahnärztl Z 38, 426 (1983) · D fibröse Dysplasie d Knochens im Mund-Kiefer-Gesichtsbereich. Dtsch Z Mund-Kiefer-Gesichtschir 10, 235 (1986) · Funkt u ästhet Nasenkorrektur b kraniometaphysärer Dysplasie. Fortschr Kiefer Gesichtschir 31, 178 (1986) · Chir. Bhdlg v Pat m Diskopathien. Dtsch Z Mund-Kiefer-Gesichtschir 10, 469 (1986) · Tierexp Erg z Entstehg u Prävent v Gesichtsspalten u and kraniofaz Anomalien. Fortschr Kieferorthop 47, 356 (1986) · Concomitant developmental anomalies of the face in patients with clefts of lip (alveolus, and palate) or cleft palates. Scand J Plast Reconstr Surg 21, 27 (1987) · N-Methyl-N-nitrosourea-induced malformations of the temporomandibular joint in rats. Int J oral Maxillofac Surg 16, 454 (1987) · The double- headed mandibular condyle. Oral Surg 64, 249 (1987)
MH Mißbildgn d Kiefergelenkes – Exp u klin Untersuchgn. München: Hanser 1982
BV Odontogene Tumoren. In: Dtsch Zahnärzte Kalender 1983. München: Hanser 1983 · Tumoren i Zahn-, Mund- u Kieferber. In: Hüthig-Enzyklopädie, D zahnärztl Versorgg, Bd 2. Heidelberg: Hüthig 1989 · D Bügelschnitt als alternativ Zugang z Osteosynth v Mittelgesichtsfrakt. In: Plast u wiederherstellnd Maßnahmen na Unfallverletzgn. Berlin: Springer 1984 · Growth of the mandibular condyle-histological findings in rodents relevant to the treatment of fractures of the condyle. In: Oral and maxillofacial surgery. Proc 8th Int Conf oral and maxillofacial surgery. Chicago: Quintessence 1984

Güntert, Erich, Dr. med., Chefarzt, Ev. Krhs., Forster Weg 34, 3450 Holzminden · *21.12. 43 Sigmaringen · A 70, Würzburg · D 82, Düsseldorf · AG Allg-, Thorax-, UnfChir. · FG Chirurgie 08/76 · TW a) OA Ev. Krankenanst. Duisburg (Hirsch) c) Chefarzt · S Seit 82 Chefarzt u. 86–89 Ärztl. Dir. Ev. Krhs. Holzminden

Günther, Emil Otto Walter, Dr. med., niedergel. Chirurg, Knappenhaus, Steinbrinkstr. 133, 4200 Oberhausen 11 · *04.12. 36 Meißen/Sa. · A 63, München · D 61, München · AG Pathol. u. Gewerbepathol. Gelsenkirchen (Gerstel) · FG Chirurgie 07/68 · TW a) 01/68–03/69 2. OA Marienhosp. Gelsenkrichen-Altstadt (Overbeck) · 04/69–07/69 1. OA Marienkrhs. Schwerte/Ruhr (Blank) · 08/69–12/73 1. OA Johanniter Krhs. Duisburg-Rheinhausen (Weitz) c) Niedergel. Chirurg · S 01/74–12/85 Chefarzt Johanniter-Krhs. Oberhausen · Seit 86 niedergel. Chirurg Oberhausen

Günther, Hans-Ulrich, Dr. med., Assistenzarzt, Klin. f.
Thorax-, Herz- u. Gefäßchir. Städt. Kliniken Fulda, Pacelliallee 4, 6400 Fulda · *15. 11. 58 Kiel · **A** 83, Hannover · **D** 84, Hannover · **AG** 01/84–03/85 Bundeswehr · 85–88 Thorax-, Herz-, GefChir. Fulda · 88–89
Allg.- u. Abd.Chir. Fulda · **TW c)** AssArzt
ZV Bez zw colloidosm Druck u resp Insuff Intensivpat
m Peritonitis. Langenbecks Arch Chir [Suppl] Chir Forum 207 (1983) · Lungenembolie-Prophyl d Cava-
Schirm u Cava Clip. Langenbecks Arch Chir 369, 496
(1986) · Klappenbruch u Segelembol SJM Aoklappen-
proth. Z Herz Th GefChir 1, 206 (1987) · Op Tech
Herzklappeners. Herzmedizin 11, 47 (1988) · Akt Stand
Herzschrittm. ebd 11, 32 (1988)

Günther, Hermann Bernulf, Prof. Dr. med. habil. Dr.
med., Chefarzt, 1. Chir. Abt. Städt. Krhs. München-
Neuperlach, Oskar-Maria-Graf-Ring 51, 8000 München 83 · *02. 05. 41 Nürnberg · **A** 69, München ·
D 67, Erlangen · **AG** Nach Medizinalasszt. $2^1/_2$ J. wissenschaftl. Ass. a. Paul-Ehrlich-Institut Frankfurt ·
FG Chirurgie 10/77 · **TG** GefChir 09/81 · **H** 80, München · **P** 84, München · **TW a)** Bis 01/81 wissenschaftl. Ass. · 02/81–02/88 OA Chir. Klin. u. Poliklin.
Univ. München (Heberer) **c)** Ab 03/88 Chefarzt d.
1. Chir. Abt., Krhs. München-Neuperlach · **S** Seit
03/88 Chefarzt, 1. Chir. Abt. Krhs. Neuperlach, München
ZV Besonderhtn b Diagnos u Therap malig Strumen.
MMW 118, 282 (1976) · D kryptogene Leberabszeß.
MMW 119, 305 (1977) · Bedeutg d intraop Schnell-
schnitts f Diagn u Therap differenzier Schilddrüsenca.
Zentralbl Chir 103, 382 (1978) · D Substratstoffwechs d
Muskulat währ d früh postop Phase: Einfluß e Gluko-
seinfus. Langenbecks Arch Chir [Suppl] „Chir Forum"
137 (1978) · Hemmg d postop Katabolie dur Bradykinin. Chirurg 50, 108 (1979) · Studies of postoperative
insulin resistance of adipose tissue, skeletal muscle and
liver. Eur Surg Res 12 [Suppl 2] 14 (1980) · D Mamma-
ca - Akt Aspekte u Kontroversen. Dtsch Ärztebl 79/47,
29–33 (1982) · Bedeutg d Probebiops i d Mammachir.
Langenbecks Arch Chir Kongreßband 1982 · Parenter
Ernährg als Langzeittherap. Chirurg 54, 12–17 (1983) ·
Completeness and morbidity of secondary thyreodecto-
my. Acta Endocrinol 102 [Suppl] 252–279 (1983) · Substrate balances across the forearm during the early postoperative period. Clin Nutr 1, 251–257 (1983) · D
Nachresekt b prim unterlass Thyreoidektom als Voraussetzg e multimodalen Therap differenzier Schilddrüsen-
ca. Chirurg 55, 336–338 (1984) · Parameter d Hospitali-
tätsletalität na abdomin Gastrektom. MMW 127, 9–12
(1985) · Indikat u Stellenwert maschinel Anastomosen
a ob Gastrointestinaltrakt. Chirurg 56 (1985) · Chron
Pankreatitis u Pankreaspseudocysten - Opindikat u
Verfahrenswahl. D Bay Internist 7, 17–19 (1985) · Akt
Chir d Magenca - Erg e europ Umfrage, Analyse d eig
Krankengutes. MMW 129, 285–288 (1987) · Magenca-
Spätprogn na radik Eingriffen. Langenbecks Arch Chir
(Kongressber) 372, 593–597 (1987) · Interdiszipl Vorge-
hen b kompliz Gallensteinleiden. Chirurg 59, 197–201
(1988) · Therap d „akuten Galle". Langenbecks Arch
Chir (Kongressber) [Suppl] II, 59–62 (1988) · Intraop
Gallengangsverletzgn - Gallengangsstriktn. Editorial.
MMW 130, 236 (1988)
MH Postaggressionsstoffwechsel II. Stuttgart: Schattau-

er 1980 · Erg d chir Onkol, Bd IV. Stuttgart: Enke 1982
· Katastrophenmed - e Standortbestimmg. München:
Bergmann 1984 · Prax d enteralen u parenteralen Er-
nährg i d op Med. Berlin: Springer 1988
BV Onkolog Grundlgn d chir Primärtherap b Mamma-
Ca. Stuttgart: Enke 1982 · Parenterale Ernährg i d frühen posttraumat Phase: München: Zuckschwerdt 1983
· Chir Problemat „atypischer Schilddrüsenaden". Stuttgart: Thieme 1983 · Diagnost u Therap atyp Schilddrüsenaden. Stuttgart: Enke 1983 · Aspekte d Energstoff-
wechsels f d Prax d postop parenteralen Ernährg.
München: Urban & Schwarzenberg 1985 · Postop
Komplikat na Ileusop weg Strahlenfolgen i ob u unt Intestinaltrakt. Berlin: de Gruyter 1985 · Postaggressstoff-
wechs-Versuch e Standortbestimmg. Berlin: Springer
1986 · Chir Anat d Arterien, Chir Anat d Venen. Berlin:
Springer 1987 · Chir Malignome. München: Zuckschwerdt 1987 · D Lokoregionäre Rezidiv d Mammaka.
Melsungen: Bibliomed 1987

Günther, Rolf-Dieter, Dr. med., niedergel. Chirurg, Pla-
netenring 29, 3008 Garbsen 1 · *12. 05. 41 Bevensen/
Kr. Uelzen · **A** 69, Hannover · **D** 67, Göttingen ·
FG Chirurgie 03/75 · **TG** UnfChir 03/75 · **TW b)** OA
Hannover u. Peine **c)** Niederlassung u. D-Arzt · **S** Seit
75 Niederlassung in Garbsen als Chirurg, Unfallchirurg, D-Arzt

Gutekunst, Franz, Dr. -med., i. R., Josübelestr. 2,
8938 Buchloe · *15. 06. 20 Höchstädt/Donau · **A** 45,
München · **D** 45, München · **FG** Chirurgie 11/54 ·
TW a) 45–47 Kriegsgefangenen Laz. St. Ottilen (Mayr)
· Kriegsgefangenen Laz. Fürstenfeldbruck (Spiegel) ·
47–60 Städt. Krankenanst. Augsburg (Mack) **c)** i. R. ·
S 60–85 Ltd. Arzt Krhs. St. Josef Buchloe

Guth, Gerhard, Dr. med., Ltd. Arzt, Klinik Dr. Guth,
Jürgensallee 46–48, 2000 Hamburg 52 · *15. 04. 28
Dresden · **A** 51, Kiel · **D** 52, Kiel · **AG** Pharmakol. ·
Inn. Med. · Chir. · **FG** Chirurgie 10/58 · **TW a)** 52–58
Chir. Klin. Charité Berlin (Felix) · 59–62 Hamburg-Ep-
pendorf (Zukschwerdt, Stelzner) **b)** Zwischenzeitlich
I. Med. Klin. d. Charité Berlin (Brugsch) **c)** Ltd. Arzt ·
Arzt f. Chir. · **S** Seit 65 Ltd. Arzt Klinik Dr. Guth Ham-
burg
ZV Schlaf u Schlafstörgn m bes Berücksichtigg d
schlaffördernden Wirkg äußerl angew Wärme. Diss ·
Ungewöhnl symmetr fortschr Kontrakt d Finger. Zen-
tralbl Chir 1953 · Koproporphyrinchromogene. Z Inn
Med 1955 · Diffdiagn Bauchdeckenhämatome. Zen-
tralbl Gynäkol 1956 · Exp u klin Untersuchng üb d
Bhdlg postop Hypotonien. MMW 1956 · Hygrom d
Bursa iliopectinea. Chirurg 1956 · Diffdiagn d Dünn-
darmkrebses. Med Klin 1956 · Erfahrgn m kombin Ir-
gapyrin-Butazolidintherap b degen WS-Veränderngn. Z
Inn Med 1956 · Chron Osteomyelitis u Fistelca. Dtsch
Gesundhtswes 1957 · Bedeutg d Plasma- u Blutvolu-
menbestimmg f d OPvorbereitg. Zentralbl Chir 1957 ·
Verändergn d Magensekret b d exp Leberzirrhose. Langenbecks Arch Chir 298 (1961) · Bhdlg d Proktokolitis
m Prednisolon-Einläufen. MMW 1962 · Uropepsino-
genausscheidg u Ph-Werte d Magensaftes b exp erzeug-
ter Leberzirrhose m nachfolg protocav Shuntop. Bruns
Beitr Klin Chir 204 (1962) · Indirekt Meth z unblut
Blutdruckmessg am Hund. ebd

Guthy, Erik, Prof. Dr. med., Chefarzt, Ärztl. Dir., Stadtkrhs., Söllnerstr. 16, 8480 Weiden/Opf. · *04. 08. 40 Schwandorf/Opf. · **A** 66, München · **D** 66, München · **AG** Chir. · **FG** Chirurgie 74 · **H** 75, Hannover · **P** 78, Hannover · **TW a)** 75 OA Klin. f. Abdominal- u. Transplantationschir. Med. Hochschule Hannover (Pichlmayr) · Seit 07/84 Chefarzt Chir. Klin. Stadtkrhs. Weiden i. d. Opf. · Seit 07/85 Ärztl. Dir. ebd. **c)** Chefarzt u. Ärztl. Dir. · **S** Seit 07/84 Chefarzt Chir. Klin. Stadtkrhs. Weiden i. d. Opf. · Seit 07/85 Ärztl. Dir. ebd. **ZV** Ca 90 Arbeiten zu folg Themen: Vereinigg v Geweben (Klebstoffe, Klammernaht) · Heilg, Vascularisierg, Abstoßg v Hauttransplantaten · Offene Bhdlg d septischen Bauches · Blutstillg a Parenchym (Infrarot-Kontaktkoagulation) · Ätiol u Pathogen d M Crohn

Gutzeit, Berndt, Dr. med., Stationsarzt, AssArzt, Chir. Klin., Juliusspital, Juliuspromenade 19, 8700 Würzburg · *28. 06. 47 Werne · **A** 79, Würzburg · **D** 85, Würzburg · **AG** Chir. seit 11/79 · **FG** Chirurgie 03/86 · **TW a)** 04/86–04/87 StatArzt Chir. Int. Stat. Chir. Univ.-Klin. Würzburg (Kern) **b)** Seit 05/87 Unfallchir. Juliusspital Würzburg (Gay) · 05/87–04/88 Ambulanz ebd. · Ab 05/88 StatArzt Abt. Unfallchir. ebd. **c)** StatArzt UnfChir.

Gutzer, August, Dr. med., Chefarzt, Ärztl. Dir. i. R., In den Hollergärten 9, 6700 Ludwigshafen-Oggersheim · *03. 03. 15 Augsburg · **A** 41, München · **D** 41, München · **AG** 41–45 Truppenarzt in Rußland, Polen · **FG** Urologie 51 · Chirurgie 52 · **TW a)** 45–51 Augsburg (Hennig) · 51–52 OA Chir. Abt. Krhs. Pfronten (Christ) u. Neuburg (Bräuninger) · 53–63 OA d. Städt. Kr.Anst. Ludwigshafen (Jaeger) **c)** Chefarzt u. Ärztl. Dir. i. R. · **S** 63–80 Chefarzt u. Ärztl. Dir. Krhs. „Zum Guten Hirten", Ludwigshafen-Oggersheim · 81–87 Niederlassung als Chirurg u. Urologe Ludwigshafen **ZV** Intracran Eingr b Trigeminusneuralgie unt bes Berücksichtigg ihrer op Techn u Chir Anat. Diss · D Hellige EKG Meter nach Dr med A Gutzer. Dtsch Med Wochenschr 1951 · Fingerbeerenpanaritium. MMW 1951 · Nachweis u Therap d nephrogen Azidose d Prostatikers durch Bestimmg d Alkalireserve. Z Urol 44 (1951) · Dringl Urol d prakt Arztes. Therapiewoche 1961

H

Haag, Werner W. Ch., Dr. med. FICA, Flottenarzt a. D., Richtmoorstr. 17, 2903 Bad Zwischenahn · *06. 05. 23 Berlin-Charlottenburg · **A** 52, Mainz · **D** 53, Mainz · **AG** 10/46–05/47 Naturwissensch. Heidelberg · 05/47–06/52 Humanmed Mainz · **FG** Chirurgie 06/61 · **TW a)** 52–63 Chir. Univ.-Klin. Gießen (Vossschulte) · 63–70 Chir. Klin. Zentralkrhs. Bremen-Nord (Wassner) **c)** i. R. · **S** 70–73 Chefarzt Chir. Abt. Städt. Krhs. Buxtehude · 71–73 Ärztl. Dir. ebd. · 74–79 Stellv. Ltd. Arzt Chir. Abt. Bundeswehrkrhs. Hamburg · 79–87 Ltd. Arzt Chir. Abt. u. 82–87 Chefarzt Bundeswehrkrhs. Bad Zwischenahn **ZV** Exp Untersuchgn z pathophysiol Bedeutg d Kollateralventilation. Thoraxchir 4, 52 (1956) · Membransten d Oesophag. Thoraxchir 5, 1 (1957) · Klin u pathophysiol Bedeutg d Gallenbl Agenesie. Chirurg 29, 103

(1958) · Auswirkgn d vollständ Verschl d A pulm auf d Druck i d Herzkammern u i d herznahen Aorta. Minerva Cardioangiol 7, 86 (1959) · Pericarditis u Infarktgr i Coronar-Ligaturtest. Acta Tertii Eur Cord Sci Conv (Roma) [A] 289, 1960 · Forens Bdeutg v Todesursachen u Unfzushang b Verkehrsunf. H Unfallheilkd 81, 249 (1965) · Lokalisat u Malignität d sog Abrikossoff-Tumors. Med Welt 838 (1965) · Anat d Caudasackes i Röntgenbild unt bes Berücksicht lumbosacraler Fehlbildgn. Zentralbl Neurochir 26, 1 (1965) · Doppelinvaginat b Säugling. Kinderchir 4, 93 (1967) · Bedeutg angiograph Diagnost periph Tumoren. Internist Prax 8, 1 (1968) · Chir a See: Betrachtgn üb op Eingr b schwimmend Einheit. Wehrmed Monatsschr 13, 277 (1969) · Psoasrand als Ursache rö Fehldiagn v Sigmatumor (Psoassyndr). Med Welt 23, 1155 (1972) · Z Diagn u therap Probl d eisenhart Riedel-Struma. Wehrmed Monatsschr 20, 144 (1976) · Gallengangsanomal. Überbl u Ber üb 2 dist intrapankreat Gallengänge. Langenbecks Arch Chir 344, 115 (1977) · Diagn Überleg b Schuß- u Splitterverletzgn. Wehrmed Monatsschr 21, 371 (1977) · Bordchir i Seegefecht. Betrachtg üb Möglichkt u Maßnahm. ebd 24, 6 (1980) · Accessor Handrückenmusk als fehlgedeut Ganglien. ebd 26, 181 (1982) · Ungewöhnl Funktionsbild b schwer Arthrose. Wehrmed Monatsschr 26, 340 (1982) · Emphysemblasentors d Lunge. Chir Praxis 33, 413 (1984) · Schutzwirkg v Papier b Schußverletzgn. Wehrmed Monatsschr 30, 549 (1986) · Reizknie u Malignom. Wehrmed Monatsschr 31, 109 (1987)
BV Diffdiagn v Geschwülsten d Extremit. In: Angiograph u i Leistgn. Stuttgart: Thieme 1968 · Diffdiagn prim malig Knochentumor. In: Aussagewert d Angiogramms. Wien: Vlg Wiener Med Akad 1969 · Ungewöhnl Funktionsbild n mehrf op u osteomyelit kompliz Sprunggelenkfrakt. Film a d 120. Tagg d Verein Nordwestdtsch Chir, Hamburg 1977

Haarmann, Wilhelm, Dr. med., Oberarzt, Chir. Univ.-Klin. Bochum Knappschaftskrhs., In der Schornau 23/25, 4630 Bochum 7 · *15.06. 51 Bochum · **A** 78, Köln · **D** 78, Aachen · **AG** AllgChir. · Traumatol. · Onkol. · GefChir. · **FG** Chirurgie 12/84 · **TW a)** Chir. Univ.-Klin. Bochum Knappschaftskrhs. Bochum (Kozuschek) **c)** OA Chir. **ZV** Vier metachrome Karzinome b Adenomatosis coli. Coloproctology 5/9, 281–284 (1987) · Preservation of the pylorus in pancreaticoduodenectomy. Endocrine Surgery VII, 371–377 · Mechanischer Ileus durch Dünndarminfarzierung unter Antikoagulantientherapie. Zeitschrift für Allgemeinmedizin 65/11 (1989)
BV Non-Hodgkin-Lymphome m gastrointest Befall. Verh Dtsch Krebsges 4. Stuttgart: Fischer 1983 · Z Diffdiagn d Magenca. In: Interdisziplin Onkol. Berlin: Springer 1985 · Akut Abdom. Mamma. Diagnost u therapeut Probl d Leberabszesse. Fehler u Gefahren d Leberresekt. Vergleich zwischen Ct-Befund u OP-Befund b Pankreaserkrkgn. Kontinenzerhaltende Op b Rektumca. In: Chir Klin 1975–85. Bundesknappschaft 1986 · Lungenresekt d Primärtumors na neurochir Metastasenentferng. In: Aktuelles aus d Chir. Hameln: TM-Verlag 1988 · Die therapeutischen Konsequenzen in der Nachsorge beim operierten Pankreas. In: Pankreaserkrankungen. Hameln: TM Verlag 1989

Hach, Wolfgang, Prof. Dr. med., Ärztl. Dir., William Harvey-Klinik, Am Kaiserberg 6, 6350 Bad Nauheim · *15.06. 30 Berlin · A 55, Berlin · D 55, Berlin · AG Anästh. · Angiographie · Phlebol. · FG Chirurgie 62 · Innere Medizin 69 · H 80, Gießen · P 82, Gießen · TW a) Venenchir., Phlebographie, Arterienchir. c) Ärztl. Dir. · S 69-75 Ltd. Arzt DRK-Krhs. am Zoo, Frankfurt · Seit 75 Ärztl. Dir. William Harvey-Klin. Bad Nauheim
ZV Ätiol u Pathogen d primären Varikose. Dtsch Med Wochenschr 92, 1400 (1967) · D schmerzlose Phlebograph. RÖFO 125, 98 (1976) · Einteilg d Stammvarikose d V saphena magna i vier Stadien. Phlebol Proktol 6, 116 (1977) · Venöse Kompresssyndr. Med Welt 31, 502 (1980) · Funktionsfähigkt d Profunda-Kreislaufs b Pat m periph arteriel Verschlußkrkht. ebd 31, 1814 (1980) · D Erhaltg e transplantationswürdigen Venensegments b partiel Saphenaresekt als Opmeth d Stammvarikose. Phlebol Proktol 171 (1981) · D op Bhdlg d deszendier Thrombose u d akut Kompressionssyndr d Iliofemoralvenen dur Bypass m wandverstärkter PTFE-Prothese. Vasa 12, 249 (1983) · D arthrogene Stauungssyndr. ebd 12, 109 (1983) · Arteriosklerose unt Umwelt-med Aspekten. Inform Arzt 16, 48 (1984) · D Varikose d Profunda-Perforans, e typ phlebolog Krankhtsbild. Vasa 14, 155 (1985) · Optechn d paratibialen Fasziotomie. Med Welt 36, 1616 (1985) · D Venen u ihre Krankhtn i Spiegel d med Literatur d Mittelalters. Phlebol Proktol 15, 1 (1986) · D chir Therap d Lymphödems. Inform Arzt 14, 18 (1986) · D Aderlaßtraktat d hochgelehrten Doktor Alexander Seytz. Int Angio 8, 307 (1986) · Z Optechn d proximalen Versorgg e Stammvarikose d V saphena parva. Angio 8, 377 (1986) · D Höhenlungenödem i Himalaya. Ärztl Reise- u Kulturjournal 11, 103 (1987) · D Lebensbild d Johann Christian Doppler. Dtsch Med Wochenschr 112, 1314 (1987) · Neue Aspekte z Spontanverlauf e Stammvarikose d V saphena magna. Phlebol Proktol 17, 79 (1988) · Diagnost u Opmeth b d primären Varikose. Langenbecks Arch Chir Kongrbd [Suppl] II, 145 (1988) · Primäre Varikose; mod Aspekte d chir Therap. Dtsch Ärztebl 85, 2973 (1988)
MH Verändergn d tiefen Leitvenen b e Stammvarikose d V saphena magna. In: Mikrozirkulat u Blutrheologie. Baden-Baden: Witzstrock 1980 · Intermittend intraarterial infusion of PGE1 in patients with peripheral disease in stage II b. In: Prostaglandins and other eicosanoids in the cardio-vascular system. Basel: Karger 1985 · Bypassop m alloplast Prothesen b akut venösen Kompressionssyndr m u ohne deszendier Iliofemoralvenenthrombose. In: Gefäßrekonstrukt u Gefäßersatz i Wandel d letzten 25 Jahre. Hameln: TM-Verlag 1985 · Röntgendiagnost d Vv perforantes. In: D klin Bedeutg d Vv perforantes. Stuttgart: Schattauer 1987 · Indikat u Kontraindikat d paratibialen Fasziotomie. In: ebd
BV D venöse Thrombose. Stuttgart: Schattauer 1976 · Chron Ödeme. Erg Angiol Bd 17. Stuttgart: Schattauer 1978 · D Röntgenuntersuchgn d Venensystems. Erg Angiol Bd 22. ebd 1980 · D Bhdlg d chron arteriellen Durchblutgsstörg m Arwin. Erg Angiol Bd 23. ebd 1981 · Spez Diagnost d primären Varikose. Gräfelfing: Demeter 1981 · D Chir d Venen. Erg Angiol Bd 25. Stuttgart: Schattauer 1982 · Phlebograph d Bein- u Beckenvenen, 3 Aufl. Konstanz: Schnetztor 1985 · D Krampfaderkrkht. Erlangen: Perimed 1986 · Venöse Insuffi-

zienz. In: Ambulante Chir. Stuttgart: Fischer (im Druck) · Hdb Inn Med. Phlebograph; konserv Therap d Venenkrankheiten; chir Venentherap. Berlin: Springer (im Druck)

Hackel, Franz, Assistenzarzt, Chir. Klin. Städt. Marien-Krhs., Mariahilfbergwerg 7, 8450 Amberg · *06. 11. 48 Wunsiedel · A 80, Erlangen · AG 08/80-07/81 Truppenarzt · FG Chirurgie 03/88 · TW a) Seit 03/88 Ass-Arzt Chir. Klin. Städt. Maria-Krhs. Amberg c) AssArzt

Hacker, Robert Wolfgang, Prof. Dr. med., Chefarzt, Herz-Gefäß-Klin., Salzburger Leite 1, 8740 Bad Neustadt/S. · *18.07. 39 Nürnberg · A 66, München · D 67, München · AG Herzchir. · FG Chirurgie 73 · TG Thorax- u. KardiovaskularChir 79 · H 75, Erlangen · P 82, Erlangen · TW a) Bis 06/84 Chir. Univ.-Klin. Erlangen (Hegemann, Gall) b) Seit 07/84 Herz-Gefäß-Klin. Bad Neustadt/S. c) Chefarzt Kardiochir., Herz-Gefäß-Klin. · S Seit 84 Ärztl. Dir., Chefarzt, Bad Neustadt/S.

Haenisch, Hermann Tinsley Ludwig Günther, Prof. Dr. med., Chefarzt i. R., Schwarzbuchenweg 15, 2000 Hamburg 65 · *30.03. 07 Hamburg · A 32, Hamburg · D 34, Hamburg · AG 02/31-01/32 Innere Med. Altona u. Berlin · 03/32-08/33 Pathol. Hamburg · 09/33-02/35 Gynäkol. Geburtshilfe Hamburg · 03/35-02/36 Augenheilkd. Hamburg · 03/36-02/38 Schiffsarzt Hamburg-Amerika-Linie, Hamburg-Süd, Deutsche Afrika-Linien · 03/38-08/39 Chir. Hamburg · 09/39-08/45 San. Offz. u. Chir. Wehrmacht · FG Chirurgie 47 · Urologie 55 · P 85, Hamburg (Senat) · TW a) 48-50 OA II. Chir. Allg. Krhs. St. Georg Hamburg (Reinhard) · 50-55 OA Chir. Allg. Krhs. Heidberg Hamburg (Prinz) · 55-60 OA I. Chir. Abt. Allg. Krhs. St. Georg Hamburg (Diebold) c) i. R. · S 60-72 Chefarzt d. I. Chir. Abt. d. Allg. Krhs. Barmbek Hamburg, Niederlassung seit 60 als Chir.
ZV Fall v Hepatitis interstit acuta b fr Syphilis. Diss 1933 · Angioendotheliom d Magens. Zentralbl Chir 78, 996 (1953) · Neues Instrument z Extrakt sehr fest sitz Schenkelhalsnägel. Chirurg 25, 286 (1954) · Mod Gallenchir. Chirurg 25, 356 (1954) · Chir d Gallensyst. Hamb Ärztebl 8, 269 (1954) · Op Cholangiographie. Langenbecks Arch Chir 281, 294 (1955) · Erfolge d intraop Cholangiographie. ebd 291, 107 (1959) · Bhdlg d suprakondyl Humerusfrakt im Kindalt. ebd 291, 135 (1959) · Chir d Gallensteinleidens. Med Klin 55, 1194 (1960) · Bhdlg d jugendl Knochenzysten. Chirurg 31, 354 (1960) · Op Bhdlg d Gallensteinleid. Hamb Ärztebl 15, 165 (1961) · Chir Bhdlg d Hiatushernien. ebd 16, 178 (1962) · Opindikat b Krankh d Gallensyst. MMW 105, 2113 (1963) · Selt Komplikat e Hiatushernie. Thoraxchir 12, 72 (1964) · Erg op Bhdlg d Gallensteinleid. Langenbecks Arch Chir 307, 27 (1964) · Akt Fragen d Organtransplant. Hamb Ärztebl 22, 291 (1968) Dtsch Univ Z 23, 12 (1968) · Was tun b Leistenbruch i Alter? Selecta 1973 · Transfusverweigerg a relig Gründen. Dtsch Med Wochenschr 100, 2622 (1975) · Transfusverweigerg. ebd 101, 388 (1976)
MH 59-78 Redakteur (Hauptschriftleiter) Hamburger Ärzteblatt (Mschr) · Seit 79 Redakteur (Hauptschriftleiter) Arzt u Krankenhaus (Mschr)
BV Zwerchfell. In: Klin Chir f d Praxis. Stuttgart: Thie-

me 1961 · Platzbauch. In: Spez Chir f d Praxis. ebd 1972 · Narbenbrüche. In: ebd · Kommentar z Darmnaht. In: ebd

Haferkamp, Horst, Dr. med., Oberarzt, Elisabeth-Krhs., Weinbergstr. 7, 3500 Kassel · *10. 05. 41 Duisburg · A 69, Düsseldorf · D 72, Bonn · AG Chir. · UnfChir. · Handchir. · AllgChir. · FG Chirurgie 09/74 · TW a) Bis 04/75 AllgChir., Handchir. Städt. Krankenanst., 2. Chir. Lehrstuhl Köln-Mehrheim (Schink) · Seit 04/75 OA Chir. Abt. Elisabeth-Krhs. Kassel (Münch) c) OA Handchir. · S Seit 78 ermächtigter Arzt Funktionsbereich Handchir.
ZV D Haemodialyse b akut Nierenversag i d Chir. Aktuel Chir 8, 1–10 (1973) · Einfluß d Einführg d Narkose u d Anti- bzw Asepsis auf d Entwicklg d Chir im 19 Jahrhundert. Anästhesiol Intensivmed 197, 95–115 (1986)

Hage, Walter, Dr. med., Chefarzt i. R., Hohler Weg 32, 5900 Siegen · *22. 08. 08 Egeln · A 35, Hamburg · D 36, Hamburg · AG Chir. · FG Chirurgie 41 · TW a) 35–38 Pathol. Inst. Hamburg-Eppendorf (Fahr) · 38–39 Breslau (K. H. Bauer) · 40–41 ebd. · 39–45 Militärdienst · 46–54 Stadtkrhs. Schleswig (Küntscher) · c) Chefarzt i. R. · S 07/54–12/75 Chefarzt Chir. Abt. Krhs. Kirchen
ZV Einwirkg d Schmierseifenlösg a d Blut innerhalb d Gefäßbahn. Diss Hamburg 1936 · Pyelonephritis u pyelonephrit Schrumpfniere. Z Urol Chir 44 (1938) · Klin u Pathol d Synovialome. Zentralbl Chir 1952 · Doppelseit Oberarmkopfbr b Elektroschockbhdlg. Arch Orthop Unfallchir 45 (1952) · Extensgerät f d Marknagelg. Chirurg 1953 · Marknagelg b d Frakturbhdlg unruh Geisteskranker. Arch Orthop Unfallchir 46 (1953) · Marknagelg d Br am prox Ende d Oberarmes. Chirurg 1954 · Röuntersuchgn a d Moorleiche v Windeby. Prähistor Z 1956 · Anat Präparat d Moorleiche v Windeby. ebd

Hagemann, Heiko, Dr. med., Oberarzt, Kreiskrhs. Ansbach, Strüther Berg 7, 8800 Ansbach · *03. 01. 42 Dresden · A 67, Dresden · D 70, Dresden · FG Chirurgie 71 · TG UnfChir 77 · TW a) 71–73 Kreiskrhs. Radebeul · 73–75 Kreiskrhs. Sulzbach-Rosenberg b) 75–82 UnfChir. BG-Unfallklin. Tübingen c) OA im TG UnfChir.
ZV Kasuist Beitr z Peutz-Jeghers-Syndr. Zentralbl Chir 96, 1134 (1971) · Posttraumat Lymphzyste. Chir Praxis 24, 709 (1978) · Möglchktn, Techn u Erg kniegelenknaher Osteotomien. Arch Orthop Trauma Surg 93, 117 (1979) · Bhdlg infiz langstreck Defektpseudarthrosen d Tibia. Unfallheilkunde 84, 240 (1981) · Autologe Knochentransplantat. Therapiewoche 31, 5750 (1981) · D Schlüsselbeinpseudarthrose – E vermeidb Komplikat. Unfallheilkunde 8, 88 (1982)

Hagena, Frank-Wolfgang, Univ.-Prof. Dr. med., Ltd. Oberarzt, Orthop. Klin. und Poliklin., Klinikum Großhadern d. LMU, Marchioninistr. 15, 8000 München 70 · *17. 10. 45 Oldenburg i. O. · A 75, München · D 76, München · AG Rheumatol. · Endoprothetik · Handchir, · FG Orthopädie 01/81 · ZB Rheumatol. 05/81 · Sportmed. 10/88 · Physik. Therap. 07/89 · H 85, München · P 89, München · TW b) Orthopädie: 81–82 StatArzt, 83–89 OA Staatl. Orthop. Klin. München

(Witt, Jäger, Refior) · Seit 89 Ltd. OA Orthop. Univ.-Klin. der LMU, München c) Ltd. OA im FG u. TG
ZV Z orthop Bhdlg d rheumat Fußes. Aktuel Rheumatol 7, 118–125 (1981) · D Radio-Synoviorthese m Yttrium 90 a Kniegelenk b chron Polyarthritis. Fortschr Med 36, 1673–1677 (1982) · Kann d intertrochantere Osteotomie d Hüftkopfnekrose beeinflussen? Orthop Prax 11, 866–871 (1982) · Diffindikat: Synovektomie m Yttrium 90 u Synovektomie a Kniegelenk b chron Polyarthritis. ebd 8, 573–575 (1983) · Lang- u mittelfrist Erg na Implantat d GSB-Kniegelenks-Endoprothese, Tl I: Klin Erg. Unfallheilkunde 87, 133–143 (1984) · Lang- u mittelfrist Erg na Implantat d GSB-Kniegelenks-Endoprothese, Tl II: Radiolog Erg – radiolog u klin Korrelation. ebd 87, 298–308 (1984) · Epidemiolog Daten d Arthrose. Akt Rheumatologie 9, 1–7 (1984) · Szintigraph Untersuchgn z Veränderg d Patella na endoprothet Kniegelenksersatz. RÖFO 142, 436–440 (1985) · D Kniegelenk – Rheumaorthop heute. Orthopäde 15, 335–343 (1986) · The dynamic response of the human spine to sinusoidal G_z-vibration. In-vivo-experiments. Neuro Orthopaedics 2, 29–33 (1986) · D GSB-Kniegelenksendoprothese – Verlaufsbeobachtgn unt bes Berücksichtigg v Langzeitbeobachtgn. Orthop Prax 6, 494–500 (1987) · The cruciate ligaments in knee replacement. Int Orthopaedics (SICOT) 13, 13–16 (1989)
MH D muskuläre Schiefhals. In: Probl in Chir u Orthop, Bd 27. Bern: Huber 1983 · Rheumatoid arthritis surgery of the complex hand and foot. In: Rheumatology. An annual review, vol 11. Basel: Karger 1987 · Rheumatology, the interdisciplinary concept. Rheumatoid arthritis surgery of the shoulder. ebd 1989
BV Über d Dämpfungsverhalten d menschl Wirbelsäule – Beschleuniggsmessgn an gesunden Probanden. In: Biomechanik d Wirbelsäule. Stuttgart: Thieme 1983 · Langzeituntersuchgn na intertrochanteren Medialisiergsosteotomien bei Koxarthrose. In: D Koxarthrose. Uelzen: Med Lit 1984 · Fehlschläge u Komplikat d Knieendoprothetik – Therapmaßnahmen. In: Kniegelenksendoprothetik – e aktuel Bestandsaufnahme. Stuttgart: Schattauer 1985 · Implantatbedingte Pathomechanik d femoropatellaren Gleitlagers na Knieendoprothetik. In: ebd · Knieendoprothetik – Erganalyse: Schmerz u Gehvermögen. In: Endoprothetik am Kniegelenk. Stuttgart: Thieme 1985 · Muskulärer Schiefhals. In: Praxis der Orthopädie. Stuttgart: Thieme 1986 · Klin Langzeiterg d Frühsynovektomie. In: Exp Rheumatol; exp Arthritis-Neosynovialmembran. Darmstadt: Steinkopff 1986 · Possibilities of combining various operative procedures in the complex hand. In: Rheumatoid arthritis surgery of the complex hand and foot. Rheumatology, vol 11. Basel: Karger 1987 · How do various operative procedures on the forefoot influence the rheumatoid foot? In: ebd · Dermatol u Orthop. In: Entwicklgn in d Dermatol u Beziehgn zu anderen Fachgebieten. München: Urban & Schwarzenberg 1988

Hager, Thorolf, Prof. Dr. med., Chefarzt, Abt. Allgemeinchir. Kreiskrhs. Kronach, Friesener Str. 41, 8640 Kronach · *08. 12. 42 Holzkirchen · A 72, Erlangen · D 71, Erlangen · AG Chir. Erlangen · 73 St. Marks Hosp. London · Mayo Clinic · 75 Cleveland Clinic USA · FG Chirurgie 11/78 · H 82, Erlangen · P 89, Erlangen · TW a) Chir. Erlangen (Gall) · c) Chefarzt · S Seit 83 Chefarzt Abt. Allgemeinchir. Kreiskrhs. Kronach

ZV D retroskop ambulante Polypektomie. Fortschritte in der Endoskopie 225-228 (1976) · Diagn u Therap v Haemorrhoiden. Der Klinikarzt 3/77, 221-227 (1977) · Erfahrgn m d Erlanger Magnetverschluß. Der Chirurg 48, 457-460 (1977) · Carcinoid of the rectum. Endoscopy 9/3, 194 (1977) · Häufige anale u perianale Erkrankgn u ihre Bhdlg. Fortschritte der Medizin 32, 1584-1588 (1978) · Komplikat d Haemorrhoidenop na Whitehead - Chir Therap. Ergebnisse der Angiologie 18, 229-231 (1978) · D Analca. Langenbecks Archiv für Chirurgie 347, 177 (1978) · Chir Bhdlg v Analkarzinomen. Proktologie 3/79, 60-63 (1979) · Indikat z chir Therap d M Crohn-Fistel i Analbereich. Colo-Proctology 4/80, 248-249 (1980) · The treatment of the suprasphincteric anal fistula. Ann Gastroentérol Hépatol 16/4, 301-303 (1980) · Analfistel b M Crohn - e chir Probl? Therapiewoche 51/80, 8526-8527 (1980) · Diagn u Therap d Haemorrhoiden. Krankenpflege-Journal, Schwestern-Revue 10, 16-17 (1982) · Local excision of cancer of the rectum. Res of Colon ans Rectum 26/3, 149-151 (1983) · D Carcinom d linken Colonflexur - Ausmaß d Resekt i Abhänggkt v d Lymphstat. Klin u tierexptelle Studie, Teil 1. Colo-Proctology V, 128-139 (1983), Teil 2 - Colo-Proctology V/4, 191-199 (1983) · Problemfälle d Stomaversorgg. Orthopädietechnik 4, 205-208 (1985) · D sofort postop nasoenterale Ernährg na Resekt a linken Kolon. Colo-Proctology 2/VIII, 83-89 (1986)
MH Aktuel Koloproktol Bd 1. München: Edition Nymphenburg 1985
BV Colitis ulcerosa u M Crohn a Rektum u Anus. In: Entzündl Erkrkgn d Dünn- u Dickdarmes M Crohn - Colitis ulcerosa. Erlangen: Perimed 1982 · Rektumkarzinom, lokale Excis: Indikat, Kritik u Erg. In: D Rektumkarzinom. ebd 1982 · D Proktolog Sprechstunde. In: Fortschr i d op Endoskop. Hannover: Kali Chemie GmbH 1984 · Stoma als Alternat - chir Aspekte. In: Ano-rektale Kontinenz. München: Zuckschwerdt 1985 · Inkontinentia alvi. In: Symp üb Mobilitätsstörgn, 09 06 80 Hamburg. Pharm Verlagsges

Hahn, Michael Paul, Dr. med., Assistenzarzt, Klin. u. Poliklin. Med. Hochschule Hannover, Krhs. Oststadt, Podbielskistr. 380, 3000 Hannover 51 · *05.02. 56 Hebelermeer/Meppen · A 82, Hannover · D 82, Hannover · AG 11/82-04/83 KindChir. Hannover · 05/84-04/85 Thorax-Herz-Gef. ebd. · FG Chirurgie 08/88 · TW a) 88 StatArzt UnfChir. · 89 StatArzt Abdominalchir. c) StatArzt Abdominalchir.
ZV D Auswirkgn d trunkulären Vagotomie auf Enzymaktivitäten i Magen, Pankreas u Leber. Zentralbl Chir 109, 199 (1984) · Nichttraumat Perforat d Dünn- u Dickdarmes. Acta Chir Austriaca 18, 234 (1986) · Reversibler Bauchdeckenverschluß (m Drainageschläuchen) b geplanten Relaparotomien i Rahmen d Peritonitisbhdlg. Chir Praxis 36, 185 (1986) · Ruptur e infrarenalen Bauchaortenaneurysmas i d retroaortale Nierenvene. Angio 8, 245 (1986) · Intraop Flußvolumenmessg b d Neuanlage v AV-Fisteln m d Duplex-Sonographie. Ultraschall [Suppl] 1, 62 (1988)

Hähnel, Udo, Dr. med., Oberarzt, Kreiskrhs., Karl-Krische-Str. 4-11, 7150 Backnang · *16.03. 41 Sulzbach-Rosenberg · A 68, München · D 66, Erlangen · AG 09/66-07/67 Chir. Backnang · 08/67-07/68 Inn.

Leer · ab 08/68 Chir. Backnang · FG Allg. Chirurgie 03/74 · TW a) Seit 73 OA Chir. Abt. Kreiskrhs. Backnang (Bierwag) c) OA

Hahnloser, Paul, Prof. Dr. med., Chefarzt u. Dir., Chir. Klin., Kantonsspital, CH-1700 Freiburg · *19.05. 32 Wien (Schweizer) · A 58, Bern · D 68, Zürich · AG Abdominalchir. · Thorax- u Gefäßchir. · elektromagnet. Durchblutgsmessgn · FG Chirurgie 68 · H 75, Zürich · P 81, Zürich · TW a) 08/68-01/69 Buswell fellow for surgical research and faculty member of the State Univ. of New York at Buffalo · 69-76 Chir. Univ.-Klin. A, Kantonsspital Zürich c) Chefarzt · S Seit 76 Chefarzt u Dir. Chir. Klin. Freiburg/Schweiz
ZV Ca 100 Publikat, vor allem i Bereiche Abdominalchir, spez Pankreas, kontinente Ileostomie u Thoraxchir, spez Pleuramesotheliom · Exptelle Arbeiten m elektromagnet Blutstrommessg
MH Redakt: Rev méd de la suisse romande
BV Pathophysiol u Angiographie d Mesenterialdurchblutg. Exptelle hämodynam Untersuchgn. Bern: Huber 1977

Hain, Bernhard-Josef, Dr. med., Ltd. Arzt, Chir. Abt. St. Katharinen Hosp., Obere Husemannstr. 2, 4750 Unna/Westfalen · *04.05. 33 Wilhelmshaven · A 62, Hamburg · D 72, Düsseldorf · AG Pathol. · AllgChir. · UnfChir. · GefChir. · FG Chirurgie 11/69 · TG UnfChir 08/74 · TW a) AssArzt u. OA Chir. Klin. Städt. Krankenanst. Solingen (Major) b) UnfChir. u. GefChir. ebd. c) Chefarzt Chir. Abt. · S Seit 01/77 Chefarzt Chir. Abt. Katharinen-Hosp. Unna/Westfalen

Halim, Kuswara, Dr. med., Oberarzt Spezialarzt FMH f. Chir., Spital, CH-9450 Altstatten · *06.08. 46 Jakarta/Indonesien · A 74, Wien · D 74, Wien · AG Viszeral u. Vasculär Chir. · FG Spezialarzt FMH f. Chirurgie 84 · TW a) Chir. Klin. Kantonsspital St. Gallen - Schweiz (Amgwerd) b) Inst. f. Anaesthesiol. Kantonsspital St. Gallen - Schweiz (Kern) · Urol. Klin. Kantonsspital St. Gallen (Bandhauer) · Intensivstat. chir. Klin. Kantonsspital St. Gallen (Horisberger) c) OA Chir.

Hallak, Kamal, Dr. med., niedergel. Chirurg, Friedrich-Wilhelm Str. 13, 1000 Berlin 42 · *05.12. 37 nicht angegeben · A 66, Erlangen · D 73, Erlangen · FG Chirurgie 09/73 · TG UnfChir 09/73 · TW c) Niedergel. Chirurg, Berlin

Halsband, Heinrich, Univ. Prof. Dr. med. habil., Direktor, Klin. f. Kinderchir. Med. Univ. Lübeck, Ratzeburger Allee 160, 2400 Lübeck 1 · *06.10. 36 Bochum · A 64, Kiel · D 63, Kiel · AG Kinderkardiol., Kinderurol., Kindertraumatol. · FG Pädiatrie 68 · Chirurgie 72 · TG Kinderchir 72 · H 77, Lübeck · P 78, Lübeck · TW b) 72-78 OA Kinderchir. Chir. Klin. u. Kinderklin. Med. Hochschule Lübeck c) Dir. Klin. f. Kinderchir. · S Seit 78 Dir. Klin. f. Kinderchir. Med. Hochschule Lübeck im Zentrum Kinderhlkd., jetzt Med. Univ. Lübeck
ZV Generalisierte Candidiasis i Gefolge urol Op. Monatsschr Kinderhlkd 122, 486 (1974) · Hereditary alpha$_1$-antitrypsin deficiency associated with congenital extrahepatic bile duct hypoplasia. Klin Wochenschr 53, 90 (1975) · D weite Blasenhals. Pädiatr Prax 15, 413 (1975) u Chir Praxis 20, 85 (1975/76) · Spontanruptur d

Ösophagus i Kindalt. Z Kinderchir 18, 242 (1976) · Dringl Neugebchir. Therapiewoche 29, 1922 (1979) · Exp Ösophagusersatz m freien autolog Jejunum-Mucosa/Submucosa-Rohren. Zentralbl Chir 104, 192 (1979) · Komplet Nierenstielabriß m freiem Intervall. Z Kinderchir 33 [Suppl] 164-166 (1981) · Verlaufsbeobachtgn b Kindern m pränatal diagnostizierten obstrukt Erkrkgn d ableit Harnwege. Klin Pädiatr 195, 297 (1983) · Bhdlg langstreck Ösophagusatresien m freien autologen Jejunum-Mucosa/Submucosa-Rohren. Monatsschr Kinderhlkd 131, 675 (1983) · Trachea-Kontinuitätsresekt i frühen Kindesalt. (10 Symp Pädiatr Intensivmed, Berlin). Klin Pädiatr 1984 · Ösophagusersatz b langstreck Atresien dur frei transplantierte Dünndarmmucosa. Langenbecks Arch Chir 366, 179-183 (1985) · Esophagus replacement by free, autologous jejunal mucosa transplantation in long-gap esophageal atresia. Prog Pediatr Surg 19, 22-36 (1986) · Behandlungsergebnisse nach 474 Ureterozystoneostomien nach Leadbetter-Politano beim vesiko-renalen Reflux (mit Hinselmann). Z Kinderchir 41, 160-162 (1986) · Long-distance resection of the trachea with primary anastomosis in small children. Prog Pediatr Surg 21, 76-85 (1987) · Osteogenesis imperfecta u juvenile Osteoporose: Bhdlgsversuche m synthet Calcitonin. Therapiewoche 37, 1895-1904 (1987) · Langstreck Trachealresekt m primärer Anastomose i frühen Kindesalter. Focus MHL 4, 37-45 (1987) · Tracheal resection with primary anastomosis in small children. Acta Paedochir Hellen 3, 59 (1987) · Langzeiterg b Kindern m Omphalocele u Gastroschisis. Z Kinderchir 42 [Suppl], 99-102 (1987) · Z Klin, Klassifikat u Progn v 7 Fällen kindl Fibromatosen. Z Kinderchir 43, 27-30 (1988) · Z Bhdlg großer Knochencysten d Humerus. Monatsschr Kinderhlkd 136, 289 (1988)
BV Durchzugsop na Rehbein u ihre Indikat. In: Anorektale Fehlbildgn. Stuttgart: Fischer 1983 · Trachea-Kontinuitäts-Resekt im früh Kindesalt. In: Intensivmed b Kindern. München: Zuckschwerdt 1986 · Rush-pin-Schieng b Tibiafrakt. In: Opindikat b Frakt i Kindesalt. Stuttgart: Fischer 1987 · Frakt b benig Knochencysten. In: ebd · Frakt b Osteogenesis imperfecta u M Recklinghausen. In: ebd

Hamann, Horst, Prof. Dr. med., Chefarzt, Gefäßchir. Klin., Kreiskrhs. Leonberg, Rutesheimerstr. 50, 7250 Leonberg · *06.08. 42 Breslau · A 70, München · D 71, München · AG 70/71 Bundeswehr · FG Chirurgie 07/75 · TG GefChir 09/82 · H 80, Ulm · P 83, Ulm · TW a) 75 StatArzt Unfallchir. b) 75-77 StatArzt Gefäßchir. · 77-89 OA · 83-89 Ltd. OA Gefäßchir. c) 04/89-10/89 Chefarzt Gefäßchir. · S Seit 01/90 Chefarzt Leonberg
ZV Knickstenosen d A carotis interna. Langenbecks Arch Chir 347, 692 (1978) · Expanded PTFE-Gefäßprothesen - e neuer Weg d Arter- u Venenersatzes? Chirurg 50, 249 (1979) · Chir Aspek d Karotisinsuff. Langenbecks Arch Chir 350, 71 (1979) · Chir Bhdlg d extrakraniellen Gefäßstenosen. Therapiewoche 29, 4537 (1979) · Karotisinsuff: Dreiviertel d Fälle operabel. Med Klin 75, 358 (1980) · D Ersatz kleinkalibr Art m Kunststofftransplantat. Fortschr Med 99, 1457 (1981) · Karotisknickstenosen. Rekonstrukt vs muskelplast Opverfahren. Angio 4, 25 (1982) · D zerebrovaskul Insuff durch extrakraniel Arterienverschl. Dtsch Med Wo-

chenschr 107, 1240 (1982) · Ak Arterverschluß - wie behandeln? Notfallmedizin 9, 350 (1983) · Op Möglichktn b extrakraniel Arterienstenosen. Dtsch Ärztebl 24, 25 (1983) · Iatrog Gefäßverletzgn b diagnost u therapeut Eingrif. Angio 5, 153 (1983) · Iatrog Gefäßverletzgn - daran denken u sofort behandeln. Langenbecks Arch Chir 364 (1984) · Sonograph Beurteilbarkt ulzerier Wandverändergn d A carotis. Angio 6, 157 (1984) · Rezidivstenosen na Karotis-TEA. Langenbecks Arch Chir 366, 323 (1985) · Klin u Therap b Karotisstenose. Die Schwestern Revue 23, 7 (1985) · Chirurgie carotidienne dans le insuffisances vertebro-basilaires. Angeiologie 5, 173 (1986) · Karotis-TEA b vertebro-basilärer Insuff. Langenbecks Arch Chir 107 (1986) · Operatieve behandeling van akute ilio-femorale veneuze thrombose. Nederlands Tijdschrift voor Geneeskunde 33, 1463 (1987) · Arterio-kutane Fistel - gibt es das? Vasa 17, 56 (1988) · Carotid endarterectomy: prevention of stroke in asymptomatic (stage I) and symptomatic (stage II) patients? Thorac Cardiovasc Surg 36, 272 (1988)
MH Gefäßchir - Möglichktn u Grenzen. Bad Oeynhausen: TM 1984
BV Opstechn v Knickstenosen d A carotis interna. In: Gefäßchir aktuell 1976. Bad Oeynhausen: TM 1978 · Late results of reconstructive surgery of the internal carotid artery. Lyon: Documentation Medicale Oberval 1979 · Therapeut Vorgehen b asymptomat Stenosen d Halsart. Bad Oeynhausen: TM 1979 · Expanded PTFE-Prothesen - pro und kontra. Wien: H. Egermann 1971 · Diagnosis and surgical approach to asymptomatic carotid artery stenosis. Lyon: Documentation Medicale Oberval 1980 · Reconstructive surgery of the supraaortic main trunks: extraanatomic (-thoracic) vs transthoracic procedures. In: Cardiovasc surgery. Berlin: Springer 1981 · Gefäßchir Maßnahmen b Aneurysmen. In: Zirkulat. Erlangen: perimed 1982 · Chir Maßnahmen b Karotis-Knickstenosen - unnötige Gefäßkosmet oder wirksame Schlaganfallprophyl. Baden-Baden: Witzstrock 1982 · D Diagnost v Verschlußprozess d supraaort Arterien: Wertigkt d Sonogr aus gefäßchir Sicht. In: Ultraschall. München: Dustri 1986 · Rekonstrukt Eingriffe i d Geschwulstchir. In: Allg u spez Oplehre, Bd IX. Berlin: Springer 1987

Hamelmann, Horst Heinrich, Prof. Dr. med., Abt. Dir., Abt. Allg. Chir. Chir. Univ.-Klin., Arnold-Heller-Str. 7, 2300 Kiel 1 · *26.05. 24 Gütersloh · A 48, Münster/Westf. · D 49, Münster/Westf. · AG Abdominalchir. · Thoraxchir. · Endokrine Chir. · FG Chirurgie 56 · H 61, München · P 67, München · TW a) 53-58 Chir. Univ.-Klin. Marburg (Zenker) · 58-68 Chir. Univ.-Klin. München (Zenker) · 69-77 Dir. Chir. Univ.-Klin. Marburg · Seit 78 Dir. Abt. Allg. Chir., Chir. Univ.-Klin. Kiel c) Dir. AllgChir. Chir. Univ.-Klin. Kiel · S Seit 78 Dir. Abt. Allg. Chir. Chir. Univ.-Klin. Kiel
ZV Z Bhdlg d Blasenexstrophie. Dtsch Med J 8, 612 (1957) · Z Erkenng u Bhdlg d angeb Zwerchfellhernie u d Relaxatio diaphragmatica. Dtsch Med Wochenschr 83, 1546, 1563 (1958) · Rezidive na Gallensteinop. Chirurg 37, 28 (1961) · D Bedeutg langer Darmsonden b d Ileusbhdlg. ebd 32, 555 (1961) · D konstrikt Perikarditis u d Erg ihrer op Bhdlg. Erg Chir Orthop 44, 144 (1962) · Diffdiagn u Fehldiagn d konstrikt Perikarditis. MMW 105, 762 (1963) · Gebrauch u Mißbrauch d Tracheotomie: Techn u Komplikat. Chirurg 35, 118 (1964) · D In-

dikat z portocavalen Anastomose. Dtsch Med Wochenschr 96, 957 (1971) · Indikat z Shuntop b portalem Hochdruck. Erg Angiol 6, 251 (1973) · Aktuel Lernmeth i d chir Ausbildg. Langenbecks Arch Chir 337, 459 (1974) · Probl b d Opauswahl z Therap d Ulcuskrkht, e Krkht unbekannter Ätiologie. Klin Wochenschr 54, 901 (1976) · Antibiotika i d Chir: Stellenwert, Indikat, Nebenwirkgn. Langenbecks Arch Chir Kongrbd 349, 47 (1979) · Surgically treated bronchial carcinoma patients – results of systematic follow-up. Thorac Cardiovasc Surg 31, 41 (1983) · Antibiotikaprophyl i d Chir d Gastrointestinaltraktes. Chirurg 55, 218-221 (1984) · Automat Nähapparate: Vorteile u Indikat i d gastrointest Chir. In: Diskussionsforum/Panel Discussion. Langenbecks Arch Chir 362, 139-150 (1984) · The past, present and future of surgery in West-Germany. Jpnese J Surgery 14/6 (1984) · Gasbrandinfekt. Chir Praxis 33, 585-591 (1984) · D Dickdarmileus. Chirurg 60, 185-188 (1989)
MH Mithrsg Langenbecks Arch f Chir
BV D Eingriffe i d Bauchhöhle. In: Allg u spez chir Oplehre. Berlin: Springer 1975 · D Eingriffe a d Leber. In: Allg u spez Oplehre, Bd 7, 3 Aufl. Berlin: Springer 1975 · D Eingriffe a d Milz. In: ebd · Eingriffe b portaler Hypertension. In: ebd · D Eingriffe am Herzbeutel. In: Allg u spez Oplehre. Herz- u herznahe Gefäße. Bd VI/ Teil 2. Berlin: Springer 1978 · Eingriffe a Mediastinum. In: Thoraxchir. Kirschnersche allg u spez Oplehre, Bd 6, 3 Aufl. ebd · Bhdlg d Bronchialca. Stuttgart: Thieme 1981 · Maschinelle Nahttechn i d Abdominalchir. ebd 1982 · Chir Lehrb d Allg u Spez Chir. München: Urban & Schwarzenberg 1987 · Aufgaben u Entwicklg chir Fächer. ebd 1988

Hamer, Jürgen, Prof. Dr. med., Ltd. Oberarzt, Neurochir. Univ.-Klin. im Neuenheimer Feld 400, 6900 Heidelberg · *11.01. 41 Münster/Westf. · **A** 68, Berlin · **D** 66, Berlin · **FG** NeuroChir 74 · **H** 74, Heidelberg · **P** 79, Heidelberg · **TW** c) Ltd. OA Neurochir. Univ.-Klin. Heidelberg
ZV Cerebral blood flow and cerebral metabolism in acute increase in intracerebral pressure. Acta Neurochir (Wien) 28, 95 (1973) · Cerebral blood flow and oxidative brain metabolism during and after moderate and profound arterial hypoxaemia. Acta Neurochir (Wien) 33, 141 (1976) · Cerebral vasospasm after brain injury. Neurochirurgia 19, 185 (1976) · Influence of systemic and cerebral vascular factors on the cerebrospinal fluid pulse waves. J Neurosurg 46, 30 (1977) · Removal of craniopharyngioma by subnasal transsphenoidal operation. Neuropädiatr 9, 312 (1978) · Häufgkt u klin Bedeutg d cerebralen Vasospasmus na aneurysmat Subarachnoidalblutg. Nervenarzt 52, 108 (1981) · The significance of cerebral vasospasm with regard to early and delayed aneurysmal surgery. Acta Neurochir (Wien) 63, 209 (1982) · Prognosis of oculomotor palsy in patients with aneurysms of the posterior communicating artery. ebd 66, 173 (1982) · Glossopharyngeusneuralgie u neurovaskul Dekompress. Nervenarzt 57, 302 (1986)
MH Zentralorgan Chir. Berlin: Springer
BV Neurochir Op. Berlin: Springer 1978 · Mißbildgn d Wirbelsäule u d Rückenmarks. In: Hdb d Neurol, Bd I. Stuttgart: Thieme 1983

Hammann, Hans Joachim, Dr. med., Chefarzt, Kreiskrhs. Mechernich, Stiftsweg 18, 5353 Mechernich · *26.11. 36 Karlsruhe · **A** 62, Heidelberg · **D** 62, Heidelberg · **AG** AllgChir. · UnfChir. · **FG** Chirurgie 03/71 · **TG** UnfChir 05/73 · **TW a)** 11/64-10/65 Kath. Krhs. Höxter/Weser (Grau) · 11/65-03/76 Städt. Klin. Chir. Klin. Karlsruhe (Spohn) · 04/76-08/78 Ev. Krhs. Gelsenkirchen **b)** 04/71-04/73 Städt. Klinikum, Chir. Klin. Karlsruhe (Spohn) **c)** Chefarzt Chir. · S 04/76-08/78 Chefarzt Chir. Abt. Ev. Krhs. Gelsenkirchen · Seit 08/78 Chefarzt Chir. Abt. Kreiskrhs. Mechernich
ZV 21 Publikat aus d Gebiet d AllgChir. Schwerpunkt Gallenwegschir

Hammerschlag, Karl, Dr. med., Chefarzt i. R., Bunsenstr. 7, 4350 Recklinghausen · *22.09. 15 Köln-Ehrenfeld · **A** 39, Köln · **D** 39, Köln · **AG** Allg.- u. UnfChir. · **FG** Chirurgie 03/49 · **TW a)** 39-41 Städt. Krhs. Köln-Mülheim (Kroh) · 41-46 Kriegsdienst · 47-51 Städt. Krankenanst. Köln Merheim (Kroh, Dick) · 51-57 Dreikönigenhosp. Köln-Mülheim (Bremer) · 58-81 Prosperhosp. Recklinghausen **c)** i. R. · **S** 58-81 Ärztl. Dir. Prosper-Hosp. Recklinghausen

Hancke, Edgar, Dr. med., Oberarzt, apl. Prof. Klin. u. Poliklin. f. Allg.- u. Abdominalchir. Univ.-Klin., Langenbeckstr. 1, 6500 Mainz · *30.08. 48 Langen/Hessen · **A** 74, Darmstadt · **D** 74, Frankfurt/M. · **AG** 74-75 Bundeswehr · 76-77 Pathol. Wiesbaden · 77-83 Chir. Bonn · **FG** Chirurgie 06/83 · **H** 84, Bonn · **P** 85, Bonn · **TW a)** 83-87 Chir. Univ.-Klin. Bonn (Stelzner) 85-87 OA ebd. · 87-89 OA Abt. Transpl. Chir. (Land) Chir. Klin. Klinikum Großhadern LMU München (Heberer, Schildberg) **c)** OA · Seit 89 OA Klinik u. Poliklin. f. Allg.- u. Abdominalchir., Univ.-Klin. Mainz (Junginger)
ZV Prophyl d Peniskarz d frühz Diagn u Therap aller besteh Phimosen. Wehrmed Wschr 20, 240 (1976) · Oberfl Betracht d Gelenkknorp na Einwirkg v Hyaluronidase. Arch Orthop Unfallchir 90, 314 (1977) · Colorect Polypen. Chirurg 49, 757 (1978) · Druck-Durchm-Beziehg a d Papilla duod. Langenbecks Arch Chir 348, 39 (1979) · Funktionsanal d Papilla duod d Bestimm d Druck-Dehnungs-Verh. Therapiewoche 30, 1715 (1980) · Präop Antibiotikaprophyl reduz sept Komplik b Colon- u Rectumeingr. Langenbecks Arch Chir 353, 71 (1980) · Keimbesiedl d Gallenwege. ebd 353, 121 (1980) · Präop Darmvorber b kolorektal Eingr. Der Krankenhausarzt 54, 299 (1981) · Portale Hypertens u Hämorrh. Phlebol Proktol 10, 47 (1981) · Intraop Messg d Wanddrucks i d Papilla Vateri. Langenbecks Arch Chir 354, 293 (1981) · Exper Gallensteinbildg. ebd 359, 257 (1983) · Elektrische u motor Aktivität d Rektums n tiefer Anastomose. ebd 359, 265 (1983) · Kontinuierl artven Hämofiltr b ak postop u posttraum Nierenversg. Chirurg 54, 544 (1983) · Einfl periop Antibiot a sept Kompl n Notfalleingr a Dünn- u Dickd. Zentralbl Chir 110, 925 (1985) · Bakt Inf d Gallenbl. Langenbecks Arch Chir 366, 705 (1985) · Antimikr Chemoprophyl b colorect Eingr. Chirurg 57, 406 (1986) · Bakt in Gallenblwand u Gallensteinen. Langenbecks Arch Chir 368, 249 (1986) · Impaired rectal sensation in idiopathic faecal incontinence. Int J Colorectal Dis 2, 146 (1987) · Anorekt Manometr m Mikrotransd. Chirurg 59, 119 (1988)

BV Z Physiol d anal Kontinenz: Beziehg elektrophys u manometr Befunde z Morphol d Anorektum. In: D anale Kontinenz u ihre Wiederherstellg. München: Urban & Schwarzenberg 1984 · Bacterial contamination of the pancreas with intestinal germs. In: Acute pancreatitis. Berlin: Springer 1987

Hanewinkel, Teja-Helmut, Dr. med., Ltd. Arzt, Chir. Abt. St. Franziskus Hosp., 2842 Lohne · 30.04. 42 Gelsenkirchen · A 70, Düsseldorf · D 71, Münster · AG 69 Pathol. Münster · 69 Inn. Osnabrück · FG Chirurgie 03/76 · TG UnfChir 10/80 · TW a) 03/76–03/77 OA Chir. Abt. Marienhosp. Osnabrück (Kortmann) · 05/78–06/79 OA ebd. (Stallkamp) b) 04/77–04/78, 07/79–06/81 OA Unfallchir. ebd. c) Ltd. Arzt Chir. Abt. · S Seit 07/81 Ltd. Arzt Chir. Abt. St. Franziskushosp. Lohne (im Kollegialsystem m. Dr. Haus)

Hansen, Gerd, Dr. med., Oberarzt i. R., Luisental 11, 4330 Mülheim/Ruhr · *17.09. 26 Libau/Lettl. · A 52, Würzburg · D 52, Würzburg · AG 52 Med. Klin. Würzburg · 53 Städt. Krhs. Lünen-Brambauer · 54 Pathol. Dortmund · 10/54–03/58 Ev. Krhs. Iserlohn · 04/58–03/59 Knappschaftskrhs. Dortmund · FG Chirurgie 03/59 · TW a) 59–62 StatArzt Knappschaftskrhs. Dortmund · zwztl. 05/61–10/61 StatArzt Krankenanst. Bergmannsheil Bochum · 04/62–04/87 OA Chir. Klin. Ev. Krhs. Mülheim/Ruhr c) Seit 05/87 i. R.
ZV D Xanthomatose d Haut unt besond Berücksichtig d Mundschleimhaut u Lippen. Diss Würzburg (1952) · Karzinommetastase i d Epiphyse. Zentralbl Pathol 93, 357 (1955) · Z Klin u Bhdlg jugendl Knochenzysten u d Riesenzellgeschwül. Bruns Beitr Klin Chir 194, 129 (1957) · Z op Bhdlg d chron pept Magen- u Zwölffingerdarmgeschwürs. ebd 195, 177 (1957) · D periph Venendruckmessg z Beurteilg d postthrombot Syndr. Monatschr Unfallhkd 107, 151 (1970) · D periph Venendruckmessg b d primär u sekund Varicosis. Chirurg 42, 225 (1971) · D periph Venendruckmessg z Beurteilg op Eingr a äuß Venensyst d Extremitäten. Thoraxchir 20, 164 (1972) · D doppelseit periph Venendruckmessg. Dtsch Med Wochenschr 100, 1275 (1975) · Vierfach Carci 17J. Langenbecks Arch Chir 339, 652 (1975) · D Indikat d Appendekt na Auswertg v 4258 pathol-histol Untersuchgn. Chirurg 46, 239 (1975)
BV D periph Venendruckmessg b d primär u sekund Varicosis. In: Meßmeth i d Venenchir. Stuttgart: Huber 1971

Hansen, Hans-Henning, Prof. Dr. med., Chefarzt, Chir. Klin. Ev. u. Johanniter Krankenanst. Duisburg-Nord/ Oberhausen, Fahrner Str. 133, 4100 Duisburg 11 · *15.08. 45 Asch/Sudeten · A 73, Frankfurt/M. · D 73, Frankfurt/M. · AG Viszeralchir., insbes. Gastroenterol. · Leberchir. · Proktol. · Onkol. · FG Chirurgie 02/79 · H 79, Bonn · P 82, Bonn · TW a) 80–83 OA, 84–88 Ltd. OA Chir. Univ.-Klin. Bonn (Stelzner) c) Chefarzt Chir. Klin. · S Seit 88 Chefarzt Ev. u. Johanniter Krankenanst. Duisburg
ZV Z chir Anat d Arterienversorg d Dickdarmwand. Langenbecks Arch Chir 340, 63 (1975) · Hämorrhoiden e Hyperplasie d Corpus cavernosum recti. Therapiewoche 25, 5394 (1975) · Blutgefäßversorg u Histophysiol d Appendices epiploicae. Langenbecks Arch Chir 340, 191 (1976) · D Bedeutg d M canalis ani f d Kontinenz u anorekt Erkrkg. ebd 341, 23 (1976) · Pathomorph u Therap d Hämorrhoidalleidens. Hautarzt 28, 364 (1977) · Vergl u funktionel Morphol d M canalis ani b tetrapod Säugetieren u Primaten. Gegenbauers Morphol Jahr 123, 6–9 (1977) · N Aspekte z Pathol u Therap d Hämorrhoidalleidens. Dtsch Med Wochenschr 102, 1244 (1977) · D Kontinenzorg u d Hämorrhoiden. Therapiewoche 29, 1753 (1979) · Exper Untersuchg z Wirkg skleros Lösg b d paravasalen Verödgsbhdlg. Langenbecks Arch Chir 348, 201 (1979) · N Erkenntn d funktionel Morphol d anorekt Kontinenzorg u ihre klin Bedeutg. ebd 352, 614 (1980) · D Morphol d unteren Speiseröhre n endoskop Varizenverödg. ebd 354, 199 (1981) · D abdominelle intersphinctere Rectumexstirpat. Chirurg 52, 732 (1981) · D Analvorfall u Mastdarmvorfall. Langenbecks Arch Chir 361, 620 (1983) · Pseudocysten d Nebenniere. Chirurg 54, 480 (1983) · Erste Erg d Therap multipl Lebermetast d passag Leberdearterial u intraart Chemotherap. Langenbecks Arch Chir [Suppl] Chir Forum 295 (1984) · Anorekt Motilitätsstörg. Verdauungskrankht 2, 194 (1984) · D akut blutende Mastdarmulkus. Dtsch Med Wochenschr 110, 960 (1985) · Ersatz d Rektumampulle. Langenbecks Arch Chir 366, 273 (1985) · Nahtmaterialien. Chirurg 57, 53 (1986) · D Durchblutg handgenähter u geklammerter Colonanastom. Langenbecks Arch Chir 370, 141 (1987)
BV Proktologie. Berlin: Springer 1981 · Ileostomie Kolostomie. In: Therap gastroenterolog Erkrkgn. Stuttgtart: Thieme 1986 · Anorektale Erkrkgn. In: ebd · Op Eingriffe i Retroperitoneum. In: Breitnersche Oplehre. München: Urban & Schwarzenberg 1988 · D Anal- u Mastdarmvorfall. In: Abdominalchir f d Praxis. Leipzig: Barth 1989 · Diagnost u Therap d Rektum- u Analca. In: ebd · Proktologie. 2 überarb Aufl. Berlin: Springer 1987

Hansis, Martin Ludwig, Priv. Doz. Dr. med., Oberarzt, BG Unfallklin., Schnarrenbergstr. 95, 7400 Tübingen 1 · *02.02. 51 Tübingen · A 76, Tübingen · D 76, Tübingen · AG Chir. · UnfChir. · FG Chirurgie 05/82 · TG UnfChir 09/84 · H 87, Tübingen · TW b) UnfChir. BG-Unfallklin. Tübingen (Weller) c) OA
ZV D subtalare Arthrodese z Bhdlg posttraumat Schmerzzustände. Der Krankenhausarzt 55, 284–296 (1982) · Kontinuierl bakteriologische Kontrolle in der Unfallchir u ihr Einfluß auf e antibiot Therap. Hyg und Med 8, 163–165 (1983) · D Bhdlg d Kniegelenksempyems. Zentralbl Chir 109, 1431–1436 (1984) · Konzentrat v Antibiotika i Knochengewebe. Therapiewoche 34, 2281–2286 (1984) · D Ender-Nagelg – Indikat, Techn, Erg. Der Krankenhausarzt 57, 642–648 (1984) · Staphylococcus epidermidis als Infekterreger i d Unfallchir. Infection 12, 342–344 (1984) · Bhdlgstaktik b Mittelfußfrakt. Aktuel Traumatol 16, 190–195 (1986) · Korrig Osteotomien d Fußwurzel, Indikat, Techn, Erg. Unfallchirurg 89, 479–483 (1986) · D stationäre Heilverfahren b posttraumat dystroph Zuständen. Die BG 6, 339–346 (1987) · D op Bhdlg d gewohnheitsmäß Schultergelenksverrenkg. H Unfallheilkd 186, 379–382 (1987) · Therap infizierter Gelenke u Gelenkprothesen. Chirurg 58, 706–711 (1987) · Techn Fehler b d percutanen Kirschner-Draht-Fixierg distaler Radiusfrakt. Der Krankenhausarzt 61, 113–116 (1988) · Antibiotikabhdlg i d Unfallchir – E Standortbestimmg. Aktuel Traumatol

18, 81–85 (1988) · Therap d Gelenkinfekt. ebd 18, 160–162 (1988) · Infektgefahr u Infektprophyl b Verfahrenswechsel v Fixateur externe z Unterschenkelmarknagel. Unfallchirurg 91, 465–468 (1988) BV D Bakteriol i d Unfallchir – e umfassende Analyse mikrobiol Vorgänge i e Unfallchir Klin unt besond Beachtg der Bedeutg v Staphylococcus aureus u koagulasenegativen Staphylokokken. Habil-Schrift Tübingen 1987 · Wundinfekt i d Unfallchir. Wiesbaden: MHP 1990

Harder, Felix Hermann, Prof. Dr. med., Vorsteher, Dept. Chir. d. Univ. Basel, Kantonsspital, Spitalstr. 21, CH-4031 Basel · *02. 10. 38 Basel/Schweiz · **D** 64, Basel · **FG** Chirurgie 72 · **H** 74, Basel · **P** 83, Basel · **TW c)** Vorsteher Dept. Chir. · Chefarzt Allgemeinchir. Klin. · **S** Seit 10/83 Vorsteher Dept. Chir. d. Univ. Basel, Chefarzt Allgemeinchir. Klin. Basel **ZV** 300 Publikat i Zeitschriften u als Buchbeitr i d Geb Mammachir, chir Onkol u Transplantationschir **MH** Chir Gastroenterol. Berlin: Springer 1 Aufl 1981, 2 Aufl 1990 · Entwicklgn i d Chir. Basel: Schwabe 1983 · D Splenektomie u ihre Alternat. Bern: Huber 1985 · State of the art of surgery 1981/82. Soc Int Chir 1982 · Chir Prax · Br J Surgery (Ed Board) · Aktuel Chir · Schweiz Rundschau Med (Praxis) · Aktuel Probl Chir Orthop

Hardt, Karl-Ullrich, Dr. med., Chefarzt, Allg. Chir. Klin., Wilhelm-Breckow-Allee 20, 5270 Gummersbach 1 · *24. 10. 42 Quakenbrück · **A** 70, Bonn · **D** 69, Bonn · **AG** 70/71 Bundeswehr · **FG** Chirurgie 11/76 · **TW a)** 77–84 OA Chir. Klin. Krhs. Maria Hilf, Mönchengladbach (Eßer) **c)** Chefarzt Allg.-Chir. Klin. · **S** Seit 06/84 Chefarzt Allg.-Chir. Klin. Kreiskrhs. Gummersbach GmbH

Hardt, Nicolas, Priv. Doz. Dr. med., Dr. med. dent., Ltd. Arzt, Abt. Mund-, Kiefer- u. Gesichts-Chir., Chir. Klin. d. Kantonsspital, Luzern, Schweiz · *10. 03. 40 Luzern/ Schweiz · **A** 66/68 · **D** 66/68 · **AG** Dermatol. · HNO · Inn. Med. · Chir. · Kiefer-Gesichts-Chir. · Plast. Op. · **FG** Mund-Kiefer- u. Gesichts-Chir. Spezialarzt 73 · Spezialarzt FMH 85 · **H** 83, Zürich · **TW a)** Klin. Kiefer- u. Gesichts-Chir. Univ. Bern (Neuner) · Klin. Kiefer- u. Gesichts-Chir. Kantonsspital Luzern (Steinhäuser) **b)** Mund-Kiefer- u. Gesichts-Chir. **c)** Ltd. Arzt Abt. Mund-Kiefer- u. Gesichts-Chir. · Dozent · **S** Seit 79 Ltd. Arzt Kontonsspital Luzern. · Dozent Med. Fakultät Univ. Zürich **ZV** Gelenknahe Angiopathien u Tumoren als Ursache chron Schmerzen i Kiefergelenk. Schweiz Monatsschr Zahnmed 94, 409 (1984) · Ultrastrukturel Untersuchgn z Epithel-Differenzierg syngenet Schleimhauttransplantate. Dtsch Zahnärztl Z 39, 364 (1984) · Exptelle Untersuchgn z Reinnervat oraler Schleimhaut-Transplantate b Hund. Dtsch Z Mund-Kiefer-Gesichtschir 8, 176 (1984) · Planungsgrundlagen u Optaktik b Kinnkorrekt. ebd 8, 469 (1984) · Miniplattenosteosynth b Mehrfach-Osteotomien d Maxilla. ebd 8, 245 (1984) · Frontale Segmentosteotomien (Down-fracture-Technik) b anter Alveolarkammatrophie i Oberkiefer. Schweiz Monatsschr Zahnmed 94, 524 (1984) · Malig Melanome d Mundscheimhaut. Übersicht u Kasuistik. ebd 94, 791 (1984) · Bhdlg v Kiefer- u Gesichtsschädelverletzgn i

Wandel d Zeit. Swiss Med 7, 23 (1985) · Miniplattenosteosynth b subapikalen Osteotomien i Unterkiefer. Dtsch Zahnärztl Z 40, 130 (1985) · A diagnostic approach to lytic lesions of the mandible. Skeletal Radiol 14, 164 (1985) · Verlaufsformen u Therapmaßnahm b Cherubismus. Schweiz Monatsschr Zahnmed 96, 835 (1986) · Erfahrgn m d szintigraph Beurteilg v Tumor-Like-Lesions d Kiefers. ebd 96, 1036 (1986) · Osteoplast Kieferhöhlen-Op. ebd 98, 394 (1988) · Augmentative Kieferkammplastik m Hydroxylapatit. ebd 98, 273 (1988) · Aspergillose d Kieferhöhle dur Wurzelfüllmaterial. ebd 98, 527 (1988) **MH** Redakt Schweiz Monatsschr Zahnmed **BV** Cephalometr Aspekte b d Korrekt v Gesichtsdeformitäten. In: Kraniofaziale Fehlbildgn u ihre op Bhdlg. Stuttgart: Thieme 1983 · Skelettszintigramm b zystoiden Prozessen i Unterkiefer (Diagn, Ausdehng, Verlauf). In: Neue Aspekte radiolog Diagnost u Therap. Bern: Huber 1983 · Stellenwert u Aussagekraft d Knochenszintigraphie b osteomyelit Prozessen i Kieferbereich. Fortschr d Kiefer- u Gesichts-Chir, Bd 29. Stuttgart: Thieme 1984 · Nerve lesions as a complication in orthognatic surgery. In: Oral and maxillofacial surgery. Berlin: Quintessenz 1985 · Ursachen, Vermeidg u Therap postop Funktstörgn d Kinnmuskulatur. Fortschr d Kiefer- u Gesichtschir, Bd 30. Stuttgart: Thieme 1985 · Szintigraph Beurteilg v Knochentumoren u tumorähnl Knochenerkrkgn d Gesichtsschädels. ebd Bd 31. ebd 1986 · Grenzen u Möglichktn d Knochenszintigraphie i Kiefer-Gesichts-Bereich. ebd Bd 32. ebd 1987 · D einzeitige Kombinat klassisch präprothetischer Op m enossalen Implantaten. In: D zahnlose Unterkiefer – Seine chir-prothet Rehabil. Wien: Springer 1988 · Szintigraph d Gesichts-Schädel-Erkrkgn. Radiolog-szintigraph Beurteilg. Berlin: Quintessenz 1988 · Komplikat b op Eingriffen i kindl Gesichtsschädel. In: Komplikat i d Kinderchir. Stuttgart: Thieme 1989

Häring, Max, Prof. Dr. med., Ärztl. Dir., Chefarzt, Abt. Unfall- u. Wiederherstellungschir., Raphaelsklin. Münster, Klosterstr. 75, 4400 Münster · *11.01. 38 Wörth a. d. Donau · **A** 66, Erlangen · **D** 66, Erlangen · **AG** Verletzgn. am wachsenden Skelett · **FG** Chirurgie 08/74 · **TG** UnfChir 75 · **ZB** Sportmed. 10/81 · **H** 80, Freiburg i. Br. · **P** 87, Münster · **TW a)** 68 Chir. Abt. Ev. Krhs. Bethesda, Mönchengladbach (Stürtzbecher) · 68–71 Centre Hospitalier Ibn Rochd-Annaba, Algerien (Rückert) · 72–76 wissenschaftl. Ass. Chir. Univ.-Klin. Freiburg i. Br. (Schwaiger) · 74–76 wissenschaftl. Ass. Unfallabt. Univ.-Klin. Freiburg (Kuner) 76–81 OA ebd. **b)** UnfChir. **c)** Ärztl. Dir. u. Chefarzt Unfallchir. Abt. · **S** Seit 10/87 Ärztl. Dir., Chefarzt Unfallchir. Abt. Münster **ZV** Erfahrgn m d dynam Verrieglg d Marknagels. Unfallchirurgie 2, 4, 191 (1976) · Z Entstehg d Oberarmbruches b Drachenflieger. Unfallheilkunde 81, 36 (1978) · Sportspezif Verletzgn d ob Extrem. Dtsch Z Sportmed 29, 9, 235 (1978) · Grundsätzl Überleg b d Bhdlg v Wirbelkörpfrak. Prax Klin Pneumol Sonderheft, 1, 33 (1979) · Vergl Untersuch b d Versorg off Frak: konvent Opssaal, sterile Opbox. Unfallheilkunde 1938, 11 (1979) · Z transepiphys Verschraubg d intercondyl Eminentiaausriss a wachs Skelett. Unfallheilkunde 84, 204–208 (1981) · Z Traumatol d Wachstumsfuge. Fortschr Med 99, 44 (1981) · Exp Untersuchgn z adapt Osteosynth i

Ber d Wachstumsfuge. Unfallheilkunde 86, 72-74 (1983) · Bhdlg d off Frak. Umweltmedizin 4 (1983) · D dist Radfraktur a e Stadtklin. Unfallheilkunde 87, 351-353 (1984) · D Adoleszentenfrak. Zentralbl Chir 111, 385-390 (1986) · Salmonosteomyelitis. Salmoninfek mit Manifest a d Tibia. Unfallchirurgie 12, 345-346 (1986) · D Morton'sche Metatarsalgie. Unfallchirurgie 90, 194-197 (1987)

Häring, Rudolf, o. Prof. Dr. med., Geschäftsf. Dir. Chir. Klin. u. Poliklin. u. Leiter, Abt. Allg.-, Gefäß- u. Thoraxchir., Hindenburgdamm 30, 1000 Berlin 45 · *03. 11. 28 Urmitz/Rhein · **A** 56, Bonn · **D** 56, Bonn · **AG** Allg.-, Abdominal-, Gefäß- u. Thoraxchir. · **FG** Chirurgie 01/64 · **TG** GefChir 08/81, Thorax- u. Kardiovaskularchirurgie 01/82 · **H** 66, Berlin · **P** 69, Berlin · **TW a)** Bis 69 Chir. Klin. u. Poliklin. i. Klinikum Charlottenburg FU Berlin · Seit 03/69 Chir. Klin. u. Poliklin. im Univ.-Klinikum Steglitz FU Berlin **c)** Leiter Abt. Allg.-, Gefäß- u. Thoraxchir. · Dir. Chir. Klin. · S 76-78 Komm. Leiter Abt. f. Allg.-, Gefäß- u. Thoraxchir. Berlin · Seit 78 Dir. Chir. Klin. FU Berlin
ZV D Chir d kardianahen Magenca. Erg Chir Orthop 46, 1-47 (1964) · E neue Oesophagusendoprothese als Palliativmaßnahme b inop Oesophagus- u Kardiaca. Chirurg 35, 549 (1964) · Langzeitbeobachtgn u histolog Untersuchgn a Gefäß- u Herzwandtransplantaten aus Dünndarm. Langenbecks Arch Chir 313, 664 (1965) · Z Bedeutg d Zeitfaktors i d Chir. Forsch Prax Fortb 18, 1 (1967) · Klebstoff als Nahtersatz i d Chir. Fortschr Med 86, 179 (1968) · Hat d Gastrektomie od Kardiaresekt als „Ultima-ratio-Eingriff" b fortgeschritt Magenkrebs noch ihre Berechtigg? Langenbecks Arch Chir 320, 126 (1968) · Aortenrupt b umschrieb nekrotisier Aortitis na perforier Uterusverletzg. Zentralbl Chir 93, 1544 (1968) · Versuchsanordng z extrakorporalen Perfus e Schweineleber. Med Welt 20 (NF), 82 (1969) · Problems of the esophageal anastomosis. Chir Gastroent (Gastroent Surg) 19, 245-250 (1976) · Reintervent b Rektumkarzinom. Langenbecks Arch Chir 342, 251-259 (1977) · Versorgg d Sakralhöhle na Exstirpat (Netzausfüllg, Primärverschluß, Drainageprobl). ebd 352, 405-409 (1980) · D arterielle Embolie - Pathogen - Diagnost - Operg. Angio 4, 239-250 (1980) · D Rekonstrukt d Anus naturalis m Hilfe quergestreifter Muskulatur. Chirurg 53, 605-610 (1982) · Erkenng d Nahtinsuffizienz - Klin, Labor-, Röntgen-, Spezialuntersuchgn. Langenbecks Arch Chir 358, 265-269 (1982) · Gefäßchir i Alter. Angio 6, 109-115 (1984) · D Belastbarkt d Pat i d Abdominalchir: Magenca. Langenbecks Arch Chir 364, 117-124 (1984) · Tiefe Bein- u Beckenvenenthromb. Indikat u Erg d op Bhdlg. Dtsch Med Wochenschr 11, 1089-1090 (1985) · Oesophagitis - Hiatushernie - Indikat u Verfahrenswahl: Fundoplicatio. Langenbecks Arch Chir 372 (1987) · Ärztl Entscheidng i Grenzbereich. Berl Ärztebl 100, 233-238 (1987) · D locoregionale Rezidiv na Rektumresekt bzw Rektumexstirpat. Chirurg 59, 634-638 (1988)
MH Aktuel Probl d Kolon- u Rektumkarzinoms. Erlangen: Perimed 1977 · D komplizierte gastroduodenale Ulkus. Stuttgart: Thieme 1978 · Peritonitis. Bad Oeynhausen: TM-Verlag 1979 · Pankreatitis. ebd 1980 · Chir d Ösophaguskarzinoms. Weinheim: edition medizin 1981 · Ösophaguschir. ebd 1982 · Chir d Leber. ebd 1983 · Therap d Magenkarzinoms. ebd 1984 · Ileus.

Berlin: de Gruyter 1985 · Indikator u op Fehler i d Chir. ebd 1986 · Risiko i d Chir. Berlin: de Gruyter 1987 · Postop Folgezustände u Syndr. Pathogen - Diagnost - Therap. Wien: Überreuter 1988 · Divertikel d Dünn- u Dickdarms. Wien Berlin: Überreuter 1989 · Diagn u Diffdiagn i d Chir. Weinheim: edition medizin 1990
BV D Erkrkgn d Magens. In: Lehrb d Chir. Stuttgart: Schattauer 1978 · Chir Infekt d Dickdarms u d Analregion. Stuttgart: Schattauer 1980 · Dringl Bauchchir. Stuttgart: Thieme 1981 · Chir d portalen Hypertens. In: Chir i Wandel d Zeit 1945-1983. Berlin: Springer 1983 · Techn d Probeexzis. In: Rektumkarzinom - sphinktererhalt Opverfahren. Stuttgart: Thieme 1983 · Lehrb f Chir. Berlin: de Gruyter 1986, 2 Aufl 1988 · Postop Komplikat. In: Magenchir. Berlin: Springer 1986 · Renaissance d Shunt-Op? Meing aus chir Sicht. In: Aktuel Stand d Magen-, Darm- u Gefäßchir. Hameln: TM-Verlag 1988 · Verletzgn v ob Intestinum u Mesenterium. In: D traumat Abdomen. Berlin: Springer (im Druck) · Chir Eingriffe b Pfortaderhochdruck. In: Allg u spez Oplehre. München Wien Baltimore: Urban & Schwarzenberg (im Druck)

Härle, Franz, Prof. Dr. med. Dr. med. dent., Ärztl. Dir., Abt. Kieferchir. im Klinikum d. Christian-Albrechts-Univ. zu Kiel, Arnold-Heller-Str. 16, 2300 Kiel · *17. 07. 37 Berlin · **A** 64, Zahnarzt · 66, Medizin · **D** 62, Dr. med. · 74, Dr. med. dent. · **AG** Lippen-Kiefer-Gaumenspalten · Präprothet. Chir. · Kieferfehlstellgn u. ästhetische Chir. · **FG** Mund-, Kiefer- u. Gesichtschirurgie 69 · **ZB** Plast. Op. 78 · **H** 71, Freiburg/Br. · **P** 78, apl. Freiburg/Br. · **TW a)** Mund-, Kiefer- u. Gesichtschir. · 69-70 AssArzt · 70-80 OA Abt. Kieferchir. im Klinik. d. Albrecht-Ludwig-Univ. Freiburg **c)** Dir. Abt. Kieferchir. · **S** Seit 80 Dir. Abt. Kieferchir. Univ. Kiel
ZV D kran Mukormykose. Dtsch Zahnärztl Z 25, 265 (1970) · Pierre Robin-Syndr. Monatsschr Kinderhlkd 118, 611 (1970) · D phasenspezif Entwicklg d kindl Sprache aus chir u psycholog Sicht, dargestellt an Spaltträgern. Z Laryngol Rhinol 50, 243 (1971) · Experimental study on maxillary growth after bone grafting in clefts. J Maxillofac Surg 1, 194 (1973) · Visor osteotomy to increase the absolute height of the atrophied mandible. ebd 3, 257 (1975) · D Wiederherstellg d knöchernen Orbitaringes m Mini-DC-Plättchen na Mittelgesichtsfrakt. Dtsch Zahnärztl Z 32, 353 (1977) · Follow-up investigation of surgical correction of the atrophic alveolar ridge by visor osteotomy. J Maxillofac Surg 7, 283 (1979) · Le Fort I osteotomy (using miniplates) for correction of the long face. Int J Oral Surg 9, 427 (1980) · Augmentation with hydroxylapatite and vestibuloplasty in the atrophic maxilla with flabby ridge. J Maxillofac Surg 13, 209 (1985) · D Progenie d spanischen Habsburger. ZMK-Heute 4, 55 (1986) · Lowering of the floor of the mouth: open or closed? J Cranio Maxillofac Surg 15, 258 (1987) · D Entwicklg d fazialen u parodontalen Zugangs z Kieferhöhle. HNO 36, 483 (1988)
BV D Zeitwahl d Osteoplastik b Lippen-Kiefer-Gaumenspalten. Berlin: Quintessenz 1974 · D Spongiosatransplantat an d infiziert Unterkiefer. In: Plast u Wiederherstellungschir b u na Infekt. Berlin: Springer 1980 · Therap d Mundhöhlenca. In: Onkol d Haut. Berlin: Grosse 1984 · Mandibular vestibuloplasty using skin.

In: Proc Consensus Conf: The relative roles of vestibuloplasty and ridge augmentation in the management of
the atrophic mandible. Berlin: Quintessenz 1984 · In-
traorale Knochentransplantat b Kindern z Unterkiefer-
u Kieferköpfchenersatz. In: D Ästhetik v Form u Funkt
in d Plast u Wiederherstellungschir. Berlin: Springer
1985 · Atlas d präprothet Op. München, Wien: Hanser
1989

Harnoss, Bernd-Michael, Priv. Doz. Dr. med. Dr. med.
dent., Oberarzt, Abt. Allg.-Gef.- u. Thoraxchir. Klinikum Steglitz, Hindenburgdamm 30, 1000 Berlin 45 ·
*22.04.49 Berlin · A 77, Berlin · D 77, Berlin · 81, Dr.
med. dent. ebd. · **FG** Chirurgie 05/85 · **TG** UnfChir
11/89 · **H** 87, Berlin · **TW a)** Abdominalchir. Klin.
Steglitz (Häring, Rahmanzadeh) **b)** GefChir. Traumatol.
ebd. **c)** OA Allg.-, Gef.- u. Thoraxchir.
ZV D Rezidivulcus na Magenresekt – seine op Therap
unt Berücksichtigg v Ätiolog u Pathogen. Zentralbl Chir
107, 1214–1221 (1982) · Erfahrgn m d Bronchusver-
schlußtechn na Derra. ebd 107, 1463–1465 (1982) · D
Progn d op Bronchialca. Med Klin 78, 154–157 (1983) ·
Periop Antibiotika-Prophyl i d Chir. ebd 79, 205–209
(1984) · D ischäm Gangrän d unt Extremität. Chir Praxis 33, 269–273 (1984) · Antibiotic infection prophylaxis in gallbladder surgery – prospective randomized study. Chemotherapy 31, 76–82 (1985) · Vergl Pharmakokinetik v Metronidazol na intraven u rektal Applikat.
ZAC 3, 2, 65–71 (1985) · Multiple Magenkarzinoide b
perniziöser Anämie. Zentralbl Chir 110, 940–943 (1985)
· Biliary elimination of Apalcillin in cholecystectomiz-
ed patients. ebd 31, 266–271 (1985) · Antibiotika-Prophyl m Metronidazol b Appendicitis – E prospektiv
randomisierte Studie. Der Krankenhausarzt 59, 589–593
(1986) · Perioperative antibiotic prophylaxis in bile-
duct interventions – results of two prospective randomized studies. Chemotherapy 33, 297–301 (1987) · D La-
serangioplastie m kurzgepulst ultraviolett Licht – physikal u tierexptelle Untersuchgn. Laser Surg Med 4, 3,
87–92 (1988) · D Anastomosenaneurysma. Zentralbl
Chir 114, 169–174 (1989)
MH D Angioplastie arteriosklerot Gef m Laserlicht – e
vergl Untersuchg v Meth u Möglchktn. HabilSchrift FU
Berlin 1987 · Lehrb Sept Gefäßchir. Wien: Überreuther
1988
BV Periop antibiot Prophyl b Eingriffen a d Gallenwegen. In: Apalcillin. Stuttgart: Wissenschaftl Verlagsges
1987 · Microspectral photometry of arteriosclerotic vessels. In: Advances in Lasermedicine. Ecomed 1988 ·
Diag u Diffdiagn chir Infekt. In: Diagn u Diffdiagn i d
Chir. VCH 1989

Hartinger, Werner, Dr. med., FA f. Chir. u. Unfallchir.,
D-Arzt d. BG, Wutachstr. 1, 7890 Waldshut-Tiengen ·
*08.11.25 Jena · A 53, München · D 53, München ·
AG Inn., Gynäkol. u. Geb.Hilfe · Chir., UnfChir. ·
FG Chirurgie 60 · **TG** UnfChir 70 · **TW a)** Chirurgie
u. UnfChir. · 56–60 Krhs. Offenburg/Br. (Gamstätter) ·
60–62 Krhs. Kaiserslautern (Schulze) · 62–64 OA Krhs.
Wetzlar (Becker) · 64–70 1.OA Krhs. Waldshut (Thiele) **c)** Niedergel. FA f. Chir., D-Arzt · **S** 70 Niederlassung in Waldshut-Tiengen

Hartleib, Jakob, Prof. Dr. med., i. R., Mozartstrasse 12,
6233 Kelkheim/Ts. · *08.01. 24 Frankfurt/M.-Höchst
· **A** 51, Frankfurt/M. · **D** 51, Frankfurt/M. · **AG** Allg-
Chir. · **FG** Chirurgie 66 · **H** 67, Frankfurt/M. · **P** 75,
Frankfurt/M. · **TW a)** 70–84 Chefarzt Chir. Abt. d.
Kreiskrhs. Bad Soden/Ts. · 84–86 Ärztl. Dir. d. King
Khaled Hosp., Najran/Saudi Arabien **c)** i. R. · **S** s.
TWa

Hartmann, Franz-Josef, Dr. med., Chirurg i. R., Gold-
ammerweg 12, Junkersdorf, 5000 Köln 40 · *03.11. 06
Köln · **A** 34, Köln · **D** 37, Köln · **AG** Inn. Med. · Chir.
· Gynäkol. · Geburtshilfe · **FG** Chirurgie · **TW c)** i. R.
· **S** Chir. Fachpraxis u. D-Arzt

Hartmann, Herbert, Prof. Dr. med., Chefarzt em., Krankenanst. d. Stadt Remscheid, Burger Str. 211, 5630 Remscheid 1 · *18.06. 23 Stuttgart · **A** 48, Heidelberg ·
D 48, Heidelberg · **AG** Chir.-UnfChir., Urol. · **FG** Urologie 10/55 · Chirurgie 03/58 · **TG** UnfChir 60 · **ZB**
06/52 · **H** 60, Marburg · **P** 68, Marburg · 73, Umhabil.
in Bonn · **TW a)** 48–49 Med. Univ.-Klin. Heidelberg
(Siebeck) · 49–56 Chir. Univ.-Klin. ebd. (Bauer) ·
56–59 Köln-Merheim (Schwaiger) · 59–60 Marburg
(Schwaiger) **c)** prakt. Chirurg Dünkeloh-Klinik-Rem-
scheid · **S** 61–88 Chefarzt Remscheid
ZV Untsuchgn üb interlob Gallengangs-Anastomosen u
ihre Bedeutg f hepato-digest Verbindgn. Langenbecks
Arch Chir 295 (1960) · Anat u chir Probl d menschl Leber. Umschau Wiss u Techn 1961 · Panaritium. Therapiewoche 1961 · Interlob Gallengangs-Verbindgn d Le-
ber. Dtsch Med Wochenschr 1961 · Interlobär bile-duct
connections in the liver. Germ med Monthly 1961 ·
RNS- u Metabolitgehalte i Warmblüterorganen na un-
terschiedl akut od chron Belastg. Biochem Z 339 (1963)
· Subtotal Dünndarmresekt. Indikatstellg u Heilgserg.
Bruns Beitr Klin Chir 211 (1965) · Therap d Mamma-
Ca. Heilgserg d Radikal-Op nach Vor- u Nach-Be-
strahlg. ebd · Darmverschl. Ursache, Häufigkt u
Heilgserg am Krankengut v 1942–1962. Langenbecks
Arch Chir 315 (1966) · Therap d Leber-Echinococcus.
Ärztl Praxis 1966 · Probl d freien Transplantat. Med
Welt 1966 · Chir nephrogen Hochdruckformen. Ärztl
Praxis 1966 · Aktuelle Fragen z Bhdlg d Mamma-Ca.
ebd · Therap d Ductus-thoracicus-Verletzgn. Chirurg
1967 · Erg d Suspensionsplast b d absoluten Harnin-
kontinenz. Zentralbl Chir 24 (1967) · Progn u Fehldiagn d Ileuserkrankgn. Ärztl Praxis XIX, 605 (1967) ·
Erg i d Alterschir. Bruns Beitr Klin Chir 218, 332 (1970)
· Hüftgelenks-Proth. Patentschr DBP Nr P 2105347.4
(1971) · Neue auswechselbare Hüftgelenks-Proth. Chirurg 264, 1 (1971) · Indikat u Erg b mod Hüftgelenksersatz. Bruns Beitr Klin Chir (1971) · Hüftgelenks-Ersatz
a Primär- u Zweiteingr. Erfahrgn, Komplikat u Erg.
Zentralbl Chir 98, 40 (1973) · Krit z Hüft-Endoprothe-
tik. Fragen a e Chir. Med J Mad 1 (1978) · Neuart
Trochanterplatte u Kompressplatten. Chirurg 51, 1
(1980) · Schenkelhals- u pertroch Frakt i höheren Lebensalter. Mü Med Wochenschr 129, 20, 383–384 (1987)

Hartmann, Jochen, Dr. med., Chefarzt, Krhs. Rotes
Kreuz, Marlistr. 10, 2400 Lübeck · *01.03. 39 Lübeck ·
A 67, Kiel · **D** 65, Kiel · **FG** Chirurgie 02/72 ·
TG UnfChir 02/74 · **TW a)** 72–77 OA Chir. Klin.
Städt. Krhs. Süd Lübeck (Edelhoff) **b)** UnfChir 72–77

OA ebd. · 78-10/89 niedergel. Lübeck · Seit 11/89 Chefarzt Krhs. Rotes Kreuz Lübeck c) Chefarzt · S 78-10/89 Niederlassung Lübeck · Seit 11/89 Chefarzt Krhs. Rotes Kreuz, Lübeck

Hartmann, Kurt, Dr. med., Chefarzt i. R., Schönbergstr. 30, 7803 Gundelfingen · *26. 11. 12 Oberhausen (Rhld) · A 38, Düsseldorf · D 38, Düsseldorf · FG Chirurgie 07/46 · TG UnfChir 72 · TW a) 39–56 Chir. Klin. u. Poliklin. Krhs. Bergmannsheil Bochum (Bürkle de la Camp) b) 47 Chir. Abt. Knappschaftskrhs. Bochum-Langendreer (Tönnis) · 55 Chir. u. Urol. Abt. Elisabeth-Hosp. Trier (Herfarth) c) i. R. · S 56–77 Chefarzt Chir. Abt. Kreiskrhs. Crailsheim
ZV Gedeckte u offene Schädel- bzw Hirnverletzgn. H Unfallheilkd 42 (1950) · Unfallbed Verknöcherg d Kniescheibensehne. ebd 43 (1951) · Fall v Knochenchondomatose. RÖFO 1951 · Erste Hilfe b Verbrenngn. Kompaß 1952 · Posttraum Verknöcherg i Kniescheibenband. Monatschr Unfallhkd 1953 · Blasen- u Harnröhrenverltzgn b Beckenbrüchen. Langenbecks Arch Chir 282 (1955) · Preßluftverletzgn. H Unfallheilkd 1955 · Ärztl Hilfe u Versorgg am Unfallort. Med Welt 1965
BV Erste Hilfe, Unterrichtsb d DRK. Haug 1952 · Erste Hilfe Fibel d DRK. Dr Hüthig 1953 · Erste Hilfe – Der SanDienst b d Feuerwehr. Thebal 1955 · Wunde u Wundinfekt. In: Hdb f d ges Unfhlkd. Enke 1955

Hartte, Hans-Joachim, Dr. med., niedergelassen, Sonnengasse 9, 7107 Neckarsulm · *21. 04. 43 Krakau/Polen · A 71, München · D 70, Würzburg · AG AllgChir., GefChir., UnfChir. Anästh. · FG Chirurgie 76 · TG GefChir 80, UnfChir 87 · TW b) 76–80 GefChir. Ev. Krhs. Mülheim/Ruhr (Carstensen) · 81–88 UnfChir. Kreiskrhs. Siegen (Sarvestani) c) Gem. Praxis · S Seit 01/89 Niederlassung Neckarsulm

Haselberger, Jürgen, Dr. med., Chefarzt, Städt. Krhs. Cuxhaven, Altenwalder Chaussee 10–12, 2190 Cuxhaven 1 · *28. 12. 43 Baden-Baden · A 72, Stuttgart (Mannheim) · D 72, Mannheim · AG Onkolog. · Urol. · Andrologie · Kinderurol. · FG Urologie 10/77 · ZB Sportmed. 07/88 · TW a) nichts angegeben c) Chefarzt · S Seit 89 Chefarzt Cuxhaven
ZV Z Wirkg freier Serumphenole a d Gehirn d Katze. Elektrophys Versuche m p-Hydroxyphenylessigsäure. Z Gastroenterol 20, 18 (1972) · Elektrophysiol Analysen d Einflüsse v Terpenen a d Gehirn d Katze. Die Heilkunst 1972 · Z Diagnost d Mammatumoren. Fortschr Med 32 (1973) · Gastrointest Komplikat d Perienteritis modosa. ebd 12 (1974) · Epididymitis u Fertilität. ebd 95, 7 (1977) · D Fertilitätschance n akut unspezif einseitiger Epididymitis. Fortschr Androl · Histometrical and histological researchs in torsion of the spermatic cord in Wistar-Rats. Aktuel Onkol 7/1 (1979) · Antibiotikatherap n Prostatektomie? Urologe A 18, 345 (1979) · Frühverändergn d Hodengeweb b exp Samenstrangstorsion. ebd 18/5, 294 (1979) · Spätverändg d Hodengewb b exp Samenstrangstorsion. ebd 18/5, 350 (1979) · Fertil na ein- u beids exp Samenstrangstorsion. ebd 19, 4 (1980) · Treatment of rupt kidney by glueing with highly concentr human fibrinogen. J Pediatr Surg 18/5 (1983) · PVB* Ifosfamid b disseminiert Hodentumoren: Erg e prosp random Studie. Verh Dtsch Krebs Ges 1982

· Spermaplasmafruktose u exkretor Hodenfunkt. Therapiewoche 33, 3870 (1983)
BV Einflüsse freier Serumphenole auf d Gehirn d Katze. In: Ammoniak u hepat Encephalopathie 15. Stuttgart: Fischer 1974 · Klin EEG b Leberkranken u exog Hyperammoniämie. Stuttgart: Fischer 1974 · Elektr u mechan Magenaktivität unt Insulin, Pentagastrin, Carbachol u Nahrgsaufnahme am wachen Hund. Langenbecks Arch Chir [Suppl] Chir Forum 1975 · Testicular lesions by experimental torsion of the spermatic cord in rats. In: Fertility and sterility. Proc V Eur Cong on sterility and fertility. Roma: Ediz Intern 1979 · Long-term results after surgical treatment of an idiopathic varicocele. In: Varicocele and male infertility. Berlin: Springer 1982 · Fertilität u Sexualfunkt vor u na Therap. Register u Verbundstudie f Hodentumoren, Bonn. Erg e prospk Untersuchg. München: Zuckschwerdt 1982 · Tumorverkleinerg u Chemotherap b primär nicht radikal op malig Hodentumoren. Beitr z Onkol 8. Basel: Karger 1982 · Results of a prospective randomised trial: platinum/vinblastin/bleomycin plus/minus ifosfamid in advanced testical cancer. EORT Monogr Ser. New York: Raven Press 1983 · Klin Erfahrgn m p-Aminobenzoat u Orgotein b IPP, Berichtsbd. Brimberg 1984 · Pedale Lymphographie. In: D Diagnost d Hodentumors u seiner Metastasen. Beitr Onkol 28. Basel: Karger 1988 · Adjuvante Therapmöglkt b fortgeschr Prostata- u Blasenca i Alter. In: Krebs i Alter. Darmstadt: Steinkopff 1988

Hasse, Joachim Th. W., Prof. Dr. med., Univ. Prof., Ärztl. Dir., Abt. Lungenchir. Chir. Univ.-Klin. Freiburg, Hugstetterstr. 55, 7800 Freiburg · *24. 01. 39 Schwerin · A 66, Hamburg · D 65, Hamburg · AG 67–01/68 Bundeswehr · 06–12/74 Brompton Hosp./Cardiothorac. Inst. Univ. London · 69–86 Chir. Univ. Basel · FG Chirurgie nicht angegeben · TG Thorax- u. Kardiovaskularchirurgie (BRD) 05/83 · H 83, Basel · P 86, Freiburg i. Br. · TW a) 01/72–06/72 OA Allg. Chir. · 07/72–06/74 OA Herz-Thoraxchir. Univ. Basel · 07/74–12/74 Sen. Registr. Brompton London · 01/75–12/83 OA-Chefstellv. Herz-Thoraxchir. Univ. Basel c) Ärztl. Dir. Thoraxchir. · S 83–07/86 Ltd. Arzt Herz-Thoraxchir. Basel · Seit 86 Ärztl. Dir. Thoraxchir. Freiburg
ZV Expériences cliniques cocernant l'anastomose en un plan lors de résections coliques. Med et Hyg 29, 1187 (1971) · Angiograph Unters na Dauerkanülier d A radialis. Schweiz Med Wochenschr 101, 1057 (1971) · D Bedeutg d Herzminutenvol f d Interpretat d art Sauerstoffspanng u d intrapulmonalen R-L-Shunts n Thorakotomien. Anästhesist 23, 1 (1974) · Differenz chir Therap b congenit lob Emphysem. Thoraxchir 23, 250 (1975) · Rezid Hämoptoe üb 5 J, Folge e Gallensteinaspiration. ebd 23, 1 (1975) · Theraprefraktäre Kammertachykardien b angeb Divertikel d li Herzkammer. Schweiz Rundschau Med 106, 182 (1976) · Behandl d iatrog transven Fremdkörperembolie. ebd 108, 1470 (1978) · Right-to-left atrial shunt in cardiac dislocation following extensive pneumonectomy. Thorac Cardiovasc Surg 27, 330 (1979) · Open lung biopsy in diffuse pulmonary disease. Lung 159, 23 (1981) · Z Chir d Lungenca. Editorial. Schweiz Rundschau Med 70, 2 (1981) · Morphologic studies in saphen vein grafts f aorto-cor bypass surgery. Thorac Cardiovasc Surg 29, 32 (1981) ·

Secondary pulm resect for recurr carcinoma of lung. Thorac Cardiovasc Surg 31, 32 (1983) · Pathophysiol Aspekte b transthor Wirbelsäulenop. Z Orthop 122, 509 (1984) · D Thoraxtrauma m Verletzg d Wirbelsäule. Radiologe 27, 398 (1987) · Prim Bronchialca o Lungenmetastase. Therapiewoche 37, 4649 (1987) · Chir d Lungenmetastasen extrapulm Tumoren. Prax Klin Pneumol 42, 347 (1988)
BV Unusual pulmonary sequestration with hemodynamically significant shunt and heart failure. Diagnosis and surg treatment. Lyon: Document médicale Oberval 1978 · TNM – Atlas UICC, Lung, Aufl 1–3. Berlin: Springer 1982–1989 · Surgical treatment of bronchial carcinoma. ebd 1986 · Thorax. In: Allg u spez Chir. ebd 1989

Hasselmann, Robert, Dr. med., Chefarzt i. R., Böckumer-Burgweg 35, 4100 Duisburg 25 · *01. 11. 17 Bochum · **A** 46, Münster i. W. · **D** 46, Marburg/L. · **AG** Chir. · **FG** Chirurgie 05/52 · **ZB** Betriebsmed. 02/85 · **TW a)** 52–57 1. Ass. u. OA St. Ann Krhs. Duisburg 25 (Börger, G. Börger) · 57–61 Chefarzt Barbara Krhs. M. Gladbach-Neuwerk · 61–81 Chefarzt St. Anna Krhs. Duisburg 25 **c)** i. R. · **S** 57–61 Chefarzt Barbara Krhs. Mönchengladbach-Neuwerk · 61–81 Chefarzt St. Anna Krhs. Duisburg 25

Hau, Toni, Priv. Doz. Dr. med., Ltd. Arzt, Allgemeinchir. Klinik Nordwestkrhs. Sanderbusch, 2945 Sande 1 · *23. 12. 41 Köln · **A** 69, Köln · **D** 69, Köln · **AG** Allg.- u. GefChir. · Transplantationschir. · **FG** Chirurgie 78 · **H** 86, Hannover · **TW a)** Univ. Minnesota (Najarian) · Univ. Illinois, Chicago (Nyhus) · Case Western Reserve Univ. Cleveland (Shuck) **c)** Ltd. Arzt AllgChir. · **S** Seit 89 Ltd. Arzt Allgemeinchirurgie, Sande
ZV D offene Lungenbiopsie i d Diagnost diffuser pulmonal Erkrkgn. Langenbecks Arch Chir 334, 79–86 (1972) · Mechanisms of the adjuvant action of hemoglobin in experimental peritonitis: 2 Influence of hemoglobin on human chemotaxis in vitro. J Surg Res 22, 174–180 (1977) · Mechanisms of the adjuvant effect of hemoglobin in experimental peritonitis. 1 In vivo inhibition of peritoneal leukocytosis. Surgery 83, 223–229 (1978) · The effect of adenosine and allopurinol on the tolerance of the collapsed lung to warm ischemia in the dog. ebd 83, 406–410 (1978) · Heparin in the treatment of experimental peritonitis. Ann Surg 187, 294–298 (1978) · Evaluation of the mechanism of zymosan-induced resistance to experimental peritonitis. Surgery 83, 717–725 (1978) · Prognostic factors in intraperitoneal infections in transplant patients. ebd 84, 403–416 (1978) · Fibrinolytic activity of peritoneum during experimental peritonitis. Surg Gynecol Obstet 148, 415–418 (1979) · Secondary bacterial peritonitis: the biologic basis of treatment. Curr Probl Surg 16/10, 1–65 (1979) · Chemotactic substances in the treatment of experimental intraperitoneal infections. Ann Surg 192, 625–628 (1980) · Surgical infections in drug addicts. World J Surg 4, 403–413 (1980) · Peritonitis b nierentransplantiert Pat m eingeschränkt Immunstatus. Langenbecks Arch Chir 352, 518 (1980) · Intraperitoneale Infekt u Immunsuppress. Zentralbl Chir 107, 65–77 (1982) · Antibiotics in surgery. Surg Annu 15, 177–205 (1983) · The effect of bacterial trapping by fibrin on the efficacy of systemic antibiotics in experimental peritonitis. Surg Gynecol Obstet 157, 252–256 (1983) · Pathophysiology, diagnosis and treatment of abdominal abscesses. Curr Probl Surg 21, 1–82 (1984) · Antibiotic fail to prevent abscess formation secondary to bacteria trapped in fibrin. Arch Surg 121, 163–168 (1986) · Pathol, Diagn u Therap d Leberabsz. Zentralbl Chir 112, 529–547 (1987) · D Nierenautotransplantat i d Therap kompl renovaskulärer Erkrkgn: Indikat, Techn u Erg. ebd 113, 1024–1034 (1988) · D Feinnadel-Biopsie unt computertomograph Kontrolle. ebd 113, 1185–1189 (1988)
MH Renal Transplantation, Silvergirls Surgery. Silvergirl Inc, Austin, TX, 1987
BV Peritonitis. In: Critical surgical care. Symposia specialists Miami, FlA 1976 · Infections of the liver and spleen. In: Surgical infectious diseases. New York: Appleton-Century-Crofts 1982 · Reoperation for renal transplantation. In: Reoperative surgery of the abdomen. New York: Marcel Dekker 1986 · Infections of the liver and spleen. In: Surgical infectious diseases, 2nd edn. New York: Appleton-Century-Crofts 1987

Hauer, Gerald, Priv. Doz. Dr. med., Chefarzt, Kreiskrhs. Weilheim, Röntgenstr. 2, 8120 Weilheim · *18. 01. 44 Pilsen · **A** 71, München · **D** 69, München · **FG** Chirurgie 04/77 · **TG** GefChir 07/87, UnfChir 04/79 · **H** 88, München · **TW a)** Chir. Klin. Univ. München (Heberer) · Krhs. d. Barmherzigen Brüder München (Grabiger) · II. Lehrstuhl Chir. Univ. Köln (Troidl) **c)** Chefarzt · **S** Seit 03/89 Chir. Abt. Kreiskrhs. Weilheim
ZV Üb d Bhdlg d Pseudarthrosen d Os naviculare d Hand m Hilfe d kleinen Spongiosaschraube d AO. Arch Orthop Trauma Surg 78, 70–81 (1974) · Plast-chir Bhdlg e ausgedehnt Naevus d Hand. Handchir 6, 46–48 (1974) · D AO-Osteosynthese v Metakarpal-Frakt. Aktuel Chir 10, 73–80 (1975) · Z Bhdlg d Bennettschen Frakt. Aktuel Traumatol 6, 33–37 (1976) · Ermüdgsbrüche d Schenkelhalses. Med Klin 72, 125–127 (1977) · Solitäre Knochenzyste d distalen Radius. Handchir 10, 13–14 (1978) · D Dupuytrensche Palmarfibromatose. MMW 120, 1681–1684 (1978) · Xenotransplantat z Gallengangs-Rekonstrukt. MMW 120, 533 (1978) · D endoskop subfasziale Diszision d Perforansvenen – Vorläuf Mitteilg. Vasa 14, 59–61 (1985) · Doppelläufige Kolostomie m verdeckter Hautbrücke. Fortschr Med 103, 853–854 (1985) · Versorgg v Außenknöchelfrakt m Hemicerclagen. Chir Praxis 35, 71–79 (1985/86) · Optechn d endoskop subfascialen Discision d Perforansvenen. Chirurg 58, 407–411 (1987) · Intraarteriel Dauertherap m implantiert Port. MMW 128, 599–600 (1986) · D chir Bhdlg d Venenleiden. Fortschr Med 105, 407–411 (1987) · Intraarteriel Langzeitbhdlg üb e implantierten Port. Angio 9, 217–222 (1987) · Endoscopic subfascial discision of perforating veins. Surg Endoscop 2, 5–12 (1988) · D Robinson-Drainage b Varizenop. Aktuel Chir 2, 407–411 (1988) · Endoskop Perforansdissekt. Langenbecks Arch Chir [Suppl] II (1988)
BV Plast-chir Bhdlg e ausgedehnt Tierfell-Naevus a d Hand. In: Plast Chir d Kopf- u Halsber u d weibl Brust. Stuttgart: Thieme 1975 · Endoskop subfasciale Diszision d Perforansvenen. In: D Unterschenkel. Bern: Huber 1988

Haumann, Helmut, Dr. med., Chefarzt, Unfallchir. Städt. Krhs. Düsseldorf-Beurath, Urdenbacher Allee 83, 4000 Düsseldorf 13 · *26. 01. 28 Essen/Ruhr · A 53, Düsseldorf · D 53, Düsseldorf · AG Chir. · UnfChir. · FG Chirurgie 58 · TG UnfChir 81 · TW a) 53–64 Ass-Arzt Chir. Klinik Städt. Krhs. Düsseldorf-Benrath · 64–85 OA ebd. b) Ab 05/85 Chefarzt UnfChir. ebd. c) Chefarzt UnfChir. · S Seit 05/85 Chefarzt Düsseldorf-Benrath

Hauptmann, Adrian, Dr. med., Chefarzt, Chir. Abt. Kreiskrhs., 7872 Titisee-Neustadt · *31. 07. 38 Nossen · A 66, Stuttgart · D 64, Freiburg · AG 07/63–08/64 Pathol. Freiburg · 04/66–06/69 Chir. Univ. ebd · 07/69–10/79 Chir. Marien Krhs. Ludwigshafen · FG Chirurgie 04/71 · TW a) 07/69–10/79 St. Marienkrhs. Ludwigshafen (Zittel) · Seit 10/79 Chir. Abt. Kreiskrhs. Titisee-Neustadt c) Chefarzt Chir. Abt. · S Seit 10/79 Chefarzt, seit 04/85 Ärztl. Dir. Kreiskrhs. Titisee-Neustadt
ZV E hämatogen entstandenes solitäres Aspergillusgranulom. Z Kinderchir 90, 124 (1964) · Z Probl d Überbelastungsglomerulitis i hochgrad pyelonephritischen Schrumpfnieren. Virchow Arch Pathol Anat 339, 206 (1965) · D subkutane arteriovenöse Shunt. Dtsch Med Wochenschr 13, 652 (1969) · D Problemat d Schmerzbekämpfg i Kindesalter. Med Welt 21, 1506 (1970) · D Mammographie i d Diagnost d Mammatumoren. Ärztebl Rheinl-Pfalz 1 (1970) · Indikat z op Bhdlg d Kryptorchismus.ebd 1 (1971) · Magenkarzinoid u gastroenterolog Bild. Endoscopy 4, 164 (1972)
MH Systemat d Chir. Stuttgart: Thieme 1979

Hausamen, Jarg-Erich, Prof. Dr. med. Dr. med. dent., Klinikdirektor, Klin. u. Poliklin. f. Mund-, Kiefer- u. Gesichtschir., ZMK-Klin. d. MHH, Konstanty-Gutschow-Str. 8, 3000 Hannover 61 · *20. 09. 39 Mosbach/Baden · A 64, Düsseldorf · D 64, Dr. med. dent. · 66, Dr. med. Düsseldorf · AG Mund-Kiefer-Gesichtschir. · FG Mund-Kiefer-Gesichtschir. 09/69 · ZB Plast. Op. 09/72 · H 73, Mainz · P 73, Mainz · TW a) Mund-, Kiefer- und Gesichtschir. c) Klinikdirektor · S Seit 79 Leiter d. Klin. f. Mund-, Kiefer- u. Gesichtschir. Med. Hochschule Hannover

Hausel, Manfred, Dr. med., Chefarzt, Städt. Krhs. Weiden, Abt. f. Unfall- u. Wiederherstellungschir., Söllnerstr. 16, 8480 Weiden i. d. Opf. · *30. 08. 45 Eichstätt · A 70, München · D 70, München · FG Chirurgie 09/78 · TG UnfChir 03/81 · TW a) 71–72 Städt. Krhs. Amberg (Flintsch) · 72–74 BW Krhs. ebd. (Haberkorn) · 74–78 Städt. Krhs. ebd. (Flintsch) · 80–84 Städt. Krhs. Weiden (Weiss) b) 78–80 Univ.-Klin. Giessen (Ecke) c) Chefarzt Unfallchir. Abt. · S Seit 07/84 Chefarzt Abt. Unfall- u. Wiederherstellungschir. Städt. Krhs. Weiden
ZV Erg b d op Bhdlg v Talusfrakt. Der Krankenhausarzt 53, 415–422 (1980) · Retroperitoneales Ganglioneurom. MMW 126/9, 243–244 (1984) · Entwicklg e Doppelbohrhülse f d Mini-Fixateur na Stuhler - Heise. Unfallchirurgie, in Druck · Unfallanalyse b Kindern in Schule, Lehrstelle u Landwirtschaft. ebd, in Druck

Hauselt, Friedrich, Dr. med., Chefarzt i. R., Hirschseeweg 3, 7432 Bad Urbach · *21. 02. 21 Georgensgmünd/Mittelfranken · A 52, Erlangen · D 55, Erlangen · AG Chir. · Anästh. · Urol. · UnfChir. · FG Chirurgie 12/63 · TG UnfChir 07/71 · TW a) 52–55 Chir. Klin. Allg. Städt. Krankenanst. Nürnberg (Steichele) · 55–66 Chir. Abt. Kreiskrhs. Reutlingen (Kübler, Christner) · 66–86 Chefarzt d. Chir. Abt. d. Kreiskrhs. Bad Urbach c) Chefarzt i. R. · S 66–86 Chefarzt Chir. Abt. Kreiskrhs. Bad Urbach · 79–84 Ärztl. Dir. ebd.

Haußmann, Peter, Prof. Dr. med., Chefarzt, Abt. Handchir., Plast. u. Rekonstrukt. Chir. DRK-Klin. Baden-Baden, Lilienmattstr. 5, 7570 Baden-Baden · *19. 02. 41 Stuttgart-Bad Canstatt · A 69, Stuttgart · D 67, Freiburg/Breisgau · AG 67 Anästh. · 69 Pathol. · 70–74 AllgChir., KindChir., Handchir., PlastChir., MikroChir. · FG Chirurgie 11/74 · TG PlastChir 12/77 · H 78, Freiburg/Br. · P 85, Freiburg/Br. · TW a) 74–75 Stat-Arzt, 75–78 AllgChir. OA Chir. Univ.-Klin. Freiburg (Schwaiger) b) 75–78 Leiter Handchir. c) Chefarzt Abt. f. Handchir., Plastische Chir. u. Rekonstruktive Chir. · S Seit 10/78 Chefarzt Abt. HandChir., PlastChir. u. Rekonstruktive Chir. DRK-Klin. Baden-Baden
ZV Z Bhdlg d posttraumat Ödems. Tierexp Untersuchgn üb d medikament Beeinflußbarkt d posttraumat Rattenpfotenödems. Fortschr Med 92, 301–303 (1974) · Späterg na konserv u op Bhdlg v Mittelhandknochenbrüchen. Monatschr Unfallhkd 78, 572–576 (1975) · Nervenverletzgn b Frakt. Z Allgemeinmed 51, 1050–1052 (1975) · Sequestrier Osteonekrose a Finger na Weichteilverletzg. Unfallheilkunde 79, 403–405 (1976) · Rekonstrukt d Daumenstrahles dur „on-top-plasty". Handchir 8, 145–147 (1976) · Prim u sekund mikrochir Versorgg v Nervenverletzgn d ob Extremität. Dtsch Med Wochenschr 118, 1361–1362 (1976) · Beitr z Bhdlg v Flußsäureverätzgn a d Fingern. Handchir 8, 199–201 (1976) · Rekonstrukt Eingriffe a Sehnen u Nerven d Hand. Z Allgemeinmed 29, 1500–1503 (1976) · Verschleppte Perforat e Kunststoffplatzhalters na Beugesehnenverletzg. Handchir 10, 237–238 (1978) · Isolierte traumat Läsionen d mot Nervenäste an d Hand. ebd 12, 23–25 (1980) · D Synovektomie i Ber d Hand. Therapiewoche 30, 4593–4596 (1980) · Taktik d Versorgg schwer Handverletzgn. ebd 31, 2355–2358 (1981) · Oligofaszikuläres Medianus-Kompresssyndr. Handchir 13, 268–271 (1981) · Freie, prim Gewebeübertragg aus nicht replant Fingeranteilen. ebd 14, 45–47 (1982) · Intratrunkuläre faszikuläre Kompress d N inteross ant. ebd 14, 183–185 (1983) · Alloplast Teilersatz d Os scaphoideum. ebd 15, 182–184 (1983) · Daumenstumpfkorrekt dur freien neurovaskul Lappen. ebd 15 [Suppl], 69–71 (1983) · Rupt d Beugesehnen u ihre Bhdlg. Aktuel Rheumatol 8, 153–156 (1983) · Aneurysmale Knochenzysten d Metakarpalia u Phalangen. Handchir 16 [Suppl] 28–32 (1984) · Malig Schwannom d N med. ebd 20, 147–150 (1988)
BV Ausgedehntes Hämangio-Lymphangiom b e 2-jährigen Kind. In: Plast u WiederherstellgsChir aus Klinik u Forschg. Stuttgart: Schattauer 1975 · D medikament Bhdlg d posttraumat Ödems. In: PlastChir d Kopf- u Halsber u d weibl Brust. Stuttgart: Thieme 1975 · D interfaszikul Nerventransplantat als Notop. In: 19 Tagg d Österr Ges f Chir. Wien: Egermann 1979 · Microsurgical treatment of isolated lesions of the motor branches

112　Hauswaldt, Johann Hermann

in the hand and forearm. In: Handbook of miscrosurgery. Boca Raton: CRC Press 1984 · Kompress d N inteross ant an ungewöhnl Stelle. In: Nervenkompresssyndr a d ob Extremität. Stuttgart: Hippokrates 1986 · Pathol d dist Radioulnar- u Diskoulnargelenkes b d chron Polyarthritis. Urs, Klin, Therap u Resultate. In: Handgelenksverletzgn. Stuttgart: Hippokrates 1988

Hauswaldt, Johann Hermann, Dr. med., niedergelassener Chir., Pawelstr. 4, 3300 Braunschweig · *08. 04. 21 Lockstedter Lager · **A** 45, Marburg/L. · **D** 45, Marburg/L. · **AG** Pathol. · Chir. · **FG** Chirurgie 52 · **TW a)** 56–78 Priv. Klinik, nach Schließung Tätigkeit als niedergel. Chir. **c)** Niedergel. Chirurg · **S** Seit 79 Niederlassung Braunschweig

Havemann, Dieter, Prof. Dr. med. habil., Direktor, Unf-Chir, Klin. Univ. Kiel, Arnold-Heller-Str. 7, 2300 Kiel · *18. 01. 35 Waren/Müritz · **A** 61, Hamburg · **D** 60, Hamburg · **FG** Chirurgie 03/68 · **TG** UnfChir 12/69 · **H** 75, Kiel · **P** 78, Kiel · **TW a)** 60–63 Kreiskrhs. Eutin/H (Arndt) · 63–64 Spradow/Herford Orthop. Klin. (Werner) · 64–67 Unf. Chir. Braunschweig (Weinreich), Allg. Chir. (Strauchmann) **b)** 67 Chir. Univ.-Klin. Kiel (Löhr) **c)** Dir. UnfChir. · **S** Seit 78 Dir. Abt. Unf. Chir. Klinikum Univ. Kiel
ZV Hüftpfannenverletzgn i Diagn u Therap. Lebensver Med 6, 138 (1970) · Femurschaftfrakt b Kind. Acta Chir 6, 39 (1971) · Szintigraphie Sprungbeinverletzgn. Aktuel Traumatol 2, 181 (1972) · Korrekturosteotomien mit Extremität. Acta Chir 7, 361 (1972) · Frühosteosynth. Med Monatsschr 27, 210 (1973) · Luxationsfrakt Sprungbein. H Unfallheilkd 114, 153 (1973) · Z Epidemid d Straßenverkehrsunf. Dtsch Med Wochenschr 98, 22 (1973) · Verletzgn d Sprungbeines. Monatschr Unfallhkd 77, 1 (1974) · Gelenkergüsse n Traumen. Acta Chir 11, 297 (1976) · Antiphlog Pharmaka, Untersg z Pharmakokinetik. Fortschr Med 95, 177 (1977) · Intraartikul Osteosynth. H Unfallheilkd 129, 368 (1977) · Bedingn u Voraussetzgn Osteosynth isol Gelenkfragm. Aktuel Traumatol 8, 421 (1978) · Fraktformen Bhdlg u Ergebn Talusfrakt. Z Orthop 117, 556 (1979), Unfallchirurgie 6, 35 (1980), Diagnostik 13, 139 (1980) · Sicherht-Gurttrauma u Folgen. H Unfallheilkd 132, 427 (1978), Unfallheilkunde 81, 687 (1978), Aktuel Traumatol 9, 15 (1979) · Unf- u Sicherheits-Forschg. Straßenverkehr 21, 91 (1979), ebd 56, 105 (1986) · Ext Fixat a Becken, Technikn Indikat. Aktuel Traumatol 12, 83 (1982), H Unfallheilkd 164, 292 (1984, Langenbecks Arch Chir 361, 781 (1983), H Unfallheilkd 181, 610 (1986) · Implantatmaterial i Stützsyst. Chirurg 57, 58 (1986) · D veraltete Radiusköpfchenlux u Bhdlgsmöglichkt b Kind. Acta Chir Austriaca 19, 450 (1987)
MH Ber Unfmed Taggn Berlin 1975, Kiel 1980, Travemünde 1982. Schriftenr Unfmed Tag d Landesverb d gewerbl BG Bonn Heft 21, 42, 48 · Kompendium d Verbdlehre. Stuttgart: Thieme 1984 · Aufgbn u Entwicklg chir Fächer. München: Urban & Schwarzenberg 1988 · D Daten u d Unf. Tonbilder Landesverkehrswacht Schlesw-Holst 1985 · Z Physiotherap u d dtsch Badebetrieb. Lübeck: Haase 1980
BV Z Epidemiol d Straßenverkehrsunf. Stuttgart: Thieme 1972 · Untersuchgn z Pharmakokinetik antiinflammator Substanzen. Westholst Vlganst Boyens 1975 · D allg Unfallgefährdg: Folgergn f d Therap u Progn. In:

Strahlenschutz: Forschg u Praxis, Bd XVI. Stuttgart: Thieme 1976 · Anatom u funkt Grundlgn z Wahl v Nahtmitteln u Nahttechnikn i d Chir. In: Mod Nahtmateriln u Nahttechnikn i d Chir. Berlin: Springer 1982 · Verletzgn i Kindesalter b Sport. In: Sportmed-Kursbestimmg. Berlin: Springer 1987

Haverich, Axel, PD Dr. med., Oberarzt, Med. Hochschule Hannover, Karl Wiechert Allee 9, 3000 Hannover 61 · *09. 03. 53 Lemgo · **A** 78, Hannover · **D** 79, Hannover · **AG** Transplantat. · Gefäßprothesen · Blutstillung · **FG** Chirurgie 85 · **H** 87, Hannover · **TW b)** 85–86 Herzchir. · 86–87 Thoraxchir. · 88 GefChir. **c)** OA Thorax-, Herz- u. GefChir.
ZV D region Blutverteilg i d li Herzkammerwand während u na anhaltender Minderdurchblutg. Diss Med Hochschule Hannover 1979 · Evaluation of fibrin seal in animal experiments. Thorac Cardiovasc Surg 30, 215–222 (1982) · Op Revaskularisat b Stenose u Verschluß d li Koronarhauptstammes. Z Kardiol 71, 719–726 (1982) · The sealing of porous grafts during partial heparinization and extracorporeal circulation. Angio 5, 215 (1983) · Histopathological evaluation of woven and knitted Dacron grafts for right ventricular conduits: a comparative experimental study. Ann Thorac Surg 37, 404–411 (1984) · Non-valved right ventricular pulmonary artery Dacron conduits: Improved long-term performance with double-velour grafts. Surg Forum 35, 344 (1984) · Asymetric pattern of rejection following orthotopic cardiac transplantation in primates. Heart Transplant 3, 280–285 (1984) · Collagen-impregnated grafts for pediatric and thoracic surgery. Angio Arch 9, 62–66 (1985) · Long-term cardiac and pulmonary histology in primates following combined heart and lung transplantation. Transplantation 39, 356 (1985) · Acute and chronic aortic dissections – determinants of long-term outcome for operative survivors. Circulation 72 [Suppl II] 22–34 (1985) · Twenty years of lung preservation – a review. Heart Transplant 4, 234–240 (1985) · Experimental and clinical experiments with double-velour woven Dacron prostheses. Thorac Cardiovasc Surg 34, 52–53 (1986) · Chir d Aortenbogens m tiefer Hypothermie u Kreislaufstillstand. Kardiotechnik 9, 4–8 (1986) · Improved lung preservation using Euro-Collins solution for flush-perfusion. Thorac Cardiovasc Surg 34, 368–376 (1986) · Non-invasive parameters for detection of cardiac allograft rejection. Clin Transplant 1, 151–158 (1987) · Individualized immunosuppression in heart transplant recipients. Transplant Proc 19, 2514–2515 (1987) · The place of heart transplantation: the German experience. Eur Heart J 8 [Suppl F], 36–37 (1987) · Modifikat d Implantattechn b d orthotopen Herztransplantat. Z Herz Th GefChir 1, 190–193 (1987) · Derzeitige Indikat z Herztransplantat. Chirurg 59, 459–460 (1988) · Prognose u Belastbarkt na Herztransplantat. Z Kardiol (im Druck)
MH The Thoracic and Cardiovascular Surgeon 1984–1987 · European J Cardiothoracic Surgery seit 1988 · Clinical Transplantation seit 1987 · Transplantationsmedizin seit 1989
BV Fibrin glue for treatment of bleeding in cardiac surgery. In: Cardiovasc surgery 1980. Berlin: Springer 1981 · D Anwendg d Fibrinklebers in d Herz- u Gefäßchir. In: Mikrozirkulat u Prostaglandinstoffwechsel. Stuttgart: Schattauer 1981 · Lokale Blutstillg i d Herz- u Ge-

fäßchir. In: Lokale Blutstillg. Bibliomed 1981 · Anwendg d Fibrinklebers i d kardiovask Chir. In: Fibrinklebg. Berlin: Springer 1984 · The use of fibrin sealant and fibrin sealant combined with antibiotics in cardiovascular surgery. In: Thoracic surgery – cardiovascular surgery. ebd 1986

Hax, Peter-Michael, Dr. med., Oberarzt, BG Unfallklin., Großenbaumer Allee 250, 4100 Duisburg 28 · *31. 01. 54 Essen · **A** 78, Düsseldorf · **D** 84, Essen · **AG** 11/78-03/81 UnfChir. Duisburg · 04/81-03/83 AllgChir. Osnabrück · 04/83-03/85 AllgChir. Duisburg · **FG** Chirurgie 06/85 · **TG** UnfChir 05/87 · **TW b)** 04-09/85 StatArzt Handchir. BG-Unfallklin. Duisburg (Brandt) · 10/85-02/86 StatArzt, seit 03/86 OA ebd. (Hierholzer) **c)** OA UnfChir.
ZV Alloarthroplast, Resektionsarthroplastik u Arthrodese d Schultergelenkes – Indikat u Techn. Unfallchirurgie 6, 245-249 (1980) · Exptelle Untersuchgn d Stabilität versch Montageformen d unilat Fixateur externe. H Unfallheilkd 181, 52-60 (1986) · D Bhdlg d Oberschenkelhalspseudarthrose – Therap Konzept u Erg d Bhdlg v 116 Schenkelhalspseudarthrosen. ebd 189, 529-532 (1987) · Vorteile d unilat Rohrfixateur externe b d Stabilisierg off Unterschenkelfrakt. H Unfallheilkd 200, 293-294 (1988) · Datenverarbeitg i d Unfallchir. Chirurg 60, 83-89 (1989)
MH Erstversorgg a Unfallort. Stuttgart: Thieme 1988

Haydar, Gauss, Dr. med., niedergelassen, Deisterstr. 9, 3000 Hannover 91 · *09. 10. 39 Antiochia/Syrien · **A** 78, Erlangen · **D** 73, Erlangen · **AG** 69-76 Chir. Klin. Duisburg · 76-79 Unfallklin. Hannover · **FG** Chirurgie 04/76 · **TG** UnfChir 12/78 · **TW c)** Niedergel. Allg. Arzt · **S** Seit 01/80 niedergel. in Hannover

Heberer, Georg, Prof. Dr. Dr. h. c., Direktor i. R., Chir. Klin. u. Poliklin. Klin. Großhadern d. LMU-München, Marchioninistr. 15, 8000 München 70 · *09. 06. 20 Dietzenbach/Frankfurt a. M. · **A** 45, Tübingen · **D** 45, Tübingen · **AG** Pathol. · AllgChir. · Thorax- Herz- u. GefChir. · **FG** Chirurgie 52 · **H** 53, Marburg/L. · **P** 58, Marburg/L. · **TW a)** 48-51 Chir. Klin. Mannheim · 51-59 Chir. Klin. Marburg/L. · Seit 53 OA **c)** Dir. i. R. · **S** 58-59 Komm. Leiter Chir. Klin. Univ. Marburg/L. (6 Monate) · 59-63 Dir. II. Chir. Klin. Univ. Köln · 63-73 Dir. I. Chir. Klin. ebd. · 73-78 Dir. Chir. Klin. Univ. München, Nußbaumstraße · 78-03/89 Dir. Chir. Klin. Univ. München, Klinikum Großhadern
ZV D pleuro-pulmonalen Eitergn d Kindes- u Erwachsenenalters. Langenbecks Arch Chir 1956 · Intrathorakale Aneurysmen. – Klin u exptelle Erfahrgn. ebd 1958 · Arteriohomoioplast Gefäßersatz. ebd 289 (1958) · Klin Erfahrgn m synthet Arterienersatz. ebd 292 (1959) · Z Anwendg e extrakorporalen Umgehgskreislaufes f Op an d decendierenden thorak Aorta. ebd 296 (1960) · Probl d Spätop traumat arteriovenöser Fisteln. ebd 298 (1961) · Z op Bhdlg traumat Rupturen u Aneurysmen d thorak Aorta. ebd 301 (1962) · Z retrostern Querkolon-Transplantat weg gutart Ösophagusstrikt. Chirurg 37 (1966) · Pathogen, Klin u Therap d Ösophagusrupt. ebd 37 (1966) · Alloplast Ersatz d Aortenbogens b rupturiert luischen Aneurysma. Zentralbl Chir 91 (1966) · Experimental and clinical experienecs with cardiophle-

gia due to restriction of extracellular sodium and calcium with administration of novocain. Excerpta Med Int Congr Ser 126 (1966) · Makromolekul Stoffe als Blut u Gewebeersatz. Klin Wochenschr 45 (1967) · D Op e Aneurysma d Aorta ascendens m Hilfe e neuen Herzstillstandes. Langenbecks Arch Chir 319 (1967) · Intrau postop Zwischenfälle b Op an Magen u Duodenum u d Erg d Korrektureingriffe. ebd 320 (1968) · Aufgabe u Organisat chir-klin Forschg. Chirurg 45 (1974) · D atypische suprarenale Aortenstenose als Ursache e juvenil Hypertonus. Dtsch Med Wochenschr 100 (1975) · Errichtg e überregion Transplantationszentrums. Bay Ärzteblatt 31 (1976) · Trachea-Rekonstrukt b entzündl Stenosen u Tumoren. Chirurg 51 (1980) · Recurrence after proximal gastric vagotomy for gastric, pyloric and prepyloric ulcers. World J Surg 11 (1987) · Results of gastric resection for carcinoma of the stomach: the european experience. ebd 12 (1988)
MH Kirschnersche Allg u spez Oplehre. Berlin: Springer · Der Chirurg, Zentralorgan Chir, World J Surg, MMW
BV D Lungenresekt. Berlin: Springer 1954 · Aorta u große Arterien – Pathophysiol, Klin, Röntgenol u Chir. Berlin: Springer 1966 · Angiol – Grundlagen, Klin u Praxis, 2 Aufl. Stuttgart: Thieme 1974 · Postaggressionsstoffwechsel – Grundlagen, Klin, Therap. Stuttgart: Schattauer 1977 · D Indikat z Op. Berlin: Springer 1973, 2 Aufl 1981 · Lehrb Chir. Berlin: Springer 1977, 5 Aufl 1986 · Chir im hohen Alter. Erlangen: Perimed 1982 · Colo-rectal surgery. Berlin: Springer 1982 · Oplehre Gefäßchir. Berlin: Springer 1988, Engl Übersetzg Vascular surgery. 1989 · Chir d Lunge u d Mediastinums. Berlin: Springer 1990

Hecker, Waldemar Ch., Prof. Dr. med., Dir. Kinderchir. Klin., Dr. von Haunersches Kinderspital, Lindwurmstraße 4, 8000 München 2 · *15. 02. 22 Potsdam · **A** 51, Hamburg · **D** 51, Hamburg · **AG** KindChir. · **FG** Chirurgie 69 · **TG** Kinderchirurgie 69 · **H** 62, Berlin · **P** 67, Heidelberg · **TW b)** 62-69 KindChir.: Kinderchir. Abt. Univ.-Klin. Heidelberg **c)** Dir. Kinderchir. Klin. · **S** 67 Abteilungsleiter Kinderchir. Heidelberg · Seit 69 Dir. Kinderchir. Klin. im Dr. von Haunerschen Kinderspital München
ZV Über 400 Publikationen
MH Prog Pediatr Surg
BV Zahlreiche Buchveröffentl

Hedayati, Eskandar, Prof. Dr. med., Belegarzt, Krhs. Gedern, Schloßberg 36, 6473 Gedern · *23. 08. 30 Teheran/Iran · **A** 82, Wiesbaden · **D** 61, München · **AG** Vasopressin: Chir. Univ. München · 58-61 Diss. Exp. · Echinococcus: 67-69 Chir. Univ. Täbriz/Iran · **FG** Chirurgie 12/66 · **ZB** Sportmed. 11/86 · **H** 68, Univ. Täbriz/Iran · **P** 78, Univ. Täbriz/Iran · **TW a)** 66-67 Karl-Olger-Krhs. Stuttgart (Hohlweg) · 67-69 Chir. Klin. Univ. Täbriz/Iran (Seghattol-Eslami) · 79-80 Krhs. Wissen/Sieg (Köhler) **c)** Niedergel. Chirurg u. Belegarzt · **S** 69-79 Leiter Abdominal-Chir. Abt. Univ. Täbriz/Iran · Seit 80 Niederlassg. Chirurg u. Belegarzt im Krhs. Gedern
ZV Liver abscess due to an ascarid in Iran. Am J Trop Med Hyg 24/2, 371 (1975) · Trichobezoare. MMW 31, 1287-1288 (1975) · Erfahrg m Leber-Echinococcus-Cysten. Langenbecks Arch Chir 687 (1975) · Leiomyoma

d ob Jejunums. Z Allgemeinmed 26, 1577–1579 (1977) ·
Duodenal-ca part IV. Z Allgemeinmed 27, 1625–1628
(1977) · Treiz'sche Hernie. J Med Univ Mesched/Iran
19, 12–16 (1976) · Pneumatosis cystoides Intestinalis. J
Med Univ Täbriz/Iran 11/1, 28–32 (1977)
MH J of Med Univ, Täbriz/Iran
BV Endokrine Überfunktionszustände. Univ-Verlag
1978 (in iranischer Sprache) · Studie über 1040 Sigma-
Volvulus in Azerbaijan · Studie über 302 Echinococ-
cusfälle in Provinz Azerbaijan

Heger, Nikolaus, Dr. med., Oberarzt, bzw. Chefarztstell-
vertreter, Krankenhaus-Waidhofen-Thaya, Moritz-
Schadekgasse 31, A-3830 Waidhofen-Thaya/NÖ ·
*27. 12. 54 Wien/Österreich · **A** 78, Wien · **D** 78, Wien
· **AG** AllgChir. · Traumatol. · Handchir. · Plast. Chir.
· **FG** Chirurgie 10/85 · **TW a)** Endoskopie: vor allem
Arthroskopie, Traumatol., Handchir., Plast. Chir. (ohne
Mikro), Onkolog. Chir., Notfallmed. **c)** OA, Chefstell-
vertr. · Abt.Arzt b. Österreich. Rotes Kreuz als Notarzt
ZV Mikromorpholog Vergl d Heilg handgenähter u ma-
schinell ausgeführter Colonanastomosen. Acta Chir
Austriaca

Heidecker, Karl-Maria, Dr. med., Chefarzt, Heilig-
Geist-Hosp., Chir. Abt., Kapuzinerstr. 15, 6530 Bingen
am Rhein 1 · *07. 10. 27 Breslau · **A** 52, Mainz · **D** 53,
Mainz · **AG** 07/52–09/53 AllgChir. Bingen ·
10/53–11/54 Pathol. Heidelberg · 55 Inn. Med. Mainz
· 01/56–05/59 Chir. Marburg · 06/59–03/60 UnfChir.
Graz · 04/60 UnfChir. Wien · 05 u. 06/60 AllgChir.
Bingen · 07/60–12/60 NeurChir. Köln · 61 AllgChir.
UnfChir. KinderChir. Bochum · **FG** Chirurgie 01/62 ·
TW a) 01/62–10/63 StatArzt AllgChir., KindChir. ·
63–65 OA Chir. St. Josefs-Hosp. Stadtpark (Rosenthal)
· 02/65–06/69 OA Chir. Heilig-Geist-Hosp. Bingen
(Heideck) **c)** Chefarzt Chir. Abt. · **S** Seit 07/69 Chefarzt
u. Ärztl. Dir. Chir. Heilig-Geist-Hosp. Bingen/Rhein

Heidemann, Klaus-Jürgen, Dr. med., Chefarzt, Abt. Un-
fall- u. Wiederherstellungschir. Kreiskrhs., Wilhelm-
Breckow-Allee 20, 5270 Gummersbach · *29. 12. 30
Berlin · **A** 56, Berlin · **D** 56, Berlin · **AG** UnfChir. ·
FG Chirurgie 03/62 · **TG** UnfChir 09/71 · **TW
a)** 62–63 Klinikum Essen (Kremer) **b)** 63–66 OA
Knappschaftskrhs. Bardenberg/Aachen (Hering)
c) Chefarzt · **S** 10/66 Chefarzt in Gummersbach
ZV D Verlauf d Tubargraviditäten usw. Diss Berlin
1956 · Beitrag z op Bhdlg d Teratome. Zentralbl Chir
84 (1959) · Z Bhdlg groß Geschwülste v Kapillartypus
usw. ebd · Malig Unterschenkelgeschwüre. Zentralbl
Chir 85 (1960) · Traumat Ruptur der Aorta. ebd 86
(1961) · Krankheitsverlauf der Synovialome usw. Med
Welt 6 (1962)

Heidemann, Wilm, Dr. med., Chefarzt, Chir. Abt. Franziskushosp. Harderberg, Alte Rothenfelder Str. 23,
4504 Georgsmarienhütte · *28. 02. 43 Lingen · **A** 70,
Düsseldorf · **D** 70, Münster · **FG** Chirurgie 03/76 ·
TG UnfChir 09/78 · **TW a)** 75–76 Univ.-Klin. Münster (Bünte) · 78–86 Marienhosp. Osnabrück (Stallkamp) **b)** 76–78 Bergmannsheil Bochum (Rehn)
c) Chefarzt · **S** Seit 04/86 Chefarzt Franziskushosp.
Harderberg, Georgsmarienhütte

Heilmann, Friedrich Karl, Dr. med., Ltd. Arzt,
Kreiskrhs. Nordenham, Chir. Abt., Albert-Schweit-
zerstr. 43, 2890 Nordenham · *26. 06. 38 Hamburg ·
A 65, Homburg/Saarbrücken · **D** 67, Heidelberg ·
AG Abdominal-, Thorax-, GefChir. · **FG** Chirurgie
10/72 · **TG** GefChir 05/80 · **TW a)** Seit 72 OA Städt.
Krankenanst. Chir. Fürth (Gall) · Seit 10/75 Ltd. Arzt
Allg.- u. Gef. Chir. Abt. Kreiskrhs. Nordenham **b)** Gef-
Chir. ebd. **c)** Ltd. Arzt Allg.- u. Gef. Chir. · **S** Seit 10/75
Ltd. Arzt Allg.- u. Gef. Chir. Abt. Kreiskrhs. Norden-
ham
ZV Rökontrastdarstellgn d Gefsyst i Allganästh. Dtsch
Med Wochenschr 93, 291–295 (1968) · Revaskularisat b
Untschenkelartverschluß. Dtsch Med Wochenschr 17,
659 (1977) · Revascularizacion luego de bloqueo Art de
la pierna. Med Alemana/Argentina 13 (8), 1533–1559
(1977) · Knochenverändergn i Mittelfuß b art Durch-
bltgsstörg. Chir Praxis 30, 125–131 (1982) · Ist d krur
Rekonstrukt mittels fem-fibul Venenbypass sinnvoll?
Chir Praxis 33, 37–44 (1984)

Heilmann, Ottokar, Dr. med., i. R., Potsdamerstrasse 11,
2800 Bremen · *26. 04. 21 Rostock · **A** 52, Göttingen ·
D 52, Göttingen · **FG** Chirurgie 60 · **TW a)** 53–54
Stadtkrhs. Bassum (Johannsen) · 54–56 Kreiskrhs. Rah-
den/Westf. (Huchzermeyer) · 56–60 St. Joseph Stift
Bremen (Barthels) · 60 Inn. Abt. ebd. (Goldeck) ·
61–68 OA Chir. ebd. (Barthels) **c)** i. R. · **S** 68–88 Niederlassung FA Chir. Bremen

Hein, Diepold-Waldemar, Dr. med., niedergel. Chir./Be-
legarzt, Omptedastr. 8, 3000 Hannover · *08. 08. 36
Liegnitz (Schles.) · **A** 63, München · **D** 62, Würzburg ·
AG Gynäkol., Geburtshilfe · AllgChir., UnfChir. ·
FG Chirurgie 04/69 · **ZB** Sportmed. 07/86 · **TW
a)** 69–72 OA Chir. Klin. Krhs. Nordstadt (Knepper)
c) Niedergel. Chirurg u. Belegarzt · **S** Seit 72
Chir.-Gem.-Praxis u. Belegarzt Hannover

Heinrich, Gerhard, Prof. Dr. med., Chefarzt i. R.,
Prof.-Kurt-Huber-Str. 44 B, 8032 Gräfelfing · *01. 02. 14
Lissa · **A** 39, München · **D** 39, München · **AG** 39–48
Kriegsdienst · 49–51 Chir. Priv. Klin. Aschaffenburg ·
FG Chirurgie 12/50 · **H** 57, Würzburg · **P** 64, Würz-
burg · **TW a)** 51–52 Karl-Olga-Krhs. Stuttgart (Hohl-
weg) · 52–60 Chir. Univ.-Klin. Würzburg (Wachsmuth)
c) i. R. · **S** 61–76 Chefarzt Chir. Abt. Ev. Krhs. Gelsenkirchen
ZV Diffdiagn gastro-intestinal Blutgn nach stumpf
Bauchtraumen. Ärztl Wochenschr 1958 · Cardioplegie
durch Acetylcholin u deren sofort wirksame Aufhebg
durch künstl Acetylcholinesterase. Thoraxchir 1959 ·
Extracorp Zirkulat m künstl Herz-Lungen-System. Ärztl
Wochenschr 1959 · Indikat z partiell u total Resekt d
Magens b Ca. Chirurg 1960 · Subdiaphragmat Fundekt. Langenbecks Arch Chir 293 (1960) · Einfl d kon-
troll Hypotherm auf d Herz u d parenchymatös Organe.
ebd · Probl u Wandlg i d Magenchir. Fortschr Med
1960 · Pleuritis fibroplastica. Langenbecks Arch Chir
295 (1960) · Früh- u Spätileus nach Appendekt. Z Ärztl
Fortbild 1961 · Blutgerinn nach extrakorp Zirkulat.
Anästhesist 1961 · Duodenaldivertikel u Pankreatitis.
Chirurg 1963 · Appendicitis i höheren Lebensalter. ebd
· Traumat Blasenrupt. Zentralbl Chir 1963 · Diagn d
Vertebralsyndr. Fortschr Med 1964 · Therap u Prophy-

laxe d Vertebralsyndr. ebd · Chir u internist Diffdiagn d akut Abdomens, I u II Teil. Med Klin 1964 · Leitsympt: Pyurie. ebd · Hämaturie. ebd 1965 · Sog Chassaignacsche Armlähmg d Kleinkinder. Langenbecks Arch Chir 309 (1965) · Darmblutgn. I u II Teil. Med Klin 1965 · Diffdiagn d Ikterus. ebd 1966 · Gicht, e altes, aber wieder aktuell Probl. ebd 1967

Heinze, Rolf, Doz. Dr. Dr. med. habil., niedergel. Chirurg, Bastionstr. 19, 4000 Düsseldorf 1 · *13. 12. 13 Berlin · **A** 39, Berlin · **D** 39, Berlin · **AG** Alloplastik, Knochen- u. Gelenkersatz m. Kunststoffen · **FG** Chirurgie 07/46 · **H** 58, Leipzig · **TW a)** 49–50 OA Chir. Univ.-Klin. Berlin (Sauerbruch) · 51–59 Chefarzt Chir. Klin. Lenin-Krankenhs. Chemnitz · Seit 60 freipraktizierender Chirurg, D-Arzt **b)** 49–51 Unfallchir. Klinik Berlin, Ziegelstraße **c)** Niedergel. Chirurg, Gutachtertätigkeit · **S** 51–59 Chefarzt Chir. Klin. Lenin-Krhs. Chemnitz
ZV Inversgipsbehandlg d Perthes-Calvé-Leggschen-Krankh. Zentralbl Chir 1951 · Aktiv Schutzimpfg geg Tetanus. Dtsch Gesundhtswes 1953 · Endoprothesen a Plasten. Dtsch Gesundhtswes 1953 · Anwendg d Perlonfäden i d Chir. Dtsch Gesundhtswes 1953 · Anwendg v Kunststoffen i d Chir. Dtsch Gesundhtswes · Aus d Praxis d Karl-Marx-Städter Blutkonservendepots. Ärztl Fortbild 1953 · Alloplast d Knochens m organ Glas b d chron Osteomyelitis. Zentralbl Chir 1954 · Frühreakt b d tbk Gelenkerkrankg. Z Tbk 1954 · Plastenanwendg i d Med. Plasten Kautschuk 1955 · Mensch aus organ Glas. Plasten Kautschuk 1955 · Kunststoffanwendg i d Med. Wirtschaft 1955 · Witzelfistel aus organ Glas. Zentralbl Chir 1956 · Erg d Osteomyelitisbhdlg i d antibiot Aera. Zentralbl Chir 1956 · Verschließbare Blasenfistel. Langenbecks Arch Chir 1958 · Wirksamkt v Pepsin-Präparaten auf synthet Polyamide. Z Biochem 1958 · Plaste u Chemiefasern i d Med. Dtsch Gesundhtswes 1958 · Plaste u Chemiefasern i d Chir. Dtsch Gesundhtswes 1959 · Hyperton u Chir. Ärztl Fortbild 1959 · Plast arthrot veränd Hüft- u Kniegelenke m Ganzhaut (Kallio). Langenbecks Arch Chir 1959 · Cancerogenität d Plaste. Plasten Kautschuk 1959 · u. a.
MH Kunststoffe i d Med. Leipzig: Ambrosium Barth 1955 · Kunststoffe i d Unfallchir. In: Lehrb d Chir. Berlin: Volk u Wissen 1957
BV Kunststoffe i d Med. Leipzig: Barth 1955 (russ Übersetzg Medgis/Moskau 1957) · 1. Hilfe. In: Lehrb Chir d Traumas, Bd 1. Berlin: Volk u Gesundht 1959 · Kunststoffe i d Wiederherstellungschir. In: Lehrb Chir d Traumas, Bd 3. Berlin: Volk u Gesundht 1959 · Techn u biol Probl d Anwendg v Plasten i d Med. Berlin: Die Technik 1959 (nicht ausgel)

Heipertz, Karl Günther Wolfgang, o. Prof. Dr. med., Ärztl. Dir., Orthop. Univ.-Klin. Friedrichsheim, Marienburgstr. 2, 6000 Frankfurt/M. 71 · *20. 05. 22 Neustrelitz · **A** 45, Berlin · **D** 45, Berlin · **AG** Inn. Med. · Gynäkol. u. Geburtshilfe · **FG** Chirurgie 52 · Orthopädie 56 · **ZB** Sportmed. 60 · Physikal. Therap. 75 · **H** 62, Heidelberg · **P** 69, Frankfurt/M. · **TW a)** 52 Unfallchir. Abt. Friederikenstift Hannover (Edelmann) · Chir. Klin. Nordstadt Krhs. Hannover (Knepper) · 54 Orthop. Klin. Annastift Hannover (Lindemann) **c)** Ärztl. Dir. · **S** 58–61 Ltd. Arzt Orthop. Abt. Diakonie-Anst.

Bad Kreuznach · 66–69 Chefarzt BG-Klin. Tübingen · Seit 69 Ärztl. Dir. Orthop. Univ.-Klin. Frankfurt/M.
ZV Konservat u op Bhdlg b lumbal Bandscheibensyndr. Z Orthop 1956 · Grundsätze f d Bhdlg u Eingliederg Querschnittsgelähmt. Arch Orthop Unfallchir 48 (1957) · Früh- u Späterg d sog angebor Hüftverrenkg. Z Orthop 1957 · Coxarthr-Op. Ärztl Praxis 1962 · Diffdiagnost u Opindikat d Knochencysten. Dtsch Med Wochenschr 1963 · Nachweis konsensuell Reakt b physiotherap Maßnahmen. Dtsch Med Forsch 1963 · Physiotherap unt d Gesichtspunkt d Hyperaemie. Arch Orthop Unfallchir 57 (1965) · Reakt d Gelenke auf direkte Schäden. Verh Dtsch Orthop Ges 1965 · Krankengymn Bhdlg d Skoliose. ebd · Orthop Bhdlg d Gaucher'schen Krankht. Z Orthop 1966 · WS-Schäden b Beinamputierten. Verh Dtsch Orthop Ges 1966 · D Begutachtg d Verletzgsfolg u d Unfallzusammenhanges b alten Menschen. Verh Dtsch Ges f Orthop u Traumatol, 55 Kongr 147–152 (1968) · D op Bhdlg d Pseudarthrose. Z Orthop 106, 224–226 (1969) · Osteosynthese v Pseudarthrosen unt Verwendg v Fremdknochenspänen. ebd 107, 696–710 (1970) · Physikal Therap i d Bhdlg u Rehabilitat orthop Erkrkgn u Unfallschäden. Z Phys Med 1, 412–426 (1970) · Op Stabilisierg d Brust- u Lendenwirbelsäule b malig Tumoren. Z Orthop 111, 817–882 (1973) · D Risiko d Implantatlockerg – e Analyse uns Krankengutes. Orthop Prax 12, 1104–1109 (1976) · Erfahrgn m d op extraarticulären Kreuzbandersatz a Kniegelenk (Pes anserinus-Transfer). H Unfallheilkd 129 (1977) · Röntgendiagnost d Bandverletzg a Außenknöchel – Indikatstellung z op Bhdlg. Z Med Sport 1/2/3, 40–41 (1983) · Rheuma i Alter: Altersprobl b degenerat Gelenk- u Wirbelsäulenerkrkgn. Therapiewoche 34 (1984) · Z Indik gelenkerh Eingr b Arthr u Praearthr d Hüftgelenks. notabene medici 6, 18 (1988) · D Bedeutg d postop Übungsbehdlg n Kniebandverletzg. Therapiewoche 38, 2745–2751 (1988)
MH Lehrb Krankengymnastik, 12 Bd. Stuttgart: Thieme · Therapeut Reiten - Med, Pädagogik, Sport. Stuttgart: Franckh 1977
BV Wirkg physiotherapeut Maßnahmen auf d Durchblutg v Haut u Muskulatur d Menschen. Heidelberg: Hüthig 1962 · Sportmed - Einführg f Ärzte, Lehrer, Trainer, 1–7 Aufl. Stuttgart: Thieme 1964–1985 · Wirbelsäulenerkrkgn - Diagnost u Therap. Berlin: Springer 1972 · Erfahrungen m d Judet-Endoprothese. In: Zementfreie Impl v Hüftgelenksendoproth. Stuttgart: Thieme 1987

Heiß, Johannes Michael, Dr. med., Chefarzt, Gef. Chir. Abt., Chir. Klin. Dr. Rinecker, Am Isarkanal 30, 8000 München 70 · *20.12. 45 Regensburg · **A** 73, München · **D** 71, München · **AG** 09/71–08/72 Pathol. TU München · **FG** Chirurgie 08/80 · **TG** GefChir 09/80, Plastische Chirurgie 06/86, UnfChir 05/84 · **TW a)** 08/80–08/81, 04–05/84 Allg.-, Thorax- u. Abdominalchir. Chir. Klin. TU München (G. Maurer, Siewert) **b)** GefChir.: 09/81–02/82 GefChir. Abt. TU München (P. C. Maurer) · UnfChir.: Fortsetzg d. Weiterbildg 03/82–03/84 Chir. Klin. TU München (G. Maurer, Claudi) · PlastChir.: Fortsetzg d. Weiterbildg 06/84–09/86 Plast. Chir. Abt. Krhs.-Bogenhausen München (Mühlbauer) **c)** Chefarzt Gefäßchir. Abt. · **S** Seit 10/86 Chefarzt Gefäßchir. Abt. Klin. Dr. Rinecker München

ZV Üb d Antigenbindgsfähgkt lymphat Zellen na Immunisierg. Med Microbiol u Immunol 158, 147–159 (1972) · Konservativ u op Bhdlg v Talusfrakt – Indikat – Techn – Erg. H Unfallheilkd 134, 67–71 (1979) · Z Bhdlg basisnaher Frakt d I MHK, Techn, Späterg. ebd 141, 105–108 (1080) · Ist d Replantat ganzer Gliedmaßen vertretbar u sinnvoll? ebd 148, 599–601 (1980) · Erg na Replantat ob Extremit. ebd 148, 865 (1980) · Bedeutg d Venenrekonstrukt b Replantat ob Gliedmaßen. Thorac Cardiovasc Surg 30, 39 (1982) · Gliedmaßenreplantat – Trauma, Sensation, chir Realität. Angio 4/2, 51–57 (1982) · Sind Potenzstörgn nach Eingriffen a d Bauch- u Beckenschlagader vermeidbar? Angio Arch 3, 93–97 (1982) · Angiografie m Videosyst – Wirkungsvolle intraop Diagn- u Therapkontrol. ebd 5, 46–47 (1982) · Möglchktn d Gefäßtraumatol b Kindern. Angio 7/5, 261–265 (1985) · D akut Aortenverschluß, heute noch e Bhdlgsprobl? ebd 7/6, 343–346 (1985) · Schwerbrandverletzte auf d Intensivstat. Schwester/Pfleger 8, 602–604 (1985) · Dekubitus bei Angiopathie. Langenbecks Arch Chir [Suppl] 1988 · **MH** angio
BV Late results of carotid operations with regard to contralateral occlusion. communic 27th int congr of European soc of cardiovasc surg 1979 · The ulcerated plaque without symptoms, an indication for endarterectomy? In: Arteriopathies cérébrales extracraniennes asympt. 1980 · D Einfluß d Arterio-Sklerose-Risikofakt auf d Erg na Carotis-Endarterektomie. In: Thrombose u Artherogenese, Pathophys u Therap d art Verschlußkrkht. Baden-Baden 1981 · Sind Replantat ob Gliedmaßen unt Rentengesichtspunkt kostengünstig? Taggsber Dtsch Ges Angiol 1983

Heiss, Walther H., Prof. Dr. med., Chefarzt, Krankenanst. Mutterhaus d. Borromäerinnen, Feldstr. 16, 5500 Trier · *01. 07. 32 Schwandorf · **A** 58, München · **D** 55, München · **AG** 01–07/56 Pathologie München · 10/56–08/57 Inn. Med. Bonn · 09/57–03/58 Gynäkol. München · 04/58–09/58 Chir. Marburg · 10/58–06/64 Chir. Minden · **FG** Chirurgie 06/64 · **TG** Kinderchirurgie 08/73 · **H** 68, Heidelberg · **P** 73, Heidelberg · **TW a)** 64–66 StatArzt UnfChir., Thoraxchir., Kardiovaskulärchir., Abdominalchir. München **b)** 66/67 Weiterbildg Kinderchir., Urol. München · 68–78 1. OA Kinderchir. Abt. Heidelberg **c)** Chefarzt Kinderchir. Abt. · **S** 78–84 Chefarzt Kinderchir. Abt. Kinderklin. St. Katharinen Trier · Seit 85 Chefarzt Kinderchir. Abt. Krankenanst. Mutterhaus Tier
ZV Reakt v Hauttemp u Hautdurchblutg auf e Kaltreiz u deren Verändergn i Verlauf e Kneipkur. Diss München 1956 · Ventrikelseptumdefekt m Sinus-valsalvae Aneurysma. Langenbecks Arch Chir 295, 683 (1960) · Klin u Therap d Speiseröhrendivertikel. MMW 104, 594 (1962) · Exp Untersuchgn z nahtlos Bronchusversorgg. Thoraxchir 12, 202 (1964) · Ersatz d chir Nervennaht durch Klebstoff. Zentralbl Neurochir 26, 87 (1965) · Erfahrgn m d Hypospadieop n Denis Browne. Z Plast Wiederherstellgschir 5, 134 (1968) · Anwendg v Gewebeklebstoff i d Kinderchir. Z Kinderchir 7, 333 (1969) · Erfahrgn m Gewebeklebern. Bruns Beitr Klin Chir 217, 183 (1969) · Plast Chir i Kindesalter. Therapiewoche 13, 540 (1970) · Use of synthetic polymeric materials as suture substitute and their place in paediatric surgery. Prog Pediatr Surg 1, 99 (1970) · Plast Chir b Kindern. Ärztl Praxis 23, 97 (1971) · Spont Perforat d Digestions-

traktes b Neugeb. Perinat Med III, 554 (1972) · Langzeiterg na Hypospadieop. Z Kinderchir 14, 445 (1974) · Chir Nahtmaterialien u ihre spez Indikat. Der Krankenhausarzt 48, 15 (1975) · Schlittenunfälle i Kindesalter. Z Kinderchir 24, 361 (1978) · Doppelseitige Zwerchfellhernie. ebd 39, 339 (1984) · Dringl Neugebchir. Humana Inf II/84, 13 (1984) · Lok Erstbhdlg v Verbrenngn i Kindesalter. Kinderarzt 17, 9 (1986)
MH Wundheilg u Wundverschluß. Med Mittlg Melsungen 1973
BV Polymerisierende Kunststoffe als Nahtersatz. Heidelberg 1968 · Diagnost, Therap u Progn d Wilms-Tumoren. In: Almanach ärztl Fortbildg (1972/1973). München: Lehmanns 1973 · Hebg kindl Impressionsfrakt m Vakuum. In: Opindikat b Frakt. Stuttgart: Fischer 1987

Heitzmann, Bernd A., Dr. med., Assistenzarzt, Chir. Klin., Leopoldina-Krhs. d. Stadt Schweinfurt, Gustav-Adolf-Str. 8, 8720 Schweinfurt · *08. 03. 49 Heidelberg · **A** 80, Heidelberg · **D** 86, Würzburg · **AG** AllgChir. · KindChir. · **TW a)** 80 Chir. Abt. Kreiskrhs. Grünstadt/Pfalz (Taubert) · 83 Chir. Klin. St. Marien-Krhs. Ludwigshafen (Zittel) · 84–89 Chir. Klin. Leopoldina-Krhs. d. Stadt Schweinfurt (Böttger) · zwztl. 09/87 sowie 07/88 St. Mark's Hospital London (Nicholls, Hawley, Northover) · 10/89–12/89 Stipendiat d. Bay. Chir. Ver. u. Austausch-Kand. d. Univ. Würzburg, Ass. Arzt am I. Lehrst. f. Allg. Chir. u. Chir. d. Gastrointestinaltraktes d. Univ. Kraków/Polen (Popiela) **b)** 81–82 Wiss. Ass. KindChir. Abt. Chir. Zentrum Univ. Heidelberg (Daum) **c)** AssArzt Chir. Klin. Schweinfurt

Helbig, Bodo, Dr. med., Oberarzt, Leiter, Abt. orthop. Hand- u. Rheumachir. Orthop. Univ.-Klin. d. GHS im Ev. Krankhs., Pattbergstr. 1–3, 4300 Essen 16 · *14. 03. 40 Lübeck · **A** 71, Kiel · **D** 71, Kiel · **AG** Orthop. Kiel · **FG** Orthopädie 04/78 · **TG** Rheumatol. (Orthop.) 84 · **ZB** Plast. Op. 82 · **TW a)** Seit 82 OA Orthopädie **b)** 84–88 Rheumatol. (Orthop.) · Seit 88 Ltd. Arzt Abt. Orthop. Hand- u. Rheumachir. Orthop. Univ.-Klin. GHS Essen (Schlegel) **c)** Ltd. Arzt Abt. Orthop. Hand- u. Rheumachir. · **S** Seit 88 Ltd. Arzt Abt. Orthop. Hand- u. Rheumachir. im Ev. Krhs. Essen-Werden
ZV Klin u Diagnost d sog Periarthritis humeroscapularis. Orthop Prax 12, 869–876 (1976) · Erg na Alloarthroplastik traumat geschädigt Fingergelenke. Handchir 9, 213–217 (1977) · Bhdlgsrichtlinien na Ellenbogengelenkarthrolysen. Orthop Prax 14, 148–151 (1978) · Mikrochir i d Orthop. Schlesw Holst Ärztebl 9, 567–571 (1978) · Zusätzl Indikat z Denerviergsop a Handgelenk na Wilhelm. Orthop Prax 16, 393–396 (1980) · Uns Techn z Bhdlg d kontrakten Daumenkommissur. ebd 16, 412–415 (1980) · 4 Jahre als Entzündg verkannt Glomustumor. Handchir 13, 288–290 (1981) · Z Diffdiagn v Weichteiltumoren d Hohlhand: Aneurysma cirsoideum d A ulnaris. ebd 13, 305–306 (1981) · Z Arthrograph d fibrös versteiften Schultergelenkes. H Unfallheilkd 153, 501–505 (1981) · D Mobilisat d Schultersteife i Narkose. Indikat, Techn u Erg. ebd 153, 505–509 (1981) · Op Bhdlg v Handgelenksganglien. Chir Praxis 29, 355–359 (1981/82) · Mobilization of frozen shoulder under general anaesthesia. Acta Orthop Belg 49, 267–274 (1983) · Diffindikat d endoprothet Bhdlg d Rhizarthrose. Orthop Prax 19, 645–649 (1983) · Nervenkompressionssyndr a d ob Extremität m Beisp

selt Läsionen. Z Orthop 122, 221-224 (1984) · Z
Osteoid-Osteom a Handskelett. Handchir 17 (Sonderheft), 66-68 (1985) · D postop Bhdlg d Manschetten-
ruptur. H Unfallheilkd 180, 93-98 (1986) · Ergothera-
peut Hilfen z Diagnost unklarer Handgelenksschmer-
zen. Besch Therap Rehab 27, 285-291 (1988) · Mittelfrist Bhdlgserg m d Francobal®-Endoprothese b Rhizarthrose. Handchir 20, 301-305 (1988)
MH Schulterschmerzen u Rupt d Rotatorenmanschette.
Hefte Unfallheilkd 180. Berlin: Springer 1986 · Schul-
terendoprothetik. ebd 1986, engl Ausg 1987, jap Ausg
1988 · Schulterschmerzen u Rupt. Jap Ausg Tokyo:
Springer 1987
BV D Schmerz b Erkrankgn d Rotatorenmanschette.
In: Diagn u Therap d Schmerzes. Uelzen: ML 1980 ·
Anatom u funktionel Grundlagen z Wahl v Nahtmitteln
u Nahttechniken i d Handchir. In: Mod Nahtmaterialien u Nahttechn i d Chir. Berlin: Springer 1982 · Längerfrist Erfahrgn m d Narkosemobilisat b Schulterstei-
fen. In: Periartikul Schultererkrkgn, Bd 8. Uelzen: ML
1984 · Folgezustände na Verletzgn d ob Extremitäten i
Kindesalter. In: D Kind i d orthop Praxis. Prakt Orthop
14. Bruchsal: Storck 1984 · Mittelfrist Bhdlungsergeb-
nisse d Sattelgelenksarthrose m d Francobal®-Endopro-
these. Bibl f Handchir. Stuttgart: Hippokrates (im
Druck) · Längerfrist Erg m d Swanson-Implantat b
Rhizarthrose. ebd

Hellberg, Klaus, Prof. Dr. med., Chefarzt, Abt. Herz- u.
Gefäßchir. Robert-Bosch-Krhs. Stuttgart, Auer-
bachstr. 110, 7000 Stuttgart 50 · *08. 11. 41 Hamburg ·
A 69, Köln · D 70, Göttingen · AG Kreislaufassistenz ·
Herzstoffwechsel · FG Chirurgie 08/80 · TG GefChir
08/80, Thorax- u. KardiovaskularChir 08/80 · H 77,
Göttingen · P 82, Göttingen · TW b) 07/78 OA Klin.
Thorax-, Herz-, Gefäßchir. Univ. Göttingen (Koncz) ·
04/82 Komm. Vorsteher Abt. Thorax-, Herz-, Gefäß-
chir. Univ. Göttingen c) Chefarzt Herz- u Gefäßchir. ·
S Seit 10/84 Chefarzt Abt. Herz- u. Gefäßchir. Robert-
Bosch-Krhs. Stuttgart
ZV The coronary microcirculation in the potassium
chloride arrested heart. J Mol Cell Cardiol 2, 221-230
(1971) · Studies on the coronary microcirculation by direct visualisation. Am J Cardiol 29, 593-597 (1972) ·
Medikamentös bedingtes postop Nierenversagen na
herzchir Eingriffen. Thoraxchir 23, 396-399 (1975) ·
Mechan Unterstützg d rechten Vorhofes. E neues therap Prinzip na Korrektureingriffen b Trikuspidalatrea-
sie. ebd 25, 400-404 (1977) · Early stenosis and calcifi-
cation of glutaraldehyde-preserved porcine xenografts
in children. Thorac Cardiovasc Surg 29, 275-281 (1981)
· Stabilization of flail chest by compression osteosynthesis - experimental and clinical results. ebd 29,
275-281 (1981) · Late results of below-knee arterial revascularization with glutaraldehyde-tenned umbilibal
vein material. Res Clin Forms 4/3, 79-85 (1982) · Probl
u Erg na Herzklappenop. Dtsch Med Wochenschr 112,
1790-1796 (1987) · Klin d globalen Ischämie d Herzens. Z Kardiol 76 [Suppl 4], 25-30 (1987)
BV Einsatz d intraaortalen Ballongegenpulsat b postop
Low Output Syndrom. In: Grundlagen d intraaortalen
Ballongegenpulsat i Intensivmed, Notfallmed, Anaesthesiol Bd 6: Intraaortale Ballongegenpulsat (IABP).
Stuttgart: Thieme 1977 · Aktuel Bedeutg d Kreislaufas-
sistenzsyst i d Herzchir. In: Herzchir 1982. Bad Oeyn-

hausen 1982 · Untersuchgn z hämodynam Effektivität
d externen Gegenpulsat (ECP). In: ebd

Hellbrügge, Theodor Alexander, Dr. med., Chefarzt,
St. Franziskus-Hosp. Chir. Abt., St. Franziskusstr. 2-4,
5788 Winterberg · *20. 08. 44 Berchtesgaden · A 71,
München · D 70, München · AG 08/73-01/74 Neur-
Chir. München · 01/77-06/78 Thoraxchir. ·
01/78-01/79 PlastChir. · 01/83-05/84 GefChir. ·
FG Chirurgie 08/81 · TG UnfChir 05/83 · TW
a) 08/81-05/84 Chir. Klin. u. Poliklin. Klinikums
Rechts d. Isar, München · 06/84-04/86 Abt. Allg. UnfallChir. Städt. Krhs. München-Bogenhausen (Snopkowski), Akad. Lehrkrhs. TU München · 05/86-12/88
Abt. f. Chir. Robert-Bosch Krhs. Stuttgart (Emmermann), Akad. Lehrkrhs. Univ. Tübingen
b) 09/81-05/83 UnfChir. **c)** Chefarzt Chir. Abt. · **S** Seit
89 Chefarzt Chir. Abt. St. Franziskus-Hosp. Winterberg

Helldorfer, Bernd Walter, Dr. med., Ltd. Oberarzt,
Kreiskrhs. Niebüll, Gather Landstr. 75, 2260 Niebüll ·
*21. 04. 43 Chemnitz · A 72, Niebüll · D 74, Kiel ·
FG Chirurgie 10/77 · TW **a)** 77-78 Krankenanst. Gilead GmbH, Bielefeld (Wellmer) · Seit 78 Kreiskrhs. Niebüll (Meißner) **c)** Ltd. OA
ZV Entartg e chron Ulcus cruris b nicht behandeltem
primären varikösen Symptomenkomplex. Chir Praxis
27, 373 (1980) · Rezidivier Dünndarmileus b persistier
Ductus omphaloentericus. ebd 32, 491 (1984)

Heller, Eitel-Fritz, Dr. med., niedergel. Chir., Minnesän-
gerstr. 11, 7980 Ravensburg-Schmalegg · *11. 07. 22
Leipzig · A 45, Leipzig · D 45, Leipzig · AG Chir. ·
FG Chirurgie 54 · TW **c)** Niedergel. Chirurg · **S** 74-87
Chefarzt Chir. Abt. Städt. Krhs. Ravensburg · Seit 88
Niederl. Ravensburg

Hellerer, Oskar, Dr. med., Oberarzt, Klin. Dr. Michael
Schreiber, Chir. Klin., Scheinerstr. 3, 8000 München 80
· *09. 03. 47 München · A 74, München · D 72, München · AG 10/72-04/76 Anatomie München ·
04/76-10/81 Chir. Poliklin. Univ. München · FG Chirurgie 10/81 · TG UnfChir 03/89 · ZB Sportmed.
06/89 · TW **a)** 11/81-09/82 StatArzt Intensivstat. Chir.
Poliklin. Univ. München (Holle) · 10/82-12/82 Stat-
Arzt Abdominalchir. Chir. Klin. Dr. H. Rinecker München (Rinecker) · Seit 83 OA Klin. Dr. M. Schreiber
München **c)** OA Chir.
ZV Topograph d Lebervenenmündg. RÖFO 125, 243
(1976) · Die A thyreoidea ima - eine chir bedeuts Va-
riation. Chir Praxis 24, 413 (1978) · Eisenresorpt na Gastrekt. Med Klin 73, 1543 (1978) · Modell z Studium v
Einflüssen auf d Fraktheilg. Tierexp Untersuchgn. Langenbecks Arch Chir [Suppl] 189 (1979) · Varizenchir-
Topograph d Tiefenanastom d Untschenkels. Chir Praxis 25, 407 (1979) · Totale Atrophie d link Leberlappens. Chir Praxis 26, 49 (1979) · Verlaufskontrolle d
Knochenbruchheilg m Hilfe nuklearmed Untersuchgsmeth. Langenbecks Arch Chir 349, 621 (1979) · Selekt
proximal Vagotomie m u ohne Pyloroplastik, Langzeituntersuchgn a Rattenmagen. Z Gastroenterol 18, 74
(1980) · Säureredukt na SPV u na H2-Rezeptoren-Blok-
kade. Z Gastroenterol 18, 126 (1980) · Modell z Studium d prim u sekund Fraktheilg. Nuklearmed Verlaufskontrolle. Zentralbl Chir 105, 338 (1980) · Fracture

healing under Factor XIII medication. Arch Orthop Trauma Surg 97, 157 (1980) · Magenschleimhautveränd na selekt proximal Vagotomie (SPV) m u oh Pyloroplastik b Karzinogenexposit (MNNG), Tierversuche. Zentralbl Chir 106, 1242 (1981) · Gallensäurenreflux na op Eingriffen a Rattenmagen. Langenbecks Arch Chir 356, 159 (1982)
BV Neurale Pylorusveränderngn b Gastro-Duodenal-Ulcus. In: Nicht-resezier Ulkuschir. Berlin: Springer 1980 · Exp Staseulkus na SPV. In: ebd · Influence of motility on the pathogenesis of gastric ulcer. In: Vagotomy and pyloroplasty. Berlin: Springer 1980 · Significance of neural and muscle changes in the antro-pyloric area. In: ebd · Risikofakt z Karzinogen na resezier u nichtresezier Eingriffen a Magen (tierexp Untersuchgn). In: 100 Jahre Ulkus-Chir, Konserv u chir Therap heute. München: Urban & Schwarzenberg 1982 · Mucosaveränderngn u Gallensäurenreflux na SPV u Resekt d Rattenmagens un Karzinogenexposition. In: Erg d Chir Onkol. Stuttgart: Enke 1983 · Fraktheilg na Gabe v Faktor XIII. In: Gerinnungsfaktor XIII. München: Urban & Schwarzenberg 1983

Helmig, Hermann, Dr. med., Ltd. Arzt, Klin. Seeschau, Bernrainstr. 19, CH-8280 Kreuzlingen · *31.07. 23 Basel/Schweiz · **A** 48, Basel · **D** 49, Basel · **AG** AllgChir. · Orthop. Chir. · **FG** Chirurgie 56 · **TW a)** 49 Chir. Univ.-Klin. Basel (Schürch) · 50 Sanatoria populaires de Leysin (Morin, de Rham) · 51–52 Sanatorium Agra bei Lugano/Tessin (Froehlich, Brunner, Sciaroni) · 52 Chir. Abt. Diak. Spit. Riehen/Basel (Geigy) · 53–60 Chir. Abt. thurg. Kantonsspit. Winterthur (Glatthaar) · 61–62 Spezialärztl. Praxis i. Saanen-Gstaad mit chir. Tätigkeit a. Bezirksspit. Saanen · 62–83 Chefarzt Kreisspital Bauma/Schweiz · Seit 83 Ltd. Arzt Privatklin. Seeschau Kreuzlingen/Schweiz **c)** Ltd. Arzt · **S** 62–83 Chefarzt Kreisspital Bauma/Schweiz · Seit 83 Ltd. Arzt Privatklin. Seeschau Kreuzlingen/Schweiz
ZV Choliformes Syndrom als Komplikat b Antibiotika-Therap. Schweiz Med Wochenschr 1954, 1382 · Erfahrgn mit diagn Angiocholegraph u perop Radiomanometrie b Cholelithiasis. Ein Beitr z Probl d Gallenwegdiagn. ebd Beiheft zu 1956, 596 · Z chir Therap d Lungenblastomykose. Ref d 44 Jahresvers d Schweiz Ges für Chir St Gallen. Helv Chir Acta 24, 387 (1957) · Quere Darmruptur du stumpf Bauchtrauma. Ref d 43 Kongr f Unfmed u Berufskrankhtn 1957 Schaffhausen. Z f Unfmed u Berufskrankhtn 4 (1958) · Üb sogen Spontanrupturen v Hernien. Schweiz Med Wochenschr 662 (1958) · Zum Probl d Phählgsverletzgn. Bruns Beitr Klin Chir 196 (1958) · Zur perop Darstellg d ob Gallenwege. Ref d 46 Kongr d Schweiz Ges für Chir Locarno. Helv Chir Acta 26, 510 (1959) · Idiopath Invaginat m Spontansequestrat i Bereich d Rektums. Praxis 53, 1650 (1964) · Therapeut Erfahrg m e neuen Pyrazol-Abkömmling b stumpfen Weichteiltraumen. ebd 56, 1003 (1967) · Wundheilg u Serotoninantagonismus (e tierexp Untersuchg). ebd 58, 337 (1969) · D eosinophile Knochengranulom. Helv Chir Acta 39, 479 (1972) · D chron Cholecystitis. 1988

Henning, Hans-Ernst, Dr. med., Chefarzt, Chir. Abt. Städt. Krhs. Herbolzheim, Bismarckstr. 19, 7834 Herbolzheim · *26.07. 26 Fritzlar · **A** 54, Freiburg · **D** 56, Freiburg · **AG** 11/54–07/56 AllgChir., UnfChir., Inn.

Med. Univ.-Klin. Freiburg · 09/56–06/58 Chir. Kreiskrhs. Aalen · 07/58–03/64 Chir. Univ.-Klin. Tübingen · **FG** Chirurgie 07/61 · **TW a)** 07/61–03/64 Wissenschaftl. Ass. Chir. Univ.-Klin. Tübingen (Dick) · 04/64–07/73 OA Chir. Abt. Städt. Krhs. Herbolzheim (Sickinger) · Seit 08/73 Chefarzt Chir. Abt. ebd. **c)** Chefarzt Chir. Abt. · **S** Seit 73 Chefarzt Städt. Krhs. Herbolzheim
ZV D Werte d Insulin u Para-Amino-Hippurinsäure (PAH) Clearance b normal ernährten Hund. Arztl Forsch 14, 421 (1960) · Typ Verletzgsmechanismen dur Garten- u Haushaltsgeräte. Orthop Traumatol 9, 13 (1962) · Intravenöse Kurznarkose b urolog Untersuchgn. Medizin heute 16, 209 (1967) · Selten Form d Darminvaginat b Erwachs. Med Welt 18, 2856 (1967) · Beitr z d gutart Dünndarmtumoren. ebd 20, 511 (1969)

Henßge, Ernst Joachim, Prof. Dr. med., Klinikdirektor, Klin. Orthop., Med. Universität, Ratzeburger Allee 160, 2400 Lübeck · *21.12. 27 Dresden · **A** 54, Kiel · **D** 54, Kiel · **AG** Fuß · Skoliose · Implantate · **FG** Orthopädie 06/60 · **ZB** Physikalische Therap. 04/82 · **H** 63, Kiel · **P** 69, Kiel · **TW b)** Orthop. 60–70 Ass. u. OA Orthop. Klinik Kiel **c)** Dir. Klin. Orthop. · **S** Seit 70 Klinikdir. Orthop. Klin. Lübeck
ZV Z Diagnost u Therap d umschrieb Riesenwuchs v Typ Klippel-Trénaunay. Z Orthop 94, 83–88 (1960) · **D** talo-calcaneale Knochenbrücke. ebd 94, 88–93 (1961) · Elektromyograph Befunde d Rückenmuskul na Poliomyel u b idiopath Skolio. ebd 96, 324–334 (1962) · **D** Arthros deformans d Patellagleitweg. Zentralbl Chir 87, 1381–1387 (1962) · Elektromyograph Beitr z Skoliosenprob (Habilschrift Kiel, 1963 gekürzt). Z Orthop 99, 167–195 (1964) · Therapeut Erfahrgn b angebor Plattfuß m vertik Talus. Arch Orthop Unfallchir 59, 74–78 (1966) · Volkmann-Kontrakt u schnürender Verband. Beitr Orthop 15, 27–28 (1968) · Radiolog Befun begindr Adoleszkyphose (M Scheuermann). RÖFO 108 58–62 (1968) · Perinat traumat Epiphysenablösg a Humerus- u Femurkopf. Arch Orthop Unfallchir 66, 114–126 (1969) · **D** Zeitfakt i d Entwickl cervic Osteochondr. Z Orthop 107, 62–65 (1969) · **D** fibulo-ulnare Hypoplas m kurgelförm Knochgelnk, Strahldefektn u Synostos. ebd 107, 502–516 (1970) · **Z** Prophyl d Hüftlux u d Hüftdyspl du Prüfg d Schnapp-Phäno a d Neugeborhüfte. ebd 109, 380–408 (1971) · Langztverläuf v 21 Kahnbeinfrak. ebd 113, 713–714 (1975) · Stützg u Ruhigstellg d HWS m e anatom Cervicstütze. Tägl Prax 16, 539–542 (1975) · Anatom richt Design v Femurschaftimplant. Z Orthop 118, 592 (1980) · 113 Re-Op wg Endoprothschaftlockrg – eig Erfahrgn u Konsequ. ebd 120, 244–249 (1982) · **D** anatom angepaßt Endoproth d proximal Femurend. ebd 123, 821–828 (1985) · Gegoss spongiös-metal Implant. Focus Med Hochschule Lübeck 2, 221–233 (1985) · Anatom angepaß Hüftendoproth m spongiös-metall Obfläche. Chir Praxis 37, 503–512 (1987) · Aufrichtg u Stabilisierg v Fersbeinfrakt m Metallspong u autolog Knochentransplant. H Unfallheilkd 200, 703–704 (1988) · Casted femur-knee endoprosthesis with spongy metal surface and length adaption in situ. In: New developments for limb salvage in musculoskeletal tumors. Tokyo: Springer 1989, 633–648
BV Fuß u Fußgelenke. In: Hdb d med Radiol, IV/2. Berlin: Springer 1968

Hepp, Gerhard, Dr. med., niedergel. Chirurg, D-Arzt, Gartenstr. 46, 6000 Frankfurt/M. 70 · *04. 02. 33 Weyer · **A** 62, Gießen · **D** 64, Gießen · **AG** AllgChir. · Unf-Chir. · **TG** UnfChir 71 · **ZB** D-Arzt 71 · **TW a)** 71 Niederlassung als Chirurg u. D-Arzt · 71–81 Belegarzt i. Roten-Kreuz-Krhs. Frankfurt/M. **b)** Ambul. Unfallchir. u. ambul. AllgChir. **c)** Niedergel. Chirurg, D-Arzt · **S** Seit 11/71 Niederlassung Frankfurt
ZV Therap u Erg b d Bhdlg d Beckenringfrakt. H Unfallheilkd 91, 42 (1966) · Ändergn d Kapillarbild na Aortenisthmoplastik. Thoraxchir Vaskuläre Chir 15, 270 (1967) · Postop Blut i d Prostata-Chir. Bruns Beitr Klin Chir 215, 313 (1967) · D Cysten u Pseudocysten d Pankreas. Langenbecks Arch Chir 322, 740 (1968) · Z Klin d Thymus-Tumoren. Dtsch Med Wochenschr 93, 1646 (1968) · Therap u Erg b d Bhdlg d Diabetes v, währ u na Op. Welt 15, 949 (1968) · E Beitr z lokal Bhdlg v Brandwunden. Fortschr Therap 7, 317 (1968) · Therap d Lymphoedems a äuß Genitale. Langenbecks Arch Chir 325, 892 (1969) · D Kunstafter i Kindalt. Bruns Beitr Klin Chir 218, 437 (1971) · Vergl Untersuchgn üb Bhdlgserg d arter Früh- u Spätembolektomie. ebd 218, 458 (1971) · Verändergn d kapillarmikroskop Bildes b arteriosklerot Durchblutgsstörgn. Vergl Untersuchgn v u na Sympathektomie u Naftidrofuryl-Infusion. MMW 114, 565 (1972) · Pericarditis als Folge Haemoperikards na stumpf Thorx-Trauma. Med Unfhlkd 75, 131 (1972)

Hepp, Wolfgang, Prof. Dr. med., Ltd. Oberarzt, Chir. Klin. u. Poliklin. Univ.-Klinikum Rudolf Virchow, Standort Charlottenburg, Spandauer Damm 130, 1000 Berlin 19 · *03. 11. 41 Heidelberg · **A** 69, Düsseldorf · **D** 70, Düsseldorf · **FG** Chirurgie 11/77 · **TG** GefChir 07/80 · **H** 83, Berlin · **P** 88, Berlin · **TW a)** 01/70–12/77 Chir. Klin. u. Poliklin. Klinikum Charlottenburg, FU Berlin (Bücherl) **b)** 01/78–06/80 Abt. Thorax- u. Gefäßchir. Univ. Ulm (Vollmar) · Seit 09/80 Chir. Klin. u. Poliklin., Klinikum Rudolf Virchow, Standort Charlottenburg, FU Berlin (Bücherl, Neuhaus) **c)** Ltd. OA GefChir.
ZV D Aneurysma d infrarenalen Aorta abdominalis. Chirurg 51, 330 (1980) · Z kongenitalen Aplasie u Avalvulie d tiefen Beinvenen. Vasa 9, 316 (1980) · Aneurysm of the infrarenal abdominal aorta: principles and results of surgical treatment 1970–1979. Int Surg 66, 203 (1981) · D ischäm Dekubitus. Aktuel Chir 17, 162 (1982) · D axillo-fem Bypass als aorto-iliakales Rekonstruktionsprinzip b Risikopat. Langzeiterg d 10-J-Abschnittes 1970–1979. Langenbecks Arch Chir 357, 131 (1982) · Iatrogene Gefäßverletzgn. Entstehg, Bhdlg u Erg. Chir Praxis 31, 591 (1983) · Transplantatverschluß na aortofem Bifurkationsbypass: Ursach, therap Maßnahmen u Erg. Langenbecks Arch Chir 363, 83 (1984) · Chancen d Gefäßtransplantat-Erhaltg b tiefen Weichteilinfekt i d rekonstrukt Gefäßchir. Aktuel Chir 21, 52 (1986) · Management of infected grafts in reconstructive vascular surgery. Thorac Cardiovasc Surg 34, 265 (1986) · Carotis-Chir im höheren Lebensalter. Helv Chir Acta 53, 467 (1986) · The present state of research on artificial esophagus replacement. Life Supp Syst 4 [Suppl 2], 402 (1986) · Stellenwert d intraart digitalen Subtraktionsangiographie (i a DSA) b d Plang v Reop a Dialysefisteln. Angio 9, 41 (1987) · D Subclavian-Stehl-Syndr: Langzeiterg op Bhdlg. Angio Arch 15, 113 (1987) · D akute Ischämie-Syndrom d unt Extremität: e Krkhtsbild m

unbefriedigenden Bhdlgserg. Langenbecks Arch Chir 372, 639 (1987) · D Ausschälplast i Beckenarterienabschnitt: ein zu Unrecht vernachlässigtes therap Verfahren?! Zentralbl Chir 112, 1420 (1987) · Late results following extra-anatomic bypass procedures for chronic aortoiliac occlusive disease. J Cardiovasc Surg 29, 181 (1988) · Langzeitverlauf na Amp d unt Extremitäten weg AVK unt d Gesichtspunkt d Rehabil. Vasa 17, 186 (1988) · Bhdlgsprinzipien d inguinalen Nahtaneurysmas. Angio 10, 337 (1988) · Supragenualer fem-popl Bypass: autologe Vene oder Prothese? Helv Chir Acta 55, 427 (1988) · Wandel i therap Konzept d tiefen Wundinfektes na gefäßchir Eingriffen. Chirurg 60, 340 (1989)
BV Plastic material in the esophagus surgery: with polyurethanes better possibilities? In: Polyurethanes in biomedical engineering. Amsterdam: Elsevier 1984 · Früh- u Späterg extraanat Bypassverfahren b chron Beckenarterienverschluß im „höheren Lebensalter". In: Angiologie u Geriatrie. Wien: Robidruck 1984 · Z prophylakt Op a d A carotis interna. In: Berbd 5 Gemeins Jahrestag Angiol Ges Bundesrepublik Deutschland, Österreich u Schweiz. Gräfelfing: Demeter 1986 · Soll man im Stad d frischen ischäm zerebralen Insultes operieren? In: Indikator u op Fehler i d Chir. Berlin-New York: de Gruyter 1987 · Techn Fehlermöglchktn a d zentr Anastomose b aorto-fem Bifurkations-Bypass. In: ebd · D axillo-fem Bypass: ein auf lange Sicht z risikoreiches Verfahren – Fehler d Primärindikation? In: Risiko i d Chir – Analyse u Kalkulation. Berlin: de Gruyter 1987

Herberhold, Claus, Prof. Dr. med., Direktor, Univ.-HNO-Klin., Sigmund-Freud-Str. 25, 5300 Bonn 1-Venusberg · *23. 02. 38 Soest/Westf. · **A** 65, Stuttgart · **D** 63, Tübingen · **AG** Chir. d. ob. Luftwege · Onkologie im Kopf-Halsbereich · Felsenbeinchir. · Lymphol. · Neurootol. · **FG** Hals-Nasen-Ohren-Heilkunde 01/71 · **ZB** Plast. Op. 03/78 · **H** 72, Aachen · **P** 75, Bonn · **TW a)** HNO-Heilkd, Kopf- u. Hals-Chir. · 71–73 OA HNO-Klin. RWTH Aachen (Eickhoff) · 73–78 1. OA Univ.-HNO-Klin. Bonn (Becker) · 78–85 Klin. Dir. Univ.-HNO-Klin. Hamburg · Seit 85 Klin. Dir. Univ.-HNO-Klin. Bonn **c)** Klinikdir. HNO-Klinik · **S** 78–85 Dir. Univ.-HNO-Klin. Hamburg · seit 85 Dir. Univ.-HNO-Klin. Bonn
ZV Funktstörgn u Störgn d Geruchssinnes. Arch Otorhinolaryngol 210, 271–272 (1975) · Chem konserv menschl Trachea als Prothesenmaterial z Deckg trachealer Defekte. Erste Erfahrgn. Laryngol Rhinol Otol (Stuttg) 59, 453–457 (1980) · Physiol u Pathophysiol d Nasennebenhöhlen. Arch Otorhinolaryngol 235, 1–40 (1982)
MH Oto-Rhino-Laryngologie in Klin u Praxis · Kopfunf Hals-Chirurgie, 2 Aufl/Head and Neck Surgery, 2nd edn · Laryngologie, Rhinologie, Otologie. Z f Hals-Nasen-Ohren-Heilkd
BV D Lymphbahnen d menschl Schilddrüse. In: Exptelle Med, Pathol u Klin, Bd 24. Berlin: Springer 1968 · Nachweis u Reizbedinggn olfaktor u rhinosensibel evozierter Hirnrindensummenpotentiale sowie Konzept e klin Computer-Olfaktometrie. Opladen: Westdeutscher 1973 · Klin d Krankheiten d zervik Lymphknotensystems. In: Hals-Nasen-Ohrenhlkde i Praxis u Klin, Bd 3, 2 Aufl. Stuttgart: Thieme 1978 · Funktprüfgn u

Störungen d Geruchssinnes. Arch Otorhinolaryngol 210, 67–164 (1975) · Physiol u Pathophysiol d Nasennebenhöhlen. ebd 235, 1–40, 1982 (Kongrber)

Herdter, Falk, Dr. med., Chefarzt, Rosmann-Krhs., Zeppelinstr. 37, 7814 Breisach · *04. 01. 43 Stuttgart · A 71, Stuttgart · D 70, Freiburg · AG 70–75 Chir. Abt. Josefskrhs. Freiburg · 75–78 Herz- u. GefChir. Univ.-Klin. Freiburg · FG Chirurgie 05/77 · TG Gef-Chir 07/79 · TW a) 78–85 OA Chir. Abt. Josefskrhs. Freiburg · 86 Chefarzt · S Ärztl. Dir. Rosmann-Krhs. Breisach u. Chefarzt Chir. Abt.
ZV Exp Untersuchgn üb haemodynam Auswirkgn versch Vena cava-Sperr-Operationen. Chir Forum 1977 f exp u klin Forschg. Langenbecks Arch Chir 1977

Herfarth, Christian H., Prof. Dr. med., Ärztl. Dir., Chir. Univ.-Klin., Kirschnerstr. 1, 6900 Heidelberg 1 · *12. 08. 33 Breslau · A 59, Heidelberg · D 57, Heidelberg · AG Pathol. · Pathophysiol. · Organkonservierg. · FG Chirurgie 65 · TG KindChir nicht angegeben · H 66, Marburg · P 72, Freiburg · TW a) Bis 68 Chir. Univ.-Klin. Marburg (Schwaiger) · 68–73 Chir. Univ.-Klin. Freiburg (Schwaiger) c) Ärztl. Dir. · S 73–81 Ärztl. Dir. Abt. Allg. Chir. Klinikum Univ. Ulm · Seit 81 Dir. Chir. Univ.-Klin. Heidelberg
ZV Beitr z Probl d postop Ikterus. I Mittlg. Chirurg 35, 206 (1964), II Mittlg. ebd 36, 313 (1965) · Enzymolog Untersuchgn z Frage d postop Leberschädigg. Bruns Beitr Klin Chir 216, 504 (1968) · Untersuchgn z Einfluß d Hypothermie auf d Leber. I Mittlg. Bruns Beitr Klin Chir 217, 363 (1969), II Mittlg. ebd 217, 454 (1969) · D histolog Bild d transplantierten Schweineleber i seiner Beziehg z Autoaggressionskrankhtn d Leber. Ber Pathol 145, 37 (1972) · Anastomosis of long-range esophageal atresia without colonic graft. Bull Soc Intern Med 23, 451 (1974) · Chir Bhdlg d Morbus Crohn. Chirurg 48, 557 (1977) · Organisat e interdisziplin Onkol aus chir Sicht. ebd 49, 529 (1978) · Tumorimmunolog Erkenntn – Konsequenz f d Chir. ebd 50, 1 (1979) · D Magenca. ebd 52, 193 (1981) · Chron entzündl Darmerkrkgn. Chir Therap: Indikat u Technik. Internist 22, 440 (1981) · M Crohn u Colitis ulcerosa – Standortbestimmg: Chir Aspekte. Chirurg 52, 749 (1981) · Überleggn z op Taktik b Präcancerosen u nicht-invasiven Ca d Mamma. ebd 53, 29 (1982) · Therapeut Möglchktn b locoregionären Rezidiven d Ca d Gastrointestinaltraktes. ebd 56, 492 (1985) · D kontinenzerhalt Proktocolectomie. ebd 75, 304 (1986) · Ca-prävent Opindikat b entzündl Darmerkrkgn. ebd 58, 221 (1987) · Kontinenzerhaltg b Adenomatosis u Colitis ulcerosa. Langenbecks Arch Chir 372, 391 (1987) · Surgical strategies in locoregional recurrences of gastrointestinal carcinoma. World J Surg 11, 504 (1987) · Surgical procedures for gastric substitution. ebd 11, 689 (1987) · Kontinenzerhaltg na Proktokolektomie. Dtsch Med Wochenschr 113, 519 (1988) · Lymphadenektomie b d Primärtherap colorectaler Ca. Chirurg 60, 139 (1989)
MH Bruns' Beitr 1968–74 · Aktuel Probl i Chir u Orthop 1974–84 · Langenbecks Arch Chir seit 1974 · Der Chirurg (Editor-in-Chief) seit 1982 · Deutsche Medizin (German Med J in China) seit 1982 · Recent Results in Cancer Research (RRCR) seit 1982 · World J Surg (Progr Symp – Adv Surgical Oncology) 1987
BV Kolonka. Diagnost, Therap, Zusatzmaßnahmen.

Aktuel Probl i Chir u Orthop. Bd 10. Bern: Huber 1979 · Gastric cancer. Berlin: Springer 1979 · Antibiotika-Prophyl i d allg Chir. Bern: Huber 1981 · D Bedeutg d Radikalität f d op Therap d Mammaca. In: D Erkrkg d weibl Brustdrüse. Stuttgart: Thieme 1982 · Probl d exptellen klin Chir. In: Recht u Ethik i d Med. Berlin: Springer 1982 · D Rolle d Optoleranz f d Radikalop d Rektumkrebspat. In: Rektumca. Stuttgart: Thieme 1983 · D Mammaca – e interdisziplin Situationsanalyse. Basel: Karger 1985 · Therapeutic strategies in primary and metastatic liver cancer. Recent Results in Cancer Research 100. Berlin: Springer 1986 · Gastric reconstruction. In: Surgery of the stomach. ebd 1988 · Palliative procedures for unresectable gastric carcinoma. In: Surgery of the stomach. ebd 1988

Herlyn, Gerrit, Dr. med., Ltd. Arzt, Unfall- u. Extremitätenchir. Ev. Krhs., An der Lutter 24, 3400 Göttingen-Weende · *30. 06. 32 Göttingen · A 59, Göttingen · D 59, Göttingen · AG AllgChir. · UnfChir. · Handchir. · FG Chirurgie 02/65 · TG UnfChir 08/79 · TW a) 01–04/60 Chir. Abt. Aurich-Sandhorst · 05/60–01/67 Chir. Abt. Ev. Krhs. Göttingen-Weende · 02/67–03/68 Chir. Klin. Bergmannsheil Buer · 04/69–10/80 OA Chir. Abt. Ev. Krhs. Göttingen-Weende c) Ltd. Arzt Unfall- u. Extremitäten-Chir. · S Seit 11/80 Ltd. AbtArzt Ev. Krhs. Göttingen-Weende
ZV Erfahrgsbericht üb Bündel-Nagelgn a d unt Extremität. Aktuel Traumatol 3/3, 153–159 (1973)

Hermjakob, Udo, Dr. med., Chefarzt, Ev. Krhs., Hindenburgstr. 56, 4980 Bünde · *24. 03. 34 Gütersloh · A 62, DÜsseldorf · D 59, Münster · AG Inn. Med. · Gynäkol. · Geburtshilfe · AllgChir. · UnfChir. · Gef-Chir. · Handchir. · FG Chirurgie 10/67 · TG UnfChir 05/73 · TW a) 68–71 Bad Oldesloe (v. Ondarza) · 71–73 Hamburg-Barmbek (Lindenschmidt) c) Chefarzt Unfallchir. Abt. · S Seit 77 Chefarzt Chir. Abt. Ev. Krhs. Bünde · Seit 09/83 Chefarzt Unfallchir. Abt. ebd.
ZV Cutisstreifenplastik. Chir Praxis 1967/68

Hernandez, Pablo, Dr. med., niedergel. u. D-Arzt, An Fronte Karl 10, 6728 Germersheim · *02. 11. 50 Valencia/Spanien · A 73, Valencia/Spanien · 86, Mainz · D 83, Heidelberg · AG Chir. · Thoraxchir. · Herzchir. · UnfChir. · GefChir. · FG Chirurgie 05/81 · TW a) OA Chir. Abt. Diakonissenkrhs. Speyer (Eckert) c) 87 Niedergel. D-Arzt · S Seit 04/87 niedergel. D-Arzt Germersheim

Hernandez-Richter, Hans-José, Prof. Dr. med., Ärztl. Dir. u. Chefarzt, Chir. Klin. Städt. Krhs. Köln-Holweide, Neufelderstr. 32, 5000 Köln 80 · *04. 02. 25 Murcia/Spanien · A 50, München · D 50, Erlangen · AG Chir. · UnfChir. · Urol. · FG Chirurgie 57 · Urologie 56 · TG UnfChir 71 · ZB Sportmed. 61 · H 64, Köln · P 70, Köln · TW a) 51–63 Chir. Univ.-Klin. München (Frey/Zenker) · 64–69 II. Chir. Lehrstuhl Köln (Schink) c) Ärztl. Dir. u. Chefarzt · S Seit 07/70 Ärztl. Dir. u. Chefarzt Chir. Klin. Städt. Krhs. Köln Holweide
ZV Vergl exptelle Untersuchgn üb d Bestimmg d Nierendurchblutg m d bubble flowmeter und Clearance d p-Aminohippursäure. Z Ges Exp Med 130, 505 (1958) · Exptelle Untersuchgn üb d Änderg d Nierenfunkt b künstl Hypotens dur Ganglienblocker. Langenbecks

Arch Chir 291, 614 (1959) · Z Frage d kontroll Hypotens i d urolog Chir. Z Urol 54, 189 (1961) · Aktuel Gesichtspunkte z Ersten Hilfe b Unfällen i Gebirge. MMW 104, 1336 (1962) · Z plast Deckg großer Hautdefekte a Schädel. Langenbecks Arch Chir 302, 46 (1962) · Kompress- u Pelotteneffekte b d Rödarstellg d Colons. Bruns Beitr Klin Chir 206, 195 (1963) · Exptelle Untersuchgn üb postop Wundruptur na Implantat v Walker-Ca a d Ratte. Z Ges Exp Med 138, 177 (1964) · Exptelle Untersuchgn üb d Beeinflussg d Wundheilg dur lösl Kollagen. ebd 106, 310–312 (1964) · Untersuchgn üb d Einfluß v löslich arteigenen Kollagen auf d exptelle Wundheilg. Langenbecks Arch Chir 308, 782 (1964) · Üb d Heilg u Beeinflussg exptell gesetzter Wunden dur lösl Kollagen. Virchow Arch Pathol Anat 339, 198 (1965) · D Einfluß v artfremdem Kollagen auf d Wundheilg i Tierexp. Langenbecks Arch Chir 313, 693 (1965) · Plast Hautersatz na Resekt malig Tumoren. Chir plast et reconstructiva 3, 163 (1967) · Z Therap u Progn d Lokalrezidivs b Mamma-Ca. MMW 110, 1729 (1968) · Neuere Vorstellg z Theorie d Wundheilg. Hippokrates 42, 332–345 (1971) · Z Diagnost u Klin d Mamma-Ca. MMW 113, 507–511 (1971) · Z Therap d Mammaca. ebd 113, 980–984 (1971) · Erfahrgn üb d Zeitpunkt d Versorgg v polytraumat Kranken. Med Welt 38, 312–314 (1977) · Rettgshubschrauber – Notarztwagen. ebd 28, 336–338 (1977)
MH Chir Intensivmedizin. München: Urban & Schwarzenberg 1985
BV Schußverletzgn d Brust- u Bauchraumes. In: Erg Chir Orthop, Bd 45. Berlin: Springer 1963 · Klin u exptelle Untersuchgn üb d postop Wundruptur. Habilitationsschrift, Köln, 1964 · Neuere Probl d Wundheilg. In: Int Surgery vol 48/4 (1967) · Plastiken u Transplantat. In: Lehrb d Chir. München: Lehmann's 1968 · D Wundheilg. Stuttgart: Thieme 1970 · D Kallusproblem. In: Pathophysiol Grundlagen d Chir. Stuttgart: Thieme 1975 · Wundheilg u ihre Störgn, chirurg Infekt. In: ebd · Vorgänge d Wundheilg. In: Chir d Gegenwart, Bd 1, Allg Chir. München: Urban & Schwarzenberg 1977 · Unfallschäden d Haut u d Unterhautfettgewebes. In: Chir d Gegenwart, Bd 4a, Unfallchir. ebd 1977 · Wundheilg u Wundbhdlg. In: Lehrb d Chir, 7 Aufl. Stuttgart: Thieme 1982 · Erfahrgn b d Versorgg v üb 500 polytraum Pat unt besond Berücksichtg d Thoraxverletzgn. Med Ges, Politik. Hartmannbund Jahrbuch 1985. Köln 1985

Herrmann, Günter, Dr. med., Chefarzt, Kreiskrhs. Grünstadt, Westring 55, 6718 Grünstadt · *13.06. 45 Berlin · **A** 72, Berlin · **D** 75, Berlin · **AG** 73 Chir. Intensivmed. · 74/75 KindChir. · 75/76 Unfchir. · **FG** Chirurgie 01/78 · **TW a)** 08/78–02/88 OA Chir. Abt. St.-Hildegardis-Krhs. Mainz (Höhle) **c)** Chefarzt · **S** Seit 02/88 Chefarzt Chir. Abt. a. Kreiskrhs. Grünstadt
ZV Phenylalanin-Konzentrat i Schweiß b Gesunden u Phenylketonurikern. Monatsschr Kinderhlkd 121, 484–485 (1973) · Horizontaler Bogenbruch d Brustwirbelsäule. Z Orthop 115, 622–623 (1977) · D Altersappendizitis – E Probl d geriatr Chir. Therapiewoche 27, 3356–3364 (1977) · Gutart Lebertumoren – Diagn u Therap. Leber Magen Darm 8, 94–100 (1978) · Op Therap d Schenkelhalsfrakt. Ärztebl Rheinl-Pfalz 41, 591–594 (1988)

Herrmann, Maria Elisabeth, Dr. med., Wiss. Mitarbeiterin, Univ.-Klinikum Rudolf-Virchow, St. Charlottenburg, Spandauerdamm 130, 1000 Berlin 19 · *04.04. 51 Landsberg/Lech · **A** 78, Heidelberg · **D** 82, Heidelberg · **AG** Chir. · Endokrine u. onkolog. Chir. · Zytogenetik Univ. Bremen · **TW c)** Wiss. Mitarbeiterin
ZV Disruption of microtubules by high affinity anti-tubulin. Biol Cell 1982 · Clinical results of coronary endarterectomy and assessment of graft function with thallium scintigraphy. Polish Surg Rev 1989 · Enddifferenz Rezidive v differenz Schilddrüsenmalignomen. Chir Praxis 1989 · Cytogenetic studies on 15 thyroid adenomas. Cancer Genet Cytogenet 1989
BV Z Opstrategie b differenz Schilddrüsenkarzinomen. In: Schilddrüse 1987. Stuttgart: Thieme 1989

Hertel, Peter, Prof. Dr. med., Chefarzt, Unfallchir. Abt. Univ.-Klin. Rudolf Virchow, Augustenburger Platz 1, 1000 Berlin 65 · *13.06. 43 Berlin · **A** 70, Berlin · **D** 69, Berlin · **AG** UnfChir. · Kniegelenkschir. · Mikrochir. · **FG** Chirurgie 04/75 · **TG** Plastische Chirurgie 10/79, UnfChir 10/76 · **ZB** Sportmed. 77 · **H** 78, Homburg/ Saar · **P** 78, Homburg/Saar · **TW a)** nichts angegeben **c)** Chefarzt, Unfallchir. Abt. · **S** Chefarzt, Univ.-Klin. Rudolf Virchow Berlin

Herter, Thomas, Dr. med., Gutachter, Am Berg Fidel 127, 4400 Münster · *26.02. 52 Hannover · **A** 78, Münster · **D** 80, Münster · **AG** Anästh. · NeurChir. · **FG** Neurochirurgie 86 · **ZB** Sportmed., Chirotherap. 88 · **H** i. Vorb. · **TW a)** 80–89 Klin. u. Poliklin. f. Neurochir. Münster (Walter) **c)** Gutachter in einer Landesbehörde
ZV Value of computerized tomography in follow-up studies after CSF-drainage. Acta Neurochir (Wien) 56, 258 (1981) · Cavernous hemangiomas in children. Child's Nerv Syst 4, 123–127 (1988) · D Stand d Diskuss b d cavernösen Hämangiomen d Gehirns. Aktuel Neurologie 15, 111–116 (1988) · Besonderhtn d cavernösen Hämangiome i Kindesalter. Neurochirurgia 31, 144–149 (1988) · Orbital cavernous hemangiomas. Neurosurg Rev 11, 143–147 (1988) · Problems in fibrin adhesion of nerves. ebd 11, 249–258 (1988) · The influence of factor XIII on the fibrosing of a nerve anastomosis in the rat. Exp med 189, 25–32 (1989) · Führen Fibrinklebermanschetten z Fibrosierg v Nervenanastomosen? Neurochirurgia 32, 16–20 (1989) · D Einfl d Fibrinklebg u ihrer wichtigsten Komponenten auf d Fibrosierg d Nervenanastomose. Unfallchirurgie 5, 221–229 (1989) · Gibt es e Präferenz b d Fibrinkleber f d Nervenanastomosierg? HNO 6, 255–258 (1989) · Z Stand d Fibrinklebg a Nerven. Z MKG-Chir 13, 140–144 (1989) · D Wahl d Thrombinkonzentrat b handelsübl Fibrinklebern f d Nervenanastomosierg. Handchir Mikrochir Plast Chir (im Druck) · D Beeinflussg d Regeneraterfolges e geklebten Nervenanastomose dur lokale Kortikoidapplikat. Unfallchirurgie (im Druck)
BV The diagnostic value of computerized tomography in follow-up studies after CSF drainage. Advances in Neurosurgery. Berlin: Springer 1982 · D Bedeutg u d Irrtumsmöglchktn b Auftreten e Mittelhirnsymptomat. In: Diffdiagn i d Neurochir. München: Urban & Schwarzenberg 1987 · Rückenmarksprozeße als zunächst nicht erkannte Ursache f e Hydrocephalus. In: ebd · D diagnost Bedeutg d EEG's b Hydrocephalus

posttraumaticus. In: Aktuel Probl d Neurotraumatol u klin Neuropsychol. Regensberg & Biermann 1987 · Z Normaldruckhydrocephalus u Hydrocephalus posttraumaticus. In: ebd

Herzog, Wolfgang, Prof. Dr. med., Chefarzt i. R., Robert Koch-Str. 2, 5270 Gummersbach 1 · *20. 04. 22 Kiel · **A** 45, Berlin · **D** 45, Berlin · **AG** 04/45–01/46 Chir. Eutin · 02/46–09/47 Traumatol. Urol. Kiel · 10/47–09/48 Pathol. Kiel · 10/48–09/49 Inn. Marburg/L · 10/49–10/60 Chir. Köln · **FG** Chirurgie 05/51 · **H** 55, Köln · **P** 62, Köln · **TW a)** 51–60 Chir. Univ.-Klin. Köln (Hoffmann) · 51–53 Volontärass. u. StatArzt ebd. · 53–60 OA ebd. **c)** Prüfgsvors. Ärztekammer Nordrhein-Westfalen · **S** 60–84 Chefarzt Chir. Abt. Krhs. Gummersbach · 84–88 Proktol. Prax.
ZV Herz-Gefäßmißbldg: Fehlen d Aortenbogens. Frankf Z Pathol 59, 454 (1948) · Ca-Metastasiergn i d quergestr Muskulatur. Zentralbl Allg Pathol 85, 217 (1949) · Morphol u Pathol d Lig flavum. Frankf Z Pathol 61, 250 (1949) · Gefäßhist d Magens u Zwölffingerdarmes b Ulc ventr u duod. Bruns Beitr Klin Chir 184, 74 (1952) · Akut tiefes Zwölffingerdarmgeschwür – e Durchblutungsstörg. MMW 94, 2419 (1952) · Pathogen d Priapismus. Langenbecks Arch Chir 277, 422 (1953) · Probl d Nierentbk. Landarzt 32, 124 (1956) · Erg Whitehead Haemorrhoidenop. Zentralbl Chir 81, 365 (1956) · Z Mikroangiographie. RÖFO 86, 124 (1957) · Transoss Venograph d Hüftgelenkes. Medizinische 9, 378 (1959) · Kunstfehlergutachten. H Unfallheilkd 60, 41 (1959) · Küntscher-Nagel u Rush-Pin. Zentralbl Chir 29, 1563 (1960) · Probl d med Schenkelhalsfrakt. Langenbecks Arch Chir 299, 200 (1962) · 2 benigne Gallengangstumoren u d Bedeutg d Radioscopie. Chirurg 33, 497 (1962) · Postop Gallensteinileus-Recidiv. Chirurg 34, 562 (1963) · Akute art Thromb n stumpfem Bauchtrauma. Monatschr Unfallhkd 67, 532 (1964) · Modell e Mittelstadt z chir Erstversorg a Unfort (Gummersbach). Langenbecks Arch Chir 325, 268 (1969) · Akut Abdom u peranale Blutg. Coloproctology 5, 296 (1983) · Fournier Gangrän – auch b Frauen? Zentralbl Chir 112, 564 (1987) · Katastrophenmed. Zivilverteidigung 1, 54 (1988)
BV Indikat d Küntscher-Marknagelg b 1125 Frakt. In: D Marknagelg. Berlin: Saenger 1950 · Notfälle i d Lungenklin u Thoraxverletzgn. In: Klin d Lungenkrankht. Stuttgart: Schattauer 1964 · Indikat u Method d Splenoportograph. In: Lehrbh d röntg Diffdiagn, Bd II, Erkrankg d Bauchorg. Stuttgart: Thieme 1964 · Soforttherap b Notsituat i Verl d Herzinfarktes u Probl d Herzschrittmacherimplant. In: D Herzmuskelinfarkt. Stuttgart: Enke 1971 · D Wert d Lymphograph f d Allgchir. In: Angiograph u ih Fortschr. Stuttgart: Thieme 1972 · Sicherhgurtverletzgn. Forschgsber d Bundesanst f Straßenwesen. Ber Unfforschg Köln 1979 · Gründe f Fehlbelegungen i Krhs. Forschgsber d Bundesminst f Arbeit u Sozialordng Bonn 1988 · 25 J Notarztdienst i Oberb Krs – Gummersbacher Modell. Bonn: Osang 1988

Heumüller, Reinhard, Dr. med., Assistenzarzt, Chir. Klin., Kreiskrhs. Rendsburg, Lilienstr. 20–28, 2370 Rendsburg · *21. 11. 50 Oer-Erkenschwick · **A** 78, Frankfurt/M. · **D** 78, Frankfurt/M. · **AG** 02–07/79 Chirurgie Heide · seit 08/79 Rendsburg · **FG** Chirurgie

04/86 · **TG** UnfChir 06/88 · **TW a)** Chir. Klin. Kreiskrhs. Rendsburg (Jaquet) **c)** AssArzt im TG UnfChir.

Heydenreich, Wolfgang Karl Walter, Dr. med., Ltd. Arzt, Unfallchir. Abt. Krhs. Bethanien, Bethanienstr. 1, 4130 Moers · *05. 05. 36 Frankfurt/M. · **A** 66, Stuttgart · **D** 63, Freiburg/Br. · **AG** Unfall- u. Wiederherstellungschir. · **FG** Chirurgie 72 · **TG** UnfChir 73 · **ZB** Sportmed. 78 · Chiropraxis 79 · **TW b)** UnfChir. Univ.-Klin. Bergmannsheil, Bochum (Rehn) **c)** Ltd. Arzt Unfallchir. · **S** Seit 02/85 Ltd. Arzt Unfallchir. Abt. Krhs. Bethanien, Moers
ZV Ätiol u Therap d Achillessehnenrupt. H Unfallheilkd 121 (1974) · Fehlstellgn u Pseudarthr. Monatschr Unfallhkd 78, 222–231 (1975)

Heymann, Joachim, Dr. med., Gutachter, Danzigerstr. 12, 6305 Alten-Buseck · *07. 07. 19 Luckenwalde · **A** 44, Breslau · **D** 44, Breslau · **AG** AllgChir. · UnfChir. · Hand- u. PlastChir. · **FG** Chirurgie 04/50 · **TW a)** 44–46 Kriegsdienst · 46 Neurol. Krhs. Bad Bramstedt (Cohnen) · 46–49 Chir. Krhs. Bad Bramstedt (Zehrer) · 50–56 OA Krhs. Groß-Sand, Hamburg-Wilhelmsburg (Gebauer) · Seit 56 San. Offz. i. d. Bundeswehr BW-Krhs. Gießen · 70–79 Ltd. Arzt Chir. Abt. BW-Krhs. Gießen · 80–86 Handchir. Vertragsarzt Ev. Krhs. Gießen **b)** Handchir. 60 3 Mon. München (Zenker, Schink) · 62 1 Mon. Sahlgrenzka Sjukhuset Göteborg/Schweden (Moberg) · 64 6 Wo. Derbyshire Royal Infirmary, Derby/England (Pulvertaft) · 68 1 Mon. Bürgerspital Basel (Allgöver) · 70 1 Mon. Handchir. Orthop. Service Walter Reed Hosp. Washington (Baker) · 72 1 Mon. Georgetown Univ. Hospital Washington (Hufnagel) **c)** Gutachter- u. Schlichtungsstelle LÄK Hessen u. Rhld. Pfalz, wissenschaft. Beratertätigkt. b. Mundipharma GmbH/Limburg · **S** 70–79 Ltd. Arzt Chir. Abt. BW-Krhs. Gießen · 80–86 Handchir. Vertragsarzt Ev. Krhs. Gießen
ZV Beitrag z temporären Sympathicusausschaltung. Ärztl Wochenschr 39 (1950 · Z Behandlg chron Unterleibsentzündgn. Ärztl Praxis 22 (1951) · Z heutigen Stand d Behandlg v Verbrenngn. Bruns Beitr Klin Chir 4 (1952) · Gallensteinpenetration i d Bauchdecke. Med Klin 44 (1953) · Neuzeitl Bhdlg v Verbrenn. Die Umschau 5 (1953) · Lokalanaesthes m Hyaluronidasezusatz. Dtsch Med Wochenschr 33–34 (1954) · Lok Schmerzbekämpfg b Verbrenn. Med Klin 15 (1954) · Neuer Weg z schmerzfreien Verbandwechsel. Anstalt Umschau 4 (1955) · Neuer Weg z Wundbhdlg. Ärztl Praxis 5 (1955) · Klin Erfahrgn m e neuen barbitursäurefreien Einschlafmittel. MMW 19 (1956) · Üb Erfahrgn m e neuen Depotpenicillin v verläng Wirkungsdauer (Tardocillin-Bayer) · Neuzeitl Handchir u ih Bedeutg f d San Wesen d Bundeswehr. Wehrmed Mittlg 12 (1958) · Beitr z Versorg v Handverletzgn. ebd 3 (1964) · Beitr z Traumatol d Handgelenks. Wehrdienst Gesundht 14 · Diagnost u therap Maßnahm b d offen u geschl Handverletzg. Wehrmedizin 3 (1967)

Hibbe, Arno Fritz, Dr. med., FA f. Chir. u. D-Arzt, Bismarckstr. 6, 2080 Pinneberg · *07. 10. 22 Hannover · **A** 59, Düsseldorf · **D** 57, Düsseldorf · **FG** Chirurgie 01/65 · **TW a)** 59–60 1. Chir. Abt. Allg. Krhs. Barmbek Hamburg (Junker) · 60–65 ebd. (Haenisch) · 66–69

Chir. Abt. Krhs. „Alten-Eichen" Hamburg (Schröder) **c)** FA f. Chir. u. D-Arzt · **S** Seit 70 Niederlassung als Chirurg u. D-Arzt
ZV Bhdlg d akut Pankreatitis. Med Welt 7, 369 (1963) · Neuere Erkenntn d Pankreatitistherap. ebd 46, 2489 (1964)

Hierholzer, Günther, Prof. Dr. med., Ärztl. Dir., BG Unfallklin., Grossenbaumer Allee 250, 4100 Duisburg 28 · *24. 04. 33 Engen/Hegau · **A** 61, Freiburg/Br. · **D** 61, Freiburg/Br. · **AG** 61-63 Biochemie Freiburg/Br. · 63-72 Chir. Bochum · **FG** Chirurgie 68 · **TG** UnfChir 72 · **H** 73, Essen · **P** 76, Essen · **TW a)** 63-68 StatArzt · 69-72 OA Chir. Klin. BG Krankenanst. Bergmannsheil Bochum **c)** Ärztl. Dir. UnfChir. · **S** Seit 72 Ärztl. Dir. BG-Unfallklin. Duisburg-Buchholz
ZV Über d Gehalt d Mäuseniere an energiereichen Phosphaten; Beeinflussg dieser dur Harnstoffbelastg. Diss Univ Freiburg 1961 · Repress d Synth v DPN-abhäng Glutaminsäurehydrogenase in Saccharomyces cerevisiae dur Ammoniumionen. Biochem Z 339, 175 (1963) · NH_4-Bestimmg m e enzymat Mikromethod b chir Krankhtsbildern. Langenbecks Arch Chir 316, 505 (1966) · Klin-exp Untersuchgn z chron posttraum Osteomyelitis. Habilschrift 1972 · Antibiotic therapy of chronic-traumatic osteomyelitis. J Bone Jt Surg 56, 4 (1974) · Ext fixation, classification and indication. Arch Orthop Trauma Surg 92, 175 (1978) · Untersuchgn z Leistg phagozytier Zellen b Pat m posttraum Osteomyelitis. Unfallheilkunde 82, 192 (1979) · Spätzustände na Luxat u Frakt d Fußes. Langenbecks Arch Chir 355, 443 (1981) · D posttraum Kniestrecksteife. Unfallchir 8, 328 (1982) · D Kniearthrodese. Unfallheilkunde 86, 122 (1983) · Posttraumat pseudarthroses. Arch Orthop Trauma Surg 102, 88 (1983) · Antibioticaprophylaxe i d Unfallchir. Chirurg 55, 222 (1984) · Unspez u spezif Infektabwehrmechanis b d chron posttraum Knocheninfekt. Unfallchirurgie 88, 255 (1985) · Peri- u postop Antibiotikaprophyl i d Unfallchir. Langenbecks Arch Chir 369, 615 (1986) · Wiederherstellg v Knochendefekten i Infekt an d unt Extremität. H Unfallheilkd 179, 220 (1987) · Op Hüftgelenkersatz m zementfreier Verankergstechn. Langenbecks Arch Chir 372, 465 (1987) · Bhdlg d posttraum Infekt. Chirurg 58, 694 (1987) · Luxat d Ellenbogengelenkes. Langenbecks Arch Chir [Suppl] II, 201 (1988)
MH Unfallchir. München: Urban & Vogel 1975 · Der Unfallchirurg. Berlin: Springer 1976 · Aktuel Chir. Stuttgart: Thieme 1987 · OP-Journal. ebd 1985 · Arch Orthop Traumat Surg. Berlin: Springer 1978 · Gutachtenkolloquium 1-4 Bd. ebd (Bd 1 1986, Bd 2 1987, Bd 3 1988, Bd 4 1989)
BV D posttraum Osteomyelitis. Stuttgart: Schattauer 1970 · Transplantatlager u Implantatlager v versch Op-Verfahren. Berlin: Springer 1980 · Hygieneanfordergn a e OP-Abt aus chir Sicht. ebd 1982 · PVP-Jod in d op Med. ebd 1984 · Korrekturosteotomie na Traumen a d unt Extr. ebd 1984 · Fix-ext-Osteosynthese (dtsch, engl, franz). ebd 1985 · Kongreßber d 49 Tagg d Dtsch Ges f Unfallheilkd. ebd 1986 · Prodrome dringl Krankheitsbilder. Melsungen: Bibliomed 1985 · Corrective osteotomies of the lower extremity after trauma. Berlin: Springer 1985 · Unfallchir - Aufgabenstellg i d Chir. ebd 1988 · Chir Handeln. Stuttgart: Thieme 1989

Hild, Josef Andreas, Dr. med., i. R., Oberlindau 23, 6000 Frankfurt/M. 1 · *18. 08. 13 Frankfurt/M. · **A** 38, Frankfurt/M. · **D** 39, Frankfurt/M. · **AG** St. Marienkrhs. Frankfurt/M. · 38 Inn. Abt. Städt. Krhs. Frankfurt-Hoechst · 39 Pathol. Inst. Frankfurt/M. · Med. Univ.-Klin. ebd. · 40 Inn. Abt. ebd. · 41-45 Chir. Univ.-Klin. ebd. · **FG** Chirurgie 02/46 · Urologie 12/51 · **TW a)** 46 Niederlassung FA f. Chir. u. Belegarzt Rot-Kreuz-Krhs. Frankfurt/M. **c)** Seit 80 i. R. · **S** 46-80 Niederlassung Frankfurt/M.
ZV Kryptorchism u seine op Bhdlg m gestielt Läppchenv Obschenkel. Bruns Beitr Klin Chir 170 (1939) · Bhdlg m Vit B1. Fortschr Therap 1941 · Diffdiagn d perfor Ulcus an Hand einig typ Beisp. Arch Klin Chir 205 (1944) · Techn d Cholangiograph während d Op i kleineren Krhs. Chirurg 1965

Hild, Peter Alexander, Prof. Dr. med., Oberarzt, Abt. f. Allg. u. Thoraxchir. Zentrum Chir. Justus-Liebig-Univ., Klinikstr. 29, 6300 Gießen · *04. 12. 47 Passau · **A** 75, Bamberg · **D** 74, Erlangen · **AG** 75-76 Chir. Klin. Bamberg · 77-82 Chir. Univ.-Klin. Gießen · **FG** Chirurgie 04/82 · **TG** UnfChir 12/85 · **H** 85, Gießen · **P** 87, Gießen · **TW a)** 04/82-12/83 AllgChir. Univ.-Klin. Gießen (Schwemmle) **b)** 01/84-12/85 UnfChir. ebd. (Ecke) **c)** Seit 01/86 OA AllgChir.
ZV Festigktsuntersuchgn am Fixateur externe unt Biegebeanspruchg. Unfallchirurgie 4, 77 (1978) · Fixateur externe - Verhinderg d Seitverschiebg. ebd 4, 124 (1978) · Bhdlgserg op-versorgt Frakt u Pseudarthrosen d Humerusdiaphyse. ebd 5, 42 (1979) · Biliodigest Anastomosen als Palliativeingriff b malig Verschlußikterus. Chir Praxis 26, 627 (1979) · Somatostatin b Dünndarmfisteln. Chirurg 51, 155 (1980) · Biliodigest Anastomosen b Verletzgn u benig Erkrkgn d Gallenwege. Med Welt 31, 846 (1980) · Komplikat na thoraxchir Eingriffen. Langenbecks Arch Chir 351, 277 (1980) · Le traîtement des metastases pulmonaires. La léttre chir 10, 1 (1981) · Maligne entartetes Steißbeinteratom b Erwachsenen. Chirurg 53, 117 (1982) · Tissue toxicity of CIS-Pt in hyperthermic isolated extremity perfusion. Anticancer Res 2, 17 (1982) · Le Somatostatine dans le traîtement médical des fistules du pancréas et de l'intestine grêle. Ann Chir 36, 193 (1982) · Levels of CIS-Pt in hyperthermic isolated perfusion. Anticancer Res 2, 255 (1982) · Sklerosiergstherap z Bhdlg d akut Varizenbltg. Notfallmed 8, 1414 (1982) · D Bronchialca im Wandel d Zeit. Med Welt 35, 464 (1984) · Stromafreie Hämoglobinlösg u isolierte Extremitätenperfus. Langenbecks Arch Chir 362, 119 (1984) · Perfluorocarbone (FDA 20) and extracorporeal circuit of isolated extremity perfusion. Tumori 7, 267 (1985) · Spätfolgen na Thoraxtraumen. H Unfallheilkd 174, 333 (1985) · Bhdlg enterokutan Fisteln m Somatostatin. Klinikarzt 15, 24 (1986) · Kryochir d Ösophagus u d Kardia. Aktuel Chir 21, 113 (1986) · Treatment of enterocutaneous fistulas with Somatostatin. Lancet 8597, 626 (1986)
BV Z Resektbhdlg v Lungenmetastasen. In: Akt Chir Onkol. Wien: Pharmazeutische Verlagsges 1980 · Fixateur externe u Minimalosteosynth b Frakt m Biegungskeil. In: Langenbecks Arch Chir [Suppl] Chir Forum. Berlin: Springer 1982 · Therap v intestin Fisteln. In: Klin Perspekt v Somatostatin. Tübingen: Attempto 1982 · D inhibitor Wirkg v Somatostatin auf d Sekretion v enterokutanen Duodenalfisteln. In: Langenbecks Arch

Chir [Suppl] Chir Forum. Berlin: Springer 1983 · Oxygenierbare Blutersatzstoffe (FDA)-Einsatz: Möglchkt i d isoliert Extremitätenperfus. In: Acta Chir Austriaca 1983 · D Rouxsche Schlinge b schwier Duodenalverschluß. In: D Roux-Schlinge. Weinheim: Editio Medizin 1984 · Kryochir b malig Stenosen v Speiseröhre u Cardia. In: Kongrber Österr Ges f Chir 1984 · Stromafreie Hämoglobinlösg – Einsatzmöglchkt i d isoliert Extremitätenperfus. In: ebd · Klin Erfahrgn b Einsatz v Somatostatin b enterokutanen Fisteln. In: Stilamin – Weiterentwicklg e modern Arzneimittelspezialität. Aulendorf: Editio Cantor 1985 · Z op Bhdlg d kleinzelligen Bronchialca. In: Acta Chir Austriaca 1986

Hildebrand, Henner, Dr. med., Ltd. Abteilungsarzt, Krhs. Neu Bethlehem, Humboldtallee 8, 3400 Göttingen · *18. 12. 47 Göttingen · A 74, Berlin · D 75, Berlin · AG Abdominalchir. · Transplantationschir. · Herzchir. · FG Chirurgie 10/82 · TG GefChir 10/84, Thorax- u. Kardiovaskularchirurgie 10/84, UnfChir 09/83 · ZB Sportmed. 08/85 · TW a) 82–84 OA Chir. Univ.-Klin. Göttingen b) 84–85 GefChir., ThKardChir. ebd. c) 10/85 Ltd. Abt. Arzt Chir. u. GefChir. · S Seit 10/85 Ltd. Abt. Arzt Krhs. Neu Bethlehem Göttingen

Hille, Robert, Dr. med., Chefarzt, Medizinialdirektor i. R., Breitschneidstr. 6, 8673 Rehau · *31. 01. 12 Schönlinde (Nordböhmen) · A 40, Prag, Protektorat Böhmen · D 39, Prag · AG Lungenchir., UnfChir., AllgChir. · FG Chirurgie 01/46 · TW a) 11/45–12/56 Inhaber u. Leiter Privatklin. f. Chir. Rehau · 56–02/76 Chefarzt u. ärztl. Dir. Kreiskrhs. Rehau c) Seit 02/76 Medizinaldir. i. R.

Hilpoltsteiner, Hans, Dr. med., Belegchirurg, Klinikum Josefinum, Widenmayerstr. 25, 8000 München 22 · *11. 01. 27 München · A 50, München · D 50, München · AG Schilddrüsenchir. · FG Chirurgie · TW a) Belegchirurg Klin. Josefinum München c) Belegchirurg · S Seit 01/61 Niederlassung, München

Hinderer, Ulrich T., Prof. Dr. med. Dr. med. u. chir., Direktor, Clínica Mirasierra, Masó 83, E-28034 Madrid · *21. 05. 24 Madrid/Spanien · A 51, Madrid · D 55, Düsseldorf · AG AllgChir. · Abdominalchir. · KindChir. · Orthop. · PlastChir. · FG PlastChir Spanien 01/64 · TG PlastChir BRD 80, UnfChir Spanien 01/64 · P 69, PlastChir. Madrid · TW a) 56–63 Chir. Dtsch. Krhs. Madrid b) 64–82 PlastChir. Dtsch. Krhs. Madrid c) Dir. Clinica Mirasierra de Cirugía Plástica-Estética, Madrid · S 66–80 Chefarzt Abt. PlastChir. Hosp. Infantil San Rafael · 70–82 Chefarzt Abt. PlastChir. u. Subdir. Dtsch. Krhs. · 82–83 Chefarzt u. Ärztl. Dir. Hosp. Humana, Madrid
ZV Blefaropl simple y ampl. Rev Esp Cir Plast 2/3, 229 (1969) · Berücks Hautspannungslinien Wundvers i Gesichtsber. Chir Plast Reconstr 6, 104 (1969) · Trat arrugas prof labio sup med implant subcut temporal de folios de silicona. Rev Esp Cir Plast 3/2, 151 (1970) · One-Stage rep of hypospadias: tech of penis tunnelization. Transact V Int IPRS Cong Butterworths of Australia 283 (1971) · Second rep of hypospadias failures. Plast Reconstr Surg 50/1, 13 (1971) · Nuevo trat perfor tabique nasal med colg vestibulo-labiales compuestos. Rev Esp Cir Plast 6/2, 121 (1973) · Blepharocanthopl

with eyebrow lift. Plast Reconstr Surg 56/4, 402 (1975) · Malar impl f improvem of facial appearance. ebd 56, 2 (1975) · Treatment of the aging face. Proc Plast Surg, Minerva Medica 79, 96 (1976) · Aesth plast correc of incompl testic feminiz. Aesth Plast Surg 3/3, 201 (1979) · The aging palp and periorb region. Transact VII IPRS Cong Brazil 1979 · Treat of postop inverted nipple. Aesth Plast Surg 7, 139–144 (1983) · Relationship betw protrusion of nasal tip and dorsum in rhinopl. ebd 8, 201–212 (1984) · Indikat u Bedeutg Aesthe-Plast chir. Handchir 16, 145–150 (1984) · An unusual case of gigantomasty. Aesth Plast Surg 8, 91–95 (1985) · Nerven Risikozonen b d Rhytidektomie. Handchir 18, 370–375 (1986) · The blepharo-periorbitopl: Anat basis. Ann Plast Surg 18, 5 (1987) · Otopl prominent ears. Aesth Plast Surg 11, 63–69 (1987) · Otopl f lop ears. ebd 11, 75–80 (1987) · Macrotia. ebd 11/81, 85 (1987)
MH 68–75 Red Rev Esp Cir Plast · 75–89 Chefred Rev Ib Lat Amer Cir Plast · 76–89 Mithrsg Aesth Plast Surg Springer
BV Subcut dermal-fat flaps: New indic and tech. In: Plast surg of the head and neck and the fem breast. Stuttgart: Thieme 1975 · The hairbearing preauricular rotation flap and add corrections in the treat of the aging face. In: Plast Wiederhers Chir. Stuttgart: Schattauer 1975 · The dermolipectomy approach f augm mammapl. In: Clin Plast Surg. Saunders 1975 · The dermal brassiere mammapl. In: ebd 1976 · Prevent unsatisf scarring. In: ebd 1977 · Hypospadias repair. In: Long-term res, plast and rec surg. Boston: Little Brown 1980 · Treatment of hypertrophy and ptosis: the dermal brassiere mammapl. In: Aesth breast surg. Baltimore: Williams & Wilkins 1983 · Aspectos psicol y psiq en cir plast. Aumento de la reg malar en perfilopl y como procedimiento adic de rejuvenec facial. Pl Mamarias de dermopexia. Hipospadias. Intersexo. In: Texto cir plast rec y est, Tomo I y II. Barcelona: Salvat 1985, 1986 · Gen managem and treatm of hypospadias includ short urethra, congen, fist, urethra duplex and compl. In: Acta med. Roma: Ediz Congr 1986 · Rhytidectomy: techn details. Malar impl in profilepl and as add proced in the aging face. Aging of the palp and periorb regions. Mammaplasty. In: Aesth plast surg, vol I, II, IV. Padova: Piccin 1988

Hintzen, Richard, Dr. med., niedergelassen, Moltkestr. 32, 5090 Leverkusen 1 · *25. 07. 23 Prüm/Eifel · A 50, Bonn · D 49, Bonn · AG Colon-Chir. · FG Chirurgie 04/55 · TW a) Chir. Klin. Städt. Krhs. Leverkusen (Pässler) · Chir. Klin. d. Städt. Krankenanst. Köln-Merheim (Schwaiger) · ebd. (Heberer) c) Niedergel. · S Seit 04/61 Niederlassung Leverkusen

Hinz, Arthur Peter, Dr. med., Assistenzarzt, St. Josefskrhs., Landhausstr. 25, 6900 Heidelberg · *06. 05. 47 Stade · A 82, Stuttgart · D 82, Heidelberg · AG Wirtschafts- u. Sozialwissensch. Univ. Heidelberg · Thoraxchir. ebd. · Kinderchir. ebd. · TW c) AssArzt in d. chir. Weiterbildg.
ZV Einseitige Pseudohypertr d M triceps surae b e neugeb Mädchen. Pädiatr Prax 38, 723–726 (1989)

Hinz, Joachim, Dr. med., angest. Arzt, Fa. Gist-brocades Pharma GmbH, Hertzstr. 2-4, 6900 Heidelberg · *28. 04. 43 Berlin · A 72, Stuttgart · D 76, Heidelberg ·

AG Wundbhdlg · sept. UnfChir. · Endoproth. · Gelenkchir. · **FG** Chirurgie 01/77 · **TG** UnfChir 09/79 · **TW a)** 02/77–07/77 Allg.- u. Unfallchir. Krhs. Bruchsal (Franke) **b)** 07/77–10/86 OA Unfallchir. Abt. Kreiskrhs. am Plattenwald, Bad Friedrichshall **c)** Leiter d. Med. Wiss. Abt. · S Seit 10/86 Leiter d. Med. Wiss. Abt. d. Firma OXO Chemie GmbH Heidelberg (seit 01/89 Namensänderung der Firma)
ZV Stimulat d Wundheilg dur Tetrachlordecaoxid (TCDO). Erg e randomisiert Doppelblindstudie. Fortschr Med 102/18, 523–528 (1984) · Local tetrachlorodecaoxide treatment to improve oxygen supply to non-healing wounds. Lancet, Sept, 630 (1984) · Bhdlg chron therapieresistent Wunden m d biokatalytisch aktivierbaren Sauerstoffträger Tetrachlordecaoxid. Ein klin Fahrgsber, angelegt als kontrollierte Studie i histor Vergleich. Med Welt 36, 210–215 (1985) · Rationale for and results from a randomised, double-blind trial of tetrachlorodecaoxygen anion complex in wound healing. Lancet April, 825–828 (1986)
MH Klin Erg d Wundbhdlg m TCDO. Reaktive Sauerstoffspezies in d Med, Grundlagen u Klin. Berlin: Springer 1986

Hirsch, Wolf-Dieter, Dr. med., Oberarzt, Kreiskrhs. Alt-/Neuötting, Vinzen-von-Paul-Str. 10, 8262 Altötting · *26.12.50 Leipzig · A 77, München · D 77, München · AG Allg.-, Gef.-, Unf.-, Herzchir. · Rettungswesen · FG Chirurgie 09/83 · **ZB** Fachkunde Rettungsdienst 05/84 · **TW a)** 83 Kreiskrhs. Leonberg (Scherer) · Seit 85 Kreiskrhs. Altötting (Bauer) **b)** NeurChir. (Schwerpunkt Neurotraumatol.): 83–85 Zentralklinikum Augsburg (Grumme) **c)** OA
ZV Echoventrikulograph Messgn i d beid ersten Lebensjahren. Diss München 1977 · Wiedererwärmg m Kurzwellen i Tierexp. Ärztl Praxis XXIX, 976 (1977) · D Trekkingapotheke. Z Allgemeinmed 58, 1513 (1982) · D Bedeutg d Primärdiagnost d polytraumat Pat dur d Notarzt. Info-Schrift Arbeitsgem in Norddeutschl tätiger Notärzte e V 12 (1983) · Wie behandelt man ein Kältetrauma? Notfallmed 9, 1165 (1983) · D notärztl Rettungsdienst – ärztl Indikat z Einsatz d Notarztwagens. Z Allgemeinmed 59, 865 (1983) · Notfallmed Weiterbildg v Krhsärzten f d Rettungsdienst, insbes f d Bergrettg. Anäst Wiederbelebung, Intensivbehandlung 2, 380 (1984) · Präklin u klin Erstversorgg d Schädel-Hirntraumat Pat (Taggsber). ebd 2, 343 (1985) · D Unfallpat. Aufgaben d Arztes a d Unfallstelle. Z Allgemeinmed 62, 111 (1986) · Diagnost u präklin Therap b Kältetrauma. Notfallmed 14, 101 (1988)
BV Geschichtl Rückblick üb d Aufbau d alpinen Flugrettgsdienstes i süddeutschen Alpenraum. In: Med Aspekte d Flugrettgswesens i Alpenraum. Kongrber. Innsbruck: Eigenverlag G Flora 1980 · Techn u med Ausstattg d SAR Hubschraubers BELL-UH 1-D b Bergrettgseinsätzen d Bayer Bergwacht. In: ebd · D Zeitprobl b d Reanimat – Erfahrgn aus d Norarztdienst an e Kreiskrhs. In: Kongrber 5 Rettungskongreß Dtsch Roten Kreuzes. Schriftenreihe Nr 59, 1983 · Bes Probl u med Ausrüstg b Hochgebirgsexpedit i arkt Gebieten. In: Med Probl b Bergfahrten i grössere Höhen. Kongrber. Innsbruck: Eigenverlag G Flora 1983 · Diffdiagnost Probl u Primärtherap b unterkühlten, bewußtl Notfallpat. In: D unklare Bewußtlosigkt – interdiszipl Aspekte. Kongrber. Klin u Exp Notfallmed 2. Mün-

chen: Zuckschwerdt 1984 · Primäre Luftrettg – Transport v Schädel-Hirn-Trauma-Patienten. In: Primäre Luftrettg/Anästhes i Rettungsdienst, Bd 8. Edewecht: Stumpf & Kossendey 1986 · Lufttransporte v Pat m Schädel-Hirn-Verletzgn (Ambulanzflüge): Indikat – Kontraindikat – Überwachg. In: Int Aeromedical Evacuation Congress – Proc. Zürich: Eigenverlag der Schweizerischen Rettungsflugwacht (REGA) 1987

Höcherl, Eduard F. J., Dr. med., Assistenzarzt, Chir. Klin. u. Poliklin., Nußbaumstr. 20, 8000 München 2 · *20.04.53 München · A 80, München · D 82, München · AG Notfallmed. · Polytrauma · **ZB** Betriebsmed. 03/83 · Arzt f. Chir. · **TW c)** AssArzt

Hoellen, Ingolf Paul, Dr. med., Assistenzarzt, Städt. Kliniken Kassel, Mönchebergstr. 41–43, 3500 Kassel · *05.06.50 Mengeringhausen · A 78, Marburg/L. · D 79, Marburg/L. · AG Inn. Med. (Kardiol.) · FG Chirurgie 06/87 · **TG** UnfChir 12/89 · **TW b)** Seit 09/85 UnfChir. Städt. Klin. Kassel **c)** AssArzt

Hofbauer, Friedrich, OReg. Rat, Dr. med., Chefarzt, Chir. Abt. Landeskrhs., A-7350 Oberpullendorf · *12.01.47 Bernreith · D 71, Wien · AG Gastroenterol. · FG Chirurgie 05/79 · **TW a)** 01/73–11/81 I. Chir. Univ.-Klin., u. Univ.-Klin. Unfallchir. I Wien **c)** Chefarzt Chir. Abt. · S Seit 11/81 Chefarzt Chir. Abt. Landeskrhs. Oberpullendorf/Österreich
ZV Fortschr i d Bhdlg postop Komplikat na Abdominaleingriffen. E vergl, retrospektive Analyse zweier Berichtszeiträume. MMW 117, 763 (1975) · Olecranonbrüche u ihre Bhdlgserg. Arch Orthop Unfallchir 84, 235 (1976) · Vergl Untersuchg versch Streßulcusmodelle a d Ratte. Aktuel Gastrologie 6, 11 (1977) · D Wirkg v Calcithonin b versch Streßulcusmodellen d Ratte. Z Exp Med 10, 297 (1977) · Bhdlgserg b mechan Ileus (Bericht üb 181 Fälle). Zentralbl Chir 101, 1420 (1976) · Wirkg v Calithonin, Somatostatin u Cimetidine auf d Streßulcus d Ratte. Helv Chir Acta 45, 111 (1978) · D prophylakt Wirkg v 16,16-Dimethyloprostaglandin E_2 auf d Streßulcus d Ratte. Zentralbl Chir 103, 1011 (1978) · Faktor XIII u d Risiko postop Wundheilgsstörgn u Blutgn. Wien Klin Wochenschr 91, 265 (1979) · Chir Konsequenzen d Notfallendoskopie b d schweren gastrointestinalen Blutg. Aktuel Gastrologie 189 (1979) · Primäre Mesenterialvenenthrombose, e selt Komplikat oraler Ovulationshemmer. Wien Klin Wochenschr 92, 191 (1980) · Failure of excluded antrum after B II gastrectomy to produce hypergastrinaemia and hypersecretion. Gastroenterology 80, 5 (2), 1177 (1981) · Akut eitrige Cholangitis na ERCP b Verschlußikterus aus malig Ursache. Aktuel Chir 19, 194 (1984) · Synchrone u metachrone Polypen i Kolon u Rektum b kolorektalen Karzinomen. Erg e konsequenten endoskop Nachsorge. Acta Chir Austriaca 18, 182 (1986) · Akute chir Notfälle i Praxisalltag (Rasche Diagn u Therap). Prakt Arzt 41, 621 (1987)

Höfer, Ernst Dieter, Dr. med., Chefarzt d. chir. Abt., Heilig Geist-Krhs., Graseggerstr. 105, 5000 Köln 60 · *24.12.40 Brüx/Sudetenland · A 69, Düsseldorf · D 66, Düsseldorf · AG 01/67–01/69 MA Städt. Krhs. Solingen · AssArzt Allg. u. UnfChir. Städt. Krhs. Solingen · FG Chirurgie 05/74 · **TG** UnfChir 01/76 · **TW**

a) 07/75–12/76 2. OA Städt. Krankenanst. Solingen (Major) · 01/77–07/79 1. OA ebd. **b)** 08/79–12/81 1. OA Heilig Geist-Krhs., Köln-Gartenstadt Nord (Graf von Plettenberg) **c)** Chefarzt Chir. Abt. · **S** 01/82 Chefarzt Chir. Abt. Heilig Geist-Krhs. Köln
ZV Epidemiol d Gasbrandinfekt. Zentralbl Chir 11 (1966) · Üb d klin Bedeutg v Gasoedembazilleninfekt i Friedenszeiten. Inaug Diss Düsseldorf, 1966 · Unsere Erfahrgn i d Unterfütterg d Tibiakopfimpressionen m heteroplast Spongiosa. Monatschr Unfallhkd 7 (1969/72) · D arteriosklerot Aneurysmen d Arteria poplitea.Zentralbl Chir 96 (1971) · Ü Neurinome d Magens. Chirurg 48 (1977)

Hofer, Franz Siegfried, Chefarzt, Dr. med., Ärztl. Leiter u. Vorstand d. Chir. Abt., Werkskrhs. Böhler, Buchalkastr. 1, A-8605 Kapfenberg · *21.10. 27 Leoben · **D** 54, Graz · **AG** Abdominalchir. · **FG** Chirurgie 02/64 · **ZB** Arbeitsmed. 01/72 · **TW a)** Bis 68 Chir. Abt. Landeskrhs. Leoben (Kreiner) · 69–70 ebd. (v. Brücke) · 71 ebd. (Cesnik) · 69 Chir. Abt. Krhs. Liestal, Schweiz (Willenegger) **c)** Ärztl. Leiter u. Vorstand d. Chir. Abt. · **S** Ärztl. Leiter u. Vorstand d. Chir. Abt. Kapfenberg

Hoferichter, Jürgen, Prof. Dr. med., Ärztl. Dir., Chir. Zentrum, Hosp. z. Hl. Geist, Akadem. Lehrkrhs. Univ. Düsseldorf, 4152 Kempen 1 · *17.08. 26 Berlin · **A** 50, Wiesbaden · **D** 51, Marburg · **AG** 10/50–05/51 Gynäkol. Frankfurt · 06/51–09/58 Chir. Frankfurt/Erlangen · **FG** Chirurgie 09/58 · **H** 65, Erlangen · **P** 79, Münster · **TW a)** 58–61 Chir. Klin. Univ. Erlangen (Hegemann) · 61–62 Grad. Hosp. Univ. of Pennsylvania Philadelphia (Ferguson) · 63–69 Chir. Klin. Univ. Erlangen (Hegemann) **c)** Ärztl. Dir. · **S** 69–71 Chefarzt Chir. Abt. Stadtkrhs. Wolfsburg · 72–75 Chefarzt AllgChir. Abt. Städt. Krankenanst. Itzehoe · Seit 75 Chefarzt Chir. Zentrum u. Ärztl. Dir. Hosp. z. Hl. Geist, Akadem. Lehrkrhs. Univ. Düsseldorf, Kempen
ZV D Klin d Lungencysten. Dtsch Med Wochenschr 85 (1960) · Einf Sofortmaßnhm b schwer Brustkorbverletzgn. Monatschr Unfallhkd 64, 204 (1961) · Z Opindikat b stumpf Thoraxtrauma. H Unfallheilkd 71, 263 (1962) · Protective effect of proteinase inhibitors in acute necrotizing pancreatitis. Surg Forum 13, 309 (1962) u Ann Surg 158, 655 (1963) · Klin u Bhdlg d Dünndarmgeschwülste. Bruns Beitr Klin Chir 206, 15 (1963) · D Wert d Serumfermentbestimmg b akut Pankreaserkrkgn. ebd 208, 255 (1964) · Z Pathogenese d postop Pankreasnekrose. Langenbecks Arch Chir 308, 232 (1964) · Klin u exp Untersuchgn z akut hämorrhag Pankreasnekrose. ebd 307, 319 (1964) · Exp Untersuchgn z Atemmechanik b Brustwandinstabilität. Thoraxchir 13, 13 (1965) · Möglchkt u Grenz d alloplast Ösophagusersatzes. Langenbecks Arch Chir 313, 1018 (1965) · Prakt Probl b Abdominaltrauma. Bruns Beitr Klin Chir 214, 58 (1967) · D Rekonstrukt d Ösophagus m Kunstst. I Möglchkt u Grenz d Alloplastik. II Neubildg e Speiserohres mittels temporärer Leitschiene. Langenbecks Arch Chir 317 (1967) · Gezielte Prophyl d postop Pankreasnekrose. Chirurg 38, 233 (1967) · D Einfluß d exokrinen Pankreasfunkt a d Strangulationsileus. Langenbecks Arch Chir 319, 40 (1967) · D Effekt v Acrylatklebern b Pankreasklebgn. Bruns Beitr Klin Chir 216, 170 (1968) · D Auswirkgn wiederholt intraaortaler Kontrastmittelinjekt a d Nierendurchblutg.

Thoraxchir 16, 14 (1968) · D arter Embolie: Bhdlgn u Erg. MMW 110 (1968) · D chir Bhdlg d Lungencysten. Indikat u Erg. ebd 111, 654 (1969) · Fehler, Schäden u Gefahr d Angiographie. Proc Congr Int Angiologiae Essen 1969 · Surgical treatment of acute necrotizing pancreatitis. Proc Int Coll of Surg 19, 690 (1974)
MH Progress in Proctology. Berlin: Springer 1969
BV Exp Pankreatitis. In: Pathogenese, Diagn, Klin u Therap d Erkrankgn d exokrinen Pankreas. Stuttgart: Schattauer 1964 · Aortograph u ih Gefahr. In: Angiograph. Stuttgart: Thieme 1966 · D Versorg v Pankreaswunden mittels Klebstoffen. Proc Int Symp Adhesives Surg Wien 1967 · Oesophagusersatz d Kunststoffe. In: Kunststoffe i d Chir. Wien 1969 · D Nierendurchblutg na intraaortalen Kontrastmittelinjekt. E exp Studie. Stuttgart: Thieme 1968 · Fehler, Schäden u Gefahr d Angiographie. Proc Congr Int Angiologiae Essen 1969 · Instrumental perforations of the colon and rectum. Proc Congr Biennal Coll int de Chir 17, 251 (1970) · Verletzgn d Enddarms u deren op Behandlg. In: Freiburg Chirgespr. Chir Probl d Proktol 1970 · Delay in the diagnosis of the large intestine. Proc Int Congr Hedrologicum Conlegium 1971 · Surgical treatment of acute necrotizing pancreatitis. Proc Int Coll Surg 1974

Hoffmann, Reimer, Dr. med., Ltd. Arzt, Abt. f. Hand- u. Plast. Chir. Ev. Krhs. Oldenburg, Steinweg 13–17, 2900 Oldenburg · *21.04. 47 Aalen/Württ. · **A** 73, Hamburg · **D** 78, Münster (Bremen) · **AG** PlastChir · Handchir. · **FG** Chirurgie 78 · **TG** Plastische Chirurgie 84 · **TW b)** 79–82 Abt. Handchir. u. Plast. Chir. BG Unfallkrhs. Hamburg (Buck-Gramcko) · 82–83 Abt. Plast. Chir. Canniesburn-Hosp. Glasgow, Schottland (McGregor) · 83–85 Handchir. Abt. Krhs. Elim Hamburg (Neumann) **c)** Ltd. Arzt Abt. Hand.- u. Plast. Chir. · **S** Seit 09/85 Ltd. Arzt Handchir. u. Plast. Chir. Ev. Krhs. Oldenburg
BV D handchir Notfall. Stuttgart: Hippokrates 1983 · Handtrauma (engl Übersetzg). Stuttgart: Thieme-Stratton 1986

Hoffmeister, Hans-Eberhard, Prof. Dr. med., Ärztl. Dir., Abt. Thorax-, Herz- u. Gefäßchir. Chir. Univ.-Klin., Hoppe-Seyler-Str. 3, 7400 Tübingen · *27.04. 28 Halle/Saale · **A** 54, Göttingen · **D** 54, Göttingen · **AG** Max-Planck-Inst. f. exp. Chir. Göttingen · Chir. Univ.-Klin. ebd. · **FG** Chirurgie 63 · **TG** GefChir 12/78, Thorax- u. KardiovaskularChir 12/78 · **H** 63, Göttingen · **P** 69, Göttingen · **TW a)** Chir. Univ.-Klin. Göttingen (Hellner) **b)** 63–70 Thorax-, Herz- u. Gefäßchir. Chir. Univ.-Klin. Göttingen (Koncz) **c)** Ärztl. Dir. · **S** Seit 70 Ärztl. Dir. Abt. Thorax-, Herz- u. Gefäßchir. Chir. Univ.-Klin. · Derzeit Geschäftsführender Dir. Chir. Univ.-Klin. Tübingen
ZV Untersuchgn üb Kaliumstoffwechsel u Herztätigkt b Crush-Syndr. Z Exp Chir 125, 519 (1955) · Sauerstoffverbrauch d stillstehenden, d leerschlagenden u d flimmernden Herzens. Pflügers Arch 269, 194 (1959) · Erfahrgn m d Herz-Lungen-Maschine na Melrose i Tierversuch. Thoraxchir 8, 487 (1961) · Mitralklappensprengg m u ohne TUBBS-Dilatator. Thoraxchir Vaskuläre Chir 10, 353 (1963) · Ösophagusvarizenblutg. ebd 11, 74 (1964) · Leberdurchblutgsmessgn a Pat vor u na porto-cavaler Anastomosenop. Langenbecks Arch Chir 308, 766 (1964) · Klin Erfahrgn m d Verwendg d Ein-

maloxygenators b Herzop m langdauernder Perfus. Thoraxchir Vaskuläre Chir 12, 468 (1965) · Erfahrgn m Doppelklappenersatzop a offenen Herzen. ebd 15, 641 (1967) · Porto-kavale o spleno-renale Anastomose b Leberzirrhose m Ösophagusvarizenblutg? Bruns Beitr Klin Chir 217, 697 (1969) · Chir d Transposit d groß Gefäße i Säuglingsalter. Thoraxchir Vaskuläre Chir 18, 310 (1970) · Exptelle Untersuchgn üb d Leberdurchblutg b extrakorporalen Kreislauf. Z Exp Chir 5, 177 (1972) · Klin Anwendg v Membranoxygenatoren f längerdauernde extrakorporale Zirkulat. Thoraxchir Vaskuläre Chir 23, 49 (1975) · Üb d Korrelat zwisch pulmonalem Hochdruck u histolog Lungengefäßverändergn b angeb Herzfehlern. ebd 23, 436 (1975) · Erg d chir 2-Phasenbhdlg groß Ventrikelseptumdefekte. ebd 24, 508 (1976) · Pulmonaler Hochdruck u histolog Befund v u Jahre na chir Bhdlg angeb Herzfehler. ebd 25, 387 (1977) · Myocardschutz m Hypothermie u Cardioplegien b d Op angeb Herzfehler. ebd 26, 98 (1978) · Hämodynamic u Histol d Lunge b 175 Ventrikelseptumdefekten. Klin Pädiatr 196, 195 (1984) · D chir Bhdlg d pulmonalen Hochdrucks b angeb Herzfehlern m Links-Rechts-Shunt. Zentralbl Chir 109, 81 (1984) · D Indikat z Op d Mediastinaltumoren. Langenbecks Arch Chir 369, 145 (1986) · Hämodynamic u Histol d Lungengefäße b 191 Pat m atrioventrikulärem Kanal. Klin Pädiatr 200, 96 (1988)
MH Reagibilität d arteriel u venösen Strombahn. Stuttgart: Wiss Verlagsges mbH 1986 · D Permeabilität d Gefäßwand. ebd 1987 · Sekundärprävent d Arteriosklerose. Tübingen: Attempto 1989 · Wechselwirkgn zwisch Blut u Gefäßwand bzw Membranen. ebd 1989 · Klin u exp Untersuchgn z Leberdurchblutg b Pfortaderhochdruck. Stuttgart: Hippokrates 1963 · Herz u große Gefäße. In: Lehrb d Chir. Stuttgart: Schattauer 1987

Hofmann, Gunther Olaf, Dr. med. Dr. rer. nat., Wissenschaftl. Ass., Chir. Klin. Poliklin. LMU, Klinikum Großhadern, Marchioninistr. 15, 8000 München 70 · *22.05. 57 Landshut · A 82, München · D 82 u. 87 München · AG Traumatol. · Biomechanik · Endoprothetik · 83/84 Bundeswehr · TW c) Wiss. Ass.
ZV Technol d künstl Gelenkersatzes. Metalloberfläche 33, 126 (1979) · Milztransplantat b Hund. Zentralbl Vet Med 29, 482 (1982) · Spleen transplantation in the dog as a modell for studying immunological feed back-reactions. Eur Surg Res 16, 40 (1984) · Comparative experimental investigations of the correlation between lower leg extension torque and surface EMG-signals. J Biomech 18, 541 (1985) · D Quantifizierg d 99m-Tc-Szintigraphie. Z Rheumatol 45, 207 (1986) · Patholog Biomechanik u femoropatellare Destrukt. Orthop Prax 5, 413 (1987) · Pathomechanics of the femoropatellar joint following total knee arthroplasty. Clin Orthop 224, 251 (1987) · Quantitat Elektromyograph i d Biomechanik. Physik in unserer Zeit 19, 132 (1988) · Verletzgn d parenchymatösen Organe d Bauchraumes i Rahmen d isolierten stumpfen Bauchtraumas u d Polytraumas. H Unfallheilkd 200, 389 (1988) · Klavicula: Frakt u Pseudoarthrosen. ebd 195, 211 (1988)
BV Vergl anatom Studie z Bedeutg d Ligamentum coracoacromiale b Menschen u b d Vertebraten. In: Biomechanik d gesunden u d kranken Schulter. Stuttgart: Thieme 1985 · Measurement of joint forces in human knee by quantification of EMG-signals. In: Biomecha-

nics: Current interdisciplinary research. Dordrecht: Martinus Nijhoff 1985 · Erfahrgn m d Walldius-Knieprothese. In: Späterg i d Orthop. Berlin: Springer 1986 · Exptelle Biomechanik d femoropatel Gleitlagers na Kniegelenksendoprothetik. In: D alloplast Ersatz d Kniegelenkes. Stuttgart: Thieme 1987 · Long-term-results of total knee arthroplasty with the Walldius- and the GSB-prosthesis. In: Biomaterials and clinical applications, vol 7. Amsterdam: Elsevier 1987 · Pathomechanics of the femoropatellar joint following trauma. In: Biomechanics in sport. London: MEP 1988

Hofmann, Karl Theodor, Prof. Dr. med., Chefarzt, Chir. Klin., Städt. Krhs. Rosenheim, Pettenkoferstr. 10, 8200 Rosenheim · *26.03. 28 Simbach/Inn · A 51, München · D 51, München · AG Abdominal-, Gef.- u. Thoraxchir. · FG Chirurgie 04/60 · H 68, Homburg/Saar · P 71, Homburg/Saar · TW a) 60–76 OA Allg.-Gef.-Thoraxchir. Chir. Klin. Homburg/Saar · 76 Kommissar. Dir. ebd. c) Chefarzt · S Seit 76 Chefarzt Chir. Klin. Städt. Krhs. Rosenheim
ZV Ca 100 Publikat u Vorträge aus Gebieten Allg- Thorax- u GefChir
BV Z Pathophysiol d Extremit-Ischämie u d Tourniquet-Schocks. Saarbrücken: Univ-Verlag 1970

Hofmann, Karlheinz, Dr. med. MedOR, Polizeiarzt, Ärztl. Dienst d. Bay. Polizei, Rosenheimer Str. 130, 8000 München 80 · *23.12. 53 München · A 79, München · D 81, München · AG 78–81 Immunol. · 81 Transplantat. · 87 Onkol. · FG Chirurgie 11/87 · TW a) Bis 12/87 Chir. Klin. Klinikum Großhadern Univ. München (Heberer) · Seit 88 Polizeiarzt München c) Polizeiarzt (m. Gutachtertätigkeit Schwerpunkt Chir.)
ZV Veränd bakt Periurethralflora b jungen Mädchen m chron rekurrier Harnwegsinfekt. Infection 9/5, 252–254 (1981)

Hofmann, Ulrich, Dr. med., Ltd. Arzt, Kinderchir. Abt. Kinderkrhs. auf d. Bult, Janusz-Korczak-Allee 12, 3000 Hannover 1 · *01.05. 49 Dresden · A 75, Köln · D 82, Tübingen · AG AllgChir. · Traumatol. · Onkol. · Urol. · FG Chirurgie 12/81 · TG Kinderchirurgie 09/82 · ZB Fachkundenachweis Rettungsdienst 05/84 · TW a) 10/75–01/79 AssArzt Chir. Klin. Julius-Spital Würzburg · 01/79–09/79 Wiss. Angest. Kinderchir. Klin. Pädiatr. Zentrums MH Lübeck (Halsband) · 09/79–04/80 Wiss. Angest. Urol. Einheit Chir. Klin. MH Lübeck (Lichtenauer) · 04/80–04/87 Wiss. Angest., OA u. Ltd. OA Kinderchir. Abt. Chirurg. Universitätsklinik Tübingen (Flach) c) Ltd. OA KindChir. · S Seit 04/87 Ltd. Arzt Kinderchir. Abt. Krhs. auf d. Bult Hannover
ZV Erfahrgn m d Sakralanästhesie z Kinderchir Eingriffen. Z Kinderchir 3/35, 112–114 (1982) · Erg d Lungenperfus- u Lungenventilatszintigraph na op Zwerchfelldefekten. ebd 1/38, 28–30 (1983) · Clinical aspects, diagnosis and treatment of the Kaufman-Syndrome. Prog Pediatr Surg 17, 71–78 (1984) · Möglchktn u Grenzen d op Bhdlg v niereninsuffiz Kindern m kongenit Abflußstörgn. Langenbecks Arch Chir 364/146 (1984) · Kontinente Cystostomie nach Mitrofanoff. Elternbroschüre/Kinderchir Tübingen 1985 · Inkontinenzhilfen, Erfahrgn u Neuigktn. Z ASbH 1, 8–9 (1986) · D Osteomyelitis u Osteitis i Kindesalt. 1986 · Crush-

Verletzgn d distalen Tibia-Epiphyse b kindl Radspei-chenverletzgn. Langenbecks Arch Chir 225/162 (1986) · D op Knochenbruchbhdlg i Kindesalt. 1987 · D Balanitis xerotica obliterans. Z Kinderchir eingereicht
MH Lehrb d Chir. Stuttgart: Schattauer 1988
BV Kinderurol. In: Lehrb d Chir, 3 Aufl. Stuttgart: Schattauer 1987

Hofmann-v. Kapherr, Siegfried Karl, Ord. Univ.-Prof. Dr. med., Klinikdirektor, Klin. u. Poliklin. f. Kinderchir., Klinikum d. Johannes Gutenberg-Univ. Mainz, Langenbeckstr. 1, 6500 Mainz · *03. 05. 35 Dresden · A 57, Leipzig · D 57, Leipzig · AG KindChir. (Angeb. Fehlbildgn., Kindertraumatol.) · FG Chirurgie 11/65 · TG Kinderchirurgie 71 · H 70, Mainz · P 72, Mainz · TW a) 66-78 Chir. Univ.-Klin. Mainz (Kümmerle) b) Ab 68 system. Aufbau KindChir. c) Klinikdirektor · S Seit 78 Leiter Kinderchir. Univ.-Klin. Mainz
ZV Surgical problems in necrotizing enterocolitis in childhood. Prog Pediatr Surg 11 (1978) · Altersspez Besonderhtn d Nebennierentumoren b Kind. Acta Paed Acad Scientarium Hungaricae 19 (1978) · Entwicklgstendenzen u Fortschr i d Kinderchir. Z Kinderchir 28/2 (1979) · Organchir Humanchir? – Gedanken z Kinderchir. Kinderarzt (1979) · Causes of postoperative deaths in gastroschisis and omphalocele. Prog Pediatr Surg 13 (1979) · Subkut bronchogene Zyste üb d Schulterblatt. Pädiatr Prax 23 (1980) · Neue Wege z Bhdlg d anorektalen Inkontinenz. Z Kinderchir (1981) · Späterg na Oberschenkelfrakt i Kindesalt. Unfallchirurgie 10 (1985) · Anal sphincter substitute using autologous smoot muscle in a fold-over, half-cylinder, double plasty (SMFD-plasty): a new method of treatment of anorectal incontinence. J Pediatr Surg 20 (1985) · Results of the smooth-muscle fold-over double-plasty (SMFD). Pediatr Surg Int 1 (1986)
MH Ileus u Peritonitis i Säuglings- u Kindesalter [Suppl] Z Kinderchir 1972 · Ambulante op i Kindesalter. Wiss Informationen 1979 · D schwerverletzte Kind. Z Kinderchir [Suppl] 1981 · Anorektale Fehlbildgn. Stuttgart: Fischer 1981 · Opindikationen b Frakt i Kindesalter. Fischer: Stuttgart 1987 · Komplikat na Eingriffen wegen anorektalen Fehlbildgn. In: Komplikat i d Kinderchir. Stuttgart: Thieme 1988 · Komplikat na Appendektomie. In: ebd
BV D Verletzgn d Brustkorbes u seiner Organe. In: Unfallverletzgn i Kindesalter. Berlin: Springer 1974 · Early complications of Hirschsprung's disease. In: Hirschsprung's disease. Stuttgart: Hippokrates 1982 · Polytrauma. In: D verletzte Kind – Lehrb d Kindertraumatol. Stuttgart: Thieme 1984 · Beckenosteomyelitis. In: Osteomyelitis u Osteitis i Kindesalt. Stuttgart: Fischer 1986 · Kontinenzprobl i Kindesalt. Chir Gatroenterol m interdisziplin Gesprächen, Bd 4. Hameln: TM-Verlag 1986 · Chir-gynäkol Diffdiagn i Kindesalt. In: Praxis d Gynäkol i Kindes- u Jungendalter. Stuttgart: Thieme 1987

Hofmeier, Gerhard Hans, Prof. Dr. med., Chefarzt, Herz-Jesu-Krhs., Friedrich-Wilhelm-Str. 29, 5500 Trier · *20. 03. 34 München · A 62, München · D 58, München · AG AllgChir. · UnfChir. · GefChir. · FG Chirurgie 09/67 · H 71, Homburg/Saar · P 72, Homburg/Saar · TW a) 67-69 u. 70-72 Chir. Univ.-Klin. Homburg/Saar (Lüdeke) · 69-70 Dept. Thoracic and Cardiovasc. Surgery, Cleveland Clinic, Cleveland/Ohio (Effler) b) Seit 73 Leiter Chir. Abt. Herz-Jesu-Krhs. Trier c) Chefarzt im TG · S Seit 73 Leiter Chir. Abt. Herz-Jesu-Krhs. Trier
ZV Interferenzmikroskop Trockenmassenbestimmgn a Rattenleberzellkernen na part Hepatektomie. Beitr Path Anat (1962) · Kern-Trockenmassen u Kernvolumina i d regener Rattenleber. Naturwissenschaften (1962) · Bündelnagelg b Untschenkel- u Obarmfrakt. Zentralbl Chir (1967) · Ist d mazer heterol Knochenspan e Calluslokker? Langenbecks Arch Chir (1967) · D osteog Wert d heterol Macerationsspanes na Maatz u Bauermeister. Chir Plast Reconstr (1967) · Behandl v Oberarmfrakt. Saarl Ärztebl (1968) · Sol mykot Aneurysma d A brachialis. Kinderchir (1968) · Erfahrgn m d freien Vollhauttransplant. Bruns Beitr Klin Chir (1969) · D zyst Gefdegenerat. ebd · Üb d Wirkg d op Eingr a d Desoxycorticosteron-Sekretrate. Symp Dtsch Ges Endokr (1969) · Retroperiton Teratome b Erwachs. Zentralbl Chir (1970) · Chir Eingr b Koronarsklerose: Möglichkt, Indikat u Erg. Dtsch Med Wochenschr (1970) · Fortschr d Koronarchir. Ärztl Praxis (1971) · Strömgsmessgn a Vineberg-Sewell-Implantat i akut Versuch. Dtsch Med Wochenschr (1971) · Traumatic disruption of the aortic valve. Cleveland Cl Quart (1971) · Erfahrgn m intrakard Schrittmach. MMW (1971)
BV Strömgsmessgn a Vineberg-Sewell-Implantat. E exp Beitr z indir Myokardrevaskularisat. Saarbrücken: Univ-Vlg 1972 · Chir Therap b koronar Herzkrankh. In: Koronare Herzkrankh. Stuttgart: Schattauer 1972

Hofmeister, Martin, Dr. med., Wiss. Mitarbeiter, Abt. f. Allg.-, Thorax- u. Gefäßchir. Chir. Klin. d. Klinikum Steglitz d. FU Berlin, Hindenburgdamm 30, 1000 Berlin 45 · *12. 04. 60 Berlin · A 84, Berlin · D 85, Berlin · AG Allg.-Gef.-ThoraxChir. 01/85-06/85 · KindChir. 07/85-12/85 · UnfChir. 10/87-12/88 · TW c) Wiss. Mitarb. Abt. f. Allg., Thorax- u. Gefäßchir.

Hohenberger, M. Werner, Prof. Dr. med., Oberarzt, Chir. Univ.-Klin., Maximiliansplatz, 8520 Erlangen · *03. 07. 48 Helmbrechts · A 74, München · D 73, Erlangen · AG 10/74-02/75 Chir. Münchberg · 03/75-05/76 Bundeswehr · 06/76-05/78 Chir. Univ. Erlangen · 05/78-11/78 Visceralchir. Klin. Inselspital Bern · seit 11/78 Chir. Univ. Erlangen · FG Chirurgie 02/82 · H 84, Erlangen · P 88, Erlangen · TW a) Seit 07/84 OA Allg., Thorax- u. Gefäßchir. Chir. Univ.-Klin. Erlangen, 08/85-08/86 interimsweise Ltd. OA u. Chefarztstellvertreter Visceralchir. Klin. am Inselspital, Univ. Bern c) OA
ZV D femoro-femorale Bypass als Alternat z direkt Beckenrekonstrukt. 137 (1980) · Beckenvenenthrombosen i Kindesalter. Chirurg 51, 516 (1980) · D Progn v Nahtaneurysmen. 377 (1980) · Ursachen v Nahtaneurysmen. Vasa 9, 300 (1980) · D Divertikelkrkht d Dickdarmes. Fortschr Med 99, 619 (1981) · Fehlinterpretat b d radiolog Diagn d Divertikelkrankheit. Chir Praxis 29, 441 (1981/82) · Komplikat d Divertikulitis: Rechtzeitg z Op entscheiden. Notfallmed 8, 739 (1982) · Langzeiterg na Rekonstrukt d Aortengabel. Angio Arch 3, 130 (1982) · D Progn d malig Schilddrüsentumoren i Abhängigkt v Tumorstadium. Aktuel Chir 18, 151 (1983) · D Chir d Schilddrüsenca. HNO 32, 368 (1984) · Immunolog Untersuchgn z d Folgen d Milzverlustes. Langen-

becks Arch Chir Chir Forum 85, 31 (1985) · Sepsis na Splenektomie. Dtsch Med Wochenschr 110 (1985) · D autologe Replantat v Milzpartikeln – e etabliertes Verfahren? Chirurg 56, 659 (1985) · The laser in gastroenterology: malignant tumors in the lower gastrointestinal tract – therapeutic alternatives. Endoscopy [Suppl] 18 (1986) · D Chir d Magenca. Schweiz Rundschau Med (Praxis) 42, 1263 (1986) · D funktionel Leistg v Milzreplantaten. Langenbecks Arch Chir 369, 406 (1986) · Extremitätenperfus b malig Melanom. Tech – Erg. Acta Chir Austriaca 19, 360 (1987) · Perforat a Dünn- und Dickdarm. Chirurg 58, 561 (1987) · Wann darf d Milz b d Chir d Magenca belassen werden? Langenbecks Arch Chir 372, 869 (1987)
MH Postsplenektomie-Infektionen. Hefte z Unfallheilkde. Berlin: Springer 1987
BV Epidemiolog Gesichtspunkte. In: Chir Onkol. Berlin: Springer 1986 · Prinzip d Chir malig Tumoren. In: ebd · Maligne Tumoren der Schilddrüse. In: ebd · Malig Lymphome (M Hodgkin u Non-Hodgkin-Lymphome). In ebd · Praeop Erfassg d Risikos sept Komplikat dur Hauttest m Recall-Antigenen. In: Vorbereitg d Pat z Anaesthesie u Op. 1988 · Periampullar and pancreatic carcinoma. In: European handbook of surgical oncology. Berlin: Springer 1989

Hohlbach, Gerd, Prof. Dr. med., Komm. Dir., Klin. Chir. Med. Univ. Lübeck, Ratzeburger Allee 160, 2400 Lübeck · *21.01. 44 Erding · **A** 72, München · **D** 72, München · **FG** Chirurgie 79 · **TG** GefChir 86, UnfChir 82 · **H** 86, Lübeck · **P** 68, Lübeck · **TW a)** Klin. Chir. Med. Univ. Lübeck **b)** ebd. **c)** Ltd. OA, Komm. Dir.
ZV D metastasierende Cystosarkoma phylloides. Chirurg 53, 37–39 (1982) · D op Bhdlg d frischen acromioclavicularen Luxat m d Bosworth-Schraube. Unfallchirurgie 9, 6–13 (1983) · Myocardinfarkt, Risikofakt u Voraussagemöglchktn. Intensivmed Notfallmed 20, 181 (1983) · D synoviale Chrondromatose d Kniegelenkes. Chir Praxis 32, 653–662 (1983) · D PDS-Zuggurtg – e Meth z funktionel Frühbhdlg d op versorgten Bandruptur i ob Sprunggelenk. Chirurg 58, 769–774 (1987) · Wie beeinflußt d Pernonaeus-Muskulatur d Aussagekraft gehaltener Aufnahmen na fibularer Bandverletzg. H Unfallheilkd 20, 62–63 (1988) · Welche Faktoren beeinflussen d Indikat z Op b asymptomat Carotisläsionen. Nervenheilkunde (im Druck) · Exptelle Erg d Knorpelabrasio m e Excimer-Laser. Histolog u Elektronenmikroskop Untersuchgn. Z Orthop 127, 216–221 (1989) · Strömgsdynam Bedeutg d Profundaabganges b Superficialisverschluß. Vasa [Suppl] 23, 34–36 · Transposit- u Bypassverfahren bei Abgangsstenosen d supraaortalen Äste. Vasa Fortschr d Angiol [Suppl] 23, 236–237
MH Klin u präklin Notfallmed I. Atemstörgn b Polytrauma – präklin Aspekte. München: Zuckschwerdt 1984 · Klin u exptelle Notfallmed IV. Ärztl u organisator Probl b Großunfall. München: Zuckschwerdt 1985 · Klin u exptelle Notfallmed 8. Schock i d Notfallmed. München: Zuckschwerdt 1987
BV Verletzgn d Schultereckgelenkes. E Beitr z funktionel Anat, Pathol u op Versorgg. In: Stand u Gegenstand chir Forschg. Berlin: Springer 1986 · Indikat z Carotischir i Stadium I. In: Supraaortale Arterien. 8 Norddtsch Angiologentag, Lübeck-Travemünde 1988

Höhn, Dieter, Dr. med., Chefarzt, Kreiskrhs., Am Aussichtsturm 5, 7310 Plochingen · *26. 10. 45 Gunzenhausen · **A** 74, Würzburg · **D** 76, Würzburg · **FG** Chirurgie 05/79 · **TG** UnfChir 07/80 · **TW a)** 05/79–04/87 Chir. Klin. Klinikum Karlsruhe (Spohn, Bähr, Pfister, Voss) **c)** Chefarzt · **S** Seit 87 Chefarzt Kreiskrhs. Plochingen

Höhne, Hans Martin, Dr. med., Chefarzt, Kreiskrhs., Dr. Sauerbruch-Str. 1, 8412 Burglengenfeld · *13. 10. 41 München · **A** 70, München · **D** 68, Erlangen · **AG** Chir. · GefChir.: BW Zentrallaz. Koblenz (Müller) · Univ.-Klin. München (Zenker, Heberer) · **FG** Chirurgie 12/75 · **TG** GefChir 11/79 · **TW a)** 76–83 Stadtkrhs. Traunstein (Huber) **b)** 79 Texas Medical-Center, Houston/USA (DeBakey, Morris) **c)** Chefarzt · **S** Seit 04/83 Chefarzt Kreiskrhs. Burglengenfeld

Hoins, Otto, Dr. med., Chefarzt i. R., Wakendorfer Str. 53, 2308 Preetz · 30. 12. 09 Bochum · **A** 35, Hamburg · **D** 36, Hamburg · **AG** 1 1/2 J. Pathologie Hamburg · 4 Mo. Gynäkol., Inn. ebd. · 1 J. Neurol. ebd. · **FG** Chirurgie 42 · **TG** UnfChir 45 · **TW c)** Chefarzt i. R. · **S** 46–60 Chefarzt Krhs. Westerland/Sylt · 60–73 Chefarzt (Chir.) Plöner Krhs. Preetz/Ost Holst.
ZV Erfahrgn m d intern u extern Meerwasserbhdlg. Med Sonderdruck Thalassotherap 5, 22 (1966)
MH D heilende Wirkg d Meerwassers i d Chir. Gesundheit aus d Meer. München: Molden 1983
BV Äußere Behandlg m Meerw i d Chir. Bremen: Biomarisgesellschaft 12. 1985

Holch, Michael, Dr. med., Assistenzarzt, Unfallchir. Klin., Med. Hochschule, Konstanty-Gutschow-Str. 8, 3000 Hannover 61 · *19.05. 59 Heilbronn/Neckar · **A** 86, Tübingen · **D** 86, Tübingen · **AG** UnfChir. · Gefäßhistol. · Immunol. · dialyseassoziierte Arthropathie · **TW a)** UnfChir. Klin. Med. Hochschule Hannover (Tscherne) **c)** AssArzt

Holder, Erich, Prof. Dr. med., i. R., Wackenroder Str. 32, 8500 Nürnberg 20 · *21.05. 19 Stuttgart · **A** 46, Tübingen · **D** 46, Tübingen · **AG** Abdom.-. Thorax- u. Kardiovascular-, Unfall-, Kind.- u. GefChir. · **FG** Chirurgie u. Urologie 11/57 · **TG** GefChir, KindChir 07/70, UnfChir 02/71 · **H** 55, Heidelberg · **P** 60, Heidelberg · **TW a)** 46/47 Med. Univ.-Klin. Tübingen (Bennhold) · 47/63 Chir. Univ.-Klin. Heidelberg (Bauer, Linder) · 57 u. 61 Gastarzt in Groningen (Eerland), Leyden (Brom) u. Utrecht (Nuboer) **c)** i. R. · **S** 02/63–06/84 Vorstand d. 1. Chir. Klin. Klinikum Nürnberg
ZV 25 Veröffentlichungen bis 1961 · Erfahrgn üb d langfrist elektr Reizg d menschl Herzens. Z Kreislaufforsch 1962 · Intraduoden Divertikel (Farb-Film). Langenbecks Arch Chir 304 (1963) · Enzymbestimmgn i Serum (GOT, GPT, MDH) b Thorakotom m verschied Folgeop ohne extrakorp Zirkulat. ebd 302 (1963) · Möglktn d oesophagodigestiven Verbindg nach Resekt u Aplasie d Speiseröhre. ebd 313 (1965) · Diffdiagn u op Therap mediastinal Erkrankgn. ebd 311 (1965) · Fett- u Eiweißverdauung b verschied chir Eingr am Magen. ebd 312 (1965) · Chir Eingr b diabet Komplikat. Ärztl Praxis 1965 · Mediastinale Teratome, ihre Diagnost u Bhdlg. Langenbecks Arch Chir 975 (1967) · Op Theraperfolge b Tumoren d Verdaugstraktes. Ärztl Pra-

xis 1968 · Indikatstellg u therap Erg b chir Lungener-krankgn i höh Lebensalter. Dtsch Ges f Gerontol 1968 · Heut Möglichk i d Alterschir. Therapiewoche 19, 2026 (1969) · Chir Therap u Erfahrgn b Lungencarc. Kongrber Graz 1969 · Benig Erkrankgn d Oesophagus. Z Gastroenterol 1969 · Kongenit Membranstenose d Duodenums u ih Bedeutg b Erwachs. Beitr z Pathogen sogen intraduoden Divertikel. Langenbecks Arch Chir 326, 287 (1970) · Besonderh periph arter Durchblutgs-störgn i Alt. Ärztl Praxis 1971 · Optaktik u -techn beim Colon- u Rektumcarc. Langenbecks Arch Chir 329, 320 (1971) · Heut Möglichk d op Bhdlg v Mediastinalge-schwülsten. Ärztl Fortbild 1971 · Op Therap b periph arter Durchblutgsstörgn. Akt Gerontol 1974 · D Reintervent a Dickdarm. Chirurg 47, 8 (1976) · Akute arterielle Gefäßverschlüsse der Extremitäten. Diagnose u Therapie. Ärztl Praxis 1980
MH Therap malig Tumoren, Hämoblastome u Hämoblastosen. 3 Bde. Stuttgart: Enke 1968 · Beitr: Op Behandlg d Geschwülste d Ösophagus, d Mag u d Dünndarms · Op Behandlg d Geschwülste d Colon u Rektum
BV Neubearb folg Kap i Lehrb d Chir. Berlin: Springer 1968: Erkrankg d Brustdrüse. Chir d Darmkanals. Darmverschluß. Chir d Mastdarms u Afters. Chir d Harn- u Geschlechtsorgane

Holdt, Holger, Dr. med., Chefarzt, Thoraxchir. Abt. Fachklin. – Zentrum f. Atemwegserkrkgn, 7988 Wangen/Allgäu · *29.07. 44 Timmendorfer Strand · **A** 73, Berlin · **D** 85, Berlin · **AG** GefChir. · Pneumol. · Thoraxchir. · AllgChir. · UnfChir. · **FG** Chirurgie 08/79 · Lungen- u. Bronchialheilkunde 07/87 · **TG** Thorax- u. KardiovaskularChir 11/88 · **TW a)** 04/77–03/81 Chir. Abt. Städt. Krhs. Moabit Berlin (Geisler) · 03/81–07/85 Chir. Abt. Lungenklin. Heckeshorn Berlin (Gabler) **b)** 06/85–01/88 Thoraxchir. Abt. Zentrum f. Pneumol. u. Thoraxchir. LVA Hamburg Großhansdorf (Liebig) **c)** Chefarzt Thoraxchir. Abt. · **S** Seit 88 Chefarzt d. Fachklin. Wangen

Holle, Fritz Karl, o. Prof. Dr. med., em. Direktor, Privat: Lindenstr. 7, 8000 München 90 · *30.04. 14 Neu-Ulm · **A** 39, Berlin · **D** 40, München · **AG** Allg. u. Thoraxchir. · Abdominal- u. UnfChir. · Notarzt. Chir. · exp. G. I. Trakt · **FG** Chirurgie 51 · **TG** UnfChir 61 · **ZB** Spez. Chir. 61 · **H** 52, Würzburg · **P** 58, Würzburg · **TW a)** 54, 56 Eerland-Groningen · 55 D'Allaines-Paris · 55 Holmes Sellors, London · 57 Nissen-Basel · 64 Dragstedt-Gainsville · 64 Harkins-Seattle · 65 Welch-Boston · 64 ReMine-Rochester · 66, 67, 69, 72 Nyhus-Chicago · 71 Takita-Tokushima · 71 Kimura-Kyoto · 76 Scott-Saywers-Nashville **b)** 72 S. Andersson-Stockholm · 72 S. Emås-Stockholm **c)** Seit 82 Emeritus, LMU München · **S** 60–82 Ordinarius f. Chir. · 60–82 Dir. Chir. Univ.-Poliklin. München · 74–79 Dir. Univ.-Polikliniken LMU · 66–82 Ltd. Arzt d Unfallnotarztdienstes München-Mitte
ZV Stud üb d Verhalt d Serumcholinesteraseakt b d Entzündg u Röbestrahlg. Z Exp Med 115 (1949) · Heilungsbeding d Tracheobronchialbaumes u sein plast Ersatz. Habilschrift 1952 · Üb ei neuen Knochennagel (Kantkeilnagel). Chirurg 1953 · Geraster Ultraviolettbestrahlg als Nachweis e wirksam Desympathisat. Ärztl Wochenschr 1954 · Subdiaphragmatic fundusectomy in

gastric surgery. Surg Gynecol Obstet 101 (1955) · Behandlg, Nachuntersuchg u Begriffsbestimg d ak Herzstillstandes (dargest an e erfolgr behand asystol Herzstillstand v 5-Min-Dauer). Schweiz Med Wochenschr 1955 · Grenz u Möglichktn d Trachealplast. Langenbecks Arch Chir 283 (1956) · Op d Vorhofseptumdefektes a off Herzen (Tierex). Langenbecks Arch Chir 284 (1956) · Bronchusresekt m Vagot u deren Einfluß auf d Lungenfunk. Thoraxchir 1957 · Postop funktionel Leistungsfähgkt versch Typen v part u total Magenresek. Langenbecks Arch Chir 285 (1957) · Enterocolitis akuta pseudomembranacea als postop Zweiterkrankg. ebd 288 (1958) · Kardioplegie dur Acethylcholin u deren sofort Aufhebung dur Acethylcholinesterase. Thoraxchir 1959 · Klin u Therap d Phaeochromozyt. Ärztl Wochenschr 1959 · Subdiaphragmat Fundekt. Langenbecks Arch Chir 293 (1960) · Form- und funktgerech Op, e Grundsatz mod Ulcuschir. Langenbecks Arch Chir 309 (1965) · Form- und funktgerech Chir d Gastro-Duodenalulcus. Erg Chir Orthop 54, 1 (1970) · The effect of selective proximal vagotomy and Pyloroplasty on gastric secretion and motility in the dog. Arch Surg 103, 713 (1971) · Definitive statements on selective proximal vagotomy (SPV) with pyloroplasty (ff-Py) as a stomach-preserving method in surgery of GDU. Bull Soc Intern Med 34, 241 (1975) · D nichtresezier Chir d Gastroduodenalulcus (3 Teile). MMW 118 (1976) · Recurrence of peptic ulcer after selective proximal vagotomy in relation to changes in clinical signs and symptoms between 1969–1983. Surg Gyn Obs 167, 4 (1988)
MH Munch Med Wochenschr, Chir Praxis, Current Surgery
BV Grundriß d gesamt Chir, 2 Bd. Berlin: Springer 1960 · Spez Magenchir. Berlin: Springer 1968 · Vagotomy. Berlin: Springer 1974 · Nonresective surgery for gastroduodenal ulcer. In: Surgery of the stomach and duodenum, 4th edn. Boston: Little Brown 1986 · Beitrag Nr 15. In: Magenchir. Berlin: Springer 1986 · Selective proximal vagotomy and pyloroplasty. In: Surgery of the stomach, duodenum and small intestines. Oxford: Blackwell Scientific 1987 · Vagotomy and pyloroplasty, advances 1975–1980. Berlin: Springer 1988

Hollender, Louis François, Prof. Dr. med. Dres. h. c., Direktor der 1sten Chir. Univ. Klinik, Centre Hospitalier Universitaire de Hautepierre Avenue Molière, F-67098 Strasbourg Cédex-France · *15.02. 22 Strasbourg · **A** 50, Strasbourg · **D** 54, Strasbourg · **AG** Magen- u. Pankreaschir. · allg. viscerale Chir. · **FG** Chirurgie 54 · **H** 55, Paris · **P** 68, Strasbourg · **TW a)** Seit 46 Chir. Klin. Med. Fakultät Univ. Louis Pasteur Strasbourg · 51 Barnes Hospital Washington Univ. Saint Louis, USA · 52–53 Mass General Hospital and Lahey Clinic, Harvard Medical School, Boston, USA, Illinois Research Hospital, Chicago, USA **c)** Seit 10/69 Dir. d. 1. Chir. Univ.-Klin. Strasbourg · **S** Seit 71 außerordentlicher Professor, Centre Hospitalier Universitaire, Université Louis Pasteur, Strasbourg
ZV Résultats de la mésentérico-plicature selon Childs et Phillips dans le traitement des récidives occlusives. Chirurgie 110, 49–52 (1984) · 160 cases of complicated severe sigmoid diverticulitis. Cirurgia Espagnola 38, 3 (1984) · Akut, hämorrgah-nekrotis Pankreatitis. Analyse v 58 Pat. Zentralbl Chir 109, 513–523 (1984) · Chron Pankreatitis: Wann lohnt d Drainageop? Langenbecks

Arch Chir 363, 67–73 (1984) · Bases anatomiques des vagotomies abdominales. Encylop Méd Chir 40292 – 4.9.10 · La dérivation péritoneo-jugulaire de Leveen. Chirurgie 110, 633–634 (1984) · Cancer de la tête du pancréas. Encyclop Méd Chir 5, 2 (1985) · Les lésions intestinales post-radiques graves. A propos de 47 cas. Chirurgie 113, 180–187 (1987) · Récidives a long terme et complications de 300 vagotomies supra-sélectives pour ulcère duodénal chronique. J Chir 124, 231–235 (1987) · D aktuel Stand d periop Antibiotikaprophyl i d kolorekt Chir. Zentralbl Chir 112, 896–908 (1987) · Concetti attuali sul trattamento della calcolosi biliare nell'individuo anziano. Chirurgia Gastroenterologica, 22, 271–280 (1988) · A multicentric study of the efficacy and safety of Netilmicin in abdominal infections comparing a once daily versus thrice daily dosage schedule. J Drug Dev 1, 3, 115–117 (1988)
MH Journal de Chirurgie · Digestive Surgery · World Journal of Surgery · Chirurgia Gastroenterologica · Zentralblatt für Chirurgie · Aktuelle Chirurgie
BV La Transfusion Intra-Arterielle. Paris: Masson 1955 · Pancreatites aiguës necrotico-hémorragiques. Paris: Baillière 1963 · La vagotomie dans l'ulcère gastro-duodéno-jéjunal. Exp Scient Française, 1966 · La vagotomie supra-sélective. Paris: Masson 1977 · L'anus artificial. Colostomies et iléostomies. Paris 1977 · Chirurgische gastro-entérologie. Heidelberg: Springer 1981 · Controversies in acute Pancreatitis. Heidelberg: Springer 1982 · Acute pancreatitis. München: Urban & Schwarzenberg 1983 · La chirurgie du grand epiploon. Paris: Masson 1985 – Heidelberg: Springer · La chirurgie colique d'urgence. ebd 1986 · Chirurgie du pancreas. Heidelberg, New York: Springer 1988

Holler, Elisabeth R. M., Dr. med., i. R., Gutachter, Hauptstr. 34, 6972 Tauberbischofsheim · *03. 06. 22 Tauberbischofsheim · **A** 49, Würzburg · **D** 50, Würzburg · **AG** 49–53 AssArzt Gynäkol. · 54–64 Chir. AssArzt · 65 Wiss. Ass Anästh. · 66 AssArzt Chir. · **FG** Chirurgie 01/69 · **TG** UnfChir 03/71 · **TW a)** 69–80 OA Kreiskrhs. Tauberbischofsheim (Heinzel) · 80–82 Komm. Chefärztin ebd. · 83–06/87 Stellvertretende u. ab 86 Ltd. Ärztin am Versorgungsamt Heilbronn · Seit 07/87 i. R. u. als chir. Gutachter am Versorgungsamt Heilbronn **c)** Freiberufl. als Gutachter · **S** 80–82 Komm. Chefärztin am Kreiskrhs. Tauberbischofsheim · Seit 07/87 Gutachter b. Versorgungsamt Heilbronn
BV Kasuistik üb Stichverletzg re Axilla na Klingenbruch b 24-jährigen Florettfechter. In: Sportfechten

Hölscher, Arnulf H., Priv. Doz. Dr. med., Oberarzt, Chir. Klin. u. Poliklin. d. Techn. Univ. München, Klinikum re. d. Isar, Ismaninger Str. 22, 8000 München 80 · *27. 12. 49 Duderstadt · **A** 75, Göttingen · **D** 74, Göttingen · **AG** 03/77–03/78 Pathol. Göttingen · 05/78–09/80 Chir. Aachen · 10/80–06/82 Göttingen · Seit 07/82 München · **FG** Chirurgie 03/84 · **H** 89, München · **TW a)** 04/84–03/85 StatArzt Traumatol., Chir. Klin. u. Poliklin. TU München, Klinikum re. d. Isar (Siewert) · 04/84–03/86 StatArzt AllgChir. · 04/86–09/86 Secretary General IIIrd World Congr. of the Int. Soc. for Diseases of the Esophagus · 10/86–09/87 StatArzt AllgChir. · 10/87–09/88 OA Poliklin. u. Aufnahmestation · Seit 10/88 OA AllgChir. **c)** OA Chir. Klin. u. Poliklin.

ZV Herzbeuteltamponade na Ventrikelperforat dur zentr Venenkath u Reizsonden. Anästh 27, 570 (1978) · Megaduodenum dur stenosier Duodenalca. Chirurg 52, 786 (1981) · Pseudotumor dur Injektn v Procain-Polyvinylpyrrolidon. Dtsch Med Wochenschr 107, 51 (1982) · Hiatushernien. Internist Welt 7, 1, 23–27 (1984) · Was ist gesichert, was ist fragl i d medikament Stressulcusprophyl u -therap? Beitr Intensiv Notfallmed 2, 20 (1984) · Ultraschalldiagnost d akut, nicht traumatis Abdomens. Chir Praxis 34, 29 (1985) · Kann Antirefluxchir e malig Entartg d Endobrachyösophagus verhindern? Dtsch Med Wochenschr 110, 551 (1985) · Surgical treatment of adenocarcinoma of the gastroesophageal junction. Dig Surg 2, 1 (1985) · D Endobrachyösophagus. Chir Gastroent (Gastroent Surg) 2, 69 (1985) · Chir Therap d Ösophagusca. Verdauungskrankht 4, 171 (1986) · Bakteriolog Fehlbesiedlg als obligate Folge d Roux-Schlingenbildg. Langenbecks Arch Chir [Suppl] 103 (1987) · Surgical treatment of adenocarcinomas of the gastroesophageal junction. Dis Esoph 1, 35 (1988) · TNM-Klassifikat d Ösophagusca. Z Herz Th GefChir 2, 104 (1988) · Function of the intrathoracic stomach as esophageal replacement. World J Surg 12, 835 (1988) · D lokal fortgeschr Cardiaca – lohnt d Resekt? Dtsch Med Wochenschr 114, 1201 (1989) · Effekt d trunculären Vagotomie auf Nüchternvolumen u Kontraktilität d Gallenblase. Langenbecks Arch Chir [Suppl], 381 (1989) · Experience with longterm intragastric pH-monitoring as a test after proximal gastric vagotomy. Dig Surg 6, 33 (1989) · Ersatzmagenbildung als Rekonstruktionsprinzip nach totaler Gastrektomie. Chir Gastroenterol 5, 73 (1989) · Intraop Sonographie z Nachw occulter Lebermetastasen beim colorect Ca. Langenbecks Arch Chir 374, 363 (1989) · New technique for temporary purse string suture in stapler anastomosis. Br J Surg 77, 418 (1990)
MH Diseases of the esophagus. Pathophysiology, diagnosis, conservative and surgical treatment. Berlin: Springer 1988
BV Benigne Magenausgangsstenose. In: Ulkustherap. Berlin: Springer 1982 · Reflux characteristics in health and disease. In: Gastrointestinal motility. Lancaster: MTP Press 1984 · Morphol u bakter Fehlbesiedlg d Roux-Schlinge. In: D Roux-Schlinge. Indikatn, Technik u Resultate. Weinheim: Edition Medizin 1984 · Chir Therap d Rezidivulcus na Resekt. In: Folgekrkhtn d Ulcuschir. Weinheim: Edition Medizin 1987 · Surgical classification for adenocarcinoma of the gastroesophageal junction. In: Diseases of the esophagus. Berlin: Springer 1988 · Chir Therapprinzip b d Rezidivprophyl d Ulcuskrkht. In: Ulcusalmanach 1. Berlin: Springer 1988 · Präkanzerosen d gastroösophagealen Überganges. In: Akt Therap d Kardiaca. ebd · Ultraschallgielte abdomin Drainage und Punkt. In: Chir Gastroenterol, 2 Aufl. ebd 1989 · Endobrachyösophagus. In: ebd · Barrett's esophagus: Can the ectopic epithelium regress after antireflux-surgery? In: Benign lesions of the esophagus and cancer. Berlin: Springer 1988

Holschneider, Alexander Matthias, Prof. Dr. med., Ltd. Klinikarzt, Kinderchir. Klin., Amsterdamerstr. 59, 5000 Köln 60 · *09. 08. 40 Freiburg/Br. · **A** 68, Freiburg · **D** 66, Freiburg · **AG** Allg. Chir. d. Kindesalters · kindl. Tumoren · Angeborene Fehlbildungen · Chir. Gastroenterologie · Elektromanometrie · Urodynamik

· **FG** Chirurgie 06/79 · **TG** Kinderchirurgie 79 · **H** 75, München · **P** 80, Extraordinarius Kinderchir. München · 85, apl. Prof. Köln · **TW a)** Bis 09/84 1. OA Kinderchir. Klin. Univ. München **c)** Klinikdir. Kinderchir. · **S** Seit 09/84 Dir. d. Kinderchir. Klin. Städt. Kinderkrankenhaus Köln (Akad. Lehrkrhs. Albert-Magnus Univ. Köln)
ZV D Neuroblastom, Klin u biolog Aspekte. Bruns Beitr Klin Chir 220, 233 (1973) · Elektromyograph u elektromanometr Untersuchgn z Gracilisplastik na Pickrell. Z Kinderchir 14, 288 (1974) · Elektromyograph Untersuchgn d Musculi sphicter ani externus u internus in Bezug auf d anorektale Manometrie. Langenbecks Arch Chir 333, 303 (1974) · Resorptionsstörgn u Gallensäureverlustsyndr na op Eingriffen am kindl Dünndarm. Bruns Beitr Klin Chir 221, 516 (1974) · The development of anorectal continence and its significance for the diagnosis of Hirschsprung's disease. J Pediatr Surg 11, 151 (1976) · Myelomeningocele – E Herausforderg an Arzt u Gesellschaft? Klin, jurist, moraltheolog u gesellschaftspolit Gesichtspunkte z Frage e Selekt. Kinderarzt 7, 1068 (1976) · Spätfolgen b Neuroblastom: Paraneoblast Erkrankgn u Therapiefolg. Monatsschr Kinderhlkd 125, 69 (1977) · Stadienkorrel Therap b Neuroblastom. Paed Paedol 27 [Suppl] 493 (1979) · Pickrell's Gracilis muscle transplantation and its effect on anorectal continence. A five year prospective study. Z Kinderchir 27, 135 (1979) · Reserve smooth muscle plasty: A new method of treating anorectal incontinence in infants with high anal and rectal atresia. J Pediatr Surg 16, 917 (1981) · Erfahrgn m d heterotopen Autotransplantat v Milzgewebe i Kindesalter. Z Kinderchir 35, 145–152 (1982) · Tierexptelle Untersuchgn z gestielten glatten Muskeltransplantation (Muff-Plastik) b d Ziege. ebd 39, 191–201 (1984) · D distale Harnröhrenstenose b Mädchen aus kinderchir Sicht. Kinderarzt 1984 · Free and reverse smooth muscle plasty in rats and goats. Dis Colon Rect 28, 786 (1985) · Selective hemisplenectomy for Hodgkins's Disease. Prog Pediatr Surg 18, 163 (1985) · Tierexptelle Untersuchgn z freien Transplantat quergestreifter Muskulatur. Z Kinderchir 41, 230–238 (1986) · Längendifferenzen nach Oberschenkelschaftfrakturen im Kindesalter. ebd 40, 341–350 (1985) · Physiolog Aspekte d postop Kontinenz na ileo-analer Anastomose m u ohne intrapelvinem Reservoir. Langenbecks Arch Chir 372, 411–419 (1987) · Urininkontinenz b Epispadie u Blasenekstrophie unt bes Berücksichtigg d freien autologen Muskeltransplantat. Z Kinderchir 42, 81–90 (1987) · Chir d endokrinen Pankreas. Z Kinderchir 43, 273–280 (1988)
MH Anorectal malformations, 2nd edn. New York: Allan Liss 1988 · Antibiotikaprophylaxe bei Kolonoperationen. In: Antibiotika u Trasyloltherap i Pädiatrie u Kinderchir. München: Urban & Schwarzenberg 1971 · Kapitel: Analachalasie, Megacolon congenitum, Analrhagaden, Analfissur, Hämorrhoiden, Analstenose, Ösophagusvarzinenblutung, Peritonitis, paralytischer Ileus, Kardiainsuffizienz, Kardiaachalasie, portale Hypertension. In: Pharmakotherap i Kindesalt, 4 Aufl. München: Marseille 1988 · Long-term-results in the treatment of imperforate anus. In: Long term follow up in congenital anomalies. Pittsburgh 1979 · Complications after surgical treatment of Hirschsprung's Disease. In: Proc Anglo-German Proctology. Berlin: Springer

1982 · Neurogene Störungen des Anorektums. In: Die neurogenen Störungen der Blase und des Rektums im Kindesalter. Bern: Huber 1982 · Sakroabdominelles Vorgehen bei hoher Anal- und Rektumatresie. In: Anorektale Fehlbildungen. Stuttgart: Fischer 1983 · Ergebnisse kontinenzverbessernder Operationen nach anorektalen Fehlbildungen. Eigene Erfahrungen mit der Gracilistransplantation nach Pickrell, Palmaris-longus-Transplantation sowie freien und gestielten glatten Muskeltransplantationen. Stuttgart: Fischer 1983 · Kinderchirurgie. In: Chir – Lehrb f Studierende d Med u Ärzte, 5 erweiterte neu bearbeitete Aufl. Berlin: Springer 1985 · D Milz i Kindesalt – Erkrangn u Therap. Stuttgart-New York: Hippokrates-Thieme-Stratton 1986 · Supracondyläre u Epiphysenfrakt d distalen Femurs. In: Opindikat b Frakt i Kindesalt. Stuttgart: Gustav Fischer 1987 · Konse`quenzen d pränatalen Diagnost f d Kinderchir. In: Pränatale Diagnost u Therap. Stuttgart: Enke 1987 · Angeborene Fehlbildgn d ZNS – op Korrekt u Erg. In: Fetale Diagnost u Therap. München: Urban & Schwarzenberg 1989 · Chir intrauterine Intervent u ihre Bewertg aus kinderchir Sicht. In: Grenzen ärztl Bhdlgspflicht b schwerstgeschädigten Neugeborenen. Medizin-Recht (MedR). Berlin: Springer 1988 · Definit u Begriffsbestimmg d Maldescensus testis. In: D Maldescensus testis – Definit, Anat, Diagnost u Therap. Stuttgart: Fischer, im Druck · Esophageal atresia – Morphological findings classification diagnostic procedure. In: Esophageal atresia. Stuttgart: Schattauer, im Druck · Seit 82 Schriftleiter u seit 84 Hauptschriftltr u Hrsg Z Kinderchir · Seit 82 Mitglied d Editorial Boards J Pediatric Surg · Mithrsg Pediatrik Cerrahi dergisi seit 87
BV Elektromanometrie d Enddarmes – Diagnost d Inkontinenz u chron Obstipat. München: Urban & Schwarzenberg 1977 · Hirschsprungs's Disease – physiology and pathophysiology – clinic-surgical treatment – postoperative results. Stuttgart-New York: Hippokrates-Thieme-Stratton 1982 · Elektromanometrie d Enddarmes – Diagnost u Therap d Inkontinenz u d chron Obstipat. 2 erweit u geänderte Aufl. München: Urban & Schwarzenberg 1983 · D Milz i Kindesalter – Erkrankgn u Therap. Stuttgart-New York: Hippokrates-Thieme-Stratton 1986

Höltje, Wolf-Joachim, Prof. Dr. med. Dr. med. dent., Ltd. Oberarzt, Univ.-Krhs. Eppendorf, Nordwestdeutsche Kieferklin., Martinstr. 52, 2000 Hamburg 20 · *03. 11. 38 Hamburg · **A** 66, Stuttgart · **D** 66, Lübeck (med.) · 68, Hamburg (med. dent.) · **AG** Anästhes. · Intensivmed. · Mund-Kiefer-Gesichtschir. · PlastChir. · **FG** Mund-Kiefer-Gesichtschirurgie 71 · **ZB** Plast. Op. 81 · **H** 77, Hamburg · **P** 83, Hamburg · **TW a)** Nordwestdeutsche Kieferklin. Hamburg **c)** Ltd. OA Mund-Kiefer-Gesichtschir. (Plast. Op.)
ZV Tierexptelle Untersuchgn z Frage d antibiot Schutzes v freien Knochentransplantaten. Aktuel Traumatol 2, 159 (1972) · Wave-line procedure in repair of cleftlip. J Maxillofac Surg 1, 198 (1973) · Untersuchgn üb infektionsbedingte Komplikat na konserv od op Versorgg v Unterkieferfrakt. Fortschr Kiefer Gesichtschir 19, 122 (1975) · Tierexptelle Untersuchgn üb d unterschiedl Einheilg v autologen Rippentransplantaten i Abhängigkt v ihrer Größe. ebd 21, 45 (1976) · Intraarterielle Bleomycin-Therapie v Plattenepithelca d Mundhöhle.

Klin u pathol Anat. Z Krebsforsch 88, 69 (1976) · Gefäßschäden dur Bleomycin na Perfusbhdlg v Mundhöhlenca. Dtsch Z Mund-Kiefer-Gesichtschir 1, 8 (1977) · Klin u Histomorphologie d malig Ameloblastoms. Dtsch Zahnärztl Z 32, 798 (1977) · D freie Fettgewebstransplantat m mikrochir Gefäßanastomose i Tierexp. Med Habil Univ Hamburg 1977. Berlin: Quintessenzverlag 1980 · Defektverletzgn d Lippen – Primärversorgg od sekund Rekonstrukt? H Unfallheilkd 158, 666 (1982) · D Wiederherstellg v Orbitabodendefekt m Polyglactin, e tierexptelle Studie. Fortschr Kiefer Gesichtschir 28, 65 (1983) · Indikat z mikrovascularchir Eingriffen i d Mund-Kiefer-Gesichtschir. ebd 28, 167 (1983) · D Rekonstrukt b groß Tumordefekt d Kiefer-Gesichtsregion m Myocutanlappen. Langenbecks Arch Chir 361, 740 (1983) · Successful replantation of an amputated upper lip. Plast Reconstr Surg 73, 664 (1984) · Fünf-Jahres-Überlebensrate v Pat m Mundhöhlenca, Vergl zweier Kollektive: Radikalop u Nachbestrahlg/Präop Chemother u Radikalop. Hamb Ärztebl 39, 335 (1985) · Verletzgn d Nervus lingualis b d op Entferng unt Weisheitszähne. – Aussichten e Rekonstrukt. Fortschr Kiefer Gesichtschir 30, 54 (1985) · Midfacial osteotomies in patients with cleft lip, alveolus and palate. Surgical strategies and techniques. Aust NZJ Surg 57, 65 (1987) · Kranio-Maxillofaciale Anomalien: Erscheingsformen u Konzepte chir Therapie. Klinikarzt 16, 530 (1987) · The temporalis-osteomyocutaneous-flap. Blood supply and concepts of application for maxillary reconstruction. Eur J Plast Surg 1989 · D konserv Exenteratio orbitae b kindl Orbita-Sarkomen. Fortschr Kiefer Gesichtschir 33, 43 (1989)
BV Wiederherstellg d Schultergürtelfunkt dur mikrochir Rekonstr d N accessorius na radik Halslymphknotenentferng. In: Plast u Wiederherstellgschir b bösart Tumoren. Berlin: Springer 1982

Holzapfel, Rudolf B., Dr. med., niedergelassen, Froelichstr. 8, 8900 Augsburg · *13.06. 47 Augsburg · A 78, München · D 76, München · AG 78 Krhs. Dillingen · 79–86 Augsburg-KZVA · FG Chirurgie 03/84 · TG UnfChir 03/86 · ZB Sportmed. 04/78 · TW a) Zentralklinikum Augsburg (Ruter, Witte) b) Zentralklinikum Augsburg (Ruter) · S Seit 10/86 niedergel. in Augsburg
BV Prax d Tauchmed. Stuttgart: Thieme 1982 · Richtig tauchen. München: BLV 1988

Holzgreve, Alfred, Priv. Doz. Dr. med. Dr. phil., Oberarzt, Klin. u. Poliklin. f. Allg. Chir. Univ. Münster, Jungeblodtplatz 1, 4400 Münster · *02.01. 53 Möhnesee/Westf. · A 78, Münster · D 79, Dr. med. Münster · 80, Dr. phil. Wien · AG Gastroenterol. · Chir. Onkol. · Chir. Geriatrie · Proktol. · FG Chirurgie 06/86 · TG GefChir 06/89 · H 86, Münster · TW a) Klin. u. Poliklin. f. Allg. Chir. Univ. Münster c) OA
ZV Vergl tierexptelle Studien üb portocavale Interpositionsshunts b portal Hypertens m alloplast u heterologem Interpositionsmaterial an Hunden. Chir praxis 26, 361 (1979) · Besonderhtn b d Ulkuschir im hohen Lebensalter. Gastroenterolog praxis 3, 1 (1982) · Schmerzen im Analbereich – Bhdlgsmöglchktn i d proktol Sprechstunde. Klinikarzt 11, 1101 (1982) · Operability and long-term results in peripheral soft tissue tumors. Verh Dtsch Krebsges 5, 772 (1984) · Die Dupuytren-

Kontraktur. Verdauungskrhtn 3, 159 (1985) · Periop Aspekte bei Pat i höheren Lebensalter. Urologe (B) 25, 249 (1985) · Fehler u Gefahren bei der Implantat e Le Veen-Shuntsz Aszitesableitg. Gastro-entero-hepatologie [Suppl] 99 (1986) · Therap aktu gastrointestin Blutngn mit Tryglycl-Lysin-Vasopressin. ebd [Suppl] 136 (1986) · Palliative u präop endoskop Gallenwegsdrainagen b Pat im höheren Lebensalt. ebd [Suppl] 140 (1986) · Palliative endoskop Therap b inop Ca d gastrooesophagealen Überganges. Verdauungskrankht 6, 192 (1988)
MH Chir Praxis. München: Marseille · Jahrb d Chir. Münster: Regensberg u Biermann
BV Spezifische Besonderhtn b resezierenden Eingriffen im Rahmen d Ulkuschir i höh Lebensalter. In: 100 Jahre Ulkuschir, konserv u chir Therap heute. München: Urban & Schwarzenberg 1982 · Einsatz neuer Multikomponentenvliese z Abdichtg v Wundflächen. In: Hämostase, Thrombophilie u Arteriosklerose. Stuttgart: Schattauer 1982 · Erg d chir Eingriffe b Magenca in Abhängigkt v Tumorstadium. In: Therap d Magenca. Weinheim: Edition Medizin 1983 · Ambulante Venenchir. In: Ambulantes Op i d Chir. Köln: Dtsch Ärzte-Verlag 1985 · Ambulante Mammachir. In: ebd · Indikat u besond Risiken b Op alter Menschen. In: Alterschir. München: Marseille 1985 · Internist Aspekte d Alterschir. In: ebd · Dopplersonograph Funktionskontr peritoneovenöser Shunts. In: Dopplersonograph Diagnost. Köln: Dtsch Ärzte-Verlag 1988 · Erkrkgn d Gallenwege u d Gallenblase. In: Prakt Geriatrie. Stuttgart: Enke 1988 · Diagnost u Therap d Beinvarikose. In: Jahrbuch d Chir 1989. Münster: Regensberg u Biermann 1989

Hontschik, Bernd, Dr. med., Oberarzt, Chir. Klin. Städt. Krhs., Gotenstr. 6–8, 6230 Frankfurt/M.-Höchst · *11.12. 52 Graz/Steiermark/Österreich · A 78, Frankfurt · D 87, Frankfurt · AG Notfallmed. · Appendizitis · FG Chirurgie 08/88 · ZB Fachkundenachweis Rettungsdienst 09/84 · TW a) 88–89 StatArzt Chir. Klin. Städt. Krhs. Frankfurt-Höchst (Stelter), seit 89 Oberarzt ebd. c) Oberarzt der Chir. Eil- u. Unfallambulanz
ZV Fehlindizierte Appendektomien b jungen Frauen – Psychosexuelle Krisen u chir Intervent. Z Sexualforsch 1, 313–326 (1988) · Indikat z Appendektomie - i d Prax zu wenig restriktiv? Chir Praxis 40, 221–227 (1989)
BV Theorie u Praxis d Appendektomie – E histor, psychosoz u klin Studie. Köln: Pahl-Rugenstein 1987

Hoppe, Georg, Dr. med., Chefarzt Chir., Malteser-Krhs. Bonn-Hardtberg, V.-Hompesch-Str. 1, 5300 Bonn 1 · *31.01. 33 Bonn · A 63, Münster/Westf. · D 63, Münster/Westf. · AG 63–66 Allg.- u. UnfChir. Marien-Hosp. Marl · 66/67 Elisabethenstift Darmstadt · 67–73 St. Elisabeth-Krhs. Köln-Hohenlind · TW a) 68–73 OA St. Elisabeth-Krhs. Köln-Hohenlind (Hillenbrand) · Seit 10/73 Chefarzt Malteser-Krhs. Bonn c) Chefarzt · S Seit 10/73 Chefarzt f. Chir. Malteser-Krhs. Bonn-Hardtberg, zeitweilig (83–88) Ärztl. Dir. ebd.

Hoppe, Wolfgang, Prof. Dr. med. Dr. med. dent., Dir., Klin. Kiefer- u. Gesichtschir. Med. Univ. Lübeck, Ratzeburger Allee 160, 2400 Lübeck · *12.03. 23 Luisenthal/Stutzhaus (Thür.) · A 49, Erlangen · D 50, Dr. med. Erlangen · 52, Dr. med. dent. ebd. · AG 4 Jahre Pathol. Erlangen · Seit 53 MKG-Chir. Kiel ·

FG Mund-Kiefer-Gesichtschirurgie (Plast. Op.) 60 · **H** 59, Kiel · **P** 65, Kiel · **TW a)** Mund-Kiefer-Gesichtschir. · 05/60–09/68 OA Chir. Abt. Poliklin. u. Klin. Zahn-, Mund- u. Kieferkrankhtn Kiel **c)** Ärztl. Dir. Mund-Kiefer-Gesichtschir. · **S** Seit 68 Ärztl. Dir. Klin. Kiefer- u. Gesichtschir. Med. Univ. Lübeck (Berufg. 74 als ord. Prof.)
ZV 80 Publikat in versch Zeitschriften
BV D Lagergewebe subperiostaler Gerüstimplantate. München: Hanser 1961 · Lippen-Kiefer-Gaumenspalten. Stuttgart: Enke 1965 · D odontogenen Eitergn. In: Praxis d Zahnheilkde. München: Urban & Schwarzenberg 1971 · Lippen-, Kiefer-, Gaumen- u Gesichtsspalten. Stuttgart: Thieme 1975

Horn, Johannes, Prof. Dr. med., Chefarzt, Städt. Krhs. München-Harlaching, Sanatoriumsplatz 2, 8000 München 90 · *23.03. 43 Wüstegiersdorf · **A** 71, Stuttgart · **D** 70, Freiburg · **AG** Gastroenterologie · Pankreatologie · Immunologie · **FG** Chirurgie 04/72 · **H** 79, Ulm · **P** 85, Heidelberg · **TW a)** 07/77–09/81 OA Abt. Allg. Chir. Dept. Chir. Univ. Ulm (Herfarth) · 10/81–01/85 OA Chir. Univ.-Klin. Heidelberg (Herfarth) · 02/85–06/87 Ltd. OA ebd. **c)** Chefarzt Chir. Abt. · **S** Seit 07/87 Chefarzt Chir. Abt. Städt. Krhs. Harlaching, München
ZV Erste Beobachtgn b d klin Anwendg v Calcitonin. Chirurg 47, 449 (1976) · D Beeinflussg d postop Darmtonie dur Caerulein. ebd 47, 233 (1976) · Akut gastroenterolog Notfallsituat. Erster Teil: Allg Notfallsituat. Notfallmed 2, 727 (1976) · Akut gastroenterolog Notfallsituat. Zweiter Teil: Aetiologie u Diffdiagn. Notfallsituation 3, 42 (1977) · D Gastarbeiter-Ulkus. Med Klin 73, 1417 (1978) · D Komplement als Mediator d akut Pankreatitis. Gastroenterologie 1, 57 (1978) · The artificial „[beta]-cell" in postoperative care of total pancreatomized patients. Danish Med Bull 26, 19 (1979) · Acute pancreatitis in decomplemented rats and the consumption of complement in experimental pancreatitis in rat. Gastroenterol Clin Biol 3, 289 (1979) · D duktale Obstrukt als pathogenet Faktor d akut Pankreatitis d Ratte. Z Gastroenterol 18, 98 (1980) · D Rolle d Komplements b d exp induziert Pankreatitis d Ratte. Langenbecks Arch Chir 353, 9 (1980) · Indikat u Möglchktn b d chir Therap v Lebermetastasen. MMW 124, 312 (1982) · The surgical treatment of septic complications following acute pancreatitis. Digestion 25, 1 (1982) · Bhdlgsstrategie b pankreatogenen Eitergn. Therapiewoche 33, 223 (1983) · D Ileostoma als Teil d chir Therapkonzeptes b d akut Pankreatitis. Chirurg 54, 320 (1983) · M Crohn. Therapiewoche 34, 4482 (1984) · Rezidiveingriffe na Leisten- u Schenkelbruchop. Chirurg 55, 558 (1984) · Lebertumoren u -zyten. Therapiewoche 35, 62 (1985) · Diagnost u Soforttherap b akut Abdomen. ebd 36, 30 (1986) · Optechnik b retroperitonealen Tumoren. Chirurg 58, 490 (1987) · Chron Pankreatitis – Drainage u Resektionsverfahren: Standortbestimmg. ebd 58, 14 (1987)
MH Antibiotikaprophyl i d allg Chir. Bern: Huber 1981
BV Therapeutic possibilities of Calcitonin in pancreatic diseases. Gräfelfing: Demeter 1976 · D akute Abdomen. Taschenbücher Allgemeinmedizin. Berlin: Springer 1976 · D chir Therap d akuten Pankreatitis. München: Urban & Schwarzenberg 1983 · D chir Therap d Pankreaskarzinoms. ebd 1983 · Therap d chron Pan-

kreatitis. Individualis Verfahrenswahl – Chir Techn. Berlin: Springer 1985 · Erkrankgn d Oesophagus. Stuttgart: Kohlhammer 1987 · Akutes Abdomen. ebd 1987 · Intestinale Ischämie. ebd 1987 · Prophylakt Antibiotikaanwendg i d op Med. Berlin: Springer 1988

Horváth, Örs Péter, Priv. Doz. Dr. med., Oberarzt, Chir. Klin. d. Albert Szent-Györgyi Med. Univ. Pécsi u. 4, H-6720 Szeged/Ungarn · *17.08. 47 Mezökövesd/Ungarn · **A** 72, Szeged/Ungarn · **D** 72, Szeged/Ungarn · **AG** 09/72 Chir. Szeged · **FG** Chirurgie 12/76 · **H** 83, Szeged · **TW a)** 76–83 StatArzt Abdominal- u. Thoraxchir. · 83 OA AllgChir. · 85–86 Humboldt-Stipendiat, Klinikum rechts der Isar München **c)** OA
ZV Entstehg v Speiseröhrenca b kardio-myotomierten Pat. Langenbecks Arch Chir 368, 163–172 (1986) · D ischäm Kolonstriktur. E selt Spätkomplikat b Ösophagusersatz dur Koloninterposit. Chir Praxis 37, 269–275 (1987) · D primäre malig Lymphom d Magens – Diagn, Therap u Verlauf. Acta Chir Austriaca 19, 140–141 (1987) · Exptelle Pylorustransposit um d ösophagokardialen Übergg. ebd 20, 100–101 (1988)
BV Malignant transformation of the esophagus based upon chronic corrosive strictures and achalasia. II Int Congr Int Soc f the diseases of the esophagus, Rom, 1983. Rom 1983 · Carcinoma of the esophagus: factors influencing survival. Int esophageal week, München 1986. Gräfelfing: Demeter 1986 · Surgical management of caustic injuries to the upper gastrointestinal tract. In: International trends in general thoracic surgery. 3rd Vol. Benign esophageal disease. St Louis: Mosby 1987 · Carcinoma of the esophagus, factors influencing survival. In: Diseases of the esophagus. Berlin: Springer 1987

Hoymann, Gisela Berta Camilla, Dr. med., niedergelassen, Taunusstr. 2, 6200 Wiesbaden · *15.05. 24 · **A** 48, Berlin · **D** 50, Berlin · **FG** Chirurgie 01/56 · **TG** Plastische Chirurgie 06/78 · **TW a)** 50–53 Städt. Krhs. Moabit Berlin (Gohrbandt) · 53–56 Städt. Krhs. Berlin-Hohengaton (Baukhage) · 56–59 Städt. Krhs. Essen (Reischauer) · 59–65 Städt. Krhs. Wiesbaden (Straaten, Hartenbach) **b)** 65–70 PlastChir. St. Markus-Krhs. Frankfurt/M. (Höhler) **c)** Niedergel. · **S** Seit 71 Niederlassung Wiesbaden

Hrgovic, Zlatko, Dr. med. Dr. sci. Dr. med. Univ. Zagreb, Belegarzt, Kaiserstr. 15, 6000 Frankfurt/M. 1 · *08.02. 50 Bjelovar/YU · **A** 85, Wiesbaden · **D** 74, Zagreb (YU) · **AG** 75–85 Chir. u. Gynäkol. Städt. Krhs. Ludwigshafen, Braunschweig, Hannover, Wuppertal, Frankfurt · **FG** Gynäkologie 78 · Chirurgie 83 · **ZB** Sportmed., Jugoslawien 86 · **H** 85, · **TW a)** 78–84 Städt. Krankenanst. Braunschweig (Alnor) **b)** Gynäkol. 85 St. Josefskrhs. Wuppertal · 85–87 St. Marienkrhs. Frankfurt/M. **c)** Niedergel. u. Belegarzt · **S** 85 Niederlassung Frankfurt/M., Belegarzt Krhs. Maingau v. Roten Kreuz ebd.
ZV Wenn schon vor d Keimnachweis therapiert werden muß. Ärztl Praxis 23, 876 (1982) · Malignome d Schilddrüse. Med Klin 77, 559 (1982) · D Meckelsche Divertikel u seine Komplikat. Niedersächs Arztbl 16, 55 (1982) · Divertikulosa jejunuma. Lijec vjesnik 104, 411 (1982) · Üb d Pathol Klin, Morphol, Therap u Progn d Sertolizelltumors. Libri oncologici 4, 38 (1983) · Perinat Mor-

bidität u Mortalität b d Beckenendlage. Gynäkol Rundsch 23, 11 (1983) · Enzymat Aktivität i d embryofetalen Leber. Gynäkol Rundsch 23, 1 (1983) · Erste Erfahrgn i d Bhdlg v Ovarialca m polycyst Therap. Schwerpunktmed 6, 50 (1983) · Ovarialkrebs: Tripledrug plus Parker Schema. Praxis-Kurier 22, 26 (1983) · Karzinom d jugendl Harnblase. Schwerpunktmed 5, 34 (1983) · Divertikelkrkht d Dickdarmes. Klin J 4, 25 (1984) · Pregnancy after jejunoileal bypass for obesity. Jugosl Gynekol Perinat 25, 39 (1985) · Üb e tödl Frostschutzmittelvergiftg. Med Welt 37, 303 (1986) · Cystosarcoma phyloides mammae. Tumor Diagn Therap 8, 139 (1987) · Antibakter Prophyl i d Gynäkol u Geburtshilfe. Wien Med Wochenschr 6, 18 (1988) · Ulzöreses Zökumdivertikulitis. Schwerpunkt Med 3, 31 (1988) · Klin, Morphol, Pathogen Therap u Progn d Mammaca. Spektar 6, 18 (1988) · Aktualno o AIDS-U. Medicina 24, 1 (1988) · The significance of Vater's papilla with regard to diseases of the gallbladder and the bile ducts. Acta facultatis med flumiensis 7, 33 (1988) · Concentration of CEA, CA 19-9, CA 15-3, CA 126 in tumor tissue, amnion and cyst fluids, pleura effusions, and ascites compared to serum. Nucl Med 14, 56 (1988)

Huber, Franz, Dr. med., Chefarzt Chir. Abt., Ltd. Arzt akadem. Lehrkrhs. Ludwig-Maximilians-Univ. München, Stadtkrhs. Traunstein, Cuno-Niggl-Str. 3, 8220 Traunstein · *08. 04. 26 Siegsdorf · A 52, München · D 55, München · FG Chirurgie 02/60 · TW a) 61-67 OA Krhs. Bad Reichenhall · 67-68 Komm. Chefarzt ebd. · 58 Ass. Univ. Innsbruck (Huber) · Gastarzt: 62 St. Marx Hosp. London. 67 Basel. (Allgöwer) 68 St. Gallen (Weber) 68 Bern (Müller) 68 Landeskrankenanst. Graz (Köhle) 75 Rom (Grassi, Bassini) 87 (Schumpelick) 88 Kyoto, Japan (Abé) c) Chefarzt · S Seit 07/68 Chefarzt Chir. Abt. Stadtkrhs. Traunstein · Ltd. Arzt akadem. Lehrkrhs. Ludwig-Maximilians-Univ. München · 87 Präsident der bay. Chirurgenvereinigung

Huber, Peter, Dr. med., Assistenzarzt, Chir. Univ.-Klin. Köln, Joseph-Stelzmannstr. 9, 5000 Köln 41 · *23. 04. 56 Karlsruhe · A 82, Stuttgart · D 85, Heidelberg · AG PankreasCa, Chron. Pankreatitis · Computeranwendungen · TW c) AssArzt
ZV D Progn v Pat auf e chir Intensivstation. Intensiv Med 24, 176-181 (1987) · D Computer i d gefäßchir Sprechstunde. Dtsch Ärztebl 31, 2228-2231 (1988) · Retrosp Analyse d traumat u iatrog Arterienverletzungen von 1975-1986 an der Chir Univklinik Köln-Lindenthal. Zentralbl Chir 112, 1370 (1987) · Chir Therap d chron Pankreatitis. Indik u Langzeitverlauf. Med Welt 1285-1290 (1989) · Palliative Therap d Pankr-Ka – eine interdisz Aufg. Langenbecks Arch Chir [Suppl II] (1988) · Interdiszip Behandlungskonzept bei Pankreaskarzinom. Praxis-Depesche 13, 24-25 (1989) · Die Behdlg d Pankreaskarzinoms i interdisz Zusammenarbeit. Med Klin 84, 378-384 (1989) · D Pers-Comp a med Arbeitsplatz. Herz Sport und Gesundheit 6, 51-52 (1989)
BV Die Dopplerfrequenzanalyse i d Beurt d M Raynaud. In: Ultraschalldiagnostik '86. Berlin: Springer 1987

Huegel, Arnulf, Dr. med., Chefarzt i. R., J. Haydnweg 3, 7200 Tuttlingen · *14. 09. 18 Karlsruhe · A 43, Berlin · D 43, München · AG 43-45 Kriegsdienst · 45-46 Chir.

München · 46-53 Chir. Singen a. H. · FG Chirurgie 07/53 · TW a) 53-59 StatArzt-OA Chir. Unfallchir. Städt. Krhs. Singen a. H. (Ernst) c) Chefarzt i. R. · S 60-83 Chefarzt Chir. Abt. Kreiskrhs. Tuttlingen
ZV Z dringl primär-op Versorgg kindl suprakondyl O-Armfrakt. Bruns Beitr Klin Chir 221, 633 (1974) · D Notwendigkt d Mammographie. Med Klin 71, 953 (1976) · Lageveränderg v Metallimplantat. Chirurg 49, 395 (1978) · Lymphzyste als selt Urs e hohen Ileus. Med Welt 34, 1 (1983) · D Cholezystitis i d Unfallchir. Unfallchirurgie 12, 158 (1986) · D gastrobronch Fistel. Chir Praxis 37, 467 (1987) · Morphol u klin Aspekte d Cholezystosen. ebd 39, 39 (1988)
BV Komplikat d Gallenwegserkrkgn. Konstanz: Schnetztor 1982

Hümmer, Klaus, Dr. med., Oberarzt, Chir. I. Klinikum Fürth, Jakob Henle Str. 1, 8510 Fürth · *22. 02. 45 Nürnberg · A 74, Erlangen · D 83, Erlangen · AG 73-74 MA Nürnberg · 74/75 Bundeswehr · 75-79 Chir. Schwabach · seit 79 Chir. Fürth · FG Chirurgie 11/81 · TW a) 81/82 StatArzt UnfChir. Klinikum Fürth · 82-87 StatArzt versch. Abtlg. AllgChir. incl. Thorax u. GefChir. · Seit 06/87 OA Chir. I Klinikum Fürth c) OA Chir.

Hundemer, Wilhelm, Dr. med., i. R., Offenbachstr. 29, 8000 München 60 · *18. 12. 06 Landshut · A 32, München · D 32, München · AG AllgChir. · UnfChir. · FG Chirurgie 36 · TW a) 32-35 Chir. Klin. München (Lexer) · 36-39 Krhs. re. d. Isar ebd. (Hoffmeister) · 40-44 Sonderlaz. Brüssel (Wachsmuth) · 45-47 Kriegsgefangenen Laz. Swindon · 48-50 Chefarzt Kreiskrhs. Pasing · 50-85 Niederlassung als Chir. u. UnfChir. c) i. R. · S 48-50 Chefarzt Kreiskrhs. Pasing · 50-85 Niederlassung in München
ZV Verstellb Armlagerungsschiene m Obarmdrehg. MMW 1940 · Erfahrgn üb Gelenkschüsse. Militärarzt 1942 · Erhaltg d Gliedmaßen b bedrohl Schußbr durch äuß Knochenschieng na Lambotte. ebd 1943 · Behelfsmäß Quengelverbände. Zentralbl Chir 1943 · Behebg d Drehsteife d Unterarms. Chirurg 1950 · Extraartikul Knochenbolzg d Kahnbeinpseudarth d Hand. Zentralbl Chir 1952 · D transmalleol Fixationsnaht z Behebg d Peroneus Sehnenscheidverrenkg. Unfallchirurgie 1981
MH Erfahrungn üb d unblut Mobilisat i Nark b d Strecksteife d Kniegelenks. In: Chir Sonderlaz d OKH Brüssel. 1942

Hünefeld, Günter, Priv.-Doz. Dr. med., Oberarzt, Klin. Abdominal- u. Transplantationschir. Med. Hochschule Hannover, Konstanty-Gutschow-Str. 8, 3000 Hannover 61 · *16. 03. 49 Steinhude · A 77, Hannover · D 77, Hannover · AG 10/77-03/79 GefThKardChir. · 04/79-03/80 KindChir. · 04/80-03/83 AllgChir. · 04/83-09/84 UnfChir. · FG Chirurgie 11/84 · H 89, Hannover · TW a) 84-85 StatArzt Abdominalchir. · Seit 10/85 OA Klin. Abdominal- u. Transplantationschir. Med. Hochschule Hannover (Pichlmayr) c) OA Abdominal- u. Transplantationschir.
ZV Probl d Antibiotika-Therap b großen leberchir Eingriffen. Fortschr Antimikrob Antineoplast Chemotherap 3-2, 181-190 (1984) · Vorgehen b akut Pankreatitis. Schwerpunkt Med 9/3, 21-27 (1986) · Versuch e Klassifizierg b Pat m Peritonitis, Auswertg b 53 Pat. Langen-

becks Arch Chir 368, 113–124 (1986) · Kalkulierte initiale Chemotherap b beatmeten postop Pat m Peritonitis, Sepsis bzw Pneumonie. A Bakteriolog Befunde. B Initiale Monotherap m Imipenem. Infection 14 [Suppl] 2, 164–170 (1986) · Selekt Darmdekontaminat als Prophyl f endogene Infekt. Der Krankenhausarzt 60/4, 277–281 (1987) · Klin Bedeutg d Stadieneinteilg u Schweregradbeurteilg d Peritonitis – Erfahrng b 104 Pat. Langenbecks Arch Chir [Suppl] Chir Forum 173–177 (1987) · Theraperg e off Bauchspülg m Glucoselösg b generalisierter Peritonitis. ebd 311–315 (1988) · Kalkulierte Chemotherap m Imipenem b chir Intensivpat. Intensiv Med 25, 181–186 (1988) · Schweregradbeurteilg d akut nekrotisier Pankreatitis na klin Parametern u Computertomogramm. ebd 25/6, 231–237 (1988) · Klinische Studie zur selektiven Darmdekolonisation bei 204 langzeitbeatmeten abdominal- und unfallchirurgischen Intensivpatienten. Anaesthesiol Reanimat 14, 3, 131–153 (1989)
BV Chir Therap d chron Pankreatitis 1980–1987. In: Postop Folgezustände – Pathogen, Diagnost, Therap. Wien: Überreuter 1988 · D chir Pat auf d Intensivstat. In: Chir Therap. Berlin: Springer 1989 (im Druck)

Hunger, Johann, Dr. med., Ltd. Arzt, Unfallchir. Abt. Stadt- u. Kreiskrhs. Kulmbach, Albert-Schweitzer-Str. 10, 8650 Kulmbach · *16. 04. 39 Parabutsch · **A** 67, Erlangen · **D** 68, Erlangen · **AG** AllgChir. · GefChir. · Proktol. · Traumatol. · **FG** Chirurgie 05/73 · **TG** Unf-Chir 11/80 · **TW** **a)** 03/73–05/80 OA Chir. Abt. Kreiskrhs. Böblingen (Zettler) · 06/80–11/80 Unfallchir. Abt. Stadt-Krhs. Hof (Vollmar) **c)** Ltd. Arzt, Unfallchir. · **S** Seit 12/80 Ltd. Arzt Unfallchir. Abt. Stadt- u. Kreiskrhs. Kulmbach

Husemann, Bernhard, Prof. Dr. med., Ltd. Oberarzt u. Vertreter des Klinikdir., Chir. Klin. Univ. Erlangen-Nürnberg, Maximiliansplatz, 8520 Erlangen · *19. 03. 42 Nürnberg · **A** 67, Erlangen · **D** 69, Erlangen · **FG** Chirurgie 11/74 · **H** 74, Erlangen · **P** 84, Erlangen · **TW** **a)** nichts angegeben **c)** Ltd. OA u. Vertreter d. Klin. Dir.
ZV D links-thorakale Zugang b Carcinom am oesophagogastralen Übergang. Chirurg 51, 584 (1980) · Psychological evaluation of extremely obese patients before and after surgical treatment. World J Surg 5, 833 (1981) · Le recidive del carcinoma gastrico. Minerva Chir 37, 279 (1982) · Lymphatic spread of gastric cancer. Verh Dtsch Krebs Ges 4, 432 (1983) · Typical and non-typical lymphogenous metastase of gastric cancer. Southeast Asian J Surg 6, 13 (1983) · Preoperative drainage of common bile duct obstruction. Endoscopy 15, 219 (1983) · Tumor antigens in the diagnosis and follow up of gastrointestinal cancer. Ann Gastroenterol Hepatol 19, 431 (1983) · Experience with the Erlanger Magnetic Ring Colostomy-Closure System. Int Surg 69, 297 (1984) · Wert u Un-Wert chir Verfahren z Gewichtsredukt. Aktuel Ernährung 11, 44 (1986) · Ätiolog, Diagnost u Therap d traumat Zwerchfellruptur. Chir Praxis 37, 233 (1987) · Verrucous carcinoma of the oesophagus. Endoscopy 20, 326 (1988) · Late results and reoperations after choledochoduodenostomy. Southeast Asian J Surg 11, 39 (1988) · Local recurrence after resection of carcinoma of the gastric cardia related to resection margins and histological type according to Lau-

ren. Asian J Surg 11, 97 (1988) · D übergewichtige Pat i d Chir. MMW 130, 718–721 (1988) · Cardia carcinoma considered as a distinct clinical entity. Br J Surg 76, 136 (1989) · Invaginationsileus. Chir Praxis 1989
MH Chir Therap d Fettsucht. In: Aktuel Therap d Adipositas. Stuttgart: Schattauer 1972 · D Eingriffe a Dünndarm u d Appendektomie einschl d Eingriffe b freier eitriger Bauchfellentzündg u Bauchfellabsz. Kirschner'sche Oplehre, Bd VII. Berlin: Springer 1975 · D prakt Bedeutg d Wasser- u Elektrolyt-Haushaltes. Baden-Baden: Witzstrock 1975 · D chir Therap v Adipositas u Hyperlipidämie. ebd 1975 · D Chir der Speiseröhre. Stuttgart: Enke 1982
BV Colitis ulcerosa. In: D Indikat z Op. Berlin: Springer 1974 · D chir Bhdlg d Speiseröhrenerkrgn. In: Speiseröhre-Magen. Stuttgart: Thieme 1979 · Indikat z Op b extremer Adipositas. In: Indikat z Op, 2 Aufl. Berlin: Springer 1981 · Praeop Bestrahlg d Oesophagusca. In: Neue Aspekte radiolog Diagnostik u Therap. Bern: Huber 1980 · Achalasie. In: Internist Pharmakotherap. München: Marseilles 1984 · Oesophagusca. In: Chir Onkol. Berlin: Springer 1986 · Cardiaca. In: ebd · Cardiaca u Refluxoesophagitis. In: Magenca – Epidemiol, Pathol, Therapnachsorge. München: Zuckschwerdt 1986 · Recurrence rate after resection of cardia cancer in relation to histological type according to Lauren and resection margins. In: Disease of the Esophagus. Berlin: Springer 1988 · Präop Risikobeurteilg b chron Pankreatitis. In: Vorbereitg d Pat z Anästhesie u Operation. Berlin: Springer 1988 · Beurteilg d prä- u postop Risikos b entzündl, chron konsumier Dünn- u Dickdarmerkrkgn. In: ebd

Huss, Fritz, Dr. med., Chefarzt, Priv. Klin. Prof. Dr. Hösel – Dr. Huss, Implerstr. 51, 8000 München 70 · *19. 03. 27 Sonthofen · **A** 52, München · **D** 51, München · **FG** Chirurgie 05/58 · Urologie 04/62 · **TW** **a)** 59–65 Privatklin. Johanneum, Ulm (Hösel) · 66–71 OA Chir.-Urol. Privatklin. Prof. Hösel, München **c)** Chefarzt · **S** Seit 04/71 Chefarzt Chir.-Urol. Privatklin. Prof. Hösel – Dr. Huss

Hussein, Bahi el Din el Sayed, Dipl. med., M. D. (U. S. A.), niedergelassen, Karl-Marx-Allee 9, 5000 Köln 71 · *09. 10. 30 Omdurman/Sudan · **A** 66, Düsseldorf · **AG** Leiomyosarkom d. Oesophagus · **FG** Chirurgie 04/76 · **TW** **a)** 73–78 Klinikum Barmen, Wuppertal-Barmen (Ehlers) · 78–79 Städt. Krhs. Köln-Worringen (Bourmer) **c)** Prakt. Arzt · **S** Seit 81 Niederlassung Köln

Huth, Johannes Georg Christof, Priv. Doz. Dr. med., Ltd. Oberarzt, Abt. Thorax- u. Kardiovaskularchir. Kerckhoff-Klin. Max-Planck-Gesellschaft, Benekestr. 2–8, 6350 Bad Nauheim · *31. 10. 47 Kamenz/Sachsen · **A** 72, Halle/Saale · **D** 78, Tübingen · **AG** Myokardprotekt. · Angebor. Herzfehler · Klappenerkrankgn. · Gefäßverletzgn. · **FG** Chirurgie 01/79 · **TG** GefChir 10/84, Thorax- u. KardiovaskularChir 01/83 · **H** 84, Tübingen · **TW** **b)** Seit 84 Thorax-, Herz- u. Gefäßchir. Chir. Univ.-Klin. Tübingen (Hoffmeister, Bleese) **c)** Ltd. OA Abt. Thorax- u. Kardiovaskularchir.
ZV D Begutachtg v Unfallschäden a Thorax. Med Sach 77, 17 (1981) · Offene Herzchir i höheren Lebensalter. Z Allg Med 57, 652 (1981) · Endocarditis following

valve replacement with bioprostheses. Thorac Cardiovasc Surg 30, 365 (1982) · Late results after Tubbs closed mitral commissurotomy. ebd 31, 86 (1983) · Local hemostasis with fibringlue after intracardiac repair of tetralogy of Fallot and transposition of the great arteries. ebd 31, 142 (1983) · D Entwicklg d chir Bhdlg v Mitralklappenfehlern. Kardiotechnik 8, 30 (1985) · Akut Mitralklappeninsuffizienz dur Bruch e Mitralklappenprothese. Dtsch Med Wochenschr 111, 1025 (1986) · D Bedeutg d aufrechten Körperhaltung b d Angiograph z Diagn d Thoracic outlet Syndroms. Helv Chir Acta 53, 471 (1986) · Penetrier Thoraxverletzgn - e Indikat z frühzeitg Thorakotomie. Zentralbl Chir 112, 1011 (1987) · Op Diagnost u Therap v Bronchialca. Der Krankenhausarzt 61, 591 (1988)
BV D allogene Herztransplantat. In: Lehrb d Chir, 2 Aufl. Stuttgart: Schattauer 1982 · Metabol Myokardprotekt. Erlangen: Perimed 1987

Huth, Wilhelm K., Dr. med., Chefarzt i. R., Regerstr. 17, 4620 Castrop-Rauxel · *29.12. 23 Schneppenbach · A 51, Würzburg · D 51, Würzburg · AG AllgChir. · UnfChir. · KindChir. · FG Chirurgie 01/57 · TG GefChir 06/79, UnfChir 12/72 · TW a) 51-52 Franziskus-Hosp. Winterberg (Padberg) · 52-55 Marien-Hosp. Dortmund-Hombruch (Vogel) · 53-63 Josef-Hosp. Bochum (Greinemann, Rosenthal) c) i. R. · S 01/64-12/88 Chefarzt u. Ärztl. Dir. Castrop-Rauxel
ZV Prophyl u Therap aton Blutung m Methergingaben. MMW 1956 · Methergin i d Nachgeburtsperiode. Südd Heb Ztg 1957 · Leitsympt Hodenschwellg. MMW 1962 · Unspez Dickdarmgeschwür. Chirurg 1963 · Kindl Leistenbruch. Zentralbl Chir 1964 · Neurofibromatose d Harnorg. Z Urol 57 (1964) · Posttraumat Pankreaspseudocyste i Kindesalter. Chirurg 1965

Hutschenreuter, Karl Fritz Erhard, Prof. Dr. med. Dr. h. c., Direktor i. R., Semmelweisstr. 5, 6650 Homburg-Saar · *06.08. 20 Grünbach i. V. · A 46, Jena · D 46, Jena · AG Chir. · Anaesthesiol. · FG Chirurgie 53 · Anaesthesiologie 55 · H 59, Jena · P 63, Homburg-Saar · TW a) 53-61 OA Chir. Univ.-Klin. Jena u. Leiter Anaesthesie-Abt. c) Dir. i. R. · S 64-88 Dir. Inst. f. Anaesthesie Univ.-Kliniken d. Saarlandes, Homburg-Saar
ZV D Arzt im Rettungsdienst - Organisator u rechtl Grundlagen. Jahrestagg 1979 d BDA 25 11 1979 Saarbrücken. Anästhesiol Intensivmed 21, 183-190 (1980) · D Verschluß-Ikterus aus benign u malign Ursache - Anaesthesie. Langenbecks Arch Chir 355, 273-275 (1981) · „200000ste Anaesthesie in Homburg". Saarl Ärztebl 34, 348-349 (1981) · Einführg z Sitzung G. Regionalanaesthesie i Klin u Praxis anläßl d 99 Kongr d Dtsch Ges f Chir, München, 14-17 4 1982. Langenbecks Arch Chir 358, 329 (1982) · Zusammenfassg d Rundgesprächs d Sitzg G. Regionalanaesthesie i Klin u Prax. ebd 358, 355-356 (1982) · Inhalt u Didaktik d anaesthesiolog Weiterbildg i d Bundesrepublik. Anästhesiol Intensivmed 23, 363-367 (1982) · Geeignete Verfahren f d ambulante Anaesthesie - Regional- u Lokalanaesthesie. ebd 23, 346-349 (1982) · Außenseitermeth d Schmerzbhdlg. Therapiewoche 32, 5568-5572 (1982) · Berichterstattg üb d 9 Int Fortbildgskurs f klin Anaesthesie v 27-30 9 1982 in Homburg-Saar. Wiss Informat, Fresenius-Stiftg. 12, 523-529 (1983) · Entwicklg u Stand d Homburger Anaesthesie. Saarl Ärztebl 37,

72-81 (1984) Anästhesiol Intensivmed 25, 365-373 (1984) · D Therap schwer Polytraumen - Musterbeisp interkollegialer u interdisziplinärer Kooperat. Saarl Ärztebl 37, 167-172 (1984) Anästhesiol Intensivmed 25 (1984) · Möglchktn u Grenzen d Intensivmed. Saarl Ärztebl 37, 212-224 (1984) · Ist ärztl Ethik lehrbar u lernbar? Anästhesiol Intensivmed 25, 127-130 (1984) Saarl Ärztebl 37, 662-628 (1984) · Czy Mozna Nauczac I Nauczyc sie Etykl lekarskiej (Can medical ethics be taught and learnt). Anest Inten Ter 16, 409 (1984) · D Anästhesist braucht Schwestern u Pfleger. Schwester/ Pfleger 24, 111-114 (1985) · D Notfall i d zahnärztl Prax. Dentalrevue 4, 7-12 (1985) · D Therap schwer Polytraumen - Musterbeispiel interkolleg u interdisziplin Kooperat. Anästhesiol Intensivmed 26, 84-88 (1985) · Komplikat b zahnärztl Lokalanaesthesien. Saarl Ärztebl 38, 742-745 (1985) · Ernährgsprobl i d groß Darmchir. ebd 38, 742-745 (1985) · Bericht üb e Reise aus Anlaß d 34 Kongr d Jap Ges f Anaesthesiol v 2-5 4 1987 in Tokyo. Anästhesiol Intensivmed 28, 300-301 (1987)
BV D Notfall: Zentrale Atemnot. In: Notfallmed i Stichwörtern na Leitsympt. E Hilfe z Schnellorientierg f d notfalldiensttuenden Arzt i Einsatz. D Informierte Arzt 7, 1979 · Grenzen d Intensivmed. In: Krhspat u Gesellschaft. Rotenburg (Wümme): Sasse 1980 · Anaesthesie. In: D (späte) Alter u seine häufigst Erkrkgn. Berlin: Springer 1986 · Entwicklg u Stand d Akupunktur-Analgesie u d Elektrostimulationsanaesthesie (ESA). In: Akupunktur - Theorie u Praxis, Sonderband 1. Uelzen: Med Lit Verlagsges 1980 · Long-term intubation or tracheostomy? Advantages and disadvantages. Abstract IX Congr of the Polish Soc of Anaesthesiologists, Poznan, May 13-15th, 1983 · Entwicklg u Stand d Akupunktur i Deutschland. In: Asiat Med i Europa. Wissenschaftl Jahrestagg d Dtsch Ges f Sozialmed eV. Heidelberg: Verlag für Medizin Dr Ewald Fischer 1984 · Weiter- u Fortbildg i d Anaesthesie. In: D Berufsbild d Anaesthesisten. Anaesthesiol u Intensivmed 164. Berlin: Springer 1984 · D Schmerz u seine Bhdlg. Frankfurt/ Main: pmi - pharm & medical inform 1986 · Geleitwort. In: Punktions- u Infusionstechn - E Hdb f d Prax. Bibliomed 1986 · Notfälle i d Zahn-, Mund- u Kieferheilkd. In: Anästhesiolog Aspekte i d Zahnmed. Bibliomed 1988

Hutschenreuter, Wolfgang, Dr. med., i. R., Otto-Göller-Str. 21, 7612 Haslach · *16.09. 20 Berlin · A 44, Berlin · D 44, Berlin · AG Inn. Med. u. Chir. · FG Chirurgie 03/58 · TW a) Bis 60 Chir. Univ.-Klin. Freiburg (Krauss) · 60-61 Krskrhs. Kirchheim (Veitinger) · 61-65 Krskrhs. Bad Oldesloe (v. Ondarza) c) i. R. · S 65-83 Niederlassung m. chir. Belegbetten. Haslach i. K.
ZV Klin d Sympathicustumoren. Diss · Diagn u Therap gutart Tumoren d Speiseröhre. Dtsch Med Wochenschr 1954 · Radikalität b d Bhdlg d Bronchialadenome. Zentralbl Chir 1955 · Veröffentl Wiss Filme: D Pericardectomie. Homburg 1956 · D traum Bronchusabriss u s op Bhdlg. 74 Tagg Dtsch Ges Chir München 1957 · Knochenbrbhdlg m d Rush-Federstab. ebd · D op Sprengung d valvul Pulmonalsten. Mittelrhein Chir Tagg Freiburg 1958 · D Duodeno-Pancreatect. 78 Tagg Dtsch Ges Chir München 1961
BV Lungenkrebs. In: Ärzte sprechen zu Dir G Kilper

1956 · Tbk d Bauchraums v chir Standpunkt. In: Tuberkulose. Stuttgart: Enke 1959

I

Idelberger, Karlheinz, Prof. Dr. med. Prof. h. c., em. Ordinarius, Hasselstr. 38, 4044 Kaarst 2 · *16. 04. 09 Barmen · **A** 34, München · **D** 36, München · **AG** Orthopäd. Erbpathol. · Ätiologie u. Therap. angeb. Mißbildgn. · **FG** Orthopädie 39 · **H** 41, München · **P** 50, Göttingen, apl. · 53, Giessen, 1. Ordinariat · 60, Düsseldorf, 2. Ordinariat · **TW a)** 46–48 Orthop. Chefarzt Orthop. Abt. Landeskrhs. Westerstede/Oldenburg · 48–53 Ltd. Arzt Orthop. Abt. Chir. Univ.-Klin. Göttingen · 53–60 Ordinariat Giessen · 60–77 Ordinariat Düsseldorf · 12/77 Emeritierung **c)** i. R. · **S** 46–48 Chefarzt Orthop. Abt. Landeskrhs. Westerstede · 48–53 Ltd. Arzt Orthop. Abt. Chir. Univ.-Klin. Göttingen
BV Erbbiol d angeb Klumpfußes. Stuttgart: Thieme 1938 · Erbbiol d angeb Hüftverrenkung. Stuttgart: Thieme 1951 · Lehrb d Kinderorthop. Stuttgart: Thieme 1952 · Lehrb d Orthop, 4 Aufl. Berlin: Springer 1984 · 5 Hdbbeitr, über 100 sonst Veröffentlichgn

Iizuka, Johannes, Dr. mult., habil. et h. c., em., Oberfeldarzt a. D., Carl-Justi-Straße 20, 5300 Bonn 1 · *14. 12. 32 Tokyo/Japan · **A** 59, Mainz · **D** 59, Berlin-West · 60, Madrid · **AG** 59–60 Univ. Madrid · 61–62 Univ. Sheffield · 65–82 Univ. Bonn · **FG** Neurochirurgie · **H** 73, Bonn · **TW b)** Neurochir. Wiss. Ass., später OA an den Univkliniken, Madrid, Sheffield, Bonn sowie bei d. dtsch. Bundeswehr **c)** i. R.

Imdahl, Hermann, Prof. Dr. med., Direktor i. R., Bittermarkstr. 66, 4600 Dortmund 50 · *25. 02. 22 Aachen · **A** 47, Bonn · **D** 48, Bonn · **FG** Chirurgie 56 · **H** 61, Bonn · **P** 66, Bonn · **TW a)** 56–67 Chir. Univ. Klin. Bonn (Gütgemann) **b)** KindChir. **c)** Dir. i. R. · **S** 67–87 Dir. Chir. Klin. St. Johannes-Hosp. Dortmund
ZV Abgrenzg Op-Indikat b erworb Hiatushernien. Langenbecks Arch Chir 327, 421 (1970) · Oesophagusersatz. ebd 329, 828 (1971) · Oesophagogastr Hiatushernie, Kardiainsuffizienz, Bhdlgs-Indikat. Med Klin 69, 833 (1974) · Daten z Klinikeinweisg Appendicitis. Med Welt 28, 1702 (1972) · Ziele, Taktik u Erg d Op d Magenca. ebd 31, 694 u 761 (1980) · Asepsis, Antisepsis, Hygiene: chirurg ein Organisationsprinzip. Hyg u Med 5, 211 (1983) · Akut Thorax – e Verbundthema d Gesamtchir. D stumpfe Thoraxtrauma. Langenbecks Arch Chir 361, 79 (1983) · Chirurgie und Medien – auf der Suche nach Konfliktlösungen. Langenbecks Arch Chir Kongrbd [Suppl II] 321 (1988)
MH Prinzip onkolog Chir – interdiszipl Bhdlgsstrateg. Stuttgart: Thieme 1989
BV D terminale Oesophagus. Stuttgart: Schattauer 1963 · Gutart Erkrankgn d Cardia, Hiatusbrüche, oesophageale Komplikat erworb u kongenit Hiatusbrüche, kongenit hypertroph Pylorusstenose, kongenit Gallengangsatresie, Zwerchfellbrüche, Bd 2/I. In: Spez Chir f d Praxis. Stuttgart: Thieme 1969 · Abdominalchir i Kindesalter, Bd 2/III. In: ebd 1972 · Chir d Haut, kongenit Halsfisteln, kongenit Oesophagusatresie, Bd 1/I. In: ebd 1973 · Oesophagitis, Perioesophagitis, pept Ulcus d Speiseröhre, Hiatusbrüche, Reflux. In: Klin Gastroente-

rol, Bd I. Stuttgart: Thieme 1973 · Nachresekt aus praevent Sicht? In: Ther d Magenca. Weinheim: Edition Medizin 1984 · Stellungnahme z Ergehen u Wohlbefinden Gastrektomierter m isoperistalt Dünndarmersatz. ebd · Diagn d Thoraxtraumas. In: D akute Thorax. Unfallmed Bd 13. Erlangen: Perimed 1986 · Welche Techn schützt v e Nahtinsuffizienz i e termino-terminalen Colonanastomose? In: Indikator u op Fehler in d Chir. Berlin: de Gruyter 1987 · Bewußtseinsstörgn als Risikofakt. In: Risiko i d Chir. ebd 1988 · D Bedeutg d funktionel CT z Risikominderg b Eingriffen weg akut Pankreatitis. In: ebd

Inglis, Roland Arnold John, Dr. med., Oberarzt, Unfallchir. Klin. Klinikum J. W. Goethe Univ. Frankfurt, Theodor-Stern-Kai 7, 6000 Frankfurt 70 · *19. 03. 50 Rinteln/Weser · **A** 77, Lübeck · **D** 85, Frankfurt · **AG** Frakturheil · EDV i. d. Med. · **FG** Chirurgie 03/83 · **TG** UnfChir 04/83 · **TW a)** 83–85 Chir. Klin. Städt. Krhs. „Süd" Lübeck (Durst) · Seit 85 Unfallchir. Klin. Klinikum Univ. Frankfurt (Pannike) **b)** s. o. **c)** OA im TG UnfChir.
ZV D transhepat Endlosdrainage z palliat Bhdlg d malig Verschlußikterus. Med Welt 34, 2–4 (1983) · Üb d Einsatz e neuartig Repositzange. Chirurg 55, 55–57 (1984) · Erg d op Versorgg hüftgelenksnaher Oberschenkelfrakt b alten Menschen dur Federnagelg na Ender u Simon-Weidner. Aktuel Traumatol 14, 85–91 (1984) · Data management in the ICU by automatic means – SPEEDSCAN. (Abstr) World Congr of Biomed Eng San Antonio 1988 · SPEEDSCAN, e neue Method d Datenverarbeitg i d Med. Abstr. Medizintechnik 1988 · SPEEDSCAN – a new tool for data processing in hospitals. Abstr Congr internat soc clin biostatistics 1988
BV Einsatz d elektron Datenverarbeitg i d Intensivmed. Frankfurt: Peter Lang 1985

Ingunza, William, Dr. med., Chefarzt, Werner Wieker Klin., Im Kreuzfeld 4, 3590 Bad Wildungen · *12. 02. 34 Huari/Peru · **A** 59, Düsseldorf · **D** 72, Frankfurt/M. · **AG** 57 Chir. Bonn · Gynäkol. · Anaesth. · NeurChir. · **FG** Neurochirurgie u. Chirurgie 11/73 · **TW a)** 07/59–10/63 St. Marien Hosp. Wattenscheid · 01/64–04/65 Diakonissenanst. Flensburg · 04/65–01/80 NeurChir. Univ. Frankfurt/M. **c)** Chefarzt NeurChir. · **S** Seit 80 Chefarzt Bad Wildungen

Issendorff von, Wolf-Dietrich, Dr. med., Funktions-Oberarzt, Klin. Poliklin. Unfallchir., Klin. J. Gutenberg-Univ. Mainz, Langenbeckstraße 1, 6500 Mainz · *09. 04. 43 Celle · **A** 71, Mainz · **D** 72, Mainz · **AG** 71 Strahlenklin. Mainz · 72–73 Bundeswehr · 73 Chir. Freiburg Uni. · 73–89 Chir. Mainz · **FG** Chirurgie 07/78 · **TG** UnfChir 09/85 · **TW a)** 78–82 StatArzt Allg. Chir., Univ.-Klin. Mainz (Kümmerle) · 82–85 StatArzt Unfallchir., Univ.-Klin. Mainz (Ritter) **b)** 85–89 StatArzt Poliklin., DA Unfallchir. Klin. Univ.-Klin. Mainz (Ritter) **c)** StatArzt Unfallchir. und Funktions-OA Univ.-Klin. Mainz
ZV Mod Auffassg z Entstehg, Einteilg u Bhdlg d Hodenretention. Therapiewoche 25, 7564 (1975) · D Leistenhernie i Kindesalt. Der Krankenhausarzt 49, 518 (1976) · Untersuchgn z Höhe u Bedeutg d intramedull Druckes währ d Einzementierens v Hüftendoprothesen.

Unfallchirurgie 3, 99 (1977) · D Elektromanometr d Enddarms b d Untersuchg d chron Obstipat unt Berücksichtgg d Diagnost d M Hirschsprung. Z Kinderchir 26, 27 (1979) · Mediastin Hodgkin-Lymphom m Einbruch i d Speiseröhre. Dtsch Med Wochenschr 105, 237 (1980) · Elektromanometr Untersuchgn d Spincter-Zone m nicht perfundiert Sonden an analgesunden Kindern. Z Kinderchir 38, 293 (1983) · Untersuchgn z mechan Stabilität verschied Tech d Drahtzuggurtgn. H Unfallheilkd 181, 71 (1986) · Untersuchgn z d Kräften b Einschlagen v Untschenkelmarknägeln. Teil I. Kontinuierl Einpressen v Marknägeln. Unfallchirurgie 90, 201 (1987) · Untersuchgn z d Kräften b Einschlagen v Unterschenkelmarknägeln. Teil II, Stoßverlust, Energiebilanz, Haft- u Gleitreibg. ebd 90, 206 (1987)

Ivančević, Živko, Dr. med., Stationsarzt/Assistenzarzt, Kreiskrhs. Mutlangen, Wetzgauer Str. 85, 7075 Mutlangen · *09. 02. 40 Stara Pazova/Yugoslawien · A 66, Belgrad/Yu · D 77, Belgrad/Yu · AG 01/69–10/73 Allg. Praxis, Yu · 11/73–01/79 AllgChir. · FG Chirurgie 11/79 · TG UnfChir 10/87 · TW a) 01/79–04/82 OA AllgChir. Kreiskrhs. Mutlangen (Heiss) · 05/82–04/85 OA AllgChir. Kreiskrhs. Stadtsteinach/ Ofr. (Luber) b) 05/85–06/87 AssArzt, UnfChir. Kreiskrhs. Mutlangen (Leitmayer) c) Seit 07/87 AssArzt AllgChir. ebd

J

Jacobs, Giesbert, Prof. Dr. med., Chefarzt, Städt. Krhs. Hildesheim GmbH, Weinberg 1, 3200 Hildesheim · *04. 11. 36 Dinslaken · A 63, Düsseldorf · D 60, Düsseldorf · AG AllgChir. · UnfChir. · GefChir. · FG Chirurgie 70 · TG GefChir 80, UnfChir 76 · H 71, Essen · P 74, Düsseldorf · TW a) 64–72 Chir. Klin. Klinikum Essen (Kremer, Böhme, Hoffmann, Eigler) · 64–65 Wiss. Mitarb. Centre d'Etude d. Techn. Chir. Hôpital Broussais Paris (Laurent) · 65 Ass. Etranger d. Med. Fak. Paris · 70 OA Chir. Klin. Klinikum Essen · seit 70 Akadem. Lehrtätigk. · 72 OA Chir. Klin. A Univ. Düsseldorf (Kremer) · 72 Umhabil. a. d. Univ. ebd. · 74 Ernenng. z. Außerplanm. Prof. ebd. · 74 Stud. Aufenth. a. Dept. of Colon and Rectum Surgery Cleveland-Clinic Ohio USA (Turnbull jr.) (Stipend. d. Dtsch. Ges. f. Chir.) · 76 Ltd. OA Chir. Klin. A d. Univ. Düsseldorf · 76 Ernenng. z. Wiss. Rat c) Ärztl. Leiter · S Seit 77 Chefarzt AllgChir. Klin. Städt. Krhs. Hildesheim · Seit 81 Ärztl. Leiter ebd.
ZV Freie Transplant i d Behandlg groß Bauchnarbenbrüche. Med Welt 49, 2219 (1975) · Diffdiagn u chir Therap d famil Polyposis. Langenbecks Arch Chir 340, 137 (1975) · D Spätrezidiv na Op v Ösophagus-Divertikeln. Aktuel Chir 10, 373 (1975) · D peripapillären Carc. ebd 10, 403 (1975) · D Karz d Gallenwege. Med Welt 26, 171 (1975) · Morphol, röntg u elektrokardiograph Untersuchgn z Bedeutg d Lymphgefsyst a Hundeherz. Verh Dtsch Ges Path 59, 588 (1975) · X-ray, light- and electron microscopic investigations of the cardiac lymph vascular system. Folia Angiologica 24, 63 (1976) · D chron periph arter Durchblutsstörg d unt Extremitäten. Rhein Ärztebl 1, 14 (1976) · Frühkomplikat u Spräterg na totaler Gastrektomie. Langenbecks Arch Chir 340, 263 (1976) · D Pat m künstl Darmaus-

gang. Internist 17, 302 (1976) · Tierexp Unrersuchgn d kard Lymphgefsyst. Th Kard Chir 24, 453 (1976) · Exp lymphstat Arthropathie. Beitr Orthop Traumatol 23, 689 (1976) · D spont Ruptur d Ösophagus. Dtsch Med Wochenschr 101, 1719 (1976) · Proximal selekt Vagotomie. Langenbecks Arch Chir Kongrbd 345 (1977) · Stimulat d H$^+$-Sekret u d Serum-Gastrins du intraop elekt Vagusreiz vor u na proximal selekt Vagotomie. Dtsch Med Wochenschr 102, 894 (1977) u Verh Dtsch Ges Inn Med 82, 994 (1976) · D akute arter Verschluß aus d Sicht d Chir. Zentralbl Chir 102, 1097 (1977) · Verbände u Drainag. Intensivmed Notfallmed Anaesthesiol 7 (1977) · Chir Therap d Dickdarmerkrankgn. Rhein Ärztebl 6, 211 (1978) · D op Behandlg d Magenkarz. ebd 7 (1978) · D intraop Erfolgsbeurteilg d proximal-gastralen Vagotomie (Kommentar zu Heil, Lauterbach, Merkle). Chir Praxis 24, 311 (1978)

Jaeger, Klaus, Prof. Dr. med., Chefarzt, Marienhosp., 5040 Brühl · *12. 03. 44 Fulda · A 72, Frankfurt · D 71, Frankfurt · AG Allg.- u. Abdominalchir. · Proktol. · Rekonstrukt. Chir. · Mammachir. · Thoraxchir. · Mikrochir. · FG Chirurgie 01/81 · TG UnfChir 06/88 · H 84, Bonn · P 85, Bonn · TW a) 83–89 OA Chir. Univ.-Klin. Bonn c) Chefarzt
ZV Z Geschichte d Keratoplastik v ihren Anfängen b 1950. Inauguraldiss Frankfurt · Crohn'sche Proktocolitis m Befall d Oesophagus u d Mundes. Chirurg 50, 170–172 (1979) · Schwenklappenplastik z Wiederaufbau d Brust. Zentralbl Chir 104, 1157 (1979) · Colitis ulcerosa u Enteritis granulomatosa. Dtsch Med Wochenschr 105a, 49–54 (1980) · E Adenoca i e z künstl Scheide ausgeschalteten Sigmasegment. Chir Praxis 29, 69 (1981) · D Innervat u Durchblutg d Mamille i Hinblick auf d perimamilläre Inzis. Chirurg 53, 525–527 (1982) · Diverticulose-Diverticulitis als chir Probl. Lebensver Med 4, 34 (1982) · Z derzeit Stand d Brustaufbaus na radikal Mastektomie. Ärztebl Rheinl-Pfalz 36, 12, 622 (1982) · Zwei variante Defektdeckgn na Resekt ausgedehnter Tumoren d Extremitäten. Chirurg 54, 687–689 (1983) · D freie mikroneurovasculäre Deltoideus-Lappen. ebd 54, 6, 387 (1983) · D op Bhdlg d Hiatushernie. Zentralbl Chir 108, 521–526 (1983) · D Beeinflussg d Osteomyelitis dur freie myocutane Transplantate. Handchir Mikrochir Plast Chir 15, 158 (1983) · Hat d verminderte Hämoglobin- u Hämatokritgehalt e günstigen Einfluß auf sept Frühkomplikat b kolorektalen Resekt? Zentralbl Chir 108b, 1287–1292 (1983) · Il lembo libero microneurovasculare deltoideo. Il Chirurgo 2/3, 72–75 (1983) · Gliedmaßenerhaltg dur freie myokutane Lappentransplantat. 1 Jenaer Int Symp wissenschaftl Z Friedrich Schiller Univ, Jena 33/4 (1984) · D freie Transplantat d M latissimus dorsi mittels mikrochir Gefäßnaht. Tierexptelle u klin Erg. Habilschrift 1984 · Präop Vorbereitg u Voruntersuchg b freien Gewebetransfer z Unterschenkelrekonstrukt. Chirurg 47, 115–117 (1986) · Z chir Therap d malig Melanoms. ebd 57, 624–627 (1986) · Postop Hämoglobinverlauf u sept Komplikat na Magenresekt. Zentralbl Chir 112, 312–319 (1987) · D axilläre Lymphadenektom b Mammaca. Chirurg 5, 60 (1989)
MH Experience in orthopic liver transplantation in rat. In: Handbook microsurgery. 1983 · Brustrekonstrukt na Mammakarzinom. Springer 1990
BV Vascularisation of the muscle after free latissimus

dorsi transfer. 2nd Vienna Muscle Symp Proc. Wien: Freilinger 1985 · Rekonstruktmöglchktn ausgedehnter Rezidive b fortgeschritt Mammaca. In: Plast u Wiederherstellgschir d Alters. Berlin: Springer 1986 · Z Taktik d freien Lappentransfers. In: D Weichteilschaden. Weinheim: VCH 1988 · Brustrekonstrukt vs eingeschränkt radik Verfahren. In: D Rekonstrukt d weibl Brust. Berlin: Springer 1989

Jahn, Alfred, Dr. med., Chefarzt, Kinderkrhs. St. Marien, Grillparzerstr. 9, 8300 Landshut/Bayern · *16. 04. 37 Duisburg · **A** 63, Berlin-West · **D** 62, Berlin-Ost · **AG** 62 Urol. · 63–66 Physiol. · **FG** Chirurgie 02/73 · **TG** KindChir 02/77 · **TW a)** 73–74 Int. Komitee Rotes Kreuz in Vietnam · 74–75 I. Chir. Klin. Krhszweckverband Augsburg (Gumrich) **b)** 77–78 Kinderchir. Abt. ebd. (Kern) · 78–81 Kindkrhs. Lachnerstr. München (Schuster) · 81–82 Thailand · 82–83 Queen Mary's Hosp. for Children Carshalton (Eckstein, Forrest) **c)** Chefarzt KindChir. · **S** Seit 83 Chefarzt Kinderkrhs. St. Marien Landshut/Bayern
BV Thailand – ganz ander. Erlebnisse eines deutschen Kinderchir. Printul-Verlag

Jakubowski, Hans Dieter, Prof. Dr. med., Chefarzt, Chir. Klin. Elisabeth-Krhs. Rheydt, Hubertusstr. 100, 4050 Mönchengladbach 2 · *16. 11. 41 Krojanke/Pomm. · **A** 71, Düsseldorf · **D** 72, Essen · **AG** Hypophysenhormone · renovask. Hochdruck · Nierentransplant. · **FG** Chirurgie 09/77 · **TG** GefChir 06/80 · **H** 81, Essen · **P** 88, Essen · **TW a)** 77–84 Allg. Chir. Chir. Univ.-Klin. Essen (Eigler) **b)** 80–84 ebd. **c)** Chefarzt Chir. · **S** Seit 84 Chefarzt Mönchengladbach
ZV Untersuch z Probl d Fertilität u Potenz b Diabetikern. Verh Dtsch Ges Inn Med 76, 861 (1970) · Exploration de la sécrétion d l'hormone thyréo-stimulante (TSH). Rev Franc Endocrinol Clin 11, 133 (1970) · Plasma renin activity in surgical patients. Excerpta Med Int Congr Ser 347, 359 (1975) · Blutdruckverh b Ratten na Ableitg d Nierenvenenblutes in d Pfortader. Langenbecks Arch Chir [Suppl] Chir Forum 451 (1975) · Chir d Nierenarterienstenose. MKurse Ärztl Fortbild 27, 435 (1977) · The juxtaglomerular apparatus in a human kidney with polar artery stenosis. Acta Pathol Microbiol Scand Sect A 86, 375 (1978) · Diagnost u Therap chir Erkr b Dialysepat. Chirurg 50, 354 (1979) · Verlängerg d Überlebenszeit v Nierentransplantaten b d Ratte na selekt Röntgenbestrahlg d Milz. Langenbecks Arch Chir [Suppl] Chir Forum 191 (1981) · In vitro immunoresponsiveness in recipients of cadaveric renal allografts during ATG therapy. Proc EDTA 18, 481 (1981) · Results of surgery in fibrodysplastic renal artery stenosis. World J Surg 5, 859 (1981) · Immunsuppressive Therap – ist weniger mehr oder anderes besser? Mitt Klin Nephrol 10, 81 (1981) · Nierentranspl b Kindern. Arzt Krankhs 6, 398 (1981) · Sonographic criteria for renal allograft rejection. Urol Radiol 4, 15 (1982) · Akut Verlauf e Polyneuropathie b Malabsorptionssyndr n Gastroileostomie. Nervenarzt 53, 352 (1982) · Perirenale Raumfordergn na Nierentranspl. RÖFO 137, 403 (1982) · Z chir Bhdlg d renovask Hypertonie na Nierentranspl i Kindesalt. Verh Dtsch Ges Urol 34, 267 (1982) · Results of a ten year period of reconstructive surgery for renovascular disease. Thorac Cardiovasc Surg 31, 45 (1983) · Nierentranspl i Kindesalter. Klin Pädiatr 195,

237 (1983) · Renal revascularisation in 36 patients with chronic total occlusion of the renal artery. Proc EDTA 20, 587 (1983) · Nierentranspl: Probl, Durchführg, Erg. Internist 24, 500 (1983)
BV Z Probl rekonstrukt Op an d Nierenart i höheren Lebensalter. In: D alte Mensch i d Chir. Berlin: Springer 1979 · Indikat u Kontraindikat d proximal selekt Vagotomie. In: Selekt proximale Vagotomie. Stuttgart: Thieme 1979 · Gefäßchir Aspekte d Nierentransplant b Kindern. In: Optechnik u techn Hilfsmittel i d Chir. Berlin: Springer 1981 · Nierentransplantation. In: Klin Nephrol, Bd I. Stuttgart: Thieme 1982 · Intensivüberwachg-Intensivtherap. In: Lehrb d Chir. ebd 1982 · Surgery in chronic renal failure. ebd 1984 · Surg treatm of peptic ulcerations in chronic renal failure. In: ebd. · Renal transplant in the rat. In: Microsurgical models in rats for transplant research. Berlin: Springer 1985 · Renovascular hypertension after kidney transplantation. In: Organ transplant. Oxford 1986 · Verschlußproz d Nierenarterien. In: Allg u spez Oplehre, Chir d Gefäße Bd IX. Berlin: Springer 1987

Jakwert, Herbert, Dr. med., niedergelassen, Chemnitzer Str. 78, 3320 Salzgitter 1 · *19. 09. 44 Deut.-Liebau/Sudeten. · **A** 71, Marburg · **D** 71, Marburg · **AG** Gynäkol. Eschwege 02/72–01/73 · **FG** Chirurgie 02/79 · **TW a)** Ev. Krhs. Göttingen-Weende (Böhme) **c)** Niedergel. Chirurg u. D-Arzt · **S** Seit 83 Niederlassung in Salzgitter

Janiak-Weiser, Brigitte, Dr. med., Chefärztin, Kath. Krhs. St. Josef, Propsteistr. 2, 4300 Essen-Werden · *15. 01. 31 Jena · **A** 56, Berlin · **D** 57, Berlin · **AG** Ileus · KindChir. · **FG** Chirurgie 64 · **TW a)** 64–65 StatÄrztin Chir. Univ.-Klin. Bonn-Venusberg (Gütgemann) · 66–68 StatÄrztin (wiss. Ass.) Chir. Klin. RWTH Aachen (Reifferscheid) · 69–75 OA Chir. Abt. Städt. Krhs. Siegburg (Rohr) **c)** Chefärztin · **S** Seit 76 Chefärztin Chir. Abt. Kath. Krhs. St. Josef Essen-Werden · 80–83 Ärztl. Dir. ebd.
ZV Therap u Progn d Spontanpneumothorax. Med Welt 1964 · Diagnost d Magenca. Röntgenblätter 1965 · Fehldiag e Bronchusca. ebd 1966 · Erfolgreiche Wiederbelebg na Afibrinogeaemie u Herzstillstand. Geburtshilfe Frauenheilkd 1967 · Klin u Therap d Hodentors. Langenbecks Arch Chir 318 (1967) · Subtotale Dünndarmresekt i Säugl- u Kindesalt. MMW 2636 (1968)

Jansen, Hermanus J. P. M., niedergelassen, Domhof 1 b, 4422 Ahaus · *31. 03. 45 Sassenheim/NL · **A** 80, Münster · **AG** Proktologie · Handchirurgie · **FG** Chirurgie 09/82 · **TW a)** 10/82–12/82 AssArzt St. Antonius Hosp., Gronau (Biermann) · 01/83–06/89 OA ebd. **c)** Niedergel. · **S** Seit 10/89 Niederlassung Ahaus

Jaschke von, Herbert, Dr. med., i. R., Stiftsbogen 74/357, 8000 München 70 · *26. 10. 12 Giessen · **A** 37, München · **D** 37, München · **FG** Chirurgie 48 · **TW a)** 50–59 Städt. Krhs. Wiesbaden (Straaten) · 59–75 Chefarzt St. Elisabeth-Krhs., Wadern **c)** i. R. · **S** 59–75 Chefarzt St. Elisabeth-Krhs. Wadern

Jaschke, Wolfgang J., Dr. med., Chefarzt, Chir. Abt. Kreiskrhs., Am Kratzberg 1, 6442 Rotenburg a. d. F. · *21. 07. 49 Wahlshausen · **A** 74, Giessen · **D** 75, Giessen · **AG** Kindertraumatol. · UnfChir. · Urol. · **FG** Chirurgie 02/83 · **TW a)** 83 OA AllgChir. Städt. Kliniken Kassel (Rotthoff) · 83–85 OA Chir. Abt. Kreiskrhs. Rotenburg (Schilling) · Seit 86 Chefarzt ebd. **c)** Chefarzt Chir. Abt. · **S** Seit 86 Chefarzt Chir. Abt. Kreiskrhs. Rotenburg/F.
ZV Verbrenngsbedarfsgerechtes Infusregime b Anwendg d Silbernitratgerbgsmethode i Kindesalt. Monatsschr Kinderhlkd 129, 598–601 (1981) · Sternumfrakt b e 12-jährigen Jungen. Chirurg 52, 51–52 (1981) · Proximale Humerusfrakt m Dislokat i Kindesalt. Transakromiale perkut Kirschnerdraht-Osteosynthese. Zentralbl Chir 106, 618–621 (1981) · Z Bhdlg d Verletzg f Gefäßnervenbündels b d supracondyl Humerusfrakt i Kindesalt. Z Kinderchir 32, 353–360 (1981) · Herzschrittmacher-Stimulat v e Coronarvene aus b persistier li ob Hohlvene. Chirurg 52, 164–167 (1981) · Möglchktn d Kirschnerdraht-Fixat b epiphysennahen Frakt i Kindesalt. Der Krankenhausarzt 55, 951–958 (1982) · Z Therap v Pankreasverletzgn i Kindesalter. Aktuel Traumatol 11, 169–173 (1982) · Heterotopic pancreatic tissue in an bronchogenic cyst. Diagnosis and therapy. Thorac Cardiovasc Surg 30, 58–60 (1982) · Ösophaguszysten. Zentralbl Chir 107, 1459–1462 (1982) · Therapeut Vorgehen b Frakt i Ber juv Knochenzysten. Unfallheilkunde 86, 309–314 (1983) · Funktion Bhdlg v Fersenbeinfrakt oh Gelenkbeteiligg i Kindesalt. Aktuel Traumatol 13, 235–238 (1983) · Pacemaker Twiddler's-Syndrom als Urs f e Sondenbruch. Chirurg 54, 753–755 (1983) · Früh- u Spätmanifest d Pacemaker-Twiddler's-Syndrom. Herzschrittmacher 3, 267–271 (1983) · Situationsgerechtes Vorgehen b penetrier Thoraxstichverletzgn. Aktuel Traumatol 14, 93–96 (1984) · Kindl Untarmfrakt – Fixat m Kirschnerdrähten? Unfallheilkunde 87, 262–266 (1984) · Chir Bhdlg d Galleabflußstörgn na Choledochotomie. Der Krankenhausarzt 57, 244–256 (1984) · Achalasie i Neugebor u Kleinkindesalt. Z Kinderchir 39, 262–264 (1984) · Sondenbruch – e noch häuf Herzschrittmacherkomplikat? Zentralbl Chir 109, 1066–1071 (1984) · Messer i d Brust – Was würden Sie tun? Med Tribune 14, 34 (1985) · Scheuthauer-Marie-Sainton-Syndrom. Diffdiagn u Bhdlg d Klavikuladeformität. Z Kinderchir 40, 60–62 (1985)
MH Urodynamic Interpretation of Symptoms. Benign Prostatic Hypertrophy Ed b Frank Hinman, Jr, Springer Verlag New York Heidelberg Berlin

Jauch, Karl-Walter, Priv. Doz. Dr. med., Dr. med. habil., Oberarzt, Chir. Klinik u. Poliklin., Klinikum Großhadern, Marchioninistr. 15, 8000 München 70 · *11. 05. 52 Schwenningen a. Neckar · **A** 78, Freiburg/Br. · **D** 78, Freiburg/Br. · **AG** Onkologie · GefChir. · Stoffwechsel · **FG** Chirurgie 11/85 · **TG** GefChir 07/87 · **H** 88, München · **TW a)** 85–87 StatArzt Chir. Klin. u. Gefäßchir. Klinikum Großhadern, München (Heberer) **c)** OA Chir. Klin., LMU München (Schildberg)
MH Gefäßchir, Kirschner'sche Oplehre, Bd VII. Berlin: Springer

Jelesijević, Vladeta, Prof. Dr. Dr. med., Ltd. Oberarzt, Klin. u. Poliklin. f. Thorax-, Herz- u. Gefäßchir. Univ. Münster, 4400 Münster · *30. 05. 28 Kumanovo/Jugo-slawien · **A** 56, Zagreb/Jugosl. · **D** 55, Zagreb/Jugosl. · **FG** Chirurgie 09/61 · **TG** Thorax- u. Kardiovaskularchirurgie 09/78 · **H** 77, Münster · **P** 81, Münster · **TW a)** Bis 01/68 Beograd/Jugosl. · 01/68–03/69 Dünkeloh-Klin. Remscheid (Lang) · 03/69–01/75 Chir. Klin. RWTH Aachen (Klostermeyer, Koberg) **b)** Seit 01/75 Klin. u. Poliklin. f. Thorax-, Herz u. Gefäßchir. Münster (Dittrich) **c)** Ltd. OA
ZV Ca 150 Veröffentlichgn in dtsch u ausländ Zeitschriften
BV Sigmadynamik, e Beitrag z Enterodynamik besond b d Divertikulose u Divertikulitis d Sigmas. Mainz 1972 · Surgery of the interrupted aortic arch. In: Cardiovascular surgery 1980. Berlin: Springer 1981 · Mehrere ähnl Beiträge in wissenschaftl Büchern

Jend-Rossmann, Irene, Priv. Doz. Dr. med. Dr. med. dent., Oberärztin MDWB, Nordwestdeutsche Kieferklin. UKE, Martinistr. 52, 2000 Hamburg 20 · *26. 04. 46 Tübingen · **A** 72, Dr. med. Berlin · 77, Dr. med. dent. ebd. · **D** 71, Dr. med. Berlin · 81, Dr. med. dent. Hamburg · **AG** Erkr. d. Speicheldrüsen · Gesichtsschmerzen · Kiefergelenkchir. · Traumatol. · **FG** Mund-, Kiefer-, Gesichtschirurgie 84 · **H** 86, Hamburg · **TW b)** Mund-Kiefer-Gesichtschir. · Seit 01/88 Ltd. Oberärztin Ambulanz Nordwestdeutsche Kieferklin. Hamburg **c)** Oberärztin
ZV Spektrophotometr Methode z Bestimmg v Penicillinase. Z Anal Chemie 252, 199–203 (1970) · E Vorrichtg z Konstanzerhaltg kleiner Substratkonzentrat b kinet Messgn m d pH-Staten. Z Klin Chemie Klin Biochemie 8, 269–272 (1970) · Methoden z Aktivitätsbestimmg v Penicillinase u. ihre Anwendgn. Inaugural-Diss Berlin 1971 · Pathomorpholog Klassifikat v Tumoren d Submandibularis u Sublingualis. Analyse v 188 Fällen. Zahnmed Diss Hamburg 1980 · D Doppler-Sonograph als Grundlage d Bildg v Gefäßstiellappen f d Deckg v Gesichtsdefekten. Fortschr Kiefer Gesichtschir XXVII (1982) · Klin Aspekte u Diffdiagn v Tumoren d submandibul u sublingual Speicheldrüsen. Dtsch Zahnärztl Z 38, 505–508 (1983) · D Computertomograph b Mittelgesichtstraumen. H Unfallheilkd 165 (1983) · Formverändergn d Gesichtsskelettes b kraniotubulären Dysplasien u Hyperostosen. Dtsch Zahnärztl Z 38, 681–688 (1983) · Anwendgsmöglichktn u Indikat mod Computertomograph i d Mund-Kiefer-Gesichtschir Tl I: Allg Diagnost. Dtsch Z Mund-Kiefer-Gesichtschir 7, 346–355 (1983); Tl II: Spez Untersuchgsmethod. ebd 7, 356–362 (1983) · D Entzündgn d groß Kopfspeicheldrüsen m besond Berücksichtgg d chronrezidivier Formen. Fortschr Kiefer Gesichtschir XXIX (1984) · Frontometaphyseal dysplasia: symptomatology and possible mode of inheritance, discussed in a new case. J Oral Maxillofac Surg 48, 4743–748 (1984) · Klin Erfahrgn m computertomograph Diagnost v Gesichtsschädeltraumen. Dtsch Zahnärztl Z 39, 947–952 (1984) · Konventionell-radiolog u computertomograph Kontrol d Kondylenstellg na sagittaler Unterkieferosteotomie. Fortschr Kiefer Gesichtschir XXX (1985) · Z Symptomat u Diffdiagn v Psuedozysten i Kieferber. Dtsch Zahnärztl Z 40, 562–565 (1985) · Aetiol d Kiefergelenkknackens: alte Vorstellgn – neue Erkenntn. Zahnärztl Mittlg 75, 2252–2257 (1985) · Z Entstehg u Auswertg v Frakt d kindl Gesichtsschädels, Exptelle u klin Untersuchgn. Habilitationsschrift, Univ Hamburg 1986 · Sin-

gle Photon Emission Computed Tomography (SPECT) m semiquantitat Auswertg i d Diagnost v Diskusdislokat d Kiefergelenkes. Dtsch Z Mund-Kiefer-Gesichtschir 11, 258–63 (1987) · Significance of arthrography and CT in the assessment of internal derangement of the temporomandibular joint. J Cranio Maxillofac Surg 15, 265–69 (1987) · D Bedeutg v Funktgeräuschen i Kiefergelenk. Manuelle Med 26, 27–31 (1988)
BV Systematic approach to the diagnosis of midfacial fractures in CT. In: Oral and maxillofacial surgery. Proc 8th int conf on maxillofacial surgery. Berlin 1983. Berlin: Quintessenz 1985 · Dreidimension Vermessg v Gesichtsasymmetrien m Hilfe d Moire-Topogr. In: D Bedeutg d Aesthetik i d plast u Wiederherstellungschir. Berlin: Springer 1985 · Traumatol. Heidelberg: Hüthig 1989

Jenkner, Jost, Dr. med., Chefarzt, Chir. Abt., Kreiskrhs., Schloßleweg 10, 7200 Tuttlingen · *02. 01. 44 Bielitz/ OS · **A** 70, Bonn · **D** 70, Bonn · **AG** Chir.: 70–71 St. Lukas-Klin. Solingen-Ohligs (Zepp) · 71–74 Städt. Kliniken Karlsruhe (Spohn) · 75 BG-Klin. Tübingen (Weller) · **FG** Chirurgie 02/76 · **TG** GefChir 09/78 · **TW a)** 76–83 Städt. Klin. Karlsruhe, Chir. Klinik (Spohn) · Seit 77 OA ebd. **b)** 73–83 GefChir., seit 77 Leit. Gefäßchir. Abt. **c)** Chefarzt Chir. Abt. · **S** Seit 10/83 Chefarzt Chir. Abt. Kreiskrhs. Tuttlingen
ZV Chir Therap d M Crohn, 96 Tagg Dtsch Ges f Chir 1979, Wiss Ausstellg · Sigmaperforation. Fortschr Med 97, 1044 (1979) · Gefrekonstr Eingriff i aortoiliacalen Bereich. Fortschr Med 1055 (1979) · Spont Rückbild e Beckenvenenaneurysma. Angio 3/1, 3–8 (1981) · M Crohn – 10 J na d Resekt. 22 Tagg Österr Ges f Chir 1981, Linz, Kongressbd 1981 · D Rezidiv d M Crohn aus Chir Sicht. 98 Tagg Dtsch Ges f Chir, Wiss Ausstellg 1981 · D Interimsprothes m angesch Polyurethanschaft. Langenbecks Arch Chir 355, 519 (1981) · Results of lumbar sympathectomy. Int Vasc Symp 1981 London, Poster Abstr 576 1981 · Wandel d Gefäßchir i höh Alter. 100 Tagg Dtsch Ges f Chir Berlin, Wiss Ausstellg 1983 · D Kalbskollagenprothese als Dialyseshunt. Angio 5, 1, 7–10 (1983) · Gefäßchir in England u Skandinavien. Mittl d Dtsch Ges f Chir 1 (1983)
BV M Crohn Rezidiv – Chir Aspekte. In: entzündl Dünn- und Dickdarmerkrankgn. Erlangen: Perimed 1982 · Erfahrg b d Verwendg d komb bov Kollagen-Saphena Transpl. In: Gefäßersatz. Baden-Baden: Witzstrock 1980 · Z Nahtverschl üb d intralumin Shunt. In: Karotischir. Baden-Baden: Witzstrock 1980

Jinawi, Riad, Dr. med., Stationsarzt, Marien-Hosp., Pastor-Jaußen-Straße 8–38, 4230 Wesel · *06. 07. 54 Damaskus – Syrien · **A** 78, Damaskus – Syrien · **D** 78, Damaskus · **FG** Chirurgie 04/88 · **TW b)** 07/87 StatArzt Abt. UnfChir. Marienhosp. Wesel **c)** StatArzt

John, Steffen, Prof. Dr. med., Chefarzt, Chir. Abt. Augusta-Krankenanst., Bergstr. 26, 4630 Bochum · *29. 09. 38 Chemnitz · **A** 68, Stuttgart · **D** 66, Freiburg · **FG** Chirurgie 73 · **TG** GefChir 80 · **H** 74, Berlin · **P** 78, Berlin · **TW a)** 67–68 Ass. Etranger Pathol. Inst. Univ. Straßburg (Le Gal) · 68–69 Ass. Chir. Abt. Rudolf-Virchow-Krhs. Berlin (Heim) · 69–78 Ass. u. Oberarzt Chir. Abt. d. Klinikum Steglitz FU Berlin (Franke/ Häring) · 76–78 Ltd. Oberarzt ebd. **c)** Chefarzt Chir.

Abt. · **S** Seit 78 Chefarzt d. Chir. Abt. Augusta-Krankenanst. Bochum
ZV Präop Darmkeimverminderg i d Dickdarmchir. Zentralbl Chir 98, 1265 (1973) · Colondurchzug u Wiederherstellg d Analkontinenz b Zust n abdomino-sacraler Rektumamp weg ein Megacolon. Langenbecks Arch Chir Kongrbd 1973 · The esophageal endoprothesis in inoperable carcinoma of the esophagus and cardia. Bull Soc Intern Med 4, 5, 6 (1973) · Verwendg v Klebstoffen i d Pankreas-Chir. Kongrbd Chir Wien 14 (1973) · D Ammoniaktoleranz z Beurteilg d Leistgsfähigkt portocavaler u splenorenaler Anastomosen i d Pfortader-Chir. ebd · Mikroangiograph Stud a Dünndarmanastomosen b Kaninchen. ebd · D Dünndarmausschaltg z Bhdlg d exzess Fettsucht. ebd 15 (1974) · Therap d Magen- u Zwölffingerdarmgeschwürs. Chir Therap: Vagotomie. Therapiewoche 24, 303 (1974) · Problems of the esophageal anastomosis. Chir Gastroent (Gastroent Surg) 8 (1974) · The enteroanastomosis. A microangiographic study of anastomotic healing. ebd · The surgical treatment of the acute iliofemoral venous thrombosis. Kongrbd Athen 1974 · Probl d kardianah Magengeschwürs. Langenbecks Arch Chir 337, 832 (1974) · D chir Bhdlg d extrem Adipositas. Arzneimittelbrief 9, 17 (1975) · D abdom Rectopexie n Sudeck z Bhdlg d Rectumprolaps. Langenbecks Arch Chir 339, 735 (1975) · Problems of the esophageal anastomosis. J Abd Surg (1976) · The enteroanastomosis. A microangiographic study of anastomotic healing. ebd · Erg na Dünndarmausschaltg b extrem Adipositas. Chir Kongrbd Prag (1976) · D iatrogene traumat Hämobilie als Folge d Leberpunkt. Eine ungewöhnl Diagnfindg. ebd · Diagn u Therap d traumat Hämobilie. Kasuistik üb d iatrogentraumat Hämobilie n Leberpunkt. Med Welt 27, 973 (1976) · Krit Analyse d chir Wahl- u Noteingriffs an alt Mensch. Langenbecks Arch Chir 347, 656 (1978) · D Heilg d Enteroanastomose. Aktuel Chir 13, 313 (1978)
BV Total correction of a congenital ano-genital malformation with restore of the continence. Padua: Piccin 1973 · D Dünndarm-Bypass b extrem Adipositas. Probl d postop Früh- u Spätphase. In: D Chir Bhdlg d Fettsucht. Stuttgart: Thieme 1976 · Nierensteinbildg na Dünndarmausschaltg. Darmstadt: Steinkopff 1979 · D selekt proximale Vagotomie (SPV). Methodik u Op-Taktik. Med Mitt Fresenius 1979 · D Ösophagusvarizenblutg. Indikat u Verfahrenswahl d op Bhdlg. ebd

Joosten, Harry Johan Maria, Dr. med., Chefarzt, Canisius Wilhelmina Ziekenhuis, St. Annastraat 28 g, NL-6500 Njmegen · *11. 08. 31 Blitar · **A** 57, Utrecht · **D** 68, Njmegen · **AG** 59–64 Ass. · 64–68 OA · **FG** Chirurgie 06/64 · **H** 68, Njmegen · **TW c)** Chefarzt · **S** Seit 68 Chefarzt, Chir., Canisius-Wilhelmina Ziekenhuis Njmegen

Joppich, Ingolf, Prof. Dr. med., Ärztl. Dir., Kinderchir. Klin., Klinikum Mannheim Fak. f. Klin. Med. Mannheim d. Univ. Heidelberg, Theodor-Kutzer-Ufer, 6800 Mannheim · *26. 10. 36 Köln · **A** 63, Göttingen · **D** 61, Göttingen · **AG** KindChir. · KindUrol. · KindTraumatol. · **FG** Chirurgie 06/69 · **TG** KinderChir 06/70 · **H** 71, München · **P** 74, Mannheim – Heidelberg · **TW b)** 69–73 OA Kinderchir. Klin. Univ. München (Hecker) **c)** Ärztl. Dir. · **S** Seit 03/73 Ärztl. Dir. Kinderchir. Klin. Klinikum Mannheim

ZV Über 100 Publikat in div wissenschaftl Zeitschriften
MH Z Kinderchirurgie
BV Über 10 Beiträge in chir u pädiatr Lehrbüchern

Jost, Johannes Otto, Prof. Dr. med., Chefarzt, Kiskerstr. 26, St. Franziskus-Hospital, 4800 Bielefeld 1 · *07.06. 46 Oberwette · **A** 74, Münster · **D** 74, Münster · **AG** Anat. · Pankreaschir. · GefChir. · **FG** Chirurgie 06/81 · **TG** GefChir 04/83 · **ZB** Sportmed. 03/78 · **H** 82, Münster · **P** 87, Münster · **TW a)** 05/76-02/83 Ass. Chir. Univ.-Klin. Münster (Bünte) · 03/83-08/87 Ltd. OA Chir. Klin. Klinikum d. Stadt Ludwigshafen (Schönleben) **b)** 11/84-08/87 Leiter Sekt. GefChir. Chir. Klin. Klinikum d. Stadt Ludwigshafen mit voller Weiterbildungsermächtigung **c)** Chefarzt Chir. Klin. · **S** Seit 09/87 Chefarzt Chir. Klin. Franziskus Hospital, Bielefeld
ZV Periphere Weichteiltumoren. Dtsch Med Wochenschr 105, 341-346 (1980) · Akute u chron Pankreatitis i Tierexp. Verh Anat Ges 74, 611-613 (1980) · D akut arteriel Gefäßverschluß. Z Allgemeinmed 57, 765-771 (1981) · Morphol u Funkt d Langerhansschen Inseln b tierexpteller chron Pankreatitis. Verh Anat Ges 75, 635-636 (1981) · Rollschuhfahrerverletzgn. Dtsch Z Sportmed 32, 268-274 (1981) · Erfahrgn m d chir Bhdlg akut periph Arterienverschl. Chirurg 53, 306-313 (1982) · D unterschiedl Wirksamkt v Aprotinin, Glukagon, Kalzitonin u Somatostatin auf d akute Pankreatitis. Helv Chir Acta 49, 799-803 (1982) · Somatostatin b akut Pankreatitis. MMW 125, 32-34 (1983) · Somatostatin b Pankreas- u Dünndarmfisteln. Zentralbl Chir 109, 527-531 (1984) · D Bedeutg d extraanatom Verfahrens i d Bhdlg infizierter Gefäßprothesen. Angio Arch 6, 115-116 (1984) · Arteriovenöse Fisteln z Hämodialyse. Dtsch Ärztebl 81, 3655-3660 (1984) · Diagnost u Therap d Thoracic-outlet-Syndr. Angio Arch 8, 147-148 (1985) · Erfahrgn b d Bhdlg d Thoracic-outlet-Syndr. Langenbecks Arch Chir 366, 319-321 (1985) · Somatostatin b akuter Pankreatitis. Chir Praxis 35, 633-640 (1985/86) · Chir d arterio-venösen Gefäßverbindgn f d Hämodialyse. 1. D arterio-venösen Fisteln m körpereigenen Gefäßen. ebd 36, 259-274 (1986) · Chir d arterio-venösen Gefäßverbindgn f d Hämodialyse. 2. D arterio-venösen Fisteln m Gefäßersatz. ebd 37, 93-105 (1987)
BV Leitfaden d Hämatol u Blutgruppenserologie. Stuttgart: Fischer 1977; 1 Niederländische Aufl. Lochem: de Tijdstroom 1979 · Sondenernährg i d Chir. In: Grundlagen u neue Aspekte d parenteralen u Sondenernährg. Stuttgart: Thieme 1978 · Periop Antibiotikatherap - Indikat u Erg i d Gefäßchir. In: Periop Antibiotikather - Indikat u Erg. München: Zuckschwerdt 1982 · Fortschr d Revaskularisat b aorto-femoralen Durchblutsstörgn dur Einbeziehg d A profunda femoris. In: Gefäßrekonstrukt u Gefäßersatz i Wandel d letzten 25 Jahre. Hameln: TM Verlag 1985 · Tumoren d Oberfläche. In: Ambulantes Op i d Chir. Köln: Deutscher Ärzte Verlag 1985 · Chir d arteriovenösen Fisteln z chron Hämodialyse. In: ebd

Jostarndt, Laurenz, Prof. Dr. med., Chefarzt, Chir. Klinik St. Johannes-Hosp., Johannesstr. 9-13, 4600 Dortmund 1 · *16.12. 44 München · **A** 72, München · **D** 71, München · **FG** Chirurgie 12/78 · **TG** GefChir 12/83 · **H** 82, Kiel · **P** 87, Kiel · **TW a)** Seit 73 Chir. Univ.-Klin. Marburg (Hamelmann) · Seit 78 Chir.

Univ.-Klin. Kiel (Hamelmann) **b)** 11/81-11/83 Abt. Herz- u. Gefäßchir. Chir. Univ.-Klin. Kiel (Bernhard) **c)** Chefarzt · **S** Seit 05/87 Chefarzt Chir. Klinik St. Johannes-Hosp. Dortmund
ZV Auswirkgn d intraluminären Druckerhöhg auf d Sauerstoffversorgg d Kaninchenileums u ihre pharmakolog Beinflußbarkt. Langenbecks Arch Chir [Suppl] Chir Forum 43-47 (1976) · Hemodynamic parameters and blood gas analysis in the normal and cirrhotic. Res Exp Med 173, 187-191 (1978) · Klin u manometr Funktanalyse d Sphinkter ani na transanalen Eingriffen i Rektum. Proctology 3, 44-49 (1979) · D aktuel Stand d praeop Dickdarmreinigg. Schlesw Hol Ärzlebl 7, 388-390 (1979) · Indikat f d temporären u ständigen Anus praeter. Prakt Arzt 4, 318-321 (1980) · Stomakomplikat u deren Bhdlg. ebd 5, 472-474 (1980) · Kontrollierte, prospekt, randomisierte Studie z Wert d system Antibioticumprophyl m Cefotaxim i d elekt Dickdarmchir. Langenbecks Arch Chir 351, 568 (1980) · D system Antibiotikumprophyl i d elekt Colonchir. Chirurg 52, 398-402 (1981) · D Bedeutg d Manometrie i d Funktdiagnost d analen Kontinenz. Fortschr Med 102, 269-271 (1984) · D anorektale Kontinenz na manuel u maschinel Anastomosennaht. Erg e kontrol Studie i d Rektumchir. Chirurg 55, 385-390 (1984) · Pathogen u Morphol d analen Fistelerkrkg. Fortschr Med 102, 615-618 (1984) · Aspekte z Pathomorphol u Therap d analen Fistelerkrkg. Langenbecks Arch Chir 364 (1984) · D Bedeutg v Nahttechn u Anastomosenlokalisat f d Kontinenzfunkt na tiefer Rektumresekt. Zentralbl Chir 110, 664-670 (1985) · Funktionel Pathomechanismen d Analfissur. Langenbecks Arch Chir 368, 97-103 (1986) · D Bedeutg d endorektalen Sonographie i d Diagnost d Rektumca u seines Lokalrezidives. Acta Chir Austriaca 3, 170-171 (1986) · D pyogene Infekt i Analbereich u ihre Rezidivneigg. Coloproctology 1, 40-44 (1986) · Analfistel u Sphinkterspasmus. ebd 6, 375-379 (1986)
BV Untersuchgn z Kontinenzverhalten na maschinel Rektumanastomose. In: Maschinel Nahttechn i d Abdominalchir. Stuttgart: Thieme 1982 · Kontrol, prospekt, randomis Studie z Wert d system Antibioticumprophyl i d elekt Dickdarmchir. In: Aktuel Chir d Rektumkarzinoms. ebd 1982 · Möglchktn i d manometr Diagnost d anorektalen Kontinenzfunkt u deren Störg. In: D anale Kontinenz u ihre Wiederherstellg. München: Urban & Schwarzenberg 1984 · Anat u Physiol d Rektum. In: Monogr Rektalia-Vaginalia. Wiss Verlagges Stuttgart: 1985 · Funktionel Erg na tiefer Rektumresekt. In: Aktuel z Rektumchir. Berlin: Springer 1985 · D anale Kontinenz u ihre Störg. In: Gastroenterol 24. Kali-Chemie Pharma 1986

Jostes, Johannes, Dr. med., Chefarzt, Chir. Abt. Kreiskrhs., Dohuser Weg 10, 2944 Wittmund 1 · *27.09. 48 Essen · **A** 77, Düsseldorf · **D** 78, Düsseldorf · **AG** 01/80-03/81 u. 04/84-06/86 UnfChir. Detmold · 03/81-03/84 AllgChir. ebd. · **FG** Chirurgie 01/84 · **TG** UnfChir 11/85 · **TW a)** 06/86-03/89 OA Chir. Abt. Kreiskrhs. Wittmund (Marchand) **b)** 04/84-07/85 StatArzt Unfallchir. Detmold · 08/85-06/86 OA ebd. (May) **c)** Chefarzt · **S** Seit 04/89 Chefarzt Wittmund
BV Vergl Untersuchg zwischen subtotaler Magenresekt u Gastrektomie b Magen-Ca d Tumorausdehng T_3. In: Therap d Magen-Ca. Weinheim: Edition Medizin 1983

Jötten, Joachim, Dr. med., Chefarzt i. R., Fichthang 5, 5100 Aachen · *15. 11. 22 Essen · **A** 49, München · **D** 49, München · **AG** Hirnpathol. · Inn. · Neurol. · **FG** Chirurgie 57 · **TW a)** Univ. Klin. Münster u. Krhs. Nordwest Frankfurt/M. **b)** NeurChir. Univ. Klin. ebd. **c)** Chefarzt i. R. · **S** 68–86 Chefarzt Franziskus Krhs. Aachen
ZV Durchblutungsstörg i Katzenhirn na kurzen Serien v Elektrokrämpfen. Arch Psychiatr Nervenkr 186 (1951) · Beeinflussg d paroxysm Durchblutungsstörgn u d Auftretens provoz Krämpfe dur sympathikolyt Stoffe. Tierex Arb. ebd 187 (1951) · Einfl d hydr Mutterkornalkaloide auf d Hirngewebsdurchblutg d Katze. Medizinische 1952 · Hirntumoren i Kindes- u Kleinkindesalt. Zentralbl Chir 1954 · Tierexp Beitr z Frage d Hirndurchblutg b potenz Nark. Anästhesist 1955 · Traumat Pseudocyste d Niere. Chirurg 1956 · Gehirn- u Leberschädiggn b tierexp chron Insulinvergiftg. Z Exp Med 128 (1956) · Bhdlg d Pneumocephalus na Verltzg d Nasen-Nebenhöhlen. Arch Ohr-Nas-Kehlkhlkd 169 (1956) · Tierexp Beitr z Probl d Thyreoiditis. Bruns Beitr Klin Chir 195 (1957) · Restitut d Herakt b akut Herzstillstand. Zentralbl Chir 1960 · Exp Untersuchgn üb d kondukt Abkühlg u Erwärmg d Herzens. ebd · Exakte Neutralisgn v Heparinb extracop Kreislf. Anästhesist 1961 · Erg u Erfahrgn i d Bhdlg d Prostataca. Bruns Beitr Klin Chir 1961 · Trachealadenome. ebd 1962 · Bhdlg d chron Hirnabszesses u ihre Erg. Medizinische 1962 · Verhalten einiger Metaboliten d Hirnstoffwechsels b tiefer Unterkühlg. Zentralbl Chir 1962 · Bhdlg d inoperabl Oesophagus- u Cardiaca m Endoprothese. Langenbecks Arch Chir 1965 · Hirndurchbltg b akut Hirnödem u arteriosklerit Durchblutungsstörgn. ebd 1966 · Neuere Gesichtspunkte i d Bhdlg d Oesophagusca. Almanach 1966

Jügelt, Udo Oskar, Dr. med., Oberarzt, Krankenhauszweckverband Kempten/Oberallgäu, Klinik Robert-Weixler-Str. 50, 8960 Kempten · 31. 01. 44 Mühlacker · **A** 73, Ravensburg · **D** 72, Erlangen · **AG** Kreiskrhs. Donaueschingen (Zwirner) 74–77 · **FG** Chirurgie 10/79 · **TG** UnfChir 06/82 · **TW a)** 78–82 Univ.-Klin. Mainz (Kümmerle) · 81–82 ebd. (Ritter) · 82–84 Vincenz Krhs. Mainz (Stahlschmidt) · Seit 84 OA AllgChir. KZV Kempten (Neher) **c)** OA AllgChir.

Juja, Abdel-Latif, Dr. med., niedergel. Chirurg, Römerstr. 22, 5830 Schwelm · *05. 06. 36 Homs · **A** 79, München · **D** 69, Erlangen · **FG** Chirurgie 05/73 · **TW a)** 07/72–07/73 Kreiskrhs. Sulingen (Wietstruck) · 08/73–05/74 Elisabeth Krhs. Ibbenbühren (Hermann) · 06/74–06/76 Elisabeth Krhs. Iserlohn (Brüning) · 06/76–01/78 Selbständig · 02/78–11/78 Bethanien Krhs. Iserlohn (Kamp) · 12/78–03/84 Marienhosp. Schwelm (Hariri) · Seit 04/84 niedergel. Chirurg in Schwelm **c)** Niedergel. Chirurg · **S** Seit 84 niedergel. Chirurg, Schwelm

Jünemann, August, Prof. Dr. med., Chefarzt, Chir. Abt. St. Josefskrhs., Hermann-Herder-Str. 1, 7800 Freiburg · *28. 03. 35 Düsseldorf · **A** 64, Stuttgart · **D** 63, Düsseldorf · **AG** GefChir. · AllgChir. · UnfChir. · **FG** Chirurgie 11/69 · **TG** UnfChir 01/79 · **H** 73, Düsseldorf · **P** 77, Düsseldorf · **TW a)** 65–70 Allg. u. Thoraxchir. Chir. Univ.-Klin. Düsseldorf (Derra) **b)** 70–71 Herz-Lungen- u. Allg. Thoraxchir., Chir. Univ.-Klin. Düsseldorf (Bircks, Derra) · 72–80 Weiterbildg. AllgChir., GefChir., UnfChir. (Kremer), KindChir. (Müller) Chir. Univ.-Klin. Düsseldorf **c)** Chefarzt · **S** Seit 09/80 Chefarzt Chir. Abt. Josefskrhs. Freiburg
ZV 147 Publikat, Vorträge u Buchbeiträge z T m anderen Autoren: · Z Probl klin u röntgenol Untersuchgserg na jahrelang zurückliegender Lob- u Pneumonektomie. Med Welt 50, 1998 (1971) · Lymphograph Darstellg mediastinaler Lymphknoten b Menschen dur endooesophageale Blockade d Ductus thoracicus. RÖFO 119, 410 (1973) · Probl d ein- od mehrzeitigen Opverfahren am linken Kolonabschnitt b Dickdarmkarzinom. Langenbecks Arch Chir 340, 127 (1975) · E neue Meth z Darstellg d regionalen Lymphknoten d Harnblase. Dtsch Med Wochenschr 101, 1030 (1976) · Untersuchgn üb d mittl Konsolidiergsdauer konserv behandelter Unterschenkelfrakt. Aktuel Traumatol 2, 117 (1977) · Rektum-Solitärpolypen: E Erkrkg m Krebsrisiko? Med Klin 8, 286 (1977) · Ischäm Nekrosen v Rektum u Kolon na alloplast Gefäßersatz d terminalen Aorta. Therapiewoche 28, 1506 (1978) · Erg d Rektumlymphographie. Langenbecks Arch Chir 345, 611 (1977) · Postop Komplikat u Bhdlgserg b Pankreaspseudozysten. Graz: Dorrong 1977 · Sphinkterdehng oder laterale Sphinkterotomie na Parks b d Bhdlg d chron Analfissur. Zentralbl Chir 103, 1020 (1978)
BV Relaparotomien na Rektumamputat. In: D gestörte postop Verlauf. Berlin: Springer 1976 · Langzeiterg d op Bhdlg d Rektumkarzinoms: Gegenüberstellg tiefe Resekt u perineale Exstirpation. In: Optechnik. Stuttgart: Thieme 1979 · Surgical treatment of anorectal prolapse: results of Thiersch operation versus abdominal fixation. In: Surgery of the colon and rectum. Stuttgart: Thieme 1980 · Langzeiterg d op Bhdlg d Rektum-Ca. In: Optechn u techn Hilfsmittel d Chir. Berlin: Springer 1981 · Erkrkgn d Anus u Rektum. In: Chir Poliklin. Stuttgart: Thieme 1988

Jung, Götz-Eckert, Dr. med., Chefarzt, Abt. Allg.- u. Thoraxchir. Marienhosp. Hamm, Nassauerstr. 13–19, 4700 Hamm 1 · *12. 04. 43 Berlin · **A** 72, Aachen · **D** 83, Berlin · **AG** Thorax-, Leber-, Pankreas-, Colorectale-, Proctol. · Struma-, Schrittmacherchir. · **FG** Chirurgie 01/80 · **TW a)** 80–86 OA Chir. Abt. Städt. Krankenanst. Bielefeld-Mitte (Jagdschian, Thermann) **c)** Chefarzt Chir. Abt. · **S** Seit 86 Chefarzt Marienhosp. Hamm
ZV Spectraflex – Sonderspezif Eigenheiten Handlung, Reizschwellenverhalten u Dislokation. Herzschrittmacher 2 (1982) · Bipolare vs unipolare Stimulation. ebd 3 (1986)

Jung, Hans-Heinrich, Dr. med., Chefarzt, Kreiskrhs., Waldstr. 2, 3110 Uelzen · *19. 06. 43 Rostock · **A** 70, Hannover · **D** 69, Göttingen · **FG** Chirurgie 12/75 · **TG** UnfChir 03/78 · **TW b)** 10/75–09/79 Chir. Univ.-Klin. Heidelberg (Linder), Sektion: UnfChir. (Krebs) · 10/79–12/79 Kreiskrhs. Bretten (Mahler) · 01/80–10/87 OA Allg./UnfChir. Kreiskrhs. Uelzen **c)** Chefarzt · **S** Seit 10/87 Chefarzt (im Kollegial-System mit Fernandez-Laser u. Penschuck) Kreiskrhs. Uelzen

Jung, Roland A., Dr. med., Assistenzarzt, Krhs. Nordwest, Steinbacherhohl 2–26, 6000 Frankfurt/M. 90 · *01.04. 58 Frankfurt · **A** 83, Darmstadt · **D** 83, Frankfurt · **AG** Dickdarm-Dünndarm · Gerinnung · Endoskopie · **ZB** Sportmed. 03/89 · **TW c)** AssArzt

Jungbluth, Karl Heinz, Prof. Dr. med., Direktor, Abt. Unfallchir. Univ.-Krhs. Hamburg-Eppendorf, Martinistr. 52, 2000 Hamburg 20 · *10.06. 31 Erfurt · **A** 56, Köln · **D** 57, Köln · **FG** Chirurgie 04/65 · **TG** UnfChir 01/72 · **H** 69, Heidelberg · **P** 73, Heidelberg · **TW a)** Bis 73 Chir. Klin. Univ. Heidelberg (Bauer, Linder) **b)** Seit 07/73 Dir. Abt. Unfallchir. Univ. Hamburg (ord. Prof.) **c)** Dir. Abt. UnfChir · **S** Seit 73 Dir. Abt. Unfallchir. Univ. Hamburg
ZV Spätschäden na Frakt i Kniegelenksber. Bruns Beitr Klin Chir 214, 4 (1967) · Z Frage antibiot Prophyl i d op Knochenbruchbhdlg. Arch Orthop Unfallchir 62, 18–22 (1967) · Späterg schwer Hüftgelenksverletzgn. Langenbecks Arch Chir 320, 8–25 (1968) · Venöser Abfluß na op behandelten Unterschenkelbrüch. H Unfallheilkd 107, 149–151 (1971) · Exptelle Bestimmg d Knochendurchbltg m Fluor 8. Langenbecks Arch Chir 329 (1971) · D Osteosynthese d Acetabulumfrakt. H Unfallheilkd 124, 87–90 (1975) · D Osteosynthese verschob Hüftpfannenbrüche. Unfallchirurgie 1, 11–22 (1975) · Brückencallus na Plattenosteosynthese b Unterarmfrakt. H Unfallheilkd 126, 372–374 (1976) · Erg op versorgter schwer Hüftverrenkgsbrüche. Chirurg 48, 786–792 (1977) · Erg d op Rekonstrukt verschoben Acetabulumfrakt. H Unfallheilkd 140, 154–160 (1979) · Spez Repositshilfen – Beckenrepositszange. ebd 140, 126–128 (1979) · D Bedeutg d Kollagenfasertextur d distalen Humerusepiphyse f d Verlaufsrichtg d Condylenfrakt. ebd 148, 424–427 (1980)
MH „Unfallchirurgie"-Mitherausgeber
BV Malig Knochentumoren. Akt Chir Onkol. Berlin: Springer 1982 · Fehlwachstum na Verletzgn außerhalb d Epiphyse. In: Korrekturosteotomien na Traumen an d unt Extremität. ebd 1984

Junghanns, Klaus, Prof. Dr. med., Chefarzt, Krankenanst. d. Landkreises Ludwigsburg, Akad. Lehrkrhs. d. Univ. Heidelberg, Allgemeinchir. Klin. Postfach 669, 7140 Ludwigsburg · *13.03. 39 Frankfurt · **A** 66, Heidelberg · **D** 63, Heidelberg · **AG** Allg. Chir. · **FG** Chirurgie 72 · **TG** GefChir 78, UnfChir 73 · **H** 73, Heidelberg · **P** 76, Heidelberg · **TW a)** Bis 81 Chirurg. Univ.-Klin. Heidelberg · **S** Seit 81 Chefarzt Allgemeinchir. Klin., Krankenanst. d. Landkreises Ludwigsburg
ZV D Bauchspeicheldrüsenkrebs. In: Mitt Dtsch Ges Chir 1979 · Palliative Bhdlg d Verschlußikterus du Hartenbach-Prothese. Zentralbl Chir 1979 · Stadiengerechte Magenchir. Therapiewoche 1980 · Reop na Choledocho-Duodenostomie. ebd 1980 · Y-V-Plastik d Choledochus na traumat bedingt Verschlußikterus. Chirurg 1980 · The history of the Medical College in Heidelberg University. The Guthrie Bulletin 1981 · D Anwendg d Hartenbachprothese b inoperab, stenosier Gallenwegserkrankg. Chir Praxis 1981/82 · D Internationale Gesellschaft f Chir. Mitt d Dtsch Ges f Chir 1980 · Schwangerschaft u Colitis ulcerosa. Langenbecks Arch Chir 1982 · Klin du systemat Nachsorge ergänzen. Klinikarzt 1982 · Hämorrhoiden, perianale Thrombosen, Rektumschleimhautprolaps. Therapiewoche 1984

BV Vagotomy and gastric cancer. Gastric cancer. Berlin: Springer 1979 · Koloskopie – e prävent, diagnost u therap Meth b Dickdarmkrebs. Stuttgart: Fischer 1982 · D Stomaversorg d Anus-praeter-Trägers. In: Mod Tumortherap u Rehabil i Klin u Praxis. Magen- u Kolonca. Bad König 1982 · Rektumca. In: Akt Chir Onkol. Berlin: Springer 1982 · D Rezidiv na sphinctererhaltender Op d tiefsitzenden Rektumca. In: Rektumca. Stuttgart: Thieme 1983 · Op Anlage verschied Stomata. In: Harn u Stuhlableitg. Köln: Deutscher Ärzteverlag 1984 · Versorg e Ileostomie u Kolostomie. In: ebd · Allgemeinchir Op. In: Fortb op Medizin. Berlin: Springer 1984 · Weit Einschränkg d stat Patientenversorg dur d „Richtlinien f d Prüfg d wirtschaftl u sparsamen Betriebsführg d Krankenhäuser". In: Informationen d Berufsverbandes Dtsch Chir 1985 · D Dumping-Syndrom. In: Internist Therap i Klin u Praxis. Stuttgart: Thieme 1985 · Comparison of EEA, DEFA, ILS and SPTU for gastrointestinal anastomoses, mainly low anterior resections. In: Digestive surgery. Basel: Karger 1986 · Endosonograph Tumorstaging gastrointest Tumoren. In: Ultraschalldiagnostik. Berlin: Springer 1987

Junghanss, Wolfgang, Dr. med., Gutachter, Hockenheimer Str. 5, 6703 Limburgerhof · *07.01. 28 Chemnitz · **A** 52, München · **D** 54, München · **AG** UnfChir. · **FG** Chirurgie 60 · **TW a)** 58–61 Chir. Klin. BG-Krankenanst. Bergmannsheil Bochum (Bürkle de la Camp) · 61–64 Chir. Klin. Klinikum Mannheim (Oberdalhoff) **c)** Tätigkt. b. d. Bundeswehr u. Gutachter · **S** 64–87 Niederlassung als Chirurg u. D-Arzt Ludwigshafen/Rh.
ZV D Endstrombahn d Lunge i postmortalen Angiogramm. Virchow Arch Pathol Anat 331 (1958) · D Lungenemphysem im postmortalen Angiogramm. ebd 332 (1959) · Mischtumor im Herzen. Zentralbl Pathol 1958 · D Urinsediment Frischverletzter. Zentralbl Chir 1960 · D Lokaltherap v Wundinfekten m Carofur, e neuen Nitrofuran. Med Welt 17 (1966)
BV D Lungenemphysem i postmortalen Angiogramm. Year book of pathology and clinical pathology. Chicago: Year Book Publ 1960

Jungmann, Thomas, Dr. med., Assistenzarzt, Chir. Abt., Klin. Poppenbüttel, Alte Landstr. 264, 2000 Hamburg 65 · *04.04. 57 Leipzig · **A** 83, Leipzig · 89, Hannover · **D** 84, Leipzig · **AG** AllgChir. · **TW c)** AssArzt

Jurgeit, Heinz, Dr. med., Chefarzt i. R., Markgrafenstr. 22, 1000 Berlin 28 · *03.05. 23 Berlin · **A** 49, Kiel · **D** 49, Kiel · **FG** Chirurgie u. Frauenheilkunde, Geb.Hilfe · **TW a)** 58–70 OA Lazarus-Krhs. Berlin (Grau) · 70–87 Chefarzt u. Ärztl. Dir. ebd. **c)** i. R. · **S** 70–87 Chefarzt u. Ärztl. Dir. Lazarus-Krhs. Berlin

Jussen, Albert, Dr. med., niedergelassen, Mannheimerstr. 1, 5170 Jülich · *23.12. 36 Eschweiler · **A** 63, Düsseldorf · **D** 63, Düsseldorf · **AG** 63 Pathol. · 64 Gynäkol., Inn. · Chir., Inn. 65 · **FG** Chirurgie 72 · **TG** UnfChir 74 · **TW a)** 74–77 OA Chir, OA Unfallchir. Univ.-Klin. Köln (Heberer, Stücker, Pichelmeier) **c)** Niedergel. Chir. · **S** 77 Niederlassung FA Chir. Jülich
ZV Polypöses eosinophiles Granulom d Dünndarms. Frankf Z Pathol 74, 750–753 (1964) · Zyst Erweitergn d Ductus thoracicus. Zentralbl Allg Pathol 107 (1965) · D

Therap d schw Handphlegmone. H Unfallheilkd 107 (1970) · Folgeeingriffe na Osteosynthesen. H Unfallheilkd 114, 321–323 (1971) · Folgeeingriffe na Osteosynthese b Kombinationsverletzten. Zentralbl Chir 98, 41 (1972) · Z Behandlg d posttraumat Knocheninfekt. Zentralbl Chir 1972 · D Primversorgg d Kombinatverletzten. Kölner Chirverein Juni 1973. Zentralbl Chir im Druck

Just, Otto Heinrich, Prof. Dr. med., Geschf. Ärztl. Dir., Klin. f. Anästhesiologie, Im Neuenheimer Feld 110, 6900 Heidelberg · *27. 01. 22 Lauda · **A** 49, Würzburg · **D** 49, Würzburg · **AG** Anästhes. · **FG** Anästhesiologie 56 · **H** 56, Berlin · **P** 63, Heidelberg · **TW c)** Geschf. Ärztl. Dir. Anästhes. · **S** Seit 63 Geschf. Ärztl. Dir. Anästhes. Univ.-Klin. Heidelberg
ZV D Wiederbelebg d Herz. Wehrdienst u Gesundh XV, 142 (1967) · Anästh probl b gefäßchir Eingr. Anästh 20 (1967) · Maquet-Pat-Schleuse. Prakt Anaesth 3 (1968) · Wie kann d Notfallversorg i Deutschl verbess werd? Therapiewoche 18, 1970 (1968) · Ursachen u Bhdlg d akut Kreislstillstandes. Prakt Anaesth 4, 177 (1969) · Prä- u postop Atemtherap m patientengesteuert Respiratoren. Anästhesist 18, 244 (1969) · D Störgn d Säure-Basen-Haushaltes. Anästh 35 (1969) · Herzchir Anästhprobl. 4 Fortbildgskurs f klin Anästh Wien 1969 · In memoriam Prof Dr med Rudolf Kucher. Prakt Anästh u Wiederbelebg 6 (1971) · Praxis d Schockbhdlg. Arbeitstagg Nürnberg 1970 · Praxis d Intensivbehandlg. Prakt Anaesth 6 (1971) · Diagn d Ertrinkstodes u Bestimmg d Wasserzeit. ebd · Analyse v üb 3000 Allganästh b Frühgeb, Neugeb u Säugl i erst Lebensjahr. ebd 7 (1972) · Techn Neuergn: D SM-Shelter. Eine neue, dezentrale, automat Bettendesinfektionsanlage. ebd · Behandlg u Prophylaxe v Kontrastmittelzwischenfällen. Röntgenpraxis (Röntgen u. Laborprax) XXV, 102 (1972) · Anaphylakt Schock na Kontrastmittelinjekt. Prakt Anaesth 8 (1973) · Spez Probl z Anästh b gefchir Eingriffen. ebd 4 (1974) · Klin Erfahrgn i d pädiatr Anästh. ebd 5 (1974) · Techn Neuergn: Eine automat gesteuerte elektr Wärmematte – Erste klin Erfahrgn währ langdauernd op Eingriffe. Prakt Anaesth 10, 102 (1975) · Eine spez Meth d Neuroleptanalgesie z Elektrokoagulat d Ganglion Gasseri. ebd 12, 38 (1977) · Labor- u Kontrollverfahren: Ein neues Verfahren z transkut Messg d Körperkerntemp i Anästh u Intensivpflege. ebd 13, 144 (1978) · Hyg-mikrobiolog Probl i d Anästh. Anästhesiol Intensivmed 9, 428 (1978) · Elektrostimulatanästh b Eingr a d Extremitäten. Prakt Anaesth 14, 8 (1979) · D Elektrostimulatanästh u ih klin Anwendg. ebd 14, 1 (1979)
MH Anästh Intensivtherap Notfallmed
BV Narkosevorbereitg u Nachbehandlg. In: Lehrb d Anästh. Springer · Symp üb akt Frag d Anästh, II Teil: Wiederbelebg. Dt Akad d Wiss Berlin 1958 · D Allgbetäubg. Dtsch Ärztekalender 1965. Urban u Schwarzenberg 1964 · Leberfunkt u op Eingriff. Stuttgart: Thieme 1964 · Entwicklg u Aufgaben d Anästh. Mitteilgn d Ver d Freunde d Studentenschaft d Univ Heidelberg. Bd 36. 1964 · Genese u Therap d hämorrhag Schocks. Intern Symp Heidelberg 1965. Stuttgart: Thieme · D Ateminsuffizienz u ih klin Behandlg. 3 Int Heidelberger Anästh-Symp 1967. ebd · D zirkulator Wiederbelebg. In: Praxis d Narkose u Wiederbelebg. ebd 1969 · D präop Visite. In: Lehrb d Anästh u Wiederbelebg, 2 Aufl. Ber-

lin: Springer 1971 · Praxis d Klin Hygiene i Anästh u Intensivpflege. Intensivmed, Notfallmed u Anästh, Bd 9 · Klin Hygiene u Intensivpat. Stuttgart: Thieme 1979 · Die anästhesiologische Poliklinik. Stuttgart: Thieme 1985 · Aktuelle Anästhesie und Intensivmedizin. Stuttgart: Thieme 1987 · Hämostase in Anästhesie und Intensivtherapie. Heidelberg: Springer 1988

K

Kadi, Saad, Dr. med., niedergel. Chirurg, D-Arzt, Querstr. 4, 5828 Ennepetal · *10. 04. 36 Syrien · **A** 67, Mainz · **D** 69, Mainz · **AG** 65 Auge, HNO, Neurol. Mainz · 66/67 Chir., Inn. ebd · 67–72 Chir. Siegen, Grünstadt, Haan · **FG** Chirurgie 05/72 · **TW a)** 74 Ev. Krhs. Hamburg-Hohenlimburg (Csepella) · 75 Marienkrhs. Schwerte (Blank) · 76–79 Verb. Krhs. Gevelsberg (Wohlgemuth) · 79–81 St. Josef-Krhs. Zell/Mosel (Schlaadt) · 81–82 St. Elisabethen-Krhs. Lörrach (Laubner) **c)** Niedergel. Chirurg u. D-Arzt · **S** Seit 83 niedergel. Chirurg u. D-Arzt Ennepetal

Kadolsky, Albert Paul Hermann, Dr. med., Allgemeinarzt, An der Bleiche 4, 2902 Rastede · *08. 11. 18 Berlin · **A** 49, Berlin · **D** 51, Berlin · **AG** Gynäkol. · Chir. · Inn. Med. · Sozialmed. · UnfChir. · **FG** Chirurgie 06/62 · **ZB** H-Arzt 05/65 · Sportmed. 02/77 · Allgemeinmed. 10/82 · **TW a)** 62–63 StatArzt Chir. Abt. Städt. Krhs. Moabit Berlin (Hellenschmied) · 63–64 StatArzt Chir.-Urol. Abt., AllgChir.-UnfChir. Abt. Chir. Klin. Städt. Krankenanst. Delmenhorst (Dege) **c)** Prakt. Arzt, H-Arzt, Kreissportarzt · **S** Seit 64 Niederlassung Prakt. Arzt u. H-Arzt Rastede · Seit 78 Kreissportarzt im Kreissportbund Ammerland
ZV Erfahrgn m Pyralcid b d Bhdlg chir Krankhtn. Dtsch Gesundhtswes 5, 142 (1950) · Beitr z Therap veget Regulatstörg. Landarzt 3, 76 (1957) · Klin Aspekte d Aktivierg neutralisiert Pankreasfermente. Dtsch Med J 6, 272 (1964) · D Luxationsfrakt d ob Sprunggelenke. Monatschr Unfallhkd 9, 385 (1965)

Kahle, Michael Robert, Priv. Doz. Dr. med., Ltd. Oberarzt, Chir. Klin. Städt. Krhs. Landshut, Robert-Koch-Str. 1, 8300 Landshut · *06. 08. 51 Coburg · **A** 78, Erlangen · **D** 78, Erlangen · **AG** 05/78–05/79 Pathologie Erlangen · **FG** Chirurgie 12/85 · **H** 85, Giessen · **TW a)** 03/86–09/86 OA · Seit 10/86 Ltd. OA Landshut **c)** Ltd. OA Allg.- u. UnfChir.
ZV D Lipomatose d Ileozokalklappe. Z Gastroenterol 12, 843 (1979) · Cysts of the esophagus. Hepato-Gastroenterol 24, 372 (1980) · D Ileozokalklappensyndr b Erkrankgn d Valv Banhini. MMW 1980 · Raumfordernde Mediastinalprozesse. Chirurg 52, 643 (1981) · Rupturen und Perforationen der Speiseröhre. Dtsch Ärztebl 80, 33 (1983) · Der Magen-Dickdarmkurzschluß. Chir Praxis 32, 277 (1983) · Pfählungstrauma d Damm- u Analregion. MMW 125, 1082 (1983) · Chir Bhdlg d rezidiv Spontanpneumothorax. Prax Pneumol 39, 130 (1985) · Phospholipase A_2-Inhibitoren b akuter Pankreatitis. Z Gastroenterol 23, 687 (1985) · Bülaudrainage b Thoraxtrauma. H Unfallheilkd 189, 326 (1987) · Spontane intestinale Perforation b Systemerkrankgn. Chir Praxis 36, 67 (1988) · Exptelle Pankreatitis. Med Welt 40, 175 (1989) · Luxat i Sternoclaviculargelenk. Aktuel Trau-

matol 19 (1989) · Komplizierte pulmonale Mykosen. Z Herz Th GefChir 3, 3 (1989) · D fibrolamelläre Leberzellka. Z Gastroenterol 27 (1989)
BV Strahlenproktitis. In: Proktolog Indik u Therap. Stuttgart: Enke 1982 · D Dünndarmileus na Strahlentherap. In: Chi d Strahlenfolgen. München: Urban & Schwarzenberg 1984 · Langzeitbeatmung mit PEEP - e Gefahr f d Bauchspeicheldrüse? In: Risiko i d Chir. Berlin: de Gruyter 1987 · D sakrale Höhle - postop Folgezustände. In: Postop Folgezustände. Wien: Ueberreuter 1988 · Notfallchir i höheren Lebensalter. In: Handb d Geratolo. Stuttgart: Fischer 1989

Kalff, Rolf, Priv. Doz. Dr. med., Oberarzt, Univ.-Klin. Essen, Med. Einrichtungen d. Univ. - Gesamthochschule - Essen, Neurochir. Klin., Hufelandstr. 55, 4300 Essen 1 · *03.06. 52 Aachen · **A** 78, Köln · **D** 83, Hamburg · **AG** 11/78-10/81 NeurChir. Wuppertal · **FG** Neurochirurgie 12/84 · **H** 88, Essen · **TW a)** Seit 11/81 Neurochir. Univ.-Klin. Essen (Grote) **c)** OA NeuroChir.
ZV Massive Epistaxis als Folge e traumat infraklinoidalen Carotisaneurysma. Arch Otorhinolaryngol 237, 41-46 (1982) · Slit ventricle - clinical syndrome or radiological phenomenon? Zentralbl Neurochir 72, 134 (1984) · Beidseit lat Untschenkelsyndr na Militärmarsch. Nervenarzt 55, 108-109 (1984) · Tumor of the pineal region in children and adolescents. Neuropediatrics 15, 236 (1984) · D chron subdurale Hämatom. Zentralbl Neurochir 45, 210-218 (1984) · Spätkomplikat na fronto-basalen Schädelhirntraum. Unfallheilkunde 87, 151-155 (1984) · Neurol u psychosoz Störgn b Kind m Hirntumoren. Klin Pädiatr 197, 188-191 (1985) · Slit-Ventrikel - Klin Syndr od radiolog Phänomen? Radiologe 25, 437-439 (1985) · Tumors of the pineal region in children and adolescents. Langenbecks Arch Chir [Suppl] 35, 119-122 (1985) · Hydrocephalus aresorptivus u Parkinson verursacht durch e Cauda-Ependymom. Fortschr Neurol Psychiatr 53, 85-87 (1985) · Spina-bifida anterior atlantis - Fehlinterpret e angeb Mißbildg als Dens-Fraktur. Unfallchirurgie 89, 142-144 (1986) · Parese d N femoralis na spont retroperit Blutg unt Antikoagulantientherap. Med Klin 82, 72-76 (1987) · Op Stabilisiergsverfahren b Verletzgn d HWS. Verhandl Dt Ges Neurol 4, 142-143 (1987) · Op Stabilisg b Metastasen d Halswirbelsäule. Tumor Diagn Ther Tumor Diagn Therap 9, 142-148 (1988) · D belastgsstabile Spondylodese b Verletzgn d unt HWS. Neurochirurgia 31 [Suppl 1] 179-185 (1988)
BV Late complications in frontobasal head injuries. In: Fractures of the frontobasis. Wien: Informatia Gesellschaft mbH 1983 · The value of intraoperative histological examination in order to decide on the surgical procedure in medulloblastomas and astrocytomas of the posterior fossa. In: Adv in Neurosurg 11 1983 · Erg b intrakran Blutgn. Neurotraumatol. München: Zuckschwerdt 1984 · Craniospinal lipoma in infancy. Diseases in the cranial cervical junction. Berlin: Gruyter 1987 · Therap d supratentor Astrozytome niedr Malignitätsgrad. Therap prim Hirntumoren. Aktuel Onkol. München: Zuckschwerdt 1988

Kalmár, Peter, Prof. Dr. med., Direktor, Abt. Thorax-, Herz- u. Gefäßchir. Univ.-Krhs. Eppendorf, Martinistr. 52, 2000 Hamburg 20 · *11.08. 34 Budapest/Un-

garn · **A** 60, Hamburg · **D** 59, Hamburg · **AG** Praktisch: UnfChir. m. Handchir. · AllgChir. · Herz-, Gefäß- u. Thoraxchir. · Wiss.: Infektiol. · Händedesinfekt. · Krhsbetriebswiss. · Qualitätssicherg. · Klappenchir. · Aneurysmachir. · Myokardprotektion · Notfallchir. · mechanische Kreislaufunterstützg. · **FG** Chirurgie 66 · **TG** GefChir 81, Thorax- u. Kardiovaskular-Chir 81 · **H** 69, Hamburg · **P** 74, Hamburg · **TW a)** Univ. Hamburg-Eppendorf (Zuckschwerdt, Rodewald) **b)** ebd. (Rodewald) **c)** Abt.-Dir. Thorax-, Herz- u. GefChir. · **S** Seit 04/87 Dir. Abt. f. Thorax-, Herz-, Gefäßchir. Hamburg

Kamp, Joachim, Dr. med., Chefarzt, Ev. Krhs. Bethanien, Hugo-Fuchs-Allee 3, 5860 Iserlohn · *08.03. 37 Hagen · **A** 63, Düsseldorf · **D** 61, Düsseldorf · **AG** Pathol. · **FG** Chirurgie 69 · **TW a)** 64-66 Köln-Merheim (Schink), Aachen (Reifferscheidt) **b)** 66-71 Krankenanst. Dortmund (Thorban) · 72 Krhs. Bethanien Iserlohn (Kindler) **c)** Chefarzt Chir. Abt. · **S** Seit 01/73 Chefarzt Chir. Abt. Krhs. Bethanien Iserlohn
ZV Z Plasma u Transsynovialkinetik v Mofibuterzon. Z Rheumatol 43, 179-181 (1984)

Kämper, Antonius, Dr. med., Oberarzt, St. Vincenz-Hosp. Paderborn, Am Busdorf 2-4, 4790 Paderborn · *19.06. 49 Paderborn · **A** 78, Köln · **D** 85, Köln · **AG** UnfChir. · Arthroskopische Chir. · GefChir. · **FG** Chirurgie 04/85 · **TG** UnfChir 09/88 · **TW b)** 04/79-03/81 Kardiochir. Univ. Köln (Dalichau) · 05/85-02/86 GefChir. St. Johanneshosp. Duisburg-Hamborn (Müller-Wiefel) **c)** Seit 86 OA im TG UnfChir.

Kamski, Werner, Dr. med., Chefarzt, Marienkrhs., Werler Str. 52, 5757 Wichede-Wimbern · *21.04. 44 Klimontow/Krs. Bendsburg · **A** 73, München · **D** 73, Würzburg · **AG** 72-79 Med. Ass. AssArzt: Chir. UnfChir. Inn. Werksarzt · **FG** Chirurgie 10/79 · **TW a)** 01/81-04/84 AllgChir., UnfChir., Thorax- u. GefChir., KindChir. Klinikum Nürnberg (Holder) · 05/84-10/86 AllgChir., UnfChir., Gef.- u. Thoraxchir. Städt. Krankenanst. Düren (Stücker)11/86-01/87 Zentralkrhs. Reinhenheide Bremerhaven (Rogge) **b)** 11/86-01/87 UnfChir. Zentralkrhs. Reinhenheide Bremerhaven (Rogge) **c)** Chefarzt Chir. Abt. Marienkrhs. Wichede-Wimbern · **S** Seit 01/87 Chefarzt Chir. Abt. Marienkrhs. Wichede-Wimbern

Kapp, Helmut Eric, Dr. med., Chefarzt, Klin. Unfall-, Hand- und Wiederherstellungschir., Kliniken St. Antonius, Carnaper Str. 48, 5600 Wuppertal 2 · *26.12. 39 Köln · **A** 67, Stuttgart · **D** 68, Freiburg · **AG** Anästhes. · AllgChir. · Urol. · Handchir. · **FG** Chirurgie 72 · **TG** UnfChir 76 · **TW a)** Bis 73 Chir. Klin. Huyssen-Stiftung Essen (Hannig) **b)** Chir. Klin. II UnfChir. Städt. Klin. Darmstadt (Linke) **c)** Chefarzt im TG UnfChir. · **S** Seit 83 Chefarzt Klin. Unfall-, Hand- u. Wiederherstellungschir. Kliniken St. Antonius Wuppertal

Karácsonyi, Sándor, Prof. Dr. med., Chefarzt, Chir. Klin. d. Albert Szent-Györgyi Med. Univ., Pécsi u. 4, H-6720 Szeged · *19.04. 32 Budapest/Ungarn · **A** 56, Budapest · **D** 56, Budapest · **AG** 56-57 Anatomie · seit 57 Chir. · **FG** Chirurgie 10/60 · **TG** Thorax- u. Kardiovas-

kularChir 04/63 · **H** 73, Budapest · **P** 80, Budapest · **TW a)** 56–57 Inst. f. Anatomie Semmelweis Med. Univ. Budapest · 57–82 Chir. Klin. ebd. · 75 Addenbrooke's Hosp. Cambridge **c)** Chefarzt · **S** Seit 82 Ordinarius Chir. Klin. d. Albert Szent-Györgyi Med. Univ. Szeged **ZV** Opvorbereitg u Nachbhdlg d Obstruktionsfelbsucht. Acta Chir Acad Sci Hung 4, 249 (1963) · Problems of the comatose state related to shunt. XV Congr Chirurgicus Cechoslovacus Prag, Abstract I, 150 (1968) · Unsere ersten Erg m d exptellen Lebertransplantat. Z Exp Chir 5, 393 (1972) · Circulatory changes in the anhepatic phase of experimental liver transplantation. Acta Chir Acad Sci Hung 13, 141 (1972) · New method of hepatectomy for the study of the anhepatic state. ebd 14, 277 (1973) · Chir d Colon-Divertikulose. V Chir Charité-Symp Berlin 1983. 96–114 (1984) · The role of NK and K cell activity in the diagnosis of liver and pancreas cancer. VI Quadrilat Symp for Exp Surgery, Brno. Abstracts 79–80 (1984) · The surgical treatment of abscesses following acute pancreatitis. XXIII Congr Chirurgicus cum Participatione int Soc Chirurgicae Bohemoslovacae, Prag, Abstracta 100 (1985) · Role of the NK reaction in the diagnostics of liver and pancreas tumours. Acta Chir Hung 26, 51–58 (1985) · Risk factors in obstructive jaundice surgery. Computer assessment. 5th Int Course and Conf on Hepato-Pancreato-Biliary Surgery, Lund. Abstracts 56 (1987) · Some experiences with the treatment of primary and secondary liver cancer. In: Lectures and symp of the 14th Int Cancer Congr Bp 1986, Oncological surgery 7, 97–105 (1987) · Chir Bhdlg d na nekrotisier Pankreatitis entstand Pankreasabszesse. Acta Chir Austriaca 19, 335–336 (1987) · Changes of alfa$_1$- and beta-adrenoceptor rate and natural killer cell activity after partial hepatectomy. VII Quadrilat Symp f Chir Forsch Rostock-Warnemünde 1988. Abstract 24 (1988) · Late results following surgical intervention for chronic pancreatitis. Digestion 40, 90–91 (1988) · Klin Untersuchg z Bhdlg d Lebermetastasen kolorektaler Karzinome. Acta Chir Austriaca 20, 85 (1988) · Üb d Indikat u d chir Bhdlg d an d Gallenwegen durchgeführten Reoperat. ebd 20, 307 (1988) · Indications and surgical treatment of reoperations on the bile tract. Neth J Surg 248 (1988)
MH Magyar Sebészet. Z Exp Chir
BV A máj, az epehólyag és az extrahepatikus epeutak daganatai. In: A daganatok sebészete. Medicina 1986 · Survey of liver regeneration following liver resection by application of fibrin sealant. In: Fibrin sealant in operative medicine, 6. Berlin: Springer 1986 · Leber. In: Abdominalchir f d Prax. Bd 1. Leipzig: Johann Ambrosius Barth 1988

Karim, Rahim, Dr. med., Assistenzarzt, Chir. Klin. Städt. Klinikum, Moltkestr. 14, 7500 Karlsruhe 1 · *17. 03. 54 Kabul · **A** 79, Freiburg · **D** 80, Freiburg · **AG** Chir. Klin. Klinikum Karlsruhe · **FG** Chirurgie 05/86 · **TW a)** Städt. Klinikum Karlsruhe **c)** AssArzt **ZV** Simultaneingriffe i Bereich d Gallenwege u e intraabdominel Organs. Langenbecks Arch Chir 369 (1986) · Simultaneingriffe i Bereich d Gallenwege u d Magens. Der Krankenhausarzt 59, 915–919 (1986) · The effect of endotoxin on the RES. (1988) (im Druck) · The effect of lipid A on the RES. (1989) (im Druck)

Kaschner, Alfred Georg, Priv. Doz. Dr. med. habil., Oberarzt, Chir. Klin. d. Heinrich Heine Univ., Moorenstr. 5, 4000 Düsseldorf 1 · *03. 10. 47 Langenberg/Westf. · **A** 77, Düsseldorf · **D** 76, Düsseldorf · **AG** 77 Inn. Med. · **FG** Chirurgie 06/82 · **TG** UnfChir 03/87 · **H** 85, Düsseldorf · **TW a)** 83 StatArzt Intensivabt., 84 StatArzt Gefäßabt., seit 84/85 OA versch. Abt. einschl. Unfallstation, Chir. Univ.-Klin. Düsseldorf (Kremer) **b)** 84 StatArzt Gefäßabt. ebd. (Sandmann) · 86–88 OA Unfallabt. u. Poliklin. (Röher) **c)** OA Abt. Allg. insbesond. Abdominal u. Unfallchir.
ZV D Stellenwert d computertomograph Diagnost b Bauchaortenaneurysma aus chir Sicht. Angio Arch 5, 70 (1983) · Fehler u Gefahren b d Bhdlg d rupturiert Bauchaortenaneurysma. Angio 5, 81 (1983) · D Abdomen d Magenschleimhaut u d neoplast Grenzläsion (Borderline lesion) aus chir Sicht. Aktuel Chir 1, 19 (1984) · Retrospektive Untersuchgn z intra- u postop Komplikat b d Bhdlg d Bauchaortenaneurysma. Langenbecks Arch Chir 358 (1982) · Percutaneous flexible neuroelectrode for spinal cord stimulation. Technical note. J Neurosurg 60, 1317 (1984) · Untersuchgn z Verlängerg d Ischämietoleranzzeit d Rückenmarks b thorakoabdominaler Aortenokklusion. Langenbecks Arch Chir Chir Forum 1985 · D inflammator Bauchaortenaneurysma. Langenbecks Arch Chir 368 (1985) · D Pankreasverletzg i Rahmen d stumpfen Bauchtraumas. Unfallchirurg 89, 230 (1986)
BV D Wirkg v Extens, Krankengym u physikal Therap auf d Wirbelgelenke. In: D Wirbelsäule i Forsch u Prax, Bd 87: D Wirbelbogengelenke ausschließlich d Okzipito-Cervicalregion. Hippokrates 1981

Kasparek, Rudolf, Dr. med., Arzt f. Chir. u. D-Arzt i. R., Bokermühlstr. 56, 4650 Gelsenkirchen · *12. 02. 20 Wanne-Eickel (jetzt Herne 2) · **A** 45, München (unbenotet) · 47, Düsseldorf (benotet) · **D** 52, Düsseldorf · **AG** 04/45–06/45 Reservelaz Murnau · 45 St. Anna Hosp. Wanne-Eickel · 45–60 Evgl. Krhs. Gelsenkirchen · **FG** Chirurgie 03/52 · **TW a)** 03/52–12/60 OA Ev. Krhs. Gelsenkirchen (Erb) **c)** i. R. · **S** 61–04/88 Niederlassung Arzt f. Chir. u. D-Arzt Gelsenkirchen
ZV Rettg e 84-J weg Darmbrand-OP u Duodenalsonden-Darreichg groß Sulfonamiddosen. Zentralbl Chir 1951

Käufer, Christoph, Prof. Dr. med., Chefarzt, Chir. Klin. Henriettenstiftung, Marienstr. 80, 3000 Hannover · *29. 05. 35 M.-Gladbach · **A** 63, Bonn · **D** 61, Bonn · **AG** 61–62 Internship, USA · 63–64 Pathol. Anat. Bonn · 65–70 Chir. Klin. Bonn · **FG** Chirurgie 07/70 · **TG** KinderChir 03/71, UnfChir 12/74 · **H** 69, Bonn · **P** 72, Bonn · **TW a)** 70–74 OA Chir. Univ.-Klin. Bonn (Gütgemann) **c)** Chefarzt AllgChir. mit GefChir. · **S** Seit 75 Chefarzt Chir. Klin. Henriettenstiftung Hannover
ZV Üb d Wegener'sche Granulomatose. Frankf Z Pathol 74, 170 (1964) · Todeszeitbestimmg b dissoziierten Hirntod. Dtsch Med Wochenschr 93, 679 (1968) · Etiology of consciousness disturbances in surgery. Minnesota Med 51, 1583 (1968) · Zerebraler Zirkulatstillstand b Hirntod dur Hypoxydosen. Fortschr Med 87, 713 (1969) · Lebenserwartg u ungewöhnl Verlaufsfor b unbehand bösart Geschwülsten. Bruns Beitr Klin Chir 217, 141 (1969) · D kardianahe Magenulkus. Bruns Beitr Klin

Chir 217, 715 (1969) · Hirntod u Organtransplant. Dtsch Med J 22, 185 (1971) · Indikat, Taktik u Progn frühzeit Relaparotomien. Arch Klin Chir 329, 1118 (1971) · Späterg korrig Schultergelenkskontrakt. Bruns Beitr Klin Chir 218, 666 (1971) · D Bestimmg d Todeszeitpunktes. Fortschr Med 90, 1125 (1972) · Plast Korrekt kindl Schultergelenkskontrakturen na Verbrühgn u Verbrenngn. Z Kinderchir [Suppl] 11, 302 (1972) · Criteria of cerebral death. Minnesota Med 56, 321 (1973) · D frühzeit Relaparotomie. Bruns Beitr Klin Chir 220, 151 (1973) · D Sterbevorgang i med Sicht (in 6 Sprachen). Concilium 94, 31 (1974) · Chir Therap in d Notfallsituat b Magen- u Zwölffingerdarmgeschwür. Therapiewoche 24, 315 (1974) · 209 Wiederherstellgsresekt d Magens - Indikat, Taktik u Bhdlgserg. Zentralbl Chir 99, 986 (1974) · Bhdlgserg b Adhäsionsileus. Arch Klin Chir 337, 820 (1974) · Op Therap d Aknetetrade. Z Hautkrankht 63, 597-609 (1988) · Ak Appendicitis. Langenbecks Arch Chir [Suppl II] 63-69 (1988) · Appendicitis - Wandel des Krankheitsbildes? Chirurg 60, 501-507 (1989)
MH D Hirntod. Stuttgart: Thieme 1969 · D Bestimmg d Todes b irreversi Verlust d Hirnfunkt. Theoret u klin Med i Einzeldarstellgn, Bd 54. Heidelberg: Hüthig 1971 · Chir u Krankenpflege. Melsungen: Bibliomed 1985
BV Klin, Bhdlg u Progn d Altersulcus. In: Herz u Altern, geriatri Therap, Intensivtherap in Abhängigkt v Alter. Dresden: Steinkopff 1971 · Chir d Retroperitonealraumes. In: Spez Chir f d Praxis, Bd II/2. Stuttgart: Thieme 1972 · Plast Versorgg v Brustwandresekt b Lokalrezidiv na Ablatio mammae. Transacta d III Tagg Verh d Dtsch Plast Chir. Köln: Pilgram 1972 · Gastrectomy and small bowel interposition in Zollinger-Ellison's syndrome. In: Digestive surgery. Padova: Piccin · Hirntod u Organtransplant. In: D Bestimmg d Todeszeitpunktes. Wien: Maudrich 1973 · Various shunt techniques in the surgical treatment of portal hypertension. New York: Excerpta medica 1976 · Infekt d Bauchspeicheldrüse. In: Sept Chir. Stuttgart: Schattauer 1980 · Hautinzis u op Taktik. In: Wundheilg. Melsungen: Bibliomed 1981 · V Hautschnitt z Narbe - op Taktik chir Zugänge. In: Ethicon Forum Bd 107 1981 · Chir Klin. In: Neue Wege, alte Ziele - 125 J Henriettenstiftung. Bielefeld: Lutherhaus 1985

Kauffmann, Peter, Dr. med., Chefarzt, Kreiskrhs. Fürstenfeldbruck, Dachauer Str. 33, 8080 Fürstenfeldbruck · *14. 07. 36 Hermsdorf · **A** 66, München · **D** 64, München · **AG** Orthop. · Physikal. Therap. · Chir. · **FG** Chirurgie 05/72 · **TG** UnfChir 07/79 · **ZB** Sportarzt 66 · Chirotherap. 88 · **TW** a) 02/67-06/72 1. Chir. Abt. Städt. Krhs. München-Schwabing (Schmid) · 07/72-03/83 Abt. AllgChir. Städt. Krhs. München-Neuperlach (Wilhelm) b) Unfallchir. Abt. Unfallchir. Städt. Krhs. München-Neuperlach (Lindenmüller) c) Chefarzt · **S** Seit 04/83 Chefarzt d. Chir. Abt. Kreiskrhs. Fürstenfeldbruck (Ärztl. Dir.)
ZV Pacemaker-Twiddler's Syndrom. Med Klin 73, 1670-1672 (1978) · D traumat Duodenalwandhämatom. Aktuel Chir 20, 66-69 (1985)

Kaul, Elmar Ferdinand, Dr. med., Oberarzt, Chir. Klin. Alfried Krupp Krhs., Alfried Krupp Str. 21, 4300 Essen 1 · *19. 06. 47 Nieukerk · **A** 73, Köln · **D** 76, Essen · **AG** 74-75 AllgChir., UnfChir. · 75-83 Thorax-,

u. GefChir. Essen · **FG** Chirurgie 06/83 · **TW** a) 07/83-04/84 u. 10/84-08/85 OA Allg. Chir. Klin., Klin. Essen (Eigler) b) 04/84-10/84 OA ThKardChir., GefChir., Klin. Essen (Reidemeister) c) OA Chir. Klin. Krupp Krhs. Essen (Kort)

Kaulbach, Werner, Dr. med., i. R., Oberstr. 26, 4440 Rheine · *24. 03. 21 Waldbrunn/Odw. · **A** 52, Heidelberg · **D** 51, Heidelberg · **FG** Chirurgie 60 · **TW** a) 05/63-04/86 Chefarzt Chir. Abt. Jakobikrhs. Rheine c) i. R. · **S** 05/63-04/86 Chefarzt Chir. Abt. Jakobikrhs. Rheine
ZV Schwere allerg Herxheimer Reakt a Chloramphenicol b e Lebercirrhose na Bang-Infekt. Ärztl Wochenschr 9, 659 (1954) · Rippenfrakt u traumat Perikarditis. EKG-Verändergn. Chirurg 28, 107 (1957) · Thoraxverletzgn i Alter. Langenbecks Arch Chir 285, 581 (1957) · Z Diffdiagn unfbedingt Herzschäden. Chirurg 28, 460 (1957) · Bronchograph Verändergn b Pleuraschwarten. Langenbecks Arch Chir 289, 575 (1958) · Z Osteoarthropathie hypertrophiante pneumique (Bamberger-Marie) als Frühsympt d Bronchialcarc. Ärztl Wochenschr 13 (1958) · Wie läßt sich d Commotio u Contusio cordis klin fassen? ebd · Außergewöhnl Ursachen d Perikarditis a d Sicht d Chir. Prof Dr C Oehme z 75 Geb gewidmet. Klin Wochenschr 37, 605 (1959) · EKG-Verändergn b Bronchialcarc. Prof Dr Dr h c K H Bauer z 70 Geb gewidmet. Langenbecks Arch Chir 296, 102 (1960) · Sternumfrakt u Herztrauma. Prof Dr Dr h c K H Bauer z 70 Geb gewidmet. Monatschr Unfallhkd 63, 321 (1960) · Cardiale Funktstörgn b raumbeeng Thoraxerkrankgn. Thoraxchir 8, 151 (1960) · Exp Fettembolie m elektrokardiograph u histolog Untersuchgn. Langenbecks Arch Chir 300 (1962) · Tabakteer-Derivate u Nicotin i ih wechselseit Bedeutg f Bronchialcarc u Herzkrankh. ebd · Nierenversag b Fettembolie. Bruns Beitr Klin Chir 207, 486 (1963) · Starkstromverletzg u Herzbeteilg (mit Portele). Prof Dr Dr h c K H Bauer z 75 Geb gewidmet. ebd 211, 315 (1965) · D Ausschaltungsresekt na Finsterer b chron Ulcus duodeni. Therapiewoche 22, 3855 (1972) · Exp Fettembolie m elektrokardiograph u path-anat Untersuchgn z Therap m Decholin. Dis d Med Fak d Univ Heidelberg 1965

Kehl, Carl-Oskar, Dr. med., niedergel. Chirurg, Oberaudorfer Str. 17, 8000 München 19 · *20. 12. 17 Koblenz · **A** 44, München · **D** 44, München · **AG** AllgChir. · Praktisch · **FG** Chirurgie 51 · **TW** a) 45-51 AssArzt Chir. u. Med. Univ.-Klin. München (Frey) · 51-53 Intern u. Resident im Herbert Reddy Memorial Hosp. Montreal/Canada · 54 OA Stift Spital Kempten (Näher) · 55 OA Krhs. Azlburg d. Elisabethinen Chir. Abt. Straubing (Angerer) · 56 OA Priv. Klin. Dr. Maul Ingolstadt (Maul) · Berufspol. Mitglied Landesvorstand NAV c) Chir. Außengutachter d. LVA München · **S** Seit 57 Niederlassung München
ZV Unterbindg d art vertebralis b Tbk d HWS. Diss 1944 · Op Bhdlg v Unterschenkelbrüchen mittels Drahtumschlingg. Zentralbl Chir 1948 · Schlußwort z Bemerkgn z Thema op Bhdlg v Unterschenkelbrüch. ebd 1949 · Op Bhdlg d Tbk. Caries d HWS Querfortsätze. Festschrift z 84 Geburtstag Prof Brauer. Beitr Klin Tbk 102 (1949) · Ber aus Canada. Med Klin 1952 · Berufschancen d jungen Chir. Der niedergel Arzt 1966 · Belegarzt - Was ist das? ebd 1967

Kehr, Heinrich, Prof. Dr. med., Chefarzt, Chir. Klin. Ev. Lutherkrhs., Hellweg 100, 4300 Essen · *08. 10. 37 Hannover · **A** 65, Hannover · **D** 65, Göttingen · **FG** Chirurgie 02/71 · **TG** UnfChir 03/74 · **H** nicht angegeben · **P** 85, Guatemala · **TW a)** 71-72 Chir. Klin. Bergmannsheil, Bochum (Rehn) **b)** 72-79 BG UnfKlin. Duisburg-Buchholz (Hierholzer) **c)** Chefarzt · **S** 79-80 Chefarzt UnfChir. Abt. Rudolf Virchowkrhs. Berlin · Seit 80 Chefarzt Chir. Klin. Ev. Lutherkrhs. Essen
ZV Erg u Erfahrgn b Hüftgelenkplast m Totalprothesen. Monatschr Unfallhkd 76, 49 (1973) · Kreuzplattenarthrodesen a Hüftgel. ebd 77, 83 (1974) · Techn d Osteosynth b kindl Frakt. ebd 78, 199 (1975) · Z Bhdlg d Schultereckgelverrenkgn. Arch Orthop Unfallchir 82, 1 (1975) · Bhdlg v Tibiapseud mittels Fix ext. Unfallchirurgie 1, 105 (1975) · D Aussagewert d Rö-Bildes b d Beurtlg v Osteosynth. ebd 1, 57 (1975) · Z Bhdlg v Talusverletzgn. ebd 1, 99 (1975) · Maßn b gestört Knochenbruchhlg i per- u subtroch Femurber. Aktuel Traumatol 6, 185 (1976) · Techn u Erg d Bhdlg v Schlüsselbein Pseud. H Unfallheilkd 126, 354 (1976) · Op Bhdlg d Stauchungsfrakt d ob Sprunggel. Unfallchirurgie 3, 261 (1977) · Diagnost u Therap v Knorpelverletzgn d Kniegel. Unfallheilkunde 80, 95 (1977) · Korrekturosteotom b posttraum Fehlstellg a Femur. Arch Orthop Unfallchir 87, 325 (1977) · Knöchelfrakt Sekundäreingr. Schriftenr Unfallmed Tagg 30, 57 (1977) · Unfallrettg u Erstversorg v Mehrfachverletzg m Schädelhirntrauma d d Notfallarzt. H Unfallheilkd 132, 84 (1978) · Z Bhdlg per- u subtroch Femurfrakt i jünger Lebensalter. Aktuel Traumatol 8, 413 (1978) · Z op Bhdlg v Talusfrakt. H Unfallheilkd 134, 30 (1979) · Indik u Techn d arthroscop Meniscusresekt. ebd 188, 795 (1986)
BV Op Bhdlg u Erg b Schultereckgelenkverrenkgn. Erlangen: Perimed 1976 · Op Techn u Bhdlgserg b habituel Patellalux. In: Wiederherstellg v Form u Funkt organ Einheiten d verschied Körperreg. Stuttgart: Thieme 1977 · D Präparat d Implantatlagers f zementlos Totalhüftgelenkersatz. In: Transplantate u Implantate b verschied OpVerf. Berlin: Springer 1980 · Osteoplast Rekonstrukt b Clavicula Pseud. In: Plast u Wiederherst Maßn b Unfallverletzgn. ebd 1984 · D Porometallprothese d Hüfte na Judet. In: Biomat u Nahtmat. ebd 1984

Keichel, Franz, Dr. med., Chefarzt i. R., Hochwiesenhof 8, 7547 Wildbad 1 · *06. 11. 21 Wischwill/Memelgebiet · **A** 49, Hamburg · **D** 49, Hamburg · **FG** Pathol. Anatomie 06/57 · Chirurgie 11/62 · **TG** UnfChir 12/71 · **ZB** Sportmed. 06/81 · Badearzt 05/82 · Chirotherap. 11/82 · Physik. Therap. 01/89 · **TW c)** i. R. · **S** Chefarzt u. Ltd. Arzt Chir. Abt. Bundeswehrkrhs. Wildbad

Keller, Egon H. J., Dr. med., Oberarzt, Chir. Abt. Allg. Krhs. Heidberg, Tangstedter Landstr. 400, 2000 Hamburg 62 · *02. 05. 50 Remagen/Rhein · **A** 78, Mainz · **D** 79, Mainz · **AG** Onkol. · Endoskop. · Intensivmed. · **FG** Chirurgie 07/84 · **TW a)** 84-87 Chir. Univ.-Klin. Mainz (Kümmerle, Junginger) · Seit 87 Chir. Abt. Allg. Krhs. Heidberg, Hamburg (K. Rückert) **c)** OA Abdom.-/GefChir.
ZV Relaparot, retrospekt Analy, intensivmed Aspekte. Langenbecks Arch Chir 360, 167-177 (1983) · Diagnost b zweizeitgr Milzrup. Chir Praxis 32, 261-265 (1983) · Early diagnosis and early therapy of recurrence of colonic cancer. J Cancer Res Clin Oncol 107, 59 (1984) · Therap b Hämangioperizytom d Leber. Tumor Diagn Therap 6, 244-245 (1985) · Klassifikat d Pankreasca. Dtsch Med Wochenschr 110, 479 (1985) · Metast im Pankreas. Chirurg 57, 43-44 (1986) · Prognostic factors of gastric carcinoma recurrence. J Cancer Res Clin Oncol 111, 83 (1986) · Value of radiography and endoscopy for diagnosis of local recurrence of gastric cancer. J Cancer Res Clin Oncol 114, 23 (1988)
BV Early diagnosis and early therapy of recurrences of colonic cancer. In: Aspekte d klin Onkol. Stuttgart: Fischer 1984 · Lymphknotendissekt, Praktikabil u Relevanz b Magenca. In: Therap d Magenca. Weinheim: edition med 1984 · Therap d Magenca. In: Therap gastroenterol Erkrankgn. Stuttgart: Thieme 1986 · TNM-Studie-Tiefeninfiltr u lymphog Metastas b Magenca. In: Magenca. München: Zuckschwerdt 1986

Keller, Friedrich, Dr. med., Oberarzt, Kreiskrhs., Krankenhausstr. 2, 8313 Vilsbiburg · *19. 10. 48 Regensburg · **A** 75, München · **D** 74, München · **AG** 10/75-12/76 Bundeswehr · 01/77-03/85 Chir. Regensburg · **FG** Chirurgie 01/83 · **TG** UnfChir 02/84 · **TW a)** 77-85 AssArzt Krhs. Barmh. Brüder Regensburg (Gresser) **b)** 84-85 AssArzt ebd. **c)** OA Allg.- u. UnfChir., Kreiskrhs. Vilsbiburg

Keller, Hans Wilhelm, Priv. Doz. Dr. med., Oberarzt, Chir. Univ.-Klin. Köln, Joseph-Stelzmann-Str. 9, 5000 Köln 41 · *25. 03. 54 Eitorf · **A** 78, Köln · **D** 79, Bonn · **AG** 01-07/79 Biochemie, Bonn · Magenchir., Keio-Univ. + NCC Tokyo · **FG** Chirurgie 01/87 · **TG** UnfChir 04/89 · **H** 88, Köln · **TW a)** 01/87-09/87 Univ. Köln (Pichlmaier) **b)** Seit 10/87 UnfChir. Univ. Köln (Rehm) **c)** OA
ZV Osteopathie na Magenresekt. Chir Praxis 31, 489 (1983) · Peel-Away-Introducer – E neue Techn z Implantat v zentral Venenkatheter f d langfrist parenterale Ernährg. Infusionsther 10, 79 (1983) · D perforierte Appendizitis. Z Allgemeinmed 59, 1892 (1983) · Lebensbedrohl Infekt na Splenektomie. Leber Magen Darm 14, 18 (1984) · Ischäm Kolitis na Digitalisintoxikat. Chirurg 55, 830 (1984) · Milzzysten. Med Klin 80, 218 (1985) · Spont u andere nicht tumorbedingte Ösophagusperforat. Langenbecks Arch Chir 371, 183 (1987) · Erg d Bhdlg d Kurzdarmsyndr. Med Welt 36, 30 (1985) · Effektivität d parenteralen Ernährg. Infusionsther [Suppl] 4 (1989)
MH Ernährg u Intensivmed. Stuttgart: Schattauer 1989
BV Life without intestines. Results of permanent home parenteral nutrition in patients with severe short bowel syndrome. Life Support Systems 2 (1984) · Plang u Überwachg d Ernährgstherap. In: Ernährg u Intensivmed. Stuttgart: Schattauer 1989 · Leberinsuffizienz. In: ebd · Onkol Notfälle. In D palliative chir Krebstherap, Bd 1 · Techn d Ernährgstherap. In: D palliat chir Krebstherap, Bd 2

Kellhammer, Franz Friedrich Günter, Dr. med., Chefarzt i. R., Rotenbergstr. 119 a, 7000 Stuttgart 1 · *05. 05. 11 Stuttgart · **A** 36, Freiburg/Br. · **D** 36, Freiburg/Br. · **FG** Chirurgie 46 · **ZB** Sportmed. 53 · **TW c)** Beratungsarzt d. Württ. Gemeindeunfallversicherungsverb., Stuttgart · Chir. Gutachter · **S** 45-50 Chefarzt Krhs. Niederbayern

Kemlein, Walter, Dr. med., Ltd. Oberarzt i. R., Drögestr. 21, 4800 Bielefeld 1 · *24. 10. 27 Großharthau · A 54, Erlangen · D 54, Erlangen · FG Chirurgie 01/59 · TG UnfChir 08/75 · TW a) 59–06/89 Ltd. OA Chir. Ev. Johanneskrhs. Bielefeld b) 59–06/89 UnfChir. ebd. (Eysholdt, Eisenhardt) c) i. R.
ZV Percut Markdrahtg b Br am ob Humerusende. Chirurg 38, 463 (1967) · Extraktionsgerät f Schenkelhalsnagel-Bruchstücke m V-förm Querschnitt. Chirurg 39, 385 (1968) · Plast Bauchhöhlenabschl b Leisten- u Schenkelbruchrezidiv. Chir Praxis 14, 23 (1970)

Kempf, Peter, Prof. Dr. med., Chefarzt, Stadtkrhs., August-Bebelstr. 59, 6090 Rüsselsheim · *16. 04. 40 Sprendlingen · A 68, München · D 68, Frankfurt/M. · AG Pathologie Univ.-Klin. Frankfurt/M. · FG Chirurgie 73 · H 76, Mainz · P 77, Mainz · TW a) nichts angegeben c) Chefarzt · S Seit 02/81 Chefarzt Stadtkrhs. Rüsselsheim
ZV D Magencarcinom. E analyt Studie seiner Bhdlg u Prognose. MMW 115, 1514–1518 (1973) · Aspekte e chir Tumorkartei u Tumorsprechstunde. Therapiewoche, 24, 2888 (1974) · Üb d Früherfassg v Rezidiven u Metastasen b Magenca. Aktuel Gastrologie 4, 81 (1975) · Kombinationstherap b Rektumca. Therapiewoche 26, 5481–5488 (1976) · D Zweit- u Mehrfacheingriff b Colon-Ca. Langenbecks Arch Chir 342 (1976) · Histolog u histoautoradiograph Untersuchgn z Wanddicke u z Zellumsatz a interponierten Hundedünndarm na totaler Gastrektomie. Exp Med 175, 109 (1979) · Üb d Entferng v Tumorrezidiven (Französisch). Ouest Med 8, 365 (1980) · Streiflichter aus d Gastroenterol III. Interdiszipl Gesichtspunkte z Peritonitis. Therapiewoche 31, 2419–2424 (1981) · Imipenem als Mittel d Wahl b Komplikat i d Abdominalchir. Fortschr Antimikrob Antineoplast Chemotherap 4–5, 1195–1202 (1985) · Üb d Sicherht d Anastomosen i d kolorektalen Chir. Der Krankenhausarzt 60, 289–296 (1987)
BV 3 J Erfahrg m d Kombinattherap d Rektum-Ca. Aktuel Probl d Kolon- u Rektum-Ca, Bd 2. 1977 · 3½ J Erfahrg m d Vorbestrahlg d Rektum-Ca. In: Aktuel Chir Bd II. Erlangen: Perimed 1977 · Verbesserg d Lebensqualität b Lebermetastasen d colo-rektalen Ca. In: Chir d Leber. Weinheim: Edition Medizin 1983 · Improved quality of life with an implantable pump for liver perfusion. Rec Results Cancer Res vol 86–88. Berlin: Springer 1983 · Recent advances in chemotherapy. Univ Tokyo Press 1985

Kern, Ernst, Prof. Dr. med., Direktor, Chir. Univ.-Klin. Würzburg, Josef-Schneiderstr. 2, 8700 Würzburg · *13. 01. 23 Gleisenau · A 49, Erlangen · D 49, Erlangen · FG Chirurgie 59 · H 59, Freiburg/Br. · P 64, Freiburg/Br. · TW a) 51–52 Physiol. Inst. Erlangen (Ranke) · 52–54 Chir. Univ.-Klin. Würzburg (Wachsmuth) · 54–66 Chir. Univ.-Klin Freiburg (Krauss) · S 67–69 Chefarzt Chir. Abt. Städt. Krhs. Lörrach · Seit 69 Dir. Chir. Univ.-Klin. Würzburg
ZV Kennt d menschl Sulfatstoffwechsels. Diss Erlangen 1949 · Method Verbesserg d Herzkatherisierg. Z Kreislaufforsch 41, 67 (1952) · Bereich d Unterschiedsempfindlichk d menschl Auges. ebd 105, 237 (1952) · Chir d Pankreascysten. Erg Chir Orthop 39, 450 (1955) · Fermentdiagn chir Pankreaserkr. Langenbecks Arch Chir 282, 565 (1955) · D akuten Erkrankg d Bauchspeichel-

drüse. Erg Chir Orthop 43, 1 (1961) · Op Taktik b Eingr w Steinleidens d Gallenwege. Chirurg 35, 57 (1964) · Entstehg, Klin, Therap u Prophyl d periton Adhaesionen. Erg Chir Orthop 46, 48 (1964) · Optaktik d Gallenwegsrevis. Langenbecks Arch Chir 313, 264 (1965) · Adhaesprophylaxe m makromolekul Subst. Helv Chir Acta 33, 305 (1966) · D prim fibröse Gallengangsstenose. Langenbecks Arch Chir 322, 765 (1968) · Anwendg u Nichtanwendg d heut Techn i d Chir. Ber Physico-Medica Würzburg 78 (1970) · Intraop Diagn b Oberbaucherkrankg. MMW 1972 · Pathophysiol d Ileus. Wien Klin Wochenschr 1972 · Weichteiltumoren. Med Klin 1978 · Radikal prinz b d Bhdlg v Weichteil-Tumoren. Langenbecks Arch Chir 347, 77 (1978) · Zur Kulturgesch d Schmerzerlebn. H Unfallheilkd 138, 9 (1979) · Kriterien d Operabilität aus chir Sicht. Chirurg 51, 129 (1980)
MH Chirurg (seit 1967) · Breitnersche Oplehre (seit 1970)
BV Postop Frühkomplikat. Stuttgart: Thieme 1957, 2 Aufl 1969 · Chir Pathophysiol u Klin d Temperaturregulat. Vortr prakt Chir, H 58. Stuttgart: Enke 1961 · Probl d Bauchfelladhaesion. In: Ungelöste Probl Chir. Stuttgart: Thieme 1964 · Postop Ileus. In: Intra- u postop Zwischenfälle, Bd II. Stuttgart: Thieme 1965, 2 Aufl 1971 · Allg Chir. Berlin: Springer 1967 · Gallenblase u Gallenwege. In: Chir d Gegenw, Bd II. München 1974 · Pankreaschir. In: ebd · Peritoneum. In: Pathophysiol Grundl d Chir. Stuttgart: Thieme 1975 · Hernien. In: Inn Med u Chir. Stuttgart: Thieme 1979 · Akut Abd. Stuttgart: Thieme 1987

Kerrinnes, Claus, Priv. Doz. Dr. med. habil., Arzt f. Chirurgie, Goltsteinstr. 91, 5000 Köln 51 · *26. 02. 22 Insterburg/Ostpr. · A 45, Berlin · D 45, Berlin · AG Chir. Lungenkrht. · Anästh. · FG Lungenkrht. 05/52 · Chirurgie 04/54 · Anaesthesiologie 04/57 · H 59, Leipzig · TW a) 54–60 Leipzig Chir. Univ.-Klin. (Übermuth) · 60–61 Mainz (Brandt) · 61–67 Aggertalklinik Engelskirchen (Schmidt) · S 67–71 Ltd. Chir. Abt. Aggertalklin. Engelskirchen · Seit 72 Niederlassung Köln

Kersting, Rainer, Dr. med., niedergelassen, Ferd.-Wallbrecht-Str. 94, 3000 Hannover 1 · *09. 06. 54 Beckum/W. · A 79, Hannover · D 81, Hannover · FG Chirurgie 09/86 · TG UnfChir 03/89 · ZB Sportmed. 02/87 · Chirotherapie 02/89 · TW b) 10/86–12/89 UnfChir. Krhs. Nordstadt, Hannover (Westermann) c) Niedergelassen · S Seit 01/90 niedergel. Arzt Hannover

Keßler, Erwin, Prof. Dr. med., Oberarzt, Chir. Univ.-Klin., Langenbeckstr. 1, 6500 Mainz · *24. 05. 30 Bous, Krs. Saarlouis · A 56, Freiburg · D 57, Freiburg · AG 11/57–10/58 Pathol. Gießen · 11/58–59 Rö u. Cardiol. Hôp. Broussais · 03/64–02/65 Cardiovasc. Chir. Baylor (Houston) · 59–65 Chir. Freiburg · FG Chirurgie 66 · TG GefChir 80 · H 69, Mainz · P 72, Mainz · TW a) 66–70 StatArzt Chir. Mainz (Kümmerle) · 70–89 OA Chir. Mainz b) 75–76 Baylor Med. College Houston (DeBakey) c) OA
ZV Pathogen d Sudeckschen Knochenatrophie. Dtsch Med Wochenschr 83, 565 (1958) · Klin u Pathogen d Sudeckschen Knochenatrophie. Bruns Beitr Klin Chir 197, 388 (1958) · Üb d Einfluß d temp Ischämie a d

Arthus Phänomen. Beitr Pathol Anat 122, 168 (1960) · D exp Erzeug d Hirschspr Krankht. Langenbecks Arch Chir 301, 816 (1962) · Postischäm Kontraktur d Darmes. Frankf Z Pathol 73, 363 (1964) · Stillen u Brustkrebs. Dtsch Med Wochenschr 93, 639 (1968) · Funkt Frakturnachbhdlg a Hüfte u Oberschenkel. Bruns Beitr Klin Chir 216, 49 (1968) · Bhdlgsverzögerg b Brustkrebs. Med Klin 63, 49 (1968) · Beitr z Klin u Pathogen d Brustkrebses. Krebsarzt 23, 187 (1968) · Bedeutg d Peritoneums f außervasale Ernährg d Darmwand. Langenbecks Arch Chir 325, 1164 (1969) · Klin u Diffdiagn d extrakran Carotisaneurysmas. Bruns Beitr Klin Chir 217, 24 (1969) · Brustkrebs na Schrittmacherimplant. Herz Kreisl 4, 407 (1972) · Thymolipom. Thoraxchir Vaskuläre Chir 21, 118 (1973) · Katheterembolie. Zbl Chir 98, 989 (1973) · Rupture of an aneurysm of common carotid artery as a complication of carotid angiography. J Neuroradiol 5, 231 (1973) · Chir Bhdlg d Pleuraempyems. Thoraxchir Vaskuläre Chir 22, 414 (1974) · Organ Colonstenose dur einmal Ischämie. Therapiewoche 28, 1488 (1978) · Erg d Resektbhdlg d Bronchialka a d Chir Univ Klin Mainz. Prax Klin Pneumol 32, 513 (1978) · Neue Gesichtspunkte b d op Versorg d Thoraxwandbruches. Thoraxchir Vaskuläre Chir 26, 280 (1978) · Klin u Therap d Spontanpneumothorax. Prax Klin Pneumol 38, 523 (1984)
BV Importance and complications in application of Cavacatheters under transport conditions. In: Mobile intensive care units. Berlin: Springer 1976 · E neue Meth z Bhdlg d uräm Perikardtamponade. In: Notfallchir. Erlangen: Straube 1976 · Pleura. In: Lehrb d Chir, 7 neub Aufl. Stuttgart: Thieme 1982

Kessler, Hermann, Dr. med., Akadem. Rat, Chir. Univ.-Klin., Maximiliansplatz, 8520 Erlangen · *31.05. 59 Nördlingen · **A** 84, Erlangen · **D** 85, Erlangen · **AG** Chir. Erlangen (Gall) · **TW** c) Akad. Rat

Kessler, Sigurd Bernhard, Priv. Doz. Dr. med., Oberarzt, Chir. Klin. Innenstadt, Nußbaumstr. 20, 8000 München 2 · *17.11. 43 Tübingen · **A** 73, Stuttgart · **D** 74, Tübingen · **AG** Blut-Zirkulat. im Knochen u. Frakturheilg · **FG** Chirurgie 78 · **H** 88, München · **TW** b) PlastChir. · 79–80 BG-Klin. Ludwigshafen (Zellner) · 80–82 Exp. Chir. Labor f. exp. Chir. Davos (Perren) · Seit 82 Chir. Klin. Innenstadt LMU München (Schweiberer) c) OA UnfChir.
ZV Revaskularisationsmuster i d Kortikalis na Marknagelg. Z Orthop 121, 355 (1983) · Spongiosierg d Corticalis. H Unfallheilkd 161, 76 (1983) · D Revaskularisat v Intermediärfragmenten na Verriegelgsnagelg. ebd 161, 38 (1983) · D Blutversorgg d Knochencorticalis na Marknagelg - vergl Untersuchgn a versch Tierspecies in vivo. ebd 165, 7 (1983) · Porosierg i d Corticalis na Marknagelg - E Folge v Streßprotekt? Langenbecks Arch Chir 361, 939 (1984) · Vergl d Meth z Darstellg d Knochendurchblutg. H Unfallheilkd 164, 707 (1984) · Vergl d Markierungsstoffe z Knochengefäßdarstellg i d Mikrogefäßen d Kaninchenmesenteriums. Acta Medica Austriaca 1 [Suppl] 30 (1984) · D corticale Innenschichtschaden na Marknagelg - e Beinträchtigg d Fraktheilg? H Unfallheilkd 174, 60 (1985) · D Porosierg d Kortikalis na Marknagelg, Untersuchgn a Tibiaknochen v Schafen, Kaninchen u Hunden. Acta Medica Austriaca 32 (1984) · Z Genese v Refrakturen na op

Frakturbhdlg. H Unfallheilkd 181, 248 (1986) · The effects of reaming and intramedillary nailing on fracture healing. Clin Orthop 212, 18 (1986) · Vermeidg v Gefäßverletzgn b d Tibiaverriegelgsnagelg. Unfallchirurgie 90, 148 (1987)
MH Refrakt na op Frakt Bhdlg. Berlin: Springer 1988
BV Verfahrenswechsel i d Bhdlg v Unterschenkelfrakt - Möglchktn z sekundären Nagelosteosynthese. In: Besond Probl d Bhdlg d Tibiaschaftfrakt. Konstanz: Schnetztor 1987

Kessler, Wolfgang, Dr. med., Chefarzt, Chir. Klin. Spital, CH-9450 Altstätten · *11.04. 40 Schaffhausen/ Schweiz · **A** 68, Zürich · **D** 70, Zürich · **AG** Anaesth. · Urol. · GefChir. · Viscerale · Unf. · Thoraxchir. · **FG** Chirurgie 10/74 · **TW** a) 74 Stellvertr. Chefarzt Chir. Klin. Kantonsspital Glarus (Jenny) · 75–77 OA Klin. Chir. Kantonsspital St. Gallen (Amgwerd) · 78–85 OA ebd. · 74 Gastarzt cardio-vask. Chir. Univ.-Spital Genf · 85 Gastarzt Urol. Klin. Univ. Witten-Herdecke im Verbandskrhs. Schwelm (Schreiter) c) Chefarzt Chir. · S Seit 85 Chefarzt Chir. Spital Altstätten
ZV Selekt proxim Vagotomie - intraop Vollständigktskontrolle, ja oder nein? Helv Chir Acta 47, 541–545 (1980) · D Auswirkg unterschiedl therapeut Maßnahmen b Sigmadivertikulitisperforat. ebd 48, 781–783 (1981) · D inguinale Infekt na periph arteriel Gefäßrekonstrukt. ebd 49, 625–628 (1982) · Aorto-duodenale Fistel: Diagnost u therapeut Probl. Angio 4, 201–205 (1982) · Infektprophyl b arteriel Gefäßrekonstrukt dur queren Leistenschnitt. ebd 5, 15–20 (1983) · D Bhdlg d femoralen Anastomosenaneurysmas: techn Probl u ihre Lösg. ebd 5, 121–125 (1983) · Indikat, Techn u Vorteile d Fundoplicatio dur abdominothoracalen Zugang. Helv Chir Acta 51, 25–28 (1984) · D Magenca: Diagnost u Opindikat. Schweiz Rundschau Med 73, 1371–1376 (1984) · Erleichterg d Langzeitchemotherap dur e vollständig implantierbares Kathetersyst. Helv Chir Acta 52, 253–257 (1985) · Gefäääßverletzgn b orthopäd-traumatol Eingriffen. ebd 52, 273–277 (1985)
BV Iatrogene Gefäßverletzgn. In: Angiol u Geriatr. Wien: Robidruck 1984

Ketterl, Rupert Ludwig, Dr. med., Assistenzarzt, Chir. Klin., Klinikum re. d. Isar Techn. Univ. München, Ismaninger Str. 22, 8000 München 80 · *18.10. 53 Waldmünchen · **A** 80, München · **D** 81, München · **AG** Knocheninfekt. · Antibiotikatherapie in der Chir. · Offene Frakt. · **FG** Chirurgie 02/87 · **TG** UnfChir 07/88 · **TW** a) 04/88–10/88 Chir. Klin. TU München (Siewert) b) 02/87–03/88 u. seit 10/88 UnfChir. Chir. Klin. TU München c) AssArzt UnfChir.
ZV Bhdlgskonzept b infizierten Pseudarthrosen d Unterschenkels. H Unfallheilkd 189, 586–596 (1987) · Infizierte Totalendoprothese (TEP) d Hüftgelenkes - Einzeitige Austauschop? Frühes oder verzögertes Vorgehen? Girdlestone Resektionshüfte. Langenbecks Arch Chir 372, 851 (1987) · Ofloxacin treatment in the management of chronic osteitis. Drugs 34 [Suppl 1] 124–130 (1987) · Anwendg d pulsierenden Wasserstrahles (Jet-Lavage) z effektiven Reinigg infizierter Wunden. Acta Chir Austriaca 20, 151 (1988) · „Unroofing" d Tibia i d Bhdlg d chron posttraumat Unterschenkelosteomyelitis. ebd 20, 356–357 (1988) · Wertigkt d frühzeit postop passiven Beweggstherap i d Therap d Kniegelenksem-

pyems. Z Unfallchir Versicherungsmed Berufskr 81/1, 31–39 (1988) · Use of ofloxacin in open-fractures and in the treatment of post-traumatic osteomyelitis. J Antimicrob Chemother 22 [Suppl C] 159–166 (1988) · Effektivität d pulsierenden Wasserstrahles (Jet-Lavage) z Reinigg infizierter Wunden. Langenbecks Arch Chir [Suppl II] 690–691 (1988) · Synovektomie u frühzeit passive Mobilisatbhdlg als wesentl therap Maßnahmen b Kniegelenksempyem. H Unfallheilkd 200, 226–227 (1988) · Analysis of three operative techniques for infected total hip replacements. Orthop Transact 12/3, 715 (1988) · Wertigkt versch Antibiotika b Knochen- u Gelenkinfekt. Aktuel Chir 24, 1–7 (1988) **BV** Therap Konzept b d Bhdlg infizierter Totalendoprothesen d Hüftgelenkes. In: Knochen- u Gelenksinfekt. Berlin: Springer 1988 · Aggressives Debridement u frühzeit Weichteildeckg als wesentl Maßnahme b drittgradig off Unterschenkelfrakt. 65 Tagg Bayer Chir München 108 (1988) · Comparison of the two-stage exchange with early reimplantation to other techniques in infected total hip replacements (abstracts). East and west combined orthopaedic meeting, Belgrade, 37 (1988) · Carcinomata of fistulas in chronic osteomyelitis. Amputation or limbsalvage resection? (Abstract) ebd, P6 (1988) · Unroofing d Tibia i d Bhdlg d chron Unterschenkelosteomyelitis. XVII Kongr Ges Chir d DDR. Kongreßbericht, Ostberlin 40–42 (1989) · Aggressives Debridement u frühzeit Weichteildeckg b drittgradig off Unterschenkelfrakt. ebd 9–10 (1989) · Verfahrenswechsel b Infekt na fehlgeschlagener Osteosynthese a coxalen Femurende (Abstract). Gerhard Küntscher-Kreis, Osteosynthese Int Wien 94 (1989)

Khalil, Essam, Dr. med., niedergelassen, Nierenburger Str. 5, 4532 Mettingen · *08. 07. 37 Port Said/Ägypten · **A** 71, München · **D** 72, Düsseldorf · **FG** Chirurgie 71 · **ZB** Sportmed. 86 · **TW a)** 05/71–08/81 OA Chir. Abt. St. Elisabeth-Krhs. Rheydt (Richter) · 10/71–06/72 OA Chir. Abt. Pius-Hosp. Oldenburg (Crone-Münzebrock) **c)** Seit 72 Niederlassung · **S** Seit 72 Niederl. als Arzt f. Allgemeinmed. m. Sportmed., ambul. Operieren, Phlebologie, Proktologie

Kiefer, Hartmuth, Priv. Doz. Dr. med., Oberarzt, Klin. f. Unfallchir., Hand-, Plast. u. Wiederherstellungschir. Univ. Ulm, Steinhövelstr. 9, 7900 Ulm · *21. 11. 48 Herrenberg · **A** 75, Stuttgart · **D** 74, Tübingen · **AG** 09/83–08/84 Biomechanik Ulm · **FG** Chirurgie 10/82 · **TG** UnfChir 04/87 · **ZB** Sportmed. 09/81 · **H** 89, Ulm · **TW b)** UnfChir. · 82–86 StatArzt · 86–89 OA **c)** OA im TG **ZV** Klin Ergebn sekundär versorgter Kreuzbandrupt n d Meth v Jones. H Unfallheilkd 167, 339 (1984) · Biomechan u morphol Untersuchgn z Einwachsverhalten spongiösen Knochens i strukturierte Titan- u Kohlenstoffoberfl. Langenbecks Arch Chir [Suppl] 5 (1985) · Biomechan Untersuchgn versch Verfahren d Schultereckgelenksstab n Lux. Biomed Technik 30, 191 (1985) · D vord Kniegelenksstabilität u ihre Stabilisierg dur d versch Muskelgruppen d unt Extremität in vitro. Langenbecks Arch Chir [Suppl] 11 (1986) · Klin Erg d Kreuzbandersatzes dur umscheidete Kohlenstoffasern. H Unfallheilkd 181, 879 (1986) · D stabilisierende Wirkg unterschiedl Implantate auf d gesprengte Schultereckgel i in-vitro-Experiment. ebd 181, 97 (1986) · The

stabilizing effect of various implants on the torn acromio-clavicular joint. Arch Orthop Trauma Surg 106, 42 (1986) · Erg n op Versorgg v Verletzgn d Rotatorenmanschette. H Unfallheilkd 189, 1153 (1987) · Späterg n op versorgter Pilon Tibial-Frakt. ebd 189, 1186 (1987) · Messgn z vord Kniegelenksstabilität i Abhängigkt v Muskelzug u alloplast Bandersatz. ebd 189, 131 (1987) · Dehnungsbeanspruchg d menschl Kniebänd unt simul Muskelkräften. Langenbecks Arch Chir [Suppl] 171 (1988) · Chrondomalacia patellae – 5-Jahreserg n stadienorientiert chir Bhdlg. Orthop Prax 24, 170 (1988) **BV** Exp Untersuchgn z temporären Stabilis d luxierten Acromioclaviculargelenkes m verschiedenen Implantaten. In: Biochemanik d gesunden u kranken Schulter. Stuttgart: Thieme 1985 · Biolog fixation of various titanium and carbon implants in cancellous bone: Biomechanical and histomorphological evaluation. In: Biological and biomechanical performance of biomaterials. Amsterdam: Elsevier Science 1986 · Carbon fibre ligaments in human knee joints: evaluation of the reached stbility in vitro. Biomaterials and clinical applications. Amsterdam: Elsevier Science 1987 · Biomechanics of the acromioclavicular stabilisation. In: Biomechanics basic and applied research. Dordrecht: Martinus Nijhoff 1987 · The role of muscle forces in the instable human knee joint in vitro. In: ebd · Biomechan Eigensch u Morphol auto- u allog Gelenkknorpeltransplantate im Langzeitexp. In: Knorpel-Knochentransplantation. Stuttgart: Thieme 1988 · Chrondropathia patellae – A 5-year follow-up study after surgical treatment. In: Surgery and arthroscopy of the knee. Berlin: Springer 1988 · Biomechanical and morphological long-term results of autogenous and allogenous cartilage transplants in sheep. In: Biomechanics XI A. Amsterdam: Free Univ Press 1988 · Morphol Langzeitresultate na Knorpeltransplantation. In: D Kniegelenk. Stuttgart: Thieme 1989 · Chrondromalacia patellae – Langzeitstudie n op Therap. In: ebd

Kienzle, Hans-Friedrich, Priv. Doz. Dr. med., Ltd. Oberarzt, Chir. Klin. Städt. Klinikum Karlsruhe, Moltkestr. 14, 7500 Karlsruhe 1 · *14. 05. 46 Gschwend · **A** 73, Tübingen · **D** 73, Tübingen · **AG** Inn. Med. · Gynäkol. · Dermatol. · Seit 75 Chir. · **FG** Chirurgie 12/80 · **TG** UnfChir 11/82, GefChir 03/85 · **H** 86, Freiburg · **TW a)** 75–89 Chir. Klin. Städt. Klinikum Karlsruhe (Spohn, Bähr) **b)** 80–81 UnfChir. Städt. Klinikum Karlsruhe (Spohn, Fux) · 81–83 GefChir. ebd. (Spohn, Jenkner) · 83–84 Allg.-Thoraxchir. ebd. (Bähr) · Seit 84 Ltd. OA ebd. **c)** Ltd. OA Allg.- u. Thoraxchir. **ZV D** Magenstumpfkarzinom. Klin Erfahrgn u Beobachtgn aus 15 Jahren. Med Klin 72, 399–405 (1977) · **D** Aplasie d Gallenblase. Kasuistik, klin Bedeutg u Literaturübersicht. Inn Med 5, 202–212 (1978) · **D** Spieghel-Hernie u ihre Bhdlg. Fortschr Med 96, 876–879 (1978) · **E** intraperitoneal gelegenes Intrauterinpessar – verkannt als Spieghel-Hernie. ebd 96, 1017–1019 (1978) · **D** ärztl Aufklärungspflicht. Gratwanderg zwisch Vertrauen u Vertrag. Dtsch Ärztebl 76, 2584–2588 (1979) · Diffdiagn akut u chron Schmerzen i Oberbauch. Fortschr Med 97, 1036–1039 (1979) · **D** Resektionsbhdlg d Oesophagus- u Kardiakarzinoms. Therapiewoche 29, 5785–5797 (1979) · Lokalisat u Verteilg v Kalziumsalzen i Gallensteinen. **E** rasterelektronen-mikroskop Untersuchg m Hilfe d engeriedispersiven Ele-

mentanalyse. Langenbecks Arch Chir 353, 171–182 (1980) · Chir Therap b benign Verschluß. Langenbecks Arch Chir Kongrbd 355, 277–284 (1981) · D congen lobäre Emphysem. Chirurg 52, 241–246 (1981) · Mikroradiographie v Gallensteinen. Z Allgemeinmed 19, 667–672 (1981) · Chir d Gallengangsystems. Indikat u Erg. Therapiewoche 32, 965–985 (1982) · Z Probl d med mögl Lebensverlängerg oder: „Darf d Med, was sie kann?" (Sporken). Z Allgemeinmed 59, 872–876 (1983) · Granularzelltumor d Ductus choledochus. Dtsch Med Wochenschr 111, 197 (1986) · D Bedeutg d op Katheterimplantat f d CAPD („Kontinuierl ambul Peritonealdialyse") bezügl d postop Peritonitisrate i Verlauf d Langzeitbhdlg. Helv Chir Acta 53, 133–134 (1986) · Z Klin u Therap d benign Pleuramesothelioms. E Fallbericht. Chirurg 58, 158–162 (1987) · Thoraxwandrekonstrukt na ausgedehnter Resekt. Zentralbl Chir 117, 451–456 (1987) · Z Diffdiagn nicht-parasitärer Milzzysten. Chirurg 59, 175–177 (1988) · Tragbare Infusionspumpe z ambul Zytostatikatherap b inop Lebermetastasen. Dtsch Med Wochenschr 113, 1635–1637 (1988) · D Papilla Vateri b Gallenwegs- u Pankreaserkrkgn. Z Allgemeinmed 64, 707–713 (1988)
BV V Markgräfl Armenhaus z Hauptschwerpunkt-Klin. D Chir Klin d Städt Klinikum Karlsruhe. Gräfelfing: Demeter 1980 · Chir am Städt Klinikum Karlsruhe 1960–1984. Karlsruhe: Braun 1984 · Gallensteinleiden – Grundlagen, Diagnost, Therap. Stuttgart: Thieme 1984

Kiffner, Erhard Martin, Prof. Dr. med., Oberarzt, Klin. Chir. Med. Univ. Lübeck, Ratzeburger Allee 160, 2400 Lübeck · *19. 01. 48 Wertheim · A 73, München · D 72, München · AG Chir. Endokrinol. · Onkol. · Traumatol. · PlastChir. · GefChir · FG Chirurgie 80 · TG GefChir 84, UnfChir 87 · H 86, Lübeck · P 89, Lübeck · TW a) Klin. Chir. Med. Univ. Lübeck (Schildberg) c) OA
ZV Koinzidenz v medull Schilddrüsenca u Phäochromozytom. MMW 6, 161–162 (1976) · Dermolipekt z Beseitg überschüss Haut u lok Fettgewebsansammlgn. Fortschr Med 34, 2020–2026 (1976) · Erfahrgn m Epigard, e synthet Hautersatz, b d Bhdlg v Defektwunden. Fortschr Med 15, 861–864 (1976) · D medull Schilddrüsenca. Med Klin 2115–2117 (1977) · D Zystaden des Pankreas. MMW 28, 961–962 (1978) · Reduktionsplastik d Mamma. Fortschr Med 6, 273–275 (1978) · D klin Bild u d Krankhtsverl v Knochemetast. Physiother 71, 734–736 (1980) · Z interdiszipl Therap d Mammaca. Schlesw Holst Ärtzebl 6, 392–403 (1984) · Chir Aspek d Diarrhoe. MMW 127, 559–603 (1985) · Chir i Alter. Prakt Geriatrie 5, 214–223 (1985) · D chir Relevanz v Strahlenschäden. Chir Praxis 39, 157–169 (1988) · Opverfahren b Mammaca – Histor u derzeit Stand. Arzt u Krhs 6, 196–202 (1988) · Z Indikat u Optaktik d Rezidivstruma. Acta Chir Austriaca 20 (1988) · D Bedeutg v Strahlenfolg i d Chir. Chir Praxis 39, 157–169 (1988) · Lok Infektbhdl in d Chir. Klinikarzt i Dr
MH D interdiszipl Therap d Mammaca. Erlangen: Perimed 1985 · Z Entstehg d Magenca i Resektmagen un Berücksichtigg endokriner Fakt (Gastrin). München: Zuckschwerdt 1987
BV Epidemiol, Tumorbiol u Risikofakt. In: D interdiszipl Therap d Mammaca. Erlangen: Perimed 1985 · Z Lokalisatdiagnos u Probebiop d Mamma. ebd · Ein-

griff i Retroperitoneum. Littmann'sche OP-Lehre. Stuttgart: Schattauer (1989) · The influence of coagulation and shunt flow-rates on the incidence of Ciminoshunthrombosis. In: Surgery in chronic renal failure. Stuttgart: Thieme 1984 · Pentagastrin, e Promotor d Carcinogen am Rattenmagen. In: Kongreßbericht d 26 Tgg d Österr Ges f Chir u ihre assoziert Fachgesellsch. Wien 1985 · Indik u postop Verlauf na Strumaresek. In: Schilddrüse. Stuttgart: Thieme 1986 · Nichtonkolog Ziele d Metastasenchir. In: Chir Bhdlg v Tumormetast. Symp Kassel. Melsungen Med Mitteilungen Bd 58. Melsungen: Bibliomed 1986 · Z Therap d primär-inoperab Mammaca pT 4, NX, MX. Berlin Chir Ges. Referatbd 12. 1987 · Z Optaktik b immunog Hyperthyreose. Schilddrüse 87. Stuttgart: Thieme 1987

Kimenai, Peter Cornelius-Clemens, Oberarzt, St. Josefs-Krhs., Krankenhausstr. 21, 6646 Losheim · *07. 02. 52 Dongen/Niederl. · A 78, Njmegen (Niederl.) · AG Chir.: ND 02/79 Carolus Krhs. 's Bosch · 06/80 St. Josefskrhs. Hermeskeil · 01/85 St. Josefskrhs. Losheim · FG Chirurgie 07/86 · TG UnfChir 10/87 · TW a) 01/85 FunktionsOA Chir. St. Josefskrhs. Losheim (Stöhr) · 07/86 OA ebd. c) OA

Kingreen, Hans Reinhard, Dr. med., Chefarzt i. R., Keltenpfad 5, 6348 Herborn · *18. 10. 24 Greifswald · A 53, Köln · D 53, Köln · AG AllgChir. · FG Chirurgie 61 · TW a) 55–63 I. Chir. Univ.-Klin. Köln (Hoffmann) · 63–70 Knappsch. Krhs. Dortmund-Brackel (Scherer) c) Chefarzt i. R. · S 70–89 Chefarzt Chir. Abt. F.-Zimmer-Krhs. Herborn · 76–89 Ärztl. Dir. ebd.
ZV Opindikat Stadium d gr Magenblutg. MMW 532 (1959) · G „Magenblutg" aus d ob Verdaugstrakt. Bruns Beitr Klin Chir 208, 208 (1964) · Gallenwegserkrkgn als Folge v Magenresekt? Med Welt 1964 · Chir Indikat b entzündl Darmerkrankgn. Knappschaftsarzt 36, 29 (1966) · Untersuchgn z Tetanus-Simultanimpfg. Chirurg 38, 366 (1967) · Z op Vorgehen b selt Magenblutgsquellen. ebd 41, 67 (1970) · Mondorsche Krankht. Fortschr Med 95, 392 (1977) · Herborner Tanklastzugkatastrophe. Notfallmed 14, 700 (1988) · Musc extens digit brevis. Aktuel Chir 24, 77 (1989)

Kinzl, Lothar, Prof. Dr. med., Chefarzt, Klin. f. Unfall-, Hand- u. Wiederherstellungschir. Städt. Kliniken Kassel, Mönchebergstraße 41/43, 3500 Kassel · *02. 07. 44 Brünn/Mähren · A 70, Mainz · D 69, Mainz · AG Knochenchir. · FG Chirurgie 09/77 · TG UnfChir 77 · H 78, Ulm · P 83, Ulm · TW b) Bis 12/83 OA Unfallchir. Univ.-Klinik Ulm · S Seit 01/84 Chefarzt d. Klinik f. Unfall-, Hand- u. Wiederherstellungschir., Städt. Kliniken Kassel

Kipfmüller, Karl, Dr. med., Oberarzt, Chir. Klin. Katharinenhosp., Kriegbergstr. 60, 7000 Stuttgart 1 · *24. 07. 49 Emetzheim · A 77, Mainz · D 79, Mainz · AG 12/77–09/85 Chir. Wiesbaden · FG Chirurgie 09/85 · TW a) 09/85–11/86 Chir. Städt. Klin. Wiesbaden · 12/86–03/89 Forsch. Lab. f. Endoskop. Chir. Univ. Mainz c) OA Chir.
ZV Perforat u Ileus b Dickdarmdivertikulitis – Entlastungsop od prim Resektion? Acta Chir Austriaca 19, 355 (1987) · Indikat z Op u op Taktik b polytraumat Patient m komb intrathorakal u intraabdom Massen-

blut. H Unfallheilkd 189, 285 (1987) · Transanal endoskop Rektopexie: mögl therap Aspekt b Rektumprolaps. Fortschr Gastroent Endoskop 17, 50 (1987) · Train program f transanal endoscop microsurg. Surg Endoscop 2, 24 (1988) · D endoskop Diss d Speiseröhre – Tierexp Erg. Langenbecks Arch Chir [Suppl I], 397 (1988) · D endoskop-mikrochir Dissektion – neu Method z Entf d Speiseröhre – Tierexp Erg. Acta Chir Austriaca 20, 101 (1988) · Ausbild z transanal endoskop Mikrochir. Aktuel Chir 24, 27 (1989) · D Endoskop-Mikrochir Dissektion d Speiseröhre. Chirurg 60 (1989) · The endoscop microsurg dissection of the esophagus. Surg Endoscop 3 (1989) · D Endoskop-Mikrochir Diss d Speiser: E Beitrag z Reduz pulmonal Komplikat n Ösophagusresektion? Langenbecks Arch Chir 1989 · Transanal Endoskop Rektopex. Z Gastroenterol 1989 · K d endoskop-mikrochir Diss d Speiser z Reduz pulmonal Komplikat n Ösophagus-Res beitrag? – E vergleich tierexp Stud. Langenbecks Arch Chir [Suppl] 152 (1989) · Endoskop Rektopex. Fortschr gastroent Endoskop 18 (1989) · Elektrohydrothermosation i d endoskop Mikrochir. Conf Proc BMT-Austria 1989
BV Adenocarc d Rektums – transanal endoskop Mikrochir. In: D seltene gastroenterolog Fall. München: Demeter 1987 · D videogestützt Kurssystem z Transanal Endoskop Mikrochir. In: Endoskop Techn. Köln: Ärzte-Verlag 1989 · D Transanal Endoskop Rektopexie b Rektumprolaps – Tierexp Erg. In: ebd · D Endoskop-Mikrochir Dissektion d Speiseröhre – Tierexp Erg. In: ebd

Kirchner, Henning-Michael, Dr. med., Oberarzt, Kreiskrhs., Forststr. 9, 3558 Frankenberg/Eder · *16. 11. 47 Bad Wildungen · A 75, Marburg · D 74, Marburg · AG AllgChir. · FG Chirurgie 02/84 · TW a) Seit 84 Kreiskrhs. Frankenberg (Köbler) c) OA Chir.

Kirsch, Ernst Joachim Friedrich, Prof. Dr. med., Dr. med. dent., i. R., Am Speckenberg 10, 3033 Schwarmstedt · *27. 11. 07 Chemnitz · A 36, Leipzig · D 31, Dr. med. dent. Leipzig · 36, Dr. med. Leipzig · H nicht angegeben · P 67, Hannover · TW a) 37–45 Chir. Abt. Krhs. Nordstadt c) Seit 73 i. R. · S 45 Komm. Chefarzt Nordstadt · 45–59 Chir. Chefarzt Ausweichkrhs. Schwarmstedt · 57–59 Chefarzt u. Dir. Krhs. Oststadt, Hannover
ZV Evipannark i d Zahn- u Kieferhlkd. Dtsch Zahnärztl Z 1952 · Die Flagge d Humanitas. Der Krankenhausarzt 1953 · Blutstillg d Ganglienblockade. Med Klin 1953 · Diffdiagn Appendicitis od Harnsteinkolik? ebd 1954 · Probl d Blutgerinng. Dtsch Schwesternztg 1954 · Bedeutg d i v Ultrakurznarkotica f d Zahn- u Kieferhlkd. Anästhesist 1955 · Nt v Ultrakurznark mit Thiogenal i d Zahn- u Kieferhlkd. Dtsch Zahnärztl Z 1955 · I v Nark i d zahnärztl Ambulanz. Zahnärztl Rdsch 1956 · Zweierlei Tapferkeit. Ärztl Mitt 1956 · Erfahrgn m Eukraton z Abkürzg d i v Nark. Zahnärztl Welt/Zahnärztl Reform 1958 · Mangel an Assistenten. Ärztl Mitt 1958 · Stabilität d Küntschernagels: Beitr z Marknagelg. Monatschr Unfallhkd 1959 · Erwiderg z d i d Ärztl Mitt Nr 16 v 18 4 59 erschien Aufsätzen „Die Berufsaussichten f Assistenzärzte" u „Kein Mangel an ärztl Nachwuchs". Ärztl Mitt 1959 · Heilg e akuten, traumat Pankreasnekrose m d Kallikrein-Inaktivator Trasylol. Med Welt 1960 · Stabilität d Marknagels.

Zentralbl Chir 1961 · Osteoidosteom – osteogenes Sarkom? Diffdiagn d Kortikalisosteoids. Zentralbl Chir 1961 · Bedeutg Siegfried Rosenbaums f d Zahnhlkd. Zahnärztl Mitt 1961 · Verbesserg d physiol Narkvorbereitg durch bes Ausgestaltg d Anaesthesieraumes. Anästhesist 1963 · Krit Pkt f d Betrieb e Krhs, d b d Plang u b Bau bes Beachtg bedürfen. Krankenhaus 1963 · Einfl d Nikotinsäure auf Durchblutgsstörgn d unt Extremitäten. Landarzt 1964 · Chir Ausbildg unserer Jungärzte. Dtsch Ärztebl, Ärztl Mitt 1965 · Indikat u Meth d chir Eingr b bösart Geschwülsten, vor allem i Alter. Niedersächs Ärztebl 1967 · Enzymes of fructose, metabolism in human liver. J Clin Investigat 47, 1826 (1968) · Erinnergn an Rudolf Zenker. Fortschr Med 113, 22 (1984)

Kirsch, Jens Joachim, Dr. med., Niedergelassener u. Belegarzt, Proktol. Abt. St. Hedwig-Klin., Friedrichsring 18, 6800 Mannheim 1 · *04. 05. 39 Hannover · A 67, Stuttgart · D 65, Heidelberg · AG BWL · Med. Marketing · Proktol. · FG Chirurgie 79 · TW a) Selbständig als Belegarzt u. Chirurg (ausschl. Proktologie) c) Ltd. Arzt Proktol. Abt. u. niedergel. · S Seit 01/80 Niederlassung · Seit 85 Ltd. Arzt St. Hedwig-Klin. Mannheim
ZV Rehabilitat v Stomaträgern. Dtsch Ärztebl 76, 269–276 (1979) · Welche Verödg b Hämorrhoiden? Coloproctology 3, 184–187 (1981) · Irrigat – d „Kontinenz" d Anus praeter. Klinikarzt 11, 1008–21 (1982) · Hämorrhoiden: Diagnost Abgrenzg u differenzierte Therap. Dtsch Ärztebl 81, 1621–31 (1984) · Difftherap d Hämorrhoidalleidens. Urologe (B) 26, 4–9 (1986) · Risiken d Ligaturbhdlg v Hämorrhoiden. Phlebol Proktol 15, 24–5 (1986) · D anorektale Fistelleiden. Aktuel Chir 22, 14–18 (1987) · Plast Rekonstrukt d Analkanales dur U-Lappenplastik. Chirurg 60, 698–703 (1989) · Ambul Hämorrhoidalbehdlg – Nutzen u Risiko. Aktuel Chir 24, 253–259 (1989)
MH Aktuel Koloproktologie Bd 2. München: Edition Nymphenburg 1986
BV The conservative treatment of haemorrhoides. In: Colo-rectal surgery. Berlin: Springer 1982 · Hämorrhoiden oder d kranke Enddarm. Erlangen: Perimed 1983 · Proktol i d Prax. ebd 1985 · Sklerosiergsbhdlg d Hämorrhoidalleidens. Aktuel Koloproktol. München: Edition Nymphenburg 1988

Kirschke, Werner Wilhelm Oskar, Dr. med., Chefarzt, Unfallchir. Abt. Martin-Luther-Krhs., Caspar-Theyß-Str. 27/29, 1000 Berlin 33 · *16. 06. 28 Potsdam · A 53, Berlin · D 53, Berlin · AG 53–58 Städt. Krhs. Potsdam · 58 Städt. Krhs. Koblenz · seit 58 Martin-Luther-Krhs. Berlin-Grunewald · FG Chirurgie 06/60 · TG UnfChir 01/88 · TW a) Martin-Luther-Krhs. Berlin c) Chefarzt UnfChir. · S Seit 06/74 Chefarzt d. Unfallchir. Abt. Martin-Luther-Krhs. Berlin

Kirschner, Hartwig Martin Wolfgang, Prof. Dr. med., Chefarzt i. R., Westend 3, 2000 Hamburg 52 · *28. 06. 22 Königsberg/Pr. · A 48, Freiburg/Br. · D 49, Freiburg/Br. · FG Chirurgie 57 · TG UnfChir 73 · H 59, Hamburg · P 65, Hamburg · TW a) Chir. Univ.-Klin. Hamburg-Eppendorf b) UnfChir. c) Seit 07/87 emeritiert · S 64–87 Chefarzt I. Chir. Abt. Hamburg-Altona
ZV Zahlreiche Veröffentlich aus d Gebiet d Thoraxchir u PlastChir

Kirschner, Peter, Prof. Dr. med., Chefarzt, Vincenz Krhs., An der Goldgrube 11, 6500 Mainz · *22. 04. 41 St. Joachimsthal · **A** 69, Wiesbaden · **D** 68, Gießen · **AG** Arthrodesen · Marknagelg · Hüftendoprothesen · Knochenzemente · **FG** Chirurgie 08/74 · **TG** UnfChir 03/77 · **H** 78, Mainz · **P** 78, Mainz · **TW a)** 74 Chir. Univ.-Klin. Mainz (Kümmerle) **b)** 75-81 Unfallchir. Univ.-Klin. Mainz (Schweikert, Ritter) **c)** Chefarzt u. Ärztl. Dir. · **S** Seit 82 Chefarzt u. Ärztl. Dir. Unfallchir. St. Vincenz Hosp. Mainz
ZV Die Störung des intravenösen Glucosetoleranztests durch Muskeltätigkeit. Dtsch Med Wochenschr 94, 1045-1049 (1969) · Komplikat b Pankreas anulare u ihre Bhdlg. Therapiewoche 24, 1988-1996 (1974) · D Verletzgn d Dünndarms im Rahmen stumpfer abdomin Kombitraumen. ebd 24, 4268-4271 (1974) · Z Indikat u Technik d Arthrodese d Handgelenkes. Aktuel Traumatol 7, 11-18 (1977) · Klin Erscheingsformen d Pankreas anulare u ihre Therap. ebd 27, 3320-3332 (1977) · Z Problemat d Extremitätenversorgg b schw Thoraxtraumen aus intensivtherapeut u unfallchir Sicht. Unfallchirurgie 4, 62-69 (1978) · D Monteggia-Verletzg. Unfallmed Tagg d Landesverbände d gewerbl BG 43, 261 (1980) · Erste Erfahrg m d neuen zementfreien Schraubring z Pfannenersatz na D Weill. Unfallchirurgie 13, 27 (1987) · Komplikat d Redon-Drainage na Hüftgelenkersatzop - eine Analyse d Ursachen. ebd 15, 24 (1989)
MH Sichere Drainage - Voraussetzung d Wundheilg. Wiesbaden: mhp 1987
BV Erg na Arthrodesen d Handgelenkes. In: Akt Probl in Chir u Orthop, Prothesen u Alternat am Arm II. Ellenbogen u Handgelenk. Bern: Huber 1977

Kirschner, Wilhelm, Dr. med., Chefarzt, Chir. Privatklin. Waiblingen, Alter Postplatz 2, 7050 Waiblingen · *09. 10. 28 Ginsheim · **A** 54, Frankfurt · **D** 55, Frankfurt · **AG** AllgChir. · UnfChir. · Urol. · **FG** Chirurgie 09/61 · **TW a)** 56-65 AssArzt, OA Stadtkrhs. Rüsselsheim (Bathasar, Jirzik, Burckart) · 65-68 OA Stadtkrhs. Wetzlar (Becker) · 68-70 Chefarzt Ev. Krhs. Mettmann · Seit 71 Chefarzt Chir. Privatklin. Waiblingen **c)** Chefarzt, D-Arzt in Gemeinschaftspraxis mit Dr. R. Leder · **S** Siehe TWc

Kirste, Günter, Priv. Doz. Dr. med., Oberarzt, Chir. Univ.-Klin., Transplant-Einheit, Hugstetter Str. 55, 7800 Freiburg · *19. 01. 48 Celle · **A** 74, Freiburg · **D** 74, Freiburg · **AG** AllgChir., 10/74-10/75 Krhs. Ettenheim · 10/75-10/76 Chir. Johanneshosp. Bonn · 10/76-10/77 Pathol. Inst. Univ. Bonn · seit 01/78 Chir. Univ.-Klin. Freiburg, AllgChir., Spezialgebiet Transplantationschir. · **FG** Chirurgie 04/84 · **H** 89, Freiburg · **TG** UnfChir 04/86 · **TW a)** Seit 05/86 AllgChir. Univ. Freiburg (Farthmann) **b)** 84-04/86 UnfChir. Univ. Freiburg (Kuner) **c)** OA AllgChir. Abt.

Klann, Joachim, Dr. med., Chefarzt, Dreifaltigkeits-Hosp., Klosterstraße 31, 4780 Lippstadt · *01. 06. 40 Blonaken/Westpreußen · **A** 70, Düsseldorf · **D** 68, Düsseldorf · **AG** Allg.- u. UnfChir., KindChir. Köln · **FG** Chirurgie 75 · **TG** UnfChir 77 · **TW a)** 75-79 OA Ev. Krhs. Düsseldorf (Gruenagel) · 79-81 Dreifaltigkeis-Hosp. Lippstadt (Hallenscheidt) · Seit 81 Ltd. Arzt, Chir. Abt. ebd. **b)** siehe a **c)** Seit 10/81 Chefarzt d. Chir. Abt. d. Dreifaltigkeits-Hosp. Lippstadt · **S** siehe TWc

Klapdor, Norbert, Dr. med., Oberarzt, St. Vinzentius-Krhs., Cornichonstr. 4, 6740 Landau · *22. 02. 43 Duisburg · **A** 75, Düsseldorf · **D** 89, Düsseldorf · **AG** Amputat. d. Extremitäten · **FG** Chirurgie 09/81 · **TG** UnfChir 04/83 · **TW a)** 75-79 StatArzt AllgChir. u. UnfChir. St. Anna Krhs. Duisburg (Hasselmann) · 79-80 AssArzt Anaesth. ebd. (Möllerfeld) **b)** 80-82 AssArzt BGU-Duisburg-Buchholz (Hierholzer) · 82-87 OA Chir. u. UnfChir. Städt. Kliniken Duisburg (Kivelitz) · 87-89 OA Hosp. z. Heiligen Geist. Boppard · Seit 89 OA Chir. u. UnfChir. St. Vinzentius-Krhs. Landau (Kotter) **c)** OA Chir. u. UnfChir.

Klein, Karl Friedrich, Dr. med., Oberarzt, Stadtkrhs. Chir. Abt., Cuno-Niggl-Straße 3, 8220 Traunstein · *07. 11. 45 Erlangen · **A** 74, München · **D** 73, München · **FG** Chirurgie 08/80 · **TW a)** 73-77, 79-80, Chir. Abt. Stadtkrhs. Traunstein · Seit 80 ebd. (Huber) **b)** 77-79 Thoraxchir., Klin. f. Thoraxerkrankungen d. LVA Baden, Heidelberg-Rohrbach (Vogt-Moykopf) **c)** OA Allg-Chir.
ZV Rezidivier Spontanpneumothorax b Endometriose d Leber. Prax Pneumol 32, 810-814 (1979) · Haemangioma capillare d Pleura m gleichseitigem Hämopneumothorax. ebd 33, 1089-1160 (1979) · Komplikat na offener op Reposit b Verletzgn d oberen Extremitätengürtels. Chirurg 50, 392-395 (1979) · Primär Spindelzellsarkom d Pulmonalarterie. Onkologie 2, 209-211 (1979) · Besonderhtn d intrathorakalen Struma. Prax Pneumol 35, 295-342 (1981) · Erkrankgn d galleabführenden Wege. Atti Soc Med Chir Tirr 1, 115-124 (1981)
MH Symptom u klin Bild b chir Erkrkgn. Stuttgart: Thieme 1985 · Mammachir. ebd 1987 · Anatom bedingte Komplikat i d Allgemeinchir. Stuttgart: Thieme 1989

Klein, Peter, Dr. med., Assistenzarzt, Chir. Univ.-Klin. Erlangen, Maximiliansplatz, 8520 Erlangen · *15. 03. 57 Rehau/Oberfranken · **A** 83, München · **D** 83, Erlangen · **AG** AllgChir. · GefChir. · KindChir. · **TW c)** Ass-Arzt
ZV Pancreatic duct occlusion in the rat - short-term effects on oral glucose tolerance and short- and long-term effects on hormone content of the pancreas. Eur Surg Res 16, 15-22 (1984) · Hypertroph Pylorusstenose - Fortschr i Diagnost u Therap. Chir Praxis 38, 623-629 (1987/88) · D femoropopliteale Byüass m Gore-Tex - Was bleibt na 10 Jahren? Helv Chir Acta 55, 433-437 (1988) · Hypertroph Pylorusstenose - Fortschr i Diagnost u Therap. Pädiatr Prax 37, 735-740 (1988) · Komplikat na Op v Brustwanddeformitäten u deren Therapieverfahren. Med Welt 39, 1308-1312 (1988) · D chir Revaskularisat b Nierenarterienstenose. Angio 1, 9-17 (1989) · D irreponible kindl Leistenbruch - e absoluter chir Notfall? Chir Praxis 40, 115-120 (1989)

Kleine, Wilhelm, Dr. med., Chefarzt i. R., Mienhofstr. 46, 4650 Gelsenkirchen-Buer · *30. 03. 16 Düsseldorf · **A** 41, Düsseldorf · **D** 41, Düsseldorf · **AG** AllgChir. · UnfChir. · NeurChir. · **FG** Chirurgie 12/49 · **TW a)** 47-56 OA St. Barbara-Hosp. Duisburg-Hamborn · 56-81 Chefarzt Marien-Hosp. Gelsenkirchen-Buer **c)** Chefarzt i. R. · **S** 56-81 Ärztl. Dir., Chefarzt St. Marien-Hosp. Gelsenkirchen-Buer

Kleinen, Rolf, Dr. med., niedergelassen, Kaiser-Joseph-Str. 170, 7800 Freiburg · *09. 06. 44 Heggen · A 70, Freiburg · D 73, Freiburg · AG 01/69-12/69 Marien-hosp. Arnsberg · 01/70-06/71 Ev. Krhs. Castrop-Rau-xel · 07/71-06/74 St. Josefskrhs. Freiburg · 07/74-06/79 BG-Krankenanst. Bergmannsheil Bochum · FG Chirurgie 12/75 · TG PlastChir 10/79, UnfChir 01/77 · TW b) 75-76 StatArzt BG-Unfallklin. Berg-mannsheil Bochum · 76-77 StatArzt Plast. Chir. ebd. · 77-79 OA ebd. · S Seit 79 niedergel. Chirurg Freiburg

Kleinschmidt, Frieder, Dr. med., niedergelassen, Bahn-hofstr. 10, 4788 Warstein-Belecke · *21. 05. 39 Braun-schweig · A 67, Düsseldorf · D 65, Tübingen · FG Chirurgie 74 · TG GefChir · UnfChir · TW a) OA Städt. Krhs. Hildesheim (Jacobs) · 08/82-12/87 Chefarzt Krhs. Maria-Hilf Warstein c) Niedergel. Chir-urg · S 09/82-12/87 Chefarzt Maria-Hilf Warstein · Seit 88 niedergel. Chirurg ebd.

Kleinschmidt, Klaus, Dr. med., 1. Oberarzt, Chir. Klin. Bethesda-Krhs., Bocholder-Str. 11-13, 4300 Essen 11 · *06. 07. 44 Mülheim a. d. Ruhr · A 72, Essen · D 72, Essen · AG Allg.- u. UnfChir. · FG Chirurgie 05/77 · TW a) 72-74 Elisabeth Krhs. Oberhausen (Schröer) · 74-75 Bethesda Krhs. Essen (Kühne) · 76-76 Elisabeth Krhs. Essen (Börger) · 76-80 Bethesda Krhs. Essen (Schwind) · Seit 80 ebd. (Bokelmann) c) 1. OA Unf-Chir., Orthopäd. Chir., Gelenkchir., Arthroskopie, ar-throskop. Op.

Kleinschmidt, Wolfgang, Dr. med., Chefarzt, Chir. Abt., Ev. Krhs. d. Inn. Mission, Dr. Kaufmannstraße 2, 6702 Bad Dürkheim · *30. 10. 29 Mülheim/Ruhr · A 58, Stuttgart · D 55, Freiburg · AG 06/56-10/57 In-ternship, Hackensack Hosp., USA · 11/57-12/61 Chir., Ev. Krhs. Mülheim/Ruhr · FG Chirurgie 11/65 · TG UnfChir 10/72 · TW a) 01/62-03/68 Wiss. Ass. Chir. Univ.-Klin. Würzburg (Wachsmuth) · 04/68-03/72 Ltd. OA Chir. Klin. Diakonissenanst. Flensburg (Gieseler) c) Chefarzt u. Ärztl. Dir. · S Seit 72 Chefarzt Chir. Abt. Ev. Krhs. Inneren Mission, Bad Dürkheim · Seit 81 Ärztl. Dir. ebda.
ZV Klin Bewertg d blutdrucksenk Wirkg v Raupina b art Hochdruck. Diss 1954 · Bhdlg d Benett'schen Frakt. Chirurg 34, 107 (1963) · Homoio- u autoplast Knochen-späne b d Bhdlg jugendl Knochencysten. Langenbecks Arch Chir 309, 125 (1964) · Bhdlg intraartikul Frakt a d Hand. Chirurg 38, 314 (1967) · Verletzgn d Streckapo-neurose a Fingerendgelenk u ihre Bhdlg. Monatschr Unfallhkd 70, 382 (1967) · Ärztl Aufklärgspflicht i Kli-nik u Praxis. Schriftenreihe: Unfallmed Tagungen d Landesverb d gewerbl Berufsgenossenschaften 39, 121 (1979) · Jurist u med Begründg d ärztl Aufklärgspflicht. MMW 122, 713 (1980) · Grundsätzl z chir Indikat. Ärztebl Rheinl-Pfalz 33, 1134 (1980) · D chir Indikat med u jurist Aspekte. Informat d Berufsverb d Dtsch Chirurg 20, 25 (1981) · D stumpfe Bauchtrauma - s Be-deutg f e Krhs d Grundversorgg. Ärztebl Rheinl-Pfalz 36, 339 (1983)
BV Frakt u Luxat i Bereich d mittl u dist Vorderarms. In: Traumatol i d chir Praxis. Berlin: Springer 1965

Klempa, István Paul, Prof. Dr. med., Klinikdirektor, Allg.-Chir. Klin., Klinikbetrieb d. Freien Hansestadt Bremen, Zentralkrhs., St. Jürgen-Str., 2800 Bremen 1 · *29. 03. 39 Budapest/Ungarn · A 72, München · D 68, München · AG 68 Physiol. München · 70 Anästh. Rot-terdam · FG Chirurgie 11/72 · H 75, Frankfurt/M. · P 80, Frankfurt/M. · TW a) 73-75 OA · 76-82 Ge-schäftsf. OA Zentrum Chir. Univ. Frankfurt (Stelzner, Encke, Sattler, Panicke) c) Klin. Dir. · S Seit 82 Klin. Dir. Bremen
ZV Tierexptelle Untersuchgn z Brauchbarkt e prox Va-gotomie i d Chir d GDU. Langenbecks Arch Chir 327, 438 (1970) · The effect of selective proximal vagotomy and pyloroplasty on gastric secretion and motility in the dog. Arch Surg 103, 713 (1971) · Hypergastrinämie, Hy-percalcämie u Magensekret (Untersuchgn b chron Hä-modialysepat m sekund Hyperparathyreoidismus v u na Prathyreoidektomie). Langenbecks Arch Chir + Chir Forum 331, 101 (1974) · Verbesserg d präop Lokalisat-techn i d Chir d Hyperparathyreoidismus. MMW 119, 1007 (1977) · Epithelkörperchenautotransplantation b sekund Hyperparathyreoidismus. Langenbecks Arch Chir 344, 171 (1977) · Rezidivhyperparathyreoidismus na subtotaler Parathyreoidektomie. Chirurg 49, 37 (1978) · Morpholog Aspekte d Parathyreoideatrans-plantat. (Beitr z klin Relevanz d induziert invasiven Ge-webswachstums). ebd 49, 704 (1978) · Jejunumtrans-post u selekt proximale Vagotomie na Duodenopan-kreatektomie. ebd 49, 556 (1978) · Verhütg v postop pankreatischen Komplikat na Duodenopankreatekto-mie dur Somatostatin. ebd 50, 427 (1979) · Reintervent an d Nebennieren. ebd 50, 549 (1979) · D scheingefüt-terte Hund. Betrachtgn z neueren Geschichte d ange-wandten Magenphysiol. Therapiewoche 30, 3521 (1980) · Endokrine Tumoren des Gastro-Entero-Pankreat (GEP) Syst. Chirurg 51, 321 (1980) · Extended indica-tions for vagotomy in the surgical treatment of chronic pancreatitis. Med Digest 34/5, 136 (1980) · Transplan-tat d Nebennierenrinde. Tierexptelle Modelle f M Cushing m Conn-Syndrom d Menschen. Klin As-pekte d Nebennierenrindentransplantat. Chirurg 51, 634 (1980) · Parathyroid autografts - morphology and functions: Six years experience with parathyroid auto-transplantation in uremic patients. World J Surg 8, 540 (1984) · Z Problematik d intrahepat Gallengangscysten. Chirurg 57, 741 (1986) · Cystojejunostomie ohne Ente-ro-Anastomose. Vereinfachtes Opverfahren d Pankre-aspseudocyste. ebd 59, 279 (1988) · Subtotale Adre-nalektomie vs Autotransplantat d Nebennierenrinde - Alternativverfahren b d bilateralen Adrenalektomie b MEN II? ebd 60, 39 (1989)
BV Vagotomie i d Bhdlg d akut blutenden Gastroduo-denalulkus. In: D Notfall: Gastrointestinalblutg. Stutt-gart. Thieme 1972 · Vagus-Gastrin-Magenresekt. Exp-telle u klin Untersuchgn z Physiol u Pathophysiol d vagotomierten Magens. ebd 1977 · Chir Notfälle. In: D ärztl Notdienst. ebd 1981 · Hyperparathyreoidismus. Chir Therap. Berlin: Springer 1981 · Duodenopan-kreatektomie ohne Magenresekt. In: Nichtresezierende Ulkuschir. ebd 1981 · Autotransplantation d Parathy-reoidea. Langzeitbefunde b 41 Pat m sekund Hyperpa-rathyreoidismus. In: Therap d Hyperparathyreoidis-mus. Stuttgart: Schattauer 1981 · Morpholog Beson-derhtn d Parathyreoideatransplantat. In: Fortschr i d endokrinolog Chir. Stuttgart: Thieme 1981 ·

Parathyreoid transplantation in uremic patients, tumorlike growth of parathyroid autografts. In: ebd 1984

Klengel, Walter, Dr. med., Chefarzt i. R., Bunzlauer Weg 3, 3380 Goslar · *15. 05. 22 Dresden · A 47, Göttingen · D 47, Göttingen · AG Chir. · FG Chirurgie 08/54 · TG UnfChir 12/72 · TW a) 47–50 Chir. Univ.-Klin. Göttingen (Hellner) · 50–72 Chir. Abt. Städt. Krankenanst. Goslar (Büttner) b) 72–87 Chefarzt d. Unfallchir. Abt. ebd. c) i. R. · S 72–87 Chefarzt Unfallchir. Abt. Kreiskrhs. Goslar
ZV Orthostat Pyleogramm. Diss · Polamidon, e neues schmerzstill Mittel. Zentralbl Chir 1950 · Lachgasnark i d Chir, techn verbessert. ebd · Erbsen- u Hakenbeinbr durch Rückschlagverletzg. Monatschr Unfallhkd 1950 · Spast Klumpfuß trotz Stoffel'scher Op u subtal Arthrodese. Wien Klin Wochenschr 49 (1958) · Zerreißg e Hufeisenniere durch stumpfe Bauchverletzg. Monatschr Unfallhkd 1959 · Sicherg d Stellungskorrekt b Spätverschiebgn konserv behand Knöchelbr. H Unfallheilkd 92 (1966) · Komplikat b schw kindl Oberarmbr am Ellenbogengelenk. Orthop Prax 1967

Kleuser, Dieter, Dr. med., Oberarzt, Städt. Krhs., Uhlandstr. 2, 7238 Oberndorf/N. · *10. 01. 49 Münsingen/Württ. · A 79, Stuttgart · D 79, Freiburg i. Br. · FG Chirurgie 12/85 · TG UnfChir 12/86 · TW c) Seit 04/87 OA Chir. u. UnfChir. Krhs. Oberndorf/N.

Klosner, Dietrich, Dr. med., niedergelassen, Forsthaus Augustenhof, 5928 Bad Laasphe 6 · *27. 12. 38 Buer · A 64, Freiburg · D 64, Freiburg · FG Chirurgie 71 · TG UnfChir 72 · TW a) OA AllgChir. u. UnfChir. c) Niedergel. D-Arzt · S Seit 72 niedergel., D-Arzt Solingen · Seit 82 selbst. Gutachter Bad Laasphe

Klöss, Josef, Prof. Dr. med., i. R., Am Zollstock 19, 6380 Bad Homburg v. d. H. · *01. 12. 15 Obermarchtal · A 42, Freiburg i. Br. · D 42, Freiburg i. Br. · AG 42–43 Loretto-Krhs. Freiburg · 43–46 Militärdienst · 46–47 Med. Univ.-Klin. Tübingen · 47–49 Pathol. Inst. ebd. · 49–52 Krskrhs. Göppingen · 52–58 Chir. Univ.-Klin. Freiburg · FG Chirurgie 01/58 · H 60, Freiburg i. Br. · P 66, Freiburg i. Br. · TW a) 58–64 AssArzt, OA Chir. Univ.-Klin. Freiburg i. Br. (Krauss) c) i. R. · S 64–84 Chefarzt Chir. Klin. St. Marienkrhs. Frankfurt/M.
ZV Bhdlg d Trichophytie b Meerschweinchen m Eubasin u Cibazol. Diss · Anwendg v Muskelrelaxantien i d Chir Arb d Krhs. Dtsch med Wschr 1954 · Morphol Verändergn d Restlunge nach Lungenresekt i Wachstumsalter. Med Ges Freiburg 1958 · Anpassgsvorgänge d Restlunge nach Resekt i Wachstumsalter. Habil-Schr 1959 · Dringl chir Eingr b Neugebor. Antrittsvorl Freiburg 1960 · Intubatnark u Lungenresekt b d Ratte. Anaesthesist 1960 · Struktur Anpassg d Restlunge nach Resekt. Tagg d Dtsch Tbk-Ges Freiburg 1960 · Fixierg d intrathorakal ausgespannten Lunge als Grundlage morphol-quantitat Untersuchg i Tierversuch. Z exp Med 134 (1961) · Akt Fragen akuter gastrointestinaler Blutgn. Med Klin 1964 · Aneurysma d Milzart unt d Bild d akuten gastrointest Blutg. Zentralbl Chir 1965 · Rekonstrukt Eingr a d Gallenwegen. Langenbecks Arch Chir 311 (1965) · Tiefe Duodenum als Quelle akuter gastrointest Blutgn. Langenbecks Arch Chir Kongrbd 82 Tagg 1965 · Wert d Papillenbougierg b Choledochotomie. Zentralbl Chir 5 (1971)

BV Restlunge als funkt u morphol Probl. In: Festbd z 65 Geb Prof H Krauss. Stuttgart: Thieme

Klozoris, Elefterios, Dr. med., Chefarzt, Krhs. Maria-Hilf, Gerbergasse 1, 5308 Rheinbach · *31. 12. 36 Zante/Griechenland · A 65, Bonn · D 68, Bonn · AG Gastroenterolog. Chir. · Traumatol. · FG Chirurgie 05/72 · TG UnfChir 03/76 · TW a) Chir. Univ.-Klin. Bonn-Venusberg (Gütgemann) · 77 OA St. Johannes Hosp. Dortmund (Imdahl) · 78 OA Kath. Krhs. Essen-Werden (Janiak) b) Chir. Univ.-Klin. Bonn-Venusberg (Gütgemann) c) Chefarzt · S Seit 78 Chefarzt Chir. u. Unfallabt. Krhs. Maria-Hilf, Rheinbach
ZV Sehnenscheidentuberkulose d Hand. Aktuel Chir 10 (1975) · Z chir Therap d unspez Pleuraempyems. Therapiewoche 26/19, 3122 (1976) · D Lungenabszeß. ebd 26/19, 3107 (1976) · D postop Sternumosteomyelitis. ebd 27/16, 3045–3049 (1977) · Z Problemat d Leberverletzg. Langenbecks Arch Chir 344, 61–70 (1977) · Indikat u Möglchktn d konserv Therap v Band- u Muskelverletzgn. Med Welt 28, 1475–1477 (1977)

Kluess, Holger, Stationsarzt, Kreiskrhs. München-Pasing, Chir. Abt., Steinerweg 5, 8000 München 60 · *11. 07. 57 Frankfurt/M. · A 83, München · AG 83/84 Internistische Praxis in Dreieich b. Frankfurt · 84–88 Chir. Abt. München (Ultraschalldiagnostik) · TW c) StatArzt

Klug, Wilhelm, Dr. med., Ärztl. Dir. u. Chefarzt i. R., Weierweg 10, 7800 Freiburg i. Br. · *27. 12. 10 Degow/Pomm. · A 37, Tübingen · D 36, Tübingen · AG Chir., NeurChir. · FG Chirurgie 09/48 · NeuroChir 07/61 · TW a) Städt. Krhs. Stettin (Vogeler) · Martin-Luther-Krhs. Berlin (Klose) b) NeurChir. Hansa-Klin.-Berlin (Tönnis) · Knappsch. Krhs. Bochum (Tönnis) · S 51–75 Chefarzt · 54–75 Ärztl. Dir.
ZV Intracran Aneurysmen. Mod Chir 1951 · Intracran Blutgn. Mod Chir 1951 · Intracran Drucksteigg. Neuralmed 1956 · D Angiome d Wirbelsäule u ihres Inhalts. Zentralbl Neurochir 1958 · D subdur Hämat. Beitr Neurochir 1959 · Bhdlg d Schädeldachosteomyelitis unt bes Berücksichtigg d kosmet Erg. Langenbecks Arch Chir 293 (1960) · Problemat d medial Bandscheibenvorfalls. H Unfallheilkd 87 (1966) · Op Behdlg d venösen Rückenmark-Angioms. Excerpta Med 1967 · Erg b 37 op Kranken m spont intracerebr Massenblutgn. Langenbecks Arch Chir 319 (1967) · Unfbedingte, perforier Schädel-Hirn-Verletzgn unt Mitbetligg d Orbita. Z Neurochir 29, 45 (1968) · Unfbedingte perforier Schädel-Hirn-Verletzgn u d Bhdlg. Langenbecks Arch Chir 322, 609 (1968) · Möglichkt u Grenzen d Bhdlg typ perfor Schädel-Hirn-Verl uns Industriegesellsch. H Unfallheilkd 111, 207 (1972)

Klüßendorf, Dieter, niedergelassen, Chir. Gemeinschaftspraxis Klüßendorf/Bansemer, Am Pferdemarkt 4, 2720 Rotenburg (Wümme) · *nicht angegeben, nicht angegeben · A 68, Kiel · AG Handchir. · FG Chirurgie 73 · TG UnfChir 80 · ZB Sportmed. 89 · S Seit 86 Gemeinschaftspraxis Rotenburg

Knepper, Klaus, Dr. med., Chefarzt, St. Petri-Hosp., Hüffertstraße 50, 3530 Warburg · *13. 08. 38 Bützow/Mecklenburg · A 66, Marburg/L. · D 68, Marburg/L. ·

FG Chirurgie 12/72 · **TG** UnfChir 04/78 · **TW a)** 04/65-10/66 Kreiskrhs. Bremervörde (Engler) · 11/67-04/70 Ev. Krhs. Lippstadt (Schlaaf) · 04/70-02/76 Allg-chir. Abt. Städt. Paracelsus-Klin. Marl (Huppe) · 08/76-05/78 Unfallchir. Abt. Städt. Paracelsus-Klin. Marl (Rohrßen) **b)** 02/76-08/76 Krankenanst. Bergmannsheil Bochum (Rehn) **c)** Chefarzt · S Seit 06/78 Chefarzt, seit 82 Ärztl. Dir. St. Petri-Hospital, Warburg/Westf.
ZV D lokale Bhdlg intrasphinktärer Anal-Kondylome m Thiotepa. Z Hautkrankht 50/15, 665-666 (1975) · Stenose d Truncus coeliacus als Urs e chron rezidivier Pankreatitis. Med Klin 42, 1738-1742 (1977) · Komplikatlos verlauf Schwangerschaft b bestehenden jejunoilealem Bypass weg extrem Fettsucht. ebd 20, 774-777 (1979)

Knewitz, Kurt, Dr. med., niedergel. Chirurg, FA f. Chir., Kirchenstr. 7a, 2110 Buchholz/Nordh. · *22. 05. 10 Uszlöknen/Ostpr. (Memelgebiet) · A 39, Berlin · D 39, Königsberg/Pr. · **AG** Chir. · UnfChir. · Urol. · Orthop. · Gynäkol. · Rö-Diagnostik · **FG** Chirurgie 11/46 · **TW a)** 38 UnfChir. Königsberg/Pr. (Matthias, Knoche) · 38-39 Rastenburg/Ostpr. (Diehl) · 40 Angerburg/Ostpr. (Haebel) · 41 Marienwerder/Wpr. (Matz) · 42 Elbing (Reis) **b)** s. **TW a) c)** Niedergel. · S 43 Chefarzt d. Kreiskrhs. Wirsitz/Westpr. · 45 Chefarzt d. Vereinskrhs. Kaltenkirchen/Holst. · 51 Chefarzt d. chir. Abt. am Kreiskrhs. Buchholz/Norfh. · Seit 61 Niedergelassen als F. f. Chir. (seit 1987 Gemein. Praxis mit Sohn Dr. med. W.-D.-Knewitz)

Knöchelmann, Reinhard, Dr. med., Chefarzt, St. Josef-Krhs., Wohlandstr. 18, 5250 Engelskirchen · *18. 07. 35 Berlin · A 63, Berlin · D 70, Berlin · **AG** Gastroenterol. · Endoskop. · Traumatol. · **FG** Chirurgie 03/70 · **TG** UnfChir 11/82 · **TW a)** 70/71 Marienkrhs. Hamburg (Schreiber) · 71-73 Regionalspital CH-Thun (Stähli) · 73-76 Marienkrhs. Hamburg (v. Ackeren) · 76-85 Ltd. Abt. Arzt Filderklin. Filderstadt/Stuttgart **c)** Chefarzt · S Seit 85 Chefarzt St. Josefskrhs. Engelskirchen

Knopp, Werner, Dr. med., Oberarzt, Chir. Univ.-Klin. d. BG-Krankenanst. „Bergmannsheil", Gilsingstr. 14, 4630 Bochum · *11. 07. 54 Tübingen · A 79, Saarbrücken · D 82, Saarbrücken · **AG** 79-81 Chir. St. Wendel · 81-83 Chir. Univ.-Klin. Homburg · **FG** Chirurgie 04/86 · **TG** UnfChir 04/87 · **TW a)** 86 Chir. Univ.-Klin. d. BG-Krankenanst. „Bergmannsheil" Bochum (Muhr) **c)** OA ebd.
ZV Ultraschalldiagn postop Hämatome. H Unfallheilkd 181, 371 (1986) · Konserv od op Therap na Patellaluxation, Pathophysiol, Symptomat u Diagnost, Therap u Bhdlgsrichtl. Unfallchirurg 98, 463 (1986) · Ultraschalldiagn postop Hämatome. Indikstell z chir Frühbhdlg. Unfallchirurg 89, 293 (1986) · Off od weichtlgedeckte Spongiosaplast i d Bhdlg infiz Defektpseudarthr d Untschenkels. H Unfallheilkd 189, 582 (1987) · Wiedherstellgschir b posttraum Weichteilschäden a Unterschenkel u Fuß. Unfallchirurg 90, 485 (1987) · D Weichteildeckg b d chron Osteitis. Handchir Mikrochir Plast Chir 19, 98 (1987) · D chondr Begleitverletz b Patellaluxat. Orthop Prax 23, 871 (1987) · Arthroskop Diagnost d Handgelenkes. Handchir Mi-

krochir Plast Chir 19, 295 (1987) · Fraktheilgstörgn b konserv Untschenkelbruchbhdlg – e vermeidb Komplik? Unfallchirurg 91, 49 (1988) · D weit off Untschenkelbr – e Weichteil- od Knochenprobl? ebd 91, 366 (1988) · D Arthroskop d prox Handgelenkes. ebd 91, 22 (1988) · D off Spongiosaplast b infizier Untschenkeldefektpseudarthrosen – e noch gerechtfertigtes Bhdlgsprinz? ebd 91, 110 (1988) · In welchem Ausmaß kann d hüftgelenknahe Umstellgsosteotomie Spätarthrosen vermeiden? Orthop Prax 24, 526 (1988) · Kann d op Therap v Fersenbeinbrü Spätfolg verhind? H Unfallheilkd 200, 449 (1988) · Management d kompliz Unterarmbr: Ext Fixation u frühzeit Verfahrenswechsel. Unfallchirurg 91, 539 (1988) · Nachuntersucherg b 340 Beugesehnenwiedherstell. Unfallchirurg 91, 565 (1988) · D Techn d Handgelenksarthroskop. Langenbecks Arch Chir [Suppl II] 717 (1988)

Knüppel, Eckart, Dr. med., niedergelassen, Weingarten 8, 4780 Lippstadt · *12. 05. 44 Freital/Sachsen · A 72, Essen · D 71, Bochum · **AG** Chir. Klin. Univ. Essen · BG-Unfallklin. Duisburg · Ev. Krhs. Chir. Oberhausen · **FG** Chirurgie 05/72 · **TG** UnfChir 72 · **TW a)** 72-74 Wiss. Ass. u. StatArzt Chir. Univ.-Klin. Essen · 74-77 StatArzt BG-Unfallklin. Duisburg-Buchholz · 77-83 OA AllgChir. Ev. Krhs. Oberhausen **b)** 74-77 Wiss. AssArzt UnfChir. Duisburg-Buchholz **c)** Niedergel. Chirurg/Unfallchirurg · S Seit 04/83 Niederlassung Lippstadt

Köbler, Hans Dieter, Priv. Doz. Dr. med., Chefarzt, Kreiskrhs., Forststr. 9, 3558 Frankenberg · *03. 02. 31 Stühlingen · A 56, Heidelberg · D 56, Heidelberg · **AG** Tumorforsch. · Frakturheilg · **FG** Chirurgie nicht angegeben · **H** 73, Marburg · **TW a)** 61 Chir. Univ.-Klin. Marburg (Schwaiger, Hamelmann) **c)** Chefarzt · S Seit 72 Chefarzt Chir. Abt. Kreiskrhs. Frankenberg
ZV Zahlreiche Veröfftl aus d Gebiet d AllgChir, Tumorchir, Frakturheilg
BV Troph Störgn – Systemerkrankgn. In: Lehrb d Allg Chir. Stuttgart: Thieme 1969

Koch, Friedrich-Wilhelm, Dr. med., Ehrenpräsident d. Ärztekammer Nordrhein-Westfalen, Dinnendahlstr. 78, 4300 Essen 1 · *10. 08. 13 Bochum · A 39, · D 39, · **FG** Anästhesiologie 51 · Chirurgie 47 · **TW c)** i. R.

Koch, Hubert, Dr. med., niedergel. Chirurg, Adlerstr. 1, 4020 Mettmann · *26. 05. 34 Geilenkirchen-Bauchem · A 64, Mainz · D 62, Mainz · **AG** Pathol. · Chir. · Urol. · **FG** Chirurgie 68 · **TW a)** zunächst OA, dann komm. Leiter Chir. Abt. Ev. Krhs. Mettmann **c)** Niedergel. Chirurg, D-Arzt · S Seit 71 Niederlassung Mettmann

Koch, Norbert, Oberarzt, Chir. Klin., Diakoniewerk Kaiserswerth, Krankenanst. „Florence Nightingale", Kreuzbergstr. 79, 4000 Düsseldorf 31 · *15. 08. 51 Biedenkopf · A 78, Köln · **AG** AllgChir. · UnfChir. · KindChir. · Thoraxchir. · Gynäkol. u. Geburtshilfe · **FG** Chirurgie 07/86 · **TW c)** Seit 08/86 OA AllgChir. Chir. Klin. Diakoniewerk Kaiserswerth, Düsseldorf

Koch, Paul, Dr. med., frei prakt. Chirurg, Adolf-Schmetzer-Str. 11-13, 8400 Regensburg · *15.05. 40 Oran/Algerien · A 71, Hamburg · D 76, Hamburg · **AG** KindChir. · Handchir. · UnfChir. · **FG** Chirurgie 04/79 · **TG** Kinderchirurgie 04/79, UnfChir 10/81 · **ZB** Sportmed. 05/85 · **TW a)** 79-83 OA Krhs. Barmherzige Brüder Regensburg (Gresser) **b)** 83-86 OA Unfallchir. Abt. ebd. (Gresser) **c)** Niedergel. · **S** 86 Niederlassung in Regensburg Gemein.-Prax. m. Dr. Theophil Schindler

Koch, Peter, Dr. med., Oberarzt, Marienhospital Papenburg, Hauptkanal rechts 75, 2990 Papenburg 1 · *10.06. 44 Berlin · A 69, Berlin · D 69, Berlin · **FG** Chirurgie 09/74 · **TG** UnfChir 11/87 · **TW a)** 69-76 Chir. Abt. Kreiskrhs. Mühlhausen/Th. (Richter, Brandt) · 76-86 Abt. Sporttraumatol. Chir. Klin. Städt. Krhs. Berlin-Pankow (Franke) · 87 Chir. Abt. Ludmillenstift Meppen (Hannak) · Seit 88 Chir. Abt. Marienhosp. Papenburg (Frese) **b)** 76-86 Abt. Sporttraumatol. Chir. Klin. Städt. Krhs. Berlin-Pankow **c)** OA Chir. Abt. u. Ermächtigg. d. KV f. Handchir., Plast.-rekonstrukt. Chir. u. Mikrochir.
ZV Akut Altersappendizitis b gleichzeitiger Infarzierg d Omentum majus. Z Ärztl Fortbild 72, 384-385 (1978) · Doppelseitige einzeit Achillessehnenrupt. Beitr Orthop Traumatol 25, 394-397 (1978) · Op Techn e modif Doppelbolzg b medialer Schenkelhalsfrakt. Zentralbl Chir 104, 187-189 (1979) · Überblick üb 10 Jahre op Bhdlg benig Gallenwegserkrkgn i e Versorggskrhs. Z Ärztl Fortbild 73, 512-514 (1979) · Modif Doppelbolzg b medialer Schenkelhalsfrakt. Beitr Orthop Traumatol 26, 146-150 (1979) · D Zuggurtungsosteosynth - e Möglichkt d op Knochenbruchbhdlg. Med u Sport 19, 90-92 (1979) · Pflege u Bhdlg b chron-entzündl Darmerkrkgn. Heilberufe 33, 96-98 (1981) · Epidemiol Aspekte v Knorpelschäden a Kniegelenk. Z Alternsforsch 41/1, 27-30 (1986)
BV Untersuchgn üb d eisenresorptionshemmende Wirkg d exokrinen Pankreas. Inaug Diss Berlin 1969

Köckerling, Ferdinand, Priv. Doz. Dr. med., Oberarzt, Chir. Klin. m. Poliklin. Univ. Erlangen-Nürnberg, Maximiliansplatz 1, 8520 Erlangen · *28.10. 53 Delbrück · A 81, München · D 82, Erlangen · **AG** 06/83-08/84 Orthopäd. Univ.-Klinik Erlangen · **FG** Chirurgie 06/88 · H 89, Erlangen · **TW a)** 88-04/89 StatArzt Abdom.- u. ThChir. **c)** Seit 89 OA Abdom.- u. ThChir.
ZV D funktion Anat u Biomechanik als Verständnisgrundlage d posttraumat Arthrose d ob Sprunggelenkes. H Unfallheilkd 174, 88 (1984) · Gefäßanatom Grundlagen d Chir d terminalen Ileum. Langenbecks Arch Chir 366 (Kongressber), 551 (1985) · Erg mikrochir Wiederherstellg peripherer Nerven unt Verwendg e funkt anatom Nachuntersuchgsverfahrens. Handchir Mikrochir Plast Chir 17, 75 (1985) · Karzinoidtumoren - Therap u Erg. Fortschr Med 104, 171 (1986) · D chir Therap d Gallenblasenca. Chirurg 59, 236 (1988) · Histolog Überraschgsbefund b Appendektomie: Karzinoidtumor. Chir Praxis 29, 41 (1988) · Gefäßanatom Grundlagen d Zweitresekt an d Leber na Regenerat. Langenbecks Arch Chir [Suppl] 121 (1989)
BV Funktion anatom u pathomechan Grundlagen d Schultergelenksluxat. In: Biomechanik d gesunden u kranken Schulter. Stuttgart: Thieme 1985 · Z Pathoge-

nese u op Therap d Rotatorenmanschettenruptur. In: Schmerzsyndrome d ob Extremität. Buchreihe für Orthopädie u Orthopäd Grenzgeb Bd 13. Med Literarische Verlagsgesellschaft Uelzen 1986 · Emergency surgery for carcinoid tumors of the gastrointestinal tract. In: Emergency surgery. Trends, techniques, results. München: Zuckschwerdt 1986 · Biliary fistulae and gallstone ileus. In: Proc 8th Int Congr of Emergency Surgery. Bologna: Monduzzi 1987 · Anatomical basis of segment-oriented resection of the liver. In: Digestive surgery: liver and biliary tract. Bologna: Monduzzi 1988 · Isolated splenic vein thrombosis as complication of pancreatic disease. In: Endocrine surgery. Bologna: Monduzzi 1988 · Biliäre organ Ursachen d „Postcholezystektomie-Syndroms". In: Postop Folgezustände - Pathogen, Diagnost, Therap. Wien: Ueberreuther 1988

Köfüncü, Ömer Ayhan, Dr. med., Ege Univ. Izmir, Facharzt f. Chirurgie, I. Chir. Abt. Allg.Krhs. Barmbek, Rübenkamp 148, 2000 Hamburg 60 · *10.03. 39 Isparta/Türkei · A 64, Izmir · 88, Hamburg · D 64, Izmir · **AG** Prakt. Chir. · **FG** Chirurgie 03/69 (Türkei) · Chirurgie 04/74 (BRD) · **TW a)** 64-67 Izmir Chir. Klin. d. Univ. Ege (Kocaoglu) · 67-69 Chir. Abt. Sozialvers.-Krhs. ebd. (Sengel) · 71-76 Chir. Abt. St. Marien-Hosp. Hagen (Marx) **b)** 01/79-12/80 Gelenkschir. Endo-Klin. Hamburg (Buchholz) · AssArzt I. Chir. Abt. Allg.Krhs. Hamburg-Barmbek (Raschke) **c)** Facharzt f. Chir. · **S** 69 Chefarzt Chir. Abt. Sozialvers.-Krhs. Soma/Türkei · 69-71 Chefarzt Chir. Abt. Militärkrhs. Isparta/Türkei
ZV Hirntumoren. Kleine Erscheingn, Meth u Diagnost u Op. Diss 1964 · Aneurysma d Aorta Abdom: Äthiol, Pathol u Op. Ärztl Mittl d Univ Ege 1967 · Herzbeuteltampon: Ätiol, Pathogen u Therap. ebd 1968 · Fallotsche Tetralogie. Op na Blablok. ebd · Z Bedeutg d pathol Leberfunde b Magen-duodenal Ulkus. Diss 1969 · Nebenmilz i Scrotum. Bull of Güthane Military Med Acad 1972 · Karzinoid d Appendix. Izmir Devlet Hst Mecmuas XV, 465 (1977) · Acetabulumfrakt. ebd XVII/3, 712 (1979) · Klin Prüfg e Kombinatbhdlg m Minocyclin, Triamcinolon u Streptoleinase b akut u chron unspez Adnexitis. ebd XVIII/1, 74 (1980) · Ozon als zusätzl Maßnahme i d sept Chir. ebd XVIII/1, 77 (1980) · D geschichtl Entwicklg u d Indikat d total Hüftgelenksendoprothes. ebd 233 (1980) · D konserv Bhdlg d kindl Femurschaftfrakt auf d Weber-Bank. ebd XIX/1, 45 (1981) · D idiopath Hüftkopfnekrose b Erwachsenen, deren Gegenwart d CT. ebd XXII/1, 89 (1984) · Mechan Ileus als Komplikat b vord Beckenfrakt. Zentralbl Chir 109, 431-432 (1984) · Bhdlg na Reamputat e Vorfußes. Informat u Fallbeispiel, Teil I. Fa Merck · D doppelte, gleichzeitige Luxat a e dreigliedrigen Finger. Chirurg 56, 749-750 (1985) · Wundheilg na schwere Verbrenng ohne Hauttransplant. Wunden 7 (1987)

Kogel, Helmut Christian, Priv. Doz. Dr. med., Oberarzt, Abt. Gefäß-, Thorax- u. Herzchir. Univ. Ulm, Steinhövelstraße 9, 7900 Ulm · *02.03. 51 Aachen · A 77, Aachen · D 76, Aachen · **FG** Chirurgie 83 · **TG** GefChir 89 · H 89, Ulm · **TW a)** 76-78 Chir. Abt. RWTH Aachen (Reiferscheid) · 78-80 Kreiskrankenanst. Chir. Grevenbroich (Willmen) · 80-82 Chir. Univ.-Klin. Köln (Pichlmaier) · 82-85 Ltd. OA Abt. Chir. Kreiskrhs. Gre-

venbroich, Akad. Lehrkrhs. RWTH Aachen (Willmen) **b)** Seit 86 Abt. Gefäß-, Thorax- u. Herzchir. Univ. Ulm (Vollmar) **c)** OA Abt. Gefäß-, Thorax- u. Herzchir. Univ. Ulm
ZV Verändergn v Serumparametern i Verlauf d hohen Dünndarmverschl. Coll Chir Amstelodamense (1975) · Diffdiagnost u Operationstaktik b d Relaxatio diaphragmatica d Erwachsenen. Aktuel Chir 13, 6, 353–364 (1978) · D sog Pseudocarpaltunnelsyndrom. ebd 14, 295–300 (1979) · D Bedeutg 1,5%iger Aminosäurel i d postop Phase. Notabene Medici 9, 1225–1228 (1979) · D Bedeutg d Strukturverändg parenchymatöser Organe d Dünndarmileus u i therapeut Konsequenzen. Z Exp Chir 12, 154–162 (1979) · Chir Probl b Duodenaldivertikel. Chir Praxis 27, 195–202 (1980) · D Bündelnagel als Altern i d Behandlg medialer Schenkelhalsfrakt. Zentralbl Chir 105, 794–799 (1980) · Chron rez Invaginationsileus unt d Maske e Colitis ulcerosa. Chir Praxis 27, 66, 365–413 (1980) · Chir Probl i d Behandlg d Xanthofibrinogranulomatose. ebd 30, 215–220 (1982) · Diagn, Therap u Progn d malignen Schwannoms. ebd 30, 173–178 (1982) · Diagn d Struma maligna. ebd 30, 599–604 (1982) · Kryotherap d Mastdarmkrebses. ebd 31, 633–638 (1983) · Lok Behandlg Verfahren b Mastdarmkrebs. Therapiewoche 34, 544–554 (1984) · D aorto-enterische Fistel – e selt aber wichtige Ursache gastrointest Bltgn. Dtsch Med Wochenschr 111, 1892–1896 (1986) · Thrombogenität künstl Blutleiter i Carotis-Kurzzeittest. Vasa 17, 177–186 (1988) · The role of vascular grafts with higher porosity in venous reconstruction. J Cardiovasc Surg [Suppl] 29, 4, 57 (1988)
BV D Wirkg v Neostigmin auf d Funkt d Sphincter Ileo-coecalis. Diss Med Fakultät d RWTH Aachen 1976 · Immunolog Aspekt b Dünndarmileus i Tierexp. Symp Marburg 1976. In: Ileus. Stuttgart: Thieme 1978 · Nachsorge na op Bhdlg b d Hyperthyreose. In: Fortschr d endokrinolog Chir. 2 Endokrinol-Chir Symp Mainz 1980. Stuttgart: Thieme 1981

Kohaus, Heinrich-Maria, Prof. Dr. med., Chefarzt, Chir. Abt. Marienhosp. Gelsenkirchen, Virchowstr. 135, 4650 Gelsenkirchen · *17. 12. 43 Havixbeck · A 72, Münster · D 71, Münster · AG 77–83 Chir. Endoskopie Münster · FG Chirurgie 12/77 · TG UnfChir 12/81 · ZB Sportmed. 04/78 · H 82, Münster · P 87, Münster · TW **a)** 77–83 Chir. Univ.-Klin. Münster (Bünte) **c)** Chefarzt Chir. Abt. · S Seit 83 Chefarzt Chir. Abt. Marienhosp. Gelsenkirchen
ZV D Verhalten v Dacronprothesen als Interpositmaterial b portal Seit-zu-Seit-Shunt. Z Gastroenterol 18/3, 161–166 (1980) · D Ruptur d Musculus ileopsoas: Sympt u Diffdiagn e seltenen Verletzg. Unfallheilkunde 83, 127–129 (1980) · Claviculafrakt – Indikat z konserv u op Bhdlg. Dtsch Z Sportmed 31/4, 114–120 (1980) · D Acromioclaviculargelenkssprengg – Unfallmechanismus u op Therap. Sportmedizin 7, 177–180 (1981) · Klin Erfahrgn u tierexptelle Untersuchgn d Hämodynam m Messgn d lokalen Gewebe-PO₂ d Leber v u na Applikat v TGLVP. Langenbecks Arch Chir [Suppl] Chir Forum 275–278 (1981) · D Indikat z op u z endoskop Implantat e Endoprothese b inoperablen Ösophagusca. Chir Praxis 29, 603–608 (1981/82) · D adjuvante Therap d gastrointestinalen Blutg m d Vasopressinderivat: Triglycyl-Lysin-Vasopressin (TGLVP) – Glycylpressin®. Therapiewoche 31, 8633–8634 (1981) · Therap

d akut Ösophagusvarizenblutg. Fortschr Med 101/12, 528–531 (1983)
BV Vergl v Komplikathäufgkt u Kosten zwisch op u endoskop Implantat e Häringtubus. In: Chir d Oesophagus · D Sauerstoffspanng d Leber na Applikat v Triglycyl-Lysin-Vasopressin (TGLVP – Glycylpressin®). Sammelband d 3 Arbeitstagg f Exptelle u Klin Hepatol, Marburg. Stuttgart: Schattauer 1981 · D Verhalten v Gefäßersatzmaterial i portal Syst b Hund – Heterol Gefäßersatz bovinen Ursprungs – Dacron-Prothese – Mit Spirale wandverstärkte PTFE-Prothese. In: ebd · Vasopressor Therap v Oesophagusvarizenblutgn. Tierexptelle u klin Erfahrgn. In: Exptelle u klin Hepatol. Stuttgart: Schattauer 1984 · Glycylpressin-Studien. In: D Oesophagusvarizenblutg. Bad Oeynhausen: TM-Verlag · Vergl hämodynam Messgn einschl Gewebe-pO₂-Messg auf d Leber unt Vasopressin u TGLVP. In: Klin Sauerstoffdruckmessg 1984 · Comparative hemodynamic measurements including tissue pO₂ measurements in the liver under vasopressin and triglycyl-vasopressin. In: Clinical oxygen pressure measurement. Berlin: Springer 1986

Köhl, Ludwig, Dr. med., niedergel. Chirurg u. D-Arzt, Altendorfer Str. 311, 4300 Essen 1 · *22. 09. 39 Essen · A 67, München · D 65, München · AG Truppenarzt Geb. Jg. Btl. 222 Mittenwald 05/67–04/68 · Chir. Klin, Krupp-Krhs. Essen 05/68–04/73 · FG Chirurgie 05/73 · TG UnfChir 07/77 · TW **a)** 73–81 Klin. Allg. Chir. u. Traumatol. Alfried Krupp-Krhs. Essen (Kort) **c)** Niedergel. Chirurg u. D-Arzt · S Seit 07/81 Niederlassung Essen
ZV Erg d Konserv u op Bhdlg d Schienbeinkopfbrüche. Diss München 1965

Kohler, Friedbert, Dr. med., niedergelassen u. Belegarzt, Museumstr. 27–29, 2000 Hamburg 50 u. Michaelis-Krhs., Am Weiher 7, 2000 Hamburg 20 · A 73, Hamburg · D 73, Hamburg · AG Gynäkol. · UnfChir. · Endoprothetik · FG Chirurgie 01/80 · TG UnfChir 01/80 · TW **a)** 80–85 OA Allg. Krhs. Hamburg-Altona (Kirschner) **c)** Niedergel. u. Belegarzt · S Seit 86 Niederlassung als Chirurg u. Unfallchirurg Hamburg

Köhler-Rocholl, Ingrid, Dr. med., Med.-Dir., Rathausstr. 11a, 5014 Kerpen-Horrem · *23. 01. 44 Plauen/V. · A 71, Stuttgart · D 71, Tübingen · FG Chirurgie 01/79 · TW **a)** 79–80 Städt. Krhs. Leverkusen (Grözinger, Rahmel) **c)** Chir. Gutachtertätigkeit · S Seit 88 Niederlassung, Kerpen-Horrem

Köhne, Klaus, Dr. med., Chefarzt, Kreiskrhs., Rheingauer Str. 64, 6228 Eltville · *11. 01. 35 Siegen/Weidenau · A 65, München · D 65, Würzburg · FG Chirurgie · TG UnfChir 74 · TW **a)** 71 Krankenanst. Krefeld (Schega) **b)** UnfChir.: Städt. Klin. Wiesbaden (Wegehaupt) **c)** Chefarzt Chir. · S Seit 77 Chefarzt Chir. Abt. Kreiskrhs. Eltville

Köhnlein, Heinz-Edzard, Prof. Dr. med., Leitender Arzt. Med. Dir., Schreiber Klinik, Scheinerstr. 3, 8000 München 80 · *26. 05. 29 Wünschelburg · A 53, München · D 53, München · AG Verbrenngn · PlastChir. · Transplantat. · FG Chirurgie 62 · Urologie 68 · TG Plastische Chirurgie 79, UnfChir 73 · ZB Naturheilverfah-

ren 81 · **H** 64, Freiburg i. Br. · **P** 70, Freiburg i. Br. ·
TW a) 62–74 OA Chir. Freiburg, ab 70 Abteilungsleiter
· 62, 63, 67, 68 Studienaufenthalt, State Univ. of New
York **b)** PlastChir. zuletzt Ass. Prof. · 64 Sahlgrenska
Sjikhuset Göteborg **c)** Chefarzt, Medizinischer Dir. ·
S 70 Abt. Leiter PlastChir. Freiburg · 74 Dir. Chir.
Klin. II d. Med. Hochschule Hannover · 79 Chefarzt f.
Chir. Kreiskrhs. Türkheim · 84 Leiter Abt. f. Unfall-,
Hand- u. PlastChir. d. Schreiber Kliniken, München
ZV 140 wissenschaftl Arbeiten, Hauptthemen: Trans-
plantationsforschg u 290 veröffentl Kongressvorträge
BV D Traumatol d Kniegelenkes. Stuttgart: Thieme
1962 (Spanische Übersetzg 1963) · D Möglichktn d Ho-
mio-Hetero- u Allotransplantat b d Behandlg d Schwer-
verbrannten. Beiheft z Monatsschrift f Unfallheilkd.
Berlin: Springer 81, 1965 · Frakturenfibel Compere
Banks. Stuttgart: Thieme 1966 · Erste Hilfe, Lehrb,
6 Aufl. Stuttgart: Thieme 1973 (Japanische Übersetzg
1973) · Chir u Urol. Im: Hanb f Krankenschwestern-
Ausbildg, 5 Aufl. Stuttgart: Thieme 1983 · Plast Chir u
Transplantatslehre. In: Lehrb f Chir, 2 Aufl. Stuttgart:
Schattauer 1981 · Versorgg versch Verletzgsformen. In:
Chir d Gegenwart, Bd 40, Unfallchir. München: Urban
& Schwarzenberg 1977 · Plast Chir u Verbrenngn. In:
Lehrb f Chir, 3 Aufl. Berlin: Springer 1979 · Spez Me-
thod d Behandlgspflege. München: Urban & Schwar-
zenberg 1980 · Leitf d Handchir. München: Urban &
Schwarzenberg 1980

Kolde, Hermann, Dr. med., i. R., Weg zum Resum 4,
4460 Nordhorn · *27. 03. 21 Bersenbrück · **A** 47, Mün-
ster · **D** 45, Leipzig · **FG** Chirurgie 52 · **TW a)** 47–50
Ass. Chir. Abt. Marienkrhs. Nordhorn · 50–57 Chir.
Univ.-Klin. Göttingen **b)** 46–47 Ass. Inn. Abt. Marienkrhs. Nordhorn **c)** i. R. · S 57–66 Chefarzt Chir.
Abt. Marienkrhs. Nordhorn · 67–77 Niederlassung als
FA f. Chir.
ZV Diffdiagn u Bhdlg d Bluttransfusstörgn. Dtsch Med
Wochenschr 1953 · Anwendg d kontroll Hypothermie b
schwerer Peritonitis. Chirurg 1955 · Diagn d sog Peri-
arthritis humeroscapularis. Dtsch Med Wochenschr
1955 · Bhdlg d sog Perisrthritis humeroscapularis. ebd
1956 · Defibrillat d Herzens. Thoraxchir 1955 · Zwi-
schenfälle b exp extracorp Kreisl. ebd 1956 · Vor- und
Nachteile d Oberflächen- und intravasal Untkühlg.
Langenbecks Arch Chir 1956

Köle, Wolfgang, Univ. Prof. Dr. med., Primararzt u.
Vorstand i. R., Drosselweg 10, A-8010 Graz · *18. 11. 19
Obdach/Steiermark · **A** 45, Innsbruck · **D** 45, Inns-
bruck · **AG** Patholog. Anat. · Pulmologie · **FG** Chirur-
gie 10/53 · **H** 56, Graz · **P** ao. 62, Graz · o. 81, Graz ·
TW a) 45 Chir. Gyn. Abt. Krhs. Wolfsberg/Kärnt.
(Rainer) · 45–61 Chir. Univ.-Klin. Graz (Winkelbauer,
Spath) · 56–61 1. OA ebd. · zwztl. 50 Zentralrö.-Inst.
ebd. (Leb) · 51 Univ.-Frauenklin. ebd. (Navratil) **b)** 51
Chir. Abt. Städt. Krhs. Oslo Ulleval (Semb) · 51 Chir.
Klin. Stockholm Sabbatsberg-Krhs. (Crafoord) · Chir.
Univ. Klin. Oslo Reichshosp. (Holst) · 51 Chir.
Univ.-Klin. Zürich (Brunner), in den letzten 4 Kliniken
Thoraxchirurgie · 52 II. Med. Abt. Graz (Greif) u. · 52
Urolog. Abt. ebd. (Herbst) **c)** Primararzt u. Vorstand
i. R. · niedergelassener FA f. Chir. · S 61–85 Primararzt
(Chefarzt) II. Chir. Abt. d. A. Ö. Landeskrankenhauses
Graz · Seit 62 Niederlassung als Facharzt f. Chir.

ZV Beitrag z Chir d Perforationsperitonitis b Typhus
abdominalis. Wien Med Wochenschr 96, 360 (1946) · Z
Frage d Resekt d kardianahen Magengeschwüres. Zentralbl Chir 75, 611 (1950) · Beobachtgn u klin Erfahrgn
an 372 Tetanusfällen. Langenbecks Arch Chir 269, 37
(1951) · Ü d weitere Schicksal d mit Knochentrepana-
tion u Penicillininstill behand akut Osteomyelitis. ebd
272, 201 (1952) · D Dekortikat i d chir Bhdlg d Lungentuberkulose. ebd 275, 191 (1953) · Histolog Untersuchg
b Wandverändergn d extrafaszialen Pneumothorax. Z
Tbk 104, 238 (1954) · D traumat Ruptur d normalen
Milz, e exptelle Studie z Mechanik ihrer Entstehg. Langenbecks Arch Chir 278, 345 (1954) · Z Resekt d Ductus choled und hep wegen prim Karz. Zentralbl Chir 79,
1935 (1954) · Z Monobloc-Res ausgedehnter Magenca.
Langenbecks Arch Chir 280, 397 (1955) · Z typischen
Leberresektion. Wien Klin Wochenschr 68, 232 (1956) ·
Uns Erfahrg u Erg i d op Bhdlg d Speiseröhrendivert.
Zentralbl Chir 81, 1963 (1956) · E neue Mensur z Tem-
peraturmessg v Lösgn f op Zwecke. Chirurg 28, 383
(1957) · Ü d Anwendg e neuen Doppelsonde i d Ma-
gen-Speiseröhrenchir. ebd 29, 277 (1958) · D idiopath
Kardiospasmus u s chir Therap m transthorak Ösopha-
gokardiomyotomie. El Dia Med Buenos Aires 38, 1145
(1966) · Z op Ther d Anus vaginalis. Kongrber Österr
Ges Chir 497 (1969) · D Cysticusstumpf-Syndrom. Langenbecks Arch Chir 334, 293 (1973) · Z Diagn u Therap
d Insulinoms. Acta Chir Austriaca 10, 137 (1978) ·
Transabd zirkumrekt Anwendg d Schmidt-Plastik m
freitransplant autolog körpereig Darmmuskulatur b
kompletter Analsphinkterinkontinenz. Chirurg 56, 276
(1985) · Neue Wege b d Anlegg e kontinenten Kolostomie u i d Bhdlg d Inkontinenz. Prakt Arzt 39, 1388
(1985) · Geschichte d Magenchir. Acta Chir Austriaca
21, 119 (1989)
MH Chir Lehrb f Studierende d Med u Ärzte. 1 Aufl
1977, 2 Aufl 1979, 3 Aufl 1980, 4 Aufl 1983, 5 Aufl 1986,
6 Aufl. Berlin: Springer (im Druck)
BV D Resektionsmeth d palliat Opmeth u d Vagotomie.
In: Chir Therap d Magen-Duodenalulcus i d Schule v
Haberer. Wien: Springer 1950 · D Chir d Speiseröhren-
divertikels. Stuttgart: Enke 1956 · Völlige Neubearbeitg
u Herausgabe d 4-bändigen Werkes v V Orator: Grund-
linien z Chirstudium, Bd I: AllgChir, 20/21 Aufl 1961,
22/23 Aufl 1967. München: Barth · Bd II: Spez Chir,
27/28 Aufl 1960, 29/30 Aufl 1965 ebd · Bd III: Chir
Unfhlkd 18/19 Aufl 1962, 20/21 Aufl 1968 ebd ·
Bd IV: Kurze Chir Oplehre, 19 Aufl 1960, 20 Aufl 1965
ebd · Op a d Bauchdecke u b Unterleibsbrüchen. In:
Chir Oplehre, Bd IV/Kap 27. Leipzig: Barth 1973 ·
Anat u Topograph d extrahepat Gallenwege, Gallenblase u Zysten u Pseudozysten des Pankreas. In: Abdominalchir f d Praxis, Bd I. Leipzig: Barth 1988

Koller, Johann Franz, Dr. med., Oberarzt, Chir. Abt.
Städt. Krhs. Passau (Akad. Lehrkrhs. Techn. Univ.
München), Bischof-Pilgrim-Str. 1, 8390 Passau · *02. 06.
50 Büchlberg · **A** 77, München · **D** 76, München ·
AG 02/77–04/78 Bundeswehr · 05/78–12/85 Chir.
Klin. Univ. München, Klinikum Großhadern ·
FG Chirurgie 10/84 · **TW a)** 10/84–11/85 StatArzt
Thoraxchir. u. AllgChir. Chir. Klin. Univ. München Kli-
nikum Großhadern (Heberer) · Seit 12/85 OA Chir.
Abt. Städt. Krhs. Passau (Fischer) **c)** OA
ZV Phagozytose v zellwanddefekten Bakterien dur

menschl Makrophagen. Med Microbiol Immunol 161, 107 (1975) · D femoro-profundale Bypass. Langenbecks Arch Chir 362 (1984)
BV Postop Komplikat na Gastrektomie u Magenteilresekt b Magenca. In: Therap d Magenca. Weinheim: Edition Medizin 1984

Kolokythas, Argyris, Dr. med., Ltd. Oberarzt, Leopoldina Krhs., Gustav Adolf-Str. 8, 8720 Schweinfurt · *02. 02. 29 Achaikon/Griechenland · A 55, Athen · D 66, Würzburg · AG Allg.-, Unf.-, Gef.-, Thoraxchir.-, Uro.-Wien, St. Gallen/Altstätten, Hersfeld, Würzburg, Piräus, Schweinfurt · **FG** Chirurgie 02/63 · **TG** Thorax- u. KardiovaskularChir (Athen) 08/65 · **ZB** Sportmed. 07/70 · **TW a)** 05/55–06/58 StatArzt Wien (Salzer, Knoflach) · 07/58–03/60 OA St. Gallen/Altstätten (Blöchinger) · 04/60–03/61 StatArzt Bad Hersfeld (Stengel) · 04/61–11/68 StatArzt AllgChir., GefChir. Univ. Würzburg (Wachsmuth, Carstensen) **b)** 01/62–06/68 StatArzt, Funktions-OA Lungenchir. Chir. Univ. Würzburg (Viereck) **c)** Ltd. OA Chir. Klin. (Böttger) · **S** 69–74 Dir. 2. Chir. Klin. d. Tzanion-Krhs. Piräus/Griechenland
ZV Erfahrgn m d intrakardialen Phonokardiographie i d Diffdiagn d angeb Herzfehler. J Cardiovasc Surg [Special] 133 (1964) · D Verhütg d postop Komplikat dur d doppelläufige Thoraxdrainage (in Griechisch). Kongrbd d Griech Ges Chir 6, 1149 (1968) · Les aspects kliniques des la ruptur traumatique de l'aorte. Kongrbd X Sem méd Balkanique, Belgrad 273 1970 · D traumat Rupt d thorakalen Aorta (Griechisch). 7 Kongrbd Griech Ges Chir 692 (1971) · Anomalien d Bronchialbaubes. I Kongrbd d Studienges f kong Mißbildgn (Griechisch) 1971 · Surgical approach to the kidney by posterior incision. II Kongrber d Griech Urol Ges (Griechisch) 615 (1972) · La section lombaire postérieure dans le traetement de la lithiase rénale. Arch Union méd Balkanique XI, 867 (1973) · Sur la chirurgie du canal de Botal et le rétrécissement de l'isthme aortique. ebd XI, 57 (1973) · Trasylol oder nicht i d Chir? 8 Kongrbd d Griech Ges f Chir (Griechisch) 1973 · Malignant horn of the face. Kongrbericht d II panhellen dermatolog Kongr (Griechisch) 1973 · Lungennocardiose m multipl Absceßmetastasen. Langenbecks Arch Chir Kongrbd 334, 965 (1973) · D in situ Chir d Korallensteinbildg d Niere. Kongrbericht Österr Ges Chir 460 (1973) · Fundopexie b Hiatushernien (Modif na Kümmerle). Langenbecks Arch Chir Kongrbd 337, 829 (1974) · Erg d konservat Bhdlg d Bronchialkarzinome – Auswertg v üb 700 Fällen. Kongrbericht Österr Ges Chir 226 (1974) · Unsere Taktik z Bhdlg d Mammakarzinoms. Kongrbd Griech Ges Chir (Griechisch) 1974 · Z totalen Ersatz d Speiseröhre na Resekt oder als Überbrückg. MMW 117, 1537–1540 (1975) · Dringl Herzversorgg b Messerstichverletzgn d linken Ventrikels. Kongrbericht Österr Ges Chir I/285 (1978) · D posteriore Thorakotomie als Vorzugsmeth i d Chir d Lunge u d Aorta descendens. ebd 220 (1979)
BV Verletzgn d Thoraxgef. In: Traumatol i d Chir Praxis. Berlin: Springer 1965 · Verletzgn d thorakalen Aorta. In: ebd

Kolpak, Robert, Dr. med., Chefarzt, Kreiskrhs., Krankenhausstr. 1, 8572 Auerbach · *10. 11. 41 Leipzig · A 68, Erlangen · D 68, Erlangen · **FG** Chirurgie 76 · **TW a)** 76–79 I. Chir. Klin. Klinikum Nürnberg (Holder) **c)** Chefarzt Chir. Abt. · **S** Seit 02/89 Chefarzt Chir. Abt. Kreiskrhs. Auerbach

Koneczny, Oskar, Dr. med., Ltd. Chirurg, Chir. Klin. Dr. Morlok, Breite Str. 34, 7406 Mössingen · *23. 02. 34 Radautz/Rumänien · A 61, Stuttgart · D 59, Freiburg/Br. · **AG** Anästhesie · UnfChir. · Handchir. · **FG** Chirurgie 06/67 · **TW a)** 67–69 OA in Lingen/Ems, Friedrichshafen, Wiesbaden · 69–88 Ltd. Chirurg Gemeinschaftskrhs. Herdecke **c)** Ltd. Chirurg, niedergel. · **S** 69–88 Ltd. Chirurg Gemeinschaftskrhs. Herdecke · Seit 01/89 Niederlassung u. Ltd. Chirurg Klin. Dr. Morlok Mössingen
ZV Echinococcus cysticus. Chirurg 9 (1963) · Traumat Wirbelsäulenschäden. H Unfallheilkd 1967 · Handverletzgn dur hochdruckbetriebene Maschinenwerkzeuge. Monatschr Unfallhkd 5 (1967) · Bhdlg d Wirbelsäulenkompressionsfrakt na Böhler. Z Unfallchir Versicherungsmed Berufskr 65, 135 (1972) · Rheumachir – Wiederherstellg d Seinsgestalt. Weleda-Korrespondenzblt f Ärzte 91 (1976) · Alternat z antibiot Wundbhdlg. Magaz f Health and Environment Oslo 1977 · Koriuminterpositionsplastik d Kniegelenks. MMW 1982 · Koriuminterpositionsplastik a Ellenbogen-, Hand- u Fußgelenken. ebd 1983 · Koriuminterpositionsplastik d Fußgelenkes. Unfallheilkunde 85 (1983) · Koriuminterpositionsplastik d Ellenbogen- u Handgelenkes. Handchir Mikrochir Plast Chir 17, 18 (1985) · D Koriumplastik d Handgelenkes. ebd 21/2, 79 (1989) · D Verwendg körpereig Haut (Lederhaut) i d Rheumachir. Rheuma-Magazin mobil 3 (1987)
MH Findings on total hip replacement for ten years. Aktuel Probl i Chir u Orthop, Bd 21 (1982)
BV Therapieerg d Endoprothetik a Kniegelenk. In: Endoprothetik a Kniegelenk. Stuttgart: Thieme 1985 · D Koriumplastik i d Gelenk- u Extremitäten-Chir. Stuttgart: Thieme 1986 · Film – Koriuminterpositionsplastik d Kniegelenkes – Biolog Rekonstrukt d Gelenkflächen mit körpereig Lederhaut. Göttingen: Inst f d Wissenschaftl Film Serie 7/1 (1986)

König, Dirk-Uwe, Dr. med., niedergelassen, Mossauerstr. 10, 6120 Erbach · *23. 04. 43 Schönewalde · A 73, Schotten · D 72, Erlangen · **AG** Handchir. · GefChir. · Urol. · Orthop. · Microchir. · **FG** Chirurgie 04/78 · **TW a)** 1. OA Franz-Hosp. Dülmen (Höß) · 1. OA Ev. Krhs. Gelsenkirchen (Zühlke) **b)** Plast. Chir. u. Verbrennungen, BG Unfallklin. Ludwigshafen (Zellner) · 04/74–06/76 Urol. Orthop., State Hosp. Windhoek/SWA **c)** Niedergel. Chir. u. D-Arzt · **S** Seit 10/82 Niederlassung Erbach

Königstein, Ralf, Dr. med., Assistenzarzt, Abt. Thorax- u. Gefäßchir. Univ. Ulm, Steinhövelstr. 9, 7900 Ulm · A 83, Homburg/Saar · D 86, Homburg/Saar · **AG** Ev. Krhs. Zweibrücken 12/83–04/89 · seit 04/89 Univ. Ulm · **TW c)** AssArzt

Konrad, Rainer Maria, Prof. Dr. med., Chirurg, Paracelsus Klin. Neuss Chir. Orthop. Fachkrhs., Hafenstr. 68–76, 4040 Neuss 1 · *03. 11. 27 Schwäbisch Gmünd · A 55, Düsseldorf · D 54, Tübingen · **FG** Chirurgie · **TG** Thorax- u. KardiovaskularChir 77, UnfChir 74 · **H** 62, Düsseldorf · **P** 67, Düsseldorf ·

S 72–76 Chefarzt Chir. Abt. Bethesda Krhs. Duisburg ·
77 Ltd. Arzt Chir. Klin. Städt. Klinikum, Duisburg
ZV Verwendg automat Nahtgeräte i d Lungenchir. Aktuel Chir 15, 95 (1980) · Soll d kleinzellige Bronchialca
op werden? Med Welt 31, 1087 (1980) · Traumat
Zwerchfellparesen. Unfallheilkunde 84, 80 (1981) · D
op Staging b Bronchial-Ca. Krebsmedizin 1, 107 (1980)
· Diagnost, Therap u Nachsorge v Pat m Bronchialca.
Therapiewoche 31, 6491 (1981) · Praeop Chemotherap
d Bronchial-Ca. Krebsmedizin 3, 23 (1982) · Lungen-
Ca in NRW. Ärztebl Rheinl-Pfalz 7, 330 (1982) · Klam-
mer-Nahtgeräte i d Chir. Dtsch Med Wochenschr 107,
676 (1982) · D Bedeutg d „Gesamtprogr z Krebsbe-
kämpfg" f d Krhswesen. Das Krankenhaus 5, 211
(1982) · Verwendg automat Nahtgeräte z Versorgg v Arterien u Venen i d Lungenchir. Aktuel Chir 17, 113
(1982) · Erg d postop Chemotherap d Plattenepithel-Ca
d Lunge. Med Welt 34, 569 (1983) · Erg d postop Chemotherap d kleinzelligen Bronchial-Ca. ebd 36, 104
(1985) · D Einfluß v fetal Mesenchym auf d Tumor-
wachstum i Tierexp. Cytobiolog Rev 1 (1985) · Besteht
e Zusammenhang zwisch d Luftbelastg dur Schadstoffe
u d Mortalität a Lungentumoren. Krebsgeschehen 3, 81
(1986) · Praeop (neoadjuvante) Chemotherap d kleinzelligen Bronchial-Ca. Zentralbl Chir 112, 157 (1987) ·
In vitro u in vivo Untersuchgn z antitumoralen Wirkg
fetaler Zellen. Cytobiol Rev 4, 147 (1987) · D intraop
Staging b Bronchial-Ca. Krebsmedizin 8, 41 (1987)
BV D op Staging b Bronchial-Ca. In: Komp Chir u Radiol Therap malig Tumoren. München: Urban &
Schwarzenberg 1981 · Adjuvante Chemotherap b nicht
kleinzelligen Bronchial-Ca. In: Erg chir Onkol. Stuttgart: Enke 1982

Konradt, Jochen, Prof. Dr. med., Chefarzt, Chir. Abt.
Städt. Krhs. Zehlendorf, Gimpelsteig 3/5, 1000 Berlin 37 · *01. 03. 41 Gleiwitz/Oberschlesien · A 70, Heidelberg · D 69, Heidelberg · FG Chirurgie 06/76 ·
TG GefChir 12/81 · H 79, Berlin · P 81, Berlin · TW
a) 09/70 Beginn chir. Ausbildung, Fürth (Gall) · Ab
10/73 wiss. Ass. Chir. Abt. Klinikum Steglitz d. FU Berlin (Franke) · 10/74 Ass. · 01/77 OA · 08/81 Ltd. OA,
bis 12/83 im Klinikum Steglitz der FU Berlin (Häring)
c) Chefarzt · S Seit 01/84 Chefarzt, Berlin

Köpf, Ralf Ingo, Dr. med., Oberarzt, Zentrum f. operati-
ve Med., I. Klin. f. Allgemeinchir., Baldingerstr.,
3550 Marburg · *08. 01. 36 München · A 62, München
· D 61, München · AG Chir. · GefChir. · FG Chirurgie
02/69 · TG GefChir 11/77 · TW a) Seit 69 Chir.
Univ.-Klin. Marburg (Hamelmann, Röher, Rothmund)
b) Seit 69 GefChir. Chir. Univ.-Klin. Marburg c) OA u.
Leiter GefChir.
ZV Z Bhdlg tiefer Becken- u Beinvenenthrombosen.
Med Welt 23, 1201–1204 (1972) · Temporäre Arterialisat d Venenstrombahn na op Thrombektomie. Bruns
Beitr Klin Chir 220/7, 719–724 (1973) · Embol Verschluß d Arteria mesenterica superior – e erfolgreich
behandelter Fall. Chirurg 44, 325–328 (1973) · D Arte-
riographie d unt Extremität. Dtsch Ärztebl 72/31,
2213–2220 (1975) · D isolierte Thrombose d Vena profunda femoris. Phlebol Proktol 5, 227–231 (1976) · D
Spätthrombektomie i d Bhdlg d Becken-Beinvenen-
thrombosen. ebd 6, 40–47 (1977) · Intraop Messg d periph Gefäßwiderstandes – E Parameter z Prüfg pharmakolog Prozesse. Folia Angiologica 25, 90–95 (1977)

Kopp, Klaus, Dr. med., niedergelassen, Lessingstr. 2,
6720 Speyer · *21. 03. 43 Speyer/Rhein · A 71, Stuttgart · D 71, Heidelberg · AG Arthroskopie · FG Chirurgie 01/77 · TG UnfChir 04/79 · TW a) Krhs. ev.
Diakonissen-Anstalt Speyer (Rein) · BG-Unfallklin.,
Ludwigshafen b) BG-Unfallklin. Ludwigshafen c) Nie-
dergel. Arzt f. Chir. u. Unfallchir. · S Seit 12/82 Nieder-
lassung Speyer
ZV D Fernnagelg. Schriftenr Unfallmed Taggn d LV
gewerbl BG 39 · D Arthroskopie d Kniegelenkes, Erg
na üb 300 Fällen. Unfallchirurgie 7/4, 198–200 (1981) ·
Haemarthros u Arthroskopie. ebd 8/3, 141–144 (1982) ·
D Schultereckgelenkssprengg – Diagnost, Therap, Erg.
Beitr Orthop Traumatol 29, 256–264 (1982)
BV D Versorgg pertrochanter Oberschenkelbrüche m d
Ender-, Simon-Weidner-Nägeln. Indikat. In: D alte
Mensch i d Chir. Berlin: Springer 1979 (Sonderdruck) ·
D Marknagelg u andere intrameduläre Osteosynth.
Stuttgart: Schattauer 1983 (Engl Veröffentlichg Saun-
ders/Schattauer 1986)

Körfer, Reiner, Prof. Dr. med., Dir. d. Klin. f. Thorax- u.
Kardiovaskularchir., Herzzentrum NRW, Georgstr. 11,
4970 Bad Oeynhausen, Ärztl. Dir. d. Krankenhausbe-
triebsgesellschaft, Bad Oeynhausen · *18. 01. 42 Kleve
· A 70, Oberhausen · D 70, Ulm · FG Chirurgie 12/75
· TG Thorax- u. KardiovaskularChir 09/79 · ZB Sportmed. 78 · H 79, Düsseldorf · P 83, Düsseldorf · TW
a) 75–79 Chir. Klin. Univ. Düsseldorf (Kremer, Bircks)
b) ThKardChir. · 79–84 Chir. Klin. B Univ. Düsseldorf
(Bircks) c) Dir. Klin. f. Thorax- u. Kardiovaskularchir. ·
S Seit 84 Dir. d. Klin. f. ThKardChir. Herzzentrum
NRW, Bad Oeynhausen
ZV Z Frage d Zeitintervalls zwisch Waterston-Anasto-
mosen u Korrekturop b Fallot'scher Tetralogie. Thoraxchir 22, 269 (1974) · Banding u Debanding b groß Ventrikelseptumdefekt. ebd 23, 441 (1975) · Erg d Palliativop b Trikuspidalatresie. Herz Kreisl 11, 355 (1979) ·
Chir Maßnahmen b angebor Anomal d Koronarart. ebd
12, 416 (1980) · Pulsatile vs non-pulsatile coronary perfusion in the fibrillating canine heart. ESAO Proc VII,
294 (1980) · Cardiac valve replacement and simultaneous myocardial revascularisation. Rev Latina 3
[Suppl 1] 44 (1982) · Erg d chir Bhdlg d Aorta ascen-
dens-Aneurysmas i Kindesalt. Herz Kreisl 14, 156
(1982) · Zweiteingr na Korrekt partiel Endokardkissen-
defekte (Indikat, Häufigkt, Erg). Z Kardiol 73, 269–272
(1984) · Op Revaskularisat b koronar Durchblutgsstörgn. Chir Praxis 34, 303–312 (1985) · Early and late
results after resection and end-to-end anastomosis of
coarctation of the thoracic aorta in early infancy. J Thorac Cardiovasc Surg 89, 4, 616–622 (1985) · Reliability
of intraoperative flow measurements to determine early
graft patency with simultaneous introduction of a new
method for distal coronary artery run-off capacity. J
Cardiovasc Surg 27, 1, 79–84 (1986) · Hochgrad Caro-
tisstenose b Pat m opwürdiger koronarer Herzerkrankg:
Häufigkt u therapeut Konzept. Z Kardiol 77 [Suppl] 113
(1988)
BV Determination of systolic and diastolic coronary
flow by videodensitometry. In: Advances in clinical cardiology. New York: Witzstrock 1980 · Herz. In: Intra- u
postop Zwischfälle, 2 Aufl. Stuttgart: Thieme 1981 ·
The influence of prosthetic valve replacement on the
natural history of severe acquired heart valve lesions: a

comparison of complications and clinical and hemodynamic findings after implantation of Björk-Shiley, St.-Jude-Medical, and other heart valve prostheses. In: Advcances in cardiac valves – clinical perspectives. York Medical Books 1983 · Inicdence, clinical findings and management of prosthetic valve malfunction. In: Update in heart valve replacement. Darmstadt: Steinkopff 1986 · Koron Herzkrht b Diabetik-Op u Diabetes. Schriftenreihe d Diabetes Akad Bad Mergentheim eV Bd 14 1988 · Aorta u Ductus arteriosus persistens. In: Kirschner'sche allg u spez Oplehre, Bd VI/2. Berlin: Springer im Druck

Korinth, Benno, Dr. med., Dr. med. dent., Chefarzt, Augusta-Krhs., Amalienstraße 9, 4000 Düsseldorf 30 · *06. 11. 28 Königsberg/Pr. · A 54, Heidelberg, Zahnmedizin · 55, ebd. Medizin · D 54, Heidelberg, Dr. med. dent. · 55, Dr. med. ebd. · AG Chir. · FG Chirurgie 12/63 · TG UnfChir 06/73 · ZB Unfallchir. 06/73 · TW a) 12/56–05/57 Chir. Univ.-Klin. Heidelberg (Bauer) · 07/57–06/58 Saint Vincent's Hosp. Toledo/Ohio/USA · 09/58–02/59 Chir. Univ.-Klin. Heidelberg (Bauer) · 03/59–04/65 St. Marienkrhs. Frankfurt/M. (Karcher, Klöss) · 05/65–02/70 Stadtkrhs. Offenbach (Grundmann) · Ab 03/70 Augusta-Krhs. Düsseldorf c) Chefarzt f. Chir. u. Unfallchir. · S Seit 03/70 Chefarzt Augusta-Krhs. Düsseldorf

Körner, Rudolf Friedrich, Prof. Dr. med., Chefarzt i. R., Ölmannsallee 7, 2418 Ratzeburg · *28. 12. 19 Erfurt · A 44, Freiburg/Br. · D 44, Freiburg/Br. · AG AllgChir. · Anästh. · Pharmakol. · Urol. · Onkol. · FG Urologie 58 · Chirurgie 02/62 · H 63, Freiburg/Br. · P 76, Hamburg · 80, Freiburg/Br. · TW a) 47–62 Chir. Univ.-Klin. Freiburg/Br. · 50 1/2 Jahr Chir. Univ.-Klin. Basel/Schweiz b) 51 Pharmakol. Inst. d. Univ. Freiburg · Urol.: 63–80 Ltd. Arzt d. Urol. Abt. BW Krhs. Hamburg · danach noch Chefarzt v. 2 onkologischen Kurkliniken c) Chefarzt i. R. · S 63–80 Ltd. Arzt Urol. Abt. BW Krhs. Hamburg · 80–87 Chefarzt von zwei onkologischen Kurkliniken
ZV 125 Veröff aus d Gebiet d Chir, Anästh, Urol u Onkol

Korthauer, Hans-Dietrich, Dr. med., Chefarzt, Kreiskrhs. Wolfhagen-Hessenklin., Am kleinen Ofenberg 1, 3549 Wolfhagen · *21. 06. 35 Wesel · A 62, Düsseldorf · D 61, Bonn · FG Chirurgie 72 · TW a) 72–73 Chir. Univ.-Klin. Göttingen (Peiper) · 73–75 Hessenklin. Wolfhagen (Witte) c) Chefarzt AllgChir. · S Seit 07/75 Chefarzt in Wolfhagen
ZV Lokale Fibrinolyse i d Chir. Med Klin 64, 626 (1969) · D fibrinolyt Reakt frischer Wundflächen. Med Klin 65, 1781 (1970)

Koschitzky, von, Gerd-Dieter, Dr. med., Niedergel. Chirurg, Grosser Graben 23, 3030 Walsrode · *15. 08. 47 Hamburg · A 77, Hamburg · D 86, Hamburg · AG AllgChir. · Thoraxchir. · GefChir. · UnfChir. · FG Chirurgie 08/86 · TW a) Bis 02/89 OA Chir. Abt. Kreiskrhs. Winsen, Winsen/L. (Nahrstedt) c) Niedergel. Chirurg u. D-Arzt · S Seit 02/89 Niederlassung Walsrode

Koslowski, Leo, Prof. Dr. med., em. Klinikdirektor, Kleiststr. 7, 7400 Tübingen · *29. 11. 21 Liebstadt/Ostpreußen · A 45, München · D 50, Hamburg · AG 45–48 Chir. · 48–49 Pathol. · 49–52 Chir. · FG Chirurgie 07/52 · TG UnfChir 07/72 · H 58, Freiburg/Br. · P 63, Freiburg/Br. · TW a) 52–56 Chir. Univ.-Klin. Göttingen (Hellner) · 56–67 Chir. Univ.-Klin. Freiburg (Krauß) · 68–87 Chir. Univ.-Klin. Tübingen b) UnfallChir. · 52–56 Chir. Univ.-Klin. Göttingen (Hellner) · 56–67 Chir. Univ.-Klin. Freiburg (Krauß) · 68–87 Chir. Univ.-Klin. Tübingen c) em. o. Prof. f. Chir. · S 67–68 Chefarzt BG-Klin. Ludwigshafen/Rhein · 68–87 Dir. Chir. Univ.-Klin. Tübingen
ZV Formalinkurzgerbg d Brandwunden. Chirurg 19, 357 (1948) · Exp Unters z Ätiol d Darmbrandes. ebd 21, 200 (1950) · Exp Untersuchg z Pathogen u Morphol d Crush-Syndr. Zentralbl Pathol 87, 49 (1951) · Üb erworb Traumaresistenz. Dtsch Med Wochenschr 558 (1959) · Histamin u Antihistam i d Chir. Langenbecks Arch Chir 295, 446 (1960) · Immun changes and therap effects o convalesc serum after injury by burns. Nature 200, 273 (1963) · Über d Wundheilg i örtl Blutleere. Chir i Fortschr Enke 1965 · Biomech u Biochem d Gelenkfrakt. Langenbecks Arch Chir 323, 480 (1965) · D Sichtg (Triage) b Massenkatastr. Katastroph Med 46 (1969) · D Knochenbruchbhdlg i Entwicklg u i Möglichkt. Universitas 6 (1977) · D Wert d hyperbar Sauerstoffs b d Bhdlg d Gasödems. Helv Chir Acta 44, 431 (1977) · Klin u Therap d Leberechinococc. Chirurg 50, 140 (1979) · Unfallchir ein falsch Etikett? Dtsch Ärztebl 77, 1338 (1980) · Probl n Strahl Therap i d Chir. Langenbecks Arch Chir 355, 173 (1981) · Lebensverläng a Aufg u Begrenz ärztl Handelns. Med Welt 32 (1981) · D Entwicklg d Chir seit d 2 Weltkrieg. Zentralbl Prakt Inn Med 332, 857 (1983) · D Probl d Radikal b d Bhdlg d Mamma-Ca. Chirurg 55, 189 (1984) · Knochenmetast – path Frakt. Chir Praxis 36, 87 (1986) · Ethik u Kostendämpfg. Chirurg BDC 27, 151 (1988) · D Wandel d Fakt Zeit i d Chir. Med Welt 40, 337 (1989)
MH Lehrb d Chir, 3 Aufl. Stuttgart: Schattauer 1988
BV Autolysekrankht i d Chir. Stuttgart: Thieme 1959 · D frisch Schädel-Hirn-Trauma a d Sicht d Allg Chir. Stuttgart: Enke 1970 · D posttraum Fettembolie. Stuttgart: Schattauer 1971 · Op Bhdlg d Brustdrüs Erkrankg. Breitner OpLehre II, 4. München: Urban & Schwarzenberg 1976 · Indikat Meth u Komplikat d Magenchir. In: Erkrkg d Magens. Stuttgart: Thieme 1977 · Burn injuries. Stuttgart: Schattauer 1979 · Chir Pathophysiol u Allg Chir. In: Chir i Wandel d Zeit. Berlin: Springer 1983 · Chir d Strahlenfolgen. München: Urban & Schwarzenberger 1984 · D Forschg a Mensch a d Sicht d Chir. In: Forschg am Mensch. Berlin: Springer 1985 · Kälte u Wärme. In: Klin Pathophysiol, 6 Aufl. Stuttgart: Thieme 1988

Kossen, Hans, Dr. med., Chefarzt i. R., niedergelassen, Johannisstr. 107/109, 4500 Osnabrück · *19. 07. 21 Sögel/Hümmling · A 48/45, Rostock u. Münster · D 49, Münster · AG Allg.- u. UnfChir. · FG Chirurgie 10/52 · TG UnfChir 72 · TW a) Assistenzzeit v. 45–51 · OA Ludmillenstift in Meppen, Johannishosp. Hamborn, Essen/Steele, Dreifaltigkeitshosp. Lippstadt · 60–82 Chefarzt Barbara-Hosp. Lütgendortmund c) Niedergel. Chirurg u. Unfallchirurg · S 60–82 Chefarzt in Lütgendortmund/Dortmund · Seit 83 Niederl. Osnabrück

Kothe, Klaus Wolfgang, Dr. med., Assistenzarzt, Chir. Abt. Städt. Krhs., Söllnerstr. 16, 8480 Weiden · *16.03. 51 Erlangen · **A** 80, Erlangen · **D** 82, Erlangen · **AG** Allg. u. UnfChir. · **FG** Chirurgie 10/87 · **TW a)** StatArzt AllgChir., StatArzt Abt. Unfall- u. Wiederherstellungschir. **c)** StatArzt AllgChir. u. Abt. Unfall- u. Wiederherstellungschir.; verantwortl. Arzt Zentralambulanz, Notarztdienst, Konsiliartätigkeit

Kothen von, Waltraut, Dr. med., Oberärztin, Städt. Krhs. Bietigheim, Riedstr. 12, 7120 Bietigheim-Bissingen · *18.12. 31 Wiesbaden · **A** 78, Mainz · **D** 76, Tübingen · **AG** Chir. Verbronngn · Katastrophenmed. · **FG** Chirurgie 05/83 · **TW a)** Abt. Allgemeinchir. Städt. Krhs. Bietigheim-Bissingen (Heimberger) **c)** OA
ZV Bekleidgstext u Verbrenngn. Dtsch Med Wochenschr 44, 1627 (1976) · Neuere Entwicklgn i d Forschg u Behandlg v Verbrenngn. Med Klin 28, 1495 (1977) · Kleiderbrände u Verbrenngn. Melliand Textilber Int 615 (1977) · Primärversorg groß Weichteildefekte b Frakt. Aktuel Traumatol 8, 341 (1978) · Med Aspekte d Brennverhaltens v Bekleidgstext. Lenzinger Ber 45, 197 (1978) · Katastrophenmed Aspekte b Unfällen m Verbrenngsverletzten. Rettungssan 2, 13 (1979) · Möglichk u Grenz d Lufttransportes infektionskranker Pat. Einsatz-Infor DRF 4, 20 (1979)

Kotter, Alois, Prof. Dr. med., Chefarzt, Vinzentius-Krhs., Cornichonstr. 4, 6740 Landau i. d. Pfalz · *18.02. 31 Donauwörth · **A** 56, München · **D** 58, München · **AG** Chir. · Inn. Med. · Gynäkol. · Strahlenhlkd. · phys. Therap. · **FG** Chirurgie nicht angegeben · **H** 70, Saarbrücken · **P** 71, Saarbrücken · **TW a)** Rot-Kreuz-Krhs. I München (Lang) · Chir. Univ.-Klin. Homburg **b)** Gynäkol. (Bauer) · Strahlenhlkd, physikol. Therap. München (v. Braun-Behrens) **c)** Chefarzt Chir. · **S** Seit 70 Chefarzt Chir. Abt. Vinzentiuskrhs. Landau
ZV Exptelle Untersuchgn üb d Verwendg e Gewebeleims b d Nobleschen Darmplikatur. Symp Wien 1967. Kongreßbd Verl d Wien Akademie 1968 · Sulla diagnostica della rottura dell'aorta nei traumi chiusi del torace. Arch Atti Soc Ital Chir II (1966) · Il trattamento dell'occulusione recidiva da aderenze con la plicatura intestinale secondo Noble. ebd (1968) · Indicazioni e tecnica operatoria nel carcinoma del retto. ebd · Schlagaderverletzgn. Saarl Ärztebl 21/10, 498 (1968) · Spontane cholecystocolische Fistel. Med Welt 20, 438–439 (1969) · D Noblesche Darmplikatur. Zentralbl Chir 11, 352ff (1969) · Diagn u Therap d arteriel Durchblutgsstörg d Extremitäten. Ärztebl Rheinl-Pfalz 1969 · Probl b d Therap d Enteritis regionalis. Zentralbl Chir 22, 741 (1969) · Probl b d Verwendg v Gewebeklebern a periph Nerven. Symp Innsbruck 1969. Kongreßbd. Verl d Wien Akademie 1969 · Darstellg d Gewebeklebers i histolog Bild. ebd

Kouba, Rudolf, MUDr., niedergel. Chirurg, Fr.-Ebert-Anlage 12, 6900 Heidelberg · *11.03. 29 Opava/CSSR · **A** 77, Stuttgart · **D** 56, Brno CSSR · **AG** 56–57 Orthop. · 57–61 Chir. Opava · **FG** Chirurgie 10/59 · **TW a)** 61–63 OA Allg. Chir. Kamenz/DDR · 65–71 OA Allg. Chir. Opava/CSSR · 76–77 OA Chir. Klin. Dr. Becker Bad Krozingen **c)** Niedergel. Chirurg · **S** 64–65 Chefarzt Chir. Klin. u. Poliklin. Rüdersdorf/DDR · 71–75 Chefarzt Chir. Klin. u. Poliklin. Ostrov u.

Ohri/CSSR · 77–81 Ärztl. Leiter Enddarmklinik Dr. F. A. Zimmermann Bad Soden/Ts. · Seit 82 Niederlassung, Heidelberg
ZV Doppelseitige subtuberkuläre Luxationstrakt i Schultergelenk. Zentralbl Chir 89, 228 (1965) · Unsere Erfahrgn m Unterbindg d Vv cummunicantes u perforantes b Varizenop. ebd 30, 239 (1966) · Preßluftschäden b Steinarbeitern. Zbl Arbeitsmed Arbeitsschutz 17, 67 (1967) · Neue Ansichten üb d schmerzhafte Schulter b Volleyballspielern. Med u Sport 7, 117 (1967) · Ileuszustände dur Nahrungsmittel als Spätkomplikat d Magenresekt na Billroth II. Zentralbl Chir 93, 44 (1968) · Hat d erweiterte radikale Mastektomie b Mammaca ihre Berechtigg? Chirurg 41, 138 (1970) · D Noblesche Op b akut Abdomen. ebd 42, 124 (1971) · Intramuraler Fremdkörper d Magenwand. Zentralbl Chir 51, 1859 (1972) · Noch zu d Darmplikatur. Chirurg 45, 272 (1974) · Drainage od Nichtdrainage d Bauchhöhle b d einfachen Cholecystektomie? Zentralbl Chir 100, 1509 (1975) · Konservat od (u) op Bhdlg d benig anorektalen Erkrkgn. Therapiewoche 27, 9316 (1977) · D Hämorrhoidektomie. Chirurg 51, 784 (1980) · D kombin Hämorrhoidektomie. ebd 53, 44 (1982) · D Läppchen-Hämorrhoidektomie. Aktuel Koloproktologie 4, 77 (1987)

Kowalski, Jörgen, Dr. med., Oberarzt, Ev. Krhs. Hamm, Werler Str. 110, 4700 Hamm · *24.08. 43 Aachen · **A** 71, Köln · **D** 80, Bonn · **AG** Orthop. Univ. Köln · **FG** Chirurgie 01/76 · **TG** UnfChir 08/85 · **TW a)** 76–84 OA Chir. Abt. Ev. Krhs. Berg. Gladbach (St. Vida) **b)** Seit 07/84 OA u. Chefarztvertret. Unfallchir. Abt. Ev. Krhs. Hamm (Barniske) **c)** OA im TG

Kozianka, Jürgen, Dr. med., Oberarzt, Chir. Univ.-Klin., Knappschaftskrhs., In der Schornau 23–25, 4630 Bochum-Langendreer · *06.03. 50 Hohen Limburg · **A** 83, Arnsberg · **D** 86, Bochum · **AG** 07/83–03/88 Chir. Bochum · 04/88–09/88 NeurChir. ebd. · Seit 10/88 Chir. ebd. · **TW c)** OA
ZV Segmentale multizentr Adenomatose d Dickdarms. Coloproctology 4, 7 (1985) · Anatom Anomalien i d Pankreaschir – Aus d Sicht d eig Krankengutes. Zentralbl Chir 111 (1986) · D Gasbrand – e „wenig bekannte" Infekt m hoher Mortalität. Therapiewoche 37 (1987) · Z Gallensteinileus – Ist d noch hohe Letalität weiter zu senken? Leber Magen Darm 6 (1988)
MH Chir Klin 1975–1985. Bochum: Bundesknappschaft 1986
BV D Gasbrand – Bakteriol, Pathogen, Klin, Therap. Bochum: Lampenmühlen 1984 · Anatom Anomalien i d Pankreaschir. In: Chir Klin 1975–1985. Bochum: Bundesknappschaft 1986 · D Stammgasbrand – e chir beherrschbare Infekt. In: ebd · D Dickdarmdivertikulitis u ihre Letalität. In: ebd · D Gasbrand b Polytrauma – E Infektkrkht m hoher Mortalität. In: Aktuel i d Chir. Hameln: TM-Verlag 1988

Kozuschek, Waldemar Aloisius, Prof. Dr. med., Direktor, Chir. Univ.-Klin. Bochum, Knappschaftskrhs., In der Schornau 23–25, 4630 Bochum 7 · *10.05. 30 Gleiwitz · **A** 55, Breslau · **D** 64, Breslau · **AG** AllgChir. (Pankreas- u. Leberchir. als Schwerpunkt) · Traumatol. · GefChir. · **FG** Chirurgie 61 · **TG** UnfChir 75 · **H** 70, Breslau · **P** 75, Bonn · **TW a)** 55–66 AssArzt u. OA Städt. Krankenanst. Breslau (Mierczynski) · 66–70 Ass-

Arzt u. OA Chir. Klin. Med. Akad. Breslau (Bross) · 70-75 AssArzt u. OA u. I. Klin. OA Chir. Univ.-Klin. Bonn (Gütgemann) b) 65 3 Mo. Stipendiat Chir. Univ.-Klin. Utrecht (Nuboer) · 3 Mo. Stipendiat Chir. Klin. (Hahnemann), Medical School Philadelphia (Howard) · 3 Mo. Stipendiat Chir. Klin. Rochester NY Medical School (Ch. Rob) c) Ärztl. Dir. · S Seit 75 Chefarzt Chir. Abt. Knappschaftskrhs. Bochum-Langendreer · Seit 78 Dir. Knappschaftskrhs. Chir. Univ.-Klin. Ruhr-Univ. Bochum
ZV Auswahl aus 186 Publikat: Klin exptelle Untersuchgn m d Rheographie i d Gefäßdiagnostik. Zentralbl Chir 92/26a, 2111-2121 (1967) · Untersuchgn üb Unterkühlgskonservierg v Nierentransplantaten m prolongierten Ischämiezeiten i Tierexp. Ärztl Forsch 21/7, 245-254 (1967) · D Beeinflussg d Immuntoleranz b exptellen homologen Nierentransplantat dur mechan Lymphableitg. ebd 21/8, 280-286 (1967) · Experiment on renal preservation and storage. Munera Chirurgica Wroclaw 255-264 (1969) · In memoriam Prof Dr med Zdzislaw Wiktor. Dtsch Gesundhtswes 22, 1051 (1970) · Prognost Bedeutg d LAP, Gamma-GT u Lysozymaktivitäten i Urin unt Langzeitperfus. Langenbecks Arch Chir [Suppl] Chir Forum 99-102 (1972) · Expteller Oesophagustotalersatz dur freie homologe u autologe Darmtransplantate. Langenbecks Arch Chir 331, 119-130 (1972) · Geschwülste d Pankreas. Kampf dem Krebs 19, 40-68 (1979) · Cancer of the gastric stump. Verh Dtsch Krebs Ges 4, 465 (1983) · D Karzinom i op Magen. Kampf dem Krebs 20, 88-114 (1981) · Z Bhdlg monströser Bauchwandhernien. Langenbecks Arch Chir 361, 329-333 (1983) · Duodeno-Kephalopankreatektomie m Pyloruserhaltung. Zentralbl Chir 114, 745-754 (1989) · Ergebnisse der Omentum-majus Plastik in der rekonstruktiven Chirurgie der Brustwand nach Tumorchirurgie. Chir Praxis 40, 303-310 (1989)
MH Interdisz Onkol a Beisp d Magenkarzinoms. Berlin: Springer 1985 · Chir Klin 1975-1985, Bundesknappschaft, Knappschaftskrhs Bochum-Langendreer, Univ-Klin d Ruhr-Uni-Bochum. Bochum: Schürmann & Klages 1986 · Aktuelles i d Chir. Hameln: TM-Verlag 1988
BV D Pioniere d Magenchir im 19 Jahrhundert. In: Interdiszipl Onkol am Beispiel d Magenkarzinoms. Berlin: Springer 1985 · 75 Jahre Knappschaftskrhs, e histor Rückblick vom Kommunalen Krhs b z Univ-Klin i Bochum-Langendreer. Bochum 1986 · 75 Jahre Chir im Knappschaftskrhs Bochum-Langendreer. In: Jahrbuch der Ruhr-Univ. Bochum 1986 · Z Ersatz d Speiseröhre. In: Chir Klin 1975-1985. Bochum: Schürmann & Klages 81-88 (1986) · Anat Grundlagen d Leberchir. In: ebd · Erg d Bhdlg d hämorrhagisch-nekrotisier Pankreatitis. In: ebd · Langzeiterg na op Bhdlg d chron Pankreatitis. In: ebd · Kriterien u Vorgehen b d Organspende. In: Aktuel i d Chir. Hameln: TM-Verlag 1988 · Pankreatits. Berlin: De Gruyter 1989 · Johann von Mikulicz-Radecki, sein Leben und Werk. 2 überarb Aufl. Friedberg: Bindernage-Druck 1989

Kraas, Ernst, Prof. Dr. med., Chefarzt, I. Chir. Abt. Krhs. Moabit, Turmstr. 21, 1000 Berlin 21 · *30. 09. 41 Halle/Saale · **A** 70, Berlin · **D** 70, Berlin · **AG** Abdominalchirurgie · Gastroenterologie · endokrine Chirurgie · Hepatobiläre u. Pankreaschir. · **FG** Chirurgie 77 · **H** 78, Berlin · **P** 82, Hamburg/Eppendorf · **TW a)** 80

Havard Medical School in Boston/USA · 80-84 Chir. Univ.-Klin. Hamburg-Eppendorf (Schreiber) **c)** Chefarzt Chir. Abt. · **S** Seit 84 Chefarzt Krhs. Moabit, Berlin
ZV Op i Alter: Präop Risikoeinschätzg mindert postop Komplikat. Berliner Ärztekammer (DBÄ) 10, 684-692 · Oprisiko u spez Vorbereitg b Abdominaleingriffen. Zentralbl Chir 108, 296 (1983) · Ösophagusvarizen. Endoskop Sklerosierg od op Shunt-Therap? Therapiewoche 34, 3986-3997 · Erfahrgn m d kombiniert endoskopchir Vorgehen b Choledocholithiasis b Risikopat. Zentralbl Chir 111, 1013-1014 (1986) · Bestimmg v aktiviert Lymphozyt u C-reaktiv Protein als Frühparameter e postop Sepsis. Langenbecks Arch Chir [Kongreßber] 372, 865 (1987) · D Immunol d Peritonitis. XVI Kongreßber Ges f Chir d DDR 23 (1987) · Leistgn d Tumorchir b Tumoren d Haut. Langenbecks Arch Chir [Suppl II] 309-313 (1988) · Combined treatment for common bile duct stones in high risk patients. Netherlands J Surg 70 (1988) · Biodistribution of J-131-labeled monoclonal antibodies in human colon tumors by an ex-vivo-perfusion model. Int J Cancer (1989)
BV Choledocholithiasis b Risikopat: Erfahrgn m d kombiniert endoskop-chir Vorgehen. In: Exptelle u klin Hepatol. Stuttgart: Schattauer 1984 · D malig Lymphom d Magens. In: Krkhtn an Speiseröhre u Magen. München: Pflaum 1984 · Chir d V portae u d port Hypertens. In: Klin Gastroenterol Bd 2. Stuttgart: Thieme 1984 · Histor akt Bilder z Gallenwegschir. In: Cholelithiasis: akt Diagnost u Therap. München: Urban & Schwarzenberg 1984 · Geschl Peritonealspülg. In: Diffuse Peritonitis (akt therapeut Aspekte). München: Zuckschwerdt 1985 · Portale Hypertens. In: Intra- u postop Zwischenfälle, Bd 2. Abdomen. Stuttgart: Thieme 1985 · Postop Peritoneallavage b eitriger Peritonitis. In: Drainagen u Drainage-Technik i d op Med. München: Bergmann 1986 · Leber, portale Hypertens, Milz. In: Chir. Stuttgart: Ferdinand Enke 1986 · Oprisiko i Alter. In: Risiko i d Chir, Analyse u Kalkulat. Berlin: de Gruyter 1988 · Specifity, kinetics and distribution of monoclonal antibodies to CEA in human colorectal carcinomas by ex vivo human tumor perfusion. In: New approaches in cancer therapy. Berlin: Springer 1989 · Chir Infekt i Ber v Magen u Duodenum, Dünndarm, Leber, Pankreas u Milz. In: Chir d Infekt. Berlin: Springer (im Druck)

Kraemer, Hans-Jörg, Dr. med., Chefarzt, Chir. Abt. Stadtkrhs. „Hessen-Klin.", Enserstr. 19, 3540 Korbach · *24. 08. 27 Memmingen · **A** 53, Memmingen · **D** 55, München · **AG** Allg.- u. Spez. Chir. · UnfChir. · **FG** Chirurgie nicht angegeben · **TW a)** 54 Pathol. Inst. München-Schwabing (Singer) · 55 Chir. Abt. Kreiskrhs. Memmingen (Kraemer) · 56-58 Chir. Univ.-Klin. Marburg (Zenker) · 58-64 Chir. Univ.-Klin. München (Zenker) · 64-69 Chir. Klin. Wiesbaden (Hartenbach) **c)** Chefarzt Chir. Abt. · **S** Seit 70 Chefarzt Chir. Abt. Stadtkrhs. Korbach
ZV Exp u histo-pathol Studie üb d erst Verändergn d hämatogen Nierentb. Urol Int 2, 39 (1956) · Z abdom Aktinomykose u ih Behandlg. MMW 101, 2009 (1959) · D heut Stand d chir Bhdlg d Lungentb. ebd 102, 760 (1960) · Soform d Lungeneiterg u ih Bhdlg. Langenbecks Arch Chir 296, 271 (1960) · Lokalbhdlg schwer Verbrenngn. MMW 103, 1660 (1961) · D spont Magen-Dickdarmkurzschl als Spätfolge v Eing a Magen. Lan-

genbecks Arch Chir 302, 305 (1963) · Z Bhdlg d malignen Weichteiltumor. Bruns Beitr Klin Chir 207, 370 (1963) · Gastrog Duplikat: Transdiaphragmale Perforat e Doppelmagens m schwer Lungenblutg. ebd 210, 183 (1965) · Üb d Wert d Bronchoskop. Hess Arztebl 1, 47 (1967) · Erweiterg d Indikat z portal Shunt-Op dur Bhdlg d postop Leberdekompensat m d peritoneal Dialyse. MMW 7, 406 (1968) · Dünndarm Tumor. Hess Arztebl 9, 845 (1980)

Kraemer, Hermann, Dr. med., Chefarzt, Friedr. Ebert-Krhs., Unfallklin., Friesenstr. 11, 2350 Neumünster · *11. 05. 42 Pirmasens · **A** 69, Saarbrücken/Homburg · **D** 69, Saarbrücken/Homburg · **AG** NeurChir. Univ. Kiel · **FG** Chirurgie 10/74 · **TG** UnfChir 12/76 · **TW a)** 75 Neurochir. Univ.-Klin. Kiel (Jensen) · 76–05/87 OA Unfallklin. Friedr.-Ebert-Krhs. Neumünster (Warlitz) **b)** versch. Hospitationen Arthroskopie u. arthr. Chir. Ostseeklin. Damp (Haasters u. Plaaß) **c)** Chefarzt · **S** Seit 06/87 Chefarzt Unfallklin. Neumünster

Kraft, Walter, Dr. med., Ärztl. Dir. u. Chefarzt, Chir. Abt. Gemeindekrhs., Trettachstr. 16, 8980 Oberstdorf · *30. 05. 26 Nürnberg · **A** 52, Erlangen · **D** 52, Erlangen · **AG** Pathol. Erlangen · Chir Univ.-Klin. München · Kinderchir. ebd. · **FG** Chirurgie 03/59 · **TG** UnfChir 06/70 · **TW a)** Chir. Univ.-Klin. München (Frey, Zenker) **c)** Chefarzt Chir. u. UnfChir. · **S** Seit 61 Ärztl. Dir. u. Chefarzt Chir. Abt. Gemeindekrhs. Oberstdorf/Allg. **ZV** Untersuchng üb d intraperiton Antibiotikamedikat. Medizinische 44 (1958) · Chron abszedier Pneumonitis – ihre Zunahme i d letzten J. MMW 1958 · Klin u Therap d Arachnoiditis opticoschiasmatica. ebd 1960 · Übermäß Wachstum d langen Röhrenknochen i Kindesalter. ebd 1961 **BV** Krankengymnastik b Verletzgsfolg. Richard Pflaum 1962

Kramer, Gerhard, Dr. med., Ärztl. Dir., Unfall- u. Chir. Klin. d. Städt. Kliniken Dortmund, Münsterstr. 238–240, 4600 Dortmund 1 · *06. 02. 28 Dortmund · **A** 54, Freiburg · **D** 54, Freiburg · **AG** UnfChir. (pathophysiol.) · Polytrauma · Verbrennung · Intensivmed. (Meßtechnik, Datenverarbeitung) · Osteosynthesetechnik · Rehabilitation · **FG** Chirurgie 59 · **TG** UnfChir 73 · **TW a)** 55–59 Städt. Klin. Dortmund (Küppermann) · 59–60 Städt. Klin. Dortmund (Hamke) **b)** 60–61 NeuroChir. Klin. Bochum Langendreer (Klug) · 61–73 OA Unf. Chir. Klin. Dortmund (Küppermann) **c)** Ärztl. Dir. · **S** Seit 73 Ärztl. Dir. Unfallchir. Klin. Dortmund **ZV** Minimale Verschiebg u Echogramm u ih diagn Bedeutg. Monatschr Unfallhkd 72 (1969) · Techn Ausrüstg u Informverarbeit a d Intensivstat. ebd Kongreßbd 1969 · Beobachtgn b kindl Schädelhirntraumen. Neurokongr (Tübingen) 1969 · Perkutane Osteosynthesen. Chirkongr Ostberlin. Zentralbl Chir 94 [Suppl 1] (1970) · D Beurtlg d Hornoedems i Echogramm. 1 Weltkongr f Ultraschalldiagn i d Med 1971 · Möglichkt percutaner Osteosynthesen b per- u subtrochanteren Oberschenkelbrüchen. Verhandlg d Öster Ges f UnfChir. Monatschr Unfallhkd 106 (1970) · Untersuchgn ü d Einfluß d Algennahrung a d Eiweißhaushalt b Intnsivpflegefällen. Chirkongr Langenbecks Arch Chir 1971 · Automat Schwerkrankenüberwach i e In-

tensivpflegestat. Dtsch Med Wochenschr 96 (1969) · Spterg d sog unproblemat Speichenbrüche. Unfallkongr Kongreßbd 1971 · Probl d Entwässerungstherap b schweren Schädelhirntraumen. 7 Tagg d Öst Ges f Unfhlkd (Salzburg). Kongrbd 1971 · Infekprobl a e Intensivpflegestat u erste Erg e Prophylaxe. 2 Tagg d Euro-Kontaminat (Paris). Kongrbd 1971 · D Therap d Verbrennungskrank unt d Bedinggn d Laminar-Flow-Systems. Langenbecks Arch Chir [Suppl] 1972 · Off Wundbehandlg unt d Bedinggn d Laminar-Flow-Systems. Int Symp f Reinraumtechnik (Zürich). Kongrbd 1972 · Spterg d Unterschenkelstückfrakt. 9 Tagg d Öst Ges f Unfhlkd (Salzburg). Kongrbd 1973 · Vierjähr Erfahrgn m Laminar-Flow b Verbrennungskrkht. Int Symp on contamination control (London). Kongrbd 1974 · Z Frage d Strahlenbelastg b Osteosynthesen. Unfallchirurgie 2, 183–186 (1976) · Kompl Isolierg v Verbrenngskrank i LF-System. 4 Int Symp on contamination control (Washington) 14–18 (1978) · Röbildverstärkg b Osteosynthesen, e Gefahr f d Personal? Zentralbl Chir 103, 473–479 (1978) · Baul Gestaltg v Verbrennungsstation. Krankenhaus 403, 436–437 (1978) · D Beurteilg d Oprisikos b sehr alten Menschen. Zentralbl Chir 104 (23) 1549–54
MH Dortmunder Notarztkolloquien, Notfallmedizin. Erlangen: perimed · Weichteilschäden. Weinheim: edition medizin
BV Schwierigkt i d Deut echoencephalograph Befunde b Schädelhirntraumen. In: Proc in Echo-Encephalography. Berlin: Springer 1967 · Geschloss o offene Sanierg d Osteomyelitis. Int Symp i Bochum, 1969. Stuttgart: Schattauer 1970 · Z postop Bhdlg d Sprunggelenksbrüche. In: Chir aktuel, Bd 5. Erlangen: Staube 1979 · Reinraumtechnik. Berlin: Springer 1977 · Prä- u postop klin Störgn b Patienten jenseits d 75 Lebensalters i d Chir u UnfChir. In: D alte Mensch i d Chir. Berlin: Springer 1979 · D Bhdlg Schwerverbrannter i Laminar-Air-Flow-System. Stuttgart: Schattauer

Krapp, Jürgen, Dr. med., niedergelassen, Auf den Steinen 4, 4005 Meerbusch 1 · *17. 01. 45 Schwerin · **A** 71, Düsseldorf · **D** 71, Düsseldorf · **AG** AllgChir. · **FG** Chirurgie 04/78 · **TG** UnfChir 03/83 · **ZB** D-Arzt 04/88 · **TW a)** 73–88 Ev. Krhs. Düsseldorf **b)** 71–88 UnfChir., Proktologie, Phlebologie · 79–88 OA **c)** Niedergel. Chirurg · **S** Seit 04/88 Chirurg u. D-Arzt Meerbusch
ZV 8 Veröffentlichgn a Geb d Colo-rektal-Chir u Magenchir

Krasemann, Paul-Hermann, Prof. Dr. med., Chefarzt, Krankenhaus Hiltrup, Westfalenstr. 109, 4400 Münster · *20. 06. 36 Rostock · **A** 63, Münster · **D** 61, Münster · **AG** Chir. · GefChir. · UnfChir. · **FG** Chirurgie 68 · **TG** GefChir 85, UnfChir 74 · **H** 71, Münster · **P** 74, Münster · **TW a)** 63–75 Chir. Univ.-Klin. Münster (Sunder-Plassmann, Bünte) **b)** GefChir. u. UnfChir., Univ.-Klin. Münster · Mehrfach mehrwöchige Hospitationen in GefChir. u. UnfChir. Kliniken im In- u. Ausland **c)** Chefarzt Chir. einschl. UnfChir. u. GefChir. · **S** Seit 75 Chefarzt Krhs. Münster-Hiltrup

Krätzig, Ludwig, Dr. med., Oberarzt, Kliniken St. Elisabeth, Bahnhofstr. B 104, 8858 Neuburg/Donau · *15. 04. 48 Peiting/Obb. · **A** 78, München · **D** 80, München · **AG** Allg.- Gef.- u. UnfChir. · **FG** Chirurgie 06/83 · **TG** UnfChir 10/86 · **TW a)** 02/78–09/80 Kreiskrhs. Marktoberdorf · 10/80–06/83 Kreiskrhs. Heidenheim **b)** 07/83–12/84 AssArzt Unfallklin. Murnau · 01/85–04/88 OA Abt. Unfall- u. Wiederherstellungschir. ebd. **c)** Oberarzt (Chefvertreter) Kliniken St. Elisabeth Neuburg/Donau

Krause, Detlef, Dr. med., Ltd. Arzt u. niedergelassen, Praxis: Bahnhofstr. 24, 5400 Koblenz · Klinik: Abt. f. Enddarmerkrankgn., St. Elisabeth Krhs., 5420 Lahnstein · *13. 10. 40 Wittenberge/Elbe · **A** 70, Koblenz · **D** 75, München · **AG** Proktologie · **FG** Chirurgie 76 · **TW a)** Bis 05/77 Chir. Klin. Krhs. Kemperhof Koblenz · **S** Seit 06/77 Niederlassung als Chirurg Koblenz · Seit 82 Ltd. Arzt d. Abt. f. Enddarmerkrankg., St. Elisabeth Krhs. Lahnstein

Kreft, Rainer, Dr. med., Oberarzt, Chir. Klin. Städt. Krhs. Bremervörder Str. 111, 2160 Stade · *26. 09. 46 Hannover · **A** 74, Kiel · **D** 77, Lübeck · **AG** 04–08/74 Pathol. · 10/74–09/76 Bundeswehr · 11/74–09/75 Anästh. · Chirurgie seit 10/75 · **FG** Chirurgie 08/81 · **TG** UnfChir 89 · **TW a)** 81–82 1. Klin.Ass. Zentralkrhs. Links der Weser, Bremen · 83–86 OA ebd. (Cramer, Skalicky) **b)** Seit 07/86 1. OA Abt. Unfall- u. Wiederherstellgschir. Krhs. Stade (Schwabe) **c)** OA im TG
ZV Erg d primären funktionel Bhdlg v Oberarmschaftbrüchen. Aktuel Chir 14, 249 (1979) · D primär funktionel Bhdlg d Oberarmschaftfrakt. Langenbecks Arch Chir 355, 614 (1981) · Fasciitis necroticans – e häufig verkanntes Krankhtsbild. Z Hautkrankht 56, 452 (1981)

Kreimeier, Uwe, Dr. med., Assistenzarzt, Abt. Exp. Chir. Chir. Klin. Univ. Heidelberg, Im Neuenheimer Feld 347, 6900 Heidelberg · *11. 12. 57 Herford · **A** 83, Münster · **D** 83, Münster · **AG** 11/83–07/84 Anästh. · seit 08/84 Exp. Chir. · seit 10/84 AllgChir. · **TW c)** AssArzt
ZV Maintenance of COP modifies lung response to circulating endotoxin. Eur Surg Res 17, 74 (1985) · High colloid osmotic pressure to prevent pulmonary insufficiency in endotoxinemia. Anästhesist 34, 152 (1985) · Absence of steal effects during treatment of chronic arterial occlusive disease with buflomedil. Angio Arch 12, 172 (1986) · Endotoxin-induzierte Mikrozirkulationsstörg b Schwein – Verhinderg dur spezif Antikörper. Langenbecks Arch Chir [Suppl] 191 (1986) · High flow state does not prevent microcirculatory failure in endotoxinemia. Int J Microcirculation 5, 286 (1986) · D Wirkg hyperosmolarer u hyperonkot Lösungen auf d Organdurchblutg b Hypotens u Schock. Anästhesist 36, 3 (1987) · Hypertonic-hyperoncotic Solution (HHS) for effective treatment of hemorrhagic hypotension. Eur Surg Res 19, 44 (1987) · Hypertonic saline dextran solution for resuscitation after hemorrhagic hypotension. Circ Shock 21, 377 (1987) · Does maintenance of COP prevent microcirculatory deterioration during hyperdynamic endotoxinemia? Proc Chin Acad Med Sci 2, 91 (1987) · Primäre Volumentherap m hypertoner Elektrolyt-/Kolloidlösung. Langenbecks Arch Chir [Suppl] 329 (1987) · Prostanoids provoke organ failure already in hyperdynamic state of acute endotoxinemia. Eur Surg Res 20, 149 (1988) · Improvement of nutritional blood flow using hypertonic-hyperoncotic solutions for primary treatment of hemorrhagic hypotension. Eur Surg Res 20, 277 (1988) · Hyperdyname Endotoxinämie: Mikrozirkulationsstörg u Eicosanoide. Langenbecks Arch Chir [Suppl] 291 (1988) · Traumatic-hemorrhagic hypotension: resuscitation using hypertonic saline dextran. Circ Shock 24, 203 (1988) · Small-volume Resuscitation – Physiol, exptelle u klin Erg. Anaesth Intensivmed 7, 194 (1989) · Intest Ischämie b akut Endotoxinämie: e Kausalfaktor f d Entstehg d multiplen Organversagens. Langenbecks Arch Chir [Suppl] 313 (1989) · Small-volume Resuscitation – was ist das? E Bhdlgsstrategie f d Prax. Med Welt 40, 523 (1989)
BV Is intramyocardial pressure measurable? In: The coronary sinus. Darmstadt: Steinkopff 1984 · The role of fluid replacement in acute endotoxin shock. In: Shock and the adult respiratory distress syndrome. London: Springer 1987 · Diffdiagn d arteriel Hypoxämie. In: D Sauerstoff-Status d arteriel Blutes. München: Karger 1988 · Akuttherapie d hypovoläm Schocks m hypertonhyperonkot Lösungen. In: Intensivmed 1988. Stuttgart: Thieme 1988 · D Wirkg hyperosmolarer u hyperonkot Lösungen auf d Organdurchblutg b Hypotension u Schock. In: ZAK München 1987. Berlin: Springer 1988

Kremer, Karl, Prof. Dr. med., o. Prof. Emeritus, Elmenweide 16, 4000 Düsseldorf-Himmelgeist · *21. 11. 15 Düsseldorf · **A** 42, München · **D** 42, München · **FG** Chirurgie 10/49 · Anästhesie 05/54 · **TG** GefChir 80 · **H** 57, Düsseldorf · **P** 62, Düsseldorf · **TW a)** 42–45 Militärdienst · 46–47 Med. Klin. WestendKrhs. Berlin · 47–48 Chir. Abt. St. Josephs-Krhs. Potsdam · 48–56 Chir. Abt. Städt. Krhs. Berlin-Moabit · 56–61 Chir. Univ.-Klin. Düsseldorf **c)** o. Prof. em. · **S** 61–70 Ärztl. Dir. Chir. Univ.-Klin. Essen · 70–86 Ärztl. Dir. Chir. Univ.-Klin. Düsseldorf

Kretschmer, Friedbert, Dr. med., Oberarzt, Abt. Plast. u. Handchir. Kreiskrhs., Rintelner Str. 85, 4920 Lemgo · *28. 12. 47 Langburkersdorf/Sachs. · **A** 74, Dresden · **D** 77, Halle-Wittenberg · **AG** AllgChir. · Handchir. · **FG** Chirurgie 79 · **TW b)** 79–84 StatArzt Handchir. · 84–87 OA Handchir. **c)** OA Abt. Plast. u. Handchir.
ZV Durch asept Scaphoidnekrose bed KTS. Zentralbl Chir 110, 623–625 (1985) · Techn d Arthrographie Daumensattelgel. Beitr Orthop Traumatol 32, 416–419 (1985) · Universel pneumat Handdynamometer. ebd 32, 419–421 (1985) · Arthroplastik Handgel b Arthritis urica. ebd 32, 526–529 (1985) · Röntgen Daumensattelgel z Diagn Peritrapezialarthr. Zentralbl Chir 110, 1205–1210 (1985) · Op Korrekt Kombinat Peritrapezialarthr u Z-Deform Daumen. ebd 111, 1069–1074 (1986) · Bew-Messg u Normalwerte Daumensattelgel. Beitr Orthop Traumatol 34, 14–17 (1987) · Stadieneinteil Peritrapezialarthrose. ebd 34, 17–23 (1987) · Lunatumendoprothese b fortgeschr destr Lunatumnekrose. ebd 34, 432–434 (1987) · DiffDiagn Schmerz Daumenbasis. ebd 34, 553–558 (1987) · Glomustumor Fingerendglied. Zentralbl Chir 112, 1278–1280 (1987) · Bandersatz-Plastik b veralteten Seitenbandverl Fingermittelgel. Zentralbl Chir 113, 546–549 (1988)

Kreusler, Friedrich, Dr. med., Chefarzt, Ev. Krhs. Alsterdorf, Alsterdorfer Str. 440, 2000 Hamburg 60 · *17.05. 35 Altona · **A** 64, Hamburg · **D** 62, Hamburg ·

FG Chirurgie 12/69 · **TG** UnfChir 03/69 · **TW** **a)** 01/70-05/72 AK St. Georg Hamburg (Buchholz) · Seit 06/72 Ev. Krhs. Hamburg Alsterdorf **c)** Chefarzt Chir. Abt. Ev. Krhs. Alsterdorf · **S** Seit 74 Chefarzt d. Chir. Abt. u. seit 80 Ärztl. Leiter d. Ev. Krhs. Alsterdorf

Kreusser, Thomas Peter, Dr. med., Assistenzarzt, Chir. Klin. u. Poliklin. Univ. München, Nußbaumstr. 20, 8000 München 2 · *11.06. 52 Mainz · **A** 84, München · **D** 84, München · **AG** 07/84-04/85 Anatomie München · Seit 04/85 Chir. Uni. Klin. · Handchir., PlastChir., Traumatol. · **TW** **c)** AssArzt

Kreuzer, Wilhelm, Univ. Prof. Dr. med., Chefarzt, 2. Chir. Abt. Wilhelminenspital, Montleartstr. 37, A-1171 Wien · *26.02. 42 Linz · **D** 66, Innsbruck · **AG** Exp. Forschung · Gastroenterol. · Lungentransplant. · GefChir. · **FG** Chirurgie nicht angegeben · **H** 73, Wien · **P** 78, Wien · **TW** **a)** 66-70 2. Chir. Univ.-Klinik Wien · 70-72 State Univ. New York et Buffalo · 73-85 2. Chir. Univ.-Klinik Wien · Seit 85 2. Chir. Abt. Wilhelminenspital Wien **b)** 68-70 UnfChir. u. später zeitweise 2. Unfallstation 2. Chir. Univ.-Klinik Wien **c)** Chefarzt Chir. Abt. · **S** Seit 85 Chefarzt 2. Chir. Abt. Wilhelminenspital, Wien
ZV Hemodynamic effects of vasodilatation in „critical" arterial stenosis. Arch Surg 103, 277 (1971) · Hemodynamics of experimental portacaval transposition. ebd. 103, 585 (1971) · Hepatic hemodynamics in canine cirrhosis after portacaval transposition. J Surg Res 13, 113 (1972) · Hemodynamics studies of cirrhosis in the dog. Surg Gynecol Obstet 135, 89 (1972) · Exptelle Stud z Problemat d chir Therap d portal Hypertens. Wien Klin Wochenschr 85, [Suppl] 13 (1973) · Erg na Homotransplantat d Lunge am Hund. Thoraxchir 22, 389 (1974) · Hemodynamic of rejection in canine pulmonary transplantation. Bull Soc Intern Med 1, 27 (1975) · D dist splenorenale Shunt na Warren – Fehler u Gefahren i Indikat u Techn. Langenbecks Arch Chir 361, 183 (1983) · 12 J Erfahrg m d kontinuierl, peritoneovenösen Shunt i d Bhdlg d therapresist Aszites u d hepatorenalen Versagens – Nutzen u Gefahren. Wien Klin Wochenschr 88-91 (1989)
BV Chir d Malignome d extrahepat Gallenwegsystem. In: Chir Onkol. Weinheim: Edition Medizin · Leber-Gallen- Pankreasca. In: ACO-Man d Chir Krebstherap. Facultas 1984 · D Bedeutg d palliat Resekt i d Bhdlg d Magenca. In: ACO-Schwerpunktsymp Magenca. Facultas 1987 · Partiel Duodenopankreatektomie ohne Pankreaticojejunostomie – mehr od weniger postop Komplikat. In: ACO-Schwerpunktsymp Pankreasca. ebd 1988 · Nicht medikamentöse Lebertherap. Berlin: Springer, im Druck

Krezdorn, Walter Bertold, Dr. med., niedergel. Chirurg u. Belegarzt, Krhs. Oberstaufen, Schloßstr. 28, 8974 Oberstaufen · *03.02. 45 Unterjoch (Kreis Sonthofen) · **A** 70, Stuttgart · **D** 70, Heidelberg · **AG** Allg.- u. UnfChir. · Tropenmed. · $2^1/_2$ Jahre Leitung eines KH in Obervolta-Westafrika · **FG** Chirurgie 79 · **TG** UnfChir 82 · **TW** **a)** 79 OA Chir. Abt. Krhs. Waldshut (Thiele) · 07/80-12/80 AssArzt · 01/81-10/83 OA Unfallchir. Klin. Krankenanst. Konstanz (Ess) · 11/83 Niederlassung als Chirurg-Unfallchirurg u. D-Arzt in Oberstaufen, gleichz. Übernahme d. Chir. Belegabt.

c) Niedergel. Chir. u. D-Arzt · **S** 11/83 Niederlassung Oberstaufen

Krieg, Horst, Priv. Doz. Dr. med. habil., Chefarzt, Chir. Abt. Krhs. Maria Hilf, Oberdießheimer Str. 94, 4150 Krefeld · *20.01. 43 Mainz · **A** 70, Mainz · **D** 69, Mainz · **AG** Entzündl. Darmerkrkgn · Peritonitis · Ersatzmagenbildg · **FG** Chirurgie 76 · **TG** UnfChir 83 · **H** 79, Mainz · **TW** **a)** 76-80 Wiss. Ass. Chir. Univ.-Klin. Johannes-Gutenberg-Univ. Mainz (Kümmerle) · 80-81 Chefarzt Chir. Abt. Ketteler-Krhs. Offenbach · 81-84 Ltd. OA Chir. Klin. Städt. Krankenanst. Krefeld (Brünner) · Seit 84 Chefarzt Chir. Abt. Krhs. Maria Hilf Krefeld **c)** Chefarzt · **S** 80-81 Chefarzt Chir. Abt. Ketteler-Krhs. Offenbach · Seit 84 Chefarzt Krhs. Maria Hilf Krefeld
ZV Z Diffdiagn fibromat Weichteiltumoren. Bruns Beitr Klin Chir 5, 219 (1972) · Lokale Peritonitis b Swartzmann-Sanarelli-Reakt i Frühkindesalter. Z Kinderchir [Suppl] 11 (1972) · Lymphangioma cysticum d Mediastinums m Übergreifen auf Peri- u Epicard. ebd 12 (1973) · D extragenitale Endometriose. Diffdiagn u chir Probl. Dtsch Med Wochenschr 98 (1973) · Z Klin u Pathol d retroperitonealen Fibrose. Bruns Beitr Klin Chir 7 (1973) · D Rezidiv d M Crohn. Indikator u therap Probl d Reintervent. Chirurg 48 (1977) · D sept-tox Schock na abdominel Eingriffen. Med Klin 72 (1977) · Anale u perianale Komplikat b M Crohn. MMW 119 (1977) · Chir-internist Therap d M Crohn. Leber Magen Darm 7 (1977) · Tierexptelle Untersuchgn z Überbrückg v Resektdefekten na total Gastrektomie. E vergl funktionell-klin, morphol u proliferatkinet Studie. Habil-Schrift Mainz 1979 · Histolog u enzymhistochem Untersuchgn a Darminterponaten na totaler Gastrektomie. Z Exp Chir 13 (1980) · Z Chir postop Komplikat b M Crohn. Therapiewoche 30 (1980) · Z Chir analer Komplikat b M Crohn. ebd 30 (1980) · D rezidivier Dünndarmileus b M Crohn. ebd 31 (1981) · M Crohn u Schwangerschaft. Langenbecks Arch Chir 359 (1983) · Fehler u Gefahren b d chir Bhdlg d M Crohn. Acta Chir Austriaca [Suppl] 51 (1983) · Z Problemat d Reeingriffs b hämorrhag-nekrotisier Pankreatitis. ebd [Suppl] 51 (983) · D Reeingriff b hämorrhag-nekrotisier Pankreatitis. ebd [Suppl] (1984) · Klin Erfahrgn m OP-Containern b d Krhs-Sanierg. 1986
BV Relaparotomie na Eingriffen b M Crohn. In: Postop Komplikat. Prophyl u Therap. Berlin: Springer 1976 · Z postop Peritonitis b M Crohn. In: Aktuel Chir. Peritonitis. Bad Oeynhausen: TM 1979

Krivosic, Ante, Dr. med., Arzt f. Chir., UnfChir., Ltd. Oberarzt, Chir. Klin. Bundesknappschaftsklin., 6625 Püttlingen · *15.12. 40 Cakovec/Croatien · **A** 77, Saarbrücken · **D** 76, Homburg/Saar · **AG** UnfChir. · Notfallmed. · **AG** Abd.- u. AllgChir. · GefChir. · **FG** Chirurgie 07/73 · **TG** UnfChir 12/82 · **TW** **a)** Seit 73 OA Chir. Klin. Knappschaftskrhs. Püttlingen · Seit 83 Ltd. OA ebd. **b)** UnfChir. **c)** Ltd. OA Chir. Klin. · **S** Seit 82 Ltd. OA Püttlingen, Einsatzleiter f. den notärztl. Dienst

Krneta, Alex, Dr. med., Priv.Chirurg, Belegarzt, Konsilarius, Salem-Spital, Schänzlistr. 39, CH-3013 Bern u. Thoraxchir. Tiefenauspital, CH-3004 Bern-Tiefenau · *20.07. 34 Bern · **A** 75, Bern · **D** 61, Bern · **AG** Allg-

Chir. · ThKardChir. · GefChir. · Transplantationschir.
· **FG** Chirurgie 01/69 · **TG** GefChir 75, Thorax- u.
KardiovaskularChir 75 · **ZB** Transplantationschir. 68 ·
TW **a)** 61-63 Chir. Klin. Univ. Inselspital Univ. Bern ·
63-71 Chir. Abt. Anna Seiler Haus ebd. · 71-80 Thorax-, Herz-, Gefchir. Klin. ebd. **b)** Seit 76 Abt.-Leiter Organtransplantationschir. Univ. Bern · 80-85 Abt.-Leiter
Viscerale Chir. am Tiefenauspital Bern Univ. Bern
c) Priv.Chirurg, Belegarzt u. Konsiliararzt · **S** 76-81
Leiter Abt. Transplantationschir. Inselspital Bern ·
81-85 Leiter Chir. Univ.-Klin. Bern-Tiefenau · Seit 85
Priv.Chirurg Salemspital, Belegarzt u. Konsilarius f.
Thoraxchir. Tiefenauspital u. Herzchir. Beau-Sile-Spital
ZV D embol Verschlüsse u ihre Bhdlg. Helv Chir Acta
33, 174-177 (1966) · La fistule artério-veineuse thérapeutique et son champ d'application. Med et Hyg 31,
1273-1274 (1973) · D erfolgreiche Bhdlg v Ureterinsuff
na Nierentransplantat b zwei Pat. Helv Chir Acta 42,
145-146 (1975) · Körperdurchspießung i Quer- u
Längsrichtg m Armierungseisen. ebd 42, 493-496 (1975)
· Transplantationsresultat zwei Jahre na d Implantat
zweier kindl Nieren en bloc m Aorta u Vena cava b e
Erwachsenen. ebd 42, 143-144 (1975) · Erfolgreiche renale Autotransplantat. ebd 43, 111-114 (1976) · Les
corps étrangers intrapulmonaires und diagnostic souvant problématique. Med et Hyg 34, 477-480 (1976) ·
Chirurgie extra-corporelle. Une nouvelle méthode illustrée par l'example de la transplantation rénale. ebd 36,
2830-2832 (1978) · D Vena saphena magna, ein kostbares Gut. Schweiz Rundschau Med 24, 786-793 (1979) ·
D Nierenautotransplantat i d Hypertoniebhdlg. Helv
Chir Acta 45, 749-752 (1978) · Gefahren d Thoraxdrainage. ebd 46, 555-557 (1979) · Neue Aspekte i d Bhdlg
d Nierenarterienstenose. Helv Chir Acta 47, 233-235
(1980) · New methods of treating renal artery stenoses.
XII World Congr Angiology Athen 612 (1980) · Chirurgia extracorporea - un nuevo método ilustrado con el
ejemplo del transplante renal. Med e higiene 365, 19-24
(1980) · Komplikat d therapeut arteriovenösen Fistel.
Helv Chir Acta 48, 189-192 (1981) · L'adénom bronchique. Med et Hyg 39, 2304-2305 (1981) · Lésions thoraciques par arme à feu. ebd 39, 2306-2309 (1981) · New
methods of treating renal artery stenoses: updated results of percutaneous transluminal angioplasty. Workshop Angiol Trieste, July 2-5, 1981 · Fremdkörperentferng mit dem Mediastinoskop. Schweiz Rundschau
Med 72/42, 1343-1344 (1983) · Aspirierte Fremdkörper
d Lunge. Helv Chir Acta 52, 219-221 (1985)
BV Lehrb u Atlas d Angiologie, 11 Aufl (mehrfach
überarb u ergänzt). Bern: Huber · Percutaneous transluminal angioplasty, technique, early and late results.
Berlin: Springer 1984 · Zerebrale Ischämie. Bern: Huber 1985

Kron, Hellmuth, Dr. med., Chefarzt, Ev. u. Johanniter-Krhs., Hachenburger Str. 16, 5419 Dierdorf · *01.08. 35
Laufach · **A** 65, Stuttgart · **D** 64, Tübingen · **FG** Unfallchirurgie 71 · **ZB** Chirotherap. 86 · **TW** **a)** 71-79
Ev. Krhs. Lippstadt (Schlaaff) **c)** Chefarzt · **S** Seit
09/79 Chefarzt Chir. Abt. Ev. u. Johanniter-Krhs. Dierdorf/Selters, Betriebsstätte Dierdorf · 79-87 Ärztl. Dir.
Ev. u. Johanniter-Krhs. Dierdorf/Selters GmbH

Krueger, Per, Prof. Dr. med., niedergelassen, Fürstenrieder Str. 69-71, 8000 München 21 · *14.12. 38 Braunschweig · **A** 65, München · **D** 65, München · **AG** Chir.
· Arthroskopie · UnfChir. · **FG** Chirurgie 11/72 ·
TG UnfChir 05/79 · **H** 76, München · **P** 83, München
· **TW** **a)** 72-12/79 Chir. Abt. Klinikum TU re. d. Isar,
München (Maurer) **b)** Ltd. OA 82-90 UnfChir. Chir.
Klin. Innenstadt d. LMU München (Schweiberer)
c) Niederl. als Chirurg/Unfallchirurg · **S** 80-81 Chefarzt Dr. Otto Gessler-Krhs., Lindenberg · Seit 90 Niederl. München
ZV Erhebgn üb d gesundhtl sozial u berufl Verhältn d
Körperbehinderten, d unt d Bundessozialhilfegesetz fallen. Med Diss München 1965 · Unsere Erfahrgn b d
Bhdlg v Wirbelverletzgn m inkomplett Querschnittslähmungen. H Unfallheilkd 108, 109-112 (1971) · Frakt i
Kindesalter. Problemat d op Bhdlg. 10 Kongr Int Ges
Ski-Traumatolog Wintersportmed Obergurgl 10-17
(1972) · Z Bhdlg v Schädel-Hirn-Traumen m Instenon.
Fortschr Med 91, 917-920 (1973) · Recherses expérimentales sur le modifications pulmonaire et la coagulation chez besses ayant présenté des lésions suivies d'hypothermie. XLéme Congr Soc Int Traumatol Ski Med
Sports d'Hiver, Val d'Isere 1974 · E neuer endotrachealer Tubus m minimalem Totraum. Langenbecks Arch
Chir 337, 883 (1974) · Meth z Erfassg reparat Vorgänge
a Hautwunden. ebd 337, 885 (1974) · Druckmessg i
Analbereich b versch anorectalen Erkrkgn. Österr Ges
Chir 15 Tagg Linz (1974) · Trauma u Hyperthermie.
Exptelle Untersuchgn üb Wechselbeziehgn zwisch standardisiert Trauma u accidenteller Unterkühlg. Med Habil-Schrift München 1975 · Lungenverändergn na exptellem Trauma u accidenteller Hypothermie. Österr Ges
Chir 16 Tagg Wien (1975) · Manging and operating an
ambulance flight center. USA Bicent Emerg Med Serv
Traumatol Conf Balitmore Md 1976 · Wirbelfrakt m u
ohne Beteiligg d Rückenmarks - Bhdlgsmeth u Erg -
54 Tagg Ver Bayer Chir Bern 1977 · Pathophysiol
Grundlagen d Kältetraumas. Ärztl Praxis 29, 516-517
(1977) · Skateboard-Fahren - e nicht ungefährl Sportart. ebd 29, 2725 (1977) · Vergl exptelle u klin Untersuchgn versch stabilisier Osteosynthesestechn i dorsalen
Beckenbereich. H Unfallheilkd 181 (1986) · Gefahr b
Spaß i kühlen Naß. Selecta 27, 2083-2084 (1986) · D
frühfunktionel Nachbhdlg na op versorgter Ruptur d
Rotatorenmanschette. H Unfallheilkd 186 (1987) · D
traumat Luxat d Kniegelenkes - Bhdlgsstrategie, Optechn u Erg. Langenbecks Arch Chir Kongrbd
[Suppl II] 1988 · Modifiz Knochenblockop v Typ
Eden-Hybinette. H Unfallheilkd 195, 193-199 (1988)
BV Verletzgn d Schulterregion. H Unfallheilkd 195
(1988) · Rescue systems in Central Europe. In: Abstracts SICOT 87. Gräfelfing: Demeter 1987

Krug, Arno, Prof. Dr. med., Chefarzt, Eppenreuther
Str. 9, 8670 Hof/Saale · *16.02. 35 Schneidemühl ·
A 61, Marburg · **D** 59, Marburg · **AG** Pharmakol. ·
Physiol. · Pathol. · Chir. · **FG** Chirurgie 72 · **H** 72,
Kiel · **P** 78, Kiel · **TW** **a)** Seit 78 Chefarzt AllgChir.
Hof/Saale **b)** Thorax- u. GefChir. **c)** Chefarzt AllgChir.
Abt. · **S** Seit 78 Chefarzt AllgChir. Hof/Saale
ZV 40 Veröffentl in nationalen u internationalen Zeitschriften, sowie Vorträge auf deutschen Fachgesellschaften und an amerikanischen Kliniken

Krupke, Hans-Joachim, Prof. Dr. med., Chefarzt, St. Vincenz-Krhs., Am Stein 24, 5750 Menden · *11. 05. 34 Elbing · **A** 64, Münster · **D** 62, Münster · **AG** Inn. Med. · Gynäkol. · **FG** Chirurgie 69 · **TG** UnfChir 74 · **H** 73, Münster · **P** 78, Münster · **TW a)** Bis 74 Univ.-Klin. Münster (Sunder-Plassmann) **c)** Chefarzt · **S** Seit 74 Chefarzt St. Vincenz-Krhs. Menden **ZV** Z Atemmechan d Neugeb u d jungen Kindes. Z Kinderhlkd 88, 35 (1963) · Spätkomplikat na Pacemakerimplant u d Behandlg. Thoraxchir 17, 238 (1969) · Elektrodenkoppelg b Infekt na Herzschrittmacherimplant. ebd 18, 442 (1970) · D übersehene Wirbelfraktur. Monatschr Unfallhkd 74, 57 (1971) · Plasmozytose d Schilddrüse. Chirurg 44, 52 (1973) · Probl d Nierentransplant a chir Sicht. Clujul Med (Rumänien) XLVI, 17 (1973) · Klin Erfahrgn m e neuentwickelten Katheterelektrode. MMW 115, 1141 (1973) · Nachweis v Antikörpern na Organtransplant. Verh Dtsch Ges Irln Med 79, 597 (1973) · Gefchir Op als Voraussetzg f d chron Haemodialysebehandlg. Chir Praxis 18, 413 (1974) · Med u rechtl Probl d Kraftfahrtauglichk b Träg e Herzschrittmachers. Med Welt 23, 583 (1974) · Consideracoes sobre o uso do cateter-electrodio transvenoso MIP 2000 em pacientes utilizando um marcapasso. Rev Bras Clin Terap 3, 269 (1974) · D Zugang z Gefsyst d Pat als Voraussetzg f d extracorp Haemodialysebehandlg. Habil-Schr Münster 1972 · Herzschrittmacher – Autounf. Ärztl Praxis 45, 2238 (1974) · Gefchir Op als Voraussetzg f d chron Haemodialysebehandlg. Internist Prax 15, 709 (1975) · Spez Formen d Mechanischen Ileus. Der Krankenhausarzt 51, 673 (1978) · Asept Osteochondrosis dissecans d Kniegelenkes. Wehrmed Monatsschr 9, 278 (1977)
BV Durchblutsstörgn. Grundlagen u Therap. Stuttgart: Enke 1975

Kruse, Klaus-Erich, Dr. med., niedergelassen, Möserstr. 48, 4500 Osnabrück · *05. 12. 35 Osnabrück · **A** 61, Düsseldorf · **D** 61, Düsseldorf · **AG** 62–64 Med. Ass. · 64–69 StatArzt Marienhosp. Osnabrück · **FG** Chirurgie 69 · **TW c)** Niedergel. · **S** Seit 70 Niederlassung Osnabrück

Küchlin, Ernst, Dr. med., niedergelassen, Praxis: Eppendorferbaum 8, 2000 Hamburg 20 · Klinik: Beim Andreasbrunnen 6, 2000 Hamburg 20 · *13. 02. 20 Freiburg/Br. · **A** 45, Hamburg · **D** 46, Hamburg · **AG** Unf.- u. Sportmed. · **FG** Chirurgie 52 · **TG** UnfChir 60 · **ZB** Sportmed. 45 · **TW c)** Unf. u. Sportmed., D-Arzt, Sportarzt Krhs. Beim Andreasbrunnen Hamburg · **S** Freie Chir. Praxis · Anteilseigner eines Belegkrankenhauses

Kügelgen, v., Hannes, Dr. med., Arzt f. Chir., Alt-Moabit 92, 1000 Berlin 21 · *15. 03. 42 Berlin · **A** 73, Berlin · **D** 73, Berlin · **AG** 01/74–08/75 Anästh. · 10/75–04/76 Tropenmed. Bolivien · 05/76–12/82 Chir. · **FG** Chirurgie 82 · **TW a)** Allg. u. UnfChir., Proktol., Gef., Endoskop. Krhs. Moabit Berlin (Geisler, Kraas) **c)** Niedergel. · **S** Seit 87 Niederlassung Berlin

Kujat, Reinhard, Priv. Doz. Dr. med., niedergelassen, Celler Str. 26 a, 3110 Uelzen · *11. 04. 50 Osnabrück · **A** 76, München · **D** 75, München (TU) · **AG** 76/77 Bundeswehr · 10/77–09/79 Chir. Münster ·

10/79–08/86 Chir. Hannover · 85 Orthop. San Antonio USA · **FG** Chirurgie 09/83 · **TG** UnfChir 07/85 · **ZB** Sportmed. 01/86 · **H** 86, Hannover · **TW b)** 07/85–08/86 UnfChir. Med. Hochschule Hannover (Tscherne) **c)** niedergel. Chirurg · **S** Seit 86 Niederlassung Uelzen
ZV D Bhdlg v Rhythmusstörg na Herzop m Mexiletin. Med Welt 30 (1979) · Adenoakanthom d Pancreas. Leber Magen Darm 11 (1981) · Veländrg Wasser- u Elektrolythaushalt na orthogr Darmspül. Chirurg 52 (1981) · Met Verändg b orthogr Darmspül. Dtsch Med Wochenschr 107 (1982) · Elektrolytlsg z orthogr Darmspül. ebd 107 (1982) · Verfahrenswahl b kompliz Ulcus ventriculi. Zentralbl Chir 108 (1983) · Nebenwirkg versch Spüllsg b orthogr Darmspül. Chirurg 54 (1983) · Erg d konserv Fraktubhdlg m d Brace na Sarmiento. Langenbecks Arch Chir 361 (1983) · D Schenkelhalsfrakt i Wachstumsalter. Chirurg 55 (1984) · Therap d akut Epiphyseolysis cap fem. Z Kinderchir 39 (1984) · D chir Therap d Pancreas-Zystadenoms. Chir Praxis 32 (1984) · D kompl Ulcus ventr d alt Pat. ebd 33 (1984) · D funkt Bhdlg v Schaftfrakt a Untschenkel. Orthopäde 13 (1984) · Indikat u Tech d funkt Frakturbhdlg na Sarmiento. Zentralbl Chir 109 (1984) · Diff Diag b d Schulterlux. Chir Praxis 34 (1985) · D Impingementsyndr d Schulter. Unfallchirurgie 89 (1986) · Schultersonogr b Rotatorendef. ebd 89 (1986) · The microangiogr pattern of the glenoid labrum. Arch Orthop Trauma Surg 105 (1986) · Klin Diagn Therap d Impingement-Syndr. H Unfallheilkd 186 (1987)
BV Res Therap compl gastr ulcer. In: A cent of ulcer surg. München: Urban & Schwarzenberg 1984 · Ätiol u Therap v Fehlstg n Verl d Epiphys. In: Posttraum Fehlstg. Schnetztor 1984 · Klin Diagn Therap d Impingement-Syndr. In: Sportmed. Berlin: Springer 1987 · Kons Frakturbhdlg. In: Breitner Chir Oplehre, Bd VIII, Traumatologie 1. München: Urban & Schwarzenberg 1987

Kujath, Peter, Priv. Doz. Dr. med., Oberarzt, Chir. Univ.- u. Poliklin., Josef-Schneider-Str. 2, 8700 Würzburg · *17. 06. 46 Hamburg · **A** 74, München · **D** 73, Würzburg · **AG** 09/74–11/75 Bundeswehr · 12/75–08/76 Pathol. Würzburg · 09/76–08/78 Chir. Städt. Krhs. Rothenburg o. d. Tauber · **FG** Chirurgie 02/81 · **ZB** Sportmed. 03/80 · **H** 85, Würzburg · **TW a)** 81–85 StatArzt Abdominalchir. Chir. Univ.-Klin. Würzburg (Kern) **b)** 85–86 UnfChir. · 86–87 GefChir. · 87–88 Thoraxchir. **c)** OA Chir.
ZV Biomechan u histol Untersuchgn z Pathogenese d Appendizitis. Chirurg 51, 589 (1980) · Mikroangiograph Untersuchgn z Revascularisierg freier Transplantate glatter Darmmuskulatur. ebd 53, 370 (1982) · Bericht üb e dorsale skapho-lunäre Luxat. Handchir 14, 118 (1982) · Kombin Krankhtsbild e autonomen Schilddrüsenadenoms m e akut u chron Thyreoiditis. Chirurg 54, 91 (1983) · Primär retroperitoneale Tumoren: Diagn – Therap – Progn. ebd 54, 643 (1983) · Untersuchgn z periop Prophyl i d elekt colorectalen Chir. ebd 55, 519 (1984) · Periop antibiot Prophyl i d elekt kolorektalen Chir. Therapiewoche 34, 5131 (1984) · D op Plang b Strahlenschaden i anorektalen Bereich. Coloproctology 4, 213 (1986) · Histolog Untersuchgn währ d Verlaufes d programmierten Peritoneal-Lavage. Chirurg 56, 170 (1985) · Periop Maßnahmen b Gastrekto-

mie. Der Krankenhausarzt 59, 594 (1986) · D Peritoneal-Lavage als therap Standardprinzip d diffusen eitrigen
Peritonitis. Zentralbl Chir 111, 1476 (1986) · D candida-
induzierte, perforierte Ulcus duodeni u seine Bhdlg.
Umweltmedizin 2, 26 (1986) · D radiogenen Schäden d
Darmes - Diagn u Therap. Chirurg 57, 573 (1986) · Periph Fettgewebsnekrosen u Osteolysen na akut Pankreatitis. Chir Praxis 36, 593 (1986) · Indikationsstellg u op
Strategie b kalten Strumaknoten. Langenbecks Arch
Chir 369, 199 (1986) · Pseudomonas aeruginosa: Patho-
genität, Prävent u therap Ansätze. Zentralbl Chir 112,
558 (1987) · The pharmacokinetic properties of cefote-
tan and its relevance for prophylaxis in elective colorec-
tal surgery. Chemioterapia 7, 229 (1988) · Antibiotika-
Regime i Rahmen d programmierten Peritoneallavage.
ZAC 6/4 113 (1988) · Secondary mycosis in surgery:
treatment with fluconazole. Infection 17, 111 (1989)
BV Ernährgsfistel üb e kontinente Jejunostomie. In:
Chir Forum '80. Berlin: Springer 1980 · Z Therap d
Oesophagusperforat. In: Oesophaguschir. Weinheim:
Edition Medizin 1982 · Verbesserg d op Erg b Schild-
drüsenca na Einführg d Punktionszytol. In: Erg d Chir
Onkol 5. Stuttgart: Enke 1983 · Diagnost u op Plang b
d endo-thorakalen Struma. In: Chir Endokrinol. Stutt-
gart: Thieme 1983 · D Ileus als Strahlenfolge. In: Ileus
Chir u gastroenterol Praxis. Berlin: de Gruyter 1985 ·
Histolog u mikroangiograph Untersuchgn a freien
Dünndarmtransplantaten als Aortenersatz. In: Chir Fo-
rum '86. Berlin: Springer 1986 · D fehlgedeutete perforierte Appendizitis. In: Indikator u op Fehler i d Chir.
Berlin: de Gruyter 1987 · Fehlinterpretat e Schwanger-
schaftsikterus als posthepat Verschluß. In: ebd · D un-
differenziert Tumoren d Schilddrüse: Chir Therap. In:
Schilddrüsenmalignome. Stuttgart: Schattauer 1987

Kukla, Georg, Primarius, Dr. med., Ärztl. Leiter, UKH-
Linz, Blumauerplatz 1, A-4020 Linz · *26. 05. 44 Wien ·
A 62, Wien · **D** 70, Wien · **AG** Chir. · Chromatogra-
phie · Immunol. · Plasmapherese · **FG FA** f. Unfall-
chirurgie 09/76 · **TW a)** Wissenschaftl. Hilfskraft
1. Chir. Univ.-Klin. Wien (Fuchsig) · Chir. Abt. d. Krhs.
Florisdorf (Riese) · Chir. Abt. Krhs. Enns (Gnauer) ·
Chir. Abt. AKH-Tulln (Pösel) · Chir. Abt. d. Ev. Krhs.
Mühlheim/Ruhr (Carstensen) **b)** Chir. d. Univ. Zürich
(Buff) **c)** Ärztl. Leiter · **S** 05/85 Ärztl. Leiter d. Unfall-
abt. d. LKH-Steyr OÖ. · Ärztl. Leiter d. Unfallkrhs.
Linz d. Allg. Unfallvers. Anstalt

Kummer, Dieter, Prof. Dr. med., Chefarzt, Chir. Klin. in
d. Stadtklin. Baden-Baden, Balger Hauptstr. 50,
7570 Baden-Baden · *18. 09. 38 Horb/N. · **A** 66, Tübingen · **D** 63, Tübingen · **AG** Nukleinsäurestoffwechsel maligner Tumoren · Leber-, Magen-, kontinenzerhaltende Rectumchir. · **FG** Chirurgie 06/73 · **H** 73,
Tübingen · **P** 77, Tübingen · **TW a)** 73–05/81 OA u.
geschäftsführender OA a. d. Chir. Univ.-Klin. Tübingen
c) Chefarzt Chir. · **S** Seit 06/81 Chefarzt der Chir. Klinik in der Stadtklinik Baden-Baden · seit 88 Ärztl. Dir.
d. Stadtklin. Baden-Baden
ZV Cytostat Wirkgsmechanism v Cortisol u verwandten
Steroiden. Z Ges Exp Med 147, 291–310 (1968) · Differenzierg d Wirkgsmechanism alkylierender Cytostatika
an Ehrlich-Ascitesca- u lymphat Leukämiezellen. Z
Krebsforsch 73, 315–328 (1970) · Cytostatika - u Rö-
strahleneffekte i Nucleinsäurestoffwechsel v soliden,

malig Tumoren in vitro. ebd 74, 76–90 (1970) · Cytosta-
tika-Sensibiltest solid, malig Tum in vitro z gezielt kombi op u chemotherapeut Bhdlg d Krebsleidens. Z
Krebsforsch 76, 124–139 (1971) (Diese Arbeit wurde m
d Felix-Haffner-Preis 1971 f klin Pharmakol ausgezeichnet) · Messgn i Nukleinsäurestoffwechsel d Neu-
roblastoms u Nephroblastoms in vitro u deren Bedeutg
f d Cytostatikatherap. Z Kinderchir 14, 121–131 (1974)
· Krebsnachsorge: Zusammenarbeit zwisch Praxis u
Klinik. Med Welt 26, 479–483 (1975) · D Bedeutg d sog
Onkobiogramms f d Therap malig Tumoren d Kindes.
Monatsschr Kinderhlkd 123, 390–391 (1975) · D Bedeutg d Krebsnachsorge b Magen-, Dick- u Mastdarm-
Ca-Operiert. Med Welt 28, 1920–1925 (1977) · Untersuchgn z Thymidin-Triphosphat-Synthese i malig Tu-
moren. I. 257 88, 129–143 (1977) · Untersuchgn z
Thymidin-Triphosphat-Synthese i malig Tumoren. II.
ebd 88, 145–156 (1977) · Frühkomplikat u Frühletalität
versch op Method b d Gastrekt. Langenbecks Arch
Chir 344, 195–205 (1977) · D Gesprächsführg m Krebs-
Pat aus d Sicht d Chirurgen. Med Sachverständige 73,
83–86 (1977) · Steuermechanism d Ribonucleotid-Re-
dukt i Säugetiergewebe. Z Krebsforsch 91, 23–34 (1978)
· Ärztl Nachsorge na Op. Med Welt 31, 438–441 (1980)
· D Narbenhernie na versch Formen d Laparot. Chir
Praxis 28, 241–244 (1981) · Früh- u Späterg d op Therap b Ulcus duodeni. Med Welt 5, 2–8 (1982) · Vergl d
Tübinger Ersatzmagens m and Rekonstruktmethoden.
ebd 7, 3–4 (1982) · Erstversorgg chir Notfälle. Ärztl
Praxis 15, 176–179 (1988)
BV Allg chir Techn. In: Lehrb f Chir. Stuttgart: Schattauer 1978 · Verbandlehre. In: ebd · D Postaggres-
sionssyndrom. In: ebd · Chirurgie. Heimeyer'sches Re-
zepttaschenbuch. Stuttgart: Fischer 1981 · Nebenniere
- Nebenschilddrüse. In: Lehrb f Chir. Stuttgart: Schattauer 1982

Kümmerle, Fritz, Prof. Dr. med., em. Dir. Chir. Klin.,
Am Eselsweg 31, 6500 Mainz · *14. 02. 17 Göppingen ·
A 42, Tübingen · **D** 42, Tübingen · **AG** Viscerale u. en-
dokrinolog. Chir. · Chir. d. Schilddrüse, Nebenschild-
drüse, Insellapp. u. Nebenniere, im Ber. d. Bauchraums:
Chir. der Leber, Gallenwege u. Bauchspeicheldrüse so-
wie d Dünndarms · Colorektale Chir. · **FG** Chirurgie
51 · **H** 54, Freiburg · **P** 58, Freiburg · **TW a)** 42–45
Kriegsdienst · 45–52 Ass. u. OA Chir. Abt. Krskrhs.
Göppingen (Pfeiffer, Krauß) · 52–62 Freiburg (Krauß)
c) em. Dir. Chir. Klin. · **S** 63–85 Ordinarius f. Chir., Dir.
Chir. Klin. Joh.-Gutenberg-Univ. Mainz
ZV 280 Publ (Exp u klin Chir · Chir d Verdauungsapp
· Chir d Gallenwege u d Pankreas · Chir d Zwerchfells
· Chir Onkol · Chir endokr Organe (Nebenschilddrüse,
Nebenniere, endokrines Pankreas) · Intraop Ultraschall
· Chir Intensivmed · Interdiszipl Themen (Chir u Ra-
diol))
MH Lehrb d Chir, 7 Aufl. Stuttgart: Thieme · Intra- u
postop Zwischenfälle, 3 Aufl. ebd 1985 · Chir d endokr
Pankreas. ebd 1983 · Erkrkgn d Nebennieren. ebd 1985
· Intraop Ultraschalldiagnost. München: Urban &
Schwarzenberg 1985 · Chir Intensivmed. ebd 1985 ·
Chir endokr Organe. ebd 1986 · Dtsch Med Wo-
chenschr
BV Exokr Pankreas. In: Lehrb d Chir. Stuttgart: Thieme
1982 · Nebenschilddrüse. In: ebd 1982 · Nebenniere.
In: Arbeitsbuch Chir. München: Urban & Schwarzen-

berg 1982 · Nebennieren. In: Intra- u postop Zwischenfälle. Stuttgart: Thieme 1983 · Mechan u funktionel Ileus. In: Hdb d inn Med. Bd III/3B: Dünndarm. Berlin: Springer 1983 · Strahlenschäden d Dünndarms. In: Hdb d inn Med, Bd III/3B: Dünndarm. ebd 1983 · Intraop Ultraschalldiagnost. In: Breitner Oplehre IV/1, Ergänzg. München: Urban & Schwarzenberg 1985 · Nebenniere. In: Chir, Lehrb d allg u spez Chir. ebd 1987

Kunath, Ulrich Wolfram, Prof. Dr. med., Chefarzt, Klin. Allg.-, Thorax- u. Gefäßchir. Städt. Kliniken Saarbrükken, Theodor-Heuss-Str., 6600 Saarbrücken 6 · *01.11. 42 Elbing/Westpreußen · **A** 70, Hamburg · **D** 68, Hamburg · **AG** Biomechanik d. Speiseröhre · Magendurchblutung · Oesophagektomie · Warren-Shunt · **FG** Chirurgie 12/75 · **H** 77, Frankfurt · **P** 80, Bonn · **TW a)** 70–73 Kantonsspital St. Gallen (Amgwerd, Weber) · 73–77 Univ. Frankfurt (Stelzner) · 77–86 Univ. Bonn (Stelzner) **c)** Chefarzt Allg.-, Thorax- u. GefChir. · **S** Seit 04/86 Chefarzt in Saarbrücken
ZV Terminaler Abschluß u Druckmeßmethod i d Speiseröhre. Z Gastroenterol 8, 154 (1976) · Druckmessg, Pentagastrinwirkg u Refluxverhalten b d exptl gesetzten Hiatushernie. Zentralbl Chir 101, 1030 (1976) · D partiel Zwerchfellaplasie b linksseit thorakaler Nierendystopie. Z Kinderchir 19, 256 (1976) · D Bedeutg d Bursa infracardiaca f d Pathogenese d Hiatushernie. Langenbecks Arch Chir 343, 161 (1977) · D druck-konstante Perfusionsmanometrie, e einfache Methode z exakten Messg stat Drucke i d Verschlußzone d Speiseröhre. Med Welt 17, 803 (1977) · Kritische Betrachtgn üb d Durchzugsperfusionsmanometrie i Verschlußsegment d Speiseröhre. Z Gastroenterol 15, 440 (1977) · Neue Aspekte z Pathogenese v Hiatusgleithernie u Refluxösophagitis. Dtsch Med Wochenschr 104, 222 (1979) · Diagn u Therap d Mastdarmvorfalles. Therapiewoche 29, 1780 (1979) · Functional analysis of organic sphincter systems by elastancemeasurement. Acta Hepato-Gastroent 26, 136 (1979) · D Sauerstoffpartialdruck i d Magenfunduswand i Abhängigkt v d arteriel Blutzufuhr. Langenbecks Arch Chir 348, 191 (1979) · D stumpfe Dissektion d Speiseröhre. Chirurg 51, 296 (1980) · Ist d Papilla duodeni e autonomer Sphinkter? Res Exp Med 178, 103 (1981) · Indikat u Erg d Y-Gastrojejunostomie na Magenresekt. Langenbecks Arch Chir 353, 291 (1981) · Erg u Erfahrgn m d Ösophagektomie dur stumpfe Dissekt. Chirurg 52, 706 (1981) · D subtotale Ösophagektomie b rezidivier blutenden Ösophagusvarizen. Langenbecks Arch Chir 359, 101 (1983) · Überleggn z Optaktik b Adenoca d Cardia. Dtsch Med Wochenschr 108, 94 (1983) · Z Radikalität u Lebenserwartg b op Ösophagus- u Cardiaca. ebd 109, 450 (1984) · D portal Leberperfus na Warren-Shunt. Langenbecks Arch Chir 363, 121 (1984) · Indikat u Erg d port Shunt-Chir. Leber Magen Darm 15, 19 (1985)
BV D Biomechanik d unt Speiseröhre. Stuttgart: Thieme 1979 · Durchblutg u Stoffwechsel d z Speiseröhrenersatz verwendet Magens. In: D kurable Ösophagusstenose. Stuttgart: Thieme 1984 · D Chir d Speiseröhre. ebd 1984 · Beiträge in: Probl d Echinokokkose. Bonn: Huber 1982 · Grundlagen d Chir 1982 · Chir d Leber 1983 · Erg d Chir Onkol 1983 · Krankhtn an Speiseröhre u Magen 1983 · D kurable Ösophagusstenose 1984 · Therap gastroenterolog Erkrkgn 1986

Künster, Uwe, Dr. med., niedergel., D-Arzt, Poststr. 19, 6620 Völklingen · *13.05. 41 Köln · **A** 71, Saarbrücken · **D** 74, Saarbrücken · **FG** Chirurgie 78 · Orthopädie 80 · **ZB** Chirotherap., Physik. Therap. 80 · **TW a)** 78–80 AssArzt Chir. **b)** 01/78–12/80 Orthop. Klin. Burbach/ Saarbrücken (Fries) **c)** Niedergel., D-Arzt · **S** Seit 81 Niederlassung Chir., Orthop., D-Arzt, Völklingen

Kunte, Wolfgang, Dr. med., Chefarzt, Kreiskrhs. Waldsassen, Egerer Str. 30, 8595 Waldsassen · *11.03. 41 Aussig (Sudetenland) · **A** 69, München · **D** 74, Essen · **AG** 06/72–11/73 Bundeswehr · **FG** Chirurgie 07/76 · **TG** UnfChir 05/82 · **TW a)** 07/76–12/76 Funkt.-OA, Städt. Krhs. Velbert (Düwell) · 01/77–03/80 OA Kreiskrhs. Offenburg (Schmitt-Köppler) **b)** UnfChir. 1. OA St. Vincenz Krhs. Limburg/L. (Voorhoeve) **c)** Seit 07/82 Chefarzt Chir. Abt. Kreiskrhs. Waldsassen · **S** Seit 07/82 Chefarzt u. seit 83 Ärztl. Leit. Kreiskrhs. Waldsassen

Kunze, Hans-Henning, Dr. med., Oberarzt, Plastische Chirurgie, Städt. Klin., Flurstr. 17, 8500 Nürnberg 90 · *29.02. 48 Langewiesen/Thür. · **A** 75, München · **D** 75, Erlangen · **AG** Allg.-, Thorax- u. KindChir · Unfallchir. · Proktologie · Endoskopie · Mammachirurgie · **FG** Chirurgie 04/85 · **TG** PlastChir 04/89 · **TW a)** 04/85–05/86 Zentr. f. Chir. JLU Gießen (Schwemmle) **b)** 06/86–07/89 Klinikum RWTH Aachen Abtlg. Verbrennungs- u. plast. Wiederherstellungschirurgie (Hettich) **c)** OA

Kunze, Klaus-Gerhard, Prof. Dr. med., Wiss. Angestellter, Abt. Unfallchir. Zentrum Chir. Justus-Liebig-Univ. Gießen, Klinikstr. 29, 6300 Gießen · *29.01. 43 Schreiberhau/Schlesien · **A** 71, Lübeck · **D** 70, Lübeck · **AG** Knochendurchblutg · Kindertraumatol. · path. Frakt. · Wirbelsäulenverletzgn · **FG** Chirurgie 02/78 · **TG** UnfChir 03/81 · **H** 83, Gießen · **P** 89, Gießen · **TW a)** Zentrum Chir. Justus-Liebig-Univ. Gießen (Schwemmle) **b)** Abt. Unfallchir. Zentrum Chir. Justus-Liebig-Univ. Gießen (Ecke) **c)** OA
ZV Untersuchgn üb d Magendialyse. Zentralbl Chir 95, 1273 (1970) · Parenterale Ernährg u humorale Immunität b Op u Unfallverletzten. Aktuel Ernährung 5, 178 (1980) · Verändergn d Knochendurchblutg nach Femurmarknagelosteosynthesen b Schäferhund. Unfallchirurgie 7, 185 (1981) · Erg na op Bhdlg frischer Kapsel-Band-Verletzgn d Kniegelenkes. ebd 8, 171 (1982) · Nachuntersuchgserg v 124 kindl Oberschenkelschaftbrüchen. H Unfallheilkd 158, 150 (1982) · D Bhdlg u Erg d Malleolarfrakt. Unfallchirurgie 9, 334 (1983) · D Bhdlg patholog Frakturen u ihre Erg. Aktuel Traumatol 14, 48 (1984) · D Prinzipien d Erstversorgg d Schwerverletzten a Unfallort. Unfallchirurgie 10, 91 (1984) · Verändergn d Durchblutg im Skelettsyst na Osteotomien u Osteosynthesen. H Unfallheilkd 164, 94 (1984) · Kontinuitätsresekt langer Röhrenknochen u späterer knöcherner Wiederaufbau. Unfallchirurgie 11, 209 (1985) · Refrakt na Metallentferngn. Akt Unfhlkd Bel 3, 214 (1985) · Indikat d op Bhdlg v Wirbelsäulenverletzgn. Unfallchirurgie 13, 38 (1987) · D Durchblutg autologer kortiko-spongiöser Transplantate. H Unfallheilkd 185, 65 (1987) · Histor Entwicklg d Beugesehnennaht. Med Welt 38, 1519 (1987) · D Bhdlg v nichtinfiz Pseudarthrosen d Röhrenknochen u ihre Erg. H

Unfallheilkd 189, 421 (1987) · Frakt u Weichteilschaden. Versicherungsmed 40/4, 109-111 (1988) · Knochendurchblutg und Transplant. Med Welt 40, 141-146 (1989) · Nachuntersuchg u Erg d dorsalen Stabilisierg v instab Wirbelsäulenfrakt. Unfallchirurgie 15, 48-53 (1989)
BV D Durchblutg d Knochen. Hefte Unfallheilkd 173. Berlin: Springer 1985 · Verlaufsbeobachtgn na Wiederaufbau gr Röhrenknochen b langstreck Defekten. Späterg i d Orthop. ebd 1986 · Opindikat b off Frakt. In: Opindikat b Frakt i Kindesalter. Stuttgart: Fischer 1987

Kurig, Albrecht L., Dr. med., Prakt. Arzt, Oberstarzt d. Res., Weberstr. 95, 5300 Bonn 1 · *17.11. 35 Aachen · **A** 64, Bonn · **D** 62, Bonn · **FG** Chirurgie 11/69 · **TW a)** 69-86 OA Chir. Abt. St. Petrus-Krhs. Bonn **c)** Prakt. Arzt · Seit 84 Lehrbeauftragter Univ. Bonn · Seit 82 OTA d. Reserve · **S** Seit 86 Prakt. Arzt Bonn

Küsswetter, Wolfgang, Prof. Dr. med., Direktor, Orthop. Univ.-Klin., Kliniken Schnarrenberg, 7400 Tübingen · *27.07. 40 München · **A** 66, München · **D** 66, München · **AG** 67 Pathol. München · 68/69 AllgChir. · 70/71 UnfChir. · 71-74 Orthop. · **FG** Orthopädie 74 · **ZB** Phys. Therap. 04/81 · Sportmed. 11/80 · Rheumatol. 02/82 · **H** 77, München · **P** 80, Würzburg · **TW a)** 74-78 AssArzt Staatl. Orthopäd. Klin. München (Witt) · 78-86 Ltd. OA Orthop. Univ.-Klin. König-Ludwigs-Haus Würzburg **c)** Direktor · **S** Seit 86 Dir. Orthop. Univ.-Klin. Tübingen
ZV Total Kniegelenksersatz dur d Waldius-Prothese. Arch Orthop Unfallchir 88, 199 (1977) · Funktionel Anpassg na transnaviculolunärer Resekt-Arthroplastik (Steinhäuser'sche Op). Z Orthop 118, 383 (1979) · D Membrana interossea antebrachii – d gemein Gelenkband d Radiulnargelenke. ebd 767 (1979) · A supplementary instrumentation for posterior fusion of spine in scoliosis. Arch Orthop Trauma Surg 96, 69 (1980) · D radiulnare Synosthose als Merkmal v Chromosomen-Abberat. Z Orthop 119, 10 (1980) · Typ metaphysäre Frakturformen dur Hochgeschwindigktsgeschosse. Unfallheilkunde 85, 464 (1982) · An evaluation of primary resection of the head of the femur with or without subtrochanteric angulation osteotomy. Orthop 7, 17 (1983) · Healing of reconstructed ligament insertion. Jpn Arch Surg 53, 564 (1984) · Biomechan Kenngrößen z Plang d Beckenosteotomie na Chiari. Arch Orthop Unfallchir 122, 304 (1984) · Techn, Indikat u eig Erg na d Op na Salter. La Clin Orthop 17, 1 (1988)
MH Gelenknahe Osteotomien b d Dysplasiehüfte d Adoleszenten u jung Erwachs. Stuttgart: Thieme 1983 · D retropatellare Knorpelschaden. Stuttgart: Thieme 1983 · Kniegelenknahe Osteotomien. Stuttgart: Thieme 1987 · Übersetzg u Bearbeitg v Bullogh GB, Vigorita V, Atlas d Pathol d Bewegungsapparat. Stuttgart: Thieme 1987
BV Morphol u Biomechan d Membrana interossea antebrachii. Stuttgart: Thieme 1981 · Sportfechten. In: D Sporttraumatol in d Praxis. Erlangen: Perimed 1981 · Knochenumbauvorgänge i femoral Grenzschichtber implantierter Hüftendoprothesen. In: Osteokinese u Knochenwachstum. Stuttgart: Thieme 1982 · Remodelling of the femur in conventionelly implanted hip prosthesis. In: Cementless fixation of hip prosthesis. Berlin: Springer 1983 · D Fuß. Prax d Orthop. Stuttgart: Thieme

1986 · Epiphysenschäden a Unterarm u Hand. In: D Epiphysenfugen. Erlangen: Perimed 1987 · Simult Dehnungsmessgn d Kapselbandapparat i ob Sprunggelenk unt physiolog u patholog Bedinggn. In: Funktion Anat u Pathomechan d Sprunggelenkes. Stuttgart: Thieme 1984 · Klin d Hüftgelenkerkrkgn i Säuglings- u Kindesalt. In: Erkrankgn d Hüftgelenkes. Stuttgart: Thieme 1988

Kutschekmanesch, Amir-M., i. R., Kurt-Schumacher-Str. 68, 2850 Bremerhaven · *31.08. 31 Teheran/Iran · **A** 65, Kiel, dtsch. Ap. 79 · **FG** Chirurgie 73 · **S** Niedergelassen seit 73 · Seit 78 wegen Progressiver B-Hepatitis Frührentner

Kutzner, Eugen Theodor, Dr. med., Chefarzt i. R., In der Groll 32, 4358 Haltern-Lavesum · *22.05. 14 Dortmund · **A** 41, Düsseldorf · **D** 41, Düsseldorf · **AG** Chir., Gynäkol.-Geburtshilfe · **FG** Chirurgie 04/46 · Frauenheilkunde u. Geburtshilfe 06/51 · **TW a)** 46-52 St. Barbara-Hosp. Gladbeck (Grosse-Beilage) **c)** i. R. · **S** 52-80 Chefarzt Gelsenkirchen-Resse

L

Laas, Joachim, Prof. Dr. med., Ltd. Oberarzt, Klin. Thorax-, Herz- u Gefäßchir. Med. Hochschule Hannover, Konstanty-Gutschow-Str. 8, 3000 Hannover 61 · *22.06. 49 Essen · **A** 75, Kassel · **D** 75, Marburg · **FG** Chirurgie 03/82 · **TG** GefChir 06/86, Thorax- u. Kardiovaskularchirurgie 06/86 · **H** 85, Hannover · **P** 89, Hannover · **TW b)** ThKardChir. · 82-85 Klin. Herz- u. Gefäßchir. Dtsch. Herzzentrum München (Sebening) · Seit 85 Klin. Thorax-, Herz- u. Gefäßchir. Zentrum Chir. Med. Hochschule Hannover (Borst) **c)** Ltd. OA ThKardChir.
ZV Herzklappenersatz dur biolog Prothesen. Herz 2, 252 (1977) · Z Symptomat d spontanen Milzrupt. Therapiewoche 28, 1599 (1978) · Preservation of ischemic myocardium with TALVB using complete left ventricular decompression. Trans Am Soc Artif Intern Organs 25, 220 (1979) · Mechanical assist of the circulation and myocardial oxygen demand. J Thorac Cardiovasc Surg 28, 883 (1980) · Failure of intra-aortic balloon pumping to reduce experimental myocardial infarct size in swine. ebd 80, 85 (1980) · Effect of coronary artery reperfusion on infarct size in swine. ebd 81, 288 (1981) · Critical analysis of intra-aortic balloon counter-pulsation and transapical left ventricular bypass in the sufficient and insufficient circulation. Thorac Cardiovasc Surg 29, 17 (1981) · Results of surgical therapy of descending aortic aneurysms. Int Care Med 9, 229 (1983) · Tetralogy of Fallot. Development of hypoplastic pulmonary arteries after palliation. Thorac Cardiovasc Surg 32, 133 (1984) · Extra-intracranial bypass procedure with saphenous vein grafts. ebd 34, 57 (1986) · Takayasu's Arteries – Möglchktn d chir Therap. Vasa 15, 150 (1986) · Infrarenaler Aortenersatz i hohen Lebensalt. Langenbecks Arch Chir 369, 345 (1986) · Ruptur e infrarenalen Bauchaortenaneurysmas i d li Nierenvene. Angio 8, 245 (1986) · Techn Fortschr b d Chir d akut Aortendissekt Typ A. Helv Chir Acta 53, 505 (1986) · Plang d op Vorgehens b Fallot'scher Tetralog. Kinderarzt 18, 451 (1986) · Acute aortic dissection type A: Which diagno-

stic modes remain for surgical indication? Eur J Cardio Thorac Surg 1, 169 (1987) · Aneurysmen d Aorta descendens – Determinanten d op Risikos. Z Herz Th Gef-Chir 1, 177 (1987) · Stellenwert radiolog Untersuchgsverfahren b d Diagnost v Aortendissekt. Röntgenblätter 41, 399 (1988)
MH 84–86 Throacic and Cardiovascular Surgeon. Stuttgart: Thieme · Seit 87 Eur J Cardiothoracic Surgery. Heidelberg: Springer International
BV Orthotope Lebertransplantat. D Vorbereitg i klin Anwendg. Baden-Baden: Witzstrock · Z prognost Bedeutg d hypokaliäm Alkalose i d ersten postop Woche na Lebertransplantat a Schwein. In: Exptelle Hepatol. Sammelbd d Arbeitstagg Exptelle Hepatol in Marburg/Lahn. Freiburg: Dr Falk 1976 · Surgical treatment of aneurysmatic disease of the thoracic aorta. In: Cardiovascular surgery 1980, Proc of the 29th Int Congr of the Eur Soc of Cardiovascular Surgery. Berlin: Springer 1981 · Abdichtg v Pleura-Lungen-Läsionen mittels zusätzl Fibrinklebg. Klin Studie. In: Verhandlgber d 25 Tagg d Dtsch Arbeitsgemeinschaft f Blutgerinnungsforsch in München: Stuttgart: Schattauer 1981 · Aortic-to-middle cerebral artery bypass for the treatment of Takayasu's arteries. Proc 14th World Congr of the Int Union of Angiology. München: Zuckschwerdt 1986 · How accurate is the preoperative staging with computed tomography in esophageal cancer? In: Diseases of the esophagus. Berlin: Springer 1987 · Postoperative follow-up of acute type A aortic dissections: comparison of non-invasive methods. In: Digitale bildgebende Verfahren, interventionelle Verfahren, integrierte digitale Radiologie. 5 Grazer Radiolog Symp. Berlin: Springer 1988 · Chir d proximalen Aorta. In: Schriftenreihe d Bayer Landesärztekammer. Dachau: Zauner 1988 · Vier Jahre Erfahrgn m gestrickten primär dichten Doppelvelourprothesen als infrarenaler Aortenersatz. In: D primär dichte Dacronprothese – Standortbestimmg-Gräfelfing: Demeter 1989 · Chir d thorakalen Aorta. Stuttgart: Schattauer 1989

Labs, Heinz Rudolf, Dr. med., i. R., Bellmannstr. 25, 2000 Hamburg 52 · *20. 02. 14 Stolp/Pommern · **A** 40, Berlin · **D** 40, Greifswald · **FG** Chirurgie · Urologie · **TG** UnfChir 73 · **TW** **a)** 45 Städt. Krhs. Stolp/Pommern (Creite) · 45–65 Allg. Krhs. Altona (Küster, Kirschner) · 65–73 Chefarzt 2. Chir. Abt. Hafenkrhs. Hamburg · 73–79 Ärztl. Dir., Chefarzt 1. Chir. Abt. ebd. · 79–89 Senatsamt f. d. Verwaltungsdienst – Ärztl. Dienst Hamburg Gutachtertätigkeit **c)** i. R. · **S** Ärztl. Dir. u. Chefarzt 1. Chir. Abt. Hafenkrhs. Hamburg · Seit 79 i. R.
ZV Spont Berstungsruptur d analen Haut. Monatschr Unfallhkd 1958 · Synchr Mastdarmradikalop na Kirschner. Chirurg 1958 · Frakt a Opstümpfen. Zentralbl Chir 1959

Laczkovics, Axel, Univ. Prof. Dr. med., Oberarzt, 2. Chir. Univ.-Klin., Mariannengasse 24, A-1090 Wien · *17. 06. 46 Wien/Österreich · **D** 72, Wien · **AG** Herzchir. · Herztransplantat. · **FG** Chirurgie 80 · **TG** Thorax- u. KardiovaskularChir 80 · **H** 85, Wien · **P** 89, Wien · **TW** **a)** Herzchir. 2. Chir. Univ.-Klin. Wien **c)** OA · **S** Seit 84 Stationsführender OA, Leiter d. Herztransplantat.
ZV D orthotope Herztransplantat – Erfahrg a d II Chir

Univ-Klin in Wien (Stand: Juni 1986). Wien Klin Wochenschr 99/10, 333–340 (1987) · Noninvasive assessment of acute rejection after orthotopic heart transplantation: value of changes in cardiac volume and cardiothoracic ratio. J Cardiovasc Surg 5, 582–586 (1988) · Rate-responsive pacing guided by central blood temperature. In: Progr i clinical pacing. Curr Clin Pract 51/V (1988) · Entwicklg e physiolog Schrittmacherkonzeptes a d II Chir Univ-Klin Wien. Wien Klin Wochenschr 101/2, 63–66 (1988)
MH Cardiac Pacing. Darmstadt: Steinkopff 1983 · New Trends in Heart Transplantation. Basel: Karger 1988
BV Physiolog Herzschrittmachertherap: Voraussetzgn, Erg. München: EBM 1983

Laffer, Urban Thomas, Allgemeinchir. Klin. Dept. Chir. d. Univ., Kantonsspital, CH-4031 Basel · *22. 04. 46 Basel/Schweiz · **A** 74, Basel · **D** 81, Basel · **AG** 77–78 Onkolog. Chir. Univ. Chicago · **FG** Chirurgie 83 · **TW** **a)** OA Allgemeinchir. Klin. Dept. Chir. d. Univ. Kantonsspital Basel (Harder) **b)** Präsident AG Gastrointestinale Tumoren d. Schweiz. AG f. klin. Krebsforschung (SAKK) **c)** 1. OA Allgemeinchir Klin. Kanton.
ZV Versorgg proxim Femurfrakt m isoelast Kunststoffendoprothese. Z Unfallchir Versicherungsmed Berufskr 76 (3), 143 (1983) · Plattenosteosynthesen b Vorderarmschaftfrakt 1975–1980. Helv Chir Acta 50, 59–61 (1983) · Adjuvant portal liver infusion with 5-fluorouracil and mitomycin-C following curative large bowel cancer surgery. Colo-Proctology 5, 290 (1984) · Beeinflussen patholog-anatom Parameter d Rezidivhäufigkt na konserv Mamma-Chir u Strahlentherap? Langenbecks Arch Chir 369, 437 (1986) · Beeinflusst e periop Chemotherap m 5-Fluorouracil u Mitomycin-C d postop Verlauf na kurat Resekt e kolorektalen Adeno-Ca? Acta Chir Austriaca 3/18, 123 (1986) · Effizienz e m d niedergel Ärzten koordiniert Tumornachsorge. Helv Chir Acta 54, 85–88 (1987) · Surgical technique and surgical problems with the totally implantable Port-a-Cath system in cancer patients. Supportive care in cancer patients. Kongressband 44 (1987) · Brusterhalt Chir b Mammaca: Erfahrgn u Erg b 276 Pat. Helv Chir Acta 54, 365–368 (1987) · Intraperitoneal chemotherapy for gastrointestinal malignancies. Antibiotics Chemotherapy 40, 26–34 (1988) · Regional chemotherapy. ebd 40 (1988) · Implantierbares Kathetersyst z ambulant parenteral antimikrobiel Chemotherap: e prospekt Studie. Helv Chir Acta 56, 127–132 (1989) · Implantierb Kathethersyst (Port-a-Cath): Erste chir Erfahrgn m 205 implant Sys. Dtsch Med Wochenschr 17, 655–658 (1989)
MH Basler Beiträge zur Chirurgie, KARGER-Verlag Basel
BV Intraportale Chemopraevent u -therap v Lebermetast. In: Verhandlgsbd Dtsch Ges f Verdauungs- u Stoffwechselkrkhtn. 1988 · Randomized multi-center trial on adjuvant intraportal chemotherapy for colorectal cancer. Recent results in cancer research. Berlin: Springer 1989

Lampe, Hermann J., Dr. med., Oberarzt, Klin. Plast. u. Wiederherstellgschir., St. Markus Krhs., Wilhelm-Epstein-Str. 2,   6000 Frankfurt/M. 50   · *18. 07.   45 Schmölln/Thür. · **A** 77, Stuttgart · **D** 76, Heidelberg · **AG** 06/71–06/76 Gesch. d. Med. Heidelberg ·

03-05/79 Proktol. St. Mark's Hosp. London · **FG** Chirurgie 05/83 · **TG** Plastische Chirurgie 05/87 · **TW a)** 06/83-12/84 StatArzt Abdominalchir. II. Med. Lehrst. d. Univ. Heidelberg, Chir. Klin. Klinikum Mannheim (Trede) **b)** 06/87-12/87 StatArzt PlastChir. St. Markus Krhs. Frankfurt/M. (Lemperle) · 01-06/88 StatArzt Handchir., Abt. Handchir. u. PlastChir. BG-Unfallklin. Frankfurt/M. (Haas) **c)** Seit 07/88 OA Plast-Chir. St. Markus Krhs. Frankfurt (Lemperle)
ZV Entstehg u Problemat v Fachabt auf d Versammlgn d dtsch Naturforscher u Ärzte i d Zeit v 1828-1886. Med Monatsschr 29 (4), 165-169 · Z Problemat d fistelnden M Crohn. Therapiewoche 30 (51), 8527-8535 (1980) · Spez Indikat z chir Therap b M Crohn. Chir Praxis 29, 19-34 (1981/82) · D Hautexpander: Techn u Klin. Chirurg 56, 773-778 (1985) · Hautexpander i d Plast Chir. Langenbecks Arch Chir 369, 849-850 (1986) · Sek Orbita- u perorbitale Weichteilrekonstrukt. Langenbecks Arch Chir 370, 762-763 (1986)
BV D Vorträge d allg Sitzgn auf d 1-85 Vers d dt Naturforscher u Ärzte 1822-1913. Hildesheim: Gerstenberg 1972 · D Entwicklg u Differenzierg v Fachabteil auf d Vers d dtsch Naturforscher u Ärzte v 828 bis 1913. ebd 1975 · Kleine Geschichte d Chir in Mannheim. Mannheim 1982 · Brustwiederaufbau: Psych Aspekte. In: Brustkrebs Organerhaltg u Rekonstrukt. Stuttgart: Thieme 1989

Lang, Hilmar Friedrich, Dr. med., Chefarzt, Dünkeloh-Klin., Alleestr. 105-107, 5630 Remscheid · *15. 01. 26 Dinkelsbühl · **A** 51, Mainz · **D** 53, Mainz · **AG** 53-55 Chir.-Gynäkol. · 56-60 Chir. u. Innere · **FG** Chirurgie 03/60 · **TW a)** 60-64 OA Chir.-Gynäkol. Abt. Ev. Krhs. Höxter (Pape) · 64-65 OA Dünkeloh-Klin. Remscheid (Hammann) **c)** Ltd. Arzt · **S** Seit 65 Ltd. Arzt Dünkeloh-Klin. Remscheid u. Niederlassung, FA f. Chir.

Lange, Konrad, Dr. med., Chefarzt i. R., Heydornweg 9, 2000 Hamburg 55 · *09. 01. 23 Landsberg/Warthe · **A** 51, Hamburg · **D** 51, Hamburg · **AG** Pathol. · Inn. Med. · **FG** Chirurgie 05/61 · **TG** GefChir 01/81 · **TW a)** Bis 10/61 I. Chir. Abt. Allg. Krhs. Heidberg Hamburg (Prinz) · 11/61-72 OA Allg. Krhs. Altona Hamburg (Küster, Kirschner) · 72-88 Chefarzt II. Chir. Abt. ebd. **c)** Chefarzt i. R. · **S** 72-88 Chefarzt II. Chir. Abt. Allg. Krhs. Altona, Hamburg
ZV Herabsetzg d Oprisikos durch Deltacortril. Med Welt 1960 · Bhdlg d schweren Verlaufsformen d Wundstarrkrampfes. Anästhesist 1964 · Kreisl- u Stoffwprobl b d Wundinfekt. Z Prakt Anästh Wiederbeleb 4 (1969) · Lungenembolieprophyl du niedrig dosiert Heparin. XVII Hamburger Symp üb Blutgerinng 1975

Lange, Ulrich, Dr. med., Oberarzt, Abt. Allg. u. Thoraxchir. Klinikum Karlsruhe, Moltkestr. 14, 7500 Karlsruhe · *18. 04. 47 Lugau/Erzgeb. · **A** 73, Dresden · 77, Osnabrück · **D** 76 Jena · **AG** 10/73-10/76 Chir. Dresden · 01/77-07/77 Chir. Versmold · 08/77 Chir. Karlsruhe · **FG** Chirurgie 05/80 · **TG** GefChir 11/83, UnfChir 11/84 · **TW a)** 05/80-11/81 StatArzt GefChir. · 11/81-04/84 StatArzt UnfChir. **b)** 07/84-11/85 OA GefChir. **c)** OA AllgChir. u. Thoraxchir.
ZV D Einfluß d Nahrg auf d Zusammensetzg v Nieren u Blasensteinen i Tierexp. Z Urol 70, 357 (1977) · Er-

fahrgn b d Verwendg v Humanfibrinkleber z Abdichtg v Gefäßprothesen. Angio 5, 221 (1983) · Späterg na Dilatat d Papilla Vateri b benig Stenose. Zentralbl Chir 114, 435 (1989)

Langenbach, Josef Ulrich, Dr. med., Chefarzt, Kreiskrhs., Mindelheimer Str. 69, 8908 Krumbach · *11. 04. 35 Kenzingen/Baden · **A** 61, München · **D** 59, München · **AG** Schilddrüsen- u. Abdominalchir. · Orthop. · UnfChir. · Gelenkprothetik · Begutachtungsmed. · **FG** Chirurgie 09/66 · **TG** UnfChir 03/70 · **ZB** Sportmed. 03/81 · **TW a)** 66-67 StatArzt Chir. Abt. Kreiskrhs. Krumbach (Oettle) · 68-76 OA ebd. (Oettle, Saurler) · Seit 77 Chefarzt Chir. u. Unfallchir. Abt. ebd. **b)** Gastarzttätigkt.: · 66 Arbeiterunfallkrhs. Wien (Russe) · 69 Kantonspit. Groß Höchstetten Bern/Schweiz (Schneider) · 70 Unfchir. Abt. d. Univ.-Klin. Erlangen (Beck) · 74 BG Unfallklin. Tübingen (Weller) · 75 Abt. f. Handchir. u. plast. Chir. Univ.-Klin. Erlangen (Geldmacher) · 76 Abt. f. Thorax- u. GefChir. d. Univ. Ulm (Vollmar) **c)** Chefarzt Chir./Unfallchir. Abt. · **S** Seit 77 Chefarzt Chir./Unfallchir. Abt. Kreiskrhs. Krumbach
ZV Strumarezidiv-Prophyl. Ärztl Praxis 1959 · Untersuchgn üb d sog Depot-Blei i Organismus. Klin Wochenschr 1961 · Probl d Toxoplasmose u Listeriose i d Schwangerschaft. Geburtshilfe Frauenheilkd 1962 · Struma-Hashimoto. Chirurg 1963 · Chir Krankengut e Kreiskrhs. Der Krankenhausarzt 1966 · 10 Jahre Schilddrüsenchir. Therapiewoche 36, 2336-2342 (1986)

Langer, Christine, Dr. med., Assistenzärztin, Zentrum f. Chir., Anästhes. u. Urol., Univ.-Klin. Gießen, Klinikstr. 29, 6300 Gießen · *09. 09. 51 Frankfurt/M. · **A** 78, Frankfurt/M. · **D** 86, Gießen · **AG** Phlebologie · **TW c)** AssÄrztin Weiterbildg. Chir.
ZV Spez Diagnost u Therap d inkompletten Stammvarikose. Z Hautkrankht 57/15, 1101-1104 (1982) · D Op d inkomplett Stammvarikose. Ergebn Angiol Bd 25 (1982) · Venöse Durchblutgsstörgn d Beine. Orthop Schuhtechnik 11/38, 553-556 (1986)

Langhans, Peter Michael, Prof. Dr. med., Oberarzt, Chir. Univ.-Klin., Jungeblodtplatz 1, 4400 Münster · *22. 01. 43 Plauen/Vogtland · **A** 72, München · **D** 71, Erlangen · **AG** Chir. Gastroenterol. · Magenchir. · Folgeerkrkgn Magenchir. · **FG** Chirurgie 10/77 · **H** 79, Münster · **P** 84, Münster · **TW a)** OA **c)** OA Chir.
ZV Juxtapapilläre Duodenaldivertikel u biliopankreat Sympt. Leber Magen Darm 8/3, 160 (1978) · Karzinoid u Karzinoidsyndr. Med Klin 74/46, 1721 (1979) · Wahl d Operationsverfahrens b papillennahen Duodenaldivertikel. Therapiewoche 30/11, 1827 (1980) · Laparotomie precoce dan le diagnostic des perforations gastrointestinales. Arch Union Med Balkanique 18/1, 52 (1980) · D Krebsrisiko d op Magens aus klin u expteller Sicht. Z Allgemeinmed 56/21, 1360 (1980) · D Op-Folge-Karzinom d Magens. Fortschr Med 98/30, 31, 1173 (1980) · Operation-sequel carcinoma - an experimental study. Hepato-Gastroenterol 28/1, 34 (1981) · Gastric stump carcinoma - new aspects deduced from experimental results. Scand J Gastroenterol 16 [Suppl 67] 161 (1981) · The routine use of Roux-en-Y anastomosis in gastric surgery. ebd 16 [Suppl 67] 247 (1981) · Operation-sequel carcinoma of the stomach. Experimental studies of surgical techniques with or without resection.

World J Surg 5/4, 595 (1981) · Operation-sequel carcinoma – an experimental study. Gastroenterology 83/2, 493 (1982) · Advances in resective ulcer surgery. Hepato-Gastroenterol 29/6, 281 (1982) · The cancer risk in the stomach subjected to nonresecting procedures – an experimental long-term study. Scand J Gastroenterol 19 [Suppl 92], 138 (1984) · Cell-kinetic investigations in the operated rat stomach to show the influence of duodenogastric reflux – an experimental long-term study. ebd 19 [Suppl 92], 87 (1984) · Morphological changes in the operated stomach under the influence of duodenogastric reflux – clinical follow-up over 20 years. ebd 19 [Suppl 92], 145 (1984) · The Roux loop in ulcer surgery – results after 10 years. Schweiz Rundschau Med 75/3, 29 (1986) · Cancer in the operated stomach – premalignant lesions as an indication for remedial surgery. South African J Surg 24/1, 9 (1986) · Ulkuskrkht – Standpunkt d Chirurgen. Verh Dtsch Ges Inn Med 92, 356 (1986) · Precanceraus lesions of the stomach as an indication for corrective surgery. J Exp Clin Cancer Res 6/3, 189 (1987) · Kontroversen i d Gastroenterolog – Vorsorgeuntersuchgn b Magenop – PRO. Z Gastroenterol 15/12, 778 (1987)
MH Verdauungskrht, Gastroenterol Z Klin u Prax. München: Dustri · Schriftenleitg seit 1983, Ressortleiter Medizinhistorischer Abriß ab Bd 2/1 1984 · Themenhefte: Ulkustherap, Bd 3/5, 1985. Magenkarzinom – Internist Probl, Bd 6/2, 1988. Magenkarzinom – Chir Probl, Bd 6/5 1988 · 100 Jahre Ulkus-Chir – konserv u chir Therapie heute. München: Urban & Schwarzenberg 1982 · A century of ulcer surgery – medical and surgical therapy today. ebd 1984 · D Roux-Schlinge. Indikat, Techn u Resultate. Weinheim: Edition Medizin 1984 · Aktuel Therap d Magenkarzinoms. Berlin: Springer 1985 · Folgeerkrkgn i d Ulkuschir. Weinheim: Edition Medizin VCH 1987 · Aktuel Therap d Kardiakarzinoms. Berlin: Springer 1988 · Aktuel Therap d Ösophaguskarzinoms. ebd 1989
BV D Routineanwendg d Roux-Y-Anastomose b Magenresekt. In: Optechnik u techn Hilfsmittel i d Chir. Berlin: Springer 1981 · Operation – sequel carcinoma of the stomach: experimental studies of surgical techniques with or without resection. In: Year book of surgery 1982. Chicago: Year Book Medical 1982 · Therapeut Maßnahmen b Verätzgn d ob Speisewege. In: Ösophagus-Chir. Weinheim: Edition Medizin 1982 · Ösophagusdivertikel – Klassifizierg d Operg u ihre Bedeutg f d chir Therap. In: ebd · Carcinogenesis in the stomach operated for benign disease – an experimental study. In: Advances in experimental ulcer. Tokyo: LOOP 1982 · D Bedeutg traumatisier Eingriffe f d Karzinogenese a Magen – tierexptelle Langzeituntersuchg. In: Erg d chir Onkol, Verh Chir Arbeitsgem Inkol Dtsch Ges Chir. Stuttgart: Enke 1983 · D Krebsrisiko d op Magens – e Standortbestimmg. In: Therap d Magenkarzinoms. Weinheim: Edition Medizin 1984 · Krebsrisiko na Vagotomie. In: 20 Jahre nicht resezier Ulkuschir. München: Zuckschwerdt 1985 · Eingriffe am Magen. Breitners Chir Oplehre, IV/I. München: Urban & Schwarzenberg 1987 · Ist d Ösophaguskarzinom na Magenresekt e Opfolge? In: Postop Folgezustände – Pathogen, Diagnost, Therap. Wien: Überreuter Wiss 1988

Lankenfeld, Felix, Dr. med., Ltd. Chirurg, Paracelsus-Klin. Osnabrück, Am Natruper Holz 69, 4500 Osnabrück · *25. 03. 31 Riga · **A** 55, Berlin · **D** 54, Berlin · **AG** Chir. · UnfChir. · **FG** Chirurgie 12/61 · **TW a)** 60–62 Kreiskrhs. Gifhorn/Hannover (Schmidt-Habelmann) · 62–63 Kreiskrhs. Rinteln/Weser (Schröder) · 63–69 OA Chir. Klin. Robert-Koch-Krhs. Gehrden/Hannover (Mühlig) · Seit 70 Ltd. Chirurg Paracelsus-Klin. Osnabrück **c)** Ltd. Chirurg u. niedergel. · **S** Seit 70 Niederlassung als Chirurg verbunden m. d. Tätigkeit als Ltd. Chirurg Chir. Abt. Paracelsus-Klinik Osnabrück
ZV Lumbales Sanduhrneuroblastom d Sympathikus. Zentralbl Chir 49, 2514 (1961) · Parallelität d autodigestiven Fermentprozesses i Pankreas u Parotis u deren Bhdlg m Trasylol. Ther Gegenw 8, 364 (1962)

Lanz, Rolf, Prof. Dr. med., Chefarzt, Regionalspital, CH-9100 Herisau · *20. 10. 26 Solothurn/Schweiz · **A** 51, Basel · **D** 51, Basel · **FG** Chirurgie 58 · **H** 72, Zürich · **P** 79, Zürich · **TW a)** 53–58 Kantonsspital St. Gallen (Käser, Oberholzer, Hegglin) · 58–61 Kantonsspital Olten (Biedermann) · 61–63 Univ.Spital Zürich (Buff) · Verschied. Kliniken in Paris, Wien, USA **c)** Chefarzt Chir. · **S** Seit 63 Chefarzt Chir. Herisau/Schweiz
ZV Üb 100 Publl a d Gebieten AllgChir, Traumatol, Kriegschir, Katastrophenmed in versch Zeitschr v 1952–1980 · Div Standespolit u Militärmed Beitr
MH Katastrophenmed. Stuttgart: Enke 1980
BV Chir unter Katastrophenbedinggn. In: Chir d Gegenwart. München: Urban & Schwarzenberg 1976

Laqua, Hartmut, Dr. med., Chefarzt i. R., Adelheidstr. 9, 6520 Worms · *19. 08. 23 Breslau · **A** 51, Heidelberg · **D** 53, Heidelberg · **FG** Chirurgie 61 · **TW a)** 53–63 Chir. Univ.-Klin. Heidelberg (Bauer) · 63–69 OA Chir. Klin. Städt. Krankenanst. Nürnberg · 69–71 OA Chir. Klin. Stadtkrhs. Worms **c)** Chefarzt i. R. · **S** 71–09/88 Chefarzt Chir. Klin. Worms · 77–88 Lehrbeauftragt. f. Chir. Joh.-Gutenberg-Univ. Mainz
ZV Durchblutg plast Rundstiellappen u ihre Beurteilg m Hilfe v Tempmessgn d Haut. Diss · Bedeutg d Unfallkrankengutes f d klin Chir. Langenbecks Arch Chir 275 (1953) · Magenca na früh Resekt weg Ulcus ventr bzw duodeni. ebd 278 (1954) · Traumat Milzrupt. Unfallchir Tagg d Südwestl Bau-Berufsgen Heidelberg. Kongrber 1955 · Untersuchgn d Fibrinolyse u mögl Schädlichkt d Serothorax na Pneumonekt. Chirurg 1956 · Klin u gutachtl Probl b sog Bagatellverletzgn. H Unfallheilkd 55 (1956) · Erg d sacro-abdomin Rectumexstirpat (Späterg). Chirurgentagg d DDR, Leipzig (Kongrber) 1959 · Chir d Rectum-Ca unt bes Berücksicht d s-abd Rectumexstirpat. Langenbecks Arch Chir 294 (1960) · Cabildg i Mägen, d weg Ulcus ventr bzw duodeni reseziert wurden. Bruns Beitr Klin Chir 201 (1960) · Chir Dickdarmerkrankgn unt bes Berücksichtigg d Geschwülste. Langenbecks Arch Chir 294 (1960) · Tbk Pleuritis. RÖFO 1962 · Funkt Späterg b sog Risikopat nach Lungenresekt. Langenbecks Arch Chir 304 (1963) · Schuß- u Splitterverletzg d Thorax u d Lungen. Bruns Beitr Klin Chir 1963 · Endobronch Instillat e Bronchospasmolyticums z Lösg v Spasmen währ Bronchograph. Thoraxchir 1964 · Diffdiagn u Indikat z op Versorgg v off Thorax-Stich- u Schußverletzgn. Z Urol 1964 · Chir Dickdarmerkrankgn. Landarzt 1964 · Spon-

tanpneumothorax. Bruns Beitr Klin Chir 1965 · Diffdiagn u op Bhdlg mediastin Erkrankgn. Langenbecks Arch Chir 1965
BV Op Bhdlg bösart Geschwülste d Dickdarms u Mastdarms. In: Op Therap maligner Geschülste. Enke

Largiadèr, Felix, Prof. Dr. med., Vorsteher d. Dept. Chir. u. Dir., Klin. f. Viszeralchir. Universitätsspital, Rämistr. 100, CH-8091 Zürich · *18.12. 30 Santa Maria/ Schweiz · **A** 56, Zürich · **D** 59, Zürich · **AG** Chir. · Pathol. · **FG** Chirurgie 02/66 · **H** 67, Zürich · **P** 74, Extraordinarius, Zürich · 80, Ordinarius, Zürich · **TW a)** 57-58 Krhs. Wattwil (Christ) · 61-63 Chir. Univ.-Klin. Zürich (Brunner, Senning) · 63-65 Dept. Surg. Univ. Minnesota, Minneapolis (Wangensteen, Lillehei) · Seit 65 Chir. Univ.-Klin. Zürich (bis 85 Senning) **b)** 59-60 Pathol. Inst. St. Gallen (Zollinger) · 60 Oto-Rhino-Laryngolog. Klin. St. Gallen (Strupler) **c)** Chefarzt, Klin. Dir. · **S** Seit 85 Vorsteher Dept. Chir. u. Dir. Klin. Viszeralchir. Universitätsspital Zürich
ZV Morphol, Histogenese u Klassifikat d Nierentumoren. Urol Int 6, 273 (1958) · Oxalose. I Teil: Empir Untersuchgn. Virchow Arch Pathol Anat 333, 368 (1960) · Prolonged in vitro hypothermic perfusions of the canine lung. Trans Am Soc Artif Intern Organs 11, 197 (1965) · In vitro preservation of canine heart and lung. Arch Surg 91, 801 (1965) · Res d isotopen Homotransplant d Pankreas. Langenbecks Arch Chir 316, 554 (1966) · Orthotopic allotransplantation of the pancreas. Am J Surg 113, 70 (1967) · D Magensegmentresekt n Wangensteen b Gastroduodenalulcus. Langenbecks Arch Chir 319, 251 (1967) · Result v 50 Nierentransplant m bes Berücksichtg v Leukozytentypisierg, Antilymphozytenglobulin u prophylakt Röntgenbestrahlg. Schweiz Med Wochenschr 100, 18 (1970) · Jejunum-Ersatzmagen n tot Gastrekt. Langenbecks Arch Chir 328, 12 (1970) · D tot Gastrekt. II Teil: Result v 71 eigenen Fällen. Bruns Beitr Klin Chir 220, 35 (1973) · Nierentransplant 1972. Aspekte d regionalen u internat Zusammenarb am Beisp Zürich. Dtsch Med Wochenschr 98, 1055 (1973) · Pancreas rejection in combined pancreatico-duodenal and renal allotransplantation in man. Transplantation 19, 185 (1975) · Proximal selective vagotomy without pyloroplasty: a randomized clinical study. Eur Surg Res 8, 4 (1976) · 10 Jahre Nierentransplant: Eigene Erfahrungen. Zentralbl Chir 101, 1063 (1976) · The organization of intensive care after renal transplantation. Eur J Intens Care Med 2, 167 (1976) · Sanierg d Mammaca-Lokalrezidivs m d Doppelnetzmeth. Schweiz Med Wochenschr 107, 995 (1977) · A long-term functioning human pancreatic islet allotransplant. Transplantation 29, 76 (1980) · Clinical cases of pancreatic organ allotransplantation. Transplant Proc 12, 81 (1980) · Pankreas- u Nierentransplant b diabet Nephropath. Dtsch Med Wochenschr 107, 527 (1982) · Ischemia tolerance of human pancreatic transplants. Transplant Proc 16, 1285 (1984)
MH Langenbecks Archiv Chir · Eur Surg Res · Res Exp Med · Checklisten aktuel Med · Theoretical Surgery · Hepato-Gastroenterology
BV Organtransplant. Stuttgart: Thieme 1966. 2 engl Aufl 1970 · Verpflanzg v ganzen Organen. I Chir Grundzüge d Organtransplant. II D Nierentransplant. In: Chir Oplehre. München: Urban & Schwarzenberg 1969 · Checkliste viszerale Chir. Stuttgart: Thieme 1975. 5 Aufl 1990 · Pankreastransplant. In: Allgem u spez Oplehre. Berlin: Springer 1981 · Organtransplant. In: Lehrb d Chir. Stuttgart: Thieme 1982 · Chir Onkol. In: Chir, Lehrb d Allg u Spez Chir. München: Urban & Schwarzenberg 1982. 2 Aufl 1987

Largiadèr, Jon, Priv. Doz. Dr. med., Chefarzt, Kantonsspital Frauenfeld Chir. Klin., CH-8500 Frauenfeld · *09.04. 47 St. Maria/Kanton Graubünden/Schweiz · **A** 74, Zürich · **D** 74, Zürich · **FG** Chirurgie 83 · **TG** GefChir 83, Thorax- u. KardiovaskularChir 84, UnfChir 83 · **H** 87, Zürich · **TW a)** 74-76 AssArzt, OA i. V. Städt. Krhs. Rorschach/Schweiz · 01/76-07/88 Rotation als AssArzt, dann Oberass., später als OA Dpt. Chir. Univ.-spital Zürich **b)** Transplantationschir., UnfChir., GefäßChir., Neurotraumatol., NeurChir., Wiederherstellgschir., inkl. Replantationschir. · **TW c)** Chefarzt Chir. Klin. · **S** 77, 78, 82 (insg. 3 Mon.) Chefarzt-Vertretgn Städt. Krhs. Rorschach/Schweiz · Seit 89 Chefarzt Chir. Klinik, Kantonsspital Frauenfeld/Schweiz
ZV Gallensteinileus: Diagn u Therap. Schweiz Rundschau Med 66/46, 1467-669 (1977) · Neue Tricks i femoro-kruralen Bereich, d künstl Gefäßersatz. Kongrbd X Jahrestgg Österr Ges Gefäßchir 149-56 (1979) · Neue Techn d Ringdesobliterat i femoro-poplitealen Ber. Angio Arch 1, 87-9 (1981) · Arteriel Gefäßersatz m Homovene i Extremsituat. Vasa 10/3, 218-23 (1981) · Rekonstrukt d venösen Beckenachse m PTFE-Prothese. ebd 10/3, 224-26 (1981) · Dünndarmperforat b stumpfem Bagatelltrauma. Helv Chir Acta 49, 829-31 (1982) · Clinical experience with 300 crural arterial reconstructions: analysis and conclusions. Thorac Cardiovasc Surg 32, 69-70 (1983) · Gefäßrekonstrukt am Unterschenkel. Angio Arch 6/49, 178-82 (1984) · Sog zyst Adventitiadegenerat d A poplitea m Stielverbindg z Kniegelenk (Fallbericht). Vasa 13/3, 267-71 (1984) · D Bedeutg d Op-Techn f d Langzeitprogn kruraler Arterienrekonstrukt. Helv Chir Acta 51, 769-72 (1984) · Arterien- u Venenverletzg i d Traumatol: Angiograph Verlaufskontrol. ebd 51, 773-77 (1984) · Experience with 350 crural arterial reconstructions: analysis and conclusions. Thorac Cardiovasc Surg 33/3, 146-56 (1985) · Below-knee arterial reconstructions with glutaraldehyde-tanned human umbilical vein cords: 3-year results. ebd 33, 377-381 (1985) · Z Techn d vaskulären Anschlusses freier Gewebetransplantate a d unt Extremität m temporärer AV-Fistel. Helv Chir Acta 53, 89-92 (1986) · Therapkonzept z Verbesserg d Langzeitprogn kruraler Arterienrekonstrukt. Angio Arch 11, 63-65 (1986) · Arterienrekonstrukt b M Buerger. Vasa 15, 174-179 (1986) · A Surg strategy for femoro-crural reconstruct. Eur J Vasc Surg 1, 205-212 (1987) · Indikat z infrapoplitealen Arterienrekonstrukt. Angiologie 86, 58-62 (1988) · Arteriel Durchblutgsstörg: Amputatgefährdg trotz Gefäß-Chir? Swiss Med 11/88 · Rekonstrukt Chir a US-Arterien b amputatbedrohter Extremität. Schweiz Med Wochenschr 118, 36
BV Lehrb u Atlas d Gefäßchir a Unterschenkel. Bern: Huber · Großvaskuläre Komplikat d Krossektomie. In: Diagn u therap Aspekte d Arteriol, Phlebol u Lymphol. Bern: Huber 1979 · Pelvic vein reconstruction in traumatology: case reports. In: Int Congr Series 550. Amsterdam: Excerpta Medica 1981 · Ischämiebedingte Amputat am Fuß. In: Diagn u therap Aspekte d Arteriol, Phlebol u Lymphol. Bern: Huber 1982 · Infrapo-

pliteale Arterienrekonstrukt: Analyse u Therapkonzept. In: ebd 1988 · Infekt i d peripher Gefäß-Chir. In: Infekt i d Gefäß-Chir. Aktuel Probl Angiol, Bd 45. ebd 1988 · 25 Jahre Chir d M Buerger. In: Int Symp Bad Gastein. Stuttgart: Thieme 1988 · Options for the local prophylaxis and local treatment of surg infec following vascular operations. In: Reconstruction surg and traumatol. Basel: Karger 1988 · Injuries to the blood vessels. In: The practice of hand surg. Blackwell Scientific 1989

Laß, Michael, Dr. med., Assistenzarzt, Abt. Thorax u. Gefäßchir. Sekt Herzchir. Univ.-Klin. Ulm, Steinhövelstr. 9, 7900 Ulm · *06. 01. 57 Neumünster · **A** 82, Hamburg · **D** 90, Köln · **AG** AllgChir. Bielefeld 06/84–10/88 · Herzchir. Ulm seit 10/88 · **TW c)** Ass-Arzt

Lassen, Heinz, Dr. med., Chefarzt i. R., Visionstr. 11 a, 4900 Herford · *21. 08. 08 Berlin · **A** 32, Berlin · **D** 34, Berlin · **AG** Pathol. · Gynäkol. u. Geburtshilfe · **FG** Chirurgie 38 · **TW a)** 34–38 Martin-Luther-Krhs. Berlin (Nordmann) · 38–39 Geb.-Gynäkol.-Abt. Cecilienhaus Berlin (Bracht) · 47–52 OA Chir. Abt. Städt. Krankenanst. Bielefeld · 52–73 Chefarzt Chir. Abt. Kreiskrhs. Herford **c)** Seit 73 i. R. · **S** 52–73 Chefarzt d. Chir. Abt. a. Kreiskrhs. Herford
ZV Durchfälle na Magenop. Zentralbl Chir 1936 · Prostatektom u Verjüngg. Langenbecks Arch Chir 1939 · Bhdlg v Schussverletzgn d Sprunggelenke. Militärarzt 1945

Lässig, Fritz Hans-Georg, Dr. med., 1. Oberarzt d. Chir. Abt., Leiter d. Gefäßchir. Abt., Stadtkrhs. Memmingen, Bismarckstr. 23, 8940 Memmingen · *20. 10. 27 Chemnitz · **A** 55, München · **D** 54, München · **AG** Chir. · Frauenheilkd. · Pathol. · Inn. Med. · **FG** Chirurgie 11/63 · **TG** GefChir 03/79 · **TW a)** Seit 05/64 Chir. Abt. Stadtkrhs. Memmingen (Parhofer) **b)** 74 u. 75 jeweils mehrere Monate Chir. Klin. Univ. München (Bekker) **c)** 1. OA Chir. Abt., Leiter Gefäßchir. Abt. · **S** Seit 76 Leiter d. Gefäßchir. Abt. Stadtkrhs. Memmingen

Laubner, Hans Georg, Dr. med., Chefarzt, St. Elisabethenkrhs., Feldbergstr. 15, 7850 Lörrach · *24. 11. 31 Mannheim · **A** 58, Stuttgart · **D** 56, Heidelberg · **AG** Chir. Mannheim · **FG** Chirurgie 03/64 · **TG** UnfChir 04/71 · **TW a)** 64–69 Theresienkrhs. Mannheim (Flick, Breuer) · 70–75 St. Elisabethenkrhs. Lörrach (Bombeck) **c)** Chefarzt Chir. · **S** Seit 75 Chefarzt Chir. St. Elisabethenkrhs. Lörrach

Lauchart, Werner, Prof. Dr. med., Ltd. Oberarzt, Abt. Allgemeinchir. Chir. Univ.-Klin. Eberhard-Karls-Univ., Hoppe-Seyler-Str., 7400 Tübingen · *13. 11. 48 Wolfsberg/Österreich · **A** 75, Hannover · **D** 76, Hannover · **AG** Abdominalchir. · Transplantationschir. · **FG** Chirurgie 10/83 · **H** 86, Hannover · **P** 89, Tübingen · **TW a)** 83–03/87 Klin. f. Abdominal- u. Transplantationschir. Med. Hochschule Hannover (Pichlmayr) **c)** Seit 04/87 geschäftsführender OA, Stellvertreter d. Ärztl. Dir. Abt. AllgChir. mit Poliklinik, Chir. Univ.-Klin. Tübingen

Lauterbach, Hans Heinrich, Dr. med., Chefarzt, Großviehbergstr. 8, 8562 Hersbruck · *11. 06. 46 Bayreuth · **A** 72, · **D** 72, · **FG** Chirurgie 80 · **TG** UnfChir 82 · **TW a)** 07/82–09/86 Städt. Marienkrhs. (Flintsch) **b)** 05/80–06/82 Unfallchir. Stadt- u. Kreiskrhs. Kulmbach (Hunger) **c)** Chefarzt Chir. · **S** Seit 10/86 Chefarzt Kreiskrhs. Hersbruck
ZV Effect of dopamine in stress ulcer of rats. Eur Surg Res 9, 258–263 (1977) · Effect of Cimetidine Histamine H_2-Receptor antagonist in the prevention of expermental stress ulcer in the rat. ebd 10, 105–108 (1978) · ERCP na Cholecystekt: Wegweiser z chir Therap. Diagnostik Intensivmed 3, 128–130 (1978) · Gibt es ein hepatog Stressulcus? Dtsch Ges f Chir, Wiss Ausst 96 Kongreß 1979. Langenbecks Arch Chir Kongreßbericht 1979 · D kongenit pleuroperiton Zwerchfellücke b heranwachs Kind. Z Kinderchir 4, 311–318 (1979) · D Stressulcusblutg na Choledochusrev – e Rarität? Therapiewoche 30, 1847–1848 (1980) · D Verschlußikt – e Risikofak f d postop Stressulcusblutg? Med Welt 31 (19), 706–708 (1980) · Behavior of secretin in the hypoxia-immobilisation stress on the rat. Eur Surg Res 12, 103–107 (1980) · Verschlußikt u Stressulcus – e tierexp Untersuchg. Langenbecks Arch Chir 145–151 (1980) · Bilirubin, postop Stressulcus u Letal. Dtsch Med Wochenschr 105, 1160 (1980) · Kotstein d Appendix. ebd 109, 1051 (1984) · D Arthrodese d ob Sprunggelenkes – kein verstümmelnder Eingriff. Chirurg 55, 737–740 (1984) · D incarcer Zwerchfellhern als selt Ursache e Dickdarmileus. Chir Praxis 35, 221–225 (1985/86) · Spont beidseit Schenkelhalsfrakt aus unklarer Ursache. Chirurg 56, 746–748 (1985) · Patholog Oberschenkelfrakt – extremerhalt Bhdlg b general Caleiden. Klinikarzt 15 (3), 136–144 (1986) · Extr Achsenfehlstellgn a kindl Femur als Urs e Spontanfrak. Chirurg 57, 753–755 (1986) · Darf man b d infiz Tibiapseudarthr heute noch amput? H Unfallheilkd 189, 574–577 (1987) · D Früharthrod d Sprunggelenkes na off Frak d dist unt Extrem. Langenbecks Arch Chir 369, 795 (1986) · Wertigkt d CT Untersuchg b d traumat Nierenbltg. Der Krankenhausarzt 61, 537–540 (1988)
BV D Verschlußikt – e Risikofak f d postop Stressulcusblutg? 55 Tgg d Vereing Bay Chir, Augsburg 1978. Graefelfing: Demeter 1978

Leber, Klaus, Dr. med., Ltd. Oberarzt, Allgemeinchir. Klin., Krankenanst. Ludwigsburg Akad. Lehrkrhs. d. Univ. Heidelberg, Posilipostr. 49, 7140 Ludwigsburg · *22. 02. 45 Itzehoe/Schlesw.-Holstein · **A** 74, Münster · **D** 74, Münster · **AG** Elektronenmikroskopie · GefChir. · Pathol. · AllgChir. · Lungen-, Unfallchir. · **FG** Chirurgie 07/80 · **TW a)** 74 Abdom.-, Thorax-, Gefäßchir., AllgChir. Abt. Krhs. Detmold (Braun) · Seit 81 Allg. Chir. Klin. Krhs. Ludwigsburg (Junghanns) **c)** Ltd. OA AllgChir., onkol., gastroenterol. Chir.
ZV D Adenohypoph als Schockorg. Anästhesiol Intensivmed 110, 243 (1978) · Beitr z Pathoph d hämorrh Schocks – Ultrastrukt Veränderg d Adenohypoph d Ratte. Langenbecks Arch Chir 347, 707 (1978) · Hemorrh Shock – Ultrastr Alter o Adenohyp in Rat. Eur Surg Res 10 [Suppl 1], 37 (1978) · Z Bhdlg d Rektumprolaps i höh Lebensalt. Chir Aktuel 5, 162 (1979) · Morph u klin Unters d Rattenhypoph na stand rev häm schock u d Menschen na schwerem Schock. H Unfallheilkd 148, 838 (1979) · D abd Rektopexie als Chir Th

b Rektumprolaps. Langenbecks Arch Chir 349, 623 (1979) · Erf i d Anw d EEA-Klammernahtger i Routinebetr e Allg Chir Abt. Eur Surg Res 12 [Suppl 2], 25 (1980) · DiffDiagn u Therap d perian Fistel u Abszesse. Prokt Ind u Th 178 (1982) · Meth and Mat of Intestinal Tract Suture. Jikeikai Jpn Med J 29, 4 (1982) · Gallenblasenpolypen: Sonogr Zufalsbef od Therap Konsequ Ultraschalldiagnost 1982 · Comp of EEA, DEEA, ILS and SPTU for GI-Anastomoses. Dig Surg 3/2 (1986) · D apparat ant Rektumres m EEA, ILS u SPTU als Standardeingriff a e Weiteb-Klin. Langenbecks Arch Chir 372, 830 (1987) · Passagere Dünndarmverlag vor Radioth na abd-perin Exstirp. ebd [Suppl 2], 709 (1988) **BV** Chir. In: Hdb d Prakt Med. Stuttgart: Thieme 1987

Lechner, Fritz, Prof. Dr. med., Ärztl. Dir. u. Chefarzt, Chir. Abt. Kreiskrhs. Garmisch-Partenkirchen, Auenstr. 6, 8100 Garmisch-Partenkirchen · *22.04. 21 Rötz/Opf. · **A** 48, München · **D** 49, München · **AG** Pathol. · AllgChir. · UnfChir. · Endoprothetik · **FG** Chirurgie 04/56 · **TG** UnfChir 11/69 · **H** 74, München · **P** 79, München · **TW a)** 56–68 Klinikum r. d. Isar München (Maurer) · Zwischztl.: 55 Unfallkrhs. Salzburg (Eigenthaler) · 61 Orthop. Klin. München (Lange) · 61 Univ.-Klin. Chiba/Japan (Nakayama) **c)** Ärztl. Dir. u. Chefarzt · **S** Seit 68 Ärztl. Dir. u. Chefarzt Chir. Abt. Kreiskrhs. Garmisch-Partenkirchen **ZV** D Beeinflussg gestörter Frakturheilg dur elektromagnet Felder. H Unfallheilkd 114 (1972) · D Beeinflussg d Knochenbildg dur elektromagnet Potentiale. Langenbecks Arch Chir 337 (1974) · Möglchktn u Grenzen d elektrodynam Therap b Pseudarthrosen. Med Klin 73/36 (1978) · Bhdlg infiziert Pseudarthrosen m d elektrodynam Feldtherap. Fortschr Med 97 (1979) · Magnetfeldtherap b Knochenbruchheilgsstörgn. die heilkunst 10/95 (1982) **BV** Allg üb Knochen u Gelenke sowie Frakt u Luxat. In: Hdb d ges Unfallhlkde. Stuttgart: Enke 1963 · Praxis d Begutachtg. ebd · Verletzgn d ob Sprunggelenkes. In: Skitraumatol. Fortschr Med 1967 · Unterschenkelverletzgn. ebd · Erkenng u Bhdlg v Knochentumoren. In: Krebs – e kleine Tumorkunde. Stuttgart: Hippokrates 1967 · Treatment of pseudarthrosis with electrodynamic potentials of low frequency range. In: Clinical orthopaedics. Lippincot 1981 · Treatment of posttraumatic reflex dystrophy by means of pulsing magnetic fields – a preliminary report. Bioelectrical Repair and Growth Soc, vol 1. Philadelphia 1981 · The electrodynamic field therapy of pseudarthroses – principles of the procedure and a ten years follow up. ebd · D Schmerz i d Notfallmed. In: Klin u exptelle Notfallmed, Bd 5. München: Zuckschwerdt 1986

Lechtenberg, Heinz-Wolfgang, Dr. med., Chefarzt i. R., Prinzenhöhe 43, 4330 Mülheim/Ruhr · *08. 05. 21 Düsseldorf · **A** 45, Berlin · **D** 45, Berlin · **AG** Abdominal- u. UnfChir. · **FG** Chirurgie 02/56 · **TG** UnfChir 71 · **ZB** Sportmed., Chirotherap., Phys. Therap. 80 · **TW a)** 45–46 Kreiskrhs. Bad Homburg v. d. H. (Großmann) · 46–47 Versorggs.-Krhs. ebd. (Kuthe) · 47–52 Hosp. z. Heiligen Geist Frankfurt/M.-Köppern (Willich) · 53–55 Stadtkrhs. Hanau/M. (Westermann) · 55–56 OA Marien-Hosp. Soest/Westf. (Schomberg) · 56–65 OA Dreifaltigkeits-Krhs. Wesseling/Köln (Sahm) · 66–69 OA Vinzenz-Krhs. Düsseldorf-Nord (Pohlen) · Seit 80

Praxis f. Allgemeinmed. – Sportmed. – Chirotherap. – Phys. Therap. **b)** Seit 80 Leiter d. Weiterbildungsveranstaltg d. DSÄB: Sportmed. Sem. Südtirol, anerkannt als Weiterbildungsveranstaltg der LÄK NR · **TW c)** Niedergel. Allg. Med. · **S** 69–78 Chefarzt d. Chir. u. UnfChir. Abt. St. Elisabeth-Krhs. Duisburg · 78–79 Chefarzt d. Chir. u. UnfChir. Abt. St. Camillus Krhs. Duisburg · Seit 80 Niederlassung Mülheim **ZV** Schenkelhalsnagelg. Langenbecks Arch Chir 264 (1950) · Intraperiton Chemotherap. Bruns Beitr Klin Chir 186 (1953) · Mißbildgn d Körperachse i Sonderht d ZNS. Zentralbl Allg Pathol 1955 · Cystophotograph m d Negativ-Farbfilm. Z Urol 1955 · Schädelhirntrauma u seine Therap. Chirurg 1963 · Anwendung d [epsilon]-Aminocapronsäure b chir Erkankgn. MMW 1964 · Klin Erfahrgn m d Aminovaleriansäure als Antimitotikum. Ars medici 59, 320 (1969) · Nahtvorgänge m Hilfe v Klammernahtgeräten i d Abdomchir. ebd 65, 279 (1975) · D traumat Mesenterialcyste. Langenbecks Arch Chir Kongrbd 1975 · D Osteosythese d Unterschenkelfrakt, Küntschernagelg d off Unterschenkelfrakt. ebd · Tagbererstattg üb d „Dtsch Chir Kongr" 1968–79. Ars medici 1968–79 **MH** Ars medici. Zürch: Mosse **BV** Traumatol d Beweggsapparates u Verbrenngn i Lernunterlagen f Rettungssanitäter. Konrad (Hrsg) Duisburg: BF 1975

Leder, Alwin Oskar Reinhard, Dr. med., niedergel. Chirurg, Alter Postplatz 2, 7050 Waiblingen · *07. 11. 34 Altenburg/Thür. · **A** 62, Bayreuth · **D** 61, Erlangen · **AG** AllgChir. · **FG** Chirurgie 68 · **ZB** D-Arzt 76 · **TW a)** 10/68–10/74 OA Chir. Klin. Spital zum Heiligen Geist, Schwäbisch Gmünd **c)** Niedergel. Chirurg u. Belegarzt · **S** Seit 76 Niederlassung u. Belegarzt, Chir. Privatklin., Waiblingen

Lehnigk, Rainer, Dr. med., niedergelassener Chirurg, Tiedexer Tor 2, 3352 Einbeck · *07. 01. 43 Weißwasser · **A** 72, Hamburg · **D** 72, Hamburg · **AG** Allg.- u. UnfChir. · **FG** Chirurgie 03/77 · **TG** UnfChir 03/79 · **TW a)** 71–75 AssArzt Krhs. Wedel/Holst. · 75–81 OA Krhs. Elmshorn · 81–83 Chefarzt Krhs. Stadtoldendorf **c)** niedergelassener Chirurg u. D-Arzt · **S** 81–83 Chefarzt, Stadtoldendorf · Seit 01/84 Niederlassung Einbeck

Leitmeyer, Jürgen, Dr. med., Chefarzt, Kreiskrhs. Schwäbisch Gmünd, Wetzgauer Str. 85, 7075 Mutlangen · *08. 07. 31 Braunsberg · **A** 60, Tübingen · **D** 58, Tübingen · **AG** Orthop. Univ. Tübingen · AllgChir. Reutlingen · UnfChir. BG-Klin. Frankfurt u. Tübingen · **FG** Chirurgie 07/65 · **TG** UnfChir 03/71 · **TW a)** 07/65–06/66 AssArzt Chir. Abt. Kreiskrhs. Reutlingen · 07/66–11/66 Chefarztvertr. Kreiskrhs. Urach · 12/66–12/74 OA u. Chefarztvertr. Kreiskrhs. Schwäbisch Gmünd Mutlangen **b)** 72 Gastarzt BG Unfallklin. Frankfurt (Conzen) · 74 Gastarzt BG Unfallklin. Tübingen (Weller) **c)** Chefarzt Abt. Unfall- u. Wiederherstellungschir. · **S** Seit 75 Chefarzt Abt. Unfall- u. Wiederherstellungschir. Kreiskrhs. Schwäbisch Gmünd · 78–84 Ärztl. Dir. ebd., Spital zum Heiligen Geist

Leitz, Knut-H., Prof. Dr. med., Chefarzt, Zentralkrhs. Links d. Weser, Klin. Thorax-, Herz- u. Gefäßchir., Senator-Weßling-Str. 1, 2800 Bremen 61 · *04. 01. 38

Frankfurt/M. · **A** 66, München · **D** 63, München · **AG** 65/66 Exp. Chir. Cleveland Clinic Ohio/USA (Kolff) · 66–67 Physiol. Berlin (Gauer) · 67–68 Bundeswehr · **FG** Chirurgie 09/72 · **TG** GefChir 11/80, Thorax- u. KardiovaskularChir. 11/80 · **H** 75, Hannover · **P** 78, Hannover · **TW** b) 73–79 OA Abt. Thorax-, Herz- u. Gefäßchir. Med. Hochschule Hannover c) Chefarzt Thorax-, Herz- u. Gefäßchir. · **S** 79–83 C3-Prof. u. Leiter Abt. Thorax-, Herz- u. Gefäßchir. Schwerpunkt Koronarchir. Univ. Klin. Göttingen · Seit 83 Leitg. Med. Bereich Thorax-, Herz- u. Gefäßchir. Chir. Klin. Zentralkrhs. Links d. Weser, Bremen
ZV D Durchmesser-Druck-Beziehg d intakten Gefäßgebietes d A carotis communis v Katzen. Pflügers Arch 301, 50 (1968) · Implantierbare Herzprothesen. Med Klin 66, 375 (1971) · Postop Hämodynamik na Mitralklappenersatz. Thoraxchir Vaskuläre Chir 20, 313 (1972) · Funktionsanalyse künstl Herzen. Biomed Tech 17, 16 (1972) · Extrakorporale Oxygenierg – Erfahrgn m d Landé-Edwards-Membranoxygenator b 5 Langzeitperfus. Thoraxchir Vaskuläre Chir 21, 327 (1973) · Iatrogene Arterienverletzg b Babcock'scher Venenexhairese. Vasa 3, 45 (1974) · Venöse Komplikat b abdominalen Aortenaneurysma. ebd 5, 194 (1976) · Embolisat e Mobin-Uddin-Filters. Chirurg 49, 41 (1978) · Instabile Angina pectoris aus chir Sicht. Herz 3, 23–27 (1978) · Retroperitoneale Gefäßverletzgn. Langenbecks Arch Chir 347, 165 (1978) · Combined medical and surgical procedure in acute myocardial infarction – a preliminary report. Thorac Cardiovasc Surg 28, 285 (1980) · Medikamentös-chir Kombinattherap b akut Myokardinfarkt. Dtsch Ärztebl 78, 1285 (1981) · Sternal wound infection after resection of left ventricular aneurysm. Thorac Cardiovasc Surg 29, 293 (1981) · D op Zugang als Faktor d Risikominderg. Angio 4, 139 (1982) · Z op Therap d hypoplast Linksherzsyndr. Z Herz Th GefChir 1, 1985 (1987) · Use of the left internal thoracic artery to correct a left main coronary atresia. Thorac Cardiovasc Surg 35, 345 (1987) · Koronarspasmus unmittelbar na Koronarrevaskularisat. Z Kardiol 77, 668 (1988)
MH Zugangswege i d Gefäßchir. Berlin: Springer 1980
BV Herz-Kreislauf-Komplikat i weit postop Verlauf. In: Postop Komplikat, Prophyl u Therap. Berlin: Springer 1976 · D Lungenembolie als Komplikat i weit postop Verlauf. In: ebd · Oxygenation in peripheral veno-arterial Bypass. In: Artificial lungs for acute respiratory failure. Corp Washington 1976 · Spez gefäßchir Probl b Diabetes mellitus. In: Diabet Angiopathien. Baden-Baden: Witzstrock 1977 · Ultraschall-Diagnost vor u na Gefäßrekonstrukt. In: Gefäß, Pat, Therap. ebd 1980 · Early revision of aorto-coronary Bypass grafts. In: Cardiovascular surgery 1980. Berlin: Springer 1981 · Surgical therapy in acute ischemia. In: Unstable angina pectoris. Stuttgart: Thieme 1981 · Surgical revascularization after intracoronary lysis. In: Coronary heart disease IV. Berlin: Springer 1982 · Application of fibrin glue in the treatment of lung cysts. In: Operative medicine, vol 5, Thoracic surgery – cardiovascular surgery. ebd 1986 · Closure of atrial defects with resorbable patch materials. In: Biomaterials and clinical applications. Amsterdam: Elsevier 1987

Lemminger, Frank-Michael, Dr. med., Oberarzt, Städt. Klinikum, Moltkestr. 14, 7500 Karlsruhe · *08.10.51 Ottenhöfen/Schwarzwald · **A** 77, Heidelberg · **D** 77, Heidelberg · **AG** 77/79 Bundeswehr · 79–82 Kreisklin. Künzelsau · Seit 04/82 Städt. Klinikum Karlsruhe · **FG** Chirurgie 07/85 · **TG** GefChir 02/88 · **TW** a) Allg. u. Thoraxchir. Städt. Klinikum Karlsruhe (Bähr) b) GefChir. ebd. (Voss) c) OA AllgChir. u. Gef-Chir.
ZV Op Bhdlg d Thoracic-outlet-Syndr u d periph Vasomotionsstörgn. Angio 11/1, 37–41 (1989)

Lemperle, Gottfried, Prof. Dr. med., Chefarzt, Klin. f. Plast.- u. Wiederherstellungschir. St. Markus-Krhs., Wilhelm Epstein Str. 2, 6000 Frankfurt · *17.12.36 Berlin · **A** 62, Stuttgart · **D** 60, Kiel · **AG** PlastChir. · Wiederaufbau d. Brust · Korrekt. Down's Syndr., Lippen-Kiefer-Gaumen-Spalten · Facialis-Paresen · Transsexuelle · **FG** Chirurgie 70 · **TG** PlastChir 78 · **H** 74, Frankfurt · **P** 80, Frankfurt · **TW** a) 63–71 Chir. Univ.-Klin. Freiburg (Krauss, Schwaiger) · zwztl. 64–66 Yale Univ. Conn./USA (Heller) b) Seit 71 Klin. Plast. u. Wiederherstlgschir. St. Markuskrhs. Frankfurt (Hohler) c) Chefarzt · **S** Seit 78 Chefarzt d. Klin. f. Plast.- u. Wiederherstlgschir. St. Markuskrhs. Frankfurt
ZV Effect of RES-stimulation on endotoxin-shock in mice. Proc Soc Exp Biol Med 122, 1012 (1966) · Immunisation against sarcoma-180 potentiated by RES-stimulation. J Reticuloendothel Soc 3, 385 (1966) · A simple, precise method for quantitative recovery of cells from the peritoneal cavity of the mouse. J Lab Clin Med 69, 336 (1967) · Stimulation of the RES in burned rats infected with Ps aeruginosa. J Infect Dis 117, 7 (1967) · Prolonged survival of skin allografts after incubation with recipient-DNA or -RNA. J Surg Res 8, 511 (1968) · E neuer Gewebeklebstoff a Gelatine, Resorzin u Formaldehyd. Bruns Beitr Klin Chir 216, 553 (1968) · Prolonged survival of skin allografts after treatment with direct current. Eur Surg Res 1, 50 (1968) · Autoradiographic studies on the incorporation of foreign RNA and DNA into kidney allografts. Surgery 67, 332 (1970) · D Resistenzlage chir Pat. Therapiewoche 20, 1266 (1970) · D Veränderg d Antigenität v Transplant m fremd Nukleinsäur. Hippokrates 41, 211 (1970) · Depression and stimulation of host defense mechanisms after severe burn injury. J Plast Reconstr Surg 45, 435 (1970) · Exp Untersuchgn u klin Beobachtgn z Kaltwasser-Behandlg frisch Verbrenngn. Chir Plast 1, 216 (1972) · Wundheilg u Funktzustand d RES. Therapiewoche 21, 3392 (1971) · D Lipofundin-Clearance-Test. Med Klin 68, 48 (1973) · D Indikat z Wiederaufbau d weibl Brust na radikal Amputat. Zentralbl Chir 105, 220 (1979) · Plast Gesichtsop b mongoloiden Kindern. Dtsch Ärztebl 77, 2099 (1980) · Langzeiterfahrgn m Silikonimplantaten im Gesicht. Handchir 14, 29 (1982) · D primäre Rekonstrukt d Nase na Verletzgn. Langenbecks Arch Chir 1983 · D Bhdlg d Trichterbrust m RTV-Silikon-Implantaten. Handchir 15, 154 (1983) · D frühzeit Verschluß d Lippen-Kiefer-Gaumenspalte. Zahnärztl Prax 34, 5 (1983) · D Primärversorgg frischer Bißverletzgn im Gesicht. Langenbecks Arch Chir 372, 709 (1987)
BV Chir d Strahlenfolgen. München: Urban & Schwarzenberg 1984 · Oberbauchverschiebeplastik im Vergl z Gewebeexpansion b Brustwiederaufbau. In: Brustkrebs, Organerhaltg u Rekonstrukt. Stuttgart: Thieme 1989 · Hauterhaltende Mastektomie b kleinen Mammaca. In: ebd · Plast Mammachir. Berlin: Springer 1989 · Facial

plastic surgery in Down' syndrome patients. In: Mc Carthy Reconstructive plastic surgery. Philadelphia: Saunders 1989 · Weichteildefekte im Gesicht; Abdominalplastik. In: Kirschner's Oplehre. Berlin: Springer 1990

Lengefeldt, Uwe, Dr. med., niedergel. Chirurg, Marienallee 51, 2390 Flensburg · Klinik: Ärztehaus Mürwik, Mürwiker Str. 162, ebd. · *10. 02. 38 Lüneburg · **A** 71, Hamburg · **D** 75, Hamburg · **AG** AllgChir. · Gelenkchir. · PlastChir. · Handchir. · Verbrennungskrankht · **FG** Chirurgie 77 · **TW a)** 77–85 Chir. Abt. Allg. Krhs. Ochsenzoll in Hamburg (Zander) **b)** 77–85 Leiter Sekt. Handchir. u. PlastChir. ebd. **c)** Niedergel. Chirurg · **S** Seit 85 Niederlassung als Chirurg in Flensburg

Lengyel, Ernst, Dr. med., Dr. med. habil., niedergel. Arzt, Belegarzt, Chirurg, Praxis: Impler Str. 14, 8000 München 70 · Belegklinik: Diakonissenanstalt München, Hess Str. 22, 8000 München 40 · *25. 08. 32 T. Severin/Rumänien · **A** 58, Klausenburg/Rumänien · 74, München · **D** 57, Klausenburg · **AG** 57–59 Inn. Med. · 60–66 Chir. Med. Univ. Bukarest · 67–73 Primarius Chir. Onkol. Inst. Med. Akad. Bukarest, Rumänien · **FG** Chirurgie (Rum.) 66 · Chirurgie (BRD) 06/75 · **TG** GefChir 67 Bukarest, Thorax- u. KardiovaskularChir 66 Bukarest, Unfallarzt 78 · **H** 72, Bukarest · **TW a)** 74 StatArzt Chir. Abt. Zentralkrhs. Gauting · 75 StatArzt Chir. Abt. Kreiskrhs. Moosburg-Freising · 75–76 Wiss. Angestellter Chir. Univ.-Klin. Heidelberg · 76–78 Chir. OA, Chefarztvertreter, Kommiss. Chefarzt Kreiskrhs. Mainburg, Neunburg **c)** Niedergel. Chir. u. Belegarzt · **S** 67–73 Primararzt f. Chir. (Rumänien) · 76–78 Chefarzt Neunburg · Seit 78 Niederlassung, Unfallarzt, Belegarzt München · Seit 89 niedergel. als Arzt f. Allgemeinmed.
ZV Les espaces lymphatiques péri-glandulaires. Bull Acad Roumaine, VIII, 3–4, 261 (1957) · D Beurteilg d Risikos b thoraxchir Eingriffen. ebd XII, 2, 271 (1963) · Gleichzeit bilat Thorakotom b Echinokokkunsblasen beider Lungen. ebd XIII, 2, 181 (1964) · Z Festsetzg d Grenzen d chir Bhdlg b Bronchial u Lungenkrebs. ebd XIII, 3, 351 (1964) · Bronchoplast Resekt b gutart Tumoren. ebd XIII, 4, 509 (1964) · D Zwerchfellreinsert (Exp u klin Untersuchgn). ebd XIII, 6, 901 (1964) · Problems of chest surgery in elderly persons. Grudn Khir, Moskau 4, 3 (1964) · Insuffisances pulmonaire et rénale associées en chirurgie thoracique. Poumon Coeur, Paris XXII, 3, 297 (1966) · L'azygographie, méthode complémentaire pour l'etablissement des indications opératoires dans les tumeurs pulmonaires. Arch Union Médicale Balkanique 4–5, 620 (1966) · La resezione iterativa nella tuberculosi polmonare. Chir Toracica (Roma) XX, 3, 184 (1967) · Palliative surgical methods in the tretment of bronchopulmonary cancer. Rev Oncologia VII, 1, 47 (1968) · Primäre Luftröhrentumore. Rev Magyar Sebészet (Budapesta) 273 (1968) · Subclavian steal syndrome. Rev Neurol-Neurochir XIII, 3, 223 (1968) · The iterative resection for lung tuberculosis. Probl tuber VIII, 351 (1968) · Detection of occult metastases in clinically operable bronchopulmonary cancer. Nat Kongr f Oncol, Bukarest, 21–23 Mai 1969, 181 (1969) · Pancréatites aigués avec hypertension portale (Syndromes porto-pancréatiques aigués). Rev Clujul Medical 43, 2, 357 (1970) · Résultats éloignés des résections pulmonai-

re pour bronchectasies. Les Bronches (Paris) XXI, 3, 309 (1971) · Lésions bronchiques négligées durant les polytraumatismes. Nat Kongr f Chir (Bukarest), XIII, 9–11, 189 (1973) · L'Abord concomitent, hépato-pulmonaire. Archives de L'Union Médicale Balkanique, IX, 5–6, 701 (1971) · Spätergebnisse nach Resektion-Anastomosen den Bronchus in Lungenkrebs. Probleme de Oncologie Cluj., I, 169 (1969)
BV Lung u Bronchien Resekt Anastomosen (Habil-Schrift). Bukarest: Inst Medico-Farmaceutic 1971 · D Chir d Lungentuberculose. In: Chir Thoraxpathol Bd I. Bukarest: Editura Medikalä 1971 · Postop Komplikat i d Thoraxchir. ebd · Betriebswirtschaft d chir Instrumentariums. Leitweiser f Krhs. Gesundheitsministerium d RS Rumänien 1965 · Frühdiagn i Bronchialca. In: Frühdiagn i Krebs Bd. I. Bukarest: Editura Medicalä 1973 · Pleuratumoren. In: ebd

Lenhart, Hans, Dr. med., niedergelassen, Gabelsbergerstr. 9, 6660 Zweibrücken · *15. 12. 28 Weselberg · **A** 56, Saarbrücken · **D** 58, Saarbrücken · **AG** AllgChir. · UnfChir. · NeurChir. · Anästh. · **FG** Chirurgie 12/62 · **TW a)** 11/63–04/64 OA St. Elisabeth-Krhs. Zweibrücken · 05/64–12/66 OA Kreiskrhs. St. Ingbert · 01/67–12/69 OA St. Vinzenz-Krhs. Coesfeld · 01/70–04/70 Blandfort, St. Ingbert **b)** 10/62–09/63 StatArzt Orthop. Klin. Homburg **c)** niedergel. · **S** Seit 05/70 Chir. u. D-Arzt-Praxis Zweibrücken

Lennert, Kurt, Prof. Dr. med., Chefarzt, Ev. Krhs., Virchowstr. 20, 4200 Oberhausen/Rhld. · *11. 08. 31 Fürth/Bay. · **A** 60, Frankfurt/M. · **D** 59, Frankfurt/M. · **AG** Pathol. · Inn. Med. · Chir. · Urol. · **FG** Chirurgie 07/69 · **ZB** Urol 11/69 · **H** 70, Frankfurt/M. · **P** 73, Frankfurt/M. · **TW a)** 69–73 Chir. Univ.-Klin. Frankfurt/M. (Geißendorfer, Stelzner) **c)** Chefarzt Chir. Abt. · **S** Seit 74 Chefarzt Ev. Krhs. Oberhausen
ZV Z Diagnost d Gallensteinileus. Bruns Beitr Klin Chir 213, 458 (1966) · D Nierenresekt. Chirurg 3, 131 (1967) · Z Klin d Thymustumore. Dtsch Med Wochenschr 35, 1649 (1968) · Spätverändergn na traumat bedingter Splenektomie. MMW 4, 170 (1969) · Indikationsfehler b malig kindl Knochentumoren. Langenbecks Arch Chir 327, 655 (1970) · Chir spez Dünndarmerkrkgn. Bruns Beitr Klin Chir 218, 430 (1971) · Indikat z Splenektomie i Kindesalt. Z Kinderchir 3, 297 (1972) · Verhalten d Immunglobuline G, A u M, d Beta 1-C-Globulins, d Alpha 1-Antitrypsins u d Alpha-2-Makroglobulins b Kindern v u na op Eingriffen. Wochenschr Kinderhlkd 121, 151 (1973) · D Enteritis nekroticans d Neugebor. Bruns Beitr Klin Chir 7, 710 (1973) · Z Probl d Blindsackbildg na Seit-zu-Seit Anastomose. Langenbecks Arch Chir 333, 81 (1973) · Nicht parasitäre Milzcysten. MMW 116, 197 (1974) · D intraop Choledochoskopie: Erfahrgn m e neuen Choledochoskop. Chirurg 47, 248 (1976) · Z Frühop d akut Cholecystitis. Dtsch Med Wochenschr 103, 1072 (1978) · D benigne chir Ikterus. ebd 104, 214 (1979) · D Versorgg d schwier Duodenalstumpfes na Magenresekt. Zentralbl Chir 17, 1164 (1981) · D Rekto-Sigmoidca. E Bericht üb 442 Fälle. Dtsch Med Wochenschr 27, 1045 (1982) · Verschluß d Gallenwege na Explorat. Chirurg 55, 461–463 (1984) · Z Frühop d Sigmadivertikulitis. Zentralbl Chir 110, 311–315 (1985) · Fortschr i d Chir benig Gallenwegserkrkgn. Chir Praxis 37, 31–37 (1987)

· Ist d spont innere bilio-digestive Fistel e Opindikat.
Chirurg 59, 482–485 (1988)
BV Chir Notfälle. In: D ärztl Dienst. Stuttgart: Thieme
1976 · D intraop Cholangioskopie, 2 Aufl. Berlin:
Springer 1987 · Perop Cholangioskopie. In: D Erkrkgn
d Gallenwege u d Pankreas. Padova: Piccin 1986

Lentz, Wolfgang Günter H. B., Prof. Dr. med., Chefarzt
i. R., Gartenstraße 1 a, 2941 Langeoog · *12. 04. 16
Schwarza · **A** 44, Kiel · **D** 44, Kiel · **AG** 44–45 Militär-
dienst · 45–46 Inn. Abt. Krskrhs. Schleswig · 46–48
Chir. Abt. ebd. · 48–56 Kiel · 49–50 Röntgen-Abt. · 50
Orthop Abt. ebd. · **FG** Chirurgie 54 · **TG** UnfChir 74 ·
H 54, Kiel · **P** 79, Göttingen · **TW** c) i. R. · **S** 56–81
Chefarzt Städt. Chir. Klin. Oldenburg
ZV Bhdlg v Tibiakopfbr m d Spongiosafeder. H Unfall-
heilkd 43 (1951) · Ablehnende Stimmen geg Ultra-
schall. Schlesw Holst Ärztebl 1951 · Knochenbildgsfä-
higkt konserv Späne. Zentralbl Chir 77 (1952) · Bhdlg d
Bechterew'schen Krankht m Peteosthor u ihre Erg.
Ärztl Wschr 1952 · Exp Grundl d Transplantat konserv
Knochen. Langenbecks Arch Chir 273 (1953) · Spon-
giosa Test of Bone Grafts for Transplantation. J Bone
Surg 36 (1954) · Krampfbr i Schultergelenk. Mschr Unfallhkd 1954 · Biol Wert homioplast Knochentransplantate. Langenbecks Arch Chir 279 (1954) · Spongio-
satest. Frankf Z Path 65 (1954) · Bhdlgserg b d med
Schenkelhalsfrakt. Langenbecks Arch Chir 282 (1955) ·
Erste Erfahrgn m d Bildwandler b d op Fraktbhdlg.
Chirurg 1956 · Erg d Bhdlg v schweren Tibiakopfbr m
d Spongiosafeder. Chirurg 1956 · Klin Früherg b d erweit Radikalop d Brustkrebses. Bruns Beitr Klin Chir
193 (1956) · Röntgendurchleuchtgsgerät m Bildverstärker. Röntgenblätter 1956 · Strahlengefährdg b Gebrauch transportabler Bildverstärker. Acta Radiol 54
(1960) · Prämedikat b Kindernark m Polamidon „C"
(mit Eichler). Bruns Beitr Klin Chir 203 (1961) · Erkenng u Behdlg sog gutart od besser semimaligner gelenknaher Knochengeschwülste. Zentralbl Chir 1963 ·
Interessante Einzelfälle aus d Kinderchir. Zentralbl
Chir 1963 · Fortschr i d Knochenchir durch d Rö-Fern-
sehen. Radiologe 1964 · E einf Zielgerät f d nichtsperr
Laschenschraube na Pohl. Bruns Beitr Klin Chir 219, 3
(1972) · The treatment of fractures of the proximal humerus. Arch Orthop Trauma Surg 96, 283–285 (1980)
BV Grundlagen d Transplantat v fremdem Knochengewebe. Stuttgart: Thieme 1955 · Knochenbr u Verrenkgn, 1 u 2 Aufl. München: Urban & Schwarzenberg
1962, 1967 · D Marknagelg u and intramedulläre
Osteosynthesen. Stuttgart: Schattauer 1983 · Intramedullary nailing and other intramedullary osteosyntheses.
Philadelphia: Saunders 1986

Lenz, Jürgen, Prof. Dr. med. habil., Ltd. Arzt, Chir. Abt.
Bundeswehrzentralkrhs., Rübenacherstr. 170, 5400 Koblenz · *04. 03. 39 Koblenz · **A** 66, Bonn · **D** 66, Bonn
· **AG** Chir. (Gastroenterolog. u. Thorax) · **FG** Chirurgie
72 · **H** 80, München · **P** 88, Mainz · **TW** a) 67–74
Chir. Klin. Nordwestkrhs. Frankfurt/M. (Ungeheuer) ·
74–75, 77–80 Bundeswehrzentralkrhs. Koblenz (Hartel)
· 76 Chir. Univ. Poliklin. München (Holle) · Inst. f.
Chir. Forsch. München (Brendel) · Seit 80 Bundes-
wehrzentralkrhs. Koblenz (Lenz) c) Ltd. Arzt · **S** Seit 80
Ltd. Arzt Abt. Chir. Bundeswehrzentralkrhs. Koblenz
ZV Z plast Teilersatz d Trachea. Chirurg 40, 364 (1969)

· Wirkg d Lungenresekt a d medikamentöse Senkg d
Druckes i d A pulmonalis. Thoraxchir 18, 27 (1970) ·
Bhdlg florider Gastroduodenalulzera m Carbenoxolon
v d Magenresekt. Med Klin 15 (1971) · D gastroduodenale Kombinationsulkus. Fortschr Med 90, 500 (1972) ·
Z Therap d Schocks m vaso u gerinnungsaktiven Substanzen. ebd 32, 1199 (1972) · D Verhalt d Gewebs-PO$_2$
a d Leberoberfläche d Hund na Gabe vasoakt Substanzen. Wehrmed Monatsschr 20, 304 (1976) · D Verände-
rung d Gewebs-PO$_2$ a d Leberoberfläche d Hund na
portocaudaler Anastomose m u ohne Arterialisat. ebd
21, 17 (1977) · Magenwand-Durchblutg na trunkulärer
u selekt proximaler Vagotomie. Fortschr Med 95, 699
(1977) · D respirator Insuff i traumat Schock. Wehrmed
Monatsschr 21, 295 (1977) · Messg d Magenwand-
durchblutg d Hund m radioakt Microsph n a Trunkva-
gotomie (SPV). Langenbecks Arch Chir Chir Forum 199
(1977) · Erstmaßnahmen b Thoraxverletzg i Katastrophenfall. Wehrmed Monatsschr 4, 101 (1979) · Wirkg d
selekt prox Vagotomie (SPV) a d Mikrozirkulation i d
Magenwand d Hundes. Therapiewoche 30, 1698 (1980)
· Mediastinal Tumoren – E Indikat z Op. Fortschr Med
41, 1907 (1982) · Ändergn d Mikrozirkulat i unterschiedl Schichten u Regionen d Magenwand n SPV.
Zentralbl Chir 108, 1358 (1983) · D Einfluß verschied
vagaler Funktzustände a d Durchblutg d Bauchorgane.
Z Gastroenterol 21, 503 (1983) · Vergl Beurteilg d Mediastinoskopie u CT. Dtsch Ärztebl 25, 1849 (1986)
BV Effect on blood circulation. In: Vagotomy and pyloroplasty. Berlin: Springer 1980 · SPV u Magendurchblutg. In: Nichtresezier Ulcuschir. ebd 1980

Lermann, Wolfgang, Dr. med., Chefarzt, Ärztl. Dir.,
Chir. Abt. Krhs. St. Josef, Ludwigstr. 1, 8720 Schwein-
furt · *21. 03. 33 Chemnitz · **A** 58, München · **D** 58,
München · **AG** AllgChir. · UnfChir. · **FG** Chirurgie 65
· **TG** UnfChir 72 · **TW** a) 65–67 Chir. Abt. Krhs.
St. Josef Schweinfurt (Brech) · 67–73 OA · 73–78 Ltd.
OA ebd. (Lippert) · b) UnfChir. s. TWa c) Chefarzt u.
Ärztl. Dir. · **S** Seit 04/78 Chefarzt Chir. Abt. u. Ärztl.
Dir. Krhs. St. Josef, Schweinfurt

Lessen, van, Harmen Paul Gotthilf, Prof. Dr. med.,
Chefarzt, Allgemeinchir. Klin. Städt. Krhs. Solingen,
Gotenstr. 1, 5650 Solingen 1 · *21. 08. 30 Emden · **A** 55,
Göttingen · **D** 55, Göttingen · **AG** 55–56 KindChir. u.
Chir. Städt. Krankenanst. Bremen · 56–58 St. Elisa-
beth's Hosp. Boston, Mass./USA, Tuft Univ., internship
u. res. surg. · 58–61 Pathol. Inst. Univ. Bonn · 61 Med.
Klin. ebd · 62–68 Chir. Klin. Univ. Marburg · **FG** Chir-
urgie 08/68 · **TG** KindChir 08/77, UnfChir 03/74 ·
H 71, Freiburg i. Br. · **P** 78, Freiburg i. Br. · **TW**
a) 68–69 Wiss. Ass. Chir. Univ.-Klin. Marburg (Schwai-
ger, Rodeck, Hamelmann) · 69–71 Wiss. Ass. Allg.
Chir. Univ.-Klin. Freiburg i. Br. (Schwaiger) · 72–76 OA
Allg. Chir. Univ.-Klin. Freiburg i. Br. c) Chefarzt u. Ltd.
Arzt · **S** Seit 77 Chefarzt Allgemeinchir. Klin. Städt.
Krhs. Solingen · Seit 81 Ltd. Arzt d. Städt. Krhs. ebd.

Letsch, Rainer, Dr. med., Oberarzt, Abt. Unfallchir.
Univ.-Klinikum Essen, Hufelandstr. 55, 4300 Essen 1 ·
*11. 09. 48 Diez · **A** 77, Düsseldorf · **D** 78, Düsseldorf ·
FG Chirurgie 10/85 · **TG** UnfChir 02/88 · **TW**
a) 10/85–12/85 StatArzt AllgChir. Alfried-Krupp-Krhs.
Essen (Kort) **b)** UnfChir.: 01/86–02/88 StatArzt

Univ.-Klinikum Essen (Schmit-Neuerburg) **c)** OA im TG
ZV Arterial fibromuscular dysplasia. Thorac Cardiovasc Surg 28, 206 (1980) · Transvenöse Entferng abgebrochener Schrittmacherelektroden mittels e Gastroskopie PE-Zange. Intensivmed Prax 4, 113 (1981) · Indikat u Erg d Plattenosteosynthese am distalen Radius. Langenbecks Arch Chir 364, 363 (1984) · Posttraumat Upside-down Magen mit Blutg aus e exulcer Leiomyosarkom. Aktuel Chir 20, 187 (1985) · D Gallensteinileus. Chir Praxis 36, 205 (1986) · Erfahrgn na d Anwendg v Trevira hochfest als alloplast Bandersatz. Ber Arbeitstag BG-Unfallklinik Frankfurt, 63 (1987) · Z Wahl d Op-Verfahrens a distalen Radius. Akt Traumatol 17, 113 (1987) · Op Bhdlg d Außenbandruptur a Sprunggelenk. H Unfallheilkd 189, 1029 (1987) · Akute Gliedmaßenischämie dur begleit Gefäßverletzg b stammnahen Schaftfrakt m Weichteilschaden. Langenbecks Arch Chir 372, 671 (1987) · Ersatz u Augmentation d vord Kreuzbandes dur Trevira hochfest. Ber 2 Arbeitstag BG-Unfallklinik Frankfurt, 89 (1988) · Erfolgreiche Anwendg v Sulmycin Implantat b chron Osteomyelitis d dist Tibia. Forum Traumatologie, Essex Pharma, 48 (1989) · Intraarticular fractures of the distal humerus. Clin Orthop Rel Res 241, 238 (1989)
BV Isolated mammary cells: isolation procedure, structure, and metabolic performance. Inaug-Diss Düsseldorf 1977 · D neuen Maßeinheitn i d Med. In: Lehrb d Chir. Stuttgart: Schattauer 1978, 2 Aufl 1982 · Gefäßverletzgn b Luxat. In: Gefäßrekonstrukt u Gefäßersatz i Wandel d letzten 25 Jahre. Hameln: TM-Verlag 1985 · Gallstone ileus: delayed presentation of an emergency situation. In: Emergency surgery – trends, techniques, results. München: Zuckschwerdt 1986 · Repositionstechn b Frakt u Luxat i Bereich d dist Oberarmes, des Ellenbogengelenkes u d prox Unterarmes. In: Repositionstechn b Frakt u Luxat. Hefte Unfallheilkd. Berlin: Springer 1988 · Funkt u morph Auswirkg d chron Instab a Sprungglk. In: Bandverletzg a Sprungglk. Hefte Unfallheilkd. Berlin: Springer 1989

Lichtblau, Harald, Dr. med., Assistenzarzt, Chir. Klin. d. Zweckverbandkrhs., Wielandstraße 28, 4970 Bad Oeynhausen · *05. 08. 54 Bückeburg · **A** 81, München · **D** 81, München · **AG** 07/81–10/82 Bundeswehr (Brigadearzt) · 10/82–04/88 Chir. Stadthagen · Seit 04/88 Chir. Bad Oeynhausen · **FG** Chirurgie 11/88 · **TW c)** Seit 11/88 AssArzt Gefäßchir. Abt. Zweckverbandkrhs. Bad Oeynhausen (Draese, Schopohl)
ZV D lumbale Bandscheibenprolaps. Klin Diagnost, op Therap, Späterg. MMW 126, 939–942 (1984) · Einfluß d Untersuchgstechnik u Nachbhdlg auf d postmyelograph Kopfschmerz. Klin J 8, 16–18 (1984) · Diagnost u Sofortmaßnahm b traumat intrakraniel Blutgn. Med Klin 80, 249–254 (1985) · Bedeutg u Techn d zerebralen Angiograph i d Diagnost intrakraniel Blutgn im periph Krhs. Chir Praxis 35, 131–137 (1985/86) · Therap dislozierter handgelenksnaher Radiusfrakt. Chir Praxis 36, 423–434 (1986) · Hüftgelenksnahe Frakt b alt Menschen – Erg d Frühop. Aktuel Chir 22, 103–106 (1987)

Lichtblau, Peter, Dr. med., 1. Oberarzt u. Chefarztvertr., Chir. Abt., Kreiskrhs., Am Krankenhaus 1, 3060 Stadthagen · *27. 09. 49 Bückeburg · **A** 78, München · **D** 82, Erlangen · **AG** 04/78–09/78 Chir. Stadthagen ·
10/78–12/79 Bundeswehr · 01/80–06/85 Chir. Stadthagen · **FG** Chirurgie 07/85 · **TW a)** 07/85–09/85 AssArzt Chir. Abt. Kreiskrhs. Stadthagen (Roesner) · 10/85–08/88 2. OA, seit 09/88 1. OA ebd. **c)** 1. OA u. Chefarztvertreter Kreiskrhs. Stadthagen
ZV D op unerträgl Kopfschmerz. Klin J 10, 23–26 (1984) · Erg d Verstärkg d Achillessehnennaht m Lyodura. Chir Praxis 39, 449–455 (1988)

Lichtenstein, Alexander, Dr. med., Chefarzt, Ev. Krhs. „Johannisstift", Wichernstraße 8, 4400 Münster · *22. 03. 26 Hamburg · **A** 55, Münster · **D** 56, Münster · **AG** Pathol. · Inn. Med. · AllgChir. · UnfChir. · NeurChir. · **FG** Chirurgie 63 · **TW a)** 58–63 Chir. Klin. Städt. Ferdinand-Sauerbruch-Krankenanst. Wuppertal-Elberfeld (Reimers) · 63–67 OA Chir. u. Urolog. Klin. Städt. Krankenanst. Remscheid (Hartmann) · 67–70 OA Chir. Abt. Ev. Krhs. „Johannisstift" Münster (Graumann) · Seit 71 Chefarzt ebd. **c)** Chefarzt · **S** Seit 71 Chefarzt Chir. Abt. Ev. Krhs. „Johannisstift" Münster
ZV M Besnier-B Boeck-Schaumann d zentral Nervensyst, Studie an zwei eig Fällen. Diss 1955

Liebermann-Meffert, Dorothea, Priv. Doz. Dr. med., Assistenzärztin München, Oberärztin Basel, Chir. Dept. Klinikum re. d. Isar, TU-München (BRD) u. Kantonsspital, Univ.-Klin. Basel (CH) · *06. 05. 36 Rastatt · **A** 59, Freiburg/Br. · **D** 59, Freiburg/Br. · **AG** Chir. Univ. Zürich, Freiburg · Anat. Inst. Freiburg · **FG** Chirurgie 64 · **H** 77, Basel · **TW a)** 70 Chir. Univ.-Klin. Kantonsspital Basel (Allgöwer) · 81 Gastroenterol. Univ. Hosp. San Antonio, Texas USA (Goyal) · 86/87 Creighton Univ. Omaha, Nebraska (DeMeester) · Seit 87 Chir. Dept. Klin. re. d. Isar München (Siewert) **c)** Wissenschaftl. Forschungsauftrag Dept. Chir. Klinikum re. d. Isar München · Oberärztin Kantonsspital Basel
ZV D Muskelarchitektur d Magenwand menschl Feten i Vergl z Aufbau d Magenwand d Erwachsenen. Morph JB 108, 391–400 (1966) · Form- u Lageentwicklg d menschl Magens u seiner Mesenterien. Acta Anat 72, 376–410 (1969) · D Entwicklg d Mesenterien d menschl Oberbauches unt neuen Gesichtspunkten. Acta Anat 75, 373–395 (1970) · Veränderngn d Antrumwand b Ulcus ventriculi. Schweiz Med Wochenschr 101, 753–754 (1971) · D „Maladie antrale" als e pathogenet Faktor f d Ulkusgenese. Therapiewoche 22, 3851–3852 (1972) · Ulkuslage i Magen u pyloroantrale Wandhypertrophie. Z Gastroenterol 14, 613–619 (1976) · The morphology of the antrum and pylorus in gastric ulcer disease. Prog Surg 15, 109–139 (1977) · Muscular equivalent of the lower esophageal sphincter. Gastroenterology 76, 31–38 (1979) · Gastric hypermotility and antropyloric dysfunction in gastric ulcer patients. Br J Surg 69, 11–13 (1982) · Effect of intraesophageal bile and acid (HCl) perfusion on the action of the lower esophageal sphincter. Scand J Gastroenterol 19, 237–241 (1984) · Myogenic activity relationship between the lower esophageal sphincter and pylorus of the cat. ebd 19, 17–20 (1984) · Esophagectomy without thoracotomy: Is there a risk of intramediastinal bleeding? Ann Surg 206, 184–192 (1987) · Was leistet d Omentumplombe in d colorectalen Tumorchir? – E 10-J Kontr. Schweiz Med Wochenschr 121, 612–616 (1989)
MH The greater Omentum. Anatomy, physiology, pa-

thology, surgery, with an historical survey. Berlin: Springer 1983
BV D Frühentwicklg d Milz menschl Feten m Befunden z Problemat d Erythropoiesis. In: D Milz. Berlin: Springer 1970 · Antral disease as a pathogenic factor in gastric ulcer. In: Digestive surgery. Padua: Piccin 1974 · D Muskelarchitektur d ösophagogastralen Übergangs u d Fundus ventriculi aus chir Sicht. In: Funktstörgn d Speiseröhre. Berlin: Springer 1976 · Antrumwandbefunde b Ulcus ventriculi. In: Aktuel Diagnost, Aktuel Therap. Stuttgart: Thieme 1979 · Strukt d Verschlußsyst d Magens, Anat u Pathol d Pyloroantralwand. In: Refluxkrkht d Magens. Stuttgart: Enke 1979 · Anat d gastroösophagealen Verschlussorgans. In: Refluxtherap. Berlin: Springer 1981 · Muscular equivalent of the lower esophageal sphincter (LOS). In: Pathological gastroesophageal reflux. Amsterdam: Uitgrevers 1983 · Chir d grossen Netzes. In: Entwicklgn i d Chir. Basel: Schwabe 1983 · The muscular counterpart of the lower esophageal sphincter. In: Esophageal disorders: pathophysiology and therapy. New York: Raven Press 1985 · Chir Anat d Ösophagus u d Kardia. In: Chir Gastroenterol. Berlin: Springer 1989

Liebert, Hilmar, Dr. med. habil., Oberarzt, Chir. Klin. I, Städt. Kliniken, Grafenstr. 9, 6100 Darmstadt · *08. 05. 45 Tanna/Thür. · **A** 69, Gera · **D** 70, Jena · **AG** 10/69-10/74 AllgChir., Traumatol., Handchir. · **FG** Chirurgie 10/74 · **H** 83, Jena · **TW a)** 82-84 StatArzt Abdominalchir. Chir. Univ.-Klin. Jena · 85-02/88 OA AllgChir. ebd. (Schröder, Becker) **b)** 74-82 StatArzt versch. Abteilungen (KindChir., Traumatol., GefThChir., Urol.) ebd. (Becker) · Seit 06/88 OA AllgChir. m. ThGefChir. Chir. Klin. I Städt. Kliniken Darmstadt (Staib) **c)** OA
ZV Beitr z Probl d Zollinger-Ellison-Syndr. Zentralbl Chir 100, 560 (1975) · Malig Dünndarmtumoren. ebd 101, 561 (1976) · Blutgn i Ber d Digestionstraktes b Kindern. ebd 105, 1494 (1980) · Z Frage d Resorptionsstörgn na Dünndarmresekt. Dtsch Z Verdau Stoffwechselkr 43, 82 (1983) · Brunneriom - seltene Urs f e Gastroint Blutg. Zentralbl Chir 111, 995 (1986) · Relevanz v Harnenzymbest f d Diagn u Verlaufskontr v Nierenverletzgn u sek Nierenschäden - Erg e prosp Studie. Langenbecks Arch Chir 373, 270 (1988)
BV Pathol Befunde a d Wirbelsäule u d großen Gelenken. In: Slawen in Thüringen. Weimar: H Böhlaus Nachf 1971

Liechti, Jürg, Dr. med., Chefarzt, Bezirksspital Fraubrunnen, CH-3303 Jegenstorf · *08. 05. 41 Wattenwil · **A** 68, Bern · **D** 69, Bern · **AG** AllgChir., GefChir., Traumatol. · **FG** Chirurgie 78 · **TG** GefChir 78, Thorax- u. KardiovaskularChir 78 · **TW a)** AllgChir. Spital Visp, Schweiz **b)** Thorax-GefChir. Univ.-Klin. Inselspital Bern, Schweiz **c)** Chefarzt · **A** Chefarzt Chir. Jegenstorf Schweiz

Lies, Achim, Priv. Doz. Dr. med., 1. Oberarzt, Krankenanst. Bergmannsheil Bochum, Hunscheidtstr. 1, 4630 Bochum · *23. 06. 42 Mülheim-Ruhr · **A** 72, Essen · **D** 75, Essen · **AG** Arbeitsmed. Inst. Univ. Essen · **FG** Chirurgie 10/77 · **TG** UnfChir 04/80 · **H** 89, Bochum · **TW a)** 02/71-09/75 AssArzt Ev. Bethesda Krhs. Essen (Kühne) · 10/75-04/80 AssArzt Berg-

mannsheil Bochum (Rehn) **b)** 05/80-04/83 OA Bergmannsheil Bochum (Rehn) · 04/83-01/86 OA ebd. (Muhr) **c)** 1. OA Chir., UnfChir.
ZV D Abrißbrüche d Caput Breve u Caput Logum d Musc Biceps b frischen Schulterverl. Z Orthop 118, 562-563 (1980) · D Pathogen d Pseudarthrose, ihre Diagnost u Therap. Unfallheilkunde 84, 1-13 (1981) · D med Abstützg - Bedeutg u Möglchktn d Wiederherst d Osteosynthesen. ebd. 153, 453-458 (1981) · Therap u Erg v traumat Knorpel-Knochenläsion d Talusrolle. Aktuel Traumatol 11 (1981) · Therapfehler b d Bhdlg kindl, supracondylärer Oberarmfr m d Baumannzug. Zentralbl Chir 7 (1981) · Schenkelhalssps, Urs, Therap, Erg. Z Orthop 120, 377-640 (1982) · Therap u Erg v traumat Knorpel-Knochenläsionen d Talusroll. Aktuel Traumatol 12, 23-29 (1982) · Path Fr a Hüftgelenk. ebd 2, 79-84 (1984) · Fehlschläge d Kahnbeinbruchbhdlg u d Therap. H Unfallheilkd 164, 759-762 (1984) · Traumat Knorpelläsionen a Kniegl. ebd 163, 259-360 (1984) · D Oberarmkopfnekrose - e seltene Kompl na Frakt u Luxat a Schultergel. ebd 186, 206 (1986) · D hüftgelenkn Pseudar - e vermeidbare Komplikat? ebd 189, 535 (1987) · Schultergelenknahe Pseudar - e Bagatelle? ebd 189, 494-503 (1987)
BV D Bedeutg d med Abstützg d Plattenosteosynthese. In: Optechn u techn Hilfsmittel i d Chir. Berlin: Springer 1981 · Frühkompl n offenen Gelenkfr. In: Schriftenr Unfallmed Tagg 51 (1983) · Therap u Erg posttraumat Fehlstellgn a coxalen Femurende. In: Posttraumat Fehlstellungen d unt Extr. Schnetztor 1983 · D frische vord Kreuzbandverl, Diagnost, Therap u Verlaufskontrol. In: Bandverl a Schulter-, Knie- u Sprunggelenk. Schnetztor 1983 · Erg hüftgelenknaher Femurosteot. In: Korrekturosteot na Trauman a d unt Extr. Berlin: Springer 1984 · D Bhdlg d Kahnbeinps na d Meth Matti-Russe u d Grenzen. In: Plast u wiederherst Maßnahm b Unfallverletzgn. ebd 1984 · Results of proximal femoral osteotomies following trauma. In: Corrective osteotomies of the lower extremity. ebd 1985 · Osteosyntheseverfahren b komplexen Weichteilschäden. In: Weichteilschäden - Diagnost u Therap. Weinheim: Edition Med 1988 · Isolierte Muskel- u Sehnenverl a Becken. In: Schriftenr Unfallmed Tagg 56 (1988)

Lill, Jörn, Dr. med., niedergelassen, Gretchenstr. 29, 3000 Hannover 1 · *14. 10. 40 Hannover · **A** 70, Hamburg · **D** 69, Hannover · **AG** MA in Gynäkol., Inn., Chir. · Ass. Chir. (Allg. u. Unfall) · 71/72 Bundeswehr · **FG** Chirurgie 78 · **TG** UnfChir 03/78 · **TW a)** s. S **c)** Chir. in eig. Praxis · **S** Seit 07/78 Niederlassung Hannover

Linde, Friedrich Wilhelm, Dr. med., Chefarzt i. R., Villa Dörfflerstr. 12, 3550 Marburg · *07. 04. 04 Frankenberg · **A** 31, Marburg · **D** 34, Berlin, Marburg · **AG** 31-32 Med. Univ.-Klin. Marburg · 32-34 Chir. Berlin · 34-35 Orthop. Klin. ebd. · 35-38 Chir. Klin. u. Urol. Abt. Charité · **FG** Chirurgie 12/36 · Proktologie 46 · Urologie 08/59 · **TW a)** 32-34 Chir. Abt. Berlin-W. (Borchard, Ullrich) · 34-35 Orthop. Univ.-Klin. Berlin (Gocht, Kreuz) · 35-38 Chir. Univ.-Klin. Berlin (Sauerbruch) u. Urol. Abt. (Ringleb) · 44-58 Kriegsdienst - Schwerbesch. **c)** Chefarzt i. R. · **S** Seit 38 Vertragsarzt f. Chir. d. KV Berlin · 39-44 Chefarzt Chir. Urol. Abt. Chir. Klin. Berlin-Halensee · 58-82 Niederlassung Marburg

ZV Ulcus u Gastritis u ihre mögl Zusammenhänge. Diss · Azoospermie u op Bekämpfg. Z Urol 1938 · Glossitis, Gastritis u Niereninsuff. Ärztl Praxis 1960 · Üb d Restharn-Pyelonephritis. Cuxhavener Symp 1970

Lindemann, Max, Dr. med., Chefarzt, Chir. Abt., Kreiskrhs., Elversberger Str. 90, 6670 St. Ingbert · *18. 02. 41 St. Ingbert · A 70, Saarbrücken · D 71, Homburg/Saar · **AG** Tumor- u. Immunpathol. · Allg., Gef.- u. UnfChir. · **FG** Chirurgie 07/77 · **TG** GefChir 10/79, UnfChir 04/82 · **TW a)** 77–80 AssArzt u. OA Allgemeinchir. Univ.-Klin. Homburg/Saar (Lüdeke, Farthmann) **b)** 79/80 Unfallchir. Univ.-Klin. Homburg/Saar (Schweiberer) **c)** Seit 07/80 Chefarzt d. Chir. Abt. d. Kreiskrhs. St. Ingbert · **S** s. TWc
ZV Zahlreiche Veröffentlichgn in in- u ausländ Zeitschriften aus d Gebieten Allg-, Gef- u UnfChir sowie aus d Pathol, insbes Immunpathol
BV Probl b d Verwendg v Gewebekleber a periph Nerven. In: Kunststoffe i d Chir. Wien: Wien Med Akad 1970 · Gemischte Lymphozyten-Tumorreaktion (MLTR) als in vitro-Meth z Nachweis antigener Diff v normalen u neoplast Zellen. In: Wiss Tag dtsch Krebsges Hannover 1971. Essen 1972

Linder, Fritz, Prof. Dr. Dr. h. c. mult., em. Direktor, Chir. Univ.-Klin. Zentrum d. Chir., Im Neuenheimer Feld 110, 6900 Heidelberg 1 · *03. 01. 12 Breslau · A 36, Breslau · D 37, Breslau · **AG** Traumatol., viszerale, endokrine, pulmonale und cardiovask. Chir. · **FG** Chirurgie 05/48 · **H** 48, Heidelberg · **P** 51, Berlin · **TW c)** em. Dir. Chir. Univ. Heidelberg · **S** 51–62 Dir. Chir. Univ.-Klin. FU Berlin · 62–80 Dir. Chir. Univ.-Klin. Heidelberg
ZV 350 Publikat, 5 Broschüren (Onkologie, Cardiologie, Medizingeschichte)

Linder, Malte Michael, Prof. Dr. med., Chefarzt, Chir. Klin. I, Klinikum, Krumenauerstr. 25, 8070 Ingolstadt/Donau · *12. 01. 42 Breslau · A 68, Berlin · D 66, Heidelberg · **AG** Ulcus Pepticum · Onkol. · Peritonitis · **FG** Chirurgie 75 · **TG** GefChir 81 · **H** 76, Heidelberg · **P** 82, Heidelberg · 86, München · **TW a)** 69–72 Chir. Klin. Krhs. Nordwest Frankfurt/M. · 73–86 Klinikum Mannheim Chir. Univ.-Klin. **c)** Chefarzt Chir. · **S** Seit 86 Chefarzt Chir. Klin. I Ingolstadt
ZV D Bhdlg d eitr Bauchfellentzündg, Untersuchgn d Krankengutes u Erfahrg m d neuen Chemotherapeutikum u Antiendotoxin Taurolin. Langenbecks Arch Chir 353, 241–250 (1981) · D Rezidiv-Ulcus-Pat na selektivproxim Vagotomie b Zwölffingerdarmgeschwür. Langenbecks Arch Chir Kongrbd 355, 543–544 (1981) · A prospective randomized study evaluating additional antibacterial therapy in purulent peritonitis. World J Surg 5, 433 (1981) · D Rezidivulcuspatient na selektiv-proxim Vagotomie b Zwölffingerdarmgeschwür. Langenbecks Arch Chir 356, 175–180 (1982) · Irrigation – drainage of the peritoneal cavity – any good? Soc Int Chir 58–59 (1982) · D op Bhdlg d fortgeschr Carcinome d Magens. Verh Dtsch Krebs Ges 4, 443–450 (1983) · Adjuvant combination-chemotherapy in gastric carcinoma: a two-center study in progress since November 1976. ebd 3, 310 (1982) · D Ulcus pepticum jejuni (Upj) na Magenresekt. Langenbecks Arch Chir Kongrbd 361, 761 (1983) · D Peritonitis-Index – Grundlage z Bewertg

d Peritonitis-Erkrankung? Fortschr antimikrobieller antineoplast Chemotherapie 2–3, 511–516 (1983) · Standardis Ulkuschir v u na Einführg d H₂-Rezeptorenblokker. Langenbecks Arch Chir Kongrbd 364, 446–447 (1984) · Standardis Ulcus-Chir. Dtsch Med Wochenschr 110, 719–720 (1985) · D kombi Bhdlg d Struma maligna. Langenbecks Arch Chir Kongrbd 366, 592 (1985) · Welche klinischen Faktoren beeinflussen d Letalität b bakteriel Peritonitis: Mannheimer Peritonitis-Index (MPI). Langenbecks Arch Chir Kongrbd 369, 788 (1986) · D Schilddrüsenca (Empfehlungen f e standardisierte Diagnost, Therap u Nachsorge). Onkologischer Arbeitskreis Heidelberg-Mannheim. Tumorzentrum Heidelberg-Mannheim 1986 · D Mannheimer Peritonitis-Index. E Instrument z intraop Progn d Peritonitis. Chirurg 58, 84–92 (1987) · Kommentar auf Anforderg d Schriftleitg z Arbeit: Validiergsstudie z Mannheimer Peritonitis-Index. ebd 59, 598–601 (1988)
BV Magenfrühca. In: Aktuel Chir Onkol. Berlin: Springer 1982 · Retrospekt 11-Jahresanalyse d Ileuskrankengutes e Chir Klin. In: Ileus, Chir u gastroenterol Praxis. Berlin: de Gruyter 1985 · Geschlossene Drainage. Techn b d diffusen eitrig Peritonitis. In: Drainagen u Drainagen-Techn i d op Med (Indikat, Techn, Material). München: Bergmann 1986 · D op Schilddrüsenpat – akute u chron Folgen. In: Opfolgen. Erlangen: Perimed 1987 · Lokale Antibiotika od Antiseptika b d Bhdlg diffuser eitriger Peritonitis. In: Peritonitis. Grundsätzl z Therap. Berlin: Springer 1987

Lindner, Fritz, Dr. med., niedergelassen, Klin. Oberwald, 6424 Grebenhain · *15. 05. 46 Garmisch-Partenkirchen · A 72, München · D 72, Würzburg · **FG** Chirurgie 01/79 · **TG** GefChir 10/87 · **TW a)** 79–85 Chir. Klin. Juliusspital Würzburg (Schautz, Ulrich) **b)** 85–87 Klin. Oberwald **c)** Niedergel. · **S** Seit 88 Niederlassung Grebenhain
ZV Späterg in Abhängigkt v d Gefäßmorphol. Langenbecks Arch Chir [Suppl II] Kongreßbericht 1988

Link, Walter, Dr. med. habil., Oberarzt, Unfallchir. Abt. Chir. Univ.-Klin., Maximiliansplatz, 8520 Erlangen · *30. 01. 48 Schweinfurt · A 76, Erlangen · D 74, Erlangen · **AG** Anästh. Erlangen · Chir. Martha Maria Krhs. Nürnberg · Chir. Erlangen · **FG** Chirurgie 12/82 · **TG** UnfChir 06/85 · **H** 89, Erlangen · **TW a)** 82–83 Chir. Poliklin. **b)** 83–89 UnfChir. **c)** OA Unfallchir. Abt.

Linke, Erich Günter, Dr. med., Chefarzt, Chir. Klin. II Städt. Kliniken, Grafenstr. 9, 6100 Darmstadt · *14. 05. 28 Darmstadt · A 64, Frankfurt · D 62, Frankfurt · **AG** UnfChir. m. überschneid. Ortho., Hand-, Plast.- u. WiederherstChir. · periph. Neurochir. · **FG** Chirurgie 72 · **TG** UnfChir 73 · **ZB** Sportmed. 10/75 · **TW a)** 64–66 Chir. Klin. Bergmannsheil-II Gelsenkirchen (Wolf) · 66 Chir. Klin. Med. Akad. Lübeck (Remmeé) · 67–73 Chir. Klin. Darmstadt (Ehlert) **b)** 69/70 Orthop. Traumat. Klin. Kantonsspital St. Gallen (Weber) **c)** Chefarzt UnfChir. · **S** Seit 73 Chefarzt Chir. Klin. II UnfChir. Städt. Klin. Darmstadt
ZV D Röbefund, s Entstehg u s Deutg. Diss 1962 · D Drehfehler als Komplikat d intramedull Fixat. Zentralbl Chir 88, 1650 (1963) · D Bhdlg d Angina pectoris i neuer Sicht. Med Welt 1965 · D Bhdlg d Querfortsatzfrakt d Lenden-WS. Monatschr Unfallhkd 69, 80 (1966) ·

Muskelverspanng als Traumafolge u d Bhdlg. Therapiewoche 16, 670 (1966) · Hochdruck-Spritzverletzgn. Monatschr Unfallhkd 69, 284 (1966) · Konserv u op Bhdlg d Mittelhandfrakt. Chirurg 37, 311 (1966) · Verletzg groß Gef als Komplikat d Beckenfrakt. ebd 69, 430 (1966) · D Skarifikat i d UnfChir. Chir Praxis 11, 283 (1967) · D Trümmerfrakt d Tibiakopfes. Therapiewoche 19, 1615 (1972) · Pfählgsverletzgn. ebd 15, 1300 (1973) · Achillessehnenrupt na direkt Cortisoninjekt. H Unfallheilkd 121, 302 (1975) · D Bhdlg d pertrochant Oberschenkelfrakt m d aufstei Küntschernagel. ebd 121, 74 (1975) · Asymmetr Markodaktylie. Hautarzt 26, 416 (1975) · Asymmetr Makrodaktylie d Zeigefingers. Handchir 10, 67 (1978) · Mammographie – ihr Nutzen i d Handchir. ebd 12, 105–107 (1980) · D besond Indikat z Bündel-Nagelg a Oberarm. Aktuel Traumatol 10, 197–200 (1980) · Anwendg Weber Bocks b schwerverletzten Kind. Z Kinderchir [Suppl] 33, 197–201 (1981) · Therap v Flußsäureverätzgn. Chir Praxis 28, 403–406 (1981) · Therap v Flußsäureverätzgn. Praxis 23, 707–708 (1982) · Weber-Extensionsbock-Bhdlg. Indikat u vergl klin Erg na 9 J Anwendg. H Unfallheilkd 158, 155–158 (1982) · Ist d Sonograph i d Handchir nützlich? Handchir 18, 222–224 (1986) · Tumoren an d Hand u Finger. Rotenburger Symp f Klin u Praxis, Bd 1, 2, 3, 61–66 (1982–1984) · 1500 Schenkelhals- u pertr Oberschenkelfrakt u d Indikat z proth Versorgg. H Unfallheilkd 174, 409–412 (1985) · Therap d Flußsäureverätzgn. Rettungsdienst 9, 650–651 (1986) · Wundversorgg m Siliconschaumverband – Erg e Multistudie. Fortschr Med 104, 47–48 (1986) · D polytraumat Pat, Einjahresdokument unt besond Berücksichtgg d prognost Bedeutg d individuel Abwehrlage. Unfallchirurgie 13/4, 187–191 (1987)

Littmann, Klaus Friedrich, Prof. Dr. med., Ltd. Arzt, Ev. Diakonissenkrhs. Chir. Klin., Rosenbergstr. 38, 7000 Stuttgart · *21. 02. 41 Lobendau · A 69, München · D 68, Würzburg · **FG** Chirurgie 02/77 · **TG** GefChir 12/83 · **H** 82, Essen · **P** 88, Essen · **TW a)** 04/70–09/71 Chir. Univ.-Klin. Köln (Heberer) · 10/71–02/87 Chir. Univ.-Klin. Essen (Eigler) **b)** 03/87–08/87 Unfallchir. Klin. Univ. Essen (Schmit-Neuerburg) **c)** Ltd. Arzt · **S** Seit 87 Ltd. Arzt Chir. Klin. Ev. Diakonissenkrhs. Stuttgart
ZV E neue Methode z enteralen Selbstverabreichg v psychotrop wirksamen Pharmaka b Rhesusaffen. Drug Res 29, 1888–1890 (1979) · Indikat, Method u Erfahrg m d Subclavia-Katheter b Früh- u Neugeb. Z Kinderchir 30, 299–309 (1980) · Magenperforat na stumpfem Bauchtrauma. ebd 33, 152–154 (1981) · Erweitergsplastik e dur chron Pankreatitis bedingten Duodenalstenose mittels gestielten offenen Jujunumtransplantates. Chirurg 53, 109–111 (1982) · Intraop Lokalisat na praeop Radiojodmarkierg z Verbesserg d Bhdlg differenzierter Schilddrüsenca. ebd 51, 389–394 (1988)
MH Exptelle Med. Stuttgart: Thieme
BV Z Problemat d Altersappendizitis. In: D alte Mensch i d Chir

Lob, Günter, Prof. Dr. med., Leiter d. Unfallchir., Klinikum Großhadern Chir. Klin. u. Poliklin. Univ. München, Marchioninistr. 15, 8000 München 70 · *23. 07. 39 München · A 69, München · D 66, München · **AG** UnfChir.: Wirbelsäule · Infektionen · Gelenkver-

letzgn · Management in der Medizin · Wiederherstellungschirurgie · **FG** Chirurgie 12/76 · **TG** UnfChir 03/77 · **H** 78, München · **P** 83, Univ. Ulm · **TW b)** 77–79 Unfallchir. Klinikum Großhadern d. Univ. München (Heberer) · 79–86 Unfallchir. Klin. d. Univ. Ulm (Burri) **c)** Leiter Unfallchir. · **S** Seit 86 Leiter d. Unfallchir. Klinikum Großhadern Univ. München
ZV Untersuchgn am Huhn üb d Blutgefäße v Rückenmark u Corpus gelatinosum. Morphol Jahrb 110, 316 (1967) · The circulating blood volume of para- and tetraplegics in correlation to serum factors. Paraplegia 10, 192 (1972) · Lymphabfluß na Unterbindg d Ductus thoracicus b Hund. Langenbecks Arch Chir 332, 867 (1972) · Ductus thoracicus Drainage b Menschen. Verändergn d Lymphzellen u Proteinfrakt. Anat Anz 137, 120 (1975) · Osteomyelitis. Fortschr Med 93, 35 (1975) · D Verletzgn d Schulter. Fortschr Med 94, 644 (1976) · Immunolog Reakt b chron posttraumat Osteomyelitis. Zentralbl Chir 102, 120 (1977) · Senkg d postop Infektrate durch organisator Maßnahmen. H Unfallheilkd 132, 168 (1978) · Spez Indikat z Fixateur externe. Langenbecks Arch Chir 349, 530 (1979) · D Bhdlg off Gefäßverletzgn an d Extremitäten. H Unfallheilkd 138, 347 (1979) · D infizierte Kniegelenk. Z Allgemeinmed 56, 2128 (1986) · Trümmerbrüche d Ellbogens, Verfahrenswahl u Erg. Langenbecks Arch Chir 355, 501 (1981) · Maßnahmen z Verbesserg d Transplantatlagerdurchblutg b infizierten Pseudarthrosen. Z Orthop 120, 591 (1982) · Indikat u Techn d Röntgen-Großaufnahme. H Unfallheilkd 165, 146 (1983) · Posttraumatic and orthopaedic infections. In: Progr in cemented total hip surgery and revision. 133 (1983) · Indikat u Erg d intraligamentären Umstellg na Tibiakopffrakt. H Unfallheilkd 164, 721 (1984) · Lokale Antibiotikatherap b Knochen-, Gelenk u Weichteilinfekt. Leitthema: Antibiotikatherap. Chirurg 56, 564 (1985) · Transplantat v Knochen b traumat u posttraumat sept Zuständen. Orthopäde 15, 49 (1986) · Urs u Pathophysiol d Kniegelenksinfekt. Unfallchirurgie 13/5, 233 (1987)
BV Chron posttraumat Osteitis. Hefte Unfallheilkd 145. Berlin: Springer 1980 · Posttraumat Osteitis. In: Indikat z Op. ebd 1980 · Op Therap d distalen Humerusfrakt. In: Verletzgn d Ellbogengelenkes. ebd 1981 · D infizierte Kniegelenk. In: D Knie. Stuttgart: Hippokrates 1982 · Erich Lexer. Neue Dtsch Biographie. Bay Akad d Wissenschaften, Bd 14. 1984 · Periop Wundspülg. In: Taurolin. München: Urban & Schwarzenberg 1985 · Postop Bhdlg i d Osteitistherap. In: ebd · Osteitis – Osteomyelitis. In: Unfallheilkunde 1986. Graefelfing: Demeter · Posttraumat Osteitis. In: D Tibiaschaftfrakt b Erwachsenen. Berlin: Springer 1987 · Verletzg d Fußes. In: Chir Oplehre, Bd XI: Traumatol 4, Unt Extremität. München: Urban & Schwarzenberg 1989

Löbker, Ulf, Dr. med., Chefarzt, St. Marienhosp. Lüdinghausen, Neustr. 1, 4710 Lüdinghausen · 25. 01. 41 Mühlheim-Ruhr · A 70, Düsseldorf · D 68, Göttingen · **AG** Pathol. Inst. Univ. Münster · Elisabeth Hosp. Bochum · **FG** Chirurgie 07/75 · **TW a)** 07/75–12/76 Ass-Arzt Chir. Abt. Elisabeth Hosp. Bochum (Schüttemeyer) · 12/76–10/87 OA Chir. Abt. Raphaelsklin. Münster (Reer) · 10/78–08/80 OA Chir. Abt. Marienhosp. Bottrop (Hennrich) **c)** Chefarzt Chir. Abt. · **S** Seit 08/80 Chefarzt St. Marienhosp. Lüdinghausen
ZV Perinatale, kindl Wirbelsäulenverletzgn. Zentralbl Pathol 4 (1970)

Loch, Horst, Dr. med., Chefarzt, Kreiskrhs., Chir. Abt., Hohlstr. 2-4, 6682 Ottweiler · *03. 11. 47 Baltersweiler/ Saar · A 72, München · D 77, Berlin · AG AllgChir., Bauch- u. GefChir. Chir. Klinikum Steglitz, Berlin (Franke, Häring) · FG Chirurgie 11/78 · TW a) 80-89 Städt. Behringkrhs. Berlin (Dohrmann, Konradt) c) Chefarzt · S Seit 89 Chefarzt Chir. Abt. Kreiskrhs. Ottweiler/Saar

Loefler, Imre J. P., Prof. Dr. med. FRCS Ed, niedergel. Chirurg, P. O. Box 47964, Nairobi, Kenia · *26. 03. 29 Budapest · A 54, Erlangen · D 56, Erlangen · AG Pathol. · Gynäkol. · Thorax, Gef. · FG Chirurgie 62 · H nicht angegeben · P 70, Lusaka, Sambia · TW a) 64-67 Chirurg, Holy Family Hosp., Fort Portal, Uganda · 67-70 Sen. Lecturer, Makarere Univ. Medical School, Dept. of Surgery, Kampala, Uganda b) 62-64 Resident, Good Samaritan Hosp. Cincinnati, Ohio USA Urol., Thorax Gef. u. Bauch je 6 Mo. c) Niedergel. Chirurg, Nairobi · S 70-75 Prof. f. Chir. Univ. of Zambia, Lusaka, Leiter d. Chir. Abt. Univ. Teaching Hosp. ebd. ZV D Med i Deutschland u i d Vereinigten Staaten. Dtsch Ärztebl 60, 1860, 1925 (1963) · Reform d Chir Facharztausbildg. ebd 62, 2073 (1965) · Malignant melanoma in Uganda. East Afr Med J 45, 498 (1968) · Burns in Africa. AFYA 5, 3 (1971) · Medizinstudium in Übersee - Fehlinvestition f Afrika. Dtsch Ärztebl 69, 2077 (1972) · The District Surgeon. J R Coll Surg Edinb 12 (1976) · Wound sepsis and the art of surgery. Proc Assoc Surg East Africa 3, 174 (1979) · A surgeon's view. In: Symposium: Anaesthesia in East Africa. ebd 4, 17 (1980) · Wound sepsis in Nairobi Hosp. ebd 5, 117 (1982) · Wound infection and antibiotics. ebd 6, 167 (1983) · Lymphogranuloma Venereum. Surgery Oxford 5, 1412 (1988) · Tropical medicine. Surgery, Oxford Leitartikel 5 (1988) · Surgeons and tools. ebd 6 (1989) · „How I do it" Med Dig, London seit 1984 in Serien MH Proc Assoc Surg East Africa, Lusaka, Sambia · Tropical Editor Surgery, Oxford BV Patent Ductus Arteriosus in Africa. In: Myocardiologie in Africa. Nairobi: East African Literature Bureau 1974 · Demographic patterns of population and society as determinants of medical education. In: Education tomorrow doctors, 4th World Conf on med education, Copenhagen. New York: World Med Assoc 1972 · Surgery in the Third World. Balliere's clinical tropical medicine and communicable diseases, 3, 2. London 1988

Löhlein, Dietrich, Prof. Dr. med., Klin.-Dir., Chir. Klin. Städt. Kliniken, Beurhausstr. 40, 4600 Dortmund 1 · *01. 04. 46 Marburg · A 72, Marburg · D 71, Marburg · AG 02-07/72 Inn. Med. Aachen · 08/72-09/78 Chir. Hannover · FG Chirurgie 09/78 · TG GefChir 11/82 · H 80, Hannover · P 84, Hannover · TW a) 78-81 StatArzt · 82-84 OA · 84-87 Ltd. OA Klin. Abdominal- u. TransplantatChir. Med. Hochschule Hannover (Pichlmayr) b) 81-82 StatArzt GefChir. Klin. Herz-, Thoraxu. Gefäßchir. ebd. (Borst) c) Klin. Dir. · S Seit 10/87 Dir. Chir. Klin. Städt. Kliniken Dortmund ZV Polypose d Dickdarms. Chirurg 47, 439-445 (1976) · Beobachtgn z Hypophosphatämie währ d postop Infustherap. Infusionsther 3, 312-318 (1976) · Z Risiko v Simultaneingriffen b Colon- u Rektumop. Langenbecks Arch Chir 343, 205-216 (1976) · D Anwendg e neuen Meth z Bestimmg d duodeno- u jejunogastralen Reflu-

xes na Magenop. Chirurg 48, 588-591 (1977) · Simultaneingriffe b Op a Magen, Duodenum u Gallenwegssyst. Zentralbl Chir 102, 1174-1182 (1977) · Indikat u Kontraindikat abdominel Simultaneingriffe. Chir Praxis 24, 631-635 (1978) · Untersuchgn z alleinigen Aminosäurezufuhr i d frühen postop Phase. Infusionsther 6, 90-92 (1979) · Six-year experience with phosphate substitution in the postoperative phase. J Parent Enterol Nutr 3, 91-92 (1979) · Alternat d peripher-venösen parenteralen Ernährg. Infusionsther 6, 255-261 (1979) · Diagnost organ u funktionel Störgn d Galleabflusses na biliodigest Anastomosen dur hepatobiliäre Sequenzszintigraph. Langenbecks Arch Chir 350, 77-82 (1979) · Zuckeraustauschstoffe oder Glukose b d peripher-venösen hypokalor Ernährg? Infusionsther 8, 133-140 (1981) · Untersuchgn z proteinspar Effekt versch Konzepte d periph parenteralen Ernährg. Z Ernährungswiss 20, 81-95 (1981) · D Korrekt v Aminosäurenimbalanz als adjuv Therap b sept Peritonitis. Infusionsther 10, 46-54 (1983) · Proteinspar Mechanism d parenteralen Ernährg, I Mittlg: Grundlagen u Methodik. ebd 11, 90-128 (1984) · Prognostic value of nutritionalstatus in patients with gastric cancer. J Exp Clin Cancer Res 3, 453-457 (1984) · Principles and indications of hypocaloric parenteral nutrition. World J Surg 10, 64-71 (1986) · Günst Einfluß e neuen, MCT-halt Fettemulsion auf d postop Energie- u Proteinstoffwechsel. Langenbecks Arch Chir + Chir Forum [Suppl] 86, 229-233 (1986) · Nährstoffbedarf b langfrist künstl Ernährg. Infustherapie klin Ernähr 14, 1-8 (1986) · Präop Ernährgstherap b Tumorpat. MMW 129/15, 271-274 (1987) · Techn u Probl b d Dünndarmsegmententnahme z freien Transplantat. Handchir 20, 189-191 (1988) MH Aktuel Entwicklg u Standard d künstl Ernährg. Infustherap u klin Ernährg Bd 16. Basel: Karger 1986 BV Acute postsurgical syndromes. In: Postsurgical syndromes. Clinics in gastroenterology 8. London: Saunders 1979 · Duodenogastraler Reflux n selekt proximal Vagotomie m u ohne Pyloroplast. In: Selekt proximale Vagotomie (SPV). 1979 · Anionenhaushalt i d postop Phase. In: Postaggressionsstoffwechsel II. Stuttgart: Schattauer 1980 · Erg d parenteralen Ernährg m quantitat unterschiedl Regimen. In: Postaggressionsstoffwechsel II. Stuttgart: Schattauer 1980 · Effect on postoperative protein metabolism of amino acids alone and amino acids plus a low dose of carbohydrates. In: Recent advances in clinical nutrition I. London: John Libbey 1981 · Duodenalgastric reflux after vagotomy or gastric resection. In: Stomach disease, current status. Excerpta Medica Congr Ser 555, 1981 · Postoperative parenterale Ernährung unter besonderer Berücksichtigung des Einsatzes von Fettinfusionen. In: Parenterale Ernährg. Klin Ernährg, Bd II, 1983 · D trunkuläre Vagotomie b Ulcus pepticum jejuni. In: 20 Jahre nicht resezier Ulcuschir. München: Zuckschwerdt 1985 · Prä- u postop Beeinflussg d Proteinstoffwechsels. In: Chir Intensivmed. München: Urban & Schwarzenberg 1985 · Akut Magen-Darm-Blutg. In: Klin d Gegenwart, Bd XII. ebd 1985

Lohmann, Heinrich, Dr. med., Ärztl. Dir. u. Chefarzt, Borromäus-Hosp., Kirchstr. 61-67, 2950 Leer · *31. 05. 25 Leipzig · A 53, Köln · D 54, Köln · AG Chir. · UnfChir. · FG Chirurgie 58 · TG UnfChir 72 · TW a) 52-59 Univ.-Klin. Köln-Lindenthal · 59-66 Johan-

nes-Hosp. Dortmund · Seit 67 Borromäus-Hosp. Leer
b) UnfChir.: 58–59 Univ.-Klin. Köln c) Chefarzt ·
S Seit 68 Chefarzt u. Ärztl. Dir. Borromäus-Hosp. Leer

Löhnert, Johannes, Dr. med., Chefarzt, Chir. Abt.,
St. Marien-Hosp., Mühlenstr. 5–9, 4650 Gelsenkirchen 2
· *24. 06. 40 Heydebreck · A 66, Essen · D 68, Essen ·
FG Chirurgie 74 · TW a) 74–76 OA St. Josef-Krhs. Es-
sen-Kupferdreh (Witthaut) · 76–81 Chefarzt d. Chir.
Abt. d. St. Laurentius-Hosp. Essen-Steele · Seit 81
Chefarzt d. Chir. Abt. St. Marien-Hosp. Gelsenkirchen
c) Chefarzt · S 76–81 Chefarzt d. Chir. Abt. St. Lauren-
tius-Hosp. Essen-Steele · Seit 81 Chefarzt d. Chir. Abt.
St. Marien-Hosp. Gelsenkirchen-Buer
ZV Kniegelenksbeschwerden. 37, 22 (1982) · Die Arthroskopie des Kniegelenkes. Notabene Medici 6 (1983)
· Die partielle arthroskopische Meniscusresektion.
Chirurg 55, 474–479 (1984) · Rezidivier unterschwell
Traumen d Volleyballspiels als Ursache der retropatel-
laren Chondromalazie. Dtsch Z Sportmed 6, 198–205
(1984) · D Topograph am lateral Meniskushinterhorn –
e arthroskop-anatom Studie. Unfallchirurgie 10,
142–144 (1984) · Arthroskop Op a Kniegelenk. Arzt
Krankh 37, 267–274 (1984) · Arthroskopische Meniskuschir. Chir Praxis 34, 41–49 (1985) · D arthroskop
Meniskektomie. Orthop Prax 2, 119–125 (1985) · D Pli-
ka-Syndr d Kniegelenkes. ebd 126–130 (1985) · Z Klin
d vord Kreuzbandruptur. Aktuel Chir 20 (1985) · Arthroskop Meniskusresekt u off Meniskektomie – eine
vergl Studie. Fortschr i d Arthrosk. Bd 3. Enke · D arthroskopische Operation des Kniegelenkes – e Analyse
aus 3500 Arthroskop. Orthop Prax 1/22, 8–11 (1986) ·
Postop Erg nach 2000 arthroskop Op a Kniegelenk. Aktuel Chir 22 (1987) · Z Ätiolog u Pathogen d Baker-Zyste. Aktuel Chir 23 (1988) · Arthroskop Meniskuschir.
Arthroskopie 1, 25–37 (1988) · Arthroskopie – Derzeit
Stand d diagnost u op Möglichktn. D chir Poliklinik
2.87–2.105 (1988)
BV Arthroskop Chir d Kniegelenkes. Münster: Regensberg & Biermann 1985 · Arthroscopic surgery of the
knee. Stuttgart: Thieme 1988

Lorenz, Wilfried, Prof. Dr. med., Institutsleiter, Inst. f.
Theoret. Chir., Zentrum Op. Med. Philipps-Univ. Marburg, Baldingerstr., 3550 Marburg · *28. 05. 39 Eschen-
bach/Oberpfalz · A 65, München · D 65, München ·
AG Gastroenterol. · Blutersatzmittel · Periop. Risiko ·
FG Klinische Chemie 70 · H 69, München · P 70, Marburg · TW c) Prof. f. Theoret. Chir. · S 71–89 Chefarzt
u. Leiter Inst. f. Theoret. Chir. · 86–88 Ärztl. Dir. Zentrum Op. Med. I, Marburg
ZV Stoffwechsel u physiolog Funkt v Histamin i Magen. Klin Wochenschr 46, 57–71 (1968) · Biochemical
and histochemical studies on the distribution of histamine in the digestive tract of man, dog, and other
mammals. Naunyn Schmiedebergs Arch Pharmacol
265, 81–100 (1969) · Neue Gesichtspunkte z Pathogenese d Streß- u Steroidulkus. Dtsch Med Wochenschr 95,
1848–1850 (1970) · Histamine release in man by propanidid and thiopentone: pharmacological effects and clinical consequences. Br J Anaesth 44, 355–369 (1972) ·
Marburg experiment on surgical research: a five-year
experience on the cooperation between clinical and
theoretical surgeons. Klin Wochenschr 54, 927–936
(1976) · Definition and classification of the histamine-

release response to drugs in anaesthesia and surgery:
studies in the conscious human subject. ebd 60, 896–913
(1982) · Patientenzuteilg b kontrolliert klin Studien.
Chirurg 53, 514–519 (1982) · Fifteen years of the Marburg experiment on surgical research. Part I: change
from experimental to theoretical surgery. Theor Surgery
1, 21–31 (1986) · Biomed u klinimetr Ansätze i d Ursa-
chenforschg b periop Risiko: Erstellg e deutschen ASA-
Klassifikat. Langenbecks Arch Chir 372, 199–209 (1987)
MH Theoretical Surgery. Agents and Actions. Klinische
Wochenschrift
BV Stimulus-secretion coupling in the human and canine stomach: role of histamine. In: Stimulus-secretion
coupling in the gastrointestinal tract. Lancaster: MTP
Press 1976 · Histamine, gastric secretion and peptic ulcer disease: an attempt to define special sources of error
and problems in clinical-biochemical trials. In: Cimeti-
dine. Amsterdam: Excerpta Medica 1978 · The role of
histamine in adverse reactions to intravenous agents. In:
Adverse reactions of anaesthetic drugs. Amsterdam:
Elevier/North-Holland Biomedical Press 1981

Lotichius, Peter, Dr. med., Oberarzt, Kreiskrhs. Norden,
Osterstr. 110, 2980 Norden · *31. 10. 37 München ·
A 67, Essen · D 65, Essen · AG Pathol., Chir., Urol. ·
FG Chirurgie 10/72 · TG UnfChir 06/78 · TW
a) 65–67 Klinikum Essen (Müller, Kremer) · 68–a. w.
Kreiskrhs. Norden (Lotichius sen.) b) Seit 68 Kreiskrhs.
Norden (Lotichius sen.) c) OA Chir. u. UnfChir.

Lotz, Gerhard W., Dr. med., Oberarzt, Allgemeinchir.
Abt. St. Vincenz- u. Elisabeth Hosp., An der Goldgrube 11, 6500 Mainz · *30. 12. 51 Königstein/Ts. · A 78,
Frankfurt/M. · D 78, Frankfurt/M. · AG Chir. Vincenz
Krhs. Mainz · Chir. Städt. Klin. Ffm.-Höchst ·
FG Chirurgie 01/85 · TW a) Seit 01/85 OA AllgChir
Abt. St. Vincenz- u. Elisabeth-Hosp. Mainz (Stahlschmidt) c) OA
ZV Agenesie d Gallenbl. Chirurg 57, 37 (1986) · Oeso-
phagoent Anastomosen – Fortschr u Entwicklgstenden-
zen. Ärztebl Rheinl-Pfalz 40, 409 (1987) · Nicht-parasit
parenchymat Leberzysten. Dtsch Med Wochenschr 112,
1666 (1987) · Morgagnische u Larreysche Hernie. Chir
Praxis 38, 213 (1987) · Seltene intraabd Blutsurs: Le-
bercystenrupt. Chirurg 59, 46 (1988) · Letal d elekt Ko-
lonres b über 80j Pat. Ärztebl Rheinl-Pfalz 41, 272
(1988) · Intraabd bleeding aft rupt of hepat cyst. S Med
J 82 (1989) · D ven Aneurysma. Chir Praxis 40 (1989) ·
Leistenhernienchir – 100 J nach Bassini. Ärztebl
Rheinl-Pfalz 42 (1989)

Lotzin, Gottfried Richard Carl, Dr. med., niedergelassen, Ziegenweg 4, 2085 Quickborn · *15. 03. 43 Allen-
stein/Opr. · A 70, Hamburg · D 74, Hamburg ·
AG AllgChir. · Herz- u. GefChir. · UnfChir. · FG Chirurgie 08/76 · TG UnfChir 01/80 · TW b) 77–80 Abt.
Unfallchir. Univ.-Krhs. Eppendorf, Hamburg (Jungbluth) c) niedergel. · S Seit 01/81 Niederlassung Quickborn

Lulay, Gerd Rudolf, Dr. med., Assistenzarzt, Kreiskrhs.
Bergstraße, Viernheimer Str. 2, 6148 Heppenheim ·
*15. 12. 57 Darmstadt · A 82, Frankfurt · D 84, Gießen
· AG Truppenarzt Rendsburg · Chir. Allgemeinausbil-
dung seit 84 · FG Chirurgie 02/84 · TW c) AssArzt

Lünstedt, Bernd, Priv. Doz. Dr. med., Wiss. Angest., Abt. Allg. Chir., Chir. Univ.-Klin. Kiel, Arnold-Heller-Str. 7, 2300 Kiel 1 · *02.09. 49 Stade · **A** 80, Kiel · **D** 81, Kiel · **AG** Nahtmaterialentwicklg. · Wundheilg. · Klin. Ernährg. · Stapler-Chir. · **FG** Chirurgie 01/88 · **TG** UnfChir 90 · **H** 88, Kiel · **TW a)** StatArzt Chir. u. UnfChir. Kiel (Hamelmann, Havemann) **c)** Wiss. Angest.
ZV Pathophysiol Aspekte, Weiter u Neuentwicklgn d absorb vollsynthetisch Nahtmat. Zentralbl Chir 108, 470 (1983) · PDS – e neues monof synth, absorb Nahtmat. Chirurg 54, 103 (1983) · Beeinfl d Kollagenasekon dur versch Nahtmat i d Kolonchir. Langenbecks Arch Chir + Chir Forum 167 (1984) · Übersicht phys u handhabgstechn Eigenschaften mod monof Nahtmat. Chirurg 57, 510 (1986) · Random Studie z Vergl z LCT u MCT-Triglyceriden als Kalorienträger i d postop Ernährgstherap. Infusionsther 14, 61 (1987)
BV Stand d Nachwverfahren üb d objekt Bewertg v Fadenzugfestigkt u Knotenbruchfestigkt d Nahtmat. In: Mod Nahtmat u Nahttechn i d Chir. Berlin: Springer 1982 · Techn u diät Möglichktn d künstl Ernährg na ausgedehnter gastrointest Resekt. In: Ernährgstherap i d gastroenterol Onkol. München: Zuckschwerdt 1986 · Enteral and parenteral feeding of patients with short-bowel-syndrome. In: Small-bowel transplant. Berlin: Springer 1986 · Naht u Nahtmat i d sept Chir. In: Chir d Infekt, 3 Aufl. DDR 1989

Lusche, Rüdiger, Dr. med., Ltd. Abteilungsarzt, Städt. Krhs. u. Kinderklin., Spitalstr. 25, 7850 Lörrach · *07.11. 39 Sömmerda/Thüringen · **A** 69, Freiburg/Br. · **D** 67, Freiburg/Br. · **FG** Chirurgie 08/75 · **TG** Kinderchirurgie 04/85 · **TW a)** Bis 78 Chir. Krhs. Lörrach (Losch) **b)** KindChir. Kinderspital Basel (Herzog) **c)** Ltd. Arzt KindChir. · **S** Seit 89 Ltd. Abteilungsarzt Lörrach

Lüsebrink, Rainer Klaus Walter, Wiss. MA, Univ.-Klin. Rudolf-Virchow, Spandauer Damm 130, 1000 Berlin 19 · *21.01. 57 Berlin · **A** 83, Berlin · **AG** Kinderchir. · Herzchir. · Intensivmed. · Handchir. · **TW c)** Wiss. Ass.

Lutz, Hans-Joachim, Dr. med., niedergel. Chirurg, Tulpenstr. 26. 8034 Germering · *15.06. 47 Tegernsee · **A** 75, München · **D** 74, München · **AG** 10/76–01/78 Kreiskrhs. Starnberg · 02/78–03/83 Chir. Univ.-Klin. Innenstadt u. Klin. Großhadern München · **FG** Chirurgie 12/82 · **S** Seit 04/83 Niederlassung Germering

Lutzeyer, Wolfgang, Prof. Dr. med., em. Univ. Prof., Colynshofstr. 2, 5100 Aachen · *21.06. 23 Leipheim/Donau · **A** 47, München · **D** 47, Würzburg · **AG** 47–62 Wiss. Ass., Leiter Urol. Abt., OA Urol. Abt. Chir. Univ.-Klin. Würzburg · **FG** Urologie, Chirurgie 54 · **H** 55, Würzburg f. Urol. u. Chir. · **P** 62, apl. Prof. f. Urol. u. Chir. · 66, Aachen o. Prof. f. Urol. · **TW a)** 55 Leiter Urol. Abt. Chir. Univ.-Klin. Würzburg (Wachsmuth) · 60 OA Chir. Univ.-Klin. u. Leiter Urol. Abt. Univ. Würzburg (Wachsmuth) **b)** 63 Chefarzt Urol. Klin. d. damaligen Städt. Krankenanst. Aachen (heute: Med. Fakultät der RWTH Aachen) · **c)** em. Univ. Prof. f. Urol. · **S** 63 Chefarzt Urol. Klin. d. Städt. Krankenanst. Aachen · 66 o. Prof. f. Urol. d. MF Aachen u. Vorstand d. Urol. Klin. Aachen

ZV Rund 270 Veröffentlichgn in dtsch u internat Zeitschriften, u a: Der Urologe A, Deutsche Zeitschrift für Urologie, Der Chirurg, Urologia internationalis, Urology, Journal of Urology, British Journal of Urology, European Urology
MH Mithrsg Z f Urol Nephrol, Mithrsg u Schriftführer Der Urologe A, Beiratsmitglied actuelle chirurgie · Mithrsg: Hdb d Urol, Bd Traumatol; Intra- u postop Zwischenfälle, Bd II u III; Gynäkol Urol u Nephrol; Ureterdynamik; Urodynamics

Lynen, Franz-Karl, Prof. Dr. med., Chefarzt, St. Elisabeth Krhs., Martin-Heyden-Str. 32, 5130 Geilenkirchen · *18.03. 37 Aachen · **A** 65, Düsseldorf · **D** 63, Düsseldorf · **AG** Physiol. Marburg · **FG** Chirurgie 02/71 · **H** 74, Aachen · **P** 77, Aachen · **TW a)** 66–76 Abt. Chir. RWTH Aachen (Reifferscheid) **c)** Chefarzt, apl. Prof. · **S** Seit 76 Chefarzt Chir. Abt. St. Elisabeth-Krhs. Geilenkirchen
ZV Tödl Vergiftg dur Inhalat v Tetrachlorkohlenstoff b e Kleinkind. Med Klin 31, 1221–1223 (1966) · Z Frage unbeabsichtigter Verletzgn u bewußter Resekt v Harnleiter u Blase b Op v Rektum- u Rektumsigmoidca. Zentralbl Chir 34, 1168–1173 (1968) · Beitrag z Peritonitis fibroplastica. ebd 27, 783–793 (1970) · Z Symptomat d nicht kompliz Meckelschen Divertikels. Aktuel Chir 6, 177–183 (1971) · D Komplikat d Meckelschen Divertikels. Z Allgemeinmed 27, 1390–1393 (1971) · Interpretation of histologic and blood chemical findings for cholelithiasis. Dig Surg 87, 1–7 (1972) · Tierexptelle Untersuchg z Motilität d Ductus Choledochus u seine Beeinflussg dur d Nervus Vagus. Langenbecks Arch Chir [Suppl] Chir Forum 147–149 (1972) · Präop Diagnost v Gallensteinkomplikat. Aktuel Chir 8, 29–34 (1973) · Früh- u Spätkomplikat na Eingriffen a Sphincter oddi. ebd 8, 243–250 (1973) · Changes of large bowel motility during experimental obstruction ileus. Rendiconti Gastroenterologia 5, 85–89 (1973)
MH Therap d akut Magenblutg i d Urämie. Urgent Surgery Bd 1. Erlangen: Straube 1976 · Infekt d Gallenblase u Gallenwege. In: Leitfaden d sept Chir. Stuttgart: Schattauer 1980 · Z Definit u Diagnost d Papillenstenose. 2 Göttinger Chir Gastroenterolog Symp v 24–25 Nov 1978. In: Rezidiv Eingriffe an den Gallenwegen. Stuttgart: Thieme 1980

M

Maalesch, Rachid, Dr. med., Oberarzt, Kreiskrhs., Krankenhausstr. 2, 8313 Vilsbiburg · *07.01. 41 Sfax/Tunesien · **A** 70, München · **D** 68, München · **AG** AllgChir. · UnfChir. · Handchir. · **FG** Chirurgie 77 · **TW a)** Seit 78 OA Kreiskrhs. Vilsbiburg (Hohenbleicher) **c)** OA Allg. Chir.
ZV E jugendl Schenkelhalsluxationsfrakt. Aktuel Chir 5, 224 (1987)

Maass, Dierk, Prof. Dr. med., niedergelassen, Seefeldstr. 4, CH-8008 Zürich · *01.03. 43 Hildesheim · **A** 70, Hannover · **D** 73, Göttingen · **AG** 70–73 Chir. Hildesheim · 73–77 Traumatol. Univ. Zürich · 78–85 Herz-Thorax-Gefäßchir. ebd. · **FG** Chirurgie nicht angegeben · **H** 84, Zürich · **P** 86, Mainz · **TW a)** 70–73 AllgChir. Abt. Chir. Akad. Lehrkrhs. Hildesheim

(Oestern) · 73–74 AssArzt, 75–77 OA Chir. Klin. B, Allg. Traumatol. Univ.-Klin. Zürich (Buff) · 75 Stellvertr. Leitung Handchir., GefChir., Verbrennungszentrum · 78–85 Chir. Klin. A, Univ.-Klin. Zürich. Schwerpunkt Herz-, Thorax, GefChir., Forschungstätigkeit Herz-GefChir. (Senning) b) 85–87 Herz-, Thorax- u. Gefäßchir. Univ.-Klin. Mainz c) Niedergel., Chir. Facharztpraxis · S 87/88 Leitg Herzchir. AMI-Klin. Zürich · 87 Niederlassung Zürich
ZV D Bedeutg d Mikrochir i d Extremitätenchir. II Freie Übertragg zusammengesetzter Gewebe m mikrovasculärem Anschluß. Helv Chir Acta 43, 679–86 (1976) · Transluminal implantation of intravascular „Double-Helix" spiral prostheses: technical and biological considerations. ESAO Proc 9, 252–7 (1982) · Intravenous spiral support for the prevention of outflow tract stenosis in av-shunts for hemodialysis? Experimental and preliminary clinical results. Res Exp Med 185, 63–8 (1984) · E boviner Spiral-Xenograft als Gefäßzugang f d Hämodialyse. Helv Chir Acta 51, 105–14 (1984) · Transluminal implantation of expandible vascular endoprostheses: a new concept. Circulation 70, II-245 (1984) · The „helix" cava filter: early clinical experiences. ebd 70, II-263 (1984) · Radiological follow-up of transluminally inserted vascular endoprostheses. Radiology 152, 659–63 (1984) · Transluminal replacement of the descending thoracic aorta. Thorac Cardiovasc Surg 33, I-70 (1985) · The helix filter: a new vena cava filter for the prevention of pulmonary embolism. J Cardiovasc Surg 26, 116–123 (1985) · D Schicksal autologer Thromben i „Helix" Cavafilter: e tierexptelle Studie. Langenbecks Arch Chir [Suppl] Chir Forum 1985, 157–60 (1985) · Transluminal implantation of self-adjusting expandable prosthesis: Principles, techniques and results. Progr Artificial Organs 1983. (New Frontiers) 979–87 (1985) · Experience with the helix cava filter. Thorac Cardiovasc Surg 34, 185–90 (1986) · Neue Methoden in d Gefäßchir. Neue Zürcher Zeitung (Technik und Forschung) 12. Februar (1986) · Kompressionssyndr u Stenosen zentraler Venen: Bhdlg dur transluminal implantierbare endovenöse Spiralprothesen. Thorac Cardiovasc Surg 1987 · Klin Erfahrgn m d Ventrikelunterstützg durch Zentrifugalpumpen. Schweiz Med Wochenschr [Suppl] 21, 11 (1987)
BV Transluminal implantation of expanding helical endoprostheses. Berlin: Springer (in press)

Maaßen, Werner, Prof. Dr. med., Chefarzt i. R., Bernhardstr. 60, 4300 Essen 16 · *17. 10. 20 Düsseldorf · A 48, Düsseldorf · D 48, Düsseldorf · AG Lungenheilkde · Bronchologie · thorakale Biopsien · Thoraxchir. · FG Lungen- u. Bronchialheilkunde 08/54 · Chirurgie 03/79 · TG Thorax- u. KardiovaskularChir 03/79 · H 66, Essen/Münster · P 72, Essen/Bochum · TW b) 55–66 Ruhrlandklin. Essen (Lorbacher) c) Chefarzt i. R. · S 67–85 Chefarzt Ruhrlandklin. Essen
ZV Reakt u Infekt am Bronchusstumpf (Stumpfmykosen). MMW 103, 2131 (1961) · D Mediastinoskopie, e neue diagn Meth b Thoraxerkr. Dtsch Med Wochenschr 87, 2004 (1962) · Allg u spez Erg d Medskopie (2500) unt bes Berücks d Brkarzinoms. Thoraxchir 19, 289 (1971) · Direkte Thorskopie ohne vorherige o mögliche Pneumothoraxanlage. Endoscopy 4, 95 (1972) · Silikose. Intern Prax 13, 393 (1973) · D transsternale u -perikardiale Verschlußop b Hauptbronchusstumpffi-

steln u Pleuraempyem. Thoraxchir 23, 257 (1975) · D endosk u biopt Untersuchg d Mediastinums. Atemweg-Lungenkrht 3, 161 (1975) · Operabilitätskriterien b Bronchialkarzinom. Klinikarzt 4, 260 (1976) · Ätiol, Diagn u Therap v Trachealstenosen. Med Welt 28, 1008 (1977) · Kehlkopfmobilisation b Eingriffen a d Trachea. Thoraxchir 26, 291 (1978) · Bronchustumoren. Verh Dtsch Krebs Ges 2, 201 (1979) · Thoracoscopie et biopsie pulmonaire sans pneumothorax initiale. Poumon Coeur 37, 317 (1981) · D op Bhdlg u deren Fortschr b intrathorakalen Tumoren. Prax Pneumol 35, 869 (1981) · Diagnost d okkulten u frühen Bronchuskarzinoms. Verh Dtsch Ges Inn Med 88, 460 (1982) · The extrapleural treatment of main bronchus stumpf fistula using a contralateral approach. Thorac Cardiovasc Surg 31, 320 (1983) · Chir d Tracheobronchialsystems. Therapiewoche 33, 3989 (1983) · Spontanpneumothorax. Intensiv Med 9, 184 (1984) · Z op Therap d Bronchialkarzinoms. Z Allgemeinmed 60, 100 (1984) · Tracheal resection – state of the art. Thorac Cardiovasc Surg 33, 2 (1985) · Klammernahtgeräte i d Chir d Lunge. Chirurg 56, 227 (1985)
MH D lymphogenen Absiedlgswege d Bronchialkarzinoms. Stuttgart: Thieme 1973 · Bronchology. Den Haag: Martinus Nijhoff 1981 · Illustrated thoracic surgery. Kyoto: Kinpodo 1988 · Atlas d Thoraxchir. München-Deisenhofen: Dustri 1989
BV Erg d Mediastinoskopie u and thoraxbioptischer Verfahren. Berlin: Springer 1967 · Diagn Maßnahmen i d Thoraxchir. Chir d Gegenwart. München: Urban & Schwarzenberg 1974 · Mediastinoskopie u chir Lungenbiopsie. Hdb d Tbk. Stuttgart: Thieme 1975 · Eingriffe an d Lungen u d Pleura. Intra- u postop Zwischenfälle. ebd 1982 · D chir Bhdlg d thorakalen Tbk. Hdb d Tbk. Berlin: Springer 1981 · Mediastinum. Lehrb d Chir. Stuttgart: Thieme 1982 · Accuracy of mediastinoscopy. Int trends in thoracic surgery. Philadelphia: Saunders 1985 · Gegenw Stand d Chir d nichtkleinzell- u d kleinzell Bronchuskarzinoms. Interdiszipl Therap d Bronchialkarzinoms. Berlin: Springer 1985 · Biopsy of pleura and lung. Thoracic surgery. London 1986 · Mediastinoscopy. Current therapy in cardiothoracic surgery. Philadelphia: Decker 1989

Mack, Rudolf, Dr. med., Chefarzt, Kreiskrhs., 8948 Mindelheim · *22. 01. 30 Augsburg · A 55, München · D 60, München · AG Inn. Med. · Chir. · FG Chirurgie 62 · TW a) Chir. Klin. Augsburg · Chir. Abt. Kreiskrhs. Mindelheim c) Chefarzt · S Seit 07/69 Chefarzt Kreiskrhs. Mindelheim

Mager, Bernhard, Dr. med., niedergel., Marktstr. 11, 6908 Wiesloch · *11. 11. 43 Rottweil · A 72, Stuttgart · D 72, Freiburg · FG Chirurgie 78 · TW a) Kreiskrhs. Sinsheim (Heil) · S Seit 10/82 Niederlassung Wiesloch

Maier, Wolfgang A., Prof. Dr. med., Klinikdirektor, Kinderchir. Klin., Städt. Klinikum, Karl-Wilhelm-Str. 1, 7500 Karlsruhe 1 · *07. 04. 27 München · A 51, Innsbruck · D 51, Innsbruck · AG Chir. · Orthop. · KindChir · Pädiatr. · FG Chirurgie 58 · TG KindChir 65 · P 87, Stuttgart · S Seit 64 Ärztl. Dir., Chefarzt Kinderchir. Klin. Karlsruhe
ZV Verschlußikterus b Kind. Langenbecks Arch Chir Kongrbd 355, 285 (1981) · Ultraschalldiagnost b e Neu-

geb m e Duplikatur d Ileum. Klin Pädiatr 193, 461 (1981) · Schwerpunkte d Kinderchir. Kinderarzt 11, 1674 (1980) · Kinderchir Eingriffe: Indikat u Zeitpunkt. Arzt Krhs 55, 208 (1982) · Magen u Duodenum aus kinderchir Sicht. Monatsschr Kinderhlkd 128, 280 (1980) · Akut Abdomen i Säugl- u Kindesalter. MKurse Ärztl Fortbild 29, 458 (1979) · Phimose, Hypospadie u Epispadie. Monatsschr Kinderhlkd 130, 430 (1982) · Hypoplasie d extrahepat Gallenwege. Kongreßberichte der Deutschen Gesellschaft für Kinderchirurgie. Z Kinderchir 99 (1983) · Op Verschluß groß Myelomeningocelen. ebd Kongreßber 38 (1982) · D malign metastasier Melanom b jungen Säugl. Langenbecks Arch Chir Kongrbd (1984) · D cyst adenomatoide Malformat d Lunge. Prog Pediatr Surg 1985 · D proximale kindl Tibiafrakt m nachfolg Fehlwachstum (Valgusfehlstellg). Langenbecks Arch Chir 366 (1985) · Z Aufgabenkatalog d Kinderchir. Z Kinderchir 39, 409 (1984) · Leistenhernien b Kindern – Erstop. Chirurg 55, 552–557 (1984) · D malign Tumor i Kindesalter – Grundleg Aspekte f d Allgemeinmed. Therapiewoche 34, 3033 (1984) · Gedanken z pränatalen Sonograph, e bedeutsamen Meth f Gynäkologen, Neonatologen, Humangenetiker u Kinderchirurgen. Pädiatr Prax 30, 101 (1984) · Neuronale intestinale Dysplasie. E krit 10-Jahres-Analyse klin u biopt Diagnost. Z Kinderchir 38, 305 (1983) · Bedeutg d Kinderchir i d Bundesrepublik Deutschland u ihre Beziehg z d Organdisziplinen. Kinderarzt 17/5 (1986) · Fehlwachstum na proximaler Tibiafrakt i Kindesalter. D posttraumat Genu valgum. Aktuel Chir 22, 66–69 (1987) · Besonderhtn d polytraumatis Kindes. Therapiewoche 38, 3851–3856 (1988)
BV Beurteilg d Gelenke. In: Hdb d Kinderheilkde, Bd 6. Berlin: Springer 1967 · D Eingriffe i Säugl- u Kindesalter. In: Chir Oplehre. München: Urban & Schwarzenberg 1970 · Cirurgica nell'infanzia. Wien: Urban & Schwarzenberg 1971 · Atresien u Stenosen d Jejunums u d Ileums. D Colostomie – Die Ileostomie – D Volvulus d Dünndarms. In: Op i Kindesalter. Stuttgart: Thieme 1974 · Urolog Eingriffe i Kindesalter. In: Chir Oplehre. München: Urban & Schwarzenberg 1975 · Beckentrauma: Beckenfrakt, Beckenorgane, Perineum, Pfählungsverletzg. In: D verletzte Kind. Lehrb d Kindertraumatol. Stuttgart: Thieme 1984 · Praxis d Gynäkol i Kindes- u Jugendalter, Urol Teil. Stuttgart: Thieme 1985 · Opindikat b Beckenfrakt. Stuttgart: Fischer 1987 · Deformiergn u Fehlstellgn d kindl Fußes. In: Documenta Paediatrica. Lübeck: Hanseatisches Verlagskontor

Maillard, Gaston-François, Priv. Doz. Dr. med., Av. de la Dôle 17, CH-1005 Lausanne · *28.07.39 Freiburg · **A** 66, Lausanne · **D** 67, Lausanne · **AG** Brustwiederherstellungschir. · Augenlider- u. Orbitachir. · **FG** Chirurgie · **TG** PlastChir 74 · **ZB** Handchir. 88 · **H** 76, Lausanne · **TW a)** Chirurgien attaché de la Clinique La Source et Ecole de la Croix-Rouge Suisse, Lausanne · Chirurgien consultant Hôpital DALER, Fribourg · Chirurgien consultant Hôpital de Zone de Morges (VD) **ZV** Chirurgie crânio-orbito-faciale. Helv Chir Acta 54, 179–186 (1987) · An improved technique for immediate retropectoral reconstruction after subcutaneous mastectomy. Plast Reconstr Surg 80/3, 396–408 (1987) · Reconstruction after subcutaneous mastectomy – an improved technique. Swiss Med 1a, 78–81 (1988) · Plastie mammaire en Z avec cicatrice minime. ebd 1a, 71–77 (1988) · Invited comment: TRAM Flap. Eur J Plast Surg 11, 72 (1988) · Case report: Subperiostal face-lift and correction of facial squeleton for severe Romberg fat atrophy. Eur J Plast Surg 11, 136–137 (1988) · La reconstruction plastique du sein. Rev Med Suisse Romande 108, 57–65 (1988) · La chirurgie du sein up to date. Hexagone – Roche 6, 1–12 (1988) · La reconstruction plastique du sein. Patient Care 4/8, 36–38 (1988)
MH Eur J Plast Reconstr Surg
BV Plastic reconstructive surgery. Paris: Masson 1983 · Plasties et reconstructions orbito-palbébrales. Genève: Médicine & Hygiène 1988 · Reduktionsplastik m kurzer Z-Narbe. In: Brustkrebs. Stuttgart: Thieme 1989

Maintz, Gottfried Michael, Dr. med., Chefarzt u. Ärztl. Dir. i. R., Drachenfelsstr. 17, 5205 St. Augustin 2, Hangelar · *13.02.20 Bonn · **A** 44, Bonn · **D** 44, Bonn · **AG** UnfChir. · **FG** Chirurgie 52 · **TG** UnfChir 80 · **TW a)** 45–55 Bergmannsheil Bochum (Bürkle de la Camp) · 51–52 Chir. Univ.-Klin. Marburg (Zenker) **c)** i. R. · **S** 55–85 Chefarzt Chir. Abt. St. Josef-Hosp. Troisdorf
ZV Eiweißgehalt d Blutes b Lebererkrkg. Diss · Chemotherap i d Unf- u Wiederherstellgschir. Monatschr Unfallhkd 1949 · Penicillin u Sulfonamide i d Unf- u Wiederherstellgschir. Zentralbl Chir 1949 · Tierexp Untersuchg üb Wirkg v Ultraschall auf Knochenregenerat. Strahlentherapie 1950 · Verletzgn d WS. Krankengymn 1950 · Wirkg d Ultraschallwellen auf Knochen. Zentralbl Chir 1951 · Laufkatze m Schwingmechanismus, Übgsgerät f Gehschüler. Z Orthop 81 (1951) · Erfahrgn b akuten Erkrkgn d Bauchspeicheldrüse. Langenbecks Arch Chir 272 (1952) · Gibt es Schädiggn d WS durch Pressluftarbeit? H Unfallheilkd 44 (1953) · Bhdlgsvorschläge u Erg b stumpfen Nierenverletzgn. Langenbecks Arch Chir 282 (1955) · Op Markhöhlenaufweitg u Küntscher-Naglg. Zentralbl Chir 1962 · Bhdlg d Gelenkbr d Fersenbeins. Monatschr Unfallhkd 1965 · Hilfsgerät f d Fersenbeinnagelg. Chirurg 1966 · Z Probl d KnochHeilg na Osteosynthesen. Zentralbl Chir 97, 1292 (1972)
BV Ultraschall b Gelenkkr (Diskuss). In: D Ultraschall i d Med 1949. Zürich: Hirzel 1949

Malak, Ahmed, Dr. med., niedergelassen, Regensburger Str. 44, 8412 Burglengenfeld · *04.11.36 Tripoli/Libanon · **A** 70, Freiburg i. Br. · **D** 86, Würzburg · **AG** Hand-, Unf.-, KindChir. · **FG** Chirurgie 06/75 · **TW a)** 70–73 Chir. Klin. Wuppertal (Ehlers) · 73–75 Remscheid 2. Chir. Klin. (Weber) · 76–80 OA Chir. Abt. Kreiskrhs. Burglengenfeld (Bleckmann) **c)** niedergel. Chirurg · **S** Seit 81 niedergel. Chir. in Burglengenfeld

Manner, Martin, Dr. med., Oberarzt, Chir. Univ.-Klin. Heidelberg, Im Neuenheimer Feld 110, 6900 Heidelberg · *11.05.51 Stuttgart · **A** 77, Stuttgart · **D** 76, Heidelberg · **AG** Onkol. · Traumatol. · TransplantatChir. · **FG** Chirurgie 03/84 · **TG** UnfChir 12/85 · **TW a)** Wiss. Angest. Chir. Univ.-Klin. Heidelberg (Herfarth) · 86–88 StatArzt AllgChir. sowie Chir. Intensivtherap. ebd. **b)** 84–85 sowie 87 Traumatol. (Krebs) **c)** OA Chir.
ZV Pharmacokinetic studies to improve melphalan administration in isolated perfusion of the extermities. Eur

Surg Res 17 [Suppl 1], 66 (1985) · Optechn Vereinfachg d Venenkanulierg b d isoliert Zytostatikaperfus d ob Extremität. Chirurg 59, 41–42 (1988) · D dynam Hüftschraube – Lösg aller Fraktprobl d trochantären Femurbereich. Unfallchirurg 91, 299–306 (1988)

Männl, Heinrich F. K., Prof. Dr. med., Chefarzt, I. Chir. Klin. Elisabeth-Krhs., Akad. Lehrkrhs. TU München, St. Elisabeth-Straße 23, 8440 Straubing · *05. 07. 38 Podesam/Böhmen · **A** 69, Düsseldorf · **D** 68, Köln · **AG** Med. 04/69–04/70 Strahlenkunde Würzburg · **FG** Chirurgie 04/75 · **TG** GefChir 10/79 · **H** 78, Homburg/Saar · **P** 78, Homburg/Saar · **TW a)** 75–81 OA Abt. AllgChir. Chir. Univ.-Klin. Homburg/Saar (Lüdeke, Farthmann) **c)** Chefarzt · **S** Seit 82 Chefarzt I. Chir. Klin. Elisabeth-Krhs. Straubing
ZV Entstehg e Dopa-pools b Blockierg d Dopa-Decarboxylase. Naunyn Schmiedebergs Arch Pharmacol 266, 50 (1970) · Catecol-O-Methyl transferase in human erythrocytes. ebd 272, 265 (1972) · Intercostale Lungenhernien. Chirurg 44, 422 (1973) · D multinodul benig Leberhämangiom d Erwachs. Leber Magen Darm 4, 343 (1974) · D gegenwärt Stand i Diagnost u Ther d Echinokokkose. Klinikarzt 8, 211 (1974) · Portal pressure, spleen size, hypersplenism and the problem of congestive splenomegaly in the surgery of portal hypertension in cirrhotics. Chir Gastroent (Gastroent Surg) 9, 511 (1975) · Surgery of portal hypertension in cirrhotics. J Abdom Surg 18, 17 (1976) · Techn d Muskelbiops. Chir Praxis 23, 1 (1977/78) · D Agenesie d Gallenblase. Med Welt 29, 1969 (1978) · Intestinale Obstruktn b Pankreatitis. Therapiewoche 29, 859 (1979) · D explorative Laparot beim M Hodgkin. ebd 30, 1887 (1980) · Verminderg d Magendurchblutg dur Somatostatin i Tierversuch. Klinikarzt 10, 958 (1981) · Verminderg d Magendurchblutg dur Somatostatin. Z Gastroenterol 19, 519 (1981) · Blutgn b kongenit Anomalien. Therapiewoche 33, 324 (1983) · Standort d Chir i d interdisziplin Krebstherap. Saarl Ärztbl 37, 770 (1984) · D präop Gastroduodenoskop u ERC b d elekt Cholecystektom. Zentralbl Chir 113, 922 (1988)
BV Linksresekt b chron Pankreatitis. In: Klin d chron Pankreatitis. Erlangen: perimed 1988

Manseck, Hubertus Konrad, Dr. med., Chefarzt i. R., Danzigerstraße 10, 4330 Mülheim an der Ruhr · *30. 01. 16 Paradies/Kr. Meseritz · **A** 42, Berlin · **D** 42, Danzig · **FG** Chirurgie 02/50 · Urologie 12/53 · **TW a)** 53–58 OA St. Marien-Krhs. Mülheim (Baum) · 59–82 Chefarzt Akad. Lehrkrhs. St. Josef-Hosp. Oberhausen/Rh. **c)** i. R. · **S** 59–82 Chefarzt Oberhausen · 77–81 Ärztl. Dir. ebd.
ZV Op Heilg einer Nebennierenmarkgeschwulst m Blutdruckkrisen. Chirurg 1949 · Osteomyelitis typhosa. ebd 1951 · Bhdlg d Mastdarmstriktur b Lymphogranuloma inguinale. ebd 1951 · Hernie d Hiatus oesophagei u ihre Bhdlg dur d Phrenikusunterbrechg. ebd 1951 · Probl d Hypertonie b einseit pyelonephrit Schrumpfniere. ebd 1952 · Fortschr i d Diagnost u Bhdlg d peripheren Embolie. Dtsch Med Wochenschr 1953 · Probl d Ersatzmagens na totaler Gastrekt. Chirurg 1957 · Indikat z Resekt d thorakalen Speiseröhre b gutart Erkrkgn. Zentralbl Chir 1957 · Thorako-abdominale Kardiaresekt. Langenbecks Arch Chir 301, 621 (1962) · Schleudertrauma d HWS. ebd 316 (1966) · Coxarthrosenbhdlg

dur Endoprothesenbeimplantat. Z Allgemeinmed 457 (1973) · Erweiterte Möglichktn d Ersatzes v Gelenken dur Endoprothesen. Zentralbl Chir 1194 (1973) · D Indikat f d endoprothet Ersatz b Reintervent am Hüftgelenk. Zentralbl Chir 39 (1973) · Z Alloarthroplastik d Kniegelenks. ebd 1194 (1973) · Z Bhdlg d hüftgelenksnahen Oberschenkelbruchs m d Teleskop-Laschen-Nagel. Sonderdruck Berlin: Springer · Erfahrgn b endoprothet Ersatz d Kniegelenks. Monatschr Unfallhkd 118 (1974)

Mappes, Gerhart, Prof. Dr. med., Klinikdirektor, Chir. Klin. St. Vincentius-Krhs., Südendstr. 32, 7500 Karlsruhe 1 · *31. 10. 26 Karlsruhe · **A** 52, Heidelberg · **D** 54, Heidelberg · **AG** Pathol. u. Inn. Med. · **FG** Chirurgie 58 · **H** 65, Mainz · **P** 70, Mainz · **TW a)** Bis 63 Chir. Univ.-Klin. Freiburg · 63–70 Chir. Univ.-Klin. Mainz **c)** Dir. Chir. Klin. · **S** Seit 70 Klinikdirektor Chir. Klin. d. St. Vincentius-Krhs. Karlsruhe
ZV Prakt Bedeutg d Leber- u Milzszintigraphie i d Bauchchir. Langenbecks Arch Chir 322 (1968) · Krankheitsbild d Verner-Morrison-Syndr. Dtsch Med Wochenschr 1969 · Erfahrgn m d Splenektomie b Blutkrankhtn. Dtsch Med Wochenschr 1969 · Halsteratom b Neugeborenen. Zentralbl Chir 94 (1969) · In-vivo perfusion of the human liver with steroids I. Hoppe Seylers Z Physiol Chem 350 (1969) · Intestinale Blutgn. Therapiewoche 19, 20, 924 (1969) · Chir Therap d Divertikulitis. Chirurg 41 (1970) · Zweimalige gastrointest Blutgn na Aneurysmaperforat innerh v 2 Jahren. Verh Dtsch Ges f Inn Med 76 (1970) · Erfahrgn m d Szintigraph u Angiograph b chir Milzerkrankgn u intestin Blutgn. Langenbecks Arch Chir 327 (1970) · Retroperitoneale Fibrose i Kindesalt. Z Kinderchir 9 (1970) · Chir Bhdlg d Divertikulitis. Therapiewoche 20, 26, 1250 (1970) · Morpholog Verändergn u d Lunge b exp Bronchusligatur. Pneumonologie 144 (1971) · Bhdlg septischer Wunden. Therapiewoche 24, 43, 4965 (1974) · Tumorfrüherkenng b Magen- u Colon-Ca. ebd 24, 28, 5675 (1974) · Rekonstrukt d Speiseweg b Hypopharynx- u zervik Oesophagus-Ca. Laryng Rhinol 54 (1975) · Geschloss transmediastin Durchzug d Magens als einzeitg totaler Oesophagusersatz b Hypopharynx- u zervikal Oesophagus-Ca. Dtsch Med Wochenschr 19 (1975) · Verträglichkt versch Acetylsalicylsäurepräp i d Thromboseprophyl. Med Klin 71 (1976) · Problemat d Körperhöhlenverletzg. Therapiewoche 27 (1977) · M Osler – selt Urs massiv gastrointestin Blutgn. ebd 27 (1977) · Klin u Therap d M Crohn. ebd 29 (1979)
BV Betrachtgn z Ätiolog u Pathogenese d port Hypertension. In: Ungelöste Probl d Chir. Stuttgart: Thieme 1964 · Serotonin b exp Pfortaderdrucksteigerg u Zirrhose. In: Therapy of portal hypertension. ebd 1968 · Chir d Milz. In: D Milz. Berlin: Springer 1970 · Op Techn chir Notfalleingriffe b gynäkol Op. In: Intra- u postop Komplikat i d Gynäkol. Stuttgart: Thieme 1979 · Therapiewoche 1989: Ärztl Haftpflicht. Erfahrgn u Konsequenz (aus d Arbeit e Gutachter- u Schlichtgsstelle). 1989

Mapxencar, Damodar, Dr. med., Oberarzt, Hans-Susemihl-Krhs., Bolardusstr. 20, 2970 Emden · *18. 11. 34 Margao, Goa/Indien · **A** 86, Oldenburg · **D** 64, Hamburg · **AG** Anästh. u. Chir. · **FG** Chirurgie 10/68 · **TW a)** Bis 09/76 AssArzt, ab 10/76 OA Hans-Susemihl-Krhs. Emden (Kny, Bahnners) **c)** OA

ZV Blutzuckerverändergn während d Hypothermie u d extrakorporalen Kreislaufes. Anästhesist 10/12, 363-367 (1961)

Marcus, Mario Arnold, Funktionsoberarzt, Krhs. Moabit, II. Chir. Abt., 1000 Berlin 31 · *27.08. 51 St. Maur/ Frankreich · **A** 78, Berlin · **AG** GefChir. · **FG** Chirurgie 11/87 · **TW a)** 87-89 Allg.- u. UnfChir. St. Gertrauden Krhs. Berlin (Fey) **b)** Seit 01/90 Gefäßchir. Krhs. Moabit, II. Chir. Abt. (Luh) **c)** StatArzt

Marggraf, Wilhelm, Prof. Dr. med., Chefarzt i. R., niedergel. Chirurg, Ärztehaus, Poststr. 17, 5900 Siegen · *05.06. 15 Oberhausen/Rhld. · **A** 41, Göttingen · **D** 41, Göttingen · **AG** Bluttransfusionswesen · Bluteiweiß- u. Gerinnungsphysiol. · Alterschir. · Verbrenngn. · **FG** Chirurgie 02/50 · **H** 57, Göttingen · **P** 62, Göttingen · **TW a)** 50-64 Chir. Univ.-Klin. Göttingen (Hellner) · 65-80 Chefarzt Chir. Abt. Kreiskrhs. Siegen **c)** Niedergel. Chirurg · **S** 65-80 Chefarzt Chir. Abt. Kreiskrhs. Siegen · Seit 80 Niederl. Siegen
ZV Untersuchgn üb d vegetat-nerv Steuerg d Blutgerinngssyst. Langenbecks Arch Chir 274 (1953) · Beeinflussg d Gerinngspotentials na Op u verschied Anaesthesarten. Thromb Embolie 1955 · Untersuchgn üb d Verhalten verschied Mineralsubstanzen, d Phosphatase, d Cholesterins, Gesamtprotein- u Restharnstoffgehaltes u d Serumeiweißfrakt na Frakturtraumen u genagelten Frakt. Langenbecks Arch Chir 280 (1955) · Chir sowie postop Bhdlg art Thrombosen u Embolien. V Kong Eur Ges f Haematol Freiburg 1955 · Einwirkgn d Unterkühlgsvorganges auf d Blutgerinngssyst. Langenbecks Arch Chir 284 (1956) · Exp Untersuchgn üb d Einwirkg v Gewebsautolysaten auf menschl Blutserum. Arzneimittelforsch 1956 · Zellzerfall, Anaesth u Optrauma. Exp Untersuchgn u klin Beobachtgn üb d Verhalten d intravas Milieus sowie Gefäßwand na derart Einwirkgn auf d ges u kranken Menschen. Habil-Schrift 1956/1957 · Postop Thrombosegefährdg na Milzextirpat weg splenogener Markhemmung. Arzneimittelforsch 295 (1960) · Untersuchgn üb d Einwirkg proteolyt Fermente auf menschl Serum. Bull Soc Intern Med 20 (1961) · Vergl Untersuchgn üb Verändergn d Elektrolyt- u Wasserhaushaltes nach Kaiserschnitten u nach gynäk Op. Zbl Gynäk 1961 · Fibrinolyse i d Chir, ihre Erkenng u gezielte Bhdlg m Inhibitoren. Bruns Beitr Klin Chir (1962) · Überwachg d Blutgerinng b extrakorp Kreisl m d Herz-Lungenmaschine (Melrose-Syst). Langenbecks Arch Chir 299 (1962) · Ursachen unterschiedl Schocksituat i d Unfchir u d zu ergreif Gegenmaßnahmen. Chirurg 1964 · Indikat d Alterschir. Ärztl Praxis 14, 787 (1969) · D Bhdlg v Extremitätenfrakt b alt Mensch. Z Gerontol 7, 190 (1974) · D spont periph Proteolyse als Störfakt. Med Klin 70, 1651 (1975) · Chir Eingriffe an d Gallenblase u d Gallengangsyst b alten Menschen. Z Gerontol 15 (1982)

Margreiter, Raimund, Prof. Dr. med., Leiter d. Abt. f. Transplant. Chir., I. Univ. Klin. f. Chir., Anichstr. 35, A-6020 Innsbruck · **D** 65, Innsbruck · **AG** Chir. Onkologie · Thorax-Chir. · **FG** Chirurgie 72 · **H** 80, Innsbruck · **P** 82, Innsbruck · **TW c)** Leiter Abt. Thorax-Chir · **S** Ltd. Abt. Arzt I. Univ.-Klin. f. Chir. Innsbruck

Markakis, Georges, niedergelassen, Berner Heerweg 173-175, 2000 Hamburg 72 · *28.03. 39 Neapolis/ Griechenland · **A** 66, Kiel · **AG** AllgChir. u. UnfChir. · NeurChir · Herzchir. · **FG** Chirurgie 75 · **TG** UnfChir 77 · **ZB** D-Arzt 81 · **TW a)** Bis 04/78 Chir. Univ.-Klin. Kiel (Löhr, Havemann) · 04/78-02/81 Teilhaber Chir. Priv.-Klin. Ahrensburg **b)** 02/81-08/81 OA Kreiskrhs. Zeven **c)** Niedergel. Chirurg, Unfallchirurg u. D-Arzt · **S** Seit 09/81 Niederlassung Hamburg

Markau, Hans, Dr. med., niedergelassen, Rothenbaumchaussee 11, 2000 Hamburg 13 · *13.12. 27 Riga/Lettland · **D** 53, Graz · **FG** Chirurgie · **TG** UnfChir · **TW a)** 54-56 Knappschafts-Krhs. Fohnsdorf/Stmk. (Blacher) · 57-59 Krhs. Empelde/Hann. (Frey) · 59-61 Chir. Univ.-Klin. Würzburg (Wachsmuth) · 62-65 Israelit. Krhs. Hamburg (Rossolleck) · 65-72 AK-Altona (Kirschner) **c)** Niedergel. · **S** Seit 73 Niederlassung als Chirurg u. Belegarzt Hamburg
ZV D inguinalen Schmerzsyndr. Hamb Ärztebl 39, 113-117 (1985)

Markos, Georg, Dr. med., Chefarzt, Chir. Klin. Marienhosp., Zeise 4, 5100 Aachen · *16.01. 26 Budapest/Ungarn · **A** 56, Budapest · **D** 56, Budapest · **AG** AllgChir. · ThKardChir. · Venenchir. · **FG** Chirurgie 60 · **TW a)** 56-60 StatArzt AllgChir. Univ.-Klin. Budapest (Littmann) **b)** 61-64 StatArzt ThKardChir. Univ.-Klin. Budapest (Littmann) · 64-70 OA ThKardChir. Inst. f. Ärztl. Fortbild. ebd. (Littmann) · 68 Stipendium ThKardChir. Sweden Karolinska Stockholm (Björk) · 70 OA AllgChir. Marienhosp. Aachen (Schlachetzki) **c)** Chefarzt Phlebolog. Abt. · **S** Chefarzt Phlebologische Abt. Marienhosp. Aachen

Marsch, Jürgen, Dr. med., Chefarzt, DRK-Rittberg-Krhs., Carstennstr. 58, 1000 Berlin 45 · *31.12. 44 Beskow/Mark · **A** 72, Berlin · **D** 74, Berlin · **AG** Gynäkol. · Chir. · **FG** Chirurgie 79 · **TG** GefChir 83 · **TW a)** 80-88 Chir. u. GefChir. Abt. Franziskus-Krhs. Berlin (Stockmann) · Seit 01/89 Chefarzt Chir. Abt. Rittberg-Krhs. Berlin **c)** Chefarzt · **S** Seit 01/89 Chefarzt Chir. Abt. Rittberg-Krhs. Berlin

Martin-Creuzburg, Klaus, Dr. Dr. med., Chefarzt, Abt. f. Mund-Kiefer-Gesichts-Chir., Krhs. Ev. Stift St. Martin, Joh.-Müller-Str. 7, 5400 Koblenz · *11.08. 44 Freiburg · **A** 71, Freiburg · **D** 72, Freiburg · **FG** Mund-Kiefer-Gesichts-Chirurgie 12/77 · **ZB** Plast. Op. · **TW b)** Bis 78 StatArzt, MKG-Chir. Univ. Tübingen · 78-80 OA Tumor-, Unfall-, sept.- u. plastische Chir. d. Gesichtsschädels, Braunschweig · Seit 80 Chefarzt Abt. f. MKG-Chir., Krhs. Ev. Stift Koblenz **c)** Chefarzt · **S** Seit 80 Chefarzt Krhs. Ev. Stift Koblenz

Matter, Peter, Prof. Dr. med., Chefarzt, Spital Davos, CH-7270 Davos-Platz · *26.07. 32 Zürich/Schweiz · **A** 57, Zürich · **D** 57, Zürich · **AG** Exp. Chir. · Plast-Chir. · Verbrenngsbhdlg. · **FG** Chirurgie 64 · **H** 74, Basel · **P** 85, Basel · **TW a)** 63-67 OA Chir. Kantonsspital Chur (Allgöwer) · 67-71 OA Chir. Kantonsspital Basel (Allgöwer) **b)** Traumatol. ebd. **c)** Chefarzt Chir. · **S** Seit 72 Chefarzt Chir. Abt. Spital Davos
ZV D Heilg d Knochendefekte na Entferng v Osteosyntheseschrauben. Z Unfallchir Versicherungsmed Be-

rufskr 68, 104 (1975) · Skitraumatol u Unfallprophyl. Schweiz Z Sozialvers 20/1 (1976) · Vergl Drehmomentmessgn b Plattenosteosynthesen u Metallentferngn. ebd 83, 184 (1980) · D traumat Schulterluxat. Unfallheilkunde 82, 407 (1982) · Risiko- u Schweregradentwicklg d alpinen Skiunfälle u deren soz Bedeutg. Z Soz Prav Med 27, 19 (1982) · Rezidivhäufigkt na traumat Schulterluxat: Therapieabhängigkt? Schweiz Z Sportmed 30, 40 (1982) · Osteosynthese d pertrochanteren Femurfrakt m Winkelplatten u dynam Hüftschraube. Helv Chir Acta 50, 605 (1983) · Rekonstrukt u Nachbhdlg frischer ligamentärer Knieverletzgn. ebd 51, 539 (1984) · D Verhalten v Osteosyntheseschrauben i Zeitraum zwischen Implantat u Explantation. Z Unfallchir Versicherungsmed Berufskr 79, 3 (1986) · D posttraumat Osteitis na schweren Weichteil- u Skelettverletzgn am distalen Unterschenkel u Fuß. Langenbecks Arch Chir Kongrbd 369, 633–636 (1986) · D Skiunfall i d letzten 15 Jahren. Zusammenhänge m d Ausrüstg. Sportverletz Sportschäden 4, 157–160 (1987) · D komplexen Verletzgn d unt Extremität. Ossäre Probl u Aufbau diaphysärer Defekte. Helv Chir Acta 54, 652–655 (1987)
BV Research in burns. Bern: Huber 1971 · Skiunfall- u Ausrüstgstudie Davos 1973–1974. Forum Davos 1976 · The open fracture. Bern: Huber 1978 · Risikobewußt Skifahren. Derendingen: Habegger 1987

Matthes, Hans Wolfgang, Prof. Dr. med., Chefarzt i. R., Agnes-Miesel-Str. 5, 5060 Bergisch-Gladbach 1/Refrath · *19.09. 19 Frankenberg/SA · **A** 44, Berlin · **D** 44, Freiburg/Br. · **AG** Inn. Med. · Gynäkol./Geburtshilfe · Chir. · Anästh. · **FG** Chirurgie 51 · Anästhesie 53 · **H** 70, Köln · **P** 74, Köln · **TW a)** 44–45 Inn. u. Chir. Küchwald-Krhs. Chemnitz/Sa. (Hartmann) · 45–46 Inn. Chir. u. Gyn. Kreiskrhs. Mittweida/Sa. (Axhausen, Hofmann) · 47–53 Jena (Guleke, Kuntzen) **b)** 48 Anästh. ebd. · 49 Anästh. Chir. Univ.-Klin. Gießen (Schostock, Henley) · 53–63 Leit. d. Anästh.-Abt. u. Blutbank Städt. Krankenanst. Wiesbaden (Straaten) · 60 u. 62 Anästh. Nuffield Dep. Oxford (Macintosh) **c)** i. R. · **S** 63–10/84 Chefarzt Abt. f. Anästh., II. Ord. f. Chir. Univ. Köln
ZV Beobachtg u Erg b d Blockade d Plexus brachialis. Anästhesist 1965 · Pikrinsäure als Reagenz f d Fluoreszenzmiskroskopie. Acta histochem 23 (1966) · Blutspiegel v Mepivacain nach Injekt i verschied Gewebe. Anästhesist 1966 · Vergl Untersuchgn üb Blutspiegel v Mepivacain n Resorpt aus verschied Geweben. Acta anästh scand Suppl XXIII (1966) · Einsatz d NAW Köln, Reanimat u Anästh unt erschwerten Bedingungen. ebd XXIV (1966) · Probl d Anästh i Krhs. Krankenhausumschau 1967 · Pikrinsäure als Reagenz f d fluoreszenzmikroskop Nachweis v Lokalanästh. Acta histochem Suppl 7 (1967) · Klin Folgergn aus Blutspiegel-Untersuchgn v Lokalanästh. Langenbecks Arch Chir 319 (1967) · Reg Analg im Bereich d ob Extremität. Z Prakt Anästh Wiederbeleb 3, 1 (1968) · Pseudo-Tetanus na Phenothiazin-Medikat. Zentralbl Chir 93, 4 (1968) · Lebensbedrohl Status asthmat du Penicillin-Allergie. Z Prakt Anästh Wiederbeleb 3, 6 (1968) · Stoffw-Untersuchg na Anästh m Prilocain. Intern Zschr klin Pharm 3, 269 (1969) · Klin Beobachtg b d Anwendg e neu Vasokonstriktors: Ornithin-8-Vasopressin (POR 8). Z Prakt Anästh Wiederbeleb 4, 3 (1969) · Blockad i Ber d

ob Extremitäten. Anästh Inform 1970 · Blockad m LA i Ber d Sympathikuskette. Z Prakt Anästh Wiederbeleb 8, 93 (1973) · Anästh Probl b Gesichtsverletzg. Langenbecks Arch Chir Kongrber 334 (1973) · Ausbreitg u Wirkgn v 0,5%igem Bupivacain na subarachnoid Applikat. Med Welt 28 (1977) · Erfahrgn b Block d Plexus brachialis. Langenbecks Arch Chir Kongrber 345 (1977) · EKG-Verändergn b Infiltrat-Anästh m Mepivacain. Ztschr Intensivmed 1979 · Anästh f ambul Pat. Ther Gegenw 1979 · Bhdlgsmöglichktn d Sudeck-Syndroms d Hand. H Unfallheilkd 164, 547 (1984) · Blockaden peripherer Nerven u Plexus. Saarländ Ärztebl 2, 77 (1985)
BV Örtl Betäubg. In: Oplehre, Bd 5. 1973 · Lokal-Anästh. In: Chir d Gegenw, Bd 1: Allg Chir. München: Urban & Schwarzenberg 1973 · D Blockaden d Plexus brachialis supraclaviculär u axillär. In: D periph Leitgsanästh. Stuttgart: Thieme 1974 · D periph Leitgs-Anästh. In: Lokal-Anästh, Bd 18. Berlin: Springer 1978 · Weit Meth z Lokal-Anästh. In: Chir Oplehre 32. München: Urban & Schwarzenberg 1979 · Übersetzgn: Örtl Betäubg: Plexus brach. Macintosh u Mushin (Hrsg). Berlin: Springer 1967 · Örtl Betäubg: Kopf u Hals. ebd 1968 · Örtl Betäubg: Abdom-Chir. ebd 1968 · Betäubgsverfahren f Unfallpat. In: Unfallhlkd f d Prax. Berlin: de Gruyter 1982

Matthey, Marcel, Dr. med., Chefarzt, Chir. Klin. Kantonsspital Nidwalden, Ennetmoserstr., CH-6370 Stans · *23.03. 27 Brig (Vs) · **A** 58, Bern · **D** 58, Basel · **AG** Pathol. Bern · Päd. Chir. Abt. Univ.-Klin. Basel · **FG** Chirurgie 01/67 · **TG** UnfChir 01/70 · **TW a)** 67–68 Abt. A Chir. Klin. Kantonsspital Luzern (Lehner) · 69–74 Abt. A ebd. (Vogt) **c)** Chefarzt, Chir. · S Seit 74 Chefarzt u. Ärztl. Leiter Chir. Klin. Kantonsspital Stans/NW

Matthiaß, Hans-Henning, Prof. Dr. med., Direktor, Orthop. Univ.-Klin., Albert-Schweitzer-Str. 33, 4400 Münster · *04.05. 25 Kiel · **A** 48, Kiel · **D** 49, Kiel · **AG** Kinderchir. d. Wirbelsäule · Knochentumoren · **FG** Orthopädie nicht angegeben · **ZB** Physikal. Med. nicht angegeben · **H** 61, Münster · **P** 64, Münster · **TW b)** Orthop. **c)** Dir. d. Klin. Allg. Orthop. · S Seit 68 Klinikdir. d. Orthop. Univ. Klin. Münster
ZV D transcutane Elektrostimulat z Bhdlg d Skoliose – e Standortbestimmg. MOT 107, 184–189 (1987) · Erste Erg d op Bhdlg d Skoliose m d CD-Instrumentarium na Cotrel u Dubousset. Z Orthop 125, 347–458 (1987) · The surgical reduction of spondylolisthesis. Clin Orthop 203, 34–44 (1986) · Erste Langzeiterg d Bhdlg d Skoliose m d Cheneau-Korsett. MOT 3, 69–76 (1984) · Biochemical events during stapling of the proximal tibial epiphysial plate in pigs. Clin Orthop 218, 283–289 (1987) · Metatarsus varus. MOT 4 (1988) · Lumbosacrale Fus m d Instrumentarium na Cotrel u Dubousset; Erg e Jahr na d Op. DGOT-Kongr Saarbrücken 1988. Z Orthop 1989 (im Druck)
BV Diagn d infantilen Cerebralparese i Säuglings- u Kindesalter, 2 Aufl. Stuttgart: Thieme 1988

Matzen, Klaus, Prof. Dr. med., Chefarzt, Orthop. Klin. I d. Hessing-Stiftg., Hessingstr. 17, 8900 Augsburg 22 · *11.03. 40 Rathenow/Havel · **A** 69, Berlin · **D** 68, Berlin · **AG** 69–71 Chir. Berlin · **FG** Orthopädie 74 ·

ZB Physikal. Therap. 84 · **H** 78, München · **P** 83, München · **TW a)** 71–85 Orthop. München **c)** Chefarzt Orthop. · **S** Seit 85 Chefarzt Orthop. Klin. I Augsburg
ZV Erfahrgsbericht üb 42 Skoliose-Op m d Instrumentarium na Harrington. Z Orthop 112 (1974) · D op Skoliosebhdlg n Harrington u Max Lange. Arch Orthop Unfallchir 82 (1975) · Erg i Abhängigkt v Optechn m u ohne Harrington-Instrumentarium. Z Orthop 114 (1976) · Tibiaaplasie u Femurgabelg. Arch Orthop Unfallchir 86 (1976) · Osteogenesis imperfecta. Biomchem Charakterisierg versch Gruppen. Z Orthop 116 (1978) · E kasuist Beitr z Krankhtsbild d Osteogenesis imperfecta tarda. ebd 117 (1979) · Funktszintigraph d Lungenventilat m 133 Xe b idiopath Skoliose. ebd 121 (1983) · Erg d konserv Skoliosebhdlg m d Milwaukee-Korsett. ebd · Erg d op Skoliosebhdlg. ebd · Rheumatoide Cervicalarthritis. MMW 126 (1984) · Somatosensor-evozierte Potentiale b Eingriffen an d Wirbelsäule. Z Orthop 122 (1984) · Bhdlg d Osteomyelitis m PVP-Jodlösg i Saugspüldrainagen. Z Orthop 122 (1984) · Knochendichtebestimmgn m d 125J-Densitometrie. Digit Bilddiagn 4 (1984) · Wiederherstellg d Knochenstatik b instabilen Wirbelfrakt u Luxat. H Unfallheilkd 1984 · Op Möglchktn a d Halswirbelsäule b chron Polyarthritis. Coll Rheumatol 30 (1985) · D Bedeutg d Computertomograph b d Beurteilg instabiler Wirbelkörperfrakt. H Unfallheilkd 181 (1986) · Erg d op Skoliosetherap. Z Orthop 126 (1988) · D op Bhdlg d Spondylolisthesis. ebd 127 (1989)
BV Unspezif u spezif entzündl Erkrkgn d Skelets. Orthop i Praxis u Klin Bd 4. Stuttgart: Thieme 1983 · Ellenbogengelenk. ebd 1983 · Angebor Fehlbildgn d Unterschenkels. ebd Bd 7. ebd 1987 · Spezif Probl d unt Extremität. ebd · Osteogenesis imperfecta. Praxis d Orthop. Stuttgart: Thieme 1986

Mauermayer, Wolfgang, Prof. Dr. med. Dr. Ing. E. h., Ehem. Dir. Urol. Klin. München, r. d. I., Birkenstr. 15, 8011 Neukeferloh · *02. 06. 19 München · **A** 45, München · **D** 45, München · **FG** Urologie 52 · **H** 69, München · **P** 69, München · **TW c)** Seit 85 Emeritus · **S** 63–85 Dir. Urol. Abt. Krhs. re. d. Isar, München
BV D Chir d Prostatahypertrophie. Dokumenta Geigy 1956 · D transurethralen Op. München: Lehmann 1962 · Transurethrale Op. Berlin: Springer 1981 · Transurethral surgery. Berlin: Springer 1983

Maurath, Johann, Prof. Dr. med., Chefarzt i. R., Philosophenweg 1, 7630 Lahr 14 · *13. 06. 15 Unzhurst, Kr. Bühl/Baden · **A** 41, Freiburg · **D** 41, Freiburg · **FG** Chirurgie 65 · Urologie 69 · **H** 57, Tübingen · **P** 63, Marburg · **TW a)** 41–46 Kriegsdienst · 46–47 Pathol. Inst. Freiburg · 47–48 Chir. Univ.-Klin. ebd. · 48 Städt. Krhs. Baden-Baden · 48–53 Thoraxchir. Heilstätte Wehrawald Todtmoos · 53–59 Tübingen · 59–65 Marburg · 65–07/80 Chefarzt Chir. u. Urol. Abt. Kreiskrhs. Lahr **c)** Chefarzt i. R. · **S** 65–80 Chefarzt Chir. u. Urol. Abt. Kreiskrhs. Lahr
ZV Krit Betrachtgn z Osteosynthese m d Rush-Pin. Arch Orthop Unfallchir 54 (1962) · Chir Therap d intrahepat Cholostase. II Weltkongr f Gastroenterol München 1962. Kongrber 3 (1963) · Grundbegriffe u Beurteilg d Säure-Basen-Gleichgewichts f d Anaesth. Anästhesist 1963 · Aktuelles z Tollwut. Ärztl Mittl 1963 · Sog symptomat Hernie u deren Bruchzufälle. Langen-

becks Arch Chir 304 (1963) · Untersuchgn üb d Stabilität b d Osteosynthese v Schaftfrakt m d Küntschernagel. Arch Orthop Unfallchir 1963 · Extra- u intracellul pH-Messgn b metabol Folgergn f Ileuspat. Langenbecks Arch Chir 308 (1964) · Physikalmech Untersuchgn d Stabilität d einzlnen Osteosyntheseverfahren b Schaftfrakt. ebd · Untersuchgn üb d Stabilität d Osteosynthese m d Bündelnagelg na Hackethal b Schaftfrakt. Arch Orthop Unfallchir 56 (1964) · Vergl Untersuchgn üb d Beziehgn zw bakteriol, histol u endoskop Befunden b 300 Gallenwegseingr. Fortschr Med 1964 · Methabol Alkalosen als Probl b chir Pat. Bruns Beitr Klin Chir 209 (1964) · Anastomosentechnik am Magen-Darm-Kanal. Chir Praxis 1966 · Symptomat Hernie u ihre Bruchzufälle. ebd · Beitr z Therap d Zystenleber. Med Welt 1967 · Untersuchgn üb d Stabilität d Osteosynth v Schaftfrakt m d Schrauben- u Plattenmeth d Arbeitsgem d Osteosynthfragen (AO). Arch Orthop Unfallchir 56 (1964) · D Stabilität b d Osteosynth v Schaftfrakt. Med Welt 13 (1965) · Z Bedeutg d Cholangitis i d Gallenchir. Ärztebl Bad-Württ 3 (1970) · Chir Indikat b Hernienleid i d verschied Lebensalt. Landarzt 47 (1971) · Unters üb d Wert d Drillbiopsie i d Mammadiagn. Langenbecks Arch Chir 348 (1979) · Drillbiopsie, Stanzzylinderbiopsie u Feinnadel-Aspirationszytol i d Mammadiagn. Med Welt 37 (1979)
BV Lungenfunkt u Anaesth, Acidaemie, Hypoxie u Sauerstofftherap. In: Lehrb d Anaesthesiol. Springer 1955 · Pathophysiol d Atmg i d Lungenchir. Thieme 1955 · Sog symptomat Hernie u deren Bruchzufälle. Vortr aus d prakt Chir, H 66. Enke 1964 · Gutachten-Fibel. Thieme 1967

Maurer, Franz, Dr. med., Assistenzarzt, BG Unfallklin., Schnarrenbergstr. 95, 7400 Tübingen · *27. 06. 54 Donaurieden · **A** 81, Tübingen · **D** 83, Tübingen · **AG** Chir. · Endokrinol. · **FG** Chirurgie 07/88 · **ZB** Sportmed. 12/87 · **TW b)** UnfChir. **c)** Seit 01/88 AssArzt BG Unfallklin. Tübingen (Weller)
ZV Multiple endokrine Neoplasie (MEN) – Wermer- u Sipple-Syndrom. Chirurg 58, 113 (1987) · Bericht üb e selt Teratom d Retroperitoneums. ebd 59, 56 (1988)

Maurer, Hans-Wendel, Niedergelassen als Chirurg, Unfallchirurg, D-Arzt, Robert-Koch-Str. 8, 6744 Kandel/Pfalz · *02. 07. 49 St. Wendel · **A** 76, Saarbrücken · **AG** AllgChir. · Unf.- u. Handchir. · **FG** Chirurgie 04/82 · **TG** UnfChir 10/84 · **TW a)** 04–08/82 Vinzentiuskrhs. Landau (Kotter) · 10/84–05/85 ebd. (Loreth) **b)** Städt. Kliniken Saarbrücken Winterberg (Zwank) **c)** Niedergel. · **S** 85 Niederlassung St. Wendel · 88 Niederlassung Kandel

Maurer, Peter Carl, Univ. Prof. Dr. med., Extraordinarius f. Chir., Vorstand, Abt. f. Gefäßchir. Klinikum re. d. Isar, Techn. Univ. München, Ismaningerstr. 22, 8000 München 80 · *20. 06. 38 München · **A** 65, München · **D** 65, München · **AG** Inn. Med. · Chir. · Gef-Chir. (Heidelberg, München) · **FG** Chirurgie 70 · **TG** GefChir 78 · **H** 72, München · **P** 78, München · **TW c)** Vorstand Abt. Gefäßchir. · **S** Seit 75 Vorstand Abt. Gefäßchir. Klinikum re. d. Isar Techn. Univ. München
ZV Op Bhdlg v Sprunggelenkfrakt. MMW 111, 482 (1969) · Bhdlg schwerer Nierenverletzgn unt besond

Berücksichtigg d Renovasographie. ebd 111, 2179 (1969) · Z Lysierbarkeit chron arteriel Thromben. Fibrinolyseautograph u rasterelektronen-mikroskop Untersuchgn. Langenbecks Arch Chir 329, 1186 (1971) · Traumatismes vasculaires récents associés a des lésions osseuses et nerveuses. Lyon Chir 68, 288 (1972) · Trauma to major arteries and veins. J Cardiovasc Surg 14, 495 (1973) · Arterial prosthesis of lyophilised human dura origin: healing fate; scanning electron microscopy and fibrinolytic autography of graft endothelium. ebd 15, 373 (1974) · D tödl Skiunfall. Fortschr Med 94, 107 (1976) · D Ultrastrukt d Neointima arteriel Gefäßprothesen aus lyophilisiert menschl Dura – Langzeiterg b Hunden. Res Exp Med 169, 243 (1977) · Chir Bhdlg d Mangeldurchblutg d Gehirnes – Opindikat b Carotisstenosen. MMW 119, 577 (1977) · Iatrogene Gefäßverletzgn – Ursach u Wiederherstellgserg, Erfahrgn, Techn, Erg. Unfallheilkunde 82, 237 (1979) · Einsatz e rechnergestützten Überwachgs- u Dokumentatsyst i d postop Bhdlg v Risikopat. Intensivbehandlg 4, 99 (1979) · Deutsch als Wissenschaftssprache. Angio 1, 1 (1979) · Chir d Arteria carotis – e krit Standortbestimmg. ebd 5, 181 (1983) · Allograft limb survival under immunosuppression with cyclosporine A. Eur Surg Res 16, 16 (1984) · Aspects of medicine and technology today and in the future. Int Angio 5, 314 (1986) · Europas Beiträge z Geschichte u Entwicklg d Gefäßchir. Angio 9, 295 (1987)
MH Gründer u Mithrsg angio (Gefäßchir Angiol u Angioradiol) seit 1979, München: Demeter · Gründer u Hrsg angio archiv Ergänzungsbände z angio, in loser Folge von 1981-1988, 16 Bände · Bhdlgsgrundsätze d Chir, Forschg i Klin u Exp. Stuttgart: Schattauer 1979 · What is new in angiology? Trends and controversies. München: Zuckschwerdt 1986
BV Gefäßerkrkgn. In: Lehrb d Orthop u Traumatol, Bd II/1, 2 Aufl. Stuttgart: Enke 1976 · Therap d postop Thrombose u Embolie. In: Postop Thromboembolie-Prophyl. Stuttgart: Schattauer 1977 · Exptelle Untersuchgn z Strömgsdynam i femoro-poplitealen Bypass u i d A profunda femoris vor u na Profundaplastik. In: Bhdlgsgrundsätze d Chir; Forschg i Klin u Exp. Stuttgart: Schattauer 1979 · D intraop Angiographie heute unentbehrl i d Gefäßchir. In: Therapiekontrolle i d Angiol. Baden-Baden: Witzstrock 1979 · Importance of Doppler ultrasound for detection of asymptomatic carotid lesions. In: Arteriopathies cerebrales extracraniennes asymptomatiques. Lyon: Documentations Med Oberval 1980 · Transvenous xeroarteriography for diagnosis and postoperative documentation in vascular surgery. In: Noninvasive cardiovascular diagnosis, 2nd edn. Littleton: PSG 1981 · Einfluß d Arteriosklerose-Risikofaktoren auf d Erg na Carotis-Endarteriektomie. In: Thrombose u Therap d art Verschlußkrkht. Baden-Baden: Witzstrock 1981 · Gefäßverletzgn. In: Lehrb d Orthop u Traumatol, Bd 3, 2 Aufl. Stuttgart: Enke 1986 · Replantation of limbs. In: Vascular surgical emergencies. New York: Grune & Stratton 1987 · Transkranielles Doppler-Monitoring i d Carotischir – Was bringt der intraluminale Shunt? In: Transcranielle Doppler-Sonographie b cerebro-vasculären Erkrkgn. Berlin: Springer 1987

Maute, Gerhard, Dr. med., i. R., Schellingstr. 81, 7530 Pforzheim · *20.06. 20 Wiernsheim/Vaihing a. d. Enz · **A** 45, Berlin · **D** 45, Greifswald · **AG** Handchir. · **FG** Chirurgie 11/54 · **TG** UnfChir · **TW a)** Bis 07/55 Städt. Krhs. Pforzheim (Ebhardt) **c)** i. R. · **S** 55-86 Niederlassung Pforzheim

May, Eugen-Martin, Prof. Dr. med., Chefarzt, Unfallchir. Klin. Kreiskrhs., Röntgenstr. 18, 4930 Detmold · *15.03. 28 Kiel · **A** 55, Kiel · **D** 55, Kiel · **AG** 60/61 Materialprüfungstechnik · **FG** Chirurgie 09/63 · **TG** UnfChir 11/74 · **ZB** Physikal. Therap. 12/88 · **H** 67, Kiel · **P** 73, Kiel · **TW a)** Chir. u. UnfChir. · 63/64 Wiss.Ass. · 65/71 OA Chir. Univ.-Klin. Kiel **c)** Chefarzt · **S** Seit 05/71 Chefarzt Unfallchir. Kreiskrhs. Detmold
ZV Hypercalcaemie u Mamma-Ca. Med Klin 57, 2016 (1962) · D chron Beckenvenensperre u ihre Opbefunde. Zentralbl Phlebolog 2, 106 (1963) · Prostatogene Harnretent u latente Tetanie. Med Klin 319 (1963) · Festgkt u Materialcharakter d Gelenkkopfes vor u na Abschluß d Wachstums. Langenbecks Arch Chir 319, 464-467 (1967) · Diagnost v Verändergn d Bandkapselapparates a Sprunggelenk. Chir Praxis 14, 199 (1970) · Traumat Dünndarmperforat b Hernienträger. Med Klin 66, 51-53 (1971) · Femoropatellargelenk u Osteochondrosis dissecans. Erg Chir Orthop 55, 237-328 (1971) · Verändergn i d Beurteilg u Bhdlg d Gasödems dur Anwendg d hyperbaren Oxygenisat. Bruns Beitr Klin Chir 220, 292-296 (1973) · Z Rotationsstabilität genagelter medialer Schenkelhalsfrakt i Exp. ebd 219, 258-366 (1972) · Kahnbeinbrüche aus d Sicht anatom Formgebg d Handgelenkes. Arch Orthop Unfallchir 75, 171 (1973) · Verletzgn d Sprunggelenkes u d Fußes i Hinsicht auf d orthop Schuhversorgg. Der Orthopädieschuhmachermeister 26, 306-308 (1974) · Z Bhdlg habituel Schulterluxat. H Unfallheilkd 126, 118-120 (1975) · Sicherhtsrisiko dur Sicherhtsgurte? Aktuel Traumatol 7, 137-141 (1977) · Entwurf z sportärztl Voruntersuchg v Leistgsturnern u -turnerinnen. Turnen und Sport 51, 193-194 (1977) · Handgelenksform u Navicularefrakt. Therapiewoche 28, 3332-4427 (1978) · Spezialplatte z Versorgg distaler Tibiafrakt. Chir Praxis 24, 265-273 (1978) · Knochenheilg u dynam Interferenzstrom (DIC). Erste vergl tierexptelle Studie v Schafen. Langenbecks Arch Chir 356, 219-241 (1982) · Flake fractures d Talusrolle als Sportverletzg. Dtsch Z Sportmed 35, 346-356 (1984)
MH Detmolder Tollwutsymposion. Dtsch Grünes Kreuz Marburg 1977
BV D unspezif Periduritis unt besond Berücksichtigg ihrer metastat entstandenen Form. Inaug-Diss Kiel 1955 · D Bedeutg v anatom Formvarianten b rezidivier Schultergelenkluxat. In: Späterg i d Orthop. Berlin: Springer 1986

Mayer, Michael, Priv. Doz. Dr. med., Chefarzt, Ev. Krankenhaus, Wiedenbrücher Str. 33, 4780 Lippstadt · *22.07. 48 Stuttgart · **A** 76, Düsseldorf · **D** 77, Düsseldorf · **AG** Endoskop. · Infektiol. · Gastroenterol. · Proktol. · **FG** Chirurgie 08/83 · **TG** UnfChir 09/86 · **H** 88, Bochum · **TW a)** 83-02/90 OA Chir. Univ.-Klin. d. RUB, Marienhosp. Herne (Brinkmann) **c)** Chefarzt · **S** Seit 03/90 Chefarzt Chir. Abt. d. Ev. Krhs. Lippstadt
ZV D posttraumat bzw postop Cholecystitis. Aktuel Chir 17, 224 (1982) · Bhdlgserg na op versorgten kom-

plexen Bandverletzgn a Kniegelenk. Unfallheilkunde 86, 45 (1983) · Bile levels of Imipenem following different dose regimens. Int J Clin Pharmacol Res 5, 325 (1985) · Pharmakokinetik von Imipenem in der Galle. FAC 4-5, 1083 (1985) · Konzentratspiegel v Imipenem i d Galle b ikter u anikter Pat. ebd 5-2, 329 (1986) · Therap d Algodystrophie (M Sudeck) m Naftidrofuryl-Hydrogenoxalat (NH). Unfallchirurg 89, 117 (1986) · Endoskop Implantat v Überbrückgstuben b inop Ösophagus- bzw Kardiamalignom als palliative Maßnahme d ersten Wahl. Med Welt 37, 534 (1986) · Klin Erfahrg m Imipenem/Cilastatin i d Bhdlg schwerer Infekt i d Allgchir. Infection 14 [Suppl] 2, 160 (1986) · Dupuytren'sche Kontraktur – Späterg d op Bhdlg i e allgchir Klin. Chirurg 57, 733 (1986) · Ist d Gallenblase e Schockorgan? Zentralbl Chir 111, 1456 (1986) · Reflex sympathetic dystrophy syndrome therapeutic management with naftidrofuryl hydrogen oxalate. Curr Ther Res 43, 61 (1988) · Bile levels of Imipenem in icteric and anicteric patients following the administration of Imipenem/Cilastatin. Infection 16, 33 (1988) · Pharmacokinetics of mezzlocillin in pleural fluid. Br J Clin Prac 7 (1989)

Mayer, Wolfgang, Prof. Dr. med., Chefarzt, Kreiskrhs. Calw, Ed.-Conz-Str. 6, 7260 Calw · *22. 02. 27 Meilenhofen · A 51, Würzburg · D 51, Würzburg · FG Chirurgie 05/59 · TG UnfChir 02/73 · H 66, Tübingen · P 72, Tübingen · TW b) Tübingen (Dick) c) Chefarzt · S Chefarzt Kreiskrhs. Calw
ZV Auswertg e altern Reihe. Langenbecks Arch Chir 195 (1960) · Erg e altern Antikoagulantienprophyl. Chirurg 1961 · Grundl d mod Thrombosebekämpfg. ebd 1962 · Lok Anwendg d Phenylindantions. Arzneimittelforsch 1964 · Vorgehen u Erg d medikam Thromboseprophyl. Langenbecks Arch Chir 313 (1965) · Indikat u Erg perkut Heparinis. Med Welt 1966 · Bedeutg v Proteinasen-Inhibitoren f d Thromboseembolie-Prophyl. ebd 1967 · Chir Bhdlg ven Durchblutgsstörgn. Internist 1967 · Bhdlg d Oberarmschaftbr. Med Welt 1967 · Z Difftherap m Antifibrinolytika. ebd 1968 · Traitment des troubles cirkul-tories veineux peripheriques. Phlebologie 1, 84 (1968) · Exp Stud z Fettembolie. Langenbecks Arch Chir 325, 314 (1969) · Z Verhalt d Fettstoffw b Hyper- u Hypothyreosen, insb na Strumektomie. Hoppe Seylers Z Physiol Chem 1970 · E Beitr z Behandlg d körpernah Oberschenkelbrüche. Med Welt 1973 · Z Beeinflussg d Auftret v Störgn d postop Wundheilg du Trasylol. ebd · E Beitr z Erkenng u Bhdlg d Mammakarz. ebd 25 (1974) · Z Geschichte d klass Antikoagulantien Heparin u Dicumarol. ebd 22 (1979) · Wirksamkt v Trauma-Salbe (Rödler 301) b HWS-Distors. Med Welt 37, 632-634 (1986)
BV Grundl d Thromboembolieprophyl u Therap. In: Klin u Praxis d Urologie. Stuttgart: Thieme 1959 · Thromboembol Erkrankgn gefäß- u kreislwirks Maßnahmen. In: Naegeli-Matis. Stuttgart: Schattauer 1960 · Round-table-Gespräch: Antikoagulantien i d Praxis. ebd 1964 · Thromboembolieprophyl i d Chir. ebd 1967

Mayr, Ulrich, Dr. med., Chefarzt i. R., Am⁻ Sonnenhang 1, 8962 Pfronten/Allg. · *24. 09. 09 Horgau b. Augsburg · A 37, München · D 37, München · AG II. Univ.-Frauenklin. München · Chir. Klin. Augsburg · FG Chirurgie 47 · TW a) 47-55 Chir. Klin.,

Augsburg (Mack) · 55-82 Chir. Abt., Krhs. St. Vinzenz, Pfronten/Allg. c) i. R. · S 55-82 Chefarzt Krhs. St. Vinzenz Pfronten

Mechsner, Klaus-Fritz, Dr. med., Ltd. Arzt, Krhs. Spandau, örtl. Bereich Lynarstr., Lynarstr. 12, 1000 Berlin 20 · *07. 10. 36 Aue-Sachsen · A 64, Berlin · D 70, Berlin · AG UnfChir. · Handchir. · FG Chirurgie 71 · TG UnfChir 81 · ZB Unfallchir. 81 · TW a) UnfChir. Klinikum Steglitz FU Berlin (Franke, Dürr) · Handchir. ebd. (Hentschel) b) Bis 73 Unfall- u. Handchir. Klinikum Steglitz · Seit 08/73 OA Krhs. Spandau, Lynarstr. mit Schwerpunkt UnfChir. c) Seit 06/88 Ltd. Arzt d. selbst. Funktber. UnfChir. im Krhs. Spandau · S Seit 06/88 Ltd. Arzt im Krhs. Spandau

Medrano-Heredia, Justo, Prof. Dr. med., Chefarzt, Lehrstuhlinhaber d. Chir. u. Dir. d. Chir. Abt., Facultad de Medicina, Universidad de Alicante, Dept. de Cirugía, Ctra. Nacional de Valencia 332, 03550 San Juan/Alicante, Spanien · *04. 10. 37 Larache (Ex-Protektorat, Marokko) · A 63, Sevilla · D 71, Köln · AG Hochdruckchir. · Nierentransplantat. · Pankreas · Allg. KindChir. · FG Chirurgie 71 · TG KindChir 76 · H 75, Essen · P 78, Essen, seit 86 Alicante · TW a) 67-71 Chir. Univ.-Klin. Köln-Lindenthal (Heberer) · 71-78 Abt. Allg. Chir. Univ.-Klinikum Essen (Eigler) b) 64-67 KindChir. Klin. Städt. Kinderkrhs. Köln-Riehl (Helbig) c) Chefarzt, Lehrstuhlinhaber d. Chir. u. Dir. d. Chir. Abt. d. Univ. · S Seit 78 Chefarzt Abt. Allg. Chir. d. Staatl. Klinik „Residencia Sanitaria de la Seguridad Social" Elche-Alicante/Spanien
ZV Z Diagnost u Bhdlg d vaskulären Ringbildgn i Bereich d Aortenbogens. Chirurg 43, 75 (1972) · Z Diagnost u Therap d akut arteriel Durchblutgsstörgn b suprakondylären Frakt. Z Kinderchir 14, 312 (1974) · E Method z direkt Langzeitmessg d Blutdrucks am nicht anästhesierten Hund. Bruns Beitr Klin Chir 221, 547 (1974) · Blutdruckverhalten b Ratten na Ableitg d Nierenvenenblutes in d Pfortader. Langenbecks Arch Chir [Suppl Chir For] 451 (1975) · D postop Erbrechen na Pyloromyotomie. Monatsschr Kinderhlkd 123, 509 (1975) · Störgn d Duodenalpassage b Neugebor. Z Kinderchir 18, 348 (1976) · Z Diagnost u Bhdlg d Choledochuszysten. Leber Magen Darm 98, 85 (1979) · D Ausbildg z Allg Chirurgen in Spanien: E vergl Analyse m anderen Ländern. MIR-Med Postgr 2, 46 (1980) · El anclaje del conducto pancreático en la anastomosis pancreatoyeyunal. Rev Quir Esp 1986 · Angiodisplasia de colon. Rev Esp Enferm Apar Dig 1986 · Efecto de la somatostatina sobre la función pancreática estimulada con colecistoquinina en el perro. ebd 1987 · Interacción entre la CCK y la secretina en la estimulación de la función exocrina del páncreas en el perro. Cir Española 1987 · Paraganglioma como causa de hipertensión renovascular. ebd 1987 · Factores q influyen en la supervivencia de los pacientes diagnosticados de cáncer gástrico. ebd 1988 · Indices pronósticos del cáncer gástrico. Rev Oncología 1988 · Valoración de la participación en un programa de detección precoz del cancer colorrectal en el ámbito de la Medicina Laboral en la Provincia de Alicante. Bol Soc Val Pat Digest 1988
BV Spez Opindikat b Säugl u Kind. In: Indikat z Op. Berlin: Springer 1974 · Z Bhdlg d Pankreaspseudozysten. In: Chir aktuell. Erlangen: perimed 1977

Mehl, Walter, Dr. med., Chefarzt i. R., Gartenstr. 7, 7953 Bad Schussenried · *17. 03. 20 Stuttgart · **A** 48, Tübingen · **D** 48, Tübingen · **AG** UnfChir. · Kosmetische Chir. · **FG** Chirurgie 07/57 · **ZB** Badearzt 64 · **TW a)** 57 Städt. Krhs. Lüdenscheid (Kingreen) · 58 Chir. Klin. Ulm (Niedner) · 59 Kreiskrhs. Riedlingen (Knoblauch) **c)** Chefarzt i. R. · **S** 63 Belegarzt Städt. Krhs. Bad Schussenried · 71–85 Chefarzt Kreiskrhs. Saulgau
ZV Aktinomykose d Haut i individualpathol Betrachtg. Dtsch Med Wochenschr 706–710 (1949) · Bhdlg d schweren Tetanus. ebd 553–555 (1954)

Mehler, Jürgen, Dr. med., Oberarzt, Kreiskrhs. Emmendingen, Gartenstr. 40, 7830 Emmendingen · *27. 09. 41 Freiburg/Br. · **A** 69, Stuttgart · **D** 67, Freiburg/Br. · **FG** Chirurgie 04/75 · **TW a)** 70–72 Chir. Univ.-Klin. Freiburg · 72–76 Chir. Abt. Diakoniekrhs. Freiburg (Gropp) · Seit 76 Chir. Abt. Kreiskrhs. Emmendingen (Fürst) **b)** 70–72 AllgChir., Thoraxchir., UnfChir. wie a · Seit 76 UnfChir. Kreiskrhs. Emmendingen **c)** OA AllgChir., UnfChir.

Meier, Harald, Prof. Dr. med., Ltd. Oberarzt, Kinderchir. Univ.-Klin. Münster, Albert-Schweitzer-Str. 33, 4400 Münster · *12. 08. 49 Marktredwitz · **A** 75, Erlangen · **D** 75, Erlangen · **AG** Gastroenterolog. · KindChir · Chirurgie kindl. Fehlbildungen · Tumorchir. b. Kind · Laserchir. · intraop. Sonographie · Parenterale Ernährung · Funktionsstörungen des kindlichen Enddarms · **FG** Chirurgie 83 · **TG** KindChir 86 · **H** 83, Erlangen · **P** 85, Münster · **TW a)** Chir. Univ.-Klin. Erlangen (Gall) **b)** Seit 84 Kinderchir. Univ.-Klin. Münster (Willital) **c)** Ltd. OA Kinderchir.
ZV Techn d anorektalen Manometrie. Kinderarzt 8, 1083 (1977) · Techn d rektalen Doppelsaugbiopsie. Z Kinderchir 24, 371 (1978) · Dringliche Notfallmaßnahmen i d chir Praxis aus kinderchir Sicht. Chir Praxis 25, 685 (1979) · Besonderheitn b d Diagnost d kindl Thoraxtraumas. Z Kinderchir [Suppl] 33, 47 (1981) · Moderne Untersuchgsverfahren z Beurteilg d Kontinenzleistg i Kindesalter – Therap Konsequenzen. Chir Praxis 28, 323 (1981) · Therap Vorgehen b schwerer Thoraxkontusion. Klinikarzt [Suppl] I, 43 (1981) · D Gastrostomie b Säugling u Kleinkind – Indikat, Techn, Komplikat. Z Kinderchir 34, 82 (1981) · Diagnost u therap Besonderhtn d Peritonitis i Kindesalter – E Analyse v 151 Fällen. Kinderarzt 1 (1983) · Sigma elongatum als Ursache e chron Obstipation b Kindern. Med Klin 80, 616 (1985) · Indikat u Techn d Port-a-Cath Implantat b Kind. ebd 80. 712 (1985) · Stellenwert d Indikat z Sphinktermyotomie b Kindern m chron Obstipation. Kinderarzt 3, 927 (1985) · Fortschr i d Rekonstrukt d Speiseröhre b Neugeb m e Ösophagusatresie. Klinikarzt 14, 306 (1985) · Op Korrektur v Thoraxdeformitäten i Kindesalter – Indikat, Optechnik, Erg. ebd 16, 10 (1987) · Perforat i Neugeb- u Säuglingsalter – Diagnost Vorgehen u therapeut Konsequenzen. Chir Praxis 38, 287–293 (1987/88) · Standardisierte Diagn u Therap d kindl Phäochromozytoms. Z Kinderchir 8 (1988) · D blutende Ulkus b Kind. Klinikarzt 8, 1 (1988)
MH Atlas f Kinderchir. Stuttgart: Schattauer 1981 · Ultraschall i d Chir. Erlangen: Perimed 1982 · Port-a-Cath. Acron 1986 · Analgesie b Kindern. Erlangen: Perimed 1987 · Chir Erkrkgn i Kindesalter. Schwer 1988 ·

Infusionsbhdlg b chir kranken Kind. Stuttgart: Thieme 1990
BV Sacrococcygeale Teratome – Indikat u Therap. In: Aktuel aus d Abdominal- u Unfallchir. Erlangen: Perimed 1979 · D Bedeutg d Doppelsaugbiopsie b Funktionsstörgn i Enddarmbereich. In: ebd · Funktionsdiagnost i Kindesalter. Kongrber CAP. Stuttgart: Enke 1982 · Ultraschall i d Chir. Erlangen: Perimed 1982 · Endoskopie d Anorektums b Kindern. E Wegweiser f d weitere kinderchir Vorgehen. In: Prinzipien d präop Endoskopie. Weinheim: Edition Medizin 1983 · Kontinenzstörgn b Kindern – Diagnost Vorgehen u therap Konsequenzen. In: D anale Kontinenz u d Wiederherstellg. München: Urban & Schwarzenberg 1984 · Intraop Endoskopie b Kindern. In: Kongrber d Arbeitsgemeinschaft f Endoskopie d Dtsch Ges f Chir. München: Urban & Schwarzenberg 1986 · Op m Kurzzeitaufenthalt aus kinderchir Sicht. In: Ambulantes Op i Kindesalter. Erlangen: Perimed 1987 · Indikat u Erg d Septopalminikette b infizierten Weichteilschäden – Diagnost u Therap. Weinheim: Edition Medizin 1988

Meier zu Eissen, Jürgen, Dr. med., niedergel. Chirurg u. Belegarzt, Praxis: Vahrenwalder Str. 71, 3000 Hannover 1, Klinik: Abt. f. Colo-Proktol., Sophienklin., Dietrichstr. 33/35, ebd. · *27. 12. 39 Stargard/Pomm. · **A** 65, Berlin · **D** 68, Berlin · **AG** Colo-Proktol. · Onkol. · **FG** Chirurgie 73 · **TW a)** 73–75 Bez. Krhs. Chir. Klin. Berlin-Köpenick (Schauer) · 75–76 Kreiskrhs. UnfChir. Klin. Herford (Schultz) · 76–84 Kreiskrhs. u. Akad. Lehrkrhs. Chir. Klin. Herford (Wedell) **c)** Niederlassung Chirurg u. Belegarzt · **S** Seit 85 Niederlassung Chirurg u. Belegarzt f. Colo-Proktol., Hannover
ZV Persorbed food particles in the blood of newborns. Gyneacol 168, 86 (1969) · Topograph anat Grundlag f d Ultraschalldiagn i Orbitagebiet. Anat Anz 126, 21 (1970) · Indir doppelseit Diaphragmaruptur. Zentralbl Chir 97, 1513 (1973) · D Kolostomie, ih Anlage u mod Behandlg. Med Welt 28, 1143 (1977) · Wert u Sinn e Routine-Rektosigmoidoskopie. Dtsch Med Wochenschr 103, 739 (1978) · Ist d Aufwand e routinemäßig durchgeführten Rektoskopie b stat Pat gerechtfertigt. Aktuel an Abdominal u UnfChir 1979 · Value and reasons for routine rectosigmoidoscopy (abstract). Cancer Detect Prev 3/1 (1980)
BV Plast Korrekturop i anorektalen Bereich. Aktuel Coloproktologie Bd 3. München: Edition Nymphenburg · Chron Analfissuren: Aspekte z Pathomorphol u Therap. ebd Bd 4. ebd · Bhdlg d vorop chron-rez Analfissur. ebd Bd 5. ebd

Meier-Kummerow, Waltraud Margarete, Dr. med., Oberärztin, Paracelsuskrhs. Ruit, Hedelfingerstr. 166, 7302 Ostfildern 1 · *30. 07. 47 Nürnberg · **A** 74, Nürnberg · **D** 73, Würzburg · **AG** Chir. · GefChir. · Abdominalchir. · Thoraxchir. · **FG** Chirurgie 03/80 · **TW a)** 80–82 Städt. Klinikum Nürnberg (Holder) · Seit 82 Paracelsuskrhs. Ruit, Ostfildern (Wenzl) **c)** OÄ Chir.

Meinecke, Friedrich-Wilhelm, Dr. med., Chefarzt i. R., Krummwisch 6, 2057 Reinbek · *18. 10. 23 Bonn · **A** 53, Bonn · **D** 53, Bonn · **FG** Chirurgie 10/60 · **TG** UnfChir 04/72 · **TW a)** 62–73 Bergmannsheil Bochum (Bürkle de la Camp, Rehn) · 79–88 Chefarzt Querschnittsgelähmten-Zentrum BG-Unfallkrhs. Ham-

burg **b)** 74–79 Dir. BG Forschungsinst. f. Traumatol., Frankfurt **c)** Chefarzt i. R. · **S** 74–79 Dir. BG Forschungsinst. Traumatol. Frankfurt · 79–88 Chefarzt Querschnittsgelähmten-Zentrum BG-Unfallkrhs. Hamburg
ZV Veröffentlgn bis 1980 s Chir Verz 6 Aufl · Große Fortschritte sind die Summe vieler kleiner Schritte. Ansprache anläßlich der Verleihung des Reichsbund-Rehabilitationspreises 1981. Die Praxis (Reichsbund) 34 (5), 200–203 (1981) · Leitthema: D posttraumat Querschnittlähmung. Editorial. Unfallheilkunde 85, 41 (1982) · D posttraumat Querschnittlähmung – Akutdiagnost u -therap. ebd 85, 42–50 (1982) · D neue Querschnittgelähmten-Zentrum d BG Unfallkrhs. Hamburg. Bericht über das erste Jahr der Tätigkeit. Die Rehabilitation 21, 147–156 (1982) · BG-Anlaufstelle f d Vermittlg v Betten f Querschnittgelähmte – Erfahrgsber über 5 J. Die BG 1, 40–46 (1983) · Fünf Jahre i Dienst v Querschnittgelähmten. Dtsch Ärztebl 80 (8), 42–45 (1983) · The organization of the rehabilitation of the paraplegics. Eur Medicophysica 19 (1), 13–16 (1983) · Z gegenwärt Stand u d zukünft Entwicklg d umfassenden Rehabilitat Querschnittgelähmter. Die Rehabilitation 23 (2), 45–50 (1984) · D Erstversorgg Querschnittgelähmter. Unfallchirurgie 10 (3), 152–158 (1984) · Some thoughts about neurological recovery in spinal cord injuries – A physiological review. Paraplegia 23, 78–81 (1985) · Zukunftsaufgaben d umfassenden Rehabilitat Querschnittgelähmter in der Bundesrepublik Deutschland. Die BG 1, 51–55 (1986) · Ärztl Gesichtspunkte z Rollstuhlversorgg. Orthop Technik 5, 272–274 (1986) · Aufgaben u Funkt d med Rehabilitat i d Unfallversicherg. Sicherht i öffentl Dienst 4, 5–7 (1986) · D Rückbildungstendenz neurolog Schäden b d op Sofortversorgg v Halswirbelsäulenverletzten m Rückenmarksbeteiligg. Chirurg 57, 695–701 (1986) · Erhöhte Lebenserwartg Querschnittgelähmter dur moderne Spezialbhdlg. Lebensver Med 39, 144–149 (1987) · Umfassende Rehabilitation Querschnittgelähmter. Nervenheilkunde 6, 99–106 (1987) · Gegenwärt Situat d Akut- u Frühbhdlg Querschnittgelähmter in d Bundesrepublik Deutschland. H Unfallheilkd 189, 626–637 (1987) · Geschichte d Bhdlg Querschnittgelähmter in der Bundesrepublik Deutschland. Unfallchirurgie 14, 64–73 (1988) · Rückenmarkschäden im Gefolge v Diagnost u Therap. Unfallchirurg 91, 270–277 (1988) · Standardverf z Beh v Druckgeschw. H Unfallheilkd 207, 175–184 (1989)
MH D Wirbelbogengelenke ausschl d Okzipito-Zervikalregion. D WS i Forschg u Praxis, Bd 87. Stuttgart: Hippokrates 1981
BV Querschnittslähmgn aus med Sicht. In: Versicherungsfall Querschnittlähmg. München: Frankona Rückversichergs-AG 1982 · Begleitverletzgn b Querschnittlähmungen. In: Chir d Gegenwart, Bd 4. Unfallchir. München: Urban & Schwarzenberg 1983 · Schäden am Rückenmark u periph Nerven. In: D neurolog Gutachten. Stuttgart: Thieme 1984 · Zukunftsaufgaben d umfassenden Rehabilitat Querschnittgelähmter i d Bundesrepublik Deutschland. Deutsch-Griechisches Symp Querschnittlähmung, 6–8 September 1984. Bad Wildungen 1984 · Nachbhdlg v Wirbelsäulen- u Rückenmarkverletzgn. In: Fortschr u Fortbildg i d Med Bd VIII. VIII Interdiszip Forum d Bundesärztekammer 11–14 Jan 1984. Köln: Deutscher Ärzteverlag 1984 ·

Umfassende Rehabilitat – dargest am Beisp d Querschnittgelähmten. In: Ber üb d Unfallmed Tgg anläßl d 25jähr Bestehens d BG Unfallkrhs Hamburg in Reinbek bei Hamburg am 28 und 29 September 1984. In: Schriftenreihe Unfallmed Tggn d Landesverbände d gewerbl BG. Bonn: Hauptverband d gewerbl BG · Erfahrgn mit d konserv u op Wirbelbruchbhdlg b Querschnittgelähmten. In: ebd · Rückenmarkverletzgn – Geschichte, konserv Bhdlg. In: Unfallheilkunde 1986. 50 Jahrestgg d Dtsch Ges f Unfallhlkd. Gräfelfing: Demeter 1986 · Posttraumat entstandene Syringomyelie. Sicherg d Diagn dur Myelogramm u spinale Computertomographie. In: Aktuel Probl d Neurotraumatol u klin Neuropsychol. Münster: Regensberg & Biermann 1987 · Psychiatr Probl b querschnittgelähmten Pat. In: ebd · Polytrauma mit Querschnittlähmung. In: Polytrauma – Pathophysiol – Erstversorgg. München: Zuckschwerdt 1987 · Langzeitrehabilitat b Querschnittgelähmten. In: D Schwerverletzte i d Unfallmed. Bonn: AOK Wissenschaftl Inst d Ortskrankenkassen, Wido-Materialien 1987 · Erfahrgn m d postop Frühmobilisat b traumat Querschnittgelähmten. In: D instrumentierte Fusion v Wirbelfrakt u -erkrankgn. D Wirbelsäule i Forsch u Prax Bd 107. Stuttgart: Hippokrates 1988 · Ziele u Grenzen d Rehabilitat Querschnittgelähmter – Entwicklg seit 1965. In: 5 alpenländ-adriat Symp f int Zusammenarbeit in d Rehabilitat 2–4 4 1987 in Klosterneuburg/Wien. Der Behinderte und seine Umwelt. Wien: Unfallversicherungsanstalt 1988 · Diagnost u Therap Rückenmarkverletzter. In: Schriftenreihe Unfallmed. Tgg d Landesverbände d gewerbl BG. D Halbwertszeit i d Unfallchir. Bonn: Hauptverband d gewerbl BG eV 1988 · Sport i d Rehabilitat b Lähmgn. In: Sportschäden am Haltgs- u Bewegungsapparat, Diagnost – Therap – Beurteilg – Prophylaxe, Bd V · D Querschnittgelähmten-Zentrum am BG Unfallkrhs Hamburg – Stand April 1989. In: Rehabilitationseinrichtgn stellen sich v. Beilage Der med Sachverständige u Med Orthop Techn

Meiss, Ludwig, Prof. Dr. med., Oberarzt, Orthop. Univ.-Klin. Hamburg, Martinistr. 52, 2000 Hamburg 20 · *21. 09. 41 Leipzig · **A** 71, Stuttgart · **D** 72, Heidelberg · **AG** Onkol. · Tumor-Immunol. · Osteogenese · **FG** Chirurgie 02/79 · Orthopädie 08/85 · **TG** UnfChir 10/79 · **H** 87, Hamburg · **P** 88, Hamburg · **TW b)** 79–81 AssArzt Abt. Unfallchir., UKE Hamburg (Jungbluth) **c)** OA Orthop. Klin.
ZV Immuntherap d Krebses – Grundlagen, Möglchktn, Gefahren u Probl, Voraussetzgn. Dtsch Med Wochenschr 98, 1179 (1973) · Terapia immunitaria del cancro-Fondamenti, possibilità, pericoli e problemi, premesse. Minerva Med 64, 4941 (1973) · Z Therap d Mammaca. Chir, radiolog u hormonelle Therap b e Pat m metasasierendem Mammaca. Klin Verlauf unt Berücksichtigg prätermin Immunglobulin- u Komplementverändergn. Fortschr Med 92, 615 (1974) · Hepato-pulmonaler Tumorbefall b e Jugendl. Z Diagnost u Therap unt Berücksichtgg v Gewebekulturbefunden. Langenbecks Arch Chir 339, 645 (1975) · E Gerät z Herstellg v Kortikalismehl. Unfallchirurgie 7, 191 (1981) · Untersuchg auf e Kniegelenkserguß. ZFA 57, 710 (1981) · Aussprache: Panaritien u Phlegmonen. Dtsch Ärztebl A/B, 79, 42 (1982) · Blockierende Gleitknoten i d Chir. Chir Praxis 30, 573 (1982) · Bagatelltraumen als Urs v

Infektionen d Hand – Gefahren d Bhdlg. Orthop Prax 19, 328 (1983) · Blockierende Gleitknoten – e Ergänzg chir Knoten? Zentralbl Chir 108, 1051 (1983) · A new fast surgical knot for skin closures. Plast Reconstr Surg 75, 428 (1985) · Vergl tierexptelle Untersuchgn z Knochenneubildg i spongiösen u cortical Lager na Auffüllg m Spongiosa, zerklein Corticalis, Beta-tricalciumphosphat u Hydroxylapatit. Z Orthop 123, 596 (1985) · Neue, „atraumatische" Tuchklemmen. Chirurg 56, 480 (1985) · Untersuchg d Knochenregenerat i standardis Knochendefekten d Göttinger Miniaturschweins na Auffüllg m zerkleinert Corticalis u porösen Calciumphosphat-Keramiken. Habilitationsschrift Univ Hamburg 1986 · D klin Einsatz e modifiz handelsübl Metallsuchgerätes. Chir Praxis 38, 435 (1987/88) · Z Entwicklg hydroxylapatit-beschichteter Schäfte f Hüfttotalendoproth. Med Orthop Tech 108, 16 (1988)
BV Osteomyelitisprophyl dur Zerkleinerg devitaler Fragmente? Tierexptelle Untersuchgn z Einheilg v Kortikalismehl-Fibrin-Plomben. In: Hämatogene Osteomyelitis u posttraumat Ostitis. Uelzen: Medizinisch Literarische Verlagsges 1982 · D Einfluß v zerkleinerter Kortikalis auf d Osteogenese. Osteogenese u Knochenwachstum – Möglchktn d Beeinflussg i Exp u Klin. Stuttgart: Thieme 1982 · Degenerat Hüftgelenkserkrkgn. In: Prax d Allgemeinmed, Bd 14. Erkrankgn d Bewegungsapparates. München: Urban & Schwarzenberg 1985 · Self-tapping ceramic acetabular cup. In: Fortschr d Osteol i Diagnost u Therap. Berlin: Springer 1988 · Diagnostic and therapeutic procedures in a patient with arthritis of the sterno-calvicular joint followed by massive osteonecrosis of the sternum. In: ebd · D Problemat d Beschichtg v Endoprothesen. Aktuel Stand d zementfreien Hüftendoprothetik. Stuttgart: Thieme 1988

Mellage, Michael, Dr. med., Assistenzarzt, Ev. Krhs., Hindenburgstr. 56, 4980 Bünde 1 · *21. 12. 53 Oelde · A 82, Münster · D 83, Münster · AG Allg.-, Unf.- u. Thoraxchir. · FG Chirurgie 08/88 · TW b) Seit 08/88 UnfChir. c) AssArzt im TG

Meltzer, Eberhard, Dr. med., Ltd. Arzt d. Urol. Abt., Paracelsus Rhönklin., Fritz-Stamer-Str. 9, 6412 Gersfeld · Privat: Wolf-Hirth-Str. 14, 6412 Gersfeld · *03. 12. 21 Jüchsen · A 45, Berlin · D 45, Heidelberg · FG Chirurgie 52 · Urologie 64 · TW a) 45–54 Bezirkskrhs. Meiningen · 1 J. Inn. (Hofmann) ebd. · 1 J. Gyn. u. Geburtshilfe (Benary) ebd. · 7 J. Chir. (Pilz, Knüpper) · seit 51 OA · 55–57 Chir. u. Urol. Städt. Klin. Fulda (Hertel) · 57–62 Chir. OA Kreis- u. Stadtkrankenanst. Nordhorn (Busse) b) 62–64 Urol. Städt. Krhs. Oldenburg (Becker) · 64–81 Niedergel. Urol. m. Belegbetten a. Marienkrankenhaus Nordhorn c) Ltd. Arzt Urol. Abt. · S Seit 82 Ltd. Abt.-Arzt Urol. Abt. Paracelsus-Rhön-Klin. Gersfeld

Menardi, Gesine, Univ. Doz. Dr. med., Primaria, Abt. Kinderchir. I. Univ.-Klin. f. Chir., Anichstr. 35, A-6020 Innsbruck · *08. 01. 36 Berlin · A 66, Innsbruck · D 63, Innsbruck · AG 03–09/70 Alder Hey Children's Hosp. Liverpool · FG Chirurgie 09/72 · TG KindChir 02/77 · H 88, Innsbruck · TW b) 67–70 AssArzt u. OA Univ.-Klin. Chir. Innsbruck · 70–76 OA Kinderchir. ebd. c) Primaria Abt. Kinderchir. · S Primaria, Abt. Kinderchir. I. Univ.-Klin. Chir. Innsbruck

ZV Erfahrgn m d Dissektligatur na Vossschulte i Kindesalter. Zentralbl Chir 98, 1804 (1973) · Hodengangrän als Komplikat d Inkarzerat d Säuglingshernie. Z Kinderchir 16/4, 421 (1975) · Langzeiterg na Lebertraumen i Kindesalt. ebd 18/4, 374 (1976) · D spleno-gonadale Fusion. ebd 25/2, 161 (1978) · Komplikatmöglchktn b Ventilop. Monatsschr Kinderhlkd 127, 343 (1979) · Nekrotisier Enterocolitis. Z Allgemeinmed 55, 423 (1979) · Duodverschl b Neugeb. ebd 56/25, 1536 (1980) · Akut Blutgn i Verdauungstrakt. ebd 59, 249 (1983) · Möglchktn d Aszitesableitg i Kindesalt. Z Kinderchir 39, 19 (1984) · Bioavailability of the oral antibiotics in children with short-bowel-syndrome. J Pediatr Surg 19, 1, 84 (1984) · Semimalig u malig Weichteiltumoren i Kopfbereich. Z Kinderchir [Suppl] 39, 55 (1984) · Akut Abdomen b Leukämien i Kindesalter. Monatsschr Kinderhlkd 69/133, 461 (1985) · Late results after operation for hiatus hernia. Prog Pediatr Surg 18, 91 (1985) · D akut Abdomen i Neugeborenenalter. Z Allgemeinmed 61/29, 1050 (1985) · Langzeiterg na Trichterbrustop. ebd 61/29, 1937 (1985) · Sonograph Überwachg b kindl stumpfen Bauchtrauma. Wien Med Wochenschr 10, 232 (1986) · D Trichterbrust. Dtsch Med Wochenschr 37, 870 (1986) · Diagn d kindl Hodenhochstandes. ebd 111, 1890 (1986) · Manifestat d zyst Pankreasfibrose i kindl Verdauungstrakt. Z Allgemeinmed 62, 995 (1986) · Congenital colonic atresias. Z Kinderchir 42, 31 (1987) · Ventilkomplikat b Hydrozephalus i Kindesalt. Acta Chir Austriaca [Suppl] 72 (1987)
MH Hrsg Kinderchir
BV D Dünndarmschieng als Ileusprophyl i Kindesalter. In: Postop Komplikat. Berlin: Springer 1976 · Toxic megacolon. In: Hirschsprung's disease. New York: Thieme-Stratton 1982 · D Trichterbrust. In Breitner Chir Oplehre, Bd II. Thoraxchir. München: Urban & Schwarzenberg 1989 · Zwerchfell-Lücke u Relaxatio. In: ebd

Menger, Michael D., Dr. med., Assistenzarzt, Abt. Allg. Chir. u. Abdominalchir. Univ. d. Saarlandes, 6650 Homburg/Saar · *05. 10. 56 Freiburg/i. Br. · A 81, Freiburg · D 83, Freiburg · AG UnfChir. · GefChir. · Mikrozirkulation · Transplantation · TW c) AssArzt
ZV Gestielte Periostreifen z Bhdlg d frischen u veralteten fibularen Bandruptur. Klinikarzt 12, 468–473 (1983) · Z Frühartroskopie d Kniegelenksbinnenschadens. Unfallchirurg 88, 109–112 (1985) · Erfahrgn m d Bündelnagelg b Oberarmschaftfrakt. Unfallchirurgie 11, 70–75 (1985) · Z Bhdlg d diffusen, eitrigen Peritonitis. Neue Opverfahren i schweren Fällen? Klinikarzt 14, 1066–1070 (1985) · D osteochondrale Frakt b frischen Kniegelenktrauma. Chir Praxis 36, 233–241 (1986) · Tissue pO2 and functional capillary density in chronically ischemic skeletal muscle. Adv Exp Med Biol 222, 631–636 (1987) · Ist d präop Risikoabschätzg b vorgesehener Pneumonektomie anhand d Lungenfunktionsprüfg ausreichend? Prax Klin Pneumol 41, 761–762 (1987) · Komplikat na Pneumonektomie. ebd 41, 772–773 (1987) · D chir Versorgg v dislozierten Frakt d prox Radiusendes. Unfallchirurg 91, 74–81 (1988) · Quantitative analysis of microcirculatory disorders after prolonged ischemia in skeletal muscle: Therapeutic effects of prophylactic isovolemic hemodilution. Res Exp Med 188, 151–166 (1988) · Angiogenesis and hemody-

namics of the microvasculature of transplanted islets of Langerhans. Diabetes 38 [Suppl 1], 199–201 (1989) · Ischemia and reperfusion in skeletal muscle: Experiments with tourniquet ischemia in the awake Syrian golden hamster. Prog Appl Microcirc 13, 93–108 (1989)
BV Quantitative analysis of microcirculatory reperfusion failure after prolonged tourniquet ischemia in skeletal muscle. In: Microcirculation – an update, vol 2. Amsterdam: Elsevier 1987

Menke, Henrik, Dr. med., Wiss. Angest., Klin. Allgemeinchir. d. Univ., Langenbeckstr. 1, 6500 Mainz 32 · *22. 03. 59 Mainz · **A** 84, Darmstadt · **D** 84, Mainz · **AG** 10/84–10/85 Physiol. Univ. Mainz · 11/85–12/86 Chir. Städt. Klinikum, Wiesbaden · **TW c)** Wiss. Angest.
ZV Blood flow, oxygen consumption, glucose uptake and lactate release of human ovarial carcinomas xenotransplanted into RNU/RNU rats. Z Versuchstierkd 28, 92 (1985) · Calcium-Antagonisten in d Cytostatikatherap malig Tumoren. Dtsch Med Wochenschr 44, 1728 (1988) · Effect of injectable or inhalational aneasthetics and of neuroleptic, neuroleptanalgesic, and sedative agents on tumor blood flow. Radiat Res 114, 64 (1988) · Risikoanalyse bei arteriellen Gefäßrekonstruktionen im Becken/Oberschenkelbereich. Z Herz Th GefChir 2, 179 (1988) · Der aorto-iliacale Gefäßersatz. Vergleich von trans- und extraperitonealem Zugang. Angio 10/6, 301 (1988)
BV Risikoanalyse in d Gefäßchir. In: Fortschritte in d Angiol. Mainz: Kirchheim 1987

Mennigen, Rudolf, Priv. Doz. Dr. med., Ltd. Oberarzt, II. Lehrstuhl Chir., Chir. Klin. Köln-Merheim, Ostmerheimer Str. 200, 5000 Köln 91 · *15. 11. 50 Steinfurt · **A** 77, Münster · **D** 76, Münster · **AG** Coloproktol. · Endoskopie · Notfallmed. · Exp. Chir. · AllgChir. · Traumatol. · Thorax- u. Kardiovascularchir. · **FG** Chirurgie 85 · **H** 88, Köln · **TW c)** Ltd. OA Chir.
ZV Intestinal carcinogenesis and diamine oxidase activity – any connection? Eur Surg Res 16, 55 (1984) · Factors contributing to intestinal cancer development: mucosa irritation, proliferation and diamine oxidase activity. ebd 17, 65 (1985) · Th-Drainage a Unfort. Rettungsdienst 8, 511–514 (1985) · Diamine oxidase as a marker of intestinal integrity in acute appendicitis. Agents Actions 18, 38–40 (1986) · Region Leberperfus b kolorektalen Metastasen m 5-FU/BCNU – e Pilotstudie. Wissenschaftl Ber Österr Ges f Exp Chir 59–60 (1986) · Drainieren od nicht drainieren: E kontroll klin Studie z e alltägl Probl. Chir Praxis 37, 61–70 (1987) · Diamine oxidase (DAO) activity and intestinal mucosa integrity: influence of suture techniques. Agents Actions 20, 277–280 (1987) · Hilfe z Entscheidgsfindg v op Eingriffen a Enddarm dur d anorektale Perfusmanometrie. Zentralbl Chir 112, 398–399 (1987) · Inhibition of polyamine catabolism and mucosal hyperproliferation as risk factors of large bowel cancer in rats. Eur Surg Res 19, 99 (1987) · D Analmanometrie – E wertvolle Entscheidgshilfe f d Chirurgen? Koloproktologie 4, 115–126 (1988) · Adaptive response of the rat small bowel to 70% resection: is the intestinal diamine oxidase involved in mucosal growth regulation? Biogenic Amines 5, 55–68 (1988) · Klin Bedeutg d rektoanalen Druckmessg als Meth z Beurteilg d Stuhlkontinenz.

Med Welt 39, 100–105 (1988) · Large bowel tumors and diamine oxidase (DAO) activity in patients: a new approach for risk group identification. Agents Actions 23, 351–353 (1988) · Welchen klin Nutzen hat d Analmanometrie f d Patienten und d Chirurgen? Zentralbl Chir 113, 734 (1988) · The diagnosis of intraabdominal infections: the role of sonography, drainage, temperature and white blood cell counts. Surg Res Comm 3, 347–353 (1988) · Usefullness and limitations of colonoscopy in a proctological clinic. Surg Endoscop 2, 84–87 (1988) · Large bowel tumors and polyamine metabolism in patients: a new approach for risk group identification. Cancer Res 114, 326 (1988) · D Bedeutg v sonograph festgestellter freier Flüssigkt i Abdomen na Dickdarmresekt. Langenbecks Arch Chir [Suppl] II, 582 (1988)
BV Korrelat zwisch anamnest Kontinenzgrad u d analen Perfusmanometrie. In: Aktuel Koloproktol 3. München: Edition Nymphenburg 1987 · Beeinflussg v Folgezuständ na koloproktolog Eingriffen dur d Analmanometrie. In: Postop Folgezustände. Wien: Überreuter 1988

Merckling, Donald, Dr. med., Chefarzt, Herz-Jesu-Krhs., Hauptstr. 55, 5253 Lindlar · *13. 04. 37 Lahr · **A** 64, München · **D** 62, München · **AG** 05/65–04/66 Pathol. München · 05/66–10/66 Anästh. Köln · 66–72 Chir., HandChir. u. UnfChir. Köln · **FG** Chirurgie 03/72 · **TG** UnfChir 05/74 · **TW a)** 72–82 OA Chir. Klin. Städt. Krhs. Köln-Holweide (Hernández-Richter) **b)** dito **c)** Chefarzt · **S** Seit 83 Chefarzt, Lindlar
ZV Ossifikat d fetalen Brustbeines. Z Anat Entwickl-Gesch 128, 75–84 (1969) · Ätiolog u Therap d Kamptodaktylie. Z Orthop 110, 89–92 (1972) · Erfahrg üb d Zeitpkt d Versorgg v polytraumat Kranken. Med Welt 28, 312–314 (1977)
BV Chir in Frage u Antwort f Krankenpflegeberufe. Stuttgart: Thieme 1978

Merkel, Rainer, Dr. med., Oberarzt, Kreiskrhs. Mosbach, Knopfweg 1, 6950 Mosbach · *21. 08. 45 Bruchsal · **A** 72, Stuttgart · **D** 70, Heidelberg · **AG** Gynäkol. · Inn. Med. · Intensivmed. · **FG** Chirurgie 79 · **TG** UnfChir 87 · **TW a)** 79–86 Kreiskrhs. Bruchsal **b)** 86–87 BG-Klin. Oggersheim **c)** OA im TG UnfChir. **ZV** Notfall-Laparoskopie. Der Krankenhausarzt 1986

Merz, Ralf-Joachim, Dr. med., Wiss. Assistent, Abt. Unfall-Chir. Chir. Univ.-Klin., Hugstetterstr. 55, 7800 Freiburg · *12. 02. 56 Saarbrücken · **A** 81, Stuttgart · **D** 82, Heidelberg · **FG** Chirurgie 03/89 · **TW c)** AssArzt in Weiterbildg. im TG UnfChir. Chir. Univ.-Klin. Freiburg (Kuner), Wiss. Ass.
ZV Endoscopic diagnosis of chemically induced autochthonous colonic tumors in rats. Hepato-Gastroenterol 28, 53 (1981) · Polyvinylpyrrolidon-induziertes Granulom i d Rückenmuskulatur. Med Welt 35, 1475 (1985)

Meschede, Hans-Ulrich, Dr. med., Chefarzt, Marienkrhs., Marburger Str. 85, 3500 Kassel · *05. 06. 41 Eisenach · **A** 70, München · **D** 70, Erlangen · **AG** Chir. · UnfChir. · **FG** Chirurgie 06/75 · **TG** UnfChir 01/78 · **TW b)** 10/75–04/78 UnfChir. Städt. Krhs. Leverkusen **c)** Chefarzt Chir. Abt. · **S** Seit 05/78 Chefarzt Marienkrhs. Kassel

Metzger, Gisbert Ludwig, Dr. med., Chefarzt, St.-Marien-Hosp., Marienstr. 2, 3538 Marsberg · *10. 01. 35 Bockum-Hövel (Hamm i. W.) · **A** 65, Düsseldorf · **D** 63, Münster · **AG** Inn. Med. · Pathol. · Gynäkol. · Urol. · Gef.- u. KindChir. · **FG** Chirurgie 03/71 · **TG** UnfChir 04/73 · **ZB** Arbeitsmed. Fachkunde 12/88 · **TW a)** 03/71–04/73 OA Chir.-Urol. Klin. Städt. Krankenanst. Remscheid (Hartmann) · 04/73–03/77 Ltd. OA Chir.-Unfallchir. Abt. St.-Marien-Hosp. Marsberg (Kemper) **b)** 01/73–04/73 Gastarzt Gefäßchir. Abt. Ev. Krhs. Mülheim a. d. Ruhr (Carstensen) **c)** Chefarzt Chir.-Unfallchir. Abt. · **S** Seit 77 Chefarzt Chir. u. Unfallchir. Abt. St.-Marien-Hosp. Marsberg · Seit 79 Ärztl. Dir. ebd.

Metzger, Urs Fritz, Priv. Doz. Dr. med., Oberarzt, Dept. Chir., Universitätsspital, Rämistraße, CH-8091 Zürich/ Schweiz · *09. 10. 45 Zürich · **A** 72, Zürich · **D** 72, Zürich · **AG** Chir. Onkol. · **FG** Chirurgie 12/72 · **H** 86, Zürich · **TW a)** Seit 76 Chir. Univ.-Klin., Zürich/ Schweiz (Senning, Largiadèr) **b)** 81 Chir. Onkol. Nat. Cancer Inst., Bethesda, USA (Rosenberg), Memorial Hosp., New York (DeCosse) **c)** OA im FG + TG
ZV D permanente zentr Venenkatheter. Helv Chir Acta 50, 413–416 (1983) · Perioperative chemotherapy. Contr Oncol 15, 71–76 (1983) · D prospekt Nachsorgestud radik op kolorekt Ka – Stand na 5 J. Schweiz Med Wochenschr 115, 1001–1004 (1985) · The role of surgery in stage IIC and III nonseminomatous testicular cancer. In: Primary chemotherapy in cancer medicine. New York: Lyss 1985 · Adjuvant portal liver infusion with 5-Fluorouracil and Mitomycin-C following curative large bowel cancer surgery. In: Adjuvant therapy of cancer IV. New York: Grune & Stratton 1984 · D Rolle d Prostagland b Dimethylhydrazin-induzier Colonka d Ratte. Chir Forum 85. Langenbecks Arch Chir [Suppl] 102, 143–146 (1985) · Prevention of liver metastases of colorectal carcinoma. RRCR 100, 29–34 (1986) · Nachkontrol b radik op Tumorpat – Was ist sinnvoll? Swiss Med 9, 53–59 (1987) · Intraportal chemotherapy in colorectal carcinoma as an adjuvant modality. World J Surg 11, 452–458 (1987) · D Rolle d Chirurgie b metastasier, nicht seminomat Hodentum. Helv Chir Acta 54, 53–56 (1987) · Abszesse b HIV-Infek. Schweiz Rundschau Med (PRAXIS) 77 (44), 1189–1192 (1988) · Adjuvant portal Infusion chemotherapy in colorectal cancer. RRCR 110, 95–100 (1988)
BV Perioperative chemotherapy. RRCR 98. Berlin: Springer 1985 · Aetiol u Pathog d Dickdarmka. Bern: Huber 1987 · Combined modality therapy of gastrointestinal tract cancer. RRCR 110 (1988) · Regional chemotherapy. Basel: Karger 1988

Meurer, Hugo, Dr. med., i. R., Albertsgasse 2, 6900 Heidelberg · *14. 04. 13 Appenweier · **A** 38, Freiburg/Br. · **D** 38, Freiburg/Br. · **AG** Inn. Med. · Chir. · Pharmakol. · **FG** Chirurgie 02/45 · **TW a)** OA Chir. Klin. Städt. Krankenanst. Mannheim **c)** i. R. · **S** Chefarzt Chir. Abt. Bethanienkrhs. Heidelberg
ZV Epithel gespannter und entspannter Häute. Anat Anz 1937 · Klin Bewertg d Pulswellengeschw. Klin Wochenschr 1939 · Pleuritis gonorrhoica. Med Klin 1939 · Engl d Lösungsvermittler. Z Kreislaufforsch 31 (1939) · Coronardurchblutg b Stroph. ebd 32 (1940) · Op-Belastung d Herzens. Mitt Grenzgeb d Med u Chir 45 (1941)

· Vitamin K i d Chir. MMW 1941 · Traum Aneurysma d Art vert. Chirurg 1942 · Chron subdural Hämatom. Dtsch Med Wochenschr 1949 · Kreislaufuntersuchg b Menschen u Resekt d Carotissinus. Verh Dtsch Ges Kreislauff 1949 · Vom Wesen d Schmerzes. Stud Generale 1950 · Bhdlg d Erg Muskeldystr. Dtsch Med Wochenschr 1950 · Discusschaden d Kiefergelenkes. Zentralbl Chir 1951 · Postop Schmerzbekämpfg. Hippokrates 1955 · Phimose. Dtsch Med Wochenschr 1955

Meurer, Irene Johanna, Dr. med., i. R., Hochstr. 57, 5272 Wipperfurth · *20. 08. 13 Essen · **A** 38, Frankfurt/ M. · **D** 38, Frankfurt/M. · **AG** Gynäkol. · Chir. · **FG** Chirurgie 69 · **TW a)** Marienkrhs. Frankfurt/M. · Seit 11/39 Gynäkol. u. Chir. St. Josefskrhs. Wipperfurth **c)** i. R.

Meyer, Adolf Wilhelm, Dr. med., niedergelassen, D-Arzt, Moltkestr. 24, 2870 Delmenhorst · *30. 05. 28 Delmenhorst · **A** 55, Hamburg · **D** 55, Hamburg · **FG** Chirurgie 63 · **S** Seit 04/70 niedergel. D-Arzt u. Chirurg Delmenhorst

Meyer, Alfred, Prof. Dr. med., Ltd. Medizinaldirektor, Chefarzt, Chir. Abt. Stadt- u. Kreiskrhs. Strüther Berg 7, 8800 Ansbach · *20. 04. 24 Sparneck · **A** 50, München · **D** 51, München · **AG** Abdominalchir. · UnfChir. · Handchir. · Urol. · **FG** Chirurgie 57 · Urologie 60 · **TG** UnfChir 75 · **H** 64, München · **P** 70, München · **TW a)** 50–73 Chir. Univ.-Klin. München (Frey, Zenker) **c)** Chefarzt · **S** Seit 76 Chefarzt Chir. Abt. Stadt- u. Kreiskrhs. Ansbach
ZV E Adenoca d Urachus. Z Urol 47/8 (1954) · Wundbhdlg m Trypsin. Ärztl Praxis XII/23, 1307–1308 (1960) · Erfahrgn m neuen Verbandstoffen. Chirurg 31/12, 541–545 (1960) · D inn Hernien d Ileocaecalgegend. Erg Chir Orthop XLV (1963) · Z Klin u Therap gutart Magengeschwülste. MMW 105/36, 1726–1730 (1963) · Beeinflussg d Endotoxinschocks dur Trypsin-Kallikrein-Inhibitor. ebd 105, 1726–1730 (1963) · Therap m Pankreopathien. Therapiewoche 1965 · Vergl Untersuchgn üb neue Verbandstoffe. Wehrmedizin 3, 40–44 (1965) · Aufgaben u Möglchktn d Handchir. ebd 3, 181–1984 (1965) · Fünf Jahre Erfahrg m d Ninhydrintest na Moberg z Nachweis v Sensibilitätsstörgn i Bereich d Hand. Chir Praxis 9, 111–116 (1965) · Neue Gesichtspunkte z Biochem, Klin u Therap d Peritonitis. Langenbecks Arch Chir 313 (1965) · D Wirkg v Trasylol b Schockzuständen. Sonderdruck Schattauer 1966 · Gutartige Geschwülste d Magen-Darm-Traktes. MMW 20 (1966) · Probl d typ Skisportverletzgn. Materia Medica Nordmark XX/2, 61–67 (1968) · Z Problemat d Skilaufs aus chir Sicht. MMW 110/7, 410–413 (1968) · Neue Bhdlgsaspekte b d Peritonitis. Therap Ber 39, 188 (1967) · Z Klin u Therap d Karpaltunnelsyndr. Chir Plast Reconstruct 6 (1969) · Z Klin u Therap d Zungenca. Fortschr Med 84/6 (1966) · Klin u Therap d Pankreaszysten. Chir Praxis 14, 225–236 (1970) · Luxatfrakt d Sprunggelenks. MMW 115/8 (1973)
MH Zentralorgan f Chir (1970–1976)
BV Oplehre Kirschner-Zenker, Bd 10/43, Handchir. 1976

Meyer, Hans-Joachim, Apl. Prof. Dr. med., Ltd. Oberarzt, Klin. Abdominal- u. TransplantatChir. Zentrum Chir. Med. Hochschule Hannover, Konstanty-Gutschow-Str. 8, 3000 Hannover 61 · *21. 02. 48 Hannover · A 74, München · D 72, Göttingen · AG Chir. · Onkol. (Magen u. Oesophagus) · Laserchir. · FG Chirurgie 01/80 · H 81, Hannover · P 86, Hannover · TW a) Abdominal- u. Transplantatchir. Med. Hochschule Hannover (Pichlmayr) c) 1. Ltd. OA
ZV Funktionel Späterg na Gastrektomie wegen malig Magentumoren. Langenbecks Arch Chir [Suppl] Chir Forum 151 (1981) · Indikat u Bedeutg d chir Therap b nicht-epithelialen, primär Malignomen d Magens. Onkologie 4, 168 (1981) · Endoskop Aspekte u chir Bhdlgsmöglchktn b Karzinom i op Magen. Therapiewoche 32, 1815 (1982) · Experimental study of partial liver resection with a combined CO2- and Nd-YAG-laser. Laser Surg Med 2, 149 (1982) · Diagnost u Therap b Magenfrühca. Med Klin 79, 428 (1984) · Leberteilresekt m versch Lasertypen. Fortschr Med 37, 925 (1984) · D Chir d Magenca b Pat na d 70 Lebensjahr. Zentralbl Chir 109, 777 (1984) · Therapmaßnahmen b lokoregionären Rezidiv d Magenca. MMW 16, 305 (1986) · Patterns of recurrence in relation to therapeutic strategy in gastric cancer. Scand J Gastroenterol 22 [Suppl] 133, 45 (1987) · Magenca: Gastrektomie de principe. Langenbecks Arch Chir 372, 571 (1987) · Anwendgn d Laserchir a parenchymatösen Organen. Chirurg 59, 68 (1988) MH Aktuel Therap d Magenca. Berlin: Springer 1985 · Magenca: Klassifikat, Diagnost u stadiengerechte Therap. ebd 1988 · Gastric carcinoma: classification, diagnosis, therapy. ebd 1989
BV Versch Lasersyst z Schneiden u Koagulieren i d op Med. In: Verhandlgsber Dtsch Ges Lasermed. München: Zuckschwerdt 1983 · Rekonstruktverfahren na Gastrektomie. In: D Roux-Schlinge: Indikat, Techn u Resultate. Weinheim: Edition Medizin 1984 · D Magenfrühca: Rezidive na chir Primärtherap. In: Therap d Magenca. ebd 1984 · D Gastrektomie als Regelop b Magenca. In: Aktuel Therap d Magenca. Berlin: Springer 1985 · Nd-YAG-lasers in abdominal surgery. In: Laser; opto electronics in medicine. ebd 1986 · Chir Therapverfahren u Langzeiterg b Magenfrühca. In: Magenfrühca. Diagnost, op Verfahren u Langzeiterg. Weinheim: Edition Medizin 1987 · Surgical treatment of adenocarcinomas of the upper third of the stomach and gastroesophageal junction. In: Diseases of the esophagus. Berlin: Springer 1987 · Neoadjuvante Chemotherapie mit der Kombination Etoposid, Adriamycin und Cisplatin (EAP). In: Neoadjuvante Chemotherap malig Tumoren. Stuttgart: Thieme 1988 · Chir Therapverfahren b Carcinom i proximal Magendrittel u d gastrooesophagealen Übergangs. In: Aktuel Therap d Kardiaca. Berlin: Springer 1988 · Chir Therap d Magenca: Stadiengerechtes Vorgehen oder Gastrektomie als Regelop. In: Magenca: Klassifikat, Diagnost u stadiengerechte Therap. ebd 1988

Meyer, Hans-Joachim, Dr. med., Chefarzt, Chir. Klin. St. Martinus-Hosp., Hospitalweg 6, 5960 Olpe · *21. 01. 37 Münster/Westfalen · A 62, Münster · D 62, Münster · AG Allg.-, Unf-, GefChir. · FG Chirurgie 05/70 · TW a) 65-68 Chir. Abt. Krhs. Meppen (Fischer) · 68-69 Chir. Klin. u. Poliklin. Univ. Münster (Sunder-Plassmann) · 69-74 Chir. Abt. St. Marien Krhs. Siegen

(Laarmann, Bartsch) · 75-76 Chir. Abt. St. Martinus Hosp. Olpe (Hoffmann) c) Chefarzt · S Seit 76 Chefarzt Chir. Klin. St. Martinus-Hosp. Olpe
ZV Z Entstehg d Hydrocele testis. Chirurg 35, 543 (1964) · Erfahrgn m d Neurolept Analgesie a e mittl chir Abt. ebd 38, 75 (1967) · D Fadenmeth, e neue Tech d Varizenverödg. ebd 39, 376 (1968) · Erfahrgn m d y-Nagelg n Küntscher b Brüch d Trochanterbereichs. Monatschr Unfallhkd 71, 445 (1968) · Z Einleitg d Neuroleptanalgesie m Propanidid (Epontol). Therapiewoche 18, 1221 (1968) · D Schlürfdrain, e selbstherstellb Vorrichtg z Absaug i Luftstrom. Chirurg 39, 524 (1968) · Laser angioplasty of the superficial femoral artery. Experience with Neodym YAG and 200 micron fibers. Adv in Laser Med I, 114-116 (1988) · Laser angioplasty or laser assisted balloonangioplasty. Lasers in medical science, ISSN 0268-8921, Vol 3, 323 (1988) · Laser assisted balloonangioplasty of the superficial femoral artery. Lasers in medical science, ISSN 0268-8921, Vol 3, 326 (1988)

Meyer, Joseph, Chirurg, Ltd. Oberarzt, St. Brigida-Krhs., Kammerbruchstr. 8, 5107 Simmerath · *07. 10. 39 St. Vith/Ostbelgien · A 63, Leuven · D 64, Leuven · AG AllgChir. · Tropenmed. · Herz- u. GefChir. · FG Chirurgie 08/72 · TG GefChir 07/76 · TW a) 71-73 Univ.-Klin. Zürich-Chir. (Senning) · 73-74 Texas Heart Inst. Houston (Cooley) · 74-75 Univ.-Klin. Kiel (Bernhard) · 75-76 Univ.-Klin. Düsseldorf Thorax-Herz- u. GefChir. (Bircks) · 76-78 St. Josephs-Hosp. Monheim (Almering) c) OA AllgChir, Ltd. Arzt Teilgebiet GefChir. · S Seit 78 Ltd. Arzt Gefäßchir. St. Brigida-Krhs. Simmerath
ZV A propos de quelques cas de fistulas digestives externes. Louvain médical 91, 255 (1972) · Z Prophyl d post-op Darmfisteln – e tierexpelles Modell. Helv Chir Acta 41 (1974) · Erg d op Bhdlg v infund u valvul Pulmonalstenosen. Thorac Cardiovasc Surg 24 (1976) · Surgical management of patients with pathological changes involving the aortic root. Bull Texas Heart Inst 1/2 (1974) · Sinus of valsalva aneurysm and fistula. Ann Thorac Surg 19/2, 170 (1975) · The value of moderate hypothermia during anoxic cardiac arrest for cor art surgery. J Cardiovasc Surg 16/5, 465 (1975) · Anomalous origin and distribution of cor art. ebd 16/5, 500 (1975) · Congenital fistulae of the coron arteries. ebd 16/5 (1975) · Aktive bakter Endokarditis u ihre Klappenkompl b 225 Pat. Langenbecks Arch Chir (1975) · Coron artery bypass in patients over 70 years of age. Am J Cardiol 36, 342 (1975) · Coronary artery anomalies in patients with Tetralogy of Fallot. J Thorac Cardiovasc Surg 69, 3 (1975) · Bypasschir d Coronarart b 95 Pat üb d 70ten Lebensjahr. Langenbecks Arch Chir Kongreßband (1975) · Predictable correction of tricuspid insufficiency by semicircular annuloplasty. Ann Thorac Surg 23/6 (1977) · Varixknotenaneurysma als Spätkompl na femoro-poplitealem Fremdvenenbypass. 16 Jahrestgg d Dtsch Gesell f Thor Herz u Gefäßchir (Abstraktheft) Thorac Cardiovasc Surg (1987) · The "therapeutic phlebography". An additional possibility to treat deep venous thrombosis of the lower extremities by peripheral local lysis (PLL). Phlébologie 89. A Davy, R Stemmer eds. John Libbey Eurotext Ltd 934 (1989) · Die Periphere Lokale Lyse (PLL) bei tiefer Beinvenenthrombose: Alternative oder Ergänzung zur Thrombek-

tomie und Systemischen Lyse. The Thoracic and Cardiovascular Surgeon, 9th Annual Meeting of the German Society for Thoracic and Cardio-vascular Surgery, Bad Nauheim, Febr 22–24 (1990) · Die Periphere Lokale Lyse (PLL): Eine neue, zusätzliche Behandlungsmöglichkeit bei tiefer Bein- und Beckenvenenthrombose – Bericht über 18 Patienten. Vasomed aktuell 7, 10 (1989)

Meyer-Burgdorff, Gerhard Jürgen Friedrich, Prof. Dr. med., Chefarzt i. R., Barkenkoppel 11, 2000 Hamburg 65 · *19. 06. 21 Göttingen · A 47, Göttingen · D 47, Göttingen · AG 48/49 Hyg. Inst. Göttingen · 49/50 Inn. Med. Kiel · 51/53 Anaesth. · FG Chirurgie 06/62 · Urologie 03/63 · TG GefChir 06/81 · H 59, Kiel · P 66, Kiel · TW a) 62–67 OA Univ.-Klin. Kiel b) 62–67 GefChir. ebd. c) i. R. · S 07/67–07/86 Chefarzt, Hamburg
ZV Probl d Enterokokken-Mischinf u ihre Diagn. Z Bakteriol Mikrobiol Hyg [B] 154, 183 (1949) · Op d kongenit Oesophagussatresie. Schl-Holst Arztebl 1952 · Anaesthesiemeth i d Säuglingschir. Anästhesist 2, 145 (1953) · Muskelrelaxantien C 100 u C 141 Na. Bruns Beitr Klin Chir 191, 292 (1955) · Chir i höheren Lebensalter. Entwicklg i d letzten 30 J. ebd 193, 98 (1956) · Messgn d Gasdruckes d menschl Extremitätenmuskulat u seine Beziehg z Durchblutg. Klin Wochenschr 36, 287 (1958) · Chir-angiol Probl b Diabetes mellitus. Bruns Beitr Klin Chir 197, 139 (1958) · Bedeutg d intraart Sauerstoffinsufflat f d Muskeldurchblutg b art Gefäßverschl. Dtsch Med Wochenschr 84, 73 (1959) · Expklin Studie üb art Verschlußkrankhtn u ihre Bhdlg. Langenbecks Arch Chir 294, 1 (1960) · Komplikat na Gefäßplast. Bruns Beitr Klin Chir 203, 212 (1961) · Quantitat Messgn d Stromvolumens i d A fem b Verschlußkrankhtn. ebd 203, 201 (1961) · Pathophysiol d Claudicatio intermittens. ebd 207, 404 (1963) · Hautrötemessgn b art Durchblutgsstörgn. Langenbecks Arch Chir 304, 773 (1963) · Sicherht d Gefäßnaht dur Gewebekleber? Bruns Beitr Klin Chir 219, 268 (1972) · Üb d Wahl d Op-Verfahrens a d Luftröhre. Chirurg 47, 504 (1976) · Stadienerfassg d M Hodgkin dur postprimäre Laparotomie. ebd 50, 484 (1979) · Chir i d Gravidität. Langenbecks Arch Chir 355, 217 (1981)
BV Gefäßsystem. In: Chir Diffdiagnost. Stuttgart: Thieme 1972 · Chir d chron Arterienverschl. Vorträge a d prakt Chir. Stuttgart: Enke 1963 · Staging Laparotomie a Beisp d Lymphogranulomatose. In: Kombin chir u radiolog Therapie malign Tumoren. München: Urban & Schwarzenberg 1981

Meyer-Marcotty, Wolfgang, Prof. Dr. med., Chefarzt Chir. Abt., Kreiskrhs. Landkreis Osterholz, Am Krankenhaus 4, 2860 Osterholz-Scharmbeck · *24. 01. 39 Magdeburg · A 66, Freiburg/Br. · D 68, Freiburg/Br. · AG 66–68 Kreiskrhs. Stadthagen · 68–69 ThKardChir. Chir. Univ.-Klin. Göttingen · 69–71 Research-Fellow Minneapolis/Minn. · FG Chirurgie 73 · TG UnfChir 85 · H 78, Düsseldorf · P 83, Düsseldorf (apl.) · TW a) 71–82 Wissenschaftl. Ass. Chir. Univ.-Klin. A + B Düsseldorf (Kremer, Bircks) · 82–84 Chefarzt Chir. Abt. St. Josef-Hosp. Oberhausen · Seit 10/84 Chefarzt Chir. Abt. Kreiskrhs. Landkreis Osterholz, Osterholz-Scharmbeck c) Chefarzt Chir. · S Seit 10/84 Chefarzt Chir. Abt. Kreiskrhs. Osterholz-Scharmbeck

ZV Ca 60 Publikat in med Zeitschriften d In- und Auslandes aus d Gebieten d exptellen u allg Chir einschl UnfChir
BV Pankreas-Transplantation. Frankfurt: Lang 1980

Miceli, Francesco, Dr. med., Assistenzarzt, Klin. Thorax-, Herz- u. Gefäßchir. Univ. Göttingen, Robert-Koch-Str. 40, 3400 Göttingen · *19. 03. 56 Augusta/Italien · A 80, Rom · FG Chirurgie 05/88 · TW a) 04/82–04/83 u. 10/83–04/88 Chir. Klin. Kreiskrhs. Gifhorn (Glatzel) · 04/83–10/83 Abt. Endoskopie Chir. Klin. Mannheim (Manegold) c) Seit 04/88 Ass. Klin. f. Thorax-, Herz- u. Gefäßchir.

Middelanis, Franz, Dr. med., Chefarzt a. D., Osterrath-Str. 13, 4840 Rheda-Wiedenbrück · *22. 05. 23 Blankenstein/Ruhr · A 51, Düsseldorf · D 52, Düsseldorf · AG 50 Pathol. · 51 Inn. Med. · 52–58 Chir. · FG Chirurgie 02/57 · TW c) i. R. · S 63–86 Chefarzt Chir. Abt. St. Vinzenz-Hosp Rheda-Wiedenbrück

Miltner, Friedrich Otto, Priv. Doz. Dr. med., Ltd. Arzt, Neurochir. Abt. Bundeswehrzentralkrhs., Rübenacher Str. 170, 5400 Koblenz · *04. 04. 47 Hess. Lichtenau · A 73, Göttingen · D 75, Göttingen · AG Laserchir. · Mikrochir. · Schmerzchir. · FG Neurochirurgie 04/81 · H 86, Würzburg · TW c) Ltd. Arzt NeurChir. · S Ltd. Abt.-Arzt Neurochir. Abt. am Bundeswehrzentralkrhs. Koblenz
ZV Entladungsmuster einzelner Neurone i Septum d Kaninchens i Wachzustand u Schlaf · Prognostic aspects of electro-clinical and neuroendocrine data in severe brain. Acta Neurochir (Wien) [Suppl] 28, 43–49 (1979) · D Akutphase d kindl Schädelhirntraumas aus neurochir Sicht. Z Kinderchir 1981 · Z Reaktionsweise d verletzt kindl Gehirns. ebd 32 (1981) · D diagnost Wertigkt d frühen akust, evozierten Potentiale b Koma m Mittelhirnsyndr. Schriftenr d Bundesministeriums f Arbeit u Soziales 1983 · Z neurochir Therap chron Schmerzzustände. Wehrmed Wehrpharm 4, 17–25 (1988)
BV Nature of sleep. Stuttgart: Fischer 1973 · Indikat z Einsatz d EEG-Trendmonitoring i d neurochir Intensivüberwachg. Schwarzer 1979 · Cerebral coma. Frankfurt: Ruppel 1981

Minale, Carmine, Prof. Dott. (J.), Direktor, Klin. f. Gefäßchir., Klinikum Barmen, Heusnerstr. 40, 5600 Wuppertal 2 · *21. 09. 43 Neapel/Italien · A 68, Neapel · 79, Deutschland · D 68, Neapel · FG AllgChir 09/79 · TG GefChir 02/80, Thorax- u. KardiovaskularChir 03/81 · H 83, Aachen · P 88, Aachen · TW a) 69–73 Chir. Klin. Kantonsspital Zürich (Senning) b) 73–78 Cardiovasc.: Chir. Städt. Krankenanst. Neapel/Italien (Ursini) · 79–90 Thorax-Cardiovasc.: Chir. Klinikum Aachen (Messmer) · Seit 90 Dir. d. Klin. f. GefChir, Klin. Barmen Wuppertal c) Dir. Klin. Gefäßchir. · S Seit 90 Klinikdir. Wuppertal
ZV Traitement de la maladie du sinus par stimulation auriculaire: Experience clinique avec une nouvelle electrode endocavitaire. Mises à jour cardiologiques 10, 429–436 (1981) · Flow characteristics in single and sequential aortocoronary bypass. J Cardiovasc Surg 25, 12–15 (1984) · Combination of mitral and coronary artery surgery. ebd 27, 480–487 (1986) · Intracoronary

thrombolysis and early aortocoronary bypass surgery for acute myocardial infarction. Eur Heart J 6 [Suppl E], 177-181 (1985) · E zentraler Zugang aus PTFE f d chron Dialyse: e Alternat f krit Pat. Angio, 6, 363-367 (1987) · New developments for reconstruction of the tricuspid valve. J Thorac Cardiovasc Surg 94, 626-631 (1987) · Closure of pericardium using expanded polytetrafluoroethylene Goretex - surgical membrane: clinical experience. Thorac Cardiovasc Surg 35, 312-15 (1987) · Gli aneurismi dissecanti dell' aorta toracica. Analisi di 22 casi operati. Minerva Cardioangiol 35, 205-208 (1987) · A new technique for reconstruction of the tricuspid valve. J Cardiovasc Surg 28 [Suppl 5] 65 (1987) · The role of surgical treatment in infective endocarditis: early and late results. Eur Heart J 8 [Suppl J], 367-370 (1987) · Neue Entwicklgn f d Rekonstrukt d Trikuspidalklappe. Helv Chir Acta 54, 295-301 (1987) · Myokardiale Kontraktilität na Endarterektomie d Kranzarterien. Thorac Cardiovasc Surg 36 [Suppl J], 20 (1988) · Mittelfrist klin- u hämodynam Erg na Rekonstrukt d Trikuspidalklappe m e neuen Techn. ebd 36 [Suppl J], 39 (1988) · Hemodynamic and rheologic effects of nifedipine through CABG. J Cardiovasc Surg 29, 395-398 (1988) · Clinical experience with expanded polytetrafluoroethylene Goretex - surgical membrane: a study of 110 cases. J Cardiac Surg 3/3 (1988) · Il valore dell' endarterectomia coronarica nel programma terapeutico delle coronariopatie diffuse: Risultati de 439 casi. Arch Chir Torac Cardiovasc 11, 253-256 (1988) · Mittelfrist klin- u hämodynam Erg e neuen Techn z Rekonstrukt d Trikuspidalklappe. Z Herz Th GefChir 2, 157-161 (1988) · Coronary endarterectomy: an old technique and new controversies. Adv Cardiol 36, 34-40 (1988) · Discussion to: Repair of Ebstein's anomaly by longitudinal ventricular plication and tricuspid valve repositioning. J Thorac Cardiovasc Surg 96, 100 (1988) · Techn d atrioventrikulären Klappenrekonstrukt. Herzmedizin 11, 52-56 (1988)
BV Surgical treatment of unstable angina pectoris: early and late results. In: Unstable angina pectoris. Stuttgart: Thieme 1981 · Early and late results of porcine bioprostheses versus mechanical prostheses in aortic and mitral position. In: Cardiac bioprostheses. New York: Yorke Medical Books 1982 · Akut Herzversagen. Möglchktn d op Therap. In: Intensivmed u Organversagen. Basel: Karger 1985 · Intrakoronare Lyse und Bypass-Op. In: Apparative vs medikamentöse Therap i d Kardiol. Stuttgart: Fischer 1985 · Hyperfibrinolyse währ Op m extrakorporaler Zirkulat. In: Proteolyse u Proteinaseinhibition i d Herz- u Gefäßchir. Stuttgart: Schattauer 1985 · Combination of valve replacement and bypass surgery. In: Improvement of myocardial perfusion. Boston: Martinus Nijhoff 1985 · Bioprosthesis versus mechanical prosthesis in infective endocarditis. Proc 3th Int Symp on Cardiac Bioprostheses in Biologic & Bioprosthetic Valves. New York: Yorke Medical Books 1986 · Hyperfibrinolysis during cardiopulmonary bypass. In: Progress in Artificial Organs. Cleveland: ISAO Press 1986 · Coronary thromboendarterectomy concomitant with CABG: early and late results in 439 cases. In: Atherosclerosis and cardiovascular diseases. Bologna- Editrice Compositori 1987

Mischkowsky, Tilman, Prof. Dr. med., Chefarzt, Abt. f. Unfall- u. Wiederherstellgschir. Stadtkrhs., Robert-Weixler-Str. 50, 8960 Kempten · *25. 11. 41 Hamburg · A 70, Heidelberg · D 69, Heidelberg · AG UnfChir. · Handchir. · Wiederherstellgschir. · FG Chirurgie 78 · Orthopädie 74 · TG UnfChir 78 · H 79, Heidelberg · P 85, Heidelberg · TW a) OA Chir. Univ.-Klin. Heidelberg (Linder, Herfarth) b) ebd. c) Chefarzt Abt. f. Unfallchir. · S Seit 04/84 Chefarzt Abt. f. Unfallchir., Kempten-Oberallgäu
ZV Infekt i Bereich d Hand. Prakt Orthop 3, 209-212 (1972) · Schenkelhalswinkel u Drehfehler na Marknagelg kindl Oberschenkelfrakt. Unfallchirurgie 2, 119-120 (1976) · Daumenbildg dur Transposition e beschädigt Kleinfingers u Interpositionsspan na Explosionsverletzg d Hand. Handchir 6, 85-88 (1976) · Späterg d konservativ behandelten Frakt d unt Extremität i Rahmen v Mehrfachverletzgn. Z Kinderchir 26/3, 271-275 (1979) · D dynam Belastbarkt d Valgisationsosteosynthese ohne Medialisierg b instabiler pertrochantärer Femurfrakt. Unfallheilkunde 82, 306-308 (1979) · Injuries of the Distal Radial Epiphysis. Arch Orthop Trauma Surg 96, 15-16 (1980) · Epiphysenverletzg d distalen Radius. Arch Orthop Unfallchir 96, 15-16 (1980) · Unsere Erfahrgn m e neuen Polyurethan-Stützverband. Langenbecks Arch Chir Kongrbd 349, 622 (1979) · Erg d op Oberschenkelfraktbhdlg b mehrfachverletzten Kindern. ebd 349, 539 (1979) · Hüftkopfdurchblutg unt intraartikulärer Druckerhöhg b Hund. Chir Forum, Langenbecks Arch Chir [Suppl] 213-216 (1979) · D Bhdlg d posttraumat Osteitis m d Fixateur externe. Therapiewoche 30, 8700-8701 (1980) · Indikationsstellg u Erg b d Bhdlg v Mehrfachverletzgn i Kindesalt. Unfallheilkunde 83, 27-29 (1980) · Bhdlg u Späterg v 33 Frakt d Pilon Tibial. Unfallchirurgie 6, 254-255 (1980) · Bhdlg instabiler pertrochantärer Femurfrakt m Valgisationsosteosynthese. Fortschr Med 46, 1833-1835 (1980) · Erg d op Oberschenkelfraktbhdlg b mehrfachverletzten Kindern. Langenbecks Arch Chir 354, 195-198 (1981) · Sekundäreingriffe na Frakt d ob Sprunggelenke. Therapiewoche 32, 3768-3770 (1982) · Früherg d valgisier Umstellgsosteotomie b d Bhdlg v instab pertrochantären Femurfrakt. Langenbecks Arch Chir 357, 1-9 (1982) · D Bhdlg d Navicularpseudarthrose d Hand m d Matti-Russe Plastik. Therapiewoche 33, 3644-3647 (1983) · Beckenfrakt u assoz Urogenitalverletzgn. H Unfallheilkd 164, 277-279 (1984) · D aufricht Umstellgsosteotomie z Bhdlg instabiler pertrochantärer Femurfrakt. Chirurg 56, 25-29 (1985)

Mletzko, Joachim Ernst, Dr. med., i. R., Rübenacher Str. 168 b, 5400 Koblenz 1 · *21. 01. 26 Deutsch-Piekar/ Oberschl. · A 52, Erlangen · D 52, Erlangen · AG Allg-Chir · NeurChir. · Neuroradiol. · Elektroencephalographie · FG NeurChir 10/61 · TW b) NeurChir. 10/61-09/64 Neurochir. Abt. d. Chir. Univ.-Klin. Heidelberg (Bauer, Klar) c) i. R. · S 02/65-03/86 Ltd. Arzt NeurChir. Abt. Bundeswehrzentralkrhs. Koblenz
ZV Späterg na Meningo- u Myelomeningocelenop. Chirurg 1960 · Erfahrgn b 33 Chordotomien. ebd · Praxis d kontroll Hypothermie b Hirnop. Langenbecks Arch Chir 296 (1961) · Serienangiograph Nachweis mult Hirnmetastasen. RÖFO 96 (1962) · Bolzenschußverletzgn i Baugewerbe. Monatschr Unfallhkd 1962 · Karpaltunnelsyndrom. Chirurg 1962 · Schwere Schä-

deltraumen b Kindern. Langenbecks Arch Chir 300 (1962) · Hat d Ventriculo-Zisterno-Stomie na Torkildsen heute noch ih Berechtigg? ebd · Schwere Schädelverletzgn u ihre bes Pflege. Dtsch Zbl Krankenpfl 1963 · Centrophenoxin i d Bhdlg akuter Schädel-Hirn-Verletzter. Giornate Internazionali sui farmachi psico-stimolanti sell. Roma 1963 · Einfl v Ethchlorvynol auf d Hirnstrombild d Erwachsenen. Arzneimittelforsch 1964 · Diagn lumb Bandscheibenvorfälle. Wehrmed Monatsschr 1967 · Alloplast Deckg v Schädeldefekten m Kunststofflangzeitpolymerisaten. ebd 1974 · Kriegschir Maßnahmen b Verletzgn d Schädel-Hirn-Ber. Vlg Wehr u Wissen 1978

Mocke, Ulrich, Dr. med., Assistenzarzt, Abt. f. Unfallchir., Klinikum Hof, Eppenreuther Str. 9, 8670 Hof/Saale · *21.02. 51 Kassel · **A** 78, München · **D** 78, Würzburg · **AG** Urol. · Anästh. · **FG** Chirurgie 05/85 · **TG** UnfChir 03/87 · **TW a)** 05/85–10/85 AllgChir. Klinikum Hof (Krug) **b)** 11/85–05/89 UnfChir. ebd. (Vollmar) **c)** AssArzt im TG

Mohl, Werner, Priv. Doz. Dr. med., Dr. phil., Oberarzt, II. Chir. Univ.-Klin., Spitalgasse 23, A-1090 Wien · *24.02. 50 Mödling b. Wien · **A** 74, Wien · **D** 74, Wien · **AG** Koronarzirkulation · Arrhythmiechir. · Intraop. Echokardiographie · **FG** Chirurgie 81 · **TG** Thorax- u. KardiovaskularChir 81 · **H** 86, Wien · **TW a)** Erwachsenenherzchirurgie **c)** OA Kardiovaskularchir. · **S** Seit 88 Privatordination Wien
ZV Experimental studies of the influence of pressure-controlled intermittent coronary sinus occlusion on ischemic myocardium. Thorac Cardiovasc Surg [Spec Issue 1] 29, 18 (1981) · Effects of intermittent coronary sinus occlusion (ICSO) on infarct size and myocardial function. ebd 27 (1982) · Pressure controlled intermittent coronary sinus occlusion reduces myocardial necrosis. Am J Cardiol 49, 1017 (1982) · Improvement on regional ischemic myocardial function by intermittent coronary sinus occlusion. Circulation II, 68, 4, 186 (1983) · Reduction of infarct size induced by pressure controlled intermittent coronary sinus occlusion. Am J Cardiol 53, 923 (1984) · Effects of pressure-controlled intermittent coronary sinus occlusion on regional ischemic myocardial function. JACC 5, 939–947 (1985) · Coronary sinus retroperfusion and pressure controlled intermittent coronary sinus occlusion (PICSO) for myocardial protection. Surg Clin North Am 65/3, 477–495 (1985) · Retrograde cardioplegia via the coronary sinus. Ann Chir Gynaecol 76, 61–67 (1987) · Koronarsinusintervent als neue Maßnahme d Interventkardiol. Herz Kreisl 4, 167–170 (1987) · Clinical evaluation of PICSO during open heart surgery. Working group on coronary sinus interventions. Newsletter 1, 3 (1987) · Coronary sinus interventions: from concepts to clinics. J Cardiac Surg 2, 467–493 (1987) · Periop Prophylaxe m Acylureido-Penicillinen in d Herzchir. FAC 7, 211–219 (1988) · The momentum of coronary sinus interventions clinically. Circulation 77, 6–12 (1988) · Clinical evaluation of pressure-controlled intermittent coronary sinus occlusion: Randomized trial during coronary artery surgery. Ann Thorac Surg 46, 192–201 (1988)
BV The coronary sinus. Proc 1st Int Symp on myocardial protection via the coronary sinus. Darmstadt: Steinkopff 1984 · CSI – A new approach to interventio-

nal cardiology. ebd 1986 · Clinics of CSI. Proc 2nd Int Symp on myocardial protection via the coronary sinus. ebd 1986 · Echocardiography and doppler in cardiac surgery. New York: Igaku-Shoin 1989 · Pressure-controlled intermittent coronary sinus occlusion in cardiac surgery. In: Myocardial protection in cardiac surgery. New York: Marcel Dekker 1987 · Coronary sinus perfusion for preservation of jeopardized myocardium. In: Invasive cardiovascular therapy. Martinus Nijhoff 1987

Moll, Wolfram W., Dr. med., Oberarzt, Chir. Abt. Vinzentius Krhs., Cornichonstr. 4, 6740 Landau/Pfalz · *25.04. 37 Aachen · **A** 65, Düsseldorf · **D** 63, Bonn · **AG** 04/65–07/65 Tropenmed. Hamburg · 65/66 Dermatol. Bonn · 09/66–05/67 Chir. Kreiskrhs. Geislingen/Stg. · 67–68 Gyn. u. Geburtshilfe St. Vinzenz Hosp. Wiedenbrück · 68–73 St. Francis Hosp. Mutolere/Uganda Missions-Krhs. · 73–76 Chir. St. Johannes Hosp. Bonn · **FG** Chirurgie 11/76 · **TW a)** 01/77–10/79 OA Kreiskrhs. Osterholz-Scharmbeck (Bothe) · 79–86 Chefarzt St. Francis Hosp. Ifakara/Tanzania · Seit 09/86 OA Vinzentius Krhs. Landau/Pfalz (Kotter) **c)** Oberarzt · **S** 68–73 Missionsarzt u. einziger Arzt, St. Francis Hosp. Mutolere, Kisoro, Uganda, Ostafrika · 79–86 Ärztl. Dir. St. Francis Hosp. u. Leitender Arzt Chir.-Urol-Gynäkol.-Geburtshilfl. Abt. St. Francis Hosp., Ifakara, Tanzania, Ostafrika

Möller, Siegfried, Dr. med., niedergelassen, Marktstr. 27, 3013 Barsinghausen 1 · *09.06. 34 Schweidnitz/Schlesien · **A** 64, Wiesbaden · **D** 66, Giessen · **FG** Chirurgie 12/69 · **TW a)** 69–74 OA Josefskrhs. Freiburg (Schönbach) · 74–77 Chefarzt Chir. Abt. Krhs. d. Ev. Gemeinde, Rheda **c)** Niedergel. Arzt f. Chir., D-Arzt · **S** 74–77 Chefarzt in Rheda · Seit 77 Niedergel. Chirurg in Barsinghausen

Mollowitz, Günther Georg, Prof. Dr. med., Chefarzt i. R., Am Strand 2, 4100 Duisburg 14 (Rheinhausen) · *16.01. 20 Königsberg/Pr. · **A** 47, Kiel · **D** 48, Kiel · **AG** AllgChir. · **FG** Chirurgie 53 · **H** 57, Kiel · **P** 63, Kiel · **TW a)** 49–51 Chir. Univ.-Klin. (Wanke) · 51–62 Chir. Univ.-Klin. Abt. Wik (Fischer) **c)** Buchautor · **S** 62–66 Chefarzt Chir. Abt. Johanniter Krhs. Duisburg-Rheinhausen · 67–85 Chefarzt Chir. Abt. Krhs. Bethanien Moers
ZV Ursache u Bhdlg d verzög Knochenbrheilg na Tibia-Marknagelg a Krankengut d Chir Univ-Klin Kiel, Diss · Einf f d Klin brauchb Methode z Empfindlichktsbestimmg v Bakt gegenüber Penicillin, Streptomycin u Sulfonamiden. Chirurg 1951 · Beseitigg v Anastomosen zw d Gallenwegen u d Intestinaltrakt. Bruns Beitr Klin Chir 189 (1954) · Transcholedoch Sonde. Zur Leberschutztherap nach Eingr a d Gallenwegen. Chirurg 1955 · Techn d freien Hauttransplantat m d Elektrodermatom. ebd 1959 · Beobachtg d Gallensekret d Menschen. Habil-Schr. Langenbecks Arch Chir 291 (1959) · Chir d Gallenwege. Naht d Ductus choledochus, T-Drainage, transcholedochale Sonde, Papillotomie, Papillenplastik, Manometrie. Chir Praxis 2 (1959) · Bhdlg d angeb Dünndarmverschlüsse. Kinderchir Symp 1958, Volk u Gesundh Berlin 1959 · Sanierg v Typhus-u Paratyphus-Dauerausscheidern durch Cholezystekt u hohe Penicillindosen. Chirurg 1961 · Messg d Gelenkbeweglichkt d b Begutachtg. Chir Praxis 1962 · Hitze-

schädigg d Knochens durch Oscillationssägen. Zentralbl Chir 1962 · Vitallium-Endoprothese b Sarkom a prox Humerus. Chirurg 1966 · Gezielte arthrograph Meniscusdiagn m d Bildverstärker-Fernsehanlage. H Unfallheilkd 91 (1967) · Beitr d gezielten Doppelkontrastarthrograph f d Indikatstellg z Rearthrotomie d Kniegelenkes. Chirurg 41, 365–370 (1970) · Kniegelenksarthrograph na Schienbeinkopfbrüchen. H Unfallheilkd 126, 230 (1975) · Markierg d Opfeldes v d Op (z Verwechslgsverhinderg). Aktuel Chir 3, 16 (1981) · Schrotkugeln i Wurmfortsatz. Chirurg 56, 607 (1985) **MH** Ärztl Gutachten i Versichergswesen, 3 Aufl. Barth 1968 · Unfallmann, 10 Aufl. Heidelberg: Springer 1986 **BV** Krebsfibel. Barth 1964

Molzahn, Eckhard, Dr. med., Oberarzt, Chir. Abt. Ev. Krhs., Kirchfeldstr. 40, 4000 Düsseldorf · *12.02. 49 Herford · **A** 78, Düsseldorf · **D** 78, Düsseldorf · **AG** AllgChir. · Traumatol. · Onkolog. · Klin. Studien · Regionale Chemotherap. · **FG** Chirurgie 04/85 · **TW a)** 85–89 Chir. Abt. Ev. Krhs. Düsseldorf (Gruenagel) **c)** OA Chir. Abt.
ZV Polypen d Colon u Rektums u Nachuntersuchgn b Adenompat. Langenbecks Arch Chir 366, 182, 626 (1985) · Konzepte z Prophyl u Bhdlg v Lebermetast b colo-rectalen Ca du region Chemotherap. Chirurg 59, 34–40 (1988) **BV** Polypen d Colons u Rektums u Nachuntersuchgn b Adenompat. In: Akt Koloproktol, Bd 2. München: Nymphenburg 1985 · Konzep u Techn z Prophyl u Bhdlg v Lebermetast b colo-rektalen Ca du region Chemotherap. In: Kompendium d zentr Zugangs b Erwachs u Kindn. Berlin: Acron 1986 · Präop Vorbestrahlg d Rektumca. In: Akt Koloproktol, Bd 4. München: Nymphenburg 1987

Mondt, Henrik, Dr. med., Chefarzt, Chir. Abt. Albertinen-Krhs., Süntelstr. 11 A, 2000 Hamburg 61 · *04.09. 42 Rostock · **A** 71, Kiel · **D** 78, Kiel · **AG** 10/71–12/76 AllgChir. St. Georg, Hamburg · 01/77–12/78 UnfChir. BG-Krhs. Hamburg · **FG** Chirurgie 06/78 · **TG** Gef-Chir 12/81 · UnfChir 05/79 · **TW a)** 78 StatArzt Unf-Chir. BG-Krhs. Hamburg (Zimmer) · 81–89 1.OA Allg., Thorax- u Gefäßchir. Allg. Krhs. St. Georg Hamburg (Meyer-Burgdorff, Mörl) **b)** 79–80 StatArzt Gef-Chir. **c)** Chefarzt · **S** Seit 07/89 Chefarzt Chir. Abt. Albertinen Krhs. Hamburg
ZV Komplikat b persistier Ductus omphaloentericus. Kongr Bd 115 Tag Nordwestdt Chir 1975 · Strahlenfolgen na Radiumtherap kindl Hämangiome. Diss Kiel 1978 · Hämodynam Verlaufsbeobachtgn na Profundaplastik. Kongr Bd 126 Tag Nordwestdt Chir 1980 · Iatrogene a v-Fisteln i Bereich durchblutgsgestörter unt Extremitäten. Kongr Bd 130 Tag Nordwestdt Chir 1982 · Intraop transluminale Angioplast b Subclavian steal Syndr, e Alternat z gefäßchir Eingriff? Vasa 13 (1983) · Intraop transluminale Katheterbhdlg e Truncus brachiocephalicusstenose m Subclavian steal syndr. Röntgen Ber 13, 2 (1984)

Montazem, Abbas, Dr. med., Oberarzt, Zentralklinikum, Stenglinstr. 1, 8900 Augsburg · *20.12. 39 Teheran/Iran · **A** 86, Augsburg · **D** 76, Berlin · **AG** NeurChir. · **FG** NeurChir 03/76 · **TW b)** 10/76–08/82 Chefarzt Neurochir. u. Lehrtätigkeit Univ. Isfahan/Iran **c)** 1.OA u. Chefvertreter Neurochir. · **S** 10/76–08/82 Chefarzt Isfahan
BV Operative dorsale fusion in the region of the cranial-cervical junction. In: Diseases in the cranial-cervical junction. 1987 · Laminoplast b cervical Spinalkanalstenose: In: Vertebral column and spinal cord. 1988

Moorahrend, Uwe Wilhelm Albin Hans, Dr. med., Chefarzt, Fachklin. Enzensberg Abt. Unfallchir. Reha, Höhenstr. 56, 8959 Hopfen/Füssen · *03.09. 45 Oldenburg · **A** 77, München · **D** 78, München · **AG** Endoprothetik · Knorpelstoffwechsel · **FG** Chirurgie 10/83 · **TG** UnfChir 03/85 · **ZB** Phys. Therap. 08/87 · Sportmed. 01/89 · **TW a)** 83 AssArzt AllgChir. Kreiskrankenanst. Lemgo (Reismann) · 84 AssArzt UnfChir. ebd. (Behrens) **b)** 85 OA Orthop. Abt. Fachklin. Enzensberg, Hopfen-Füssen (Huth) **c)** Chefarzt Abt. Unfallchir. Rehabilitation · **S** Seit 86 Chefarzt Fachklin. Enzensberg, Hopfen-Füssen
ZV Erg frühfunktioneller Nachbhdlg nukleotomierter Pat i Form e gezielt Terraintrainings. Z Phys Med Balneol Med Klimat 5, 293 (1986)

Moritz, Erich, Univ. Prof. Dr. med., Primararzt, 2. Chir. Abt. Landeskrhs., A-5020 Salzburg · *10.08. 40 Wien · **D** 66, Wien · **AG** 66 Inn. Med. Wilhelminenspital Wien · 67–72 II. Chir. Univ.-Klin. ebd. · 06/71–05/72 State Univ. of N. Y., Buffalo USA · **FG** Chirurgie 12/72 · **H** 76, Wien · **P** 82, Wien · **TW a)** 72–05/86 II. Chir. Univ.-Klin. Wien (Navratil) · Seit 05/86 ebd. (Wolner) **c)** Primarius 2. Chir. Abt. · **S** Seit 05/86 Primarius Landeskrhs. Salzburg
ZV Über 150 Publikationen

Mörl, Franz, Prof. Dr. med., Chefarzt, I. Chir. Abt. AllgKrhs. St. Georg, Lohmühlenstr. 5, 2000 Hamburg 1 · *17.12. 32 Prag/CSSR · **A** 58, Freiburg i. Br. · **D** 58, Freiburg i. Br. · **AG** Pathol. · Inn. Med. Tübingen · **FG** Chirurgie 10/65 · **TG** UnfChir 07/74 · **H** 68, Tübingen · **P** 74, Hamburg · **TW a)** 65–67 Chir. Univ.-Klin. Tübingen (Dick) · 68–70 1.OA Chir. Univ.-Klin. Hamburg (Stelzner) **c)** Chefarzt AllgChir. · **S** 70–75 Chefarzt 1. Chir. Abt. Allg.Krhs. Heidberg-Hamburg · 76–79 Chefarzt 2. Chir. Abt. Allg.Krhs. St. Georg Hamburg · 80–85 Chefarzt Allg.Krhs. Heidberg-Hamburg · Seit 86 I.Chir. Abt. Allg.Krhs. St. Georg Hamburg
ZV Melaena u Hämatemesis als Sympt d Leberrupt. Zentralbl Chir 82, 2051 (1957) · Erg d chir Bhdlg v echten u Pankreaspseudocysten. ebd 89, 1698 (1964) · Z chir Bhdlg d Ileitis terminalis. Bruns Beitr Klin Chir 213, 285 (1966) · Üb Rezidive na Op e Ileitis terminalis Crohn. Zentralbl Chir 91, 1345 (1966) · Gefäßaneurysmen d Magens. Med Welt 17, 2075 (1966) · D Colitis ulcerosa aus d Sicht d Chirurgen. ebd 18, 2844 (1967) · Hämangiome d Dickdarms. ebd 19, 2483 (1968) · D Verhalten d Serumfette b d Pathogen d posttraum Fettembolie. Bruns Beitr Klin Chir 217, 32 (1969) · Üb d Fettembolie. Med Welt 20, 1282 (1969) · Üb d Sicherht v Anastomosen na Kardiaresekt u Gastrektomien. Zentralbl Chir 95, 509 (1970) · Z chir Therap d Colitis ulcerosa. Med Welt 23, 336 (1972) · Chir Aspekte d intest Malabsorpt. Chirurg 45, 7 (1974) · Früh- u Spätreintervent na B-2-Resekt. Med Welt 25, 963 (1974) · Üb Nahtinsuff na tiefen Rektumanastomosen. Aktuel Chir

14, 387 (1979) · Indikat z kontinenzerhalt Op b gutart Rektumserkrkg. Therapiewoche 26, 6656 (1976) · E Analyse v chir Eingr i e Dialysezentrum. Zentralbl Chir 103, 387 (1978)
BV Klin d Proteinaseninhibitoren i d Chir. Stuttgart: Schattauer 1968 · Peritonitis. In: Spez Chir f d Praxis, II/2. Stuttgart: Thieme 1973 · Ileus. In: ebd. 1972 · D Frührelap na Appendektomie. In: Postop Komplikat. Berlin: Springer 1976 · Appendicitis. In: Klin Gastroenterol. Stuttgart: Thieme 1984 · Tumoren d Peritoneums u Mesent. In: Klin Gastroenterol IV. ebd 1986 · Z Chir d Dickdarmkrebses. Schrift Sudetendeutsch Akad d Wissensch u Künste 9. München: Sudeten-Verlag 1989

Mörsdorf, Paul, Dr. med., Chefarzt i. R., Riedmattweg 5, 7860 Schopfheim · *20. 07. 13 Baumholder/Nahe · **A** 38, Berlin · **D** 38, Berlin · **AG** 37–38 Pathol. Inst. d. Univ. Charité Berlin (Rössle) · 38 Inn. Abt. Städt. Krhs. am Urban Berlin (Teitge) · 38–45 Pharmako. Inst. d. Univ.-Greifswald (Wels) · 39–45 Kriegsdienst bei der Marine (Schürmeyer) · 45 Chir. Abt. d. Krs. Krhs. Sulingen (Schilling) · 45–49 Chir. Abt. Bollmannskrhs. Nienburg (Bühmann) · **FG** Chirurgie einschließlich Urologie 05/49 · **ZB** Arbeitsmed. 01/76 · **TW a)** Chirurgie u. Gynäkologie: 49 Chir.-gynäkol. Abt. d. Bollmanns Krhs. (Bühmann) · 49–52 Chir., Urol. u. Gynäkol. OA Chir.-Gyn. Abt. d. Städt. Krhs. Baden-Baden (Sigmann) · 52–82 Chir., Urol., Gynäkol. u. Geburtshilfe: Chefarzt Städt. Krhs. Zell im Wiesental **c)** Chefarzt i. R., Arbeitsmed. · **S** 52–82 Chefarzt Städt. Krhs. Zell im Wiesental
ZV Untersuchgn üb d Verhalten d Schleimes d Friedländerbazillen b Fixierg u Färbg. Beitr z histol Bild d schleim Lungenentzündg durch Friedländerbazillen. Diss Berlin 1938 · Prophyl d postop Darmatonie. Zentralbl Chir 1954 · Therap d Herzinsuff. Medizinische 1957 · Hämatochylothorax b disloz Wirbelfrakt. Helv Chir Acta 1967 · Weitgeh Gewichtsverlust (95%) i Innern uns Körpers, e lebenswicht Funkt d Gewebslymphe (= interstit Flüssigkeit) a Grund d Archimedisch Gesetzes. Symp i Orthop u Chir i München 1985 · Raumfahrt: Gut adaptiert. Dtsch Ärztebl 82 Jg, Heft 47 (1985)

Moschinski, Gert Dieter, Prof. Dr. med., Chefarzt, Kreiskrhs. Dormagen, Dr.-Geldmacher-Str. 20, 4047 Dormagen 1 · *11. 10. 38 Essen · **A** 66, Düsseldorf · **D** 64, Düsseldorf · **AG** AllgChir. · UnfChir. · GefChir. · **FG** Chirurgie 72 · **TG** UnfChir 76 · **H** 76, Düsseldorf · **P** 78, Düsseldorf · **TW a)** 70–80 Klin. A Med. Einrichtgn Univ. Düsseldorf (Kremer) **b)** Bis 80 ebd. **c)** Chefarzt · **S** Seit 80 Chefarzt Chir. Klin. Kreiskrhs. Dormagen
ZV Megakaryozyten i Lungenkreisl. Blut 13, 358 (1966) · Ist d Endoproth b inop malig Stenosen d ob Gastro-Intestinaltraktes empfehlenswert? Bruns Beitr Klin Chir 218, 126 (1970) · D Bedeutg d Allgbhdlg b frakturkranken, greisen Pat. Zentralbl Chir 96, 184 (1971) · Zentrale Hüftgelenksluxat – Erfahrgn u Bhdlgserg. Aktuel Traumatol 4, 33 (1974) · D Ka d Gallenwege. Bruns Beitr Klin Chir 221, 592 (1974) · D Ka d Gallenblase. Med Welt 26, 171 (1975) · Erg d op Bhdlg d Kniescheibenbruchs. Unfallheilkunde 81, 14 (1978) · Z Therap d medialen Schenkelhalsfrakt m d Hüftkopfproth. ebd 81,

612 (1978) · Erg d konservativen Bhdlg v Unterschenkelbrüchen. Therapiewoche 30, 1624 (1980) · D konserv Bhdlg d Unterschenkelfrakt m d Sarmientogips. Unfallheilkunde 83, 509 (1980) · Z Progn d Magenstumpfka. Extracta gastroenterologica 9, 309 (1980) · Beitrag z Bhdlg v Metatarsalfrakt. Unfallheilkunde 83, 115 (1980) · D Verhalten d Spurenelemente Kupfer u Zink b d Knochenbruchheilg b Kaninchen. Aktuel Chir 16, 8 (1981) · D Unterschenkelbruch b alten Pat. ebd 16, 8 (1981) · Z Osteosynthese dist Unterschenkelfrakt. Unfallchirurgie 9, 202 (1983) · Einfluß d Gelenkimmobilisierg a d Arthroseentwicklg. Unfallheilkunde 86, 173 (1983) · Z kombin op Therap d Schultereckgelenksprengg. ebd 87, 223 (1984) · D isolierte Frakt d hint dist Tibiakante, d sogen hint „Volkmann-Dreiecks". ebd 87, 474 (1984) · Inguinal hernia operations in Germany. Int Surg 71, 146 (1986) · Op Bhdlg d frisch Schultereckgelenksprengg m resorbierb Nahtmaterial. Aktuel Chir 22, 183 (1987)
BV Arterienstenose u Strömg. Stuttgart: Thieme 1977 · Erstversorg b Unf, Ertrinken u Verbrenngn; Ausgewählte chir Erkrankgn. In: Therap kurzes Hdb. Stuttgart: Schattauer 1978 · D traumat Schock. Weichteilverletzgn, Frakturen, Gelenkverletzgn, Dupuytrensche Kontraktur, amb Nachsorge n op Frakturbhdlg. In: D chir Poliklin, 2 Aufl. Stuttgart: Thieme 1988

Moser, Herbert Paul, o. Univ. Prof. Senator h. c., Dr. med. Prim. i. P., em., privat: Grillparzerstr. 2, A-8010 Graz · Büro: Steirische Krebsgesellschaft, Heinrichstr. 29/II, A-8010 Graz · *09. 09. 11 Ybbs/Donau, NÖ · **A** 36, Graz · 78, Nairobi f. d. chir. Tätigkt. als „Flying doctor" in Ostafrika · **D** 36, Graz · **AG** 36 Path. Anat.-Univ. Wien · 36–38 I. Chir. Univ.-Klin. Wien · 46 Chir. Univ.-Klin. Graz · 48 Univ. Liverpool, Tropeninst. Liverpool, Nuffield Hosp. Oxford, Chir. Univ.-Klin. Zürich · 49 Düsseldorf, München · 50 Univ.-Klinik Leeds, East Grinstead · 51 Bad Tölz, Augsburg · 52 Northern Hosp. London, Bad Dürkheim · 53 CT Diagnostik Cleveland Hosp. Ohio, USA · **FG** Chirurgie, Orthopädie, Unfallchir. 49 · **TG** UnfChir 55 · **H** 51, Graz, Chirurgie · 67, Graz, Orthopädie · **P** 56, Graz · **TW a)** 46–56 OA d. I. Chir. Univ.-Klin. Graz **b)** 52–88 zusätzl. Lehrauftrag f. Orthop. Univ. Graz · 61 Gastprofessor a. d. Univ. Istanbul **c)** Allg. chir. u. orthop. Praxis · Seit 62 Präsident Steirischen Krebsgesellschaft Graz, Vizepräsident Österr. Krebsgesellschaft Wien, Chefchir. d. Souv. Malteser Ritter Ordens im Großpriorat Österreich · **S** 57–77 Vorstand III. Chir. Abt. LKH Graz · Seit 52 Lehrbeauftr. Orthop. Univ. Graz · Seit 61 Chefchir. d. Souv. Malteser Ritter Ordens im Großpriorat Österreich
ZV Erfrierungen. Dtsch Wschr 22, 549 (1942) · Neue Erkennt üb d pertrochanteren Bruchformen. Schweiz Med Wochenschr 78, 1088 (1948) · Sensorium u Sensibilität unter Curare. ebd 79, 408 (1949) · Untersuchgn üb d Wesen d Headschen Zonen. Schwz Ärztl Mhefte 52, 817 (1949) · Z Frage d Abhängigk d Antikörperbildg u d anaphylakt Schocks v Zentralnervensystem. Z Immunitätsforsch 108, 89 (1950) · Traumat kommunizier Arthrozele i d Kniekehle. Zentralbl Chir 75, 942 (1950) · D Sauerbruchhand als Sinneswerkzeug. Wien Klin Wochenschr 62 (1950) · D belastungsfähig genagelte pertrochantere Frakt. Schweiz Med Wochenschr 81, 305 (1951) · Bhdlg d Frakt i d ob Hälfte d Humerus.

Zentralbl Chir 76 (1951) · Biceps-Pektoralis-Plastik na poliomyelit Lähmg. Verh Dtsch Orthop Ges 1954 · Totale Wirbelresekt. Mod Chir 1955 · D Psoas-Syndrom. Med Klin 55, 835 (1960) · Totale Spondylektomie. Langenbecks Arch Chir 295, 979 (1960) · Transthorakale Spondylotomie. Tuberkulosearzt 15, 709 (1961) · D Verhalt d Nebennierenrinde i Karzinomexp. Med Klin 1963 · D Boden d Krebskrankh. Krebsarzt 17, 260 (1962) · D op i Drehbett. Langenbecks Arch Chir 313 (1965) · Phantomglied u Körperschema. H Unfallheilkd 1968 · Wege u Systeme d Karzinommetastasierg i d Skelett. Öst Z f Erforschg u Bekämpfg d Krebskr 1972 · Prämetastat Phasen als Ausgangspunkt z Erforschg d Krebsabwehr. Wien Med Wochenschr 127, 279 (1977) · Beitrag z Stimulierg d körpereigenen Abwehr b Krebspat. Laryngol Rhinol Otol (Stuttg) 4, 156–159 (1988) · Erfahrgn als fliegender Busch-Chirurg in Ostafrika. Mitt Österr Ges Tropenmed 4 (1982) **BV** Prax d mod Narkose. Wien: Maudruch 1951, 1953 · Biographie, Prof Dr med Jaromir Freiherr v Mundy, Malteser Museum Mailberg, Bd 2. Der große Bogen (Von d Klin i d Busch). Graz: Styria 1983, 1984 · Besond Erfahrgn b d Op d Spondylitis tuberculosa. In: Skelett-Tuberkulose. Stuttgart: Thieme 1961 · Exp Untersuchg d Wachstumselemente d WS. In: Erg d WS-Forschg. 1960 · Rö-Darstellg d vulnerablen Enden d HWS u Bedeut für Op Wahl. In: Möglchktn u Grenzen d Rö-Diagnost d WS. 1964 · D Ligamentosis supraspinalis i rheumat Formenkreis. In: WS u Rheumatismus. Stuttgart: Hippokrates 1966 · Exp Forschg d Skoliosenentstehg. In: Funkt Pathol u Klin d WS. ebd 1971

Moskopp, Dag, Dr. med., Wiss. Assistent (C 1), Neurochir. Univ.-Klin. Bonn-Venusberg, 5300 Bonn 1 · *24. 11. 56 Remagen/Rhein · **A** 83, Bonn · **D** 83, Bonn · **AG** 75/76 Hämophilie-Ambulanz Bonn · 78–81 Anat. ebd. · NeuroChir. · Spez. Neurotraumatol. EANS Curriculum · 85 Thessaloniki, 86 Oporto, 87 Wroclaw, 88 Amsterdam, 89 Rostock · 89 DAAD-Stipendium (Kulturabkm) NeurChir. Magdeburg (Vogel) · 89 Wilhelm-Tönnis-Stipendium d. Dtsch. Ges. f. NeurChir. · **FG** NeurChir 10/89 · **TW a)** 83 StatArzt NeurChir. · 84 StatArzt Neurochir. Intensivstation · Seit 85 StatArzt NeurChir. · NeurChir. Univ.-Klin. Bonn (Wüllenweber, seit 09/89 Schramm) **c)** Wiss. Ass. NeurChir. **ZV** Azetsaliz u Codein phosphor als mittl Analget. Arznei-Telegr 9, 74 (1984) · Delayed onset of Lhermitte's sign. J Neurosurg 61, 204 (1984) · Pseudoappend of neurosurg orig. ebd 61, 994 (1984) · AIDS with centr nerv syst toxoplasm. ebd 62, 459 (1985) · Sept Hirnabsz na ged Schäd-Hirn-Trauma m Steroidther. Neurochirurgia 28, 147 (1985) · Unusual anaphylatoxin dynamics after head injury. ebd 29, 203 (1986) · Provis diagn value of the C3a-desArg-RIA in the neurosurg ICU. Adv Neurosurgery 14, 328 (1986) · D transcran Doppler-Sonogr i d NeurChir. Ultraschall Klin Prax [Suppl 1] 84 (1986) · Dexamethasone in severe head injury. J Neurosurg 65, 427 (1986) · Müssn Cumarin (MARCU-MAR)-Patn zu häufig neurochir behndlt wrdn? arznei telegr 12, 106 (1987) · Epilepsy surg in Bonn fr 1950 to 1985: A retrosp uncontr clin evaluat of 62 oper epileptics. Adv Neurosurgery 15, 220 (1987) · Intrakran u intraspin Blutngn unt Bhndlng m Cumarinder: Katamn von 63 Fälln zw 1978 u 1986. Klin Wochenschr 65, 781 (1987) · Compar of MRI, X-ray CT, EEG and long-

term outcome after head injury: a prosp re-examin of 55 pat. Adv Neurosurgery 17, 27 (1989) · Eindr v e Aufenth a d Med Akad Magdeburg. Bonner Univ Nachricht 22, 37 (1989) · Begleit Wirbelstraum b Schäd-Hirn-Verl: 34 konsek Pat aus 3 J. Unfallchirurg 1990 · Th diagn val of th anaphylatoxins f neurosurg pat needs furth clarific. J Neurosurg 72 (1990) · Association of injuries to head & spine. Adv Neurosurgery 18 (1990) **BV** Draingn i d NeurChir. In: Draingn u Draingtechn i d op Med. München: Bergmann 1986 · Z Eintlg d Bewußtslage. In: Verh d Dtsch Ges f Neurol 4. Berlin: Springer 1987 · NeurChir Anwendmöglkt d transkran Doppler-Sonogr. In: Ultraschalldiagnostik '86. ebd 1987 · Z NeurTraum anh v 2592 Pat (Bonn, 1979–88). In: Spktrm d NeurChir, Ffm, pmi 1989 · Glukokortikster f Schäd-Hirn-Verl? Rückbl a prosp Doppelbl-Stud. In: Ster b neurol u neurochir Erkrank. Stuttgart: Thieme 1990

Mossanenzadeh, Dara, Dr. med., niedergelassen, Myliusstr. 8, 7140 Ludwigsburg · *08. 05. 38 Teheran/Iran · **A** 68, Stuttgart · **D** 66, Heidelberg · **AG** Inn. Med. · Chir. · UnfChir. · Wiederherstellgschir. · **FG** Chirurgie 04/73 · **TG** UnfChir 04/75 · **TW a)** Krhs. Ludwigsburg (Rathke) **b)** UnfChir. (Gerlitzky) · **S** Seit 77 Niederlassung Ludwigsburg

Mostioglu, Foti, Dr. med., niedergelassen, D-Arzt, Peinerstr. 34, 3163 Sehnde 1 · *02. 11. 36 Istanbul/Türkei · **A** 62, Istanbul · **D** 62, Istanbul · **AG** Inn. Med. 62 · Allg. Med. 62–64 · Chir.-Ausbildung 64–69 · **FG** Chirurgie 01/70 · **TW a)** 70-74 1. OA Vinzenzkrhs. Hannover **c)** Niedergel. Chirurg u. D-Arzt · **S** Seit 74 Niederlassung Sehnde

Moussa, Farouk, Dr. med., Chefarzt, Krhs. Hindelang, Gerberweg 6, 8973 Hindelang · *11. 06. 36 nicht angegeben · **A** 65, München · **D** 65, München · **FG** Chirurgie 03/71 · **TW a)** Bis 71 Krhs. München-Pasing · 71–76 OA Krhs. Sonthofen · Seit 76 Chefarzt Krhs. Hindelang **c)** Chefarzt Chir. Abt. · **S** Seit 76 Chefarzt Krhs. Hindelang

Mrozek, Bruno Arnulf, Dr. med., Chefarzt, Kreiskrhs., Krankenhausstr. 70, 8068 Pfaffenhofen/Ilm · *25. 03. 43 Augsburg · **A** 71, Düsseldorf · **D** 71, Bonn · **AG** Organkonservierung zur Transplantation · Adipositaschir. · GefChir., Wundinfekt. · **FG** Chirurgie 08/78 · **TG** GefChir 05/83 · **TW a)** 08/78–08/81, 10/83–12/83 Chir. Univ.-Klin. Erlangen (Gall) **b)** 09/81–03/83 GefChir. ebd. (Raithel) · 04/83–09/83 UnfChir. ebd. (Beck) **c)** Chefarzt im Kollegialsystem mit Schwerpunkt Allg. u. GefChir. · **S** Seit 84 Chefarzt Pfaffenhofen

Muggler, Eduard, Dr. med., Chefarzt, Chir. Abt., Regionalspital, CH-4310 Rheinfelden · *27. 04. 42 Winterthur/CH · **A** 68, Zürich · **D** 70, Basel · **AG** AllgChir. · Anästh. · UnfChir. · **FG** Chirurgie 10/75 · **TG** UnfChir 78 · **TW a)** 69–76 AssArzt, Chir. Klin. Kantonsspital, Aarau, Schweiz (Deucher) · 78–80 OA Aarau, Schweiz **b)** 76–78 AssArzt Abt. Unfallchir. Univ.-Klin. Ulm (Burri) **c)** Seit 80 Chefarzt Chir. Regionalspital, Rheinfelden, Schweiz · **S** s. TWc

Muhl, Elke, Dr. med., Oberärztin, Chir. Klin. Med. Univ. Lübeck, Ratzeburger Allee 160, 2400 Lübeck · *19.07. 52 Lohe · **A** 78, Kiel · **D** 85, Lübeck · **FG** Chirurgie 07/86 · **TG** UnfChir 09/88 · **TW** c) OA Chir.

Mühlbauer, Wolfgang, Prof. Dr. med., Chefarzt, Krhs. München-Bogenhausen, Abt. Plast.-, Wiederherstell.- u. Handchir. Zentrum f. Schwerbrandverletzte, Englschalkinger Str. 77, 8000 München 81 · *03.07. 38 Alkofen · **A** 66, München · **D** 64, München · **AG** Chir. · Plast-Chir. · Handchir. · Verbrennungen · **FG** Chirurgie 72 · **TG** PlastChir 76 · **H** 73, München · **P** 78, München · **TW** b) Bis 84 Abt. f. Plast. Chir. Klinikum re. d. Isar, TU München (Schmidt-Tintemann) c) Chefarzt · **S** Seit 84 Chefarzt Abt. Plast.-, Wiederherstell.- u. Handchir., Zentrum f. Schwerbrandverletzte, Städt. Krhs. München-Bogenhausen
ZV 156 Wissenschaftl Veröffentl in nationalen u internationalen Fachzeitschriften sowie Buchbeitr
MH Kraniofaziale Fehlbildgn u ihre op Bhdlg. Stuttgart: Thieme 1983

Muhrer, Karl-Heinz, Prof. Dr. med., Ltd. Oberarzt, Klin. f. Allg.- u. Thoraxchir. Zentrum f. Chir. d. Justus Liebig-Univ., Klinikstr. 29, 6300 Gießen · *12.07. 48 Großhabersdorf/Kreis Fürth · **A** 75, Erlangen · **D** 74, Erlangen · **AG** AllgChir. · Onkol. Chir. · Thoraxchir. · Tumorimmunol. · KindChir. · **FG** Chirurgie 09/81 · **TG** UnfChir 08/87 · **H** 82, Gießen · **P** 86, Gießen · **TW** a) Seit 10/83 OA Klin. f. Allg.- u. Thoraxchir. Zentrum f. Chir. Justus Liebig-Univ. Gießen (Schwemmle) u. OA KindChir. b) Seit 85 Unfallchir. Klin. ebd. · Seit 12/86 OA ebd. (Ecke) c) Ltd. OA Allg.- u. ThChir. · OA KindChir.
ZV Chir d Bauchspeicheldrüse. Z Allgemeinmed 53, 783–791 (1977) · D akut Mesenterialgefäßverschluß. Dtsch Ärztebl 74, 2863–2868 (1977) · Ösophagusvarizenblutg. Intensivbehandlg 3, 17–25 (1978) · Klin Relevanz zellul Immunität b Bronchialca. Prax Pneumol 36, 335–339 (1982) · Immunreaktivität b colorectalen Ca - Klin Wertigkt aus chir Sicht. Chirurg 53, 112–116 (1982) · KCL-Tumorextrakte i Elektrophorese-Mobilitäts-Test (EMT) - Klin Wertigkt in d Diagnost d Magenca. Z Gastroenterol 20, 376–383 (1982) · Nachweis immunolog Kriterien im Elektrophorese-Mobilitäts-Test? Tumor Diagn Therap 3, 96–100 (1982) · Immunolog Primärtumorlokalisat. Chirurg 53, 258–262 (1982) · KCL-Carcinoma extracts as tumor antigens in the electrophoretic mobility Test: Clinical evaluation. Cancer Detect Prev 6, 101–106 (1983) · Immunreaktivität b kolorekt Ca. Ansätze e immunolog Diagn? Schweiz Med Wochenschr 113, 546–547 (1983) · Gibt es e chron Appendizitis m d Indikat z Op? Med Welt 34, 393–396 (1983) · D Leistenschmerz. Der Allgemeinarzt 5, 1228–1230 (1983) · Selt Pankreas Tumor: d solid-cystische Acinuszelltumor. Chirurg 54, 613–616 (1983) · Primary pulmonary neurilemoma. Thorac Cardiovasc Surg 31, 313–316 (1983) · Spezifität lymphozytärer Reakt gegenüber Tumorantigenen - Ansätze e Karzinomdiagnose in vitro? Fortschr Med 102, 45–48 (1984) · Serum-Endotoxin-Spiegel während d Verlaufs d off Peritonitis-Bhdlg. Chirurg 56, 789–797 (1985) · Short- and long-term TPA monitoring in patients with gastrointestinal and bronchial carcinoma following radical or palliative tumor resection. Tumor Diagn Therap 7, 120–124 (1986) · Intraarteriel Infus e monoklonalen Anti-CEA-Antikörpers b Lebermetastasen kolorektaler Ca. ebd 8, 85–92 (1987) · Monoklonale Antikörper i d Therap nicht resektabler Pankreasca. Chirurg 59, 328–334 (1988) · Therapkonzepte b kolorektalen Lebermetastasen - Was ist gesichert, was ist offen? Leber Magen Darm 18, 281–289 (1988)
BV Ein neuer Weg in d Diagnost d Magenstumpfca? In: 100 Jahre Ulkus-Chir. München: Urban & Schwarzenberg 1982 · Proktolog Befunde b vegetativen Urogenitalsynd. In: Chron Prostatitis. Stuttgart: Schattauer 1983 · Organorientierte Malignom (Früh-)diag dur hypermolare Tumorextrakte im Elektrophorese-Mobilitäts-Test. In: Erg Chir Onkol 5. Stuttgart: Enke 1983 · Carcinoembryonic antigen (CEA) and tissue polypeptide antigen (TPA) for therapy control after intraarterial cytostatic chemotherapy of liver metastases. In: Advances in the chemotherapy of gastrointestinal cancer. Erlangen: perimed 1984 · Proliferationskinetik v Lebermetastasen kolorektaler Ca na isolierter Leberperfusion. In: Regionale Chemotherap d Leber, isolierte Perfus, intraarterielle Infus u Resekt. München: Karger 1985 · Erg d chir Therap b periampullären u Pankreasca. In: D Pankreasca. Berlin: Springer 1986 · Proctological aspects of „pelvic disorders" in patients with prostatodynia. In: Therapy of Prostatitis. München: Zuckschwerdt 1986 · Regional application of monoclonal antibodies. In: Aktuelle Onkol 41. Immunotherapy and -scintigraphy of Tumors with Monoclonal Antibodies. München: Zuckschwerdt 1988 · Bhdlgskonzepte b Lebermetastasen. In: Jahrbuch d Chir 1988. Münster: Regensberg und Biermann 1988

Müller, Albert Hermann Karl, Dr. med., Chirurg i. R., Malvenweg 5, 8130 Starnberg-Wangen · *04.10. 13 Regensburg · **A** 39, Berlin · **D** 42, Berlin · **FG** Chirurgie 11/52 · **TW** a) 39–40 Martin-Luther-Krhs. Berlin (Nordmann) b) 40–45 Kriegsdienst (Sankp. Feldlazarett, Kriegslazarett) · 48–53 Diakonissenanst. München (Wymer) c) i. R. · **S** 53–78 Belegarzt Diakonissenanst. München · 69–74 Ltd. Arzt. ebd.

Müller, Erhard, Dr. med., Chefarzt i. R., Gartenstr. 25, 7142 Marbach a. N. · *06.06. 11 Stuttgart · **A** 36, Stuttgart · **D** 36, Heidelberg · **AG** Chir. · Gynäkol. · **FG** Chirurgie 03/40 · **TW** a) 36–40 Chir. Univ.-Klin. (Kirschner) · 40–45 Kriegsdienst Lazarette u. HVPl. · 45–48 Chir. Univ.-Klin. Heidelberg (K. H. Bauer) · 48–66 Chefarzt Kreiskrhs. Marbach a. N. · 66–84 Wiss. Mitarbeiter bei V Urban & Schwarzenberg München c) Chefarzt i. R. · **S** 48–66 Chefarzt Kreiskrhs. Marbach a. N.
ZV Bauchverletzgn. Erg Chir Orthop 31, 589 (1938) · Bhdlg d subkut Nierenverl. Z Urol 33, 290 (1939) · Cholezystostomie. Chirurg 11, 592 (1939) · Chir Versorgg abgeschnürter Gliedmaßen. ebd 15, 524 (1943) · Schenkelhals als Bogenkonstrukt. Langenbecks Arch Chir 261, 369 (1948) · Reaktive Hyperämie. Z Kreislaufforsch 37, 686 (1948) · Über d roten Hof. Dtsch Med Wochenschr 74, 400 (1949) · Funkt d Amphiarthrosen. Z Orthop 78, 155 (1949) · Gefäßkrampf u Grenzstrangdurchtrenng. Med Klin 44, 892 (1949) · Neues aus der Chir. Landarzt 27, 349 (1951); 28, 599 (1952) · Vorbeugg u Bekämpfg v Thrombosen. ebd 29, 182 (1953) · Neues aus d Chir. ebd 29, 849 (1953) · Te-

tralogie v Fallot. ebd 30, 268 (1954) · Phäochromozytom. ebd 30, 606 (1954) · Bhdlg d akut Osteomyelitis. ebd 30, 791 (1954) · Bhdlg d chron Osteomyelitis. ebd 30, 837 (1954) · Skelettuberkulose. ebd 35, 158 (1959) · Stumpfe Bauchverletzgn. ebd 38, 104 (1962)
MH Ärztl Sofortmaßnahmen. München: Urban & Schwarzenberg 1977, 1982 · Spez Method i d Bhdlgspflege. ebd 1981 · Schwangerschaft, Geburt, Wochenbett. Praxis d Allgemeinmed, Bd 5. ebd 1983 **BV** Allg Chir. In: Naturforschg u Med in Deutschland 1939-1946, Bd 77 Chir. Wiesbaden: Dieterich 1948 · Osteomyelitis. In: Handlexikon d med Praxis Bd II. Stuttgart: Medica 1955

Müller, Ernst, Dr. med., Chefarzt i. R., Oberbraker Weg 62, 5820 Gevelsberg · *10.03. 08 Schwelm · **A** 34, Berlin · **D** 33, Köln · **AG** Pathol. · Gynäkol. · Chir. · **FG** Chirurgie 07/39 · **TW** **a)** 39-45 Chir. Univ.-Klin. Köln Lindenburg (von Haberer) **c)** i. R. · **S** 45-73 Chefarzt Stadtkrhs. Gevelsberg

Müller, Gottfried, Priv. Doz. Dr. med., Oberarzt, Abt. Allgemeinchir. Chir. Univ.-Klin. Tübingen, Hoppe-Seyler-Str. 3, 7400 Tübingen · *01.04. 47 Sulzbach-Rosenberg · **A** 77, Stuttgart · **D** 77, Tübingen · **AG** AllgChir. · UnfChir. · Urol. · KindChir. · ThKardChir. · PlastChir. · Transplantations- u. Mikrochir. · **FG** Chirurgie 83 · **TG** UnfChir 87 · **H** 86, Tübingen · **TW** **a)** 04-10/85 Unfallchir. BG-Unfallklin. Tübingen (Weller) **b)** 10-12/85 PlastChir. St. Markus-Krhs. Ginnheim/Frankfurt (Lemperle) · Seit 85 AllgChir., Transplantationschir., Plast. u. Mikrochir. Chir. Univ.-Klin. Tübingen (Koslowski) **c)** OA Abt. AllgChir., Schwerpunkt AllgChir., Transplantationschir. u. PlastChir. mit Mikrochir. · **S** Seit 86 komm. Leiter d. Sekt. PlastChir. u. Verbrennungen Chir. Univ.-Klin Tübingen
ZV A simple technique for heterotopic auxiliary livertransplantation in the rat. Transplantation 36/2, 221-222 (1983) · Sind Lebertransplantate weniger allogen als Herz- od Nierentransplantate? Langenbecks Arch Chir + Chir Forum 176 (1973) · Spezif Immunsuppression i Rattenmodell - erfolgreiche Empfängerkonditionierg m Cyclosporin A v Nierentransplantat. ebd 91-94 (1984) · Einflüsse auf d Primärfunkt v Nierentransplantaten. Nieren Hochdruckkrankhtn 11, 440-443 (1984) · Nutzen u Risiken d perkut Transplantatbiopsie. ebd 2, 89-92 (1986) · Muskulo-kutane Lappenplastiken z Rekonstrukt v Thoraxwanddefekten. Langenbecks Arch Chir 372, 797-802 (1987) · Retrograde od orthograde Perfus d Unterarmlappens. Handchir Mikrochir Plast Chir 19, 113-115 (1987) · Spez Gefäßanastomosen f d Mikrochir. ebd 19, 332-335 (1987) · Hinweise z klin Untersuchg d weibl Brust. Med Welt 39, 716-719 (1988) · Gefäßprothesen f d Mikrochir. Handchir Mikrochir Plast Chir 20, 242-244 (1988)
BV D Indikat z Gastrektomie b üb 70-jähr Pat. In: Therap d Magenca. Weinheim: Edition Medizin 1984 · Gefäßersatz a Dialysepat - Management u Komplikat. In: Gefäßrekonstrukt z Gefäßersatz. Hameln: TM-Verlag 1985 · Spleen and vascularized skin flap transplantation. In: Experimental models for transplantation and research. Stuttgart: Thieme 1985 · Orthotopic versus auxiliary livertransplantation. In: ebd · Livertransplantation and Cyclosporin A-therapy. In: ebd · Do transplants with venous drainage into the portal system un-

dergrow delayed rejection. In: ebd · Successful allotransplantation of island as composit graft in a strong rejection model. In: ebd · Mikrochir Übungen. Stuttgart: Thieme 1987 · Mikrochir Techn. In: Lehrb d Chir. Stuttgart: Schattauer 1988

Müller, Götz, Prof. Dr. med., Chefarzt, Luisenhosp., Boxgraben 99, 5100 Aachen · *28.07. 45 Backnang · **A** 71, Stuttgart · **D** 70, Freiburg · **AG** Gastroenterol. · Chir. · Onkol. · Traumatol. · **FG** Chirurgie 04/77 · **TG** UnfChir 01/79 · **H** 70, Tübingen · **P** 87, Tübingen · **TW** **a)** 77-88 Chir. Univ.-Klin. Tübingen (Koslowski, Becker) **b)** 82 BG Unfallklin. Tübingen (Weller) **c)** Chefarzt · **S** Seit 10/88 Chefarzt Chir. Abt. Luisenhosp. Aachen
ZV D Verwendg v resorbierbarem Nahtmaterial b d Darmnaht. Chir Praxis 26, 501-506 (1979/80) · Tumoren d Dünndarms. Kongrbd d Öster Ges f Chir, Wien 1980 · D Galleabflußstörgn na orthotoper Lebertransplantation. Habilschrift, Tübingen 1980 · D Vergleich ein- u zweireihiger Dünndarmanastomosen i Tierexp. Langenbecks Arch Chir 358, 494 (1982) · D schräg intramurale Choledochjejunostomie. Chir Praxis 31, 263-269 (1983) · Dringlichkt d Versorgg u Verlauf d Abdominaltraumas b Mehrfachverletzten. Aktuel Chir 19, 171-172 (1984) · D chir Bhdlg d akut blutenden Ulcus duodeni. Therapiewoche 34, 4641-4642 (1984) · Häufigkt u Verlauf d Abdominaltraumas b polytraumatisiert Pat. Unfallheilkunde 163, 100 (1984) · D Bhdlg v Gallengangsstenosen m d percutanen transhepat Gallengangsdilatation. Kongrbd, 25 Jahrestgg d Öster Ges f Chir, Graz 145-146 (1984) · D Progn d Abdominaltraumas b Mehrfachverletzten. ebd 221-222 (1984) · The value of hepatobiliary segmential scintigraphy for control of biliary anastomosis. Kongrbd, 8th World Congress CICD Amsterdam 1984 · Besuch chir Zentren in Japan. Dtsch Ges Chir Mitt 1, 23-25 (1985) · Can we establish a physiological choledochojejunostomy by a pull-through method? Int J Surg Sci 15/1, 115 (1985) · Allg Richtlinien f Chir u Pathol d japanischen Magencarcinomstudie. Chirurg 56, 539-552 (1985) · Indications and dangers of early postoperative endoscopy in patients with gastrointestinal anastomosis. Dig Dis 31/10 [Suppl] (1986)
BV Z Therap d biliary sludge-Phänomen na Lebertransplant. In: Exptelle u klin Hepatol. Stuttgart: Schattauer 1981

Müller, Peter, Dr. med., Assistenzarzt, Chir. Univ.-Klinik, Robert-Koch-Str. 40, 3400 Göttingen · *29.05. 51 Berlin · **A** 78, Göttingen · **D** 79, Göttingen · **FG** Chirurgie 08/85 · **TG** UnfChir 11/86 · **TW** **a)** Seit 11/86 Chir. Univ.-Klin. Göttingen (Peiper) **b)** 08/85-11/86 UnfChir. ebd. **c)** AssArzt

Müller, Wolfgang, Dr. med., niedergel. Chirurg, Dieburgerstr. 54, 6100 Darmstadt · *26.07. 50 Heidenheim · **A** 77, Heidelberg · **D** 77, Heidelberg · **FG** Chirurgie 10/84 · **TG** UnfChir 04/86 · **TW** **a)** Seit 12/77 Chir. I Städt. Kliniken Darmstadt (Staib) **b)** 84-86 Chir. II ebd. (Linke) **c)** Niedergel. Chirurg u. Unfallchirurg m. Belegbetten · **S** Seit 89 Niederlassung in Darmstadt

Müller-Claus, Hermann Karl Gerhard, Dr. med., i. R., Baumackerweg 2, 2857 Langen · *04.02. 14 Weißenfels

· **A** 39, Berlin · **D** 39, Berlin · **FG** Chirurgie 53 · **TW** **a)** 53–56 OA Städt. Krhs. Eisenach (Martens) · 57–60 Ärztl. Dir. Städt. Krhs. Ruhla · 60–79 1. OA Städt. Krhs. Tuttlingen (Huegel) **c)** i. R. · **S** 57–60 Ärztl. Dir. u. Chefarzt Chir. Abt. Städt. Krhs. Ruhla

Müller-Färber, Jürgen, Prof. Dr. med., Chefarzt, Kreiskrhs. Heidenheim Akadem. Lehrkrhs. Univ. Ulm, Schlosshaustr. 100, 7920 Heidenheim · *13. 12. 42 Kikkelsee/K. Leipe · **A** 70, Stuttgart · **D** 69, Tübingen · **AG** 01/70–06/76 Chir. Klin. Bad Cannstatt · 07/76–02/83 Chir. Bergmannsheil Bochum · **FG** Chirurgie 08/75 · **TG** UnfChir 03/78 · **P** 80, Bochum · 89, Ulm · **TW a)** 75–76 StatArzt Abdom. Chir. · 76–78 StatArzt Abdom.- u. Unfall-Chir. **b)** 78–80 StatArzt Unfallchir. · 80–83 OA Unfallchir. **c)** Chefarzt Abt. Unfall- u. Wiederherstellungschir. · **S** Seit 04/83 Chefarzt Kreiskrhs. Heidenheim
ZV Pneumatosis cystoides intestinalis. Med Welt 26, 995 (1975) · D Skapulafrakt, Kons od op Bhdlg. Unfallheilkunde 79, 295 (1976) · Erg verschied Opmeth b Kahnbeinpseud d Hand. ebd 80, 345 (1977) · D Patellaluxat, Ursachen u Bhdlerg. ebd 81, 6 (1978) · Stabile u instabile Beckenringfr, Bhdlg u Erg. Arch Orthop Trauma Surg 93, 29 (1978) · D stumpfe Bauchtrauma als Komplik d Beckenfr. Unfallheilkunde 82, 90 (1979) · D sek Korrektureingriff am dist Radius b posttraumat Fehlstellg. ebd 82, 23 (1979) · D Luxat d Acromio- u Sternoclaviculargel. ebd 82, 397 (1979) · D Zwerchfellruptur n stumpfer Gewalteinwirkg. Unfallchirurgie 7, 147 (1981) · D bicondyl u intraartik Frakt d dist Humerus, Therap u Erg. Unfallheilkunde 84, 488 (1981) · D posttraumat Osteomyelitis d Ellenbogengel, Therap u Erg. H Unfallheilkd 157, 165 (1982) · Morpholog Aspekte d gestörten Knochenbruchheil unt bes Berücksichtigg d Vaskularisat. Z Orthop 120, 533 (1982) · Präop Rödiagnost b rezidiv Schultergelenkluxat. Unfallheilkunde 85, 369 (1982) · D differenzierte Therap d rezidiv Schulterluxat. ebd 86, 87 (1983) · Morphologic aspects of bone healing after third-degree open fractures. An experimental study. Arch Orthop Trauma Surg 101, 201 (1983) · Chron Luxation d Sternoclavicular u Acromioclaviculargel, Techn u Erg. H Unfallheilkd 170, 56 (1984) · D versch Formen d instabilen Beckenringverl u ihre Bhdlg. Unfallheilkunde 87, 441 (1984) · Indikat u Techn d Stabilisierg d dorsalen Beckenringsegmentes. H Unfallheilkd 181, 632 (1986) · Autogenous fibula grafting of a radial defect complicating acute hematogenous osteomyelitis in a child. Arch Orthop Trauma Surg 106, 186 (1987) · Spätfolgen n Versorgg pertrochanterer Femurfrakt d alten Menschen m d DHS. Unfallchirurg 91, 341 (1988)
BV Op Bhdlg d Skapulafrakt. In: Optechn u techn Hilfsmittel i d Chir. Berlin: Springer 1981 · Indikat u Techn d gelenknahen Osteotomien a wachsenden Skelett. In: Korrekturosteotomien na Traumen an d unt Extremität. Berlin: Springer 1984

Müller-Osten, Wolfgang, Prof. Dr. med., Ehrenpräsident d. Berufsverbandes d. Dtsch. Chirurgen, Mittelweg 61, 2000 Hamburg 13 · *01. 08. 10 Breslau · **A** 34, Breslau · **D** 35, Kiel · **AG** Bauchchir. · UnfChir. · Bluttransfusion · **FG** Chirurgie 05/44 · Urologie 10/50 · **P** 79, Hamburg · **TW a)** 45–50 Komm. Chefarzt Chir. Abt. Allg. Krhs. Hamburg-Harburg · 51 Niederl. als Chirurg · **S** Siehe TW

ZV Auch d Chir braucht wieder echte Auslesen. Hochschulpol Infor 9 (1979) · E Signal setzen. Chirurg BDC 6 (1979) · Grundsatzfragen d Qual Sicherg. D Pathologe 1, 111–115 (1980) · Höchstleistg dur Selbstkontrolle. Fortschr Med 17 (1980) · D Chir in d Entscheidg. Langenbecks Arch Chir 352, 61 (1980) · Notwendigkt u Umfang d Aufklärg v chir Eingr. Chirurg BDC 12 (1980) · Chirurgen im Existenzkampf. ebd 7 (1981) · Wider d leistgsfeindl Nivellierg u Abwertg. ebd 2 (1982) · Ambulantes Op, Sinn u Grenzen f d Chir. Anästh Intensivmed 23, 181–185 (1982) · Zukunftsaufgaben d Berufsverb. Chirurg BDC 6 (1982) · Erhaltg d Qualität b wachs Chir-Zahl. ebd 5 (1983) · D Stellg d Chir i d Intensivmed. ebd 3 (1984) · 25 Jahre Berufsv d Dtsch Chir. ebd 3 (1985) · Zu d Versuchen e Kostendämpfg i Ges Wesen. ebd 8 (1985) · Üb d Grundpflichten d Arztes. ebd 2 (1986) · Ärztl-eth Probl i d Chir Praxis. ebd 10 (1986) · Chir u Pat im Wandel d Zeit. ebd 3 (1987) · Von d geistig-eth Grundl chir Berufsausübg u deren Vermittlg an d Nachwuchs. ebd 1 (1988)
MH Der Chirurg BDC (in Der Chirurg)
BV Haftpflicht-Körperschäden. Otter 1958 · Verkehrsunfall – was tun? Kindler 1965 · D Beruf d Chirurgen. Berlin: Springer 1970 · D Chirurg heute. ebd 1986

Munzar, Karl, Dr. med., Chefarzt, Chir. Abt. Städt. Krhs., Hewenstr. 19, 7707 Engen · *02. 02. 32 Prag/CSSR · **A** 57, Prag · **D** 57, Prag · **AG** Chir. · UnfChir. · Urol. · **FG** Chirurgie 62 · **TG** UnfChir 63 · **TW a)** OA Chir. Abt. Krhs. Gablonz a. d. Neiße/CSSR (Hruska) · 69–74 OA Chir. Abt. Städt. Krhs. Ravensburg (Wojta) **b)** UnfChir. Krhs. Gablonz, Städt. Krhs. Ravensburg · Chir. Abt. Krhs. Reichenberg (Drasnar) **c)** Chefarzt Chir. Abt. · **S** Seit 74 Chefarzt Chir. Abt. Krhs. Engen

Mury, Abdullah, Dr. med., niedergelassen, Markt 68, 2240 Heide · *13. 10. 40 Mosul/Irak · **A** 78, München · **D** 65, Erlangen · **AG** Chir. · **FG** Chirurgie 07/72 · **TG** UnfChir 02/81 · **ZB** Sportmed. 09/88 · **TW a)** Chir. Abt. Kreiskrhs. Heide (Czaja) **b)** ebd. **c)** Niedergel. Arzt f. Chir. · **S** Seit 01/86 niedergel. in Heide als Arzt f. Chir.-Unfallchir., D-Arzt, B-Arzt, Sportmed.

Mußgnug, Günter, Dr. med., Chefarzt i. R., Röntgenstr. 3, 4250 Bottrop · *09. 09. 19 Diedesheim · **A** 44, Münster · **D** 44, Münster · **FG** Chirurgie 10/49 · **TW a)** 45–51 Hosp. Hl. Geist Hagen (Breuer) · 52 Chir. Univ.-Klin. Düsseldorf (Derra) · 53 Marien-Hosp. Lünen (Winkler) · Ende 53 Knappschafts-Krhs. Bottrop (Blumensaat) · zwztl. 58 u. 59 Chir. Univ.-Klin. Basel (Nissen, Nigst) **c)** Chefarzt i. R. · **S** 11/65–10/84 Chefarzt Chir. Abt. Knappschafts-Krhs. Bottrop
ZV Insges 95 Veröffentl aus d Gebieten Chir, Unfallchir, Angiol, Pharmakol
BV Untersuchgn üb d Knochenveränderg u d Knochenstoffwechsel b Sudeck-Syndrom. Forschber d Wirtschafts- u Verkehrsminist Nordrhein-Westf Nr 497. Westdeutsch Verlag 1957 · Med Lexikon. Kiepenheuer & Witsch 1949, 1952, 1956. Holl Übers 1955, Kiwi-Taschenbuch u Ullstein

Mußgnug, Hermann, Dr. med., Ltd. Abteilungsarzt, Chir. Abt. Krhs. Halle, Winnebrockstr. 1, 4802 Halle/Westf. · *23. 03. 38 Heidelberg · **A** 65, München ·

D 65, Würzburg · **AG** Med. Ass. · 1 J. Internship (USA) · 1 J. Truppenarzt Stabsarzt d. Reserve · **FG** Chirurgie 12/72 · **TG** UnfChir 08/76 · **ZB** Sportmedizin wird angestrebt · **TW** a) Bis 73 Chir. Univ.-Klin. Mainz (Kümmerle) · 73–78 Chir. u. UnfChir. Städt. Krankenanst. Idar-Oberstein (Willebrand) c) Chefarzt Chir. Abt. · **S** Seit 78 Chefarzt, Ltd. Abt. Arzt Chir. Abt. Krhs. Halle/Westf.

Mütsch, Frido Eberhard, Dr. med., Belegarzt, Chir. Privatklin. Dr. Glöckner/Dr. Mütsch, Pestalozzistr. 19–21, 7100 Heilbronn · *27. 08. 53 Aalen/Württ. · **A** 78, Stuttgart · **D** 79, Tübingen · **AG** AllgChir. · UnfChir. · Rettungswesen · **FG** Chirurgie 02/85 · **TG** UnfChir 06/86 · **TW** a) Seit 87 Mitinhaber d. Gemein.-Praxis u. Privatklin. Dr. Glöckner/Dr. Mütsch (vormals Klinik Dr. Fritz) Heilbronn b) 11/83–05/86 UnfChir. Katharinenhosp. Stuttgart (Holz) c) Niedergel. als Chirurg/Unfallchir. · **S** Seit 87 Mitinhaber Gemein.-Praxis u. Priv. Klin., Chirurg/Belegarzt Heilbronn
ZV D Einsatz d Notarztes na Indikat. E Beisp f d getrennten Einsatz Chirurg/Internist. Notfallmed 10, 931–942 (1984)

N

Naber, Max, Dr. med., Oberarzt, Caritasklinik St. Theresia, Rheinstr. 2, 6600 Saarbrücken 2 · *24. 04. 49 Trier · **A** 76, Stuttgart · **D** 76, Freiburg · **FG** Chirurgie 04/82 · **TG** UnfChir 06/84 · **TW** b) 82–84 UnfChir. Städt. Krhs. Saarbrücken (Zwank) · 84–86 Herz-, Thorax- u. GefäßChir. Univ.-Klin. Homburg (Stapenhorst) · 86–89 Chir. Klin., Städt. Krhs. Kaiserslautern (Overbeck) · Seit 89 OA Caritasklin. St. Theresia Saarbrücken (Körner) c) OA Chir. Klin.

Nagel, Helmut, Dr. med., A für Chir., i. R., Rossbachweg 14, 7106 Neuenstadt-Bürg · *31. 12. 13 Ludwigsburg · **A** 39, Stuttgart · **D** 39, Tübingen · **AG** praktisch · **FG** Chirurgie 46 · **TW** a) 01/39–09/39 Städt. Krhs. Westend Berlin-Charlottenburg (Peiper) · 39–44 Städt. Krhs. Berlin-Weißensee (Deichgräber) · 44–45 Kriegsdienst · 45–46 Lagerarzt in Schleswig-Holstein · 46 Lagerarzt am Flüchtlingslager Rottweil und Hilfsarzt am Gesundheitsamt Rottweil (Schöck) · 46–47 Versorgungsamt Rottweil (Denzel) · 47–56 Krskrhs. Balingen (Haldenwang/Thies) · 57–81 Ltd. Arzt Städt. Krhs. Neuenstadt a. K. c) i. R. · **S** 57–81 Ltd. Arzt, Städt. Krhs. Neuenstadt a. K.
ZV Ausgedehnte Divertikulosis u Divertikulitis d Ileum. Med Klin 1954

Nagy, Denes, Prof. Dr. med., Chefarzt i. R., Am Bäker 29, 2930 Varel 1 · *03. 02. 20 Budapest/Ungarn · **A** 44, Budapest · 65, Stuttgart · **D** 44, Budapest · 65, Stuttgart · **AG** AllgChir. · Chir. Anat. · **FG** Chirurgie (Budapest) 08/47 · (Düsseldorf) 09/66 · **H** 52, Budapest · **P** 56, Budapest · **TW** a) 44–49 I. Chir. Univ.-Klin. Budapest (Bakay, Klimko) · 49–50 Anat. Inst. Budapest (Kiss) · 65 Chir. Abt. St. Antonius Hosp. Eschweiler c) Chefarzt i. R. · **S** 51–65 Ärztl. Dir. Klin. Exp. Chir. u. Oplehre Budapester Univ. · 70 Chefarzt Chir. Abt. St. Johannes Stift Varel · 04/76–87 Chefarzt Chir. Privatklin. Rheinfelden/Baden

ZV Ca 50 Publikat Bereich Exp Chir, Gallenchir u Traumatol
BV Röntgenanat. Budapest: Unf Akad Wiss 1957 u London: Pergamon 1965, ung dtsch 1959 u 1965, russ Ausg 1959, poln Ausg 1961 · Chir Anat. ebd und Ausg 1959, 1960, dtsch Ausg 1959, russ Ausg 1960, 1961

Nahrstedt, Joachim, Dr. med., Chefarzt, Kreiskrhs. Winsen-Luhe, Friedrich-Lichtenauer-Allee 1, 2090 Winsen (Luhe) · *14. 05. 33 Lindtorf, Kr. Stendal · **A** 61, Berlin · **D** 60, Berlin · **AG** Allg.-, Lungen- u. Unfallchir. · **FG** Anästhesie 09/67 · Chirurgie 10/69 · **TG** UnfChir 03/73 · **TW** a) 70–74 OA 1. Chir. Abt. AK Hamburg-Harburg (Lichtenauer, Bay) b) UnfChir. AK Hamburg-Harburg (Bay) c) Chefarzt Chir. Abt. · **S** Seit 74 Chefarzt Chir. Abt. Kreiskrhs. Winsen (Luhe)

Naser, Mohammed, Dr. med., Oberarzt, Abt. Chir., Krhs. Achim, Bierdener Mühle 2, 2807 Achim · *08. 11. 49 Zarkat/Syrien · **A** 75, Berlin · **D** 82, Lübeck · **FG** Chirurgie 06/84 · **TG** KindChir 06/84 · **TW** a) 75–79 Med. Univ. Lübeck (Remé, Schildberg) · 81–86 Städt. Krhs. Stade (v. Ungern-Sternberg) b) 79–81 Med. Univ. Lübeck (Halsband) c) OA Chir.

Neblung, Waldemar, Dr. med., niedergel. Chirurg, Mühlenstr. 8 B, 3100 Celle · *28. 03. 24 Celle · **A** 49, Göttingen · **D** 49, Göttingen · **FG** Chirurgie 08/55 · **TW** a) nichts angegeben c) niedergel. Chirurg

Neff, Urs Roland, Dr. med., Chefarzt, Chir. Abt. Spital Bülach, CH-8180 Bülach · *03. 08. 40 Appenzell/Schweiz · **A** 67, Zürich · **D** 70, Zürich · **AG** 68–69 Pathol. Zürich · 69–73 Chir. Abt. Kantonsspital Schaffhausen · 74–85 Dept. Chir. Kantonsspital Basel · **FG** AllgChir 07/77 · **TW** a) 77–85 OA Dept. Chir. Kantonsspital Basel (Allgöwer, Harder) c) Chefarzt · **S** Seit 86 Chefarzt Chir. Abt. Spital Bülach
ZV Zwei Beobachtgn e „linken Herzkammer-Aortennebenkanals" (Aortic-left ventricular tunnel) (Diss). Arch Kreislaufforsch 63, 266–287 (1970) · Spontane Milzrupt unt Antikoagulantientherap. Helv Chir Acta 44, 503–507 (1977) · Möglchktn u Resultate m d Zugang na Mason. Ther Umsch 37, 728–733 (1980) · Resultate e konsekut Serie v 107 Kolonresekt. Therapiewoche 30, 8634–8635 (1980) · Bhdlg v intraabdominalen Abszessen u Hohlräumen m gestielter Omentumplastik. Helv Chir Acta 47, 611–614 (1980) · Sp[ä]terg na Osteosynthese distaler intraartikulärer Humerusfrakt. ebd 48, 665–670 (1981) · Gefäßanatom Grundlagen d Oesophagektomie ohne Thorakotomie. ebd 51, 737–741 (1984) · D Leistgsfähigkt d Osteosynthese a Beispiel d distalen intraarticulären bikondylären Humerusfrakt. Langenbecks Arch Chir Kongrbd 366, 637 (1985) · Lebensqualität na Gastrektomie. Helv Chir Acta 52, 651–656 (1985) · Ist d Lebensalter oder d postop Interval b Magenstumpfkarzinom f d Zeitpunkt seines Auftretens v Bedeutg. ebd 53, 658–690 (1986)
BV Kolonchir: Darmvorbereitg u Antibiotikaprophyl, Anastomosiergstechn. In: Entwicklgn i d Chir. Basel: Schwabe 1983

Neher, Manfred, Prof. Dr. med., Chefarzt, Abt. Allg.-, Thorax- u. Gefäßchir. Krhszweckverband Kempten/Oberallgäu, Klinik Robert-Weixler-Str. 50, 8960 Kemp-

ten · *15.12. 42 Bad Buchau a./F. · A 70, Stuttgart · D 69, Tübingen · FG Chirurgie 76 · TG GefChir 84 · H 79, Mainz · P 79, Mainz · TW a) Seit 80 OA Chir. Univ.-Klin. Mainz c) Chefarzt · S Seit 84 Chefarzt Abt. Allgemein-, Thorax- u. Gefäßchirurgie Krankenhauszweckverband Kempten/Oberallgäu
ZV Üb d Auftreten v Gewebsantikörpern b Pat m Polytraumen. Langenbecks Arch Chir 339 [Suppl], 229 (1974) · Antinukleäre Faktoren b Pat m Pankreatitis „unklarer Ätiologie". Dtsch Med Wochenschr 100, 362 (1975) · D Nebenschilddrüsen-Ca. MMW 117, 767 (1975) · Blasen-Darm-Fisteln. Dtsch Med Wochenschr 100, 1378 (1975) · Untersuchgn z Stimulierbarkt u z Differenzierg v Lymphozyten na Traumen. Langenbecks Arch Chir 343 [Suppl], 267 (1976) · Darm-Scheiden-Fisteln, Ursachen – Bhdlg – Erg. Dtsch Med Wochenschr 101, 1020 (1976) · Mesenterialcysten. Chir Praxis 21, 573 (1976) · Akut hämorrhag-nekrotisier Verkaufsformen d chron rezidivier Pankreatitis. MMW 119, 191 (1977) · D derzeitige Stand d op Bhdlg d akuten Pankreatitis. Z Gastroenterol 15, 67 (1977) · Ursach u Bhdlg d Ikterus b entzündl Pankreaserkrkgn. Dtsch Med Wochenschr 102, 644 (1977) · Verzögerte Op b akuter Pankreatitis. Chirurg 48, 4867 (1977) · Gastrointestinale Komplikat b akuter Pankreatitis. Dtsch Med Wochenschr 103, 1400 (1978) · D chir Intervent i Rahmen e „Kombiniert konserv-op Therapkonzeptes" b hämorrhag-nekrotisier Pankreatitis. Intensiv Med 16, 131 (1979) · Pankreasnekrose. Dtsch Med Wochenschr 104, 364 (1979) · Early biochemical changes in edematous and hemorrhagic-necrotising pancreatitis: an experimental study. Eur Surg Res 12 [Suppl 2], 27 (1980) · Postop Krkht. Med Welt 33, 197 (1982) · D Einfluß v Sonograph u Computer-Tomograph auf d op Bhdlg d akut Pankreatitis. Langenbecks Arch Chir 356, 141 (1982) · Peritoneal lavage in severe pancreatitis. Hepato-Gastroenterol 29, 263 (1982) · Therapkonzept b akuter biliärer Pankreatitis. Aktuel Chir 19, 77 (1984) · Periop Risikoerkenng dur Bestimmg v Faktoren d Blutgerinng, Fibrinolyse u Wundheilg. Langenbecks Arch Chir 372, 864 (1987)
BV Akute Pankreatitis: Op Therap. In: Interdiszipl Gastroenterolog. Berlin: Springer 1982 · Frühop d akut Pankreatitis. Stuttgart: Thieme 1983 · Akute chologene Pankreatitis. In: Cholelithiasis. Aktuel Diagnost u Therap. München: Urban & Schwarzenberg 1984 · Maßgeschneiderte Pankreaschir dur präop Diagnost? In: Fortschr d gastroenterolog Endoskop, Bd 13. Gräfelfing: Demeter 1984 · Relaparotomie i Rahmen d Intensivtherap. In: Intra- u postop Zwischenfälle, Bd II: Abdomen. Stuttgart: Thieme 1985

Nerlich, Michael L., Priv. Doz. Dr. med., Oberarzt, Unfallchir. Klinik, Med. Hochschule, Konstanty-Gutschow-Str. 8, 3000 Hannover 61 · *24.04. 53 Landshut · A 78, München · D 79, München · AG 06/81–07/82 Surgical research fellow Dept. Surgery, Univ. Calif. Davis, USA · FG Chirurgie 10/85 · TG UnfChir 10/85 · H 88, Hannover · TW b) Seit 10/85 Unfallchir. Klin., Med. Hochschule Hannover (Tscherne) · 09/86–11/86 Orthop. Klin., Inselspital, Univ. Bern (Ganz) c) OA im TG UnfChir.
ZV Combined effects of hypoproteinemia and elevated vascular pressures on lung fluid balance. Langenbecks Arch Chir 357, 179 (1982) · Resuscitation from hemor-

rhagic shock with hypertonic saline or located ringers. Circ Shock 10, 179 (1983) · Effect of thermal injury on endotoxin-induced lung injury. Surgery 93, 289 (1983) · Evidence for endotoxin-induced increased pulmonary capillary permeability by a surface-area independent calculation. Int J Microcirc 3, 295 (1984) · Diagnost u Verlauf d schw Lungenkontus b Polytrauma. H Unfallheilkd 174, 358 (1985) · Combined effects of fat embolism and endotoxemia in sheep. Circ Shock 16, 47 (1985) · D Oberarmschaftfrakt b Schwerverletzten: e Indikat z Osteosynthese? Langenbecks Arch Chir 366, 636 (1985) · D retroperitoneale Hämatom d Schwerverletzten: Verletzgsmuster, Verlauf u therap Konsequenzen. H Unfallheilkd 181, 211 (1986) · The role of leukocytes in endotoxin shock. Int J Microcirc 5, 120 (1986) · Klin-exptelle Untersuchgn z oxidativen Membranschaden na schw Trauma. Langenbecks Arch Chir [Suppl Chir Forum] 217 (1986) · D Trauma Algorithmus: Entscheidungshilfe b d Erstversorgg Schwerverletzter. Zentralbl Chir 112, 1465 (1987) · D massiv Blutg b Parenchymverletzgn v Leber u Milz. H Unfallheilkd 189, 359 (1987) · Problemorientiertes, systemat Vorgehen b d initialen Diagnost u Therap d Schwerverletzten. Arzt Krhs 10, 292 (1987) · D infizierte Wunde. Orthopäde 17, 24 (1988) · Wunde, Wundbhdlg, Tetanusprophylaxe. ebd 17, 11 (1988)
MH Repositstechn b Frakt u Luxat. Berlin: Springer 1988
BV Möglichktn d Früherkenng v posttraumat Spätschäden am ob Sprunggelenk. In: Funktionel Anat u Pathomechanik d Sprunggelenkes. Stuttgart: Thieme 1984 · Verletzungsschweregradeinteilg u Prognose b Polytraumatisierten. In: Klin u Exptelle Notfallmed 8. München: Zuckschwerdt 1986 · Verletzgsmuster u Mechanismen v Gesichtsschädelfrakt b Verkehrsunfällen. In: Unfall- u Sicherheitsforschung Straßenverkehr 56. Bundesanstalt f Straßenwesen 1986 · Pathophysiol d Traumas. XVII World Congr SICOT. Gräfelfing: Demeter 1987 · Chir Taktik b d Versorgg v Serienfrakt Schwerverletzter. In: ebd · Wunde, Wundheil, Wundbhdlg. In: Chirurgie 5 Aufl. Berlin: Springer 1988 · Oberarmschaft. In: Repositionstechn b Frakt u Luxat. ebd 1988

Nestle, Wilhelm, Dr. med., Chefarzt, Kreiskrhs., Ziegelhausstr. 50, 7950 Biberach · *13.05. 27 Ulm · A 54, Stuttgart · D 56, Tübingen · AG Prakt. Chir. · FG Chirurgie 04/63 · Urologie 03/68 · TG KindChir 03/71, UnfChir 03/73 · TW a) 63–74 Chir. Klin. Städt. Krankenanst. Mannheim (Oberdalhoff) c) Chefarzt Chir. u. UnfChir. · S Seit 72 Chefarzt Chir. Abt. Kreiskrhs. Biberach
ZV D Doppelbolzg na KH Bauer i d op Behandlg frisch med Schenkelhalsbrüche. Langenbecks Arch Chir 312, 232 (1965) · Untersuchgn üb d Ausscheidg v Rifamycin i d Galle. Med Welt 1969 · D Doppelnagelg d frisch Schenkelhalsbruch na KH Bauer. H Unfallheilkd 97, 75 (1968) · Selt Form v Dünndarmverletzgn. Bruns Beitr Klin Chir 217, 409 (1969) · E Beitr z op Behandlg v perf Herzverletzgn. ebd 221, 611 (1974) · Erfahrgn m d ambul Op v Hernien b Säugl u Kleinkind a Kreiskrhs. Therapiewoche 8, 1616 (1978)

Netzer, Clemens-Otto, Prof. Dr. med., niedergelassen, Rindermarkt 17, 8000 München 2 · *17.04. 21 München · A 45, München · D 45, München · AG Chir. ·

GefChir. · **FG** Chirurgie 11/53 · **TG** GefChir 76 · **H** 59, München · **P** 70, München · **TW** **a)** 45-64 Chir. Univ. Poliklin. München · 65-72 Städt. Krhs. München-Harlaching **b)** 61 Methodist Hosp. Houston **c)** Niedergel. Chirurg · **S** 72-86 Ltd. Arzt Gefäßchir. Abt. Städt. Krhs. München-Neuperlach
ZV D Blutstrommessg m Thermistoren am Menschen. Bruns Beitr Klin Chir 200, 1 (1960) · D Bedeutg d Phlebographie f d mod Varizenbhdlg. MMW 13, 675 (1961) · D Bhdlg d chron venösen Abflußstörgn. ebd 36, 1765 (1963) · Gefäß- u Stromzeitvolumen variköser Venen. Bruns Beitr Klin Chir 212, 222 (1966) · Aktuel Probl d chir Bhdlg akut ischäm Zustände. MMW 111, 2142 (1969) · D Thrombo-Embolie. ebd 117, 1397 (1975) · Z Prognose d spät- u postthrombot Zustandes. Phlebol Proktol 14, 28 (1985) · D Varizenrezidiv na op Bhdlg. ebd 15, 166 (1986)
MH Venöse Abflußstörgn. Stuttgart: Enke 1979 · Phlebolog Gespräche, Frankfurt 1988. ebd 1989
BV D Strömgsverhältnisse b postthrombot Zustand. In: D postthrombot Zustandsbild. Bern: Huber 1968 · Physiol u Pathophysiol d Wadenmuskelpumpe. In: Meßmeth i d Venenchir. ebd 1971 · D Physiol d Niederdrucksyst. Stuttgart: Schattauer 1972

Neubauer, Martin, Dr. med., niedergelassen, Gemeinschaftspraxis Dr. Hesse/Dr. Neubauer, Marienstr. 1, 4902 Bad Salzuflen 1 · *28.08. 39 Kassel · **A** 69, Münster i. W. · **D** 71, Münster/W. · **AG** Chir. · UnfChir. · Orthop. · Handchir. · PlastChir. · **FG** Chirurgie 12/74 · Orthopädie 06/78 · **TG** UnfChir 04/79 · **TW** **a)** 12/74-04/75 Chir. Abt. Auguste-Viktoria-Krhs. Berlin (Specht) **b)** Orthop.-Traumatol. 04/75-04/78 AssArzt, später OA Orthop. Univ.-Klin. Oskar-Helene-Heim, Berlin (Friedebold) · 05/78-06/79 AssArzt Abt. Plast- u. Handchir. BG Unfallklin. Ludwigshafen (Zellner) · 07/79-12/79 AssArzt Abt. Hand- u. PlastChir. BG Unfallkrhs. Hamburg-Boberg (Buck-Gramcko) · 01/80-06/80 AssArzt Abt. Plast- u. Handchir. BG Unfallklin. Ludwigshafen (Zellner) · 06/80-04/87 OA u. Leiter Bereich Handchir., Unfallchir. Abt. Kreiskrhs. Lemgo (Behrens) · **S** 04/87 Niederlassung Chir. Gem. Praxis m. Dr. W. Hesse, Bad Salzuflen

Neubauer, Werner, Dr. med., Chefarzt u. Ärztl. Dir., Kreiskrhs. Bürgerhosp. Friedberg, Ockstädterstr. 3, 6360 Friedberg · *03.06. 30 Magedeburg · **A** 55, Berlin · **D** 55, Berlin · **AG** AllgChir. · UnfChir. · Echinococcuschir. · **FG** Chirurgie 64 · **TW** **a)** 60, 61 AssArzt Behringkrhs. Berlin (Dohrmann) · 61-63 OA Chir. Abt. Krhs. Heide (Czaja) · 63-68 OA Chir. Abt. Central Hosp. Bon-Algerien, Dtsch. Krhs. im Rahmen d. wirtschaftl. Zusammenarbeit (Rückert) · 68-70 OA Chir. Abt. Schwerpunktkrhs. Wetzlar (Becker) **c)** Chefarzt Chir. Abt. u. Ärztl. Dir. Kreiskrhs. · **S** Seit 70 Chefarzt Chir. Abt. Kreiskrhs. Bürgerhosp. Friedberg · seit 85 Ärztl. Dir. ebd.

Neuberg, Hans-Joachim, Dr. med., Chefarzt, Ärztl. Dir., Chir. Abt. Albertinenkrhs. Dissen/TW, Robert-Koch-Str. 1, 4503 Dissen · *07.11. 26 Rostock · **A** 54, Rostock · **D** 52, Rostock · **AG** Physiol. Inst. Rostock · Chir. Univ.Klin. ebd. · **FG** Chirurgie 01/59 · **TG** UnfChir 06/80 · **TW** **a)** 59 Wiss. AssArzt Chir. Univ. Klin. Gießen (Vossschulte) · 60-66 OA St. Bonifatiushosp. Lin-

gen (Bergmann, Kirchhoff) **b)** UnfChir. ebd. **c)** Chefarzt Chir. Abt. · **S** Seit 08/66 Chefarzt u. Ärztl. Dir. Chir. Abt. Albertinenkrhs. Dissen
ZV Untersuchgn üb vegetat Reakt b Abkühlg d Gesichtes. Inaugural - Diss Physiol Inst Univ-Klin Rostock 1951 · Großes Neurofibrom d Niere. Zentralbl Urol 58/5 (1957) · Doppelseitige Uretermetastasen m Ureterstenose bds b Magenca. ebd 52/9 (1955)

Neubert, Manfred, Dr. med., Oberarzt, Sportklin. Stuttgart, Taubenheimstr. 8, 7000 Stuttgart 50 · *12.05. 52 Laucha · **A** 78, Kiel · **D** 81, Kiel · **AG** Bundeswehr 80/81 · **FG** Chirurgie 06/86 · **TG** UnfChir 11/87 · **ZB** Sportmed. 06/89 · **TW** **a)** Seit 06/88 OA Sportklin. Stuttgart (Steinbrück) **b)** 87-88 StatArzt Unfallchir. Klin. Zentralkrhs. St. Jürgen Str., Bremen (Friedrich) **c)** OA
ZV Erg u Beurteilg d CT: d Erstdiagnost b Polytrauma. Chirurg 59, 763 (1988)
BV Traumat Knorpelschäden b Patellalux - Arthrosk Diag u Therapie. In: Fortschr in der Arthroskopie, Bd 6 (i Dr)

Neugebauer, Edmund Alwin Martin, Priv. Doz. Dr. rer. nat., Leiter d. Biochem. u. Exptl. Abt., II. Chir. Lehrstuhl d. Univ. Köln, Ostmerheimer Str. 200, 5000 Köln 91 · *18.11. 49 Kleinalmerode · **A** nicht angegeben · **D** 82, Marburg · **AG** Magen u Magenkrhtn. · postop. Komplikat. · Schock, Studien · Lebensqualität in d. Chir. · prä-+postop. Schmerz · **FG** Theoret. Chirurgie 04/80 · **H** 88, Marburg · **TW** **a)** Forschung in versch. Teilgebieten d. Chirurgie: Grundlagenf., Chir. Entscheidungsfindung, Studien, Klinimetrie, Lehre · **S** Seit 03/89 Leiter der Biochem. u. Exptl. Abt., II. Chir. Lehrstuhl, Univ. Köln
ZV Evidence f the occurrence of an acid (spec) histidine decarboxylase i the gastric mucosa of var mammals. A reeval usg a modif Schayer proc. Acta Hepato-Gastroent 28, 65 (1981) · Histamine in health and disease. Behring Inst Mitt 68, 102-133 (1981) · A mod Schayer proc f the estim of histidine decarboxylase acti: Its applic on tissue extracts from gastr mucosa o var mammals. Agents Actions 12, 32-40 (1982) · Z Organmanifestat d sept Schocks: Unterdrückg e vermehrt Histaminbildg dur Glucocorticoid. Langenbecks Arch Chir [Suppl Chir Forum] 213-216 (1983) · Identific and measurement o acid (spec) histidine decarboxylase activ in rabbit gastr mucosa: Endg and old controversy? Biol Chem Hoppe-Seyler 366, 411-420 (1985) · Methylprednisolone effect on histam release and -formation in endotoxic shock developm. Circ Shock 13, 74 (1984) · Induced histid decarb in endotoxic shock: Identif of the enzyme in rat liver and influence of its inhibitors on survival parameters. Agents Actions 18, 23-29 (1986) · Mediatoren b sept Schock: Strategien u ihrer Sicherg u z Einschätzg ihrer kausalen Bedtg. Chirurg 58, 470-481 (1987) · The role o mediators in sept/endotox shock. A meta-analysis evaluatg the current status of histamine. Theor Surgery 2, 1-28 (1987) · Letter t the Editor. High-dose steroids and sepsis. N Engl J Med 318, 514-516 (1988) · Clinical pharmacol of histamine metabolism i the GI tract. GI Rep 2, 1-11 (1987) · Biogenic amines in circul shock: Current status of histamine. J Clin Biochem 25, 222-224 (1987) · A prospective contr clin trial on the causal pathogenetic role of histamine release in

septic shock syndromes. Eur Surg Res 20, [Suppl I] 131 (1988) · Serum levels of glucocorticoids on histamine release in patients with sept shock. Br J Surg 75, 1230 (1988) · Mediatoren b sept Schocksyndrom – E kritische Bestandsaufnahme. Gazette Med 6/89, 557–561 (1989) · Meeting report – Meran conference on pain after surgery and trauma. Theor Surgery (1989) · Konzept, Struktur u Praxis prospekt Studien. Chirurg 60, 203–214 (1989)
MH Agents and Actions
BV Dosis – Wirkgsbeziehgn versch Glucocorticoide i Endotoxinschock d Ratte: Einfluß auf Überlebenszeiten u Histaminneubildg i versch Organen. In: Histamin u Histamin-Rezeptor-Antagonisten. Berlin: Springer 1985 · Mediatorenvielfalt b sept Schock: Wie soll d Kliniker e Überblick behalten? In: Sepsis-Exptelle Befunde, klin Erfahrg. München: Zuckschwerdt 1987 · Causality in circulatory shock: Strategies for integrating mediators, mechanisms and therapies. In: Progr in clinical and biological research 264. Perspect Shock Res. New York: Alan R Liss 1988 · Mediatoren in d Pathogenese d sept Schocks – E Standortbestimmg. In: Sepsis. Berlin: Springer 1989 · Chirurg Forsch. In: Lehrbuch Chirurgie Häring/Zilch, 3 Aufl. Berlin: de Gruyter 1990

Neugebauer, Werner, Prof. Dr. med., Chefarzt, Malteser Krhs. St. Franziskus-Hosp., Chir. Abt., Waldstr. 17, 2390 Flensburg · *11. 01. 43 Gablonz · **A** 71, Münster · **D** 70, Münster · **AG** Tumoren d. Leber u. extrahepat. Gallenwege · Tumoren d. Gastrointestinaltraktes · Epiphysenfugenverletzgn · **FG** Chirurgie 77 · **TG** UnfChir 79 · **H** 80, Tübingen · **P** 86, Tübingen · **TW** a) 71/72 Josefs-Hosp. Warendorf (Weritz) · 73–75 Marienhosp. Lünen (Dercken) · 75–86 Chir. Univ.-Klin. Tübingen (Koslowski) b) 81 BG-Unfallklin. Tübingen (Weller) c) Chefarzt Chir. Abt. · **S** Seit 86 Chefarzt Chir. Abt. Malteser Krhs. St. Franziskus-Hosp. Flensburg
ZV 72 chir Publikat in wissenschaftl Zeitschriften
BV 18 Monographien, Lehr- u Hdbbeiträge

Neumann, Gert, Dr. med., niedergelassen, Gartenstr. 48, 3440 Eschwege · *02. 02. 50 Mainz · **A** 78, Marburg/L. · **D** 78, Marburg/L. · **AG** Chir. · **FG** Chirurgie 10/85 · **TG** UnfChir 10/87 · **TW** a) 85–87 Städt. Kliniken Kassel (Kinzl) c) Niedergel. · **S** Seit 01/88 Niederlassung als D-Arzt Eschwege

Neumann, Hermann, Dr. med., D-Arzt, Unfallambulanz u. Chir. Praxis, Gartenstr. 46/48, 3440 Eschwege · *07. 09. 19 Mainz-Mombach · **A** 51, Frankfurt · **D** 51, Frankfurt · **AG** AllgChir. · Handchir. · UnfChir. · **FG** Chirurgie 04/56 · **TW** a) 51–58 Ass. u. OA St. Hildegardiskrhs. Mainz (Spies) · 58–62 Kreiskrhs. Ellwangen (Goll, Dietrich) · 58–59 Komm. Chefarzt Chir. Abt. ebd. b) 62–65 UnfChir., Handchir.: Oststadt-Klin. Mannheim (Zrukecky) · 63 Göteborg/Schweden (Moberg), Stockholm/Schweden (Aronsson) · 64 Arbeitsunfallkrhs. Graz (Ehalt) c) Niedergel. · **S** Seit 65 Niederlassung als D-Arzt u. Chirurg Eschwege
ZV Exp u Klin z rekt Therap. Medizinische 1954 · Neuart Meth d Salbenapplikat m e Salbfilmer. Dtsch Apoth Z 1954 · Exp u Klin z perkutan Therap. Medizinische 1954 · Vorschlag e neuen Verf z Herstellg u Entnahme v Injektlösgn. Pharm Z 1954 · Möglkt e Ca-Me-

dikat i d Therap d Sudeck. Medizinische 1955 · Rektoskop Unters währ d Therap m Rectiolen-Präp. Med Monatsschr 1956 · Anwendg d Spezialkochers „Filco" i d Chir Klin u Ambul. Chirurg 1956 · Dysfunkt d Bewegungssegmentes d WS u ihre Bhdlg. ebd 1957 · Veränderg d Harn-pH dur e polyvalentes Harnantiseptikum. Medizinische 1957 · WS-Syndr. Pro Medico 1958 · Spezialkocher „Filco" e Möglkt z Vermeidg v Arzneimittelverwechslgn. Dtsch Apoth Z 1958 · Verbesserg d Wundheilg dur fettfreie Salben. Med Klin 1959 · Tetanus-Bhdlg. Beitr üb d wirks Unterstützg d Tetanus-Therap m Bluttransf akt geimpfter Spender. Chirurg 1962 · Verletzg d Fingerendgliedes u dessen biol Schieng dur d Nagelplast. Monatschr Unfallhkd 1963 · Op Rekonstrukt e prim Greifform d Hand n Kinderlähmg. Langenbecks Arch Chir 1965 · Rödiagn d Frakt d Speichengriffes. Arch Orthop Unfallchir 57 (1965) · Op Bhdlg d Triphalangie d Daumens. Acta Chir Plast 1966
BV D Hand zw Auge u Sensibilität. In: Chir i Fortschritt. Stuttgart: Enke 1965

Ney, Roger, Prof. Dr. med., Oberstarzt a. D., Leibnizstr. 53, 5300 Bonn 2 · *22. 10. 20 Steinfeld/Pfalz · **A** 46, Tübingen · **D** 46, Erlangen · **AG** AllgChir. · AbdomChir. · Gynäkol. u. Geburtshilfe Städt. Krhs. Landau/Pfalz · **FG** Chirurgie 01/52 · **ZB** Wehrmed. 10/65 · **H** 65, Düsseldorf · **P** 69, Düsseldorf · **TW** a) 52–53 Städt. Krhs. Landau/Pfalz (Müller) · 53–56 Städt. Krankenanst. Ulm (Niedner) · 56–58 Städt. Krankenanst. Nürnberg (Franke) · 58–62 Chir. Univ.-Klin. Erlangen (Hegemann) · 63 Bundeswehr · 64–69 Chir. Univ.-Klin. Düsseldorf (Derra) b) Herzchir. · 57 Stipendiat d DAAD Western Reserve Univ. Cleveland, Ohio/USA (Beck) · 58 Stipendiat Karolinska Sjukhuset Stockholm/Schweden (Crafoord) c) Oberstarzt a. D. · S 69–73 Ltd. Arzt FU Chir. BW-Krhs. Ulm · 74–81 Ltd. Arzt Chir. Abt. BW-Krhs. München
ZV D röntgenol Bestimmg d Klivuswinkels z Deutg normaler u abnormaler Verändergn a Schädelgrund. Diss Erlangen 1946 · Op d medianen Narbenbr oberh d Nabels. Chirurg 23, 382 (1952) · Traumat Dünndarmsten als Spätfolge e stumpf Bauchverletzg. Bruns Beitr Klin Chir 191, 432 (1955) · Bromthaleintest i periph u i Lebervenenblut. Klin Wochenschr 35, 180 (1957) · Kontrastdarstellg d Lebervenen i Röbild. RÖFO 86, 302 (1957) · Sauerstoffverhältn i Lebervenenblut. Klin Wochenschr 35, 915 (1957) · RöNachweis porto-ven u interven Nebenschl d Leber. Acta Radiol 49, 227 (1958) · Gegenwärt Entwicklgsstand d Herzlungenmaschine i USA. Chirurg 29, 296 (1958) · Ca i Bauchchir. ebd 29, 533 (1958) · Chir d Kardiaca, e Probl d Frühdiagn u d Refluxoesophagitis. ebd 30, 152 (1959) · Steckschuß u Pericarditis constrictiva. ebd 30, 222 (1959) · Einf Herzlungenmaschine m neuem Oxygenator. ebd 31, 4 (1960) · Diagn u Therap angebor Zwerchfelldefekte u Hiatushernien i Neugebor- u frühen Säuglingsalt. ebd 32, 55 (1961) · Exp Untersuchgn am isol Carotissinus m puls u nichtpuls Drucken u ihre Bedeutg f extrakorp Kreisl. Langenbecks Arch Chir 313, 683 (1965) · D Bhdlg d Gasbrandes m hohen Sauerstoffdrucken. Wehrdienst Gesundht 14, 513 (1966) · Anzeigen d hyperbaren Sauerstoffbhdlg. Anästh Praxis 1, 133 (1966) · Späterg op Zwerchfelldefekte u -hernien i Neugebor- u Säuglingsalter. Langenbecks Arch Chir 319, 750 (1967) · Klin u

Therap d Gasoedems. Wehrmed Monatsschr 12, 508 (1968) · Indikat aktiv chir Maßnahm i Rahmen d hyperbar Sauerstofftherap d Gasoedems. Langenbecks Arch Chir 327, 766 (1970) · D Schicksal v üb 300 Herzschußverletzten d 2 Weltkrieges. ebd 329, 976 (1971) · Chir Eingriffe na hyperbarer Sauerstoffther d Gasoedems. Kongrber Dtsch Ges Plast u Wiederherstellg Chir 153 (1977)
MH Erste Hilfe u Transport b Atemnot. II Wuppertaler Notfallsymp. Stuttgart: Thieme 1971 · Unfallchir. HTB. Berlin: Springer 1974

Ngari, Peter-John, Oberarzt, DRK-Elisabeth-Stiftung, Triererstr. 16–20, 6588 Birkenfeld/Nahe · *21.01. 38 Embu/Kenia · **A** 84, Köln · **D** 72, Köln (Dipl. med.) · **FG** Chirurgie 04/80 · **ZB** Sportmed. 04/89 · **TW a)** 04/80–09/83 Vinzenz-Pallotti-Hosp. Bergisch-Gladbach (Hintzen) · Seit 03/85 Chir. Abt. DRK-Elisabeth-Stiftung Birkenfeld (Kessler) **b)** 10/83–12/84 Chir. Univ.-Klin. BG Krankenanst. Bergmannsheil Bochum (Muhr) **c)** OA Chir. Abt.

Nicod, Louis, Prof. h. c. Dr. med., Chefarzt i. R., 20 Ave. de la Gare, CH-1003 Lausanne · *10.02. 12 Lausanne (Schweiz) · **A** 36, Lausanne · **D** 39, Doktorat, Basel · **AG** Chir. · Orthop. · **FG** FMH Chirurgie et orthopédie 04/45 · **TG** UnfChir u. Orthop. 04/45 · **H** 53, Lausanne · **P** 62, Lausanne · **TW a)** Chir. Univ. Klin. Basel (Henschen) · Chir. Klin. St Clara, Basel (Mercke) **b)** Anstalt Balgrist, Zürich (Scherb) · Hôpital orthopédique de la Suisse Romande, Lausanne (Nicod, Scholder) **c)** OA Chir. Klin. · **S** 44–53 Med. adj. Hôpital orthopédique · 53–77 Méd. chef. ebd.
ZV Traitement du mal de Pott. Revue de chirurgie orthopédique et réparatrice de l'appareil moteur, Paris 49/1 (1963) · Historique médical de l'Hôpital orthopédique de la Suisse romande. Rev Med Suisse Romande 4 (1963) · Résection de la tête et du col fémoral suivie d'ostéotomie sous-trochantérien ne dans les affections bilatérales douloureuses et ankylosantes de la hanche. ebd · Correction de la rotation interne des fémurs chez l'enfant par ostéotomie intertrochantérienne. ebd · Le pied plat valgue secondaire. Médecine et Hygiène 657 (1964) · Effets cliniques et pronostics des défauts d'axe du membre inférieur chez l'adulte, à la suite d'une consolidation vicieuse d'une fracture du membre inférieur. Z Unfallchir Versicherungsmed Berufskr 1 (1966) · Diagnostic de l'épiphysiolyse. Schweiz Med Wochenschr 24 (1967) · Lavage chirurgical des mains dans un service d'orthopédie. Helv Chir Acta 34 (1967) · Thérapeutique des malades atteints de maladie de Scheuermann et de dystrophie rachidienne de croissance. Praxis 1946 (1968) · Luxation de la hanche chez les myéloméningocèles. Ann Chir Infant 10/1 (1969) · Revision de 123 osteotomias intertrocantereas por coxartrosis. Rev Ortop Traumatol 12 (1970) · La nécrose de la tête fémorale chez l'enfant. Alliance Suisse des infirmières diplômées en hygiène maternelle et en pédiatrie, Berne 10 (1971) · Problèmes orthopédiques chez l'enfant. Rev Pro Infirmis, rev réadapt 1/2 (1971) · L'arthrodèse sous-astragalienne et médio-tarsienne dans les cas de séquelles de traumatisme. Z Unfallchir Versicherungsmed Berufskr 1 (1971) · Troubles statiques des membres inférieurs chez l'enfant et l'adolescent. Médecine et Hygiène 1015 (1972) · Röntgenolog Hinweiszei-

chen auf schwere Kopfumbaustörg b d Bhdlg kongenit Hüftluxat. Z Orthop 114/6 (1976) · Etiologie du hallux valgus. Rev Chir Orthop 62 (1976) · Le devenir des vices de torsion de l'enfant. Acta Orthop Belg 43 (1977) · Troubles statiques des membres inférieurs chez l'enfant et leurs conséquences chez l'adulte. Médecine et Hygiène 36 (1978) · Adductus global du pied. Actualités de médecine et de chirurgie du pied. Coll Intern Méd et de chir du pied XV (1984)
BV La nécrose aseptique des membres inférieur et son traitement. Pädiatr Fortbildgungkurse 5–6. Basel: Karger 1968 · Resultats del'opération de Brandes. Bern: Huber 1970 · Hallux valgus. In: Orthop Surg Traumatol. Amsterdam: Excerpta Med 1972 · Pes supinatus congénital. Bern: Huber 1972 · Paraplegia as a sequel to Harrington's operation. Operative treatment of scoliosis. Stuttgart: Thieme 1973 · Basic principles and technical details concerning triple arthrodesis of the foot. ebd 1975

Niedenzu, Harald, Dr. med., Chefarzt d. Chir. Abt. u. Ärztl. Leiter des Krhs., St. Josef-Hospital, In der Hess 4, 4232 Xanten · *03.07. 28 Fritzlar · **A** 55/56, Wiesbaden · **D** 55, Marburg · **AG** Chir. · Innere Med. · **FG** Chirurgie 11/61 · **TW a)** 62–66 Oberarzt St. Marien-Hospital, Herne (Brinkmann) **c)** Chefarzt Chir. Abt. u. Ltd. Arzt · **S** Chefarzt Chir. Abt. Ltd. Arzt St. Josef-Hospital, Xanten
ZV Tumoren d Meckelschen Divertikels. Zentralbl Chir (1958) · Spaltbildgn i Kahnbein. Bruns Beitr Klin Chir 204 (1962) · Epiphysenlösungen u -ausrisse d Schienbeinrauhigkeit u d Schienbeinkopfes. Monatschr Unfallhkd (1966)

Niemeyer, Harald Wilhelm, Dr. med., Oberarzt, Chir. Klin. Krankenanst. Gilead GmbH, 4800 Bielefeld 13-Bethel · *01.09. 50 Köln · **A** 78, Köln · **D** 87, Saarbrücken · **FG** Chirurgie 02/85 · **TG** UnfChir 08/87 · **TW b)** 07/83–11/87 Abt. Unfallchir. Chir. Univ.-Klin. Homburg/Saar (Trentz) **c)** OA UnfChir.
ZV Arthroskop Diagnost u Therap b Innenbandrupturen. H Unfallheilkd 199, 179 (1988)

Nier, Helmut, Prof. Dr. med. habil., Chefarzt, Allg.-, Gef.-, Thoraxchir., Chir. Klin. I, Städt. Klin., Starkenburgring 66, 6050 Offenbach/M. · *26.01. 40 Amberg · **A** 67, Düsseldorf · **D** 69, Düsseldorf · **AG** 08/67–03/68 Pathol. Düsseldorf · 01/70–05/71 Städt. Krhs. Chir. Klin. Amberg · 06/71–05/75 Chir. Klin.-Univ. Düsseldorf · **FG** Chirurgie 05/75 · **TG** GefChir 12/82 · **H** 79, Düsseldorf · **P** 83, Düsseldorf · **TW a)** 75 Allg. u. GefChir. Chir. Klin. A Med. Einrichtgn d. Univ. Düsseldorf (Kremer) u. ThKardChir. Chir. Klin. B ebd. (Bircks) **b)** 78–80 GefChir. Düsseldorf **c)** Chefarzt Allg.-, Gef.-, Thoraxchir. · **S** Seit 85 Chefarzt Chir. Klin. I Offenbach/M.
ZV D Ultrastrukt d Muskelzellen u d Blutkapillaren d isol Rattenherzens na diffuser Ischämie u Hyperkapnie (Diss). Virchow Arch Pathol Anat 346, 239 (1969) · D Rectum-Amputat i d synchronen komb abdom-perinealen Techn na Lloyd-Davies. Aktuel Chir 9, 177 (1974) · Frühkomplikat u Spätergeb na totaler Gastrektomie. E Beitr z Wahl d Rekonstruktverfahr anhand eig Beobachtgn. Langenbecks Arch Chir 340, 263 (1976) · Z Progn d schwer Lungenembolie. Lebensver Med 28, 147

220 Niermann, Werner

(1976) · Klin nicht feststellb Glykogenspeicherkrankht v Typ I als Ursache e postop Todesfalles. Dtsch Med Wochenschr 102, 433 (1977) · Z Diagn u Therap d akut penetrier Herzverletzg. Med Klin 73, 131 (1978) · Komplikat na off u geschloss Thoraxtraumen. Unfallchirurgie 4, 30 (1978) · Kurative Chir d Magenka: Erg na Gastrektomie u subtotaler Magenresekt. Aktuel Gastrologie 7, 445 (1978) · Z Bewertg d hyperb Sauerstofftherap d Gasbranderkrankg. Dtsch Med Wochenschr 103, 1958 (1978) · Atrio-ventriculo-aortic left heart bypass with a pneumatically driven, pressure regulated assist device. ESAO proc 5, 59 (1978) · Posttraumat Aneurysmen d thorak Aorta. Erg na chir Therap. Prax Pneumol 33, 488 (1979) · Z Bhdlg d akut penetrier Herzverletzg. Zentralbl Chir 104, 200 (1979) · Postop Frühkompl b Resekt-beh d M Crohn. Therapiewoche 30, 8515 (1980) · Postop Syndr na Gastrektomie u untersch Verf d Magenersatzes. Langenbecks Arch Chir Kongrbd 352 (1980) · Hum Wachstumshorm – e therap Chance b blut Streß-Ulkus? Med Klin 75, 759 (1980) · A contribution cancer the Gastrectomy de princ. Verh Dtsch Krebs Ges 4, 452 (1982) · D Gasbrand – weiterh e diagn u therap Probl. Zentralbl Chir 109, 394 (1984) · Syndr n Gastrekt u bes Berücksicht d Refluxoesoph. Langenbecks Arch Chir 360, 71 (1983)
BV Hilfsmittel b d Op v Aneurysmen d deszendier thorax Aorta. In: Arterio-venöse Fisteln – Dilatierende Arteriopathien. Stuttgart: Thieme 1976 · Divertikel u nicht-infarktbedingte Aneurysmen d Herzens. In: Hdb d Thoraxchir, Erg-werk Herzchir, Bd II. Berlin: Springer 1976 · Mechanische Linksherzentlastung. Stuttgart: Thieme 1981 · Chir Palliativmaßnahm b Oesophaguskarzinom. In: D Kurable Oesophagusstenose. Stuttgart: Thieme 1984 · Z Frage d prinzipiel Gastrektomie od partiel Resekt b d Bhdlg d Magenkarzinoms. In: Therap d Magenkarzinoms. Weinheim 1984 · Nahttechn i ob Gastrointestinaltrakt. In: Neue Techn i d op Med. Berlin: Springer 1986 · Entwicklgn i d gastrointestinalen Chir m Rückwirkgn auf gynäkol Eingriffe u deren Plang. In: Op Gynäkol. ebd 1986 · Chir d Mediastinaltumoren. Prakt Chir. Stuttgart: Enke (im Druck) · Chir d Mediastinums. In: Chir Oplehre, Bd III. Stuttgart: Thieme (im Druck)

Niermann, Werner, Priv. Doz. Dr. med., niedergelassen, Kölner Str. 14–16, Postfach 100413, 5000 Köln · *01.11.39 Dinslaken · **A** 70, Düsseldorf · **D** 73, Köln · **FG** Chirurgie 01/80 · **TG** PlastChir 08/85 · **H** 87, Köln · **TW b)** 72–83 AssArzt Plast.-Chir. Univ.-Klin. Köln · 04/83–05/88 OA Abt. Plast. Chir. Städt. Krankenanst. Köln-Merheim **c)** Niedergel. · **S** Seit 01/89 Niederlassung als Plast. Chirurg Köln
ZV Bestimmg d Querschnittsgröße u d Materialverteilg a d langen menschl Röhrenknochen. Inaug-Diss Köln 1973 · Sekundäre op Rehabilitatsmöglchktn na LKG-Op. Z Plast Chir 4, 1120 (1980) · D Intelligenz b Spaltkindern. ebd 5, 218–227 (1981) · Späterg na Mammaredukt i Abhängigkt v Resektgewicht. ebd 5, 6–14 (1980) · E neue Opmeth z Bhdlg d velopharyngealen Verwachsg. Handchir Mikrochir Plast Chir 14, 36–40 (1982) · Operative Behandlungsmaßnahmen bei Verbrenngsnarben im Gesicht. Summaries. 9 Tagg Vereinigung Dtsch Plast Chir, Köln 1978

Nigbur, Helmut, Dr. med., Stationsarzt, Akad. Lehrkrhs. Porz am Rhein, Urbacher Weg 19, 5000 Köln 90 · *27.08.51 Engelskirchen-Hardt · **A** 81, Köln · **D** 83, Köln · **AG** 81–83 AllgChir. Gummersbach · 84–86 Herzchir. Köln · 86–89 GefChir. Köln-Porz · **FG** Chirurgie 04/88 · **TW a)** 88 StatArzt AllgChir. **b)** 89 StatArzt GefChir. **c)** StatArzt GefChir.
ZV Herzklappeninsuff nicht-entzündl Genese. Z Kardiol 1985 · Spätmorbidität u -letalität na singulärem Herzklappenersatz m SJM-Prothese. ebd 74 (1985) · Lungenembolie; Diagn abgesichert – Pat tot. Med Tribune 1986 · Intraarterielle Prostaglandin- u Adenosin-Triphosphorsäure (ATP) Perfusion b AVL. Angio Arch 15 (1987) · The significance of non-invasive diagnostic techniques of deep venous thrombosis. Angiodyn, Paris 1988 · Relevance of tcpO$_2$ measurements to the amputation level of the ischemic leg. Frankfurt-Symp on clinical oxygen pressure measurement. (1989) · Influence of naftidrofuryl. Infusions on TcpO$_2$ in peripheral occlusive arterial disease. ebd
BV Fourniersche Gangrän – auch b Frauen? In: Aktuel Koloproktol Bd 1. München: Edition Nymphenburg 1984 · Experience with the St Jude Medical Heart Valve Prosthesis. In: Invasive cardiovascular therapy. Boston: Nijhoff 1987 · Strategie b kardiogenen Schock dur massive Lungenembolie. In: Klin u exp Notfallmed, Bd 7. München: Zuckschwerdt 1987

Nikolai, Norbert, Dr. med., Chefarzt, Krhs. Maria Hilf, Dahlienweg 3, 5483 Bad Neuenahr-Ahrweiler · *10.04.29 Eltville/Rheingau · **A** 54, Wiesbaden · **D** 54, Frankfurt/M. · **AG** 54–56 Elisabeth Krhs. Neuwied (Dünzen, Baumann) · 56–61 Bergmannsheil Bochum (Bürkle de la Camp) · **FG** Chirurgie 11/59 · **TG** UnfChir 73 · **TW a)** 61–64 Chir. Univ.-Klin. Marburg (Schwaiger) **b)** 56–61 Bergmannsheil Bochum (Bürkle de la Camp) **c)** Chefarzt · **S** Seit 65 Chefarzt Chir. Abt. Krhs. Maria Hilf, Bad Neuenahr
ZV Freie Körper i Ellenbogengelenk. Ein Beitr z ihrer Entstehg. Monatschr Unfallhkd 1958 · Ermüdungsbr d Oberschenkels na Kniegelenksversteifg. ebd 1959 · Erfahrng b 33 Kniegelenksverrenkgn. H Unfallheilkd 294 (1960) · Traumat Kniescheibenverrenkg u ihre Folgen. Monatschr Unfallhkd 1960 · Erfahrng b 130 op Kniegelenksversteifgn. Zentralbl Chir 1960 · Prim traumat Pneumocephalus, Beobachtgn an 21 Fällen. Langenbecks Arch Chir 296 (1961) · Op Bhdlg d Fingerpseudarthr. ebd 299 (1961) · Selt Drehverrenkg d Kniescheibe. Monatschr Unfallhkd 1961 · Hüftgelenksluxat m gleichzeit Oberschenkelschaftbr. ebd 1962 · Handchir i d tägl Prax. I Wunden an d Hand. II D Panaritium. Ärztl Mittl 1963 · Handchir in d tägl Prax. III Ruhigstellg verletzter Hände. IV Nachbhdlg verletzter Hände. Dtsch Ärztebl u Ärztl Mittl (1964) · Nierenstielabriß u Leberrupt. Monatschr Unfallhkd 1964 · Verhalten autoplast verpflanzten Knorpels an regenerier Knochen. Langenbecks Arch Chir 308 (1964) · Klin u pathol-anat Bild d Gastritis cystica. Bruns Beitr Klin Chir 210 (1965) · Klippel-Feilsche Erkrkg, Handwurzelhypoplasie u asept Knochennekrose. Arch Orthop Unfallchir 68, 61–65 (1970) · Ungewöhnl Beugesehnenrupt d langen Finger. Dtsch Med Wochenschr 100, 1280–1281 (1975)
BV Verletzgn d Nieren, Harnwege u Geschlechtsorgane. In: Hdb d ges Unfhlkd, Bd 2. Stuttgart: Enke 1966

Nissen, Reinhart, Dr. med., Oberarzt, Abt. Unfallchir. Chir. Univ.-Klin., Arnold-Heller-Str. 7, 2300 Kiel 1 · *26.07. 48 Kiel · A 76, Kiel · D 76, Kiel · AG 10/74–03/75 Pathol. Kiel · 09/76–08/77 Biochemie Columbia Univ. N. Y. (Res. Fellow) · Wundheilung · Sepsis · FG Chirurgie 03/85 · TG UnfChir 09/88 · TW a) 01/85–03/86 StatArzt Klin. f. Chir. Med. Univ. Lübeck (Schildberg) · Seit 08/86 OA Abt. Unfallchir. Chir. Univ.-Klin. Kiel c) OA Abt. UnfChir.
ZV Increased turnover of arterial collagen in hypertensive rats. Proc Natl Acad Sci USA 75, 451 (1978) · Steigerg d Kollagensynthese unt erhöht Wundspanng. Zentralbl Chir 107, 822 (1982) · E coli-endotoxine impairs woundhealing by mediation of prostaglandines. Eur Surg Res 17 [Suppl], 101 (1985) · Konzentratverändergn v Kollagen i d Lunge b Endotoxinschock. Klin Exp Notfallmed 7, 169 (1985) · Erg d Minifixateur-externe Bhdlg d distalen Radiusfrakt. H Unfallheilkd 200, 297 (1988) · Optimierg d Saug-Spül-Drainagen Bhdlg d Kniegelenkempyemes. ebd 200, 356 (1988) · Study of the efficiency of irrigation suction drainage as a treatment of empyema of the knee. Eur Surg Res 20 [Suppl], 185 (1988)

Nittner, Konrad, Univ. Prof. Dr. med., em. Leiter d. Abt. f. Stereotaxie Neurochir., Neurochir. Univ.-Klin. Köln, Joseph-Stelzmann-Str. 9, 5000 Köln 41 (Lindenthal) · *23.08. 21 Neu-Paka/Böhmen · A 49, Wiesbaden · D 48, Marburg/Lahn · AG Raumbeengende Prozesse im Wirbelkanal · Rückenmarkstumoren · Stereotaxie u. funktionel. Neurochir. · FG Neurologie u. Psychiatrie 03/55 · Neurochirurgie 11/64 · H 63, Köln · P 69, Köln · TW b) NeurChir.: 51 Neurochir. Univ.-Klin. Köln (Tönnis) · Seit 60 Leiter Abt. f. Stereotaxie u. funktionel. Neurochir. Univ.-Klin. Köln c) em. Leiter Abt. f. Stereotaxie · S 60–87 Leiter Abt. f. Stereotaxie Neurochir. Univ.-Klin. Köln
ZV Symptomatol, Diagnost u Bhdlgserg d Rückenmarks- u Wirbelangiome. Zentralbl Neurochir 317–333 (1950) · D Bedeutg v Segmenthöhe u Dauer d Vorgeschichte f d op Progn d Rückenmarksgeschwülste. ebd 100–108 (1952) · Multiple Meningeome i Spinalkanal. ebd 99–103 (1955) · D raumbeschränkenden spinalen Prozesse i Kindes- u Jugendalter. ebd 348–352 (1956) · Katamnest Erhebgn a 172 op Anfallspat. Acta Neurochir (Wien) 350–366 (1957) · Postop Komplikat b Querschnittsyndr. Zentralbl Chir 1271 (1957) · Z heutigen Stand stereotakt Hirnop. Dtsch Ärztebl 61/37, 1903–1912 (1964) · Doppelseitige einzeitige stereotakt Hirnop na Hirntumorop. Nervenarzt 36/9, 394–397 (1965) · Kombin Ausschaltgn b stereotakt Hirnop. Med Klin 20, 2635–2636 (1969) · The combined thalamo-subthalamotomy. Confin Neurol 32, 93–99 (1970) · Contributions to the pathogenesis of Parinaud's syndrome. Acta Neurochir (Wien) [Suppl] 21, 57–63 (1974) · D spast Schiefhals u seine Bhdlg. Z Krankengymnastik 33/6, 338–343 (1981) · Insgesamt üb 200 Veröffentlg
BV Klin u Therap symtomat Anfallsleiden. Stuttgart: Thieme 1959 · Raumbeengende Proz i Spinalkanal (einschl Angiome u Parasiten). In: Hdb Neurochir, Bd VII/2. Berlin: Springer 1972 · Spinal meningiomas, neurinomas and neurofibromas and hourglass tumours. In: Handbook of clinical neurology. Vol 20, Part II. New York: Am Elsevier 1976 · Neurochir Bhdlg juxtamedullärer Prozesse. In: Spinale raumfordernde Prozes-

se. Erlangen: Straube 1976 · Epilepsie. Neurochir Therap. In: Neurol i Praxis u Klin, Bd II. Stuttgart: Thieme 1981 · Infantile Zerebralparesen. In: Klin Neurochir, Bd II. Klin u Therap. Stuttgart: Thieme 1984 · D Stereotaxie u weitere Bhdlgsmöglchktn b Torticollis spasmodicus. In: Jahrb d Neurochir 1986. Regensberg u Biermann 1986

Nockemann, Paul Ferdinand, Dr. med., Chefarzt i. R., Blötterweg 158, 4330 Mülheim · *20.01. 29 Düsseldorf · A 54, Düsseldorf · D 54, Düsseldorf · AG AllgChir. · UnfChir. · 55 Pathol. u. Gewerbepathol. Inst. Gelsenkirchen (Gerstel) · 56–57 Inn. Abt. Vinzent Krhs. Köln (Uhlenbruck) · FG Chirurgie 02/60 · TG UnfChir 10/74 · TW a) 54–55 Vinzenz Hosp. Duisburg (Schmitter) · 57–61 Bergmannsheil Krhs. Bochum (Bürkle de la Camp) · 61–68 Städt. Krankenanst. Krefeld (Schega) c) Chefarzt i. R. · S 68–72 Chefarzt Chir. Abt. St. Vinzenz Hosp. Duisburg · 72–78 Marien-Hosp. ebd. · 78–88 Kath. Krhs. Duisburg-Zentrum, Klin. Papendelle
ZV Z Bhdlg d Querbrüche i Mittel- u Grundgliedschaft d Finger. Medizinische 1678 (1959) · Z allg Verkalkg d Milz. ebd 2105 (1959) · D Hirnerschütterg, Erg aus d Bhdlg v 3056 Fällen. Zentralbl Chir 85, 1232 (1960) · Allgchir Probl b d Schädeldachplastik. Langenbecks Arch Chir 297, 12 (1961) · Bruch d Ansatzleiste d Ligg vaginalia am Finger. Bruxelles Impr Med et Scient 857 (1961) · Erbl Hornhautverdickg m Schnürfurchen an Fingern u Zehen u Innenohrschwerhörigkt. Med Welt 1894 (1961) · D Konservierg v heteroplast Knochen. Bruns Beitr Klin Chir 203, 67 (1961) · D Knochenbrüche d Finger am Ansatz d Lig vaginalia. Arch Orthop Unfallchir 56, 308 (1964) · Erg u Folgergn aus d Bhdlg d akut Pankreatitis ohne u m e Proteinaseninhibitor. Chirurg 36, 316 (1965) · Probl: akut hämatogene Osteomyelitis u Unfall. Monatschr Unfallhkd 66, 454 (1966) · D Lokalbhdlg d Verbrenngn. Med Welt 18, 1151 (1967) · Postop Gallengangszyste, e sog Gallenblasenregenerat vortäuschend. ebd 23, 1860 (1972) · Intrahepat Gallengangszyste. Chir Praxis 17, 243 (1973) · Z Nahttechnik na Darmresektion. Chirurg 46, 421 (1975) · D ektop Leistenbruch. Chir Praxis 21, 587 (1976) · Op Bhdlg d Leisten- u Schenkelbruchs dur Implantat v Polyesternetzen. Dtsch Med Wochenschr 102, 1526 (1977) · Hochgrad segment begrenzte, subseröse Lipomatose d Dünndarms. Langenbecks Arch Chir 348, 45 (1979) · Wundheilg u Wundbhdlg unt d Gesichtspunkt plastchir Op in d Gynäkol. Gynäkologe 14, 2 (1981) · Morpholog differenz Optechnik b Leistenbruch d Erwachsenen. Langenbecks Arch Chir 361, 325 (1983) · Erg na morpholog differenziert Optechn b Leistenbruch d Erwachsenen. Chirurg 58, 418 (1987)
BV D Bedeutg v Nahtmaterial u Nahttechnik f d normale u gestörte Wundheilg. In: Wundheilg u Wundnaht. München: Urban & Schwarzenberg 1967 · Nahttechnik u Nahtmaterial – Übers u allg Regeln. In: Wundheilg, Nahttechn u Nahtmaterial. Melsungen: B Braun – Dexon 1977 · D chir Naht, 3 Aufl. Stuttgart: Thieme 1980 · Übers d Nahtmaterialien: Grundsubstanz, Aufbau u physikal Nahtparameter. In: Mod Nahtmaterialien u Nahttechn in d Chir. Berlin: Springer 1982

Nolte, Klaus, Dr. med., Oberarzt, Krhs. Waldshut, Kaiserstr. 93, 7890 Waldshut-Tiengen · *23. 11. 44 Nürnberg · **A** 73, Nürnberg · **D** 72, Erlangen · **AG** 10/73-06/79 II. Chir. Klin. Nürnberg · **FG** Chirurgie 01/80 · **TG** UnfChir 02/80 · **ZB** Sportmed. 10/77 · **TW a)** 07/79-06/80 OA i. V. Rhätisches Kantonsspital Chur/Schweiz (Enderlin, Rüedi) · 07/80-03/81 OA Kreiskrhs. Bad Waldsee (Skowronski) · 04/81-06/83 OA Stadtkrhs. Schwabach (Zemsch) · Seit 07/83 OA Krankenhausspitalfond Waldshut (Schneble) **c)** OA Allg.- u. UnfChir.

Nolte, Udo, Dr. med., Chefarzt, Marien-Hosp., Pastor-Janßen-Str. 8-38, 4230 Wesel/Rhein · *31. 12. 32 Krefeld · **A** 61, Köln · **D** 61, Köln · **AG** Inn. Med. · Gynäkol. · Pathol. · Chir. · **FG** Chirurgie 66 · **TG** UnfChir 73 · **TW a)** AssArzt Kreiskrhs. Lüdenscheid (Enger) · OA Marien-Hosp. Wesel (Roesgen) · OA Marien-Hosp. Vechta (Lodde) · OA Städt. Kliniken Osnabrück (Grewe) **b)** OA Chir. Klin. Städt. Kliniken Osnabrück (Grewe) **c)** Chefarzt Unfallchir. · **S** Seit 75 Chefarzt Marienhosp. Wesel
ZV Symptomat d blutenden Meckel'schen Divertikels. Zentralbl Chir 40, 1411 (1968) · Versorgg d Schädel-Hirn-Traumas i mittl Krhs. H Unfallheilkd 111, 222 (1972) · Posttraumat habit Luxat d Radiusköpfchens. Chirurg 44, 386 (1973) · Grenzen d rein konserv Therap kindl dist Humerusfrakt. Monatschr Unfallhkd 78, 254 (1975) · Gleichzeit, beidseit Spontanruptur d Quadricepssehne i Vergl z einseitigen, traum Ruptur. Unfallchirurg 92, 29 (1989)

Nonnemann, Christoph, Prof. Dr. med., Chefarzt, St. Joseph-Krhs., Bäumerplan 24, 1000 Berlin 42 · *24. 11. 33 Stettin · **A** 60, Heidelberg · **D** 58, Heidelberg · **AG** Chir. · UnfChir. · Med. Entwicklungshilfe · **FG** Chirurgie 01/65 · **TG** UnfChir 07/80 · **H** 71, Berlin · **P** 80, Berlin · **TW a)** 60-76 (mit Unterbrechungen) Städt. Auguste-Viktoria-Krhs. Berlin-Schöneberg (Maatz) **c)** Chefarzt · **S** 66-67 Chefarzt u. Ltd. Arzt Chir. Abt. Dtsch. Hospitalschiffes „Helgoland" in Vietnam · Seit 77 Chefarzt Chir. Abt. II. (Unfallchir.) St. Joseph-Krhs. I, Berlin-Tempelhof
ZV Das Osteoid Osteom. Med Klin 7, 365-368 (1963) · Drehfehler na Schaftbrüchen. H Unfallheilkd 78, 271-272 (1963) · Untersuchgn d Luftkeimgehaltes in Opräumen. Chirurg 36, 289-291 (1965) · Drehfehler na Schaftbrüchen d Röhrenknochen. Chir Praxis 10, 373-378 (1966) · D Hospitalschiff „Helgoland". Seine Rolle unt d med Hilfsprojekten i Südvietnam. Berl Arztebl 21, 1084-1089 (1967) · Wachstumsverändergn a frakturiert Knochen b Kindern u Jugendl. H Unfallheilkd 99, 176-178 (1968) · E Beitrag z Therap d Elephantiasis. Med Klin 19, 2486-2488 (1969) · Grenzen d Spontankorrektur fehlgeheilter Frakt b Jugendl. Langenbecks Arch Chir 324, 78-86 (1969) · D Federosteosynthese na Maatz b Tibiakopffrakt. Zentralbl Chir 95, 729-739 (1970) · D Federkopfschrauben (z op Bhdlg d Acromio-Clavicular-Luxation). H Unfallheilkd 110, 308 (1971) · Rehabilitatbhdlg na Frakt. Berliner Jahrbuch f ärztl Fortbildg 1, 318-321 (1972) · Spring-Osteosynthesis: a preliminary report. J Trauma 12, 122-132 (1972) · Physikal-mechan Grundlagen z Federosteosynthese na Maatz. Z Exp Chir 5, 254-259 (1972) · Exptelle Untersuchgn z mechan Festigkt d Fragmentfixat vorwieg

spongiöser Fragmente b d Federosteosynthese. ebd 5, 260-267 (1972) · Op Korrektur fehlgeheilter Frakt. Zentralbl Chir 98, 491 (1973) · D konische Trochanternagel. Monatschr Unfallhkd 76, 478-482 (1973) · Einteilg, op Versorgg u Späterg b Tibiakopffrakt. H Unfallheilkd 126, 270-272 (1975) · The application of the Maatz-speading-nail in operative treatment of distal tibial fractures. J Trauma 16, 604-605 (1976) · Bericht üb 938 bimalleoläre Luxatfrakt 2 Teil: Späterg b op Fällen u Konsequenzen f d op Technik. Chirurg 48, 389-394 (1977) · Tierexptelle Untersuchgn z Federosteosynthese. Z Exp Chir 12, 56-72 (1979)
MH Marknagelung. Stuttgart: Thieme 1984 · Osteosynthese International. Int Kongress Berlin 1986. Konstanz: Schnetztor 1988
BV Wir fragten nicht, woher sie kamen. Hamburg: Hoffmann u Campe 1968 · D Spreiznagel u Keil- u konische Nägel. In: D Marknagelg u andere intramedulläre Osteosynthesen. Stuttgart: Schattauer 1983 · Frakturenlehre. Ein Leitfaden für Studenten. Konstanz: Schnetztor 1989

Noppeney, Thomas, Dr. med., Assistenzarzt, Abt. Herzchir. Chir. Univ.-Klin. Erlangen, Maximiliansplatz 2, 8520 Erlangen · *19. 11. 53 Mülheim/Ruhr · **A** 80, Erlangen · **D** 82, Erlangen · **AG** Aneurysmachir. · Carotischir. · **FG** Chirurgie 04/89 · **TG** GefChir · **TW b)** 05/87-07/89 Abt. Gefäßchir. Städt. Klinikum Nürnberg (Raithel) · Seit 07/89 Herzchir. Univ. Erlangen (von der Emde) **c)** AssArzt
ZV Strahleninduziertes Chondrosarkom d Scapula na Ablatio mammae. Fortschr Med 5, 98-100 (1984) · D akute hämorrhag-nekrotisier Pankreatitis – Therap, Komplikat, Progn. Aktuel Chir 19, 197-200 (1984) · D fibromuskuläre Dysplasie d A carotis interna; Chir Therap – d Verfahren d Wahl? Herz und Gefäße 5, 458-466 (1985) · D Aortenaneurysma im hohen Lebensalter – ist e Elektiveingriff gerechtfertigt? Berichtsband 5 Gem Jahrestagg Ang Ges d BRD, Österr u Schweiz. 1988 · D Alkohol – bedeutsam i Rahmen alltägl Verletzgn. Klinikarzt 15, 161-173 (1986) · Gastrointest Blutg b Angiodysplasie. E seltene, oft nicht erkannte Ursache. Aktuel Chir 21, 187-190 (1986) · Langzeiterg d venösen Thrombektomie. Langenbecks Arch Chir [Suppl] 2 (1988) · Naftidrofuryl i d postop Bhdlg na femoro-poplitealem Bypass. Med Welt 39, 1545-1550 (1988) · Age as highrisk factor in the treatment of abdominal aortic aneurysme. Vasc Surg 1989
BV D op Therap d Gliedmaßenischämie i Abhängigkt v ihrer Genese. In: Akut Gefäßverschl. Lübeck: Graphische Werkstätten 1989

Norpoth, Hanns, Dr. med., Chefarzt i. R., Schmidtsiepen 6, 5884 Halver · *30. 11. 12 Essen · **A** 38, Düsseldorf · **D** 39, Düsseldorf · **FG** Chirurgie 46 · **TW c)** Chefarzt i. R.

Nübling, Walther, Dr. med., niedergel. Chirurg, Karl-Nagel-Str. 1, 8900 Augsburg 22 · *03. 02. 45 Lenggries · **A** 72, München · **D** 72, München · **AG** Orthopädische Chir. · **FG** Chirurgie 07/78 · Orthopädie 03/83 · **TG** UnfChir 08/79 · **ZB** Sportmed. 06/82 · **TW a)** 78-79 II. Chir. Klin. KZVA Augsburg (Baumgartl) **b)** 79-81 II. Orthop. Klin. Hessingsche Heilanstalten, Augsburg (Mohing) · 81-86 Orthop. Fachklin. Zollernalb Albstadt (Richter) **c)** niedergel. · **S** Seit 07/86 Niederlassung als Orthopäde u. Chirurg, Augsburg

Nusselt, Heinrich, Dr. med. habil., Ärztl. Dir. i. R., Zuckmayerweg 3, 6508 Alzey · *11.03. 07 Nürnberg · **A** 32, Erlangen · **D** 33, Erlangen · **AG** Chir. · **FG** Chirurgie 41 · **H** 45, Gießen · **TW c)** Ärztl. Dir. u. Chefarzt i. R. · **S** 56–73 Ärztl. Dir. u. Chefarzt Kreiskrhs. Alzey
ZV Endokrinvegetat Störgn b d Bürgerschen Thrombangitis oblit. Arch Dermat u Syph 139 (1933) · Irrtümer i d Erkenng u b d Bhdlg v Ermüdgsfrakt. Zentralbl Chir 1940 · Besonderhtn d Coecum-Ca. ebd · Probl d Tetanusschutzimpf. ebd · Rechtzeit Erkenng u Bhdlg d Dickdarmkrebses. Hippokrates 1943 · Spätresult u traumat Hüftgelenksluxat. Therapiewoche 1944 · Verdorgg fr Schußfrakt d Marknagelg. Med Ges Gießen 1944 · Unterbindg d Art carotis communis. Chirurg 1947 · Klin Bedeutg d Harndiastase f d Erkenng d Gallenwegerkrkg, Bhdlg. Bruns Beitr Klin Chir 1777 (1948) · Beobachtgn b 224 Aneurysmen. US Naval Technical Unit. Frankfurt/M · Bedeutg d Marknagels f d Bhdlg v Pseudarthrosen. Chirurg 1949 · Darmverschluß n früh Appendect. Med Klin 1949 · Erkenng u Bhdlg periph Durchblutgsstörgn. Berl Med Z 1950 · Erfahrgn m d Lobekt b Lungentbk. Dtsch Chir Tagg Frankfurt 1949 · Bhdlg v Pseudarthrose m d Auflegespan n Phemister. Chirurg 1951 · Techn Fehler u Gefahren b d Novocainblockade d lumbalen u cervicalen Grenzstranges. Berl Med Z 1951 · Sympathicus-Chir. Langenbecks Arch Chir 276 (1953) · Verschl gr Bauchbr mittels Perlonnetz. Zentralbl Chir 1952

Nusselt, Steffen, Dr. med., Chefarzt, Kreiskrhs. Alzey, Kreuznacher Str. 7–9, 6508 Alzey · *19.04. 43 Mörzheim - Landau Pfalz · **A** 70, Stuttgart · **D** 69, Heidelberg · **AG** Chir. vorwieg. UnfChir · **FG** Chirurgie 07/76 · **TG** UnfChir 07/76 · **ZB** Sportarzt 05/75 · **TW a)** 07/76–09/80 Chir. Abt. Städt. Krhs. Pirmasens (Mittelbach) · 09/80–12/82 Chir. Abt. Kreiskrhs. Alzey (Schnabel) **b)** Siehe a) **c)** Chefarzt Chir. Abt. · **S** Seit 12/82 Chefarzt Chir. Abt. Kreiskrhs. Alzey · Seit 01/87 Ärztl. Dir. Kreiskrhs. Alzey
ZV Rettungshubschrauber - stationiert a d BG-Unfallklin Ludwigshafen am Rhein. Ärztebl Rheinl-Pfalz 1, 47 (1974) · Ermüdgsbruch d Sitzbeines b e Fußballspielerin. E interessante Einzelbeobachtg. Sportarzt Sportmed 9, 198–200 (1974) · D Einsatz v Hubschraubern i Rettungswesen - unt besond Berücksichtigg d RHS „Christoph 5". Die Berufsgenossenschaft 2 (1975) · Meniskusverletzungen b Kindern u Jugendl. Aktuel Traumatol 5, 313–319 (1975) · Wirbelsäulenverletzgn b Kindern. Med Monatsschr 30, 441–444 (1976) · Gibt es e familiäre Appendicitis-Disposit? ebd 31, 232–234 (1977) · Radiale Kahnbeinverrenkg am Handgelenk. Chirurg 48, 431–433 (1977)
MH Wissenschaftl Mitarbeiter: Springer Verlag für Referatetätigkeit
BV D verletzte Hand, 5 Aufl (mit Mittelbach). Berlin: Springer 1983

Nutz, Volker, Priv. Doz. Dr. med., Oberarzt, Chir. Klin. Univ. Bonn, Sigmund-Freud-Str. 25, 5300 Bonn · *15.09. 47 Gadebusch/Mecklenburg · **A** 73, Köln · **D** 76, Köln · **AG** Physiologie Köln · Pathol. Bonn · Tropenmed. Hamburg · **FG** Chirurgie 10/82 ·

TG UnfChir 10/83 · **H** 88, Bonn · **TW a)** Bis 10/83 OA Chir. Abt. St.-Katharinen-Hosp. Frechen **c)** OA Chir. Klin. Bonn
ZV Z endoskop Papillotomie b Choledocholithiasis. Leber Magen Darm 11, 276 (1981) · Chylusfistel na Strumaop. E selt Komplikat. Chirurg 53, 655 (1982) · Malignomhäufigkt u Opindikat d Knotenstruma i Endemiegebiet. Dtsch Med Wochenschr 109, 1319 (1984) · D Glomustumor als Urs e Coccyyodynie. Chirurg 56, 243 (1985) · D Szintigraphie i d Diagnost intestinaler Blutgn. ebd 56, 393 (1985) · Computertomographie b Sudeck-Syndr. Unfallchirurg 89, 68 (1986) · Luxatfrakt d Sternoclaviculargelenkes. ebd 89, 145 (1986) · D Fixateur externe z Sicherg d gestielten Lappens f d Handrücken. ebd 89, 264 (1986) · Schädelhirntrauma u Femurfrakt b kindl Polytrauma. ebd 89, 539 (1986) · Bhdlg v Beckenfrakt. Fortschr Med 105, 251 (1987) · Hyperlactatämie b Darmischämie. I Thoeret Überleggn. Langenbecks Arch Chir 370, 63 (1987) · Op Versorgg v Beckenfrakt. Chir Praxis 38, 105 (1987, 1988) · Hyperlactatämie b Darmischämie. II Exptelle Grundlagen. Langenbecks Arch Chir 370, 69 (1987) · Therap Probl d Acetabulumfrakt b Polytrauma. ebd 370, 129 (1987) · Computertomographie d Frakturheilg. RÖFO (1988) · D unterschiedl Durchblutswertigkt versch Femurschaftregionen. Langenbecks Arch Chir 373, 206 (1988)
BV Änderg d CO2-Bindgskurve b akut respirator Alkalose u ihre Urs. Inaug Diss Köln 1976 · Akut Mammanekrose na Quadrantenresekt u kombin radiolog/zytostat Nachbhdlg. In: Plast u Wiederherstellchir d Alters. Berlin: Springer 1986 · D Extremitätendurchblutg b Knochenläs unt besond Berücksichtigg d Durchblutswertigkt versch Femurschaftreg u ihrer Beziehg z Frakturheilg. Bonn, April 1987 · Op Versorgg d Oberschenkelfrakt m Schädelhirntrauma. In: Opindikat b Frakt i Kindesalter. Stuttgart: Fischer 1987 · Scintigraphic procedures for the detection and localization of gastrointestinal bleeding. In: Verhandlungsber Nuklearmed Fortbildgsv d Univ Brüssel u d „Institut Jules Bordet" 1985. Brüssel 1988 · Z Taktik d freien Lappentransfers. In: Weichteilschäden. Weinheim: VCH 1988

O

Oehler, Wulf Dieter, Dr. med., Chefarzt, Chir. Abt. Kreiskrhs. Usingen, Hattsteiner Allee, 6390 Usingen · *08.06. 40 Offenbach · **A** 70, Frankfurt · **D** 75, Freiburg · **AG** Chir. · UnfChir. · 73/74 Ltd. Schiffsarzt · **FG** Chirurgie 02/76 · **TG** UnfChir 08/76 · **TW a)** 76–85 OA Stadtkrhs. Hanau (Stiller) **c)** Chefarzt Chir. Abt. · **S** Seit 11/85 Chefarzt (Ärztl. Dir.) Chir. Abt. Kreiskrhs. Usingen
ZV D prox Femurfrakt b alten Menschen immer no m hohem Risiko behaftet. Med Welt 31, 297 (1981) · Fordert d isolierte Kreuzbandschaden sofort therap Konsequenzen? Unfallheilkunde 85, 33 (1982) · Arthroskop Diagnost u therap Konsequenzen b Haemarthros d Kniegelenkes. Unfallchirurgie 8, 96 (1982) · Z Osteosynthese instabiler pertrochantärer Oberschenkelfrakt m d Kompressionslaschengleitschraube. Aktuel Traumatol 13, 172 (1983) · D Kreuzbandrupt e häufige Sportverletzg. Dtsch Z Sportmed 34, 274 (1983) · D stabile Versorgg hüftgelenksnaher Oberschenkelfrakt m d Kompressionslaschengleitschraube. Zentralbl Chir 109, 36 (1984)

Oelert, Hellmut, Prof. Dr. med., F. C. C. P., Klinikdirektor, Klin. f. Herz-, Thorax- u. Gefäßchir., Langenbeckstr. 1, 6500 Mainz 1 · *03. 05. 36 Dessau · A 64, Hamburg · D 62, München · AG Herz-, Thorax- u. GefChir. bes. Kinderherzchir. · FG Chirurgie 72 · TG GefChir 82, Thorax- u. KardiovaskularChir 82 · H 72, Hannover · P 75, Hannover · TW b) Herz-, Thorax- u. GefChir. c) Direktor d. Klin. f. Herz-, Thorax- u. Gefäßchir. · S Direktor d. Klin. f. Herz-, Thorax- u. Gefäßchir., Mainz

Oestern, Hans-Jörg, Prof. Dr. med., Chefarzt, Unfallchir. Klin., Siemensplatz 4, 3100 Celle · *23. 05. 45 Sanderbusch · A 71, Bonn · D 70, Bonn · AG Gelenkchir. · Beckenfrakt. · Kniebandverletzgn · Wirbelsäulenchir. · Polytrauma · FG Chirurgie 04/78 · TG UnfChir 04/78 · H 80, Hannover · P 85, Hannover · TW b) 79 OA Unfallchir. Klin. Med. Hochschule Hannover c) Chefarzt UnfChir. · S Seit 85 Chefarzt Unfallchir. Klin. Celle
ZV E neuer prognost Index b Schwerverletzten. H Unfallheilkd 153, 114–117 (1981) · Olecranonfrakt, Therap u Erg. ebd 155, 97–109 (1982) · Optaktik u Erg b langstreck Defektpseudarthrosen a Unterarmschaft. Z Orthop 120, 623–625 (1982) · Cardiopulmonary parameters in severe multiple injury. Injury 14, 75–80 (1982) · D Thoraxtrauma b Schwerverletzten: Auswirkgn u therap Möglchktn. H Unfallheilkd 158, 380–383 (1982) · Bhdlg d Kompartmentsyndr u Erg. Langenbecks Arch Chir 358, 227–232 (1982) · D Therap d Gelenkinfekt b intraartikulären Frakt. H Unfallheilkd 157, 149–154 (1982) · D Kompartmentsyndr. Orthopäde 12, 34–46 (1983) · Pathophysiol u Klassifizierg d Weichteilschadens b Frakt. ebd 12, 2–8 (1983) · Erg d AO-Sammelstudie üb Unterarmschaftfrakt. Unfallheilkunde 86, 136–142 (1983) · D Klassifizierg d Verletzgsschwere. H Unfallheilkd 156, 171–176 (1983) · Taktik u Erg i d op Bhdlg v HWS-Verletzgn. ebd 163, 161–162 (1984) · Takt Vorgehen b schwer Beckenkompresstraumen. ebd 164, 213–216 (1984) · Mehrfachverletzgn. Dringlichkeitsstufen d Chir Versorgg. Chir Praxis 33, 127–146 (1984) · Verrenkgn u Verrenkgsbrüche d Kahnbeins. H Unfallheilkd 174, 267–274 (1985) · Klassifizierg d Verletzgsschwere. Unfallchirurg 88, 465–472 (1985) · Gelenkknorpel (Femurrolle, Tibiakopf u Patella). Indikat z Arthrotomie. H Unfallheilkd 181, 749–754 (1986) · D isolierte Weichteiltrauma u Kombinationsverletzgn. Langenbecks Arch Chir 369, 523–526 (1986) · Distale Radiusfrakt. Orthopäde 17, 52–63 (1988) · Biomechan u morphometr Untersuchgn z Stabilitätsverhalten d Labrum glenoidale. Langenbecks Arch Chir [Suppl] Chir Forum 149–152 (1988)
BV Systemat, Diagnost u Erstbhdlg d Tibiaschaftfrakt. In: D Tibiaschaftfrakt b Erwachsenen. Berlin: Springer 1987 · Unfallchir aus ökonom Sicht: In: Unfallchir. ebd 1988

Oetjen, Hans Reiner, Dr. med., niedergelassen u. Belegarzt, Sophien Klin., Dieterichstr. 33, 3000 Hannover 1 · Praxis: Kirchröder Str. 92, 3000 Hannover 61 · *05. 06. 39 Berlin · A 67, Hannover · D 64, Göttingen · FG Chirurgie · TW a) Bis 12/76 Chir. Klin. Krhs. Siloah Hannover (Rinne, Reichel) · S Seit 77 Niederlassung Hannover u. Belegarzt Chir. Abt. Sophien-Klin. Hannover

Oettle, Ernst, Dr. med., Chefarzt i. R., Medizinal Dir. i. R., Am Hochfeld 8, 8908 Krumbach/Schw. · *01. 01. 07 Immenstadt/Allgäu · A 32, Freiburg/Br. · D 31, Freiburg/Br. · AG 03/33–03/34 Pathol. München · FG Chirurgie 36 · TW a) 36–09/38 Chir. Univ.-Klin. Erlangen (Goetze) · OA 10/38–04/41 Krhs. 3. Orden München/Nymphenburg (Schindler) · 05/41–08/46 kom. Leiter Kreiskrhs. Krumbach c) Seit 01/72 i. R. · S 46–72 Ärztl. Dir., Chefarzt Chir. Abt. Kreiskrhs. Krumbach
ZV Bhdl d Bauchtumoren im Kindesalter. Diss 1931 · Avertin u Evipan i d chir Praxis. Zentralbl Chir 1935 · Prim Dünndarmsarkom als Urs e Perforat peritonitis. Dtsch Z Chir 1935 · Schicksal d örtl nicht op Rectumca. Zentralbl Chir 1936 · Therap d Atemstörgn b Depotnark. Zentralbl Chir · Unterteilg d radik sacr Exstirpat d Mastdarmkrebses n d Belastgsgröße ihrer Teilakte. Langenbecks Arch Chir Kongrbd 1936 · Über- u Unterdruck z Nachbehdlg narb Hindern i Bereich d Lungen. Zentralbl Chir 1937 · Fortschr i d Bhdlg d Kardiaca. Langenbecks Arch Chir Kongrbd 1937 · Spätresult m d Hepatico-Duodenostomie na Goetze. ebd 1938 · Ulcus callosum u Unfall. Zentralbl Chir 1938 · Dauererg d Gastroenterostomie getrennt n Altersklassen. Langenbecks Arch Chir Kongrbd 1939 · Ben Ösophaguskompress. Chirurg 1943 · Bedeutg d Struma Ovarii f d Chirurgen. ebd 1944 · Z Entstehg u Op d substern Struma. Vort Bay. Chir Kongr 1949 · Stimmbandstörgn b Rezidivop. ebd 1950 · Obturatoriusdurchtrenng b d Arthr deformans. Vort Bay. Chir Kongr 1954 · Strumarezidiv – ein Probl d Natur od d Op? Chirurg 1963 · Diagn d Kolon- u Rektumka. Ärztl Fortbild 1964

v. Oeynhausen, Frhr., Rab-Arnd, Priv. Doz. Dr. med., Chefarzt i. R., Andreaswall 3, 2810 Verden/Aller · *17. 07. 10 Bad Driburg · A 36, Göttingen · D 34, Göttingen · FG Chirurgie 42 · TG UnfChir · H 49, Göttingen · TW a) 35 Med. Prakt. Peine (Meyeringh) · 36 Ass. Pathol. Inst. Göttingen (Gruber) · 37–49 Ass. Chir. Univ.-Klin. Göttingen (Stich, Hellner) c) Chefarzt i. R. · S 49–75 Chefarzt Städt. Krhs. Verden

Offermann, Heribert, Dr. med., Gutachter, Schaezler Str. 13, 8900 Augsburg · *24. 02. 26 Köln · A 52, Köln · D 52, Köln · AG Allg.- u. UnfChir. · FG Chirurgie 07/60 · TG UnfChir 07/80 · ZB Sozialmed. 07/86 · TW a) 56–61 StatArzt Chir. Univ.-Klin. Tübingen (Dick) · 61–67 OA Chir. Abt. St. Willehad Hosp. Wilhelmshaven (Neukirch) · 67–85 Chefarzt Chir. u. UnfChir. Abt. St. Willehad Hosp. Wilhelmshaven b) 65 StatArzt Hafenkrhs. Hamburg (Kuentscher) · 66 Sportheilstaette Hellersen (Hagedorn) c) Gutachter · S 67–85 Chefarzt Wilhelmshaven

Okoye, Raphael Chukwuemeka, Dr. med. univ. (H), niedergelassen, Emsweg 3, 4402 Greven · *24. 10. 44 Lagos/Nigeria · A 73, Budapest · 86, Arnsberg · D 73, Budapest · AG 04/74–04/76 Krhs. Bethanien, Iserlohn · 04/76–04/81 St. Barbara, Gladbeck · FG Chirurgie 08/80 · ZB D-Arzt, Arbeitsmed. 07/87 · TW a) 04/81–07/84 OA St. Markus-Krhs. Bonn (Mestrovic) · 07/84–07/87 OA St. Johannes, Dortmund (Imdahl) c) Niedergel. Chirurg u. D-Arzt · S Seit 07/87 Niederlassung Greven

Olbrisch, Rolf Rüdiger, Prof. Dr. med., Chefarzt, Klin. f. Plast. Chir. Diakoniekrhs., Kreuzbergstr. 79, 4000 Düsseldorf 31 · *29. 09. 40 Rostock · A 67, München · D 65, München · AG Physiol. · FG Chirurgie 06/74 · TG PlastChir 01/79 · H 83, München · P 89, Düsseldorf · TW a) 68–75 Chir. Univ.-Klin. Köln b) 75–82 Abt. Plast. Chir. Klin. re. d. Isar München (Schmidt-Tintemann) c) Chefarzt im TG · S Seit 82 Chefarzt Düsseldorf-Kaiserswerth
ZV Andromastektomie z Verhinderg d Gynäkomastie b d Bhdlg d Prostataca. Fortschr Med 96, 372 (1978) · D Dupuytrensche Kontraktur u ihre Bhdlg. Krankengymnastik 30, 235 (1978) · Mehrblättrige Lappen. Z Plast Chir 2, 217 (1978) · Plast Chir bei mongoloiden Kindern. Fortschr Med 97, 1475 (1979) · Probl b d Bhdlg v Strahlenschäden na Mamma-Amputat weg Karzinom. Langenbecks Arch Chir 349, 574 (1979) · Brustrekonstrukt m d Latissimus-dorsi-Lappen. Zentralbl Chir 104, 1158 (1979) · Gibt es noch Indikat f d subcutane Mastektomie? Chirurg 52, 467 (1981) · D verwilderte Basaliom. Z Plast Chir 5, 108 (1981) · Plastic surgical management of children with Down's Syndrome: Indications and results. Br J Plast Surg 35, 195 (1982) · D Y-V-Plastik z Bhdlg v Verbrennungsnarbensträngen. Langenbecks Arch Chir 361, 733 (1983) · Präinvasive Tumoren u Präcancerose d Mamma. Chirurg 55, 146 (1984) · Mammaca u Brustwiederaufbau. Zentralbl Chir 111, 943 (1986) · Präventiv Opindikat i d Mammachir. Chirurg 58, 234 (1987) · D Gewebeexpander z Brustwiederaufbau – Erfahrgn u Erg m mehr als 300 Expandern. ebd 58, 553 (1987) · Plast-chir Rekonstrukmöglchktn b Tumoren i Gesichtsber. Der Dtsch Arzt 4, 23 (1988)
MH Aesthetic Plastic Surgery
BV Down-Syndrom. 8 Jahre Plast-Chir Korrektureingriffe. In: Stand u Gegenstand chir Forschung. Berlin: Springer 1984 · Treatment of local recurrences and post-radiation lesions. In: Surgery of the breast. Stuttgart: Thieme 1986 · Mammaca. In: Prinzipien onkol Chir. ebd 1989 · Breast reconstruction using the tissue expander. In: ebd

Olinczuk, Peter Paul, Assistenzarzt, ZKH St. Jürgenstr. Unfallchir., St. Jürgenstr., 2800 Bremen 1 · *06. 01. 51 Hastings/GB · A 78, Hamburg · AG AllgChir. Kreiskrhs. Uelzen · AllgChir. ZKH Bremen · UnfChir. ebd. · FG Chirurgie 07/86 · TG UnfChir 10/88 · TW c) Funktions-OA UnfChir.

Olk, Michael, Dr. med., Assistenzarzt, Malteser Krhs. St. Elisabeth, Kurfürstenstr. 22, 5170 Jülich · *27. 09. 53 Würzburg · A 81, Stuttgart · D 81, Freiburg/Br. · AG 08/81–09/82 Pathol. Aachen · 10/82–05/83 Truppenarzt · 86 Schiffsarzt auf Fischereischutzboot · FG Chirurgie 12/88 · TW a) Seit 07/85 AssArzt, Abt. Chir. Malteser-Krhs. St. Elisabeth Jülich (Scheidt) c) AssArzt Chir.

Oltzscher, Dieter, Dr. med., Chefarzt, Klin. f. Unfallchir. Kreiskrhs. Böblingen, Bunsenstr. 120, 7030 Böblingen · *07. 11. 41 Chemnitz · A 70, Stuttgart · D 69, Heidelberg · FG Chirurgie 01/75 · TG UnfChir 01/80 · TW b) KKH Böblingen c) Chefarzt Unfallchir. · S Chefarzt Unfallchir. Klin. KKH Böblingen

Ong, Tiong Ing, Dr. med., Oberarzt, St. Franziskushosp., Kiskerstr. 26, 4800 Bielefeld 1 · *11. 01. 45 Jogjakarta/Indonesien · A 83, Stuttgart · D 89, Homburg/Saar · AG AllgChir. · FG Chirurgie 06/81 · TW a) Krankenanst. Sarepta Bethel Bielefeld (Wellmer) · St. Franziskushosp. ebd. (Knothe, Jost) c) OA AllgChir.

Oppel, Falk, Prof. Dr. med., Chefarzt, Neurochir. Klin. d. Krankenanst. Gilead, Burgsteig 4, 4800 Bielefeld 13 (Bethel) · *23. 01. 44 Darmstadt · A 73, Berlin · D 73, Berlin · AG Allg. u. UnfChir. · FG Neurochirurgie 01/79 · H 81, Berlin · P 83, Berlin · TW a) 73/74 Allg. u. UnfChir. Kreiskrhs. Memmingen (Hähndel) b) 74–78 Wiss. Ass. (Umbach/Brock) · 78–86 OA, Hochschullehrer (Brock) Neurochir. Klin., Univ.-Klinikum Steglitz, Berlin c) Chefarzt Neurochir. Klin. · S Seit 86 Chefarzt Neurochir. Klin. Krankenanst. Gilead, Bielefeld-Bethel
ZV D Atemverhalten Parkinson-Kranker m überwieg Akinese unt d Therap m Decarboxylase-geblocktem L-Dopa. Dtsch Med Wochenschr 100, 1461–1464 (1975) · Results and complicated course after surgery for lumbar disc herniation. Adv Neurosurgery 4, 36–51 (1977) · A quantitative measurement of tremor. Electroencephalogr Clin Neurophysiol 43, 885–888 (1977) · CSF-changes of HVA and 5-HIAA during intermittent and continuous Parkinson therapy with particular regard to Propidin application. Pharmacopsychiatria 11, 76–80 (1978) · Akutversorgg v Wirbelfrakt dur laminierte Endoprothesen: Indikat, Tech, bisherige Erfahrgn. H Unfallheilkd 132, 343–345 (1978) · D Bhdlg d cerebralen Ischämie dur d extraintracranielle Anastomose. Berl Ärztekammer 11, 782–790 (1978) · Endoscopy of the cerebellopontine angle: Its diagnostic and therapeutic possibilities. Adv Neurosurgery 5, 269–275 (1978) · Selective trigeminal root section via an endoscopic transpyramidal retrolabyrinthine approach. Acta Neurochir (Wien) [Suppl] 28, 565–571 (1979) · Therapieresistente Schmerzen na lumbaler Bandscheiben-Op. Arch Psychiatr Nervenkr 230, 63–70 (1981) · Experimental observations on the effect of controlled hypotension with trinitroglycerine (TNG) on intracranial pressure. In: Adv Neurosurg 9, 324–330 (1981) · Endoscopic section of the sensory trigeminal root, the glossopharyngeal nerve and the cranial part of the vagus for intractable facial pain caused by upper jaw carcinoma. Surg Neurol 16, 92–95 (1981) · Endoscopic, section of the vestibular nerve by transpyramidal retrolabyrinthine approach in Mènere's disease. Adv Otorhinolaryngol 34, 234–241 (1984) · D interstitielle Bestrahlg malig Hirntumoren na d Prinzip d „after loading". Psycho 11, 422–424 (1985) · D fraktionierte Afterloading: E Fortschritt b d interstitiel Bestrahlg inop malig Hirntumoren. Dtsch Med Wochenschr 111, 914–919 (1986) · Transthoracic and ventrolateral access as a technique for more extensive surgery of extradural spinal tumors in the thoracic and lumbar region. Adv Neurosurgery 14, 98–105 (1986)
BV Indications and operative technique for endoscopy of the cerebellopontine angle. In: Cranial nerves. Berlin: Springer 1981 · Klin u Therap d anderen Fehlbildgn v Schädel u Hirn. In: Klin Neurochir II. Stuttgart: Thieme 1983 · D Chemonucleolyse m Chymopapain: Erfahrgn an 100 Fällen. In: Neuroorthopädie II. Berlin: Springer 1984 · Interstitial irradiation of inoperable malignant brainstem tumors. In: Tumors in and

around the brainstem and the third ventricle. ebd 1986 · Neue Technik i d Neurochir, Endoskop u Fibrinklebg. In: Neue Techniken i d op Med. ebd 1986 · Möglchktn d neurochir Bhdlg d Gesichtsschmerzes. In: Schmerzdiagnost u -therap, Bd 2. Bochum: Winkler 1986 · Erkrkgn d zentral u periph Nervensyst. In: Diagn u Diffdiagn i d Chir. Weinheim: VCH-Verlagsgesellschaft 1989

Ostapowicz, Georg, Prof. Dr. med., em. Chefarzt, Medizinaldir. i. R., Wiesenweg 22 a, 3320 Salzgitter 1 · *29. 06. 19 Nepolocauti/Rumänien · **A** 44, Breslau · **D** 44, Breslau · **FG** Chirurgie 51 · **TG** UnfChir 66 · **H** 52, Berlin Charité · **P** 59, Berlin · **TW a)** 44 u. 45 Truppenarzt · 45–61 Charité Berlin (Sauerbruch, Felix) · 47–48 I. Med. (Brugsch) · 62–65 Chir. Univ.-Klin. Mainz (Brandt) · 64 Unfallklin. Cornell-Univ. (Wade) · 65–84 Chefarzt Chir. Abt. Städt. Krhs. Salzgitter-Lebenstedt Akad. Krhs. Med. Hochschule Hannover **b)** 53–61 Leiter Unfall Abt. Charité Berlin **c)** Chefarzt i. R. · **S** 53–61 Leiter Unfall-Abt. Charité Berlin · 65–84 Chefarzt Chir. Abt. Lehrkrhs. Salzgitter-Lebenstedt **ZV** Kurznark i d Unf-Poliklin. Ther Gegenw 1956 · Vegetat Störgn nach Handverletzgn u ihre Therap. Zentralbl Chir 1956 · Medikam Bhdlg periph Durchblutsstörgn. Med Klin 1956 · Bhdlg v Brandwunden m e Zellulosepräparat. MMW 1956 · Wandlg i d Therap d Oberarmkopffrakt. Langenbecks Arch Chir 285 (1957) · Sudecksche Syndr als Komplikat e Fremdkörperverletzg. Bruns Beitr Klin Chir 194 (1957) · Lebensaussichten d Struma mal. Strahlentherapie 103 (1957) · Anheilgsaussichten d lyophilis Knochens. Zentralbl Chir 1957 · Albothyl i d Wundbhdlg. Ther Gegenw 1958 · Gall Peritonitis ohne Perforat. Bruns Beitr Klin Chir 196 (1958) · Organis Hilfe b Straßenunf. La Riforma Medica (Neapel) 1958 **MH** Kongreßber d Int Ärztetagg Badgastein 1969–1982 **BV** Gewebskonserven. Herstellg u Anwendg. Volk u Gesundheit 1961 · Knochentransplantat i Dienste d Unfchir. In: ebd

Ostermeyer, Jörg, Prof. Dr. med., Oberarzt, Chir. Univ.-Klin. B (ThKardChir.), Moorenstr. 5, 4000 Düsseldorf · *13. 06. 44 Hannover · **A** 72, Düsseldorf · **D** 71, Lübeck · **AG** Pathol. Heidelberg · Kinderkardiol. Kiel · **FG** Chirurgie 80 · **TG** Thorax- u. Kardiovaskular-Chir 88 · **H** 81, Düsseldorf · **P** 85, Düsseldorf · **TW b)** ThKardChir.: Chir. Univ.-Klin. Düsseldorf (Bircks) **c)** OA im TG **ZV** Längsschnittuntersuchgn d sympathiko-adrenalen Reakt v Ruderern d Deutschland-Achters i Training u Wettkampf. Sportarzt Sportmed 1, 5 (1970) · Attempt to visualize the ventricular conduction system intravitam. Virchow Arch Pathol Anat 361, 321 (1973) · Galliger Aszites u gallige Peritonitis. Aktuel Chir 8, 309 (1973) · Uhl's disease: partial parchment right ventricle. Virchow Arch Pathol Anat 362, 185 (1974) · Exptelle Visualisat d ventrikulären RLS d Herzens. Basic Res Casrdiol 70, 614 (1975) · Mitral atresia with normal sized ventricles. J Thorac Cardiovasc Surg 77, 733 (1979) · Straddling atrioventricular valves in biventricular hearts. Thorac Cardiovasc Surg 28, 233 (1980) · The surgical treatment of ventricular tachycardias (simple aneurysmectomy vs electrophysiologically guided procedures). J Thorac Cardiovasc Surg 84, 704 (1982) · Iso-

lated ventricular inversion. ebd 86, 926 (1983) · The surgical treatment of ventricular tachycardias (Complete vs partial encircling endocardial ventriculotomy). ebd 87, 517 (1984) · Malign ventrikuläre Tachykardien i chron Post-Infarkt-Stadium. Chir Praxis 35, 91 (1985/86) · The Björk-Shiley 70°CC prosthesis strut fracture problem. Thorac Cardiovasc Surg 35, 71 (1987) · The role of direct operations in the management of life-threatening ischemic ventricular tachycardia. J Thorac Cardiovasc Surg 94, 848 (1987) · Ten years electrophysiologically guided direct operations for malignant ischemic ventricular tachycardia. Thorac Cardiovasc Surg 37, 20 (1989) **MH** Cardiovascular surgery 1980. Berlin: Springer 1981 · Klin Elektrophysiol d Herzens. Stuttgart: Thieme 1987 **BV** Herz- u herznahe Gefäße. In: Lehrb Chir. Berlin: de Gruyter 1986/1988/1990 · Herzchir. In: Chir. Stuttgart: Thieme 1981, 1983, 1986, 1989 · Überreitende u „stradding" AV-Klappen. In: Kirschnersche Oplehre, Herzband. Berlin: Springer 1990

Otto, Eduard G., Dr. med., Chefarzt i. R., Götensberg 2, 2050 Escheburg · *16. 04. 08 Schneverdingen · **A** 33, Kiel · **D** 33, Kiel · **AG** Inn. Med. · Chir. · NeurChir. · **FG** Chirurgie 46 · Innere Medizin 38 · **TG** UnfChir 01/73 · **TW a)** 32–36 Städt. Krhs. Johannstadt Dresden (Rostoski, Grote) · 36–39 u. 46–48 Hafenkrhs. Hamburg (Brütt). Kriegsdienst: 5 J. i. Sonderlaz. d. Luftwaffe (Tönnis). Neurochir. Univ.-Klin. Berlin (Tönnis) · 45–46 Chefarzt Städt. Krhs. Wilhelmstift, Isny **c)** i. R. · **S** 48–73 Chefarzt Chir. Abt. Allg. Krhs. Hamburg-Bergedorf · 45–46 Chefarzt Städt. Krhs. Isny i. Allgäu **ZV** Blutgn b Frauen zw 40 u 50 J. Diss · Charakterist d lymphat Angina (Monocytenangina). MMW 1935 · Elektrokardiograph Untersuchgn b Diphtheriekranken u Bhdlgserg. Hippokrates 1936 · Bedeutg d Atemstoßes i d Klin, bes b Asthmakrkn Messgsmeth. MMW 1937 · Kenntnis d traumat Bandscheibenprolapse. Monatschr Unfallhkd 1938 · Kenntnis d Enterokokkenendocarditis. Klin Wochenschr 1938 · Nierendystopie b gr retroperitoneal Tumoren. Z Urol 1939 · Leistgsfähigkt d Siemens-Metallsuchers b Steckschüssn i Gehirn u i Wirbelkanal. Zentralbl Neurochir 1944 · Kreislfuntersuchgn b schwer Hirninfekt, insb b Meningitis u unt bes Berücksichtg d EKG. Dtsch Z Nervenhlkd 160 (1949) · Kontrastdarstellg d Tumormetastas i Gehirn Dtsch Z Nervenhlkd 162 (1950) · Plast Verschl v Schädeldefekt unt bes Berücksichtg d Paladonprothese. Chirurg 1950 · Liquorfisteln u Pneumatocele b Verletzgn u Erkrkgn d Schädels. Chirurg 1950 · Anwendg d Maatz'schen Federkopfschraube b d Luxat d Clavicula u b d Navicularefrakt d Fußes. Monatschr Unfallhkd 1952 · Angiograph u Erg chir Bhdlg b peripher Gefäßverschl (d Gliedmaß u i Bereich d Carotis int). Bruns Beitr Klin Chir 185 (1952) · Angiograph Diagn v Knochengeschwülst. Dtsch Med Wochenschr 1954 · Op Bhdlg d Angioma racemosum d Schädels. Zentralbl Chir 1954 · Klin u angiograph Diagn d Carotisverschl. Zentralbl Neurochir 1954 · Bhdlg übergr Leistenbr. Zentralbl Chir 1955 · Bhdlg Spontanpneumothorax m intrathorak Eigenblutinj. Hippokrates 1956 · Posttraum Spätkomplikat na Paladonplastik d Schädels. Zentralbl Neurochir 1958 · Ungewöhnl Ursachen d akut Pancreasnekr. Zentralbl Chir 1961 · Bhdlg d Zwerchfellhern. ebd 1963 · Bhdlg d spont u traumat Pneumothorax m Eigenblut intrapleur. ebd 1963 · Ileitis regionalis, ihre Beziehg z Appendicitis u Lymphosarkom d Dünndarmes. Zentralbl Chir 1963 · Schwere Hysterie m erzwung undankb Maßn. Zentralbl Neurochir 33 (1969) · Probl d Bhdlg kindl Ellenbogenfrakt m Nervenschädig. ebd 1969 · Naturheilkd i Rahmen d Allg Med. Erinnerungen an Exper i Dresden Anf dreissiger Jahre. Ärzte Z Naturheilverf 737 (1984)

Overbeck, Werner Johann Friedrich, apl. Prof. Dr. med., Chefarzt, Chir. Klin. Städt. Krhs., Friedrich-Engels-Str. 25, 6750 Kaiserslautern · *10. 08. 27 Berlin · **A** 53, Marburg · **D** 53, Marburg · **AG** Kreislaufphysiol. · Hypothermie · Thoraxchir. · Abdominalchir. · **FG** Chirurgie 02/62 · **H** 62, Freiburg · **P** 68, Freiburg · **TW a)** AssArzt u. OA Chir. Univ.-Klin. Freiburg **c)** Chefarzt Chir. Klin. · **S** Seit 64 Chefarzt Chir. Klin. Kaiserslautern · 74-86 Ärztl. Dir. ebd.
ZV Über 90 Veröff a d Geb d Thorax- u Herzchir, Exp Chir u Bauchir i in- u ausl Fachzeitschr
BV Verletzgn d Herzens. Chir Bhdlg d A-V-Blockes. In: Oplehre. Berlin: Springer 1867 · Opschock, Fettembolie u Luftembolie. In: Intra- u postop Zwischenfälle. Stuttgart: Thieme 1967 · Herzstillstand. In: Cardiac arrest, 4 edn. St. Louis: Mosby 1974

Özbay, Burhanettin, niedergelassen, Malachit Str. 1, 3008 Garbsen 1 · *06. 11. 49 Istanbul/Türkei · **A** 87, Hannover · **AG** Unf. u. Wiederherstellgschir. · **FG** Chirurgie 11/82 · **TG** UnfChir 06/87 · **TW a)** 01/83-10/87 Krhs. Nordstadt Städt. Klin. Hannover (Trentz, Gotzen, Westermann) **b)** Unf. u. Wiederherstellgschir. Abt. ebd. **c)** Praxis als Kassenarzt u. D-Arzt · **S** Seit 10/88 Niederlassung Garbsen

P

Paes, Emile, Dr. med., Oberarzt, Abt. Gefäß-Thorax-Herzchir. Klinikum Ulm, Steinhövelstr. 9, 7900 Ulm · *21. 02. 48 Munstergeleen/Niederlande · **A** 75, Utrecht/NL · **D** 84, Tübingen · **AG** 77-80 Med. Off. Kenya · 80-85 AllgChir. · seit 05/85 Gef.-Thorax-Herzchir. Klinikum Ulm · **FG** Chirurgie 07/86 · **TG** Gef-Chir 09/89 · **TW b)** Seit 07/86 Abt. Gefäß-Thorax-Herzchir. Klinikum Ulm **c)** Oberarzt
ZV Annual Report, 1978. Ministry of Health. Nairobi, Kenya 1979 · Annual Report, 1979. Ministry of Health. Nairobi, Kenya 1980 · Abdominal pregnancy. A case report and review of the literature. E A Med J 58, 142-148 (1981) · Milzabszess. Diagnostik Intensivmed 15, 324-329 (1982) · Erfahrgn m d temporären Enterostomie na Witzel b dekompensierten Dünndarmileus. Diss, Tübingen 1984 · D Mondor'sche Krankht. Phlebol Proktol 14, 133-134 (1985) · Gastrointest Bltngn b Leiomyom d Magens. Chir Praxis 34, 247-253 (1985) · D Versorgg d Achselsehnenrupt. E Vergleichsstudie zwischen Adaptationsnaht u Plantarsehnendurchflechtg. Unfallchirurg 88, 303-307 (1985) · D oesophago-bronchiale Fistel als Zufallsbefund. Chirurg 56, 535-537 (1985) · D perforierte Duodenaldivertikel. Aktuel Chir 21, 24-26 (1986) · D Enterostomie na Witzel b Ileus dur diffuse Peritonealcarcinose. Chirurg 57, 35-36

(1986) · Witzel enterostomy for intestinal decompression. Acta Chir Scand 152, 521-525 (1986) · Atypische Erstmanifestat d abdominel Aortenaneurysmas. Dtsch Med Wochenschr 111, 1881-1887 (1986) · D abdomin Aortenaneurysma. Elektiver Eingriff auch i höheren Lebensalt. Chir Praxis 39, 123-135 (1988) · D Mesenterialinfarkt: Neue Aspekte d Diagnost u Therap. Chirurg 59, 828-835 (1988) · Perigraft-reaction: Incompatibility of synthetic vascular grafts? New aspects on clinical manifestation, pathogenesis and therapy. World J Surg 12, 750-755 (1988) · Early detection and differentiation of periprosthetic fluid accumulation after vascular reconstructive surgery. Surg Endoscop, 2, 256-260 (1988)

Paessler, Hans Wolfgang, Prof. Dr. med., Städt. Med. Dir. i. R., Angiolog. Inst., Wuppertalstr. 94 B, 5090 Leverkusen 31 · *10. 09. 03 Leipzig · **A** 28, Königsberg · **D** 28, Königsberg · **AG** 30-31 Pathol Dresden · **FG** Chirurgie 38 · **H** 38, Leipzig · **P** 56, Nordrh.-Westf. · **TW a)** 31-32 Chir. Frankfurt (Schmieden) · 33 Chir. Berlin (Sauerbruch) · 34-36 Chir. Leipzig (Rieder) **c)** Städt. Med. Dir. i. R. · **S** 41-45 Leit. Arzt Sonderlazarett f. Frost- u. Gefäss-Schäden · 46-48 Leit. Arzt Chir. Abt. Ev. Krhs. Gelsenkirchen · 48-49 Chefarzt Chir. Abt. Amtskrhs. Hemer · 50-70 Ärztl. Dir. Städt. Krhs. u. Chefarzt Chir. Klin. Leverkusen · Seit 70 Niederlassung als Chirurg (Angiol. Inst. Leverkusen)
ZV Norm u pathol Anat d Brustbeins. Beitr pat Anat 87 (1931) · Elektrochir. Zentralbl Chir 1931 · Entstehg u Bhdlg d schwiel Perikarditis. Dtsch Z Chir 241 (1933) · Anzeigestellg f chir Eingr am sympath Nervensystem b Gefäßerkrankgn. Verh Dtsch Ges Kreislforsch 10 (1937) · Bißverletzgn, Wundinfekt m Spirochäten u Bhdlg m Neosalvarsan. Chirurg 1943 · Bedeutg chron Infektherde f d Bhdlg chir Erkrankgn. Dtsch Med Wochenschr 1950 · Techn u Erg chir Eingr am sympath Nervensyst. Langenbecks Arch Chir 276 (1953) · Spätschmerz i Oberschenkel n lumb Sympathektomie. Bhdlg dur Redression d WS. Neuralmedizin 1954 · Ligatur d V cava b schwerstens dekomp Herzkranken. Chirurg 1955 · Funktdiagn d Gefäße. Tagber d Beirates f Kriegsopferfragen BMA 1956 · Verl d Stammart i Bereich d Kniegelenkes u d Fußgelenkes. Röntgenblätter 1963 · Begutachtg art Verschlußkrankhtn (Unt Berücksicht d Voraussetzgn e evtl Versorgg i Wege d Härteausgl). Med Sachverständige 1963 · Durchblutungsstörgn als Komplikat b Unfverletzgn. Monatschr Unfallhkd 1963 · Abdomin Aortograph m bes Berücksicht d bilat Serienaortograph ohne Katheter. RÖFO 98 (1963) · Techn u Progn d op Bhdlg d Verschl größerer Gefäße. Lebensver Med 1965 · Neue Erfahrgn m d Bhdlg d akut Ischämie (paradoxe Reakt) nach Sympathekt. Med Klin 1966 · Techn d Desobliterat (Endarterekt) gr Aa (Querschnitte u Quetschverf). Thoraxchir 1966 · Bhdlg d Gangrän d art Durchblutsstörgn. Chir Praxis 1967 · Postsympathekt Syndr. Angio 1981
BV Gask-Ross, Chir d sympath Nervensystems (übersetzt u bearb). Barth 1936 · Megacolon u Megacystis, Entstehg, Erkenng u Bhdlg. ebd 1938 · Angiograph z Erkenng, Bhdlg u Begutachtg periph Durchblutgsstörgn. Stuttgart: Thieme 1952 · Begutachtg periph Durchblutgsstörgn (mit Berghaus). Stuttgart: Thieme 1958 · Schlagaderverschlußerkrankgn. Westdeutsch Vlg 1967

Palm, Heinz-Dieter, Dr. med., Ltd. Oberarzt, Chir. Abt. Malteser-Krhs., Kurfürstenstr. 22, 5170 Jülich · *31. 12. 48 Herzogenrath/Krs. Aachen · **A** 74, Köln · **D** 73, Aachen · **AG** Rettungswesen · Allg.- u. UnfChir. · GefChir. · Endoprothetik · **FG** Chirurgie 03/80 · **TG** UnfChir 11/87 · **TW a)** Seit 80 1. OA Chir. Abt. Krhs. Jülich (Scheidt) **b)** 86/87 Unfallchir. Abt. Kreiskrhs. Würselen (Engelbrecht) **c)** Ltd. OA Chir. Abt.

Pannen, Friedrich, Dr. med., Oberarzt, Ev. Diakoniekrhs., Wirthstr. 11, 7800 Freiburg · *06. 10. 42 Viersen · **A** 72, Freiburg · **D** 70, Freiburg · **AG** Pathol. · Allg.- u. UnfChir. · **FG** Chirurgie 02/78 · **TW a)** 72–73 Pathol. Inst. Univ. Freiburg (Sandritter) · 73–75 Städt. Krankenanst. Konstanz Chir. (Weisschedel) · 75–76 UnfChir. ebd. (Reinhardt) · Seit 76 Chir. Ev. Diakoniekrhs. Freiburg (Gropp) **c)** OA
ZV Lipofuszin i cardiac hypertrophy. Beitr Path 147, 280 (1972) · Protein u Myoglobin i hypertrophiert u dilatiert Menschenherz. ebd 149, 70 (1973) · Exp Untersuchgn z Probl d lokal Sanarelli-Shwartzmann-Phän d Haut. Arch Derm Forsch 246, 11 (1973) · Candida-Endokarditis d Trikuspidalklappen na Anwendg v Vena subclavia Kath. Dtsch Med Wochenschr 99, 1188 (1974) · D chir Laparoskopie. Chirurg 46, 405 (1975) · Laparoskopie b stumpf Bauchtrauma. Aktuel Chir 11, 7 (1976) · Laparoskopie u Laparotomie. Keine Alternative. Ärztl Praxis 31, 1313 (1976) · Antekol Oesophago-Jejunostomie m Braun'scher Anastomose als funkt hochwert Magenersatz. Therapiewoche 26, 42 (1976) · Chir Behandlg gutart Erkrankgn d weibl Brust. Freiburger Chirgespräch 1978 · Op Therap gutart Erkrankgn d weibl Brsut. Therapiewoche 29, 196 (1979) · Retroperitoneale Massenblutg du Ruptur e Angiomyolipoms d li Niere. Chir Praxis 26, 275 (1979/80)

Pannenborg, Gerrit, Dr. med., Dipl. Med., Oberarzt, Allgemeinchir. Abt. Marienhosp. Osnabrück, Johannisfreiheit, 4500 Osnabrück · *05. 01. 45 Friedrichroda · **A** 71, Erfurt · **D** 76, Erfurt · **AG** Allg.- u. GefChir. · **FG** Chirurgie 11/76 · **TG** GefChir 81/86 · **TW a)** 09/76–08/82 Chir. Klin., Med. Akad. Erfurt (Usbeck) · 09/82–09/85 OA Chir. Klinik Apolda · Seit 01/86 AllgChir. Abt. Marienhosp. Osnabrück (Stallkamp) **b)** GefChir. · 09/76–08/82 Chir. Klin. Med. Akad. Erfurt (Wolf) **c)** OA AllgChir.
ZV Nachweis u Rolle v Autoantikörpern b entzündl-rheumat Erkrkgn – e Literaturübersicht. Dipl-Arbeit, Med Akad Erfurt 1974 · Untersuchgn z Nachweis v Autoantikörpern gegen Gelenkkapsel-, Prostata- u Herzmuskelantigen b d Spondylarthritis ankylopoetica. Diss Erfurt 1976 · Peritonitis u Altersappendizitis. Zentralbl Chir 101, 1382–1386 (1976) · Ursachen d Mißerfolge b Embolekt a d Extremitätenarterien. Kongrbd VIII, Kongr d Ges f Angiologie u Kardiol DDR, Berlin 151 (1976) · D stumpfe Bauchtrauma – Analyse v 201 Fällen. Zentralbl Chir 103, 881–886 (1978) · Z Stellenwert d klin Untersuchgn b d chron-venösen Insuffizienz a d unt Extremitäten. Dtsch Gesundhtswes 44, 2205–2208 (1979) · Milzruptur u Kombinationsverletzgn. Beitr Orthop Traumatol 27 (1980)

Pantke, Fred, Dr. med., Chefarzt i. R., Chir. Privatklinik, Beseler Allee 7, 2300 Kiel 1 · *11. 08. 06 Stettin · **A** 34, Schwerin · **D** 34, Rostock · **AG** Chir. · Urol. · **FG** Chirurgie 38 · Urologie 38 · **TW a)** 34–35 Med. Univ.-Klin. Rostock (Curschmann) u. Inn. Klin. Städt. Krankenanst. Stettin (Dennig) · 35–45 Urol. Klin. (Hagen) u. Chir. Klin. (Vogeler) ebd. · 46–53 Krhs. d. LV-Anst. Malente (Woytek) **c)** Chefarzt i. R. · **S** 39–45 Kriegsdienst, Fronteinsatz a. Kreuzer- u. Laz.schiffen, Leit. Arzt Chir. Abt. a. Laz. d. Marine u. d. Heeres · 54–89 Leitender Arzt, Chir. Privatklinik, Kiel

Paquet, Karl-Joseph, Prof. Dr. med., Chefarzt, Dept. Chir.-Gefäßchir. Heinz-Kalk-Krhs., Am Gradierbau 3, Postfach 2180, 8730 Bad Kissingen · *25. 08. 37 Aachen · **A** 66, Bonn · **D** 66, Bonn · **AG** Anaesthesiol. · Inn. Med. · ExpChir. · **FG** Chirurgie 05/71 · **TG** GefChir 08/77, UnfChir 06/79 · **H** 72, Bonn · **P** 77, Bonn · **TW a)** 66–67 Med. Univ.-Klin. Heidelberg (Schettler) · 67–72 Chir. Univ.-Klin. Bonn (Gütgemann) · 72–73 Chir. Klin. Mariahilf-Krhs. Mönchengladbach (Eßer) · 73–81 Chir. Univ.-Klin. Bonn (Gütgemann) **b)** Thorax-, Kinder-, Gefäß- u. UnfChir. neben Allg.- bzw. Abdominalchir. Chir Univ.-Klin. Bonn **c)** Dir. Dept. Chir. u. Gefäßchir. · **S** Seit 09/81 Dir. d. neugegründeten Dept. Chir. u. Gefäßchir. Heinz-Kalk-Krhs. Bad Kissingen
ZV Z Meth u Hämodynamik d extrakorporal Perfusion u z Leistg d isolierten Niere. Beitr Klin Chir 211, 358 (1965) · Hemodynamik studies on normothermic perfusion of the isolated pig kidney with pulsatile and nonpulsatile flow. J Cardiovasc Surg 10, 45 (1969) · Management of acute bleeding from gastroesophageal varices. J Cardiovasc Surg 12, 152 (1971) · Lebertransplant b Menschen. Dtsch Med Wochenschr 96, 509 (1971) · Indikat z Shunt-Op. ebd 96, 1252 (1971) · Electr microscop microangiograph a cytophotometr studies on dog livers after various methods of preservation. Eur Surg Res 4, 18 (1972) · Leberkonservier u temporäre Lebersubstitut. Fortschr Med 91, 72 (1973) · Management of hemorrhag from esophag varices using endoscopic scleros method. Ann Surg 117, 99 (1973) · Übersichtl Organisat d chir Weiterbildgsganges. Dtsch Ärztebl 70, 784 (1973) · The carbon-tetrachloride-hepatotoxicity as model of liver-damage. Acta Hepato-Gastroent 22, 84 (1975) · Sclerother of bleeding esophag varices by means of endoscopy. Endoscopy 10, 7 (1978) · E neues therap Konz f d Auswahl v Leberzirrhotikern m rezid Ösophagusvarizen-Btlg f d elekt Shunt. Chirurg 50, 313 (1979) · Prophylact endoscopic sclerosing treatm of esophag wall in varices – a prosp contr random trial. Endoscopy 14, 4 (1982) · Endosc paravaric inject sclerotherapy of the esophagus – indications, technique, complications: results of a per of 14 years. Gastrointest Endosc 29, 310 (1983) · Sichere erweit rechtsseit Hemihepatektomie d anatom Präparat, kontroll Hypotens u Kompress d Lig hepatoduodenale. Chirurg 55, 579 (1984) · Ten years experience w paravaric injection sclerotherapy of esophag varices in children. J Pediatr Surg 20, 109 (1985) · Endoscop sclerosis or esophag balloon tamponade *in acute hemorrh from esophagogastric varices: a prosp contr random trial. Hepatology 5, 580 (1985) · Prospect evaluat and longterm results of mesocaval interpos shunts. Acta Chir Scand 153, 423 (1987) · Ist d intrahep Cholangio-Jejunostomie b i Leberhilus lokalis malig Verschlußikterus e

bess Alternat z endoskop-transhepat Drain? Chirurg 58, 663 (1987) · Immediate endoscop sclerosis of bleeding esophag varices. Surg Endoscop 2, 18 (1988) · Improved results with selective distal splenorenal shunt in a highly selected patients population. Ann Surg 210, 184–189 (1989)
MH Schrittmacher-EKG. Mannheim: Boehringer 1968, 2. Aufl 1970 · Allg Chir f Zahnmed. Heidelberg: Springer 1978 · Port Hypertens. Basel: Karger 1982 · D Ösophagusvarizenblutg. Bad Oeynhausen: TM-Verlag 1984 · Seit 85 Mithrsg Chir Gastroenterol m interdisz Gespräch
BV Untersuchgn d Abd. In: Allg klin Untersuchgn. Berlin: Springer 1978, 2. Aufl im Druck · Echinokokkose d Leber. In: Sept Chir. Stuttgart: Schattauer 1980 · Sclerotherapy of esophagal varices. In: Endoscopic control of gastrointestinal hemorrhage. Boca Raton: CRC press 1981 · Port Hypertens u Ösophagusvarizenblutg. In: Theraphndb – Inn Med u Allgmed: Erkrkgn d Leber, Gallenwege u d Pankreas 2. Aufl. München: Urban & Schwarzenberg 1987 · Lebertumoren. In: ebd

Partenheimer, Klaus, Dr. med., Chefarzt i. R., Wiesenstr. 10, 4100 Duisburg 74 · *27. 11. 20 Köln · **A** 45, Berlin · **D** 45, Köln · **AG** 45–46 Dtsch. Hauptlazarett Herborn · 46–51 Friedr. Zimmer-Krhs. ebd. · **FG** Chirurgie 02/51 · **TW a)** 51–59 AssArzt u. OA AllgChir., UnfChir., Urol. Ev. Krhs. Huyssen-Stift. Essen (Scheele, Herget) · 59–86 Chefarzt Chir. Abt. Ev. Kaiser-Wilhelm-Krhs. Duisburg **c)** Chefarzt i. R. · **S** 59–86 Chefarzt Chir. Abt. Ev. Kaiser-Wilhelm-Krhs. Duisburg
ZV Südamerikan Schleimhautleishmaniose. Arch Ohr-Nas-Kehlkhlkd u Z Halskds-Ohrhlkd 155 (1947) · Krankhtsbild d mesenter Lymphadenitis. Dtsch Med Wochenschr 1949

Patka, Petr, Dr. med., Chefarzt, Vrije Univ. Krhs., Postbox 7057, NL-1007 MB Amsterdam · *01. 12. 49 Prag/ CSR · **A** 76, Amsterdam · **D** 84, Amsterdam · **AG** 01/82–01/83 Wiss. Forschg Traumatol. · **FG** Chirurgie 11/82 · **TG** UnfChir 01/86 · **H** 84, Amsterdam · **TW a)** 82–84 StatArzt Chir. Klin. Vrije Univ. Krhs. Amsterdam (den Otter) **b)** 86 Chefarzt Unfall Abt. ebd. (den Otter) · 86 StatArzt Orthop. Klin. Kantonsspital St. Gallen (Weber) **c)** Chefarzt · **S** Seit 86 Chefarzt Amsterdam
ZV Hernia spigeli. Ned Tijdschr Geneeskd 125, 1370 (1981) · Slijtage van een kop-halsprothese van de heup. ebd 127, 152 (1983) · Sinus pilonidalis. ebd 127, 2075 (1984) · Spiegelova hernie. Rozl Chir 63, 504 (1984) · Scintigrafic studies to evaluate stability of ceramics (hydroxyapatite) in bone replacement. J Nucl Med 26, 263 (1985) · Reconstruction of large bone defects with calcium phosphate ceramics; an experimental study. Neth J Surg 37, 38 (1985) · Vervangen van botweefsel (caput selectum). Ned Tijdschr Geneeskd 129, 146 (1985) · Alternatieve geneeskunde (e)en experiment. Med Contact 41, 3376 (1986) · Disengagement of a two-component femoral head and neck prosthesis. Neth J Surg 38, 29 (1986) · Heupfracturen bij bejaarden. Reuma En Trauma 12, 26 (1988) · Restoration of articular congruity with hydroxyapatite – a clinical case. Eur Surg Res 20/S1, 17 (1988)
MH Bone replacement by calcium phosphate caramics. Amsterdam: VU-Press 1984 · Heupfracturen bij Bejaar-

den. Utrecht: Bunge 1986 · Letsels van de Knie. Haren: SCN 1988 · Handleiding Traumatologie. Amsterdam: VU-Press 1988
BV Mogelijkheden en materialen voor de behandling van heupfracturen. In: Heupfracturen bij bejaarden. Utrecht: Wetenschappelijke Uitgeverij Bunge 1986

Paul, Andreas, Dr. med., MSc (C), Assistenzarzt, II. Chir. Lehrstuhl Univ. Köln, Ostmerheimer Str. 200, 5000 Köln 91 · *15. 06. 57 Köln · **A** 83, Köln · **D** 87, Köln · **AG** Enterale Ernährg · Endoskop. Applikationsformen · Transplantation · **TW c)** AssArzt
ZV Gallenblasenmotilit i d postop sonograph Verlaufskontrolle i Abhängigkt v e enteralen od parenteralen Ernährgsregime. Diss. Köln 1987 · Neue Techn d längerfristig Sondenernährg. Dtsch Krankenpflege 11, 769 (1987) · Percutaneous endoscopic duodenostomy (PED). Surg Endoscop 1, 123 (1987) · Ultrasonography in detection gallbladder-volume course. ebd 2, 130 (1988) · Percutaneous endoscopic tracheostomy (PET). ebd 2, 103 (1988) · Does the surgical trauma of „exploratory thoracotomy" affect survival of patients with bronchogenic carcinoma? Can J Surg 31, 276 (1988) · Mucociliary function in autotransplanted, allotransplanted, and sleeve resected lungs. Surg Forum 39, 298 (1988) · Percutaneous endoscopic tracheostomy (PET). Ann Thorac Surg 1988 · Mucociliary clearance in autotransplanted, allotransplanted, and sleeve-resected lungs. MSc. Thesis in Experimental Surgery, McGill Univ. Montreal, Canada 1988

Paulus, Dieter, Dr. med., Oberarzt, Chir. Klin. Krhs. Martha-Maria, Stadenstr. 58, 8500 Nürnberg 20 · *30. 05. 35 Nürnberg · **A** 63, München · **D** 63, Erlangen-Nürnberg · **AG** 60–63 Medizinalass. · 04/63–03/66 Chir. Nürnberg (Birkner) · 04/66–10/68 Chir. Karlsruhe (Spohn) · **FG** Chirurgie 08/68 · **TW a)** 68 Chir. Klin. Städt. Krankenanst. Karlsruhe (Spohn) · Seit 11/68 OA Chir. Klin. Krhs. Martha-Maria Nürnberg (Renner) **c)** Oberarzt AllgChir.

Paulus, Walter, Dr. med., Chefarzt, St. Josefs-Hosp., Solmsstr. 15, 6200 Wiesbaden · *18. 12. 25 Fürth/Bayern · **A** 52, Freiburg · **D** 54, Freiburg · **AG** Allg. u. UnfChir. · **FG** Chirurgie 11/61 · **TW a)** 53–62 Chir. Univ.-Klin. Freiburg (Krauss) · 65–67 Marienkrhs. Frankfurt (Klöss) · 67–72 St-Josephs-Hosp. Wiesbaden (Oellers) **b)** 62–64 BG Krankenanst. Bergmannsheil Bochum (Rehn) **c)** Chefarzt Chir. Klin. · **S** Seit 72 Chefarzt Chir. Klin. St. Josephs-Hosp. Wiesbaden

Peiper, Hans-Jürgen, Prof. Dr. med., Direktor, Univ.-Klin. u. Poliklin. Allgemeinchir., Neues Klinikum, Robert-Koch-Str. 40, 3400 Göttingen · *04. 12. 25 Frankfurt/M. · **A** 51, Mainz · **D** 52, Mainz · **AG** AllgChir. · Gastroenterol. · GefChir. · **FG** Chirurgie 58 · **H** 62, Köln · **P** 67, Köln · **TW a)** 59–69 OA II. Chir. Univ.-Klin. bzw. I. Chir. Univ.-Klin. Köln **c)** Dir. · **S** Seit 69 Dir. Klin. u. Poliklin. Allgemeinchir. Georg-August-Univ. Göttingen
ZV D Pankreas anulare u seine chir Bhdlg. Langenbecks Arch Chir 320, 322 (1968) · Z Anwendg e totalen extrakorporalen Zirkulat f Risikoeingriffe b Ductus apertus. Thoraxchir 18, 102 (1970) · Atyp Shuntop i Kindesalter b portaler Hypertens. Kinderchir 9, 326

(1971) · Cavo-splenale Anastomose als op Möglchkt z Senkg d Pfortaderhochdruckes. Z Thorax Kardiovasc Chir 21, 4 (1973) · Klin, diagnost u optechn Erfahrgn m B-Zelltumoren d Pankreas. Langenbecks Arch Chir 338, 123 (1975) · Hiatushernie, Sphinkterinsuff, Refluxösophagitis – Einleitg u Fragestellg. ebd 337, 83 (1974) · D stumpfe Oberbauchtrauma. Unfallheilkunde 79, 341 (1976) · Diagnost u Therap d Zollinger-Ellison-Syndroms (ZES). Aktuel Gastrologie 5, 109 (1976) · Magenersatz. Chirurg 49, 81 (1978) · Chir Bhdlg d Mammaca. Kongrber d Msh Ges f Lymphologie 1978 · Postop Syndr a Gallenwegen u Pankreas aus d Sicht d Chirurgen. Langenbecks Arch Chir 352, 137 (1980) · Op Verfahrenswahl b Magenfrühca. ebd 358, 73 (1982) · Benigne Papillenstenose. ebd 361, 119 u 155 (1983) · D chir Therap d Ösophagusca. Arzt Krhs 57, 242 (1984) · Significance of traumatology in abdominal and vascular surgery. Jap J Surg 15/2 (1985) · Chir d chron Pankreatitis. Drainage-Op vs Resekt. Arzt Krhs 8, 277–329 (1987) · Ultraschalldiagnost i d Chir – Möglchktn u Grenzen. Ultraschalldiagnost b akut Abdomen u stumpfen Bauchtrauma. Chirurg 58, 189–198 (1987) **MH** Laminar Flow i d Med. Berlin: Springer 1977 · Ulcus ventriculi. Stuttgart: Thieme 1977 · Rezidiveingriffe a d Gallenwegen. ebd 1978 · Lehrb d Chir, 7 Aufl. ebd 1981 · Arbeitsbuch „Chir". München: Urban & Schwarzenberg 1981 · Gastroenterol Chir. Berlin: Springer 1981 · Stand u Gegenstand chir Forschg. ebd 1986 · Chir Forum '87 für exp u klin Forschg. 1987 · Pankreaschir. In: D Prax d Chir. Berlin: Springer 1987 · Chir, Lehrb d Allg u Spez Chir. München: Urban & Schwarzenberg 1987 · Akute Pankreatitis. Chir Gastroenterol m interdisz Gespräch, 4/4. TM-Verlag 1988 · Gastroenterolog Chir, 2 Aufl. Berlin: Springer 1989 **BV** D Eingriffe a d groß Gefäßen. Die Eingriffe b Verletzgn d großen Gefäße. Die Eingriffe b offenem Ductus arteriosus. Die Eingriffe b d Koarktation. Die Eingriffe b Anomalien d Aortenbogens. In: Kirschner Oplehre VI/1. Berlin: Springer 1967 · D Eingriffe an d Nebennieren. In: ebd VII/I, ebd 1976 · D akute Abdomen. In: Chir d Gegenwart. München: Urban & Schwarzenberg 1978 · Indikat u op Strategie b d Schilddrüsentumoren. In: Diagnost u Therap d Schilddrüsentumoren. Stuttgart: Schattauer 1978 · Endokrine Tumoren d Pankreas. In: Pankreaschir. Berlin: Springer 1978 · Pankreas. In: Arbeitsbuch Chir. München: Urban & Schwarzenberg 1982 · Brustdrüse. In: Chir Lehrb d Allg u Spez Chir. ebd 1987

Peitsch, Werner, Prof. Dr. med., Oberarzt, Klin. f. Allgemeinchir. d. Univ. Göttingen, Robert-Koch-Str. 40, 3400 Göttingen · *02. 11. 45 Hildesheim · A 72, Göttingen, Medizin · 72, Göttingen, Zahnmedizin · D 71, Göttingen · AG 10/72–10/78 Chir. Univ.-Klin. Göttingen · FG Chirurgie 10/78 · TG UnfChir 08/83 · H 82, Göttingen · P 86, Göttingen · TW a) 04/79–03/80 Dept. Physiology, Univ. of Texas Medical School, Houston/Tx. (Johnson) · 04/80–10/82 StatArzt Abdominalchir., UnfChir. · 11/82–03/85 OA Abdominalchir., UnfChir. · 04/85 geschäftsführender OA Klin. f. Allg-Chir. Göttingen c) OA
ZV Klin u Pathogen d Magenstumpfca na Ulcusresekt. Langenbecks Arch Chir 33, 728 (1975) · D Bhndlg postop gastrointest Fisteln dur parenter Langzeiternährg. Chirurg 48, 403 (1977) · D Verhalten d freien Aminosäuren i Serum u i Urinausscheidg na ausgedehnt abdom Op. Infusionsther 5, 230 (1978) · Frequency and prognosis of primary gastric stump carcinomas. Front Gastrointest Res 5, 170 (1979) · D Kalorienbedarf n ausgedehnten abdom Op. Langenbecks Arch Chir 348, 211 (1979) · Was ist gesichert i d Pathogen u Häufigkt d primär Ca i op Magen. Chirurg 50, 33 (1979) · Mucosal gastrin receptors. VI. induction by corticosterone in newborn rats. Am J Physiol 240, 442 (1981) · D postop parent Ernährg. Med Welt 33, 1198 (1982) · Gastrinrezeptoren i Gastrointestinaltrakt d Menschen – Verhalt b Ca u Gastroduodenalulcus. Langenbecks Arch Chir Suppl 159 (1984) · Periphervenöse parent Ernährg i d Abdominalchir. Infusionsther 11, 299 (1984) · Medikament Langzeittherap d Ulcuskrankheiten. Fortschr Med 104, 581 (1986) · D Frühcholecystektomie b akut Cholecystitis – e risikoarmer Eingriff? Aktuel Chir 21, 116 (1986) · Operat Alternativ b d Varizenbltg. Arzt Krankht 7, 199 (1986) · D Gastroduodenalulcus – Verändergn d chir Therap dur medikament Langzeitbhdlg. Zentralbl Chir 111, 1433 (1986) · D chir Therapie d primären Ca i resezierten Magen (Billroth II). Aktuel Chir 22, 4 (1987) · D chir Therapie d Analfisteln. Chir Praxis 37, 641 (1987) · Ersteingriffe b Ulcsleiden: Indikat – Verfahrenswahl – Erg. Langenbecks Arch Chir 372, 173 (1987) · D exulc simplex Dieulafoy – e seltene aber ernste ob Gastrointestinalbltng. Dtsch Med Wochenschr 112, 1940 (1987) · Einsatz d Ultraschall-„Skalpells". Unfallheilkunde 200, 354 (1988) · D Bhndlg inop Rektumcarcinome dur Kryochir. Dtsch Ärztebl 85, 25 (1988)
BV Ind z Relaparotomie. In: Postop Komplikat. Berlin: Springer 1976 · Remarks on frequency and pathogenesis of primary gastric stump cancer. In: Gastric cancer. Berlin: Springer 1979 · Z Problemat u statist Sicherung d Häufigkt primär Magenstumpfca. In: D Magenca – Frühdiag u Therap. Stuttgart: Thieme 1980 · D postop Ernährung. In: Klin Ernährung, Bd 2, Krankheitsadapt Ernährungstherap · D Carcinomrisiko d resezierten Magens (Billroth II) – e retrospekt Langzeitstudie. In: 100 Jahre Ulcuschir. Konserv und chir Therap heute. München: Urban & Schwarzenberg 1982 · Wie radikal muß d Chir beim papillären Schilddrüsencarcinom sein? In: Erg d Chir Onkol 5 Schilddrüsenca. Stuttgart: Enke 1983 · Therap d Lokalrezidivs u d Metastasen maligner Schilddrüsenca. In: Malig Schilddrüsentumoren. Berlin: Springer 1984 · Cancer risk in the stomach following Billroth II resection – a longterm retrospective study. In: A century of ulcer surgery – medical and surgical therapy today. München: Urban & Schwarzenberg 1984 · D spez Problemat d Ileus b M Crohn. In: Ileus. Chir u gastroenterolog Praxis. Berlin 1985 · D primäre Ca d op Magens – Häufigkt – chir Therap – Progn. In: Postop Folgezustände – Pathogen – Diagnost – Therap. Wien: Überreuter 1988

Penkert, Götz, Priv. Doz. Dr. med., Oberarzt, Neurochir. Klin. i. Nordstadt Krhs., Haltenhoffstr. 41, 3000 Hannover 1 · *17. 03. 49 Remscheid · A 75, Frankfurt/M. · D 73, Frankfurt/M. · AG Plast. u. Rekonstr. Chir. Allg. Krhs. Wien 01/77–06/78 · FG Neurochirurgie 05/85 · H 89, Hannover · TW b) NeurChir.: OA Neurochir. Klin. Nordstadtkrhs. Hannover (Samii) c) OA
ZV Trenng v Proteinen m d präparativen Polyacrylamidgel-Disk-Elektrophorese i Vergl z Ionenaustausch-

chromatographie. Drug Res 24/6, 883–887 (1974) · Beidseitige, nicht traumat Radialis-profundus-Läs. Nervenarzt 50, 783–787 (1979) · Kompressionssyndr d Plexus brachialis dur d Zusammentreffen zweier Anomalien. Acta Chir Austriaca 3, 61–63 (1979) · Z Rolle d Angiographie i d Diagnost chron Kompressionsschäden d Plexus brachialis. Röntgenblätter 32, 665–668 (1979) · E Fall e Läs d N interosseus anterior (Kiloh-Nevin-Syndr). Handchir 12, 19–21 (1980) · Kompress d Plexus brachialis b zwei Anomalien i d Skalenuslücke. Acta Chir Austriaca 1, 6–9 (1981) · Möglchktn d op Bhdlg v HWS-Verletzgn unt Berücksichtgg d temporären dorsalen Versteifg m Palacos. Unfallheilkunde 84, 432–437 (1981) · Beidseitig kombin Karpaltunnel- u Loge d Guyon-Syndr. Akt Neurol 9, 205–207 (1982) · D mediale Tarsaltunnel-Syndr. Acta Chir Austriaca 4, 91–93 (1982) · Intraneurales Pseudoganglion d N peroneus communis. Handchir 14, 14–17 (1982) · Epidurales spinales Hämatom b Gefäßdysplasie. Akt Neurol 9, 139–141 (1982) · Spinales subdurales Empyem na Stromverletzg. Unfallheilkunde 85, 473–477 (1982) · Beidseitiges akut Karpaltunnelsyndr b perilunärer Luxationsfrakt. Handchir 15 [Suppl], 35–38 (1983) · Interosseus anterior-Syndrom. ebd 15, 223–226 (1983) · Intraneurales Ganglion d N tibialis i Tarsaltunnel. Nervenarzt 55, 552–555 (1984) · Angiomatöse Fehlbildg d inn Gehörgangs m d Leitsympt Schwindel u Ohrensausen. HNO 33, 17–22 (1985) · Z Intermedius-Neuralgie. ebd 34, 389–393 (1986)

Pennig, Dietmar Wilhelm, Dr. med., Oberarzt, Klin. u. Poliklin. f. Unfall- u. Handchir., Westf. Wilhelms-Univ., Jungeblodtplatz 1, 4400 Münster · *15. 06. 55 Germete/Warburg · A 82, Münster · D 82, Münster · AG 80/81 Physiol. WWU Münster · 82/83 Pathol. ebd. · FG Chirurgie 06/88 · TG UnfChir 07/89 · TW b) Seit 06/88 UnfChir./Handchir. Klin. u. Poliklin. Unfall- u. Handchir. Univ. Münster (Brug) c) OA im TG UnfChir. ZV D prognost Bedeutg d muskulären pH-Registrierg i d Replantationschir. H Unfallheilkd 158, 467 (1982) · D Verlängerg d krit Anoxietoleranzzeit d Skelettmuskulat dur Perfus m oxygeniert Fluorocarbonen. ebd 165, 123 (1983) · Pankreasverletzgn na stumpfem Bauchtrauma. ebd 163, 91 (1984) · 31P NMR-Spektroskopie z Quantifizierg d Skelettmuskel-Schadens. ebd 189, 193 (1987) · Gliedmaßenverlängerg u Achsenkorrektur. Chir Praxis 37, 667 (1987) · Wirbelsäulen- u Begleitverletzgn b Polytraumatis i Wachstumsalter. Unfallchirurg 90, 518 (1987) · A new distal aiming device for locking nail fixation. Orthopedics 1988 · Dynamisch-axiale Fixat als primär definit Osteosynth b d Unterschenkelfrakt. H Unfallheilkd 200, 294 (1988) · Genu recurvatum due to partial growth arrest in the proximal tibial physis: correction by callus distraction. Arch Orthop Trauma Surg 1989
BV Frakt u Luxat d Mittel- u Vorfußes. Frakt d Clavicula. Gelenkpunkt. In: Ambulantes Operieren i d Chir. Köln: DÄV 1985 · Tissue anoxia and preservation: monitoring of metabolism morphological aspects of skeletal muscle ischaemia. In: Greffes de l'appareil locomoteur. Paris: Masson 1987 · D primär-definit Versorgg d Tibiafrakt dur externe Fixat. In: Osteosynth Int. Konstanz: Schnetztor 1988 · D Quantifizierg d Skelettmuskelschadens. In: Weichteilschäden. Weinheim: Edition Medizin VCH 1988 · Fractures and disruptions of the

pelvic ring. In: Recent advances in external fixation and functional bracing. Butterworth 1989

Penschuck, Claus-Eckart, Dr. med., Chefarzt, Chir. Klin. Kreiskrhs. Waldstr. 2, 3110 Uelzen · *27. 12. 45 Sarstedt · A 76, Göttingen · D 75, Göttingen · AG 72–74 Biochemie Göttingen · 76–79 Chir. · 79–87 Chir. u. Unfallchir. Goslar · FG Chirurgie 03/83 · TG UnfChir 04/84 · TW a) 82–87 OA AllgChir. Kreiskrhs. Goslar (Paulisch) · 84–87 OA Allg. u. Unfallchir. ebd. (Klengel, Zilch) b) 84–87 UnfChir. ebd. (Klengel, Zilch) c) Chefarzt · S Seit 10/87 Chefarzt Chir. Klin. Kreiskrhs. Uelzen
ZV Probl m polytraumatisiert Schwerstverletzt i e periph Krhs. Chirurg 50, 114 (1979) · Extraskelettales v d Niere ausgehendes Chondrosarkom als Beisp e extrem selt malig Tumors m atyp Lokalisat. ebd 50, 183 (1979) · Retroperitoneale Lokalisat e doppeltkindskopfgroßen Echinococcose d E cysticus. ebd 50, 584 (1979) · Diffdiagnost Aspekt b Erkrkgn i rechten Unterbauch: D Non-Hodgkin Lymphom. ebd 50, 519 (1979) · Verletzungsursach b Drachenflieg. ebd 51, 336 (1980) · Schwer anaphylakt Schock na Novamin-Sulfon oral. Internist Prax 21, 341 (1981) · Simultaner beidseitig Riß d Quadricepssehne. MMW 46, 1750 (1981) · Langzeiterg d Druckosteosynthese m 3 AO-Spongiosaschrauben b Schenkelhalsfrakt. Unfallchirurgie 8, 33 (1982) · Komplikat na op Versorgg v Frakt d coxalen Femurendes i Abhängigkt v Op-verfahren na Indikat. Zentralbl Chir 107, 1080 (1982) · Seminom na Orchidozölioplastik. Chir Praxis 30, 239 (1982) · Neues Zusatzgerät z 130 Grad Winkelplattenzielgerät. Chirurg 53, 739 (1982) · Selt Dislokat e Oesophagusendoprothese v d Ileocoecalklappe m tiefem Dünndarmileus. ebd 56, 501 (1985) · D Primärverschluß d sakralen Wundhöhle na abdomino-sakraler Rektumamputat unt temporärer Implant v Gentamycin PMMA Ketten. Aktuel Chir 21, 152 (1986) · Periop Antibiotikaprophylaxe. MMW 129, 255 (1987) · Arthrose d radialen Handgelenkstrahles unt bes Berücksichtigg d Zusammenhanges zw Trauma u Arthrose. Zentralbl Chir 125, 1249 (1987) · AIDS-Risiko i Rettungsdienst. Rettungsdienst 2, 70 (1988) · Sichtg u Primärversorgg aus chir Sicht b Massenanfall v Pat m SHT. ebd 2, 79 (1988) · Stellenwert d Sofortop d akut Cholecystitis. Zentralbl Chir 113, 837 (1988) · Arthroses of the radial hand-joint. Orthop Rheumatol Dig 5, 7 (1988) · Sonograph Verlaufskontrolle d stumpfen Bauchtraumas. Rettungsdienst 11, 738 (1988)
BV New experimental approaches to the inter-animal transfer of required information. In: Memory and transfer of information. London: Plenum Press 1973 · Tod b Wechselatmg – Tauchmed u patholog-anat Rekonstrukt. In: Tauchmed, Bd III. Hannover: Schlütersche Verlagsanstalt 1988 · Polytrauma – Takt u med Aspekte. Referatebd 8 Bundeskongr Rettungssanitäter/Notärzte. Edewecht: Stumpf u Kossendey 1988 · Local antibiotic treatment of soft tissue infections with Gentamicin PMMA-chains. Reconstruct Surg Traumat, vol 20. Basel: Karger 1988

Perlick, Michael, Stationsarzt, Städt. Klinikum Braunschweig, Holwedestr. 16, 3300 Braunschweig · *07. 03. 55 Braunschweig · A 80, Hannover · AG 07/82–12/83 Verbrennungsmed. Koblenz · 01/84–09/84 ThChir. u. GefChir. Braunschweig · FG Chirurgie 07/87 · TW

a) Seit 01/89 Unfallchir. Klinik, Städt. Klinikum Braunschweig (Weinreich, Reilmann) **b)** 09/87–03/88 Urol. Städt. Klinikum Braunschweig (Müller-Beißenhirtz) **c)** StatArzt

Perneczky, Axel, Prof. Dr. med., Klinikdir., Neurochir. Univ.-Klin. Mainz, Langenbeckstr. 1, 6500 Mainz · *01. 11. 45 Krasnogorsk · **D** 71, Wien · **FG** Neurochirurgie 04/78 · **H** 80, Wien · **P** 88, Mainz · **TW b)** Neurochirurgie **c)** Dir. Neurochir. Klin. · **S** Direktor Neurochir. Univ.-Klin. Mainz

Peschel, Ulrich, Dr. med., Chefarzt i. R., Salzdahlumerweg 7, 3300 Braunschweig · 25. 05. 10 Kattowitz · **A** 35, Berlin · **D** 36, Berlin · **FG** Chirurgie 39 · **TW a)** 34–38 Krhs. Friedrichshain Berlin u. Krhs. Bethanien (Wildegans, Kalk) **b)** 40–42 Stadtkrhs. Peiskretscham OS (Urtel) **c)** Chefarzt i. R. · **S** 42–45 Chefarzt u. Ltd. Arzt eines Krhs. in Oberschlesien

Peter, Anton, Dr. med., Chefarzt i. R., Mainländerstr. 6, 6050 Offenbach/M. · *18. 12. 21 Zwodau/Böhmen · **A** 48, Marburg/L. · **D** 48, Marburg/L. · **AG** Chir. · **FG** Chirurgie 03/55 · **TW a)** 56–57 Chir. Univ.-Klin. Tübingen (Dick) · 58–65 Chir. Stadtkrhs. Offenbach (Grundmann) **c)** Chefarzt i. R. · **S** 65–88 Chefarzt Chir. Klin. am Hosp. z. Hl. Geist Frankfurt/M.

Petermann, Reinold, Dr. med., Chefarzt, Marienkrhs., Hannoverstraße 5, 4460 Nordhorn · *23. 06. 29 Osnabrück · **A** 54, Münster · **D** 54, Münster · **AG** Chir. · **FG** Chirurgie 11/61 · **TW a)** 61–66 OA Chir. Abt. Marienhosp. Osnabrück (Kortmann) **c)** Chefarzt Chir. · **S** Seit 05/66 Chefarzt Chir. Abt. Marienkrhs. Nordhorn · Seit 80 Chefarzt-Sozietät m. Chefarzt Dr. Wüllner

Petracić, Bozo, Priv. Doz. Dr. med. Dr. sc., Chefarzt, Klin. Unfall-, Hand- u. Wiederherstellgschir. St. Josef-Hosp. Sterkrade, Wilhelmstr. 34, 4200 Oberhausen 11 · *26. 07. 37 SL. Brod/Jugoslawien · **A** 63, Zagreb · 79, Koblenz · **D** 63, Dr. med. Zagreb · 75, Dr. sc. · **AG** Chir. · UnfChir. · Handchir. · **FG** Chirurgie 73 · **TG** UnfChir 76 · **ZB** Sportmed. 89 · **H** 75, Zagreb · Umhabilitation 81, Mainz · **TW a)** Chir. Univ.-Klin. Tübingen **b)** BG-Sonderstation Schwerunfallverletzte Ev. Stift St. Martin, Koblenz **c)** Chefarzt Klin. Unfall-, Hand- u. Wiederherstellgschir. · **S** Seit 83 Chefarzt St. Josef-Hosp. Sterkrade, Oberhausen
ZV Mamma-Radikalop. Zentralblatt f Chir 49, 1472–1475 (1970) · D große traumat Zwerchfelldefekt. Chirg Praxis 15, 557–560 (1971) · Versorgg d Kunstaftervorfalles. ebd 15, 387–389 (1971) · Ersatz d Cardia dur autologes Ileo-Coecum m klappenförm Anastomose. Exp am Schwein. Langenbecks Arch Chirg [Suppl] chir Forum 251–253 (1972) · Z Frage d Ermüdbarkt d Kardiaverschlußmechanism (tierexptelle Untersuchg a Hund). Bruns/Beitr, klin Chirg 220/3, 320–322 (1973) · D Bedeutg d His'schen Winkels innerhalb d Kardiaverschlußmechanis, tierexptelle Untersuchgn a Hund. Z Gastroenterologie 11, 491–496 (1973) · Bhdlgserg na Luxatfrakt i Schultergelenk. Heft zur Unfallheilk 126, 99–100 (1975) · D Bandplast d gesprengten tibio fibularen Syndesmose. Unfallchirurgie 2, 126–128 (1976) · Immunolog Aspekte u mögl therapeut Konsequenzen b off Verletzgn d Extremitäten. 7/138, 201–206 (1978) ·

Fußbeweggsplatte f d Langzeitbhdlg m äußer Spanner a Unterschenkel. Unfallchirurgie 3, 141–142 (1977) · Verändergn d Immunglobuline u d Faktor 13 b posttraumat Schockzuständen. 7/148, 321–324 (1979) · D funktionel Bhdlg u Nachbhdlg d verletzt Ellenbogengelenkes. Schriftreihe Unfallmed. Tagungen des Landesverbandes der Gewerb BG 43, 297–306 (1980) · Probl d Gehschulg na Frakt d unt Extremitäten b alten Menschen. Zentralblatt f Chir 105, 66–69 (1980) · Postop Bhdlg na Verletzgn d Schultereckgelenkes. Krankengymnastik 32, 65–67 (1980) · Homologe Spongiosatransplantat b Defektbrüchen d Unterschenkels. Therapiewoche 30, 1603–1605 (1980) · Risiken d postop Nachbhdlg b Verletzgn d unt Extremitäten. (Erfahrgn m d Belastgswarntongeben). 7/153, 252–255 (1981) · Z Frage d Insuff e Rucksackverbandes b d Bhdlg b Claviculafrakt. Unfallchirurgie 9, 41–43 (1983) · Techn d Gang- u Haltungsschulg u Knochenop a d unt Extremitäten. Krankengymnastik 35, 260–262 (1983) · Postop funktionel Nachbhdlg b frisch u chron Kniebandschäden. Unfallchirurgie 9, 71–75 (1983) · Z Frage d Ruhigstellg d Kahnbeines. Handchirurgie 17, 53–54 (1985) · Nachbehandlung und med Rehabilitation nach Arthrodese des Kniegelenkes. Krankengymn 41, 763–766 (1989) · Abhängigkeit der Kompressionssymptomatik des N ulnaris von der Rennradlenkerform. Dtsch Z Sportmed 41, 141–143 (1989) · Sportbedingte Kompressionssymptomatik des N ulnaris. Sportverletz 3, 133–134 (1989)
BV Funktionel Nachbhdlg op Knochenbrüche. Stuttgart: Thieme 1979 · Homologe Spongiosatransplantat b Defektbrüchen v grob Röhrenknochen i Abhängigkt v d Qualität d Lagers. In: Transplantatlager u Implantatlager b versch Opverfahren. Berlin: Springer 1980 · Alte Luxat d Schultereckgelenkes (Erg d Vargasplast). In: Bandverletzgn. Konstanz: Schnetztor 1982 · Wiederherstellg d tibio-fibul Bandverbindg m gestielter Sehne d M peroneus brevis. In: ebd · Funktionel Nachbhdlg d op Knochenbrüche, 2 Aufl. Stuttgart: Thieme 1983 · Funktionel konserv Knochenbruchbhdlg. ebd 1983 · Erg d modifiz Vargasplast b veralteten Luxat d Schultereckgelenkes. In: Verletzgn u Erkrkgn d Schulterreg. ebd 1984 · Rehabilitat na gelenkerhalt Op am Kniegelenk. In: Rehabilitat na orthop chir Eingriffen b Cox- u Gonarthrose. Wien: Bohmann 1984

Petrovici, Elisabeth-Veronika, Prof. Dr. med., Ltd. Oberärztin, Plast. Chir., Wiederherstellungs- u. Handchir., Schwerstverbranntenzentrum, Ostmerheimer Str. 200, 5000 Köln 91 · *23. 07. 34 Rumänien · **A** 73, Düsseldorf · **D** 59, Bukarest · 73, Rom · **AG** PlastChir. · **FG** Chirurgie 01/77 · **TG** Plastische Chirurgie 02/79 · **H** 82, Köln · **P** 88, Köln · **TW b)** Klin. f. Plast. Chir., Wiederherstellungs- u. Handchir., Schwerstverbranntenzentrum, Krankenanst. Stadt Köln **c)** Ltd. Oberärztin
ZV Differential therapy in cutaneous angiomata. VI Int Congr of Plast a Reconstrukt Surg (Abstract) Paris 1975 · D Schrudde-Plastik. Auswertg v Erg na 15jähriger Anwendg d Meth. Chirurg 49, 440–447 (1978) · Asportazione Chirurgica di Estesi Angiomi Cavernosi del Viso dopo Embolizzazione Arteriale Superselettiva. II Reunion conjunta Hispano-Italiana. (Abstract) Sevilla 1979 · Verbrenngsnarben d Gesichts u ihre Behandlgsmöglichkt. Plast Chir 4, 40–47 (1980) · Cavernöse Hämangiome d Hohlhand m Symptomen gleich e Karpal-

tunnel-Syndrom. ebd 4, 40–47 (1980) · Reakt Thrombozytose na arteriel Embolisat m nachfolg Exstirpat v ausgedehnt Hämangiomen. Med Welt 34, 3–7 (1983) · D Korrekt v Verbrennungspätfolgen i Bereich d weibl Brust. Handchir Mikrochir Plast Chir 17, 147–150 (1985) · Rekonstrukt Maßnahm i Bereich d unt Extremit unt Verwendg lokal gestielter Lappen. Zentralbl Chir 19, 1282 (1984) · D bes Problemat d Thoraxwandverbrenng b j Mädchen. Chir Praxis 34, 399–406 (1985) · Rekonstrukt Maßnahm b Brandverletzgn i Gesichts- u Halsbereich. Handchir Mikrochir Plast Chir 1, 11–15 (1986) · Z chir Bhdlg v Dekubitalulcera. ebd 18, 242–248 (1986)
BV Möglichktn d rechtzeit Wundversorgg u d Defektverschl b frischen Gesichtsverletzgn. Transacta d III Tagg d Vereinigg d Dtsch Plast Chirurgen. Hoffnungsthal: Pilgrim 1972 · E einseit Lymphangiom d Mamma. Kurat u rekonstrukt Bhdlg. Plast Chir d Kopf- u Halsbereichs u d weibl Brust. Stuttgart: Thieme 1975

Pezenburg, Jochen, Dr. med., Assistenzarzt, Klinikum Mannheim, Theodor Kutzer Ufer, 6800 Mannheim 1 · *26.01. 47 Skien/Norwegen · A 77, MB.Ch.B – Pretoria, Südafrika · 80, Stuttgart · D 82, Heidelberg · AG 78–79 Chir. Abt. Städt. Krhs. Waldshut · 79–80 Anaesth. Abt. Aarau (Schweiz) · FG Chirurgie 08/85 · TW a) 81–88 Chir. Abt. Städt. Krhs. Pirmasens (Mittelbach) c) Seit 01/89 AssArzt UnfChir. Klin. Mannheim (Plaue)

Pfarschner, Wolfgang, Dr. med., Chefarzt i. R., van-Brandes-Str. 4, 6340 Dillenburg · *15.11. 19 Halle/Saale · A 45, Halle/Saale · D 46, Halle/Saale · FG Radiologie · Chirurgie · TG UnfChir · TW a) 48–57 Chir. Univ.-Klin. Halle (Budde, Mörl) · 53–54 Hospitant Rö. Inst. d. Charité Berlin (Gietzelt) · 58–61 OA Städt. Lungenklin. Havelhöhe Berlin-Spandau (Unholtz) · 61–69 OA Chir.-Urol. Abt. Rudolf-Virchow-Krhs. Berlin (Heim) c) Chefarzt i. R. · S 57–58 Chefarzt Stadt- u. Kreiskrhs. Bitterfeld · 68–84 Chefarzt Kreiskrhs. Dillenburg

Pfeifer, Gerhard Rudolf, em. Prof. Dr. med. Dr. med. dent., ehem. Ärztl. Dir., Nordwestdeutsche Kieferklin., Univ.-Krhs. Eppendorf, Martinistr. 52, 2000 Hamburg 20 · *15.07. 21 Satzung/Erzgeb. · A 50, Zahnarzt · 52, Arzt · D 52, Dr. med., Heidelberg · 59, Dr. med. dent., Hamburg · AG Entwicklgs.gesch. · Wachstum u. Teratol. d. Kopfes, insb. kraniofaz. Anomalien, Lippen-Kiefer-Gaumenspalt. · Traumatol. · Infekt.Lehre · Onkol. · Chir. Kief. Orthop. · präprothet. Chir. · Logopädie · Dokument. · Plast. u. Wiederherst.-Chir. i. Kief.- u. Gesichtsber. · FG Mund-Kiefer-Gesichtschirurgie · Plastische Operationen 08/59 · ZB Plast. Op. 75 · H 64, Hamburg · P 70, Tübingen (o.) · TW b) Mund-Kiefer-Gesichtschirurgie: 52–54 Locarno/Schweiz (Ernst) · 54–67 Nordwestdtsch. Kieferklin. Hamburg, erst AK Eilbek, dann Univ.-Krhs. Eppendorf (Schuchardt) · 57–58 II. Med. Klin. ebd. (Jores) c) Wissenschaftl. Tätigkt., Publikat. · S 67–70 Aufbau d. neuen Abt. f. Mund-Kief.-Gesichtschir. i. d. Univ.-ZMK-Klin. Tübingen (Fröhlich) · 70–87 Ärztl. Dir. d. Nordwestdtsch. Kieferklin., Univ. Hamburg
ZV Auswahl aus 160 Publikat: · D relativen Maßverhältnisse d wachsenden Gesichtes i Hinblick auf d zeitl Indikat z op Eingriffen. Fortschr Kiefer Gesichtschir IV, 67–81 (1958) · D sekund osteoplast Stabilisierg d bewegl Zwischenkiefers b frühop doppelseit Kieferspalten. Chir Plast Reconstr II, 96–109 (1966) · D chir Spätbhdlg d deformiert Oberkiefers na früh Spaltop. Dtsch Zahn Mund Kieferheilkd 53, 98–118 (1969) · Üb Ursach v neuralgiformen Schmerzen na Kieferhöhlenop u Möglchktn d chir Bhdlg. ebd 61/4, 201–213 (1973) · Chem erzeugte Mißbildgn d Kauschädels b Versuchstieren. ebd 62, 32–42 (1974) · Systemat u Morphol d kraniofaz Anomalien. Fortschr Kiefer Gesichtschir XVIII, 1–14 (1974) · Indikat, Techn u Erg v Block- u Segmentosteotomien a Ober- u Unterkiefer b Dysgnathien. ebd XVIII, 248–255 (1974) · Möglchktn d chir Bhdlg d Mundhöhlenca. Therapiewoche 25/44, 6557 (1975) · Verlauf u Auswirkgn d Therapiewandels b Frakt d Gesichtsschädels. Fortschr Kiefer Gesichtschir XIX, 62–65 (1975) · Freie Transplantat i d Mund-, Kiefer- u Gesichtschir. ebd XX, 11–24 (1976) · D chir Bhdlg d Gefäßanomalien u Geschwülste i Mund-Kiefer-Gesichts-Bereich i Abhänggkt v Sitz, Größe u Lebensalter. Fortschr Kiefer Gesichtschir XXII, 153–157 (1977) · Wiederherstellg d Nasenform b partiel u totalen Defekten. ebd XXIII, 125–129 (1978) · Hautschlaufen f Ohrmuschelepithesen. ebd XXIV, 146–149 (1979) · Morphogenese, Morphol u Therap Lippen-Kiefer-Gaumen-Spaltformen. Nova Acta Leopoldina 50/236, 67–98 (1979) · Diagn u chir Therap d Anomalien d Zwischenkopfsyndr. Fortschr Kiefer Gesichtschir XXVI, 151–157 (1981) · D Doppler-Sonographie als Grundlage d Bildg v Gefäßstiellappen f d Deckg v Gesichtsdefekten. ebd XXVII, 43–47 (1982) · Für u wider d Abbe-Plastik. Aufklärg, Fehler u Gefahren i d Mund-Kiefer-Gesichts-Chir. Fortschr Kiefer Gesichtschir XXX, 139–143 (1985) · D Craniogenese aus teratolog Sicht. Nova Acta Leopoldina 58/262, 343–363 (1986)
MH Grundlag, Entwicklg u Fortschr d Mund-, Kief- u Geschir. Jahrbuch Bd XXI. Fortschr Kiefer Gesichtschir. Stuttgart: Thieme 1976 · Fehler u Gefahr i d plast Chir. Stuttgart: Thieme 1978 · Ab 1981 Hrsg m N Schwenzer, Tübingen: Fortschr d Kief- u Geschir Jahrbuch Bd XXVII u folgende. Stuttgart: Thieme 1982–89 · D Rundstiellappenplastik u weit Fortschr d Mund-Kiefer-Gesichtschir. Stuttgart: Thieme 1982 · D Ästhetik v Form u Funkt i d Plast u Wiederherstellungschir. 22 Kongr Dtsch Ges f Plast u Wiederherstchir. Berlin: Springer 1985 · Craniofacial anomalies and clefts of lip, alveolus and palate. 4 Int Symp Hamburg. Stuttgart: Thieme 1990 · Zeitschr Eur J Cranio-Maxillo-Facial Surg, Dtsch Zschr f Mund- Kiefer- u Gesichtschir, Österr Z Stomatologie
BV Gesverletzgn, Kiefbrüche, Zahnschäd. In: Kompend d prä- u postop Therap. Stuttgart: Thieme 1966 · Angeb Fehlbildgn d Ges, d Kief u d Mundhöhle. In: Hdb d Kindheilkd, Bd IX. Berlin: Springer 1968 · Weichteilverletzgn, Frakt u Luxat i Mund-Kief-Gesber. ebd · Mundhöhle (einschl Zahn-, Mund- u Kiefkrankh u -verletzgn). In: Pathophys Grundlag d Chir. Stuttgart: Thieme 1975 · Mund-, Kief- u Geschir. Suttgart: Thieme 1976 · Primär Op b Lippen-Kief-Gaumenspalten. In: Chir Oplehre, 8 Aufl, II Bd. Leipzig: Barth 1981 · Lippen-Kief-Gaumenspalt, chir u logopäd Bhdlg. München: Reinhardt 1981 · Mißbildgn u Kieferanomalien. In: Indikat z Oplehr, 2 Aufl. Berlin: Springer 1981 · Mund-, Kiefer- u Gesichtschir. In: Lehrb d Chir. Stuttgart: Schattauer 1987

Pfister, Ulrich Hartmut, Prof. Dr. med., Direktor, Unf-Chir. Abt. Chir. Klin. Städt. Klinikum, Moltkestr. 14, 7500 Karlsruhe · *28. 02. 41 Stuttgart · A 68, Stuttgart · D 66, Tübingen · AG 10/68–02/73 Chir. Krhs. Leonberg · seit 02/73 BG-Unfallkl. Tübingen · FG Chirurgie 02/74 · TG UnfChir 05/75 · H 81, Tübingen · P 87, Tübingen · TW b) 02/73–07/84 BG-Unfallklin. Tübingen (Weller) · Seit 07/84 Chir. Klin. Städt. Klinikum Karlsruhe c) Abt.-Dir. UnfChir. · S Seit 84 Abt.-Dir. UnfChir. Städt. Klinikum Karlsruhe
ZV Vergl Unters üb Aushebererungsmeth u telemetr pH-Messg z Funktdiagnost d Magens. Gastroenterologie 7, 28 (1969) · Luxat i d Lisfranc'schen Gelenklinie. Monatschr Unfallkd 76, 423 (1973) · Z Indikat u Techn d Kniegelenksarthrodese. ebd 78, 437 (1975) · Ersatzop na irrevers Nervenläsionen. Therapiewoche 27, 7328 (1977) · Ellenbogengelenksluxat. Schriftenr Unfallmed Tagg 32 (1977) · D Verklemmg d Marknagels i d Markhöhle d Tibia. Aktuel Traumatol 10, 117 (1980) · Fehlerhafte Frakturbhdlg als Urs d Oberarmschaftpseudarthrose. H Unfallheilkd 148, 418 (1980) · Urs u Bhdlg d nicht infiz Pseudarthrosen a d ob Extremität. Schriftenr Unfallmed Tagg 46 (1981) · D Wundinfekt n Osteosynth off Frakt. Therapiewoche 32, 2088 (1982) · Indikat, Techn u Erg b d Anwendg d Fixateur externe i d asept Traumatol. Langenbecks Arch Chir 358, 113 (1982) · D Luxat i Sterno-Claviculargelenk. Schriftenr Unfallmed Tagg 1983 · Remodelling d Knochens n Marknagelg i Tierversuch. H Unfallheilkd 165, 59 (1983) · Fehlstellg u Pseudarthrosen am Oberarmkopf. ebd 170, 23 (1983) · Biomech u histolog Unters na Marknagelg an d Tibia. Fortschr Med 101, 1652–1659 (1983) · Diagn u Therap d traumat Schulterluxat na dorsal. Unfallchirurgie 11, 12 (1984) · Erg d op Knochenbruchbhdlg a Beisp d Unterschenkelfrakt na Marknagelg. H Unfallheilkd 174, 623 (1985) · Komplikat b d Marknagelg. Aktuel Traumatol 6, 393 (1986) · D Frühfunkt als wirksames Mittel z Prävent posttraumat Komplikat. H Unfallheilkd 181, 188 (1986) · Strukt u Aufgaben d Unfallchir am Krhs d Schwerpunkt- u Regelversorgg. Mittl Dtsch Ges Unfallhlkd 16, 43 (1987)
BV Kniegelenkverletzgn. In: Lehrb d Chir. Stuttgart: Thieme 1981 · Gelenkerkrkgn u Verletzgn. In: Lehrb d Chir. ebd 1982 · Remodelling after intramedullary nailing of the sheep tibia. In: Bone circulation. Baltimore: Williams & Williams 1984 · Posttraumat Fehlstellgn a Hüftgelenk. In: Korrekturosteotomien. Berlin: Springer 1984

Pfisterer, Hansgeorg, Prof. Dr. med., Ltd. Med.-Dir. u. Chefarzt i. R., Dörnenweg 6, 5220 Stadt Waldbröl/ NRW · *30. 12. 21 Köln a. Rh. · A 47, Heidelberg · D 47, Heidelberg · AG Chir. · UnfChir. · Urol. (wiss. u. prakt.) · FG Chirurgie 01/56 · Urologie 08/64 · H 58, Köln · P 65, Köln · TW a) 47 Chir. Heidelberg (K. H. Bauer) · 48–55 Chir. u. Urol. Köln (Hoffmann) · 56–57 Physiol.-Chem. Inst. Univ. Köln (Klenk) · 57 Univ.-Krhs. Hôpital Cochin Paris (Latellier, Dubost) · 58–65 OA Chir. Univ.-Klin. Köln (v. Hoffmann, Heberer) · zwztl. 55–65 Berat. Chir. (Command.-Médecin) Belg. Hospital Köln (Praet) · 65–87 Chefarzt u. Ärztl. Dir. Chir. Klin. u. Urol. Abt. Akad. Lehrkrhs. Univ. Bonn i. Kreiskrhs. Waldbröl c) 87/88 Tätigkeit f. d. Bundesminister für Arbeit u. Sozialordnung in Bonn (Strukturreform i. Krankenhauswesen) · S 65–86 Ärztl.

Dir. u. Chefarzt Chir. Klin. u. Urol. Abt. Akadem. Lehrkrhs. Univ. Bonn im Kreiskrhs., Stadt Waldbröl/ NRW
ZV Insges 50 Publikat (wissenschaftl u prakt) aus Bauch-, Thorax- u urolog Chir · Op d Blasenextrophie nach Boyce-Hart-Vest. Zbl Chir (1961) · Fermentat Proteolyse b magenlosen Pat. Gastroenterologia 96 (1961) · Bhdlg, Komplikat u Späterg b Blasenektopie. Z Urol (1961) · Pathophysiol u Biol d resez Magens u d Gastrekt. Langenbecks Arch Chir 301 (1962) · Gezielte Pankreasdrainage u Trypsinogeninaktivierg. Zentralbl Chir 1963 · Viktor Hoffmann 70 J. Ärztl Praxis 1963 · Primärstein-Bildg b Erkrankgn d ZNS. Zentralbl Chir 1963 · Harnsteinbildg nach Schädel-Hirn-Traumen u Schädigg d ZNS. MMW 1964 · Indikat z Reop am Magen. Therapiewoche 1964 · Onkocyt adenomat Hyperplasie d Magenschleimhaut. Frankf Z Pathol 73 (1964) · Enteritis regionalis. Ärztl Fortbild 1964 · Pankreasdrainage u Trypsininhibierg i d Chir d penetrier Duodenalulcus. Res commun 7. Congr Int Gastro-Entérol 1964 · Ulcusresekt nach Billroth II m antecol Gastroenterostomie (kurze Schlinge) ohne Enteroanastom. Langenbecks Arch Chir 308 (1964) · Analyse du suc pancréatique après drainage du pancréas et inhibition de la trypsine chez l'ulcère duodenal pénétrant. Fol Gastroenterol 1964 · Aktivitäten autochthoner u kanalikul Proteasen nach Magenteilentferngn. Z Verdau Stoffwechselkr 34 (1964) · Diffuser perniciöser Hyperinsulinismus. Langenbecks Arch Chir 313 (1965) · Heilg e perforier Herzstichverletzg. Zentralbl Chir 1966 · Geriatr Chir. ebd 1967 · Oesophago-gastr Umgehgs-Anastom b Achalasia oesophagi. ebd · Mediast Lymphosarkom m Paramyeloblastenleukämie. ebd 51 (1970) · Magenresekt b Säugl. ebd 51 (1970) · Typische Komplikationen u therapeutisches Vorgehen beim posttraumatischen akuten Nierenversagen. Med Welt 43 (1970) · Myoblastenmyon d Neugeborenen. Monatsschrift für Ohrenheilkde u Laryngo-Rhinologie 7 (1982) · Rarissimum: In den Magen fehlmündender Ductus hepaticoentericus (mit Kuhls u. Engelskirchen). Chirurg 53 (1982)
BV Aminosäurenchromatograph na totaler Gastrectomie. 1960 · Eiweißverdaug magenloser Pat. In: Protides of the biologica fluids. Amsterdam: Elsevier 1960 u 1961 · Untersuchgn d Gründe f Fehlbeleggn i Krhs: Schriften des Bundesministers f Arbeit u Sozialordnung (Bonn 1988 m. Herzog u. Watrinet)

Pförtner, Peter Johannes, Dr. med., Abt.-Leiter – Komm. Chefarzt, Huyssens-Stiftung. Henricistr. 92, 4300 Essen 1 · *14. 03. 39 Essen · A 69, Düsseldorf · D 67, Münster · AG Thoraxchir. · Bauchchir. · FG Chirurgie 04/74 · TW a) 70–85 AssArzt u. 1. OA Elisabeth-Krhs. Essen (Börger) c) Abt.-Leiter Colonchir. u. Proktol., Komm. Leiter Chir. · S 85/86 Chefarzt Chir. Abt. Malteser-Krhs. Hamm
ZV Exptelle Untersuchgn üb d Einheilg v Methylmethacrylat i Knochengewebe b plast Op a Skelettsyst. Diss 1976 · Morphol u Morphotomie d Altersosteoporose a Beckenkamm, Femur u 12 Brustwirbel. Beitr Pathol Anat 138, 436–449 (1969) · Antibiotikaprophyl m Maxalactom b Colonop. Der Krankenhausarzt 56, 273–276 (1983)

Pichlmayr, Rudolf, Prof. Dr. med., Klin.-Leiter, Klin. f. Abdominal- u. Transplantationschir. Med. Hochschule Hannover, Konstanty-Gutschow-Str. 8, 3000 Hannover 61 · *16. 05. 32 München · **A** 59, München · **D** 56, München · **FG** Chirurgie 07/64 · **H** 67, München · **P** 69, Hannover · **TW a)** 58–59 Pathol. Inst. Krhs. re. d. Isar München (Burkhardt) · 59–60 Chir. Klin. ebd. (Maurer) · 60–68 Chir. Univ.-Klin. München (Zenker) u. Inst. f. exp. Chir. (Brendel) · 69 Ernenng. z. Prof. u. Abt.Vorst. Klin. Abdominal- u. Transplantationschir. Med. Hochschule Hannover · Seit 05/73 o. Prof. u. Dir. ebd. **c)** Leiter d. Klin. · **S** Seit 73 Leiter d. Klin. Abdominal- u. Transplantationschir. (Berufg. auf Lehrstuhl) Hannover
ZV Seit 1980: Nierentransplantat. Chirurg 51, 263–270 (1980) · Transplantationsgesetzgebung in chir Sicht. ebd 51, 344–348 (1980) · Transplantat v Geweben u Organen. MMW 123, 644–648 (1981) · Bhdlg d Nahtinsuffizienz – Präliminar-Therap, Definitiv-Therap, Indikationsabgrenzg. Langenbecks Arch Chir 358, 275–279 (1982) · Klin Probl u Erg d Nierentransplantat b Kind. Med Klin 77, 79–82 (1982) · Frühcarcinome d Magens – Opverfahren u Wertg d Erg. Verh Dtsch Krebs Ges 4, 437–442 (1983) · Postop kontinuierl off dorsoventrale Bauchspülg b schweren Formen d Peritonitis. Chirurg 54, 299–305 (1983) · Report on 68 human orthotopic liver transplantations with special reference to rejection phenomena. Transplant Proc XV, 1279–1283 (1983) · Experiences with liver transplantation in Hannover. Hepatology 4, 56–60 (1984) · Neue Entwicklgn i d Abdominalchir. Langenbecks Arch Chir 364, 263–269 (1984) · Cyclosporin A b Lebertransplantat. Internist 26, 553–556 (1985) · Prävent Opindikat i d Leber- u Gallenwegschir. Chirurg 58, 316–321 (1987) · D Lebertransplantat – Aktuel Stand u Indikat. Internist 28, 1–7 (1987) · Transplantat e Spenderleber auf zwei Empfänger (Splitting-Transplantation) – E neue Meth i d Weiterentwicklg d Lebersegmenttransplantat. Langenbecks Arch Chir 373, 127–130 (1988) · Ex situ-Op a d Leber. E neue Möglchkt i d Leberchir. ebd 373, 122–126 (1988) · Radical resection and liver grafting as the two main components of surgical strategy in the treatment of proximal bile duct cancer. World J Surg 12, 68–77 (1988) · Is there a place of liver grafting for malignancy? Transplant Proc XX (1), 478–482 (1988) · Leistgn d Tumorchir b Tumoren d Leber- u Gallenwege. Langenbecks Arch Chir [Suppl] II, 127–132 (1988) · Derzeitige Indikat z Nieren-, Pankreas- u Lebertransplantat. Chirurg 59, 454–458 (1988)
MH Postop Komplikat. Berlin: Springer 1976 · Chir Therap. Richtlinien z prä-, intra- u postop Bhdlg i d AllgChir. ebd 1978 · Transplantationschir. Allg u spez Oplehre, Bd III. ebd 1981 · D traumat Abdomen. ebd 1986 · Aktuel Therap d Magenkarzinoms. ebd 1986 · Chir d Leber. ebd 1987
BV Seit 1980: D Gastrektomie als Standardop b Magenca. In: D Magenkarzinom. Stuttgart: Thieme 1980 · Liver transplantation and impending hepatic failure. In: Artificial liver support. Berlin: Springer 1981 · Vagotomy or partial gastric resection as elective treatment for gastric ulcer. In: Vagotomy in modern surgical practice. London: Butterworths 1982 · Organtransplantat. In: Chir im Wandel d Zeit 1945–1983. Berlin: Springer 1983 · Lebertransplantat. Sonderdruck aus Chir Oplehre, Herrn Prof Dr Dres h c Rudolf Zenker zum 80 Geburtstag gewidmet. Breitner, Oplehre VI. München: Urban & Schwarzenberg 1983 · Resekttherap b Pankreascarcinom: Chir Techn, postop Komplikat, Späterg. In: D Pankreascarcinom. Berlin: Springer 1986 · Thorakale Vagotomie. In: D Praxis d Chir, Magenchir. ebd 1986 · D akut Abdomen. In: Klin d Gegenwart, Bd XII. München: Urban & Schwarzenberg 1986 · V d Immunsuppress z Immunmodulat a Beisp d Organtransplantat. Beobachtg, Exp u Theorie i Naturwiss u Med. Verh Ges Dtsch Naturforscher u Ärzte, 114 Versammlg, München 1986. Stuttgart: Wissenschaftliche Verlagsges 1987 · Lebertransplantat. In: Inn Med d Gegenwart, Bd 1 Hepatologie. München: Urban & Schwarzenberg 1987

Pick, Dimitrij, Dr. med., Oberarzt, Chefarztstellvertreter, Chir. Abt. Augusta-Krhs., Amalienstrasse 9, 4000 Düsseldorf 30 · *05. 03. 29 Prag · **A** 53, Prag · **D** 53, Prag · **AG** AllgChir. · UnfChir. · GefChir. · **FG** Chirurgie 60 · **TW a)** 54–71 OA Chir. Abt. Kreiskrhs. Zilina/CSSR (Kauzal) · 71–74 OA u. Chefarztstellvertr. Chir. Klin. d. Univ. Tunis/Tunesien (Dargouth) · 74–78 ebenso Chir. Abt. Lukas-Krhs. Gronau (Sander) · Seit 78 ebenso Chir. Abt. Augusta Krhs. Düsseldorf (Korinth) **c)** OA, Chefarztstellvertreter Chir. Abt.
ZV The advantage of the postoperative hospital tumor control by the attending surgeon. Abstracts 31st Congress of the International Society of Surgery (ISS) September 1985, Paris

Piek, Jürgen, Dr. med., Funktionsoberarzt, Neurochir. Univ.-Klin., Moorenstr. 5, 4000 Düsseldorf · *16. 02. 55 Werne/Lippe (NRW) · **A** 79, Essen · **D** 81, Essen · **AG** Intensivmed. · parenterale Ernährung · Neurotraumatol. · Hirndruckmessg · **FG** Neurochirurgie 04/88 · **TW b)** NeurChir. · 11/79–12/80 Neurochir. Abt. Städt. Krankenanst. Duisburg (Bettag) · Seit 01/81 Neurochir. Univ.-Klin. Düsseldorf (Bock) **c)** Funktions-OA, Leiter Intensivstat.
ZV Obstructive hydocephalus caused by a giant growing aneurysm on the upper basilar artery. Surg Neurol 20, 288–90 (1983) · Physikal Modell z Probl d „Slipped Clip". Neurochirurgia 27, 170–173 (1984) · Protein and amino acid metabolism after severe cerebral trauma. Int Care Med 11, 192–198 (1985) · CSF free amino acids in patients with spinal space-occupying lesions. Acta Neurochir (Wien) 78, 43–45 (1985) · Secondary intraventricular haemorrhage in blunt head trauma. ebd 83, 105–107 (1986) · D kontinuierl Registrierg d intrakraniel Druckes m Hilfe v Einmaltransducern. Anästhesiol Intensivmed 22, 30–32 (1987) · A practical technique for continuous monitoring of cerebral tissue pressure in neurosurgical patients. Acta Neurochir (Wien) 87, 144–149 (1987) · Intrahemispheric gradients of brain tissue pressure in patients with brain tumors. ebd 93, 129–132 (1988) · Energieverbrauch v Pat m Schädel-Hirn-Trauma u spond intrakraniel Blutg i d frühen postop/posttraumat Phase. Acta Neurochir (Wien) 23, 325–329 (1988)

Pieper, Klaus Günther Adolf, Dr. med., Chefarzt i. R., Auf dem Kämpchen 10a, 5800 Hagen · *05. 07. 16 Tirschtiegel · **A** 43, Berlin · **D** 43, Berlin · **AG** AllgChir. · **FG** Chirurgie 06/51 · **TW c)** Chefarzt i. R. · **S** 07/66 Chefarzt Allg. Krhs. Chir. Klin., Hagen · 01/70–10/83 Ärztl. Dir. ebd.

Pieper, Wolf-Michael, Prof. Dr. med., Chefarzt, Kinderchir. Städt. Krhs., Postfach 1680, 7530 Pforzheim · *25.04. 41 Königsberg/Ostpreußen · A 69, Hamburg · D 67, Hamburg · AG 69 Bundeswehr · FG Chirurgie 10/74 · TG KindChir 11/75 · H 80, Mainz · P 81, Mainz · TW a) 74 Chir. Univ.-Klin. Heidelberg (Linder) b) 74–83 Kinderchir. Univ.-Klin. Mainz (Hofmann von Kapherr) c) Chefarzt im TG · S Seit 83 Chefarzt Städt. Krhs. Pforzheim
ZV Dokument bösart Geschwülste i Säuglings- u Kindesalt. Langenbecks Arch Chir 329, 159 (1971) · Malig Mediast Tum i Kindesalt. Bruns Beitr Klin Chir 220, 344 (1973) · Klein Kinderchir i d Praxis. Ärztebl Rheinl-Pfalz 703 (1975) · Knochensarkome. Monatsschr Kinderhlkd 123, 384 (1975) · Ist e prophylakt Thyreodekt b Syndrom d multiplen Schleimhneurome sinnvoll? Therapiewoche 29, 3515 (1979) · Dolichokolon u Dolichosigma i Kindesalt. Z Kinderchir 26, 231 (1979) · Kinderchir Erkr b Mongolismus-Syndr. ebd 27, 93 (1979) · Handwurzelfrakt i Kindesalt. Unfallchirurgie 6, 162 (1980) · Tierexp Herst langstr thorakaler Oesophagusatr. Acta Chir Austriaca [Suppl] 43, 38 (1982) · Z Diffdiagn d kindl Leistenbr: d Schenkelhern. Langenbecks Arch Chir 361, 357 (1983) · Intraabdom Tum i Kindesalt. Therapiewoche 34, 3040 (1984) · Pressure-Induced Growth (PIG) of atretic esophagus: a contigent management for high-risk esophageal atresia. Prog Pediatr Surg 19, 114 (1986)
MH Chir Bhdlg v Verbrenngn. In: ABC d Verbrenngsbhdlg. Stuttgart: Fischer 1977
BV Unters z exp Chemotherap d Tuberk. Diss Hamburg 1967 · Heilch u Therapierichtl b Knochensa. In: Diagnost u therap Fortschr i d Krebschir. Berlin: Springer 1971 · Therap u Prog b 60 Wilms Tumor. In: ebd · Our results in the treatment of malignant bone tumours in childhood. In: Bone tumours in children. Polish Med Publ 1972 · Op Bhdlg v Lungenmet. Kongrbd d Österr Chir Kongr, 1974 · Z Probl d posttraum Gasbrandosteomyel a kindl Unterschenkel. In: Pädiatr Intensivmed. Stuttgart: Thieme 1977 · Aufg d Chir i Diagnost u Therap d Wilms-Tumor u Neuroblast. In: Verh d Dtsch Krebsges I, 13. Stuttgart: Fischer 1978 · D Klassifik anorek Anomal. In: Anorek Fehlbildg. ebd 1984

Pietschmann, Johannes H., Dr. med., niedergelassen, Langenfelder Damm 90, 2000 Hamburg 54 · *31.03. 46 Karlsruhe · A 72, München · D 81, München · AG Handchir. · FG Chirurgie 79 · TG UnfChir 87 · TW a) 79–81 OA Ev. Krhs. Herne (Bußmann) · 86 AllgChir. Univ.-Klin. Tübingen (Koslowski) b) 81–82 Gef. u. ThChir. Univ. Ulm (Vollmar) · 82–86 UnfChir. Unfallklin. Tübingen (Weller) · 85 Handchir. ebd. (Reill) · 87 Handchir. Krhs. Elim Hamburg (Neumann) c) Niedergel. Arzt · S Seit 88 niedergel. D-Arzt Hamburg

Pinkowski, Rita, Dr. med., Am Kesslersgarten 3, 6301 Pohlheim 2 · *23.04. 52 Berlin · A 78, Giessen · D 79, Giessen · FG Chirurgie 03/87 · TW a) Vertretungen c) nichts angegeben

Pira, Leonardo, Dr. med., Assistentsarzt, Abt. Plast. Chir. Städt. Krhs. Köln-Merheim, Ostmerheimer Str. 200, 5000 Köln 91 · *08.08. 53 Santolussurgiu/Italien · A 78, Genua · 85, Frankfurt · D 78, Genua ·

AG AllgChir. · KindChir. · FG Chirurgie 02/85 · TW a) OA Kath. Krhs. Speyer (Alt) · OA Ev. Krhs. Gießen (Wagner) c) Ass. PlastChir.
ZV Prä- u periop Infektprophyl b colorectalen Eingriffen. Der Krankenhausarzt 764–770 (1987) · Pyoderma gangränosum selt Komplikat b Colitis-ulcerosa-Bhdlg. Wunden 1/4, 2 · Schmerzhafte Dysmenorrhoe u Obstipat. Ärztl Praxis 8, 2358–2359 · Mechan Ileus b Endometriose u Faktor-XIII-Mangel. Therapiewoche 38, 2834–2835 (1988) · Antibiotika – Schwamm auf sept Wunden. Ärztl Praxis 10, 254 · Profilassi antibiotica nella chirurgia del colon. Minerva Chir 35, 38 (1989)

Pitzler, Kurt, Prof. Dr. med., Chefarzt, Chir. Abt. St. Johannes-Hosp., Springufer 7, 5760 Arnsberg 1 · *10.07. 30 Langenwetzendorf/Thür. · A 54, Jena · D 54, Jena · AG 54–56 Inn. Med. Jena · 56–60 Chir. ebd. · FG Chirurgie 09/60 · H 65, Jena · P 71, Jena · TW a) 60–63 StatArzt Chir. Univ. Klin. Jena (Kuntzen) · 63–71 OA ebd. c) Chefarzt Chir. Abt. · S 71–76 2. Lehrstuhl f. Chir. Jena · 76–80 1. Lehrstuhl f. Chir. u. Dir. Chir. Univ. Klin. Greifswald · 83–84 Chefarzt Chir. Abt. Neunkirchen/Saar · Ab 85 Chefarzt Chir. Abt. Arnsberg
ZV D Amputatio interthoraco-scapularis u ihre mögl cardiovasculären Komplikat. Arch Orthop Unfallchir 51, 624 (1960) · Grundprinzip d Wiederherstellg d Greiffähigkt d Hand a Beisp e Daumenersatzop. Monatschr Unfallhkd 64, 285 (1961) · Sekund Maßnahmen b Verbrenng d Hände. Chirurg 32, 423 (1961) · D Durchtrenng d tiefen Beugesehne i Fingerbereich u ihre op Versorgg. Monatschr Unfallhkd 67, 257 (1964) · Probl u Erfahrgn b typ freien Beugesehnenplastiken. Bruns Beitr Klin Chir 209, 464 (1964) · D unspezif Sehnenscheidenhygrom d Hand. Chirurg 38, 19 (1967) · Gasoedem m ungewöhnl Infektmodus u hämatogener Metastasierg. Monatschr Unfallhkd 70, 442 (1967) · D akut hepat Porphyrie als chir Probl. Bruns Beitr Klin Chir 215, 23 (1967) · Erfahrgn u Erg b sekund freien Beugesehnenplastiken. Chirurg 39, 334 (1968) · D Fingerauswechselg (Pollizisat) unt Verwendg d Zeigefingers als Transplantat. ebd 40, 473 (1969) · D Daumenersatz aus d zweiten Mittelhandknochen. Bruns Beitr Klin Chir 217, 321 (1969) · Selekt proximale Vagotomie b Ulcus duodeni. Zentralbl Chir 98, 1809 (1973) · Erfahrgn m d Y-Anastomosierg na Roux b d Bhdlg d Ulcus pept jejuni. ebd 101, 44 (1976) · Erg d chir Bhdlg d chron Enteritis regionalis Crohn. ebd 101, 39 (1976) · D chir Therap d Sigmadivertikulitis. ebd 102, 243 (1979)
BV Folgen n Op an d Bauchwand einschl Hernien. In: D op Kranke. D Nachsorge in d Praxis. München: Barth 1969 · Folgen n Op u Verletzgn an d Weichteilen d Extremitäten. In: ebd · Op Daumenersatz aus d Hand. Leipzig: Barth 1972

Piza, Hildegunde, Univ.-Prof. Dr. med., Oberarzt, Abt. Plast. u. Rekonstrukt. Chir., I. Chir. Univ.-Klin., Alserstr. 4, A-1090 Wien · *02.04. 41 Gröbming, Steiermark · D 65, Graz · AG 12/65–06/66 Inn. Med. · 07/66–05/69 AllgChir. · FG Chirurgie 05/75 · TG PlastChir 07/78 · H 83, Wien · P 89, Wien · TW b) 77 PlastChir. Louisville/Kentucky, USA (Kleinert) · 84 Plast. Abt. in Melbourne, Australia (Taylor) c) OA I. Chir.
ZV D Glomangiose d Lunge. Prax Pneumol 24/2,

103-107 (1970) · Gewebetransfer dur Mikrogefäßana-
stomosen. Langenbecks Arch Chir 337, 870 (1974) · Indikat u vorläufige Erg b freier Gewebeverpflanzg m Hilfe mikrovaskul Anastomosen. Kongrber d Österr Ges f
Chir. Acta Chir Austriaca [Sondersuppl] 473-476
(1976/77) · Replantat e samt Schulterblatt u Acromio-
klavikulargelenk ausgerissenen ob Extremität. Vasa 6/2,
154-156 (1977) · Analysis of complications in digital
vein grafts. Chir Plast 5, 23-32 (1979) · Daumenerhaltg
u Daumenrekonstrukt m Hilfe d mikrovaskul Chir. Unfallchirurgie 7/1, 9-14 (1981) · Z Regenerat d autonomen Nervensyst na Replantat - Exptelle u klin Studie.
Acta Chir Austriaca [Suppl] 44 (1982) · Funktgerechte
Wiederherstellg e kombin Bauch-, Thoraxwand- u
Zwerchfelldefektes m Corium na Sternum-Tumorresekt.
Chirurg 54, 157-160 (1983) · D Bedeutg d freien mikrovaskul Gewebsübertragg i Bhdlgskonzept schwerer Unterschenkelfrakt. Acta Chir Austriaca 5/6/17, 107-115
(1985) · Erfahrgn m d unt Rectus abdominis-Lappen.
Handchir 18, 225-230 (1986) · Neue Method z chir
Stimmrehab: mikrochir Jejunum-Transplantat. ebd 18,
291-294 (1986)
BV Mikrogefchir: Tierexp. In: Exptelle Gefchir. Basel:
Karger 1975 · Veno-venöse Transplantat kleiner Gefäße, techn Erwäggn m besond Berücksichtg d Bedeutg e
endothelerhaltenden Opmethode. Kongrber Österr Ges
f Chir. Gräfelfing: Demeter 1979

Platz, Michael, Dr. med., Stationsarzt, Städt. Krhs.
Ffm.-Höchst, Gotenstr. 6-8, 6230 Frankfurt/M. 80 ·
*04.02. 55 Balingen · **A** 82, München · **D** 82, München
· **TW a)** Seit 88 StatArzt Städt. Krhs. Frankfurt **c)** Stationsarzt Unfallchirurgie

Plaumann, Friedrich-Ludwig, Dr. med., Chefarzt Krhs.
Neustadt, Seilersgründchen 8, 8632 Neustadt · *14.03.
50 Bottrop/Westf. · **A** 77, Freiburg/Br. · **D** 78, Frei-
burg/Br. · **AG** Polytrauma · Sept. Chir. · Fixateur externe · **FG** Chirurgie 06/86 · **TG** UnfChir 03/88 · **TW
a)** 01/83-06/88 Chir. Klin. u. Poliklin. TU München,
Klinikum re. d. Isar (Siewert) **b)** 06/88-04/89 Krhs.
Neustadt (Jagdschian) **c)** Chefarzt Chir. Abt. ·
S 06/88-04/89 Abt. Leiter Unfallchir. Abt. Krhs. Neustadt · Seit 04/89 Chefarzt Chir. Abt.
ZV Pulsierendes Spülgerät z Reinigg kontaminierter u
infiziert Wunden (Jet-Lavage). Chirurg 56, 754-755
(1985) · Bhdlg d chron Osteomyelitis m e Kollagen-An-
tibiotika-Verbund. Unfallchirurgie 12, 125-127 (1986)

Pleslić, Porin, Dr. med., Chefarzt, St. Nikolaus Hosp.,
Nikolausstr. 25, 4793 Büren · *23.08. 34 Zagreb/YU ·
A 59, Zagreb/YU · **D** 59, Zagreb/YU · **FG** Chirurgie
07/67 · **TW a)** 62-68 Klinikum Mannheim d. Univ.
Heidelberg (Oberdahlhoff) · 68-72 Ev. Krhs. Bad
Dürkheim (Schneider) · 72-77 Karl-Olga-Krhs. Stutt-
gart (Richter) **c)** Chefarzt Chir. Abt. · **S** Seit 77 Chefarzt
Chir. Abt. St. Nikolaus-Hosp. Büren

Pless, Hermann, Dr. med., Abt.Leiter, Belegarzt, Abt.
Plast. Chir. Hosp. Schlitzerland, Günthergasse 21,
6407 Schlitz · *02.09. 36 Oberhausen/Rhld. · **A** 65,
Düsseldorf · **D** 64, Bonn · **AG** 06/65-07/66
Chir.-St. Franziskushosp. Köln · Chir. · 08/66-07/72
Anästh. u. UnfChir. II. Lehrstuhl Chir. Univ. Köln ·
FG Chirurgie 06/70 · **TG** PlastChir 07/79, UnfChir

08/72 · **TW a)** 70-72 StatArzt AllgChir. u. UnfChir.
II. Lehrstuhl f. Chir. Univ. Klin. Köln (Schink) **b)** 72-79
AssArzt Abt. Plast. Chir. Univ.-Klin. Köln (Schrudde)
c) Abt.Leiter PlastChir. · **S** Seit 79 Leiter Abt. Plast.
Chir. Hosp. Schlitzerland Schlitz
ZV Schrudde-Plast. Chirurg 49, 440-447 (1978) · Meth
z Bhdlg v velopharyngealen Verwachsgn. Z Plast Chir
3/2, 88-95 (1979) · Chir Bhdlg d Dekubitalulcera b
Querschnittsgelähmten. ebd 3/3, 176-185 (1979) · D
chir Bhdlg d Mammaasymmetrie. ebd 4/1, 21-28 (1980)
· Deckg e traumat Unterbauchdefektes dur Bauchdek-
kenplast n Serson. Handchir 15, 47-48 (1983)
MH D Ellbogengelenksbrüche u ihre Bhdlg. Inaugural-
Diss, Chir Univ-Klin Bonn (Gütgemann) 1964
BV Strahlenschäden d Haut u ihre chir Bhdlg. In: Plast
u Wiederherstellungschir. Stuttgart: Schattauer 1975 ·
Bösartige Tumoren d Gesichtes u ihre chir Bhdlg. In:
Plast Chir d Kopf- u Halsbereiches u d weibl Brust.
Stuttgart: Thieme 1975 · D subkut Mastektom m
gleichzeit Rekonstrukt na Schrudde. In: ebd

Pochon, Jean-Pierre, Priv. Doz. Dr. med., niedergelassen
u. Belegarzt, Gemeinsch.-Praxis Kinderchir., Düben-
dorfstr. 9 b, CH-8117 Fällanden · *03.09. 44 Lausanne/
Schweiz · **A** 70, Basel · **D** 70, Basel · **AG** allg. Kinderchir. inkl. Traumatologie · Verbrennungen · Knochenersatz · Kinder-Handchir. · **FG** KindChir 09/79 ·
TG KindChir 09/79 · **H** 87, Zürich · **TW a)** 79-88
Kinderchir, Univ.-Kinderklin. Zürich (Rickham, Stauf-
fer) **b)** 77-88 Gründer u. Leiter d. Station f. brandverletzte Kinder **c)** Ab 01/89 Inhaber d. Gemeinschaftspraxis Kinderchir., Belegarzt in versch. Kliniken Zürichs ·
S Seit 01/89 Niederlassung, Fällanden (bei Zürich)
ZV D Nierenvenenthrombose b Neugebor. Schweiz
Rundschau Med (Praxis) 49, 1599 (1969) · D Mekkel'sche Divertikel u s Komplikat. Z Kinderchir 12, 223
(1973) · D Stellg d Isotopennephrogramms i d Diagnost
u Nachkontrolle urolog kranker Kinder. Schweiz Rundschau Med (Praxis) 62, 532 (1973) · Zinc and copper replacement therapy in children with deep burns. Burns 5,
123 (1978) · D Milchprophsyndrom. Helv Paediatr Acta 33, 53 (1978) · Bhdlg v Verbrennungsverletzgn m
Schienen u Kompressanzügen b Kind u Jugendl. U Unfallmed Berufskr 4, 256 (1979) · Verbrenngn u Verbrühgn i Kindesalt - E Unfall wie jeder andere? Ther
Umsch 37, 314 (1980) · The repair of congenital and acquired scull defects in childhood. J Pediatr Surg 17, 31
(1982) · Frakturbhdlg i Kindesalt. DIA-GM 2, 6 (1983)
· Frührehab u psychosoz Probl b Verbrenngn i Kindesalt. Z Kinderchir [Suppl] 38, 12 (1983) · D Bhdlg v
Frakt b Kind, diagnost u therap Aspekte. Schweiz
Rundschau Med (Praxis) 72, 520 (1983) · Epiphysen-
verletzgn. Ther Umsch 40, 925 (1983) · Diagnost u
Bhdlg v Leisten- u Nabelhernien im Kindesalt. Kinderarzt 16, 1180 (1985) · Knochenersatzplastiken m beta-
TCP - Result exp Studien u erste klin Fallbeispiele. Z
Kinderchir 41, 171 (1986) · D op Versorgg juven Knochenzysten m beta-Trikalziumphosphat-Keramik. Ther
Umsch 43, 807 (1986) · Narben na Verbrenngn - e un-
ausweichl Schicksal? Sozialpädiatrie 9, 244 (1987) · Po-
lydakytlien u and Handfehlbildgn - nur ein Problem
der Hand? Schweiz Rundschau Med (Praxis) 77, 537
(1988)
BV Erfahrgn m synthet Hautersatz b Verbrengn i Kindesalt (EPIGARD). In: Möglichktn d tempor Wund-

deckg. Freiburg i Br: Gödecke 1980 · Osteomyelitis. In:
Kinderchir, 2 Aufl. Stuttgart: Thieme 1983 · Verbrennungen. ebd · Verbrennungen u Verbrühungen. In: D
verletzte Kind. Stuttgart: Thieme 1984 · Knochenersatzplastiken m Trikalziumphosphat im Kindesalter.
Aktuelle Probleme in Chirurgie und Orthopädie,
Band 36. Bern: H-Huberverlag 1990

Podlaha, Georg, MU Dr. Univ. Brünn, Chefarzt i. R.,
Metzinger Weg 14, 7250 Leonberg · *30. 12. 24 Brno/
CSSR · **A** 78, Stuttgart · **D** 49, Brno/CSSR · **AG** Allg-
Chir. · GefChir. · **FG** Chirurgie 02/72 · **TG** GefChir
05/78 · **TW a)** 52-61 II. Chir. Univ.-Klin. Brünn CSSR
· 61-68 Chefarzt Chir. Abt. Kreiskrhs. Vsetin CSSR ·
68-69 Univ. Assist. II. Chir. Univ.-Klin. Wien · 69-86
Chir. Klin. Kreiskrhs. Leonberg (Schmid, Scherer) ·
86-90 Chefarzt Gefäßchir. Klin. ebd. **c)** Chefarzt i. R. ·
S 61-68 Chefarzt Chir. Abt. Kreiskrhs. Vsetin CSSR ·
86-90 Chefarzt Gefäßchir. Klin. Kreiskrhs. Leonberg
ZV D skalen Biopsie i d Pneumologie. Z Inn Med IV,
220-224 (1958) · Rekonstrukt d Arterien. Chir Rundschau 38, 85-93 (1959) · Anévrysmes associés avec la
thromboangéite obliterante. Cor Vasa 2, 227-233 (1960)
· Arterieller By-Pass u d neurovegetative Blockade i d
Therap d Arterienverschl. Chir Rundschau 39, 173-178
(1960) · Gestrickte Gefäßprothesen d cs Herkunft. ebd
39, 509-519 (1960) · D elektr Herzstimulator. Z Inn
Med 7, 1157-1165 (1961) · Klin Erfahrgn m Gefäßprothesen aus gekräuselten Polyesterfasern. Chir Rundschau 42, 28-38 (1963) · Arteriel Embolie na Hüftgelenksersatz. Chirurg 46, 423-424 (1975)
MH Inst klin u exp Chir. Prag
BV Chir Therap arteriel Obliterat d unt Gliedmaßen.
Alberstreihe. Prag 1964 · Manual d periph Arterienop.
Stuttgart: Enke 1974

Podlatis, Wilhelm, Dr. med., Chefarzt, Ev. Krhs.,
Kreuzstr. 28, 4220 Dinslaken · *13. 07. 44 Arolsen ·
A 71, Wiesbaden · **D** 71, Marburg · **AG** 10/69-06/70
Anat. Marburg · 01/72-03/73 Bundeswehr · **FG** Chirurgie 09/76 · **TG** UnfChir 04/80 · **TW**
a) 09/76-07/77 Chir. Abt. Städt. Krankenanst. Düsseldorf-Benrath (Blum) **b)** 09/77-04/80 BG Unfallklin.
Bergmannsheil Bochum (Rehn) · 05/80-03/87 Unfallchir. Abt. Ev. Krhs. Dinslaken (Budrass) **c)** Chefarzt
UnfChir. · **S** Chefarzt Unfallchir. Abt. Ev. Krhs. Dinslaken

Pohlemann, Tim Heinz Matthias, Dr. med., Assistenzarzt, Unfallchir. Klin. Med. Hochschule Hannover, Zentrum Chir., Konstanty-Gutschow-Str. 8, 3000 Hannover 61 · *28. 04. 58 Mannheim · **A** 83, Stuttgart · **D** 83,
Mannheim · **AG** Abdominaltrauma · Hüftendoprothetik · Beckenfrakturen · **FG** Chirurgie 11/89 · **TW**
c) AssArzt

Poigenfürst, Johannes, Univ. Prof. Prim., Ärztl. Leiter,
Unfallkrhs. Lorenz Böhler, Donaueschingenstr. 13, A-
1200 Wien · *19. 03. 29 Wien/Österreich · **D** 55, Wien
· **AG** UnfChir. · **TG** UnfChir · **H** 73, Wien · **P** 80,
Wien · **TW b)** Orthop.: Hosp. for Special Surgery und
Memorial Hospital for Cancer, New York **c)** Ärztl. Lei-
ter · **S** Ärztl. Leiter Unfallkrhs. Lorenz Böhler Wien
ZV Vor- u Nachteile d Simultanop b Polytraumatisier-
ten. Acta Chir Austriaca 2 (1987) · D konserv Reposit d

Speichenhalsfrakt b Kinde. ebd 2 (1987) · Schulterver-
renkgn – Verletzgsformen u Repositionstechnik. H Unfallheilkd 186 (1987) · D Tech d Amputat d unt Gliedmaße – Allg Richtlinien. ebd 189, 789-799 (1987) · D
Verplattg d frischen Schlüsselbeinfrakt. Erfahrgn an
60 Op. Unfallchirurgie 14, 26-37 (1988) · Häufgkt u
Entstehg v Verletzgn b Reitsport. Öst J Sportmed 1
(1988) · Primärversorgg d Polytraumatisierten in Österreich. Öst Ärztezeitg 43/8, 29 (1988) · Extraartikuläre
Ellbogenfrakt. Orthopäde 17, 246-256 (1988) · Bhdlg d
schweren Brüche d Fersenbeines dur Reposit u perkutane Bohrdrahtfixat. Unfallchirurgie 91, 493-501 (1988)
MH Aktuelle Traumatologie · Unfallchir · Arthroskopie · Kongreßber d Öst Ges f Unfallchir 13 Tagung u
16 Tagg. H Unfallheilkd 134 u 157 · Verletzgn d ob Extremität. Stuttgart: Thieme (im Druck) · 4 Dtsch-Österr-
Schweiz Unfalltagg, Kongrber ebd 163 · Exptelle Traumatol. Neue klin Erfahrgn. Forumbd d 4 Dtsch-Österr-
Schweiz Unfalltagg. H Unfallheilkd 165
BV Beckenfrakt. In: Prakt Frakt- u Luxationslehre.
Stuttgart: Thieme 1967

Pöllath, Martin Georg, Dr. med., Assistenzarzt, Missionsärztl. Klin., Salvatorstr. 7, 8700 Würzburg · *22. 08.
54 Weiden i. d. Opf. · **A** 80, Erlangen · **D** 81, Erlangen
· **AG** Septische Chirurgie · Ostomie-Probleme ·
FG Chirurgie 02/90 · **TW c)** AssArzt

Poos, Roland J., Dr. med., Oberarzt, Marienhosp.
Aachen, Zeise 4, 5100 Aachen · *14. 05. 51 Differdin-
gen/Luxemburg · **A** 80, Köln · **D** 77, Leuven/Belgien
· **AG** Akut Pankreatitis u. Endotoxine · Anorektale
Manometrie · **FG** Chirurgie 04/84 · **TG** UnfChir
08/89 · **TW a)** 04/84-03/87 Klin. Allgchir. Ulm (Beger) **b)** Seit 04/87 UnfChir. Abt. Chir. Klin. Marienhosp. Aachen (Borggrefe) **c)** OA Chir. Klin.
ZV D Wertigkt d intra- u postop Einsatzes e gallen-
wegswirksamen Spasmolytikums. Therapiewoche 32,
1935 (1982) · I anikerischen Stad erfaßtes, als Mirizzi
Syndr imponier Choledochusca. Chirurg 53, 140 (1982)
· D transcut O_2messg z Bestimmg d Amphöhe. Langenbecks Arch Chir 361, 750 (1983) · Manometric evaluation of anorectal continence and incont. Eur Surg Res
16 [Suppl 1], 18 (1984) · Riesengroß Steißbeinteratom m
sonogr nachgewies intraut Herzdekomp. Chir Praxis 33,
505 (1984) · Erg d anorect Manom z Bestimmg v alters-
u geschlechtsabhängigen Druckunterschied. Z Gastroenterol 22, 592 (1984) · Fistules et abcès anaux en chir
pédiatrique. Louvain Méd 104, 95 (1985) · Dur Ultraschall nachgewies intraut Herzdekompens b ausgedehnt
Steißbeinteratom. Pädiatr Prax 31, 61 (1985) · Influence
of age and sex on anal sphincters: Manom evaluation
of anorect cont. Eur Surg Res 18, 343 (1986) · Jejunal-
atresie, kombin m e distal Jejmembran. Chir Praxis 36,
285 (1986) · Pre- and postop manometric evaluation of
anorect fistulae. Coloproctology 8, 320 (1986) · Anal
fistulae and abscesses in pediatr surgery. ebd 8, 320
(1986) · Beurteilg d Bhdlgserg perianaler Fisteln dur
anorectale Manometrie. Aktuel Chir 22, 143 (1987) ·
Dur Ultraschall nachgewies intrauter Herzdekompens b
ausgedehnt Steißbeinteratom. Gynäkol Prax 11, 57
(1987)
BV Anorectal manom in cont and incontin before and
after op. In: Proc 8th World Congr of the CICD. Amsterdam 1984 · Anorektale Drucke z Objektivierg v

Stuhlinkontinenz. In: D anale Kontinenz u ihre Wiederherstellg. München: Urban & Schwarzenberg 1984 · Bacterial toxins in blood and ascites in pat with acute pancreatitis. In: Acute panc. Berlin: Springer 1984 · Endotoxin i Blut u Aszites b Pat m akut Pank. In: Chir Forum '87 f exp klin Forschung. Berlin: Springer 1987 · Bact endotoxin in blood and ascites of pat with acute panc. In: Int Conf Endotoxins. Amsterdam 1987 · Akut Abdomen i Folge intraperitonealer Blutg - Kolonperforat - Colitis granulomatosa u ulcerosa - Kolondivertikulitis. Alle in: Akut Abdomen. Stuttgart: Thieme 1987

Pospiech, Thaddäus Andreas, Dr. med., Oberarzt, Ostseeklin., 2335 Damp · *09.04. 38 Laka · A 62, Beuten-Rokitnitz · D 72, Stettin · AG Exp. Chir. Univ. Stettin · FG Chirurgie 11/76 · Orthopädie 06/88 · ZB Sportmed. 10/88 · TW a) 62-63 Med. Ass. Krhs. Pleß · 63-72 Ass. Univ.-Klin. Stettin (Kortas) · 72-74 OA Chir. Univ.-Klin. ebd. · 74 6 Mon. Gastarzt, Kinderchir. Univ.-Klin. Straßbourg · 74-76 AssArzt Chir. Abt. Krhs. Hellersen · 04/76-11/76 OA Chir. Abt. Krhs. Kirchen Sieg · 77-78 OA Orthop. Univ.-Klin. Stettin · 78-84 OA Chir. Abt. Marienhosp. Essen-Altenessen · 84-88 Ostseeklin. Damp. Orthop I. u. II. (Plaaß, Haasters) · Seit 88 OA Franziskus Krhs. Essen c) OA
ZV Effect of protracted bile loss on the behaviour of certain biochemical indices of blood serum. Ann Ac M Stetinensis 20, 293-316 (1974)

Posth, Hans-Egon, Prof. Dr. med., Chefarzt i. R., Hahnwaldweg 3, 5000 Köln 50 · *25.04. 20 Marburg/L. · A 48, Köln · D 44, Köln · AG Chir. · Inn. Med. · FG Chirurgie 03/52 · H 55, Köln · P 61, Köln · TW a) 52-67 Chir. Univ.-Klin. Köln-Lindenthal (Hoffmann/Heberer) b) 59/60 KindChir. Zürich (Grob), München (Oberniedermayr) c) Chefarzt i. R. · S 67-85 Chefarzt Chir. Abt. Krhs. Porz a. Rhein, Köln
ZV Kreisregulatprüfg nach Schellong (RP) u zirkul Blutmenge b Magenresekt. Langenbecks Arch Chir 271, 556 (1952) · Schellongsche Regulatprüfg u zirkul Blutmenge. Zentralbl Chir 78, 1204 (1953) · Hypotone Regulatstörg d Kreisl ihrer prakt Bedeutg f chir Eingr. Langenbecks Arch Chir 273 (1953) · Konstitut d Ulcuskranken u ihre Bedeutg f d Klin. Z inn Med 10, 426 (1955) · Beurteilg d Opgefährdg d üb 60 J alten Menschen, gepr an Kreisluntersuchng b Magenresekt. HabilSchr 1955 · Prognost Bedeutg d Spiroergograph (nach Knipping) b Op i höheren Lebensalter. Langenbecks Arch Chir 278, 142 (1957) · Untersuchgn d radioakt Vit B 12 b partiellen u total Gastrekt unt bes Berücksicht d Intrinsic-Faktor-Produkt. Schweiz Med Wochenschr 88, 1306 (1958) · Komplikat d Magen- u Zwölffingerdarmgeschwürs i frühen Kindesalter. Chirurg 29, 311 (1958) · Klin Untersuchgn z Psychosomat d Ulcuskrankht. Fortschr Neurol Psychiatr 27, 133 (1959) · Techn d Pyloromyotomie na Weber-Ramstedt. Langenbecks Arch Chir 296, 423 (1960) · Einwirkg v Neuraminidase u Papain auf Intrinsic-Faktorakt. Mucoide d Magens v Mensch u Schwein. Hoppe Seylers Z Physiol Chem 327, 100 (1962) · Vit B 12-Resorpstörgn nach part u totaler Gastrekt. Med Klin 57, 789 (1962) · Auswirkg d part u total Gastrekt auf Intrinsic-Faktor-Produkt. Langenbecks Arch Chir 301 (1962) · Probl d Resorptstörgn nach Op am Magen-Darmkanal. Anglo-German

Med Rev 1967 · Selt Indikat z Splenekt. Langenbecks Arch Chir 313 (1965) · Beurteilg u Bhdlg d hämorrhag Gastritis i Resektmagen. ebd 316, 212 (1966) · Komplikat na Vagotomie m Pyloroplastik. Zentralbl Chir 94, 1009 (1969) · D mass Fettembolie - e Sekundenphänomen du Implantat v Knochenzementen. Chir Praxis 22, 519 (1977)

Pratschke, Ekkehard, Priv. Doz. Dr. med., Oberarzt, Chir. Klin. Poliklin. Ludwig-Maximilians-Univ. Klinikum Großhadern, Marchioninistr. 15, 8000 München 70 · *01. 10. 50 Teisendorf · A 77, München · D 76, München · AG AllgChir. · UnfChir. · GefChir. · FG Chirurgie 12/84 · TG UnfChir 12/88 · H 86, München · TW a) Chirurg. Klinik u. Poliklinik der LMU Klinikum Großhadern, München (Heberer, Schildberg) · 85-87 Stationsarzt AbdomChir, UnfChir und Chirurg. Intensivstation. · Seit 10/87 Oberarzt Chir. Klin. u. Poliklinik der LMU Klinikum Großhadern, München c) Oberarzt Chir. Klin., gefäßchirurgische Teilgebietsausbildung
ZV Weitere in-vitro Studien z Mechanismus d hyperakut xenogenen Abstoßungsreaktion (HXAR). Langenbecks Arch Chir [Suppl] 129 (1975) · D gekreuzte suprapub femoro-femorale Bypass. Angio 1, 31 (1980) · Extracranial aneurysms of the carotid artery. Thorac Cardiovasc Surg 28, 354 (1980) · Patholog Frakt u prophylakt Maßnahmen b malig Knochenerkrkgn. Acta Chir Austriaca [Suppl] 51, 85 (1983) · D akute periph Arterienverschluß muß sofort behandelt werden. Notfallmed 10, 417 (1984) · D Einfluß v Mastzellprodukten auf d Gastrinfreisetzg. Langenbecks Arch Chir [Suppl] 295 (1985) · Influence of the vagal nerve on immunological mediated gastrin release. Eur Surg Res 17 S1, 36 (1985) · Gastrinfreisetzg dur Mediatoren immunkompetent Zellen. Langenbecks Arch Chir [Suppl] 261 (1986) · Mediatoren d immunolog Stimulat gastralen Funkt: Exptelle Untersuchgn a Beispiel d Gastrinfreisetzg. Habilitationsschrift. Ludwig-Maximilians-Universität München 1986 · Mediators influencing immunological stimulation of gastric functions. Eur Surg Res 19, 257 (1987) · D postop akalkulöse Cholecystitis: e zunehmend beobachtetes Krankhtsbild d Intensivpflegepat. Langenbecks Arch Chir [Suppl] II, 600 (1988) · Cholelithiasis - interdiszipl Therapiekonzept. ebd [Suppl] II, 707 (1988) · Z op Bhdlg v Papillenadenomen dur transduodenale submucöse Exzision d Papilla Vateri. Chirurg 59, 845 (1988) · Leberverletzgn b stumpfen isolierten Bauchtrauma u b Polytrauma: ein 10-Jahresbericht. Acta Chir Austriaca 20, 63 (1988) · Chir versus perkutane Drainage b Leberabszessen. ebd 20, 251 (1988) · Kolorektales Karzinom - Metastasenchir. Der Krankenhausarzt 62, 112 (1989) · Perforat d Gallenblase i d Leber b Cysticusverschlußstein. Chirurg 60, 433 (1989) · Z Op v Leistenbrüchen d Erwachsenen. Der Allgemeinarzt 1989 (im Druck)
BV D gekreuzte suprapub femoro-femorale Umleitg - Indikat, Opverfahren, Erg. Baden-Baden: Witzstrock 1980 · D Chir Therap patholog Frakt u Osteolysen b Skelettmetastasen: Bhdlgskonzeot u Erg. In: Stand u Gegenstand chir Forschg. Berlin: Springer 1986 · Iatrogene Gallenwegsverletzgn: Symptomat, Diagnost, Therap, Erg. In: Indikator u op Fehler i d Chir. Berlin: De Gruyter 1987 · Risiken u Grenzen d Belastbarkt d Pat i d Gallensteinchir. Risiko i d Chir. Analyse u Kalkulat. Berlin: De Gruyter 1988 · Postop Folgezustände na

Choledochusrevis. In: Postop Folgezustände. Wien: Überreuther 1988 · Esophageal perforation. In: Glenn's thoracic and cardiovascular surgery, 5th edn. Appleton/Lange 1989 (in Druck)

Probst, Jürgen, Prof. Dr. med., Ärztl. Dir., Generalsekretär d. Dtsch. Ges. f. Unfallheilkunde, BG-Unfallklin. Murnau, Prof. Küntscher-Str. 8, 8110 Murnau/Staffelsee · *19. 01. 27 Hannover · **A** 52, Mainz · **D** 52, Mainz · **AG** Unfall- u. Wiederherstellungschir. · Berufskrankhtn · Begutachtg · **FG** Chirurgie 61 · **TG** Unf-Chir 69 · **ZB** Physikal. Therap. 85 · **H** 72, München · **P** 77, München · **TW a)** 61 Chir. Klin. re. der Isar, München (Maurer) **b)** Seit 62 BG-Unfallklin. Murnau (Lob) **c)** Ärztl. Direktor, Generalsekretär d. Dtsch. Ges. f. Unfallheilkunde · **S** Seit 69 Ärztl. Dir. BG-Unfallklin. Murnau
ZV ca 300 Einzelveröffentlichgn, z B · Wiederherstellg d Supinationsfrakt dur gestielte Bicepssehnenplastik. Monatschr Unfallhkd 73, 38–41 (1970) · Häufgkt d Osteomyelitis na Osteosynthesen. Chirurg 48, 6–11 (1977) · Hygien Erfordern i op Bereichen. Arzt Krhs 3, 50–54 (1978) · Therap d frischen HWS- u Rückenmarkverletzg – konservat Bhdlg. H Unfallheilkd 132, 308–313 (1978) · Funktionel Weiterbhdlg, Übungsbhdlg u Begutachtg na Kapselbandverletzgn a Kniegelenk. Unfallchirurgie 8, 134–138 (1980) · D steife Hüfte (D posttraumat Gelenksteife). Unfallchirurgie 8, 315–327 (1982) · Lorenz Heister 1683–1758 Praeceptor Chirurgiae. ebd 10, 1–8 (1984) · Konservat Therap d Wirbelsäulenverletzgn. H Unfallheilkd 163, 401 (1984) · Bhdlgsfehler u Haftpflichtschäden d Unfallchirurgen. Schriftenr Unfallmed Tagg 51, 191–199 (1984) · Indikat u Techn d Unterschenkelamputation. Orthopäde 13, 324–337 (1984) · Gutachtl Zusammenhangsfragen b Verletzgn i Wachstumsalter. Schriftenr Unfallmed Tagg 52, 173–178 (1984) · Techn d Amputat d ob Gliedmaßen. Unfallchirurg 88, 406–413 (1985) · Begutachtg d Compartment-Syndr u seiner Folgen. Schriftenr Unfallmed Tagg 55, 66–72 (1985) · Begutachtg z Hüftendoprothetik i d Traumatol. H Unfallheilkd 174, 510–513 (1986) · Ärzte u Medien. H Unfallheilkd 181, 1095–1098 (1986) · Rotatorendefekt u Schulterluxat aus gutachterl Sicht. D Bedeutg v Degenerat u anlagebedingter Instabilität. Unfallchirurg 89, 436–439 (1986) · Chir u Allgemeinchir? Versuch e Standortbestimmg aus d Sicht d Unfallchir. Mitteil Nachrichten Dtsch Ges f Unfallhlkde 15 (1987) · Osteosynthese d frischen Unterschenkelbruches m Fixateur externe u Einzelzugschrauben – Simultan-Osteosynthese. H Unfallheilkd 200, 304 (1988) · Primäre u sekund Amputattechn i Fußbereich. Unfallchirurg 92, 155–158 (1989)
MH Plast u Wiederherstellgschir b u na Infekt. Berlin: Springer 1980 · Unfallhlkd 1986. Z 50 Jahrestagg d Dtsch Ges f Unfallhlkd. Gräfelfing: Demeter 1986 · D Halbwertszeit in d Unfallchir, Schriftenreihe des Hauptverbandes der gewerblichen Berufsgenossenschaften, Heft 65. 1987 · Kongreßber Dtsch Ges f Unfallhlkd (Hefte z Unfallheilkunde) 1975–80 u ab 89 · Taggsber Unfallmed Taggn d Landesverbandes Bayern d gewerbl BG (Schriftenr Hauptverband BG) seit 1971 · Taggsber Murnauer Unfalltaggn Bde 1–10 (Schriftenr Hauptverband BG) seit 1970
BV Reosteosynthesen langer Röhrenknochen. Hefte zur Unfallheilkunde 112. Berlin: Springer 1973 · Osteosyn-

these-Probl b gestörter Frakturheilg. In: Bhdlgsgrundsätze d Chir – Forschg i Klin u Exp (Festschrift für Gg Maurer). Stuttgart: Schattauer 1979 · D Unfallchirurg als ärztl Sachverständiger i Zivil- u Strafproz gegen op tätige Ärzte weg ärztl Bhdlgsfehler. In: Bhdlgsfehler – Haftg d op tätigen Arztes. Erlangen: perimed 1981 · Prinzip d Osteosynthesen b Korrekturosteotomien an d ob Extremität. In: Osteotomien an d ob Extremität. Aktuel Probl i d Chir u Orthopäd, Bd 20. Bern: Huber 1981 · Korrekturosteotomien d Fußes. In: Korrekturosteotomien na Traumen a d unt Extremität. Berlin: Springer 1984 · Morphol, Klin u Röntgendiagnost d exogen Osteomyelitis. In: Gutachten-Kolloquium 1. Berlin: Springer 1986 · Verfahrenswechsel b gestörten Heilgsverlauf b Tibiaschaftfrakt. In: Besond Probl d Bhdlg d Tibiaschaftfrakt. Konstanz: Schnetztor 1987 · Unfallchir aus d Sicht d BG-Heilverfahrens. In: Unfallchir – Aufgabenstellg i d Chir. Berlin: Springer 1988 · Rechtsfragen z Arthroskopie. In: Einführg i d Arthroskopie. Stuttgart: Fischer 1989 · Ästhetik als Bestandteil d Chir. In: Chir Handeln. Stuttgart: Thieme 1989

Probst, Michael, Priv. Doz. Dr. med., Oberarzt, Chir. Klin., Krhs. Nordwest, Steinbacher Hohl 2–26, 6000 Frankfurt 90 · *16. 12. 48 Dresden · **A** 74, Frankfurt · **D** 73, Frankfurt · **AG** Bis 73 Biochemie · 74–75 Intern. Intensivmed. · 75–76 Bundeswehr (HNO Klin.) · **FG** Chirurgie 05/83 · **H** 86, Frankfurt · **TW a)** Seit 05/83 Chir. Klin. Krhs. Nordwest Frankfurt/M. (Ungeheuer, Bockhorn) **c)** OA AllgChir.
ZV Z Einsatz v Immunglobulinen als Frühtherap na Rektumexstirpat. MMW 121, 51 (1979) · Z Durchführg prospekt randomisiert Studien i d Klin. Fortschr Med 98, 38 (1979) · D Frühtherap m Immunglobulinen na großen abdominalchir Eingriffen – e prospekt randomisiert Studie. Langenbecks Arch Chir 351, 85 (1980) · Blut i Stuhl – v Sympt z Diagn u Therap. Hess Ärztebl 5 A, 21 (1982) · D Probl d Rezidivs na Rektumca-Op. Acta Chir Austriaca 43, 140 (1982) · D anteriore Rektumresekt – konservat Nahttechn u maschinel Anastomosierg i Vergl. Langenbecks Arch Chir 356, 213 (1982) · D Grenzen d Rektumresekt. Helv Chir Acta 49, 857 (1982) · D entzündl Dickdarmerkrkgn. Med Klin 78, 24 (1983) · D Rezidiv d M Crohn – e chir, e interdisziplin Probl. Fortschr Med 101, 505 (1983) · Indication of low anterior rectum resection. Dig Surg 2, 104 (1985) · D periop Blutkomponententherap. Fortschr Med 103, 351 (1985) · Z Einsatz v Fibrinkleber i d Chir. D Gelben Hefte 1, 33 (1985) · D Karzinomchir i höheren Lebensalter. Z Gerontol 18, 149 (1985) · Rationel Diagnost u Therap d Mammaknotens. Diagnostik 18, 16 (1985) · Möglichktn u Grenzen d periop Eiweißtherap b alten Menschen. Acta Chir Austriaca 3, 224 (1986) · Anterior resection of the rectum – a routine procedure? Curr Rep Surg 3, 19 (1986) · D akute Blutg aus Kolon u Rektum. Med Klin 81, 97 (1986) · Krebsvorsorgeprogramme noch sinnvoll. Diagnostik 19, 14 (1986) · D akut Abdomen als Komplikat d Divertikulitis. Acta Chir Austriaca 19, 41 (1987) · Fibrin adhesives in modern surgery. Biomed Prog 1, 13 (1988)
BV Preparation, technique and results of rectosigmoid and anterior resection of the rectum. In: Surgery of colon and rectum. Stuttgart: Thieme 1980 · Gastrointest Resekt: Indikat f d Serumkonserve – e Multicenterstudie. Berlin: Springer 1984 · The correlation between

staging of colorectal tumors in hospital surgery and Haemoccult screening carried out with the general public. In: Haemoccult screening for early detection of colorectal cancer. Stuttgart: Schattauer 1986 · Chir v Ösophagus, Magen, Dünn- u Dickdarm im Alter. In: Platt, Hrsg, Handb d Gerontol. Stuttgart: Fischer 1990

Prohm, Peter, Dr. med., niedergelassen, Gathe 70, 5600 Wuppertal 1 · *13.02. 48 Brüx · **A** 79, Düsseldorf · **D** 79, Düsseldorf · **AG** Proktol. · Chir. Onkol. · **FG** Chirurgie 05/84 · **TW a)** 05/84-10/84 Krhs. St. Josef Wuppertal (Hoffmann) **c)** Ausschl. proktolog. in eig. Praxis · **S** 10/84 Niederlassung Wuppertal
ZV Liposarcoma of the mediastinum. Thorac Cardiovasc Surg 29, 119-121 (1981) · Pulmonary hamartoma. ebd 30, 302-305 (1982) · Intraarteriel Zytostatikaperfus isoliert Lebermetastasen b malig Melanom. Chir Praxis 30, 377-382 (1982) · D intrahepat Cholangiojejunostomie b malig Ikterus. Langenbecks Arch Chir Kongrbd 358, 472-473 (1982) · Akut Abdomen dur inkarzer Spieghel'sche Hernie. Aktuel Chir 18, 97-100 (1983) · Malig Verschlußikterus - Z Wertigkt d intrahepat Cholangiojejunostomie. Chir Praxis 32, 427-436 (1983/84) · Intraarteriel Zytostatikaperfus isoliert Lebermetastasen b malig Melanom. Gynäkol Prax 9, 699-705 (1985) · Adjuvant immunotherapy with BCG-vaccine in patients with colorectal carcinoma - Is there any prolongation in survival? Coloproctology 8, 306 (1986) · Changing of the immune response in patients with colorectal carcinoma after immunostimulation with BCG-vaccine - a controlled, randomized trial. ebd 8, 306 (1986) · The value of palliative colon resection of colonic carcinoma with synchronic liver metastasis. ebd 10, 116 (1988)
BV D ambulante later Sphincterotomie - e Variante d op Vorgehens u Erg. In: Aktuel Koloproktol Bd 4. München: Edition Nymphenburg 1987 · Varicosis d gesamt Kolons ohne portale Hypertens - ein Fallbericht. In: Aktuel Koloproktol Bd 5. ebd 1988

Prokscha, Gunter Winfried Rüdiger, Prof. Dr. med., Chefarzt, Abt. f. Allg. u. UnfChir. Städt. Krhs. München-Schwabing, Kölner Platz 1, 8000 München 40 · *13.08. 38 Oppeln · **A** 64, München · **D** 64, München · **AG** AbdomChir · UnfChir. · AllgChir. · **FG** Chirurgie 05/71 · **TG** UnfChir 06/72 · **H** 76, München · **P** 80, München · **TW a)** 66-85 Chir. Klin. u. Poliklin. re. d. Isar d. Techn. Univ. München (Maurer, Siewert) · **S** Seit 85 Chefarzt München u. seit 87 Leiter d. Operat. Zentrums
ZV D Perforat d Gallenblase. Med Klin 68, 745 (1973) · Z Druckplattenosteosynthese d Klavikula. MMW 20, 831 (1973) · D isol Frakt d Os cuboides. Fortschr Med 35/36, 1390 (1973) · Behandlgserg na Appendektomie i d Alterschir. Med Klin 69, 996 (1974) · D subkapitale Oberarmbruch. Fortschr Med 18, 757 (1974) · Thoraxtrauma. Folgezustände m Atemnot u ih Behandlg. Fortschr Med 32, 1281 (1974) · Dringl diagn Maßnahmen b frisch Beckenfrakt. Unfallheilkunde 124, 163 (1975) · Erfahrgn m d intraven Regionalanästh b ambul Eingriffen a d Extremitäten. MMW 117, 175 (1975) · Akute Gefverletzgn di Klavikularfrakt. Med Monatsschr 5, 218 (1975) · D Atemnot b Thoraxtrauma. MKurse Ärztl Fortbild 25, 553 (1975) · D Anus praeter naturalis u s Probl. Anat Grundlagen. Gastroenterol Reihe 1, 1 (1976) · Indikat u op Möglichk b Ulkusma-

gen. Gastroenterol Reihe 2, 13 (1976) · Gallengangsersatz. Eine tierexp Studie. Fortschr Med 4, 210 (1976) · Diagn, Therap u Progn d chron-rezidivier Pankreatitis. Gastroenterol Reihe 4, 1 (1977) · Komplikat na Beckenfrakt u ih Erkenng. Med Monatsschr 1, 26 (1977) · Rekonstrukt Eingriffe a Gallengangssyst. Gastroenterol Reihe 5, 65 (1977) · Ersatz d Gallenganges m autolog vaskularis Gallenblase. Fortschr Med 22, 1185 (1978) · D Divertikulitis d Dickdarms. Klin, Komplikat, Behandlg. Bay Ärztebl 3, 241 (1978) · Incidence an treatment of ligament injuries in the lower extremities due to ski accidents. Internat series on sport sciences 5, 65 (1978) · Akute chir Erkrankgn v Magen, Gallenblase u -wegen. Bay Ärztebl 7, 737 (1978)
MH Erstversorgg i Notarztdienst. München: Urban & Schwarzenberg 1985

Proske, Gebhard, Dr. med., Chefarzt i. R., niedergelassen, Schlösselgartenweg 17, 8415 Nittenau · *27.08. 21 Sandau O/S. · **A** 47, München · **D** 47, München · **AG** Chir. · Geburtshilfe · Gynäkol. · Urol. · Inn. Med. · **FG** Chirurgie 53 · **TW a)** 53-61 Krhs. der Barmherzigen Brüder Regensburg (Ritter) · 61-86 Chefarzt u. Ltd. Arzt Kreiskrhs. Nittenau **b)** UnfChir., Geburtshilfe **c)** Eigene chir. Praxis; Spezialgebiete: Arthroskopie, Mikrochirurgie · **S** 61-86 Ltd. Arzt Kreiskrhs. Nittenau u. Chefarzt der Chir. Abt. · Seit 86 eigene chir. Praxis, Nittenau

Proß, Eberhard, Prof. Dr. med., Chefarzt, Chir. Klin. d. Städt. Krankenanst., Vöhrenbacher Str. 23-25, 7730 Villingen-Schwenningen · *12.04. 35 Laupheim · **A** 61, Stuttgart · **D** 61, Freiburg · **AG** Chir. · **FG** Chirurgie 03/68 · **H** 72, Mainz · **P** 72, Mainz · **TW a)** 63 Kreiskrhs. Freudenstadt (Burkhardt) · 64 Wiss. Ass. Chir. Univ.-Klin. Mainz (Kümmerle) · 73 OA ebd. **c)** Chefarzt Chir. Klin. · **S** 74 Chefarzt Chir. Klin. VS-Villingen
ZV D abdom Durchblutsstörgn u ih chir Behandlg. Diss Freiburg 1960 · Z chir Therap d Diverticulitis. Chirurg 41, 270 (1970) · Z Klin u Therap gutart Gallenblasentumoren. Dtsch Med Wochenschr 96, 1002 (1971) · Tierexp Untersuchgn z Frage qual u quant Lymphverändergn b port Hypertonie. ebd 96, 1958 (1971) · D rezidivier Diverticulitis coli - Indikat z Op. Z Gastroenterol 9, 594 (1971) · Diagn Irrtümer b primär Hyperparathyreoidismus. Langenbecks Arch Chir 329, 473 (1971) · Gutart, zyst Gallengangstumor als Ursache e intermittier Ikterus. Leber Magen Darm 2, 104 (1972) · D chir Behandlg d idiopath Choledochuscyste. Chirurg 43, 369 (1972) · Z Koinzidenz Sigmakarz - Sigmadivertikulitis. Therapiewoche 22, 1595 (1972) · Diagn Schwierigk b primär Hyperparathyreoidismus. MMW 114, 1241 (1972) · Z Klin u Histogenese d neurog Tumoren d ob Gastrointesttraktes. Dtsch Med Wochenschr 97, 899 (1972) · D Gallensteinileus. Therapiewoche 23, 3596 (1973) · D Kolon-Divertikulitis. Dtsch Med Wochenschr 98, 1108 (1973) · Blasen-Darm-Fistel b Sigma-Divertikulitis. Chir Praxis 17, 433 (1973) · Lymphuntersuchgn z Klärg d Absorptstörg u Anpassgsvorg na verschied Dünndarmresekt. Langenbecks Arch Chir [Suppl] 1973 · Z Klin u Pathol d retroperiton Fibrose. Bruns Beitr Klin Chir 220, 761 (1973) · D op Behandlg d chron Pankreatitis. Fortschr Med 28, 1091 (1973) · Intensivmed b akuter Pankreatitis. Langen-

becks Arch Chir 337, 251 (1974) · Neuere Vorstellgn z konserv u op Therap d akut Pankreatitis. Internist 16, 108 (1975) · Lohnt sich d Ersatzmagenbildg b Karz? Therapiewoche 26, 6637 (1975) · Optechn Probl b d jejunalen Ersatzmagenbildg na total Gastrektomie. Acta Chir Austriaca [Suppl 1976 · Gastrektomie i d geriatr Chir. Therapiewoche 27, 3314 (1977)
BV Op Behandlg d Geschwülste d Gallenblase, d -gänge, d Duodenums u d exkretor Pancreasanteiles. In: Therap malig Tumoren, Hämoblastome u Hämoblastosen. Stuttgart: Enke 1967 · Untersuchgn z angiolog Diagn gutart Pankreastumoren. In: Angiographie u ih Leistgn. Stuttgart: Thieme 1968 · Kolondivertikulitis. ebd 1973

Protze, Martin Jürgen, Dr. med., Dipl. Med., Oberarzt, St. Josef Hosp. Sterkrade Chir. Klin., Wilhelmstr. 34, 4200 Oberhausen 11 · *03.04. 45 Mülsen St. Niclas, Krs. Zwickau · **A** 70, Rostock · 87, München · **D** 77, Rostock · **AG** Intensivmed. · Pathol. · Anaesth. · Immunol. · Chir. Magen, Pankreas, Leber, Schilddrüse · **FG** Chirurgie 10/75 · **TW a)** 75–76 StatArzt AllgChir. Univ. Rostock (Herzog) · 76–77 StatArzt Chir. Intensivtherap. ebd. (Schmitt, Reding) · 77–78 StatArzt Gastroenterochir. ebd. (Reding) · 81–82 Unfallchir. Karl-Marx-Stadt (Wehner) · 83–87 OA AllgChir. Bezirkskrhs. ebd. **b)** 79–81 Ass. Pathol. Bezirkskrhs. Karl-Marx-Stadt **c)** OA Chir. Klin. AllgChir. · **S** 82–87 Leiter Chir. Wachstation Bezirkskrhs. Karl-Marx-Stadt
ZV Messg d Granulozytenphagozytose in vitro z Beurt d unspezif zellulären Abwehr b Peritonitis. Z Exp Chirurg 1978 · Uns Erfahrgn m e standardisierten chir Therap d Schilddrüsenca. Radiobiol Radiother (Berl) 1987

Prückner, Jürgen, Dr. med., niedergel. Chirurg u. D-Arzt, Langendorfer Str. 105, 5450 Neuwied · *05.12. 35 Chemnitz · **A** 63, Düsseldorf · **D** 62, Köln · **FG** Chirurgie 03/69 · **TW a)** 69–71 StatArzt Chir. Univ.-Klin. Düsseldorf (Derra, Kremer) · 71–84 1. OA Städt. Klinikum Düsseldorf-Gerresheim **c)** Niedergel. Chirurg u. D-Arzt · **S** 84–86 Chefarzt Städt. Krhs. Frankenthal/Pfalz · Seit 87 niedergel. Chirurg u. D-Arzt Neuwied

Prümers, Wessel Arent Bernd, Dr. med., Chefarzt i. R., Herzogin-Elisabethstr. 1,   3510 Hannover-Münden   · *08.05. 20 Burg · **A** 44, Berlin · **D** 51, Göttingen · **AG** 11/44–02/46 Chir. u. Int. WM-Laz. · 03/46–12/47 Chir. Orthop. Gynäkol. Städt. Krhs. Fulda · 02/48–07/67 Chir. Orthop. Ev. Krhs. Göttingen-Weende · **FG** Chirurgie 08/53 · Orthopädie 08/70 · **TW a)** 53–07/67 Ev. Krhs. Göttingen-Weende (Herlyn) · 08/67–05/85 Vereinskrhs. Münden (Proske) · 73–85 Chefarzt ebd. **b)** 53–67 Orthop. Ev. Krhs. Göttingen-Weende (Herlyn) **c)** Chefarzt i. R. · **S** 01/73–05/85 Chefarzt Chir. Abt. Vereinskrhs. Münden · 81–84 Ärztl. Dir. ebd.
ZV Bruns Beitr Klin Chir 194, 216 (1957) · Medizinische 400 (1957) · ebd 69 (1958) · Therapiewoche 10, 9, 492 (1960) · Bruns Beitr Klin Chir 205, 296 (1962) · Chirurg 37, 460 (1966) · ebd 37, 317 (1966) · Zentralbl Chir 103, 387 (1978)

Przybilski-Roch, Renate, Dr. med., Chefarzt, Klin. Plast. u. Wiederherstellgschir. Bürgerhosp., Nibelungenallee 37–41, 6000 Frankfurt · *22.10. 40 Jena/Thüringen · **A** 69, Frankfurt/M. · **D** 66, Frankfurt/M. · **FG** Chirurgie 08/76 · **TG** PlastChir 78 · **TW a)** 01/70–08/76 Zentrum Chir. Johann-Wolfgang Goethe Univ. Frankfurt/M. **b)** 09/76–03/83 Klin. Plast. u. Wiederherstellgs-Chir. St. Markus-Krhs. Frankfurt (Höhler, Lemperle) **c)** Chefarzt · **S** Seit 84 Chefarzt Klin. Plast. u. Wiederherstellgs-Chir. Bürgerhosp. Frankfurt/M.
ZV Indikatstellg z Wiederaufbau d weibl Brust. Z Plast Chir 1, 22 (1979) · Möglchktn d op Korrekt b Hemiatroph progress faciei. ebd 4, 216 (1979) · Verletzg d Ohrmuschel. Langenbecks Arch Chir 361 (1983) · Late results after red mammaplasty with T- and L-incision. Transactions Int Congr Plast Surg 538 (1983)

Psathakis, Nikolaos, Dr. med., Chefarzt, Hessenklin. Helmarshausen, 3522 Bad Karlshafen 2 · *15.01. 29 Kreta · **A** 52, Athen · **D** 57, Athen · **FG** Chirurgie 07/61 · **TG** GefChir 07/81, UnfChir 07/80 · **TW a)** 03/61–06/64 OA Chir. Klin. Städt. Krhs. Wolfenbüttel (Bodewig) · 06–10/64 Chir. Abt. Städt. Krhs. Itzehoe (Loose) · 06/65–12/66 OA Chir Klin. Oldenburgischen Landeskrhs. Sanderbusch (Junge) · 01/67–12/67 Chir. Klin. Klinikums Essen (Kremer) · 09/69–04/77 OA Chir. Klin. Oldenburgischen Landeskrhs. Sanderbusch (Junge) · 04/78–04/87 OA Chir. Abt. St. Josefs-Hosp. Cloppenburg **b)** ebd. **c)** Chefarzt · **S** Seit 87 Chefarzt Chir. Abt. Hessenklin. Helmarshausen, Bad Karlshafen
ZV A new rational operative treatment for the insufficiency syndrome of the deep veins of the lower extremity. Vasc Dis 1, 261–266 (1964) · D Wipp-dynamfunktionel Phlebograph als Grundlage neuer diagnost Konzept u e zweckmäß Bhdlg d Venenerkrkgn d unt Extremitäten. Zentralbl Chir 90, 14–49 (1964) · Perfected technique by the „substitute valve" operation on the popliteal vein; comparative venous pressure measurements before and after the operation and results of 11 years follow-up. Vasa 4, 299–307 (1975) · Techn II d Ersatzklappenop d V popliteal u prä- u postop periph Venen-Druckmessgn b postthrombot Syndr. Phlebol und Proktol 11, 291–302 (1982) · Traitment du syndrome postthrombotique par la Technique II de substitution valvulaire à la Vein poplitée. Resultats comparés de mesures de pression veineuse périphéreque avant et aprés intervention. Phlebologie 36, 225–264 (1983) · The substitute „valve" operation by Technique II in patients with postthrombotic syndrome. Surgery 95, 542–548 (1984) · Venendruckmodel z Erforschg d venösen Dynamik d unt Extremität. Phlebol und Proktol 13, 159–166 (1984) · Rationale of the substitute „valve" operation by Technique II in the treatment of chronic venous insufficiency. Int Angiol 4, 397–412 (1985) · The non-invasive substitute „valve" operation by Technique II in chronic venous insufficiency of the lower limb. Vasc Surg 19, 421–434 (1985) · Further experience with the substitute „valve" operation by Technique II in postthrombotic syndrome. Int Angiol 4 [Suppl 4], 95–97 (1985) · Venous pressure models for the evaluation of the venous hemodynamics of the lower limb. Int Angiol 4 [Suppl 4], 111–113 (1985) · Vergl Venendruckmessgn v u n Ersatzklappenop m d Techn II b postthrombot Syndr. Phlebol und Proktol 15, 80–86 (1986) · Rationale and efficacy of the substitute „valve" operation by Technique II in deep venous insufficiency of the lower limb. Vasc Surg 20, 211–224 (1986) · Investigation of

the venous hemodynamics of the lower limb by venous models. Angiology 37, 499–507 (1986) · D valvuläre Substitut d Vena popliteal b tiefer venöser Insuff d unt Extremitäten. Zentralbl Chir 111, 1337–1353 (1986) · Tactics on investigation of the venous dynamics and their validation before and after operations in the deep veins of the lower limb. Vasc Surg 21, 192–207 (1987) · Direct popliteal valve substitution by Technique II and its efficacy in deep venous insufficiency of the lower limb. J Cardiovasc Surg 28, 678–687 (1987) · The substitute valve operation on the popliteal vein in the treatment of deep venous incompetence of the lower extremity. Vasc Surg 21, 17–27 (1987) · Surgical treatment of the deep venous insufficiency of the lower limb. Surg Gynec Obstet 166, 131–141 (1988) · Is the problem of the postthrombotic syndrome realty or myth? Vasc Surg 22, 1–17 (1988) · How to select and operate on patients with deep venous insufficiency of the lower limb. Vasc Surg 23, 102–121 (1989)
MH Ass Ed in Vascular Surgery, New York

Pütterich, Eberhard, Dr. med., Chefarzt, Krhs. d. Dritten Ordens München-Nymphenburg, Menzinger Str. 48, 8000 München 19 · *24.12. 44 München · A 71, München · D 72, München · FG Chirurgie 09/78 · TG UnfChir 07/81 · TW a) 09/78–09/79, 08/81–12/86 II. Chir. Abt. Krhs. III. Orden (Permanetter) b) 10/79–07/81 UnfChir. I. Chir. Abt. Krhs. München-Schwabing (Schmid) c) Chefarzt Chir. Abt. · S Seit 87 Chefarzt II. Chir Abt. Krhs. III. Ordens München-Nymphenburg

Putzki, Henning, Priv. Doz. Dr. med., Oberarzt, Klin. Allgemeinchir. Med. Hochschule, Podbielskistr. 380, 3000 Hannover 51 · *13.12. 47 Twieflingen · A 73, Kiel · D 77, Lübeck · AG Inn. Med. (Frankfurt) · Abdominalchir. (Braunschweig) · Herz- u. GefChir. (Göttingen) · FG Chirurgie 09/81 · H 89, Hannover · TW a) Klin. Allgemeinchir. Med. Hochschule Hannover (Heymann) c) OA AllgChir.
ZV Alternier Spülg d D choled m Glyceromonoct carnosin u Gallens EDTA z Aufl v Konkrem. Chir Praxis 33, 441 (1984) · A simple measure to prevent backward slippage of stones into the intrahepatic ducts during exploration of the common bile duct. Surg Gynecol Obstet 161, 489 (1985) · Nontraumatic small bowel perfor. Am J Surg 149, 375 (1985) · Endometriosen im chir Krankengut. Geburtshilfe Frauenheilkd 45, 36 (1985) · Serum copper concentr no help in diagn of colorect ca? Clin Chem 31, 352 (1985) · CEA-Anst 16 Mon vor Nachw v Lebermet b e Colonca. Dtsch Med Wochenschr 110, 562 (1985) · Selt Urs e akut intest Blut. Chir Praxis 35, 211 (1985/86) · React of the tumor mark. CEA and TPA to a surg trauma. J Surg Oncol 33, 18 (1986) · Fehldiagn: Incarc Hernie. Zentralbl Chir 111, 31 (1986) · Z Bedeut d CEA b d Bhdlg colorect Ca. ebd 111, 1119 (1986) · Comparison of the tumor mark CEA, TPA and CA 19/9 in colorect carc. Cancer 59, 223 (1987) · Z Divertikulose d Jejun u Ileum. Zentralbl Chir 112, 696 (1987) · D Blutkörperchensenkungsgeschw – 2 Std Wert noch notw? Z Gesamt Inn Med 42, 530 (1987) · Neopterin – a tumor mark in colorect carc? Dis Colon Rectum 30, 879 (1987) · The tumor mark CEA, CA 19/9 and TPA in colorect carc. Theor Surgery 2, 124 (1987) · Tumor mark CEA, TPA, CA 19/9 in liver diseases. J Surg Oncol 37, 133 (1988) · The tumor mark CEA, TPA abd CA 19/9 in gastric cancer. Dtsch Z Verdau Stoffwechselkr 48, 145 (1988) · Hilft d Messg d axillorect Temperaturdiff b d Diagn d akut Append? Langenbecks Arch Chir 373, 310 (1988) · The serum activit of AP, Gamma-GT, GlDH, GPT and CHE after complete bil obstruct and choledochocaval fistula in the rat. Clin Chim Acta 181, 81 (1989) · O znaczeniu antygenu rakowo-embrionalnego w lexzeniu raków jelita grubego i odbytnicy. Pol Przegl Chir 61, 581 (1989)

Q

Quandt, Gerhard, Dr. med., FA f. Chir. i. R., Alte Landstr. 20, 3180 Wolfsburg 1 · *22.03. 22 Leipzig · A 50, Leipzig · D 50, Leipzig · TW c) i. R.

Quentmeier, Armin, Priv. Doz. Dr. med. habil., Oberarzt, Chir. Univ.-Klin., Im Neuenheimerfeld 110, 6900 Heidelberg · *28.01. 49 Wuppertal · A 75, Freiburg · D 76, Freiburg · AG 1 ½ J. Pathol. · Chir. Onkol. · Traumatol. · GefChir. · FG Chirurgie 06/86 · TG UnfChir 06/87 · H 88, Heidelberg · TW b) Bis 10/87 Traumatol. StatArzt Chir. Univ.-Klin. Heidelberg (Krebs) · Seit 10/87 GefChir. ebd. (Allenberg) c) Seit 09/88 OA
ZV Postop individ Verlaufskontr d NK-Zell-Aktivität u d CEA-Werte b Pat m GI-Tumoren. Langenbecks Arch Chir [Suppl] 229 (1981) · Ca 19-9, a new marker to detect colorectal cancer. J Exp Clin Cancer Res 2, 57 (1983) · Evaluation of Ca 19-9 as a marker for GI-cancer. Cancer Detect Prev 6, 592 (1983) · Schlüsselrolle d CEA-Testes f d Diagnost u chir Therap d rezidivierten colorectalen Ca. Chirurg 57, 83 (1986) · Ca 12-5 b Magen u Kolon-Rektum-Krebs. Med Klin 81, 199 (1986) · Evaluation of Ca 125 as a tumor marker for gastric and colorectal cancer in comparison to CEA and Ca 19-9. Eur J Surg Oncol 13, 197 (1987) · CEA, Ca 19-9 and Ca 125 in normal and carcinomatous human colorectal tissue. Cancer 60, 2261 (1987) · Results of tumor marker-initiated reoperation for colorectal cancer. J Cancer Res Clin Oncol 144 [Suppl], 79 (1988) · Biolog u klin Relevanz v Tumormarkeruntersuchgn in colorectalen Carcinomageweben. Langenbecks Arch Chir [Suppl] 15 (1988) · Assessment of serial CEA-determinations to monitor the therapeutic progress and prognosis of metastatic liver disease treated by regional chemotherapy. J Surg Oncol 40, 112 (1989) · Probl u Erg d arteriellen Rekonstrukt na Mißerfolg e Katheterangioplastie. Thorac Cardiovasc Surg 37 [Suppl], 28 (1989)
BV Immunoserologic reactivity of CEA radiolabeled by two different methods. Amsterdam: Excerpta Medica 1978 · Laborparameter u Tumormarker in d hausärztl Tumorüberwachg. München: Zuckschwerdt 1985 · Bedeutg d Ca 19-9 u CEA-Bestimmg f d Diagnost, Stadieneinteilg u Nachsorge colorectaler Ca. Stuttgart: Thieme 1985 · Vergl Bewertg v Ca 19-9, Ca 125 u CEA als Tumormarker b GI-Tumoren. Darmstadt: Steinkopff 1986 · Untersuchgn z Express u Sekret v CEA u CA 19-9 b Colon-Ca. Stuttgart: Thieme 1986

R

Raab, Max, Priv. Doz. Dr. med., Oberarzt, FA f. Chir., Chir. Univ.-Klin. Köln-Lindenthal, Joseph Stelzmannstr. 9, 5000 Köln 41 · *nicht angegeben München · **A** 77, München · **D** 76, München · **AG** Gastroenterol. · **FG** Chirurgie · **TG** GefChir · **H** 88, Köln · **TW a)** Chir. Univ.-Klin. Köln-Lindenthal **c)** OA, FA f. Chir. **ZV** Pertrochantere Oberschenkelfrakt. Chir Praxis 33, 465–470 (1984) · Einfluß d chir Bhdlgsmeth auf d Progn d Magenfrühca. Helv Chir Acta 52, 237–240 (1985) · Divertikelabtragg u Myotomie z Bhdlg d Zenkerschen Divertikels. Med Klin 81/18–19, 592–595 (1986) · D selekt proximale Vagotomie z Bhdlg d Ulcus duodeni. Langenbecks Arch Chir 368, 41–55 (1986) · Übersicht üb d Entwicklg d Magenersatzes na Gastrektomie. Würzburger Medizinhistorische Mitlg 5, 271–310 (1987) · Intraop Cholangiograph z Diagnost d Choledocholithiasis. Röntgenpraxis (Röntgen u. Laborprax) 1/40, 8–11 (1987) · Umfrage z chir Bhdlg d Magenca. Med Klin 82/5, 186–190 (1987) · Alleinige Vagotomie od Vagotomie m Nachresekt z Bhdlg d Ulcus pepticum jejuni? Aktuel Chir 22, 169–173 (1987) · Lebensqualität na Gastrektomie – Vergl d Magenersatzmeth na Longmire u Roux. Zentralbl Chir 112, 1140–1145 (1987) · Ernährgsanalyse na vollständ Entferng d Magens weg e malig Tumors. Aktuel Ernährung 13/1, 10–14 (1988) · Periop Prophyl v Streßläs i ob Gastrointestinaltrakt. Intensivmed Notfallmed 25/1, 29–34 (1988) **BV** Opindikat u Bhdlgserg b solitären Lebermetastasen. In: Chir d Leber. Weinheim: Edition Medizin 1982 · Z Optaktik b Magenfrühca. In: Therap d Magenca. ebd 1984 · Körpergew u Ernährg na Gastrektomie. In: Postop Folgezustände. Wien: Ueberreuter 1988

Raddag, Dankward, Dr. med., Chefarzt, St.-Josef Krhs., Koblenzer Str. 23, 5508 Hermeskeil · *12. 05. 35 Stettin · **A** 65, Kiel · **D** 65, Kiel · **AG** Chir., UnfChir. · Urol. · **FG** Chirurgie 05/70 · **TW a)** 63 AssArzt Chir. Abt. Kreiskrhs. Leer, Ostfriesland (Dehlinger) · 64–69 AssArzt Chir. Klin. Städt. Krankenanst. Saarbrücken (Eufinger) **b)** 69–73 OA Chir. Abt. Krankenanst. Saarbrükken (Eufinger) **c)** Chefarzt · **S** Seit 73 Chefarzt Chir. Abt. St.-Josef Krhs. Hermeskeil

Raddatz, Thomas, Dr. med., Oberarzt, Klin. f. Allg.- u. Thoraxchir. Städt. Kliniken Kassel, Mönchebergstr. 42/44, 3500 Kassel · *12. 10. 48 Berlin · **A** 81, Berlin · **D** 84, Berlin · **AG** Chir. Abt. Warburg, Kassel · Unfallchir. Abt. Herford · **FG** Chirurgie 05/88 · **TW a)** Seit 07/88 OA Klin. f. Allg.- u. Thoraxchir. Städt. Kliniken Kassel (Rotthoff, Meister) **c)** OA Allg.- u. ThChir.

Radeljic, Ante, Dr. med., Chefarzt, St. Katharinen-Krhs., Seckbacher Landstr. 65, 6000 Frankfurt/M. 60 · *18. 10. 33 Imotski · **A** 62, Zagreb YU · **D** 61, Zagreb YU · **FG** Chirurgie 69 · **TG** PlastChir 06/78 · **TW a)** 12/71–06/73 OA Städt. Kliniken Fulda (Reitter) · 75–79 OA, Allgemeinchir. Abt. mit Schwerpunktbeschäftigung Plast. Chir. St. Katharinen-Krhs. (Lutz) **b)** 73–75 Weiterbildung Plast. u. Wiederherstellungschir. St. Markus-Krhs., Frankfurt (Höhler) **c)** Chefarzt Abt. f. Plast. u. Wiederherstellungschir. · **S** Seit 04/79 Chefarzt St. Katharinen-Krhs. Frankfurt

Rademacher, Werner, Dr. med., Chefarzt u. Ärztl. Dir., Chir. Abt. Kreiskrhs., Saliterstr. 96. 8952 Marktoberdorf · *08. 10. 27 Neurode/Schlesien · **A** 54, München · **D** 55, München · **AG** 59 Anaesth. Abt. re. d. Isar · 63 Orthop. München · 64 Urol. Homburg · 66 Wiederherstellungschir. Krhs. re. d. Isar · 66 NeuroChir. ebd. · **FG** Chirurgie 04/64 · **TG** UnfChir 79 · **TW a)** 55–58 II. Med. Abt. d. Krhs. re. d. Isar München (Baur) · 58–69 Chir. Abt. Krhs. re. d. Isar, München (Maurer) · zwztl. 59 Anaesth.-Abt. ebd. (Lehmann) **b)** 63 Orthop. Univ.-Klin. München (Lange) · 64 Urol. Univ.-Klin. Homburg (Alken) · 66 Abt. f. Wiederherstellchir. Krhs. re. d. Isar (Schmidt-Tintemann) · Neurochir. Abt. ebd. (Kessel) · 69–72 Oberarzt Chir. Abt. Kreiskrhs. Marktoberdorf · **S** Seit 72 Chefarzt Chir. Abt. u. Ärztl. Dir. ebd. · Niederlassung seit 72 als Chir. Überweisgspraxis

Raguse, Thomas, Prof. Dr. med., Chefarzt, Ev. Krhs. Mülheim a. d. Ruhr Chir. Klin., Wertgasse 30, 4330 Mülheim a. d. Ruhr · *09. 12. 43 Lauenburg/Pommern · **A** 71, Düsseldorf · **D** 73, Aachen · **AG** Thorax-, Abdominal-, Unfall-, Kinder-, u. endokrine Chir. Proktol. · **FG** Chirurgie 78 · **H** 80, Aachen · **P** 83, Aachen · **TW a)** 78–80 Wiss. Ass. Abt. Chir. RWTH Aachen · 80–82 OA Chir. ebd. · 82–85 Ltd. OA Chir. ebd. · Seit 85 Komm. Leiter Abt. Chir. ebd. **c)** Chefarzt Chir. Klin. · **S** Seit 05/87 Chefarzt Ev. Krhs. Mülheim a. d. Ruhr **ZV** Accidents de la sphincterotomie. Acta Chir Belg 76, 231 (1977) · Untersuchgn z Ätiol u Pathogen d M Crohn. Aktuel Chir 12, 317 (1977) · D Myotomie i Therapkonzept d Dickdarmdivertikulitis. Langenbecks Arch Chir 348, 51 (1979) · Funktionel u morpholog Untersuchgn z Divertikelerkrkg d Dickdarms. Langenbecks Arch Chir [Suppl] Chir Forum 139 (1979) · Antirefluxop na Cardiomyotomie. E tierexptelle Studie. Therapiewoche 30, 1650 (1980) · Refluxkrkht d Speiseröhre. Aktuel Gastrologie 8, 471 (1979) · Kolondivertikulitis – Untersuchgn z optaktischen Vorgehen. Zentralbl Chir 106, 1393 (1981) · Z Pathogen d Divertikelerkrkg d Kolons. Leber Magen Darm 11, 147 (1981) · Dehiszenz tiefer Rektum- u Analanastomosen. Langenbecks Arch Chir 358, 496 (1983), Aktuel Chir 17, 207–210 (1982) · Rektumca – Funktionel Erg na sphinktererhalt Eingriffen. Chirurg 54, 33 (1983) · D extraanale Anastomose b tiefsitz Rektumneoplasma. Aktuel Chir 19, 80 (1984) · Divertikulitis. Helv Chir Acta 52, 55 (1985) · D Postcholezystektomiesyndr – Indikat z Reeingriff. Therapiewoche 36, 3194–3201 (1986) · Z Kontinenzerhalt i op Therapkonzept d Colitis ulcerosa u Adenomatosis coli et recti. Med Welt 37, 1353–1358 (1986) · M Crohn – Ätiol u therapeut Aspekte. Therapiewoche 31, 6810 (1981) · Pept Gastroduodenalulkus – D komb Magenop i op Therapkonzept. Klinikarzt 10, 1924 (1981) · D Therap d Divertikelblutg. Therapiewoche 33, 338–344 (1983) · Aktuel Diagnost. Diagn d akut Pseudoobstrukt d Colons. Dtsch Med Wochenschr 109, 622 (1984) · Aktuel Therap. D Therap d akut Pseudoobstrukt d Colons. ebd 109, 624 (1984) · D Mammaca d Mannes. Chirurg 56, 784 (1985) **BV** Proktomukosektomie m Pouchbildg. In: Ano-rektale Kontinenz. München: Zuckschwerdt 1984 · Op Therap b Kardia-Npl. In: Magenca. Berlin: Springer 1985 · Komb Magenop. In: Ulcuschir. München: Urban & Schwarzenberg 1982 · Schließmuskelfunkt na tiefer Rektumresekt. In: Rektumca – Indikat u Techn. Stuttgart: Thieme 1983 · Colon u Rektum. In: Intra- u post-op Komplikat. Berlin: Springer 1983 · Sept Komplikat na abdominalchir Eingriffen. In: Notfalltherap, Bd 1. Basel: Karger 1983 · D chir Therap d Divertikulitis. In: D chron Kranke i d Gastroenterol. Berlin: Springer 1984 · D Chir d M Crohn. In: Aktuel Koloproktol. München: Nymphenburg 1985 · Leberzysten u benig Tumoren. In: Chir d Leber. Berlin: Springer 1987 · Chir Aspekte: Gallenwegsdyskinesie, chron hartnäckige Obstipat u Verwachsgsbeschwerden. In: Funktionel Störgn d Verdauungstraktes. ebd 1987

Rahmel, Roland, Dr. med., Ltd. Arzt, Unfall-, Hand- u. Wiederherstellgschir. Städt. Krhs., Dhuennberg 60, 5090 Leverkusen 1 · *19.07. 28 Pr. Friedland · **A** 54, Bonn · **D** 60, Göttingen · **AG** Unf.-, Hand-, Wiederher-stellgs- u. Mikrochir. · **FG** Chirurgie 62 · **TG** UnfChir 71 · **TW a)** 56–58 Ev. Krhs. Weende Göttingen (Her-lyn) · 58–59 Univ. Frauenklin. Bonn (Siebke) · 59–62 BG Krankenanst. Bergmannsheil Buer (Wolf) · 62–63 Kanton Spital Zürich (Buff) · 63–64 Krhs. Nordwest Frankfurt (Ungeheuer) · 64–70 BG Krankenanst. Berg-mannsheil Buer (Wolf) **c)** Ltd. Arzt · **S** Seit 71 Ltd. Arzt Abt. f. Unf.-, Hand- u. Wiederherstellgschir. Städt. Krhs. Leverkusen
ZV Tuberkul Mischinfekt m Listeria monocystogenes. Med Klin 11, 420 (52 Jhrg) · Grenzen d Erhaltg von Fingern bei schweren Verletzungen. Chir Praxis 2 (1968) · Indikat z Replantat v Gliedmaßenabschn m mikrovask Anastomose. Handchir 10, 91 (1978)

Rampf, Walter, Dr. med., Oberarzt, Abt. Allg., Thorax-u. Gefäßchir. u. Abt. Unfall-, Plast.- u. Wiederherstel-lungschir. Kreiskrhs. Aalen, Kälblesrainweg, 7080 Aalen · *25.12. 49 Ulm · **A** 78, Freiburg · **D** 81, Frei-burg · **AG** 11/78–02/81 Chir. Blaubeuren · 03/81–05/85 Chir. Univ. Ulm · **FG** Chirurgie 08/85 · **TW a)** Seit 05/85 OA Abt. Allg. Thorax u. Gefäßchir. Kreiskrhs. Aalen (Krautzberger) **b)** Abt. Unfall, Plast. u. Wiederherstellungschir. ebd. (Hahn) **c)** OA
ZV Nachsorgekonzepte b gastrointest Tumoren. ATO 2, 12 (1983) · Langzeitnachsorg b gastrointest Tumoren. Sachbericht Tu-Zentrum Ulm 26 (1984) · Früherkenng u Heilungschancen b Rezidiven kolorektaler Karzino-me. Langenbecks Arch Chir 366, 481 (1985)
BV Mezlocillin-Metromidazol-Prophylax i d Kolon-Rektum-Karzinom-Chir. In: Berichtbd Prüfergespräch Frankfurt. Stuttgart: Schattauer 1984 · Periop Prophyl m Mezlocillin u Metronidazol i d Kolonchir. In: Fortschr Antimikrob Antineoplast Chemotherap Bd 5-3, 1986

Rasolomlarana, Andri Antsi Zafy, Dr. med., FA f. Chir., Prakt. Arzt, Michaelstr. 76, 5467 Vettelschoß · *29.04. 37 Tananarive · **A** 77, München · **D** 67, Olmütz · **FG** Chirurgie 74 · **ZB** Mesotherapie 87 · **TW c)** FA f. Chir., Prakt. Arzt

Rasp, Johannes, Dr. med., Chefarzt, St. Barbara Hosp., Barbarastr. 67, 4100 Duisburg-Hamborn · *08.06. 37 Dresden · **A** 65, Düsseldorf · **D** 63, Bonn · **AG** Chir., UnfChir. · **FG** Chirurgie 70 · **TG** UnfChir 72 · **TW a)** 70–75 St. Franziskus Hosp. Münster (Hoeltzenbein) **b)** 72–75 ebd. **c)** Chefarzt Chir. Abt. · **S** Seit 75 Chefarzt Chir. Abt. St. Barbara Hosp. Duisburg-Hamborn

Rauch, Hans W. M., Dr. med., Chefarzt i. R., Kel-tenstr. 51, 5400 Koblenz 32 · *19.03. 18 Oberhausen/ Rh. · **A** 44/46, Freiburg i. Br. · **D** 44, Marburg · **FG** Chirurgie 50 · Pneumologie 56 · **TW a)** 44 Path. Inst. d. Univ. Freiburg (Büchner) · 44/45 Marinelaz. Borkum (Klinger) · Marinelaz. Kiel (Waller) · 45/46 K. G. Laz. · 46–47 Inn. Abt. Kreiskrhs. St. Peter-Ording (Breitzke) · 47–49 Städt. Krhs. Westerland (Hoins) · 49–52 Städt. Kr. Anst. Braunschweig, Cellerstr. (Feindt, Harms) · 52–53 Knappschaftskrhs. Bottrop (Blumen-saat) · 53–60 Westerwaldklin. d. LVA Rheinprovinz Waldbreitbach (Schmidt) **c)** Chefarzt i. R., gelegentl. Vertretungen · **S** 60–78 Chefarzt u. Ltd. Med. Dir. Waldbreitbach
ZV Bedeutg d Epigastr Hernie i d Praxis. Med Mo-natsschr 1951 · Bhdlg d Schlüsselbeinverrenkg. Kran-kengymn 1952 · Muskelrelaxat b d Reposit v Frakt u Luxat. Zentralbl Chir 1953 · Bhdlgserg b tbk Riesenka-vernen. Z Tbk 107 (1956) · Anzeigen z op Bhdlg u ihre Erg b 220 Tuberkulomen d Lunge. Thoraxchir 1957 · Bronchus- u Lungenfisteln nach 500 Lungenresekt b Tbk, Bhdlgsmeth u Erg. ebd 7 (1959) · Heut Bedeutg d Kavernensaugdrainage na Monaldi. Tblarzt 1960 · En-dobronch Lipom als Ursache e Totalelektase d li Lunge. ebd 1962 · Mal Lungengeschwülste i Krankengut e Heilstätte i ihre Diagn. ebd 1963 · 4-4'Di-isoamyloxy-thiokarbanilid (Isoxyl). Z Tbk 120 (1963) · Vorläuf klin Erfahrgsber üb kurzfrist Bhdlg d Lungentbk m Isoxyl i Monotherap od i verschied Kombinat. Acta tbc et Pneumolog Belg 54 (1963) · Späterg nach e Lungenre-sekt weg Tbk. Beitr Klin Tbk 129 (1964) · Späterg nach e Lungenresekt weg Tbk, II Mitt. ebd 131 (1965) · Ab-domin Komplikat nach Lungenresekt. ebd 132 (1965) · Lungenerkrankgn durch atyp Mycobakt. ebd · Wert u Notwendigkt d Vor- u Nachbhdlg b Resektherap. Tho-raxchir 13 (1965) · Z Isoxyl-Bhdlg. Prax Pneumol 20 (1966) · Späterg nach e Lungenresekt weg Tbk, III Mitt. Beitr Klin Tbk 133 (1966) · Abdom Komplikat na Lungenop. Der Krankenhausarzt 51 (1978) · Queck-silberablagergn i d Lunge u i Abdomen. Prax Pneumol 33, 177 (1979)

Raute, Michael, Priv. Doz. Dr. med., Oberarzt, Chir. Klin. Klinikum Mannheim Univ. Heidelberg, Theodor-Kutzer-Ufer, 6800 Mannheim 1 · *25.03. 46 Wester-land/Sylt · **A** 72, München · **D** 71, München · **AG** 03/73–06/74 Pathol. Inst. Heidelberg · 07/74–09/74 Surg. Unit. St. Mary's Hosp. London · seit 10/74 Chir. Univ.-Klin. Mannheim · **FG** Allg. Chir-urgie 04/80 · **TG** GefChir 12/87 · **H** 86, Heidelberg · **TW a)** 04/80–03/86 AssArzt Chir. Univ.-Klin. Mann-heim **b)** 04/77–03/78 KindChir. (Joppich) · 10/80–09/81 UnfChir. (Plaue) · 04/84–04/85 Chir. En-doskop. (Manegold) · 10/85–09/87 GefChir. (Trede) **c)** OA Chir.
ZV D malig Lymphom d Hodens. Virchow Arch Pathol Anat 363, 259 (1974) · Z rechtsseitigen Hemihepatekto-mie. Langenbecks Arch Chir 345, 583 (1977) · D Ther-ap d solitären pyogenen Leberabszesses. Dtsch Med Wochenschr 103, 23 (1978) · Leberresekt b solitärer Sarkomspätmetastase. Therapiewoche 29, 878 (1979) · Erfahrgn m elektiven anatom Leberresekt. Chirurg 50, 129 (1979) · Praxis d Krebsbhdlg i d Chir – Malig Tu-moren d Gallenblase u d extrahepat Gallengänge. Mitt Dtsch Ges f Chir 4 (1979) · Opindikat b Lebertumoren.

Med Klin 77, 207 (1982) · Surgical treatment of liver metastases. Verh Dtsch Krebs-Ges 3, 566 (1983) · Metastasenchir i Ber d Abdominalorgane. Chirurg 54, 505 (1983) · Metastasenchir: Wann ist e Resekt sinnvoll? Diagnostik Intensivmed 9, 3 (1984) · Metastasenchir: Wann ist eine Resekt sinnvoll? Aktuel Onkol 23, 141 (1985) · D protekt Effekt v Fibronektin b passagerer Leberischämie: E exptelle Studie am Kaninchen. Chir Forum '87 f exp u klin Forschung 385 (1987) · Iatrogene Schäden an d Gallenwegen infolge Cholezystektomie. Langenbecks Arch Chir 373, 345 (1988)
MH Langenbecks Arch Chir Suppl Chir Forum
BV Fibronectin b partiel temporärer Ischämie am Kaninchen. In: Exptelle u klin Hepatol. Stuttgart: Schattauer 1981 · Indikatprobl b d op Bhdlg d Leberechinococcus. In: Chir d Leber. Weinheim: Edition Medizin 1983

Rédey, Barnabás, Dr. med., 2. Oberarzt, Chir. Abt. Krhs. Bethesda, Hohenheimer Str. 21, 7000 Stuttgart 1 · *05. 01. 47 Disznóshorvát/Ungarn · **A** 71, Budapest · **D** 71, Budapest · **AG** AllgChir. · **FG** Chirurgie 09/75 · **TW a)** 71–81 Budapest, Ungarn · 82–85 AssArzt Stiftsklinik Augustinum, Bad Windsheim (Malcher) **c)** 2. OA Chir. Abt.

Reer, Karl, Dr. med., Chefarzt, Raphaelsklin., Abt. Allg. Chir., Klosterstr. 75, 4400 Münster · *30. 06. 26 Saerbeck · **A** 53, Düsseldorf · **D** 53, Münster · **FG** Chirurgie 09/57 · **TG** UnfChir 73 · **TW a)** 52–55 Chir. Abt. Anna-Krhs. Duisburg (Börger) · 55–56 Inn. Abt. Herne Marien-Hosp. (Autmaring) · 56–58 Chir. Abt. Josefs-Hosp. Bochum (Greinemann) · 59–61 Chir. Abt. ebd. (Rosenthal) · 61–66 Chir. Abt. Elisab.-Krhs. Essen (Börger) · Seit 66 Chir. Abt. Raphaelsklin. Münster · Seit 68 Chefarzt der Chir. Abt. ebd. · Ab 81 Teilg. d. Abt. in Unfallchir. u. Allgemeinchir., seitdem Chefarzt d. Allgemeinchir. Abt. **c)** Chefarzt Allgemeinchir. Abt. · **S** Seit 68 Chefarzt Allgemeinchir. Abt. Raphaelsklin. Münster
ZV E neue Methode z Darstellg d zweiten Ebene d Schultergelenks. Chir Praxis 18, 207 (1974)

Reers, Berthold, Dr. med., Wissenschaftl. Angest., Klin. u. Poliklin. f. Allg. Chir., Jungeblodtplatz 1, 4400 Münster · *31. 07. 50 Gütersloh · **A** 78, Münster · **D** 77, Münster · **AG** 08/78–03/79 Anästh. Münster · 04/79–12/81 Chir., UnfChir. Beckum · 01/82–09/85 Chir., GefChir. Münster · **FG** Chirurgie 09/85 · **TW a)** Seit 04/86 Klin. u. Poliklin. Allg. Chir. Münster (Bünte) **b)** 10/85–03/86 Klin. u. Poliklin. f. Thorax-, Herz- u. Gefäßchir. Münster (Dittrich) **c)** StatArzt AllgChir.
ZV Submukös Magenlipom – e Rarität unt d benignen Tum. Klinikarzt 11, 1056–1057 (1982) · Mehr Zurückhaltg b d periop Antibiotikaprophylaxe nötig. ebd 12, 447–448 (1983) · Sekund Varik du e Hüftgelenksganglion. Chir Praxis 34, 437–440 (1985) · Periop Thromboembolieprophyl m niedermolekul Heparinfrakt. Zentralbl Chir 111, 154 (1986) · Endoskop kontroll pneumat Dilatat als Primärtherap b d Achalasie. Fortschr Gastroent Endoskop 16, 47–49 (1986) · Möglichktn d Endoskop b d Fremdkörperingest. ebd 16, 62–63 (1986) · Single-dose prophylaxis with Ceftriaxone and Ornidazole in elective colon surgery. Chemioterapia 6 [suppl]

606–607 (1987) · Klin u Therapie d Magendivertikels. Acta Chir Austriaca 2, 342–343 (1987) · Opausmaß u Progn b Hämangioperizytom. Langenbecks Arch Chir 372 (1987) · Einmalprophyl i d elekt Kolon- u Rektumchir – randomis, prospekt Verglchsstud m Piperacillin u Latamoxef. Acta Chir Austriaca 3, 154–155 (1988) · Stellenwert d Op b primär inop Magen- u Kardiaka. ebd 3, 78–79 (1988) · Single-dose prophylaxis in elective colo-rectal surgery – a prospective, randomized trial with Piperacillin and Latamoxef. Chemioterapia [suppl] (1989)
BV Bedeutg d Leberruptur b polytraumatis Pat. In: Chir d Leber. Weinheim: Edition Medizin 1983 · Nicht-karzinomat Malignome d Magens. In: Therap d Magenca. Weinheim: Edition Medizin 1984 · Klassifiz postop Folgezustände elektiv Ulkuschir. In: Postop Folgezustände – Pathog, Diagnost, Therap. Wien: Uebereuther Wissenschaft 1988

Refior, Hans Jürgen, Prof. Dr. med., Klinikdirektor, Orthop. Univ.-Klin. Klinikum Großhadern d. Ludwig-Maximilians-Univ., Marchioninistr. 15, 8000 München 70 · **A** 64, Hamburg · **D** 63, Hamburg · **AG** Orthop. Rheumatol. · Kapselbandapparat · Hüft- u. Knieendoprothetik · **FG** Orthopädie 69 · **ZB** Sportmed. 84 · **H** 72, München · **P** 79, München · **TW b)** Orthop.: Chir. Orthop. Klin. München · 80–86 Dir. Med. Hochschule Hannover **c)** Dir. Orthop. Univ.-Klin. · **S** 80–86 Dir. Med. Hochschule Hannover · Seit 86 Dir. Orthop. Univ.-Klin. Klinikum Großhadern München
ZV D numer Variat d Fußes. Arch Orthop Unfallchir 63. 225 (1968) · Z spondylo-metaphysären Dysostose. ebd 66, 334 (1969) · Wirbelsäule u Leistgsturnen. MMW 112, 463 (1970) · Patholog-anat Untersuchgn b Reduktfehlbildgn unt Extremitäten. Z Orthop 109, 816 (1971) · Altersabhängige Verändergn d Meniskusoberfläche – Untersuchgn m d Raster-Elektronenmikroskop. Arch Orthop Unfallchir 71, 316 (1971) · Möglchktn d op Bhdlg v Tumoren d coxalen Femurendes. ebd 76, 290 (1973) · Vergl mikrostrukturel Untersuchgn z Degenerat d Kniegelenksmenisken. Z Orthop 112, 128 (1974) · D Rupt d Kniestreckapparates. Arch Orthop Unfallchir 83, 165 (1975) · Untersuchgn z Verhalten d menschl Corticalis na Druckplattenosteosynth. ebd 81, 45 (1975) · D plast Ersatz veralteter Kreuzbandrupt. Z Orthop 114, 913 (1976) · D Tenosynovektomie i Bereich d Hand- u Sprunggelenke. Aktuel Rheumatol 2, 157 (1977) · Erfahrgn m d Alloarthroplastik b Tumoren u Metastasen d coxalen Femurendes u d proximalen Humerus. Arch Orthop Unfallchir 89, 139 (1977) · The reaction of articular cartilage pressure, immobilization and destruction. Progr Orthop Surg 1978 · Z Morphol d hyalinen Gelenkknorpels u d Immobilisat u Remobilisat. Arch Orthop Trauma Surg 91, 305 (1978) · Langzeiterg na Kniegelenkssynovektomie b chron Polyarthritis. Z Orthop 117, 13 (1979) · Erg d dorsalen Synovektomie a Handgelenk. Aktuel Rheumatol 6, 63 (1981) · Rekonstrukt Techn d Rotatorenmanschettenrupt. Z Orthop, 122, 27 (1984) · D Handgelenk. Orthopäde 15, 313 (1986) · Examinations of the pathology of the rotator cuff. Arch Orthop Trauma Surg 106, 301 (1987)
MH Symposiumsbände des Münchener Symposiums für experimentelle Orthopädie
BV Tierexptelle Untersuchgn z Verhalten d Mikroarchi-

tektur d hyalinen Gelenkknorpels unt Druck-Belastg. Eur Hochschulschr. Frankfurt: Lang 1977 · Orthop Chir. In: Lehrb d Chir. Berlin: Springer 1983

Regier, Dietrich-Peter, Dr. med., Chefarzt, Krhs. Salzhausen, Bahnhofstr. 5, 2125 Salzhausen · *18. 12. 40 Brünn/Mähren · **A** 67, Hamburg · **D** 66, Hamburg · **AG** Chir., alle Teilgebiete · **FG** Chirurgie 75 · **TW a)** 75 Funktions-OA Chir. Univ.-Klin. Würzburg · 76 OA Chir. Klin. Med. Hochschule Lübeck · 77–83 OA Chir. Klin. Kreiskrhs. Uetersen · 84 OA Chir. Klin. Hafen-Krhs. Hamburg **c)** Chefarzt Chir. Klin. · **S** Chefarzt Chir. Klin. Krhs. Salzhausen

Rehbein, Fritz, Prof. Dr. med., Dr. med. h. c., Direktor i. R., Emmastr. 51, 2800 Bremen 1 · *08. 04. 11 Westuffelen · **A** 36, Karlsruhe · **D** 36, Heidelberg · **FG** Chirurgie, Orthopädie 43 · Urologie 48 · **TG** KindChir 51 · **H** 48, Göttingen · **P** 52, Göttingen · **TW a)** 36–50 Chir. Univ.-Klin. Göttingen (Stich, Herlyn, Hellner) **c)** i. R. · **S** Dir. Kinderchir. Klin. Zentralkrhs. St. Jürgenstr. Bremen
ZV 120 Zeitschriftpublikat a d Gebiet KindChir
MH Z F Kindchir u Grenzgeb. 1964–1983 · Maligne Tumoren i Kindesalt. Stuttgart: Hippokrates 1969 · D Unfall im Kindesalter. Klin Rehabil-Prophylaxe. ebd 1972
BV Kinderchir Op. Stuttgart: Hippokrates 1976

Rehm, Klaus-Emil, Prof. Dr. med., Direktor, Unfall-, Hand- u. Wiederherstellgschir. Chir. Univ.-Klin. Köln, Joseph-Stelzmann-Str. 9, 5000 Köln 41 · *27. 02. 43 Geislingen · **A** 70, Kiel · **D** 69, Zürich · **AG** Chir. · UnfChir. · **FG** Chirurgie 04/76 · **TG** UnfChir 03/81 · **H** 83, Gießen · **P** 85, Gießen · **TW b)** 01/79–11/86 OA Zentrum f. Chir., Unfallchir. Klin. Gießen (Ecke) **c)** Dir. Unfall-, Hand- u. Wiederherstellgschir. · **S** Seit 11/86 Dir. Univ. Klin. Köln
ZV D Originaltöne d Barocktrompete. Dtsch Ärztebl 8, 533–538 (1975) · Neue Totalendoprothese z zementlosen Verankerg. Therapiewoche 30, 3638–3643 (1980) · Rippenosteosynth – e exptelle Untersuchg z Wahl d Osteosyntheseverfahrens b instabilen Thorax. Langenbecks Arch Chir [Suppl] 117–120 (1981) · D geschloss Kreuzbandplastik. Unfallchirurgie 7/2, 55–59 (1981) · Gewebsreakt b Mikro-Gefäßanastomosen. Vergl Untersuchg resorbierbaren u nicht resorbierbaren Nahtmaterials. ebd 8/5, 245–250 (1982) · Neue Techn d Bandplastik a ob Sprunggelenk. Langenbecks Arch Chir, Chir Forum 121–125 (1983) · Zielgerät zur Kreuzbandplastik. Langenbecks Arch Chir 361, 913 (1983) · Neue Implantate z Thoraxwandstabilisierg. Unfallchirurgie 9/2, 57–58 (1983) · Indikat, Techn u Stellenwert d Arthroskopie d ob Sprunggelenks. ebd 9/3, 152–161 (1983) · Osteosyntheseverfahren i d Replantat-Chir. Handchir 15, 130–134 (1983) · Biomechan Untersuchgn v resorbierbaren Bandersatz u deren klin Bedeutg. Langenbecks Arch Chir [Suppl] 207–211 (1984) · Bandersatz m Polydioxanon. (PDS). Unfallchirurgie 5, 264–273 (1985) · Intra- u postop Zwischenfälle b d Metallentferng (Schrauben u Platten). Schriftenr Unfallmed Tagg 55, 113–120 (1985) · Plast Bandersatz a ob Sprunggelenk. D anatomiegerechte Bandplastik i Vergl z herkömml Verfahren. H Unfallheilkd 181, 174–179 (1986) · D Bedeutg verschied Untersuchgsmeth b osteochondralen

Läsionen a Talus. ebd 405–411 (1986) · Gelenkfrakt. OP Journal 4/3, 31–36 (1988)
MH Seit 88 Unfallchirurgie. München: Urban & Vogel
BV Die Rolle des Buddhismus in der Indischen Medizin und das Spitalproblem (Diss). Züricher medizingeschichtl Abhandl Neue Reihe 65. Zürich: Juris 1969 · D Stellenwert d autologen Spongiosaplastik i d op Knochenchir. In: Implantat u Transplantat i d Plast- u Wiederherstellungschir. Berlin: Springer 1981 · Vergl Untersuchg v Bandplastiken a ob Sprunggelenk. In: Funktionelle Anat u Pathomechanik d Sprunggelenks. Stuttgart: Thieme 1984 · D endoskop Anat d ob Sprunggelenks. In: ebd · Ventraler od dorsaler Zugang z Schulterarthroskopie. In: Fortschr i d Arthroskopie. Stuttgart: Enke 1985 · Stellenwert d Arthroskopie d ob Sprunggelenks. In: ebd · Techn d endoskop Kreuzbandersatzes. In: ebd · Versorgg d Schultereckgelenkssprengg ohne metallisches Implantat. In: Biomechanik d gesunden u kranken Schulter. Stuttgart: Thieme 1985 · Thoraxtrauma. In: Unfallheilkunde. Gräfelfing: Demeter 1986

Rehn, Jörg Siegward, o. Prof. (em.) Dr. med., i. R., Mauracherstr. 15, 7819 Denzlingen · *15. 03. 18 Hamburg · **A** 44, Karlsruhe · **D** 44, Freiburg/Br. · **AG** Chir., UnfChir., Wiederherstellungschir. · **FG** Chirurgie 52 · **TG** UnfChir 72 · **H** 56, Freiburg/Br. · **P** 61, Freiburg/Br. · **TW a)** 52–62 Chir. Univ.-Klin. Freiburg (Krauss) **c)** em. Prof. Chir. · **S** 62–83 Ärztl. Dir. Chir. Univ.-Klin. „Bergmannsheil" Bochum
ZV Veröffentlichgn in in- u ausländ chir Zeitschriften
MH Hrsg u Redakt: D Unfallchir. Berlin: Springer · Spec consult: Arch Orthop Trauma Surg. Berlin: Springer
BV D posttraumat Osteomyelitis. Stuttgart: Schattauer 1970 · Unfallverletzgn b Kindern. Berlin: Springer 1974 · D alte Mensch i d Chir. Berlin: Springer 1979

Reichel, Klaus, Prof. Dr. med., Chefarzt, Chir. Klin. Städt. Krhs. Siloah, Roesebeckstr. 15, 3000 Hannover 91 · *29. 03. 34 Nordhausen/Harz · **A** 62, München · **D** 59, München · **AG** AllgChir. · UnfChir. · GefChir. · **FG** Chirurgie 69 · **TG** UnfChir 11/83 · **H** 70, Hannover · **P** 74, Hannover · **TW a)** 64–68 Chir. Univ.-Klin. München (Zenker) · 68–75 Dept. Chir. Med. Hochschule Hannover (Pichlmayr) **c)** Chefarzt · **S** Seit 75 Chefarzt Chir. Klin. Städt. Krhs. Siloah Hannover
ZV D Einfluß v Barbiturat-Narkose u CO_2 auf d Autoregulat d Hirnrindendurchblutg. 28 Tagg Dtsch Physiol. Pflügers Arch ges Physiol 279 (1964) · Apperzeptiv-affekt Gefäßreakt i d Großhirnrinde. Pflügers Arch 293, 19–33 (1967) · Indikat z klass Resekt u Vagotomie b pept Ulcus. Langenbecks Arch Chir 320, 233–234 (1968) · Blasen-Darm-Fisteln. Ätiol, Therap u Erg. MMW 15, 914–920 (1968) · D einreihig Enteroanastomose. Exptelle u klin Erg. Langenbecks Arch Chir Kongrbd 322, 1005–1011 (1968) · Erfahrgn u Komplikat b d zwei- u einreihig Enteroanastomose. Langenbecks Arch Chir 323, 362–373 (1969) · Untersuchgn a Mensch u Tier z Hemmg d Magensekret. HabilSchrift Hannover 1970 · Sicherht einreihig Enteroanastomosen. Vereinigg Nordwestdtsch Chir Hamburg 1969. Zentralbl Chir 430–438 (1970) · Intraperitoneale Spülg b bakteriel Peritonitis. Langenbecks Arch Chir Kongrbd 328 (1971) · Intraperitoneal lavage in bacterial peritonitis. Eur Surg Res 5,

77 (1973) · Relaparotomie na Vagotomie. Zentralbl Chir 5 (1976) · D lokale, transanale, kurat Tumorresekt b tiefsitzenden Rectumca. Chirurg 53, 393–395 (1982) **BV** Chron Magenulcus. In: D Indikat z Op. Berlin: Springer 1974 · D allg Eingriffe a Magen-Darm-Kanal. In: Oplehre Bd VII/I. D Eingriffe i d Bauchhöhle. ebd 1975 · Relaparotomie na Vagotomie. In: Postop Komplikat – Prophyl u Therap. ebd 1976 · Anwendg d Nähapparate TA90 u TA55 i d Magenchir. In: Maschinel Nahttechn i d Abdominalchir. Stuttgart: Thieme 1982

Reichert, Heinz S., Prof. Dr. med., Chefarzt, Marienhosp., Böheimstr. 37, 7000 Stuttgart 1 · *06.05. 26 Altenburg/Thüringen · **A** 55, Kiel · **D** 59, Mainz · **AG** Kieferchir. · Chir. · PlastChir. · **FG** Chirurgie 10/78 · Mund-Kiefer- u. Ges.Chir. 61 · **TG** PlastChir 10/78 · **H** 76, Ulm · **P** 83, Ulm · **TW** b) –07/69 OA Klin. Plast. Chir. Marienhosp. Stuttgart (Schmid) c) Chefarzt Klin. Plast. Chir. · **S** Seit 07/69 Chefarzt Klin. Plast. Chir. Marienhosp. Stuttgart **ZV** 81 wissenschaftliche Arbeiten u a: · Plastic surgery of the nose in children. Plast Reconstr Surg 31, 1 (1963) · Stirndefektdeckg. Langenbecks Arch Chir 306, 1 (1964) · Lokale Unterkühlg kompliz Transplantate z Verbesserg d Einheilsbedinggn. ebd 308 (1964) · Surgical treatment of jaw deformities in patients with lip, alveolar and palate clefts. Int Congr Series, Excerpta Med 57, 106 (1965) · Gehörverbessernde Epithesen. Fortschr Kiefer Gesichtschir X, 127 (1965) · The covered implantation of composite grafts, indication, techn and operative results. Panminerva Medica 11/1-2, 31 (1969) · Osteoplasty in complete clefts of the secondary palate. Br J Plast Surg XVIII/1 (1970) · Organoide Magenschleimhautauskleidg i d cyst erweit Glandula Sublingualis u Submandidbularis e Neugeborenen. Fortschr Kiefer Gesichtschir XV, 124 (1972) · Wiederherstellg d Funkt e verletzten Nervus facialis dur Transplant lyophilis homolog Nervenfasern. Aktuel Traumatol 2, 173 (1972) · Kranialer Zugang b op Reposit d verlagerten Orbitainhaltes. Fortschr Kiefer Gesichtschir XVIII, 34 (1972) · D Formg d Philtrums b primär Verschl einseitiger Lippen-Kiefer-Gaumenspalten. ebd XVI/XVII, 72 (1973) · Peripheral function of the facial nerve: testing with stabilized current intensity indep of tissue resistance. Chir Plastica (Berl) 2151 (1974) · The lateral velopharynxplasty: a new method for the corr of the open nasality. Fortschr Kiefer Gesichtschir 2, 95 (1974) · The effect of surg on facial growth pattern. Excerpta Med 1975 · Wiederherstellg v Form und Funkt b erworb Unterliddefekten. Fortschr Kiefer Gesichtschir XXIII 1977 · Konturverbess b Verbrenngn d subm m Visierlappenplastik. Fortschr Kiefer Gesichtschir Jahrbuch 1978 · Konturverbess Op a d Ohrmuschel d gezielte Veränderg d Spannungsgefüges i Knorpelgerüst. ebd 1978 · Technique of subcutan mastectomy and immediate reconstr in hypertrophic or ptotic breast. Chir Plastica (Berl) 4, 187 (1978) · Philtrum formation in cleft lip surgery. Ann Acad Med Singapore 12/2 [Suppl] (1983) · The surg treatment of pressure sores in paraplegics and the possible prevention of their recurrence. Scand J Plast Reconstr Surg 20, 125–127 (1986) **MH** Kongrbd Jahrestagung Dtsch Ges f Plast Chir. Stuttgart: Thieme 1975 · Eur J Plast Surg. Berlin: Springer · Abstractor f Cleft Palate Journal d Am Cleft Palate Assoc · Seit 76 Abstractor f Plastic & Reconstr Surgery. Baltimore: Williams & Wilkins

BV Split skin and full skin grafts in burns, indication and technique of transplantation. In: Research in Burns. Bern: Huber 1971 · Forming the philtrum in primary lip cleft repair. Butterworths 1971 · Correction of protruding ears by making use of the natural elasticity of the cartilage. ebd 1971 · Opmethod z vollst subcut Mastektomie. In: Symp on breast cancer. Stuttgart: Thieme 1982 · D op Bhdlg d angebor Oberlidptosis d Stirnmuskelverlg na Schmid. In: Reg plast u rekonstr Chir i Kindesalt. Berlin: Springer 1983 · Scar revisions. In: Oral and maxillofac traumatol, vol 2. 1986

Reichmann, Wilhelm, Univ. Prof. Dr. med., Elsterstr. 24, 5060 Bergisch Gladbach 1 (Frankenforst) · *04.09. 20 Dorndorf/Werra · **A** 45, Jena · **D** 46, Jena · **AG** Orthop. · Handchir. · **FG** Chirurgie 52 · **TG** UnfChir 73 · **H** 65, Köln · **P** 70, Köln · **TW** a) 45–58 Chir.-Orthop. Univ.-Klin. Jena (Guleke, Kuntzen) · 58–59 Chir. Univ.-Klin. Marburg (Heberer, Schwaiger) · 59–71 Chir. Univ.-Klin. u. Poliklin. Köln (Heberer) · 71–85 Abt. Unfallchir. Chir. Univ.-Klin. Köln · **S** 71–85 Leiter Abt. Unfallchir. Chir. Univ.-Klin. Köln **ZV** D patholog Frakt. MMW 122, 878 (1980) · Meßschrauben auf Dehnungsmeßstreifenbasis z in-Vivo-Messung d axialen Schraubenzugkraft b Plattenosteosynthesen i d Knochenchir. Med Orthop Tech 100, 205 (1980) · Überlebenschance d kombinatverletzten Kindes auf e chir Intensivstat. Z Kinderchir [Suppl] 33, 201 (1981) · Risiko d Versorgg offener Unterschenkelfrakt b Kombinatverletzten. H Unfallheilkd 153, 238 (1981) · Panaritien u Phlegmonen d Hand. Dtsch Ärztebl 28, 1373 (1981) · Bhdlgserg d DeQuervainschen Luxatfrakt. Handchir 13, 218 (1981) · D Einfluß d Schraubenstellg auf d axialen Schraubenzugkräfte v Plattenosteosynthesen b unterschiedl Reibgsverhält. Med Orthop Tech 102, 81 (1982) · Resorbierb Antibiotikum/Antiseptikum Tricalcium-Phosphat-Keramik z lok Bhdlg d Osteomyelitis – E exptelle Untersuchg am Hund. Langenbecks Arch Chir [Suppl] 83, 133 (1983) · D transmurale Blasen- u Harnröhrenverletzg b Polytraumatisierten. Verhber Dtsch Ges Urologie 35, 101 (1984) · D Freisetzgsverzögerg verschied Antibiotika aus resorbierbaren Tricalciumphosphat-Keramikgranulat dur d Verwendg lösl Überzüge z lok Bhdlg d Osteomyelitis. Langenbecks Arch Chir 360, 193 (1983) · Chir Bhdlg v Panaritien. ebd 361, 641 (1983) · D Wertigkt d Arthroskop i d Kniegelenksdiagnost. Aktuel Traumatol 14, 103 (1984) · Erfahrgn m d Verwendg d Fixateur externe b polytraumatisierten Pat. ebd 14, 237 (1984) · Späterg na instabiler Becken- u Hüftgelenkfrakt. H Unfallheilkd 164, 243 (1984) · Tierexptelle Untersuchg d materialtyp Haltefestigkt versch Implantate i Knochen. Verhber Dtsch Verbandes Materialprüfung eV 5 Sitzung 187 (1984) · D mechan Belastbarkt d Knochen-Implantat-Grenzschicht unt Verwendg v Implantaten aus Methyl-Methacrylat, Titan-Eisen-Legierung (TiAlFe), Aluminiumoxyd-Keramik u Hydroxylapatit. Langenbecks Arch Chir [Suppl] 85, 19 (1985) · Experimental and preliminary clinical experience with absorbable calcium phosphate granules containing an antibiotic or antiseptic for the local treatment of osteomyelitis. J Hosp Infect [Suppl] 6, 177 (1985) · D Beinschmerz aus chir u unfallchir Sicht. Z Allgemeinmed 61, 551 (1985) · E neues Bewertgsschema z Spätergbeurteilg na Dekompressop d Nervus Medianus. Handchir 18, 79 (1986) ·

Resorbierbare Materialien - histor Überblick aus Kölner Sicht. (im Druck)
BV Benigne u semimalig Knochentumoren. In: Indikat z Op, 2 Aufl. Berlin: Springer 1981 · Bhdlg häufiger Bagatellverletzgn. In: Offizinpharmazie Bd 6. Stuttgart: Thieme 1983 · Mikrochir - Handchir. Stuttgart: Fischer 1984 · Extremitätenverletzgn. In: D Arzt i Notfalldienst. Stuttgart: Schattauer 1985 · Biomechanik - Knochenbruchheilg - Biomaterialien, ein aktuel Therapkonzept. In: Stand u Gegenstand chir Forschg. Berlin: Springer 1986 · Konserv Therap (incl. perkutane K-Drahtosteosynthese) u Problemat d distal Radiusfrakt. In: Biblio f Handchir. Stuttgart: Hippokrates 1987

Reichold, Hans-Hermann, Dr. med., Chefarzt, Ev. Krhs., Obere Himmelsbergstr. 38, 6660 Zweibrücken · *17.12. 33 Lauf · **A** 63, Lahr · **D** 65, Freiburg · **AG** StatArzt Saarbrücken, Lahr, Freiburg · **FG** Chirurgie 08/68 · **TW a)** 64-70 Freiburg (Krauß) · 70-77 Kaiserslautern (Overbeck) **c)** Chefarzt · **S** Seit 77 Ev. Krhs. Zweibrücken

Reif, Johannes, Dr. med., Oberarzt, Neurochir. Univ.-Klin., 6650 Homburg/Saar · *21.12. 48 Lahr · **A** 74, Freiburg i. Br. · **D** 74, Freiburg i. Br. · **AG** 69-74 Nervenklin. Freiburg · 10/76-03/77 Neuroradiol. in Neurophysiol. ebd. · **FG** NeuroChir 12/79 · **ZB** Sportarzt 04/75 · **TW b)** 79-81 Wiss. Ass. Abt. Allg. NeurChir. Neurochir. Univ.-Klin. (Seeger) · 81-86 StatArzt u. seit 86 OA Neurochir. Klin. Saarlanduniv. Homburg/Saar (Loew) **c)** OA Neurochir. Klin.
ZV Differential diagnosis and therapy of herniated thoracic disc. Acta Neurochir (Wien) 67, 225-265 (1983) · Acute aneurysmal haemorrhage presenting as space occupying subdural haematoma. Zentralbl Neurochir 48, 114-119 (1987) · Intraspinal mesenchymal chrondrosarcoma in a three-year-old boy. Neurosurg Rev 10, 311-314 (1987) · Intrakraniel Vorschub e Foley-Blasenkatheters. Unfallchirurg 91, 428-431 (1988) · Spinal space occupying lesion in thalassemia major. Neurosurg Rev 12, 323-331 (1989)

Reinert, Rudolf, Dr. med., Chefarzt, Marienkrhs., Am Hirschberg, 6690 St. Wendel · *19.04. 46 Grimmersum · **A** 73, Homburg · **D** 73, Homburg · **FG** Chirurgie 80 · **TG** UnfChir 84 · **TW a)** 80-84 OA Chir. Univ.-Klin. Marienhosp. - Ruhruniver. Bochum **c)** Chefarzt Chir. Abt. · **S** Seit 01/85 Ärztl. Dir. Marienkrhs., St. Wendel

Reinke, Michael-Alexander, Dr. med., niedergelassen, Poststr. 7, 5970 Plettenberg · *17.09. 43 Neuruppin · **A** 76, Freiburg · **D** 77, Freiburg · **AG** NeurChir. 02/77-08/78 · ThKardChir. 09/78-10/79 · ThChir. 10/79-05/80 · AllgChir. u. KindChir. 06/80-04/84 · **FG** Chirurgie 04/84 · **TG** UnfChir 06/86 · **TW a)** 04/84-05/84 Univ. Freiburg (Farthmann) **b)** UnfChir. 06/84-05/86 Krankenanst. Landkreis Ludwigsburg (Gerlitzky) **c)** Niedergel., UnfChir., u. D-Arzt · **S** Niederlassung 86 Plettenberg

Reismann, Bernd, Prof. Dr. med., Chefarzt, Chir. Klin. Kreiskrhs., Rintelner Str. 85, 4920 Lemgo · *06.07. 34 Köln · **A** 64, München · **D** 64, Berlin · **AG** Urol. · KindChir. · AllgChir. · endokrine Chir. · **FG** Chirurgie 10/69 · **TG** KindChir 07/71, UnfChir 11/71 · **H** 77,

Köln · **P** 89, Köln · **TW a)** 69-79 Chir. Ordinariat Köln-Merheim (Schink) **c)** Chefarzt Chir. Klin. · **S** Seit 06/79 Chefarzt Chir. Klin. Kreiskrhs. Lemgo
ZV 62 Publikat üb Probl d Abdominal-, Thorax- u Unfallchir, d endokrinen Chir, d Kinderchir u d Urol
BV Probl d Mehrfachverletzgn b Kind. In: D Unfall i Kindesalter. Stuttgart: Hippokrates 1972 · D verletzte Kinderhand. In: ebd · Auswirkgn v Frakt auf d kindl Wachstumsfuge. Köln 1977

Reiß, Heinz-Dieter, Dr. med., Chefarzt, St. Ansgar-Krhs. Brenkhäuser-Str. 71, 3470 Höxter · *18.08. 37 Kassel · **A** 68, Witzenhausen · **D** 68, Marburg · **AG** 68 Ass. Chir. Abt. Kreis- u. Stadtkrhs. Witzenhausen · 68-71 Ass. Klin. Allgemeinchir. Med. Hochschule Hannover Krhs. Oststadt · 72-73 OA ebd. · **FG** Chirurgie 73 · **TW a)** 73-79 OA Klin. Allgemeinchir. Med. Hochschule Hannover - Krhs. Oststadt (Heymann) **c)** Chefarzt AllgChir. · **S** Seit 79 Chefarzt Abt. Allgemeinchir. St. Ansgar-Krhs. Höxter
ZV Gefahren d Dislokat b Kavakath. Anästh Praxis 8, 91 (1973) · Markierg insuff Venae perforantes a Unterschenkel mitt Fluorescin-Test u d Directional Dopplers. Phlebol Proktol 2, 8 (1973) · Z Wertigkt versch Markiergsmeth insuff Venae perforantes a Unterschenkel. Vergl v klin Untersuchg, antegrader Phlebographie, Fluorescin-Test u Directional Doppler. Folia Angiologica 22, 175 (1974) · D Treffsicherh d präop Markierg insuff Venae perforantes a Unterschenkel b primär Varicosis du Palpat, antegrade Phlebographie, Fluorescin-Test u Directional Doppler. Phlebol Proktol 4, 30 (1975) · Verbundosteosynth m Palacos. Zentralbl Chir 100, 1077 (1975) · Intraop Lokalisat v Steinen i d Gallenwegen m d Festkörpersuchgerät. Langenbecks Arch Chir 342, 578 (1976) · Exp Untersuchgn z Veröfg insuff Venae perforantes a Unterschenkel b primär Varicosis. Phlebol Proktol 5, 95 u 189 (1976) · Vergl d Wertigkt v Phlebographie, Fluorescinmarkierg. Directional Doppler u klin Untersuchg b d Diag insuff Venae perforantes am Unterschenkel. Aktuel Probl Angiol 34, 226 (1976) · D Festkörpersuchgerät: e Hilfsmitt z intraop Steinsuche i d Gallenweg. Electromed 2, 42 (1977) · Erg d Radikalop b primär Varicosis na vorher Perforantesmarkierg du Phlebographie, Directional Doppler u Fluorescin-Test. Erg Angiol 18, 239 (1978) · Z Beurteilg verschied Therapieverfahr b primär Varicosis. Vasa 7, 291 (1978)

Reiter, Jürgen, Prof. Dr. med., Chefarzt, Städt. Krhs., Elsa-Brandström-Str. 1, 6710 Frankenthal · *05.08. 43 Heidelberg · **A** 71, Stuttgart · **D** 69, Mannheim · **AG** AllgChir. · UnfChir. · **FG** Chirurgie 06/76 · **TG** UnfChir 09/86 · **ZB** Chirotherap. 88 · **H** 79, Heidelberg · **P** 86, Heidelberg · **TW a)** 76-86 Chir. Klin. Mannheim (Trede) u. Unfallchir.-Klin. Mannheim (Plaue) **c)** Chefarzt · **S** Seit 10/86 Chefarzt Städt. Krhs. Frankenthal
ZV Z klin Bedeutg d Meckel'schen Divert. Fortschr Med 94, 1937-1940 (1976) · Darmperforat dur spitze Fremdkörper. Chirurg 48, 57-59 (1977) · Condylomata acuminata u Buschke-Lowenstein-Tumor. Chir Praxis 22, 239-243 (1977) · Op Techn u Indikat b Ulcus ventriculi. Aktuel Gastrologie 6/6, 511-514 (1977) · Indikat u Erg d endoskop Papillotomie. Kongrber d Öster Ges f Chir 735-737 (1977) · Dünndarmtumoren. Fortschr Med 96, 817-822 (1978) · D endoskop Papillotomie;

Method – Indikat – Erg. Zentralbl Chir 103, 1591–1599 (1978) · Results of endoscopic papillotomy: a collective experience from nine endoscopic centers in West Germany. World J Surg 2, 505–511 (1978) · Fremdkörper in d Gallenwegen. Chir Praxis 29, 65 (1981) · Postop Probl na groß Resekt am Dickdarm aus chir Sicht. Ernährungs-Umschau 29, 497 (1982) · D Invaginat i Erwachsenenalter. Chirurg 55, 111 (1984) · Investigations on the age dependence of T-lymphocyte subpopulations and lymphocyte reactivity. J Immunopharmacol 6, 359–377 (1984) · D instrumentelle Oesophagusperforat – ihre Bhdlg u Erg. Langenbecks Arch Chir 366, 131–133 (1985) · Mesenchymale Tumoren d Magens u Duodenums. Chir Praxis 36, 57–63 (1986)
BV Nachbhdlg total-pankreatektomierter Pat. In: D Chir d akut u chron Pankreatitis. Bad Oeynhausen: TM-Verlag 1980 · Nahtmittel u Nahttechn i d Pankreaschir. In: Mod Nahtmaterialien u Nahttechn i d Chir. Berlin: Springer 1982 · Syndrome biliodigest Anastomosen. In: Endoskop postop Syndr. ebd 1988

Reiter, Wolfgang Erich, Dr. med., Ltd. Oberarzt, Kreiskrhs. (v. Fellenberg-Stift), Hochwaldstr., 6640 Merzig · *07.05. 48 Dillingen/Saar · A 77, Saarbrücken · D 82, Saarbrücken · FG Chirurgie 11/82 · TG Unf-Chir 01/84 · TW a) 81–84 StatArzt Unfallchir. Abt. Idar-Oberstein (Weyand) · 84 OA Städt. Krhs. Rodalben (Moser) · 84–87 OA Kreiskrhs. Eberbach (Alff) · Seit 87 1. OA Kreiskrhs. Merzig (Täger) c) Ltd. OA Schwerpunkt UnfChir.

Reitter, Hans, Prof. Dr. med., Chefarzt i. R., Witzelstr. 16, 6400 Fulda · *19.06. 19 Weretz · A 42, Agram · D 42, Agram · AG Pathol. · Anat. · FG Chirurgie 49 · H 57, Düsseldorf · P 63, Düsseldorf · TW a) 42–45 Chir. Univ. Kliniken Breslau u. Heidelberg (Bauer) · 45–49 St. Elisabeth-Krhs. Rodalben/Pfalz u. St. Marien-Krhs. Ludwigshafen/Rh. · 49–52 Pathol. Inst. Univ. Heidelberg (Randerath) · 52–63 Chir. Klin. Med. Akad. Düsseldorf (Derra) c) Chefarzt u. Ärztl. Dir. · S 63–84 Chefarzt Chir. Klin. u. Ärztl. Dir. Städt. Klin. Fulda
ZV Prim pleuropulmon Aktinomykose. Zentralbl Chir 1954 · Morphol d Kollapslunge unt d Sicht d Resektbhdlg. Langenbecks Arch Chir 281 (1955) · Chir Bhdlg d chron Pneumonie. ebd 282 (1955) · Chir Probl b d chron Pneumonie. Thoraxchir 1955 · Altes u Neues üb d Magen-Zwölffingerdarmgeschwür. Dtsch Med Wochenschr 1956 · Was ist üb d Indikat z e Eingr b schwerer anacider Gastroduodenitis u Bulbusdeform ohne Entleergsbehinderg bekannt? ebd 1957 · Narkefekt durch intrazistern Adrenalin-Injekt. Anästhesist 1957 · Tierexp Untersuchgn üb d intracistern Adrenalin-Nark. Habil-Schr 1957 · Zentr Wirkg d Cholinesterasehemmers Pyridostigmin. Experientia 13 (1957) · Inn u äuß Fakt b d Entstehg postop Magenbeschwerden. Langenbecks Arch Chir 287 (1957) · Gutart Geschwülste d Lunge u d Bronchien. ebd 289 (1958) · Hiatusbr d Zwerchfells. Die verschied Bruchformen u ihre Therap i Spiegel d Nacherg op Bhdlg. ebd 290 (1959) · D sog Kardiospasmus. Entstehgsursachen. Gefahren u Bhdlgserg b d benignen, nicht entzündl Kardiasten m Megaoesophagus. Bruns Beitr Klin Chir 199 (1959) · Klin u Therap d Bronchialadenome. Z Tbk 112 (1959) · Transthorak off Zwerchfelldoppelg z Beseitigg e Rela-

xat. Chirurg 1959 · Hiatusbr d Zwerchfells u ihre op Bhdlg. Dtsch Med Wochenschr 1959 · Hiatus hernias and their surgical treatment. German Med Monthly 1959 · Ausbreitg d Bronchialca u seine Heilgsaussichten b chir Radikalbhdlg. Langenbecks Arch Chir 295 (1960) · Duplikatur (Doppelgsmißbildg) d Duodenums. Wien Klin Wochenschr 1960 · Zweihöhlenverletzgn i Frieden. Med Klin 1962 · Bhdlg d Bauchnarbenbr. Langenbecks Arch Chir 304 (1963)
BV Übersetzg u Ergänzg von: Nissen, Resekt techn b chron Duodenal- u Jejunalgeschwür. Stuttgart: Thieme 1954 · Cyst Lungenverändergn. In: Hdb d Thoraxchir, Bd III. Berlin: Springer 1958 · Erkrkgn d Zwerchfells. In: ebd, Bd II. ebd · Fallotsche Tetralogie. Mitralsten unt bes Berücksichtigg d Op. D op bhd Pylorussten. In: Progn chron Erkrkng. ebd 1950 · Früherkenng d Krebses d Lunge u d Mediastinalraumes. In: Vorbeug Gesundhtspflege i d tägl Praxis. Stuttgart: Hippokrates 1960 · Chir wicht angebor Erkrkgn u Mißbildgn d Halsgegend. Zwerchfellmißbildgn u angebor Zwerchfellbr. In: Festschr f Prof Dr E Derra. Stuttgart: Thieme 1961 · Z ärztl Konzept e groß Zentralkrhs. In: Festschrift Städt Kliniken Fulda 1975

Rennekampff, Hans-Oliver, Dr. med., Assistenzarzt, Abt. Allg. Chir., Chir. Univ.-Klin., Arnold-Heller-Str. 7, 2300 Kiel · *15.06. 61 Frankfurt/M. · A 86, Frankfurt/ M. · D 86, Frankfurt/M. · AG Chir. · TW c) AssArzt

Rether, Jörg Robert, Dr. med., Assistenzarzt, BG-Unfallklin., Schnarrenbergstr. 94, 7400 Tübingen · *13.11. 50 Lichtenau/Baden · A 80, München · D 80, Freiburg/Br. · AG Pathol. · Biomech. · Chir. · Intensivmed. · FG Chirurgie 08/87 · TW a) 87 Klin. f. Abdom.- u. Transplantationschir. Med. Hochschule Hannover (Pichlmayr) b) 88–89 BG-Unfallklinik Tübingen (Weller) c) AssArzt im TG
ZV Verletzgn d HWS b Verkehrsunfall. Unfallheilkunde 87, 524 (1984) · Ursach u Mechanism retroperiton Verletzgn b Verkehrsunfall. H Unfallheilkd 181, 519 (1986) · Speckle-Interferometrie z berührungsl Messung v Oberflächenverschiebgn a Knochen. H Unfallheilkd 189, 197 (1987) · Biomechanik d Ringfixateurs. ebd 200, 80 (1988)
BV Speckle interferometry for investigation of the rigidity of external fracture fixation. In: Biomechanics: basic and applied research. Boston: Dordrecht 1987

Rettig, Moritz Hans, o. Prof. Dr. med., em. Ärztl. Dir., Orthop. Klin. Justus-Liebig-Univ. Gießen, Paul-Meimberg-Str. 3, 6300 Gießen · *25.06. 21 Darmstadt · A 54, München · D 57, München · AG Frakt. d. Kindesalters · Mißbildgn d. Wirbelsäule · Probl. d. Alloarthroplastik · Implantatwerkstoffe · FG Orthopädie 53 · ZB Rheumatol. · H 57, Berlin · P 61, Gießen · TW a) Orthop. · 48–54 Staatl. orthopäd. Versorgungskrhs. Bad Tölz · 54–60 Orthop Univ. u. Poliklin. FU Berlin im Oskar-Helene-Heim, Berlin · S Seit 61 Ord. Prof. u. Ärztl. Dir. Orthopäd. Klin. Justus-Liebig-Univ. Gießen
ZV Grenzen u Möglchktn d spont Korrekt am wachsenden Skelett. Aktuel Probl Chir Orthop 20 (1981) · D Bhdlg d Frakt b alten Menschen i d ärztl Praxis. Orthop Prax 6/17, 429–433 (1981) · Gangstörgn. Diagnostik 14, 486 (1981) · Alloarthroplast d Hüftgelenkes unt Einsatz

v Kohlenstoff als Implantatmaterial. Rheumamed 3, 100 (1981) · Frakt i Alter. Z Ev Impulse 4, 24 (1982) · Arthrolyse, Arthrodese, Arthroplastik. Unfallchirurgie 8, 271–278 (1982) · Rückenschmerz, diagnost Strategie. Diagnostik 16, 26–28 (1983) · Schenkelhalsfrakt am wachsenden Skelett. Unfallchirurgie 10, 36–39 (1984) · Zusammenarbeit v Ingenieur u Arzt. JLU-Forum 5 (1984) · Zusammenarbeit v Ingenieur u Arzt. Fortschr Med 103/6, 77 (1985) · Haftpflichtprobl d Endoprothetik. Unfallchirurgie 12, 25–33 (1986) · D Arthrodesen am Fuß. Med Orthop Tech 106, 82 (1986) · Endoprothetik. Unfallheilkunde 1986 50 Jahrestagg Dtsch Ges Unfallhlkd 18 12 86. Unfallheilkunde (1986) · Trend u Wandel in Diagn u Therap spastischer Kinderlähmungen. Infoheft Verein z Förderung spast Gelähmter eV (1987) · Kohlenstoff als Prothesenwerkstoff. H Unfallheilkd 183 (1987) · Klin Erg v Hüftendoprothesen unt Verwendg von Knochenzement. Med Welt 38, 1353–1355 (1987) · Schaftfrakt i Wachstumsalter – Opindikat oder konserv Therap. Unfallchirurgie 13, 326–330 (1987) · Aktuel Probl u Stand d zementfreien Endoprothese. Med Orthop Tech 108, 1 (1988) · Störgn d Wachstums d hüftnahen Oberschenkelendes na op Bhdlg kindl Oberschenkelfrakt. Z Orthop 126/3, 255 (1988) · D gefäßgestielte Beckenspan z Therap d Hüftkopfnekrose d Erwachs. ebd 126, 500–507 (1988)
BV Patho-Physiol angebor Fehlbildgn d Lendenwirbelsäule u d Lendenwirbelsäulen-Kreuzbeinüberganges. Beilageh Z Orthop. Stuttgart: Enke 1959 · Frakt i Kindesalt. München: Bergmann 1957 · Lehrb f Krankenpflegeschulen, Bd III Orthopädie, 2 Aufl. Berlin: de Gruyter 1963 · Konstrukt u rekonstruk Chir d ob Extremitäten, Bd II, Beitrag 53. In: Hdb d plast Chir. Berlin: de Gruyter 1966 · Wirbelsäulenfibel. Stuttgart: Thieme 1967 · Konstrukt Chir u rekonstrukt Chir d unt Extremitäten, Bd II, Beitrag 54, Liefrg 12. In: Hdb d plast Chir. Berlin: de Gruyter 1968 · D Bhdlg d Koxarthrose m Denervat- u Kapsulektomie. In: D Therap d Koxarthrose. Stuttgart: Thieme 1969 · Prakt Orthop. Vorträg d X Fortbildgstagg d Berufsverbandes d Fachärzte f Orthopädie. Bruchsal: Vordruckverlag 1970 · Hüftfibel. Stuttgart: Thieme 1970 · Wirbelsäulenfibel, 2 Aufl. Stuttgart: Thieme 1973

Reuter, Clemens, Dr. med., Oberarzt, Chir. Univ.-Klin. Klinikum Großhadern, Marchioninistr. 15, 8000 München 70 · *04.05. 50 Heldenbergen/Hessen · **A** 75, Darmstadt · **D** 75, Giessen · **AG** 76 Exp. Med. Giessen · GefChir. · **FG** Chirurgie 05/84 · **TG** GefChir 03/89 · **TW a)** 84–86 StatArzt Univ.-Klin. Lübeck · 06/86–02/89 OA ebd. **b)** Seit 03/89 OA Chir. Univ.-Klin. München-Großhadern **c)** OA im TG

Reuter, Horst Erenhard, Dr. med. Dr. med. dent., Chefarzt, Zentralkrhs. Reinkenheide, Postbrookstr., 2850 Bremerhaven · *23.03. 42 Falkenstein/Vogtland · **A** 71, Erlangen · 72, Zahnarzt, Erlangen · **D** 71, Erlangen · 76, Dr. med. dent., Freiburg · **AG** Osteosynthese-Verfahren · **FG** Mund-, Kiefer-, Gesichtschirurgie 03/76 · **ZB** Plast. Op. 03/80 · **TW a)** Mund-, Kiefer-, Gesichtschir. · 76 Univ.-Klin. Freiburg/Br. (Schilli) · 76–80 Zentralkrhs. Reinkenheide Bremerhaven (Scharf) **c)** Chefarzt · **S** Seit 80 Chefarzt Klin. f. Mund-, Kiefer-, Gesichtschir. Zentralkrhs. Reinkenheide Bremerhaven
ZV Schmerzunterdrückg i Trigeminusbereich dur trans-

cutane Nervenstimulat. Dtsch Zahnärztl Z 31, 274–276 (1976) · Sekund Schieng v Zahnwurzelfrakt dur endodontale Zugschraube – e Erfahrungsbericht. ebd 36, 86–88 (1981) · D „vertikale Platte" z intermaxill Fixat. Dtsch Z Mund-Kiefer-Gesichtschir 9, 249–250 (1985) · Sekund Schieng v Zahnwurzelfrakt dur endodontale Zugschraube. Langzeiterg. Dtsch Zahnärztl Z 42, 308–310 (1987)
BV Spätfolgen na Unterkieferfrakt unt Berücksichtigg v Frakturverlauf, Dislokat u Bhdlgsmeth. Fortschr Kiefer Gesichtschir XXI, 307–309 (1976) · Wiederherstellg d Funkt d Unterkiefers dur Spanplastiken – Nachuntersuchgserg. ebd XXIII, 105–107 (1978) · Periostitis ossificans. ebd XXIX, 20–22 (1984)

Riccabona, Georg, Prof. Dr. med., Klinikvorstand, Univ.-Klin. Nuklearmed., Anichstr. 35, A-6020 Innsbruck · *12.06. 33 Innsbruck · **D** 58, Innsbruck · **AG** Schilddrüse · Nuklearmed. · **FG** Chir., Nuklearmed. 65 · **ZB** Nuklearmed. 69 · **H** 69, Innsbruck · **P** 73, Innsbruck · **TW a)** Schilddrüsenchir. Univ.-Klin. Innsbruck **b)** Nuklearmed. ebd. **c)** Klinikvorstand Nuklearmed. · **S** Seit 73 Klinikvorstand Innsbruck
MH Eur J Nuclear Med · Nuclear Med Communications · Nuklearmedizin · Acta medica austriaca
BV D endemische Struma. München: Urban & Schwarzenberg 1972 · Schilddrüse. In: Chir d Gegenwart, Bd 7. ebd 1973 · Thyroid cancer and endemic goiter. In: Endemic goiter and endemic cretinism. Wiley & Sons 1980 · Treatment of the individual patient with endemic goiter. In: ebd · Thyroid cancer and other surgical problems in areas of endemic goiter. In: Towards the eradication of endemic goiter, cretinism and iodine deficiency. Proc V Meeting PAHO 1986 · Thyroid cancer, its epidemiology, clinical features and treatment. Berlin: Springer 1987

Richter, Falk, Dr. med., Chefarzt, Marien-Hosp., Behringstr. 36, 4600 Dortmund 50 · *17.04. 39 Pirna · **A** 65, Freiburg · **D** 64, Freiburg · **AG** KindChir. · Traumatol. · Gelenkersatz · **FG** Chirurgie 71 · **TG** UnfChir 72 · **TW a)** Unfall- u. Chir. Klin. Städt. Kliniken Dortmund **b)** ebd. **c)** Chefarzt Chir. u. Unfallchir. Abt. · **S** Seit 75 Chefarzt Dortmund

Richter, Hans-Peter, Prof. Dr. med. habil., Direktor, Neurochir. Klin. d. Univ. Ulm im Bez. Krhs. Günzburg, Ludwig-Heilmeyer-Str. 2, 8870 Günzburg · *17.05. 43 Wesermünde, jetzt Bremerhaven · **A** 70, Stuttgart · **D** 68, Freiburg/Br. · **AG** Chir. peripherer Nerven · Schädelbasistumoren · **FG** NeuroChir 01/78 · **ZB** Neuroradiologie 01/89 · **H** 80, Ulm · **P** 87, Ulm · **TW b)** NeuroChir: 78–84 Neurochir. Abt. Univ. Ulm am Bezirkskrhs. Günzburg (Schmidt) · 09/84–08/89 Chefarzt Neurochir. Klin. Städt. Kliniken Fulda **c)** Chefarzt im Geb. Neurochir. · **S** 09/84–08/89 Chefarzt Neurochir. Klin. Städt. Klin. Fulda · Seit 09/89 Direktor Neurochir. Klin. d. Univ. Ulm im Bez. Krhs. Günzburg
ZV D positive Ventrikulograph m Metrizamide (Amipaque). RÖFO 127, 478 (1977) · Functional and morphological motor regeneration after different periods of denervation and following miscrosurgical suture of the peroneal nerve. Acta Neurochir (Wien) [Suppl] 28, 605 (1979) · Multiple intrakraniel Gefäßverschl b e jungen

Frau. RÖFO 133, 760 (1980) · Similar myelographic patterns of different origins (Spinal angioma and redundant nerve roots of the cauda equina). Acta Neurochir (Wien) 54, 283 (1980) · Impairment of motor recovery after late nerve suture. Experimental study in the rabbit. Part 1: Functional and electromyelographic findings. Neurosurgery 10, 70 (1982). Part 2: Morphological findings. ebd 10, 261 (1982) · Preoperative embolization in intracranial meningiomas. ebd 13, 306 (1983) · Neurochir Bhdlgsmöglchktn malig Schmerzen. Chirurg 54, 789 (1983) · D mikrovaskul Dekompress d N trigeminus – E kausale Therap d Trigeminusneuralgie? Fortschr Med 102, 15 (1984) · Chronic subdural hematomas treated by enlarged burr-hole craniostomy and closed system drainage. Acta Neurochir (Wien) 71, 179 (1984) · Dorsal root entry zone lesions for the control of the deafferentation pain. Experiences in 10 patients. Neurosurgery 15, 956 (1984) · Is the Substantia gelatinosa the target in dorsal root entry zone lesions? ebd 15, 913 (1984) · Giant tumor of the scalp. Neurochirurgia 28, 208 (1985) · Nichttraumat neurochir Notfälle. Notfallmed 13, 802 (1988) · Spont Hirnblutgn. Dtsch Krankenpflege 41, 116 (1988) · Nervenverletzgn u ihre Bhdlg. ebd 42, 100 (1989) · Kompresssyndr peripherer Nerven. ebd 42, 103 (1989) · E neues op Verfahren z Bhdlg d Torticollis spasmodicus. Fortschr Med (im Druck)
MH Vestibuläre Reizantworten a einzelnen Nervenzellen i Mittelhirn d Katze u ihre Konvergenz m opt, akust, proprioceptiv- u exteroceptiv-somatosensiblen Afferenzen. Inaug Diss Freiburg i Br 1967 · Tierexptelle Untersuchgn üb d Restitut d Skelettmuskulatur na Nervennaht – m besond Berücksichtgg d späten Sekundärnaht. Habil-Schrift Ulm 1980 · Kompresssyndr Peripherer Nerven. Springer: Berlin 1989
BV Ventriculography with Amipaque (Metrizamide). In: Adv Neurosurg 5. Berlin: Springer 1978 · Restitution of skeletal muscle after experimental denervation and microsurgical secondary suture of the peroneal nerve in the rabbit. In: Adv Neurosurg 8. ebd 1980 · Apparative Untersuchgn b malig Hirntumoren. In: Maligne Hirntumoren. Aktuel Probl Chir Orthop Bd 18. Bern: Huber 1981 · Chronic subdural hematomas treated by enlarged burr-hole craniostomy and a closed drainage system. Retrospective study of 120 patients. In: adv Neurosurg 12. Berlin: Springer 1984 · Trigeminusneuralgie. In: Internist Pharmakotherap. München: Marseille 1985 · Chir Therap schmerzhafter Engpaßsyndrome. In: Schmerzstudien Bd 7: Nervenschmerz. Stuttgart: Fischer 1988 · Pitfalls in surgery for carpal tunnel syndrome. In: Peripheral nerve lesions. Berlin: Springer (im Druck) · Motor recovery after delayed nerve suture. In: ebd

Richter, Hermann, Priv. Doz. Dr. med., Oberarzt i. R., Schützenstr. 1, 7400 Tübingen 5 · *04. 01. 26 Graslitz/CSR · **A** 52, Würzburg · **D** 52, Würzburg · **AG** Pathol. · Inn. Med. · NeurChir. · Gynäkol. u. GebHilfe · **FG** Chirurgie 02/62 · **H** 68, Freiburg · 68, Tübingen, Umhabilitation · **TW a)** 52 Gynäkol. Gebhilfe Abt. Kreiskrhs. Eschwege (Roth) · 53–55 Pathol. Marburg/L. (Hamperl) · 55–57 Med. Poliklin. ebd. (Schweigck) · 57–68 Chir. Univ.-Klin. Freiburg (Krauss) · 68–76 Chir. Univ.-Klin. Tübingen (Koslowski) **c)** i. R. · **S** 72–73 Chefarzt Chir. Abt. Marien-Krhs. Helmstedt

ZV Genuine Leberscirrh i Säuglingsalt. Z Kinderhlkd 78 (1956) · Exog Einflüsse auf d Harnkonkrementbildg. Dtsch Med Wochenschr 86 (1961) · Bhdlg d transacetabulär Beckensprengg b Mehrfachfrakt der gleichseit Extrem. H Unfallheilkd 78 (1964) · Bedeutg der Scalenuslymphknotenbiop nach Daniels f d Diagn u Operabilität intrathorak mal Tum. Chirurg 1965 · Bhdlg u Progn b Verletzg größerer Arterien u d Herzens. H Unfallheilkd 81 (1965) · Unfchir Gesichtspunkte z Diagn u Therap d frischen Schädel-Hirn-Verletzgn. ebd 87 (1966) · Diffdiagn d Appendicitis i Kindesalt. Arch Kinderhlkd 174 (1966) · Klin u tierexp Untersuchgn z Vitalfärbung m Disulphinblau i d Chir. Klin Med 1967 · D Echoencephalograph b frisch Schädel-Hirn-Trauma. Dtsch Med Wochenschr 94 (1970) · Magenkrankhtn aus chir Sicht. Therapiewoche 38 (1968) · D chir Bhdlg v Magenkrankhtn. Med Welt 20 (1969) · Vitalfärbg b Verbrenngn u Verletzgn. Fortschr Med 87 (1969) · Appendic u Schwangerschaft. Dtsch Med Wochenschr 95 (1970)
BV Diagn u Therap d frisch Schädel-Hirn-Traumas aus Sicht d Allgchir. In: Chir i Fortschr. Stuttgart: Enke 1965 · Chir im Greisenalt. In: Lehrb d Chir. Stuttgart: Schattauer 1978 · D Kropfleiden, Diagn u Indikat. In: Chir Indik u Diagn i d Praxis. Stuttgart: Schattauer 1970 · The value of encephalography with acute-life-threatening closed head injuries. Proc Endoencephalographie. Springer: Berlin 1968

Richter, Siegfried, Dr. med., Chefarzt i. R., Johannesstraße 93, 7060 Schorndorf · *01. 09. 23 Leubnitz/Sachsen · **A** 51, Freiburg/Br. · **D** 51, Freiburg/Br. · **FG** Chirurgie 12/60 · **TW a)** 51–61 Chir. Univ.-Klin. Freiburg (Rehn, Krauss) · 62–65 OA Städt. Krankenanst. Konstanz (Weisschedel) · 09/65 Chefarzt Chir. Abt. Krhs. Schorndorf **c)** Chefarzt i. R. · **S** 09/65–09/88 Chefarzt Chir. Abt. Krhs. Schorndorf · 77–09/88 Ärztl. Dir. ebd.

Richter, Wolfgang, Prof. Dr. med., Chefarzt i. R., Auf der Draveler Wiese 19, 5330 Königswinter 41 · *28. 06. 21 Wetter · **A** 45, Hamburg · **D** 45, Hamburg · **AG** Allg. Chir · Gef. Chir · UnfChir. · **FG** Chirurgie 51 · **TG** UnfChir 74 · **H** 59, Bonn · **P** 65, Bonn · **TW a)** 45 Res.Laz. Bad Oldesloe u. Lübeck · 45–46 Chir. Univ.-Klin. Bonn (v. Redwitz) · 49–64 ebd. (v. Redwitz, Gütgemann) **b)** 46–48 Chir. Abt. Knappschaftskrhs. Bardenberg (Schmitz) · 48–49 Lungenheilstätte Waldbreitbach (Schmidt) **c)** Chefarzt i. R. · **S** 64–84 Chefarzt Chir. u. Unfchir. Klin. Elisabeth-Krhs. Rheydt-Mönchengladbach

ZV Probl d termin Blutstrombahn u d intermed Stoffwechsels i d quergestreiften Muskulat. Habil-Schrift 1959 · Herzminutenvolumen b a-v Fisteln. Z Kreislaufforsch 1959 · Syndr d Vena cava sup unt bes Berücksichtg d angiograph Untersuchgn i Hinblick auf d op Therap. Ärztl Wochenschr 1959 · Wert d Heparinanwdg b d Phlegmasia caerulea dolens. Med Klin 1959 · Prophyl u Therap d diabet Brandes. Münch med Wschr 1960 · Postthromb Symptomkomplex d Beine. Dtsch Med Wochenschr 1960 · Akut Gefäßverschl. Grenzen konserv u chir Therap. Therapiewoche 1961 · Diagn u Therap d Verschl u Aneurysmen d Bauchaorta. Hippokrates 1961 · Wirkg d lumb Sympathekt a d Stoffwechsel d quergestr Muskulat. Langenbecks Arch

Chir 297 (1961) · Diagn u Diffdiagn d art Embolie. Med Welt 1962 · Genese, Sympt u Therap v Sternumfrakt. Monatschr Unfallhkd 1962 · Bhdlg v Pleurarestempyemhöhlen. Bruns Beitr Klin Chir 207 (1963) · Diagn u Diffdiagn d Phlegmasia caer Dol. Therapiewoche 1963 · Chir Therap Beckenfrakt. Monatschr Unfallhkd 1964 · Örtl u allg Wirkgn schwer Traumen. Kongrber Zbl Verk Med 1964 · Dring op Versorgg komb Verletzgn mehrere Körperhöhlen. MMW 1964 · Thoracot b traum Haemothorax. ebd · Proogesos et el tratamiento chir d las embolias arteriol. Informa 28 (1965) · Thoraximpress u begleitd Organverletzg. MMW 109 (1967) · Radikale Therap prim Varicen. Med Welt 1973 · Chir Ther v Beinkrampfadern einschl d Erg. Therapiewoche 25 (1975)
MH Études phlébographiques pour l'indication du traitment chirurgical des varices. In: Les troubles trophiques des membres inférieurs d'origine veineuse. Paris: Masson 1956

Richter-Turtur, Matthias, Dr. med., Oberarzt, Chir. Klin. Innenstadt u. Chir. Poliklin. Innenstadt d. Univ. München, Nußbaumstr. 20, 8000 München 2 · *11. 05. 47 Garmisch-Partenkirchen · **A** 75, München · **D** 77, München · **AG** Onkol. · Traumatol. · Wirbelsäule · Thoraxwand · Neurotraumatol. · **FG** Chirurgie 03/84 · **TW a)** Chir. Klin. Innenstadt LMU München (Schweiberer) **b)** Abdominal-, Thoraxchir., Traumatol. **c)** OA
ZV Probl d Traumatol i e Land d Dritten Welt. Unfallheilkunde 87, 344–350 (1984) · D Probl d Belastgsstabilität b pathol Frakt. Aktuel Traumatol 14, 55–59 (1984) · Chir Therap b fortgeschritt malig fibrösen Histiozytom – Linderg od Belastg? Aktuel Onkol 23, 101–106 (1985) · Therapmaßnahmen b lokoregionär Rezidiv v Weichteil- u Hauttumoren. MMW 128/16, 313–316 (1986) · Op Versorgg v Wirbelsäulenverletzgn. ebd 129/16, 289–292 (1987) · Tumorbeding Obstrukt d Darmes. ebd 129/40, 81–83 (1987)

Riebartsch, Thomas-Michael, Dr. med., niedergelassen, Rheinische Str. 12, 4330 Mülheim-Ruhr · *22. 11. 43 Bad Kreuznach · **A** 74, Düsseldorf · **D** 73, Essen · **FG** Chirurgie 07/80 · **TG** UnfChir 04/84 · **ZB** Sportmed. 83 · **TW a)** Alfried Krupp von Bohlen und Halbach Krhs. gem. GmbH, Essen · Chir. Klin. u. Poliklin. BG Krankenanst. „Bergmannsheil" Bochum **b)** siehe a **c)** Niedergel. D-Arzt · **S** Seit 01/83 Niederlassung (D-Arzt, Chir., Unfallchir., Sportmed.) Mülheim-Ruhr

Ringert, Rolf-Hermann, Prof. Dr. med., Direktor, Klin. u. Poliklin. Urologie Georg-August-Univ. Göttingen, Robert-Koch-Str. 40, 3400 Göttingen · *22. 09. 45 St. Michaelisdon · **A** 72, Stuttgart · **D** 72, Heidelberg · **AG** Analatresie · Colonstenosen im Kindesalter · Kinderurol. · **FG** Urologie 02/80 · **H** 84, Essen · **P** 85, Essen · **TW a)** Kinderchirurgische Klinik Bremen (Rehbein) · Urol. Univ.-Klin Essen (Mellin, Hartung) **c)** Klin. Dir. · **S** Seit 88 Dir. Urol. Klin. u. Poliklin. Georg-August-Univ. Göttingen
ZV Anovestibuläre, rektovagi, anobul u rektourethr Fisteln. Z Kinderchir 18, 82–90 (1976) · D Problematik angebor Colonstenosen. ebd 23, 46–48 (1978) · Kinetik v Antibiot i d Prostata. MMW 120, 1607–1608 (1978) · Concentration of cephradine in interstitial fluid. Urol

Res 7, 36 (1979) · Kinetik v Cefotaxim u Cefuroxim i d Interstitialflüssigkt d Hodens. Infection 8, 440–441 (1980) · Harnwegsmykosen i d Neugeb-Urol. Monatsschr Kinderhlkd 129, 371–372 (1981) · Schwenklappenplast b peniler u penoskrotal Hypospadie – Früh- u Späterg. Aktuel Urol 12, 57–60 (1981) · Nephroblastoma associated with mesangio-proliferative glomerulonephritis. Eur Urol 8, 125–126 (1982) · D Topograph d Lymphknotenmetastasen b germinalen Hodentumoren. Onkologie 8, 41–48 (1982) · Ultraschallgeführte Feinnadelpunkt retroperitonealer Proz na Lymphadenektomie b germinalen Hodentumoren. Aktuel Urol 14, 11–14 (1983) · Interdisciplinary treatment of Wilms-tumor. Br J Urol 55, 347–348 (1983) · Risiken transurethraler Op i Kindesalt. Urologe A 22, 188–190 (1983) · Op Therap d vesiko-uretero-renalen Refluxes b Kindern. ebd A 22, 410–413 (1983) · Malig sakrokokzygenale Teratome b Kindern. Aktuel Urol 19, 198–201 (1988)
BV Infektprobleme i d Neugeb-Urol. In: Infektprobl i d Neugeb-Chir. Stuttgart: Thieme 1980 · Erg d Interdisziplinären Bhdlg d Wilms-Tumors. In: Urol Kinderonkol. Stuttgart: Enke 1982 · Primary cytoreduktive surgery or adjuvant surgery in metastasizing testicular cancer. In: Controlled clinical trials in urologic oncology. New York: Raven Press 1984

Rinne, Heinrich Konrad August, Dr. med., Chefarzt u. Ärztl. Leiter a. D., Gneiststr. 2, 3000 Hannover 1 · *13. 07. 10 Hohenrode · **A** 37, Göttingen · **D** 37, Göttingen · **FG** Chirurgie 05/43 · **TW a)** 37–45 Chir. Klin. Städt. Krhs. Siloah Hannover (Nicolaus, König, Häbler) · 43–45 Militärdienst (Hauptverbandplatz) **c)** 80–89 Ärztl. Mitarb. Schlichtungsstelle f. Arzthaftpflichtfragen 5 nordd. Ärztekammern · Chefarzt · **S** 46–75 Chefarzt Chir. Klin. u. Ärztl. Leiter Städt. Krhs. Siloah, Hannover
ZV Knochenan- u -abbau unt Einwirkg v Kurzwellen. Zentralbl Chir 1937

Roder, Jürgen D., Priv. Doz. Dr. med., Oberarzt, Chir. Klin. d. Techn. Univ. München, Ismaningerstr. 22, 8000 München 80 · *12. 11. 52 München · **A** 81, München · **D** 82, München · **AG** 80 Kardiochir. Pacific Med. Center Univ. San Francisco/USA · 81/82 GefChir. TU München · **FG** Chirurgie 12/87 · **H** 90, München · **TW a)** 87/88 StatArzt Intensivstat. München · 88/89 StatArzt Abdominalchir. München **c)** OA Allg-Chir.
ZV Erste klin Erfahrgn mit einem neuen Temperaturmeßsystem. Acta medicotechn 30, 103 (1982) · Clinical use of new linear temperature probes in isolated hyperthermic perfusion of the limbs. Eur Surg Res 14, 27 (1982) · Bietet d femoropopliteale Composite-Bypass gegenüber d durchgeh PTFE-Bypass Vorteile? Angio 5, 269 (1983) · Unverträglchkt v Dacron-Doppelvelour-Prothesen – e Fallstudie. ebd 5, 25 (1983) · Durchgängkeitsrate femoro-poplitealer Bypasses: Vergl Auswertg v Composite-Graft u PTFE-Prothesen. Angio Arch 6, 185 (1984) · Neurophysiol Parameter z Beurteilg d Extremitäten – Ischämiebelastbarkt u Reversibilität v Ischämiefolgen. Langenbecks Arch Chir Kongrbd [Suppl] 227 (1985) · D Bhdlg d supra- u diakondylären Femurtrümmerfrakt m d Kondylenabstützplatte. H Unfallheilkd 182, 109 (1986) · Lohnt d Entferng solitärer

Hirnmetastasen b Bronchialkarzinom? Acta Chir Austriaca 18, 129 (1986) · Kann dur Messg neurophysiol Parameter d Extremitätenischämiebelastg u d Reversibilität v Ischämiefolgen beurteilt werden? ebd 18, 823 (1986) · Prophylactic hyperthermic extremity perfusion of malignant melanoma stage I. J Cancer Res [Suppl 111] 138 (1986) · Beckenfrakt b Polytrauma: Indikat, Zeitpunkt u Erg d op Bhdlg. Acta Chir Austriaca 19, 200 (1987) · Genügt d alleinige chir Therap b primären malig Lymphomen d Magens? Acta Chir Austriaca 19, 135 (1987) · Hirnmetastasen b Bronchialca. Chir Praxis 37, 585 (1987) · Erg d op Bhdlg v Beckenfrakt b polytraumat Pat. Aktuel Traumatol 18, 129 (1988) · Niedermolekulares Heparin (LMWH Kabi-2165) z Thromboembolieprophyl i d viszeralchir Intensivmed. Intensivbehandlg 13, 149 (1988) · Elektrophysiol Funktionsanalyse z Beurteilg d Projektionsverfahren „Trokkene Kühlung" u „Perfusion m kardiopleg Lösung HTK" b normothermer Extremitätenischämie. Langenbecks Arch Chir Kongrbd 686 (1988) · Lebensqualität na Oesophagektomie b Oesophagusca. ebd 1989 · D primär extranodale non-Hodgkin-Lymphom d Magens – Stellenwert d Op i Rahmen e multimodalen Bhdlgskonzepts. Chirurg 60, 157 (1989) · Exptelle neurophysiol Funktionsanalyse z Beurteilg d Ischämietoleranz v Extremitäten na besond Berücksichtigg d Protektionsverfahren „Trockene Kühlung" u „Perfusion m organprotektiver Lösung HTK". Acta Chir Austriaca 3, 190 (1989) · Cholecystektomie b akut Cholecystitis u symptomat Steingallenblase – Vergl d postop Letalität. ebd 3, 157 (1989) · Wird d Risiko d partiel Duodeno-Pankreatektomie dur d Wahl d Rekonstruktionsverfahrens beeinflußt? ebd 3, 58 (1989) · Lebensqualität nach Oesophagektomie: Ergebnisse einer psychosozialen Untersuchung an 80 Carcinompatienten. Dtsch Med Wochenschr 1990 · D Bedeutg bildgebender Verfahren b d perkutanen Bhdlg intraabdominaler Prozesse. Dtsch Ärztebl 1990
BV Late results of femoropopliteal and femorotibial bypasses examined by transvenous xeroarteriography. In: Cardiovascular surgery. Berlin: Springer 1982 · Kann d transvenöse Xeroarteriographie d konvent Angiographie z Verlustbeobachtg periph gefäßchir Eingriffe d unt Extremitäten ersetzen? In: Invasive u nichtinvasive angiolog Diagnost. Reinbek: Einhorn 1984 · Beeinflußt d Lymphknotenstatus d Progn b kurativ resezierten ductalen Pankreaskopf- bzw Papillenca. In: Aktuel Pankreaschir. Berlin: Springer 1990 · D malig Lymphom d Magens. In: Chir Gastroenterol, 2 Aufl. Berlin: Springer 1990

Rödig, Joachim, wiss. Mitarbeiter, FU Berlin, Klinikum Steglitz, Hindenburgdamm 30, 1000 Berlin 45 · *18. 01. 61 Ludwigsburg · A 86, Berlin · TW c) Wiss. Mitarb.

Roesgen, Michael, Dr. med., Ltd. Arzt, BG Unfallklin. Duisburg-Buchholz, Großenbaumer Allee 250, 4100 Duisburg 28 · *05.12. 46 Berlin · A 74, Köln · D 73, Bonn · AG 04–10/73 Neurochir. Bonn (Röttgen) · 11/73–03/74, 10/75–03/76 Chir. Wesel (Roesgen) · 04/74–09/75 Bundeswehr · 04/76–07/80 Chir. Aachen (Reifferscheid) · FG Chirurgie 07/80 · TG UnfChir 02/83 · TW a) 08/80–03/81 AssArzt Chir. Klin. RWTH Aachen (Reifferscheid) b) UnfChir. · 04/81–08/83 AssArzt BG Unfallklin. Duisburg-Buch-

holz (Hierholzer) · 09/83–03/87 OA ebd. c) Leitender Arzt BG Unfallklin. Duisburg
ZV Dünndarmschieng m d Miller-Abbot-Sonde b kindl Ileus. Zentralbl Chir 104, 1151 (1979) · Reintervent b Blutung i d Pankreaspseudozyste. Langenbecks Arch Chir 352, 519 (1980) · Lymphpseudozyste als Kompl e Bagatelltr. Aktuel Traumatol 12, 178 (1982) · Ind, Technik u Grenzen d funkt Knochenbruchbhdlg b Beckenverl. Schrftr UnfMed Tagung d Landesv d gewerbl BG 56, 65 (1985) · Ind z funkt Bhdlg knöch Verl d Beckenringes. H Unfallheilkd 181, 943 (1986) · Weichteilverl d Retroperitonealraumes. ebd 181, 489 (1986) · Arthrodese d ob Sprunggel – Funktionserhalt d Fußes b posttraum Arthrose. Langenbecks Arch Chir 369, 795 (1986) · D Zuggurtungsosteos – eine kompl trächtige Meth d op Knochenbruchbhdlg? Aktuel Traumatol 17, 120 (1987) · D Knochentranspl b d frisch inf Frakt. H Unfallheilkd 185, 235 (1987) · Standard method for the investigation of transplants, ceramics ot other material in a human bony layer. Arch Orthop Trauma Surg 107, 139 (1987) · Halswirbelsäulenschleudertr, M Bechterew, Tetraplegie – eine fatale Trias. H Unfallheilkd 189, 675 (1987) · D Unterschenkelkurzschaftprothese PTK. ebd 189, 861 (1987) · Augmentation v Spongiosapl m Knochenkeramiken – klin u histol Befunde n therap Anwend. ebd 200, 660 (1987) · D klin Problematik d Kahnbeinfrakt. Unfallchirurgie 14, 139 (1988) · Corrective osteotomy of the distal radius after fracture to restore the function of wrist joint, forearm and hand. Arch Orthop Trauma Surg 107, 301 (1988) · Pathophysiol u Problematik d Gelenkfrakt. OP Journal 4, 20 (1988) · Posttraumatic osteomyelitis – pathophysiology and management. Arch Orthop Trauma Surg 108, 1 (1988) · Kniegelenksüberbrückende Fixateur externe Montage zur Behandlung gelenknaher Frakturen und Weichteilschäden. Chirurg 60, 739 (1989)
BV D ästhet Fehlform a Ausdruck funkt Behinderg n körperf Speichenbruch. In: D Ästhetik v Form u Funkt i d Plast u WiederherstChir. Berlin: Springer 1985 · D kniegelenksnahe Umstellgsosteotomie – Open wedge technik versus closed wedge technik –. In: Posttraumat Fehlstell d unt Extremitäten. Konstanz: Schnetztor 1984 · D Gutachten i d gesetzl Unfallvers a ärztl Sicht. In: Gutachtenkolloquium. Berlin: Springer 1986 · D Kahnbeinpseudarthrose: Vergl funkt Erg n Schraubenosteosynthese sive MATTI-RUSSE-Plastik. In: Plast u wiederherst Maßnahmen b Unfallverl. ebd 1984 · Dringl Ind u bewährte Techniken d op Stabilisierg b Frakt d Lendenwirbelsäule. In: Neurochir i ausgew Kap. Stuttgart: Hippokrates 1987

Rofall, Dieter, Dr. med., Chefarzt, Chir. Abt. Kreis- u. Stadtkrhs., Landrat-Beushausen-Str. 26, 3220 Alfeld (Leine) · *15. 09. 29 Duisburg · A 54, Bonn · D 55, Bonn · AG Inn. Med. · Chir. · UnfChir. · FG Chirurgie 05/61 · TG UnfChir 01/72 · TW a) 61–62 Städt. Krankenanst. Bielefeld (Lamprecht) · 62–70 Städt. Krankenanst. Krefeld (Schega) c) Chefarzt Chir. Abt. · S Seit 70 Chefarzt Chir. Abt. Kreis- u. Stadtkrhs. Alfeld · seit 73 Ärztl. Dir. ebd.

Rogenhofer, Hans, Dr. med., 1. Oberarzt, Chir. Klin. Städt. Marienkrhs., Mariahilfbergweg 7, 8450 Amberg · *17. 01. 48 Amberg · A 74, München · D 74, München · AG Allg-, Unf- u. GefChir. · FG Chirurgie 12/81 ·

TG GefChir 03/87 · **TW a)** 1. OA Chir. Klin. Städt. Marienkrhs. Amberg (Flintsch) **c)** 1. OA
ZV Multiple Dünndarmkarzinoide. Selt Urs e Darmverschl. Fortschr Med 102, 430 (1984) · Katheterjejunostomie – Chir Ergänzg z postop parenteralen Ernährg. ebd 103, 211 (1985) · D incarcerierte Zwerchfellhernie als selt Urs e Dickdarmileus. Chir Praxis 35, 221 (1986) · Periop Ultrakurzzeitprophyl i d elekt Kolonchir. Therapiewoche 36, 4015 (1986)

Rohardt, Horst, Dr. med., Chefarzt, Albertinen-Krhs., Süntel Str. 11 A, 2000 Hamburg 61 · *21. 06. 24 Hamburg · **A** 53, Hamburg · **D** 51, Hamburg · **AG** Allg Thorax-, Schilddrüsen- u. GefChir · **FG** Chirurgie 58 · **TG** GefChir 66 · **TW a)** 58–64 Krhs. St. Georg Hamburg (Diebold) **b)** 09/62 Göttingen (Koncz) **c)** Chefarzt AllgChir., GefChir. · **S** 64–06/89 Chefarzt Albertinen-Krhs. Hamburg

Rohde, Walter, Dr. med., Chefarzt, St. Elisabeth-Krhs., Friedrich Ebertstr. 59, 5450 Neuwied 1 · *19. 10. 43 Turek · **A** 72, Stuttgart · **D** 70, Heidelberg · **AG** GefChir. · KindChir. · PlastChir. · AllgChir. · **FG** Chirurgie 02/77 · **TW a)** 01/78–02/84 OA Städt. Krankenanst. Ludwigshafen/Rh. (Gelbke, Schönleben) **c)** Chefarzt Allg. Chir. Abt. · **S** Seit 02/84 Chefarzt Neuwied
ZV Therapieversuche am autochthonen Mamma-Ca d Ratte. Arzneimittelforsch 19, 1291 (1969) · Aplasie d Wurmfortsatzes. Chirurg 45, 529 (1974) · Supracondyl Oberarmfrakt b Kindern. Aktuel Chir 10, 335 (1975) · E Beitrag z Chir d benignen Lebertumoren. Med Welt 28, 1794 (1977)

Röher, Hans-Dietrich, Prof. Dr. med., Klinikleiter, Chir. Univ.-Klin., Moorenstr. 5, 4000 Düsseldorf · *11. 11. 36 Magdeburg · **A** 62, Göttingen · **D** 63, Göttingen · **FG** Chirurgie 08/70 · **TG** GefChir 01/77 · **H** 71, Heidelberg · **P** 74, Heidelberg · **TW a)** 70–75 Chir. Univ.-Klin. Heidelberg (Linder) **b)** 70–71 Abt. Herz- u. Thoraxchir. Univ. Heidelberg (Schmitz) · 72–75 Abt. Gefäßchir. ebd. · 01/77–11/79 Chefarzt Ev. Krhs. Bethesda Duisburg · 11/79–04/86 Leiter Chir. Univ.-Klin., Marburg **c)** Leiter Klin. Allg. u. Unfallchir. · **S** 01/77–11/79 Chefarzt Chir. Abt. d. Ev. Krhs. Bethesda Duisburg · 11/79–04/86 Leiter Chir. Univ.-Klin. Marburg/Lahn · Seit 05/86 Leiter Klin. Allg. u. Unf-Chir. Heinrich-Heine-Univ. Düsseldorf
ZV Totale Magentransposit z langstreckigen Ösophagus-Ersatzplastik. Chirurg 47, 405–407 (1976) · The diagnosis of primary and secondary hyperparathyroidism. World J Surg 1, 709–720 (1977) · M Basedow: Chir Bhdlg. Langenbecks Arch Chir 347, 1167–1171 (1978) · Erfahrgn m d Oesophagusgastrostomie als Speiseröhrenersatzplastik oder Bypassop z op Bhdlg d Oesophagus-Ca. Dtsch Med Wochenschr 103, 732–735 (1978) · Hyperparathyreoidismus. Zentralbl Chir 105, 1006–1025 (1980) · D kalte Schilddrüsenknoten – eine Stellungnahme aus d Sicht d Chir. Dtsch Med Wochenschr 106, 657–662 (1981) · Zugänge u Radikalität b d chir Bhdlg d Schilddrüsenca. Langenbecks Arch Chir 359, 1–4 (1983) · Histaminfreisetzg i Schock, Trauma u chir Intervent. Anästhesist 32, 44–45 (1983) · Surgery for hyperthyroidism: Indication, pretreatment, operative strategy and results. Ann Chir Gynaecol 72, 101–104 (1983) · Differenzierte Schilddrüsenca – Radikalität d therapeut Strategie. Dtsch Med Wochenschr 109, 16, 626–634 (1984) · Chir im höheren Lebensalter: Beurteilungskriterien f d Opindikat. Chirurg 55, 75–78 (1984) · Impact of early operation on the mortality from bleeding peptic ulcer. Dig Surg 1, 32–36 (1984) · Chir Bhdlg d Pankreasca. Indikat u Verfahrenswahl. Internist 26, 725–729 (1985) · Ist die prospekt Kolostomie b linksseitig Resekt am Kolo-Rektum notwendig? Langenbecks Arch Chir 367, 21–26 (1985) · Tumoren d Schilddrüse – Empfehlgn z standardisierten Tumortherap. Dtsch Ärztebl 83/16, 1126–1128 (1986) · Chir d Metastasen differenz Schilddrüsenca. Langenbecks Arch Chir 371, 103–111 (1987) · Management of goiter and thyroid nodules in an area of endemic goiter. Surg Clin North Am 67, 233–249 (1987) · Periop Risiko aus d Sicht d Chir: Analyse u klin Anwendg. Zentralbl Chir 113, 447–565 (1988) · Z op Verfahrenswahl b Ösophagusca. Chirurg 59, 582–586 (1988)
MH Chir Forum f exp u klin Forschg (Dtsch Ges f Chir) Suppl zu Langenbecks Archiv f Chir · Aktuelle Chir
BV Schilddrüse. In: Lehrb d Chir. Stuttgart: Thieme 1982 · Endokrine Chir. Stuttgart: Thieme 1986 · Surg aspects of hyperparathyroidism. Veröffentlg Tgg Dtsch Ges f Osteologie 24–29 9 86. In: Osteologia II. Generalized bone disease. Berlin: Springer 1987 · Thyroid tumors. In: Progr in Surgery. Basel: Karger: 1988 · Schilddrüsentumoren. In: Therapiehdb. München: Urban & Schwarzenberg 1983, 1985, 1989 · Schilddrüse. In: Lehrb d Chir, 5 Aufl. Stuttgart: Thieme 1989

Rohr, Matthias, Assistenzarzt, Städt. Kliniken Offenbach Chir. I, Starkenburgring 66, 6050 Offenbach · *12. 02. 60 Münster/Westf. · **A** 87, Würzburg · **TW c)** AssArzt

Rojczyk, Michael, Dr. med., Chefarzt, Agnes-Karll-Krhs., Hildesheimer Str. 158, 3014 Laatzen · *22. 02. 45 Prag · **A** 71, Marburg · **D** 70, Marburg · **AG** offene Frakt. · Acetabulumfrakt. · Ellbogenbandverletzgn · **FG** Chirurgie 12/78 · **TG** UnfChir 12/78 · **TW a)** 06/82–09/86 Chir. Klin. Agnes-Karll-Krhs. Laatzen **b)** 01/79–12/79 StatArzt Unfallchir. Klin. Zentrum Chir. d. Med. Hochschule Hannover · 01/80–05/82 OA ebd. **c)** Chefarzt Unfallchir. · **S** Seit 10/86 Chefarzt Unfallchir., Agnes-Karll-Krhs. Laatzen
ZV Diagn u Ther frischer u chron Bandverl i Bereich d Ellenbogengelenkes. Chirurg 49, 6 (1978) · D Ellenbogenlux. Unfallheilkunde 82, 418 (1979) · Unters üb d Einfluß e Antibioticaprophylax b d Bhdlg off Frakt. H Unfallheilkd 138, 355 (1979) · D Arthrolyse i d Behdlg posttr u postop Knie- u Ellenbogensteifen. · Z Schwellfestigkt v Knochenzementen b reiner Biegebeansprchg. Arch Orthop Traumat 97, 39 (1980) · Keimbesdlg u Keimverh b offenen Frakt. Unfallheilkunde 84, 458 (1981) · Bedeutg d präkl Vers b off Frakt. ebd 85, 72 (1982) · D op Bhdlg v Frakt d Acetabulums. Magyar Traumat 26, 104 (1983) · Mikrobiol u chemotherap Aspekte b off Frakt. Orthopäde 12, 23 (1983) · Bhdlgerg b off Frakt, Aspekte d Antibioticatherap. H Unfallheilkd 162, 33 (1983) · Kapselbdverl a Ellenbogengelenk. ebd 155, 212 (1982)

Rolshoven, Friedrich Wilhelm, Oberarzt u. Ltd. Arzt, Martin-Luther-Krhs. Wattenscheid, Voedestr. 79, 4630 Bochum 6 · *15. 07. 44 Krakau/Polen · **A** 74, Berlin · **AG** Handchir. · GefChir. · **FG** Chirurgie 09/81 · **TW a)** 08/81–07/82 Krankenhaus Neukölln, Berlin (Krüger) · 08/82–12/85 St. Marien-Hosp., Gelsenkirchen-Buer (Löhnert) **c)** OA Chir. Abt., Ltd. Arzt d. arthroskop. Chir. · **S** Ltd. Arzt d. arthroskop. Chir. Martin-Luther-Krhs. Wattenscheid, Bochum

Rommelfanger, Maximilian Johannes, Dr. med., Oberarzt, Zweckverbandkrhs., Wielandstr. 28, 4970 Bad Oeynhausen · *18. 04. 50 Trier · **A** 76, Essen · **D** 78, Essen · **AG** 04/74–08/76 Immunol. Essen · **FG** Chirurgie 07/85 · **TG** UnfChir 04/87 · **TW a)** 85–87 Krhs. Bergmannsheil Gelsenkirchen (Schramm) **b)** 85–87 ebd. · Ab 87 Zweckverbandkrhs. Bad Oeynhausen (Draese) **c)** OA im FG und TG

Rosch, Adolf Volker, Dr. med., Chefarzt u. Ärztl. Dir., Kreiskrhs., Sandstraße 1; 7910 Neu-Ulm · *04. 12. 38 Berlin · **A** 64, Merzig/Saar · **D** 62, Homburg/Saar · **AG** Allg. u. UnfChir. · **FG** Chirurgie 01/70 · **TW a)** 04/70–12/72 OA Städt. Krhs. Neu-Ulm · 01/73–03/73 komm. Chefarzt ebd. · Seit 04/73 Chefarzt im Kreiskrhs. Neu-Ulm **c)** Chefarzt u. Ärztl. Dir. · **S** Seit 04/73 Chefarzt u. Ärztl. Dir., Neu-Ulm

Roscher, Rudolf Ernst Emil, Priv. Doz. Dr. med. habil., Oberarzt, Chir. Univ.-Klin. u. Poliklin. Ulm, Steinhövelstr. 9, 7900 Ulm · *29. 10. 44 Prag · **A** 70, München · **D** 69, München · **AG** 69/70 Chir. Forsch. München · 70 Inn. Hausham · 70–75 Chir.-Univ.-Klin. Charlottenburg FU Berlin · 01/73–05/73 Chir. Daressalaam · 75–76 Bundeswehr · 77–78 Chir. Klin. Dr. Rinecker München · **FG** Chirurgie 04/78 · **TG** UnfChir 08/80 · **H** 85, Ulm · **TW a)** 81–04/82 Chir. Univ.-Klin. Innenstadt München (Heberer, Schweiberer) · Seit 05/82 Chir. Univ.-Klin. Ulm (Beger) **b)** 04/78–12/80 UnfChir. Chir. Klinik Dr. Rinecker München (Czerny, Danek) **c)** OA Chir.
ZV Über d stumpfe Lungenverl. Dsch Med Wschr 99, 1013 (1974) · Pulmonary contusion – clinical experience. Arch Surg 109, 508 (1974) · Prinzipien d postop Nachbehdlg. Physiotherapie 66, 595 (1975) · Erfg m stumpfen Lungenverl. H Unfallheilkd 121, 209 (1975) · Total drainage of the right lung into the right hepatic vein. J Cardiovasc Surg 17, 43 (1976) · Mediastinal- u Hautemphys n Kolonperfor. Chir Praxis 30, 211 (1982) · Perforat i Verdauungstrakt. ebd 31, 625 (1983) · Endogenous endotoxin and prostaglandins in small bowel obstruction. Dig Surg 1, 106 (1984) · Mediastinale Pankreaspseudozyste. Aktuel Chir 19, 94 (1984) · Liberierg endog Prostagl b Dünndarmileus. Z Gastroenterol 23, 499 (1985) · Langstreckige tracheo-ösophageale Fistel. Chirurg 57, 502 (1986) · Perianale Fist u Absz i Säugl- u Kindalter. Coloproctology 2, 108 (1987) · Ist d Handnaht am Ösophago-Intestinaltrakt überholt? Langenbecks Arch Chir 372, 934 (1987) · Bochdalek'sche Hernie. Med Klin 83, 210 (1988) · Bacterial microflora, endogenous endotoxin an prostaglandins in small bowel obstruction. Am J Surg 155, 348 (1988) · Mesenteriale Fibromatose i Kindesalt. Monatsschr Kinderhlkd 136, 393 (1988) · Early postop therapy control of pancreatic carcinoma through Ca 19-9. Eur Surg Res 20S,

42 (1988) · Changes in small bowel microflora in acute non-strangulating obstruction. Dig Surg 5, 194 (1988) · Daten z Opindikat b nekrotis Pankreatitis. Zentralbl Chir 114, 77 (1989)
BV Vorteile d Frühbeatmg b Thoraxtraumatis. Chir Forum. Berlin: Springer 1973 · Unters z Rolle d Plasma- u Magensafthistamins b Pat u Streßbedg. ebd 1975 · Therap u Progn d Lungencontusion b Polytraumatis. Proc 2 Int Kongr f Notfallchir, Zürich 1975 · Neue Vorstellgn z Pathophysiol d Dünndarmileus. In: Ileus. Berlin: de Gruyter 1985 · Freisetzg endog Prostagl b mech Dünndarmileus. Chir Forum. Berlin: Springer 1985 · Veründg d bakt Darmflora b mech Dünndarmileus u ihre Ausw. ebd 1986 · Bacterial infection of pancreatic necrosis. In: Acute pancreatitis. Berlin: Springer 1987 · Frühpostop Therapiekontr b Pankreasca d periop Best v Ca 19-9. Chir Forum. ebd 1988 · Chir Behandlg malign Weichgewebstum d Retroperit. Langenbecks Arch Chir [Suppl II]. Berlin: Springer 1988 · Diffuse bakt Peritonitis: Therap m geschl kontin postop Peritonallav. ebd 1989

Rösel, Reinhold A., Dr. med., Niedergelassen, Bahnhofstr. 53, 6453 Seligenstadt · *17. 09. 23 Bad Godesberg · **A** 52, Bonn · **D** 52, Bonn · **AG** 52–53 Inn. · 53–54 Röntgen · 54 Anaesth. · Seit 54 Chir. · 59/61 Gynäkol. Geburtshilfe · **FG** Chirurgie 10/61 · **TW a)** 61–65 Huyssens-Stiftg. Essen (Herget) · 65–67 Ev. Krhs. Bad Dürkheim · 67–72 Kreiskrhs. Seligenstadt (Runge) · Chir. Fachpraxis · **S** Seit 01/73 Niederlassung Chir. Fachpraxis, Seligenstadt

Rosendahl, Jürgen, Dr. med., Oberarzt, Kreiskrhs., Sulinger Str. 20, 2830 Bassum · *18. 05. 37 Hagen/Westf. · **A** 65, Hannover · **D** 63, Göttingen · **FG** Chirurgie 01/70 · **TG** UnfChir 73 · **TW a)** Seit 07/69 Kreiskrhs. Bassum (Grote) **b)** 04/73–04/74 UnfChir. Bergmannsheil Bochum (Rehn) **c)** OA Chir. m. Schwerpunkt UnfChir.

Rosolleck, Horst Georg Hermann, Dr. med., i. R. (Gutachter), Jägerdamm 51, 2000 Hamburg 61 · *23. 01. 19 Berlin · **A** 44, Hamburg · **D** 44, Berlin · **AG** Chir. · **FG** Chirurgie · **TW a)** 44–45 Wehrmacht (Truppenarzt, Reserve-Laz.) · 45–46 Gesundheitsverwaltg. Hansestadt Hamburg · 46 Inn. Abt. Krhs. Berlin-Weissensee (Blumenthal-Barby) · 46–47 Geburtsh.-Gynäkol. Abt. Oskar-Ziethen-Krhs. Berlin-Lichtenberg (Jacobs) · 47 Krhs. Berlin Prenzlauer Berg (Pfeiffer) · 47 Krhs. Berlin-Weissensee (Deichgräber, Falk) · 47–54 Oskar-Ziethen-Krhs. Berlin-Lichtenberg (Heyn) · 54–59 Krskrhs. Dannenberg/Elbe (Otte) · 56 Frankfurt (Geissendörfer) · 59–63 Krhs. Bethel Bückeburg (Nell) **c)** i. R., weiterhin als chir. Gutachter b. verschied. Inst. u. a. Sozial-/Landessozialgericht Hamburg · **S** 63–68 Ltd. Arzt Chir. Abt. Israelit. Krhs. Hamburg · 68–83 Niederlassung Hamburg
ZV Luxatfrakt d Ellenbogens. Arch Orthop Unfallchir 51 (1959) · Intubatnark am kleineren Krhs. Medizinische 1959 · Händedesinfekt d Chirurgen. Chir Praxis 1960 · Das akute Abdomen. Landarzt 1960 · Überrasch Befunde b Bauchop. Med Welt 1960 · Prim Achillessehnenplast. Zbl Chir 1960 · Streptokokkenfermente i bukkaler Anwendgsform. MMW 1960 · Prämedikat vor Lachgas-Äther-Nark. Ther Gegenw 1961 · Therap

durch Fibrinolyse. Praxis (Schweiz) 1961 · Lyse v humanen Blutgerinnseln i Reagenzglas. Klin Wochenschr 1961 · Plasmin-(Fibrinolysin-)Infus. Med Welt 1961 · Verhütg postop Erbrechens. Ther Gegenw 1962 · Wirkgsweise fibrinolyt Substanzen. Thromb Diath Haem 1963 · Untersuchgn üb d Sulfonamidgehalt i Gewebe. Arzneimittelforsch 1963 · Frakt am Femur u Peronaeusparese. Chirurg 1964 · Niereninfarkte – als Folge e Unf vor 4 Monaten? Monatschr Unfallhkd 1965 · Endotheliome d serösen Häute. Med Welt 1967 · Traumat Zwerchfellrupt. Med Welt · Sarkome d Magen-Darmkanals. Materia Medica Nordmark 1968 · Beitr subk Achillessehnenruptur. Monatschr Unfallhkd 72 (1969) · Frakt u Luxat i Ber d Rippen-Wirbelgelenke. Med Welt 21 (1970) · Periarthritis humeroscapularis. Dtsch Med Wochenschr 98 (1973)

Rossetti, Mario, Prof. Dr. med., Chefarzt, Chir. Klin. Kantonsspital Liestal, Rheinstr. 26, CH-4410 Liestal/BL · *12. 09. 26 Biasca/Tirol · A 50, Basel · D 50, Basel · AG Röntgenol. · Inn. Med. · FG Chirurgie 57 · H 63, Basel · P 69, Basel · TW a) 54–74 AssArzt, OA, Chefarzt-Stellvertr. AllgChir. inkl. Thoraxchir. u. Knochenchir. Chir. Univ.-Klin. Basel (Nissen, Allgöwer) c) Chefarzt AllgChir. vorwieg. abdominal u. thorakal · S Seit 75 Chefarzt Chir. Klin. Kantonsspital Liestal, Univ. Basel
ZV 328 Publikat · Röntgenolog Beitr z Progn u Operabilität d Bronchusca. Thoraxchir 2, 532 (1955) · D postop Oesophagus i Röbild. ebd 4, 28 (1957) · Chron Ulcus d Kardia u Brachyoesophagus, e Spätsyndr d Refluxoesophagitis. Langenbecks Arch Chir 286, 41 (1957) · Chir Indikat u Bhdlg d thorak Oesophagusdivertikel. Helv Chir Acta 26, 427 (1959) · Gastropexie u Fundoplicatio b Hiatushernie u Refluxoesophagitis. Chir Praxis 27 (1959) · Kardiakarz b chron Refluxoesophagitis. Langenbecks Arch Chir 296, 361 (1960) · Refluxoesophagitis u blutende Oesophagusvarizen. Dtsch Med Wochenschr 85, 2141 (1960) · Z Beurteilg u Therap d Brachyoesophagus. Z op Bhdlg d Kardiospasmus m Oesophagomyotomie u Fundoplicatio. Thoraxchir 11, 69 (1963) · Unterricht i Feld- u Kriegschir i d San Offiziersschule. Vierteljahresschrift Schweiz San Of 43, 17 (1966) · Intra- u retroperitoneale Verletzgn na Verkehrsunfall. Med et Hyg 24, 805 (1966) · Akut Abdomen i d Praxis. Schweiz Rundschau Med 60, 897 (1971) · Organisator u chir Aspekte d Katastrophenmed. Ther Umsch 28, 794 (1971) · Erfahrgn b d chir Bhdlg d Oesophagusca. Chirurg 43, 489 (1972) · D akute Cholecystitis. Helv Chir Acta 41, 767 (1974) · Paraoesophagealer Magenvolvulus. Bericht üb 166 Fälle. ebd 43, 543 (1976) · Azygoportale Unterbrechg, Fundoplikatio u Vagotomie gegen Oesophagusvarizenblutg. ebd 44, 481 (1977) · 60 Stenosen d thorakalen Oesophagus. Chir Taktik. ebd 45, 649 (1978) · Adenokarz d thorak Oesophagus b Refluxkrkht. ebd 46, 673 (1979) · 3-Punkte-Blitz-Plikatur d Dünndarmes b Ileus. ebd 49, 839 (1982) · Katastrophenmed – nötiger denn je! Schweiz Arztezeitg 68/6, 221 (1987)
MH Chefred Helv Chir Acta · Katastrophenmed. Stuttgart: Enke 1980
BV 29 Monographien · D op Speiseröhre. Stuttgart: Thieme 1963 · D Refluxkrkht d Oesophagus. Stuttgart: Hippokrates 1966 · Oesophagus/Kardia/Zwerchfell/Thoraxchir. In: Allg u spez Chir, 4 Aufl. Berlin: Sprin-

ger 1971–1982 · Besonderhtn u Schwerpunkte d ärztl Tätigkt. Thorakoabdominel Verletzgn. Kombinationsschaden na nuklearem Einsatz. In: Katastrophenmed. Stuttgart: Enke 1980 · Traumat Schäden v Magen-Darm-Kanal u Peritonealhöhle. In: Versicherungsmed. Bern: Huber 1985 · Reflux disease of the oesophagus. Nissen-Rossetti repair: Fundoplicatio. In: Color atlas of gastrointestional surgery. Padova: Piccin Nuova Libraria 1987 · Fundoplication for para-oesophageal and mixed hiatus hernia. Fundoplication: indication and technique. In: Surgery of the oesophagus. Churchill Livingstone 1988 · Op a Zwerchfell. In: Breitnersche Chir Oplehre, Bd IV. München: Urban & Schwarzenberg 1989

Rost, Michael H., niedergelassener Chir., Ehrangerstr. 1, 5500 Trier-Ehrang · 11. 01. 50 Leipzig · A 78, Köln · AG 79/80 HNO · Köln 80/81 Rehabilitation · 81–86 Chir. u. UnfChir. Bensberg · 86/87 Chir. u. UnfChir. Bergisch-Gladbach · FG Chirurgie 01/87 · TW a) 87 StatArzt Allg. u. UnfChir. Marienhosp. Bergisch-Gladbach (Petersen) · 88 OA AllgChir., Ev. Krhs. Trier (Kayser) c) Niedergel. Chir. · S 88 Niederlassung als Chirurg Trier-Ehrang

Roth, Dieter, Dr. med., niedergel. Chirurg, Bühlstraße 35, 7858 Weil · *11. 07. 25 Karlsruhe/Baden · A 51, Freiburg/Br. · D 51, Freiburg/Br. · AG AllgChir. · Inn. Med. · NeurChir. · Gynäkol. · Traumatol., Allg. Med. · Röntgenol. · FG Chirurgie 61 · TW a) 60–61 OA Krhs. Stuttgart Bad-Cannstatt · S 01/62 Niederlassung Weil

Roth, Helmut, Dr. med., Chefarzt i. R., Raiffeisenstr. 21, 8742 Bad Königshofen · *07. 02. 22 Frankfurt/M. · A 47, Frankfurt/M. · D 47, Frankfurt/M. · FG Chirurgie 53 · TW a) Wiss. Mitarb. a. Max-Planck-Inst. f. Biophysik (Rajewsky) · 47–52 Chir. Klin. Städt. Krhs. Bamberg (Löffler) · 52–53 Frankfurt (Geissendörfer) · 53–55 Städt. Krhs. Bamberg (Löffler) · 55–56 Chir. Gynäk. Abt. St. Josefs-Krhs. Simmern (Hillebrandt) · 56–60 OA Städt. Krhs. Schwäbisch Gmünd (Dorbath) c) Chefarzt i. R. · S 61–87 Chefarzt Chir. Abt. u. Ltd. Arzt Kreiskrhs. Bad Königshofen
ZV Fall v gewerbl Radiumvergiftg. Diss · Gewerbl Radiumvergiftg. Dtsch Med Wochenschr 1951 · Physikal Untersuchgn z Probl d Radiumvergiftg. Arch Orthop Unfallchir 1951 · Rötherap d Arthrosis def. MMW 1951 · Verhalten d Blutvolumens b Menschen nach Infus v Blutersatzlösgn. Klin Wochenschr 1954 · Entwicklg u Bedeutg d Herzkatheterismus u d Kontrastfüllg v Herz- u Lungengefäßen. MMW 1954 · Fehler u Gefahren d Herzkatheterismus. ebd · Bedeutg d Nark f d Kontrastdarstellg d Herzens. Anästhesist 1954 · Fehler u Gefahren d Herzkatheterismus. Dtsch Gesundhtswes u Zentralbl Chir 1954 · Fehler, Gefahren u Mortalität b d Kontrastdarstellg d Herzens u d Lungengefäße. Zentralbl Chir 1954 · Intermittier Analverschl durch e gr Gallenstein. ebd · Perforat e Ulcus ventriculi i Schulalter. ebd 1961
BV Kontrastdarstellg d Herzens u d Lungengefäße, 2 Aufl. Leipzig: Thieme 1954

Roth, Wolfgang, Dr. med., Oberarzt, Chir.-Unfallchir. Kreiskrhs. Mosbach, 6950 Mosbach/Baden · *22. 06. 51 Rodalben · **A** 80, Mainz · **D** 81, Mainz · **AG** 06/80-06/81, 09/82-08/85 Chir. Vinz. Krhs. Landau · 07/81-08/82 Bundeswehr · 09/85-09/87 Unfallklin. Ludwigshafen · **FG** Chirurgie 10/87 · **TG** Unf-Chir 10/88 · **TW a)** 10/87-12/87 StatArzt BG-Unfallklin. Ludwigshafen (Arens) **b)** 01/88-03/89 StatArzt versch. Abt. BG-Unfallklin. Ludwigshafen (Wentzensen) **c)** Seit 04/89 OA UnfChir./Chir. Kreiskrhs. Mosbach
ZV D Komplikat na d osteosynthet Versorgg v Schenkelhalsfrakt m Spongiosalochschrauben. Aktuel Traumatol 18, 21-32 (1988)

Rothacker, Hans Peter, Dr. med., i. R., Hölderlinstraße 25, 7400 Tübingen · *29. 12. 23 Pforzheim · **A** 53, Marburg · **D** 53, Marburg · **AG** 53-55 Homberger Klin. · 56 Paul Lechler Krhs., Tübingen · 57 Unfallkrhs. Linz · 57-61 Marienhosp. Stuttgart · 61-68 Furtbachkrhs. Stuttgart · **FG** Chirurgie 61 · **TW a)** 60 Diplom Handchir. Arbeitsunfallkrhs. Linz (Böhler) · 60-61 2. OA Marienhosp. Stuttgart (Reichle) · 61-68 1. OA Furtbachkrhs. Stuttgart (Mückeley) **c)** i. R. · **S** 68-70 Chefarzt Chir. Abt. Kreiskrhs. Balingen · 71-89 Niedergel. Chirurg, D-Arzt
ZV Op Bhdlg d Blasenkrebses. Diss 1953 · Tötl Zwischenfall n Tetanusfermoinjektion. Chirurg 11 (1954) · Cortisonwirkg auf Magen-Darmkanal. Med Welt 1962 · Zusammenarbeit Chir-Anaesthesist. Wissenschaftl Inform Fresenius 1970

Rothascher, Hans, Medizinaldirektor Dr. med., Chefarzt u. Ärztl. Dir. i. R., Zeppelinstr. 24, 6744 Kandel · *26. 07. 22 Kümmersbruck · **A** 47, Erlangen · **D** 47, Erlangen · **AG** Prakt. Chir. · **FG** Chirurgie 62 · **TG** Unf-Chir 65 · **TW a)** 47-54 Städt. Krhs. Amberg (Wustmann, Wirz, Barcyck, Felkel) · 52 Anästh. Chir. Univ.-Klin. München (Frey, Zürn) · 54-55 Stadtkrhs. Kempten (Zeller) · 55-62 Bergmannsheil Bochum (Bürkle de la Camp) **c)** Chefarzt i. R. · **S** 62-87 Chefarzt u. Ärztl. Dir. Chir. Abt. Kreiskrhs. Kandel · Seit 62 Niederlassung als FA f. Chir. u. UnfChir., D-Arzt
ZV Erg na vollständ Meniscusentferng. Langenbecks Arch Chir 294 (1960) · Gedanken u allg Probl d Unfchir aus d Sicht e Kreiskrhs. Med Welt 1965 · Op Vorgehen b frisch Oberarmbruch. Monatschr Unfallhkd 1970

Rothmund, Matthias, Prof. Dr. med., Klinikleiter, Klin. f. Allg. Chir., Philipps-Univ. Marburg, Baldingerstr., 3550 Marburg · *15. 04. 42 Darmstadt · **A** 70, Mainz · **D** 70, Mainz · **FG** Abdominal- u. endokrine Chir. · Thorax- u. GefChir. · **FG** Chirurgie 75 · **TG** GefChir 80 · **H** 76, Mainz · **P** 79, Mainz · **TW a)** 75-86 Chir. Univ.-Klin. Mainz (Kümmerle) **b)** 80-86 Chir. Univ.-Klin. Mainz (Kümmerle) **c)** Klinikleiter · **S** Seit 03/87 Leiter d. Klin. f. Allg. Chir. Philipps-Univ. Marburg · Seit 01/88 Geschäftsführender Dir. Zentr. Op. Med. I, Philipps-Univ. Marburg
ZV Selekt Blutentnahme u Parathormonbestimmg b primären Hyperparathyreoidismus. Dtsch Med Wochenschr 99, 2557-2562 (1974) · Diagnosis and surgical treatment of mediastinal parathyroid tumors. Ann Surg 182, 139-145 (1976) · Duodenogastr Reflux na Vagoto-mie u Pyloroplastik. Langenbecks Arch Chir 340, 167-178 (1976) · Therap d sekund Hyperparathyreoidismus dur totale Parathyreoidektomie u autologe Epithelkörperchentransplantat. Dtsch Med Wochenschr 101, 1669-1672 (1976) · Z Kenntnis d postop, alkal Refluxgastritis. Med Klin 72, 312-318 (1977) · Magenentleerg, Serumgastrin u duodenogastr Reflux na SPV m u ohne Pyloroplastik. Chirurg 49, 567-575 (1978) · Dringl op Eingriffe i d endokrinen Chir: Nebenschilddrüsen. Langenbecks Arch Chir 352, 203-208 (1980) · Chir Bhdlg d sekund Hyperparathyreoidismus b chron Niereninsuff. Dtsch Med Wochenschr 105, 832-837 (1980) · Chir Therap d Schilddrüsenca. MMW 123, 1360-1364 (1981) · Prospekt alternier Studie z Wirkg v Cimetidin u Sekretin b akut Blutgn aus gastroduodenalen Ulcera u Erosionen. Dtsch Med Wochenschr 107, 245-248 (1982) · Total parathyroidectomy and autotransplantation of parathyroid tissue for renal hyperparathyroidism: a one to six-year follow-up. Ann Surg 197, 7-16 (1983) · Metastasenchir endokriner Organe. Chirurg 54, 573-579 (1983) · Assessment of parathyroid graft function after autotransplantation of fresh and cryopreserved tissue. World J Surg 8, 482-489 (1984) · Perforat: Welche Therapie ist gesichert b Ulcus ventriculi u Ulcus duodeni? Langenbecks Arch Chir 366, 115-119 (1985) · Region Chemotherapie b Lebermetastasen kolorektaler Karzinome mittels implantierbarer Gasdruckpumpen. Erg e prospekt Phase-II-Studie. Dtsch Med Wochenschr 111, 652 (1986) · Insulinome u seltene endokrine Pankreastumoren. Chirurg 57, 541-551 (1986) · Opindikat b akut Pankreatitis. Langenbecks Arch Chir 369, 681-685 (1986) · Reoperations for persistent and recurrent secondary hyperparathyroidism. Ann Surg 207, 310-314 (1988) · Intraoperative ultrasound. Surg Endoscop 2, 111 (1988) · Aktuel Aspekte d neuen Stadieneinteilg b Pankreasca u ihre klin Konsequenzen. Chirurg 60, 24-28 (1989)
MH Hyperparathyreoidismus. Stuttgart: Thieme 1980 · Fortschr d endokrinol Chir (mit F Kümmerle). Stuttgart: Thieme 1981 · Chir endokriner Organe (mit F Kümmerle). München: Urban & Schwarzenberg 1986 · Parathyroid Surgery (mit SA Wells). Basel: Karger 1986 · Metastasenchir. Stuttgart: Thieme 1989 · Mithrsg d Aktuellen Sparten d Dtsch Med Wochenschr 1980
BV Partial gastric resection. In: Vagotomy in modern surgical practice. London: Butterworths 1982 · Chir Therap d tox Megacolon. In: Gastrointestinal Notfalltherap. Berlin: Springer 1982 · Diagnost intraabdomineller Tumoren. In: Aktuel gastroenterolog Diagnost. Berlin: Springer 1985 · Hiatoplastiken, Gastropexie. In: Chir d Magens. Berlin: Springer 1986 · Epithelkörperchen-Transplantat. In: Endokrine Chir. Stuttgart: Thieme 1987 · Chir Entscheidgsfindg u Methoden d klin Forschg. In: Allg u spez Chir. Berlin: Springer 1988 · Akute Pankreatitis. In: Chir Oplehre. Stuttgart: Thieme 1989 · Chron Pankreatitis. In: ebd · Pankreasverletzgn. In: ebd · Diffdiagn endokriner Tumoren. In: Chir Diffdiagn. Weinheim: Edition Medizin (im Druck)

Rückauer, Klaus-Dieter, Dr. med., Oberarzt, Chir. Univ.-Klin. Hugstetterstr. 55, 7800 Freiburg · *07. 07. 48 Stuttgart · **A** 76, Freiburg · **D** 78, Freiburg · **AG** Gastroenterol. · Endoskop. · Handchir. · **FG** Chirurgie 11/82 · **TW c)** OA AllgChir.

ZV D Insuff d unt Ösophagussphinkters - Urs d Refluxösophagitis. Schweiz Rundschau Med 73, 1090-1091 (1984) · Vorgehen b peranaler Blutg. ebd 73, 1345-1346 (1984) · Wie früh darf e Anastomose endoskopiert werden? ebd 73, 1349-1350 (1984) · Insufficiency of the lower esophageal sphincter - cause of reflux esophagitis. Helv Chir Acta 51, 705-707 (1984) · Endoskop Extrakt e i d Magen dislozierten Tumorprothese. Radiologe 25, 440-441 (1985) · Endoskop-perkutane Gastrostomie - e Methodenvergl. Chirurg 57, 271-274 (1986) · Endoscopic percutaneous gastrostomy. Dig Surg 4, 98-100 (1987) · D Doppelpylorus. Chir Praxis 38, 19-27 (1987)
BV Endoskop Befunde b häuf Verändergn a Dickdarmanastomosen. 9 Verh Dtsch Ges f gastroenterol Endoskop. Baden-Baden: Witzstrock 1978 · Endoskop u histolog Befunde Billroth II-reseziert Pat 18-28 J na d Op. 10 Verh Dtsch Ges gastroenterol Endoskop. ebd 1979 · Probl d endoskop Fremdkörperextrakt. In: Chir Endoskop. München: Urban & Schwarzenberg 1985 · Probl d intraop Cholangioskop. In: ebd · Oesophagoskop i d frühen postop Phase. In: Endoskop d postop Syndr. Berlin: Springer 1988 · Frühe u langfrist Folgezustände na Ösophagusresekt. In: Postop Folgezustände. Überreuter 1988

Rückert, Klaus Friedrich, Prof. Dr. med., Ltd. Krankenhausarzt, Allg. Krhs. Heidberg, Tangstedter Landstraße 400, 2000 Hamburg 62 · *30.07.47 München · **A** 73, Göttingen · **D** 71, Göttingen · **AG** Pankreaschir. · endocrin. Chir. · Stumpfes Bauchtrauma · **FG** Chirurgie 04/78 · **TG** GefChir 04/84, UnfChir 86 · **H** 80, Mainz · **P** 86, Mainz · **TW a)** 78-86 Chir. Univ.-Klin. Mainz (Kümmerle) **b)** 80/81, 85/86 UnfChir. Klin. Chir. Univ.-Klin. Mainz (Ritter) · **S** Seit 86 Ltd. Krankenhausarzt Allg. Krhs. Heidberg, Hamburg
ZV Sarkome d Dünn- u Dickdarmes. Dtsch Med Wochenschr 45, 1631 (1977) · Totale DPE als Regelop b P-Ca. Chirurg 49, 162 (1978) · New aspects in stress fract of the foot. J R Army Med Corps 124, 134 (1978) · Exp induziertes P-Ca na Choledochojejunostomie. Langenbecks Arch Chir 348, 261 (1979) · Papillen-Ca. Chirurg 50, 308 (1979) · Perit Lavage b Kindern m stumpf Bauchtr. Chir Praxis 26, 483 (1979/80) · Fortschr in d Lokal v Insulinomen. Chirurg 51, 32 (1980) · Präop perk transhep Gallenwegsdrain b malig Verschlußikterus. Langenbecks Arch Chir 350, 227 (1980) · P-Ca, neue diagn u therap Möglichktn. Dtsch Ärztebl 49, 2343 (1981) · Difference in exper prancreatic carcinogenesis in duct ligated hamsters. Cancer Res 41, 4715 (1981) · Ist d blinde Pankr-liresekt b Insulinom noch indiziert? Chirurg 53, 98 (1982) · Solid-cyst Acinuszelltu d Pankreas. Dtsch Med Wochenschr 107, 1015 (1982) · Intraop sonogr Lokalisat v Insulinomen. Chirurg 54, 589 (1983) · Enukleat od Resekt b Insulinom. Langenbecks Arch Chir 360, 221 (1983) · Intraop ultrasonic local of endocrine tum of the pancr. Surgery 96, 1045 (1984) · Chir Diagn d stumpf Bauchtraumas. Zentralbl Radiol 129, 956 (1985) · Zystadenome u Zystadeno-Ca d Pankr. Dtsch Med Wochenschr 110, 1769 (1985) · Intraop Sonograph. Ultraschall Klin Prax 1, 21 (1986) · Linksresekt. Chir Gastroenterol m interdiszi Gespr 3, 93 (1987) · Intraop Sonogr d Gallenwege. Chirurg 59, 407 (1988)
MH Chir d endokr Pankreas. Stuttgart: Thieme 1983 ·

Intraop Ultraschalldiagnostik. München: Urban & Schwarzenberg 1985
BV Chir Bhdlg d Insulinoms. In: Fortschr d endokrinolog Chir. Stuttgart: Thieme 1981 · Galle u Pankreassekret als karzinog Faktoren b exp induz P-Ca. In: Erg d chir Onkologie. Stuttgart: Encke 1983 · DHPN-levels of blood and bile during exp pancr carcinogenesis. In: Verhd Dtsch Krebsges. Stuttgart: Fischer 1983 · Intraop Sonogr z Lokalis v Insulinomen. In: Ultraschalldiagnostik. Stuttgart: Thieme 1984 · Klin u Chir d Inselzell-Ca. In: D Pankreaskarzinom. Berlin: Springer 1986 · Erg d total DPE als Regelop b P-Ca. In: ebd · Erwartgn d Chir b endokr Pankreastumoren. In: Chir endokr Organe. München: Urban & Schwarzenberg 1986 · Hyperinsulinismus. In: Endokr Chir. Stuttgart: Thieme 1987

Ruckert, Rolf F., Dr. med., Oberarzt, Chir. Klin. Spital Limmattal, Urdorfer Str. 100, CH-8952 Schlieren/Zürich · *07.03.44 Bad Reichenhall · **A** 74, München · 83, Zürich · **D** 80, Zürich · **AG** Chir. · Spez. Unfall- u. Gefäßchir. · **FG** Chirurgie F. M. H. 84 · **H** 86, Lehrbeauftragter d. Med. Fakultät Zürich Chirurgie · **TW a)** Bis 85 Chir. Klin. am Univ.-Spital Zürich (Senning, Buff, Largiadèr) **b)** UnfChir. ebd (Buff, Eberle) · Gefäßchir. ebd. (Brunner, Turina) **c)** Seit 86 OA Chir. Spital Limmattal Schlieren/Zürich (Schwarz)
ZV z Zt 30 Publikat a d Geb Transplantationschir, Traumatol, Gefäßchir u Chir Forsch
BV z Zt 3 Publikat aus d Geb Gefäßchir

Rückert, Wolfgang Ulrich, Prof. Dr. med., Chefarzt, Chir. Abt. St. Johannis-Krhs., Nardinistr. 30, 6790 Landstuhl · *24.07.40 Darmstadt · **A** 67, München · **D** 65, München · **AG** Allg.-, GefChir. · **FG** Chirurgie 75 · **TG** GefChir 78 · **H** 76, Mannheim · **P** 84, Heidelberg · **TW a)** Bis 07/78 OA Klinikum Mannheim (Trede) **b)** GefChir. **c)** Chefarzt Chir. Abt. · **S** Seit 07/78 Chefarzt Chir. Abt. St. Johannis-Krhs. Landstuhl
ZV 42 Vorträge, 48 Publikationen a d Geb Pathol, Abdominalchir, GefChir, Gefäßprothese, Varizen, Gefäßverletzgn, Schrittmacher

Rudolph, Hans-Joachim, Dr. med., Chefarzt, II. Chir. Klin. f. Unfall-, Wiederherstellgs-, Gefäß- u. Plast. Chir., Diakoniekrhs., Elise-Averdieck-Str. 17, 2720 Rotenburg (Wümme) · *29.08.36 Bülzig · **A** 66, Berlin · **D** 66, Berlin · **AG** Schilddrüsentherap. · Infrarottherap. · Lasertherap. · Krhs.-Hygiene · **FG** Chirurgie 73 · **TG** UnfChir 73 · **TW a)** 67-73 Chir. Univ.-Klin. Heidelberg (Linder) **b)** 73-75 UnfChir. Chir. Univ.-Klin. Hamburg (Jungbluth) **c)** Chefarzt · **S** Seit 75 Chefarzt II. Chir. Klin. Unfall-, Wiederherstellgs-, Gefäß- u. Plast. Chir. Rotenburg/Wümme
ZV 148 Publikat i wiss Zeitschriften u Heften
MH Diagnost u therap Fortschr i d Krebschir. Berlin: Springer 1971 · Chir Forum f exp Klin Forsch, Langenbecks Arch, Chir Suppl. ebd 1972, 1973 · Rotenburger Symp f Klin u Praxis. Rotenburg: Sasse, seit 1976 jährl Erscheinen · Hefte z Unfallchir. Plast u Wiederherstchir. Rotenburg: Sasse seit 1988 · Entw u heut Stand d Plast u Wiederherstchir. In: Hefte z Unfallchir. Plast u Wiederherstchir. ebd 1989
BV Schilddrüsentumoren. In: Standardkrebsbhdlg. Ber-

lin: Springer 1974 u 1982 · Rotenburger Symp f Klin u Praxis, Bd 1–9. Rotenburg: Sasse 1976–1984 · Wiss u klin Aspekte d Knochentransplantat. Hefte zur Unfallheilkd, Bd 185. Berlin: Springer · AIDS-Prophyl i Krhs u Praxis. In: München: MMV-Medizin, Wiesbaden: Vieweg 1987

Ruedi, Thomas, Prof. Dr. med., Chefarzt, Chir. Klin. Rätisches Kantonsspital, CH-7000 Chur · *25.12. 35 Zürich/Schweiz · **A** 61, Zürich · **D** 62, Zürich · **AG** Exp. Chir. · **FG** Chirurgie 68 · **H** 74, Basel · **P** 83, Basel · **TW a)** Dept. Chir. Kantonsspital Basel (Allgöwer) **c)** Chefarzt Chir. · **S** Seit 79 Chefarzt Chir. Klin. Kantonsspital Chur
MH Chirurg (spez Unfallchirurgie) · Therapeut Umschau · Chir d Gegenwart
BV Manual d Osteosynthese. Berlin: Springer 1979 · Allg Chir. ebd 1982 · Op Zugänge d Osteosynthese. ebd 1984 · Op Orthopedics. Lippincott 1988 · Blunt multiple trauma. Dekker 1990

Ruëff, Fritz-Ludwig, Prof. Dr. med., Extraordinarius f. Chir. Univ. München, Chir. Klin. Univ.-Innenstadt u. Chir. Poliklin., Nußbaumstr. 20, 8000 München 2 · *15.05. 25 München · **A** 51, München · **D** 49, München · **FG** Chirurgie 57 · **TG** UnfChir 70 · **H** 62, LMU München · **P** 68, LMU München · **TW a)** 62 Funkt.-OA, planmäßiger OA, ab 69 1. OA Chir. Univ.-Klin. München, Nußbaumstr. (Zenker) · 65–68 u. 73–78 verantwortl. Leiter (in Vertretung d. Klinikdir.) d. Zweigabt. d. Chir. Univ.-Klin. im Städt. Krhs. Thalkircherstr. München · 10/78–10/81 Leiter d. Klin. Nußbaumstr. **c)** Chir. Gutachter (bes. Arztschadenfälle!) · **S** Siehe TWa, seit 78 Extraordinarius
ZV Seit 55 insgesamt über 200 Zeitschriftenveröffentl auf den Gebieten AllgChir, Bauchchir, UnfChir, Gutachtenbeiträge
BV D Zellelektrophorese i d klin Diagnost. Haematol u Bluttransfus Bd 3. München: Lehmanns 1964 · Gallensteinerkrkg. In: Indikat z Op. Berlin: Springer 1974 · Zeichen akut bedrohl Zustände. In: V Symptom z Diagnose, 7 Aufl. Basel: Karger 1979 · Indikat z Op b Gallenblasen-Gallengangserkrkgn. In: Indikat z Op, 2 Aufl. Berlin: Springer 1981 · Portale Hypertens. In: Lehrb d Chir, 1–5 Aufl. ebd 1977–1980 · Akute Lebensbedrohg. In: V Symptom z Diagn, 8 Aufl. Basel: Karger 1986 · Grundzüge d Begutachtg. In: Arbeitsb Chir. München: Urban & Schwarzenberg 1982 · Grundzüge d Begutachtg. In: Lehrb Chir. ebd 1987

Rumpf, Klaus Dieter, Prof. Dr. med., Chefarzt, Klin. f. Allg.- u. Abdominalchir. Städt. Kliniken, Pacelliallee 4, 6400 Fulda · *11.05. 41 Dessau · **A** 69, Hannover · **D** 66, Düsseldorf · **AG** Transplantation Langerhans'scher Inseln · Op. Techn. am Pankreas · **FG** Chirurgie 75 · **TG** GefChir 82 · **H** 77, Hannover · **P** 82, Hannover · **TW a)** Seit 77 Klin. f. Abdominal- u. Transplantationschir., Med. Hochschule Hannover (Pichlmayr) **c)** Chefarzt · **S** Seit 84 Chefarzt Klin. f. Allg.- u. Abdominalchir. Städt. Kliniken Fulda
ZV 76 Publikat in renom Zeitschriften z Thema Pankreaschir u z Chir weiterer abdominalchir Themen · 91 Vorträge vor wissenschaftl Gesellschaften

Runge, Anita Sigrid, Dr. med., niedergel. Chirurgin, Praxis: Schadowplatz 11, 4000 Düsseldorf 1 · Belegklinik: Paracelsus-Luisenklin., Degerstr. 8, ebd. · *03.10. 46 Aschersleben, Sachsen/Anhalt · **A** 77, München · **D** 76, Erlangen · **AG** Chir. · **FG** Chirurgie 10/82 · **TG** PlastChir 08/84 · **TW b)** 10/82–06/86 Klin. f. Plast. Chir. Diakoniewerk Kaiserswerth, Düsseldorf (Olbrisch) **c)** Niedergel. Chirurgin u. Belegärztin · **S** Seit 06/86 Niederlassung Düsseldorf

Runkel, Martin, Dr. med., wiss. Mitarbeiter, Unfallchir. Joh.-Gutenberg Univ. Mainz, Langenbeckstr. 1, 6500 Mainz · *01.03. 55 Siegen · **A** 83, Koblenz · **D** 85, Mainz · **AG** 07/83–12/88 AllgChir. Krhs. Siegen · seit 01/89 Arthroskop. Op's/UnfChir. Mainz · **TW c)** Wiss. Mitarb.

Rupf, Günther, Dr. med., Assistenzarzt, BG Unfallklin., Schnarrenbergstrasse, 7400 Tübingen · *17.04. 48 Edenkoben · **A** 75, Ulm · **D** 75, Ulm · **FG** Chirurgie 02/84 · **TG** UnfChir 10/87 · **TW a)** 02/84–05/84 Marienhosp. Stuttgart **b)** Seit 05/84 BG-Klin. Tübingen **c)** AssArzt
ZV D tempor Bohrdrahtosteosynthese b Obarmkopffrakt. Aktuel Traumatol 3, 124–131 (1987)

Rüppell, Volkart, Dr. med., Ltd. Oberarzt, Ev. Krhs., Chir. Abt., 6660 Zweibrücken · *16.06. 37 Hamburg · **A** 66, Stuttgart · **D** 65, Freiburg · **AG** Pathogenese des Streßulcus · GefChir. · **FG** Chirurgie 04/73 · **TG** GefChir 02/79 · **TW a)** 04/74–08/74 Chir. Univ.-Klin. Würzburg (Kern) · 09/74–06/81 Chir. Abt. Kreiskrhs. Donaueschingen (Zwirner) · Seit 07/83 Chir. Abt. Ev. Krhs. Zweibrücken (Reichold) **b)** Seit 09/73 GefChir. in allen Tätigkeiten **c)** Ltd. OA m. Selbständ. im TG GefChir. · **S** 07/81–06/83 Chefarzt Chir. Abt. Kreiskrhs. Ebern/Ufr.
ZV Sog zytotox Schrumpfnebennieren. Med Welt 24, 1397–1402 (1969) · Ak isolierte Myocarditis. ebd 22, 1005–1010 (1970) · Path anat Beobachtg b zyst Adventiadegenerat d Blutgefäße. Beitr path Anat 144, 101–112 (1971) · Diagnost u Therap d primär retroperitonealen Tumoren. Chirurg 43, 423–431 (1972) · Untersuchgn z protekt Wirkg v Vagotom u Pyloroplast b d expelle Erzeugg v Stressulcera durch haemorrhag Schock. Langenbecks Arch Chir [Suppl Chir Forum] 85–89 (1974) · Untersuchgn z protekt Wirkg v Vagotom u Pyloroplast b d tierexpelen Erzeugg v Streßulcera. Z Gastroenterol 12, 315–320 (1974) · Z Krankhtsbild d Lungensequestrat. Chirurg 1974

Rüter, Axel, Prof. Dr. med., Direktor, Klin. f. Unfall- u. Wiederherstellungschir. Zentralklinikum Augsburg, III. Chir. Klin., Stenglinstr. 1, 8900 Augsburg · *12.04. 39 Breslau · **A** 65, Stuttgart · **D** 63, Tübingen · **AG** UnfChir. · Wiederherstellungschir. · Orthop. · **FG** Chirurgie, Orthopädie 72 · **TG** UnfChir 73 · **H** 76, Ulm · **P** 78, Ulm · **TW b)** Schweizer. Forschungsinst. f. exp. Chir. Davos (Allgöwer, Perren) · Univ.-Klin. f. Orthop. u. Traumatol. Inselspital Bern (Müller) · Klin. f. Orthop. u. Traumatol. Kantonsspital St. Gallen (Weber) · Klin. f. Unfall- u. Wiederherstellungschir. Univ. Ulm (Burri) · **S** Seit 82 Ärztl. Dir. Klin. f. Unfall- u. Wiederherstellungschir. Zentralklinikum Augsburg

Rüther, Heribert, Dr. med., Chefarzt i. R., Wohl-
fahrtstr. 183, 4630 Bochum · *09. 07. 10 Dortmund ·
A 35, München · D 34, Würzburg · AG AllgChir. · Gynäkol. · FG Chirurgie (Gynäkologie) · TW a) 34–35
Univ. Frauenklin. Würzburg (Gauss) · 35–39 Gynäkol. Abt. Elisabeth-Krhs. Bochum (Wiemer) · 39–46
Kriegsdienst u. Gefangenschaft · 46–56 Chir. Abt.
Elisabeth-Krhs. Bochum (Reich, Schüttemeyer) c) Chefarzt i. R. · S 56–74 Chefarzt Chir. Abt. Maria-Hilf-Krhs.
Bochum
ZV Spontanrupt d Nabelschnur v Geburtsbeginn b In-
sertio funicul furcat. Arch Gynäkol 168 (1939) · Weich-
teilgeschwülste a kindl Schädeldach unt bes Berücksichtigg d Dermoids. Zentralbl Chir 1956 · Klin d Des-
moids d Bauchwand. ebd

Rütter, Gunter Harald, Dr. med., Leiter des Bereichs
Medizin, Paul Hartmann AG, Paul Hartmann-Str.,
Postfach 1420, 7920 Heidenheim/B. · *19. 04. 53
Worms/Rhein · A 82, Stuttgart · D 88, Heidelberg ·
AG Exp. Pathol. · Cytopathol. · Histochemie · Elek-
tronenmikroskop. · 06/79–11/82 d. RNA-Tumorvirus-
induzierte Carcinogenese, Dtsch Krebsforschgszentrum
Heidelberg · 01/83–06/83 AllgChir. Bad Kreuznach ·
07/83–06/84 PlastChir. u. Handchir. Siegen · AllgChir.
· UnfChir. · Handchir. · Mikrochir. · Sporttraumatol.
· Notfallmed. · 07/84–06/89 Rettungswesen Univ.
Marburg · Management und Medizin · Industrie und
Medizin · FG Chirurgie 06/89 · ZB Sportmed. 06/88 ·
TW c) Seit 07/89 Leiter Bereich Med., Paul Hartmann
AG, Heidenheim/Brenz · Forschung und Entwicklung
· Med.-Wiss. Information · Klin. Forschung ·
Nat. + internat. Vertretung
ZV Polysaccharidspeicherg i Virus-induzierten Nieren-
epitheliomen (Storage of polysaccharides in virus-in-
duced renal epitheliomas). Verh Dtsch Ges Pathol 65,
271–275 (1981)

S

Sabir, Fadhil, Chefarzt, Städt. Krhs., Schönblickstr. 45,
7742 St. Georgen/Schw. · *13. 09. 42 Sulaymania/Irak
· A 86, Stuttgart · AG AllgChir., UnfChir. · FG Chirurgie 81 · TG UnfChir 12/87 · TW a) Städt. Krhs.
Singen (Dortenmann) b) Kreiskrhs. Mosbach (Spier)
c) Chefarzt · S Ab 04/89 Chefarzt Städt. Krhs.
St. Georgen

Saeger, Hans-Detlev, Priv. Doz. Dr. med., Ltd. Oberarzt,
Chir. Univ.-Klin., Klinikum d. Stadt Mannheim, Theodor-Kutzer-Ufer, 6800 Mannheim 1 · *20. 07. 46 Berlin
· A 72, Berlin · D 73, Berlin · AG Chir. Onkol. · Thoraxchir. · GefChir. · FG Chirurgie 11/77 · TG Gef-
Chir 01/83 · H 86, Heidelberg · TW a) 72–75 DRK-
Krhs. Mark-Brandenburg Berlin (Saeger) · 76–89 Klinikum Mannheim (Trede) b) Seit 83 GefChir. ebd. (Trede)
c) Ltd. OA Chir. Klin.
ZV Klin d inkarziert Obturationshernie. Chir Praxis 24,
461 (1978) · Untersuchgn z Exkret v Cefamandol in
menschl Galle. Klinikarzt 5, 413 (1979) · Rothmann-
Makai-Syndrom. Chir Praxis 26, 25 (1979) · D colorektale Karzinom – Erg op Therap. Extr Gastroenterol 9,
275 (1980) · Erg na Oesophagusresekt u Oesophagus-
Gastrostomie dur Zwei-Höhleneingriff b Oesophagus-

u Cardia-Ca. Therapiewoche 30, 8490 (1980) · D op
Therap d colorektalen Karzinomrezidivs. Zentralbl Chir
105, 341 (1980) · Darmvorbereitg b d Dickdarmkrebs-
chir – orthograde Spülung vs konvention Vorbereitg.
Langenbecks Arch Chir 358, 520 (1982) · Efficiency of
diagnosis and operative treatment in recidives of the colorectal carcinoma. Verh Dtsch Krebs Ges 3, 274 (1982)
· Erfahrgn m d ileo-analen Anastomose u Ileum-
Pouch-Bildg na Colektomie u Proctomucosektomie. Acta Chir Austriaca [Suppl] 51, 41 (1983) · Erg in d chir
Therap d Oesophagusca. Langenbecks Arch Chir 372,
161 (1987) · Allg u spez Aspekte z Chir in d USA.
Dtsch Ges Chir Mitt 02/89, 37 (1989)
BV Einzeitige Oesophagusresekt u Oesophagogastrosto-
mie. In: Chir d Oesophagusca. Weinheim: Edition Medizin 1981 · Einfluß d Ileus b primär stenosier kolorek-
talen Karzinom auf Früh- u Späterg. In: Ileus. Berlin:
De Gruyter 1985 · Lebensqualität na Resektion d Oeso-
phaguskarzinoms. In: Postop Folgezustände. Wien:
Ueberreuter 1988

Saffar, Homayoun, Dr. med., Oberarzt, Chir. Klin. d.
St. Vincentius-Krhs., Südendstr. 32, 7500 Karlsruhe 1 ·
*16. 08. 37 Teheran/Iran · A 80, Karlsruhe · D 67, Frei-
burg/Br. · FG Chirurgie 02/73 · TG KindChir 10/73 ·
TW a) St. Vincentius-Krhs. Karlsruhe (Penitschka,
Mappes) b) Kinderchir. Klin. Städt. Krhs. Karlsruhe
(Maier) c) OA Chir.

Salzmann, Gerhard, Dr. med., Ltd. Arzt, William Harvey Klin., Am Kaiserberg 6, 6350 Bad Nauheim ·
*19. 10. 41 Berlin · A 68, Frankfurt/M. · D 67, Frank-
furt/M. · AG AllgChir. · PlastChir. · KardChir. · Gef-
Chir. · UnfChir. · FG Chirurgie 09/75 · TG GefChir
12/78 · TW a) 75–77 LMU München (Heberer)
b) GefChir. William Harvey Klin. Bad Nauheim (Hach)
c) Ltd. Arzt Abt. Gefäßchir. · S Seit 84 Ltd. Arzt Abt.
Gefäßchir. Bad Nauheim
ZV VSD-Rezidive na Fallot-Korrekt. Thoraxchir 22,
248–255 (1974) · Chir Bhdlg d Lungenembolie. Dtsch
Med Wochenschr 99, 2448–2456 (1974) · Selt Kompli-
kat b d op Darmschieng m d Miller-Abbott-Sonde.
Chirurg 46, 430–431 (1975) · Z Diagnost u Therap d
Mediastinaltumoren. MMW 51, 1675–1678 (1976) ·
Einsatz v Faktor XIII-Konzentrat b verzögerter Kno-
chenbruchheil. Die gelben Hefte 3, 129–130 (1976) ·
Kardiale Überlebenszeit unt Cabocromen-Wirkg.
Fortschr Med 7, 453–456 (1977) · D Hämophile als chir
Pat. MMW 20, 677–684 (1977) · Op Therap d Varikosis.
MKurse Ärztl Fortbild 23, 927 (1978)

Sarvestani, Mohammad, Prof. Dr. med., Chefarzt, Klin.
f. Unfall- u. Wiederherstellungschir. Kreiskrhs. Siegen
Haus Hüttental, Weidenauer Str. 76, 5900 Siegen ·
*23. 01. 37 Teheran/Iran · A 78, Mainz · D 65, Frank-
furt/M. · AG UnfChir. · Rheuma-, Plast., Wiederherst.-
u. Handchir. · FG Chirurgie 06/71 · TG UnfChir
07/73 · H 77, Mainz · P 77, Mainz · TW a) 68–72
Chir. Univ.-Klin. Mainz (Kümmerle) b) 72–80 Unfallchir. ebd. (Schweikert) c) Chefarzt · S Seit 80 Chefarzt
Klin. f. Unfall- u. Wiederherstellungschir. Siegen
ZV D Synovektomie b Rheumatikern u postop röntgenolog Veründergn. Langenbecks Arch Chir [Suppl] Chir
Forum 71 (1973) · Erg d Synovektomie am rheumat
Kniegelenk. Kongr Österr Ges f Chir Millstatt/Kärnten

1973 · Z Probl d Radialisläsion b Oberarmschaftbrüchen. H Unfallheilkd 117, 381 (1974) · Op Bhdlgsmöglichktn b degen u chron-entzündl Kniegelenksverän-
dergn. Ärztebl Rheinl-Pfalz 11, 826 (1974) · Verletzgn
an Schultergürtel u Oberarm. Therapiewoche 24, 47,
5463 (1974) · D Spondylitis ankylosans m peripherer
Gelenkbeteiligg u op Bhdlgsmöglichktn. Kongr Österr
Ges f Chir Linz 583 (1974) · Fehler u Komplikat d Implantat v Silastic-Fingergelenksprothesen. Med Orthop
Technik 4, 93 (1975) · D op Vers d subcapitalen Humerusfrakt im hohen Lebensalter als Ausnahmeindikat. H
Unfallheilkd 121, 56 (1975) · Z Therap d Überbieggs-
bruchs a distal Radiusende. ebd 121, 61 (1975) · Therap
d Femurkopfkalottenbrüche. ebd 124, 269 (1975) · D
posttraum Carpaltunnelsyndrom. ebd 126, 374 (1976) ·
Op Maßnahmen z Rehabilitat immobiler Rheumatiker.
Verh Dtsch Ges Rheumatol 4, 516 (1976) · D Osteosyn-
thesebhdlg b unvollständ Epiphysenfrakt. Aktuel Chir
6, 317 (1976) · Autologe Knochentransplantat b solitären Fersenbeinzysten. Unfallchirurgie 2, 68 (1976) ·
Klin u exptelle Aspekte z Diff-Diagn d Hüftpfannen- u
Femurkopfkalottenfrakt. ebd 2, 43 (1976) · Endoprothet Versorgg d Fingergelenke. Schriftenreihe Unfallme-
dizin Tg d Landesverb d gewerbl BG 29, 127 (1976) ·
Erfahrgn m̄ d Silastic-Fingergelenksprothese n Swan-
son. Z Orthop 117, 508 (1979) · Korrigier Eingriffe b
Unterschenkelpseudarthrosen. Therapiewoche 30,
1654–1656 (1980)
MH Pseudarthroses and their treatment. Stuttgart:
Thieme 1979
BV Entwicklg d Pseudarthrosen langer Röhrenknochen
unt bes Berücksichtgg d Morphol d Bindegewebszellen.
(E tierexptelle u klin Studie). Med Fak Joh Gutenberg-
Univ Mainz 1977 · Korrigierende Eingriffe na schwer
Schußverletzgn. In: Posttraum Fehlstellgn d unt Ex-
trem. Steglitzer-Unfalltg 1983. Konstanz: Schnetzler
1983 · Sekundäre Eingriffe na Schußverletzgn am Un-
terschenkel. ebd 1985

Sasse, Wilhelm, Prof. Dr. med., Abt. Leiter, Chir.
Univ.-Klin., Jungeblodtplatz 1, 4400 Münster · *29.05.
33 Schöppingen · **A** 64, Münster · **D** 63, Münster ·
AG 64–69 Chir. Univ.-Klin. Münster · **FG** Chirurgie
12/69 · **H** 73, Münster · **P** 76, Münster · **TW a)** Chir.
Univ.-Klin. Münster **c)** Leiter Abt. Chir. Onkol. · **S** Seit
11/77 Leiter Abt. Chir. Onkol. Chir. Univ.-Klin. Münster
ZV Medikamentös provoziert Alkoholtodesfälle. Ärztl
Mittl 60, 1787 (1963) · Subluxatio radii periannularis.
MMW 109, 655 (1967) · E besond Art d Selbstschädigg
dur Preßluft. Monatschr Unfallhkd 71, 309 (1968) ·
Frakturiert zweigeteiltes Kahnbein d linken Hand, kombiniert m e dreigeteilten Kahnbein d rechten Hand. ebd
72, 31 (1969) · Plasmocytose d Schilddrüse. Chirurg 44,
52 (1973) · Grenzen d Spontankorrektur b gelenknahen
u gelenkfernen kindl Frakt. Zentralbl Chir 98, 490
(1973) · Tumorchir i Alter. Z Gerontologie 8, 212 (1975)
· Spontanfrakt fehlgeheilter kindl Frakt. Z Kinderchir
17, 154 (1975) · Computerunterstütztes Nachsorgeprogr
f Tumorpat dur e Krebsregister. Chirurg 17, 1 (1976) ·
Ambulante Mammachir. Ärztl Mittl 75, 125 (1978) ·
Chir Onkol, Chir Onkologe, Facharzt f Onkol. MMW
122, 683 (1980) · D Blitztrauma. Notfallmed 7, 178
(1981) · Tumorchir i Alter mögl, vertretbar u sinnvoll.
Klinikarzt 14, 112 (1985) · Z Progn d Kardiaca. Lan-

genbecks Arch Chir 365, 205 (1985) · Bringt d Chemotherap b Magenca na kurativer Resekt e Prognoseverbesserg? E vergl 10-Jahresanalyse. Chir Praxis 35, 409
(1986) · Surgical treatment of gastric carcinoma in old
age. J Cancer Res Clin Oncol [Suppl] 111, 60 (1986) ·
Prognostic significance of splenectomy in gastric cancer.
ebd 84 (1986)
BV Fluoreszensmikroskop u elektronenmikroskop Untersuchgn v Sympathicusganglien. In: Durchblutungsstörgn, Urs u Therap. Stuttgart: Enke 1975 · Indications
for second look in colon cancer. In: colon cancer. Stuttgart: Fischer 1978 · Elektronenmikroskop Untersuchgn
üb d Grundlagen d Sympathicuschir. In: Arteriel
Durchblutgsstörgn i hohen Lebensalt. Stuttgart: Schattauer 1983 · Tumornachsorge b Magenca unt Berücksichtgg d Opfolgen. In: Therap d Magenca. Weinheim:
Edition Medizin 1984 · Chir Onkol i Alter. In: Alterschir. München: Marseille 1985 · Lebenserwartg na kurativ u palliativ Magenresekt. In: Aktuel Therap d Magenca. Berlin: Springer 1985 · Periop Staging u Mün-
steraner TNM Klassifikation b Papillen- u Pankreas-
Ca. In: D Pankreasca. Berlin: Springer 1986 · Korrelat
v CEA u TPA b kolorektalen Karzinomen. In: Tumormarker. Darmstadt: Steinkopff 1986 · Wann ist d Milzerhaltg b Kardiaca gerechtfertigt? In: Akt Therap d
Kardiaca. Berlin: Springer 1988

Sattel, Werner, Prof. Dr. med., Oberarzt, Klin. u. Poli-
klin. f. Allgemeinchir., Robert Kochstr. 40, 3400 Göttin-
gen · *22.02. 32 Schifferstadt · **A** 61, Mainz · **D** 65,
Mainz · **FG** Chirurgie 08/68 · **TG** UnfChir 03/76 ·
H 73, Göttingen · **P** 80, Göttingen · **TW a)** 61–64 Chir.
Klin. Mainz (Brand, Kümmerle) · 65–70 Chir. Univ.
Klin. Köln (Heberer) **b)** 61–64 Mainz (Brand) · 65–70
Köln (Reichmann) **c)** OA, Leiter Sekt. Traumatol.
ZV Therap d malig Melanoms. Rhein Ärztebl 17 (1968)
· Wertigkt d Lymphograph b d chir Beh d malig Mela-
noms. Langenbecks Arch Chir 322, 122 (1970) · Bone
tumors of the hand. Handchir 3, 103 (1971) · Bakt Un-
tersuchg i e Querstromop. Langenbecks Arch Chir
[Suppl] Chir Forum 1972 · Turbul arme Verdr Strö-
mung (laminar air flow) i op Eingriffe m höchsten An-
sprüchen an d Sterilität. Chirurg 43, 294 (1972) · Ther-
mograp Verl Beobachtg u Distorsionen d ob Sprungge-
lenkes. Bruns Beitr Klin Chir 221, 129 (1974) · Z
Anwendg d äußeren Spanner b d Bhdlg d posttraum
Osteomyelitis. Chirurg 46, 23 (1975) · Antibiotikazus zu
PMMA als postop Infektprophyl. Unfallheilkunde 79,
221 (1976) · Nachuntersuchg kindl Femurfrakt u Ber d
Femurtorsion i Abh v d kons Therap. Zentralbl Chir
107, 172 (1982) · Op Bhdlg metast bed path Frakturen d
Extr. ebd 109, 418 (1984) · Wachstumsverhalten d
Handwurzelknochen u kindl diacondyl Oberarmbruch.
Handchir 14, 103 (1982) · Traumat Hemipelvektomie.
Unfallchirurgie 10, 213 (1984)
BV Therap Indikat b malig Melanom. In: D Indikat z
Op. Berlin: Springer 1974 · Reinraumtechnik, Anwen-
dung i d Med. Berlin: Springer 1977 · Chir d Wirbel-
säule. (Übersetzg aus dem Franz) ebd 1984

Satter, Peter H., Prof. Dr. med., Leiter d. Klin. f. Tho-
rax-, Herz- u. Gefäßchir., J. W. Goethe-Univ., Theodor-
Stern-Kai 7, 6000 Frankfurt a. M. 70 · *19.07. 30 Heili-
genkreuz/Österreich · **D** 54, Graz · **AG** Thorax-, Herz-
u. GefChir. · **FG** Chirurgie 05/65 · **TG** GefChir 05/78,

Thorax- u. KardiovaskularChir 05/78 · **H** 64, Düsseldorf · **P** 70, Düsseldorf · **TW** c) Leiter d. Klinik f. Thorax-, Herz- u. Gefäßchir. · **S** 70–73 Dir. Klin. f. Herz- u. Thoraxchir. Univ. Essen · Seit 73 Leiter Klin. f. Thorax-, Herz- u. Gefäßchir. Univ. Frankfurt/M.
ZV Ca. 140 Veröffentlichgn in d Thorax-, Herz u Gefäßchir
BV Ca 15 Monographien, Lehr- u Handbuchbeitr

Sattler, Raimund Wolfgang, Priv. Doz. Dr. med., Chefarzt, Abt. Chir., Unfallchir. Kreiskrhs., Deninger Weg 30, 3040 Soltau · *03. 06. 40 Breslau · **A** 68, Kiel · **D** 67, Kiel · **AG** Prae- u. postop. Therapie (enterale Ernähr.) · Ischämietol. d. Herzens · **FG** Chirurgie 73 · **TG** UnfChir 78 · **ZB** Sportmed. 82 · **H** 79, Kiel · **TW** a) 68–78 Chir. Univ.-Klin. Kiel (Löhr, Hamelmann) b) UnfChir.: 78–80 ebd. (Havemann) · **S** Seit 80 Chefarzt Soltau
ZV Acute hypotensive action of 2-(2,6-Dichlorphenylamin)-2-imidazoline hydrochloride (St 155) after infusion into the cat's vertebral artery. Eur J Pharmacol 2, 9 (1967) · Üb d quant Zusammenhang zwisch Kontraktauslösg u Empfindlichkverminderg du versch Parasympathomimetica. Naunyn Schmiedebergs Arch Pharmacol 259, 433 (1968) · Üb d Blutspiegel u d Ausscheidg radioakt markiert Herzglycoside na d intraduodenaler Applikat b d Katze. Z Ges Exp Med 148, 210 (1968) · **D** Bestimmg d therapeut wirks Serumkonzentrat v Herzglycosiden b herzinsuffiz Pat. Naunyn Schmiedebergs Arch Pharmacol 264, 299 (1969) · Üb d Beeinflussg d Digitalis Spiegels i Plasma du Volumenersatz. Anästhesist 20, 354 (1971) · The positive inotropic action of Glucagon on the cat heart in situ. Klin Wochenschr 50, 531 (1972) · Üb d Verändergn d ^{3}H-Digoxinkonzentrat i Blut du chir bedingte Blutverluste. Zentralbl Chir 97, 740 (1972) · Akute Durchblutgsstörgn d Dünndarms. ebd 98, 483 (1973) u 99, 369 (1974) · Bilanz synthet Diät i d präop Phase d Colon-Carc-Chir. Aktuel Chir 9, 1 (1974) · **D** posttraumat endotrach Blutg. Langenbecks Arch Chir 337, 842 (1974) · Üb Eliminationshalbwertszeichen cholestaseanzeig Serumenzyme. Verh Dtsch Ges Inn Med 81, 1327 (1975) · Z Diagn u Therap d posttraumat endobronch Blutg. Thoraxchir 24, 35 (1976) · Metastasier Plattenepithel-Carc na chron Unterschenkelgeschwür. MMW 118, 1393 (1976) · Untersuchg üb d Wert ein synthet Diät i d prä- u postop Phase d Dickdarmchir. Schleswig-Holst Ärztebl 2 (1976) · Schlackenfreie synthet Diät. Möglichk u Grenz i d Dickdarmchir. Zentralbl Chir 101, 1261 (1976) · Dünndarmileus. Notversorgg od kausale Therap. Schleswig-Holst Ärztebl 4, 208 (1976) · The action of a toxin from the sea anemone, anemonia sulcata, upon mammalian heart muscles. Naunyn Schmiedebergs Arch Pharmacol 295, 55 (1976) · Üb d Beeinflußbark d entero-hepat Kreislaufs v Digitoxin b Mensch. Drug Res 27, 1615 (1977) · Myocardial function after prolonged normothermic arrest. Naunyn Schmiedebergs Arch Pharmacol [Suppl] VI (1977) · Patellaquerfrakt – Reposit u Stabilisierg unt arthrosk Sicht. Zentralbl Chir 112, 1515 (1987)
BV **D** Bedeutg v Kreislauf-, Stoffwechsel- u respirator Parametern b d Bewertg d Polytraumas. In: Postop Komplikat. Berlin: Springer 1976

Saucken von, Hans-Georg, Dr. med., Oberarzt, Chir. Abt. Kreiskrhs. Gifhorn, Bergstr. 30, 3170 Gifhorn · *26. 01. 40 Königsberg/Ostpr. · **A** 79, Hamburg · **D** 80, Hamburg · **AG** 80 Gelenkersatz Endo-Klinik Hamburg · **FG** Chirurgie 01/86 · **TW** a) Kreiskrhs. Gifhorn (Glatzel) c) OA Abdom. Chir. u. UnfChir

Sauer, Hugo, o. Univ. Prof. Dr. med., Klinikvorstand, Univ.-Klin. f. Kinderchir., Heinrichstr. 31, A-8010 Graz · *09. 10. 28 Graz · **D** 53, Graz · **FG** Chirurgie 61 · **TG** KindChir 66 · **H** 69, Innsbruck · **P** 72, Innsbruck · **TW** a) 63–64 Univ.-Klin. f. Chir. Innsbruck (Huber) · 65 Abt. Kinderchir. Linz/Donau (Hartl) · 66 Kinderchir. Klin. Bremen (Rehbein) · 66–75 Chir. Univ.-Klin. Innsbruck c) Klinikvorst. · **S** Seit 75 Vorstand Univ.-Klin. Kinderchir. Graz
ZV **D** Pancreas anulare d Neugeb – Erfahrgn b 25 op Fällen. Z Kinderchir 3, 490–499 (1966) · Dünndarmschieng als Prophyl u Therap d postop Ileus i Neugeborenen- u Säuglingsalter. ebd 5, 261–268 (1967) · Üb intestin Zirkulatstörgn b chir Erkrkgn i Säuglings- u Kindesalter (Habilarbeit). Langenbecks Arch Chir 323, 203–245 (1969) · Ileusprophyl b Laparotomien weg Ileus u Peritonitis i Kindesalter. Chirurg 42, 32 (1971) · Dünndarmzwischenschaltg na subtotal Colektomie weg M Hirschsprg i Kindesalter. ebd 43, 280–282 (1972) · Üb angebor u erworb Oesophagusstenosen i Kindesalter (d Wandel i Indikatsstellg u Therap). Pädiatr Pädiol 8, 19–29 (1973) · Erfahrgn m d Magendurchtrenng z Bhdlg v Oesophagusatresien d Gruppe C na Waterston. Z Kinderchir 16/2, 140–145 (1975) · Üb thorakoabdominale u Knochenverletzgn b Kindesmißhandlgn (Battered Child-Syndrome). Monatsschr Kinderhlkd 78, 533–543 (1975) · Gegenwärtige Bhdlg d primären malig Hepatoblastome i Kindesalter. Z Kinderchir 22/3, 313–323 (1977) · **D** primäre Dünndarmschieng b d verschleppten Appendixperforat. Kongrber 19 Tgg Österr Ges Chir Kremsmünster 140 (1978) · Diagnost u therapeut Probl b Lebertumoren i Kindesalter. Schriftenr Krebsgeschehen 25 (1980) · Laryngotracheoösophageale Spalte b G-Syndrom – Verschluß dur Interposit e Sternocleidomastoideuslappens. Z Kinderchir 32, 29–37 (1981) · Results of treatment of postoperative ileus in infants and children by means of gastrocecal tube splinting of the intestine. Surg Gynecol Obstet 156, 341–344 (1983) · **D** Leistenbruchrezidiv i Kindesalter – e Folge v op Fehlern. Langenbecks Arch Chir Kongrbd 361, 347–349 (1983) · Problems of anal continence operations. Prog Pediatr Surg 17, 147–153 (1983) · Pathogen u Therap d Ileus i Kindesalter. Langenbecks Arch Chir Kongrbd 366, 303–311 (1985) · Experiences in the treatment of esophageal atresia with Rehbein's olive technique. Prog Pediatr Surg 19, 93–102 (1986) · Experiences in the treatment of gastroschisis. Acta Paedochir Hellen 1, 22–24 (1986) · **D** Bhdlg d vesico-intestinalen Fissur. Panstwowy Zaklad Wydawnictw Lekarskich (Festschr d Polnischen Ges Kinderchir) Warszawa 1987 · Üb d Erhaltg d Ieolocoecalklappe u d Coecoascendens b total Aganglionose d Colons. In: Kinderchir Kongrber 1986. Stuttgart: Hippokrates 1987
MH Infektprobl i d Neugebchir (Kongrbd). Stuttgart: Thieme 1980 · Osteomyelitis u Osteitis i Kindesalter (Kongrbd). Stuttgart: Fischer 1986 · Kinderchir Fortbildgsbriefe seit 1975
BV Checkliste Kinderchir. Stuttgart: Thieme 1981 · D

verletzte Kind. Lehrb d Kindertraumatol. Stuttgart: Thieme 1984

Saur, Konrad, Dr. med., niedergel. Chirurg, Bliespromenade 1, 6680 Neunkirchen · *28.04. 43 Heidelberg · A 71, Saarbrücken · D 70, Saarbrücken · AG AllgChir. · Pathol. · UnfChir. · Herz- u. Thoraxchir. · Mikrochir. · FG Chirurgie 06/77 · TG UnfChir 07/78 · TW b) UnfChir. u. Mikrochir. · 07/78–07/79 StatArzt Abt. UnfChir. Chir. Univ.-Klin. Homburg (Schweiberer) c) Selbständiger Chirurg · S Seit 79 Niederlassung, Chir. u. Unfallchir. Neunkirchen
ZV Z Morphol d früh Vineberg-Sewell-Implantates. Thoraxchir Vaskuläre Chir 21/6 (1973) · D solitäre Exulceratio simplex (Dieulafoy) als Ursache e schw akut Magenblutg. Chirurg 44/7 (1973) · Pathogenese, Diagnost u Therap d Fettembolie. Aktuel Traumatol 4/3 (1974) · Pathophysiol u Therap d Verbrenngn. Dtsch Ärztebl 16 (1976) · D traumat Zwerchfellruptur. Diagnost, Bhdlg, Späterg. Unfallheilkunde 79 (1976) · Mikrochir Versorgg total- u subtotal abgetrennter Finger. H Unfallheilkd 138 (1978) · Exptelle Untersuchgn z Einbau autologer Spongiosa i d Compacta d Röhrenknochens. Arch Orthop Trauma Surg 92 (1978) · Vergl Untersuchgn z Einbau autologer u homologer Spongiosa i d Compacta d Röhrenknochens. Langenbecks Arch Chir Kongrbd 347 (1978)
BV Verletzgn d Zwerchfells. In: Indikat z Op. Berlin: Springer 1981 · Bauchtrauma. In: Notfallmed na Leitsympt. Köln: Deutscher Ärzteverlag 1986

Saurler, Helmut, Dr. med., Chefarzt, Ärztl. Dir., Kreiskrhs., Mindelheimer Str. 69, 8908 Krumbach · *10.05. 25 Augsburg · A 51, München · D 49, München · FG Chirurgie 56 · TW a) 60–72 OA Kreiskrhs. Krumbach c) Chefarzt · S Seit 01/72 Chefarzt u. Ärztl. Dir. Chir. Abt. Kreiskrhs. Krumbach

Schaarschmidt, geb. Ruschewski, Ulrike, Dr. med., Assistenzärztin, Klin. f. Plast. Chir. Diakoniewerk Kaiserswerth, Krankenanst. „Florence-Nightingale", Kreuzbergstr. 79, 4000 Düsseldorf 31 · *09.03. 53 Gelsenkirchen · A 78, Essen · D 78, Essen · AG Arteriovenöse Fisteln · entzündl. Darmerkrankgn. · Thromboseprophyl. · Mammachir. · FG Chirurgie 06/85 · TG PlastChir 02/89 · TW a) 06/78–05/84 Chir. Klin. Univ.-Klinikum Essen (Eigler, Reidemeister, Schmit-Neuerburg) · 06/84–10/86 Marienhosp. Mülheim/Ruhr (Seling) b) PlastChir.: seit 10/86 Klin. f. PlastChir. Diakoniewerk Kaiserswerth (Olbrisch) c) AssÄrztin
ZV D op Korrekt typ Spätkomplikat na Cimino-Fisteln. Angio 3, 177 (1981) · 3-jähr Erfahrgn m d generellen Heparin-Dihydergot-Prophyl i d Unfallchir. H Unfallheilkd 164, 405 (1984)

Schaarschmidt, Klaus, Dr. med., Oberarzt, Klin. f. Kinder- u. Neugeborenenchir. d. Westf. Wilhelmsuniv., Albert-Schweitzer-Str. 33, 4400 Münster · *23.05. 53 München · A 79, München · D 80, München · AG entzündl. Darmerkrkgn. · colorectale Chir. · Laserchir. · intraoperative Sonographie · FG Chirurgie 03/87 · TW a) Bis 07/87 Allg.-, Unfall-, Herzchir. Chir. Univ.-Klinikum Essen (Eigler, Schmit-Neuerburg, Reidemeister) b) Seit 07/87 Kinderchir. Klin. Univ. Münster (Willital) c) OA im TG

ZV Ergotaminbedingte Analulcera. Chirurg 55, 584 (1984) · D nahtlose Colonanastomose als mögl Prophyl d Anastomosenrezidivs – Exptelle Studie. Acta Chir Austriaca 18, 338 (1986) · Funktionel u morpholog Eigensch d nahtlosen Anastomose d Rattencolons unt kotiger Peritonitis. ebd 19, 382 (1987) · Z Problemat d kindl Leistenbruchs unter CAPD. Z Kinderchir 43, 358 (1988) · D Bedeutg d intraanalen Ultraschalluntersuchg z Strukturanalyse d Kontinenzorgans. Langenbecks Arch Chir [Suppl II] (Kongreßbericht 1979) · Lokalbehandlung der Verbrennungen im Kindesalter. Sympos Berlin 6/89 Kongreßband im Druck

Schacht, Ulf, Prof. Dr., Chefarzt, Prosper-Hosp., Mühlenstr. 27, 4350 Recklinghausen · *07.03. 38 Berlin · A 66, Berlin · D 65, Berlin · AG Chir. Gastroenterol · FG Chirurgie 07/73 · TG UnfChir 02/79 · H 75, Düsseldorf · P 78, Düsseldorf · TW a) 70–81 Chir Univ.-Klin. Düsseldorf (Kremer) b) 70–81 ebd. c) Chefarzt Allg. u. UnfChir. · S Seit 04/81 Chefarzt Chir. Abt. I (Allg. u. UnfChir.) Prosper-Hospit. Recklinghausen
ZV D Einfluß v 6-Aminonicotsinsäureamid auf d Catecholamin- u ATP-Gehalt d Nebennieren. Insauguraldiss Berlin 1965 · Störgn i Katecholaminstoffwechsel d Nebennieren na Applikat v 6-Aminonicotinsäureamid. Naunyn Schmiedebergs Arch Pharmacol 250, 281 (1965) · Catecholamin- u ATP-Gehalt d Nebennieren na Gabe v 6-Aminonicotsäureamid. ebd 253, 355 (1966) · Üb szintigraph kalte Knoten u d malig Struma. Dtsch Med Wochenschr 95, 1521 (1970) · Z Frage d Malignitätsrate szintigraph kalt Knoten d Schilddrüse. Zentralbl Chir 96, 1208 (1971) · D Häufigkt d latent u manifest Rekurrensparese na Schilddrüsenop. ebd 97, 1578 (1972) · Problemat u Bhdlgserg d Umwandlgsverfahr i Rahmen d Ulcuschir d Magens. ebd 98, 34 (1973) · Mehrfacheingriffe b entzündl Dickdarmerkrnkgn. Zentralbl Chir 98, 1338 (1973) · Indikat u Erg v Korrektureingriffen b op Ulcusmagen. Chir Praxis 18, 249 (1974) · Frühreintervat b Radikalop d Rektumca. Zentralbl Chir 99, 763 (1974) · Erste Erg d Lymphograph d menschl Magens. Dtsch Med Wochenschr 99, 616 (1974) · D intraop Messung d Magenresek – e mögl neue Meth z Prüf d Vollständigkt d Vagotomie. Langenbecks Arch Chir 342, 603 (1976) · Erg d op Bhdlg d Rektumca. Aktuel Chir 11, 35 (1976) · Erg d Magenlymphograph unt besond Berücksichtg d Magenca. Dtsch Med Wochenschr 101, 725 (1976) · Stimulat d H^+-Sekret u d Serumgastrin du intraop elektr Vagusreiz v u na proximaler selekt Vagotomie. ebd 102, 896 (1977) · H^+-Sekret u Serumgastrin b Patient m Ulcus duodeni v u ein Jahr na proximaler selekt Vagotomie. Zentralbl Chir 102, 1010 (1978) · D intraop Erfolgsbeurtlg d proximal-gastralen Vagotomie. Chir Praxis 24, 311 (1978) · D Karzinom im op Magen. Aktuel Chir 17, 63 (1982)
MH sh. ZV.
BV Meth u Erg d Lymphograph d menschl Magens unt besond Berücksichtg d Magenca. Habilitationsschrift, Düsseldorf 1975 · D Darstellg d Lymphsyst d menschl Magens dur Einbringen v Lipidol Ultrafluid i d Magenwand mittels Gastroskop. In: Fortschritte der Endoskopie. Stuttgart: Schattauer 1975 · Meth u Erg d Lymphograph d menschl Magens. In: D abdominelle Lymphkrslf. Baden-Baden: Witzstrock 1977 · D Einfluß d intraop vagomotor Elektrotests auf d Säurere-

dukt u Rezidivrate. In: Selekt proxim Vagotomie. Stuttgart: Thieme 1979 · Endoskop d Magen-Darm-Traktes. In: Intra- u postop Zwischenfälle. Stuttgart: Thieme 1981 · Diagnost proktolog Erkrkgn. In: D chir Poliklin. Stuttgart: Thieme 1988 · Diagnost u op Endoskopie. In: ebd

Schachtel, Uri, Dr. med., Chefarzt, Jüd. Krhs. Berlin, Iranische Str. 2–4, 1000 Berlin 65 · *29. 10. 39 Haifa/Israel · A 67, Hessen · D 71, Gießen · AG Allg. u. Unf-Chir. · FG Chirurgie 73 · TW a) 67–68 Chir. Abt. Ev. Krhs. Wesel (Höffken) · 68–83 Chir. Klin. Krhs. Nordwest Frankfurt (Ungeheuer) c) Chefarzt Allg. u. Unf-Chir. · S Seit 83 Chefarzt Chir. Abt. Jüd. Krhs. Berlin · Seit 88 Ärztl. Dir. Jüd. Krhs. Berlin

Schade, Gerhard, Dr. med., niedergel. Chirurg, Herthastr. 12, 2000 Hamburg 71 · *26. 01. 36 Herne · A 64, Düsseldorf · D 61, Düsseldorf · FG Chirurgie 70 · TW a) 65–71 Chir. Klin. Krhs. Nordwest Frankfurt (Ungeheuer) · 71–73 OA Chir. Abt. St. Franziskus-Krhs. Aachen (Jötten) c) Niederl. Chir. u. D-Arzt · S Seit 73 Niederlassung Hamburg
ZV D endobronch Sekretretent als häufigste Urs d respirat Insuffizienz na Thorakotomie. Thoraxchir 14 (1966) · D Indikat z Thymektomie b d Myasthenia grav pseudoparal. ebd 15 (1967) · Bhdlgserg massiver gastrointestin Blutgn. Med Klin 63 (1968) · D massive Ulcusblutg. Fortschr Med 86 (1968) · La desobstruction bronchique, temps essentiel du traitement de l'insuffisance respiratoire en chirurgie thoracique. Les Bronches XVIII (1968) · Akut Abdomen. Therapiewoche 19 (1969) · D Mediastinoskopie. Diagnostik 6 (1969) · D akut Abdomen. Fortschr Med 87 (1969) · D chir Therap d arter Verschlußkrankh. Med Klin 64 (1969) · Chir Therap d zerebral Mangeldurchblutg. ebd (1969) · D akute Abdomen. MKurse Ärztl Fortbild (1970) · Mediastinaltumoren. Alm Ärztl Fortbild (1970) · Diffdiagn d akut Abdomen. Urologe B (1970) · Chir Therap d zerebralen Durchblutstörgn. Fortschr Med 88 (1970) · D akut Abdomen. Dtsch Ärztebl 68 (1971) · Üb d Bestimmg v Sulfamethoxypyracin (Longum⁰). Ärztl Forsch XXVI (1972) · Ambul chir Tätigkt i d chir Fachpraxis. Langenbecks Arch Chir 358 (1982)
BV D akut Abdomen. Diffdiagn. In: Klin. Gastroenterol. Berlin: Springer 1971

Schaer, Hanspeter, Dr. med., FA Chir., Chefarzt, Chir. Ambulatorium, Rothbachweg, CH-4950 Huttwil · *09. 05. 32 Thun/Schweiz · A 62, Bern · D 75, Zürich · AG Chir. Inselspital Bern (Gefäß-Herzchir.) · Chir. Reg.spital Langenthal · USA, Stud.aufenthalt · Basel · FG Chirurgie 76 · TW a) 67–71 Chir. Univ.-Klin. Basel (Allgöwer) · 71 OA Chir. Regionalspital CH-Thun · 72–74 Chefarzt Albert-Schweitzer-Spital Lambarene/Gabon/Afrika · 74–76 OA Kantonsspital CH-Herisau c) Selbständ., frei prakt. Chirurg; Doz. f. Zahnprothet. am zahnärztl. Inst. d. Univ. Zürich f. Anat., Physiol., Pathol. u. spez. Kieferchir. · S 76 Niederlassung als frei prakt. Chirurg Huttwil, zuerst als Chefarzt am Bez.spital, dann Chefarzt d chir. Ambulatoriums · Seit 85 Chirurg an Privatklin. „Villa im Park" Rothrist/Schweiz

Schäfer, Hans Robert, Prof. Dr. med., Ltd. Med.-Dir., Versorgungsamt Nürnberg, Bärenschanzstr. 8 c, 8500 Nürnberg · *22. 10. 28 Monheim · A 53, Erlangen · D 54, Erlangen · AG AllgChir. · UnfChir. · Anästhesie · FG Anästhesie 07/62 · Chirurgie 07/61 · TG UnfChir 06/70 · ZB Sozialmed. 12/87 · H 69, München · P 75, München · TW a) 61–73 Klinikum re. der Isar TUM München (Maurer) · S 73–85 Chir. Abt. Krhs. m. Reha Klin. f. Rückenmarksverletzte Bayreuth · Seit 09/85 Ltd. Arzt d. Versorgungsamtes Nürnberg
ZV Gallenstein-Ileus. Langenbecks Arch Chir 298 (1961) · Komplikatmöglichk i Verlauf b Mehrfachfrakt. ebd 322, 1070 (1968) · Z Diagnost u Therap d Pankreasverletzg. MMW 12, 684 (1969) · D „hepatorenale Syndr" i Rahmen chir Bhdlg. ebd 22, 1249 (1969) · Results of treatment with gelatine plasma substitutes in accident surgery. Biblio Haematologia 33, 518 (1969) · Nierenversagen b chir Eingr. MMW 13, 602 (1970) · D Nierenfunkt i Rahmen chir Bhdlg. Fortschr Med 9, 390 (1970) · Ist d Begriff „hepatorenales Syndr" i d Chir überholt? Langenbecks Arch Chir 327, 1056 (1970) · Nierenfunkt b Verschlußikterus. Therapiewoche 22, 3818 (1972) · Prophyl u Therap b Pyocyaneus-Infekt. H Unfallheilkd 114, 129 (1972) · Was gehört i d Notfallkoffer d prakt Arztes? Therapiewoche 23, 2550 (1973) · Pseudomonasinfekt. Dtsch Med Wochenschr 34, 1701 (1975) · Probl d Tetanusbhdlg. Fortschr Med 20, 950 (1979)
BV Kompensat- u Substituttherap i d Chir · Spez klin Pharmakol i d prä- u postop Phase · Parent Substitut. Steroide. Antibiotica. In: Klin Pharmakol u Pharmakotherap. München: Urban & Schwarzenberg 1971 · Elektrolyte. Sauerstoff. In: Klin u Therap d Nebenwirkgn. Prä- u postop Phase. Stuttgart: Thieme 1973 · Elektrolytstörgn. Hitzeschäden. Meniskusverletzg. Tetanusprophyl. In: Ärztl Sofortmaßnahmen i Praxis u Bereitschaftsdienst. München: Urban & Schwarzenberg 1977

Schäfer, Johannes Hermann, Priv. Doz. Dr. med., Chefarzt, Städt. Krankenhaus Heilbronn, Klin. f. Allg. u. Kinderchir., Am Gesundbrunnen 20–24, 7100 Heilbronn · *18. 04. 37 Lohra/Kr. Marburg · A 67, Wiesbaden · D 67, Marburg/L. · AG Biochem. Verändergen b. Ileus · Lipiduntersuchgn b. d. Fettembolie · FG Chirurgie 02/73 · TG KindChir 11/75 · H 76, Freiburg/Br. · TW a) 02/73–01/80 FA f. Chir., u. OA Chir. Univ.-Klin. Freiburg (Schwaiger) b) 11/75 KindChir. Chir. Univ.-Klin. Freiburg c) Chefarzt Klin. f. Allg.- u. Kinderchir. · S Seit 01/80 Chefarzt Klin. f. Allg.- u. Kinderchir. Städt. Krhs. Heilbronn
ZV Quantitative and qualitative determination of lipids in the lungs of dogs after fracture of the femur. Bull Soc Int Chir 4, 5 (1973) · Unfallurs, Fraktlokalisat u Bhdlg d kindl Oberschenkelfrakt. Bruns Beitr Klin Chir 221 (6), 453–460 (1974) · Histolog u biochem Verändergn d Lunge i Abhängigkt v d Überlebenszeit na e Oberschenkelfrakt b Hund. Langenbecks Arch Chir [Suppl] Chir Forum 221–224 (1975) · D posttraumat Pankreatit b Kind u ihre Bhdlg. Kongressband d Dtsch Ges f Chir, München 1975 · Duodenalverletzgn b stumpfem Oberbauchtrauma. MMW 118, 1353–1358 (1976) · Op Möglichktn b gastroenterolog Notfall d Neugebor u Kleinkindes. Z Allgemeinmed 52 (19), 1006–1011 (1976) · E

Methode z Metallsuche i biolog Geweben. Unfallchirurgie 6, 189–192 (1980) · Lendenwirbelersatz dur Plattenosteosynthese u Spongiosaplastik b aneurysmatischer Knochencyste. Langenbecks Arch Chir 358, 515 (1982)

Schäfer, Klaus Heinrich, Priv. Doz. Dr. med., Oberarzt, Chir. Klin. Ruhr-Univ., St. Josef-Hosp., Gudrunstr. 56, 4630 Bochum · *30. 09. 47 Gerolzhofen · **A** 74, München · **D** 73, Würzburg · **AG** Anat. · GefChir. · AllgChir. · **FG** Chirurgie 12/82 · **H** 87, Bochum · **TW** **a)** Seit 82 Chir. Klin. Ruhr-Univ. St. Josef-Hosp. Bochum (Zumtobel) **c)** Oberarzt
ZV Untersuchgn z Angioarchitek d Fascie. Z Anat Entw-Gesch 139, 21 (1972) · D subcutane Gefäßsystem. Gegenbauers Morphol Jahrb 121, 492 (1975) · Klin Anat d Venenwinkels. Verh Anat Ges 73, 109 (1979) · Vergl Studie zwi postmort Venograph u patholog Anat d Leber. RÖFO 130, 43 (1979) · D subcutane Venensyst d Beines – Zuflüsse, Vv perforantes u pränat Differenz. Phlebol Proktol 9, 19 (1980) · Preserved human umbilical cord veins in reconstructive surgery of peripheral arteries. Clinical experience and preliminary results. Thorac Cardiovasc Surg 28, 269 (1980) · Gefäßsyst d Haut. Phlebol Proktol 10, 1 (1981) · Sinusoidal and postsinusoidal vascular systems in liver cirrhosis. Acta Hepato-Gastroent 28, 236 (1981) · Mehrfachfrakt d unt Extrem. Aktuel Traumatol 13, 65 (1983) · Gefäßverletzgn b Extremitfrakt. Unfallheilkunde 86, 519 (1983) · Anatom u funktion Grundl d Licht-Reflexions-Rheograph. Phlebol Proktol 14, 69 (1985) · Z Morphol d venokapill Ektasie d Magenantr. Ber Pathol 103, 5 (1986) · Notfallcolosk als Entscheidgshilf f d Opindikat. Langenbecks Arch Chir 369, 743 (Kongreßbericht) (1986) · Z Leistgsfähigkt d Sonograph b akut intraabdomin Infekt. Zentralbl Chir 111, 165 (1986) · Efficiency of drainage after cholecystectomy. Dig Surg 5, 18 (1988)
BV Erfahrgn m mbov-Carotis als Gefersatz. In: Gefersatz. Baden-Baden: Witzstrock 1980 · Verlauf, Fasciendurchtritte u Einbau d Vv perforantes. In: Venae perforantes. München: Urban & Schwarzenberg 1981

Schafmayer, Anton, Prof. Dr. med., Geschäftsführ. Oberarzt, Klin. u. Poliklin. Allgemeinchir., Robert-Koch-Str. 40, 3400 Göttingen · *27. 12. 46 Göttingen · **A** 75, Göttingen · **D** 73, Göttingen · **AG** GI Hormone · Ulcus · Mamma Ca. · Pankreas · **FG** Chirurgie 81 · **TG** UnfChir 84 · **H** 83, Göttingen · **P** 88, Göttingen · **TW** **a)** Univ.-Klin. Göttingen **b)** UnfChir. ebd. **c)** Geschäftsführ. OA AllgChir.
ZV Effect of parenteral L-amino acids on gastric secretion and serum gastrin in normal dogs and dogs with portocaval transposition. J C Surgery 85, 191–195 (1979) · Glucose-Homeostase b resezierenden u nicht resezierenden Verfahren am Magen. Langenbecks Arch Chir Chir Forum 115–118 (1979) · Hemmg d Magensekret dur intravenöses Gastric Inhibitory Polypeptide (GIP) b Menschen. ebd 209–212 (1980) · D Einfluß d Vagotomie auf d GIP-Sekret. ebd 137–140 (1981) · Radioimmunological determination of cholecystokinin in tissue extracts. Digestion 24, 146–154 (1982) · VIP-Konzentrat i Plasma u Tumor b Pat m Verner-Morrison-Syndr. Langenbecks Arch Chir Chir Forum 251–255 (1982) · Charakteristika d CCK-Freisetzg b Menschen. ebd 189–194 (1984) · Plasma CCK-levels in patients with chronic pancreatitis. Digestion 32, 136–139 (1985) · D Stellenwert d Gastrografin-Einlaufs i d Ileusdiagnost. Fortführg d Erg. Langenbecks Arch Chir [Suppl] 366, 569–573 (1985) · Zollinger-Ellison-Syndr – Standortbestimmg. Chirurg 57, 552–556 (1986) · Koexistenz e ausgedehnten tubulo-villösen Adenoms d Duodenums u e Carcinoms d Papilla Vateri. ebd 57, 624–637 (1986) · Vagal influence on CCK and neurotensin release in conscious dogs. Scand J Gastroenterol 23, 315–320 (1988) · Does the preservation of the duodenal passage provide clinical and metabolic advantages for the patient? Nutrition 311–313 (1988) · Leistgn d Tumorchir b Tumoren d Brustdrüse. Langenbecks Arch Chir [Suppl II] (Kongrber), 103–108 (1988) · Hämodynam Charakteristika d nekrotisier Pankreatitis. Zentralbl Chir 114, 107–113 (1989) · Recurrent ulcer alter proximal gastric vagotomy. Special aspects of the prepylorik ulcer. Dig Surg (im Druck)

Schaller, Rüdiger Christian, StatArzt, Abt. f. GefChir., Luisenhosp., Boxgraben 99, 5100 Aachen · *12. 10. 53 Nürnberg · **A** 79, Aachen · **AG** 01/80–03/81 Bundeswehr · 04/81–04/87 Chir. · seit 05/87 GefChir. · **FG** Chirurgie 02/88 · **TW** **b)** GefChir: Seit 05/87 StatArzt Luisenhosp. Aachen (Stöveken) **c)** StatArzt im TG

Schamaun, Hans-Martin, Prof. Dr. med., Leiter d. Abt. Thorax- u. Gefäßchir. am Stadtspital Triemli, CH-8063 Zürich · *13. 11. 23 Schöftland/Schweiz · **A** 50, Zürich · **D** 55, Zürich · **AG** AllgChir. · Exp. Chir. · Thorax- u. GefChir. · **FG** Chirurgie 59 · **H** 66, Zürich · **P** 72, Zürich · **S** 67–75 Chefarzt Chir. Klin. Rätisches Kantonsspital Chur/Schweiz · Seit 77 Leiter Abt. Thorax- u. Gefäßchir. Stadtspital Triemli, Zürich
ZV Über 100 wissenschaftl Publikat aus allen Gebieten d Chir, hauptsächl aus d Gebiet d Thoraxchir
MH Progress in Lymphology, Thieme 1967 · Surgical Treatment in Hodgkin's Disease. Proceedings of the International Symposium on Lymphology, Zürich 1966, Thieme 1967

Scharplatz, Domenic, Dr. med., Chefarzt, Chir. Abt. Krankenhaus, CH-7430 Thusis · *18. 01. 41 Tschlin · **A** 67, Zürich · **D** 71, Zürich · **AG** 70–71 Chir. Univ.-Klin. Basel Dept. Surgery Seattle USA · Chir. Krhs. Davos · Chir. Klin. Kantonsspital Chur · **FG** Chirurgie 76 · **TW** **a)** 76–78 Chir. Klin. Kantonsspital Chur · Seit 78 Chefarzt Chir. Abt. Krhs. Thusis **c)** Chefarzt Chir. Abt. · **S** Seit 78 Chefarzt Chir. Abt. Krhs. Thusis
ZV Ü d Bhdlg v pertrochanteren Femurfrakt m d Postolennagel nach Moser-Winkelbauer. Inauguraldiss Univ Zürich 1970 · A review of 65 patients with pancreatic cysts. Ann Surg 176, 638–640 (1972) · Fracture-dislocations of the elbow. Injury 7, 143–159 (1975) · D thoracoabdominale Trauma b Skisport. Helv Chir Acta 44, 81–82 (1977) · Erg d Olecranonzuggurtgn. Aktuel Traumatol 8, 105–108 (1978) · Thoracoabdominal trauma in ski accidents. Injury 10, 76–91 (1978) · Maßnahmen z op Wiederherstellg d unt Sprunggelenkes b Calcaneusfrakt. Helv Chir Acta 45, 49–53 (1978) · Carunfall: Bewältigg d Massenunfalles dank region Zusammenarbeit. Schweiz Arztezeitg 62/32, 2399–2401 (1981) · D Schicksal v 57 Opfern e schw Busunglücks i d Schweizer Alpen. H Unfallheilkd 163 (1984) · Katastrophenorgani-

sat i Regionalspital. Schweiz Arztezeitg 66/17, 766–768 (1985) · Carunfall i Gebirge. Z Unfallchir Versicherungsmed Berufskr 78/3 (1985) · Problemat d Olecranon-Frakt. Acta Chir 5 (1986) · D optim Bhdlg d Radiusköpfchenfrakt i Beziehg z Alter. Z Unfallchir Versicherungsmed Berufskr 79/4 (1986) · AIDS-Übertragg b Mensurfechten? Zentralbl Helvetia 107, 77–78 (1987) BV Überbrückg d Claviculadefektes na Frakt dur e corticospongiösen Span aus d Beckenschaufel. In: Verletzgn u Erkrkgn d Schulterreg. Stuttgart: Thieme 1984 · Efficiency of small regional hospital in the Swiss alpine region. XXVI World Congr Int Coll Surgeons. Bologna: Monduzzi 1988 · External fixateur used in different army services. In: ebd

Schaudig, Helmut, Prof. Dr. med., Chefarzt, Ärztl. Dir., Kreiskrhs., 6990 Bad Mergentheim · *18.05. 26 Obergünzburg · A 52, Würzburg · D 52, Würzburg · FG Anaesthesie 57 · Chirurgie 62 · TG GefChir 80, UnfChir 85 · H 69, Erlangen · P 77, Erlangen · TW a) 56–66 OA Chir Univ.-Klin. Erlangen (Hegemann) c) Ärztl. Dir., Chefarzt · S Seit 67 Ärztl. Dir., Chefarzt Kreiskrhs. Bad Mergentheim
ZV Verhütg u Bhdlg postop Lungenkomplikat. Helv Chir Acta 1956 · Sondenernährg, e wicht Hilfsmethode i d Chir. Langenbecks Arch Chir 292 (1959) · Mund-zu-Mund-Wiederbelebg durch Beatmg m ausgeatmeter Luft. Chir Praxis 1959 · Chir Maßnahmen b Hämophilie. Chirurg 1961 · Exp Untersuchgn üb d Wundheilg unt cytostat Bhdlg. Langenbecks Arch Chir 301 (1962) · Erfahrgn i d Nachbhdlg v Cakranken m Tris-Aethyleniminobenzochinon. ebd 308 (1964) · Erg d Magenkrebschir. Dtsch Med Wochenschr 91 · Erfolgreiche Deckg e angebor osteocut Schädeldachdefekts. Z Kinderchir 1966 · Gemeinschaftsprogramm z Krebsnachsorge. Langenbecks Arch Chir 1966 · Skalpierg, e selt, manchmal lebensgefährl Verletzg. Helv Chir Acta 1966 · Bhdlg ausgedehnter Kopfschwartenverletzgn. Chir Praxis 1966 · Zweckmäß Dokumentat f chir Krankengut. Chirurg 1966 · Klin-pharmakol Untersuchgn üb Resorpt u Harnausscheidg v Nitrofurantoin. Verh Dtsch Ges Inn Med 72, 401 (1966) · Entzündgn u Verletzgn d Schleimbeutel. Therapiewoche 43, 4971 (1974) · Indikat u Erg d Magenresekt na Billroth I. Langenbecks Arch Chir 337, 837 (1974) · D Appendicitis i ärztl Alltag. Ärztebl Baden-Württ 7 (1975) · Ungewöhnl intraabdom Massenblutgn. Klinikarzt 4, 505 (1975) · D Magensonde i d Hand d Arztes. MMW 117, 1827 (1975)
BV Cytostatica i d Chir. In: Therap mal Tumoren u Hämoblastomen. Stuttgart: Enke 1965 · Durchblutgsmessgn a krebsbefall menschl Geweben. Habil-Schr 1969 · Classification and therapy of colon polyps. Progress in proctology. Berlin: Springer 1969 · Anästh in höh Lebensalter a chir Sicht. Anästh u Wiederbelebg, Bd 47. ebd 1970 · Cholangitis-Hepatitis i chir Diskuss. In: D akute Hepatitis. Stuttgart: Thieme 1971 · Einfache arteriograph Diagn b arter Durchblutsstörgn. In: Angiographie u ih Fortschr. ebd 1972 · Dringlichkchir b Oesophagusvarizenblutg. In: Gallenwege-Leber. ebd · Erfahrgn m d Eigenbluttransfus i d Chir. Aspekte mod Chir. Festschr f Prof Dr G Hegemann. Erlangen: perimed 1977 · Klass Chir Therap d Magenerkrank. Speiseröhre – Magen. 10 Bad Mergentheimer Stoffwtag 1978. Stuttgart: Thieme 1979 · Gefchir b diabet Makroangiopathie. In: Schriftenreihe Diabetes Akademie Bad Mergentheim, Bd 11 1985 · Zementlose Fixat v Austauschprothesen dur Kombinat versch Module. In: Verhandlungsbericht „Zementfreie Totalprothesen des Hüftgelenkes". Stuttgart 1987

Schaudig, Wilhelm, Dr. med., Chefarzt, Mathias-Spital, Frankenburgstr. 31, 4440 Rheine · *23.04. 28 Gengenbach · A 53, Freiburg · D 53, Freiburg · AG Chirurgie · FG Chirurgie 04/61 · TW a) 53 Krhs. Gengenbach (Schäfer) · 54 Med. Univ.-Klin. Freiburg (Heilmeyer) · 55 Chir. Univ.-Klin. ebd. (Krauß) · 66 OA Mathiasspit. Rheine (Dumpert) · Seit 01/67 Chefarzt Chir. Abt. Mathias-Spital, Rheine c) Chefarzt · S Seit 67 Ärztl. Dir., Chefarzt Chir. Abt. u. Leiter der Krankenpflegeschule Mathias-Spital, Rheine

Schautz, Rudolf, apl. Prof. Dr. med., Ltd. Med. Dir., Chefarzt i. R., Bronnbachergasse 43, 8700 Würzburg · *29.07. 19 Jägerndorf · A 45, München · D 45, Prag · AG Chir. · Pathol. · FG Chirurgie 12/55 · TG UnfChir 69 · H 57, Würzburg · P 63, Würzburg · TW a) 45–47 Kreiskrhs. Wörth (Rebl) · 50–68 Chir. Univ.-Klin. Würzburg (Wachsmuth) b) 48–50 Pathol. Inst. Regensburg u. Würzburg (Kirch) c) i. R. · S 68–84 Chefarzt Chir. Klin. Juliusspital Würzburg
ZV Zahlreiche Publikation aus d Gebiet d allg u spez Chir u Pathol
BV Traumatol i d Chir Praxis. Berlin: Springer 1965

Schedel, Franz, Prof. Dr. med., Ltd. Medizinaldir., Chefarzt i. R., Klinikleiter, Klinik Dr. Schedel, 8391 Kellberg · *19.09. 15 Passau · A 41, München · D 41, München · AG Chir. · Urol. · FG Chirurgie, Urologie · H 54, München · P 66, München · TW a) Chir. Univ.-Klin. München (Lebsche, Frey, Zenker) · Lehrtätigkeit ebd. · Ärztl. Dir. u. Chefarzt Chir. Abt. Städt. Krhs. Passau c) Leitung Nachsorgeklin. Kellberg
ZV Beitr z Bhdlg v dermatogenen Kontrakturen. Chirurg 1, 18 (1952) · Kreislaufuntersuchgn b exptellen Lungenembolien. Langenbecks Arch Chir, Dtsch Z Chir 281, 382 (1956) · Erwäggn z Bhdlg großfläch Melanomalignome hinsichtl ihrer Eigng f d Rö-Nachbestrahlgsverfahren. Dtsch Med Wochenschr 19, 1 (1957) · Durchblutgsprobl na Gipsverbänden. Zentralbl Chir 13, 767 (1958) · Lokale Novocaininjekt z Bhdlg v Strahlenschäden. Zentralbl Chir 44, 2038 (1958) · Die Behandlung von elektrischen Verletzungen. Dtsch Med J 8, 223 (1960) · Kosmet Chir. Ärztl Sammelbl 8 (1960) · Arteriograph b entzündl Knochenerkrkgn. Internist Prax 4, 441 (1964) · Kinematograph Untersuchgn b exp gesetztem Gefäßverschluß. Chirurg 1, 24 (1965) · Plast Chir b malig Tumoren. ebd 3, 109 (1965) · D Erkrkgn d weibl Brust. Süddtsch Hebammenzeit 8, 147 (1968) · Möglchktn u Grenzen d kosmet Chir. Dtsch Apotheker Z 1, 4 (1968) · D Bedeutg angiograph Diagnost peripherer Tumoren. Internist Prax 8, 1 (1968) · Diagnost z Therap d Mamma-Ca aus d Sicht d Chir. Röntgen Ber 1, 40 (1972) · Gewindeextraktor f Küntscher Nägel. Chirurg 45, 342 (1974) · Nuklearmed u Rödiagnost b Wirbeltraumen. Nuklearmed 348 (1975) · Bhdlg u Nachbhdlg d Mamma-Ca. Klin Onkol Sem 2, 69 (1977) · Lokalisat d klin okkulten Karzinomes i d Mamma-Chir. Gynäkol Prax 3, 635 (1979) · Bhdlg d Mamma-Ca unt Berücksichtg d psychosoz Nachsorge. Klin J 2, 14 (1983)

MH Z Geschichte d Med im Passauer Raum
BV Chir Lehrb f Zahnmed. Stuttgart: Hippokrates 1961
· Wissen das Frauen? 1962 · Kur i Kellberg. Rothe
1976 · D axiale Computer-Tomographie i d Diagnost
akut Abdominalerkrkgn. Stuttgart: Schattauer 1979 · D
Blaue Spiegel. Morsak 1982 · Reflexionen e Arztes - i
Wandel d Zeit. Heidelberg: Haug 1987 · Bad Kellberg
- einst u heute. Rothe 1989

Schega, Hans Wolfgang, Prof. Dr. med., ehem. Klinik-
dir., Wilhelmshofallee 112, 4150 Krefeld · *20. 12. 15
Dresden · **A** 41, München · **D** 41, München · **FG** Chir-
urgie 49 · **TG** UnfChir 73 · **H** 52, Mainz · **P** 59, Mainz
· **TW a)** 41–45 Militärdienst · 45–46 Städt. Krhs.
Mainz (Nießen, Brandt) · 46–61 AllgChir., endokrinol.
Chir. Univ.-Klin. Mainz (Peiper, Brandt) **b)** UnfChir.,
KindChir. **c)** Ehem. Klinikdir. · **S** 61–80 Dir. Chir. Klin.
Städt. Krankenanstalt. Krefeld
ZV Verhalten d Gewebstemp unt physiol Bedinggn u b
Anwendg therap Maßnahmen. Diss Physiol d Gewebs-
temp. MMW 1941 · Frakt als Komplikat b d
Schockbhdlg d Psychosen u ihre Verhütg. ebd 1950 ·
Extradur Spinalanästh. Chirurg 1950 · Tierexped Un-
tersuchgn z Frage d Ödembildg am Magen-Darm-Ka-
nal na i v Infus. Habil-Schr 1952 · Meth z fortlauf Registrierg postinfusion Ödembildgn am Magen-Darm-Kanal d lebenden Versuchstieres. Z Exp Med 122 (1953) ·
Ödem d Magen-Darmwand na i v Infus. Langenbecks
Arch Chir 276 (1953) · Ödembildg i d Wandgn d Magen-Darm-Kanals nach i v Infus. Bruns Beitr Klin Chir
188 (1954) · Exp Untersuchgn z Frage d osmotherap
Beeinfl d Ödems. Langenbecks Arch Chir 280 (1955) (m
d v Langenbeck-Preis 1956 d Dtsch Ges f Chir ausgezeichnet) · Austausch d extrazellulär Flüssigkt an d Ka-
pillarwand u seine Triebkräfte. Dtsch Med Wochenschr
1957 · Intraop Cholangiographie. Chir Praxis 1958 ·
Exp Bestätig d Starlingschen Theorie am lebenden Versuchstier. German Med Monthly 1959 · Intraop Rev d
Gallenwege m d Cholangioskop. Klin Med 1959 · Angebor Duodenalverschl. Langenbecks Arch Chir 298
(1961) · Fortschr i Diagn u Therap d Phäochromozytoms. Chirurg 1967 · Bedeutg d medikament Blockade
adrenerger alpha- u beta-Rezeptoren f d konservat u op
Bhdlg d Phäochromozytoms. Dtsch Med Wochenschr
1968 · OP-Bhdlg d Phäochromozytoms. Med Klin 68,
1423 (1973) · Eröffngsanspr ChirKongr 1977. Langenbecks Arch Chir 345, 4 (1977)
BV Verbrenngn. In: Handlex d Med Praxis. Medica
1955 u 1961 · Blutg, Blutstillg u Blutersatz. In: Klin
Chir f d Praxis. Thieme 1961 · Hemorragias, hemostasis
y transfusion. In: Tratado de patologia y clincas quirur-
gicas. Barcelona: Salvat 1963

Scheider, Erwin, Dr. med., niedergelassen, Bismarckstr. 16, 6290 Weilburg · *21. 02. 16 Koschmin/Po-
sen · **A** 41, Danzig · **D** 41, Danzig · **FG** Chirurgie
02/49 · **TG** UnfChir 60 · **TW a)** 54–59 Städt. Krhs.
Bassum Bremen (Johannsen) · 59–64 Ev. Krhs. Dinslaken (Militzer) · **S** 64 Niederlassung als Chirurg u. Unfallchirurg Weilburg/Lahn

Scheidter, Franz, Dr. med., i. R., Buchauerstr. 16,
8000 München 71 · *14. 04. 07 Aschaffenburg · **A** 32,
München · **D** 34, München · **AG** prakt. Chir. ·
FG Chirurgie 38 · **TG** PlastChir · **TW a)** 32–45 Chir.

Univ.-Klin. München (Lexer, Magnus, Frey) · 39–45 im
Krieg **b)** Chir. (auch plast. u. kosmet. Chir.) **c)** Seit 88
i. R. · **S** 48 Niederlassung

Scheja, Hans Michael, Dr. med. Dr. phil., niedergelassen, Steilshooper Str. 54, 2000 Hamburg 60 · *01. 09. 44
Mainz · **A** 82, Hamburg · **D** 80, Hamburg (Dr. phil.) ·
85, Würzburg (Dr. med.) · **AG** 74–80 Med.-Soziol.
Hamburg · 84–86 PlastChir. · 84–89 Muskelphysiol. ·
FG Chirurgie 10/88 · **TW a)** 88–89 StatArzt Thoraxchir. Chir. Univ.-Klin. Würzburg (Elert) **c)** Niedergel.
Chirurg · **S** Seit 07/89 Niederlassung Hamburg
ZV Elektrochem Sensoren z Beurteilg d Dynamik v
ischäm Muskelerkrankgn. Biomed Tech 30, 98–100
(1985) · D efferent-motor Elektrostimulat d Skelettmus-
kels am Modell e standardisiert Aktivierg. ebd 31,
149–150 (1986) · Prakt Probl d Monitoring d Muskeldurchblutg m elektrochem Sensoren. ebd 32, 149–150
(1987) · Entzündgsmediatoren u P-31-NMR während d
Skelettmuskelischämie unt Einfluß e Proteinase-Inhibi-
tors. ebd 33, 157–158 (1988)
BV Soz u med Fakt d Hospitalisierg u Chronifizg statio-
när behandelter schizophren erkrankter Pat. Hamburg
1980 · Leistenhernien b Mädchen. Würzburg 1985 ·
Grundbegriffe d Med Soziol. ebd 1986

Scheld, Hans Heinrich, Prof. Dr. med., Ltd. Oberarzt,
Klin. f. Herz- u. Gefäßchir., Z. f. Chir. Justus-Liebig-
Univ., Klinikstr. 29, 6300 Giessen · *09. 08. 46 Ehrings-
hausen/Wetzlar · **A** 74, Darmstadt · **D** 73, Giessen ·
AG Anat. · Pathol. · Intensivmed. · **FG** Chirurgie
10/80 · **TG** GefChir 10/85, Thorax- u. KardiovaskularChir 10/85 · **H** 84, Giessen · **P** 88, Giessen · **TW**
b) Thorax- u. KardiovaskularChir · 80 OA Klin. Herz-
u. Gefäßchir., Justus-Liebig-Univ. Giessen **c)** Ltd. OA
im TG
ZV Valeur de la Splanchnectomie et des Resections
Pancreatiques. Dans la Pancreatite Chronique. Lyon
Chir 74, 3 (1978) · Thymuschirurgie. Med Welt 32, 645
(1981) · Myokardprotekt. Med Welt 33, 746 (1982) ·
Protection of hypertrophied human hearts by adjusting
regional myocardial temperature to a safe level. Thorac
Cardiovasc Surg 33, 235 (1985) · Preservation of high
energy phosphates in hypertrophied human myocardium. J Cardiovasc Surg 26, 191 (1985) · Stellenwert d
koron Endarteriekt i Therapkonz d schwer diff koron
Herzerkrankg. Helv Chir Acta 53, 493 (1986) · Myxome
d Herzens. Herz Kreisl 4, 181 (1987) · Techn d koron
Endarteriekt. ZHTG 1, 91 (1987) · Trachealanastomose
mittels Fibrinkleber. ZHTG 1, 134 (1987) · PTFE-grafts
to the right coronary artery following endarterectomy.
Herz 12, 237 (1987) · Transthor Korrektur zentr supraaort Gefäßverschlüsse. Angio Arch 15, 96 (1987) · Tu-
morresection of the heart by autotransplantation. Thorac Cardiovasc Surg 36, 40 (1988) · Koronarchir. Med
Welt 39, 139 (1988) · Aortic arch replacement by poste-
rolateral exposure. Thorac Cardiovasc Surg 36, 100
(1988) · Protezione miocardia in cuori imertrofici du-
rante. Cir a Cuore Aperto il Cuor 1 (1988) · Decreasing
the risk of aortic arch replacement. J Vascular Surg
(1989) · Herztransplant i Alter unt 2 J. Med Welt (1989)
· Primobendan increases ca sensitivity of shinned human papil muscle fibers. J Clin Pharmacol (1989) ·
Techn considerations and results of endarterectomy of
the left coron artery system. J Cardiovasc Surg (1989) ·

Problematik d Herztranspl i Kleinkind- u Neugeborenenalt. HTG (1989)
BV Psychotic reactions in patients after open-heart-surgery. Psychopathol and neurolog dysfunctions following open heart surgery. Berlin: Springer 1982 · Aortocoronary polygrafting and coronary endarterectomy in diffuse CAD. In: Improvement of myocardial reperfusion. Dordrecht: Nijhoff 1985 · Op Behandlg v Herzklapfehlern. In: Leben m d neuen Herzklappe (1986) · Venenthrombose u ihre Komplikat. In: Grundl d Chir. Gräfelfing: Demeter 1987 · The role of endarterectomy in coronary surgery. In: Coronary artery surgery in the nineties. Berlin: Springer 1987 · Potenzchir. In: Erektionsstörgn. Basel: Karger 1988 · Use of endarterectomy as an adjunct to coronary artery bypass. In: Treatment of end-stage coronary artery disease. Basel: Karger 1988

Schellerer, Klaus, Dr. med., Chefarzt, Mitinhaber, Privatklin. Dr. Schellerer, Heinrichstr. 6, 8600 Bamberg · *06. 02. 44 Bamberg · A 70, Bamberg · D 69, Würzburg · **AG** Chir. Univ.-Klin. Erlangen · **FG** Chirurgie 10/75 · **TW a)** Chefarzt Privatklin. Dr. Schellerer Bamberg **c)** Chefarzt · S siehe TWa · Vorsitzender AHSC Bamberg

Schellerer, Wolf Heinrich, Prof. Dr. med., Ltd. Arzt, Privatklin. Dr. Schellerer, Heinrichstr. 6, 8600 Bamberg · *04. 05. 41 Bamberg · A 68, München · D 66, München · **AG** AllgChir. · **FG** Chirurgie 09/73 · **ZB** Betriebsarzt 09/87 · Physikal. Med. 04/89 · **H** 74, Erlangen · **P** 80, Erlangen · **TW a)** Chir. Univ.-Klin. Erlangen **c)** Ltd. Arzt · S 80-81 Chefarzt Krhs. Kulmbach · 81-82 Chefarzt Krhs. Tegernsee · Seit 82 Ltd. Arzt Privatklin. Bamberg

Scherl, Alfons, Dr. med., Chirurg, Oberarzt, Chir. Klin. Städt. Marien-Krhs., Mariahilfbergweg 7, 8450 Amberg · *16. 12. 51 Wunsheim · A 78, Erlangen · D 79, Erlangen · **AG** KindChir. · Handchir. · Chir. Onkol. · **FG** Chirurgie 11/85 · **ZB** Sportmed. 81 · **TW b)** HandChir., Chir. Onkol., KindChir. **c)** OA Chir. Klin.
ZV D computertomograph Untersuchg – e Wegweiser z nierenerhaltenden Vorgehen b d traumat Nierenblutg. H Unfallheilkd 189 (1987) · Wertigkt d computertomograph Untersuchg b d traumat Nierenblutg. Der Krankenhausarzt 61, 537–540 (1988)

Schettler, Dietrich, Univ.-Prof. Dr. med. dent. Dr. med., Klinikdirektor, Univ.-Klin. u. Poliklin. f. Gesichts- u. Kieferchir., Klinikum Essen, Hufelandstr. 55, 4300 Essen 1 · *07. 09. 32 Bad-Schönfließ/Neumark · A 57, Zahnmedizin · 62, Medizin Düsseldorf · D 58, Dr. med. dent. · 60, Dr. med. Düsseldorf · **AG** Traumatol. · Onkol., Spaltenbildg im Gesicht · PlastChir. · **FG** Mund-Kiefer-Gesichts-Chirurgie 09/65 · **ZB** Plast. Op. 12/77 · **H** 70, Düsseldorf · **P** 72, Düsseldorf · **TW a)** Gesichts- und Kieferchirurgie **b)** Plastische Gesichtschirurgie **c)** Ordinarius Univ. Essen (GHS) · **S** Klinikdirektor
ZV Über 140 Publikat in Zeitschriften u Buchreihen

Scheuermann, Rainer, Dr. med., Wissenschaftl. Angestellter, Chir. Klin., Abt. Unfallchir. d. Univ.-Klin. Kiel, Arnold-Heller-Str. 7, 2300 Kiel 1 · *11. 07. 49 Offen-

bach/M. · A 80, Darmstadt · D 81, Giessen · AG Chir. · Schultergelenk · **FG** Chirurgie 08/88 · **TW b)** Unfallchir. Zentrum f. Operat. Med. Kiel (Havemann) **c)** Wissenschaftl. Angestellt.

Scheulen, Heinz-Dieter, Dr. med., Chefarzt, Ärztl. Dir., Ltd. Arzt, Chir. Abt. St. Antonius-Hosp., Hospitalstr. 16, 4056 Schwalmtal 1 · **A** 62, Bonn · **D** 62, Bonn · **FG** Chirurgie 03/67 · **TW a)** 67-70 Maria-Hilf Mönchengladbach (Groß) · 70-73 St. Antonius Hosp. Schwalmtal **c)** Chefarzt · **S** Seit 09/73 Ärztl. Dir., Chefarzt, Ltd. Abt. Arzt Chir. Abt. St. Antonius-Hosp. Schwalmtal

Schewelies, Siegfried, Dr. med., Chefarzt, Chir. Abt. Martin-Luther-Krhs., Dr. Otto-Str. 2, 2370 Zeven · *20. 12. 40 Wilhelmshaven · **A** 70, Kiel · **D** 73, Kiel · **AG** Gastroenterol. · chir. Endoskop. · Traumatol. · **FG** Chirurgie 75 · **TG** UnfChir 78 · **TW a)** 75-78 OA Chir. Univ.-Klin. Kiel (Löhr, Hamelmann) **b)** 77-79 OA Unfallchir., ebd. (Havemann) **c)** Chefarzt Chir. Abt. · **S** Seit 79 Chefarzt Chir. Abt. Martin-Luther-Krhs. Zeven

Schick, Albrecht, Dr. med., Chefarzt, Stadtkrhs., Regelsbacher Straße 7, 8540 Schwabach · *16. 12. 44 Bad Reichenhall · **A** 73, München · **D** 72, Erlangen · **AG** 72/73 Bundeswehr · AssArzt Krhs. Fürth · Wiss. AssArzt Univ. Erlangen · **FG** Chirurgie 07/80 · **TG** UnfChir 10/81 · **TW a)** 80-81 OA Krhs. Kulmbach · 81-85 OA Krks. Wertheim **c)** Chefarzt · **S** Seit 11/85 Chefarzt Chir. Abt. Stadtkrhs. Schwabach
ZV Erfahrgn m d selekt proxim Vagotomie b d Bhdlg d chron Duodenalulkus. Fortschr Med 36 (1979) · D Bhdlg d sakralen Höhle na Rektumamput. Klinikarzt 9 (1980) · D selekt proxim Vagotom b akut Ulkusblutgn. Therapiewoche 50 (1980) · Erfahrgn m d Implantat e Polypropylene (Marlex-) Netzes z Versorgg v Thoraxwanddefekt, Narben- u. Rezidivleistenhernien. Herzmedizin 1 [Suppl] (1981)
BV Erfahrgn b d Versorgg gr Thoraxwanddefekte, Narben- u Rezidivleisthern m Marlex-Netz. In: Aspek mod Chir. Erlangen: Perimed 1977

Schidelko, Michael, Dr. med., Ltd. Arzt, Katholisches Krhs. im Siebengebirge, Schülgenstr. 15, 5340 Bad Honnef · *15. 06. 50 Pulheim/Köln · **A** 76, Münster · **D** 75, Münster · **FG** Chirurgie 07/82 · **TG** PlastChir 01/87, UnfChir 02/85 · **TW b)** 83-87 UnfChir., PlastChir., Handchir., Verbrennungschir. BG Unfallklin. Duisburg · 83-12/84 StatArzt UnfChir. · 01/85-06/87 OA PlastChir. · 07/87-12/88 OA Krhs. Bad Honnef **c)** Seit 01/89 Ltd. Arzt Funkt. Bereich Hand- u. PlastChir. Kath. Krhs. im Siebengebirge Bad Honnef

Schiebold, Klaus-Dieter, Dr. med., Oberarzt, Allgchir. Krhs. Wetzlar, Forsthausstr. 1, 6330 Wetzlar · *15. 04. 47 Chemnitz · **A** 72, Leipzig · **D** 73, Leipzig · **AG** 72-10/77 Chir. · **FG** Chirurgie 11/77 · **TW a)** 78-84 StatArzt BKH Klinikum Kuchwald Karl-Marx-Stadt (Löbel) · 85-05/87 OA ebd. **b)** 07/87-12/87 AssArzt Herzchir. Rehabilitationszentrum Bad Krotzingen (Birnbaum) **c)** Seit 01/88 OA AllgChir.
ZV Z Dringlichktstherap d akuten unspezif Pleuraem-

pyems. Dtsch Gesundhtswes 30, 1334–1336 (1975) · Dünndarmileus dur ileozoekale Invaginat e Zoekumlipoms. Dtsch Z Verdau Stoffwechselkr 1980 · Zweizeitige Spontanruptur d Leber dur e kavernöses Hämangiom. Zentralbl Chir 105, 1591–1594 (1980) · Dünndarmulzerat m intestin Blutg b Blindsacksyndrom. Dtsch Gesundhtswes 37, 286–287 (1982) · Stellenwert d Sicherheitsdrainage b d Duodenalstumpfinsuffizienz. Zentralbl Chir 107, 409–412 (1982) · Spontanperforat e dystopen Gallengangs d Leber. Dtsch Gesundhtswes 37, 1266–1267 (1982) · Choledocholithiasis dur iatrog Choledochusschieng. Dtsch Z Verdau Stoffwechselkr 45, 225–226 (1983) · Chron Subileuszustand d Dünndarms dur angeb Peritonealduplikat. Dtsch Gesundhtswes 35, 1691–1693 (1983) · Erg d diagnost Exstirpat nonpalpabler Mammabefunde na vorausgehender radiolog Lokalisat. Zentralbl Chir 109, 503–508 (1984)

Schielke, Dieter-Jürgen, Dr. med., Oberarzt, Chir. Klin. I, Städt. Kliniken, Grafenstr. 9, 6100 Darmstadt · *22. 02. 44 Eberswalde · **A** 71, Berlin-Ost · **D** 82, Berlin-West · **AG** 11–12/74 NeurChir. · **FG** Chirurgie 03/77 DDR, 07/78 BRD · **TW a)** 71–77 StatArzt Allg.- u. UnfChir. Chir. Abt. Kreiskrhs. Eisenhüttenstadt (Strauch) · 77–81 StatArzt Allg.- u. UnfChir. Auguste-Victoria-Krhs. Chir. Klin. Berlin (Specht) · 81–85 OA Chir. Abt. Malteser-Krhs. Bonn (Hoppe) · Seit 85 OA Klin. Thorax-, Gefäß- u. AllgChir. Chir. Klin. I Städt. Klin. Darmstadt (Staib) **c)** OA Thorax-, Gefäß- u. Allg-Chir.
ZV D Einsatz v Amoxicillin/Clavulansäure i v i d Chir. FAC 5-1, 67–68 (1986) · Gastrektomie weg selt Verätzg. Chirurg 58, 50–52 (1987) · Dialyse üb e chir implantiert Silicon-Katheter im rechten Vorhof. Langenbecks Arch Chir 372, 958 (1987) · Hat d dorsale Platte a d Tibia noch ihre Berechtigg? H Unfallheilkd 207, 387–388 (1988) · Wirksamkt u Verträglichkt v niedermolecularem Heparin i Kombinat m Dihydroergotamin z Thromboembolie-Prophyl i d Abdominal-Chir. Med Welt 1990

Schier, Felix, Priv. Doz. Dr. med., Oberarzt, Abt. f. Kinderchir., Univ.-Klinikum Steglitz, FU Berlin, Hindenburgdamm 30, 1000 Berlin 45 · *19. 11. 49 Tuttlingèn · **A** 78, Freiburg i. Br. · **D** 78, Freiburg/Br. · **AG** 78 Chir. Univ. Erlangen · 81 Kantonsspital Basel · 82 Children's Hospital Boston USA-Harvard Med. School · 84 KindChir. Univ. Münster · 87 KindChir. Univ.-Klinikum Steglitz, Berlin · **FG** Chirurgie 05/86 · **TG** KindChir 09/87 · **H** 88, Münster · **TW b)** 84–87 OA Kinderchir. Univ.-Klin. Münster (Willital) · Seit 87 OA Kinderchir. Abt. Univ.-Klinikum Steglitz, FU Berlin (Waldschmidt) **c)** Oberarzt KindChir
ZV Op Therap d gastroduodenalen Ulkus b Kind. Med Welt 37, 932–935 (1986) · Anale Inkontin i Kindesalt - psychosoz Entwicklgsbedingn na sakralem Sphinkterers. Coloproctology VIII/2, 115–118 (1986) · Präop Evaluat v Gerinnungsstörgn i d Kinderchir. Kinderarzt 17/5, 689–696 (1986) · Vollständ implantierb zentralven Katheter b Kindern (Port-A-Cath). Anästhesist 35/2, 149 (1986) · D Hämangioperizytom – E Übers üb 94 kindl Fälle u insg 686 Fälle d Lit. Tumor Diagn Therap 8, 1–4 (1987) · Vitamin-K-Prophyl i d Neugeborchir. Therapiewoche 11, 997–1000 (1987) · Späterg na Gastroenterostom i d Neugeborperiode. Aktuel Chir 22,

1–3 (1987) · Cultivos cellulares del epithelio de conductos biliares: un posible modelo para el estudio de la atresia de vias biliares. An Esp Pediatr 26, 215–217 (1987) · Lage- u Formanomal d kindl Darmes. Zentralbl Chir 112, 217–226 (1987) · Cell cultures of bile duct epithelium and the pathogenesis of biliary atresia. Eur J Pediatr 146, 27–30 (1987) · Ösophagusers m resorbierb VICRYL-Schläuchen – e tierexp Untersuchg. Z Kinderchir 42, 224–227 (1987) · Späterg na chir Therap d M Hirschsprung. Zentralbl Chir 112, 235–241 (1987) · D chir Therap hormonproduzier Tum d Nebennierenrinde – Übers üb 51 Fälle. Z Kinderchir 43, 262–266 (1988) · E neues Gerät f d langstreck Ösophagusatresie. Z Kinderchir 43, 311–314 (1988) · 193 Fälle v Gastroschisis u Omphalozele – postop Erg. Zentralbl Chir 113, 225–234 (1988) · Exp Untersuchgn z Pathogenese d Gallengangsatresie. Z Gastroenterol 26, 67 (1988)
MH Cholestasis in neonates. Cholestasis and fibrosis due to the paucity of intralobular bile ducts in children. München: Zuckschwerdt 1988 · D akute Skrotum i Kindesalt. Stuttgart: Hippokrates 1989 · Maldeszensus testis. München: Zuckschwerdt 1989
BV Ätiolog u Pathogen d extrahepat Gallengangsatresie. In: Erg d Inn Med u Kinderheilkde, Bd 57. Berlin: Springer 1988 · Our protocol for interdisciplinary treatment of newborns with large diaphragmatic hernias. In: Progr in Pediatr Surg, Bd 28. München: Urban & Schwarzenberg 1988 · Subglottic stenosis. In: Operative newborn surgery. London: Heinemann Medical 1989

Schilling, Hans, Dr. med., Chefarzt, St.-Marien-Hosp., Unfallchir. Klin., Altstadtstr. 23, 4670 Lünen · *13. 03. 29 Hammelburg/Bayern · **A** 55, Würzburg · **D** 55, Würzburg · **AG** Unfall- u. Wiederherstellgschir. · Chir. Berufskrankhtn · **FG** Chirurgie 62 · **TG** UnfChir 74 · **ZB** Physikal. Med. 88 · **TW a)** Missionsärztl. Klin. Würzburg (Bundschuh) · 56–57 Inn. Abt. Hermann-Josef-Krhs. Erkelenz (Lohmeyer) · 57–62 Bergmannsheil Bochum (Bürkle de la Camp) · 61 Knappschaftskrhs. Dortmund (Scherer) · 62–67 Würzburg (Wachsmuth) **c)** Chefarzt · **S** 68–75 Chefarzt Chir. Abt. St. Camillus-Krhs. Duisburg-Walsum · Seit 75 Chefarzt UnfChir. Klin. St.-Marien-Hosp. Lünen
ZV E Auswahl aus 59 Veröffentl: Stenose d Harnleiters. Diss Würzburg 1955 · Sprechen m d Kind. Z Allgemeinmed 55, 1901 (1979) · Instabile Beckenverletzg u äußere Spanner. Unfallchirurgie 5, 220 (1979) · Meniskuschir. MMW 122, 701 (1980) · Erg operativ versorgter Verrenkgsbrüche d ob Sprunggelenkes. Aktuel Traumatol 10, 209 (1980) · E Vergleich zwischen d „Bergmannsheil Bochum" u d „Reconvalescentenhaus" in Straßburg. Der Kompass 91, 1 (1981) · Bandverletzg d ob Sprunggelenkes. Unfallheilkunde 84, 60 (1981) · Isolierte u kombin Bauchverletzgn. Aktuel Traumatol 11, 96 (1981) · Kirschnerdrahtwandergn na Osteosynth. ebd 11, 126 (1981) · Dynam Stabilisierg b Schultereckgelenksverrenkgn. Chirurg 53, 48 (1982) · D Maisonneuve-Frakt. Aktuel Traumatol 12, 30 (1982) · E Beitr z Diffdiagn d Tibialis-anterior-Syndr. ebd 12, 187 (1982) · Reflexdystrophie od Berufskrkht 2103 a Kniegelenk? E klin u gutachtl Beitrag z e „Einzelfall". Unfallchirurgie 9, 76 (1983) · D Stellenwert v Naturwiss u Techn i d Unfallchir. ebd 9, 76 (1983) · Kinder zu Gast i Krhs. Ärztl Praxis 36, 258 (1984) · Schalenförmige Knochen-

apophyse a d Patella beidseits, e selt Formvariante. Aktuel Traumatol 14, 101 (1984) · Gibt es einen unbegrenzten Anspruch auf d BK 2102 (sog Bergmannsmeniskus)? H Unfallheilkd 174, 315 (1985) · D Stellenwert d Duokopfprothese f d Bhdlg d Schenkelhalsfrakt. Unfallchirurgie 11, 136 (1985) · D Bedeutg d Zuggurtgsosteosynthese als dynam Stabilisierg u Schultereckgelenkssprengg. Aktuel Traumatol 16, 94 (1986) · Schwierigktn i d Erkenng u Begutachtg b Verletzgn d ob Halswirbelsäule. Unfallchirurgie 12, 280 (1986) · D Bhdlg d Kreuzbandläsion na Knietrauma. ebd 14, 265 (1988)
BV Verletzgn i Ber d Kniegelenks. In: Traumatol i d Chir Praxis. Berlin: Springer 1965

Schiltenwolf, Marcus, Dr. med., Assistenzarzt, Stiftung Orthop. Univ.-Klin., Schlierbacher Landstr. 200 a, 6900 Heidelberg 1 · *15.04. 59 Kaiserslautern · A 84, Mainz · D 85, Mainz · AG 03/85-05/87 UnfChir. Mainz · Seit 05/87 Orthop. Heidelberg · TW c) Ass-Arzt
ZV Kunst i Krankenhaus. Ärztebl Rheinl-Pfalz 6, 320-321 (1987) · Sport i Rollstuhl - ein Überblick. Dtsch Z Sportmed 11, 454-458 (1988) · Der Morbus Thiemann bei eineiigen weiblichen Zwillingen. Z Orthop 6, 668-671 (1989)

Schimmel, Gunter, Dr. med., Ltd. Oberarzt, Allg. Krhs. Hamburg-Bergedorf, Chir. Abt., Gojenbergsweg 30, 2050 Hamburg 80 · *03.09. 46 Schlotheim/Thür. · A 74, Hamburg · D 74, Hamburg · AG 74-80/83 Chir. Allg. Krhs. Altona · FG Chirurgie 02/80 · TG GefChir 11/83, UnfChir 06/80 · TW a) 80/83-86 II. Chir. Allg. Krhs. Altona (Lange) · Seit 86 Allg. Krhs. Bergedorf b) s. TWa c) Ltd. OA Chir. Abt.

Schimmelpfennig, Lutz, Dr. med., Chefarzt, Kreiskrhs., Hauptstr. 9-11, 8602 Burgebrach · *09.07. 43 Berlin · A 71, Berlin · D 71, Berlin · AG 01/72-06/75 Chir. Univ. Berlin · 07/75-06/83 Chir. Bamberg · FG Chirurgie 12/77 · TG UnfChir 08/78 · TW a) OA I. Chir. Klin. Bamberg · 07/83-09/86 Chefarzt Chir. Klin. Groß-Umstadt c) Chefarzt Chir. · S 07/83-09/86 Chefarzt Groß-Umstadt · Seit 10/86 Chefarzt Burgebrach

Schindler, Alfred, Dr. med., Chefarzt, Klin. f. Unfallchir. Städt. Krhs., Pettenkoferstr. 10, 8200 Rosenheim · *07.10. 36 Pirmasens · A 63, München · D 60, München · AG Traumatol. · FG Chirurgie 06/70 · TG UnfChir 06/70 · TW a) 05/64-06/65 Klin. re. d. Isar, München (Maurer) · 07/68-03/71 Städt. Krhs. München-Oberföhring (Snopkowski) b) UnfChir.: 08/63-04/64 u. 07/65-11/67 Unfallklin. Murnau (Lob) · NeurChir.: 12/67-06/68 Klinikum re. d. Isar München (Kessel) c) Chefarzt UnfChir. · S 71-78 Ltd. Arzt · Seit 78 Chefarzt Klin. f. Unfallchir. Städt. Krhs. Rosenheim
ZV D Bhdlg d fistelnden Defektpseudarthrose m Plattenosteosynth u Spongiosaplastik. Bruns Beitr Klin Chir 216, 223 (1968) · D Bhdlg d Schaftpseudarthrose langer Röhrenknochen. Chir Praxis 14, 185 (1970) · Temporäre Fixat m d Hakenplatte na Balser b d frischen vollständ Schultereckgelenkssprengg. Unfallchirurg 88, 533 (1985) · Revision b Kompartmentsyndr. Unfallmed Tagg d BG (im Druck) 1989

Schindler, Theophil Andreas, Dr. med., niedergel. Chirurg, Adolf-Schmetzerstr. 11-13, 8400 Regensburg · *23.08. 50 Sinsheim · A 78, Stuttgart · D 78, Heidelberg · AG UnfChir. · Katastrophenmed. · FG Chirurgie 09/84 · TG UnfChir 09/86 · TW a) 84-86 Krhs. Barm. Brüder Regensburg (Gresser) · S 87 Niederlassung in Gemeinschaftspraxis mit Dr. Paul Koch Regensburg
ZV Phaleristik OMM 1984 · Phaleristik OMM 1987

Schirmer, Michael M., Prof. Dr. med. habil., Chefarzt, Neurochir. Klin. Städt. Krhs. Solingen, Gotenstraße 1, 5650 Solingen 1 · *06.05. 44 Zeitz · A 70, München · D 69, München · AG NeurChir. · FG NeurChir 04/77 · H 80, Düsseldorf · P 82, Düsseldorf · TW b) 70-79 Neurochir. Abt. Krhs. Neukölln Berlin (Wenker) · 79-88 Neurochir. Univ.-Klin. Düsseldorf (Bock) c) Chefarzt Neurochir. · S Seit 10/88 Chefarzt Neurochir. Klin. Städt. Krhs. Solingen
ZV Über 60 Veröffentlichgn in versch Fachzeitschr
MH Neuroorthopedics. Wien: Springer · Gleichgewichtsstörungen. Erlangen: Perimed 1983 · Neuroorthopädie 1 (HWS). Berlin: Springer 1983 · Neuroorthopädie 2 (LWS). ebd 1984 · Neurochir Notfälle i Kindesalter. München: Zuckschwerdt 1983 · Diffdiagn i d Neurochir. München: Urban & Schwarzenberg 1987 · Komplikat b neurochir Eingriffen. München: Zuckschwerdt 1988
BV Einführg i d Neurochir. 7 Aufl. München: Urban & Schwarzenberg 1989 · Lumbaler Bandscheibenvorfall u Lumboischialgie. Bern: Huber 1979 · D Schlaganfall. Erlangen: Perimed 1982 · D spinale Notfall. ebd 1983 · Querschnittlähmungen. Berlin: Springer 1986 · Der Schädelbruch. München: Urban & Schwarzenberg 1987

Schlaaff, Hansmartin, Dr. med., Chefarzt u. Ltd. Arzt, Abt. f. Allg.- u. Unfallchir. mit Sekt. Kinderchir. Ev. Krhs., Wiedenbrücker Str. 33, 4780 Lippstadt · *28.02. 25 Hamersleben · A 53, Mainz · D 53, Mainz · AG 52-55 Chir., UnfChir., NeurChir., Münster · 55-56 UnfChir. Bergmannsheil · 56 Röntgenol. Münster · 57-59 Chir. UnfChir. Hannover · FG Chirurgie 58 · TG KindChir 72, UnfChir 72 · TW a) 58/59 Chir. Klin. Krhs. Nordstadt Hannover (Knepper) b) Gynäkol. Landesfrauenklin. Bochum (Adler) · Orthop., Orthop. Klin. Städt. Krankenanst. Dortmund (Imhäuser) · Chir., UnfChir. Chir.-Abt. Ev. Krhs. Lippstadt c) Chefarzt, Ltd. Arzt · S Seit 60 Chefarzt Abt. f. Chir. u. Unfallchir. m. Sekt. Kinderchir., Ltd. Arzt Ev. Krhs. Lippstadt
ZV Bhdlg fistelnder Rippen- u Brustbeintbc m hochkonzentr Conteben-Gaben. Diss · Rezidiv Darminvaginat b Peutz-Syndrom. Bruns Beitr Klin Chir 197 (1958) · Chir op Einricht i Krhs d Grundversorg. Acta medica technica Berlin (1968)

Schlachetzki, Joachim, Prof. Dr. med., Vorstand Chir. Klin., Marienhosp., Zeise 4, 5100 Aachen · *01.03. 31 Breslau · A 56, Köln · D 56, Köln · AG Knochen-, Unf.-, u. Abdom. Chir. · FG Chirurgie 03/64 · TG UnfChir 12/69 · ZB Sportmed. 59 · H 68, Göttingen · P 72, Lübeck · TW a) 06/62-03/68 Wiss. Ass. Chir. Univ.-Klin. Göttingen (Hellner) · 04/68-06/70 OA Chir. Klin. Med. Akad. Lübeck (Remé) c) Vorstand Chir. Klin. · S Seit 07/70 Vorstand Chir. Klin. Marienhosp. Aachen

ZV Seit 64/62 Arbeiten auf knochen-, unfall- u abdominalchir Gebiet

Schlarb, Helmut, Dr. med., Oberarzt, St. Josefs Hosp., Krankenhausstr. 13, 4590 Cloppenburg · *17. 12. 37 Bad Kreuznach · **A** 65, Hamburg · **D** 63, Hamburg · **AG** 65/66 Bundeswehr · 04–12/69 Neurol. Hamburg · **FG** NeurChir 03/71 · Chirurgie 10/80 · **TG** UnfChir 05/81 · **TW a)** 07/73–10/78 1. OA Neurochir. Abt. Krhs. Berlin-Neu Kölln **c)** OA im FG Chir., Op. d. lumb. Bandscheibenvorfalls
ZV Üb Komplikat b d Verwendg d Crutchfieldbügels bei Halswirbelfrakt. Monatschr Unfallhkd 74, 435 (1971) · Ausschlußdiagn Arachnopathia opticochiasmatica. Z Allgemeinmed 50, 710 (1974) · Re-Operations performed on patients suffering from an intervertebral disc prolapse in the lumbar region. Adv Neurosurgery 4, 32 (1977) · Der Kopfschmerz. Die Schw der Pfl. Z f Krankenpflege 16, 30 (1977) · Pinealoma with initial spinal manifestation. Adv Neurosurgery 6, 221 (1978)

Schlegel, Karl Friedrich, o. Prof. Dr. med., Direktor, Orthop. Klin. u. Poliklin. d. Univ. Gesamthochschule, Hufelandstr. 55, 4300 Essen 1 · *10. 06. 24 Nürnberg · **A** 49, München · **D** 49, München · **AG** Orthop. · Neurol. · NeurChir. · Neuroradiol. · **FG** Orthopädie 54 · **ZB** Physikal. Therap. · **H** 59, Köln · **P** 65, Köln · **TW c)** Ärztl. Dir. · **S** Seit 69 Ärztl. Dir. d. Orthop. Univ.-Klin. Essen · Seit 87 Generalsekretär der Dt. Gesellschaft f. Orthop. u. Traumatol.
ZV 190 Arbeiten in versch in- u ausländ Fachzeitschriften üb orthop, orthop-traumatol, orthop-neurolog Themen sowie üb Probl i Rahmen d Physikal Therap u d Rehabilit
MH Handb d Orthop. Stuttgart: Thieme · Bücherei d Orthopäden. Stuttgart: Enke · Orthop Praxis. Uelzen: ML-Verlag · Med Orthop Technik. Stuttgart: Gentner · Handb d physikal Therap. Stuttgart: Hippokrates · Mittlgsbl d Dtsch Ges f Orthop u Traumatol. Gräfelfing: Demeter
BV Neurol Komplikat b Mißbildgn, Erkrankgn u Verletzgn d Wirbelsäule. In: Handb d Orthop, Bd 2. Stuttgart: Thieme 1959 · Die sog angebor Hüftluxat ebd Bd 4. 1961 u. 1988 · Orthop i Klin u Praxis. Stuttgart: Thieme 1987 · Mißbildgn, Verletzgn u Erkrankgn d Wirbelsäule. In: Handb d Neurochir. Berlin: Springer 1969 · Orthop f d Krankenpflegepersonal, 1–3 Aufl. Stuttgart: Thieme: 1974, 1979, 1986 · Orthop-chir Op Atlas, WS u Becken. Stuttgart: Thieme 1975, jap Aufl 1976, span Aufl 1978, ital Aufl 1978 · Spinal surgery. Stuttgart: Thieme 1979 · Orthop f Studenten. Stuttgart: Enke 1978 · Handb d Gerontol, Bd 4. Orthopädie des Alters. Stuttgart: Fischer

Schlenkhoff, Diedrich, Dr. med., Chefarzt, Chir. Abt., Clemens-August-Krhs., Krankenhausstr., 5520 Bitburg · *19. 09. 46 Recklinghausen · **A** 73, Bonn · **D** 76, Bonn · **AG** Allg. Chir. Marienhosp. Herne · **FG** Chirurgie 11/78 · **TG** UnfChir 06/83 · **TW a)** Allg.- u. Unfallchir. Chir. Klin. Ruhr-Univ. Bochum, Marienhosp. Herne I **c)** Chefarzt · **S** Seit 01/87 Chefarzt Chir. Abt., Clemens-August-Krhs. Bitburg
ZV Rektumca d alt Menschen – lok chir Maßnahm. Euromed 7, 368 (1983) · D High-Frequency-Jet-Ventilation-Technik b d Fieberglasbronchoskop. Method – Er-

fahrgn – Erg. Dtsch Med Wochenschr 110, 1857 (1985) · Iatrog Dickdarmperfor. Coloproctology 4, 226 (1985) · Z Techn d Durchtrenng d Ner laryngeus sup i d Therap d Asthmabronchiale. Zentralbl Chir 110, 1556 (1985) · D lange Zystikusstumpf na Cholezystektomie als e Urs d sog „Postcholezystektomiesyndroms". Med Welt 37, 1174 (1986) · Palliative chir Onkol i hohen Lebensalt. Der Allgemeinarzt 8, 402 (1986) · The use of high-frequency-jet-ventilation by operative bronchoscopy. Endoscopy 18, 192 (1986) · D klin Bedeutg d Adenom-Ca-Sequenz: Erg e retrospekt Untersuchg. Zentralbl Chir 111, 1100 (1986) · Lokal entzündl Komplikatn na Herzschrittmacherimplantat. Chir Praxis 36, 437 (1987) · D extraperiton Rektumperforat na Röntgkontrasteinlauf. Zentralbl Chir 112, 981 (1987) · Spätkomplikat na Leistenbruchop d Erwachs. Aktuel Chir 24, 20 (1989) · Z Schleuderverletzg d HWS. Med Welt 40, 28 (1989)
BV Komplikat u Erfahrgn b Bronchoskop i Lokal- u Allganaesthes. In: Chir Endoskop – Komplikat b Diagnost u Therap. München: Urban & Schwarzenberg 1985 · Eigene Erfahrgn z Vorsorge u Bhdlg v Komplikat b Rektoskopn, Coloskopn u Polypektomn. In: ebd · Penetration of Ciprofloxacin into human lung tissue following a single intravenous administration. Proc of the 14th Int congr of chemotherapy. Kyoto: Univ of Tokyo Press 1985

Schlenzka, Reinhard Giselher Kurt, Priv. Doz. Dr. med., Oberarzt, Klin. f. Unfallchir. d. Philipps-Univ., Baldinger Str., 3550 Marburg/Lahn · *05. 02. 50 Berlin · **A** 76, Saarbrücken · **D** 78, Homburg/Saar · **FG** Chirurgie 02/84 · **TG** UnfChir 10/84 · **ZB** Rettungsdienst 02/85 · **H** 88, Marburg/L. · **TW b)** 02/84–10/84 Klin. f. Unfall- u. Wiederherstellungschir. Nordstadtkrhs. Hannover (Gotzen) · Seit 11/84 Klin. f. Unfallchir. Philipps-Univ. Marburg (Gotzen) **c)** OA im TG UnfChir.
ZV Weichteilschäden b Beckentrauma. Taggsber d 23 Unfallseminars d Med Hochschule Hannover · Entwicklg u mechan Testg e unilateralen Fixateur externe f d Unterschenkel. Langenbecks Arch Chir [Suppl] 356, 143 (1982) · Stabilitätsuntersuchgn an e ventralen Klammerfixateur d Tibia. Teil II: Biegebelastg. Unfallheilkunde 86, 208 (1983) · Untersuchgn z Stabilität v Distanzosteosynthesen m d Monofixateur am Femur unt Längsbelastg. Z Orthop 123, 591 (1985) · D Bhdlg v Zwei-Etagenfrakt d Unterschenkels m d Monofixateur. Langenbecks Arch Chir 366, 717 (1985) · D Steifigkeitsverhalten v Distanzosteosynthesen a Femur unt axialer Belastg b Stabilisierg m d Monofixateur. H Unfallheilkd 181, 60 (1986) · D konserv Bhdlg einfacher, frischer med Kapselbandläsion d Kniegelenkes. Taggsber d 1 Unfallseminars d Philipps-Univ Marburg (1986) · D Bedeutg d Dynamisierg b ext Osteosynthese v Unterschenkelfrakt. Langenbecks Arch Chir 369, 876 (1986) · Stabilisierg kurzer prox u dist Hauptfragm d Tibia m d Monofixateur – E exptelle Studie – Teil I: Axiale Belastg. Unfallchirurg 89, 214 (1986) · Stabilisierg kurzer prox u dist Hauptfragm d Tibia m d Monofixateur – E exptelle Studie – Teil II: Biegebelastg. ebd 89, 394 (1986) · Untersuchgn z Verbesserg d Stabilität v Arthrodesen d OSG m einem Klammerfixateur unt Biegebelastg. Mitteilblatt d DGOT 3, 77 (1986) · Indikat u Technik d Fixateur externe b d Unterschenkelfrakt. H Unfallheilkd 200, 271 (1988) · D Knochenheilg unt externer Fixat. ebd 200, 309 (1988)

BV Grundlegende Maßnahmen z Verbesserg d Stabilität v externen Distanzosteosynthesen am Femur. Eine mechanische Studie. In: Osteosynthese International. Konstanz: Schnetztor 1988 · Untersuchgn z Stabilität gelenknaher, externer Osteosynthesen m d Monofixateur am Unterschenkel. In: ebd · Plattenosteosynthese od Fixateur externe b d offenen Unterschenkelfrakt? E vergl Untersuchg. In: ebd

Schless, Heinz Paul, Drs., Assistenzarzt, Kreiskrhs. Aurich, Wallinghausener Str. 8, 2960 Aurich · *05. 11. 54 Dordrecht/NL · A 80, Nijmegen (NL) · FG Chirurgie 03/88 · TW b) Unfallchir. Abt. Kreiskrhs. Aurich (Müller) c) Ass Arzt

Schlösser, Hans-Wilhelm, Dr. med., Chefarzt, St. Elisabeth-Krhs., Josefstr. 3, 4200 Oberhausen 1 · *18. 11. 47 Essen · A 73, Düsseldorf · D 74, Düsseldorf · AG Inst. f. Lufthygiene u. Silikoseforsch. Düsseldorf · FG Chirurgie 07/79 · TG UnfChir 07/82 · TW a) 07/79–03/81, 04/82–04/83 OA Chir. St. Elisabeth-Krhs. Essen (Börger) b) UnfChir. 04/81–04/82 Unfallklin. Dortmund (Kramer) c) Chefarzt Chir. u. Unfallchir. · S Seit 04/83 Chefarzt Chir. u. Unfallchir. Klin. St. Elisabeth-Krhs. Oberhausen
ZV Ist d Choledochoduodenostomie b Steinleiden d Gallenwege heute noch vertretbar? Zentralbl Chir 103, 138–142 (1978) · Probl i d Bhdlg Schwerverbrannter auf e allgemeinchir Abt. Notfallmed 5, 226–231 (1979)

Schlosser, Volker, Prof. Dr. med., Ärztl. Dir., Abt. Herz- u. Gefäßchir. Univ.-Klinikum, Hugstetterstr. 55, 7800 Freiburg · *03. 06. 29 Neufechingen/Saar · A 56, Freiburg · D 56, Freiburg · AG 56/57 Pathologie Heidelberg · 58/59 Physiol. Köln · FG Chirurgie 67 · TG GefChir 77, Thorax- u. KardiovaskularChir 77 · H 65, Marburg · P 71, Freiburg · TW a) Bis 08/68 Chir. Univ.-Klin. Marburg (Schwaiger) · 09/68–01/69 Chir. Univ.-Klin. Freiburg · Seit 69 Ärztl. Dir. Abt. Herz u. GefChir. Univ. Klin. Freiburg c) Ärztl. Dir. u. Leiter Abt. Herz- u. Gefäßchir. · S Seit 01/69 Leiter Abt. Herz- u. Gefäßchir. Freiburg
ZV Zahlreiche Veröffentl i wissenschaftl Zeitschriften d deutschen und angloamerikanischen Sprachraumes aus d Gebiet d Chir, Unfallchir, d Gefäßchir u d Herzchir
MH Vascular Surgery. Eur J Vascular Surgery
BV Traumatol, 4 Aufl. Stuttgart: Thieme 1968 · Koronare Herzkrankhtn. Baden-Baden: Witzstrock 1977 · Herzchir. In: Herzkrankhtn. Berlin: Springer 1977 · Oplehre v M Kirschner, Bd V/4: Halsarterien. ebd 1980

Schlüter, Franz, Dr. med., Chefarzt i. R., Arbeitsmed. Dienst d. Tiefbau BG, Mörikestr. 14, 5600 Wuppertal 2 · *01. 03. 18 Dülmen/Westf. · A 46, Münster · D 46, Münster · AG Chir. · Rö.Abt. · UnfChir. · Arbeitsmed. · FG Chirurgie 09/52 · Arbeitsmedizin 05/79 · TG UnfChir 10/74 · TW a) Chir. Univ.klin. Köln · Arbeitsmed.: Arbeitsmed. Zentren TÜV Rheinland in Köln Mülheim, Wuppertal u. Velbert b) Unfchir.: Chir. Univ.klin. Köln · St. Josefs-Krhs. Essen-Werden c) Ltd. Arzt Arbeitsmed. · S 55–75 St. Josefs-Krhs. Essen Werden
ZV Z Frage d Paraffininjekt b Rekurrensparesen. Diss · Erfahrgn m d intravenösen Narkose i Verbindg m Lachgas. Zentralbl Chir 13 (1951) · Carcinom i GE'Magen, e

Beitr z Diffdiagn d op Magens. Zentralbl Chir 24 (1952) · Üb d postop Thromboembolie u d Möglchktn ihrer Prophyl. Zentralbl Chir 30 (1953)

Schmalfuß, Klaus-Peter, Dr. med., Chefarzt, Krhs. Hosp. z. Hl. Geist, Gutermannstr. 11, 7240 Horb/N. · *16. 01. 38 Dresden · A 65, München · D 63, Würzburg · AG Allg. u. UnfChir. · FG Chirurgie 70 · TW a) 70–75 Chir. Kreiskrhs. Bad Mergentheim (Schaudig) · 75–78 Chir. Privatklin. Dr. Schreiber München (Schreiber) c) Chefarzt Chir. Abt. · S Seit 78 Chefarzt, Chir. Abt. Krhs. Hosp. z. Hl. Geist Horb
ZV D röntg Erkenng e Milzvergrößerg insb dur einfache p a Aufnahme d li Oberbauches. Diss 1963 · Erfahrgn m Vibravenös i d Chir. Therapiewoche 24, 1216 (1974)

Schmalz, Wolfgang Dietrich, Dr. med., i. R., Nordring 151, 7320 Göppingen · *09. 03. 21 Gospenroda · A 45, Jena · D 55, Erfurt · AG Chir. · FG Chirurgie 52 · Anaesthesie 55 · TG UnfChir 70 · TW a) 45–48 Stadt. Krhs. Arnstadt (Jorns, Petzalis, Schrade) · 48–56 Med. Akad. Erfurt (Schwarz) · 56–57 Städt. Kr. Anst. Solingen (Riess) · 58–59 Stadtkrhs. Hof (Dressler) · 59–84 Kreiskrhs. Göppingen (Fuchs, Teubner) · Seit 84 in Ruhestand c) i. R.
ZV Störgn i Zuckerhaushalt b fr gedeckten Hirnverletzten. Zentralbl Chir 1951 · Potenz Nark u Wimterschlaf. Dtsch Gesundhtswes 1956 · Potenz Narkose, Anaest Probl. Berlin: Akademie Verlag 1954 · Bhdlg inop Bronchialca. Medizinische 1954 · Chemotherap Lymphogranulomatose. Dtsch Med J 1955 · Klin gutart Mediastinaltumor. Zentralbl Chir 1955 · Mod Narkose. Wissensch Annalen. Berlin: Akademieverlag 1956 · Presuren als Voll- u Basisnarkotik. Zentralbl Chir 1960

Schmid, Eduard, Prof. Dr. med., Dr. med. dent., niedergelassen, Böheimstr. 39, 7000 Stuttgart 1 · *26. 03. 12 Kressbronn/Bodensee · A 36, Zahnmedizin · 41, Medizin · D 36, Dr. med. dent. Freiburg · 44, Dr. med. Tübingen · AG Neue Wege i. d. Plast. Chir d. Nase (seit 44) · Spaltchir. · neue palliat. Techn. z. fazialen Lähmgsbehandlg. · neue Verfahr. z. Lid- u. Orbitaneubildg. · Ohrneubildg. · Lippen- u. Mundneubildg. · Mammaplastik · Entwicklg. v. Techn. z. Korrekt. d. Mikrophthalmus u. d. Hypertelorismus (nach 56) · Entwicklg. neuer Techn. z. Tracheal-Rekonstrukt. einschl. Stimmlippenbildg. sowie Rehabil. b. doppelseit. Recurrenslähmg. (seit 44) · FG Chirurgie 79 · TG Plastische Chirurgie 79 · P h. c. 70, Tübingen (Honorarprofessur) · TW a) 37–39 Kieferklin. d. Rudolf-Virchow-Krhs. Berlin (Waßmund) · 39–41 Abt. f. Kiefer- u. Gesichtschir. a. Reservelaz. 101 Berlin (Waßmund) · 39–45 Kriegsdienst c) niedergel., TG PlastChir., Kiefer- u. Gesichtschirurgie · S 45–49 Chefarzt i. Versorg.-Krhs. Tübingen u. Urach · 49–80 Chefarzt d. v. mir gegr. Fachabt. f. Plast. Chir., Gesichts-, Kiefer- u. Wiederherst. Chir. Marienhosp. Stuttgart · Niederlassung als FA, Stuttgart
ZV Nouvelles techniques dans le traitement palliatif de la paralysie faciale. Ann Chir Plast 12, 84 (1967) · Lokale Wundbhdlg. Chir Praxis 1967 · Bone grafts in clefted maxilla. Acta Otorhinolaryngol Belg 22, 708 (1968) · Üb d Verwendg v mimischer Stirnmuskulatur f d Lippenrekonstrukt u üb d Verarbeitgsmöglichk d übrigen

Stirnhaut z gleichzeit Nasenersatz. Laryngol Rhinol Otol (Stuttg) 47, 289 (1968) · The covered implantation of composite grafts. Indications, techniques, and operative results. Panminerva Med 11, 31 (1969) · D Techn d Verpflanz v Haut- u Schleimhaut-Knorpeltransplant. Chir Plast 6, 118 (1969) · Möglichk u Erg d plast Chir heute. Z Allgemeinmed 45, 893 (1969) · D sekundärplast Versorg v Lidverletzgn. Klin Monatsbl Augenheilkd 160, 581 (1972) · Korrekturen u part u totaler Ersatz d Ohrmuschel. Therapiewoche 1926 (1972) · Grundlagen d Lidrekonstrukt. ebd 162, 296 (1973) · Surgical method for removing wrinkles. Chir Plast 2, 239 (1974) · The development of the cleft upper jaw following primary osteoplasty and orthodentic treatment. J Maxillofac Surg 2, 92 (1974) · Fortschr i d orthop Chir d Gesichts. Acta Chir Maxillofac 1, 181 (1975) · Wiederherst d Zungenfunkt. Acta Stomatol Belg 72, 301 (1975) · Suppression des rétractions après brûlures. Ann Chir Plast 22, 147 (1977) · Late results of mammareduction plasty. Aesth Plast Surg 97 (1979) · Le philtrum et sa réparation. Ann Chir Plast 153 (1979) · 30 d'expérience de la greffe osseuse dans les fentes labiopalatines. Rev Stomatol 1979 · A rare case of congenital nasal and upper lip deficiency associated with multiple other malformations. Chir Plastica (Berl) 55 (1979) · Muskulärer Lippenersatz aus der Stirn. Dtsch Z Mund-Kiefer-Gesichtschir 97 (1979) · Applications and possibilities of plast surgery. ASSIL, Cosmetic and beauty science, Syira 1986 · Nasal malformations associated with hypertelorism. Chir della Testa e Del Collo 3/1 (1986) · Die Vollhauttransplantation. Special Congress of the German Association for Oral and Maxillo-Facial Surgery and of the Federa Association of German Physicians for Oral-Maxillo-Facial Surgery, Hrsg Prof Dr Luis Ploner, Bozen 351–362 · u zahlreiche weitere Veröffentlichgn
MH Wiederherst v Form u Funkt organ Einheiten d verschied Körperreg. Stuttgart: Thieme 1977
BV Veröffentlichungen vor 1980 siehe Chir Verz 6 Aufl · D Ästhetik v Form u Funkt i d PlastWiederherstChir. Berlin: Springer 1985 · Scar revisions, oral and maxillofacial traumatology, II. Berlin: Quintessenz 1986

Schmid, Friedrich, Prof. Dr. Dr. med., Chefarzt, Klin. Kiefer- u. Plast. Gesichtschir. d. Henriettenstifts, Marienstr. 80, 3000 Hannover 1 · *18. 02. 35 Berlin · **A** 71, Erlangen · **D** 70, Erlangen-Nürnberg · **AG** Mund-Kiefer-Gesichtschir. · **FG** Mund-Kiefer-Gesichts-Chirurgie 05/74 · **ZB** Plast. Op. 01/88 · **H** 74, Hannover · **P** 78, Hannover · **TW b)** 74–77 OA Med. Hochschule Hannover (Schlegel) · 77–79 Komm. Leiter Klin. Mund-Kiefer-Gesichtschir. **c)** Chefarzt · **S** Seit 79 Chefarzt Klin. Kiefer- u. Plast. Gesichtschir. Henriettenstift Hannover
ZV Diagnost v Kiefer- Gesichtserkrkgn dur Hauttemperaturvergl. Zahnärztl Welt/Reform 81, 1131 (1972) · Komplikat dur Verschlucken u Aspirieren v Fremdkörpern. Zahnärztl Praxis 24, 3 (1973) · Regelbare Kälte u ihre postop Anwendg. Dtsch Zahnärztl Z 28, 526 (1973) · Zahnärztl-chir Bhdlg v Blutern. Hamophilie-Bl 7, 3 (1973) · Chir Verbessergn d zahnärztl Prothesenlagers. Zahnarztl Praxis 24, 433 (1973) · Z Neuroanatomie, Pathogen u Therap d Kiefergelenkschmerzes. Dtsch Zahnärztl Z 28, 976 (1973) · Chir u sozialpädriat Gesichtspunkte z Therap d Lippen-Kiefer-Gaumenspalte.

Z Kinderchir 15, 9 (1974) · Mod Opverfahren i d Mund-, Kiefer- u Gesichtschir. Nieders Arztebl 10, 339 (1975) · Tierexptelle Untersuchgn z Elektrostimulat d Pulpa na Replantation. Fortschr Kiefer Gesichtschir 18, 132 (1975) · Z Probl d aneurysmat Knochenzyste d Kiefers – Ein Fallbericht. Z Kinderchir 17, 163 (1975) · Untersuchgn z Knochenbruchheilg i elektr Feld. Dtsch Zahnärztl Z 31, 319 (1976) · Biometr Auswertg klin Kiefergelenkdaten – am Beisp d Kauseite. ebd 31, 798 (1976) · Gesichts- u Gesichtsschädelverletzgn aus d Sicht d Kieferchir. Selbstverl d Unfallchir Klinik d MHH 13/14, 113 (1976) · Tierexptelle Untersuchg z Funkt- u Wachstumseinschränkg d Unterkiefers. Fortschr Kiefer Gesichtschir 21, 144 (1977) · Kiefergelenkbeteiligg b chron Polyarthritis. Dtsch Zahnärztl Z 32, 720 (1977) · Kieferbruchbhdlg – konserv od op? Nieders Zahnarztebl 12, 527 (1977) · Plast-chir Korrekt v Gesichts- u Gebißdeformitäten, LKG-Spaltchir. ebd 9, 345 (1978) · Konturverbessernde Op. ebd 10, 387 (1978) · Messgn z Kraftübertragg m Knochenschrauben. Dtsch Zahnärztl Z 35, 28 (1980) · Klin Untersuchgn z Kiefergelenkbeteiligg b chron Polyarthritis. Verh Dtsch Ges Rheumatol 6, 53 (1980)
BV Z Innervat d Articulatio temporomandi bularis. Morphologisches Jahrbuch 110, 554 (1967) · Anat d Kiefergelenks / Organ Erkrkgn d Kiefergelenks. In: Gnathologie. Berlin: Quintessenz 1975 · Kiefergelenkerkrkgn u eingeschränkte Kaufunkt. Bayer Landeszahnärztekammer. München: Münchner Buchgewerbehaus 1975 · Z Korrekt d Anthelixfalte auf d Konvexseite. In: Plast Chir i Mund- Kiefer- u Gesichtsbereich. Fortschr Kiefer- u Gesichtschir. Stuttgart: Thieme 1979 · Biometrie klin Kiefergelenkdaten. Fortschr Kiefer- u Gesichtschir. Stuttgart: Thieme 1980 · Mund-, Kiefer- u Gesichtschir. E Leitfaden f d Ausbildg. Melsungen: Bibliomed 1987 · Chem Gesichtshautstraffg i Verbindg m Lidplastik. Fortschr Kiefer- u Gesichtschir. Stuttgart: Thieme 1989

Schmid, Max Alexander, Dr. med., Chefarzt i. R., Osterwaldstr. 145, 8000 München 40 · *23. 05. 20 Berchtesgaden · **A** 45, München · **D** 45, München · **AG** AllgChir. · UnfChir. · Plast. WiederherstChir. · **FG** Chirurgie 04/51 · **TG** UnfChir 11/69 · **TW a)** 49–63 Städt. Chir. Krhs. München-Nord u. Schwabing (v. Seemen) **c)** i. R. · **S** 03/63–05/85 Chefarzt am Krhs. München-Schwabing
ZV Plast Korrektur d äuß Genitale b e männl Scheinzwitter. Langenbecks Arch Chir 298 (1961) · Grundsätze d plast Deckg gr Verbrenngsdefekte. H Unfallheilkd 71 (1962) · Allg Anzeigestellg z freien Hautverpflanzg. Chir Praxis 1966 · Basaliom d Kopfschwarte. Langenbecks Arch Chir 1968 · Osteomyelitis-Gutachten. MMW 1968 · Subphren u retroperiton Abszesse na akuter Pankreatitis. Langenbecks Arch Chir 324 (1969) · Wundversorg, Marknagelg, Pseudarthr u Bandscheibenvorfall. MMW 1951 · Verbrenngn. ebd · Elektr Unf. ebd · Stumpfe Bauchverletzgn. ebd 1952 · Kniegelenksverletzgn. ebd 1952 · Gelenkkrankhtn. ebd · Erfrierungen. ebd 1953 · Wundheilg u Wundbhdlg. ebd · Zushang v Geschwulstbildg u Unf. ebd · Zushang v Tbk u Unf. ebd · Eitr Osteomyelits. ebd 1954 · Zushang v Bandscheibenleiden u Unf. ebd · Periarthritis humeroscapularis. ebd 1954 · Hand- u Fingerverletzgn. ebd 1955 · Verletzgn d Fingersehnen. ebd · Plast Deckg v Verbrenngsdefekten. ebd 1961

MH Schriftleiter Chir Praxis, m Beilagen Anästhesiol Praxis u Intensivmed Praxis 1965-1984
BV Freie Verpflanzg flächenförm Hautlappen. Enke 1965 · Wundversorgg u Wundbhdlg, 3 Aufl. ebd 1965 · Krankhtsbild d Fournierschen Gangrän d Hodensacks. In: Chir i Fortschr. ebd 1965

Schmidt, Albrecht, Prof. Dr. med., Chefarzt, Unfallchir. Klin. Städt. Kliniken, Starkenburgring 66, 6050 Offenbach · *06. 09. 33 Karlsruhe · **A** 62, Freiburg/Br. · **D** 63, Freiburg/Br. · **FG** Chirurgie 07/69 · **TG** UnfChir 06/74 · **H** 73, Frankfurt/M. · **P** 75, Frankfurt/M. · **TW b)** Seit 10/70 ständiger Vertreter d. Leiters Abt. Traumatol. Zentrum d. Chir. J. W. Goethe-Univ. Frankfurt/M. · Ab 12/72 komm. Leiter Abt. Traumatol. ebd. · **c)** Chefarzt · **S** Seit 11/74 Chefarzt Unfallchir. Klin. Städt. Kliniken Offenbach/M.
ZV 18 Veröffentlichgn u Vorträge, die sich überwiegend mit Themen aus der Unfallchir beschäftigen

Schmidt, Eginhard, Dr. med., niedergelassen, Zeithstr. 7, 5200 Siegburg · *30. 11. 40 Dresden · **A** 67, Dresden · 80, Köln · **D** 69, Dresden · **AG** Anaesth. · Inn. Med. · AllgChir. · UnfChir. · KindChir. · GefChir. · Urol. · Proktol. · Röntgenol. · Pathologie · **FG** Chirurgie 11/72 · **TW a)** Bis 73 StatArzt Bezirkskrhs. Dresden-Friedrichstadt (Schumann) · 73-78 Abt.Arzt Poliklin. Dresden Bad Weißer Hirsch (Schumann) · 79 DiakonissenKrhs Dresden (Simon) · 80/81 OA Gemeindekrhs. Eitorf (Otto) · 81/83 OA Akadem. Lehrkrhs. Univ. Ulm Aalen (Holzamer) **c)** Niedergel. · **S** Seit 83 Niederlassung Siegburg
ZV Akut Abdomen b Kinde dur Dünndarmtorquierg infolge Stieldrehg e Enterokystoms sowie e Meckelschen Divertikels. Zentralbl Chir 97, 790-792 (1972)

Schmidt, Erich, Prof. Dr. med., Chefarzt, Chir. Juliusspital, Juliuspromenade 19, 8700 Würzburg · *03. 12. 43 Würzburg · **A** 68, Würzburg · **D** 68, Würzburg · **AG** Physiol. · Chir. · ExpChir. · **FG** Chirurgie 78 · **TG** GefChir 82 · **H** 78, Würzburg · **P** 80, Würzburg · **TW a)** 78-03/87 Chir. Univ.-Klin. Würzburg (Kern) **b)** 80-82 GefChir. ebd. (Sperling) **c)** Chefarzt, Ärztl. Dir. · **S** Seit 04/87 Chefarzt Chir. Juliusspital · Seit 04/89 Ärztl. Dir. ebd.
ZV Einfluß d Vordehnung auf d Dynamik d glatten Gefäßmuskulatur. Pflügers Arch 333, 314 (1972) · Tonusändergn v isolierten Coronararterien dur Depolarisat u/od Noradrenalin v u na Blockierg adrenerger Rezeptoren. Naunyn Schmiedebergs Arch Pharmacol 275, 383 (1972) · Pathophysiol d Dickdarmmotilität b Megacolon. Z Kinderchir 19, 266 (1976) · Adrenerge Rezeptoren i d Pathogenese d Megacolon congenitum. Leber Magen Darm I, 28 (1977) · Mögliche Bedeutg d Prostaglandine i d Pathogenese d M Crohn. Chirurg 48, 354 (1977) · Erste Erfahrgn m d Alpha-Rezeptorenblokker Phentolamin b Achalasie. ebd 49, 22-24 (1978) · Dickdarmdynamik i Ileus. ebd 49, 104-110 (1978) · Histor Anmerkgn z Erkrkgn d Analkanals. Coloproctology 5, 299-303 (1985) · Adrenergic and not-adrenergic activation of isolated human renal veins of normotensive and hypertensive patients. Eur Surg Res 10, 8-16 (1978) · D chir Bhdlg d analen Inkontinenz mittels frei transplantiert autologer, körpereigener Darmmuskulatur. Chirurg 49, 320-321 (1978) · Zitratbedingte Gefäßmoti-

litätsstörgn b d Autotransfus in vivo u vitro. Vasa 7, 224-227 (1978) · Regulat d Darmperistaltik dur Prostaglandine u adrenerge Rezept u deren pathophysiolog Aspekte. Therapiewoche 29, 736-741 (1979) · von Langenbeck-Preis: Freie Transplantation v Darmmuskulatur. 1980 · Blasensphinkterersatz dur glattmuskul Transplantate. Urologe A 19, 182 (1980) · Achalasie - Op, Dehng od konserv Therap. Z Allgemeinmed 56, 140-1944 (1980) · Traitment chirurgical des incontinences sphincteriennes et intestinales par auto-transplant libre de musculature lisse. J Chir 118, 315-320 (1981) · The continent colostomy (Discovery). World J Surg 6, 805-809 (1982) · Ileoanale Anastomose: Ileumreservoir dur Längsmyotomie. Coloproctology 6, 353 (1984) · Kontinenzerhaltg b Adenomatosis coli u Colitis ulcerosa. Langenbecks Arch Chir (Kongrber) 372 (1987)
BV Laparotomie, Komplikat d Laparotomie, Relaparotomie. In: Breitnersche Chir Oplehre, Bd III. München: Urban & Schwarzenberg 1988

Schmidt, Gerd Friedrich, Dr. med., niedergelassen, Chir. Gemeinschaftspraxis u. Tagesklin., Günzstr. 4, 8400 Regensburg · *27. 01. 46 Bielen · **A** 72, München · **D** 74, München · **FG** Chirurgie 82 · **ZB** Sportmed. 87 · **TW a)** 74-75 Wehrdienst als Stabsarzt · 75 Chir. Poliklin. Univ. München (Holle) **c)** Niedergel. Chir. · **S** 83 Niederlassung Regensburg
ZV Auflösg e röntgennegativen Steins i Ductus choledochus mittels Gallensteininfus. Med Klin 71, 1849 (1976) · **D** Einfluß von Domperidon u Metodopramid auf d Antrummotilität. Anästhesist 27, 427 (1978) · Exp Untersuchgn z Löslichkt v Cholesteringallensteinen. Chir Aktuel 5, 193 (1979) · Erfahrgn m e neuen selbstklebenden Wundverband. Der Krankenhausarzt 42, 518 (1979) · **D** Wirkg v Metoclopramid auf d Antrummotilität vor u na selekt prox Vagotomie u Pyloroplastik. Zentralbl Chir 106, 483 (1981) · Measurement of duodenogastric reflux with Tc-HIDA in duodenal ulcer patients. World J Surg 6, 98 (1982) · Z Wirkg v Metaclopramid na selekt prox Vagotomie m Pyloroplastik. Z Gastroenterol 21, 105 (1983)

Schmidt, Hans-Dieter, Dr. med., Generalarzt, Stv. Amtschef u. Chef des Stabes, Platanenweg 29, 5300 Bonn 3 · *26. 07. 40 Frankfurt/Oder · **A** 70, Lübeck · **D** 74, Lübeck · **FG** Chirurgie 08/75 · **TG** UnfChir 04/78 · **TW a)** nichts angegeben **c)** Stellv. Amtschef und Chef des Stabes Sanitätsamt der Bundeswehr

Schmidt, Hubert, Dr. med., Chefarzt i. R., Krankenhausweg 2, 2163 Freiburg/Stade · *25. 06. 11 Briesen · **A** 35, Berlin · **D** 35, Münster · **FG** Chirurgie 12/39 · **TW a)** 34-35 Med. prakt. Hyg. Inst. Münster (Jötten) · Int. ebd. (Hemmerling) · 36-37 Chir. u. Orthop. Marienkrhs. Düsseldorf-Kaiserswerth (Gottesleben) · Gynäk. (Bischoff) · 37-38 Dreikönigen-Hosp. Köln-Mülheim (Bremer) · 38-40 Elisabeth-Krhs. Köln-Hohenlind (Eichhoff) · 40-45 Militärdienst, Kriegschir. in L. W.-Lazaretten u. H. V. Plätzen **c)** Chefarzt i. R. · **S** 45-73 Chefarzt Kreiskrhs. Freiburg/Stade

Schmidt, Ralf, Dr. med., niedergel. Chirurg u. D-Arzt, Hofaue 95, 5600 Wuppertal 1 · *24. 07. 46 Wuppertal-Elberfeld · **A** 74, Bonn · **D** 76, Bonn · **AG** wissenschaftl. Ass. Univ.-Klin. Bonn · **FG** Chirurgie 12/79 ·

TW a) Bis 02/81 Chir. Univ.-Klin. Bonn · 04/81-06/82 Chir. Klin. Ferd. Sauerbruch Klin. Wuppertal **c)** Niedergel. Chirurg u. D-Arzt · **S** Seit 82 Niederlassung in Wuppertal

Schmidt, Ulrich, Dr. med., Chefarzt, Chir. Abt. Städt. Krhs., Weidenhartstr. 35, 8930 Schwabmünchen · *01. 05. 36 Magdeburg · **A** 64, München · **D** 63, München · **AG** AllgChir. · **FG** Chirurgie 07/70 · **TW a)** 70/71 Chir. Univ.-Klin. München (Zenker) · 71-76 I. Chir. Klin. Zweckverbandes Augsburg (Gummrich) **c)** Chefarzt · **S** Seit 76 Chefarzt Städt. Krhs. Schwabmünchen

Schmidt-Tintemann, Ursula, Prof. Dr. med., i. R., Möschenfelder Str. 66, 8011 Vaterstetten · *19. 06. 24 Goldap/Ostpr. · **A** 50, München · **D** 51, München · **FG** Chirurgie 56 · **TG** PlastChir 59 · **H** 69, München · **P** 75, München · **TW b)** Ab 59 zunächst Leit., dann Vorst. Abt. Plast. Chir. Klinikum re. d. Isar, Techn. Univ., München **c)** i. R. · **S** 59-84 Vorstand Abt. Plast. Chir., München
ZV Eindrücke üb e ärztl Studienreise i d USA m bes Berücksicht d plast Chir. Med Klin 1957 · Örtl Bhdlg d Verbrenngskrankh. H Unfallheilkd 1961 · Bhdlgsverf u -erg b d periph Facialislähmg. Langenbecks Arch Chir 298 (1961) · Erfahrgn m Silikon-Kautschuk. ebd 304 (1963) · Sacr Decubitus u seine chir Bhdlg m d Rotationslappen. ebd 309 (1965) · D Gesichtsspanng. ebd 316 (1966) · Daumen-Ersatz. ebd 316 (1966) · Sekundärplast Maßnahmen n Verbrenngn i Bereich v Gesicht u Hals. Chir Plastica (Berl) 1 (1966) · Hautdeckg b Traumen a Fuß u Untersch. Fortschr Unfhlkd 1969 · Prophyl d Keloids. Chir Plast 6, 124 (1969) · Aufgaben u Grenz d plast Chir. Dtsch Med Wochenschr 112, 1635 (1970) · Vinzenz v Czerny: Correction of the saddle nose. Plast Reconstr Surg 45, 6 (1970) · Indikat u Techn d Mammaplastik. Chirurg 42, 53 (1971) · D Bhdlg d Dupuytrensch Kontraktur. Ärztl Praxis 24, 4894 (1972) · Indikat i d Plast Chir. Langenbecks Arch Chir 345 (1977) · Erg d Replant, Probl d Organis u d Kosten. ebd 347 (1978) · Psychphys and psychosoc aspects of mammaplasty. Chir Plast 4, 103 (1978) · Organisat u Aufg e Replantzentrums. Unfallheilkunde 82, 221 (1979) · Kunststoffe i d plast Chir. Nova Acta Leopoldina 50, 45 (1979) · Prim Versorgg v Weichteilverletz. H Unfallheilkd 158 (1982) · Plast Chir, Entwicklg i Deutschland. MMW 125, 26 (1983) · Plast Chir, 25 Jahre a Klin r d Isar. Naturwiss Rundschau 38, 6 (1985) · Plast-chir Technik i d Allg Chir. Aktuel Chir 23 (1988)
MH Chirurgia Plastica
BV Erfahrgn m d Disulphine-blue-inject. In: Fortschr Kiefer- u Gesichtschir Bd IX. Stuttgart: Thieme 1964 · Grundzüge d plast Chir. In: Chir Oplehre IV, Ergänzg 8. München: Urban & Schwarzenberg 1970 · Z Lage d Plast Chir. Hefte Unfhlkd 109 (1972) · Indikat z op Eingriffen i d ästhet Chir. In: Bhdlgsgrundsätze d Chir. Stuttgart: Schattauer 1979 · Plast Chir. In: Chir i Wandel d Zeit. Berlin: Springer 1983

Schmits, Werner, Dr. med., Allg. Arzt, FA f. Chir., Kreiskrhs., 8416 Hemau · *07. 05. 32 Paderborn · **A** 58, München · **D** 58, München · **AG** Chir. · Inn. · Gynäkol. · ThChir., Urol. · **FG** Chirurgie 02/67 · **TW a)** Vincenzkrhs. Paderborn (Schneider) · Franziskus-

hosp. Bielefeld (Keß) · 67 Johannishosp. Duisburg-Herborn (Kuß) · 68 Marienhosp. Siegen (Larmann) **c)** Niedergel. u. Belegarzt · **S** Seit 69 selbst. Belegarzt Kreiskrhs. Hemau
ZV Üb d Angiomyolipom d Niere. Z Urol 58/4 (1965)

Schmitt, Claus-Günter, Priv. Doz. Dr. med., niedergel. Chirurg, Leipzigerstr. 3, 3552 Wetter/Hess. · *10. 03. 43 Marburg/L. · **A** 70, Marburg/L. · **D** 70, Freiburg/Br. · **AG** UnfChir. · Herzschrittmachertherap. · **FG** Chirurgie 04/75 · **TG** UnfChir 06/84 · **H** 82, Marburg/L. · **TW a)** 75-84 Chir. Klin. Marburg (Hamelmann, Röher) · 82 OA Chir. ebd. · 84-86 Allg. Chir. Klin.-Herzschrittmacherlabor (Röher) **b)** 84-86 OA UnfChir. Unfallchir. Klin. Marburg (Gotzen) **c)** Niedergel. · **S** Seit 86 Niederlassung Chirurg, Unfallchirurg, D-Arzt Wetter/Hessen
ZV 40 Arbeiten auf den Gebieten Herzschrittmacher u UnfChir
MH Herzschrittmacher - Ärztl Rat. Stuttgart: Thieme 1983 · Schrittmacher-Therap - Heute. München: medplan 1986
BV Schrittmachertherap aus chir Sicht. Berlin: Schiele und Schön 1980

Schmitz, Albert, Dr. med., Oberarzt, St.-Marien-Hosp., Kunibertkloster 11-13, 5000 Köln 1 · *01. 11. 35 Recklinghausen · **A** 63, Gelsenkirchen · **D** 63, Düsseldorf · **AG** AllgChir. · **FG** Chirurgie 07/68 · **TG** UnfChir 11/81 · **TW a)** 68-69 OA Vinzenzhaus Köln (Molitor) · 69-71 OA Dreikönigenhosp. ebd. (Tietz) · 71-72 OA Dreifaltigkeitshosp. Wesseling (Bongartz) · 72-79 OA Franziskushosp. Köln (Holthoff) **b)** 80-84 FunktOA BG Unfallklin. Duisburg (Hierholzer) **c)** Seit 89 OA AllgChir., Schwerpunkt UnfallChir. St.-Marien-Hosp. Köln
ZV D Dringlichkt d spez Röntgenüberwachg b d konservat Bhdlg d kindl Obschenkelbruches. Unfallchirurgie 10, 40-44 (1984)

Schmitz, Rainer, Priv. Doz. Dr. med., Chefarzt, Ev. Krhs. Bergisch Gladbach, Ferrenbergstr. 24, 5060 Bergisch Gladbach 2 · *27. 05. 46 Stendal · **A** 76, Hannover · **D** 75, Hannover · **AG** Abdominalchir. · UnfChir. · **FG** Chirurgie 07/82 · **TG** UnfChir 11/87 · **H** 85, Köln · **TW a)** 07/82-09/83 OA Städt. Krhs. Verden (Kaser) · 10/83-04/88 OA II. Lehrstuhl f. Chir. Köln-Merheim (Troidl) **b)** 10/85-10/87 OA ebd. **c)** Seit 04/88 Chefarzt Abt. Chir. u. Unfallchir. · **S** Seit 04/88 Chefarzt Ev. Krhs. Bergisch Gladbach, Akad. Krhs. Univ. Bonn
ZV Xenotransplantat u Wachstum auf kongenital thymusdysplast nude mice m 5-FU u Vincristin. Dt Forschungsgemeinsch III (1979) · Adjuv Chemotherap humaner kolorekt Adeno-Ca na Wachstum auf kongenital thymusdysplast Mäusen ‚nude'. 1 Unters z Durchführbarkt einer zytostat Kombinattherap m VCR u 5-FU. J Cancer Res Clin Oncol 96 (1980) · Adjuvant chemotherapy of human colorectal adenocarcinoma after growth on mice with congenital thymic dysplasia (nude). 2 Tumor remission following treatment with 5-FU and VCR of xenotransplantated primary human colorectal adenocarcinoms. J Cancer Res Clin Oncol 97 (1980) · Tierexptl Unters z Frage e adjuv 5-FU u BCNU Chemotherap b Magenca. Chirurg 51 (1980) · Studies in animal

model on the effectiveness of adjuvant chemotherapie with 5-FU and BCNU in cases of colorectal adenocarcinoma. J Cancer Res Clin Oncol 100 (1981) · Möglchktn u Grenzen dringl chir Therap in Karamoja. JUH Rep 1 (1982) · Tumor volume correlated serum CEA levels in nude mice after primary xenotransplantation of human colorectal carcinoma. Cancer Detect Prev 5/3 (1982) · Reimplantat-induzierter Ileus als Frühkomplikat na Implantat autol Milzgewebes ins Omentum majus. Chirurg 55 (1984) · Human alpha (a)-Interferon induced stimulation of tumor growth of human colorectal adenocarcinomas xenotransplantated onto nude mice. J Exp Clin Cancer Res 3 (1984) · Akt Stand einer adjuvanten Chemotherapie bei kolorektalen Adenokarzinomen des Menschen. Med Welt 37 (1986) · Akutes Abd nach Milzretransplantation. Wiss Ber 1986 · Hat die adjuv Chemotherap b kolorektalem Adenoca einen Sinn? Acta Chir Austriaca 2 (1987) **BV** Tumor growth stimulation effect of xenotransplanted human colorectal adenocarcinomas in nude mice. In: Chemioterapia 2/4, 1985 · Meßwerte v menschl CEA in xenotransplantierten BALB/c-Nacktmäusen. Darmstadt: Steinkopf 1986 · Tumortransplantat auf d nude-Maus: E Weg z Bestimmg d Effektivität cytostat Therap b gastrointest Ca. Köln 1985 · Regionale Chemotherap v Lebermetastasen colorect Ca m 5FU/ BCNU. In: Regionale Chemotherap d Leber u Extremitäten. Freiburg: Kehrer 1988

Schmitz, Rolf Uwe, Dr. med., Oberarzt, Ev. Krhs., Wertgasse 30, 4330 Mülheim/Ruhr · *24. 06. 50 Stuttgart · **A** 77, Bonn · **D** 81, Bonn · **AG** Med. Dokument. · EDV i. d. Med. · Chir. Onkol. · Tumornachsorge · **FG** Chirurgie 12/82 · **TG** GefChir 07/85 · **TW a)** Seit 84 OA Chir. Klin. Ev. Krhs. Mülheim (Carstensen, Raguse) **b)** OA GefChir. ebd. **c)** Seit 03/88 OA TG Unf-Chir. ebd. (Jzbicki) **ZV** Dok u Datenverarbtg i d Chir. Verh Dtsch Ges Chir 358, 566 (1982) · Mikrocomputereinsatz i d Chir. Langenbecks Arch Chir 361, 395 (1983) · Anwendg integrierter Software z med Dokumentat i d Chir. ebd [Suppl] II (1988)

Schmück, Ludwig, Dr. med., Chefarzt, Kreiskrhs., Simonsöder Allee 20, 8330 Eggenfelden · *24. 02. 42 Passau · **A** 67, München · **D** 67, München · **FG** Chirurgie 11/74 · **TG** GefChir 78, UnfChir 74 · **TW a)** 68-76 Klin. re. d. Isar München (Maurer) · 76-82 Krhs. Eggenfelden (Eckert) **c)** Chefarzt · **S** Seit 08/82 Ärztl. Dir. u. Chefarzt Kreiskrhs. Eggenfelden

Schneider, Axel, Dr. med., Chefarzt, Marienhosp. Emsdetten, Marienstr. 45, 4407 Emsdetten · *06. 03. 46 Krefeld-Hüls · **A** 73, Stuttgart · **D** 72, Tübingen · **AG** 71-72 Anat., Histochemie Tübingen · **FG** Chirurgie 04/79 · **TG** UnfChir 04/80 · **TW a)** 72-74 StatArzt Chir. Abt. Kreiskrhs. Herrenberg (Donalies) · 75-78 StatArzt Chir. Klin. Katharinenhosp. Stuttgart (Behrends) · 79-80 StatArzt Unfallchir. Klin. ebd. (Rehm) · 80-83 OA Chir. Klin. Städt. Krhs. Sindelfingen (Seidel) **c)** Chefarzt Chir. Abt. · **S** Seit 83 Chefarzt u. seit 88 Ärztl. Dir. Marienhosp. Emsdetten **ZV** Funktentwicklg d Speicheldrüsen. Progr Histochem Cytochem 3, 67-124 (1971) · Achillessehnenverdickg dur intratendinöse Xanthome b famil Hypercholesterinämie. Z Orthop 116, 828-832 (1978)

Schneider, Hans, Dr. med., Ltd. Med. Dir. i. R., Marktplatz 45/II, 8820 Gunzenhausen · *17. 09. 19 Nördlingen · **A** 46, München · **D** 45, München · **AG** Chir. · **FG** Chirurgie 02/53 · **TW a)** OA Kreiskrhs. Krumbach · 53-58 Chefarzt u. Ltd. Med. Dir. · 58-83 Kreiskrhs. Gunzenhausen **c)** Ltd. Med. Dir. i. R. · **S** 58-83 Ärztl. Dir. Kreiskrhs. Gunzenhausen

Schneider, Ingo, Dr. med., niedergel. Chirurg u. Belegarzt, Paracelsus-Klin., Taunusallee, 5427 Bad Ems-Bismarckhöhe · *25. 12. 40 Paderborn · **A** 68, Kiel · **D** 66, Kiel · **AG** 03/68-06/68 Stab.-Arzt d. Reserve · 06/68-07/72 AssArzt Bochum · 08/72-12/77 OA Bergmannsheil Bochum · **FG** Chirurgie 11/73 · **TG** UnfChir 09/74 · **TW a)** 01/78-12/82 Chefarzt Städt. Krhs. (Mölln) · Seit 01/83 Chir. Gemeinschaftsprax. u. Belegarzt Paracelsus-Klin., Bad Ems **c)** Chir. Gemeinschaftsprax. u. Belegarzt · **S** s. unter TW **ZV D** Preßlufterkrg: Mikrotrauma-Arthrose. H Unfallheilkd 110 (1972) · Fehlstellg u Pseudarthr a Ellenbogengel. ebd 114 (1973) · Mehrfachfrakt i Bereich d ob Extremit. Hefte Unfmed Taggn 16 (1973) · Todesursachen b hüftgelenksnahe OSF. H Unfallheilkd 121 (1975) · Verbundosteosynth. Hefte Unfmed Tgg 1976 · Allg Indikat, Kontraindikat, Komplikat, na hüftgelenkn OSF. Aktuel Traumatol 1976 · Sept Komplikat na Osteosynth a d ob Extremit. Therapiewoche 27 (1977) **BV** Fehler u Gefahren b Versorgg off Frakt. In: Fehler u Gefahren i d plast Chir. 1978 · Pedicted grafts in the treatment of the unstable knee. Prog in orthop Surg 1978 · Prothesenwechsel b infiziert Hüft-Totalproth. Jahrestgg d Dtsch Ges f Plast u Wiederherstellgs-Chir 1980

Schneider, Robert, Prof. Dr. med., Klinik Linde, Blumenrain 101, CH-2503 Biel · *27. 09. 12 Biel/Schweiz · **A** 37, Bern · **D** 37, Bern · **AG** Osteosynthese · Hüftchir. · **FG** Chirurgie 45 · **P** 77, Mainz · **TW a)** 57-70 Chefarzt Grosshöchstetten · 59-78 Gründer u. Obmann der AO

Schneidrzik, Willy Erich Josef, Dr. med., i. R., Kunibertskloster 5, 5000 Köln 1 · *10. 09. 15 Berlin · **A** 41, Berlin · **D** 41, Berlin · **FG** Chirurgie 08/50 · **ZB** Kosmet. Chir. 07/59 · **TW a)** 45-53 Chir. Univ.-Klin. Bonn (v. Redwitz) · 53-57 Chir. Univ.-Klin. Köln (v. Hoffmann) **b)** 57-59 Plast. Chir. Abt. Univ. Hautklin. Köln (von Kennel) **c)** Fach-Schriftsteller · **S** 49-72 niedergel. Chirurg Köln **ZV** Verenggn d Harnröhre. Ärztl Wochenschr 1949 · Epiphren Oesophagusdivert. Zentralbl Chir 1949 · Ausscheidgsurograph. ebd · Akute Bauchsympt d einzelne Askariden. Chirurg 1949 · Probl d Thoraxchir. Landarzt 1950 · Bronchograph. Dtsch Gesundhtswes 1950 · Mod Thoraxchir. Med Klin 1950 · Bronchograph als diagn Hilfsmittel. Chirurg 1950 · Präop Atemgymnastik. Langenbecks Arch Chir 273 (1953) · Überlaufabszess d Lunge. Zentralbl Chir 1953 · Intrathoracic irradiation of the hilum. J Thorac Cardiovasc Surg 25 (1953) · Intrathorak Hilusbestrahlg m Radio-Kobalt. Klin Wochenschr 1953 · Strahlentherap Anwdg d Kobalt-Isotops Co^{60}. Langenbecks Arch Chir 274 (1953) · Komplikat nach Pneumonekt durch Resthöhle. Chirurg 1953 · Infraglott Bronchograph. MMW 1956 · Routine-Bronchography with Propyliodon. Japan. J Thorac

Cardiovasc Surg 9 (1956) · Bronchostereograph. ROFO 88 (1958) · Studien z Probl d natürl Winterschlafes. Arch exp Veterinärmed 13 (1958) · Ärztl Kosmet. Ärztl Mitt 1958 · Abstehende Ohren. Med Klin 1960 · Kosmet Chir I. ebd · Kosmet Chir II. ebd 1961 · Rhinomioplast. ebd 1962 · Allerg Reakt auf [alpha]-Chymotrypsin. Ästhet Med 1963 · Mamma-Reduktplastik. Med Klin 1963 · Narben. Ther Gegenw 1964
BV Lungen- u Ösophagusresektionen. Jena: Fischer 1950 · Taschenbuch d prakt Thoraxchir. Stuttgart: Fischer 1954 · Kosmet Chir – Sinn u Unsinn. Düsseldorf: Econ 1970 · Nervosität muß nicht sein. Ariston 1985 · Rettender Schmerz. ebd 1985 · Rheuma lindern. ebd 1986 · Allergien. ebd 1986 · Richtige Arznei. Bergisch-Gladbach: Lübbe 1986 · Welt d Medikamente. Stuttgart: Fischer 1987

Schnur, Andreas, Dr. med., niedergelassen, Fasangartenstr. 159, 8000 München 90 · Klinik: Priv. Klin. Feldafing, 8133 Feldafing · 14.05. 29 Werschetz · **A** 55, München · **D** 55, München · **AG** KindChir. · Handchir. · PlastChir. · Phlebolog. (Op.) · **FG** Chirurgie 09/62 · **TG** KindChir 11/69, PlastChir 03/78 · **TW a)** 62–64 BG Unf.-Krhs. Frankfurt/M. (Junghanns) **b)** 64–66 Kinderchir. d. Univ. München (Oberniedermayr) **c)** Niedergelassen · 71 Belegchir. Privatklin. Feldafing · 83 Belegchir. Priv. Klin. Prof. Hösel/Dr. Huss München · **S** Seit 66 Niederlassung, München

Schoberth, Hannes, Prof. Dr. med., Ärztl. Leiter, Lehrinstitut f. Physikal. Therap. u. Sportmed., Ostseeklin. Damp, 2335 Damp 2 · *25.02. 22 Selb · **A** 48, Erlangen · **D** 48, Erlangen · **FG** Orthopädie 55 · **ZB** Sportmed. 77 · Physikal. Therap. 79 · **H** 60, Erlangen · **P** 65, Frankfurt · **TW a)** 52–62 Leiter Orthop. Abt. Chir. Univ.-Klin. Erlangen (Götze, Hegemann) **b)** 48–52 Orthop. Klin. Wicherhaus Altdorf/Nürnberg (Becker) · 62–72 OA Orthop. Univ.-Klin. Friedrichsheim Frankfurt (Güntz) · zuletzt Ltd. Arzt Sportmed. Abt. ebd. · **S** 73–85 Ärztl. Dir. Ostseeklin. Damp · Seit 85 Ärztl. Leiter Lehrinst. f. Physikal. Therap. u. Sportmed. Damp
ZV Kopfumbau na d Einrenkg u seine Bedeutg f d Progn d angebor Hüftverrenkg. Diss · Erg d Kapselfensterg b d Bhdlg unspez Reizzustände d Kniegelenkes. Medizinische 1954 · Frühbhdlg d angebor Hüftluxat u ihre Erg. Z Orthop 85 (1955) · Fehlstllg d Kreuzbeines, röntgenol u klin Studien. Verh Dtsch Orthop Ges 1956 · Periarthritis humeroscapsularis u Unf. Z Orthop 87 (1956) · Op Bhdlg d Trichterbrust. Therapiewoche 1958 · Trichterbrust. Erg Chir Orthop 41 (1961) · Sitzhaltg u Sitzschaden. Verh Dtsch Orthop Ges 1962 · Erfahrgn b 100 Trichterbrust-OP. Therapiewoche 1962 · Entwicklg d Lehre v d Fußenkg u ihre Bedeutg f d orthop-techn Versorgg. Z Orthop 97 (1963) · Op Bhdlg d Skoliose. Z Orthop 97 (1963) · Sitzmöbel am Arbeitsplatz. H Unfallheilkd 81 (1964) · Prinzipien d Übgsbhdlg. Verh Dtsch Orthop Ges 1966 · Möglktn u Grenzen d Massagebhdlg. Beitr Orthop Traumatol 13 (1966) · D Bedeutg d krankengymn Übungsbhdlg f d Therap d Trichterbrust. Krankengymn 2 (1967) · D sog Hoffasche Krankht. Med Welt 1972 · Sportverletzgn an Knie u Fuß. Dtsch Ärztebl 1975 · Erfahrgn m d Kreuzbandplast n Jones. H Unfallheilkd 1977 · D Progn d postop Schwellgszustände n Gelenkop. Lymphol 9/2 (1985)
BV Sitzhaltg, Sitzschaden, Sitzmöbel. Berlin: Springer

1962 · Angeb Fehlbildgn d Thorax. In: Handb d Med Radiol. ebd 1968 · D Leistgsprüfg d Beweggsorgane. München: Urban & Schwarzenberg 1972 · Zentrale Themen d Sportmed. Berlin: Springer 1972 · D Untersuchg d Bewegorgane i Chir d Gegenwart. München: Urban & Schwarzenberg 1977 · Richtig sitzen, besser leben. Kopp 1986 · Orthop d Sitzens. Berlin: Springer 1989 · Traumat Erkrnkgn, d Sudeck-Syndrom in Lehrb d Lymphologie. Stuttgart: Fischer 1989

Scholz, Wilhelm Karl Anton Bruno Benno, Dr. med., Notarzt, Auf der Geigerhalde 51, 8962 Pfronten-Weißbach · *08.03. 23 Wien · **A** 77, München · **D** 52, Wien · **AG** 01/57–11/60 UnfChir. Wien, Kalwang, Klagenfurt · 01/62–01/64Chir. Bochum · **FG** Chirurgie 01/64 · **TG** UnfChir 11/60 · **TW a)** 05/64–08/64 Unfallkrhs. Bregenz (Hämmerle) · 09/64–06/66 Marienhosp. Gelsenkirchen (Overbeck) · 07/66–06/70 Bezirkskrhs. St.Johann/Tirol (Fryda) · 07/70–12/72 Kreiskrhs. Isny/Allgäu (Niess) · 01/73–07/73 Diakonissen-Krhs. Schladming/Stmk (Repp) · 08/73–12/74 St. Vinzenz-Krhs. Pfronten/Allg. (Mayr) · 02/75–08/75 Stadtkrhs. Hallein/Salzbg. (Lintner) · 08/75–12/77 Kurklin. Mittelberg/Oy (Geiger) · 03/78–03/86 Gemeindekrhs. Oberstdorf/Allg. (Kraft) · 04/86–03/87 Chir. Univ.-Klin. Bergmannsheil Bochum (Muhr) · 05/87 Med. Hochschule Hannover, Dept. Unf. Chir. (Tscherne) · 07/87–03/88 Gemeindekrhs. Oberstdorf/Allg. (Kraft) **b)** 57 Arbeitsunfallkrhs. (AUKH) Wien XX (Böhler) · 59/61 AUKH Klagenfurt (Maier-Stauffer) · 62 Bergmannsheil Bochum (Bürkle de la Camp) · 63/64 Knappschaftskrhs. Bochum-Langendreer (Klug) **c)** Notarzt Ostallgäu

Schönbach, Gerhard, Prof. Dr. med., Chefarzt, Ärztl. Dir., Kreiskrhs. Lindau, Friedrichshafener Straße 82, 8990 Lindau · *25.04. 26 Oberbrechen · **A** 51, Heidelberg · **D** 51, Frankfurt/M. · **AG** 51 Inn. Med. Freiburg (Heilmeyer) · 52–54 Physiol. Inst. Frankfurt (Wezler) · 54–56 Chir. Freiburg (Krauss) · 56–66 Chir. Gießen (Vossschulte) · **FG** Chirurgie 59 · **H** 63, Gießen · **P** 69, Gießen · **TW a)** 66–79 St.Josefskrhs. Freiburg **c)** Chefarzt u. Ärztl. Dir. · **S** Seit 80 Ärztl. Dir., Chefarzt Chir. Abt. Kreiskrhs. Lindau
ZV Exp Beitr z Beziehg zw Druck- u Stromstärke i Kreisl. Ronas Ber d ges Physiol 172 (1955) · Kennquerschnitt als Maß für Ändergn d wirksamen Querschnittes d Strombahn. Z Exp Med 1956 · Ätiolog Betrachtgn zur Sudeckschen Dystrophie aufgrund klin u exp Untersuchgn. Langenbecks Arch Chir 284 (1957) · Nervenschädiggn als Ursache v Permeabilitätserhöhgn d Gefäßwand m Intimödem u nachfolg Arteriosklerose. Bull Schweiz Akad d med Wiss 13 (1957) · Funkt- u Struktändergn d Gefäßwand nach Sympathekt. Langenbecks Arch Chir 292 (1959) · Ist d Sudecksche Dystrophie e vermeidbare Unfallfolge? Verh Dtsch Orthop Ges 1959 · Lungenembolie u Trendelenburgsche Op Entlastg d re Ventrikels m Hilfe e evakuierten Saugflasche. Minerva cardio-antiologia europäa 1959 · Veränderte Umweltfaktoren als Ursache d Zunahme d Sudeckschen Dystrophie. Bruns Beitr Klin Chir 200 (1960) · Neuere Gesichtspunkte z Ätiol u Pathogenese d Sudeckschen Dystrophie. Med Klin 1960 · Künstl Herzklappen. Umschau 1961 · Gefäßsklerosen nach Eingr am vegetat Nervensystem. Nutr et Diät 1961 · Einfl v Minutenvo-

lumenändergn b Anwendg d Herzlungenmaschine auf d Durchströmg verschied Organe (mit Bikfalvi). Ann Surg (1961) · Resektmöglkt d Vena cava inferior b rechtsseit Hypernephrom. Langenbecks Arch Chir 319 · Einfl mechan Nervenschädiggn auf d Funkt u Strukt d Gefäße. Arch Kreislaufforsch (1964) · Neuer Membranoxygenator (mit Sinn). Z cardiovasc u Thoraxchir (1965) · Derzeit Möglktn d Herzersatzes. Dtsch Med Wschr (1965) · Wirkg d Galle auf d Endstrombahn (mit Sailer). Angiolog Kolloquium Kitzbühl 1966. Therapiewoche · Neuere exp Untersuchgn z Pathogenese u Therap d akut hämorrhag Pankreatitis. Medical Tribune · Wirkg d Trasylol auf d Pankreasekret (mit Sailer u a). Klin Wochenschr (1966) · Lindauer Gipseinlage. Unfallchirurgie 4 (1987)

Schönberger, Michael, Dr. med., Assistenzarzt, Zentralkrhs. St. Jürgen-Str., 2800 Bremen 1 · *28. 08. 46 Glatz/Schlesien · A 80, Hamburg · D 80, Hamburg · AG 07/80–12/85 AllgChir. · 12/85–08/88 UnfChir. · 08/88–03/89 HandChir. · **FG** Chirurgie 10/88 · **TW b)** 88/89 StatArzt Handchir. Zentralkrhs. Bremen · 89 StatArzt UnfChir. ebd. **c)** AssArzt Weiterbildung UnfChir.

Schöndube, Friedrich, Dr. med., Dipl.-Physiker, Assistenzarzt, Allgemeinchir. Klin. Zentralkrhs., St.-Jürgen-Str., 2800 Bremen 1 · *20. 01. 52 Hannover · A 82, Aachen · D 84, Aachen · AG 11/82–05/83 Exp. Chir. · 06/83–02/86 ThKardChir. · 03/86–04/89 AllgChir. · **TW c)** AssArzt, StatArzt
ZV Frequenzmessg an d Björk-Shiley Herzklappenprothese. Biomed Tech 26 [Suppl] 100 (1981) · Physical analysis of the Björk-Shiley prosthetic valve sound. J Thorac Cardiovasc Surg 86, 136 (1983) · Pulsatile mode of t „tea-spoon-pump". Life Supp Systems [Suppl] 277 (1984) · Nekrot Pankreatitis – Beitrag z stadiengerecht op Therap. Acta Chir Austriaca 19/2, 324 (1987) · Wertigkt periop Leukozyt Elastase Bestimmg. Langenbecks Arch Chir Chir Forum 329 (1988)

Schonefeld, Jochen, Dr. med., Oberarzt, Allgemeinchir. Klin. Zentralkrhs. Reinkenheide, Postbrookstr., 2850 Bremerhaven 1 · *28. 12. 46 Bielefeld · A 75, Münster · D 75, Münster · **FG** Chirurgie 02/81 · **TW a)** Seit 03/81 Allgemeinchir. Klin. Zentralkrhs. Reinkenheide Bremerhaven (Böttcher) **c)** OA AllgChir. Klin.

Schönmayr, Robert, Priv. Doz. Dr. med., Oberarzt, Zentrum f. Neurochir. Justus-Liebig-Univ. Gießen, Klinikstr. 29, 6300 Gießen · *09. 09. 47 Linz/Donau · A 72, München · D 73, München · AG 11/73–03/75 Neuropathol. Gießen · **FG** Neurochirurgie 04/80 · H 86, Gießen · **TW c)** Seit 80 OA Neurochir.
ZV CT – follow-up of hydrocephalus in children. Adv Neurosurgery 8, 164–171 (1980) · Spontaneous brain stem lesions. CT-findings and clinical data in respect to morbidity. ebd 10, 47–51 (1982) · Extra-intrakraniel Bypass vermehrt Blutzufuhr z Gehirn. Klinikarzt 10, 989–995 (1982) · Intrakraniel Arterienstenosen u -verschl: Op Möglchktn. Dtsch Ärztebl 80/25, 21–25 (1983) · Middle cerebral artery revascularisation. Neurosurg Rev 6, 25–28 (1983) · E neues kombin Schwamm-Drainagesyst. Schwester/Pfleger 4/83, 334–335 (1983) · Brain stem tumours – diagnosis and surgical treatment. Neurosurg Rev 6, 57–65 (1983) · Cerebral mass displacements. Acta Neurochir [Suppl] 40, 1–27 (1987) · Laser und Ultraschall in der Neurochir. Med Welt 39, 202–204 (1988) · Eval of intraop applic of lasers and cavitron in neurosurg. Adv Neurosurgery Vol 16, 13–19 (1988) · Results of surgical treatment of 215 patients with metastatic brain tumors. J Cancer Res Clin Oncol 114 [Suppl] S 128 (1988)
MH Regional cancer treatment. Springer International
BV Besonderhtn d lokal Blutstillg b Eingriffen a zentral Nervensyst. In: Lokal Blutstillg. Melsungen: Bibliomed 1980 · D op Bhdlg intrazerebraler Hämatome. In: Spont intrazerebrale Hämatome. Berlin: Springer 1988 · Chemosensitivität malig intrakran Tumoren in vitro. In: Therapie primärer Hirntumoren. Zuckschwerdt 1988 · Chemosensitivity of malignant human brain tumors in vitro. In: Advances in Regional Cancer Therapy. Basel: Karger 1988

Schopper, Hans-Jürgen, Dr. med., Chefarzt, Kreiskrhs., Wilhelm-Seipp-Str. 3, 6080 Groß-Gerau · *31. 05. 43 Leipzig · A 70, Mainz · D 70, Homburg · AG 81 Handchir. St. Gallen · 83 Arthroskopie Basel · **FG** Chirurgie 02/77 · **TG** UnfChir 02/79 · **TW b)** Seit 09/83 OA Städt. Klin. Darmstadt (Linke) **c)** Chefarzt im TG UnfChir. · **S** Seit 08/85 Ltd. Abt.Arzt UnfChir. Kreiskrhs. Groß-Gerau
ZV D Incisura-scapulae-Syndr. Z Orthop 117, 546–547 · D bes Indikat z Bündelnagelg a Oberarm. Aktuel Traumatol 10, 197–200 (1980)

Schott, Helmut, Prof. Dr. med., Chefarzt, Städt. Krhs., Alter Weg 80, 3340 Wolfenbüttel · *18. 06. 34 Berlin · A 62, Wiesbaden · D 61, Marburg/L. · AG AllgChir. · **FG** Chirurgie 05/68 · **TG** UnfChir 12/78 · H 76, Würzburg · P 80, Würzburg · **TW a)** 05/68–08/69 Städt. Wenckebach Krhs. Berlin-Tempelhof (Kussin) · 09/69–03/82 Chir. Univ.-Klin. Würzburg (Kern) **c)** Chefarzt Chir. Klin. · **S** Seit 04/82 Chefarzt Städt. Krhs. Wolfenbüttel
ZV D Gasoedem u seine Bhdlg. Chirurg 42, 302–308 (1971) · Klin u rationelle Therap d Spontanpneumothorax. Dtsch Med Wochenschr 97, 491–496 (1972) · Gasoedem, Diagn u Diffdiagn. Chir Praxis 17, 195–202 (1973) · D Peutz-Jeghers-Syndr. Dtsch Med Wochenschr 99, 1525–1530 (1974) · Geschoßembolie d Herzens. Chirurg 45, 371–373 (1974) · Therap d Gasoedems, Erg u Probl. ebd 46, 15–20 (1975)
BV Therap d Gasoedems. In: Breitner, Chir Oplehre Bd IV. München: Urban & Schwarzenberg 1975 · Gasoedem. In: Chir d Gegenwart Bd I. ebd 1976

Schöttes, Emil-Hubertus, Dr. med., Chefarzt i. R., Auf der Klippe 35, 5810 Witten/Ruhr · *02. 11. 17 Finnentrop/Sauerland · A 43, Marburg/L. · D 44, Marburg/L. · AG Inn. Med. · Chir. · Gynäkol. · Geburtshilfe · **FG** Chirurgie 02/50 · **TW a)** 02/43–04/44 Chir. Abt. Reserve-Lazarett Mühlhausen Thüringen (Hübental, Reschke) · 04/44–05/45 Truppenarzt bzw. Batallionsarzt Rußland 28. Jägerdiv. · 07/45–04/46 Ortslazarett bzw. Hilfskrhs. Rahlstedt, Hohe Weide Hamburg (Röbbelen) · 05/46–02/52 Chir. Abt. Dominikuskrhs. Berlin-Hermsdorf (Wand) · 02/52–03/55 Chir. Abt. St. Gertraudenkrhs. Berlin-Wilmersdorf (Block) · 03/55–01/59 OA Chir. Abt. Marien-Hosp. Witten-Ruhr

(Prömpeler) · 01/59–04/77 Chefarzt Chir. Abt. Marien-
Hospital Witten-Ruhr c) Chefarzt i. R. · S 01/59–04/77
Chefarzt Marienhosp. Witten-Ruhr
ZV Erfahrgn b 1700 Periduralanästhesien. Bruns Beitr
Klin Chir 181/1 (1950) · Beitr z Probl d Hodentorsion.
Ärztl Wochenschr 8/18 (1953); 9, 476 (1954) · Habit
Subluxat d Os lunatum. Dtsch Med J 7, 226 (1955)

Schöttle, Harald, Prof. Dr. med., Ltd. Arzt, Krhs. Nord-
west, Steinbacher Hohl 2–26, 6000 Frankfurt/M. 90 ·
*17. 07. 40 Wien · **A** 69, Hamburg · **D** 69, Hamburg ·
AG Elektrolythaushalt · Hormonstoffwechsel ·
FG Chirurgie 74 · **TG** UnfChir 76 · **H** 78, Hamburg ·
P 79, Hamburg · **TW** **b)** 74–81 u. 82–87 Abt. Unfall-
chir., Chir. Univ.-Klin. Hamburg (Jungbluth) · 81–82
Ltd. Arzt Abt. Unfallchir. Oldenburg/Oldb. **c)** Ltd. Arzt
Unfallchir. · **S** 81–82 Ltd. Arzt Unfallchir. Oldenburg ·
Seit 87 Ltd. Arzt Unfallchir. Krhs. Nordwest, Frank-
furt/M.
ZV D Nachweis v Prolactin i Blut u Urin. Diss 1968 ·
Bedeutg d Labordiagnost f d prä- u postop Therap.
Zentralbl Chir 33, 1187 (1973) · Ender-Nagelg od AO-
Winkelplatte b pertrochanterer Fraktur. H Unfallheilkd
126, 395–397 (1975) · Brückenkallus na Plattenosteo-
synthesen b Unterarmfrakt. ebd 126, 372–374 (1975) ·
Osteosynthesen a proximalen Femur m d Ender-Na-
gel. Aktuel Traumatol 6, 147–153 (1976) · D
Nagel-Verbundosteosynthese b instabiler per- u sub-
trochanteren Frakt. Unfallchirurgie 2, 149–150 (1976) ·
Stabilitätsmessgn b Osteosynthesen a proximalen Femur. Aktuel Unfallchirurgie 89, 87–100 (1977) · Postop
Osteomyelitis – Prophyl, Therap, Erg. Unfallchirurgie 4,
119–123 (1978) · Weichteilverknöchergn na stabilen
Osteosynthesen dur Knochenbohrmehl. Chirurg 49,
49–53 (1978) · D Bedeutg d autologen Kortikalistransplantat b Segment-Defekten an Röhrenknochen. Habil-
Schrift 1978 · Sept Komplikat na op Frakturversorgg.
Zentralbl Chir 103, 1094 (1978) · Posttraumat Weichteilverknöchergn a Unterarm. H Unfallheilkd 132,
436–439 (1978) · Heilgsvorgänge b Segmentdefekten an
Röhrenknochen. Teil I: Radiolog Befunde. Unfallchirurgie 5, 133–140 (1979) · Heilungsvorgänge b Segment-
defekten a Röhrenknochen. ebd 6, 71–78 (1980) · Offene Unterschenkelfrakt. Zentralbl Chir 15, 1021 (1980) ·
Reakt d wachsend Kaninchentibia auf veränderte me-
chan Belastg. H Unfallheilkd 153, 70–74 (1981) · Erg d
op Stabilisierg b 307 offen Frakt. Unfallchirurgie 7,
256–259 (1981) · Erg d primären Rekonstrukt frisch
Kniebandverletzgn. Zentralbl Chir 107, 569–575 (1982)
· Erg d primären Rekonstruktion frisch Kniebänder-
Läsion (Abstract). ebd 107, 569–575 (1982) · Erg d op
Bhdlg v Frakt d Mittelhand u Finger. Unfallchirurgie
11, 76–83 (1985)
BV Osteomyelitis d Wirbel. In: Sept Chir. Stuttgart:
Schattauer 1980 · Infekt a d Hand. In: ebd · Osteomye-
litis d Extremitäten. In: ebd · Erfahrgn m d autologen
Kortikalistransplantat b groß Knochendefekten. In:
Plast u wiederherstell Maßnahm b Unfallverletzgn. Ber-
lin: Springer 1984

Schoucair, Alexander, Dr. med., Assistenzarzt, Chir.
Klin. Kreiskrhs. Bad Homburg, Urseler Str. 33,
6380 Bad Homburg · *01. 11. 57 Salzburg/Österreich ·
A 84, Mainz · **D** 84, Mainz · **AG** Chir. Kreiskrhs. Bad
Homburg ab 07/84 · **TW** **c)** AssArzt

ZV D rupturierte infrarenale Bauchaortenaneurysma –
Erg d op Therap a e Kreiskrhs. Der Krankenhausarzt
62, 48–50 (1989) · Jejunumdivertikel – seltene Ursache
einer massiven intestinalen Blutung. Zentralbl Chir 115,
107–110 (1990)

Schowanek, Kurt, Dr. med., Ärztl. Dir., Marienhosp. Erwitte, von-Droste-Straße 14, 4782 Erwitte · *27. 04. 27
Radigau · **A** 55, Halle/Saale · **D** 55, Halle/Saale ·
AG Hygiene · Chir. · **FG** Chirurgie 09/61 · **TW**
a) 60–65 OA Marienhosp. Herne (Brinkmann) **c)** Allgemeinchirurg · **S** Seit 66 Ärztl. Dir. u. Chefarzt Abt. Allg-
Chir. Marienhosp. Erwitte

Schramm, Wilfried, Prof. Dr. med., Chefarzt, Knapp-
schaftskrhs. „Bergmannsheil Buer", Schernerweg 4,
4650 Gelsenkirchen-Buer · *16. 05. 28 Hagen · **A** 54,
Heidelberg · **D** 53, Heidelberg · **AG** Chir. · UnfChir. ·
FG Chirurgie 62 · **TG** UnfChir 72 · **H** 69, Essen ·
P 76, Essen · **TW** **a)** 53–54 Städt. Krhs. Weinheim
(Graf) · 54–55 Pathol. Inst. d. Univ. Heidelberg (Randerath) · 55–56 Int. Abt. Städt. Krhs. Neustadt (Parade)
· 57–60 Freiburg (Krauss) · 60–62 Chir. u. Urol. Abt.
Allg. Krhs. Hagen (Neussel, Lindner) · 62–68 Bergmannsheil Bochum (Rehn) **c)** Chefarzt · **S** 69–76 Chefarzt d. Chir. Abt. Knappsch.-Krhs. Gelsenkirchen · Seit
77 Chefarzt d. Chir. Abt. Knappsch.-Krhs. Bergmannsheil Gelsenkirchen-Buer
ZV Fermentbest b Operierten u Verletzten. Monatschr
Unfallhkd 1966 · Blutverluste b kons bhdlt Ober- u Unterschenkelbr. ebd · Bhdlg v Schienbeinfalschgelenk-
bildg d Synostosenbildg zw Schien- u Wadenbein. ebd ·
Obturat ileus Magenresezierter d Apfelsinenbezoare.
Med Klin 1967 · Verrenk u Pfannenbr d Hüftgel unt
bes Berücksicht d Spätfolgen. Arch Orthop Unfallchir
1965 · Fermentbest i traum u hypovoläm Schock. Klin
Med 1967 · Komb Anw v Osteosynthese u autopl
Spongiosatransplantat b bestimmt Pseudarthroseform.
H Unfallheilkd 93 (1968) · Üb d Behandlg v Unterschenkelpseudarthrosen i Anschluß a Knocheneitergn.
Orthop Traumatol 15 (1968) · Behandlg hüftgelenknaher Oberschenkelbrüche. Med Klin 63 (1968) · D Korrekturop na Knöchelfrakt. Unfmed Tag gewerbl Berufsgen 5 · Üb d Indikat z Amputat. H Unfallheilkd 100
(1968) · Extrarenale Ursachen posttraumat Harnaus-
scheidgsstörgn u ih Bhdlg. H Unfallheilkd 99 (1968) ·
Probl d Osteosynth. Monatschr Unfallhkd 72 (1969) ·
Fehlerg d Knöchelbruchbhdlg u Möglichk ih Therap.
Langenbecks Arch Chir 325 (1969) · Üb d Verhalt v Lagergewebe u Transplantat b d Verpflanzg autolog Spongiosa. ebd Kongrber 1971 · Klin u tierexp Untersuchgn
üb d Transplant autoplast Spongiosa. H Unfallheilkd
104 · Tierexp Untersuchgn üb d Verhalten v autolog
Spongiosa- u Corticalistransplant i Weichteillager m
Hilfe d Tetracyclinmarkierg. Arch Orthop Unfallchir 68
(1970) · Fehlerg d Knochenbruchbehdlg b falscher Indikat u Techn d Osteosynth. Langenbecks Arch Chir
327 (1970) · Funktverbess Op a erhebl deformierten El-
lenbogengelenken. H Unfallheilkd 110 · D Korrektur
hüftchir Fehlerg. Langenbecks Arch Chir Kongrbd 332
(1972) · Z Begutachtg d BK 42. MMW 117 (1975)
BV Probl d plast Chir. Gebbd f Prof Dr Krauss. In: Ungelöste Probl d Chir. Stuttgart: Thieme 1964 · D Folg
op Knochenbruchbehandlg. In: D op Kranke. München: Barth 1969 · Knöch Brückenbildg m e spez Ver-

fahr na abgeklung Knochenentzündg. In: D posttraumat Osteomyelitis. Stuttgart: Schattauer 1969

Schrank, Hans, Dr. med., i. R., Hausstockweg 57, 1000 Berlin 42 · *15. 04. 99 Wiesbaden · **A** 24, München · **D** 24, München · **AG** Inn. Med. · Gynäkol. · Chir. · **FG** Chirurgie 03/31 · **TW a)** 05/25–01/27 Ass-Arzt Krhs. Moabit Berlin (Borchardt) · 07/27–02/29 Hindenburg Krhs. Berlin (Plenz) · 03/29–11/35 OA Chir. St. Joseph-Krhs. Berlin (Bange) · 35–39 eigene Praxis · 39–45 Oberstabsarzt · 43–57 Chefarzt St. Joseph-Krhs. Potsdam · 57–77 Unfhlkd. Berlin Wilmersdorf **c)** Seit 77 i. R. · **S** 35–39 Niederlassung Berlin · 43–57 Chefarzt St. Josph-Krhs. Potsdam
ZV Amyloiddegenerat d Leber währ d letzten 3 J. MMW 1923 · Avertin u Kreisl. Zentralbl Chir 1928 · Chondromatose d re Kniegelenks. ebd 1929 · Lipoidgranulomatose i Oberschenkel. ebd 1933 · Frühzeit Erkennen u Operieren d Dünndarmverschl. ebd 1934 · Erfahrgn m Eunarcon. Dtsch Med Wochenschr 1935 · Chir Erfahrgn b e Divisionsfeldlaz währ d Feldzuges geg Sowjetrußland. Zentralbl Chir 1942 · Knochenwachstum unt norm u krankh Bedinggn. Dtsch Gesundhtswes 1948 · Neue Beobachtgn b e Pseudozyste d Pankreas. Chirurg 1949 · Kollapsbhdlg i d Periduralanaesth. Zentralbl Chir 1956

Schreiber, Hans Wilhelm, (o.) Prof. Dr. med., Direktor, Abt. Allgemeinchir. Chir. Univ.-Klin. u. Poliklin., Martinistr. 52, 2000 Hamburg 20 · *17. 09. 24 Schönecken · **A** 52, Bonn · **D** 51, Bonn · **AG** Pathol. · Inn. Med. · Chir. · **FG** Chirurgie 60 · **H** 62, Bonn · **P** 66, (o.) Bonn · **TW a)** 54–65 Chir. Univ. Klinik, Bonn (Gütgemann) **c)** Direktor Abt. Allg. Chirurgie · **S** 65–06/73 Ärztl. Direktor des Marienkrankenhauses u. Chefarzt der Chir. Klinik Hamburg · Seit 07/73 Direktor der Abt. Allg. Chirurgie, Chir. Univ.-Klinik u. Poliklinik Hamburg
ZV Pathophysiol u Chir d Pfortaderhochdruckes. Langenbecks Arch Chir 300, 187 (1962) · Klin u tierexptelle Untersuchgn z Verhalten d splenohepat Blutzellendepression na portokavaler Anastomose. ebd 301, 564 (1962) · Morpholog, enzymat u toxäm Frühfolgen na portokavaler Anastomose. ebd 304, 702 (1963) · Funktionstest dexysog Ersatzmagens na Gastrektomie. ebd 305, 297 (1964) · Form u Funktion d Ersatzmagens na totaler Magenresekt. ebd 307, 261 (1964) · Opdauer u Oprisiko. ebd 301, 53 (1965) · Radikalität u pathophysiolog Gesichtspunkte b d Resekt d Magenca. ebd 314, 213 (1966) · Bedeutg d Lymphgraphie b Pfortaderhochdruck d Leberzirrhose. ebd 317, 124 (1967) · Techn d beidseit selekt gastralen Vagotomie. ebd 318, 249 (1967) · Üb d zervik lymphovenöse Anastomose b Pfortaderhochdruck d Lebercirrhose. ebd 322, 7131 (1968) · Indikator Fehler b d chir Bhdlg d Magen- u Zwölffingerdarmgeschwürs. ebd 327, 320 (1970) · Grundsätzl z Überbrückg v Organdefekten d Magens, d Dünn- u Dickdarms. ebd 329, 833 (1971) · Vagotomie ohne Drainageop. ebd 332, 205 (1972) · Terminolaterale Gastroduodenostomie. ebd 336, 269 (1974) · Resektbhdlg b Blutgn aus Magen u Duodenum. ebd 337, 533 (1974) · Oesophagojejunostomie. ebd 338, 159 (1975) · Diffindikat b d Perforat d gastroduodenalen Ulkus. ebd 369, 227 (1976) · Pathogenese d Magen- u Zwölffingerdarmgeschwürs. ebd 345, 187 (1977) · Chir Perspektiven. ebd 345, 477 (1977) · Belastbarkt d Kranken m Blutg aus e Ulcus ventriculi sive duodeni. ebd 364, 125 (1984)

MH Langenbecks Arch Klin Chir · Endoscopy · Aktuelle Chir · Magenop – Magenoperierter. Berlin: de Gruyter 1969 · Spez Chir f d Praxis. Stuttgart: Thieme 1969 · Vagotomie. ebd 1976 · Surgery of the lung. ebd 1980 · Arzt u Patient zwisch Therap u Recht. ebd 1981 · Kombin chir u radiolog Therap malig Tumoren. München: Urban & Schwarzenberg 1981 · Akt Onkol. München: Zuckschwerdt ab 1981 · Chir im Wandel d Zeit. Berlin: Springer 1983 · Intra- u postop Zwischenfälle. Stuttgart: Thieme 1985 · Magenchir. Berlin: Springer 1986 · Chir Oplehre. Stuttgart: Thieme 1988
BV Erg d chir Onkol. Stuttgart 1980 · Radikale u palliative Eingriffe? In: Indikat z Op 2 Aufl. Berlin: Springer 1981 · Bösart Geschwülste d Kolon u Rectum. Hdbch Inn Med. Berlin: Springer 1982 · Komplikat d Kolonchir. ebd · Chir d Dünndarms. ebd 1983 · Entwicklgsschritte i d Gallenchir seit C Langenbuch. München: Urban & Schwarzenberg 1984 · Malig Tumoren d Ösophagus, Magens u Dünndarms. In: Klin Onkol. Stuttgart: Thieme 1985 · Tradit i d Chir. In: Chir Handeln. Stuttgart: Thieme 1989

Schreiber, Michael, Dr. med., Chefarzt, Ärztl. Dir., Kliniken Dr. Michael Schreiber, Scheinerstr. 3, 8000 München 80 · *25. 11. 12 Aschheim bei München · **A** 38, München · **D** 38, München · **AG** Pathol. · Gynäkol. · AllgChir. · Traumatol. · **FG** Chirurgie 46 · **TG** UnfChir 52 · **TW a)** 48–52 niedergel. **c)** Chefarzt u. Ärztl. Dir. · Lehrauftrag: Hochsch. f. Musik, „Musikmedizin" · **S** Seit 52 Ärztl. Dir. u. Chefarzt Kliniken Dr. Michael Schreiber, München
ZV Zahlreiche Veröffentlichgn in Chir u Traumatol, Musikmedizin

Schretzmair, Norbert Alexander, Dr. med., Ltd. Arzt, Chir. Klin. Marienhosp., Nassauerstr. 13–19, 4700 Hamm 1 · *14. 04. 43 Nordrach/Baden · **A** 69, Köln · **D** 70, Köln · **AG** Chir. · UnfChir. · Rehabilitation · **FG** Chirurgie 01/76 · **TG** UnfChir 03/79 · **TW a)** nichts angegeben **c)** Ltd. Arzt · **S** Seit 86 Ltd. Arzt UnfChir. Marienhosp. Hamm (Westf.)
ZV Beinlagergsgerät z Erleichterg v Arthroskopie u Arthrotomie a Kniegelenk. Sportverletz Sportschäden 1 (1988)

Schriefers, Karl-Heinz, Prof. Dr. med., Chefarzt, Chir. Klin. Städt. Krhs. Kemperhof, Koblenzer Str. 115–155, 5400 Koblenz · *18. 12. 26 Schiefbahn · **A** 53, Bonn · **D** 53, Bonn · **AG** AllgChir. · **FG** Chirurgie 60 · **TG** UnfChir 01/81 · **H** 64, Bonn · **P** 69, Bonn · **TW a)** 65–69 OA Chir. Univ.-Klin. Bonn (Gütgemann) **c)** Chefarzt Chir. Klin. · **S** Seit 69 Chefarzt Chir. Klin. Städt. Krhs. Kemperhof Koblenz
ZV Untersuchgn z Auswirkg d Pfortaderhochdrucks d Leberzirrhose u portocavaler Anastomosenop auf d Kreisl. Erg Chir Orthop 48, 103 (1966) · D plast Gallengangsersatz. Chir Praxis 12, 211 (1968) · Plast u wiederherstellende Eingriffe b Verletzgn u Strikt d Gallengangs. Langenbecks Arch Chir 325, 406 (1969) · Verletzgn dur Lenkradaufprall. H Unfallheilkd 99, 276 (1969) · Divertikel d Speiseröhre. Chirurg 48, 241 (1970) · Dringlchktsfragen b d Erstversorgg kombin u Mehrfachverletzgn. Langenbecks Arch Chir 329, 53 (1971) · Fisteln i Ber d Speiseröhre, d Magens u d Gallenwege. ebd 337, 119 (1974) · D mechan Ileus. Chirurg

46, 49 (1975) · Retroperitonealverletzgn (Anatomie, Frequenz, Statistik). Langenbecks Arch Chir 347, 159 (1978) · Postop Ileus – Klin u chir Therap. Chirurg 51, 202 (1980) · Wandel v Diagnost u Indikat i d Gallenchir. Chirurg 59, 185 (1980) · Indik u techn Fehler i d Gallenchir: Choledochusrevision. Aktuel Chir 15, 233 (1980) · Stumpfe u off Bauchverletzgn. Langenbecks Arch Chir 355, 353 (1981) · Sekundäreingriffe a Gallenwegssystem. Chirurg 53, 766 (1982) · Leber-, Pankreas- u Gallenwegsca: Chir Therap. Diagnostik Intensivmed 8, 1 (1983) · Op-Techn b Neoplasien d prox Gallenwege. Chirurg 55, 787 (1984) · DiffDiagn u Indikatstellg z Op Therap b akut Abdomen. Therapiewoche 35, 1469 (1985) · Techn d Leisten- u Schenkelruchop b Erwachsenen. Chirurg 56, 546 (1985) · Op-Indikat b symptomlosen Gallenstein. Langenbecks Arch Chir 369, 89 (1986) · Chir oder endosk Papillotomie. Med Welt 38, 167 (1987)
MH Cholelithiasis. Akt Diagnost u Therap. München: Urban & Schwarzenberg 1984 · Chir Forum '88 f exptelle u klin Forschg. Berlin: Springer 1988 · Verh d Dtsch Ges f Chir. 105 Tagg v 6–9 4 1988. Langenbecks Arch Chir [Suppl] II. ebd 1988
BV Gallenblase u Gallenwege. Leber. Exokrines Pankreas. In: Spez Chir f d Praxis, Bd II/1. Stuttgart: Thieme 1969 · Postop Ikterusformen. In: Toxische Leberschäden. Stuttgart: Thieme 1970 · Chir Oplehre, 8 Aufl Bd 412. Leipzig: Barth 1975 · Op an d Leber u im Subphrenium. Prioritäten b d Versorgg e Mehrfachverletzten. In: Mehrfachverletzgn. Berlin: Springer 1980 · Akut Erkrkgn d Gallenblase u Gallenwege. In: Dringl Bauchchir. Stuttgart: Thieme 1981 · Gallenblase u Gallenwege. In: Intra- u postop Komplikat. ebd 1983 · Diffdiag u Therap cyst Lebererkrkgn. In: Chir d Leber. Weinheim: Edition Medizin 1983

Schröder, Adalbert, Dr. med., Chefarzt, Kreiskrhs.-Hessenklin., Spielmannstraße, 6290 Weilburg/Lahn · *02. 06. 40 Göttingen · A 70, Göttingen · D 68, Göttingen · AG Chir. · UnfChir. · Urol. · GefChir. · FG Chirurgie 75 · TG GefChir 04/79 · TW a) 70 Gynäkol., Stadtkrhs. Wetzlar (Daniel) · 70 Chir., Kreiskrhs. Braunfeld (Kaps) · 72 Chir., Dreieichkrhs. Langen (Bergerhof) · 72 Chir., Stadtkrhs. Wetzlar (Bekker) · 75–82 OA ebd. c) Seit 82 Chefarzt Chir. Abt. Krhs. Weilburg · S Seit 82 Chefarzt Chir. Abt. Krhs. Weilburg

Schröder, Heinz-Jürgen, Dr. med., Ltd. Arzt, Kreiskrhs. Husum, Erichsenweg 16, 2250 Husum · *09. 09. 39 Erfurt · A 66, Hamburg · D 66, Hamburg · AG Bauch-, Unf.- u. GefChir. · FG Chirurgie 54 · TG GefChir 80, UnfChir 74 · TW a) 66 Chir. Abt. AK Hamburg-Altona · 66–68 General Hosp., East Orange New Jersey/USA (Forman) · Babies Hosp. Newark New Jersey/USA · Queens Med.-Center Honolulu/Hawaii (Waite) · 69–77 Chir. Abt. AK Hamburg-Altona (Kirschner) · 2. Chir. Abt. ebd. (Lange) c) Ltd. Arzt · S Seit 78 Ltd. Arzt, Chir. Abt. Kreiskrhs. Husum
ZV Radiochem u autoradiograph Untersuchgn z Wirkungsmechan v Butazolidin spez üb d Wirkg a d Einbau v radioakt 35-S-Sulfat i d sauren Mucopolysaccharide d Bindegewebsgrundsubstanz. Diss Hamburg 1966 · Ileus du Darmeinklemmg i Lücken d groß Netzes. Chir Praxis 15, 225 (1971) · Ileo por estrangulacion intestinal debido a orificos des epilon mayor. ebd (span Ausg) · Schwierigk b d Diagn d Zwerchfellruptur. Acta Chir 7, 85 (1972) · Ileus unt Antikoagulantientherap. Chirurg 44, 329 (1973) · Komplikat b d Verwendg d Celestintubus. Zentralbl Chir 98, 1225 (1973) · Chir Probl Drogensücht. Chir Praxis 18, 1 (1974) · EKG-Verändergn b akut Blutgn a d ob Verdaugstrakt. Ther Gegenw 9, 2 (1974) · Z Probl d Gallensteinileus. Acta Chir 11, 247 (1976) · D chir Notfall. Hamb Ärztebl 1976 · Abdomino-cutane Pericardfisteln. Chir Praxis 23, 37 (1977/78) · Chir d lymphostat Ödems. Zentralbl Chir 102, 1110 (1977) · D lymphat Armödem na Brustkrebsbhdlg. Med Klin 1977 · D Bedeutg intraop bakt Befunde b Gallenblasen- u Gallenwegsop. MMW 1977 · Benig Lungentumor total entfernen. Praxis-Kurier 1975 · Asepsis b Verbandswechsel, Tl I (Film). 91 Tag Dtsch Ges f Chir München 1974 · ebd, Tl II. Husum: mit Fa Johnson u Johnson 1978 · Durchführg e Low-Dose-Heparin Thromboseprophyl u deren Kontrolle i Lungenszintigramm. Therapiewoche 32, 842–848 (1982) · Spontanrupt d Arteria epigastrica inferior. Chirurg 51, 807–809 (1980) · D extraanat Bypass als Therapie d bakt infiz (mykot) infrarenalen Aortenaneurysma. Chirurg 60, 479–492 (1989)
BV Gutart Lungentumoren. In: Chir d Gegenw, Bd III. Urban & Schwarzenberg 1975 · D Chir d chron Lungenödems. ebd Bd V. 1977

Schröer, Joachim, Dr. med., Chefarzt, St.-Josefs-Hosp., Wilhelm-Schmidt-Str. 4,   4600 Dortmund-Hörde · *06. 08. 33 Recklinghausen · A 61, Stuttgart · D 60, Freiburg · FG Chirurgie 03/67 · TW a) 62–63 Bochum (Bürkle de la Camp, Rehn) · 63–65 Wiedenbrück (Middelanis) · 66–67 Essen (Börger) · 67–71 Recklinghausen (Hammerschlag) c) Chefarzt · S 71–83 Chefarzt Chir. Abt. St. Elisabeth-Krhs. Oberhausen · Seit 83 Chefarzt Chir. Abt. St. Josef-Hosp. Dortmund-Hörde

Schroller, Alwin Arthur Werner, Dr. med., niedergel. Chir. u. D-Arzt, Grünstr. 5, 5620 Velbert 1 · *17. 07. 36 Glogau · A 62, Berlin · D 62, Berlin · AG 03/61–06/61 I. Med. Klin. Charité Berlin · 07/61–03/62 Geschwulst-Klin. ebd. · 03/62–06/62 Chir. Klin. ebd. · FG Chirurgie 06/68 · TG UnfChir 06/71 · ZB Sportmed. 09/84 · TW a) 06/62–02/63 Chir. Unfall-Abt. Humboldt Univ. Charité Berlin (Serfling) · 03/63–07/63 Städt. Krhs. Friedrichshain Berlin (Kirsch) · 01/64–08/64 StatArzt Chir. Abt. Humboldt Krhs. Berlin (Zuschneid) · 10/64–08/67 StatArzt Wenckebach Krhs. Berlin (Weiss) · 09/67–05/68 Stellvertr. OA Chir. Abt. Marien Hosp. Düsseldorf (Bross) b) 08/63–10/63 Anästhesie Abt. Städt. Krhs. Friedrichshain Berlin (Bucklitsch) · 01/67–06/67 StatArzt Urol. Abt. Wenckebach Krhs. Berlin (Meerwald) · 06/68–05/71 OA Unfall-Abt. Marien Hosp. Düsseldorf (Bross) c) Niedergel. Chirurg u. Unfallarzt, D-Arzt, Sportmed. · S Seit 71 Niederlassung Velbert

Schuhr, Heinz, Dr. med., Chefarzt, Kreiskrhs., Kanzmattstr. 2, 7640 Kehl · *20. 10. 39 Schwerin/Mecklenburg · A 67, München · D 65, München · AG 67 Pathol. München · 69 Anaesth. Esslingen · 69–74 Chir. München · FG Chirurgie 07/74 · TW a) 74–80 OA Ferd.-Sauerbruch-Klinikum Wuppertal-Elberfeld (Streicher) c) Chefarzt · S 80–87 Chefarzt Chir. Abt. Rotkreuzkrhs. Wuppertal-Elberfeld · Seit 88 Chefarzt Chir. Abt. Kreiskrhs. Kehl a. Rh.

Schulte, Ferdinand, Dr. med., i. R., Im Ried 8, 4710 Lüdinghausen · *13. 10. 18 Paderborn · **A** 44, Tübingen · **D** 44, Tübingen · **AG** 44 Inn. Med. (Schurmeyer) · 44–45 Chir. Mar. Laz. Norderney · Hauptverbandpl. 2. Mar. Inf. Div., dann engl. Kriegsgefangensch. · **FG** Chirurgie 03/51 · **TW a)** 47–52 Chir. Ass. Dreifaltigkeitshosp. Lippstadt (Schröder) · 52–53 Oldenburgisches Landeskrhs. Chir. Klin. (Lob) · 53–56 OA Chir. Abt. Dreifaltigkeitshosp. Lippstadt (Schröder) · 3 Monate Gastarzt Bergmannsheil Bochum (Bürkle de la Camp) **c)** i. R. · **S** 57–82 Ltd. Arzt Chir. Abt. Marienhosp. Lüdinghausen
ZV Beitr z Kenntnis d primär Meniskusverkalk. Zentralbl Chir 1950 · Beitr z Diagn u Therap d kompl kongen lateral Halsfisteln. Zentralbl Chir 1951 · Z Kampf gegen d Krebs. Hippokrates 1952 · Üb rezidivier Gallensteinileus. Zentralbl Chir 1954 · Op Bhdlg d Luxatio acromeo clavicularis. Monatschr Unfallhkd 1956

Schulte, Hagen Dietrich, Prof. Dr. med., Stellvertr. Abt.-Leiter, Abt. Thorax- u. Kardiovaskularchir. Chir. Univ.-Klin. u. Poliklin., Moorenstr. 5, 4000 Düsseldorf · *08. 12. 36 Flensburg · **A** 63, Düsseldorf · **D** 61, Düsseldorf · **AG** Pathol. · Inn. Med. · Chir. · **FG** Chirurgie 03/69 · **TG** Thorax- u. Kardiovaskularchirurgie 11/77 · **ZB** Sportarzt 11/64 · **H** 72, Düsseldorf · **P** 73, Düsseldorf · **TW a)** Chir. Klin. u. Poliklin. Univ. Düsseldorf (Derra, Kremer) **b)** ThKardChir.: Düsseldorf (Bircks) **c)** Stellvertr. Abt.-Leiter · **S** Seit 87 Univ.-Prof. (C₃) Düsseldorf
ZV Brustbeinverletzgn u ihre Bhdlg. Monatschr Unfallhkd 71, 361–368 (1968) · Angeb Defekte d Herzbeutels. Thoraxchir 17, 271–283 (1969) · Möglchktn u Grenzen d Mediastinoskopie z Beurteil metastat u primärer Erkrankgn. MMW 112, 1158–1162 (1970) · Zweiteingriffe na Lungenresekt wegen Bronchialca. Thoraxchir 18, 417–419 (1970) · D Embolektomie b Mitralstenose. Langenbecks Arch Chir 327, 703–706 (1970) · Aneurysma of the ascending aorta and aortic insufficiency in Marfan-syndrome – the actual stage of surgical management. J Cardiovasc Surg 12, 469–475 (1971) · Erste Erfahrgn m d Bramson-Membranlunge (zugl Bericht üb e erfolgreiche, klin Langzeitperfus). Thoraxchir 20, 54–59 (1972) · Z Bhdlg d vollständ Unterbrechng d Aortenbogens b fehlendem Ductus arteriosus Botalli. Zentralbl Chir 97, 1422–1427 (1972) · Herzschrittmacherkomplikat, ihre Vermeidg u Bhdlg. Z Gerontol 7, 110–119 (1973) · Vergl neuerer Bubble- u Membranoxygenatoren i in vitro-Rezirkulationsversuch. Langenbecks Arch Chir [Suppl] Chir Forum 21–24 (1974) · Klin Erfahrgswerte d Ischämietoleranz d menschl Herzens unt d Bedinggn d extrakorporalen Zirkulation. J Cardiovasc Surg 16, 283–287 (1975) · Herzschrittmacherbhdlg – Erfahrgn d Düsseldorfer Klinik 1961–1974. Zentralbl Chir 101, 591–596 (1976) · Reinterventionen b Bronchialca. Langenbecks Arch Chir Kongrbd 342, 219–226 (1976) · Chir Bhdlg d Lungenembolie – Erfahrgn aus fast 20 Jahren. Med Welt 28, 1004–1007 (1977) · Resultate d Endarterektomie i Rahmen d Koronarchir. Thoraxchir [Suppl] 1, 78 (1978) u ebd 26, 266–269 (1978) · Surgery of threatening ventricular tachyarrhythmias associated with ventricular an-

eurysm. Thorac Cardiovasc Surg 27, 124–127 (1979) · Surgical aspects of typical subaortic and atypical midventricular hypertrophic obstructive cardiomyopathy (HOCM). Thorac Cardiovasc Surg 29, 375–380 (1981) · Enlargement of the aortic root after aortic valve replacement using autologous pericardium (Abstract). ebd 30 (Spec Issue) 12–13 (1982) u ebd 31, 219–223 (1983) · E lebensbedrohl Ereignis, a d man denken muß: Massive Lungenembolie. Notfallmed 10, 509–521 (1984) · Hypertroph obstrukt Kardiomyopathy: Chir Bhdlg u Erg. Herz 10, 102–111 (1985)
MH Schrittmacher, Z f Elektrostimulation i d Kardiol. München: Erdmann-Brenger GmbH Mediz · Herzmedizin, Z f Kardiol u Herzchir. ebd · Medical and surgical management of tachyarrhythmias. Berlin: Springer 1980 · Cardiovascular surgery 1980. ebd 1981
BV Techn u Klin d Herzschrittmachertherap. In: Festschrift Prof Lopez-Vara. Madrid: Sever-Cuesta para Lab Lepetit · Herztumoren. Hdb f Thoraxchir, Ergänzgsbd II. Berlin: Springer 1976 · Erfahrgn m d intraaortalen Ballonpumpe b d kardiogenen Schockbhdlg na kardiochir Eingriffen. In: Intraaortale Ballongegenpulsation (IABP). Stuttgart: Thieme 1977 · Experiences with intraaortic ballon pumping. In: Artificial circulation. Bratislava: Veda 1978 · Crystalloid cardioplegia – experiences with the Bretschneider solution. In: The handbook of clinical cardioplegia. Mt Kisco/NY: Futura 1982

Schulte, Karl, Dipl. theol., Dr. med., FA f. Chirurgie, Scharnhorststr. 68, 4400 Münster/Westf. · *13. 10. 06 Haan · **A** 34, Düsseldorf · **D** 34, Düsseldorf · **AG** Chir. · **TW a)** 34–35 Düsseldorf (Edens), Remscheid (Schmidt), Köln (v. Haberer) · 36 Herz-Jesu-Krhs. Trier (Balkhausen) · 37 St. Vinzenz-Krhs. Braunschweig (Waldvogel) · 38–39 St. Franziskus-Hosp. Bielefeld (Hitzler) · 39–45 Res.-Laz. Bielefeld-Bethel, Salzkotten, Gütersloh u. a., amer. Kriegsgefangensch. Carentan, General Hosp. 7482 · **S** 46–59 Chefarzt St. Vinzenz-Krhs. Braunschweig · 50–71 Klin. Dr. Schulte ebd.
ZV Kompletter atrioventrikul Herzblock b Infektkrankh. Diss · Fall e einseit Doppelbildg v Niere u Harnleiter m Steinbildg. Med Klin 1947 · Aus Kriegsabfällen hergest Anus-praeter-Kapsel. Chirurg 1948 · Plast Ersatz d Gallenwege. ebd · Nachsorge v Krebsoperierten durch d Operateur. Nieders Ärztebl 1951 · Fall v lipoblast Sarkom d Nierenkapsel. Zentralbl Chir 1951 · Krit Betrachtg d Gallenblasenerkrgn u deren Vor- u Nachbhdlg am eig Opgut d letzten 2 J. ebd 1952 · Gipslonguette b Br d Oberarmkopfes älterer Leute. ebd 1957 · Techn d Kropfop nach v Payr, weiterentwikkelt v seinem Schüler Dr Gast. ebd 1960 · Evol u mod Biol. Nieders Ärztebl 1965 · Heilg e Gasbrandes na schwerst Weichteilverletzgn m kompliz Trümmerbr d Untschenkels u Fußes. Zentralbl Chir 1967 · Ärztl Bearbeitg med-theolog Gemeinsamkeiten. Nieders Ärztebl 1968
BV Gallenblasenerkrkg, ihre Entstehg, Indikat z Op, Vor- u Nachbhdlg ihrer Komplikat. Hildesheim: August Lax 1952 · D Arzt u d wahre Leben. Innsbruck: Felizian Rauch 1962 · Kritik an d Stellgnahme d Kath Ärzte-„Arbeit" Dtschldsz · E „Humanae vitae" P Paul VI über d rechte Ordng d Weitergabe menschl Lebens. Braunschweig: Borek 1969 · Humanmed Überleggn z Altarsakrament. ebd 1970

Schultheis, Theodor, Prof. Dr. med., Chefarzt i. R., Brunnen Allee 52, 3590 Bad Wildungen · *05. 03. 08 Bad Wildungen · **A** 31, Berlin · **D** 31, Göttingen · **FG** Urologie 45 · **FG** Chirurgie 50 · **H** 51, Marburg · **P** 72, Marburg · **TW a)** 31–32 Urol. Abt. Krhs. Bad Wildungen (Schultheis) · 33–36 Urol. Abt. St. Hedwigs-Krhs. Berlin (v. Lichtenberg) · 39–44 Kriegsdienst · 45–52 Marburg (Wiedhopf, Zenker) · 52–72 Chefarzt Chir. u. Urol. Abt. Krhs. Gladbeck · 72–85 Urol. Abt. Klin. a. Kurpark Bad Wildungen-Reinhardshausen
ZV Hormontherap b Krebs d Mannes. Therapiewoche 1953 · Blasenleiden i d Gutachterpraxis. Z Urol [Sdh] 1953 · Harnwege nach Beckenringbr. ebd KongrBer 1953 · Statist Aufbereitg e chir Krkngutes m H d „Deutschen Systematik". Der Krankenhausarzt 1956 · Verschlüsselg klin Sachverhalte. ebd 1957 · Knochenverletzgn u Konkrementbildg i d Nieren. BG Ber Mainz 1957 · Klin d fetalen Fehldrehg d Darmes. Bruns Beitr Klin Chir 1957 · Kryptorchism (maldescente Hoden). Z Urol [SdBd] 1958 · Opbedürft Verlaufsformen d Ileitis regionalis. Chirurg 1959 · 24-Stunden-Profil d akt Reaktion d Harnes unter d Bedinggn e Wasser- u Konzentratversuchs. Wildunger H 1958 · Begutachtg d urolog Hochdruckes. Z Urol 1958 · Aus Gutachten u Gerichtsentscheidgn. ebd 1959 · Harnkeime b Harninfekt v Männern u deren Einwirkg auf d aktuelle Reakt d Nüchternharnes. Sddr Wildunger H 2 (1959) · Grundl e Ergebnisvergl i d Chir. Langenbecks Arch Chir 295 (1960) · Chron Pyelonephritis. Z Urol 1960 · Verlust d Zeugungsfähigkt. ebd · Sekund Harnsteinbildg nach Mandelabszeß. ebd · Minderg d Erwerbsfähigkt b Schädiggsfolgen a d Restniere. ebd 1961 · Tod d Einnierigen u seine sozialrechtl Bewertg. ebd 1962 u Urologe 1966 · Sekund Nephrekt u Harninfekt als Folge e Op z Wiederherstellg d Dienstfähigkt. Urologe 1962 · Kontinenz u Miktion. Z Urol 1963
BV Unfreiwill Harnabgang. de Gruyter 1950 · Urol Begutachtg. In: Hdb f Urol, VII/2. Springer 1965 · Begutachtg v Verletzgsfolgen a d Harnorganen. In: D ärztl Gutachten i Versichergswesen, 3 Aufl. Barth 1968 · Kurorttherap Massn b rez Harnsteinbldg. In: D Harnsteinleiden. Berlin: Springer 1988 · D Wildunger Kur 1580 bis zur Gegenwart. Bing 1988

Schultz, Wolfgang, Dr. med., Chefarzt i. R., Vlothoerstr. 87, 4900 Herford · *31. 08. 19 Königsberg · **A** 45, Jena · **D** 45, Jena · **FG** Chirurgie 52 · **TG** UnfChir 73 · **TW a)** Kreiskrhs. Herford (Fischer, Lassen) **b)** Bochum (Rehn) **c)** Chefarzt i. R. · **S** 73 Chefarzt Herford
ZV Z Klin d Dupuytren's'schen Fingerkontraktur. Königsberg 1944 (Diss.)

Schultz-Brauns, Helmut, Dr. med., Oberarzt, Krhs. Radolfzell, Hausherrenstr. 12, 7760 Radolfzell · *25. 07. 30 Bonn · **A** 55, Bonn · **D** 55, Bonn · **AG** 10/55–05/57 Inn. Med. · 07/57–08/59 Arbeitsmed. · **FG** Chirurgie 12/64 · **TW a)** 12/64–05/66 Chir. Univ.-Klin. Tübingen (Dick) **c)** OA AllgChir.

Schultze, Reinhold Richard, Dr. med., Chefarzt, Chir. Abt. Kreiskrhs. Siegen, Kohlbettstr. 15, 5900 Siegen · *20. 05. 29 Rotterdam/Niederlande · **A** 55, Mainz · **D** 54, Mainz · **AG** AllgChir. · UnfChir · Neurochir. · Urol. · **FG** Chirurgie 05/61 · **TW a)** 61–68 Chir. Univ.-Klin. Mainz (Brandt, Kümmerle) · 68–72 Chir.

Abt. Kreiskrhs. Siegen (Kolbe) · Seit 10/72 CA ebd. **c)** Chefarzt Chir. Abt. · **S** Seit 10/72 Ärztl. Dir. u. Chefarzt Chir. Abt. Kreiskrhs. Siegen
ZV Steinbildg i Doppelnieren. Festschr 65 Gebtag Prof Brandt, Mainz 1960 · Z Indikat d Nobleschen Darmplikatur. Zentralbl Chir 86/804 (1961) · Erfahrgn m d Woytaschen Erhebgsbogen a d Chir Univ Klin Mainz. Zschr Inf i d Med 3/131 (1964) · Erfassg u Kontrolle v Malignom-Pat m Hilfe e Tumorkartei. Krebs-Dok u Statistik mal Tum Verh Ber Stuttgart 373 (1966) · Verbrenngn i Gipsverband. H Unfallheilkd 91 (1967) · D blind endende Doppelureter. Z Urol Nephrol 60/271 (1967) · Z Rotatsubluxat d HWS. H Unfallheilkd 94/103 (1968) · Gedanken z Aufbau e wirksamen Katastrophenschutzes i d Bundesrepublik Deutschland. Zivilschutz-Magazin 4/24 (1980) · Gedanken z e sanitätsdienstl Neukonzept f d Bundeswehr unt Einbez ziviler med Infrastrukt. Wehrmed Monatsschr 71 (1981) · Aufgaben d Ärzte u Krhs i Katastrophenfall. Arzt Krhs 8 (1981) · Probl d Sichtg u d Transports b Massenanfall v Verletzten. Wehrmed Monatsschr 4 (1984) · Grenzen d Med. Arzt Krhs 10 (1984) · Koord Sanitätsdienst f d Bundesrepulik Deutschland. Wehrmed Monatsschr 2 (1988)

Schulz, Christian Helmut, Dr. med., Chefarzt, Lukaskrhs., Lenzbacher Weg 21, 5230 Altenkirchen · *15. 07. 28 Bonn · **A** 56, Bonn · **D** 56, Bonn · **AG** AllgChir. · Pathophysiol. · **FG** Chirurgie 05/64 · **TG** UnfChir 09/75 · **TW a)** 64–65 Städt. Krankenanst. Solingen (Major) · 66 Marienhosp. Wesel (Roesgen) · 67–69 Städt. Kliniken Osnabrück (Grewe) **b)** Chefarzt Allg.- u. UnfChir. **c)** Chefarzt Allg.- u. Unf.Chirurgie · **S** Seit 69 Chefarzt Chir. Abt. Lukas-Krhs. Altenkirchen, 69–75 u. 81–85 Ärztl. Dir. ebd.
ZV Gastro-intestin Schleimhautblutgn na op Eingr a Hirnstamm. Diss · Bhdlg d Oberarmkopffrakt unt bes Berücksicht d funkt Meth na Poelchen. Chirurg 1965 · Osteosynth d Claviculafrakt mittels Kirschnerdraht. ebd 1966 · Kasuistik intraabdomin Verletzgn. Zentralbl Chir 1967 · Rupt e Aneurysmas d Art gastroepipoloica dextra. ebd 1968 · Wann sollen Varizen op behandelt werden? Med Heute 1968 · Stumpfe Thoraxverletzgn m Herzbeutelrupt. Zentralbl Chir 1968 · Z Pathol d Hygrome u Ganglien. Med Heute 1969 · Z Klassifizierg u Bhdlg d Malleolarfrakt. ebd 1970 · Traumat Zwerchfellruptur m massiv Eventrat v Baucheingeweiden i d li Pleurahöhle. Monatsschr Unfallhkd 1970 · Z Bhdlg d Hallux valgus. Med Heute 1971 · Off Thoraxverl m Perforat d li Oberlappens, d Arteria pulmonalis u d Herzbeut. Monatsschr Unfallhkd 1972 · Dringl Thoraxchir i Krhs d Grundversorgung. Med Heute 1972 · Doppelseit Spontanruptur d Quadricepssehne. Monatsschr Unfallhkd 1974 · Fünf Jahre Erfahrg i d breit Anwendg e absorbierbar Nahtmater (Dexon). Schwester/Pfleger 1978 · Upside-down-stomach b paraösoph Hiatushernie. Der Krankenhausarzt 3 (1983)
BV Eingr a d Schilddrüse. In: D op Kranke. Leipzig: Barth 1968

Schulz, Gerhard, Dr. med., Ltd. Arzt f. Chir., Verbandskrhs. Schwelm, Dr.-Möller-Str. 15, 5830 Schwelm · *09. 08. 31 Berlin · **A** nicht angegeben · **D** nicht angegeben · **FG** Chirurgie · **ZB** Chirotherap. 01/89 · **TW a)** nichts angegeben **c)** Ltd. Arzt f. Chir.

Schulz, Manfred, Dr. med., niedergelassen, Damaschkestr. 35, 5090 Leverkusen 1 · *27.11. 43 Marburg · A 70, Mainz · D 72, Mainz · AG 71–72 Bundeswehr · 70–71 Pathol. Mainz · **FG** Chirurgie 03/80 · **TW a)** 07/72–06/80   Univ.-Klin.   Frankfurt/M.   · 10/81–06/88 St. Josefs Krhs. Leverkusen **c)** niedergelassen · **S** Seit 89 Niederlassung Leverkusen

Schulze, Wolfgang Joachim Julius Theodor, Dr. med., Chefarzt i. R., Albert-Schweitzer-Str. 15, 2190 Cuxhaven · *21.07. 20 Dessau/Anhalt · **A** 44, Marburg · **D** 44, Marburg · **AG** Chir. 44/55 · 47–50 · **FG** Orthopädie 52 (DDR) · Orthopädie 57 (BRD) · **ZB** Rheumatol. 80 · **TW a)** 50–56 (seit 52 OA) Klin. Städt. Hufeland-Krhs. Berlin-Buch (Kohl) · 56–57 AssArzt Orthop. Univ.-Klin. Gießen (Idelberger) **c)** Gutachtertätigkeit · **S** 57–85 Ärztl. Dir. u. Chefarzt I. Orthop. Abt. Seehosp. Sahlenburg Nordheim-Stiftung, Cuxhaven
ZV Z thrombostat Wirkg v Xylanschwefelsäureester. Dtsch Gesundhtswes 5, 1392 (1951) · Lumbal perforierte Pyonephrose. Z Urol 44, 835–837 (1951) · Hilfsgerät f Doppeldraht-Druckosteosynthese. Chirurg 24, 181–182 (1953) · Neue Wege b d Bhdlg d Skelettuberkulose. Dtsch Gesundhtswes 536–539 (1954) · Z Deutg multipler fleckenförmig Lungeninfiltrate na Op a Skelettsyst, insbes b osteoarticulärer Tuberkulose. Orthopadie 1, 1 (1956) · Z op Bhdlg d Querschnittslähmg b Spondylitis tuberculosa. Dtsch Med J 8, 130–133 (1957) · Z op Bhdlg d fistelnden Schambeintuberkulose. Chirurg 28/3, 123–125 (1957) · Üb periarticuläre Verknöchergn b spast Kontrakten Querschnittsgelähmter u ihre Bhdlg. Z Orthop B, 343–347 (1958) · Untersuchgn z Pathogenese u Therap d Halslymphknotentuberkulose aus d Jahre 1957–1961. tbc Arzt 17, 226–237 (1963) · Bemerkgn z op Bhdlg d m Lähmgn einhergehenden Spondylitis tuberculosa. Zentralbl Neurochir 17, 231–242 (1965) · Z Diagnost u Therap d Halslymphknotentuberkulose. Z Therap 3, 129–135 (1965) · D Erkrkg an extrapulmonaler Tuberkulose als Arbeits- u Dienstunfall i Sinne d Unfallversichergsneuregelgsgesetzes. Beitr Klin Tbk 140, 71–77 (1966) · Freizeitproblemat v Kranken m extrapulmonaler Tuberkulose. Verh 26, Integrat Behinderter. 41–54 (1975) · D Begutachtg d extrapulmonalen Tuberkulose. Prax Pneumol 33, 802–809 (1979)
BV Wirbelsäuleninfekt. In: Rheumatol i Prax u Klin. Stuttgart: Thieme 1989

Schumann, Jörg, Priv. Doz. Dr. med., Chefarzt, Chir. Klin., St. Marienkrhs., Richard-Wagner Str. 14, 6000 Frankfurt/M. · *27.11. 40 Leipzig · **A** 70, Hamburg · **D** 68, Hamburg · **AG** Endokrine Chir. · Abdominalchir. · Colo-Proctol. · **FG** Chirurgie 05/77 · **H** 80, Frankfurt/M. · **TW a)** bis 03/84 Zentrum Chir. Univ. Frankfurt/M. (Stelzner, Groß, Encke) **c)** Chefarzt Chir. Klin. · **S** Seit 04/84 Chefarzt, Frankfurt/M.
ZV Gastropexie b Hiatushernien unt neuen funktionel Gesichtspunkten. Chir Praxis 17, 33 (1973) · Möglichktn u Grenzen d Ileusbhdlg m d Miller-Abbott-Sonde. Chirurg 45, 33 (1974) · Glomustumoren – e häufig Anlaß zu diagnost Irrtümern. Bruns Beitr Klin Chir 221, 252 (1974) · Funkt d Hypophysen-Schilddrüsen-Regelkreises na Strumaresekt weg Hyperthyreose. Zentralbl Chir 100, 1080 (1975) · Z Problemat d subtotalen Strumaresekt b Hyperthyreose u endokrin Ophthalmopa-

thie. Langenbecks Arch Chir 338, 251 (1975) · D anaplast Schilddrüsenca unt d Bild d akut eitrig Thyreoiditis. Med Welt 27, 1523 (1976) · Struma-Indikat z Operat. Dtsch Med Wochenschr 102, 669 (1977) · Therapeut Grenzsituat b papillären Schilddrüsenca. ebd 102, 1324 (1977) · D medulläre (C-Zellen) Carcinom d Schilddrüse – e therapeut Dilemma. Chirurg 48, 666 (1977) · D Blindschlingen-Invaginat, e Komplikat na jejunoilealem Bypass. Leber Magen Darm 8, 52 (1978) · D postop Anastomosen-Stenose na Kontinenzresekt d Sigma u d Rektums. E vermeidbares od e schicksalhaft Ereignis? Zentralbl Chir 103, 1247 (1978) · D Opindikat d kalten Knotens d Schilddrüse unt Berücksichtigg d Cytodiagnost. Therapiewoche 28, 1619 (1978) · TSH-Sekretion na Op dekompensiert-autonomer Schilddrüsenadenome. Med Klin 76, 738 (1981) · Willentl beeinflußbare u reflektor Aktivitäten d Musculus sphincter ani externus. Der Krankenhausarzt 54, 317 (1981) · Gibt es eine chron Appendizitis m d Indikat z Op? Med Welt 34, 393 (1983) · Therap „des" Schilddrüsenca aus chirurg Sicht. Mitteilungsdienst GBK 39, 4 (1983) · Op Therap d Schilddrüsenca. Med Klin 82, 742 (1987)
BV Surgical therapy of bleeding esophageal piles. In: Operative endoscopy. Stuttgart: Schattauer 1979 · Studien z recto-analen Kontinenz. Habilitationsschrift, Frankfurt 1979 · Hormonsubstitut na Op autonom Schilddrüsenadenome. In: Chir Endokrinol. Stuttgart: Thieme 1983 · Hyperkalzitoninämie – Indikat z Reintervent b C-Zellca d Schilddrüse? In: Erg Chir Onkol 5. Stuttgart: Enke 1983 · Hämorrhoidalleiden. In: Aktuel Proctol. München: Pflaum 1984 · Indikat u Kontraindikat d Analfistel-OP b M Crohn. In: Aktuel Coloproctol 2. München: Nymphenburg 1985 · Physiolog Grundlagen kontinenzerhaltender Eingr a Rektum u Anus. Stuttgart: Thieme-Copythek 1986 · Problemat i d Therap anorektaler Infekte. In: Aktuel Coloproctol 5. München: Nymphenburg 1988

Schumpelick, Volker, Prof. Dr. med., Direktor, Chir. Klin. Med. Fakultät RWTH Aachen, Pauwelstr., 5100 Aachen · *12.10. 44 Jena · **A** 70, Hamburg · **D** 71, Hamburg · **FG** Chirurgie u. Unfallchirurgie 79 · **TG** UnfChir 79 · **H** 78, Hamburg · **P** 82, Hamburg · **TW a)** 02/72–02/78 Univ.-Klin. Hamburg-Eppendorf (Schreiber) **b)** 02/78–02/79 Abt. Unfallchir. Allg. Krhs. Wandsbek (Hempel) · 02/79–12/85 Hamburg-Eppendorf **c)** Dir. Chir. Klin. · **S** Seit 12/85 Dir. Chir. Klin. RWTH Aachen
ZV Magenresekt u intragastrale Azidität. Zentralbl Chir 110, 1374–1381 (1985) · Wo u wann leistet d Chir Krebsvorsorge im Bereich d Gastrointestinaltrakts? Langenbecks Arch Chir Kongrbd 366 (1985) · Säure u Reflux, Dualismus d Magenresekt. Langenbecks Arch Chir 365, 153–155 (1985) · Kommentar üb „Beitrag z Umkehr d duodenalen Passage v M Zwicker". Chirurg 56, 280–283 (1985) · D Chir d intestinalen Blutg, Erg Gastroenterol 1985. 21, 69–73 (1986) · Duodenogastraler Reflux – e aktuel Bilanz. Zentralbl Chir 110, 257–270 (1985) · Krebsvorsorge a Hautorgan. Langenbecks Arch Chir Kongrbd 366 (1985) · Indikat u chir Verfahrenswahl b blutenden gastroduoden Ulkus. Zentralbl Chir 111, 1441–1449 (1986) · D Risiko i d Magenchir. Kongrbd des 11 Symp Aktuelle Chir 1986 · Kommentar zu: Erg na morpholog differenz Optechnik b Leistenbruch d Erwachs. Chirurg 58, 418–422 (1987) ·

No acid, no ulcer and Carl Schwarz. Theor Surgery 1, 214-217 (1987) · D Chir Therap d Pankreatitis. Therapiewoche 37, 1349-1361 (1987) · Kommentar zu: D Wende i d Therap v Inguinal- u Hiatushernien dur Indukt tragfähig Narbengewebes. Chirurg 58, 300-302 (1987) · Gastroduoden Rezidivulkus: Kontroversen b Primär- u Sekundäreingriffen. Langenbecks Arch Chir Kongrbd 372 (1987) · Reparatprinzip d Schenkelhernie. Aktuel Chir 22 (1987) · Leistenbruch-Op. Dtsch Med Wochenschr 112 (1987) · AIDS aus d Sicht d Chirurgen. Chirurg 58, 814-822 (1987) · Stellenwert d Kryo-, Elektro- u Laser-Therap b Rektumca. ebd 59, 639-646 (1988)
MH Lehrb f Studenten. Stuttgart: Enke 1985
BV Kapitel: Postop Therap, allg postop Störgn. Polytrauma, Definit. Plast Chir. Brustdrüse Anat. Zwerchfell Anat. Magen Duodenum, topograph Anat. Gastrointestinale Blutg. Nebenniere. Haut. Allg Traumatol. In: Lehrb f Studenten. Stuttgart: Enke 1985

Schuppert, Wolfgang Heinz, Dr. med., Oberarzt, Städt. Klinikum Karlsruhe Kinderchir. Klin., Karl-Wilhelm-Str. 1, 7500 Karlsruhe 1 · *28. 02. 47 Karlsruhe · **A** 76, Stuttgart · **D** 76, Mainz · **AG** Inn. Med. · Chir. · **FG** Chirurgie 04/82 · **TG** KindChir 05/85 · **TW b)** Seit 03/82 Kinderchir. Klin. Karlsruhe (Maier) **c)** OA KindChir.
ZV Besonderhtn i d Bhdlg off Frakt i Kindesalter. (Kongrber) Kinderchir 173 (1986) · Fehlwachstum na prox Tibiafrakt i Kindesalter: D posttraumat Genu valgum. Aktuel Chir 22, 66 (1987)
BV D Osteomyelitis d Clavicula – klin u histolog Widersprüche. In: Osteomyelitis u Osteitis i Kindesalter. Stuttgart: Fischer 1986

Schuster, Elfriede, Dr. med., Oberärztin i. R., Ostlandstr. 6, 8604 Scheßlitz · *29. 11. 22 Amorbach · **A** 48, Erlangen · **D** 48, Erlangen · **FG** Chirurgie 02/64 · **TW a)** 04/60-04/83 OA Chir. Abt. Kreiskrhs. Scheßlitz **c)** OA i. R.

Schütter, Friedrich-Wilhelm, Priv. Doz. Dr. med., Oberarzt, Abt. Allg. u. Unfallchir. Chir. Klin. Univ. Düsseldorf, Moorenstr. 5, 4000 Düsseldorf · *12. 01. 51 Bielefeld · **A** 77, Münster · **D** 76, Münster · **AG** Abdominalchir. · HerzChir · Thoraxchir. · KindChir. · **FG** Chirurgie 12/83 · **TG** UnfChir 05/87 · **H** 87, Düsseldorf · **TW a)** 85-87 OA Abt. Allg. u. UnfChir. (Kremer, Röher) **b)** 84/85 StatArzt UnfChir. (Kremer) · 87/88 StatArzt GefChir. (Sandmann) **c)** OA Abt. Allg. u. Unfallchir.
ZV D Meckelsche Divertikel – e kasuist Beitrag. Med Welt 31, 1672 (1980) · Z Kolostomie i Neugeb- u Säuglingsalter. Aktuel Chir 15, 429 (1980) · Inguinale Herniat e tubulären Duplikatur d Colon asc. Z Kinderchir 30, 274 (1980) · D Coecum mobile – e Beitrag z Eigenständgkt dieses Krankheitsbildes u z op Bhdlg. ebd 37, 6 (1982) · Z Problemat d Doppelkarzinome d Dickdarmes. Med Welt 34, 784 (1983) · Absorbable Polydioxanon Suture (PDS®) in cardiovascular surgery; studies on growing dogs. Thorac Cardiovasc Surg 31, 38 (1983) · Iatrogenic vascular lesions. Testical procedure and cate follow-up studies. Int Surg 68, 41 (1983) · V d prämalig Angiomatose z Lymphangiosarkom. Z Diagn u Therap d Stewart-Treves-Syndr. Aktuel Chir 20, 182 (1985)

· Z Diagnost u Therap d akralen Ischämie-Syndr. Dtsch Med Wochenschr 110, 1463 (1985) · D chir Problemat d intraarteriellen Zytostatikaperfus d Leber. Aktuel Chir 20, 241 (1985) · D jugendl Arteriosklerotiker – Epidemiol, revaskularisier Eingriffe m ihren Langzeiterg. Angio 7, 235 (1985) · D synchr Doppelkarzinom d Dickdarmes. Aktuel Chir 23, 158 (1988) · D metachrone Doppelkarzinom d Dickdarmes. Dtsch Med Wochenschr 113, 1626 (1988)

Schütze, Udo, Prof. Dr. med., Ltd. Arzt, Bürgerhosp., Nibelungenallee 37-41, 6000 Frankfurt/M. · *26. 02. 38 Seitenberg (Schles.) · **A** 67, Gießen · **D** 65, Gießen · **AG** Darmunwegsamkeit · Pränatale Diagnostik · Stumpfes Bauchtrauma · **FG** Chirurgie 07/73 · **TG** KindChir 06/74 · **H** 75, Heidelberg · **P** 86, Heidelberg · **TW a)** 07/73-08/84 Chir. Univ.-Klin. Heidelberg (Linder) · 06/74-08/84 Kinderchir. Heidelberg (Daum) **b)** wie a **c)** Ltd. Arzt, KindChir. · **S** Seit 09/84 Ltd. Arzt Abt. f. Neugeb. u. Kinderchir. Bürgerhosp. Frankfurt
ZV D Fahrradverletzg, e typ Verletzg i Kindesalt. Unfallchirurgie 4, 95-99 (1978) · D Wirkg v Dihydroergovalin u Methylergometrin auf d Darmmotilität. E tierexptelle Untersuchg. Med Klin 30, 1166-1168 (1979) · D Bedeutg d Streptokinase u Streptodornase z Verhütg peritonitisch bedingter Adhäsionen u Verwachsgn. Z Kinderchir 27, 324-330 (1979) · Z Verhütg d sympathikoton bedingt postop Magen-Darm-Atonie m Hilfe d Sympathikolytikums Dihydroergotamin. ebd 29, 214-218 (1980) · Dihydroergotamine-Stimulation of intestinal peristaltic. Hepato-Gastroenterol 27, 317-321 (1980) · Diagnost u Therap d lateral Bandrupt a ob Sprunggelenk. Z Kinderchir 36, 128-130 (1982) · Freizeitunf i Kindesalt – Rollschuh-, Fahrrad- u Skabebordverletzgn. ebd 38 [Suppl] 44-47 (1983) · Gedanken z praeop Sonograph, e bedeutsamen Meth f Gynäkologen, Neonatologen, Humangenetikern u Kinderchirurgen. Pädiatr Prax 30, 101-109 (1984) · Chir Diagnost u Therap b praenat festgestellten Fehlbildgn. Der Gynäkologe 21, 157-162 (1988) · Diagnost Bauchspülg od abdominel Ultraschall b stumpfen Bauchtrauma. Chir Praxis 38, 271-278 (1988)

Schwabe, Hans, Ltd. Med. Dir. Dr. med., Chefarzt i. R., Karl-Brater Str. 28, 8860 Nördlingen · *28. 11. 17 Neubrandenburg · **A** 50, Erlangen · **D** 50, Erlangen · **FG** Chirurgie 54 · **TG** UnfChir 62 · **TW a)** 50-56 Erlangen (Goetze, Denecke, Hegemann) **c)** Chefarzt i. R. · **S** 56-81 Chefarzt u. Krhs. Dir. d. Stiftungskrhs. Nördlingen
ZV Subcapitale Humerusfrakt u Erg. Diss Erlangen 1950 · Postop Dauererg n Magenresekt m antekolischer Anastomose. Vort Bay. Chir Kongr 1955 · Diffdiagn d Mastdarmerkrkg. Tg f Ärztl Fortb Erlg 1955 · Diahepat Drain na Goetze als Erg z Zipfelplast. Zentralbl Chir 1956 · Diffdiagn d Mastdarmerkrkg. MMW 1957 · Anus praeter Umbilicalis. Chirurg 1957 · Technik d Schenkelhalsnagelg. Chirurg 1959 · Einf Techn d Verkürzungsosteotomie a Oberschenkel. Bruns Beitr Klin Chir 198 (1959) · Alte u neue Op d hohen Galleng Stenose. ebd 1959 · Auswahl d Zweitgutacht du die Soz Gerichte. Monatschr Unfallhkd 1959 · Gefahren d passiv Tetanusprophylaxe. ebd 1960 · Sympt u Diffdiagn d Erkrkg d Mastdarm. Mentor Medici 1959 · Bogenf

Erschg a ein Wirbelkörper. Röntgenpraxis (Röntgen u. Laborprax) 1960 · Perfor e Rectum-Tu i hohe Darmschlinge. Chirurg 1962 · Durchtrenng d Pankreasgang na Trauma. Monatschr Unfallhkd 1962 · Wendespanplastik b nichtkonsol Unterschenkelfrak. Zentralbl Chir 1963 · Genese u Malignität d Rectum-Ca. Hippokrates 1965 · Bedrohl Zunahm d Lungen-Ca u i Ursachen. Tgs Ber f Int Ges f soz Med 1967 · Fall e angebor Rect-Vestibulumfistel. Chirurg 1973 · Dickdarmresek o Entlast Fistel. Chir Praxis 1973 · Krit Rückbl üb 1000 Appendektomien. Landarzt 1973 · Magenperfor u Blutg na Antirheumatica. ebd 1975 · Zur perc Drahtumschlingg na Goetze. Chir Praxis 1977
BV Ärzte. Regensburg: Roderer 1985 · D lange Weg d Chir. Zürich: Strom 1986 · D Aids-Problem. Regensburg: Almanach 1988

Schwaiger, Max, em. o. ö. Prof. Dr. med., em. Klinikdirektor, Schlehenrain 21, 7800 Freiburg/Br. · *26. 10. 11 Karlsruhe · **A** 36, München · **D** 36, München · **FG** Chirurgie 57 · **H** 49, Heidelberg · **P** 54, Heidelberg · **TW a)** 36–38 Pathol. Inst. d. Städt. Krhs. München-Schwabing (Singer) · 39 Breslau (Bauer) · 39–45 Kriegsdienst · 45–55 Heidelberg · 49–50 OA · 51–55 1. OA **c)** em. Klin. Dir. · **S** 56–59 o. Prof. f. Chir. Univ. Köln (II. Lehrstuhl) u. Dir. II. Chir. Univ.-Klin. Köln-Merheim · 59–68 Dir. Chir. Univ.-Klin. Marburg · 68–80 Dir. Chir. Univ.-Klin. Freiburg
BV Hals. In: Lehrb d Chir · Hdb d ges Unfhlkd, 3 Aufl · Peritoneum-Netz-Retroperitoneum u Bauchdecken. In: Klin Chir f d Praxis · Erkrkgn d Mamma. In: Hdb d prakt Gynäkol · Kurzes Lehrb d Allg Chir. 1969

Schwanitz, Wolfgang, Dr. med., niedergelassen, Marzellenstr. 1, 5000 Köln 1 · *03. 04. 39 Köln · **A** 68, Düsseldorf · **D** 76, Düsseldorf · **FG** Chirurgie 11/73 · **TG** GefChir 08/84 · **TW a)** 11/73–10/78 OA Chir. Abt. Clemens-Hosp. Münster (Tiwisina) **b)** 07/82–06/84 GefChir. Univ. Düsseldorf **c)** Niedergel. Chirurg · **S** 11/78–06/82 Chefarzt Chir. Abt. Marienkrhs. Kevelaer · Seit 07/84 niedergel. Chirurg Köln

Schwarz, Karl-Gottfried, Dr. med., i. R., Riesengebirgsstr. 5, 8264 Waldkraiburg · *31. 12. 14 Dresden · **A** 39, Freiburg/Br. · **D** 40, Freiburg/Br. · **AG** Geburtshilfe · Urol. · **FG** Chirurgie 51 · **TW a)** 46/47 Kuchwaldkrhs. Chemnitz (Kuntzen) · 47–51 Landkrhs. Meißen (Wirz) · 51/52 Waldkrhs. Gera/Thür. (Nöller) · 52–55 Krankenanst. Freiberg/Sa. (Ladwig) · 55–60 Chefarzt Radeberg/Sa. · 60 Krhs. Landstuhl/Pf. · 60/61 Krhs. Wasserburg/Inn (Döderlein) **c)** i. R. · **S** 55–60 Chefarzt Krhs. Radeberg/Sa.
ZV Karzinom u synchron Sarkom. Zentralbl Chir 78 Jahrg 23, 976 (1953) · Fibrosarkom d Samenstranges. Zentralbl Chir 79 Jahrg 5, 188 (1954) · Spätergebn uns Magenresez zugl mit Berücksichtg d Ergebn d Resektion m hint u vord Anastomose. Zentralbl Chir 80 Jahrg 12, 450 (1955) · Über eine vereinf Methode d Cholangiographie. Zentralbl Chir 80 Jahrg 13, 488 (1955)

Schwarz, Rudolf, Dr. med., niedergelassen, Hauptstr. 72, 6580 Idar-Oberstein 2 · *16. 10. 48 Brackenheim · **A** 76, Marburg · **D** 76, Marburg · **AG** AllgChir. · GefChir. · UnfChir. · **FG** Chirurgie 07/83 · **ZB** Sportmed. 03/85 · **TW a)** 83 Allg-, Unfall-, GefChir. Univ. Ulm Schwer-

punkt-GefChir. (Vollmar) **b)** GefChir.: Univ. Ulm (Vollmar) · Krhs. Heidenheim (Timm) **c)** Niedergel. prakt. Arzt · **S** Niedergel. als Prakt. Arzt u. H-Arzt Idar-Oberstein

Schweckendiek, Wolfram, Prof. Dr. med., Ltd. Arzt, Klinik Dr. Schweckendiek, Blitzweg 21, 3550 Marburg · *16. 02. 20 Marburg/Lahn · **A** 50, Marburg · **D** 50, Marburg · **AG** Spaltbildgn. d. Gesichtes · **FG** HNO 10/86 · **H** 72, Marburg · **P** 82, Honorarprof. d. Philipps-Univ. Marburg · **TW c)** Ltd. Arzt d. Klinik Dr. Schweckendiek f. Hals-, Nase-, Ohren sowie Lippen-Kiefer-Gaumenspalten · **S** 57 Niederlassung als HNO-Arzt · Seit 60 Ltd. Arzt, Marburg
ZV Über 60 Beitr auf d Gebiet d HNO-Heilkunde, d Kieferchir u d Humangenetik i versch Fachzeitschriften
BV Spaltbildgn d Gesichts u d Kiefers. Stuttgart: Thieme 1972 · D Spaltbildgn d Lippe, d Kiefers u d Gaumens. In: HNO Heilkd (Ein kurzgefasstes Handb) Bd II/1. ebd 1962 · Spaltbildgn d Lippe, d Kiefers u d Gaumens. In: Halsnasen-Ohrenhlkunde i Klin u Prax, Bd 3. ebd 1978

Schweiberer, Leonhard, Prof. Dr. med., Klinikdirektor, Chir. Klin. Innenstadt u. Chir. Poliklin. d. LMU München, Nußbaumstr. 20/Pettenkoferstr. 8 a, 8000 München 2 · *06. 11. 30 Degerndorf · **A** 59, München · **D** 56, München · **AG** UnfChir. · AllgChir. · PlastChir. · **FG** Chirurgie 65 · **TG** PlastChir 74, UnfChir 72 · **H** 68, Homburg/Saar · **P** 72, Homburg/Saar · **TW a)** 65–72 AssArzt u. OA Chir. Univ.-Klin. Homburg/Saar **b)** 72–81 Lehrstuhl f. Unfallchir. Univ. d. Saarlandes **c)** Lehrstuhl f. Chir. Ludwig-Max.-Univ. München · **S** Seit 81 Dir. Chir. Klin. Innenstadt und seit 82 der Chir. Poliklin. München
ZV Wundinfekt u ihre Bhdlg i d Unfallchir. Langenbecks Arch Chir 358, 179 (1982) · Bilanz d konservat u op Knochenbruchbhdlg. – Ob Extrem. Chirurg 54, 20 (1982) · Einführg z Thema: D chron, posttraumat Weichteil- u Knochendefekte d unt Extremität: Einführg. Orthopäde 12, 181 (1983) · Diagnost d Abdominaltraumas. H Unfallheilkd 163, 25 (1984) · D Weichteil- u Knochendefekt d Unterschenkels. Zentralbl Chir 110, 200–212 (1985) · Editorial (AiP) „Arzt im Praktikum". Fortschr Med 103, 17 (1985) · Herausforderg Notfallchir. MMW 127, 697 (1985) · Knochentransplantat: Grundlagen u klin Anwend. Einführg z Thema. Orthopäde 15, 2 (1986) · Osteoindukt. Orthopäde 15, 3–9 (1986) · Neue Trends i d Notfallmed. MMW 40, 667 (1986) · Eröffnungsansprache d Vorsitz d Jahrestgg 1985 d Vereinig d bay Chir. Informat d Berufsverbandes d Dtsch Chir 7 25 Jahrg (1986) · Katastrophenmed. Zur 50 Jahrestgg d Dtsch Gesellschaft f Unfallheilkd. Unfallheilkunde 75–78 (1986) · D präklin Versorgg i d wissenschaftl Analyse. Taggsber über d 9 RTH-Fachtagg d ADAC-Luftrettung GmbH vom 8-10 10 1986 im Schliersee-Kurzentrum · Pathophysiol d Knochentransplantat: Grundlagen u klin Anwendg. H Unfallheilkd 179, 160–170 (1987) · Spez Bhdlgstaktik am distal Unterschenkel b Pilonfrakt. Unfallchirurg 90, 253–259 (1987) · Op Bhdlg v großen Thoraxwandrezidiven b Mammaca. Chirurg 58, 607–611 (1987) · D Polytrauma – Bhdlg na d diagnost u therapeut Stufenplan. Unfallchirurg 90, 529 (1987) · Einführg z Thema: Kompressionssyndr d Extremit. Orthopäde 16, 423 (1987) · D

heut Stand d Bandverletzgn großer Gelenke. Chirurg 59, 689–696 (1988)
MH Breitner'sche Oplehre. München: Urban & Schwarzenberg · Der Unfallchirurg · Hefte Z Unfallheilkunde · Der Orthopäde · Der Chirurg · Arch of Orthopaedic and Traumatic Surgery · Münchner Medizinische Wochenschrift (MMW)
BV Pathophysiol d Frakturheilg. In: Chir d Gegenwart, Bd 4a. München: Urban & Schwarzenberg 1980 · Indikat z Op, 2 neubearb u erw Aufl. Berlin: Springer 1981 · Chir u plast-chir Aspekte b Infekt u infizierten Defekten d Körperoberfläche, d Extremi u d Analregion. Symp München, Sept 1982. München: Zuckschwerdt 1983 · Diagnost d diffusen u lokalen Peritonitis. In: D chir Bhdlg d Peritonitis. Berlin: Springer 1983 · Entzündl Erkrkgn d Abdomens. München: Zuckschwerdt 1984 · 20 J nichtresezierende Ulkuschir. ebd 1985 · Emergency surgery: trends, techniques, results. Proc VIIth Int Congress of Emergency Surgery, Munich, September 1985. ebd 1986 · Interdiszipl Zusammenarbeit zwisch Chir u Radiol b akut Abdomen. In: VII Radiol Woche München 1986. Konstanz: Schnetztor 1987 · Erkrkgn d Halte- u Bewegungsapparates. In: Chir. München: Urban & Schwarzenberg 1987 · Folgezustände na Op an Dünn- u Dickdarm. In: Postop Folgezustände. Ueberreuter Wissenschaft 1988

Schwemmer, Gottlieb, Dr. med., Chefarzt i. R., Hauptstr. 64, 8571 Betzenstein · *20. 08. 21 Langenau · A 52, Erlangen · D 56, Erlangen · AG AllgChir. · Abdominalchir. · Urol. · FG Chirurgie 63 · Urologie 67 · TW a) 56–68 Chir. Univ.-Klin. Frankfurt/M. (Geißendörfer) b) Urol.: 63–68 ebd. c) Chefarzt i. R. · S 01/69–08/87 Chefarzt Chir. Klin. Krhs. Sachsenhausen, Frankfurt/M.
ZV Mehrere Veröffentlgn auf d Gebiet d AllgChir u Urol

Schwemmle, Konrad Erwin Hildebrand, Univ.-Prof. Dr. med., Leiter d. Abt. Allg.- u. Thoraxchir., Justus-Liebig-Univ. Gießen, Klinikstr. 29, 6300 Gießen · *25. 12. 34 Erlangen · A 61, Bayreuth · D 60, Erlangen · AG Chir. · FG Chirurgie 08/66 · TG KindChir 11/72 · H 71, Erlangen · P 76, Gießen · TW a) 08/66–03/67 Chir. Klin. Städt. Krankenanst. Bayreuth (Weber) · 04/67–04/76 Chir. Univ.-Klinik Erlangen (Hegemann) c) Leiter d. Abt. · S Leiter Abt. Allg.- u. Thoraxchir. Zentrums f. Chir. Anästh. u. Urol. Justus-Liebig-Univ. Gießen
ZV Z Extensbeh v Obschenkelschaftbr b Säugl u Kleink. Chirurg 40, 425 (1969) · Beh d Leberkomas m d heterol Leberperf. MMW 113, 517 (1971) · D anorekt Prolaps. Dtsch Med Wochenschr 98, 1125 (1972) · Zweizeit Darmres b Ileus m ausged Dünndarmschäd. Chirurg 44, 24 (1973) · Operat Therap d Pankreasverl. Bruns Beitr Klin Chir 220, 675 (1973) · Rez Eing a d Gallenwegen u ihre Verh. MMW 116, 224 (1974) · Operationsindik u Operationstaktik b d chir Ther d chron Pankreatitis. Chirurg 45, 465 (1974) · Therap eitrig Erkrank d Lunge u d Pleuraraumes. Thoraxchir 22, 240 (1974) · Chir Therap d chron Pankreatitis. MMW 116, 1923 (1974) · Chir Bhdlg d Magenca. MMW 117, 281 (1975) · D paralyt u postoper Ileus. MMW 118, 219 (1976) · Indikat u chir Beh d Colitis ulc. Dtsch Med Wochenschr 101, 1067 (1976) · D Duodenopankreatek-

tomie. Dtsch Med Wochenschr 103, 1391 (1978) · Retroperiton Duod u Pankreasverl. Langenbecks Arch Chir 347, 187 (1978) · Editorial: Islet pres measures i pancr surgery. Acta Hepato-Gastroent 26, 265 (1979) · Schmerzzust i Ber von Hüfte u Leiste aus chir Sicht. Chirurg 52, 359 (1981) · Management of the colostomy. World J Surg 6, 554 (1982) · Extremitätenperf b mal Melanom u Sarkom. Med Klin 79, 53 (1984) · Therap d Ileus. Langenbecks Arch Chir 326, 291 (1985) · Rationale a indic f perfusion i liver tumors: current data. World J Surg 11, 534 (1987)
MH Akutdiagn u Akutther. Melsungen: Bibliomed 1981 · Vascular Perfusion i Canc Ther. Berlin: Springer 1983 · Lehrbuch d Chir. Stuttgart: Schattauer 1988 · Langenbecks Arch f Chir
BV Magenca. In: Indikat z Op. Berlin: Springer 1974 · Y-Anastomose na Roux. ebd 1974 · Erg resez u drain Op b d chron Pankreatitis. In: Bhdlg d kranken Bauchspeicheldrüse. Stuttgart: Thieme 1978 · D allgemeinchir Op a Hals. Allg u spez Operationslehre Bd V/4. Berlin: Springer 1980 · Dünndarmchir. In: Dünndarm – Dickdarm. Stuttgart: Thieme 1981 · Wann heute noch Rektumexstirp. In: D Rektumka. Erlangen: Perimed 1982 · Schilddrüsenchir. In: Aktuel Chir. München: Urban & Schwarzenberg 1984 · Chir Therap Pankreaserkr. In: Klin Gastroenterol. Stuttgart: Thieme 1984 · Op Bereich. In: Hygiene i Krhs u Praxis. Berlin: Springer 1986 · Gastrointestin Erkrankgn a chir Sicht. In: D gestörte Schwangersch. München: Urban & Schwarzenberg 1986 · Region Chemother. In: Gefäßchir. Allg u spez Operationsl Bd IX. Berlin: Springer 1987

Schwering, Hans, Prof. Dr. med., Chefarzt, Chir. Abt. Akadem. Lehrkrhs. Marien-Hosp. Euskirchen, Gottfried-Disse-Str. 40, 5350 Euskirchen · *22. 09. 48 Dortmund · A 73, Münster · D 73, Essen · AG AllgChir. · GefChir. · Handchir. · UnfChir. · FG Chirurgie 80 · TG UnfChir 84 · H 81, Münster · P 86, Münster · TW a) Bis 05/85 Chir. Klin. Westfäl. Wilhelms-Univ. Münster (Bünte) c) Chefarzt Chir. Abt. · S Seit 85 Chefarzt in Euskirchen
ZV Chir Bhdlg d Überlaufinkontinenz b rektaler Obstipat. Leber Magen Darm 9/1, 32–36 (1979) · Bhdlg d chron Analfissur. Sphinkterotomie. MKurse Ärztl Fortbild 29/9, 283–288 (1979) · Klin u Morphol d ischäm Proktitis. Leber Magen Darm 10/1, 46–50 (1980) · Monströses Ewing-Syndr – Spätmetastasierg u multiple Schwangersch. Chir Praxis 27, 27–33 (1980) · Schmerzen i Analber u ihre Bhdlg i d proktolog Sprechstunde. Z Phlebol Proktol 1, 41–43 (1980) · Hypogangliosis coli generalisata – Diffdiagn u Therap. Proktologie 2, 289–291, IX (1980) · Colonic aganglionosis and it's surgical management. Eur Surg Res 12 [Suppl] 2, 29 (1980) · Theoret u klin Aspekte d Fibrinverletzg i d postop Phase. Chirurg 52, 1, 41–45 (1981) · Kolektomie u Ileorektostomie z Bhdlg d Megakolons i Jugendalter. Zentralbl Chir 106/9, 622–626 (1981) · Perfor Lebertumor als Urs intraabdomin Blutg. Chirurg 52, 56–58 (1981) · Portale Hypertens b malig Hämangioendotheliom d Leber. Chir Praxis 28/1, 57–63 (1981) · Fibrinvernetzg na op Knochenbruchbhdlg. H Unfallheilkd 153 (1981) · Galle/Pankreassekret u kolorektales Karzinom i Tierexp. Langenbecks Arch Chir 359, 37–52 (1983) · D Angiospasmus u Dihydroergotamin – Gefahren d Thromboseprophyl. Zentralbl Chir 110, 1115–1121 (1985)

MH Wundheilg u Faktor XIII. In: Berichtsbd, XX. Tagg Öster Ges Chir. Graefelfing: Demeter 1980 · The ambulant treatment of anal fissure. In: Surgery of the colon and rectum. Stuttgart: Thieme 1980 · D Bedeutg d Perforansvenen i d Chir d Varizen. In: Venae perforantes. München: Urban & Schwarzenberg 1980 · Ischemic proctitis. In: Colorectal surgery. Berlin: Springer 1982 · D chron Ischämiesyndrom d Anus u Rektum i höh Lebensalter. In: Arterielle Durchblutsstörgn i hohen Lebensalter. Erg d Angiol 27 (1983) · D Entstehg d kororektalen Karzinoms unt d Einfluß d Galle- u Pankreassekretes. In: Erg Chir Onkol 5. Stuttgart: Enke 1983
BV Proktologie. In: Ambulantes Op i d Chir. Deutscher Ärzteverlag 1985. 2 Aufl (in Vorb)

Schwilden, Erich-Dieter, Dr. med., Chefarzt, Städt. Krankenanst., Hirschlandstr. 97, 7300 Esslingen · *10.05. 39 Aachen · **A** 67, Stuttgart · **D** 65, Freiburg · **AG** GefChir. · **FG** Chirurgie 07/72 · **TG** GefChir 10/79 · **TW a)** 67-73 Chir. Klin. RWTH Aachen (Reifferscheid) · 73-77 OA Chir. Univ.-Klin. Amsterdam Wilhelmina Gasthuis (van Dongen) **b)** 77-79 OA Abt. GefChir. Chir. Univ.-Klin. Amsterdam (van Dongen) **c)** Chefarzt GefChir. · **S** Seit 79 Chefarzt Abt. Gefäßchir. Städt. Krankenanst. Esslingen a. N.
ZV D Noblesche Plication. Bruns Beitr Klin Chir 217, 732 (1968) · D Früherkenng chron Verschlußproz d Hals- u Armarter, e Prophylaxe d Schlaganf. Z Allgemeinmed 46, 1139 (1970) · Wurmfortsatz-Erkrankgn b Soldaten d BW (1962-1969). Wehrmed u Wehrpharm 9, 65 (1971) · Chir Probl d Schrittmachertherap. Intensiv Med 9, 219 (1972) · D rekonstr Chir d langstreck femoro-poplitealen Arterienverschl. Thoraxchir Vaskuläre Chir 21, 177 (1973) · D blut Dünndarmangiodysplasie – ihre Erkenng u Bhdlg. Chirurg 44, 526 (1973) · Z Probl intrathorak Op b Herzschrittmacherpat. Thoraxchir Vaskuläre Chir 22, 102 (1974) · Angina intestinalis. Med Klin 71, 1873 (1976) · D chron intest Durchblutsstörgn. Chirurg 47, 366 (1976) · Bhdlg v abdom Aorten-Aneurysmen i Kombinat m ein- od beidseit Nierenarterienstenosen. Vasa 5, 47 (1976) · Angina intestinalis. Fortschr Med 96, 839 (1978) · Aortenaneurysma u Hufeisenniere – Kasuistik u Literaturübers. Langenbecks Arch Chir 346, 135 (1978) · Z op Taktik b Zwei-Etagen-Verschl. ebd 348, 87 (1979) · Aortenaneurysma u Nierenanomalien. ebd 350, 121 (1979) · Langzeitantikoagulationstherap gefäßchir Pat in Holland. Angio 2, 78 (1979) · Z Problemat d Zöliakakompressionssyndr. ebd 3, 251 (1980) · Z Terminol d kollateralen Gefäßverbindg zwisch Arteria mesenterica superior u inferior. ebd 4, 155 (1982) · Angiograph Morphol d chron Viszeralarterienverschl. ebd 4, 149 (1982) · Sekund Durchblutsstörgn na Recto-Sigmoid-Resekt. Neth J Surg 35, 167 (1983) · Neue Aspekte d Varicenchir. Chirurg 56, 81 (1985)
BV Chir d Hochdrucks. In: Spez Chir f d Praxis. Stuttgart: Thieme 1975 · Arterial obstruction – venous bypass versus endarterectomy. In: General surgery, orthop, plast surg. Amsterdam: Excerpta Medica 1976 · Gefbedingte Erkrankgn v Kolon u Rektum. In: Hdb d Inn Med, Bd III/4. Berlin: Springer 1982 · Techn d Gefäßchir, Eingriffe a d A profunda femoris, rekonstruktive Eingriffe a d Visceralarterien, d Kompressionssyndr d Truncus zöliakus. In: Kirschnersche Allg u spez Oplehre, Bd XI. Gefäßchir. Berlin: Springer 1987 · Arteriel u venöse Durchblutgsstörgn. In: Diagn u Diffdiagn i d Chir. Weinheim: Edition Medicin (in Vorb)

Schwind, Peter, Dr. med., FA f. Chir., Entenpfuhl 37, 5400 Koblenz · *16.06. 37 Ludwigshafen/Rh. · **A** 66, Düsseldorf · **D** 67, Düsseldorf · **AG** 64-66 Inn. Med. u. Chir. Trier · 66 Gynäkol. Univ. Marburg · **FG** Chirurgie 11/71 · **TW a)** 71-72 Chir. Klin. A u. B Univ. Düsseldorf (Kremer, Bircks) · 04/72-09/77 OA Chir. Abt. Marienkrhs. Trier **b)** Thoraxchir., Bronchol., Intensivmed., AllgChir u. UnfChir **c)** Niedergel. Chirurg · **S** 77 Niederlassung Koblenz
ZV Ergber d ambul bronchol Untersuchg z Früherkenng d Bronchialkarz i J 70. Rhein Ärztebl 10 (1971), ebd i J 71, 12 (1977)

Scior, Heinz, Dr. med., niedergel. u. Belegarzt, Burnitzstr. 3, 6000 Frankfurt/M. 70 u. Krhs. Sachsenhausen, Schulstr. 30, ebd. · *25.01. 28 Frankfurt/M. · **A** 53, Wiesbaden · **D** 53, Frankfurt/M. · **AG** AbdominalChir · ThoraxChir · HerzChir · Schrittmacher · UnfChir. · **FG** Chirurgie 66 · **TW a)** 56-68 Chir. Univ.-Klin. Frankfurt/M. (Geißendörfer) · 68-69 Chir. Klin. Krhs. Dreieich (Langen, Wiebeck) · 69-74 Chir. Klin. Krhs. Sachsenhausen, Frankfurt/M. (Schwemmer) **c)** Niedergel. u. Belegarzt · **S** Seit 74 Niederlassung als Allgemeinchirurg, D-Arzt, Belegarzt Frankfurt/M.
ZV Stumpfe Bauchtraumen u d Verletzg innerer Organe, Diss · Spätschäden u Tumorentwicklg na Thorotrastinjekt. Frankf Z Pathol 1957 · Divertikulose d Dickdarmes u ihre klin Bedeutg. Medizinische 1958 · Bespr d Vorträge b Mittelrheinischen Chirurgenkongreß 1957. Chirurg 1958 · Häufigkt d Rupt v Laparotomiewunden. Zentralbl Chir 1958 · Pericardiotomia inf longitudinalis (Sauerbruch) als Zugang z Herzen f Schrittmacherimplantat b Morgagni-Adams-Stokes-Syndr. Bruns Beitr Klin Chir 208 (1964) · Komplikat b d Schrittmacherimplantat. Thoraxchir Vaskuläre Chir 1966 · Indikat u Gefahren d Schrittmacherimplantat b Pat m Adams-Stokes-Anfällen ohne Dauerblock. Langenbecks Arch Chir 316 (1966) · Bhdlg m Schrittmachern i d Chir Univ-Klin Frankfurt a M. Minerva chir 1966 · Klin Erg u morpholog Befunde d Herzschrittmacherbhdlg b 50 Pat. Bruns Beitr Klin Chir 215 (1967) · Welche Aufgaben hat d Hausarzt b d Überwachg u Nachbhdlg d Pat m e Herzschrittmacher. Landarzt 1967

Scranowitz, Peter-Alexander, Dr. med., niedergel. Chirurg u. D-Arzt, Universitätsstr. 31, 8520 Erlangen · *17.05. 41 Swinemünde · **A** 69, Erlangen · **D** 71, Erlangen · **FG** Chirurgie 75 · **TG** UnfChir · **TW c)** niedergelassener D-Arzt · **S** Seit 82 niedergel. Chirurg u. D-Arzt Erlangen

Seeholzer, Alfons, Dr. med., Kreisarzt SUVA, Rotzberg, CH-6372 Ennetmoos · *02.03. 25 Luzern/Schweiz · **A** 51, Zürich · **D** 53, Zürich · **AG** AllgChir. · Urol. · Gynäkol. · **FG** FMH Chirurgie 05/59 · **TW a)** 52-66 Ass. u. 1. OA Chir. Klin. Kantonsspital Luzern/Schweiz · 66-74 Chir. Chefarzt Kantonsspital NW, Stans/Schweiz **b)** 74-90 Kreisarzt, SUVA, Luzern/Schweiz · 1/2jährige, chir. Weiterbildg. an Klin. in England, Deutschland u. Österreich **c)** Kreisarzt SUVA · **S** 61-66 Chefarzt-Stellvertreter Chir. Klin. Luzern · 66-74 Chir.

Chefarzt Kantonsspital NW, Stans · 74–90 Kreisarzt, SUVA Luzern
ZV D Alpha-Meth i d Wiederherstellg d Duodenal-Passage na totaler Magenresekt. Helv Chir Acta 1965 · Zwei seltene Befunde a Magen u Duodenum. ebd 1965 · D Bhdlg d Vorderarmschaft-Pseudarthrosen mittels Küntscher-Marknagelung. H Unfallheilkd 89 (1965) · Z Therap d Leberverletzgn. Helv Chir Acta 1966

Segesser von, Ludwig Karl, Priv. Doz. Dr. med., Oberarzt, Herzgefäßchir. Universitätsspital, Rämistr. 100, CH-8091 Zürich · *15.03. 52 Luzern/Schweiz · A 78, Basel · D 79, Basel · FG Chirurgie 85 · TG Thorax- u. KardiovaskularChir 85 · H 89, Zürich · TW b) 85 OA Universitätsspital, Clin. Chir. Cardiovasc. Genf (Faidutti) · 86 Heart Inst. Houston, Texas (Cooley) · 87 OA Herzgefäßchir. Universitätsspital Zürich (Turina) c) OA HerzGefChir. · S 85 Niederlassung Genf
ZV L'atrésie ou la sténose bronchique. Helv Chir Acta 49, 23 (1982) · Arthropump with peristaltic effect and pulsatile flow. J Biomed Eng 6, 146 (1984) · Pontages femoro-jambiers. J Chir (Paris) 121, 401 (1984) · Symptomatic aberrant retro-esophageal subclavian artery. Thorac Cardiovasc Surg 32, 307 (1984) · Subaortic stenosis-improved surgical approach. Thorac Cardiovasc Surg 33, 34 (1985) · D infra-popliteale Bypass b jüng Erwachsenen. Angio 7, 257 (1985) · Potenzerhalt Op i d aorto-iliakalen Chir. Angio Arch 8, 92 (1985) · Equine pericardial xenograft. Thorac Cardiovasc Surg 34, 35 (1986) · La révascularisation des artères viscérales. Helv Chir Acta 53, 95 (1986) · Revascularisations coronaires par anastomoses mammaires multiples. Schweiz Med Wochenschr 116, 1621 (1986) · Surgery in primary leiomyosarcoma of the heart. Thorac Cardiovasc Surg 34, 391 (1986) · Les anévrysmes des branches supra-aortiques et viscérales. Helv Chir Acta 53, 419 (1986) · Repeat sternotomy after reconstruction of the pericardial sac with glutaraldehyde preserved equine pericardium. J Thorac Cardiovasc Surg 93, 616 (1987) · Inadequate flow after internal mammary-coronary artery anastomoses. Thorac Cardiovasc Surg 35, 352 (1987) · Performance of oxygenators. Perfusion 2, 289 (1987) · Outcome and risk factors in surgery of descending thoracic aneurysms. Eur J Cardio Thorac Surg 2, 100 (1988) · Infected sternotomy following cardiac surgery. Reconstr Surg Traumatol 20, 94 (1988) · Performance characteristics of a disposable ventricle assist device. Thorac Cardiovasc Surg 36, 146 (1988) · Postinfarction ventricular septal defect. ebd 37, 72 (1989) · Deleterious effects of shock in internal mammary artery anastomoses. Ann Thorac Surg 47, 515 (1989)
BV Heparin coated hollow-fiber oxygenator without systemic heparinization. Amsect 1988 Anaheim, Proc 75, 1988

Seidel, Wolfgang, Dr. med., Chefarzt, Städt. Krhs., A.-Gruber-Str. 70, 7032 Sindelfingen · *05.01. 31 Königsberg · A 59, Marburg · D 59, Marburg · AG Künstl. Herzklappen u. Herzprothesen · Magen- u. Gallenwegschir. · Wundheilg · Proktol. · FG Chirurgie 66 · H 67, München · P 72, Marburg · TW a) 61–69 Chir. Univ.-Klin. München · 69–74 Chir. Univ.-Klin. Marburg b) 69 KindChir. c) Chefarzt Allgemeinchirurgie · S Ärztlicher Direktor u. Chefarzt Städt. Krhs. Sindelfingen

ZV Exp Untersuchgn z splenogen Knochenmarkhemmg. Diss (Marburg) 1957 · Fortlauf Registrierg d Aderhautdurchblutg m d Wärmeleitmesser nach Hensel. Arch Physiol 1962 · Air driven artificial hearts inside the chest. Trans Am Soc Artif Intern Organs 7 (1961) · A mitral valve prosthesis and a study of thrombosis on heart valves in dogs. J Surg Res 1962 · Results obtained with artificial hearts driven by the NASA servomechanism and the pathologic physiology of artificial hearts. Trans Am Soc Artif Intern Organs 1962 · Urolithiasis u Hyperparathyreoidism. Langenbecks Arch Chir 302 (1963) · Herzklappenprothesen. Dtsch Med Wochenschr 1963 · Erg d chir Bhdlg d Ösophagus. Thoraxchir Vaskuläre Chir 1966 · Oprisiko u optimal Optermin b Herzklappenfehlern. Langenbecks Arch Chir 316 (1966) · Gliederg v Diss u wiss Arbeiten. Dtsch Med Wochenschr 1966 · Gesichtspunkte z Unterscheidg zweier Formen d Kombination v Pulmonalstenose u Vorhofseptumdefekt. Thoraxchir Vaskuläre Chir 16, 168 (1968) · Paradoxe Hypertonie u abdominelle Beschwerden als mögl Folgen e op Korrektur d Aortenisthmusstenose. Thoraxchir 18, 84 (1970) · Herzklappenprothesen. Ergeb u Möglichktn d Verbesserung. Erg Chir Orthop 55, 1 (1971) · D Problematik d Ernährungsfisteln. Ärztl Praxis XXIII, 42 (1971) · D Indikation z op Versorgung d Leisten- u Schenkelhernien. Dtsch Med Wochenschr 97, 963 (1972) · Messungen z Festigkeit d Bauchdeckennaht. Chirurg 45, 266 (1974) · Problematik u Pflege d Anus praenaturalis. Ärztl Praxis 96, 4420 (1973) · Histaminfreisetzg b Menschen u Streßulcus-Pathogenese. Z Gastroenterol 11, 297 (1973) · Tumorbedingter intrahepatischer Gallengangsverschluß, Erfahrgn m d Endlos-Drainage. Fortschr Med 92, 562 (1974) · D Einfluß d chir Nahttechnik a d Wundfestigkt. Zentralbl Chir 100, 185 (1975)
BV Probl d op Bhdlg d Fallot'schen Tetralogie. In: Ungelöste Probleme der Chir. Stuttgart: Thieme 1964 · Anomalien d Arteria pulmonalis u i Bedeut f d Chir. Ergeb d Chir. Berlin: Springer 1965 · Herzklappenprothesen. ebd 1971 · Ileus u Peritonitis. In: Pathophysiolog Grundl d Chir. Stuttgart: Thieme 1974 · Magen- u Duodenalperforation u Bhdlg d chron Duodenalulcus. In: Indikat z Op. Berlin: Springer 1974 · D Vagotomie. In: Allg u spez Chir Oplehre, Bd 7. Berlin: Springer 1975 · Gastroduodenale Ulcera u Erosionen. In: Chir d Gegenwart. München: Urban & Schwarzenberg 1975 · Differentialdiagnose zwischen postop Darmatonie u postop Ileus. In: Ileus. Stuttgart: Thieme 1978

Seidenstücker, Wilhelm Friedrich, Dr. med., Oberarzt, Kreiskrhs. Wolfach, Oberwolfacher Str. 10, 7620 Wolfach · *13.02. 43 Gronau/Westf. · A 71, Stuttgart · D 75, Freiburg · AG AllgChir. · UnfChir. · FG Chirurgie 03/77 · TW a) Seit 77 Kreiskrhs. Wolfach (Berger) c) OA

Seitz, Wolfgang, Prof. Dr. med., Chefarzt, Elisabeth Krhs., Röntgenstr. 10, 4350 Recklinghausen · *02.03. 44 Neuenbürg/Württ. · A 71, München · D 70, München · AG Abdominalchir. (Oesophagus, Magen, Pankreas) · GefChir. · Proktol. · endokrine Chir. · FG Chirurgie 03/75 · TG GefChir. 11/80 · H 79, Mainz · P 79, Mainz · TW a) 71–82 Chir. Univ.-Klin. Mainz (Kümmerle) b) 77–78 UnfChir. Klin. Mainz (Schweickert) · 79–80 GefChir. Weiterbildg Chir. Univ.-Klin. Mainz

(Kümmerle) **c)** Ltd. Arzt · S 82–83 Chefarzt St. Katharinen Krhs. Frankfurt · Seit 84 Chefarzt Allg., Gefäß- u. Unfallchir. Abt. Elisabeth Krhs. Recklinghausen

Seling, Kurt, Dr. med., Chefarzt, Chir. Abt. Kreiskrhs., Gartenstr. 21, 7180 Crailsheim · *12. 08. 31 Klingental · A 58, München · D 57, Halle/Saale · AG Unf. u. Handchir. · **FG** Chirurgie 64 · **TG** UnfChir 70 · **TW a)** 56/57 Chir. Abt. Waldkrhs. Halle/Dölau (Vogel) · 57–65 Chir. Abt. Kreiskrhs. Waldsassen (Bußl) · 66 Orthop. Klin. Altdorf (Becker) · 66 Chir. Klin. Ulm (Niedner) · 67–77 II. Chir. Klin. Augsburg (Baumgartl) **c)** Chefarzt · S Seit 78 Chefarzt Chir. Abt. Kreiskrhs. Crailsheim
ZV Üb d Einfluß v Mecodin auf d Erregbark d Atemzentrums, Z Inn Med 11, 711 (1956) · D Arthrosehäufigk na Totalexstirpat v Meniscen b Berücksichtig d Femoropatellargelenke. Monatschr Unfallhkd 75, 357 (1972) · Z Technik d Sehnen- u Nervennaht. Ethicon-Forum 87 (1976) · D schnellende Finger. Med Welt 30, 391 (1979)
BV Amputat u Exartikulat · Versorg v Hautschäden · Allg Regeln f d Versorgg verletzter Hände · Verletzgn d Hand- u Fingernerven · Sehnenverletzgn d Hand · Binnenmuskelkontraktur d Hand. In: Spez Chir f d Praxis, Bd III/1. Thieme 1976 · Verletzgn d Oberschenkels. ebd Bd III/2. 1979

Semsch, Bernd, Priv. Doz. Dr. med., Oberarzt, Städt. Krhs. Zehlendorf, örtl. Bereich Behring, Gimpelsteig 3–5, 1000 Berlin 37 · *29. 05. 49 Tamm/Krs. Ludwigsburg · A 76, Berlin · D 82, Heidelberg · AG Peritonitis · Pankreatitis · Dickdarm-Ca. · **FG** Chirurgie 05/85 · **TG** GefChir 04/88 · **H** 87, Berlin · **TW a)** 05/85–04/88 StatArzt Abt. Allg.-, Gef.- u. Thoraxchir. Klinikum Steglitz FU Berlin (Häring) · Seit 88 OA Chir. Abt. Krhs. Zehlendorf örtl. Bereich Behring Berlin (Konradt) **b)** 86/87 StatArzt GefChir. **c)** OA u. Chefvertreter
ZV Ist d op Entferng d Oesophagusca i cervikalen Abschnitt sinnvoll? Chir Gastroent (Gastroent Surg) 1, 31–36 (1985) · Klin Therapstudien i d Abdominalchir. Fortschr d Antimikrob Antineoplast Chemother 4, 973–978 (1985)
BV D frühe Op b akut Pankreatitis – falsche Indikat? In: Indikator u op Fehler i d Chir. Berlin: de Gruyter 1987 · Hemodynamics and O_2-metabolism in experimental pancreatitis and sepsis. In: Emergency surgery. München: Zuckschwerdt 1986 · Influence of E Coli on the course of acute pancreatitis in mini bigs. In: Acute pancreatitis. Berlin: Springer 1987 · D Adenoca d gastrooesophagealen Überganges – Diagnost u Therap chir Komplikat. In: Aktuel Therap d Kardia-Karzinoms. ebd 1988 · Exokrine u endokrine Funkt d Restpankreas na Pankreatogastrostomie b partiel Duodenopankreatektomie. In: Postop Folgezustände. Wien: Ueberreuter 1988 · D Pankreas. In: Diagn u Diffdiagn i d Chir. Weinheim: Verlag Chemie 1989

Sengupta, Rahul, Ltd. Oberarzt, Chir. Klin. Klinikum Barmen, Heusnerstr. 40, 5600 Wuppertal 2 · *22. 08. 47 Kalkutta/Indien · A 82, Düsseldorf · AG Chir. · **FG** Chirurgie 05/81 · **TW a)** Ferd. Sauerbruch Klinikum, Klinikum Barmen, Wuppertal-Elberfeld (Streicher) **c)** Ltd. OA

Senn, Albert, Prof. Dr. med., Em. Direktor, Holligenstr. 93, CH-3008 Bern · *13. 06. 19 Gansingen/Aargau/Schweiz · A 43, Lausanne · D 43, Lausanne · AG Chir. · **TG** GefChir 54, Thorax- u. Kardiovaskular-Chir 54 · **H** 61, Bern · **P** 65, Bern · **TW a)** 61 OA (Lenggenhager) · S 61 Ärztl. Dir. Thorax-Herz-Gefäßchir.
ZV Üb 100 Publikat auf d Gebiet d Thorax-Herz-Gefäßchir
MH Klin u Therap d Nebenwirkgn (Sulfonamide, Antibiotica, Tuberculostatica, Cytostatica, Anticoagulantien, Hormone, Vitamine). Stuttgart: Thieme 1960 · Aktuel Probl i d Angiol. Bern: Huber
BV D chir Bhdlg d akut u chron arteriel Verschlüsse. Bern: Huber 1963 · Klin Pharmakol u Pharmakotherap. München: Urban & Schwarzenberg

Senninger, Norbert Johannes Gerhard Michael, Dr. med., Wiss. Angest., Chir. Univ.-Klin., Im Neuenheimer Feld 110, 6900 Heidelberg · *24. 06. 52 Ingolstadt/Donau · A 77, Heidelberg · D 77, Heidelberg · AG 01/78–03/79 Bundeswehr · 05/79–04/80 Pathol. Heidelberg (Doerr) · 05/80–09/82 Chir. Univ.-Klin. Heidelberg (Linder, Herfarth) · 10/82–12/82 Univ. of Utah, Salt Lake City, Dept. Surgery (Moody) Research Fellow (Pankreatitis, Pankreastransplantation) · 01/83–04/84 Univ. of Texas, Houston, Dept. Surgery (Moody) Research Fellow (Pankreatitis, Pankreastransplantation) · Seit 05/84 Chir. Univ.-Klin. Heidelberg (Herfarth) · **FG** Chirurgie 07/88 · **TW a)** 07/88–04/89 Chir. Univ.-Klin. Heidelberg (Herfarth) **b)** Seit 04/89 Unfallchir. Chir. Univ.-Klin. Heidelberg (Krebs) **c)** Wiss. Angest., AssArzt
ZV Licht- u elektrmikr Unters d mitot App v Hela-Zellen n Behandl m einem Heparinoid. Jb d Dis, Heidelberg 1977 · Eff o changes in pancr circ on oxygen consumpt in ac exp pancreatitis. World J Surg 5, 477 (1981) · Effekt v Dextran-40 a d O_2-Verbr s Pankreas während ak exp Pankreatitis. Helv Chir Acta 49, 155 (1982) · Behaviour of contr param in exp immune pancreatitis depends upon the ag-ab-reaction site. Digestion 25, 66 (1982) · Eff of dextr-40 and somatostatin on pancr blood flow, O_2-uptake and ATP-content in ac exp pancreatitis. ebd 25, 67 (1982) · Effekt d Intestinalisierg v Pankrfragm m ak nekrot Pankreatitis in Hunden. Langenbecks Arch Chir Chir Forum 183 (1984) · Effect of bil obstr on pancr exocr secretion in conscious opossums. Surg Forum 35, 226 (1984) · A possible role for secretin in the etiol of necrotizing pancreatitis in opossums. Dig Surg 3, 134 (1984) · Bil Obstrukt stimuliert d exokr Pankreassekret. Langenbecks Arch Chir Chir Forum 321 (1985) · Development of exocr pancr atrophy by duct lig: the influence of external bil drainage. It: J Surg Sci 15, 94 (1985) · Endocr funct of intest pancr fragm in dogs. Gastroenterology 88, 217 (1985) · Intestinalisierg v Pankreasfragm b Hunden verhindert let Schock b ak Pankreatitis. Z Gastroenterol 9, 504 (1985) · Intestinalization of pancr fragments in dogs. Surg Gynecol Obstet 162, 355 (1986) · Autotransplant intest Pankreasfragmente bei Hunden. Langenbecks Arch Chir Chir Forum 77 (1986) · Intest v Pankreasfragm b Hunden – e neues Modell z nicht-invas Durchblutgmessg b Hunden. ebd 339 (1987) · Intest of pancr fragm in dogs – improvement in survival rate after ac segm pancreatitis. Am J Surg 153, 364 (1987) · Wahl d Zu-

gangswg u Applformen z Ernährg v Karzinompat. Aktuel Onkol 35, 202 (1987) · Endoskop Durchblmessg am allotransplant Pankreas b Hunden – e Parameter z frühztg Erkenng d Organabstoßg. Langenbecks Arch Chir Chir Forum 105 (1988) · Diagn and therapeut management of insulinomas of the pancreas. Pancreas 3, 617 (1988) · Evaluierg v Abstoßparam b exp Pankreastransplant. Langenbecks Arch Chir Chir Forum 451 (1989)

Sich, Gerhard, Dr. med., i. R., Lortzingstr. 18, 5090 Leverkusen · *09. 10. 11 Gramtschen/Thorn · **A** 37, Göttingen · **D** 39, Göttingen · **AG** 36–39 Chir. Univ. Kl. Göttingen · 40–46 Kriegschir. u. San. Kp., Feldlaz. Reserv. Laz. · 47–52 Allg. Krh. Lütjensee u. Gr. Burgwedel · **FG** Chirurgie 08/49 · **TG** GefChir 56, UnfChir 56 · **TW a)** 53–76 Chir. Klin. Städt. Krhs. Leverkusen (Pässler, Grözinger) **c)** i. R.
ZV D ambul Redressionsbhdlg d zerv Syndroms. Landarzt 32/19, 457–459

Siebers, Helmut, Dr. med., niedergel. Chirurg, Hülserstr. 119/121, 4150 Krefeld · *06. 02. 44 Kleve · **A** 70, Düsseldorf · **D** 83, Mainz · **AG** Dickdarmchir. · Proktol. · KindChir. · Handchir. · **FG** Chirurgie 11/76 · **TG** UnfChir 10/83 · **TW a)** 11/76–08/77 AssArzt Chir. Klin. Städt. Krankenanst. Krefeld (Schega) · 08/77–03/78 1. OA Cäcilien-Hosp. Krefeld-Huls (Latz) · 05/78–12/80 OA Chir. Klin. Städt. Krankenanst. Krefeld (Schega) · 01/81–03/86 OA ebd. (Brünner) **b)** 78/79–03/86 Lehrauftrag Chir. Univ. Düsseldorf · Während der Tätigkeit als OA in der Chir. Klin. der Städt. Krankenanst. insgesamt 1 Jahr OA KindChir. u. 1 Jahr OA UnfChir. · **TW c)** Niedergel. Chirurg u. D-Arzt · **S** Seit 04/86 niedergel. als Chirurg u. D-Arzt in Krefeld

Siebert, Hartmut R., Prof. Dr. med., Chefarzt, Diakonie-Krhs., Heilbronner Str. 100, 7170 Schwäbisch Hall · *17. 07. 43 Stuttgart · **A** 72, Stuttgart · **D** 71, Freiburg · **AG** Handchir. · Mikrochir. · Endoprothetik · arthrop. Operationen · **FG** Chirurgie 79 · **TG** UnfChir 81 · **H** 81, Frankfurt · **P** 87, Frankfurt · **TW a)** 72–74 Chir. Univ.-Klin. Tübingen · Bis 85 OA Chir. Univ.-Klin. Frankfurt **b)** UnfChir. ebd. **c)** Chefarzt, Abt. Unfall-, Hand- u. Wiederherstellungschir. · **S** Seit 85 Chefarzt Abt. Unfall-, Hand- u. Wiederherstellungschir. Diakonie-Krhs. Schwäbisch Hall

Siebold, Günter Fritz Walter, Dr. med., 1. Oberarzt, I. Chir. Klin. Städt. Kliniken Darmstadt, Grafenstr. 9, 6100 Darmstadt · *15. 07. 46 Gröben, Krs. Weissenfels · **A** 72, Kempten · **D** 71, Freiburg · **FG** Chirurgie 02/81 · **TG** UnfChir 04/87 · **TW a)** Seit 11/78 Chir. Klin. I, Städt. Kliniken Darmstadt (Staib) **c)** 1. OA Chir. Klin.

Siegmund, Wolf Lothar, Dr. med., Chefarzt, Paracelsus Rhönklinik Dr. Siegmund, Fritz-Stamerstr. 9, 6412 Gersfeld · *18. 08. 40 Marienburg/Westpr. · **A** 68, München · **D** 66, Würzburg · **AG** Chir. · Inn. Med. · Gynäkol. · **FG** Chirurgie 12/72 · **TG** UnfChir 12/73 · **ZB** Sportarzt, Badearzt 74/75 · **TW a)** 69–71 Chir. Abt. Städt. Krhs. Fulda (Reitter) · 06/71–73 Chir. Univ. Gießen (Vossschulte) **b)** UnfChir. 71–73 Chir. Klinik (Ecke)

c) Chefarzt · **S** Seit 01/74 Chefarzt Praxisklin. Paracelsus Rhönklin. Dr. Siegmund, Gersfeld
ZV E ungewöhnl Geburtsverletzgn b e Hausgeburt. Zentralbl Gynäkol 91, 15 (1969)

Siemoneit, Günther, Dr. med., 1. Oberarzt, Unfallchir. Klin. Städt. Kliniken, Grafenstr. 9, 6100 Darmstadt · *23. 01. 49 Schwarmstedt · **A** 78, Marburg · **D** 79, Marburg · **FG** Chirurgie 02/86 · **TG** UnfChir 11/87 · **TW b)** 86/87 StatArzt UnfChir. **c)** OA UnfChir.
ZV Pfählungsverletz. Rettungsdienst 12, 694–697 (1987)

Siewert, Jörg Rüdiger, Univ. Prof. Dr. med., Klinikumsdirektor, Chir. Klin. d. Technischen Univ. München, Klinikum re. d. Isar, Ismaninger Str. 22, 8000 München 80 · *08. 02. 40 Berlin · **A** 64, Berlin · **D** 65, Berlin · **FG** Chirurgie 72 · **H** 72, Göttingen · **P** 77, Göttingen · **TW a)** 70–81 Klin. Allgemeinchir. Univ. Göttingen · **S** Seit 82 Dir. Chir. Klin. Techn. Univ. München · Seit 87 Klinikumsdir. d. Klinikums re. d. Isar München
ZV Endobrachyoesophagus u Adeno-Ca d Speiseröhre. Chirurg 50, 675–680 (1979) · Transmurale Varizenumstechg u Fundoplicatio als Notop d akut Varizenblutg. ebd 50, 82–86 (1979) · Theraperg pept Oesophagusstenosen. Langenbecks Arch Chir 353, 155–170 (1980) · Clinical results of esophagojejunoplication: a special reconstructive procedure after total gastrectomy. Surg Gastroenterol I, 55–62 (1982) · Reintervent na Antirefluxop. Chirurg 55, 373–380 (1984) · Chir Indikat b d Oesophagusvarizenblutg. Dtsch Med Wochenschr 109, 1453–1457 (1984) · Chir Standortbestimmg: Magenca. Z Gastroenterol 23, 100–106 (1985) · Transmediastinale Oesophagektomie. Langenbecks Arch Chir 367, 203–213 (1986) · Lymphadenektomie b Magenca. ebd 368, 137–148 (1986) · 20 Jahre Vagotomie: Indikat u Verfahrenswahl – Ulcus duodeni. Zentralbl Chir 111, 953–966 (1986) · Oesophagusca: Transthorakale Oesophagektomie m regional Lymphadenektomie u Rekonstrukt m aufgeschob Dringlichkt. Dtsch Med Wochenschr 111, 647–651 (1986) · Chir Therap d blutenden gastroduodenalen Ulcus. Zentralbl Chir 110, 1033–1042 (1986) · Early and long-term results of antireflux surgery: a critical look. Baillière's Clin Gastroenterol 1, 821–842 (1987) · Kardiaca: Versuch e therapeut relevanten Klassifikat. Chirurg 58, 25–32 (1987) · Magenca – Bestandsaufnahme aus chir Sicht. Dtsch Med Wochenschr 112, 622–628 (1987) · D Angelchik-Prothese – Zwischenbilanz u Wertg. Z Gastroenterol 26, 421–429 (1988) · En-bloc Resekt d Speiseröhre b Oesophagusca. Langenbecks Arch Chir 373, 367–376 (1988) · Chir d Oesophagusca (Indikat – Verfahrenswahl – Erg). Z Herz Th GefChir 2, 123–130 (1988) · Treatment of dysphagia in esophageal carcinoma: transthoracic en-bloc esophagectomy and reconstruction 48 hours later. Dysphagia 2, 222–227 (1988) · Ob gastrointestinale Ulcusblutg – Letalitätssenkg dur früh-elekt chir Therap v Risikopat. Dtsch Med Wochenschr 12, 447–452 (1989)
MH Funktionsstörgn d Speiseröhre. Berlin: Springer 1976 · Postoperative syndromes. In: Clinics in gastroenterology. London: Saunders 1979 · Postop Syndr. Berlin: Springer 1980 · Refluxtherap. ebd 1981 · Gastrointestinale Notfalltherap. ebd 1982 · Ulcus-Therap. ebd 1982 · D traumatisierte Abdomen. ebd 1986 · Ulkusalmanach 1. ebd 1987 · Ulkusalmanach 2. ebd 1987 · Diseases of the Esophagus. ebd 1988 · Chir Gastroen-

terol, 1 Aufl 1981, 2 Aufl (im Druck) · Breitner: Chir
Oplehre, Bd IV, Chir d Abdomens. München: Urban &
Schwarzenberg 1989 · Langenbecks Arch f Chir. Berlin:
Springer · Interdisziplinäre Gastroenterol. Berlin:
Springer · Chirurgie d Gegenwart. München: Urban &
Schwarzenberg
BV Hiatushernie. Refluxkrkht. In: Arbeitsbuch Chir.
München: Urban & Schwarzenberg 1982 · Eingriffe am
Ösophagus. In: Chir Oplehre, II Bd. München: Urban
& Schwarzenberg 1983 · D op Magen u seine Folgezu-
stände. In: Klin Gastroenterol, Bd 1, 2 Aufl. Stuttgart:
Thieme 1984 · Hiatushernien. In: ebd · Ulkuskompli-
kat. In: ebd · Jejunal interposition in esophageal repla-
cement and Billroth I. In: Mastery of surgery. Boston:
Little Brown 1984 · Surgical management of peptic ul-
cer. In: Bockus gastroenterology. Philadelphia: Saunders 1985 · Billroth-I gastrectomy. In: Surgery of the
stomach and duodenum, 4th ed. Boston: Little Brown
1986 · Peritonitis - Ileus - intraabdominel Blutg. In:
Praxis d Intensivbhdlg. Stuttgart: Thieme 1989

Sigge, Walter, Dr. med., Ltd. Oberarzt, Klin. KindChir.
Med. Univ. Lübeck, Ratzeburger Allee 160, 2400 Lü-
beck 1 · *31. 03. 46 Bremen · **A** 71, Düsseldorf · **D** 71,
Düsseldorf · **FG** Chirurgie 01/79 · **TG** KindChir 01/79
· **TW b)** 79-84 Ltd. OA KindChir. Klin. Dortmund ·
84-85 OA Abt. KindChir. MH Hannover **c)** Seit 86 Ltd.
OA Klin. KindChir. MUL Lübeck
ZV Hellersche Myotomie u Thalsche Fundus Patch Op
als Bhdlg d Cardiaachalasie i Kindesalter. Z Kinderchir
18, 44 (1975) · Problemat d Kardiospasmus i Kindesalter. Monatsschr Kinderhlkd 124, 339 (1976) · Atresie u
Obliterat d Dünndarms b Enteritis necroticans. Z Kinderchir 32, 104 (1980) · Enterocolitis necroticans -
E- od zweizeit Op? Z Kinderchir Kongreßber 18 (1983)
· Two-stage operations of small bowel in infancy and
childhood. ebd 39, 380 (1984) · D nekrotisier Enterocolitis d Neugeb. Monatsschr Kinderhlkd 132, 278 (1984)
· Anastomotic leak and recurrent fistula following operation of oesophageal atresia. Z Kinderchir 40, 71
(1985) · Bridging a gap in oesophageal atresia using
Rehbein's technique: Dilatation of a thread canal. ebd
41, 5 (1986) · Vergl v Blountscher Schlinge u Kirschner-
Drahtfixat z Bhdlg d dislozierten supracondylären Humerusfrakt i Kindesalter. Unfallchirurgie 13, 82 (1987) ·
Arthroscopy of the injured knee in children. Z Kinderchir 43, 64 (1988) · Untersuchg d Schrittmacher d ob
Harnwege m Hilfe v Leistungsdichte-Spektren d Spon-
tanaktivität. ebd 43, 147 (1988)
BV Wiederholte Kathetereinscheidgn b ventriculoperi-
tonealem Shunt. In: D Hydrocephalus internus i früh
Kindesalter. Stuttgart: Thieme 1983

Silbernik, Heinz, Dr. med., niedergelassen, Helmholtzstr. 4-6, 5300 Bonn 1 · *26. 06. 30 Beuthen/Os ·
A 59, Martinau-Beuthen · **D** 64, Münster · **FG** Chirurgie 66 · **TW a)** Städt. Krhs. Kattowitz (Iwanski) ·
60-62 Diakonissen-Krankenanst. Düsseldorf (Rieger) ·
63-64 Klinikum Essen Univ. Münster (K. Krämer) ·
64-66 Krhs. Düsseldorf-Benrath (Herbig) **c)** Niedergel.
Chirurg · **S** Seit 67 niedergel. Chirurg u. Dialysebe-
handlung Bonn
ZV Malignolipintest b Magenca. Zentralbl Chir 1964

Simmen, Hans-Peter, Dr. med, Oberarzt, Dept. Chir.
Universitätsspital, CH-8091 Zürich · *01. 10. 51 Chur ·
A 78, Zürich · **D** 78, Zürich · **AG** AllgChir · **FG** Chir-
urgie 87 · **TW a)** 79 Kantonsspital St. Gallen · 82-85
Kantonsspital St. Gallen · 86 Orthop.-Traumatol. Abt.
Spital Altstätten · Seit 87 Dept. Chir. Universitätsspital
Zürich **b)** 80-81 Med. Poliklin. Universitätsspital Zürich
c) OA
ZV Definit, Ausdrucksformen u Frühdiagnost d Gard-
ner-Syndroms. Diss Zürich 1978 · D Gardner-Syn-
drom. Definit, Ausdrucksformen, Frühdiagnost u Therap. Dtsch Med Wochenschr 104, 799-803 (1979) ·
Antibiotikaeinsatz i d ambul Praxis. Schweiz Med Wochenschr 111, 4-10 (1981) · Prof R Amgwerd, St Gallen, z 60 Geburtstag. ebd 111, 472-473 (1981) · Comparative multiple-dose pharmacokinetics of cefotaxime,
moxalactam, and ceftazidime. Antimicrob Agents Chemother 20, 567-575 (1981) · Antibiotikaeinsatz i d ambul Prax. Stellgnahme z einem Leserbrief. Schweiz Med
Wochenschr 111, 575-576 (1981) · Anaerobier-Chemo-
therapeutika. Schweiz Apoth-Z 119, 227-231 (1981) ·
Aminoglycosid-Konzentratbestimg. E vergl Untersuchg
m Gentamicin. Dtsch Med Wochenschr 106, 946-950
(1981) · Erythromycin, 2×1 g, as a regimen for com-
munity-acquired pneumonia. Infection 10 [Suppl 2],
84-85 (1982) · Erythromycin. Dtsch Med Wochenschr
107, 1480-1482 (1982) · Vorteil d einmal tägl Dosier v
Ceftriaxon b periton Infekten. Anästhesist 32 [Suppl],
407-408 (1983) · Comparative randomized treatment of
intraabdominal infections with gentamicin plus clindamycin or ornidazole. In: Proc 13th Int Congr Chemother, Part 82, Vienna, 1983 · Aminoglycoside treatment
failure in intraabdominal infections. In: Progr/Abstr
23rd Intersci Conf Antimicrob Agents Chemother,
Abstr 188. Am Soc Microbiol, Washington DC, 1983 ·
pH of peritoneal fluid in intraabdominal infections as a
parameter of clinical outcome. A prospective study in
aminoglycoside-treated patients. In: Progr/Abstr 24th
Intersci Conf Antimicrob Agens Chemother, Abstr
1155. Am Soc Microbiol, Washington DC, 1984 · Do
systemic or topical antibiotics prevent infectious complications following closure of a temporary colostomy?
31st Congr Int Soc Surg Abstr 33.8, Paris, 1985 · Aminoglycoside monitoring: timing of peak levels is critical.
Ther Drug Monit 7, 303-307 (1985) · Imipenem (N-F-
Thienamycin) versus Netilmicin plus clindamycin. A
controlled and randomized comparison in intraabdominal infections. Ann Surg 205, 271-275 (1987) · Clinical
significance of bacteriologic findings in drainage fluids
after abdominal surgery. Abstract Int Congr Intraabdom Infect, Hamburg, 1987 · Evidence for short-term
antibiotic therapy in intraabdominal infections. Findings of prospective, comparative and randomized trials.
ebd

Simonis, Gerd, Prof. Dr. med., Chefarzt, Klin. d. Bun-
desknappschaft, In der Humes, 6625 Püttlingen/Saar ·
*15. 07. 39 Völklingen/Saar · **A** 69, Homburg/Saar ·
D 66, Homburg/Saar · **AG** AllgChir. · GefChir. mit
Gefäßersatz · **FG** Chirurgie 74 · **TG** GefChir 79, Unf-
Chir 86 · **H** 75, Homburg/Saar · **P** 75, Homburg/Saar
· **TW a)** Bis 12/84 Chir. Univ.-Klin. Homburg/Saar
(Lüdeke, Hofmann, Schweiberer, Fahrtmann, Muhr,
Feifel) **b)** Gefäßchir. (Hofmann), dann selbständig
c) Chefarzt Abt. Allg. Chir. Thorax- u. Gefäßchir., Unf-

Chir. d. Klin. d. Bundesknappschaft Püttlingen/Saar ·
S Seit 01/85 Chefarzt in Püttlingen

Singewald, Martin, Dr. med., Assistenzarzt, Klin. f. Unfall-, Hand- u. Wiederherstellungschir. Krhs. Nordstadt, Haltenhoffstr. 41, 3000 Hannover · *24. 10. 54 Neuhof/Fulda · A 81, Göttingen · D 85, Göttingen · AG 82–83 Inn. Med. · 83–87 Chir. Northeim · 87–88 Thorax- u. GefChir. Hannover · FG Chirurgie 05/88 · TW b) UnfChir. · Seit 05/88 Klin. f. Unfall-, Hand- u. Wiederherstellungschir., Krhs. Nordstadt Hannover (Westermann) c) StatArzt, Arthroskop. Chir.
ZV Klin Untersuchg z Optimierg d Myocardprotektion. Diss

Sixt, Hermann, Dr. med., niedergel. u. Belegarzt, Maximilianstr. 65, 8900 Augsburg · *15. 05. 30 Augsburg · A 56, München · D 56, München · AG NeuroChir · GefäßChir · Unfallchir. · AllgChir. · FG Chirurgie 09/66 · TG UnfChir 06/72 · ZB Sportmed. 88 · TW a) Bis 07/71 Chir. Univ.-Klin München (Zenker) b) UnfChir.: 06/71–06/72 Chefarzt Städt. Krhs. St. Blasien · 06/72–82 Ltd. Arzt Klin. Vincentium Augsburg c) Chir., allg. u. UnfChir. m. Sportmed., D-Arzt, BG-Verfahren, Belegarzt · S 06/71–06/72 Chefarzt Städt. Krhs. St. Blasien · 06/72–82 Ltd. Arzt Klin. Vincentium Augsburg · Seit 82 niedergel. als Chir. u. D-Arzt u. weiterhin Belegarzt Augsburg
ZV Z Diagnost u Therap d Bandscheibenerkrkgn. MMW 105, 1885 (1963) · Z Bhdlg d Paronychien. Landarzt 42, 354 (1966) · D Klebrobinde i d Unfallchir. Ärztl Praxis 18, 450 (1966) · Über d Phantomschmerz. Dtsch Zbl Krankenpfl 344 (1966) · Klin Erfahrgn m e perkut hyperämisier Bhdlgsverfahren. Therapiewoche 17, 343 (1967) · D Op i d Sprechstunde. Heilkunde 81 (1968) · Tierexptelle Untersuchgn z Beeinflussg d Wundheilg. Arzneimittelforsch 18, 1460 (1968) · Referat üb d Dtsch Chir-Kongr. MMW 1969 · D Wundheilg u ihre Beurteilg. 1969

Skupin, Manfred, Dr. med., Assistenzarzt, Thorax-, Herz- u. Gef.-Chir. J. W. Goethe-Univ. Frankfurt, Theodor Stern Kai 7, 6000 Frankfurt/M. 70 · *12. 06. 53 Bad Homburg v. d. H. · A 80, Frankfurt/M. · D 80, Frankfurt/M. · AG AllgChir. · GefChir. · ThKardChir. · FG Chirurgie 06/88 · TW a) StatArzt Intensivmed. b) StatArzt GefChir. u. ThKardChir J. W. Goethe-Univ. Frankfurt (Satter) c) AssArzt
ZV Erfahrgn m d Schraubelektrode NE60/4 YR b 90 Pat. Herz Kreisl 12, 605 (1982) · Emergency-aortocoronary bypass procedures (E-ACBG) after transluminal coronary angioplasty (TCA). Thai J Surg 8/2, 225 (1987) · Late results of prosthetic valve replacement for aortic regurgitation and the prognostic significance of the end-diastolic and regurgitated blood volumes. Thorac Cardiovasc Surg 36, 326 (1988)
BV Incidence of return to work in relation to invasive, noninvasive and social parameters. In: Return to work after coronary artery surgery (psychosocial and economic aspects). Berlin: Springer 1985

Smague, Edgar Armand, Dr. med., 1. Oberarzt, Chir. Klin. Städt. Krhs. Kemperhof, Koblenzer Str. 115–155, 5400 Koblenz · *31. 01. 47 Kottenheim · A 74, Bonn · D 74, Bonn · AG 74–75 Bundeswehr · 75–76 Anästhe-

sie · FG Chirurgie 02/81 · TG GefChir 10/83 · TW a) Seit 04/82 OA Chir. Klin Kemperhof, Koblenz (Schriefers) b) Während u. nach d. Weiterbildung GefChir. in d. integrierten Abt., Kemperhof, Koblenz (Guse) c) 1. OA Chir. Klin. (Chefstellvertreter)

Smajlovic, Hazim, Dr. med., niedergel. Arzt f. Chir., Arthur-Ladebeck Str. 6, 4800 Bielefeld 1 · *29. 11. 33 Tuzla/YU · A 60, Sarajevo/YU · D 60, Sarajevo/YU · AG 03/61–07/68 Prakt. Arzt · 08/68–08/74 Chir. · FG Chirurgie 08/74 · TW a) 08/74–06/76 StatArzt · 07/76–06/85 OA Chir. Klin. St. Franziskus Hosp. Bielefeld (Knothe) c) Niedergel. Arzt f. Chir. · S Seit 85 Niederlassung, Bielefeld

Soekimin, Soedigdo, Dr. med., i. R., Niederräder-Landstr. 58, 6000 Frankfurt/M. 71 · *04. 02. 32 Bandung/Indonesien · A 62, Indonesien · 75, Deutschland · D 68, Düsseldorf · AG 51–62 Med.-Stud. Med.-Fak. Univ. Airlangga, Surabaya/Indonesien · 53–55 Seekadet d. Sanitätskorps d. indones. Marine · 55–56 Hospitalass. i. Zentral-Krhs. Vereinigten-Deli AG, Medan/Indonesien · 60–62 Medizin.-Ass. Univ.-Klin. d. Med. Fak. Surabaya/Indonesien · 62–63 Stipendiat des Deutschen-Akademischen-Austauschdienstes · seit 05/75 deutsche Staatsangehörigkeit · FG Chirurgie 08/68 · TG Thorax- u. KardiovaskularChir 03/79 · ZB Arbeitsmed. Fachkunde 06/78 · TW a) 63–70 Chir. Univ.-Klin. Düsseldorf (Derra) b) 70–73 Abt. f. Thorax u. Herzchir. Klin. d. Ges. Hochschule Essen (Satter) · 73–87 OA Abt. f. Thorax, Herz- u. Gefäßchir. Zentr. d. Chir. d. Klin. d. J. Wolfg. Goethe-Univ. Frankfurt/M. (Satter) · TW c) Seit 01/87 i. R. · S 75–87 Leiter d. Ambulanz f. Thorax, Herz- u. Gefäßchir. d. Univ. Klinikum, Frankfurt/M.

Soldner, Edgar, Dr. med., Assistenzarzt, BG Unfallklin., Friedberger Landstr. 430, 6000 Frankfurt 60 · *17. 11. 52 Ansbach · A 79, Frankfurt · D 88, Frankfurt · AG Chir. Frankfurt seit 06/79 · FG Chirurgie 07/88 · TW c) Seit 07/88 AssArzt im TG UnfChir.
ZV Statist Auswertg d Einsätze d RTH Christoph 2 üb e Zeitraum v 10 Jahren. Der Notarzt 2, 79–82 (1986) · „Christoph 2" – e 10-Jahres-Bilanz. RTH-Intern 1988

Sons, Hans Ulrich, Dr. med. Dr. phil., Wiss. Assistent, Orthop. Univ.-Klin. Düsseldorf, Moorenstr. 5, 4000 Düsseldorf 1 · *15. 01. 54 Essen · A 79, Düsseldorf · D 79, Düsseldorf · AG 81 Chir. Düsseldorf · 82–84 Pathol. Univ. ebd. · 85–88 Chir. Wuppertal u. Duisburg · ZB Sportmedizin 88 · TW c) Wiss. Ass.
ZV Bis i d psycholog Wurzeln. D Entnazifizierg d Ärzte i Nordrhein-Westfalen (brit Besatzungsgeb). Dtsch Ärztebl 79/36, 60–62, 37, 59–62 (1982) · D Magenkarzinom u seine Metastasierg. Verh Dtsch Ges Pathol 68, 410 (1984) · Esophageal cancer: autopsy in 171 cases. Arch Pathol Lab Med 108, 983–988 (1984) · Tuberkulose währ d Nachkriegszeit. Med Welt 35, 1281–7 (1984) · Carcinoma of the gallbladder: autopsy findings in 287 cases and review of the literature. J Surg Oncol 28, 199–206 (1985) · Budd-Chiari syndrome: some pathologic-anatomic aspects. Angiology 36, 603–607 (1985) · Viewpoints in obesity research – a critical review. Fet Sei Anst 87, 580–588 (1985) · Accelerated tumor induction by distal esophageal constriction in the rat under

the influence of N-ethyl-N-buthyl-nitrosamine. Cancer 56, 2617-2621 (1985) · Megaesophagus: induction by a simple animal experiment. Exp Pathol 30, 193-201 (1986) · Aortic rupture in manual dissection of the esophagus - a rare complication during palliative esophagectomy performed on account of radiated esophageal cancer. A pathologic-anatomic view. J Surg Oncol 31, 13-20 (1986) · Cancer of the distal esophagus and cardia: incidence, tumorous infiltration and metastatic spread. Ann Surg 203, 188-195 (1986) · Epicardial fat cell size, fat distribution, and fat infiltration of the right and left ventricle of the heart. Anatom Anz 161, 355-373 (1986) · Histometric study of the papillomatous and non-papillomatous epithelium of the esophagus. Arch Biol 97 [Suppl], 117 (1986) · Effect of n-ethyl-N-buthyl-nitrosamine on the esophageal mucosa of the rat. Histol Histopath 2, 317-328 (1987) · Carcinoma of the extrahepatic bile ducts. J Surg Oncol 34, 6-12 (1987) · Etiologic and epidemiologic factors of carcinoma of the esophagus. Surg Gynecol Obstet 165, 183-190 (1987) · Gastric carcinoma after surgical treatment for benign ulcer disease. Int Surg 72, 222-226 (1987) · Gallenblasenkarzinom als unerwartete histol Diagn na Cholezystektomie weg Cholezystolithiasis u Cholezystitis. Zentralbl Chir 112, 626-632 (1987) · Erg na chir Bhdlg d Pankreaskarzinoms. ebd 112, 633-641 (1987) · Erg na chir Bhdlg d chron Pankreatitis. ebd 114, 121-128 (1989)
BV Gesundheitspolitik währ d Bestzungszeit. D öffentl Gesundheitswesen i Nordrhein-Westfalen 1945-1949. Wuppertal: Hammer 1983 · Patholog Anat d Ösophaguskarzinoms. In: D kurable Ösophagusstenose. D plast Ersatz d Speiseröhre. Stuttgart: Thieme 1984 · Patholog Anat b Adipositas. In: Fettsucht - Gicht. ebd 1984 · Epidemiol u patholog Anat d Adenokarzinoms a gastroösophagealen Übergang. In: Aktuel Therap d Kardiakarzinoms. Berlin: Springer 1988

Specht, Gert, Prof. Dr. med., Chefarzt i. R., Schützallee 5, 1000 Berlin 37 · *07. 07. 25 Kiel · **A** 54, Kiel · **D** 54, Kiel · **AG** Chir. · **FG** Chirurgie · **TG** UnfChir · **H** 70, Lübeck · **P** 78, Lübeck · **TW a)** 60-71 Allg. Krhs. Hamburg-Harburg (Lichtenauer, Bay) · 69/70 Med. Hochschule Lübeck (Remé) **c)** Chefarzt i. R. · **S** 71-12/89 Chefarzt Auguste-Victoria-Krhs. Berlin
ZV Aufklärg - vom Patienten aus gesehen. Informationen des Berufsverbandes der Dtsch Chirurgen eV 3 (1982) · Verletzgn d Trachea u d Bronchien. Chirurg 56, 136-139 (1985) · Opindikat b kleinzelligen Bronchialca. Langenbecks Arch Chir 369 (1986) · Gestltg u Organisat zentrl Opabtlgn - Arbeitsablauf aus d Sicht d Operateurs. Arzt Krhs 11 (1986)

Speckmann, Horst, Dr. med., niedergel. Chirurg, Deisterstr. 44, 3000 Hannover 91 · *26. 10. 29 Gelsenkirchen · **A** 58, Düsseldorf · **D** 58, Düsseldorf · **AG** Handchir. · **FG** Chirurgie 67 · **TW a)** 57 Lendringsen/Iserlohn (Bismarck) · 57-58 Univ.-Krhs. Eppendorf Neurol. Univ.-Klin. u. Poliklin. (Pette) · 58-60 Städt. Kr. Anst. Krhs. Kreyenbrück Oldenburg (Lentz) · 59 Schiffsarzt M/S ‚Santa Teresa‘ · 60 Schiffsarzt M/S ‚Bremen‘ · 60-61 Riederinst. Univ.-Klin. München (v. Braunbehrens) · 61 Schiffsarzt M/S ‚Frankfurt‘ · 61-70 Chir. Klin. Würzburg (Wachsmuth, Kern) **c)** Niedergel. Kassenarzt (Chirurgie) u. D-Arzt · **S** Seit 70 Niederlassung Hannover

ZV Tierexp Untersuchgn z Aetiol d postop Enterocolitis. Langenbecks Arch Chir 301 (1962) · Bougierg d Papilla Vateri Exp Studie. ebd 303 (1963) · Hospitalsm. Z Schwesternfortbildg Freier kath Berufsverb f Krknpflege eV Mainz 1966 · Traumat Zwerchfellrupturen. Vortrag Bay Chir Kongr München 1966
BV Traumatol i d Chir Praxis (Ellbogenverrenkgn, Olecranonfrakturen, Luxat d Radiusköpfchens, Brüche d Radiusköpfchens u d Radiushalses, Monteggia-Verletzg). Berlin: Springer 1965

Spelsberg, Fritz, Prof. Dr. Dr. med., Chefarzt, Krhs. Martha-Maria, Wolfratshauser Str. 109, 8000 München 71 · *30. 12. 34 Hohenlimburg · **A** 63 u. 83, München · **D** 62, München · **AG** Transplantationschir. (Nieren) · **FG** Chirurgie 69 · **TG** UnfChir 72 · **H** 73, München · **P** 79, München · **TW a)** 64-78 Chir. Univ.-Klin. München, Nußbaumstr. (Zenker) · 78-81 ebd. Klinikum Großhadern (Zenker, Heberer) **c)** Chefarzt · **S** Seit 82 Chefarzt u. Ärztl. Dir. Krhs. Martha-Maria München
ZV Exptelle Untersuchgn z intravitalen Anfärbg v Lymphgewebe. Chromo-Lymphographie. Langenbecks Arch Chir 322, 835 (1968) · E Beitrag z klin Osteologie a Hand e selt Lokalisat d nicht ossifizier Knochenfibroms. Jaffé-Lichtenstein. Bruns Beitr Klin Chir 218, 234 (1970) · Mediastinaltumoren. Z Diffdiagn. Visum 85, 110 (1970) · D Diagnost solit periph Rundherde i d Lunge m Hilfe transtracheal, transbronchial u percutan transthoracal Lungenfeinnadelpunkt. Chirurg 42, 229 (1971) · D traumat Zwerchfellrupt. Chir Praxis 16, 93 (1972) · Externe u interne Gefverbindgn z Hämodialyse, extrakorporal Blutbestrahlg u Infusionstherap. MMW 115, 1049 (1973) · Pathophysiol d Ösophagusersatzes. Fortschr Med 91, 588 (1973) · Atypische Lokalisat extern Kunststoffshunts z Hämodialyse. Chirurg 45, 120 (1974) · Problemat u Klin d primären Dünndarmmalignome. MMW 117, 771 (1975) · Klassifikat, Diagnost u Bhdlg d primären Hyperparathyreoidismus. Chirurg 46, 215 (1975) · Z intraop Vitalfärbg d Epithelkörperchen m Toluidinblau. Fortschr Med 93, 693 (1975) · Präop Aspekte u chir Bhdlg d Struma maligna. Chirurg 47, 429 (1976) · D Struma maligna. Dtsch Ärztebl 74, 1605 (1977) · Krankhtsbild u Diagnost d primären Hyperparathyreoidismus. Wien Klin Wochenschr 128, 513 (1978) · Klin, Diagnost u Bhdlg d organ Hyperinsulinismus. MMW 120, 547 (1978) · Z Epithelkörperchenerhaltg b Thyreoidektomie weg Struma maligna. Therapiewoche 29, 3499 (1979) · Reintervent b Hyperparathyreoidismus. Chirurg 50, 537 (1979) · Nebennieren. Langenbecks Arch Chir 352, 213 (1980) · Bhdlg d Hyperparathyreoidismus. Simultane autologe Epithelkörperchen-Transplantat. MMW 222, 873 (1980) · Kombin multiple endokrine Neoplasie (MEN I u MEN II a). Chirurg 58, 120 (1987)
BV Nebenschilddrüsen. In: Chir Lehrb f Stud d Med u Ärzte. Berlin: Springer 1977, 1979, 1980, 1983, 1986 · Indikat z Op b Hyperparathyreoidismus. In: Indikat z Op. ebd 1981 · Chir Bhdlg d primären Epithelkörperchen-Hyperplasie. In: Fortschr d endokrinol Chir. Stuttgart: Thieme 1981 · D op Therap d Epithelkörperchen-Hyperplasie. In: Therap d Hyperparathyreoidismus. Stuttgart: Schattauer 1981 · Eingriffe a d Epithelkörperchen. In: Breitner, Oplehre II. München: Urban & Schwarzenberg 1982 · Thoraxverletzgn. In: Triage i Ka-

tastrophenfall. Erlangen: Perimed 1984 · Explosionsverletzgn. In: ebd. · Bauchverletzgn i Katastrophenfall. In: ebd. · Erkrankgn d Nebennierenrinde. In: Endokrine Chir. Stuttgart: Thieme 1987 · D multiplen endokrinen Neoplasien (MEN-Syndrom). In: ebd

Spelsberg, Gustav Adolf, Dr. med., Chefarzt, Johanniter-Krhs., Chir. Abt., Siepenstr. 33, 5608 Radevormwald · *14. 05. 33 Remscheid · **A** 62, Remscheid · **D** 59, Düsseldorf · **AG** 62-64 Gynäkol. Geb.Hilfe · 64-69 Chir., Urol., UnfChir. · **FG** Chirurgie 69 · **TG** UnfChir 77 · **TW a)** 69-85 Chir. u. Urol. Klin. Städt. Krankenanst. Remscheid (Hartmann) **b)** 77-85 UnfChir. ebd. **c)** Chefarzt Chir. u. TG UnfChir. · **S** Seit 85 Chefarzt in Radevormwald

Sperling, Martin Hugo, Prof. Dr. med., Leiter Abt. Gefäßchir., Chir. Univ.-Klin. Würzburg, Luitpoldkrhs., Josef-Schneider-Str. 2, 8700 Würzburg · *02. 04. 26 Neuenhof/Thüringen · **A** 54, München · **D** 54, München · **AG** Angiologie · GefChir. · **FG** Innere Medizin 09/60 · Chirurgie 09/64 · **TG** GefChir 01/78 · **H** 67, Würzburg · **P** 73, Würzburg · **TW a)** 60-69 Chir. Univ.-Klin. Würzburg (Wachsmuth, Kern) **b)** Seit 61 GefChir. ebd. **c)** Leiter Abt. Gefäßchir. · **S** Seit 61 Leiter Abt. Gefäßchir. Chir. Univ.-Klin. Würzburg
ZV D Elastizität d Aorta b Hochdruck. Diss München (1954) · End-zu-End-Anastomosen englumiger Gefäße. Erweitergsplastik m Venenstreifen. Langenbecks Arch Chir 309, 286 (1965) · D subcutane arteriovenöse Fistel z intermittier Hämodialyse-Bhdlg. Dtsch Med Wochenschr 92, 425 (1967) · Tierexp Untersuchg z Sofortwirkg d lumbalen Sympathektomie auf d Kollateralkreislauf b hohen Verschl d Beinarterien. Habil-Schrift 1967 · D cyst Adventitia-Degenerat d Blutgefäße. Chirurg 43, 37 (1972) · D Beeinflussg d Kollateraldurchblutg dur lumbale Sympathektomie - e tierexp Studie. Bruns Beitr Klin Chir 219, 783 (1972) · Vasculär bedingte Schmerzzustände d ob Extremitäten. Chirurg 44, 258 (1973) · Chir Therapmöglchktn b arteriel Gefäßverschl i Alter. Folia Angiologica 22, 247 (1974) · Doppelg d Vena iliaca externa u communis m ventraler Posit e Venenschenkels z Arterie. MMW 117, 1547 (1975) · D Problemat d arteriel Gefäßersatzes. Med Klin 71, 1587 (1976) · D Desobliterat b Verschluß d Oberschenkelarterien. Med Welt 28, 843 (1977) · D Querlaparotomie z Exposit d subrenalen Aortenabschnittes. Angio 2, 67 (1980) · D Zephalo-Zerviko-Brachial Syndr aus gefäßchir Sicht. Therapiewoche 32, 396 (1982) · Optaktische Konzepte b Mehretagenverschluß d unt Körperhälfte. Der Krankenhausarzt 55, 236 (1982) · D Venentransplantat b periph art Gefäßverschl. Erg Angiol 25, 31 (1982) · Spätverändergn na Endarteriektom i subrenalen art Gefäßschenkel. Folia Angiologica 30/31, 347 (1983) · Diagnost u therap Überleggn b Aneurysma d Bauchaorta. Medica 4, 669 (1983) · D Invaginationsextrakt - E Modifizierg d Babcockschen Varizenop. Chirurg 56, 90 (1985) · Spezialisierg i d Med im Spiegel d Würzburger Geschichte. Würzbg Med Mittlg 3, 153 (1985) · D Vena saphena magna - Ihr Schicksal. Angio 10, 271 (1988)
MH Gefäßrekonstrukt u Gefäßersatz i Wandel d letzten 25 Jahre. Hameln: TM 1985
BV Verletzgn d Halsgef, Verletzgn d Aorta abdominalis, Vena cava caudalis u d Beckengefäße, Verletzgn d Gefäße, Gefäßverletzgn d ob Extremitäten, Frakt u Luxat i

B d Ellbogengelenkes. Gefäßverletzgn d unt Extremitäten. In: Traumatol i d Chir Prax. Berlin: Springer 1965 · Klin u angiograph Beobachtg b Gefäßverletzgn. In: Angiograph u ihre Leistgn. Stuttgart: Thieme 1968 · D morpholog u funktionel Verändergn i postop Angiogramm na Rekonstrukt periph Arterien. In: Angiograph u ihre Fortschritte. ebd 1972 · D Arteria femoralis profunda, ihre Bedeutg f d Beindurchblutg u ihre Revascularisierg. In: Gefäß-Chir actuell. Hameln: TM 1982 · D Entwicklg d med Fächer a d Julius-Maximilians-Univ Würzburg. In: Vierhundert Jahre Univ Würzburg. E Festschrift. Neustadt Aisch: Degener 1982

Spiegel, Hans-Ullrich, Dr. med., Dipl. Ing., Assistenzarzt, Abt.Leiter, Abt. Chir. Forsch. Klin. u. Poliklin. Allg. Chir., Jungeblodtplatz 1, 4400 Münster · *23. 04. 48 Herdecke · **A** 85, Münster · **D** 85, Münster · **AG** Exp. Chir. · **TW c)** AssArzt, Abt. Leiter · **S** Seit 85 Leiter Abt. Chir. Forsch. Klin. Poliklin. Allg. Chir. Münster
ZV Clinical measuring of local tissue pO2: Methodology and evaluation. Eur Surg Res 12 [Suppl] 2, 32 (1980) · Methodik u Techn d Computer-unterstützten Gewebe-pO2-Messg. Biomed Tech 25, 397-399 (1980) · Platinum multiwire surface electrodes in clinical practice. Influence of low pressure ethylenoxide sterilization on the measuring properties of the multiwire surface electrode MDO. Arzneimittelforsch 30 (II) 12, 2204-2221 (1980) · Klin Anwendg d lokal Gewebe-pO2-Messg. Medizintechnik 101, 47-49 (1981) · Aussagekraft kombin Meßmeth: tcpO2, lokal Gewebe-pO2 u intravasaler Säure-Basen-Status. Wissenschaftl Ber d Österr Ges Bio Med Techn 279-282 (1981) · Einfluß d Unterdruck-Gassterilisat auf d Meßeigenschaft d Mehrdrahtoberflächenelektrode (MDO). Medizintechnik 101, 103-106 (1981) · Kombin Erfassg v tcp02, intravasalem Säure-Basen-Status u lokal Gewebe-pO2 z Akutdiagnost. Biomed Tech 26 (1981) · Microcomputerunterstützte Gewebe-pO2-Messg. Wissenschaftl Ber Öster Dtsch Schweiz Ges Bio Med Technik 216-220 (1982) · D hochdosierte Piritramid-Basisanaesth als tierexptelles Standardmodell b d Untersuchg v Hämodynam u Mikrozirkulat Anästhesist [Suppl] 32, 143-144 (1983) · Measuring of local tissue-pO2 as an essential parameter during intensive care. Abstracts MI 84, A20 (1984) · Control of tissue-pO2 during the application of different anesthetics. Int J Microcirc 3, NOS 3/4, 380 (1984) · Einfluß unterschiedl Anaesthetika auf d Gewebesauerstoffversorgg. Anästhesist 33/9, 473 (1984) · Standardisierg e Tiermodells f d Untersuchg v Hämodynam u Mikrozirkulat. Z Versuchstierkd 26/6, 233-288 (1984) · Messg d lokal Gewebe-pO2 auf d Lungenoberfläche m d Mehrdraht-Oberflächenelektrode. Anästhesist 34 [Suppl] 182 (1985) · Effects of different anesthetics on the macro- and microcirculation in animal model. Z Versuchstierkd 27, 57-119 (1985) · Determinants of lung-surface pO2. Int J Microcirc 4/1, 87-107 (1985) · D hochdosierte Pritramid-Basisanästhes i d expertellen Anästhes u Chir. Anästhesist 35, 36-42 (1986) · D Injekt- u Inhalat-Kombinationsnarkose m Etomidat N20/02 b Göttinger Minischwein i d exptellen Anästhes u Chir. Z Versuchstierkd 28, 205-240 (1986) · Theory and methods of local tissue-pO2 monitoring in experimental angiology. Angiology 38/1, 1-12 (1987) · An animal model for the verification of lung-ventilation/perfusion ratio. J Invest Surg 1, 214-245 (1988)

MH Therapkontrol dur Überwachg d Gewebe-pO₂. Aktuel Probl i d Angiologie, 41. Bern: Huber 1982
BV Monitoring d lokal Gewebe-pO2 währ Intensivtherap. In: Monitoring i d Anaesthesiol u Intensivmed. Wien: Maudrich 1983 · Lokale Gewebe-pO2-Messg i d exptellen Angiol. In: Periodica Angiologica Bd 5, Aktuel Stand d konserv Therap periph Gefäßerkrkgn. 1984 · Patient monitoring of tissue pO2 and hemodynamic in intensive care. In: Biotelemetry VIII. Braunschweig: Döring Druck 1984 · D lokal Gewebe-pO2-Messg z klin Therapkontrol. In: Notwendiges u nützl Messen i Anästh u Intensivmed. Berlin: Springer 1985 · Methodik u klin Anwendg d lokal Gewebe-pO2-Messg m d Mehrdrahtoberflächenelektrode. In: Klin Sauerstoffdruckmessg, Gewebesauerstoffdruck u transcutaner Sauerstoffdruck b Erwachsenen. München: Münchner Wissenschaftl Publ 1985 · Determinates of the lung-surface pO2. In: Oxygen transport to tissue VII. New York: Plenum 1985 · Methods and clinical application of local tissue pO2 measurements using the multiwire surface electrode. In: Clinical oxygen pressure measurement, tissue oxygen pressure and transcutaneous oxygen pressure. Berlin: Springer 1987

Spindler, Frank Paul Friedrich, Dr. med., Oberarzt, Städt. Klin. Chir. Klin. I, Starkenburgring 66, 6050 Offenbach · *01. 04. 46 Hilden · A 75, Darmstadt · D 78, Frankfurt · AG 76–77 Bundeswehr · 78–80 UnfChir., StatArzt · 80 StatArzt, Handchir. · 82–83 StatArzt, GefChir. · FG Chirurgie 06/83 · TW a) 83–89 Städt. Kliniken, Chir. I Offenbach (Nier) c) OA abdominelle u. onkologische Chir, Gefäß- und ThoraxChir
BV Verbandtechnik. In: Chir Poliklinik. Stuttgart: Thieme 1988

Spitalny, Hans-Henning, Dr. med. et chir. Univ. Bologna, niedergelassen u. Belegarzt, Seestr. 50, 8210 Prien · *27. 11. 42 Hannover · A 73, Berlin · D 73, Bologna · FG Chirurgie 06/78 · TG PlastChir 12/80 · TW a) 07/78–09/78 StatArzt Unfallchir. Klinikum Karlsruhe (Spohn) b) 01/81–04/83 AssArzt Abt. Plast. Chir. St. Markus Krhs. Frankfurt/M. (Lemperle) c) Niedergel. u. Belegarzt · S Seit 06/83 Niederlassung u. Belegarzt Frauenklin. Prien GmbH Dr. Lehnert Prien
ZV Verwendg v synthet Hautersatz anstelle v Spalthaut b Cross-leg-flap u and Stiellappenplastiken. Fortschr Med 97/20 (1979) · Reconstruction of the breast by advancement of abdominal skin. Chir Plastica (Berl) 6, 87–93 (1981) · Plastisch-chir Deckg d Nase na Strahlenschäden. Plast Chir 5/1, 49–62 (1981) · Plastisch-chir Versorgg v Strahlenschäden i Gesicht. Langenbecks Arch Chir Kongrbd 355 (1981) · D Rekonstrukt d weibl Brust na Ablatio mammae. ebd
BV D Verwend d synthet Hautersatzes Epigard: plast Chir. In: Möglktn d temporäre Wunddeckg. Kongrbd Parke-Davis Symp Berlin 20–23 3 80 · Techn z Wiederherstellg d Brustwarze b Brustkrebs u Brustrekonstruk. Stuttgart: Thieme 1982 · Plast-chir Versorgg v Strahlenfolgen i Gesicht. In: Chir d Strahlenfolgen. München: Urban & Schwarzenberg 1984

Spohn, Kurt, Prof. Dr. med., Ärztl. Direktor i. R., Osteroderstr. 9, 7500 Karlsruhe 1 · *19. 06. 19 Bad Urach · A 46, Tübingen · D 46, Tübingen · FG Chirurgie 58 · Urologie 58 · P 62, Heidelberg · TW a) 45–48 Kreiskrhs. Urach (Müller) · 46–52 Heidelberg (Bauer) · 52–60 OA ebd. c) i. R. · S 60–62 Chefarzt d. Chir. Klin. d. Städt. Klinikums · 62–69 Ärztl. Dir. ebd.
ZV Gallenwegserkrankgn. Chir Therap u intraop Diagn. Therapiewoche 25, 1033 (1975) · Pankreas-Ca, Palliat Op. Langenbecks Arch Chir 229, 267 (1975) · D Enteritis regionalis Crohn. Diagn, chir Therap, Erg. Therapiewoche 4841 (1975) · D chir Bhdlg d Gallenblase u d Gallenwege. Braun – Dexon 1 (1975) · Divertikel u Achalasie. Therapiewoche 26, 298 (1976) · Indikat f d chir Therap d Gallenwegserkrankgn. Res Exp Med 1 (1976) · D Arzt a Unfort u b Katastropheneinsatz. Therapiewoche 15, 510 (1976) · D enggestellte Indikat z Sphinkterotomie u ih Späterg. Braun – Dexon 2 (1976) · Palliativop b fortgeschritt Pankreasca. Therapiewoche 27, 5001 (1977) · Revisionsop b Abflußstörgn i Ber d Gallenwege na Cholecystektomie. Braun – Dexon 2 (1977) · Erkrankgn d Gallenwege. Chir Aspekte. ebd · D Indikat z Sphinkterotomie. ebd · Lo antiguo y lo nuevo en Cirurgia de vias biliares. Cuadernos Chilenos de Cirurgia 21, 319 (1977) · Akt Probl d Opabt. Braun – Dexon 3 (1978) · D Chir Therap d Enteritis regionalis Crohn. Therapiewoche 28, 6154 (1978) · Bauchnarbenbrüche u ih Bhdlg. Fortschr Med 97, 16 (1979) · D chirurg Erkrankg d Gallengänge b benig Erkrankgn, Indikat, Taktik, Techn, Intraop Diagn. Acta Chir Hell 1979 · Anfordergn d Chir a d Krhsmanagement. Arch Klin Chir 1979 · Eröffnungsansprach d Präsident, Kongr Dtsch Ges Chir 1981. Langenbecks Arch Chir 1–11 (1981)
MH Zentralorg Chir (55–63)
BV Thoraxchir. In: Fehler u Gefahren b chir Op. Jena: Gustav Fischer 1959 · Frühdiagn d Bronchialka. In: Früherkenng d Krebses. Stuttgart: Schattauer 1962 · Klin d Gallenwegserkrankgn – Chir. Gastroenterol u Stoffw. Baden-Baden: Witzstrock 1973 · Revisionsop b Abflußstörgn i Ber d Gallenwege na Cholecystektomie. Stuttgart: Thieme 1975

Sras, Khaled, Dr. med., niedergelassen, Adolfsallee 31, 6200 Wiesbaden · *17. 04. 41 Homs/Syrien · A 78, Mainz · D 70, Mainz · AG UnfChir. · AllgChir · Ambulanz · Proktologie · ambulantes Operieren · FG Chirurgie 07/77 · TG UnfChir 12/78 · TW a) 71–80 Städt. Kliniken Wiesbaden (Hartenbach, Schauwecker) c) D-Arzt, Chirurg, Unfallchirurg i. eig. Praxis · S Seit 81 niedergel. als Chirurg u. D-Arzt Wiesbaden

Stäcker, A. Dietrich, Dr. med., Chefarzt, Ärztl. Dir., St. Joseph Hosp., Wiener Str. 1, 2850 Bremerhaven · *25. 04. 34 Kiel · A 62, Münster/W. · D 59, Münster/W. · AG 06/62–09/66 AllgChir., Neurochir. Münster · 11/66–09/68 AllgChir. Marburg · FG Chirurgie 03/68 · TG GefChir 09/81 · TW a) 03/68–09/68 Wiss. Ass. Uni.-Klin. Marburg (Schwaiger) · 09/68–10/70 OA Chir. Klin. Wuppertal-E. (Streicher) · 10/70–03/73 OA, St. Joseph-Hosp. Bremerhaven b) GefChir. 09/68–10/70 Wuppertal-E. (Streicher) c) Chefarzt u. Ärztl. Dir. Chir. u. GefChir. · S Seit 04/73 Chefarzt · Seit 76 Ärztl. Dir. St. Joseph-Hosp. Bremerhaven
ZV Traumat Magenvolvulus ohne Zwerchfellschädigg. Monatschr Unfallhkd 11 (1966) · D traumat Zwerchfellrupt a ak Krankhtsbild. Med Welt 4 (1968) · Diagn, Diffdiagn u Therap d stumpf traum Zwerchfruptur. H

Unfallheilkd 94 (1968) · Beitr z Pathogen d prim lympho retic Magen-Sa. Bruns Beitr Klin Chir 216, 2 (1968) · Komplik na örtl Cortison-Inj. H Unfallheilkd 99 (1969) · Dünndarmileus dur Marcumarbhdlg. Bruns Beitr Klin Chir 218/1 (1970) · Rippenechinokokkus. Med Welt 23 (1972) · Förderg d Wundheilg dur Bestrahlg m polarisiertem Licht. ebd 37 (1986)

Stadler, Josef, Dr. med., Assistenzarzt, Chir. Klin. u. Poliklin. Techn. Univ. München, Ismaningerstr. 22, 8000 München 80 · *16.11. 56 Rosenheim · A 84, München · D 86, München · AG 81–84 Inst. f. chir. Forsch. LMU München · TW c) AssArzt
ZV Monitoring of viral infections after renal transplantation by fine needle aspiration biopsy and monoclonal antibodies. Transplant Proc 17, 168 (1985) · Doppelseitiger Spontanpneumothorax i d Gravidität b Lymphangioleiomyomatose d Lunge. Chir Praxis 38, 179 (1987) · Postischemic injury and acute tubular necrosis: diagnostic and prognostic value of fine needle aspirates. Transplant Proc 20, 687 (1988)
BV Detection of T-cell subsets with monoclonal antibodies. In: Renal transplantation cytology: Second Int Workshop. Mailand: Wichtig 1984

Stahlknecht, Carl-Detmar, Priv. Doz. Dr. med., Chefarzt, Kreiskrhs. Starnberg, Oßwaldstr. 1, 8130 Starnberg · *26.07. 41 Augsburg · A 69, München · D 71, Marburg · AG AllgChir. · Gefäßchir. · Thoraxchir. · FG Chirurgie 08/75 · H 81, Marburg · TW a) 08/69–10/85 AssArzt, Ltd. OA Univ.-Klin. Marburg (Hamelmann, Röher) c) Chefarzt Chir. Abt. · S Seit 11/85 Chefarzt Chir. Abt. Kreiskrhs. Starnberg
ZV Temporäre Arterialisat thrombektom Venen z Verhütg e Rethrombose. Zentralbl Chir 98, 1345–1349 (1973) · Op Therap d thrombot Venenverschl. Erg d Angiol 8, 95-102 (1974) · D Bhdlg d chron Analfissur dur versch Formen d Sphincterotomie. ebd 102, 116 (1977) · D perorale praeop Verabreichg v Neomycin u Bacitracin z Prophylaxe postop Wundkomplikat b Ileus u Peritonitis. E kontroll, randomisierte Doppelblindstudie. Zentralbl Chir 104, 1147 (1979) · Expteller Verschluß d art mesent sup: Weitere Beweise f d Einfluß v Histamin u Diaminoxydase auf d Schockentwicklg. Langenbecks Arch Chir [Suppl] Chir Forum 267–270 (1980) · The early detection of colorectal carcinomas: Is there furthermore a place for rigid rectoscopes? J Exp Clin Cancer Res [Suppl] 2, 47 (1983)
BV Einsatz e mobilen Ultraschallgeräts i d chir Akut-Diagnost. In: Ultraschalldiagnost i d Med. Stuttgart: Thieme 1980 · Diagnost d Frühstörgn na Eingriffen am Colon. In: V Symp d CAE (Gastrointestinale Endoskopie i d postop Nachsorge). Melsungen: Bibliomed 1980 · Vasokt Substanzen b Mesenterialinfarkt u vasculärem Ileus: Pathophysiol Rolle d Histamins u neue therapeut Gesichtspunkte m Histamin H_1- u H_2 Rezeptorantagonisten. In: Akt Chir: Ileus. Stuttgart: Thieme 1984

Staimmer, Dieter, Dr. med., Ltd. Arzt, Anal- u. Rectumchir. Städt. Krhs. Neuperlach, Oskar-Maria-Graf-Ring 51, 8000 München 83 · *23.01. 35 Weilheim · A 62, München · D 64, München · AG 62–86 AssArzt Chir. Abt. Krhs. München-Schwabing · 11/76–05/77 GefChir. Abt. Univ.-Klin. Heidelberg · FG Chirurgie 67 · TG GefChir 01/78 · TW a) 04/68–09/68 OA Krhs.

Hindelang (Kremsreiter) · 10/68–04/70 OA Privatklin. Dr. Betzner, Wildbad, Schwarzwald · 05/70–06/73 OA Krhs. Traunstein (Huber) · 07/73–84 Ltd. OA Krhs. München-Neuperlach (Wilhelm) · 11/76–05/77 Gastarzt am St. Marks-Hospital, London (Sir Alan Parks) · Seit 84 Ltd. Arzt Anal- u. Rectumchir. Krhs. Neuperlach, München · S Seit 84 Ltd. Arzt Anal- u. Rectumchir. Krhs. München-Neuperlach
ZV Unfallbedingtes gleichzeit Auftreten e Chylothorax u e subphren Chylospseudocyste. Chirurg 1966 · Mod Enddarmchir. Dtsch Krankenpflege 12 (1984) · Analfissuren: Diagnost u Therap. Der Chirurg BDC 1 (1988) · Lokale Excis d Rectum-Ca. Selekta 82 (1989)

Stalleicher, Theodor, Dr. med., Chefarzt i. R., Barbarossa-Str. 1, 8229 Laufen/Salzach · *25.01. 10 Palling b. Traunstein/Obb. · A 38, München · D 39, München · AG Röntgenol., Orthop. · Gynäkol. u. Geburtshilfe · KindChir. u. -Orthop. · FG Chirurgie 01/51 · Urologie 12/55 · TW a) Vertretungen von Chefärzten folgender Krhs.: Berchtesgaden, Mainburg (Nb.), Plattling, Auerbach (Opf.), Trostberg, Eschenbach (Opf.), Pfaffenhofen (Ilm), Riedlingen (Donau), Lohr (Main), Dieburg (Hessen), Waldsassen, Kelheim (Donau) b) Urologie: Urol. Klin. Augsburg c) i. R. · S 57–75 Chefarzt d. Städt. Krhs. Laufen/Salzach

Stallkamp, Bernhard, Prof. Dr. med., Chefarzt, Marienhosp., Johannisfreiheit 2–4, 4500 Osnabrück · *26.08. 40 Holsten, Krs. Lingen · A 68, Düsseldorf · D 65, Münster · AG 01–10/66 Pathol. Berlin-Spandau · 68–73 Chir. Berlin-Westend/Steglitz · FG Chirurgie 73 · TG GefChir 80 · H 76, Berlin · P 82, Berlin · TW a) 73–77 Klinikum Steglitz FU Berlin, Abt. Allg. Thorax- u. Gefäßchir. (Franke, Häring) c) Chefarzt · S 77 Chefarzt AllgChir Abt. Marienhosp. Osnabrück
ZV Z akt Stand d Tetanus-Prophylaxe. Dtsch Med Wochenschr 99, 2580 (1974) · Unters d Fettresorp magenloser Pat m 14C- bzw 125J-markiertem Triolein. Therapiewoche 26, 6638 (1976) · Z Diagn u Therap d akuten Mesenterialgefäßverschl. Med Welt 27, 984 (1976) · Unters z Ernährungssituat na Gastrektomie. Aktuel Gastrologie 8, 41 (1979) · D Meckelsche Div. E retrospekt Studie ü 20 Jahre. Med Welt 32, 559 (1981) · Gutart Tu d oberen Gastrointestinaltrakt. Langenbecks Arch Chir 353, 279 (1981) · Fakt d Anastomoseninsuff n Gastrektomie u besond Berücksichtig d AB0-Blutgrsyst. Zentralbl Chir 106, 1127 (1981) · D primäre op Therap d MammaCa. Allg Med 59, 549 (1983) · Chir Bhdl e Oes Tbc. Langenbecks Arch Chir 366, 135 (1985) · Gastrektomie – Risiko u Chance. Bericht ü 100 konsek abd Gastrektomien. Med Welt 37, 638 (1986) · Z chir Therap d Gallensteinleid. ebd 39, 1374 (1988)
BV OpIndikat b d Ulkusbltg. In: D komplizierte gastroduod Ulkus. Stuttgart: Thieme 1978 · Bltg a d Dünn- u Dickdarm. In: Dringl Bauchchir. ebd 1982 · Mesenterialinfarkt. In: ebd · Rupt Aneurysmen abd Gefäße. In: ebd · Diagn u Therap d nichtparasitären Leberzyst u Zystenleber (Übers). In: Chir d Leber. Weinheim: Edition Medizin 1983 · Prophyl u Therap d Störung n Gastrektomie u Kardiaresek. In: Therap d Magenkarzinoms. ebd 1983 · D Op. In: Lehrb Chir m Repetitorium. Berlin: de Gruyter 1986 · Indikat u Kontraindikat d op Eingriffs. In: ebd · Hernien. In: ebd · Risikofakt b d Gastrektomie. In: Risiko i d Chir, Analyse u Kalkulat. Berlin: de Gruyter 1988

Stapenhorst, Kurd Eberhard, Prof. Dr. med., Direktor, Abt. f. Thorax- u. Herz-Gefäßchir., Chir. Univ.-Klin., 6650 Homburg/Saar · *21. 02. 23 Berlin · **A** 51, Hannover · **D** 52, Göttingen · **AG** Pneumol. · ThKardChir. · **FG** Chirurgie 74 · **TG** Thorax- u. KardiovaskularChir 74 · **ZB** Pneumologie 59 · **H** 66, Göttingen · **P** 71, Göttingen · **TW b)** 59–74 Klin. Thorax-, Herz-, u. Gefäßchir. d. Univ. Göttingen (Koncz) **c)** Abt. Dir. · **S** Seit 74 Dir. Abt. Thorax-, Herz-Gefäßchir., Chir. Univ.-Klin. Homburg/S.
ZV Thoraxverletzgn am Unfort. Landarzt 1963 · Erg intrakard Eingr m Hilfe d Herz-Lungen-Maschine. Med Klin 1963 · Op Bhdlg d Pulmonalsten b gleichzeit besteh Lungentbk. Thoraxchir Vaskuläre Chir 1964 · Hämodynam d Lungenkreisl i ihrer Bedeutg f d Pathogenese d Lungentbk. Arch Kreislaufforsch 47 (1965) · Ist d Op e Herzfehlers b akt Lungentbk indiziert? Prax Pneumol 1965 · L'importance de la perfusion et de la ventilation dans la pathogenie de la Tuberculose. Bull Physio-path respir 2 (1966) · Exp Untersuchgn z Lungenembolie: Üb Emboliereakt na Vagotomie, na Sympathekt u unt pharmakol Einwirkg. Langenbecks Arch Chir 319 (1967) · Wirkgn vasoakt Pharmaka auf d Lungenkreisl. Z Exp Med 1969 · Angebor Lungenfehlbildgn als Indikat z dringl Eingriff i Säuglalter. Langenbecks Arch Chir 325 (1969) · Z Hämodynamik d Lungenkreisl. Fortschr Med 1970 · Fehlabgang d li Koronarart aus d A pulm. Thoraxchir 1970 · D Wert d biopt Lungenpunkt i d Diagn v Lungentumoren. Kongr Ber Wiss Tag Norddtsch Ges Tbk u Lungenkrht 1970 · Stabilisier Eingriffe am Thorax n schwer Thoraxtraumen. Monatschr Unfallhkd 1970 · Techn Möglichkeiten d modernen Chir u ihre ethisch Konsequenzen. Z Allgemeinmed 1972 · D Kombinattrauma aus d Sicht d Thoraxchir. Ber Unfallmed Arbeitstag 1972 · Intrathorakale Tumoren i Säugl- u Kindalt. Z Kinderchir 1973 · Früh- u Späterg n Aortenklappenersatz. Langenbecks Arch Chir 1973 · Prolonged safe ischemic cardiac arrest uring hypothermic Bretschneider cardioplegia combined with topical cardiac cooling. Thoraxchir Vaskuläre Chir 29 (1981) · D Belastbarkt na Traumen d Thorax u d großen Gefäße. Langenbecks Arch Chir Kongrbd 364 (1984) · Probl d Entscheidgsfindg i d postop Intensivmed. Intensivbehandlg 11/1, 15–17 (1986)
MH The Thoracic and Cardiovascular Surgeon
BV D Therap d Lungen-, Pleura- u Mediastinaltumoren. In: Therap inn Krankht. Berlin: Springer 1973/74/77 · Angeb Koronararterienanomalien. In: Allg u spez Oplehre, Bd VI/2. ebd 1978

Stapinski, Irene, Dr. med., Stadtärztin, Gesundheitsamt, Am Steinberg 55, 4050 Mönchengladbach 1 · *22. 09. 36 Warschau/Polen · **A** 62, Warschau · **D** 62, Warschau · **AG** KindChir. · **FG** Chirurgie 04/77 · **TW a)** Bis 72 Assistenz-Ärztin Grünberg/PL · 10/72–11/75 Univ. Klin. Düsseldorf · 11/75–03/84 St. Josef Krhs. Moers · 04/84–09/85 OÄ Hl. Geist Hosp. Kempen · Seit 10/85 Stadtärztin Gesundheitsamt Mönchengladbach **c)** Stadtärztin

Stark, Gerhard Björn, Dr. med., Resident, Division of Plastic Surgery, Tulane University, New Orleans LA 70112, USA · *18. 12. 57 Furtwangen/Schwarzwald · **A** 82, Freiburg · 88, Philadelphia/USA · **D** 82, Freiburg · **AG** 82–89 Chir. Bonn · 88–89 UnfChir. Bonn · 85–86 PlastChir. Univ. of Pittsburgh/USA · **TW c)** Resident PlastChir.

ZV Serum-Spiegelkontrollen v Tobramycin unt klin Routinebedinggn. Dtsch Med Wochenschr 107, 1182–1184 (1982) · D frühzeitge Defektdeckg drittgradig off Unterschenkelfrakt dur freie Myoukutanlappen. Therapiewoche 35, 80–82 (1985) · D Vorgehen na Perforationszwischenfällen b Kolonkontrasteinlauf. Aktuel Chir 21, 1–5 (1986) · Rapid elongation of arteries and veins in rats with a tissue expander. Plast Reconstr Surg 80 (4), 570–578 (1987) · Enhanced neovascularization of rat tubed pedicle flaps with low perfusion of the wound margin. Plast Reconstr Surg 80 (6), 814–821 (1987) · Hand transplantations in baboons. Transplant Proc 19 (5), 3968–3971 (1987) · Continuous axial stress on rat blood vessels in vivo. Wiss Z Friedrich-Schiller-Univ Jena 37, 544–548 (1988) · Reply to AF Borges: When is a flap tubed? (Letter). Plast Reconstr Surg 82, 203–204 (1988) · Failed tissue expansion in a patient with osteogenesis imperfecta. Ann Plast Surg 22, 156–159 (1989) · The use of tissue expander to elongate axial blood vessels. Plastic Surgical Forum 9, 151–153 (1986) · Perforation during barium enema: pathogenesis and treatment based on anatomical classification. Dig Dis Sci 31, 441 (1986) · D Einfluß e hohen Perfusionsgradienten auf d Neovaskularisat. Acta Chir Austriaca 19 (2), 195–197 (1987) · D Versorg v Weichteildefekten b Unterschenkelbrüchen dur frühz Transplant freier Myokutanlappen. ebd 19 (2), 304–305 (1987) · Allogeneic hand transplantations in primates. Eur Surg Res 19 (S1), 107–108 (1987) · Neovascularisation of skin flaps: etiologic role of low perfusion. ebd 19 (S1), 10 (1987) · D Verlängerg v Blutgefäßen m e Gewebeexpander. H Unfallheilkd 200, 55–56 (1988) · The influence of the calcium channel blocker nimodipine on flap survival. Ann Plast Surg 23, 306–309 (1989) · Ein malign Hämangioperizytom als Ursache e Invaginationsileus. Aktuel Chir 24 (4), 154–156 (1989) · The creation of a small bowel pouch by tissue expansion. Eur Surg Res 21 (52), 20 (1989) · Bildung e Ileumtasche m d Gewebeexpander – eine tierexp Studie. Acta Chir Austriaca 21, 95–96 (1989)
MH Brustrekonstruktion nach Mammakarzinom. Berlin: Springer 1989
BV Die frühzeitige Defektdeckung drittgradig offener Unterschenkelfrakturen durch freie Myokutanlappen. Kongreßband des 16 Freiburger Chirurgengesprächs, Hrsg: Fa Gödecke, Berlin u Freiburg im Breisgau 1984, 47–51 · The longterm vascularity of free muscle flaps. Proceedings of the 9th Symposium of the International Society of Rekonstructive Microsurgery, 17–22 4 1988 Yamanashi/Japan. Chen ZW, Harii K, Ikuta Y (Hrsg), Tokyo 1988, S 83 · Flankierende Eingriffe zu einer ästhetischen Rekonstruktion. II Mammasymposium – Die Chirurgie des Mammakarzinoms, 25 2 1989, K Jaeger, G-D Giebel, GB Stark (Hrsg), Bonn 1989, 47–64 · Gewebeexpansion in d Mammarekonstruktion. In: Brustrekonstruktion nach Mammakarzinom. Berlin: Springer 1989 · Allograft composite tissue transplantation in reconstructive surgery: experimental hand transplantation in primates. In: Riediger E, Ehrenfeld M (Hrsg). Microsurgical tissue transplantation. München: Quintessenz 1989

Starke, Wolfhard Paul Bernhard, Dr. med., Chefarzt, St. Petri-Hosp., Hüffertstr. 50, 3530 Warburg · *22. 08. 43 Halle/Saale · **A** 70, München · **D** 71, Würzburg ·

AG UnfChir. · **FG** Chirurgie 05/76 · **TG** UnfChir 01/77 · **TW a)** 77 St. Brigida-Krhs. Simmerath (Zollinger) **b)** 76 BG-Unfallklin. Duisburg (Hierholzer, Brandt) · 78–81 UnfChir. St. Marien-Hospital Lünen (Schilling) **c)** Chefarzt UnfChir. · **S** Seit 81 Chefarzt UnfChir. St. Petri-Hosp. Warburg
ZV D chir Problemat extrem Verlaufsformen d primären Hyperparathyreoidismus. Med Klin 23, 1521 (1972) · Versorgg v instabilen Beckenringverletzgn m äußerem Spanner. Unfallchirurgie 5, 220 (1979) · Weichteilverknöchergn na op Versorgg v Verrenkgsbrüchen d ob Sprunggelenkes. Aktuel Traumatol 9, 283 (1979) · Erg op versorgt Verrenkungsbrüche d ob Sprunggelenkes. ebd 10, 209 (1980) · Verbesserte Aufhängg d Steinmann-Nagel-Extens auf d Weber-Tisch. Chirurg 51, 737 (1980) · Bandverletzgn d ob Sprunggelenkes. Bhdlgserg na op Primärversorgg. Unfallheilkunde 84, 60 (1981) · Isolierte u kombinierte Bauchverletzg. Aktuel Traumatol 11, 96 (1981) · Kirschnerdrahtwanderg na Osteosynthesen. ebd 11, 126 (1981) · Isolierte traumat Läsionen d Tabula externa d Schädelkalotte – e Rarität. Unfallheilkunde 85, 30 (1982) · Calcaneus bifidus – E selt Formvariante a Fersenbein. Aktuel Traumatol 12, 185 (1982) · Diffdiagn d Schädelfrakt i Kindesalt. ebd 13, 253 (1983) · Pachydermoperiostose (Touraine-Solente-Golé). Chir Praxis 33, 385 (1984) · Brüche d Jochbeines u d Orbita. Chir Bhdlg a kleineren Krhs. Unfallchirurg 90, 465 (1987) · Isolierte Frakt d Schulterblattes i Kindes- u Jugendalter. Aktuel Traumatol 18, 73 (1988) · Anat Variante als selt Urs e diatalen Ulnariskompress. Handchir 20, 347 (1988) · Z fibularen Bandrupt i Wachstumsalter. Unfallchirurg 92, 6 (1989) · Metachrone Zweitfrakt d Kahnbeins d Hand. ebd 92, 604 (1989)

Staschok, Werner, Dr. med., Oberarzt, Ev. Bethesda Krhs., Ludwig-Weber-Str. 15, 4050 Mönchengladbach 1 · *08. 04. 51 Dhünn/Rhein Wupper Kreis · **A** 78, Düsseldorf · **D** 78, Düsseldorf · **AG** Chir. · Urol. · UnfChir. · **FG** Chirurgie 10/85 · **TG** UnfChir 07/87 · **TW b)** 86/87 UnfChir. Bethesda Krhs. Mönchengladbach **c)** OA Chir./UnfChir.

Stauber, Rudolf E. A., Univ. Prof. Dr. med., wirkl. Hofrat, Primarius, Landeskrankenhaus, Sierningerstr. 170, A-4400 Steyr · *10. 09. 28 Graz · **D** 52, Graz · **FG** Chirurgie 61 · **TG** GefChir 80 · **H** 70, Graz · **P** 80, Graz (tit. a. o. Prof.) · **TW c)** Primarius · **S** Seit 75 Primarius Landeskrhs Steyr
ZV Intraoperative Leberpunktionen u ihre Ergebnisse. Klin Medizin 12, 697 (1962) · Die Appendicitis im Säuglings- u Kleinkindalter. Wiener Med Wschr 112, 977 (1962) · Über besondere Verlaufsformen der akuten Pankreatitis. Chirurg 35, 101 (1964) · Zur Frage der intraoperativen Diagnostik in der Gallenchirurgie unter besonderer Berücksichtigung einer neuen Methode der Radiomanometrie. Chirurg 35, 536 (1969) · Gastroskopie in der chirurgisch Praxis. Krebsarzt 22, 326 (1967) · Die Sphincterirritation an der Papilla Vateri. Acta Chir Austriaca 1, 65 (1969) · Registrierung der Muskelaktivität an der Vaterischen Papille und deren Bedeutung für die intraoperative Diagnostik. Langenbecks Arch Chir 325, 1139 (1969) · Die Gallenwegsdynamik bei wechselndem Durchfluß. Wiener Med Wschr 119, 787 (1969) · Thrombosephrophylaxe mit Antikoagulantien in der Gallenchirurgie. Chirurg 43, 331 (1972) · Mechanische

Faktoren bei der Gallensteinbildung. Leber Magen Darm 4, 27 (1974) · Zur Frage einer kombinierten Varizentherapie. Zeitschr Phlebol Proktol 4, 55 (1975) · Mammographie in der Praxis. Wiener Med Wschr 127, 688 (1977) · Verletzungen der Bauchorgane. Acta Chir Austriaca 11, 64 (1979) · Maligne Schwannome im Retroperitonealraum. Zentralbl Chir 105, 525 (1980) · Indikation u Technik der endoskopischen Lasertherapie. Chirurg 51, 99 (1980) · Vor- u Nachteile der generellen Radiomanometrie bei Gallenoperationen. Chirurg 52, 769 (1981) · Zur Frage der zurückgelassenen Gallensteine unter Berücksichtigung ihrer nichtchirurgischen Behandlung. Chirurg 58, 409 (1987) · Ein Fall von aortocavaler Fistel nach Ruptur eines infrarenalen Aortenaneurysmas. Chirurg 59, 851 (1988)

Stauch, Robert, Dr. med., niedergel., Rabanusstr. 35-, 6400 Fulda · *17. 12. 43 Sonneberg/Thür. · **A** 72, München · **D** 71, Würzburg · **FG** Chirurgie 08/77 · Orthopädie 12/81 · **ZB** Chirotherap. 11/84 · Physikal. Therap. 09/84 · Sportmed. 09/87 · Rheumatol. 07/88 · **TW a)** 77–78 RWTH-Aachen (Reifferscheidt) · 78–84 Orthop. Univ. Münster (Matthiaß) · 84–88 OA Orthop. Bezirkskrhs. Kutzenberg (Blümlein) · **S** 88 Niederlassung Fulda

Staudacher, Michael, a. o. Univ. Prof. Dr. med., Oberarzt, Abteilungsleiter, II. Chir. Univ.-Klin. Wien, Spitalgasse 23, A-1090 Wien · *15. 09. 36 Speyer/Rhein · **A** 60, Stuttgart · **D** 60, Heidelberg · **AG** AllgChir. · exp. Chir. · GefChir. · **FG** Chirurgie 05/68 · **TG** GefChir 04/74 · **ZB** FA f. Gefäßchir. 01/89 · **H** 74, Wien · **P** 81, Wien · **TW a)** Allg. Weiterbildg: II. Chir. Univ.-Klin. Wien **b)** Gründung d. Faches Gefäßchir. an d. II. Chir. Univ.-Klin. Wien **c)** Ltd. OA im TG · **S** Ltd. Abt.-Arzt f. Gefäßchir. II. Chir. Univ.-Klin. Wien
ZV Beitr z Toxikol, Klin u Patholog Anatom d Nickelcarbonylvergiftgn an Hand e eig beobachteten Vergiftungsserie m zwei tödl Fällen (12 Abb). Diss Heidelberg 1959/60 · Beitr z Klin d Appendicitis. Med Welt 2140 (1963) · D „symptomlose" Choledochusstein (m A Staffen). Chirurg 41, 377 (1970) · D Anwendg d hyperbaren Sauerstoffkammer in Verbindg m gefäßrekonstruktiven Maßnahm. ebd 42, 187 (1971) · Beitr z Erweiterg d operat Techn d Embolektomie. ebd 42, 421 (1971) · D Verwendg d Vena cephalica als autologer Arterienersatz. ebd 43, 140 (1972) · Was leistet d Vena saphena magna als Arterienersatz? Bruns Beitr Klin Chir 220, 72 (1973) · Spätschicksal d transplantierten Vene. Thoraxchir Vaskuläre Chir 5, 371 (1973) · The fate of autologous veinous by pastgrafts-morphological and biological problems. Minerva Cardioangiol 141 (1974) · D homolog Transplantat d gefriergetrockneten Vene. Ein expteller Beitr z Probl: Gefäßersatz. Vasa [Suppl] 2, 1974 Habilitationsschrift · D Ligatur der Arteria iliaca interna. E Palliativmaßnahme b blutenden u inoperablen Rectumca. Zentralbl Chir 27,, 864 (1974) · Homolog Transplantat gefriergetrockneter Venen. Fortschr Med 94, 245 (1976) · D „erzwungene" End-zu-End Anastomose b offenem u geschl Gefäßverletzgn. Acta Chir Austriaca [Sondersuppl] 314 (1976/1977) · Aneurysmabildg, Intimariß u Thrombose i e vier Jahre alten autologen Venengraft. Vasa 7, 277 (1978) · Akut Arterienchir. Acta Chir Austriaca 1 [Fortb 1] 1978 · Chemodektom d Carotisgabel. Zentralbl Chir 12, 820 (1979) · Was gibt es

Neues in der Gefäßchir? Erkenntn d med Forschg. Österr Hochschulzeitg 11, 11 (1981) · Rekonstrikt d Aortenbifurkat na Ligatur weg e retroperiton malign Tumors. Angio Archiv 3, 55 (1982) **BV** Lyophilisierte Vene als Gefäßprothese. 6 Jahrestagg d Öster Ges f Gefäßchir. Basel: Karger 1975 · Akute periph Gefäßchir. Wien: Springer 1983 · Acute peripheral vascular surgery. ebd 1985

Stauder, Wolfgang Karl, Dr. med. Dipl.-Biol., Funktionsoberarzt, Paracelsuskrhs. Ruit, Hedelfingerstr. 166, 7302 Ostfildern 1 · *14.03. 51 Singen/Htwl. · **A** 82, Stuttgart · **D** 82, Tübingen · **AG** Grundlagenforschg. i. d. Mikrobiol. · 76 Bakterielle Rezeptorproteine · Seit 01/83 Allg.- u. Unfallchir. · 88 Transplant. homologer Spongiosa · **TW c)** 83–89 Stationsarzt und Ambulanzarzt · 89 OAstellvertretung in Allg.- u. UnfChir **ZV** Identification of the sid outer membrane receptor protein i Salmonella typhimurium. MGG 155, 227–229 (1977) · Knochenbank a Kreiskrhs. Arzt Krhs 1, 79 (1989)

Steckmeier, Bernd Manfred, Priv. Doz. Dr. med., Oberarzt, Chir. Klin. Innenstadt u. Chir. Poliklin. Univ. München, Nußbaumstr. 20/Pettenkoferstr. 8 a, 8000 München 2 · *08.06. 44 Teplitz-Schönau/CSSR · **A** 74, München · **D** 73, München · **AG** Exp. Chir. Centre d'études Techn. Chir. Hôpital, Broussais, Paris · **FG** Chirurgie 08/83 · **TG** GefChir 10/86 · **H** 89, München · **TW a)** 74–77 StatArzt ThKardChir. Dtsch. Herzzentrum München (Sebening) · 77–84 StatArzt AllgChir., GefChir. u. ThChir. Maria-Theresia-Klin. München (Schaudig) **b)** Seit 85 AllChir., GefChir., ThChir. Chir. Klin. Innenstadt u. Univ. Poliklin. München (Schweiberer) **c)** OA AllgChir., GefChir., ThChir. **ZV** Erfahrgn m d Anuloplastik n DeVega b Tricuspidalklappeninsuffizienz. Thoraxchir Vaskuläre Chir 24 [Sonderh 1] 56 (1976) · Infektrisiko b Herzschrittmacherträgern. Herzmedizin 3, 181 (1980) · Tissue concentrations of cefotaxime during pacemaker implantation. Curr Chemotherap Immunotherap Proc 586 (1981) · Messg d Gewebespiegel v Mezlocillin u Oxacillin. Klinikarzt 2, 115 (1983) · Concentration of mezlocillin and oxacillin in vessel walls and tissues in vascular surgery. Drugs exp clin dress 9, 133 (1983) · Cefotaxime z Infektionsprophylaxe b gallenchir Eingriffen. Der Krankenhausarzt 56, 649 (1983) · Störgn d Schrittmacherfunkt dur Muskelpotentiale b uni- u bipolaren VVI-Systemen sowie unipolarer Zweikammerstimulat. Herzschrittmacher 4, 254 (1984) · Abdominalchir i höheren Lebensalter. Z allg med 61, 926 (1985) · Kurzzeitprophylaxe b Schrittmachereingriffen. MMW 127, 197 (1985) · Wertigkt d digitalen Subtraktionsangiographie m Zeitdichtekurven u d Duplex-Scan b Stenosen d A carotis int. Angio 8, 155 (1986) · Anatom Studien z Optimierung d chir Techn d Obturator-Bypasses. ebd 8, 289 (1986) · Implant u Explant v Schrittmachersystemen. E chir Notfall. MMW 128, 347 (1986) · Auswahl d Schrittmachersyst: uni- od bipolare Stimulat? Acta Chir Austriaca 18, 216 (1986) · Kompressionssyndr d Poplitealregion. Orthopäde 16, 472 (1987) · Akut Abdomen: akut Mesenterialinfarkt. MMW 129, 81 (1987) · Chron Thrombose d V subclavia – Therap dur transaxilläre Resekt d 1 Rippe. ebd 130, 215 (1988) · Perkutane u intraop Rotationsangioplastie sequentiell verschlossener

Oberschenkelarterien. Angio 10, 49 (1988) · Erfahrgn m Mezlocillin-Oxacillin u Ciprofloxacin i d Gefäßchir. Fortschr antimikrob, antineoplast Chemotherap 7, 239 (1988) **MH** Arterienstenose u Strömg. Stuttgart: Thieme 1977 **BV** Clinical, microbiological and pharmacokinetic aspects of ciprofloxacin in therapy of wound infection after vascular surgery. In: Recent advances in chemotherapy. Univ Tokyo 1985 · Percutaneous peripheral atherectomy. In: Advances in vascular pathology 1989. Amsterdam: Elsevier Science Publishers BV (Biomedical Division) 1989 · Dynamic angioplasty – a milling catheter for transcutaneous and intraoperative recanalization of obstructed femoral arteries. In: Advances in vascular pathology 1989. Amsterdam: Elsevier Science Publishers BV (Biomedical Division) 1989 · New mechanical devices: Technical modification of the Kensey rotator. In: Pros and cons in PTA and auxiliary methods. Berlin, Heidelberg: Springer 1989

Steege, Karin, Dr. med., Assistenzärztin, Marienhosp., Marienstr. 6, 5609 Hückeswagen · *20.06. 51 Darmstadt · **A** 76, Heidelberg · **D** 77, Heidelberg · **AG** Chir. Assistenzzeit Darmstadt u. Köln · **FG** Chirurgie 05/83 · **TW a)** Bis 06/85 Krhs. Porz/Köln (Posth) · Seit 10/86 Marienhosp. Hückeswagen (Kühnert) **c)** AssÄrztin (Teilzeit)

Steegmüller, Kurt Willi, Priv. Doz. Dr. med., Ltd. Oberarzt, Klin. u. Poliklin. f. Allg.- u. Abdominalchir. Johannes-Gutenberg-Univ., Langenbeckstr. 1, 6500 Mainz 1 · *18.04. 46 Stuttgart · **A** 73, Tübingen · **D** 72, Tübingen · **AG** Chir. d. portal. Hypertens. · Pankr. Chir. · colorektal. Chir. · **FG** Chirurgie 01/79 · **H** 81, Tübingen · **TW a)** 79–82 Chir. Klin. Städt. Krhs. Stuttgart-Bad Cannstatt (Fischer) · 82–83 Klin. Köln-Merheim (Troidl) · 83–88 Chir. Klin. Diak. Krhs. Stgt. (Lorenz, Littmann) · Seit 08/88 Klin. u. Poliklin. Allg. u. Abd. Chir. Univ. Mainz (Junginger) **c)** Ltd. OA Klin. u. Poliklin. Allg. u. Abd. Chir. **ZV** Ist d portokav Notshunt b blut Oevarizen noch vertretbar. Med Welt 29, 91 (1978) · Lebechin K-Bhdlg d Lebteilres. Med Welt 29, 876 (1978) · Ca d Pankreaskopf u d Papill-reg. Zentralbl Chir 103, 1428 (1978) · Aneurys d A lieh. Z Gastroenterol 12, 781 (1978) · Resektbhdlg b chron Pankreatitis. Med Welt 29, 1879 (1978) · Op Bhdlg b akut nekrot Pankreat. ebd 30, 514 (1979) · Früh- u Späterg na portokav Shunt. ebd 31, 21 (1980) · Freie Perfor i Col rect Ber – Bhdlg u Erg. Zentralbl Chir 105, 656 (1980) · Oesophagusvarizbltg b Ostmyel Skler. Chirurg 5, 438 (1980) · D tot Duodpankreatekt b d chron Pankreat. Z Gastroenterol 18, 633 (1980) · D Noblesche Op b rezid Dünnileus. Langenbecks Arch Chir 351, 13 (1980) · D portokav Notshunt b d konserv nicht stillb Ösophagusvarizbltg. ebd 353, 81 (1980) · Resekt u Magersatz b thorak Ösophca. ebd 356, 43 (1982) · Ist d tot Duodpankreatekt b d chron Pankreat noch vertretb? Chir Praxis 26, 635 (1982) · D part Duodpankreatekt m Pankrgangocclus. Z Gastroenterol 10, 617 (1982) · The portocav Shunt i t treatment of portal Hypertension. Br J Clin Pract 38, 171 (1984) · Intraop hemodyn Investig dur portocav Shunt. Arch Surg 119, 269 (1984) · Pankreasfermsubstitut na part Duodpankreatekt u Pankrgangocclus. Aktuel Chir 19, 57 (1984) · Z Anwend d EEA-Stapl b Ösophanast. Zentralbl Chir 111, 1203 (1986)

BV D portocav Notshunt. In: Port Hypertens. Berlin: De Gruyter 1982 · Portokav Shunt. In: Chron Lebererkrankg. Stuttgart: Thieme 1982 · Intraop Messg d Leberdurchblut währ d portokav Shuntop. Graefelfing: Demeter 1982 · Prospekt Studie z Bedeutg d portokav Anast in Exp u klin Hepatol. Stuttgart: Schattauer 1984 · Z Probl d Recurrenspares na Strumaresekt in Diagn u Therapiekontr v Schilddrüsenkrankh. Stuttgart: Thieme 1986 · Endokrin Frühfolg na Whipple-Op m Gangokkl. In: Fortschr d Pankr Chir. München: Zuckschwerdt 1987

Steen, Michael, Dr. med., Oberarzt, Abt. Verbrennungen, Plast.- u. Handchir. BG-Unfallklin., Ludwig-Guttmann Str. 13, 6700 Ludwigshafen · *28. 03. 47 Fackenburg, Krs. Eutin · **A** 75, Berlin · **D** 80, Göttingen · **AG** Inhalationstrauma · EDV · Qualitätssicherg · Verbrenngsschock · **FG** Chirurgie 05/81 · **TG** PlastChir 09/85, UnfChir 05/81 · **TW** **a)** Seit 07/81 PlastChir. BG-Unfallklin. Ludwigshafen (Zellner) **c)** OA im TG **ZV** D Lokalbhdlg d Brandwunde m PVP-Jod. Unfallheilkunde 86, 28–33 (1983) · Quecksilberintoxikat dur Lokalbhdlg e Verbrenng m Merbromin (Mercurochrom). ebd 86, 34–37 (1983) · Vergl Untersuchgn z Infusbhdlg i d Schockphase Schwerverbrannter. ebd 164, 147 (1984) · Hydroxyäthylstärke 450/0,7 i Verbrenngsschock, Auswirkgn auf d Ödembildg. Unfallchirurg 88, 22–26 (1985) · Wie sind Verbrenngsverletzte z versorgen? Notfallmed 11, 53–60 (1985) · Tiefreichende Verbrenngn d Schädelkalotte. Handchir Mikrochir Plast Chir 18, 122–127 (1986) · Malig Melanom d Nagelbetts unt e Hauttransplantat. ebd 18, 209–213 (1986) · Beidseit Os scaphoideum bipartitum. Unfallchirurg 89, 361–364 (1986) · Frühverändergn b Inhalattrauma, Versuchsmodell u pathophysiol Verändergn. Verh Dtsch Ges Path 70, 630 (1986) · Chir u intensivmed Aspekte i d Bhdlg Brandverletzter. Krankengymn 40, 441–452 (1988)
BV Septicaemia in severely burned patients: invasive monitoring for diagnosis and control of therapy. In: Emergency surgery/trends, techniques, results. Proc 7 Int Congr Emergency Surgery, Munich, September 1985. München: Zuckschwerdt 1986

Steenblock, Udo, Dr. med., Chefarzt, Kreiskrhs., Untere Flüh 31, 7880 Bad Säckingen · *15. 06. 39 Berlin · **A** 66, Tübingen · **D** 67, Tübingen · **AG** AllgChir. · Traumatol. · **FG** Chirurgie · **TG** UnfChir · **TW** **a)** OA-Konsiliararzt Dept. Chir. Univ. Basel **c)** Chefarzt · **S** Seit 81 Chefarzt u. Ärztl. Dir. Kreiskrhs. Bad Säckingen

Steffens-Krebs, Horst Dieter, Dr. med., Chefarzt u. Ärztl. Dir., Stadtkrkhs., Laustraße 30, 3590 Bad Wildungen · *20. 03. 25 Halle/Saale · **A** 48, Halle · **D** 48, Halle · **AG** Heilanstalt Weidenplan Halle/Saale · Elisabethkrhs. Halle · Städt. Krankenanst. Krefeld · **FG** Chirurgie, Urologie 53 · **TW** **a)** 53–57 AssArzt Städt. Krankenanst. Krefeld (Herzog) · Ab 57 Stadtkrhs. Bad Wildungen **c)** Chefarzt u. Ärztl. Dir. Stadtkrhs. Bad Wildungen · **S** Seit 67 Chefarzt u. Ärztl. Dir. Bad Wildungen
ZV 2 weit Fälle v Kelchdivertikeln d Niere m Konkrementbildg. Z Urol 1958 · Nierenbeckenausgußstein m Hypernephrombildg. ebd · Nierensteinperforat ins Retroperitoneum. ebd · Grundsätzl Nephropexie b Stein-

op i Bereich d Niere u d obersten Harnleiters. Chirurg 1959 · Rückbildg e völlig funklosen Hydronephrose. Z Urol 1959 · Fremdkörper d Harnblase. ebd · Kelchdivertikel d Niere m Konkrementbildg. ebd · Diffdiagn d Kontrastmittelaussparn i Bereich d Nierenbeckens. ebd · Abflußstörgn u Nierensteinbildg. ebd 1961 · Blasendivertikel m Reflux b Prostatahypertroph. ebd 1963 · Blasenausfüll Prostatamittellappen. ebd · Farbphotograph d Harnblase. Med Bilddienst 1965 · Erfahrgn m d Lokalanästhetikum „Scandicain" i d Urol. Therapiewoche 1966

Stegemann, Karl Burckart, Prof. Dr. med., Chefarzt, Allg. Krhs. f. d. Stadt Hagen, Buscheystr. 15 a, 5800 Hagen · *06. 01. 41 Wernigerode/Harz · **A** 72, Münster · **D** 71, Münster · **AG** AllgChir. · **FG** Chirurgie 09/78 · **ZB** Sportmed. 06/79 · **H** 81, Münster · **P** 86, Münster · **TW** **a)** AllgChir.: OA Chir. Univ.-Klin. Münster (Bünte) · **S** Seit 83 Chefarzt Hagen
ZV Amyloidtumoren i d Weichteilen d Halses. Chirurg 47, 502 (1976) · Gefäßverletzgn b Sportunfällen. Dtsch Z Sportmed 30/4, 95 (1979) · Thorakale Oesophagusdivertikel. Z Allgemeinmed 55, 1779 (1979) · Stumpfe Bauchtraumen bei Sport. Dtsch Z Sportmed 30/8, 235 (1979) · M Boeck m Wirbelsäulenbeteiligg u retroperitoneal Fibrose. Chirurg 50, 719 (1979) · Gutart Dünndarmtumoren. Zentralbl Chir 105/3, 191 (1980) · Benig Magentumoren, endoskop od chir Therap. Aktuel Gastrologie 6 (6), 549 (1979) · D eosinophile Granulom d Knochens. Orthop Prax 1, 50 (1981) · Divertikel d Jejunums. Med Welt 15, 537 (1980) · D hepatodiaphragmale Koloninterposition. Zentralbl Chir 105, 916 (1980) · Varikosis d unt Extremitäten u chir Therap. Chir Praxis 27, 99 (1980) · Erfahrgn m d Handgelenksdenervation na Wilhelm als Auxiliärmaßnahme i d op Therap d Navicularepseudarthrose u Lunatummalazie. H Unfallheilkd 148, 756 (1980) · Kolorektale Polypen u Krebsebtstehg. Proktologie 1, 51 (1980) · Varikosis d unt Extremitäten u ihre chir Therap. Gynäkol Prax 5, 109 (1981) · Tierexptelle Karzinogenese a Magen-Darm-Trakt b Verwendg versch Nahtmaterialien. Extracta gastroenterologia 11/1, 13 (1982) · Z Wirkg v Cimetidin b d Prophyl massiver Streßblutgn. Extracta gastroenterologia 11/2, 95 (1982) · Auflösbare u nicht auflösbare Nahtmaterialien a Nichtschleimhäuten – tierexptelle Langzeitstudie. Zentralbl Chir 107, 858 (1982) · Multiple Karzinoide d Magens. Klinikarzt 6/11, 648 (1982) · Doppelbildg d Darms. Manifestat i d ersten Lebensjahren. ebd 11, 1149 (1982)
MH Klinikarzt
BV Adv in experimental ulcer. Tokyo: ICEU 1981 · Auflösbare u nicht auflösbare Nahtmaterialien. Tierexptelle Langzeitstudie. Berlin: Springer 1982 · Cancer risk following Vagotomy from the experimental point of view. München: Urban & Schwarzenberg 1984 · Lymphoedem u lymphostat Elephantiasis. Theraphdbch. ebd 1984

Stegmann, Thomas-Joseph, Prof. Dr. med., Ärztl. Direktor, Klin. f. Thorax-, Herz- u. Gefäßchir. Städt. Kliniken Fulda, Pacelliallee 4, 6400 Fulda · *20. 11. 46 Hannover · **A** 75, Mannheim · **D** 74, Mannheim · **AG** Thorax- u. Kardiovaskularchir., GefChir., Med. Hochschule Hannover · **FG** Chirurgie 01/82 · **TG** GefChir 11/83, Thorax- u. KardiovaskularChir 11/83 · **H** 82, Hannover ·

P 89, Hannover · **TW b)** 82–84 OA Klin. Thorax-, Herz- u. Gefäßchir., Med. Hochschule Hannover (Borst) **c)** Ärztl. Direktor ThKardChir., GefChir. · **S** Seit 12/84 Ärztl. Direktor der Klin. Thorax-, Herz- u. Gefäßchir. Fulda
ZV Catecholaminfluoreszenz im Myokard b tierexpteller Herzhypertrophie. Med Welt 26, 950 (1975) · Surgical treatment of double-outlet left ventricle in 2 patients with D-position and L-position of the aorta. Ann Thorac Surg 27, 121 (1979) · Korrekt d Aorto-pulmonalen Fensters ohne Herz-Lungen-Masch. Herzmedizin 2, 142 (1979) · Total anomalous pulmonary venous connection: surgical treatment in 35 infants. Thorac Cardiovasc Surg 29, 299 (1981) · Herzschrittmacherimplantat im Kindesalter. Herzschrittmacher 1, 6 (1981) · Transposit d Großen Arterien: Erfahrgn m d Mustard-Korrekt b 274 Kindern. Herzmedizin 4, 153 (1981) · Cerebral ischemia following experimental cerebral air embolism. Acta Neurochir (Wien) 62, 142 (1982) · Surgical correction of truncus arteriosus type I. Thorac Cardiovasc Surg 30, 163 (1982) · Therapeutic measures in experimental coronary air embolism. Langenbecks Arch Chir 357, 213 (1982) · Exptelle Untersuchgn z Therap d koronaren Luftembolie. Herzmedizin 5, 83 (1982) · Koron u zerebrale Luftembolie. Exptelle Untersuchgn z e effekt Therap. Fortschr Med 102, 594 (1984) · Aktuel Stand d Koronarchir. Dtsch Ärztebl 83, 948 (1986) · D Aortendissekt – Diagnost u Therap. Herzmedizin 9, 52 (1986) · Intravascular leiomyomatosis: report of a case and review of the literature. Thorac Cardiovasc Surg 35, 157 (1987) · D Aortendissekt – Diagnost u Therap. Therapiewoche 37, 3850 (1987) · Aktuel Stand d Herztransplantat 1987. Med Welt 38, 1677 (1987) · Herzklappenersatz: mechan od biolog Klappenprothese? Herzmedizin 11, 43 (1988)
MH Herzmedizin. Z f Kardiologie u Herzchir
BV Herzschrittmachertherap. In: Chir, Lehrb f Studierende d Med u Ärzte, 5 Aufl. Berlin: Springer 1986 · D intraaortale Ballongegenpulsat (IABP). In: Schock in d Notfallmed. Klin u Exptelle Notfallmed 7. München: Zuckschwerdt 1987

Steinau, Hans-Ulrich, Priv. Doz. Dr. med., 1. Oberarzt, Abt. Plast.- u. Wiederherstellgschir. Klinikum re. d. Isar, Techn. Univ. München, Ismaninger Str. 22, 8000 München 80 · *27. 04. 46 Sulzbach/Ts. · **A** 73, Wiesbaden · **D** 72, Heidelberg · **AG** Rekonstrukt. Mikrochir. · Handchirurgie · Onkol. Wiederherstellgschir. · Postischämiesyndr. · Posttraumat. Osteitis · **FG** Chirurgie 06/81 · **TG** PlastChir 06/84 · **H** 85, Frankfurt · **TW a)** 81–83 (82 Funktions-OA) Abt. Allg.- u. Abdominalchir. Zentrum Chir., Univ.-Klinikum Frankfurt, Schwerpunkt PlastChir. (Encke) **b)** 83–84 Funktions-OA Klin. Plast.- u. Wiederherstellgschir. St. Markus Krhs. Frankfurt (Lemperle) · Seit 84 Abt. Plast.- u. Wiederherstellgschir. Techn. Univ. München im Klinikum re. d. Isar (Schmidt-Tintemann, Biemer) · **TW c)** 1. OA PlastChir.
ZV Prolongation of ischemia tolerance of amputated extremities by a stroma free hemoglobin solution. Thorac Cardiovasc Surg 28, 35 (1980) · Exptellle Untersuchg z funktionel Anpassg freier Dünndarmtransplantate i d Mundhöhle. Langenbecks Arch Chir 355, 651 (1981) · Chir Therap d malig Melanoms. Inform Arzt 20, 25 (1981) · The production of tissue isolated human xenotransplants in athymic nude rats. Z Versuchstierkd

24, 110 (1982) · Rekonstrukt d Mundhöhle dur freie Dünndarmtransplantat. MMW 126, 402 (1984) · Plastchir Rekonstruktmöglchktn b gliedmaßenerhalt Resekt malig Weichgewebsgeschwülste. Chirurg 56, 741 (1985) · D mikrovaskuläre Latissimus dorsi Transfer. ebd 57, 126 (1986) · Plast-chir Therap d ausgedehnten radiogenen Pharyngo-Oesophagostomas. ebd 57, 746 (1986) · Weichteildeckg b Unterschenkelzertrümmerg. Langenbecks Arch Chir 368, 276 (1986) · Reconstructive plastic surgery in soft tissue sarcomas of the extremities. Eur J Plast Rec Surg 11, 99 (1988) · Primärversorgg u sekundäre Wiederherstellgschir d schweren kombinierten Handverletzg. Chirurg 59, 740 (1988) · Mehrblättrige freie Transplantate z Verschluß multifokaler Defekte. Handchir Mikrochir Plast Chir 21, 23 (1988) · Z Problematik posttraumat Fersen-Weichteildefekte. Chirurg 60, 287 (1989)
MH Hand- Mikro- PlastChir
BV D Lobulärstrukt d menschl Lunge. Diss Heidelberg 1972 · Subcutaneous epigastric pouching, a microsurgical method for tumor tissue heterotransplantation. In: Microsurgery. Excerpta Medica 1979 · Desarterialisat u selekt Zytostatikaperfus d Metastasenleber. Freiburg: Kehrer 1980 · D Verhinderg ischäm Schäden an abgetrennter Extremitätenmuskulatur. Baden-Baden: Witzstrock 1980 · Xenografts of benign and malignant endocrine tissues in thymus-aplastic nude mice and rats: development and function. Stuttgart: Fischer 1981 · Mikrochir Muskellappentransfer z Deckg ausgedehnter Strahlenulzera. München: Urban 1984 · Möglchktn u Grenzen d chir Therap malig Weichgewebsgeschwülste der Extremitäten. Freiburg: Kehrer 1987 · Major limb replantation and postischemia-syndrome. Berlin: Springer 1988 · Reconstruction of the cervical esophagus by microsurgical transfer of an intestinal segment. ebd 1988 · Optechn d freien Jejunuminterponats. In: Breitner Chir Op-Lehre. München: Urban & Schwarzenberg 1989

Steinbereithner, Karl, o. Univ. Prof. Dr. med. univ. Dr. h. c. (Lublin), Abteilungsleiter, Klin. Anaesthesie u. Allg. Intensivmed. Univ. Wien, Spitalgasse 23, A-1090 Wien · *18. 09. 20 Weyer/Österreich · **D** 48, Wien · **AG** Anat. · Chir. · Inn. Med. · Anaesth. · Intensivmed. · Biostat. · Exp. Anaesth. · **FG** Anaesthesiologie u. Allgemein Intensivmedizin · **H** 63, Wien · **P** 73, ao. Prof., 82 o. Prof. Wien · **TW c)** Leiter L. Boltzmann Inst. Exp. Anaesth. u. intensivmed. Forsch. & Exp. Abt. Klin. Anaesth. u. Allg. Intensivmed. Wien · **S** Seit 73 Ltd. Abt.-Arzt Wien
ZV Eine Auswahl aus 561 Publ: Therap Hypothermie. Intensiv Med 14, 326 (1977) · Grenzen d Wiederbel u Intensivther. Wien Med Wochenschr 128, 753 (1978) · Parent Ernährg b Pat m Nierenversagen. Proc Int Fortb Kurs Wien 1979 · The aspiration syndr. Br J Anaesth 52, 106B (1980) · Vers quantitat Bedarfsermittlg Intensivpers. Anaesthesiol Intensivmed 21, 225 (1980) · Schädel-Hirn-Verletzte: Versch Bhdlgsformen. Notfallmed 8, 447 (1982) · Schädel-Hirn-Trauma Prognose-Parameter. Anästhesist 34B 2.4 (1984) · Isoflurane and malignant hyperthermia. Anästhesiol Intensivmed 182, 304 (1986) · Sterbehilfe i d Prax – prakt Sterbehilfe. Wien Med Wochenschr 14, 365 (1986) · Low flow accuracy of vaporizers. Eur J Anaesthesiol 4, 73 (1987) · Grenzen d Notfallmed. Notfallmed 14, 258 (1988)

MH Beiträge z Anaesthesiol u Intensivmed. Wien: Maudrich · Anaesthesist. Berlin: Springer · Eur J Anaesthesiol. London
BV Intensivstation – Intensivpflege – Intensivtherapie, Möglchktn, Erfahrgn u Grenzen. 1972, 2 Aufl 1984 · Bilanz d Beatmgstherap. In: Maschinelle Beatmg. Stuttgart: Thieme 1984 · Div Lehr- u Hdb-Beitr

Steinhäuser, Emil Walter, Prof. Dr. med. Dr. med. dent., Klinikdirektor, Klin. u. Poliklin. f. Mund-Kiefer-Gesichtschir. d. Univ. Erlangen-Nürnberg, Glückstr. 11, 8520 Erlangen · *24. 09. 26 Würzburg · **A** 53, Würzburg · **D** 53, Würzburg · **AG** Mund-Kiefer-Gesichtschir. · **ZB** Mund-Kiefer-Gesichtschir. 65 · Plast. Op. 75 · **H** 68, Zürich · **P** 73, Erlangen · **TW a)** 69–72 Mund-Kiefer-Gesichtschir. Univ. Minnesota/USA · 72/73 Chefarzt Kantonsspital Luzern **c)** Klinikdir. Mund-Kiefer-Gesichtschir. · **S** 72–73 Chefarzt Kantonsspital Luzern · Seit 73 Klinikdir. Univ.-Klin. f. Mund-Kiefer-Gesichtschir. Erlangen
ZV Fortschr i d chir Korrekt d off Bisses. Dtsch Zahnärztl Z 41 (1986) · Vertical transaction of the alar cartilages in unilateral cleft noses. Int J Oral Maxillofac Surg 15 (1986) · Op Therap d region Lymphknoten b Unterlippenca. Hautarzt 37 (1986) · Verlaufsformen u Therapmaßnahmen b Cherubismus. Schweiz Monatsschr Zahnmed 96 (1986) · Diagnost u Therap d Gesichtsschmerzes. Zahnarztl Praxis [Sonderdruck] 1986 · E Meth d Zungenlösg na Tumorresekt. Dtsch Zahnärztl Z 42 (1987) · A new titanium miniplate system for maxillofacial and craniofacial osteosynthesis. Transact Int Congr Plastic and Reconstructive Surg New Delhi 1987 · Condylar position following ramus osteotomy and functional osteosynthesis. Int J Oral Maxillofac Surg 16 (1987) · Dreidimension computertomograph Darstellg d Kopfskeletts. Fortschr Kiefer Gesichtschir XXXII (1987) · Technik u Erg d einzeitigen Kombin von enossalen Implantaten (TPS) mit klassisch präprothetischen Operationen im Unterkiefer. Dtsch Z Mund Kiefer Gesichtschir 13 (1989)
MH Oral and maxillofacial traumatology. Berlin: Quintessenz 1984 · Miniplate fixation. In: Facial fractures. B C Decker Inc 1989
BV Residual traumatic deformities and injuries. In: Oral and maxillofacial traumatol. Berlin: Quintessenz 1984 · Treatment of condylar fractures in children with functional orthodontic appliances. In: Maxillo-facial injuries. 1986 · Modification of orbital osteotomy in midfacial advancement. Berlin: Springer 1987 · Kieferorthop Chir, Bd 1. Berlin: Quintessenz 1988 · Vererbl fibromat Tumoren d Mundhöhle. In: Mesenchymale Weichteiltumoren u Melanome. Stuttgart: Thieme 1988 · Commercially pure titianium Steinhäuser plate-screw system for maxillofacial surg. In: Biomaterials, vol 9. Butterworths · Aufbau d atroph Unterkiefers m kollagengebund Hydroxylapatitgranulat. In: D zahnlose Unterkiefer. Wien: Springer 1988

Steinmann, Ernst-Hubert, Dr. med., Chefarzt, St. Barbara-Klin. Heessen, Sundern 19, 4700 Hamm 5 · *03. 11. 40 Münster · **A** 68, Düsseldorf · **D** 65, Münster · **AG** Chir. · **FG** Chirurgie 73 · **TW a)** 74–80 OA Chir.-Neurochir. **c)** Chefarzt Chir. u. UnfChir. · **S** Seit 05/80 Chefarzt Chir. Abt. St. Barbara-Klin. Heessen

Steitz, Heinrich-Otto, Dr. med., Dipl.-Biol., Assistenzarzt, Chir. Klin. u. Poliklin., Ludwig-Maximilians-Univ. München, Klinikum Großhadern, Marchioninistr. 15, 8000 München 70 · *24. 12. 55 Mainz · **A** 85, Mainz · **D** 85, Mainz · **AG** 74–80 Biol. (Schwerpunkt: Mikrobiol., Enzymol, Immunol.) Mainz · Seit 85 Sonographie München · **TW c)** AssArzt
ZV Verteilgsmuster v Apolipoprotein A u B i d Lipoproteinfrakt d Serums b Schwangeren u post partum. Z Geburtshilfe Perinatol 191, 243–249 (1987)

Stelter, Wolf-Joachim, Prof. Dr. med., Chefarzt, Städt. Krhs. Frankfurt-Höchst, Gotenstr. 6–8, 6230 Frankfurt/M. 80 · *14. 07. 42 Bad Nauheim · **A** 69, Köln · **D** 68, Giessen · **AG** ExpChir. · klin. Chir. · **FG** Chirurgie 76 · **TG** GefChir 79 · **H** 79, München · **P** 81, München · **TW a)** AssArzt, dann OA Chir. Klin. u. Poliklin. Ludwig-Maximilians-Univ. München **c)** Chefarzt · **S** Chefarzt Chir. Klin. d. Klinikums Stadt Frankfurt-Höchst
ZV D Einfluß d Rückenmarkstemperatur auf d Dehnungsantwort ton u phasischer a-Motoneurone. Pflügers Arch 309, 310 (1969) · D Einfluß d spinalen u periph Temperatur auf d Reflexspanng „roter u blasser“ Muskeln. ebd 312, 1 (1969) · Aortokoronare Venenbypässe i normothermer Ischämie ohne Möglchkt d Transfusion v Blut oder Blutderivaten. Langenbecks Arch Chir 334, 915 (1973) · Entwicklg i techn Konzept d aortokoronaren Venenbypasses a e kardiovaskul Zentrum. Thoraxchir 21, 168 (1973) · D atypische Coarctatio aortae m Hypertonie. Vasa 5, 5 (1976) · Wandlgn i d Indikat z rekonstrukt Eingriff a d supraaortalen extrakraniellen Arterienästen. Thoraxchir 25, 298 (1977) · Regionale Durchblutg b kontroll Hypotens dur Natriumnitroprussid (NNP). Therapiewoche 29, 944 (1979) · Erkenng u Bhdlg akut intrathorakaler Gefäß- u Herzverletzgn. Prax Pneumol 33, 479 (1979) · Bhdlg d Aorten-Aneurysma – Derzeit Stand. MMW 122, 871 (1980) · Typ Risiken b d Therap obliterierender Gefäßkrankhtn. Internist 23, 144 (1982) · Thoraxchir Eingriffe. Aktuel Gerontol 13, 133 (1983) · Rupt u traumat Aneurysmen d Aorta. Chirurg 54, 135 (1983) · Lungenmetastasen – Stellenwert d Resekt i onkolog Therapiekonzept. ebd 54, 513 (1983)
BV Indikat z dringl aortokoronaren Bypass na Erstellg d Koronarangiogrammes. In: Koronarinsuffizienz. Periph Durchblutgsstörgn. Bern: Huber 1973 · Dringl Myokardrevascularisat. In: Indikat zu Op. Berlin: Springer 1974 · Arterielle Aneurysmen. In: Chir d Gegenwart. München: Urban & Schwarzenberg 1981 · Lungenmetastasen: Diagnost, Indikatstellg z Resektschir, Erg. In: D Gastroenterol Reihe, Bd 14. Krebstherapieversuch e erneuten Standortbestimmg. Hannover: Kali-Chemie Pharma GmbH 1981 · Zerebrovaskuläre Insuffizienz. In: Chir i hoh Alter. Erlangen: Perimed 1982 · Bhdlgsmöglchktn b zerebralem Versagen (Zerebrovaskuläre Insuffizienz). In: Organversagen während Intensivtherap. Stuttgart: Thieme 1984

Stelzner, Friedrich, o. Prof. Dr. med. Dr. rer. nat. h. c., ehem. Direktor, Chir. Univ.-Klin. Zentrum f. Chir., Sigmund-Freud-Str. 25, 5300 Bonn 1 · *04. 11. 21 Oberlohma (Eger) · **A** 45, Berlin · **D** 45, Würzburg · **AG** Anat. 42–45 · AllgChir. ab 45 · Proktol. Chir. · **FG** Allg. Chirurgie 09/49 · **H** 52, Erlangen · **P** 57, Hamburg · **TW a)** 45–53 Chir. Univ.-Klin. Erlangen · 53 Chir.

Univ.-Klin. Zürich · 55 St. Mark's Hospital London · 54-66 Chir. Univ.-Klin. Hamburg c) emeritiert, Gastarzttätigkeit · S 67-71 o. Prof. u. Dir. Chir. Univ.-Klin. Hamburg · 71-76 ebenso Frankfurt/Main · 77-89 ebenso Bonn
ZV D Fuß i Stand u Marsch. Z Anat Entwicklungsgesch 112, 229 (1942) · D intrasphinkt Seit-zu-Seit-Anastomose. Langenbecks Arch Chir 264, 347 (1950) · Gesetzmäß Hemmung d Nagelwachstums b Knochenbrüch d Mannes u d Frau. ebd 291, 212 (1959) · D Corpus cavernosum rekti – die morphol Grundlage d inneren Hämorrhoiden. ebd 229, 302 (1963) · D angiomuskuläre Verschluß d terminalen Speiseröhre. ebd 321, 35 (1968) · D Bedeutung d Sphinkter ani internus f d Kontinenz u Superkontinenz. ebd 336, 35 (1974) · Üb d Entwicklg d Divertikulose u d Divertikulitis. ebd 341, 271 (1976) · Weitere Untersuchgn z Insuffizienz d Dehnverschlusses d terminalen Speiseröhre. ebd 346, 177 (1978) · D rückfällig Darmverschluß u d Frühdiagn d Ileus dur Magen-Darmpassage ein resorbierb Kontrastmittels. ebd 349, 585 (1979) · D abdomino-collare Speiseröhrenresekt. ebd 355, 63 (1981) · D Myoarchitekt d Pylorus. ebd 354, 237 (1981) · D Ursache d Sinus pilonidalis u d Pyodermia fistulans sinifica. ebd 362, 105 (1984) · Begründg u Erg d knappen Rektumkontinenzresekt b Karzinom. ebd 363, 17 (1984) · D hypoganglionäre u d aganglionäre Hochdruckzone d ob Oesophagus (Oesophagusmund) u ihre besond Blutgefäßversorgg (Angiomuskulärer Schnürverschluß). ebd 367, 187 (1986) · Über d Wissenschaft – Präsidentenrede 102 Dtsch Chirkongreß. ebd 366, 1 (1985) · D kompl anorektalen Abzesse u Fisteln. Chirurg 57, 297 (1986) · Theorie u Praxis d fortlaufenden Laparotomienaht. ebd 59, 10 (1988) · D chir Anatom d Grenzlamellen d Schilddrüse u d Nervi laryngei. Langenbecks Arch Chir 373, 355 (1988) · D chir Anat d Genitalnerven d Mannes u ihre Schong b d Excis d Rektums. Chirurg 60, 228 (1989) · D Begründg, d Techn u d Erg d transabdominalen knappen Kontinenzresekt b Karzinom. Langenbecks Arch Chir 374, 303 (1989)
MH Zentralbl Chir, Leipzig: Barth · Langenbecks Arch Chir, Berlin: Springer · Gastroenterol u Stoffwechsel, Stuttgart: Thieme
BV D anorektalen Fisteln, 3 Aufl. Berlin: Springer 1981 · Intra- u postop Zwischenfälle b Eingriffen am Mastdarm u After. In: Intra- u postop Zwischenfälle, 4 Aufl. Stuttgart: Thieme 1985 · Geschichte u Erg d Chir d Rektumca. In: D Rektumca. Erlangen: Perimed 1982 · D Appendicitis. In: Handb d Inn Med, Bd III. Berlin: Springer 1981 · Chir d Mastdarm- u Analregion. In: Chir im Wandel d Zeit 1945-1983. Berlin: Springer 1983 · Tumoren d Dickdarms, d Rektums u d Afters. In: Klin Onkol. Stuttgart: Thieme 1985 · Therap d Oesophagusrefluxstenose m e Magenresekt u Y-Anastomose. In: D kurable Oesophagusstenose. Stuttgart: Thieme 1984 · Rektum. In: Prakt Anat, Becken, Bd II. Berlin: Springer 1984 · Wandel u Beständigkt i Spiegel d Chir. In Praxis u Forschg. Bonn: Bouvier 1986 · Verschlußsyst i Verdauungstrakt. In: Med Jahrbücher. Münster: Regensburg & Biermann 1988

Stelzner, Matthias Georg, Dr. med., Wiss. Assistent, Univ.-Klin.   Köln,   Joseph-Stelzmann-Str. 9, 5000 Köln 41 · *30. 12. 58 Hamburg · A 83, Bonn · D 84, Bonn · AG 12/83-03/84 Gastroenterol. Düssel-

dorf · 05/87-12/88 Kinderchir. UCLA, Los Angeles, USA · TW c) Wiss. Ass.
ZV D Gummibandligatur als konserv Therapiemöglchkt b Hämorrhoiden. Chir Gastroent (Gastroent Surg) 2, 13-18 (1986) · E Meth z Funktionsmessg d Kontinenzorgans. Chirurg 59, 155-158 (1988) · Significance of reservoir length in the endorectal ileal pullthrough with ileal reservoir. Arch Surg 123, 1265-1268 (1988)

Stempel, Peter, Dr. med., niedergelassen, N 7, 12, 6800 Mannheim 1 · *29. 12. 29 Mannheim · A 59, Mannheim · D 57, Heidelberg · FG Chirurgie 06/64 · TG UnfChir 71 · TW a) 62-64 AssArzt OA Chirurgie Klinikum Mannheim (Oberdalhoff, Trede) b) Unfallchir. ebd. c) Niedergel. Chirurg · S Seit 74 Niederlassung Mannheim

Stenger, Ernst, Prof. Dr. med., Akad. Dir., i. R., Ahornweg 6, 6906 Leimen · *30. 07. 13 Berlin · A 39, Berlin · D 39, Berlin · AG AllgChir. · UnfChir. · Versichergswesen · FG Chirurgie 12/45 · TG UnfChir 09/71 · P 70, Heidelberg · TW a) 39-45 Chir. Univ.-Klin. Berlin (Magnus, Rostock) · 47-51 Chir. Univ.-Klin. Würzburg (Wachsmuth) · 51-63 Krankenh. Helmstedt (Reinold) · 63-76 Chir. Univ.-Klin. Heidelberg (Linder) c) i. R. · S 63-76 Leiter Chir. Poliklin. Univ. Heidelberg
ZV Präop Hautdesinfektionsmittel, ihre Wirkg auf d Gewebe. Zentralbl Chir 1949 · Knochenbr u Blutkörperchensenkg. ebd · Abducensparese b Periduralanaesth. Berliner Med 1949 · Patholog-anat Untersuchg b praeop bestrahlten Brustkrebs. Chirurg 1950 · Periarthritis Humero-Scapularis. Ärztl Wochenschr 1950 · Sudeck'sches Syndr u Bindegewebsmassage. ebd · Bindegewebsmassage b Sudeck'schem Syndr. Krankengymnastik 1950 · Lokalbhdlg v Wunden. Zentralbl Chir 1952 · Lokalbhdlg v Wunden. MMW 1952 · Vaopin-Wundstreupulver i d Wundbhdlg. Wiss Ber 1953 · Krampfadern. Krankengymnastik 1953 · Hämodyn Veränderg i Tourniquet-Schock d Hundes. Z Kreislaufforsch 60, 740 (1974) · Dressings today. Med Focus 1983
MH Unfmed Arbtag LV Südwestdeutschl d gewerbl Berufsgen 1965
BV Diffdiagn zw Raynaud'scher Gangrän u Erfriergsfolge. Borna: Noske 1939 · Rehabilit na chir Eingrif. Rehakongr Gentner 1968 · Verbandlehre. München: Urban & Schwarzenberg 1969, 2 Aufl 1974, 3 neubearb u erw Aufl 1980, 4 Aufl neubearbeitet u erweit 1985 · Real-Lex d Med. München: Urban & Schwarzenberg 1974 · Krankengymnastische Übungspläne. Stuttgart: Thieme 1979, 2 überarbt Aufl 1988, Span Ausg 1982, Türk Ausg 1984 · Lehrb f Arzthelferinnen. Stuttgart: Enke 1980, 2 Aufl 1984, 3 neubearb Aufl 1987

Stenkhoff, Heribert, Dr. med., i. R., Villiper Allee 24, 5300 Bonn 1-Röttgen · *29. 08. 23 Bonn · A 49, Bonn · D 49, Bonn · AG 06/51-03/52 Inn. Med. Köln · FG Chirurgie 08/55 · TG UnfChir 04/80 · TW a) 02/49-05/51 Chir. Abt. Marienhosp. Bonn (Ollinger) · 03/52-01/58 Chir. Klin. Städt. Krankenanst. Krefeld (Herzog) · 02/58-02/64 Chir. Abt. St. Laurentiushosp., Essen (Röper) davon 3 Jahre UnfChir. c) i. R. · S 02/64-09/88 Chefarzt Chir. u. Unfallchir. Abt. Wilhelm Anton Hospit. Goch · 76-88 Ärztl. Dir. ebd.

Stephan, Ernst, Dr. med., Chefarzt, Krhs. St. Josef, Peter Dörfler Str. 7, 8938 Buchloe · *11. 10. 41 München · A 79, München · D 85, Ulm · AG Chir. · UnfChir. · Orthop. · FG Chirurgie 07/76 · Orthopädie 83 · TW a) 76–80 Bw-Krhs. München (Ney, Goerdes) · Seit 83 Chir. Abt. Krhs. St. Josef Buchloe b) Orthop.: 80–83 Hessingklin. (Mohing, Thiemel) c) Chefarzt · S Seit 10/85 Chefarzt Krhs. St. Josef Buchloe u. Ärztl. Dir., Leiter d. Krankenpflegeschule

Stiegler, Heinrich, Priv. Doz. Dr. med., Akad. Rat a. Zeit, Chir. Klin. Univ. München Klinikum Großhadern, Marchioninistr. 15, 8000 München 70 · *14. 08. 47 Lindau · A 75, Wangen · D 74, Erlangen · AG GefChir. · UnfChir. · FG Chirurgie 05/85 · TG UnfChir 01/89 · H 87, München · TW a) Seit 87 OA Gesamtklin. Klinikum Großhadern München b) Seit 86 Funkt-OA im TG UnfChir. c) OA Gesamtklinik

Stiller, Horst F. J., Prof. Dr. med., Direktor i. R., Lortzingstr. 7, 6450 Hanau · *07. 01. 21 Hamburg · A 45, Giessen · D 45, Giessen · AG Thorax- u. Abdomchir. · UnfChir. · FG Chirurgie 04/51 · H 57, Giessen · P 63, Giessen/Wiesbaden · TW a) 45–64 Chir. Univ.-Klin. Giessen (Bernhard, Vossschulte) · 50–51 Inn. Med. Balserische Stiftung ebd. (Rietschel) c) Chefarzt i. R. · S 64–86 Chefarzt Chir. Klin. d. Stadtkrhs. Hanau · Seit 78 Akad. Lehrkrhs. · Seit 65 stellv. Ärztl. Dir. ebd.
ZV Hämatothoraxresthöhle. Bruns Beitr Klin Chir 177, 423 (1948) · Chron Lungenabszess u seine op Bhdlg. Dtsch Med Wochenschr 323 (1950) · Magenschleimhautprolaps. Med Monatsschr 218 (1952) · Angiograph Untersuchgn als diagn Maßnahm i d Thoraxchir. Röntgenfortschr 80, 214 (1954) · Mißbildgn i Ber d Nabels m Eingeweidevorfall unt Berücksicht d Gastroschisis. Chirurg 25, 362 (1954) · Diagn u therap Aufg b Fremdkörperaspirat. MMW 1576 (1955) · Bhdlg d hypertroph Pylorussten. Chir Praxis 152 (1958) · Brustkorbtrauma. Wehrmed 195 (1959), 5 (1960) · Klin u op Bhdlg d Vorhofseptum-Defekts. La Roche-Bilddienst 2 (1961) · Bhdlg d Aortenisthmussten m d Isthmotomie u Isthmusplast. Dtsch Med Wochenschr 72 (1961) · Klin u op Bhdlg d off D Botalli unt bes Berücksicht spez Krankheitsbilder. MMW 1682 (1961) · Probl b d Bhdlg v Galleabflußstörgn a d Papille u i dist Gangapparat. Langenbecks Arch Chir 303, 41 (1963) · Op Vorgehen b Mitralsten n vorausgegang art Embolien bzw b Herzohr- u Vorhofthromber. ebd 304, 862 (1963) · Instrumentel intrathorak Verletzgn b diagn u therap Maßnahm. Thoraxchir 12, 147 (1964) · Hat d transstern Embolekt d Opprogn b fulmin Lungenembolie gebessert? Langenbecks Arch Chir 308, 308 (1964) · Möglktn u Grenzen d op Bhdlg b akut mass Lungenembolie. Med Welt 766 (1966) · Transduoden Divertikelplast u Bhdlg v Duodenaldivertikeln i Papillenbereich. Gastroenterologia [Suppl] 107, 178 (1967) · Wiederholungseingr a d Gallenwegen, Choledochoduodenostomie od Maßnahm a Sph Oddi. Arch Klin Chir 325, 386 (1969) · Chir Probl b extra- u intrahep Verschlußikt. ebd 327, 364 (1970) · Therap Konsequenz b Hodendystopie unt bes Berücksicht d Peritoneopexie. Med Welt 1027 (1977) · D Peritoneallavage, e Forschr i d Diagn b stumpf Bauchtrauma. ebd 1027 (1977) · Gedanken z heutg Position d Chirurgen. Hess Ärztebl 12 (1984)
BV Bronchograph, Anwendg i d Thoraxchir. Erg Chir u

Orthop Bd 37. Springer 1952 · Pleurahohlraum n Pneumonekt, insbes s Auswirkgn a d Mediastinum. ebd Bd 42. ebd 1959 · Diagn u therap Aufgaben b selt Erkrankgn d Säuglingsalters. Berlin: VEB Volk u Gesundheit 1959 · Mediastinum. In: Intra u postop Zwischenfälle, Bd I. Thieme 1967, span Ausg 1968; ital Ausg 1971; 2 Aufl 1980 · Eingr a d Papilla Vateri z Proph u Therap d Begleitpankreatitis. In: Pankreaserkrankgn. Schattauer 1969 · Zwerchfell u Oesophagus. In: Chir Diff Diagn. Thieme 1972 · Colon u Appendix. In: Palliat-Chir Eingr b malign Tumoren. ebd 1973 · Thorax. In: Chir d frisch Verletzgn. ebd 1978 · Verletzgn d Brustkorbes, Verletzgn d Abdomens. In: Lehrb Inn Med u Chir. Thieme 1979

Stober, Wolfram Hermann Reinhold, Dr. med., Chefarzt i. R., In der Macherheck 3, 6601 Saarbrücken-Bübingen · *13. 11. 21 Georgenthal/Schlesien · A 45, Jena · D 45, Jena · AG AllgChir. · UnfChir. · FG Chirurgie 03/53 · TW a) 53–57 Chefarzt chir. Klin. Städt. Krankenanst. Brandenburg/Havel · 58–61 OA · 61–65 OA Knappschaftskrhs. Frankenholz (Saar) · 65–82 Chefarzt 2. Chir. Klin. Krankenanst. Bundesknappsch. Püttlingen · 82–84 Chefarzt Chir. Klin. ebd. c) Gutachter · S 53–57 Chefarzt chir. Klin. Städt. Krankenanst. Brandenburg · 61–84 Chefarzt Knappschaftskrhs. Frankenholz u. Püttlingen
ZV Umsetzg v Pyrophosphat a Froschherzen. Naunyn Schmiedebergs Arch Pharmacol 1949 · Tetan Muskelkrampf u seine Beeinflußbarkt d intralumb Injekt v Calcium-glukonat. Chirurg 1953 · Therap d Varicen u d Ulcus cruris varic. Z Ärztl Fortbild 1954 · Therap d medialen Malleolarfrakt. Monatschr Unfallhkd 1957

Stöberl, Franz, Dr. med., Chefarzt, Chir. Abt., Kreiskrhs., Krankenhausstr. 7, 7918 Illertissen · *10. 04. 40 Bad Reichenhall · A 67, München · D 65, München · AG 09/65–12/65 Chir. Kreiskrhs. Starnberg · 01/66–07/66 Inn. Med. Bayerwald-Sanatorium, Cham-Windischbergerdorf · 08/66–03/67 Pathol. Univ. München · 04/67–07/67 Geburtshilfe/Gynäkol. Kreiskrhs. Starnberg · 08/67–08/72 Chir. Städt. Krhs. München-Harlaching · FG Chirurgie 09/72 · TG UnfChir 09/74 · TW a) 09/72–09/77 OA Dienst im Bereitschaftsdienst 1. Chir. Abt., AllgChir. Städt. Krhs. München-Neuperlach (Wilhelm) b) 08/72–09/77 OA 2. Chir. Abt., Unfallchir. ebd. (Lindenmüller) c) Chefarzt · S Seit 10/77 Chefarzt Chir. Abt. Kreiskrhs. Illertissen
ZV Teilungsanomalie d N medianus; Funkt e 4 J i Beugestellung fixiert Mittelfing. Zivilverteidigung 6, 38 (1974) · Beitr z Rupt d lang Daumenstrecksehne. ebd 6, 191 (1974) · Mitbeteiligg d ob Sprunggelenkes b Unterschenkel- u Tibiaschaftbrüch d Erwachsenen. Unfallheilkunde 79, 273 (1976) · D subkut Spontanrupt d lang Daumenstrecksehne. ebd 79, 323 (1976)

Stock, Hermann Gerhard, Dr. med., Chefarzt, Chir. Abt. Kreiskrhs., Alvesloher Str., 2358 Kaltenkirchen · *24. 08. 35 Mexico D. F. · A 61, München · D 59, München · AG Traumatol. · FG Chirurgie 04/66 · TW a) 64–65 Städt. Krhs. Remscheid (Hartmann) · 65–69 Kreiskrhs. Germersheim (Bruecher) · 69–72 Mathias-Spital Rheine (Schaudig) b) 60–64 Bergmannsheil Bochum (Bürkle de la Camp, Rehn) c) Chefarzt Chir. Abt. · S Seit 72 Chefarzt Kaltenkirchen

ZV AO-Druckosteosynth b Monteggia-Schaden. Fortschr Med 15 (1970)

Stock, Wolfgang, Prof. Dr. med., Chefarzt, Marien-Hosp., Rochusstr. 2, 4000 Düsseldorf 30 · *16. 05. 40 Wetzlar · **A** 68, Köln · **D** 66, Würzburg · **AG** AllgChir. m. d. Schwerpunkten kolorekt. Chir., Magen- u. Pankreaschir. · onkol. Chir. · Proktol. · GefChir. · Traumatol. · Thoraxchir. · Exp. Chir. · Tourniquet-Schock · langdauernde Extremitätenischämie · Energiestoffw. · **FG** Chirurgie 02/74 · **TG** UnfChir 75 · **H** 74, Köln · **P** 79, Köln · **TW a)** Wiss. Ass. Chir. Univ.-Klin. Köln-Lindenthal (Heberer) u. 1½ J. Exp. Chir. (Isselhard) · 74-79 OA ebd. · Seit 79 Chefarzt Chir. Abt. Marienhospital Düsseldorf **c)** Chefarzt · **S** Seit 79 Chefarzt Marienhosp. Düsseldorf
ZV Erg d Kolostomieversorg du d Erlanger Magnetverschluß. Dtsch Med Wochenschr 103, 327 (1978) · Pankreaschir. Ärztl Praxis 30, 326 (1978) · La indication para el tratamiento quirurgico de la pancreatitis aghuda. Med alemana 18, 164 (1977) · Manometr Untersuchgserg na Behandlg d Analfissur m e Dilatator. Chir Aktuel 5 (1979) · Techn u Erg d Gummibandligatur b d ambul Behandlg d Hämorrhoidalleid. ebd · Rezidivier Subileus du Dickdarmlipom. ebdD temporäre Extremitätenischämie als Schockmodell. Int Schocksymp. Springer 1979 · Proteaseninhibition i exp Tourniquet-Schock b Hund. ebd · Tierexp Untersuchgn z Einfluß v Dopamin^R u Urbason^R a d Hämodyn u Nierenfunkt i exp Tourniquet-Schock. ebd · Protekt ischäm Extremitäten du Hypothermie z Verhütg d exp Tourniquet-Schocks. ebd · D akute u chron Analfissur. Inform Arzt 7, 14 (1978) · M Crohn u Dünndarmkarz. 19 Tag Öst Ges Chir 1978 · D Stellenwert d orthograd Darmspülg i d Dickdarmchir. ebd · D Rezidiv na chir Bhdlg d M Crohn. Dtsch Med Wochenschr 104, 47 (1979) · D Inselzellkarz. Leber Magen Darm 9, 6 (1979) · Struktur u Funkt d Niere i Tourniquet-Schock d Hund. 62 Tag Dtsch Ges Path Kongrbd 1978 · Klin Erfahrgn m d orthograd Darmspülg i d Dickdarmchir. Med Welt (im Druck) · Praxis d Nachsorge b op Krebspat. Dtsch Ärztebl 76, 429 (1979) · Organisat u Erg d Nachsorge b kolorekt Karz. Inform Arzt 1979 · D Burkett-Tumor d Rektums. Dtsch Med Wochenschr 1979 · D Therap d malig entart Dickdarmpolypen. Rhein Ärztebl 1979 · Datenerfassg i d Tumorchir. Therapiewoche 1979 · Farbstverdünng u Leakage-Bestimmg währ region Perfus b d Bhdlg v malig Tumor d Extremitäten. Langenbecks Arch Chir [Suppl] 1979
BV D Wahl d bilio-degest Anastomose b benig Gallenabflußbehinderg i Abhängigk v Lebensalt. In: D alte Mensch i d Chir. Berlin: Springer 1979 · D Bhdlg d Hämorrhoidalleid m d Gummibandligatur. Erg d Angiol, Bd 19. Stuttgart: Schattauer 1978 · Vergleich d Klassifizierg d Kolonkarz na d Dukes- u TNM-Syst. In: Praxis d Nachsorge b kolorekt Karz. Heidelberg: Springer 1979 · Organisat u Datenerfassg i d Nachsorge. In: ebd · Statist Verfahr z Bestimmg v Überlebensraten. In: ebd · Schmerzbhdlg b Rezidiven d Rektumkarz du Chordotomie. In: ebd · Hyperalimentat b Krebspat. In: ebd · Prä- u postop Bestrahlg d Rektumkarz. In: ebd · Palliat u adjuvante Chemotherap d kolorekt Karz. In: ebd · D Divertikel d ob Gastrointesttraktes. In: Indikat z Op, 2 Aufl. ebd · Aneurysmen d periph Arter. In: ebd

Stöhr, Christoph, Dr. med., Chefarzt, Chir.-Unfallchir. Abt. St. Josefs-Krhs., Krankenhausstr. 21, 6646 Losheim/Saar · *24. 09. 37 Bad Ems · **A** 64, nicht angegeben · **D** 63, Bonn · **AG** Wiss. Ass. Orthop. Univ.-Klin. Marburg/L. · 10/65-02/68 AssArzt BG-Unfallklin. Duisburg-Buchholz · 03/68-03/71 AssArzt Chir. Abt. Ev. Krhs. Bethesda · **FG** Chirurgie 05/71 · **TG** UnfChir 06/72 · **ZB** Sportmed. 09/70 · **TW a)** 04/71-11/73 1. OA BG-Unfallklin. Ludwigshafen-Oggersheim (Arens) **c)** Chefarzt · **S** Seit 11/73 Chefarzt, seit 08/84 Ärztl. Dir. der Chir.-Unfallchir. Abt. St. Josefs-Krhs Losheim/Saar
ZV D Bhdlg d Falschgelenkbildg b Oberschenkelschaftbrüchen. H Unfallheilkd 93 (1966) · D Bhdlg d Schultersteife m bes Berücksichtgg d Möglchktn i d Praxis d D-Arztes. Unfallmed Arbtagg Baden-Baden Okt 1971 · Möglchktn u Grenzen d krankengymnast Bhdlg. H Unfallheilkd 110 (1971) · Transkorpor Schußverletzg m Geschoßembolie i d li Arteria Femoralis. act traumatol 3, 25-29 (1973) · Individ Indikat b op Bhdlg d Mehrfachverletzgn d unt Extrem. H Unfallheilkd 114 (1972) · Art u Häufigkt typ Sportverletzgn. Langenbecks Arch Chir 233 (1972) · Begutachtgsfragen b postthrombot Syndr aus chir Sicht. Unfallmed Arbtagg Baden-Baden 1973 · Embol Geschoßverschleppg b Schußverletzgn. Folia Angiologica 21 (1973) · D Szintigraph i d Diagnost d fistelnd, chron-eitr Osteomyelitis. Saarl Ärztebl 27/11, 568-574 (1974) · Möglchktn d Gehgipsversorgg m e Gehgipsgalosche. Sportmed, 26 Dtsch Sportärztekongr, Bad Nauheim 1978 · Periostlappenplast b veralt Außenknöchelbandzerreißgn. Unfallheilkunde 83, 467-471 (1980) · D Tarsaltunnelsyndr. Langenbecks Arch Chir 369 (1986) · D Haemodilut als Thromboembolieprophyl. Unfallmed Tagg Baden-Baden Okt 1987 · D Gehgalosche i Verbindg m mod Kunststoffstützverbdn. Aktuel Traumatol 18, 38-44 (1988)

Stolowsky, Hanns-Joachim, Dr. med., Chefarzt i. R., Hagenstr. 17 a, 1000 Berlin 33 · *08. 05. 22 Bad Polzin/Pomm. · **A** 45, Berlin · **D** 45, Innsbruck · **FG** Geburtshilfe u. Frauenheilkd. 08/54 · Chirurgie 12/61 · **TW a)** 56-64 Wiss. Ass. Chir. Klin. d. F. U. Berlin (Linder, Franke) · 65-69 OA Chir. Klin. Städt. Krankenanst. Bielefeld (Jagdschian) · 73-87 angest. Arzt BfA-Berlin **c)** i. R. · **S** 69-72 Chefarzt Chir. u. Geb.hilfl. Gynäkol. Abt. Nordseeklin. Westerland, Sylt
ZV Isolierte Uterustuberkulose u Korpusca. Zentralbl Gynäkol 72, 1920 (1950) · Kong Hautdefekte b Neugeb. ebd 74, 463 (1952) · Angeb Bauchwanddefekt m Ectopia viscerum b Neugeb. ebd 74, 1747 (1952) · Kongen Oesophagusatresie u Oesophagotrachealfistel b Neugeb. Z Geburtshilfe Gynäkol 151, 21 (1958) · Arterioven Pulmonalis-Aneurysma. Med Klin 56, 2158 (1961) · Z Chir d Dünndarmtumoren unt bes Berücksichtg d neurog Geschwülste. Dtsch Med J 14, 839 (1963) · Klin u chir Bhdlg d Duodenaldivertikel. Berl Med 15, 641 (1964) · Stumpfes Bauchtrauma u Darmruptur i Kindalter. Chirurg 36, 4 (1965) · Selt Invaginationsformen i Kindalter. ebd 36, 442 (1965) · Magenca u Magenfrühca a d Sicht d Rentenversträg. Aktuel Gastrologie 8, 9 (1979)

Stoltz, Daniela Maria, Dr. med., Oberärztin, Ev. Krhs. Diakoniewerk Ruhr, Pferdebachstr. 27, 5810 Witten · *17. 08. 41 Potsdam · **A** 67, Bonn · **D** 68, Bonn ·

AG AllgChir. · Handchir. · **FG** Chirurgie 74 · **TW**
a) 67–70 Viktoria-Hosp. Bonn-Bad Godesberg (Graf
v. Lehndorff) · 70–71 Ev. Krhs. ebd. (Ott) · 71–78 Augusta-Krankenanst. Bochum (Schmidt) · Seit 79 Ev.
Krhs. Witten (Haarkamp) **c)** OA
ZV Ergebnisse der operativen Denervierung nach WIL-
HELM bei Epicondylitis henneri radialis. Chir Prax 36
(1986)

Stoltzenberg, von, Ulrike, Dr. med., niedergel. Chirurgin
u. Plast. Chirurgin, Friedrich-Ebert-Str. 60, 4220 Dinslaken · *27. 04. 48 Wolfsburg · **A** 74, Göttingen · **D** 79,
Göttingen · **AG** Neurol. u. Pathol. (wissenschaftlich) ·
Chir. u. PlastChir. (praktisch) · **FG** Chirurgie 81 ·
TG PlastChir. 86 · **TW** **a)** 75–83 Ev. Krhs. Göttingen ·
86–87 Chir., PlastChir. als niedergel. Ärztin in der Gemeinschaftspraxis Dr. Ishida u. Dr. Walter, Düsseldorf
b) PlastChir.: 83–84 Lübeck (Lösch) · 84–86 Düsseldorf
(Olbrisch) · 87 Wesseling (Olivari) **c)** Niedergel. Chirurgin u. Plast. Chirurgin · **S** Seit 10/87 niedergel. Chirurgin u. Plast. Chir. in eig. Praxis

Stopinski, Jürgen, Dr. med., Oberarzt, Chir. Klin. I
Städt. Klinikum, Grafenstr. 9, 6100 Darmstadt · *09. 05.
54 Duisburg · **A** 79, Düsseldorf · **D** 80, Essen ·
AG 12/79–02/81 Bundeswehr · 03/81–07/87 Chir. Klinik I Städt. Remscheid (Hartmann) · **FG** Chirurgie
07/87 · **TW** **b)** 07/87–07/88 UnfChir. Krankenanst. d.
Stadt Remscheid (Gutekunst) **c)** OA

Strache, Dietmar, Dr. med., niedergelassen, Blan-
kestr. 17, 3212 Gronau · *29. 04. 51 Alfeld · **A** 79, Göttingen · **D** 79, Göttingen · **AG** Chir. · **FG** Chirurgie
05/85 · **TW** **a)** 05/85–09/85 Kreiskrhs. Alfeld/Leine
(Rofall) · 10/85–04/86 Rot Kreuz Krhs. Bremen (Hon-
komp) **c)** Niedergel. in eig. chir. Praxis · **S** Seit 10/86
Niederlassung Gronau
ZV D Gips-Kunststoff-Laminat-Verband. E neue Steif-
verbandtechn. Med Orthop Tech 3, 95 (1986) · Opwä-
sche aus Papier – e Kostenvergl. Dtsch Ärztebl 84/23
(1987) · D leichte Kunststoffverband. E Alternat z
Gipsverband? Schl-Holstein Ärztebl 5, 299 (1988) ·
Standortbestimmg. Ther d Gegenw 126/8 (1987) ·
Wundbhdlg I. ebd 126/10 (1987) · Wundbhdlg II. ebd
126/12 (1987) · Wundbhdlg III. ebd 127/2 (1988) · D
eingewachsene Großzehnagel. ebd 127/4 (1988) · D Panaritium – Diagnost. ebd 127/6 (1988) · D Panaritium
– Therap. ebd 127/8 (1988) · Hauttumore. ebd 127/11
(1988) · D Ganglion. ebd 128/2 (1989)
BV Moderne stabilisier Verbände. Berlin: Springer 1987

Stracke, Dieter, Dr. med., Chefarzt, Ev. Krhs. Kredenbach Bernhard-Weiss-Klin., Dr.-Stelbrink-Str. 47,
5910 Kreuztal · *09. 08. 43 Siegen/Westf. · **A** 70, Freiburg · **D** 70, Freiburg · **AG** 70–72 Ass. Gynäkol. Geb-
Hilf., Chir · 72–75 Entwicklungshilfe Sambia · 76–80
Ass. Chir. · **FG** Chirurgie 05/81 · **TG** UnfChir 10/82 ·
ZB Tropenmed. 06/78 · **TW** **a)** 85–86 1. OA Knappschaftskrhs. Recklinghausen (Backmann) **b)** 81–85
1. OA Bergmannsheil Gelsenkirchen Buer (Schramm)
c) Chefarzt · **S** Seit 86 Chefarzt Ev. Krhs. Kredenbach,
Kreuztal

Strake, Hans, Dr. med., niedergelassen, Hesseltei-
cherstr. 12, 4834 Harsewinkel üb. Gütersloh · *16. 05. 25
Neuenkirchen (Rietberg 2) · **A** 50, Marburg/Lahn ·
D 51, Marburg/Lahn · **AG** AllgChir. · Onkolog. · Thoraxchir. · **FG** Chirurgie 56 · **TW** **a)** 50–52 St. Josefs-
Hosp. Eslohe (Engels) · 52–58 St. Dreifaltigkeitshosp.
Lippstadt, Chirurg. Abt. (Schröder) Inn. Abt. (Kayser) ·
58–60 1. Ass. St. Franziskus-Hosp. Bielefeld (Koss) ·
60–61 OA St. Raphaelsklin. Münster, Gyn. Abt. (Vonne-
gut) Chir. Abt. (Morgenroth) **c)** Niedergel. Chirurg ·
S 61–80 Ltd. Arzt St. Lucia-Hosp. Harsewinkel · Seit 81
niedergel. Chirurg, Harsewinkel
ZV Polamidon C. ebd 1951 · Cetarin. ebd 1953 · Tu-
morwachstum u Nebenniere. Dtsch Med Wochenschr
1956

Strake, Wilhelm Johann Friedrich, Dr. med., Ltd. Oberarzt, Chir. Klin. Knappschaftskrhs., Dorstener Str. 151,
4350 Recklinghausen · *18. 06. 47 Wellingholzhausen ·
A 75, Münster · **D** 76, Münster · **AG** Thoraxchir. ·
Handchir. · Proktol. · Chir. Onkol. · **FG** Chirurgie
12/80 · **TG** UnfChir 02/88 · **TW** **a)** 12/80–10/85 u.
seit 10/86 Chir. Klin. Knappschaftskrhs. Recklinghau-
sen (Backmann) **b)** 10/85–10/86 Chir. u. Unfallchir.
Klin. Knappschaftskrhs. Bergmannsheil Gelsenkirchen-
Buer (Schramm) **c)** Ltd. OA Chir. Klin.
ZV Intrapulmonaler Metastasenverdacht na Mamma-
Ca-Fehlinterpretat. Zentralbl Chir 1982 · Opindikat b
Verdacht auf Gallenblasenempyem i höheren Lebensal-
ter. ebd 15, 1020 (1984)
BV Lungenresekt wegen Bronchialca b hochbetagten
Risikopat. In: Aktuelles i d Chir. Hameln: TM-Verlag
1988 · Thoraxchir 1983–1988 – Indikat u Komplikat.
In: ebd 1989 (im Druck)

Straube, Helge, Dr. med., 1. Oberärztin, Chir. Abt.
Kreiskrhs., Siegerthöhe 1, 8223 Trostberg · *31. 01. 47
Alsfeld · **A** 73, München · **D** 73, München · **FG** Chir-
urgie 03/81 · **TG** UnfChir 12/84 · **TW** **a)** Städt. Krhs.
München-Neuperlach (Wilhelm) **c)** UnfChir. ebd. (Lin-
denmüller) **c)** 1. OA u. Chefarztvertreterin
ZV D Einsatz d Herz-Lungenmasch i d regionalen The-
rap malig Tumoren. Kardiotechnik 2 (1987)

Strauß, Wolfgang, Dr. med., Ltd. Chirurg, Bundes-
wehrkrhs., Hochwiesenhof 5–10, 7547 Wildbad ·
*16. 04. 36 Stuttgart-Bad Cannstatt · **A** 62, Stuttgart ·
D 60, Tübingen · **AG** Chir. · **FG** Chirurgie 68 · **TW**
a) 62–71 Ass. u. OA Chir. u. Orth. Klin. Stuttgart Olga-
hosp. (Raisch) · 71–72 Wiss. Ass. Chir. Univ.-Klin.
Mainz (Kümmerle) · 72–78 OA Dr. Baetzner-Krhs.
Wildbad (Baetzner) **c)** Leiter Chir. Bundeswehrkrhs.
Wildbad · **S** 78–87 Chefarzt u. ärztl. Dir. Dr. Baetzner-
Krhs. Wildbad · Seit 78 Niederlg. als Chirurg u.
D.-Arzt · Seit 88 Leiter Chir. Bundeswehrkrhs. Wildbad
ZV Üb Ovarialhernien b Säugl. Z Kinderchir 2 (1966) ·
Üb Korrekturop na frakturbedt Deformiergn a Ob-
schenkel b Osteopsathyrosis. Erg Chir Orthop 51, 28
(1968) · Klin d gutart Knochentumor b Kind. Z Kin-
derchir 6, 542 (1969) · Z Bhdlg v Frakt i Ber d Fußge-
lenkes. Monatschr Unfallhkd 74, 524 (1971) · Z Patho-
gen u Therap e ausgedehnt multicyst Lymphangiomes a
Dickdarm. Z Kinderchir 10, 249 (1971) · D coecoileale
Intubat z Dekompress u als enterocol Schiene b postop
sekundär-paralyt Ileus. ebd [Suppl] 11, 145 (1972)

Strecker, Josef, Dr. med., 1. Oberarzt, Kreiskrhs., Gartenstr. 21, 7180 Crailsheim · *28. 05. 47 Brünning · A 75, Tübingen · D 75, Tübingen · **AG** Chir. Wiesbaden · UnfChir. ebd. · **FG** Chirurgie 05/82 · **TG** UnfChir 09/84 · **TW a)** 85-89 1. OA Chir. Abt. Kreiskrhs. Crailsheim **b)** 84-85 OA Unfallchir. Abt. Städt. Krhs. Sindelfingen **c)** 1. OA

Streicher, Hans-Joachim, Prof. Dr. med., Direktor, Chir. Klin. Ferdinand-Sauerbruch-Klinikum, Arrenberger Str. 20-56, 5600 Wuppertal 1 · *16. 05. 24 Wolfratshausen · **A** 49, Heidelberg · **D** 50, Heidelberg · **AG** Klin. Zytol. · Milz u. Pfortaderkreislauf · Thoraxchir. · Abdominalchir. · Chir. d. endokrin. Org. · GefChir. · **FG** Chirurgie 65 · **H** 59, Heidelberg · **P** 65, Marburg · **TW a)** 58-59 OA Univ.-Klin. Heidelberg (K. H. Bauer) · 59-68 OA Chir. Univ.-Klin. Marburg (Schwaiger) **c)** Dir. Chir. Klin. · **S** Seit 09/68 Dir. Chir. Klin. am F. Sauerbruch-Klinikum Wuppertal-Elberfeld
ZV Zytodiagnost malig Tumoren. Dtsch Med Wochenschr 49, 1496 (1949) · Bericht üb 1500 kindl u jugendl Frakt. H Unfallheilkd 55, 129 (1956) · Exp Splenekt in ihrer Wirkg auf Erythrozytenregenerat, Leukozytenregulat u Blutgsschock. Langenbecks Arch Chir 293, 245 (1960) · Bronchusrekonstrukt na totalem Abriß. Bruns Beitr Klin Chir 204, 246 (1962) · Erstversorgg b schwer Thoraxverletzgn. MMW 104, 1090 (1962) · Ist b Ulcus pepticum heute noch e Magenresekt angezeigt? Med Welt 67, 1 (1964) · Massive Intestinalblutgn aus Teleangiektasien d Dünndarmes. Bruns Beitr Klin Chir 208, 137 (1964) · Therap d spontanen Haemothorax. ebd 211, 240 (1965) · Solit Exulceratio simplex (Dieulafoy) als Urs massiv Intestinalblutgn. Dtsch Med Wochenschr 91, 991 (1966) · D aortorechtsventrikul Shuntverbindg. Thoraxchir 15, 438 (1967) · Antibiotika b chir Pat. Med Klin 63, 1217 (1968) · Ösophagusersatz. Möglchktn d Ösophagusersatzes. Dtsch Med Wochenschr 95, 230 (1970) · Dünndarmileus dur Marcumarbhdlg. Bruns Beitr Klin Chir 218, 39 (1970) · Klin Erprobg e kollagenfreien resorbierb Nahtmaterials. Therapiewoche 22, 3858 (1972) · Probl b Herzdurchschuß. Bruns Beitr Klin Chir 219, 313 (1972) · Modif Doppelgleitverschraubg b medialen Schenkelhalsfrakt. Chirurg 44, 141 (1973) · Influence of membrane-bound N-acetylneurominic acid on the survival of erythrocytes in man. Hoppe Seylers Z Physiol Chem 356, 1329 (1975) · Thorakale Notfälle. Langenbecks Arch Chir 365, 341 (1981) · Wie weit sind unsere Pat aufklärbar? Fortschr Med 99, 1673 (1981) · Erg na chir Bhdlg d Pankreasca. Zentralbl Chir 112, 633 (1987)
MH D Notfall. Gastrointestinalblutg. Stuttgart: Thieme 1972 · D Notfall. Atemnot. ebd 1973 · D Notfall. Bewußtlosigkt. ebd 1974 · D Notfall. Akut Bauchschmerz. ebd 1976 · Mehrfachverletzgn. Berlin: Springer 1980 · D akut Thorax. Erlangen: Perimed 1986
BV Klin Zytol. Stuttgart: Thieme 1953 · Chir d Milz. Berlin: Springer 1961 · Op-Bhdlg d Geschwülste d Kopfes, Gesichts, d Speicheldrüse, d Lymphknoten u d Milz. In: Therap d Tumoren u Haemoblastome. Stuttgart: Enke 1967 · Haemodynam d Pfortaderkreisl b Splenomegalien. 2 Weltkongr f Gastroenterol. Basel: Karger Bd 3 (1963) · Chir Krankenuntersuchgn u Indikatstellg. In: Allg Chir. Stuttgart: Thieme 1968 · D Effekt d Splenektomie auf chron Lebererkrkgn i Exp. In: The therapy of portal hypertension. ebd 1968 · Grund-

riß chir Indikat. ebd 1969, Span 1970; Poln 1971 · Milz-Leberbeziehgn. Modell d exptellen Thioacthamidcirrhose d Rattenleber. In: Milz/The spleen. Berlin: Springer 1970 · Dünndarmchir Appendix. In: Intra- u postop Kompl. Berlin: Springer 1983

Stritecky-Kähler, Tomáš, MU Dr. Univ. Brün, Funktionsoberarzt, Gefäßchir. Abt. Ostseeklin. Damp 2000, 2335 Damp 2 · *31. 01. 52 Trebič/ČSSR · **A** Arbeitserlaubnis nach § 10 · **D** 77, Brün · **AG** AllgChir. · GefChir. · **TW c)** Funkt-OA GefChir.

Ströbele, Konrad, Belegarzt, Ärztl. Dir., Krankenhausweg 22, 6587 Baumholder · *07. 09. 35 Riedlingen · **A** 69, Saarbrücken · **FG** Chirurgie 04/74 · **TG** UnfChir 10/76 · **ZB** Sportmed. 03/83 · **TW a)** 69-72 u. 74-75 Elisabeth-Krhs. Birkenfeld (Schäfer) · 72-74 Chir. Univ.-Klin. Homburg (Lüdeke) · 75-77 UnfChir. Abt. Univ. Homburg (Schweiberer) · 77-78 Stadtkrhs. Baumholder (Lämmle) · 78-83 Chefarzt Stadtkrhs. Baumholder · 78-83 FA f. Chir. (Überweisungsprax.) · Seit 84 Belegarzt u. ärztl. Dir. Stadtkrhs. Baumholder, u. FA f. Chir. in Gemeinschaftsprax. mit R. Berg (vollzugelassene Prax.) **c)** Belegarzt u. ärztl. Dir. · **S** 78-83 Chefarzt Stadtkrhs. Baumholder · 78-83 FA f. Chir. · Seit 84 Belegarzt u. ärztl. Dir. Stadtkrhs. Baumholder u. FA f. Chir. Gemein. Praxis

Ströle, Volker, Dr. med., Chefarzt, Krhs. v. Roten Kreuz, Badstr. 35-39, 7000 Stuttgart 50 · *26. 11. 37 Stuttgart · **A** 65, München · **D** 64, München · **AG** Chir. · **FG** Chirurgie 03/71 · **TW a)** 72-06/80 Robert Bosch Krhs. Stuttgart (Emmermann) · Seit 06/80 Chefarzt Krhs. v. Roten Kreuz Stuttgart-Bad Cannstatt **c)** Chefarzt · **S** Seit 06/80 Ärztl. Dir. u. Chefarzt Rotes Kreuz Krhs. Stuttgart

Strube, Hans-Dietmar, Prof. Dr. med., Chefarzt, Klin. f. Unfallchir. St. Johannes-Hosp., An der Abtei 7-11, 4100 Duisburg-Hamborn · *01. 12. 40 Elsterwerda (Sachsen) · **A** 71, Hamburg · **D** 70, Hamburg · **AG** Infektionsprophyl. · Knochentumoren · **FG** Chirurgie 01/77 · **TG** UnfChir 06/79 · **H** 81, Mainz · **P** 86, Mainz · **TW a)** Bis 77 Chir. Univ.-Klin. Mainz (Kümmerle) **b)** Seit 77 Unfallchir. Univ.-Klin. Mainz (Schweikert, Ritter) **c)** Chefarzt Klin. f. Unfallchir. · **S** Seit 07/87 Chefarzt Duisburg-Hamborn
ZV The inoperable rectal carcinoma. Abdominal Surg 16 (1974) · Z Entartg d Neurofibromatose v Recklinghausen i Kindesalter. Monatsschr Kinderhlkd 123 (1975) · Knochenverändergn b primären Hyperparathyreoidismus. Monatschr Unfallhkd 3 (1977) · D Monteggia-Verletzg. H Unfallheilkd 132 (1978) · Z Problemat d renalen Osteopathie. Monatschr Unfallhkd 4 (1978) · Tumoren i Bereich d Handskeletts. PACE 11 (1979) · Therap d Radiusköpfchen- u Olecranonfrakt. Therapiewoche 29 (1979) · Kunststoffzement i d Bhdlg malig Knochentumoren. Fortschr Med 100 (1982) · Bhdlg d Pilon tibiale Frakt. Langenbecks Arch Chir 361 (1983) · Indikat u Techn d Verbundosteosynthese. Unfallchirurg 88 (1985)
BV Malig Knochengeschwülste u Metastasen. In: Indikat z Op, 2 Aufl. Berlin: Springer 1981 · Infektprophyl i d Unfallchir. In: Krhshygiene, 3 Aufl. Stuttgart: Fischer 1987

Stuhldreier, Gerhard, Dr. med., Assistenzarzt, Chir. Univ.-Klin., Hoppe-Seyler-Str., 7400 Tübingen · *28. 08. 54 Mannheim · **A** 81, Kiel · **D** 83, Kiel · **FG** Chirurgie 04/89 · **TW c)** AssArzt
ZV Beobachtgn z posttraumat Osteitis. Aktuel Traumatol 19, 28–34 (1989)

Stuhler, Thomas, Prof. Dr. med., Ltd. Arzt, Abt. Orthop. u. Traumatol. Klin. Dr. Erler GmbH, Kontumazgarten 4–18, 8500 Nürnberg · *24. 10. 44 Bremen · **A** 70, nicht angegeben · **D** 69, Heidelberg · **FG** Chirurgie 77 · Orthopädie 81 · **TG** UnfChir 83 · **ZB** Sportmed. 75 · **H** 81, Würzburg · **TW a)** Chir. Univ. Klin. Göttingen (Peiper) · Orthop. Univ.-Klin. Würzburg (Rütt) **b)** Unfallkrhs. Linz (Streli) **c)** Ltd. Arzt Orthop. u. Traumatol. · **S** Ltd. Arzt Kliniken Dr. Erler, Nürnberg

Sturm, Jörg, Dr. med., Assistenzarzt, Chir. Klin. Klinikum Mannheim, Theodor-Kutzer-Ufer, 6800 Mannheim 1 · *30. 01. 59 Mannheim · **A** 87, Heidelberg · **D** 88, Mannheim · **TW c)** AssArzt

Stutzbach, Eberhard, Dr. med., i. R., Am Hasensprung 2, 8510 Fürth/B. · *05. 11. 19 Halle/Saale · **A** 43, Berlin · **D** 43, Berlin · **AG** 44–47 Kriegsdienst u. -Gefangenschaft · **FG** Chirurgie 51 · **TW a)** 47–58 Martin Luther-Krhs. Berlin-Grunewald (Klose, v. Brandis, Domrich) **c)** i. R. · **S** 59–84 Inhaber u. Chefarzt Klin. Dr. Stutzbach, Fürth u. niedergel. Chirurg
ZV Untersuchg üb d Möglchkt gewerbl Selenschädigg. Diss 1943 · Diagn u Bhdlg d postop Gallensteinrezidivs. Dtsch Med J 1953

Stutzer, Harald, Dr. med., Ltd. Arzt, Kreiskrhs. Lindenstr. 75, 3057 Neustadt/Rbge. · *01. 05. 38 Oranienburg · **A** 68, Hamburg · **D** 66, Hamburg · **AG** Abdominalchir. · Traumatol. · Kniegelenkschir. · **FG** Chirurgie 74 · **TW a)** 68–69 Städt. Krhs. Neukölln (Bücherl) · 69–72 Chir. Univ. Klin. Westend (Bücherl) · 72–73 Allg. Krhs. St. Georg Hamburg (Buchholz) · 73–74 Marienkrhs. Hamburg (van Ackeren) · 75 Kranst. Sarepta Bethel (Wellmer) · 76–78 Kreiskrhs. Niebüll (Meißner) **c)** Ltd. Arzt · **S** Seit 78 Ltd. Arzt Chir. Kreiskrhs. Neustadt
ZV Entstehg, Verhütg u Behandlg v Decubitalulzera. Dtsch Med Wochenschr (1969) · D Wirkg v Clomid a d Aktivität d mikrosomal NAD-spezif 17-[b]-Hydroxysteroiddehydrogen i d Leber weibl infant Meerschweinchen. Endocrinology 55, 22 (1969) · Erfahrgn m Reanimat. Aktuel Chir 5, 213 (1970) · Fehler b d Bestimmg d Basalsekret d Mag. Med Klin 67, 48 (1972) · Gastric secretion measurements. Cardiol Digest 1973 · Duodenalstenose Erwachs b Malrotat. Aktuel Chir 8, 237 (1973) · Op Behandlg d Coxarthrose b Caissonkrankh. Monatschr Unfallhkd 76, 524 (1973) · Bone necrosis in tunnel workers. Lancet 1974 · Typ u atyp Röbild b d akut Porphyrie. RÖFO 123, 588 (1975) · Porphyrie i d Diffdiagn akut Oberbaucherkrankgn. Zentralbl Chir 1975 · Komplikat b d inn Darmschieng m d Miller-Abbott-Sonde. Aktuel Chir 11, 243 (1976) · Fixateur externe i d Bhdlg path Frakt u Knochenmetastasen. Aktuel Chir 21, 166 (1986) · Bedeutg verschmälerter Bandscheiben f d Diagn d Wirbelsäulentbc. RÖFO 143, 526 (1985) · Verbesserte dynam Kompression b Schenkelhalsfrakt. Nieders Arztebl 2, 389 (1988)

Sund, Christof, Dr. med., niedergelassen, Murgtalstr. 10, 7290 Freudenstadt · *27. 08. 35 München · **A** 61, München · **D** 61, München · **FG** Chirurgie 66 · **TG** UnfChir 74 · **TW a)** 61–70 Städt. Krhs. München Schwabing (v. Seemen, Schmid) · 70–77 Kreiskrhs. Freudenstadt (Burkhardt) **c)** Chirurg u. D-Arzt eig. Praxis · **S** Seit 78 Niederlassung Freudenstadt

Swoboda, Lothar, Dr. med., Ltd. Oberarzt, Chir. Univ.-Klin., Abt. Lungenchir., Hugstetterstr. 55, 7800 Freiburg · *30. 07. 51 Bischofsheim · **A** 77, Frankfurt · **D** 78, Frankfurt · **AG** Endoskop. Chir. · **FG** Chirurgie 01/84 · **TG** Thorax- u. Kardiovaskular-Chir 02/89 · **TW a)** 84 Städt. Krhs. Hanau (Stiller) **b)** 07/84–07/85 AssArzt Thoraxklin. Heidelberg (Vogt-Moykopf) · 08/85–01/89 OA Klinik Schillerhöhe/Stuttgart, Zentr. f. Thoraxchir. (Toomes) **c)** Seit 89 Ltd. OA Abt. Lungenchir., Chir. Univ.-Klin., Freiburg (Hasse)
ZV D Verteilg nichtsulfatierter Gallensäuren i Leber, Pfortaderserum u peripherem Serum d Ratte na oraler Gabe v Chenodesoxycholsäure. Goethe-Univ Frankfurt Diss (1978) · Results of surgical treatment for pulmonary metastases. J Thorac Cardiovasc Surg 34 (Spec Issue II) 149–152 (1986) · D mediane Sternotomie als Zugangsweg i d Lungenmetastasenchir. Helv Chir Acta 53, 531–535 (1986) · D mediane Sternotomie als ideal Zugang z chir Bhdlg v beidseit Lungenerkrgn. Prax Klin Pneumol 41, 774–775 (1987) · Brustwandersatz m resorbierbar Kunststoffnetz. Langenbecks Arch Chir 372, 803–805 (1987) · Erg na op Entferng v Lungenmetast. Helv Chir Acta 54, 311–317 (1987) · Chir Therap b Trachealstenosen. ebd 55, 459–463 (1988) · Brustwandersatz m nicht resorbierbar u resorbierbar Kunststoff. Z Herz Th GefChir

Szyszkowitz, Rudolf Hans-Georg, Univ. Prof. Dr. med., Leiter Depart. f. Unfallchir., Univ.-Klin. f. Chir., Auenbruggerplatz 1, A-8036 Graz · *23. 05. 41 Graz · **D** 66, Graz · **AG** UnfChir · **FG** Chirurgie 12/72 · **TG** UnfChir 05/73 · **H** 73, Hannover · **P** 75, Hannover · **TW b)** Prof. Unfallchir. Klin. d. Med. Hochschule Hannover **c)** Leiter d. Abt. (Depart.) Unfallchir. · **S** Seit 76 Leiter Abt. (Depart.) Unfallchir. Univ.-Klin. Graz
ZV Untersuchgn m radioaktiv markiert Knochenzement b Kombiosteosynthesen. Langenbecks Arch Chir [Suppl Chir Forum] 35–37 (1972) · Z bilat gleichzeitgn Quadrizepssehnenrupt. Med Sport 14, 253 (1972) · Erg d op Bhdlg v Oberschenkel-Schaftbrüchen. Monatschr Unfallhkd 77, 441 (1974) · D Pathophysiol d Verbundosteosynthese. Aktuel Traumatol 4, 235 (1974) · Nekrosekallus na stab Osteosynth. Arch Orthop Unfallchir 79, 281 (1974) · Erg d Verbundosteosynthese b pertrochantären Oberschenkelbrüch. H Unfallheilkd 121, 104 (1975) · Bhdlg u Erg b posttraumat Arthritis. ebd 124, 346–349 (1976) · Sp50erg na Plattenosteosynth a Unterarmschaft. ebd 132, 415–418 (1978) · Polytrauma. Acta Chir Austriaca 4 (FB 76–81) (1980) · Gefahren d Plattenosteosynth u Möglichktn d Fixateur ext i d Frakturerstversorg. H Unfallheilkd 153, 179–183 (1981) · Röntgenol u Szintigraph Verlaufsbeobachtgn b infiziert Frakt u Pseudarthrosen. ebd 157, 14–19 (1982) · Ätiologie, Pathophysiol u Lokalisat d Kompartmentsyndr. Unfallheilkunde 85, 126–132 (1982) · Erg d op Bhdlg v

Femurschaftfrakt na Stabilis m Marknagel u Cerclage. H Unfallheilkd 158, 181-184 (1982) · Talusfrakt. Unfallheilkunde 86, 262-274 (1983) · Diagnost d Wirbelsäulenverletzgn. H Unfallheilkd 163, 110-114 (1984) · Asept Knochenheilgsstörgn na Untschenkelschaft-Bruch. Orthopäde 12, 301-311 (1984) · Eighty-five talus fractures treated by ORIF with five to eight years follow-up study of sixty-nine patients. Clin Orthop 199, 97-107 (1985) · Bruchformen, Techn d op Bhdlg u Erg b Verrenkgsbrüch d Oberarmkopfes. H Unfallheilkd 1986, 165-171 (1987) · Internal fixation - in major limb trauma. Curr Orthopaed 2, 14-17 (1988) · Spongiosaplastik oder Verfahrenswechsel. H Unfallheilkd 200, 286-284 (1988)
BV Z Problemat d Knochenzementimplantat. In: D totale Hüftgelenksersatz. Stuttgart: Thieme 1973 · Traumatol d Gelenke. In: Unfallchir. Berlin: Springer 1974/1976 · D Mehrfachverletzte: unt Extremität. Kongreßbericht Österr Ges Chir 1977. Graz: Dorrong (1977) · Knochentumoren. In: Chir. Berlin: Springer 1977/1979/1980 · Unfallchir. In: Kurzes Lehrb f Opschwestern. Stuttgart: Enke 1982 · Verzög Frakturhlg. In: D Tibiaschaftfrakt b Erwachs. Berlin: Springer 1987 · Pilon fractures of the tibia. In: Operative orthopaedics. Philadelphia: Lippincot 1988 · Fractures of the patella and tibia. In: Manual of internal fixation, 3rd edn. Berlin: Springer 1990 · D op Bhdlg v Frak a Femurschaft incl d Condylen. In: Chir Oplehre, Bd 11. Traumatol 4, Unt Extrem. München: Urban & Schwarzenberg 1990

T

Tabbasch, Marwan, Dr. med., niedergelassen, Dwostr. 122, 2870 Delmenhorst · *01.02. 48 Aleppo · A 74, Leipzig · D 75, Damaskus · AG KindChir. · Unfallchir. · FG Chirurgie 06/81 · ZB Sportmed. 12/87 · TW a) St. Josef-Stift Delmenhorst c) niedergel. Delmenhorst

Tadic, Dragomir, Dr. med., niedergelassen, Kilianspassage 7, 7100 Heilbronn · *23.01. 45 Belgrad/Jugoslawien · A 70, Belgrad · D 82, Tübingen · FG Chirurgie 11/80 · TG UnfChir 02/83 · TW a) 80 Allg. u. GefChir. Kreiskrhs. Am Plattenwald, Bad Friedrichshall (Sell) b) 81-82 UnfChir. ebd. (Thies) c) Niedergel. als Chirurg u. Unfallchirurg, D-Arzt · S Seit 01/85 Niederlassung Heilbronn

Täger, Bernd, Dr. med., Ärztl. Dir., Kreiskrhs., Torstraße, 6640 Merzig 1 · *21.08. 42 Neunkirchen · A 67, Homburg · D 67, Homburg · AG 67-68 Patholog. Univ.-Klin. Homburg · 69-74 Chir. ebd. · FG Chirurgie 74 · TW a) 74-79 OA Chir. Univ.-Klin. Homburg (Lüdeke, Farthmann) c) Chefarzt Chir. Abt. · S Seit 79 Chefarzt Chir. Abt. Kreiskrhs. Merzig · 88 Ärztl. Dir. ebd.
ZV Untersuch üb d Leberstrukt b d Akromegalie. Acta Hepato-Gastroent 18, 341 (1971) · Neurogene Tumoren d Gastrointestinaltraktes. Therapiewoche 29, 862 (1979) · Indikat z regionären Lymphadenektomie b malig Melanom. Therapiewoche 30, 1885 (1980)
BV Op Bhdlg d Mammaca. In: Aspekte d Bhdlg malig Tumoren. Homburg 1978

Tauber, Roland, Prof. Dr. med., Chefarzt, Urol. Abt. Allg. Krhs. Barmbek, Rübenkamp 148, 2000 Hamburg 60 · *14.11. 39 Aussig · A 69, München · D 69, München · FG Chirurgie 74 · Urologie 78 · ZB Sportmed. 67 · H 75, Marburg · P 80, München · TW a) 74-75 Marburg (Hamelmann) b) 75-78 Urol. Klin. d. TU München (Mauermayer) · 78-88 Urol. Univ.-Klin. d. TU München (Schmiedt) c) Chefarzt · S Seit 09/88 Chefarzt Allg. Krhs. Barmbek, Hamburg

Teixidor de Otto, Juan, Dr. med., Chefarzt, Kinderchir. Klin. Hosp. Infantil, Hosp. Universitario „N. Sra. Covadonga", Calle Villamil, E-33006 Oviedo · *03.10. 29 Barcelona/Spanien · A 55, Valencia · D 62, Würzburg · AG 10/52-09/53 Pathol. Valencia · 10/53-09/54 UnfChir. · 10/54-05/55 Mainz (Brandt) · FG Chirurgie (BRD u. Spanien) 01/65 · TG Kinderchirurgie 07/68 · TW a) 55-56 Städt. Krhs. Valencia (Sánchez) · 56-60 u. 62-63 Würzburg (Wachsmuth) · 60-61 Klin. Havelhöhe Berlin-Kladow (Unholtz) · 64 Med. Poliklin. Univ. Würzburg (Franke) b) 65-67 Kinderchir. Klin. Städt. Kinderklin. Köln-Riehl (Helbig) · 68-73 Chirug. Infantil. Clínica Infantil „La Paz" Madrid · Seit 74 Chefarzt Hosp. Univ. Nª Sra. Covadonga, Oviedo/Spanien c) Chefarzt Kinderchir. · S Seit 74 Chefarzt Kinderchir. Klin. Hosp. Univ. Nª Sra. Covadonga, Oviedo/Span.
ZV Associated anomalies as an important factor in the postop mortality of anorectal malformations. Prog Pediatr Surg 13 (1979) · Embryonales Paratestikul Rabdomyosarkom. MMW 19, 122 (1980) · Removal o foreign bodies fr the upper airways a the bronchial tree i small children. Z Kinderchir 30, 137-140 (1980) · Torsión testicular e l infancia. Bol Ped SCALP 22, 29-35 (1981) · Tratam quirurg precoz del reflujo gastro-esofág. ebd 22, 293-301 (1981) · Indicación quirurg en el hidrocele test neonatal. ebd 22, 37-43 (1981) · Ectasia venosa yugular. ebd 22, 413-417 (1981) · Valor flebografia de Vv spermaticos en criptorquidia bilat. ebd 22, 545-551 (1981) · Asistencia quirúrgica urg en niños con fracturas. An Esp Ped 16, 25-28 (1982) · Peritonitis neonatal. Urgencias, 95, 241-248 (1983) · Perit mecon y bacter en RN. Rev Quirurg Esp 10, 191-196 (1983) · Cuerpos extr traqueo-bronq en infancia. ebd 10, 255-258 (1983) · Fisuras queilo-palat y malform asoc. An Esp Ped 19, 229-233 (1983) · Impactación fecal, causa dolor abdom frec en infancia, Bol Ped SCALP 24, 351-356 (1983) · Unsere Techn d Uranoraphie z Chir Bhdlg d Gaumenspalte. Langenbecks Arch Chir 335 (1983) · Pseudoquiste pancreático. Rev Quir Esp 11, 51-54 (1984) · Obstrucción pielo-uret en infancia. Bol Ped SCALP 25, 139-149 (1984) · Infección urinaria de repetición. Hipercalcemia y litiasis renal. ebd 26, 29-32 (1985) · Abdominoscrotal Hydrocele. J Pediatr Surg 21, 987-988 (1986)
MH Seminarios de Cirugia Ped. Ministerio de Trabajo, Vol I, 68-69; Vol II, 69-70. · Progr in Ped Surg, vol 13. München: Urban & Schwarzenberg 1979

Thaler, Walter, Dr. med., Oberarzt, Abt. Chir. II Regionalkrhs. Bozen, Lorenz-Böhlerstr. 5, I-3900 Bozen/Südtirol · *13.01. 51 Pflersch (Brenner)/Südtirol · D 76, Innsbruck · AG Schilddrüsenchir. · Dickdarmchir. · Gefäßchir. · FG Chirurgie 07/85 · TW a) Krhs. Brixen (Südtirol) · Krhs. Dornbirn (Vorarlberg) · Krhs. Bozen (Südtirol) c) OA AllgChir. Abt.

ZV Das Peutz-Jeghers-Syndrom. Coloproctology 4, 217-220 (1984) · Klin u Therap b Pseudolymphom d Magens. Chir Praxis 35, 215-219 (1985/86) · Z Non-Hodgkin-Lymphom d Rektums. Helv Chir Acta 52, 735-761 (1985) · Untersuchgserg v 165 Pat na selekt proxim Vagotomie. Zentralbl Chir 111, 967-974 (1986) · Risultati clinici dopo vagotomia superselettiva nell' ulcera duodenale. Il giornale di chir 7, 1230-1233 (1986) · Z Appendixca. Aktuel Chir 21, 246-248 (1986) · Über d Enststehg v Magenca na Vagotomie. Med Klin 81, 505-506 (1986) · Z malig Hämangioendotheliom d Schilddrüse. Chirurg 57, 397-400 (1986) · Schilddrüsensonograph i d Chir. Zentralbl Chir 112, 280-284 (1987) · Z Klin u Therap d Ulcus simplex recti. Coloproctology 9, 84-85 (1987) · Z Boerhave-Syndrom. Klin Wochenschr 66, 1214-1217 (1988) · Chir Therap d exulzerierten perianalen Tumorrezidivs e Rektumca. Aktuel Chir 23, 166-168 (1988)

Thalmann, Willi Kurt, Dr. med., Am Brunnenforum 6, 8425 Bad Gögging · *04. 07. 23 Breslau · A 51, Kiel · D 63, Hamburg · AG Anaesth. · FG Chirurgie 59 · TW a) OA Osterode/Harz · 1. OA Heilbronn · 1. OA Salzgitter-Lehenstedt b) 76-78 Chefarzt Rehau · 78-85 Chefarzt Klin. f. physikal. Therap. Bad Säckingen c) Prakt. Arzt, Badearzt · S 76-78 Chefarzt Rehau · 79-85 Chefarzt Bad Säckingen

Theiß, Rolf Rudolf Michael, Dr. med., Oberarzt, St. Hildegardis Krhs., Bachemerstr. 29, 5000 Köln 41 · *21. 10. 46 Kirchen/Sieg · A 73, Lindlar · D 73, Mainz · AG 72 Anästh. Univ. Mainz · 75-76 Pathol. Univ. Köln · FG Chirurgie 04/83 · TW a) 04/83-06/85 Chir. Univ.-Klinik Köln (Pichlmaier) · Seit 07/85 St. Hildegardiskrhs. Köln (Schier) c) OA Chir. Abt.
ZV So Allah will - Famulatur i e alger Krhs. med ass 38 (1970) · Studienprotokoll z kurat Bhdlg Rektumkarzinom. Tumorzentrum Köln 1978 · Rezidivier Subileus dur Dickdarmlipom. Chir Aktuel 1970 (1979) · Studienprotokoll adjuv Therap Kolonkarzinom. Tumorzentrum Köln 1980 · Irrigat z kontinenten Kolostomieversorgg. Zentralbl Chir 105, 1003 (1980) · Wahl Opverfahren b malig entarteten Dickdarmpolyem. Langenbecks Arch Chir 352, 565 (1981) · Kolorekt Adenome lokal excidier. Prax Kurier 45, 44 (1980) · Klammeranastomosen a Colon u Rektum. Zentralbl Chir 107, 1188 (1982) · Erg sphinktererhalt kolorekt Klammernaht-Anastomosen. Fortschr Med 44, 2054 (1982) · Kryochir b inop Rektumkarzinom. Zentralbl Chir 110, 142 (1985) · Endoskop Op - Neuer Weg i d Chir. Klin J 4, 13 (1985) · Endoskop Op i d Rektumhöhle. Q Bull Hung Gastroent Soc 3, 85 (1985)
BV Schmerzbhdlg b Rezidiven d Rektumkarzinoms dur perkutane zervikale Chordotomie. In: Nachsorge b kolorektalen Karzinom. Berlin: Springer 1979 · Treatment of intractable pain in colorectal carcinomas by percutaneous cervical cordotomy. In: Surgery of the colon and rectum. Stuttgart: Thieme 1980 · Stereoskop Optik i d op Endoskopie. In: Endoskop Techn. Köln: DÄV 1984

Thermann, Michael, Prof. Dr. med., Chefarzt, Klin. Allg.- u. Thoraxchir., Städt. Krankenanst. Bielefeld-Mitte, Teutoburger Str. 50, 4800 Bielefeld 1 · *02. 04. 40 Bremen · A 68, Stuttgart · D 66, Freiburg/Br. · AG 2-jährige physiolog. Ausbildung, Max-Planck-Insti-

tut für Systemphysiologie, Dortmund · FG Chirurgie 75 · H 76, Marburg · P 82, Kiel · TW a) 75-77 Chir. Univ.-Klin. Marburg · 78-85 Abt. Allgemeinchir. Univ. Kiel c) Chefarzt Klin. Allg.- u. Thoraxchir. · S Seit 85 Chefarzt Klin. Allg.- u. Thoraxchir. Städt. Krankenanst. Bielefeld-Mitte
ZV Arbeiten insbes über d Problem der lymphogenen Metastasierung des Bronchialkarzinoms, u a in folgenden Journalen: Annals of Thoracic Surgery, Langenbeck's Archiv, Thoracic and Cardiovascular Surgeon, Chest
MH Kirschner'sche Operationslehre, Band Thoraxchirurgie · Textbook of Thoracic Surgery

Thetter, Olaf, Prof. Dr. med., Ltd. Arzt, Chir. Klin. Innenstadt u. Chir. Poliklin. d. Univ., Nußbaumstr. 20, 8000 München 2 und Thoraxchir. Im Zentralkrhs. Gauting, Unterbrunnerstr. 85, 8035 Gauting · *28. 10. 40 Wien · D 66, Wien · AG Inn. Med. · Chir. · FG Chirurgie 06/76 · TG GefChir 02/85, Thorax- u. KardiovaskularChir 10/80 · H 87, München · P 89, München · TW a) 69-76 1. Chir. Univ.-Klin. Wien (Fuchsig) · 76 Abt. Kinderchir. Preyersches Kinderspital, Wien (Rauhs) · 77-81 Abt. Herz- u. Thoraxchir., Univ. d. Saarlandes Homburg/Saar (Stapenhorst) c) Seit 81 OA Chir. Klin. Innenstadt u. Chir. Poliklinik Univ. München (Schweiberer) u. seit 85 zusätzlich Thoraxchir. Zentralkrhs. Gauting d. LVA Oberbayern · S Seit 85 Ltd. Arzt Thoraxchir. Zentralkrhs. Gauting
ZV Diagnost u therapeut Probl b spontanen cholezystogastr Fisteln. Zentralbl Chir 99, 967-971 (1974) · Indikat u Erg d lumbalen Sympathektomie b periph Unterschenkelarterienverschl i Stadium II u III. Therapiewoche 26/42, 6758 (1976) · D Volumenhäufgktsverteilg d Thrombozyten als empfindl Parameter z Nachweis v posttraumat u posttransfusionel Blutschädigg. Intensiv Med 15, 115-118 (1978) · Therapeut Konzept b Schußverletzgn. Zentralbl Chir 105, 291-296 (1980) · D postop Chylothorax; e Komplikat d rekonstrukt Chir d A subclavia. Angio 2/2, 109-114 (1980) · Fibrin adhesive and its application in thoracic surgery. Thorac Cardiovasc Surg 29, 290-292 (1981) · Possibilités de reconstruction dans divers processus obstructifs des arteres supra-aortiques. Med et Hyg 39, 4237-4242 (1981) · Z diagnost Problemat d Zwerchfellrupt na stumpfem Thoraxtrauma. H Unfallheilkd 158, 393-398 (1982) · D op Durchtrenng d verkalkten D arteriousus Botalli b Erwachsenen. Zentralbl Chir 108, 1168-1171 (1983) · Sexualfunkt na gefäßchir Eingriffen i aorto-iliacalen Bereich - Ursach u Vermeidg v Potenzstörgn. Langenbecks Arch Chir 362, 205-219 (1984) · D Thoracic-outlet-compression-Syndr u seine vasculären Komplikat. Zentralbl Chir 110, 449-456 (1985) · The role of bradykinin and kallikrein in the development of acute respiratory failure. Eur Surg Res 20, 87-88 (1985) · D Notfall: Akut Gefäßverletzg. Saarl Ärztebl 10, 589-590 (1985) · The fibrin derived peptide 6 A induces interstitial edema in swine lung but does not potentiate bradykinin. Eur Surg Res 21, 19 (1986) · Indikat u Erg d Cava-Sperrop m d Kimray-Greenfield-Filter. Langenbecks Arch Chir 369, 493-496 (1986) · Gefäßverletzgn d Retroperitonealraumes. H Unfallheilkd 181, 504-512 (1986) · D Thoracic Outlet-Compression-Syndr. Orthopäde 16, 441-447 (1987) · Z Bedeutg d Kallikrein-Kinin-Syst a d Entwicklg d ARDS. Exptelle Studien z

Klärg d Pathomechanismus u d therapeut Effektivität dur gezielte Proteinaseninhibit. Habil-Schrift München 1987 · D akut Mesenterialarterienverschluß. (Editorial) MMW 131, 21–22 (1989) **MH** ARDS u Thoraxchir. E K Frey Symp, München 1988. Z Herz Th GefChir [Suppl] 1 (1989) **BV** Rekonstruktsmöglchktn b verschied Verschlußproz d supraaortalen Arterien. In: Zerebrale Ischämie. Bern: Huber 1984 · Fibrin sealant as an adjunct in the operative care of recurrent pneumothorax. In: Fibrin sealant in operative medicine thoracic surgery – cardiovascular surgery. Berlin: Springer 1986 · Successful treatment of gunshot injury of the ascending aorta. In: Emergency surgery, trends, techniques and results. München: Zuckschwerdt 1986 · Evaluation of the kinin-induced pathomechanisms in the development of ARDS by kallikrein inhibition in vivo. In: 1st Vienna Shock Forum. New York: Alan R Liss 1987 · Kompresssyndr d Arcus tendineus musculi solei. In: Kirschnersche Allg u Spez Oplehre: Gefäßchir. Berlin: Springer 1987 u Engl Ausgabe 1989 · Störng d männl Sexualfunkt na op Eingriffen i aortoiliacalen Bereich. In: ebd · Rekonstrukt Eingriffe intrathorakaler, supraaortaler Verschlußproz. In: ebd

Thiede, Arnulf, Prof. Dr. med., Chefarzt, Chir. Klin., Friesenstr. 11, 2350 Neumünster · *20. 08. 42 Berlin · **A** 70, Kiel · **D** 69, Kiel · **AG** Experiment. u. klin. Transplantat. · GefChir. · Mikrochir. · Nahtmaterialien · Gastroenterol. · **FG** Chirurgie 75 · **TG** GefChir 82 · **H** 76, Kiel · **P** 80, Kiel · **TW a)** 75–87 OA Abt. Allg. Chir., Chir. Univ.-Klin. Kiel (Löhr, Hamelmann) **b)** 75 Dept. of Surgery San Diego/USA (Orloff, Lee) · 79 Dept. of Surgery, Denver/USA (Starzl) · 80/81 Cardiovasculäre Abt. Chir. Univ.-Klin. Kiel (Bernhardt) · 84 Dept. of Surgery Pittsbourgh/USA (Starzl) **c)** Chefarzt · **S** Seit 01/88 Chefarzt Chir. Klin. Friedrich-Ebert-Krhs. Neumünster
ZV Z Entstehg v Gewebsmastzellen. Beitr Pathol 143, 172–182 (1971) · Allogene u xenogene Aortensegmenttransplantate b Inzuchtratten. Angiograph darstellbare Gefäßverändergn. Langenbecks Arch Chir 340, 13–22 (1975) · Partialantigengemeinsch zwischen Makrophagen, Epitheloid- u Fremdkörperriesenzellen. Untersuchgn an Ratten. Exp Pathol 14, 16–23 (1978) · Z exptellen Mikrochir an Ratten. Zentralbl Chir 103, 1397–1409 (1978) · Studies on the antigenicity of vital allogeneic valve leaflet transplants in immunogenetically controlled strain combinations. Zahnärztl Mittlg 26, 391–395 (1978) · Absorbable and non-absorbable sutures in microsurgery: Standardized comparable studies in rats. J Microsurg 1, 216–222 (1979) · Kontrollierte exptelle histolog u mikrobiolog Untersuchgn z Hemmwirkg v Polyglycolsäurefäden b Infekt. Chirurg 51, 35–38 (1980) · Untersuchgn in vivo z linearen Reißfestigktsverlust v absorbierb vollsynthet Fäden. Chirurg 52, 768–773 (1980) · Vein replacement with fresh vital veins. A comparison of transplantation in RT-1-different rat strain combinations. Ann Surg 193, 283–287 (1981) · D Wert d zirkulären maschinel Colon- u Rektumanastomose (EEA). E prospekt Studie an 91 Pat. Chirurg 52, 30–35 (1981) · Z techn d Rektumanastomosen b Rektumresekt. E kontrol Studie. Instrumentel Naht vs Handnaht. ebd 55, 326–335 (1984) · Gastrointest Anastomosen. Leitthema: Anastomosetechn an Oesophagus, Magen u Darm. ebd 55, 623–631 (1984) ·

Interpretat d Erg klin Studien f d prakt Kolonchir. Zentralbl Chir 110, 539–557 (1985) · Vergl v physikal Parametern u Handhabgseigenschaften kurzfrist u mittelfrist absorbierb Nahtmaterialien. Chirurg 56, 803–808 (1985) · Pouch and Roux-Y-reconstruction after gastrectomy. Arch Surg 122, 837–842 (1987) · Chir Möglchktn b Rezidiv colorektaler Ca. Röntgenblätter 41, 194–196 (1988) · Esophagojejunostomy: new stapling techniques. Nutrition 4, 171–173 (1988) · Systemat Einsatz v Klammernahtgeräten i ob Gastrointestinaltrakt. Problemanalyse z Vermeidg takt-techn Fehler. Chir Praxis, 389–405 (1988) · Stadienabhängige Strategie i d Chir d Magenca. Verdauungskrankht 6, 179–185 (1988) **MH** Gefäßtransplantat. D Bedeutg immunolog Reaktionsmechanismen – Untersuchgn an standard Ratteninzuchtstammkombinat. Stuttgart: Schattauer 1977 · Stapler in d Abdominalchir. Stuttgart: Thieme 1982 · Mod Nahtmaterialien u Nahttechniken i d Chir. Berlin: Springer 1982 · Microsurgical models in rats for transplantation research. ebd 1985 · Aktuel z Rektumchir. ebd 1985 · Small-bowel transplantation. Experimental and clinical fundamentals. ebd 1986 · Gedanken z Aufgaben u Entwicklg chir Fächer. München: Urban & Schwarzenberg 1988
BV Nähinstrumente i d gastroenterolog Chir. Taktik u Techn. In: Breitner, Chir Oplehre. München: Urban & Schwarzenberg 1982 · Experimental transplantation of small intestine. CRC, Handbook of microsurgery, Vol II. Boca Raton: CRC Press 1984 · Konzept d intraop Radikalitätskontrol b Rektumca i ob u mittl Drittel dur Segmentangiograph u Schnellschnittuntersuchg z Entscheidg: Rektumamputat kontra low anterior Resekt. In: Nachsorge b kolorektalen Ca. Berlin: Springer 1979 · Divertikulose. In: D kranke Dickdarm. Baden-Baden: Witzstrock 1982 · Kontinenzerhaltende Colon- u Rektumchir unt d Einsatz v maschinel End-zu-End-Nahtgeräten. In: Aktuel Therap d Rektumca. Stuttgart: Thieme 1982 · Mikroradiograph Untersuchgn b M Crohn u anderen entzündl Darmerkrkgn a frisch Oppräparaten. In: Entzündl Erkrkgn d Dünn- u Dickdarmes. M Crohn – Colitis ulcerosa. Erlangen: Perimed 1982 · Z Neuentwicklg v Nahtmaterialien u d Möglchktn e Beurteilg. In: Nahtmaterialien u Nahttechn. Berlin: Springer 1982 · Z Verhalten kontaminiert absorbierb Nahtmaterialien i vivo. In: ebd · D Kieler Modell d ambulant klinikassoz Stomatherapeutin. In: Aktuel z Rektumchir. Berlin: Springer 1985 · Prospective and controlled studies in colorectal surgery: a comparison of hand sutured and stapled rectal anastomoses. In: Principles and practice of surg stapling. Chicago: Year Book Medical 1987

Thiele, Carl-Friedrich, Dr. med., Chefarzt i. R., niedergel. Chirurg u. Urologe, Praxis-Gemeinschaft, Bielefelderstr. 19, 4517 Hilter 1 · *13. 03. 21 Lingen/Ems · **A** 46, Münster · **D** 49, Münster · **AG** AllgChir. · UnfChir. · Urol. · **FG** Chirurgie 57 · Urologie 58 · **TG** UnfChir 72 · **ZB** Sportmed. 56 · **TW a)** 50–59 Ass. Chir. Univ.-Klin. Münster (Sunder-Plassmann) · 59–60 OA Marienhosp. Gelsenkirchen-Buer (Kleine) **b)** 47–48 Haus Hornheide, Münster (Moncorps) · 48–49 Anatomie ebd. (Becher) · 49–50 Pathol. Inst. ebd (Siegmund) **c)** Chirurg u. Urologe in freier Praxis · **S** 60–66 Chefarzt Waldkrhs. Bad Rothenfelde · 66–86 Chefarzt Franziskus-Hosp. Harderberg, Georgsmarienhütte · Seit 86 Niederlassung Hilter

ZV D Nebenwirkg Präp TBI/E698 b Lupus. 1949 · Grenzstrangbhdlg na Pautrier. Zentralbl Haut Geschlechtskrht 1950 · Kranio-Pharyngeom d Schädelbasis. Zentralbl Pathol 1951

Thiele, Hanshelmut, Prof. Dr. med., Chefarzt, Chir. Klin. Kreiskrhs., 7520 Bruchsal · *10.08. 43 Würzburg · **A** 71, Freiburg · **D** 69, Freiburg · **AG** Gefäßtraumatol. · entzündl. Darmerkrankgn. · **FG** Chirurgie 03/78 · **TG** GefChir 02/81, UnfChir 12/85 · **H** 80, Mannheim · **P** 87, Heidelberg · **TW a)** 78-86 OA Chir. Univ.-Klin. Mannheim **c)** Chefarzt · **S** Seit 10/86 Chefarzt d. Chir. Klin. Kreiskrhs. Bruchsal
ZV Z Röntgendiagnost d Gallenblasenagenesie. Radiologe 17, 74-76 (1977) · Auflösg v Choledochusrestkonkrem. Langenbecks Arch Chir 344, 123-129 (1977) · Posttraumat Gefäßschäden. Unfallheilkunde 81, 492 (1978) · Probl d Frakturbhdlg b chron arteriel Verschluß. Unfallheilkunde 81, 608-611 (1978) · Komplikat na Silikon T-Drainage d D choledochus. MMW 120, 1573 (1978) · Extra-anatom Umgehg b aorto-iliacalen Verschl. Chirurg 49, 752-756 (1978) · Postop Komplikat na aorto-iliacalen Verschl. Med Klin 74, 667-671 (1979) · Iatrog Gefäßverletzgn. Zentralbl Chir 104, 1061-1068 (1979) · Urolog Komplikat b M Crohn. Chirurg 51, 150-154 (1980) · M Crohn aus chir Sicht. Ilco-Praxis 8, 14-18 (1981) · Chir Therap enterovagin Fisteln i Gefolge gynäkolog Primäreingr. Langenbecks Arch Chir 357, 35-40 (1982) · Akute Diagnost u Therap d gedeckten Gefäßverletzg. H Unfallheilkd 158, 688-693 (1982) · Extraanatom Bypass b Verletzgn d Art subclavia. Chirurg 54, 734-737 (1983) · Gefäßverletzgn i Becken-Bein-Bereich (angeford Kommentar). Angio 6, 214-215 (1984) · Ak traumat Gefäßläs b Gefäßsklerose. ebd 7, 117-123 (1985) · D Rückverlagerg d tempor Anus praeter-naturalis. Med Klin 80, 414-417 (1985) · D Cross-Section-Gastro-Enterost. Chirurg 58, 274-276 (1987) · Hemipelvektom b schwer Beckenkombitrauma. Chir Praxis 39, 681-692 (1988)
BV Extraanatom Bypassverfahr b Risikopat. In: Gefäß-Pat, Therap. Baden-Baden: Witzstrock 1980 · Chir Therap d M Crohn. In: Entzündl Dünn- u Dickdarmerkrankgn. Kassel: Bibliomed 1983 · Erste Maßnahm b Verletzgn v groß Gefäß a Katastrophenort. In: Katastrophenmed. Köln: Deutscher Ärzteverlag 1986

Thiele, Klaus, Dr. med., niedergelassen, Bahnhofstr. 2, 334 Wolfenbüttel · *28.10. 34 Eilsleben · **A** 57, Berlin · **D** 59, Berlin · **AG** 58-61 Chirurgie Med. Hochsch. Magdeburg · 05/61-04/67 Unfallchirurgie AUKH Wien XX · 05/67-08/69 Chirurgie Stadt. Krhs. Mayen · **FG** Chirurgie 09/69 · **TG** UnfChir (Österreich) 09/66 · **TW a)** seit 11/69 frei prakt. Chirurg Wolfenbüttel **c)** wie a · **S** Seit 11/69 Niederlassung Wolfenbüttel
ZV Außenknöchelbrüche m Verschiebg u Verkürzg sind e Opindikat. H Unfallheilkd 92, 53-55 (1966) · Nachuntersuchgn v Schienbeinkopfbrüchen. H Unfallheilkd 126, 310-312 (1976) · Freizeit Kindergart u Schulunfälle - Ursach b Kinderunfällen in e dtsch Stadt m 50000 Einwohnern i d Jahren 1971-75. H Unfallheilkd 130, 94-100 (1978)
BV Schienbeinkopfbrüche. Bruchformen, Bhdlg, Späterg b 486 Fällen. H Unfallheilkd 95, 1-126 (1968)

Thies, Egbert, Dr. med., Chefarzt, Unfallchir. Abt. Kreiskrhs., Am Plattenwald, 7107 Bad Friedrichshall · *08.08. 40 Leipzig · **A** 67, Stuttgart · **D** 67, Tübingen · **FG** Chirurgie 05/73 · **TG** UnfChir 12/75 · **TW a)** 67-77 Chir. Klin. Städt. Klinikum Karlsruhe (Spohn) · Seit 74 OA ebd. **b)** 75-77 OA UnfChir. ebd. **c)** Chefarzt Unfallchir.Abt. · **S** Seit 77 Chefarzt Unfallchir.Abt. Kreiskrhs. Am Plattenwald, Bad Friedrichshall
ZV Tumoren d Thymus. Bruns Beitr Klin Chir 219, 619 (1972)

Thies, Hanspeter, Dr. med., Assistenzarzt, Krhs. d. Missions-Benediktinerinnen, Bahnhofstr. 5, 8132 Tutzing/Obb. · *08.08. 49 Tutzing · **A** 81, München · **D** 82, München · **FG** Chirurgie 02/89 · **TW c)** AssArzt

Thies, Otto Heinrich Arnold, Prof. Dr. med., Chefarzt i. R., Buchendorferstr. 39, 8000 München 71 · *10.10. 19 Jever/Oldbg. · **A** 49, Hamburg · **D** 48, Hamburg · **AG** AllgChir. · UnfChir. · Ca.-Med. · Transfus. Med. · Blutgerinnungsmed. · **FG** Chirurgie 11/55 · **TG** UnfChir 07/71 · **ZB** Sportmed. 11/78 · Arbeitsmed. 10/84 · **H** 58, Hamburg · 71, Heidelberg (Umhabilitation) · **P** 64, Hamburg · 71, Heidelberg · **TW a)** 08/55-02/67 Chir. Univ.-Klin. (Zukschwerdt) · 02/67-11/84 Chefarzt Städt. Chir. Klin. Heilbronn **b)** wie TWa **c)** Chefarzt i. R. · **S** 02/67-11/84 Chefarzt Städt. Chir. Klin. Heilbronn
ZV Eine Auswahl von 122 Publikat.: D Plasma-Thrombin-Spray. Zentralbl Chir 15, 632 (1954) · D Appendicitis jenseits d 60 Lebensjahres. ebd 12 (1955) · D Method d Kapillarresistenz- u Kapillarfragilitätsprüfg. Bruns Beitr Klin Chir 190/3, 349 (1955) · Erfahrgn m Seltenen Erden. Rev Hèmatologie 10/2, 397 (1955) · Erg na d v Sarasola modifiz Whiteheadschen Op. Zentralbl Chir 26, 1974 (1956) · Aktivitätsdiff gesunder u carcinomatöser Gewebsthrombokinasen i menschl Blut. Proc 7th Congr Europ Soc Haematol, London 1959 · Behaviour of the antithrombin time after extracorporeal circulation of blood. Thromb Diath Haem 3/4, 400 (1960) · Z Strömungsgeschwindigkt d Blutes vor u na Op. Chirurg 3, 145 (1961) · Frequenz u Ätiol d Venenthromb b Ca-Pat. Zbl Phleb 3/3, 146 (1964) · Fremdkörper i Magen-Darm-Trakt. MMW 17, 804 (1964) · Erfahrgn b d Behandlg v Panaritien. ebd 18, 843 (1964) · Möglichktn d Fibrinolyse. Langenbecks Arch Chir 313, 33 (1965) · Neue Erkenntn üb d Pathog u Prophyl d Platzbauches. ebd 316 (1966) · Erg na Billroth I. Med Welt 28, 1635 (1967) · Akut Abdomen. Therapiewoche 18/6, 230 (1968) · Hämatolog Kontrol d Knochenbruchheilg. Langenbecks Arch Chir 327, 1207 (1970) · Osteosynth b Kindern. ebd 329, 1185 (1971) · Analyse d Magenbltgn v 150 Pat. Bruns Beitr Klin Chir 219/8 (1972) · Thromboseprophyl u -therap i d op Med. Therapiewoche 30, 5929 (1980) · Erworb Faktor-XIII-Mangel u klin Chir. Med Welt 32/8, 26-37 (1981)
MH Antikoagulantien i d Humanmed. Stuttgart: Schattauer 1960 · Koagulopathien. ebd 1962 · Exptelle u therapeut Fibrinolyse. ebd 1963 · Langzeitbhdlg m Antikoagulantien. ebd 1964 · Nebenwirkgn u Bltgn b Antikoagulantien u Fibrinolytika. ebd 1965 · Blutstillg. ebd 1966 · Thrombozyt Gerinngsstörgn. ebd 1967 · Vasogene Bltgsneiggn. ebd 1968 · Hämophilie. ebd 1969 · Alter u Blutgerinng. ebd 1970 · Thromb u Embolie. ebd 1970 · Sexualhorm u Blutgerinng. ebd 1971 · Herzin-

farkt u Blutgerinng. ebd 1972 · Strahl, Blutgerinng u Hämostase. ebd 1974 · Bltgn d Gastrointestinaltraktes. ebd 1975 · Thrombophilie. Basel: Editiones Roche 1975 · Infekt, Blutgerinng u Hämostase. Stuttgart: Schattauer 1977 · Klin u ambulante Anwendg klass Antikoagulant. ebd 1977 · Niere, Blutgerinng u Hämostase. ebd 1978 · Cerebrum, Blutgerinng u Hämostase. Basel: Editiones Roche 1980 · Kontrol v Antithrombotika. ebd 1981 · Lunge, Blutgerinng u Hämostase. ebd 1981 · Aktuel Antikoagulat i Klin u Praxis. ebd 1982
BV Eine Auswahl von 247 Publikat.: Menschl u tier Gewebsthrombokin. Stuttgart: Thieme 1957 · Thrombose u Embolie, Luftembolie, Fettembolie. In: Klin Chir f d Praxis, Bd I. ebd 1960 · Postop Fibrinolyse. Leipzig: Barth 1960 · Antikoagulantien i d Chir. Basel: Schwabe 1960 · Lexikon d aktuel Therap. 82 allgchir Beitr. Stuttgart: Medica 1963 · Lexikon d Aktuellen Diagnost. 59 allgchir Beitr. ebd 1966 · Bltgsneiggn. In: Klin Chir f d Praxis. Erg Bd. Stuttgart: Thieme 1967 · Venenthromb u Lungenembol. In: Lehrbuch d Chir, 6 Aufl. ebd 1970 · Blutgsübel. In: Chir Diffdiagnost. ebd 1972 · Chir Poliklin. Heilbronn: Städt Druckerei 1977

Thürck, Hans-Ulrich, Dr. med., Oberarzt, Chir. Abt. Dreieich-Krhs., Röntgenstr. 20, 6070 Langen i. Hessen · *02.04. 51 Neu-Brandenburg · A 79, Freiburg · D 79, Freiburg · **AG** 03/79–08/83 Chir. Tuttlingen · 08/83–02/89 UnfChir. Freiburg · **FG** Chirurgie 08/86 · **TG** UnfChir 11/88 · **TW a)** 06/86 Unfallchir. Abt. Univ.-Klin. Freiburg (Kuner) **b)** 02/89 Chir. Klin. Dreieich-Krhs. Langen (Bergerhof) **c)** OA Chir. mit Schwerpunkt UnfChir.
ZV Verfahrenstaktik b Fixateur externe-Osteosynthese – Nachuntersuchgserg aus 5 Jahren (1982–1986). 5 Dtsch-Österr-Schweiz Unfalltagg. H Unfallheilkd 200, 290/91 (1988) · Z Bhdlg d akut Kniegelenksinfekt – Nachuntersuchgserg aus 12 Jahren (1975–1986). ebd 223 (1988)

Tielmann, Hans-Joachim, Dr. med., Oberarzt, Klin. Allg.- u. Abdominalchir. Städt. Kliniken, Pacelliallee 4, 6400 Fulda · *17.12. 53 Biersdorf · A 81, Marburg · D 82, Marburg · **AG** 07/81–09/82 Univ. Frauenklin. Marburg (Buchholz, Schulz) · 10/82–03/85 Fachb. Chir. St. MarienKrhs. Siegen (Strunk) · 04/85–03/86 Klin. Thorax-Herz- u. Gef.Chir. Städt. Klin. Fulda (Stegmann) · Seit 04/86 Klin. Allg.- u. Abdomin.Chir. ebd. (Rumpf) · **TW c)** Oberarzt Allg.- u. Abdominalchir.
ZV D Apert-Syndrom. Diss 1982 · Therap d infrarenalen Aortenaneurysmas. Herzmedizin 9, 16 (1986) · Chir Therap d Bauchaortenaneurysmas. Lilly Chirurgie Service 1985 · Chir Therap v Mammaca-Metastasen i Gastrointestinaltrakt. In: Tggber 5 Jahrestg Österr Ges Sen Velden 1988 · Periop Antibiotikaprophylaxe m Zinacef u Clont i d elekt Dickdarmchir. FAC 8-1, 46 (1989) · Darmschlingeninkarzerat i Drainagekanal – e seltene Urs d postop Ileus. Zentralbl Chir 114, 1374 (1989) · Dislokat v Oesophagusendoprothesen m Dünndarmileus. Chirurg 1989 (im Druck) · Antibiotikaprophylaxe i d Abdominalchirurgie, darg a Beispiel d Magenoperation. In: Tggber 156. Tag d Niederrh Westf Chir Ver Marl 1989 u Zentralbl Chir 1990 (im Druck)
BV Antibiotikaprophylaxe i d elekt Dickdarmchir. In: Periop Antibiotikaprophyl u bes Berücksichtigung v Cephalosporinen. München: Futuramed 1989

Tilk, Georg Ulrich, Dr. med., Ltd. Chirurg i. R., Geranienweg 11, 6300 Gießen · *14. 06. 10 Frankenstein/ Schlesien · A 34, Düsseldorf · D 35, Düsseldorf · **FG** Chirurgie 43 · **TW a)** 37–40 Chir. Klin. Städt. Krankenanst. Düsseldorf (Frey) · 40–43 Chir. Univ.-Klin. Gießen (Bernhard) · 43–45 Kriegschir. Mot. L. W. Laz. Athen, Skopje Mice, Agram, Bad Gastein **c)** i. R. · **S** 46–78 Ltd. Abteilungsarzt St. Josefskrhs. Gießen

Timm, Dieter, Dr. med., Chefarzt, Chir. Abt. I, Kreiskrhs., Schloßhausstr. 100, 7920 Heidenheim · *02. 12. 40 Chemnitz · A 67, München · D 67, München · **AG** GefChir. – Thoraxchir. Med. Hochschule Hannover · **FG** Chirurgie 74 · **TW a)** 74–75 StatArzt Abdominalchir. Med. Hochschule Hannover (Pichlmayr) · 76–78 OA Chir. Kreiskrhs. Heidenheim **b)** 75–75 StatArzt u. FunktionsOA GefChir. Med. Hochschule Hannover (Borst) **c)** Chefarzt · **S** 78 Chefarzt Chir. Abt. Bauch-Thorax- u. Gefäßchir. Kreiskrhs. Heidenheim

Timme, Adrian, Dr. med., Chefarzt, Kreiskrhs., Elsa-Brandström-Str. 1, 3440 Eschwege · *22. 09. 27 Koblenz · A 53, Frankfurt/M. · D 53, Frankfurt/M. · **FG** Chirurgie 06/62 · **TW a)** Bis 71 Chir. Klin. Stadtkrhs. Offenbach/M. (Grundmann) **c)** Chefarzt Allg.-Chir. · **S** Seit 71 Chefarzt Eschwege

Timme, Karl-Ulrich, Dr. med., Ärztl. Direktor u. Chefarzt, Chir. Klin. Ev. Diak. Anst. Marienstift, Helmstedter Str. 35/36, 3300 Braunschweig · *15. 06. 31 Frankfurt/Oder · A 56, Mainz · D 56, Mainz · **AG** AllgChir. · **FG** Chirurgie 63 · Anaesthesie 65 · **TG** UnfChir 72 · **ZB** Sportmed. 71 · **TW a)** 56–57 Berlin · 57 Gynäkol. Klin. a. Auguste-Viktoria-Krhs. Berlin-Schöneberg (Lax) · 57–65 Chir. u. Urol. Klin. Städt. Krhs. Berlin-Moabit (Gohrbandt, Hellenschmied) · 60–61 1. Med. Klin. Städt. Krhs. Berlin-Moabit (Bayer) · 65–70 1. OA Chir. Klin. Krankenanst. Bremerhaven (Axhausen) **c)** Ärztl. Dir. u. Chefarzt · **S** Seit 71 Ärztl. Dir. u. Chefarzt Chir. Klin. Ev. Diak. Anst. Marienstift, Braunschweig
ZV Kasuist u op Bhdlg d Teratome. Zentralbl Chir 1959 · Bhdlg gr Geschwülste v Kapillartypus i d Körperoberfläche d Neugebor. ebd · Perforat d Magen- u Duodenalulcus – Betrachtgn an Hand v 100 Fällen (1949–1959). ebd 1960 · Formen u Therap d Megacolons. Berl Med 1960 · Symptomat u Nebenbefunde b Hiatushernien. Ärztl Wochenschr 1960 · Präop Röbefunde u röntgenol Fehldiagn b Abflußbehindergn i d ableit Harnwegen. Med Klin 1961 · Diagn Deutg urol Sympt. Dtsch Tonbandztg 1962 · Prakt Durchführg d med Befunddokumentat u deren Aufgaben. Berl Med 1962 · Erstversorgg v größeren Leberverletzgn. ebd 1963 · Einfluß d lokal Antibiotika-Therap a d Wundheilg. Acta Chir Hungaria XII (1971) · Prophylaxe u Therap bakt bedingt Wundheilgsstörgn. Z Allgemeinmed 47, 1530 (1971) · D Knochentransplant b d Behandlg d verzög Frakturheilg u Pseudarthrose d Tibia. Monatschr Unfallhkd 74, 349 (1971) · Erkrankgn d Menschen du Nematodenlarven d Gattg Stomachus. Med Klin 24, 593 (1973) · D Arbeitsphysiol als Grundlage d Arbeitssystemgestaltung, Heft 1/1987. REFA-BV Hannover (1987) · Women and work in a bended posi-

tion - An anthropometrical study. Dok Symp SF-Kuopio 146-178 (1987) · Sind Frauen für Bückarbeiten besser geeignet. Z Arbeitswiss 3/41, 174 (1987) · Statische Körperhaltungsarbeit i Gartenbau. Dok Symp SF Kuopio (1989) · Körperhaltungen bei Handarbeiten am Boden: Bücken, Hocken, Knien. Z Arbeitswiss 2, 43 (1989)
BV Grundlagen z Beurteilg d allg u geschlechtsspezif Beanspruchg dur Arbeit i gebückter Körperstellg. Forschungsberichte z Ökonomie i Gartenbau Hannover u Weihenstephan, Bd 66 (1989)

Timphus, Lambert, Dr. med., niedergel. Chirurg u. D-Arzt i. R., An der Ölmühle 7, 4270 Dorsten · *17. 09. 17 Dorsten · **A** 44, Heidelberg · **D** 44, Heidelberg · **AG** Chir. · UnfChir. · Gynäkol. · Urol. · **FG** Chirurgie 05/50 · **TW a)** 06/45-03/49 Chir.-Gynäkol. Abt. Elisabeth-Hosp. Dorsten (Timphus sen.) · 04/49-10/49 Bergmannsheil Bochum (Bürkle de la Camp) · 11/49-03/54 Chir.-Urol. Abt. Marienkrhs. Hamburg (Loeweneck) · 04/54-09/58 Mathias-Spital Rheine (Dumpert)

Tippelmann, Wolfhard, Dr. med., Chefarzt, Hermann-Josef-Krhs., Tenhoeter Str. 43, 5140 Erkelenz · *09. 02. 30 Berlin · **A** 62, Köln · **D** 64, Düsseldorf · **AG** 62-64 Petrus-Krhs. Bonn · 64-67 Wiss. Ass. Chir. Klin. ebd. · **FG** Chirurgie 07/67 · **TW a)** 67-70 OA Chir. Dominikus-Krhs. Düsseldorf (Wiedehage) · 70-72 1. OA Krhs. Maria-Hilf, Mönchengladbach (Esser) **c)** Chefarzt · **S** Seit 72 Chefarzt Hermann-Josef-Krhs. Erkelenz

Tirpitz, Dietmar, Dr. med., Chefarzt, St. Joseph-Hosp. Laar, Ahrstr. 100, 4100 Duisburg 12 · *22. 05. 41 Berlin · **A** 68, Bonn · **D** 67, Bonn · **AG** Sept. Chir. (Gasbrand) · Tauch- u. Überdruckmed. · Traumatol. · Wehrmed. · **FG** Chirurgie 10/75 · **TW a)** 70-85 Chir. Abt., St. Joseph-Hosp. Laar, Duisburg (Krull) **b)** 68-69 Gynäkol.-Geburtshilfe Abt. St. Maria-Hosp. Lünen (Büning) **c)** Chefarzt Chir. Unf. u. AllgChir. · **S** Seit 86 Chefarzt Chir. Abt. I u. Leiter Zentrum f. Hyperbare Med. St. Joseph-Hosp. Duisburg
ZV Wert d Hyperbaren Sauerstoffbhdlg (OHP) i d Therap d Gasoedems. Unfallchirurgie 5, 30-35 (1) (1979) · Letalität b Gasödeminfekt. Dtsch Ärztebl 2, 53-58 (1980) · Verhalten d Gewebs-pO₂ unt Hyperbaren Bedinggn. Dtsch Z Sportmed 35, 5, 174-178 (1984) · Erfahrgn m Hyperbarer Medizin. ebd 35, 11, 392-396 (1984) · Wo steht d hyperbare Oxygenat (HBO) heute. Caisson 3/2, 21-22 (1988) · Hyperbare Oxygenat b CO-Intoxikat. DIA-GM 8, 51-54 (1988)
BV Versorgungskette b komb Tauchzwischenfall. In: Tauchmed 2. Hannover: Schlütersche 1983 · Gasbrandinfekt. In: Chir Praxis 33. München: Hans Marseille 1984 · Grenzen d hyperbaren Sauerstoffbhdlg. In: Tauchmed 3. Hannover: Schlütersche 1986

Titze, Alois H., Univ. Prof., Primarius i. R., Keplerstr. 36 A, A-8020 Graz · *24. 01. 22 Wien/Österr. · **A** 47, Wien · **D** 47, Wien · **AG** KindChir. · Handchir. · Rheuma-Chir. · **FG** Chirurgie u. UnfChir 54 · **TG** UnfChir 54 · **ZB** Orthop. Chir. · **H** 68, Graz · **P** 74, Graz · **TW a)** Univ.-Klin. Graz (Spath) · OA Chir. Abt. Landeskrhs. Bruck/a. d. Mur **b)** Unfallkrhs. Graz (Ehalt) · Unfallkrhs. Wien (Böhler) **c)** Primarius i. R. · **S** 69-85 Primar-Arzt d. Unfallkrhs. Graz

ZV Insges 140 wissenschaftl Arb a d Fachgeb d UnfChir d Kindesalter, d Handchir u Rheuma-Chir; sowie d UnfChir allg · Über 200 Vorträge aus diesen Fachgeb · 5 Buchbeitr

Tiwisina, Theodor, Prof. Dr. med., Chefarzt i. R., Schlüterstr. 18, 4400 Münster · *04. 02. 19 Münster · **A** 44, Münster · **D** 44, Münster · **FG** Chirurgie · Neurochir · **H** 54, Münster · **P** 66, Münster · **TW c)** Chefarzt i. R. · **S** 58-84 Chefarzt Chir. u. Neurochir. Abt. Clemenshosp. Münster

Toader, Cornel, Prof. Dr. med., Chefarzt, St. Anna-Stift Krhs., Chir. Klin., St. Annastr., 4573 Löningen · *06. 02. 28 Carei/R · **A** 52, Klausenburg · 78, Münster · **D** 78, Düsseldorf · **AG** 05/49-09/52 Anat. · 09/60-07/61 Kardvask. Chir. Bukarest · 10/73-12/73 USA (Mayo Clinic, Harvard Univ. Boston, Chicago Univ. Illinois · **FG** Chirurgie 09/57 · **H** 64, Klausenburg · 80, Umhabilitation Hannover · **P** 70, Klausenburg · 80, Hannover · **TW a)** 57-60 Univ. Ass. (Nana) · 60-64 OA Univ. Chir. Klin. Klausenburg (Nana) · 64-77 Chefarzt Chir. Univ. Klin. Klausenburg · 77-80 St. Johannsstift Krhs. Paderborn (Dominicus) · 80-83 Ltd. OA Friederikenstift Krhs. Hannover (Vorster) **c)** Chefarzt Chir. Klin. · **S** 64-77 Chefarzt Chir. Univ. Klin. Klausenburg · Seit 83 Chefarzt Chir. Klin. Krhs. St. Anna Stift Löningen
ZV Ösophagogastrostomie m Manchette, neue Meth z Bhdlg d Cardiastenosen. Chirurg 3, 463 (1959) · The electric biopotentials of Sphincter within biliary pathway. Gastroenterologia 100, 182 (1963) · Späterg n Papillotomie. Cluj Med 2-3, 57 (1964) · Stenosierende pept Ösophagitis. Chirurg 1, 17 (1966) · La sténose benigne du canal hépatique. J Chir 96/3, 193 (1968) · Chron unspezif ganulomatöse Gastro-duodenitis (Crohn). Zentralbl Chir 94/5, 171 (1969) · Zollinger Ellison Syndrom. Chirurg 8, 725 (1969) · The long-term result of selective surg of gastr-duodenal ulcer. Rev Med Chir (Iasi) 2, 371 (1971) · Peridurale Infiltrat z Bhdlg d arteriel Verschlußkrankht. Chirurg 3, 395 (1971) · Kontroverse b chir Bhdlg Gastr-duodenal ulcer. 2 Congress Chir Bukarest 57 (1971) · Komplikat d Leber Echinokokkus u seine Beziehg z Gallenwege. Chir (Buk) 3, 201 (1971) · For a selective surgical treatment in g d ulcer. Cluj Med 44/3, 543 (1971) · Protein metabolism following surg stress pre and postop incorp in Serumal. Clin Chim Acta 37, 189 (1972) · Cholestat Hepatitis. Viata Med 19/6, 251 (1972) · Biliopathies localisées et associées. Chirurgie (Mém Acad) 99/8, 582 (1973) · Acute renal failure in surg diseases of liver and bile ducts. Chir Gastroent (Gastroent Surg) 8/4, 304 (1974) · Hepatic resection for primary and secondary tumors of liver. (Analyse of 70 cases) Probl Onkolog 197 (1974) Klausenburg · Factors influencing the establishment of normal value of the resp activity of human liver mitochondria. Enzyme 21, 232 (1976) · Verschlußikterus b primär Gallengangsstenose u Mirizzi-Syndrom (auf Grund von 620 Verschlußikterus-Beobachtgn). Diss Hannover 1983
MH Lehrbuch d Chir. IMF, Klausenburg 1974 · Patologie Chirurgicale (Lehrb f Studierende d Med u Ärzte). Bukarest: Didact u Pedag 1975 · Pathophysiolog Mechanismus d Gallenwege. Klin u Tierexptelle Untersuchgn. Habilitationsarbeit, Klausenburg 1964
BV Oddites primmitives et associées. In: Mod Gastro-

ent. Stuttgart: Schattauer 1969 · The treat of intrahepatic lithiasis. In: Dig Surg. Padua: Piccin 1972 · Postop biliary fistulas. 2nd World Congr CICD, Straßburg 1972 · The polyp of colon a rectum. In: Dig Surg. Padua: Piccin 1972 · Prevention of postoperative ileus by continuous epidurale anesth. 4th Congr Europ Anesth, Madrid 1974 · Magenstumpf Ca. 12th Natl Congr Chir, Bukarest 1973 · The aminoacid metabolism after anaesthesia and surgery. 1st Congr Intensiv Care, London 1974 · Has Mirizzi sphincter a role in the biliary pathology. 19th Congr Chir, Prag 1976 · Problems of liver echinococcus treatment. Int Congr Hydatologie, Athen 1977 · Benig Gallengangsstenosen. Med Hochschule Hannover 1981

Tögel, Herwig, Dr. med., Chefarzt, Kreiskrhs., Kurfürstenstr. 17, 6490 Schlüchtern · *25. 08. 41 Landskron/ Sudetenland · **A** 67, Giessen · **D** 67, Giessen · **AG** Allg.-Unf.-Thoraxchir. · **FG** Chirurgie 12/75 · **TG** UnfChir 07/80 · **TW** a) 69–77 Ass. u. OA Kreiskrhs. Gießen (Bikfalvi, Vossschulte), Neurochir. Gießen (Pia), Urologie Wetzlar (Voss) b) 77–83 OA II. Chir. Klin. Augsburg (Baumgartl) (Chir. u. UnfChir.) c) Chefarzt Chir. Abt. · **S** Seit 04/83 Chefarzt Chir. Abt. Kreiskrhs. Schlüchtern
ZV Selt Komplikat na Anlegug e Cava-Superior-Katheters via Vena subclavia. MMW 116, 807 (1974) · E Beitr z Gallensteinileus. ebd 2195 (1974) · D Prim Seminom d Mediastinums. ebd 118, 1389 (1976) · Komplikat durch e intraperiton vergessenes Bauchtuch. Dtsch Med Wochenschr 102, 668 (1977) · Rezid e traumat Pseudocyste d Pankreas. Chirurg 48, 799 (1977) · D Problemat d Echinococcus cysticus d Lunge. Med Welt 27, 1042 (1979) · Kombinat e Appendix bifida m Klippel Trenaunay Syndr. Chirurg 50, 397 (1979) · Bauchhöhlendrainage. Chirurg 51, 180 (1980) · Cholecystitis emphysematosa. MMW 691 (1981) · Epidermoidcyste d Milz. Aktuel Chir 44 (1981) · D Meckel-Divertikel. MMW 124, 605 (1982) · Darminvaginat i Erwachsenenalt. Zentralbl Chir 107, 1527 (1982)

Tonak, Jürgen, Prof. Dr. med., Chefarzt, Spitalstr. 4, Städt. Krhs., 8550 Forchheim · *11. 07. 44 Forchheim · **A** 72, Erlangen · **D** 71, Erlangen · **AG** Chir. Onkol. · **FG** Chirurgie 11/78 · **H** 80, Erlangen · **P** 85, Erlangen · **TW** a) 78–85 Chir. Univ. Klin. Erlangen (Gall) c) Ärztl. Dir. u. Chefarzt · **S** Seit 85 Ärztl. Dir. Städt. Krhs. Forchheim, Chefarzt Chir. Abt.
ZV Microstages in malignant melanoma – the basis for an elective lymph node dissection. J Cancer Res Clin Oncol 96, 303 (1980) · Komplikat b endoskop Untersuchng d Dickdarmes. Proktologie 3, 185 (1980) · D hypertherme Zytostatikaperfus – e adjuvante Therap b Weichteilsarkomen d Extremitäten. Langenbecks Arch Chir 355, 157 (1981) · D Haftg d Arztes aus d Sicht e Chir Univ-Klin. Fortschr Med 99, 636 (1981) · D Therap v Oberbauchverletzgn. Schriftenreihe „Unfallmed Taggn d Landesverbände d gewerbl BG" 45, 49 (1982) · Incidence of local recurrence after curative operations for cancer of the middle third of the rectum. Aust N Z J Surg 52, 23 (1982) · Chir Therap v Lymphknotenmetastasen. Chirurg 54, 561 (1983) · D isolierte Hyperthermie Extremitätenperfus b malig Melanomen u Weichgewebssarkomen. ebd 55, 499 (1984) · Optaktik b hämorrhagisch nekrotisier Pankreatitis. Gastrointest Endosc

32, 3, 104 (1986) · Leistgn d Tumorchir b Tumoren d Dünndarmes. Langenbecks Arch Chir [Suppl II] 283 (1988)
MH D maligne Melanom d Haut. Erlangen: Perimed 1981 · D hypertherme Zytostatikaperfusion b malig Melanom. Akt Onkol 1. München: Zuckschwerdt 1981 · Chir. Onkol. Histol u stadiengerechte Therap malig Tumoren. Berlin: Springer 1986
BV Hiatushernien. In: Atlas d Kinderchir. Stuttgart: Schattauer 1981 · D chir Therap d malig Melanoms. In: Aktuel Chir. München: Urban & Schwarzenberg 1983 · Malignant melanoma in Germany. In: Cutaneous melanoma. Philadelphia: Lippincott 1984

Tondelli, Peter, Prof. Dr. med., Leiter, Chir. Klin. St. Claraspital, Kleinriehenstr. 30, Postfach, CH-4016 Basel · *28. 07. 43 Basel/Schweiz · **A** 69, Basel · **D** 71, Basel · **AG** Gastroenterolog. Chir. · **FG** FMH für Chirurgie 75 · **H** 79, Basel · **P** 87, Basel · **TW** a) OA u. Ltd. Arzt Dpt. Chir. Univ. Basel, Kantonsspital Basel (Allgöwer) c) Leiter Chir. Klin. · **S** Seit 84 Leiter Chir. Klin., Chefarzt Allgemeinchir. Abt. St. Claraspital Basel
ZV 71–89: 96 Publikat, davon 46 Publikat als Erstautor · Vereinfachte intraop Cholangiomanometrie u Debitometrie. Helv Chir Acta 41, 609–613 (1974) · Dünndarmschieng i d op Bhdlg d Adhäsionsileus. Langenbecks Arch Chir 388, 169–180 (1975) · Vorkommen v Mikropartikeln b Herzop b extrakorporellem Kreislauf. Thoraxchir 24, 54–59 (1976) · Osteosynthese b Hüftgelenkspfannenbrüchen: Erg na 1–6 J. Unfallheilkunde 80, 197–203 (1977) · Opindikat u op Verfahren b Gallensteinerkrkg. Ther Umsch 34, 869–877 (1977) · Papillotomie u Papillenplastik? Klin u endoskop Spätuntersuchgn na chir Papillenspaltg. Helv Chir Acta 45, 687–692 (1978) · Cholangiograph, Druck- u Durchflußmessg i d Indikatstellg z Gallengangsrevis u z Papillenplastik. Therapiewoche 29, 775–776 (1979) · Postcholecystectomie-syndr. Clin i Gastroenterol 8/2, 487–505 (1979) · Drainagen i d biliopankreat Chir. Helv Chir Acta 46, 573 (1979) · Treffsicherht perop Untersuchgn i d Diagn v Gallengangssteinen u Papillenobstrukt. ebd 46, 795 (1979) · Ersteingriffe a d Gallenweg: Indikat u op Verfahren. Internist 21, 584–596 (1980) · D Postcholezystektomsyndr. Ther Umsch 37, 710–724 (1980) · Nachbehandlg osteosynthetisierter Unterschenkelfrakt. ebd 37, 747–751 (1980) · Reoperat a d Gallenwegen: Indikat u Resultate. Helv Chir Acta 49, 145–150 (1982) · D Ikterus na Eingriffen a d Gallenweg. Z Gastroenterol 20, 50–58 (1982) · Acute gallstone pancreatitis: best timing for biliary surgery. Br J Surg 69, 709–710 (1982) · Mechan Ileus: Analyse v 360 Op. Schweiz Med Wochenschr 113, 561 (1983) · Neue Therapkonzepte i d Bhdlg v Gallenwegserkrkgn – Beisp f e interdiszipl Gastroenterol. Entwicklgn i d Chir 1967–1983, Festschrift Prof Allgöwer 1983 · Exzision v Rektumtumoren: transsphinkterer Zugang. Helv Chir Acta 50, 629 (1983) · Entwicklungspotentiale i d Ulkuschir. Schweiz Med Wochenschr 114, 693 (1984) · Bilio-digestive Anastomosen b benignen Gallenwegserkrkgn. Leitthema: Optechn a d Gallenwegen. Chirurg 12, 55, 777–786 (1984) · Chir Therap d akut Cholezystitis. Therapiewoche 35, 2280–2286 (1985) · Cholezystektomie u Gallengangsrevis. Helv Chir Acta 52, 783–799 (1985)
BV Gallenwegs- u Pankreaserkrkgn: Diagnost, konserv u op Therap. Bern: Huber 1979 · Postcholezystektomie-

Syndr. In: Interdiszipl Gastroenterol, Postop Syndr. Berlin: Springer 1980 · Gallenwegschir. Berlin: Springer 1980 · Polytrauma ohne respirator Insuffizienz dur Koordinat v Intensivmed u Chir. In: Aktuel Probl d Intensivbhdlg II. Stuttgart: Thieme 1980 · Intraop Diagnost b Rezidiveingriffen a d Gallenwegen. In: Rezidiveingriffe a d Gallenwegen. Stuttgart: Thieme 1980 · Gallenwegschir. Kap: 37.4 Indikat z Op b d Erkrkgn d Gallenwege, 37.5 Chron Cholezystitis, 37.6 Akut Cholezystitis, 37.7 Cholangiolithiasis, akut, eitrige Cholangitis, Papillenstenose. In: Chir Gastroenterol. Berlin: Springer 1981 · Chir Therap. In: Interdisziplin Gastroenterol, Notfalltherap. Berlin: Springer 1982 · Hernienchir. In: Allg u spez Chir, 4 Aufl. Berlin: Springer 1982 · Postsurgical syndromes. Clinics in gastroenterology vol 12/1. Philadelphia: Saunders 1983 · Torsion and infarction. In: The greater omentum. Berlin: Springer 1983 · Papillary stenosis. In: Gastrointestinal endoscopy. Advances in diagnosis and therapy, vol 1. PR Salmon Chapman and Hall Medical · Papillary stenosis. In: Surgery of the liver and biliary tract. Edinburgh: Churchill Livingstone 1988

Toomes, Heikki, Dr. med. habil., Chefarzt, Thoraxchir. Abt., Klin. Schillerhöhe, Solitudestr., 7016 Gerlingen/Stuttgart · *15.06. 41 Viljandi · A 71, Lund/Schweden · D 80, Heidelberg · FG Chirurgie 06/83 · TG Thorax- u. KardiovaskularChir 05/78 · H 87, Tübingen · TW b) 75-84 OA Thoraxklin. Heidelberg-Rohrbach (Vogt-Moykopf) c) Chefarzt · S Seit 01/85 Chefarzt, Thoraxchir. Abt. Klin. Schillerhöhe Gerlingen-Stuttgart
ZV Transmediastinale Pleurotomie. Thorac Cardiovasc Surg 26, 297 (1978) · Eingriffe b Lungenmetastasen. Chirurg 52, 21 (1981) · Measurement of mucociliary clearance in smokers and non-smokers using a bronchoscopic videotechnical method. Lung 159, 27 (1981) · D solitäre Lungenrundherd. Dtsch Ärztebl 78, 1717 (1981) · Transplantat u künstl Lunge. Therapiewoche 32, 6395 (1982) · The coin lesion of the lung. Cancer 51, 534 (1983) · Raucherentwöhng m e nikotinhalt Kaugummi. Prax Klin Pneumol 37, 273 (1983) · Decortication of the lung. Thorac Cardiovasc Surg 31, 338 (1983) · Multiple unilaterale arteriovenöse Fisteln d Lunge. Bhdlg m Unterbindg d Pulmonalarterie. Prax Klin Pneumol 37, 1134 (1983) · Dekortikat d Lunge aus funktionel Sicht. ebd 37, 342 (1983) · Treatment of multiple unilateral arteriovenous pulmonary fistulae by transsection of the pulmonary artery. Thorac Cardiovasc Surg 32, 60 (1984) · Lokale Immunstimulat b Pat m operiertem, nicht kleinzelligem Bronchialca. Dtsch Med Wochenschr 109, 935 (1984) · Experiences with the prosthetic reconstruction of trachea and bifurcation. Thorax 40, 32 (1985) · Mucoziliares Transportmuster i d Trachea b Hund. Prax Klin Pneumol 40, 16 (1986) · Chir d kleinzelligen Bronchialca. Atemweg-Lungenkrht 12, 533 (1986) · Chir Intervent b Erkrkgn d Pleura. Atemweg-Lungenkrht 13, 476 (1987) · D periphere Lungenrundherd. Dtsch Ärztebl 85, 861 (1988) · Thorakoskop Sympathektomie b Hyperhidrosis. Prax Klin Pneumol 43, 107 (1989) · Resekt v Lungenmetastasen, Indikat u Erg. Atemweg-Lungenkrht 3, 101 (1989)
MH Thorac Cardiovasc Surgeon seit 1988
BV Organsparende Opverfahren b Bronchialca, erste Erg. In: Kongr Ber Wiss Tag Norddtsch Ges 1981 · Mucociliary clearance in smokers and nonsmokers measured with a bronchoscopic video-technical method. In: Bronchology: research, diagnostic and therapeutic aspects. Hague: Martinus Nijhoff 1981 · Tumoren von Trachea, Bronchien, Lunge, Pleura und Mediastinum. In: Standardisierte Krebsbhdlg. Berlin: Springer 1982 · Conservative resection for lung cancer. In: Int trends in general thoracic surgery 1985 · Chir d kleinzelligen Bronchialca. In: Bronchialca. München: Dustri 1987

Toomes, Jüri, Dr. med., Chefarzt, St.-Antonius-Hosp., Dechant-Deckers-Str. 8, 5180 Eschweiler · *08.03. 43 Viljandi · A 73, Kiel · D 81, Berlin · FG Chirurgie 79 · TG PlastChir 80 · S Seit 80 Chefarzt, Eschweiler

Tosson, Rifaat, Dr. med., Assistenzarzt, Abt. für Thorax- und Kardiovaskularchir., Moorenstr. 5, 4000 Düsseldorf 1 · *18.03. 56 Kairo/Ägypten · A 79, Kairo/Ägypten · D 86, Göttingen · AG 08/81-04/84 Chir. Hoya · 04/84-12/87 Chir. Moers · FG Chirurgie 11/87 · TW a) 11 u. 12/87 St. Josef Krhs. Moers (Höhmann) b) 01/88-12/89 Herzchir. Klin. Univ. Köln · Seit 01/90 Thorax- u. Kardiovaskularchir. Univ. Düsseldorf c) Ass-Arzt Thorax- u. Kardiovaskularchir.
ZV Mg-concentration in normal and diseased thyroid gland. Mg-Bull 8, 277 (1986) · Magnesium, zinc and copper concentrations in the normal and diseased thyroid gland. ebd 10, 87-90 (1988)

Trappe, Wolfgang, Dr. med., niedergel. Chirurg, Mallinckrodt Str. 55-57, 4600 Dortmund 1 · *06.06. 34 Bottrop · A 61, Münster · D 61, Münster · AG Bis 10/66 Chir. Krefeld · Bis 07/76 Dortmund · FG Chirurgie 11/69 · TW a) OA Hamburg-Barmbeck (Lindenschmidt) b) OA Dortmund (Thorban) c) Niedergel. Chirurg · S Seit 76 Niederlassung Dortmund

Trautwein, Roland, Dr. med., Wiss. Angest., Chir. Klin. Tübingen, Abt. Gefäß-, Herz- u. Thoraxchir., Calwer Str. 7, 7400 Tübingen 1 · *29.05. 51 Stuttgart · A 82, Tübingen · D 82, Tübingen · AG 10/82-03/88 Kreiskrhs. Calw · Seit 03/88 Chir. Klin. Tübingen · FG Chirurgie 02/89 · TW b) Abt. f. Gefäß-, Herz- u. Thoraxchir., Chir. Klin. Tübingen (Hoffmeister) c) Wiss. Angest.
ZV Spaltaktivität menschl Magen-Darmschleimhaut gegenüber PABA-Peptia. Monatsschr Kinderhlkd 129, 101-104 (1981) · Prophyl postop Schwellzustände na Kniegelenksop. Med Welt 38, 1210-3 (1987)

Trede, Michael, Prof. Dr. med., Dir. Chir. Klin., Klinikum Mannheim Univ. Heidelberg, Theodor-Kutzer-Ufer, 6800 Mannheim 1 · *10.10. 28 Hamburg · A 54, Cambridge · D 59, Berlin · AG Herz- · Thorax- · Gefäßchir. · Abdominalchir. · FG Chirurgie 64 · TG Gef-Chir 78, Thorax- u. KardiovaskularChir 78 · H 66, Heidelberg · P 71, Heidelberg · TW a) 64-66 StatArzt Abdominal- u Thoraxchir. Univ.-Klin. Heidelberg · 66-72 OA ebd. b) 64-66 StatArzt Herz- u. Gefäßchir. Univ.-Klin. Heidelberg · 66-72 OA ebd. c) Dir. Chir. Klin. · S Seit 10/72 Dir. Chir. Klin. Klinikum Mannheim Univ. Heidelberg
ZV The use of citrated blood as perfusion agent for extra-corporeal circulation using deep hypothermia. Ann Chir 1, 247 (1962) · Chir Therap chron Gliedmaßenar-

terienverschlüsse. Verh Dtsch Ges Inn Med 78, 534 (1972) · Rekonstrukt Gefäßchir i Greisenalter: Indikat, Techn u Erg. Folia Angiologica XXIII, 5/6 (1975) · Sept Gefäßkomplikat. Med Welt 28, 838 (1977) · Abdominalverletzgn b Polytraumatisierten. Chirurg 49, 672 (1978) · Diagnost u chir Bhdlg d Kolon- u Rektumca. Therapiewoche 29, 1768 (1979) · Gefäßverletzgn b Massenunfall – Rekonstrukt oder Amputat. Langenbecks Arch Chir Kongrbd 349 (1979) · Möglchktn d chir Therap b Lebermetastasen. Dtsch Med Wochenschr 106, 492 (1981) · Fortschr i d Therap d Leber- u Milztraumas. H Unfallheilkd 153, 387 (1981) · D chir Bhdlg d Magenfrühca. Zentralbl Chir 106, 1005 (1981) · Lebermetastasen-Resekt: Techn, Fehler u Gefahren. Langenbecks Arch Chir Kongrbd 361 (1983) · The surgical treatment of pancreatic carcinoma. Surgery 97, 28 (1985) · Nutzen u Risiko präop Gallendrainage aus chir Sicht. Dtsch Med Wochenschr 110, 555 (1985) · Techn d Duodenopankreatektomie na Whipple. Chir Praxis 34, 611 (1985) · Treatment of pancreatic carcinoma: the surgeon's dilemma. Br J Surg 74, 79 (1987) · Aktuel Optechn / Current operative techniques. Techn d „kontinenten Proktokolektomie": Totale Kolektomie, Proktomukosektomie, ileo-anale Anastomose m vorgeschaltet Ileumreservoir. Langenbecks Arch Chir 371, 161 (1987) · Therap d chron Pankreatitis – Schlußkommentar. Langenbecks Arch Chir Kongrbd 372 (1987) · The complications of pancreatectomy. Ann Surg 207, 39 (1988) · Pitfalls and progress in the management of abdominal aortic aneurysms. World J Surg 12, 810 (1988) · Übernähgn, Anastomosen- u Drainagetechn a d Leber. Chirurg 59, 805 (1988)
MH Erg f Chir u Orthop 1968–1971 · Langenbecks Arch Chir seit 1969 · World J Surg seit 1980 · Brit J Surg seit 1983
BV Chir endokr Überfunktzustände. Stuttgart: Enke 1972 · Pankreatitis u Peritonitis. In: D chir Bhdlg d Peritonitis. Berlin: Springer 1983 · D Gefäßrekonstrukt d aorto-iliakalen Abschnittes i Wandel d letzten 25 J. In: Gefäßrekonstrukt u Gefäßersatz i Wandel d letzten 25 J. Hameln: TM Verlag 1985 · D partiel Duodenopankreatektom b Pankreasca. Indikat, Techn, Erg. In: D Pankreasca. Berlin: Springer 1986 · Chir d periampullären Karzinoms. In: Fortschr i d Pankreaschir. München: Zuckschwerdt 1987 · Akut u chron Opfolgen na Duodenopankreatektomie. In: Opfolgen. Akut Probl u chron Verändergn. Erlangen: Perimed 1987 · Verschlußproz d unt Körperhälfte: Aortoiliakale Verschlüsse; hohe Aortenverschlüsse. In: Kirschnersche allg u spez Oplehre: Gefäßchir. Berlin: Springer 1987 · Indikator u op Fehler i d Chir d Bauchaortenaneurysmas. In: Indikator u op Fehler i d Chir. Berlin: de Gruyter 1987

Treu, Heinz-Adolf, Dr. med., Ltd. Krankenhausarzt, II. Chir. Abt., Allg. Krhs. Wandsbek, Alphonsstr. 14, 2000 Hamburg 70 · *13. 12. 29 Riga/Lettl. · **A** 56, Heidelberg · **D** 56, Heidelberg · **AG** Abdominalchir. · Gastroenterol. · **FG** Chirurgie 64 · **TG** UnfChir 73 · **TW a)** 57–60 Chir. Klin. Sarepta-Krhs. Bethel/Bielefeld (v. Hasselbach) · 61–70 Chir. Univ.-Klin. Eppendorf Hamburg (Zukschwerdt, Stelzner) · 70–75 OA Allg. Krhs. Heidberg Hamburg (Mörl) · 76–78 OA Allg. Krhs. St. Georg Hamburg (Mörl) **c)** Ltd. Krhs. Arzt · **S** Seit 12/78 Ltd. Krhs. Arzt II. Chir. Abt., Allg. Krhs. Wandsbek, Hamburg

ZV Probl d chir Therap d chron Pankreatitis. Med Welt 27 (1965) · Probl d org Hyperinsulismus a röntgenol u chir Sicht. Bruns Beitr Klin Chir 214, 213 (1967) · Erfahrg m e zurückhalt Antibiotikatherap. Therapiewoche 19, 662 (1969) · Z Eiweißtherap b Peritonitis. 116 Tagg NWD-Chir Ver Hamburg 1975

Troidl, Hans, Prof. Dr. med., Direktor, Chir. Klin. II. Chir. Lehrstuhl Univ. Köln, Ostmerheimer Str. 200, 5000 Köln 91 · *05. 07. 38 Schwarzenfeld/Oberpfalz · **A** 68, München · **D** 66, München · **AG** Allg. chir. Ulcus pepticum, kontroll. klin. Studie · entzündl. Darmerkrank. · Magen-Ca. · **FG** Chirurgie 10/73 · **H** 74, Marburg · **P** 81, Kiel · **TW a)** 69–74 OA Univ.-Klin. Marburg (Hamelmann) · 78–81 Ltd. OA Univ.-Klin. Kiel (Hamelmann) **c)** Klinikdir. · **S** Seit 81 II. Chir. Lehrstuhl d. Univ. Köln, Dir. Chir. Klin. Städt. Krhs. Köln-Merheim
ZV Studies on a mechanism of enhacement of maximum gastric secretory response: its possible importance in recurrent ulcers after surgical treatment. Res Exp Med 157, 201 (1972) · Augmentation of pentagastrin stimulated gastric secretion in the Heidenhain pouch dog by amodiaquine: inhibition of histamine methyltransferase in vivo? Agents Actions 3, 157 (1973) · Histamine concentration in the human gastric mucosa and its relation to the pentagastrin-stimulated acid secretion. Br J Surg 61, 323 (1974) · Exp, klin-chem u klin Untersuchgn z Frage v Opversagern (Rezidivulcera) i d Chir d chron Duodenalulkus. Habilschr 1974 · Histamine content in human gastric mucosa: Its relation to pentagastrin-stimulated acid secretion and to selective gastric vagotomy with drainage. Agents Actions 5, 427 (1975) · Was ist gesichert in d Bhdlg d Ulkuskrkht dur Vagotomie? Internist 16, 575 (1975) · Histamine and peptic ulcer: a prospective study of mucosal histamine concentration in duodenal ulcer patients and in control subjects suffering from various gastrointestinal diseases. Klin Wochenschr 54, 947 (1976) · Effect of selective gastric vagotomy on histamine concentration in gastric mucosa of patients with duodenal ulcer. Br J Surg 65, 10 (1978) · Säureredukt u Ulkusheilg dur Vagotomie. Ist e Hemmung d Histaminfreisetzg hierfür e wesentl Ursache? Chir Forum 78, 19 (1978) · Einrichtg e systemat Kontrolluntersuchgsklin. Langenbecks Arch Chir Kongrbd 348 (1978) · Trends i d Chir d chron Ulkus duodeni: E prospekt, kontroll – aber noch immer nicht randomisierte – Studie. Chirurg 50, 285 (1979) · E neuer Mechanismus f d Erfolg d Vagotomie b chron Ulkus duodeni: Hemmg d Histaminfreisetzg a d menschl Korpusschleimhaut. Zentralbl Chir 103, 1010 (1978) · Enterale Ernährg m d sogen Feinnadel-Katheter-Jejunostomie (FKJ): E prospekt Studie z Prüfg d Brauchbarkeit e neuen Applikationsform für Nahrg i d Dünndarm. ebd 106, 484 (1981) · Chir Therap b Magenca. MMW 123, 730 (1981) · D Blutg b chron pept Gastroduodenalulkus: Daten als Entscheidgshilfe für e chir Therapkonzept. Chirurg 57, 372 (1986) · Cholelithiasis/Cholecystitis. Op Therap. E Standortbestimmg. Therapiewoche 36, 3320 (1986) · Pouch vs esophagus-jejunostomy after total gastrectomy. A randomized clinical trial. World J Surg 11, 699 (1987) · Endoskop-therapeut Verfahren a Oesophagus u Magen (o Blutg). Chirurg 58, 369 (1987) · Which reconstruction after total gastrectomy? Well being as an endpoint in a randomized clinical trial

(RCT) for gastric cancer therapy. J Cancer Res Clin Oncol 114, [Suppl] 24 (1988) · Lebensqualität: E relevantes Zielkriterium i d Chir. Chirurg 60, 445 (1989)
MH Bhdlg d Bronchialca. Stuttgart: Thieme 1981 · D Magenca. Stuttgart: Thieme 1984 · Principles and practice of research – strategies for surgical investigators. Berlin: Springer 1986 · Theor surg. ebd · Surg endoscopy – ultrasound and interventional technique. ebd · Endoscopy. Stuttgart: Thieme
BV Pathophysiol, Diagnst u Opvorbereitg b d benign Magenausgangsstenose: e prospekt Studie an 209 Pat m pept Ulkus. In: D kompliz Gastroduodenal-Ulcus. Stuttgart: Thieme 1978 · Indikat b d akut Ulcerat. Interdisziplinäre Gastroenterol. In: Ulcus-Therap. Berlin: Springer 1978 · Quality of life and stomach replacement. Own experience and problematic on the basis of controlled studies a year after total gastrectomy. In: Gastric cancer. ebd 1979 · Organisat d systemat Kontrolluntersuchgsklin b Erkrankgn d Dickdarms u Analbereichs. Nachsorge b kolorekt Ca. ebd 1979 · Moderne Aspekte d enteral Ernährg u ihre Bedeutg f d Kranken i d Chir. In: Sept Chir. Stuttgart: Schattauer 1980 · Brauchbarkt e neuen endoskop-pneumat Dilatatbhdlg b d Achalasie – e prospekt klin Studie. In: Oesophaguschir. Weinheim: Edition Medizin 1982 · Mucosal histamine. Vagotomy in modern surgical practice. London: Butterworths 1982 · D japan Klassifiziergssyst d Lymphknoten d Magens: Grundlagen u Optechnik. In: D Magenca. Stuttgart: Thieme 1984 · Lebensqualität na Gastrektomie: Erg e randomisierten Studie z Vergl Oesophago-Jejunostomie na Schlattern m d Hunt-Lawrence-Rodono-Pouch. In: ebd · Komplikat d Ulkuskrkhtn. München: Urban & Schwarzenberg 1985

Trüb, Hans-Detlef, Dr. med., Chefarzt, St.-Vinzenz-Hosp., Merheimer Str. 217, 5000 Köln 60 · *19. 09. 41 Berlin · **A** 70, Düsseldorf · **D** 79, Düsseldorf · **AG** 08/66–11/66, 08/67–10/67 Anästh. Uddevalla Schweden · 06/78–10/78 GefChir. Duisburg · **FG** Chirurgie 01/76 · **TW a)** 75–78 1. OA Chir. · 78–84 1. OA Allg. u. GefChir. **c)** Chefarzt · **S** Seit 84 Chefarzt Chir. · Seit 87 Ärztl. Dir. St. Vinzenz-Hosp. Köln

Tsantilas, Dimitrios, Dr. med., FA f. Chir., Zentralklinikum, Steglinstr. 1, 8900 Augsburg · *01. 01. 56 Thessaloniki/Griechenland · **A** 81, München · **D** 83, München · **AG** Hüftprothesen · endokrine Chir. · Gefäßchir. · **FG** Chirurgie 08/88 · **TW a)** 88/89 StatArzt Abdominalchir. Zentralklinikum Augsburg · 89 Chirurg. Militärkrhs. Thessaloniki, Griechenland **b)** Seit 08/89 Gefäßchir. Zentralklinikum Augsburg

Tscheliessnigg, Karlheinz, Univ. Prof. Dr. med., Oberarzt, Univ.-Klin. Chir., Auenbruggerplatz 15, A-8036 Graz · *24. 12. 46 Graz · **D** 72, Graz · **AG** AllgChir. · Herzchir. · Transplantatchir. · Endoskopie · **FG** Chirurgie 80 · **TG** Thorax- u. KardiovaskularChir 80 · **H** 82, Graz · **P** 88, Graz · **TW a)** 74 Univ.-Klin. Chir. Graz (Kraft-Kinz) · 75 Univ.-Klin. Chir. Erlangen (van der Emde) · 80 Brompton-Hosp. London (Lincoln) · 85 Univ. Stanford (Shumway) · 85 Med. Hochschule Hannover (Borst) · 86 Methodist Hosp. Pittsburgh (Bahnson) **c)** OA Abt. Herzchir. · Abt.Leiter Transplantatchir. · Arbeitsgruppenleiter gastrointestina-

le Endoskopie sowie boden- u. luftgebundenes Notfallwesen der Steiermark · Koreferent für Notfall- und Katastrophenmedizin u. Hochschulreferent der Ärztekammer f. Steiermark · **S** Ltd. Abt.Arzt Transplantatchir.
ZV Komplikat u ihre Therap b d peroralen Endoskopie. MMW 120/26, 897–898 (1978) · Anastomosenulkus aufgrund d sog Fadenkrkht a op Magen. Chir Praxis 24, 619–621 (1978) · Pulmonale Arrosionsblutg aufgrund parietaler Endocarditis als Spätkomplikat e hämodynam unwirksamen VSD. Thoraxchir Vaskuläre Chir 26 (1978) · Malignes angioplast Mesotheliom d Herzbeutels. Zentralbl Allg Pathol 123/4, 344–350 (1979) · D pylorusnahe Pankreasektopie als endoskop Befund. MMW 122, 197–198 (1980) · Recurring pulmonary embolism after migration of a retained pacemakerelektrode. Thorac Cardiovasc Surg 27/6, 375–377 (1979) · Haemodynamics in experimental induced cardiac tamponade in minipigs. J Cardiovasc Surg 22/6, 573–580 (1980) · D Einfluß v Nitroglycerin auf d Pulmonalarteriendruck na Pneumonektomie. Herz Kreisl 12/2, 70–78 (1980) · Patent Ductus arterious in small preterm infants with IRDS-indication to surgical closure. 10th Ann Meet of the Germ Soc f Thor and Cardiovas Surg. Thorac Cardiovasc Surg (Spec issue) 62, 181 (1980) · The importance of the pericardium in acute volume overloading of the heart. An experimental study. Eur Surg Res 84, 56 (1981) · Z Ligatur d Ductus arteriosus Botalli b Prämaturität u IRDS. Herz Kreisl 81, 53–57 (1981) · Bedeutg d Pericards b akut Volumenbelastg. Herz 7/5, 331–341 (1982) · Pulmonaler Gasaustausch b d Ductusligatur Frühgeb. Anästhesiol Intensivmed Notfallmed (1981) · Z Praxis d Ethylenoxid-Sterilisat. Z Bakteriol Mikrobiol Hyg [B] 176, 453–462 (1982) · Z hämodynam Bedeutg d Pericards (Habil). Acta Chir Austriaca [Suppl] 47 (1982) · Surgical management of patent ductus arteriosus in premature infants with respiratory distress syndrome. Indications, procedure, outcome. Pediatr Cardiol [Suppl] 1/4, 61–64 (1983) · Resorbierbares Nahtmaterial i Rahmen d Herz- u Gefäßchir. Chirurg 54/11, 738–741 (1983)
BV Gewächse d Zwerchfells. Hdb d Inn Med IV/4 B, VI. Berlin: Springer 1982 · Cardiac pacing, electrophysiology. Tachyarrhythmias, hemodynamic importance of a constant AV-delay. Madrid: Editoral Grouz 1985 · Hemodynamic aspects relating to the significance of a constant PR-interval. Adv Physiol Pacing Med Plan 1985

Tscherne, Harald, Prof. Dr. med., Klinikdirektor, Unfallchir. Klin. Med. Hochschule Hannover, Konstanty-Gutschow-Str. 8, 3000 Hannover 61 · *20. 05. 33 Graz · **A** 57, Graz · **D** 57, Graz · **AG** Chir. · UnfChir. · **FG** Chirurgie 64 · **TG** UnfChir 64 · **H** 70, Graz · **P** 70, Hannover · **TW a)** 64–70 Oberarzt Chir. Univ.-Klin. Graz **b)** ebd. **c)** Klinikdir. · **S** Seit 70 Dir. Unfallchir. Klin., Med. Hochschule Hannover
ZV 363 Veröffentl
MH Der Unfallchirurg · Der Orthopäde · Arch of Orthop Trauma Surgery · J of Orthopaedic Trauma · Notfallmedizin · Chirurgie. Berlin: Springer 1986 · Unfallchir. HTB. Berlin: Springer 1974 · Postop Thromboembolieprophylaxe aus aktuel Sicht. Stuttgart: Thieme 1981 · Frakt u Weichteilschaden. Berlin: Springer 1983 · Fractures with soft tissue injuries. ebd 1984 · Zement-

freie Hüftprothesen. ebd 1986 · Repositionstechnik b Frakt u Luxat. ebd 1988
BV 35 Buchveröffentl

Tuchmann, Albert, Univ. Doz. Dr. med., Oberarzt, 1. Chir. Abt. Rudolfstiftung, Juchgasse 25, A-1030 Wien · *05. 10. 49 Wien · **D** 73, Wien · **AG** Allg- u. GefChir. · **FG** Chirurgie 02/80 · **TG** GefChir 04/88 · **H** 85, Wien · **TW a)** 1. Chir. Univ.-Klin. Wien (Fritsch) · 1. Chir. Abt. Rudolfstiftung Wien (Dinstl) **b)** GefChir. ebd. **c)** OA Chir. Abt. · **S** Seit 82 Ordination als Chirurg **ZV D** Externaplast als Palliativrekonstrukt b irreparablen Verschluß d A carotis interna. Vasa 8, 128-133 (1979) · Diagnose u Bhdlgserg d Appendizitis. Chirurg 52, 338-393 (1981) · Clamping intolerance in Carotid endarterectomy using regional anaesthesia. Prog Stroke Res 2, 384-390 (1983) · Chir Bhdlg d peripheren arteriellen Verschlußkrht. Fortschr Med 101, 1958-1969 (1983) · Polydioxanone in vascular surgery. J Cardiovasc Surg 25, 225-228 (1984) · Nahtaneurysmen als Spätkomplikat gefäßrekonstruktiver Eingriffe an d unt Extremität. Langenbecks Arch Chir 362, 89-95 (1984) · Späterg na Carotisenarteriektomie. ebd 363, 111-119 (1984) · Stapling devices in gastrointestinal surgery. Int Surg 70, 23-27 (1985) · Kolorektales Ca. Kurative u palliative Chir. MMW 127, 229-232 (1985) · Antibiotikaprophyl i d Gefchir. Vasa 14, 66-70 (1985) · Morpholog Verändergn a Kunststoffprothesen na kniegelenküberschreitenden Bypassop. Wien Klin Wochenschr 97, 522-525 (1985) · Femoro-poplitealer Bypass: Antologe Vene oder Polytetrafluorethylene (PTFE)-Prothese? Angio 7, 13-20 (1985) · CT in aortobifemoral Y-grafts. Cardiovasc Intervent Radiol 8, 187-190 (1985) · Chir Bhdlg d Magenca. MMW 127, 508-510 (1985) · Comparative study of conventional scalpel and CO_2-laser in experimental tumor surgery. Res Exp Med 186, 375-386 (1986) · Intraarterielle Chemotherap d Leber. Aktuel Chir 22, 201-204 (1987) · Erg mit d PTFE-Prothese b Oberschenkelarterienverschluß. Z Herz Th GefChir 2, 71-75 (1988) · Adipositas: Was tun, wenn die Diät versagt? Erg mi d Magenbypass. Erg Gastroenterol 23, 143-146 (1988) · Iatrogenic arteriovenous fistula following angiography. Eur J Vasc Surg 2, 343-345 (1988) · Antibiotikaprophyl b kolorekt Eingriffen. Fortschr Med 106, 537-540 (1988)

Tung, Liang Chih, Prof. Dr. med., Oberarzt, Chir. Klin. u. Poliklin. Univ.-Klinikum Steglitz d. FU, Hindenburgdamm 30, 1000 Berlin 45 · *21. 12. 39 Chengtu · **A** 75, Berlin · **D** 70, Berlin · **AG** Allg.-, Gef.- u. ThoraxChir., insb. temporärer u. definit. Leberersatz (klin. u. exp.) · **FG** Chirurgie 06/73 · **TG** GefChir 02/82 · **H** 78, Berlin · **P** 83, Berlin · **TW a)** 73-75 StatArzt versch. Abt. d. Chir. Klin. u. Poliklin. u. Erste Hilfe · Seit 05/75 OA Abt. Allg.-, Gefäß- u. Thoraxchir., Erste Hilfe, Chir. Poliklinik **b)** Wie a **c)** OA Abt. Allg.-, Gefäß- u. Thoraxchir. Klinikum Steglitz Berlin
ZV D Verhalt v Blutdru u Stromzeitvol i d Pfortader b intraabdominel Drucksteigerg. Langenbecks Arch Chir 327, 1053 (1970) · D femoro-popliteale Armvenen-Bypass. Ber üb drei Fälle. ebd [Suppl] Chir Forum 385 (1972) · Akupunkt z Schmerzbhdlg b nicht operab arteriel Durchblutgsstörgn. Med Welt 25, 754 (1974) · Derzeit Stand d Akupunktanästh i China. ebd 27, 984 (1976) · En block-Resekt e groß Beckenchondroms.

Zentralbl Chir 102, 1331 (1977) · D extrakorp Perfus m Pavianleber b ak Leberversag. Langenbecks Arch Chir 349, 623 (1979) · D intraport Transplant v Pankreasfragm b Ratten. Zentralbl Chir 105, 333 (1980) · Prophylaxis of postoperative deep venous thrombosis. J Surg Ass (Rep China) 13, 1 (1980) · Erfahrgn m d extrakorpor Leberperfus b ak Leberversag. Zentralbl Chir 105, 1195 (1980) · Extracorporeal liver perfusion in the treatment of acute hepatic failure. Artif Organs 4, 292 (1980) · D Chir d Magen-Duodenal-Erkrankgn b üb 80-jähr Pat. Langenbecks Arch Chir 355, 546 (1981) · Extracorporeal liver perfusion in the treatment of acute liver insufficiency. Guowai Yisue (Chinese) 285 (1981) · Z Chir d benig Lebertum – D focale nodul Hyperplas (FNH) d Leber. Langenbecks Arch Chir 358, 474 (1982) · Gutart Lebertum – D fokale nodul Hyperplas. Kassenarzt 22, 3322 (1982) · Dialyse m d Pavianleber. ebd 22, 3565 (1982) · Focal nodular hyperplasia of the liver: a report of 16 cases. Chin J Dig (Chinese) 220 (1982) · D Risiko in d Kolonchir b üb 80jährigen Pat. Langenbecks Arch Chir 361, 750 (1983) · Primary hepatocellular carcinoma. Its present status. Chin Med J (Rep China) 31, 419 (1983)
BV Experience in the treatment of hepatic coma by extracorporeal liver perfusion. In: Artificial liver support. Berlin: Springer 1981 · Arter Durchblutstörgn d unt Extremit b üb 80jähr Pat. In: Arteriel Durchblutstörgn i hoh Lebensalt. Stuttgart: Schattauer 1983 · Erfahrgn m d extrakorpor Leberperfus. In: Chir d Leber. Weinheim: edition medizin 1983 · Diagn, Komplikat u Therap v Leberabszn (Übsicht). In: ebd · D chir Bhdlg d Cholelithiasis b üb 80jähr Pat. In: Exp u klin Hepatol. Stuttgart: Schattauer 1984 · D Therap v Leberabszessen. In: PVP-Jod i d operat Med. Berlin: Springer 1984 · Chir d Verdauungstraktes – Leber. In: Lehrb Chir. Berlin: de Gruyter 1986 · Unfallchir – Abdominalverletzgn. In: ebd · D Antibiotikaprophyl b Leberresekt. In: Leberchir. Hameln: TM-Verlag 1987 · Leber. In: Diagn u Diffdiagn i d Chir. Weinheim: edition medizin 1989

U

Ubani, Daniel, Dr. med., niedergelassen, Sprockhöveler-Str. 2, 5810 Witten · *22. 07. 42 Aba/Nigeria · **A** 82, Düsseldorf · **D** 72, Erlangen · **FG** Chirurgie 01/81 · **TW a)** 10/83-07/86 Ltd. Arzt General Hospital in Ukwa – Nigeria **c)** Niedergel. · **S** Seit 10/86 Niederlassung Witten

Uebelhoer, Oskar, Dr. med., Chefarzt i. R., Am Augustinerberg 1, 8918 Dießen · *08. 10. 98 München · **A** 23, München · **D** 24, München · **AG** Chir. · **FG** Chirurgie 37 · **TW a)** 23-27 Chir. Univ.-Klin. München (Sauerbruch) · 27-37 Chir. Univ.-Klin. Charité Berlin (Sauerbruch) · 39-45 Kriegsdienst, zuerst Chirurg Feldlazarett · 42-45 Beratender Chirurg Heeresgruppe E, Oberfeldarzt d. R. **c)** i. R. · **S** 37-63 Chefarzt Chir. Abt. Kreiskrhs. Geislingen (Württemb.)

Ueberhorst, Jürgen Hermann Karl Paul, Dr. med., niedergelassen, Unfallambulanz, Krefelder Str. 7, 1000 Berlin 21 · *02. 10. 27 Biesental · **A** 54, Berlin · **D** 55, Berlin · **AG** Chir. · Unfallarzt · **FG** Chirurgie 64 · **TG** UnfChir 65 · **ZB** D-Arzt 05/71 · **TW a)** Selbst. D-

Arzt Berlin Tiergarten **c)** niedergel. · S Seit 71 Niederl. Berlin

Ueberle, Hans-Karl, Dr. med., Oberstarzt a. D., Sudelfeldstr. 9, 8203 Oberaudorf · *30. 04. 19 Mainz · **A** 43, Berlin · **D** 43, Tübingen · **AG** 43–45 Truppenarzt · **FG** Chirurgie 11/49 · **TW a)** 45–56 Städt. Krhs. Ingelheim/Rh (Kolb) · 56–79 Bundeswehrsanitätsdienst · zuletzt Referatsleiter im BMVg **c)** Oberstarzt a. D.
ZV Med policy in the management of a mass casualty situation with special regard to sorting. Med Law 4, 275–282 (1985)

Ulbrich, Erich, Dr. med., Chefarzt i. R., Petersberger Hof 4, 6600 Saarbrücken · *18. 03. 07 Strassburg/Els. · **A** 33, Frankfurt · **D** 59, Heidelberg · **FG** Chirurgie 33 · **ZB** Sportmed. 36 · **TW a)** 33–36 Chir. Univ.-Klin. Frankfurt/M. (Schmieden) · 37–39 OA Städt. Krhs. Saarbrücken (Meltzer) · 39–45 Chefarzt Hüttenkrhs. ebd. · 46–74 Chefarzt Städt. Krhs. Neunkirchen **c)** i. R. · **S** 39–45 Chefarzt Saarbrücken · 46–74 Chefarzt Neunkirchen
ZV Prophyl u Therap d postop Pneumonien. Zentralbl Chir 1936 · Bhdlg chron u frischer Eitergn. Chirurg 1965

Ulbricht, Achim, Dr. med., Chefarzt, Chir. Klin., Heinrich-Lanz-Krhs., Feldbergstr. 68–70, 6800 Mannheim 1 · *02. 03. 36 Markkleeberg · **A** 61, Erfurt · **D** 59, Erfurt · **AG** 11/61–08/62 Schiffsarzt · 09/62–09/67 II. Chir. Klin. Städt. Krankenanst. Mannheim · **FG** Chirurgie 11/67 · Urologie 01/71 · **TG** UnfChir 03/71 · **TW a)** 09/67–04/70 2. OA II. Chir. Klin. Städt. Krankenanst. Mannheim (Fackert) · 05/70–03/77 1. OA Chir. Klin. Heinrich-Lanz-Krhs. Mannheim (Fackert) **c)** Chefarzt Chir. Klin. · **S** Seit 04/77 Chefarzt Chir. Klin. Heinrich-Lanz-Krhs. Mannheim
ZV Zweizeit Milzrupt na d Versuch e perkut Nierenbiops. Dtsch Med Wochenschr 1968

Ullik, Rudolf, o. Univ. Prof., emeritiert, Schwarzspanierstrasse 4, A-1090 Wien · *19. 11. 00 Wien · **D** 25, Wien · **AG** Kieferchir. · **FG** Kieferchirurgie 28 · **H** 49, Wien · **P** 51, Wien, a. o. Prof. · 67, Wien, o. Prof. · **TW b)** Kieferchir. (Pichler) I. Chir. Klinik Wien (v. Eiselsberg) **c)** emeritiert · **S** Ehemaliger Vorstand d. Univ.-Klinik Kieferchir. Wien
ZV 81 wissenschaftl Arb
BV D Plast Chir d Gesichtes. Wien: Urban & Schwarzenberg 1948

Ullmann, Gerd, Dr. med., D-Arzt, Markt 71, 5205 Sankt Augustin 1 · *12. 11. 41 Stolp/Pommern · **A** 72, Düsseldorf · **D** 73, Bonn · **AG** AllgChir., Schwerpunkt UnfChir. praktisch · **FG** Chirurgie 06/77 · **TW a)** 77–81 (vorwieg. UnfChir.) Städt. Krhs. Siegburg (Rohr) · 79–81 OA Chir. Abt. ebda. **c)** niedergel. D-Arzt · **S** Seit 81 Niederlassung Sankt Augustin

Ullrich, Friedrich, Dr. med., Oberarzt, Unfallchir. Klin. Städt. Klin. d. Landeshauptstadt Wiesbaden, Ludwig-Erhardstr. 100, 6200 Wiesbaden · *06. 06. 49 Wiesloch, Krs. Heidelberg · **A** 76, Stuttgart · **D** 74, Heidelberg · **AG** 07–12/76 La Union/Mexico · 77–82 Chir. Univ.-Klin. Heidelberg · **FG** Chirurgie 04/82 ·

TG UnfChir 03/88 · **TW a)** 82–12/85 OA Allg. Chir. Klin. Krankenanst. Landkreises Ludwigsburg (Junghanns) **b)** 12/85–01/87 StatArzt Unfallchir. Klin. Städt. Klin. Wiesbaden (Schauwecker) · Seit 02/87 OA ebd. **c)** OA UnfChir.
ZV Verbrenngn. Klin Forum 1, 3 (1980) · Mediastinoscopic and bronchoscopic findings in esophageal cancer. World J Surg 5 (3), 441 (1981) · Isolierte Varikosis d Bulbus duodeni b portaler Hypertension. Chirurg 52, 540 (1981) · Faszienverschluß medianer Laparotomien m synthet, resorbierb Fadenmaterial (Polyglycolsäure). ebd 52, 777 (1981) · Endoskop Blutstillg dur Laserkoagulation b massiver Stressulkusblutg d Magens i Kindesalter. Z Kinderchir 36, 151 (1982)
BV Polyglycolsäure- (Dexon) oder Polyesterfäden, e Alternative b Faszienverschluß medianer Laparotomien? In: Moderne Nahtmaterialien u Nahttechn i d Chir. Berlin: Springer 1982

Ullrich, Heinrich Rudolf, Dr. med., i. R., Scheffelstr. 9, 7700 Singen/Htwl. · *22. 03. 22 Frauenstein/Erzgeb. · **A** 49, Freiburg/Br. · **D** 51, Freiburg/Br. · **AG** 49–50 Univ. Kinderklin. Freiburg/Br. (Keller) · 50–51 Univ. Hautklin. ebd. (Stühmer) · 31 Univ. Frauenklin. ebd. (Wolf) · 51–59 Chir. u. Med. Kliniken Elisabethenstift Darmstadt (Rückert, Siede) · **FG** Chirurgie 59 · **TW a)** 59–60 Chir. Klin. Elisabethenstift Darmstadt (Rückert) · 60–66 Chir. Klin. Städt. Krhs. Singen/Htwl. (Ernst, Dortenmann) · 67–09/88 niedergel. als FA f. Chir. u. D-Arzt in Singen **c)** i. R. · **S** 67–09/88 Niedergel. als FA f. Chir. u. D-Arzt in Singen

Ulmann, Claudius, Dr. med., Chefarzt, Kosmas-Klin., Privatklin. f. Ästhet.-Plast. Chir., Felix-Rüttenstr. 11, 5483 Bad Neuenahr · *10. 04. 46 Freiburg/Br. · **A** 73, Freiburg/Br. · **D** 80, Freiburg/Br. · **AG** 73/74 Bundeswehr · **FG** Chirurgie 11/80 · **TG** PlastChir 03/83 · **TW a)** 01/75–12/78 Rosmann-Krhs. Breisach (Schumacher) · 01/79–06/79 Stadtklin. Baden-Baden (Eiermann) · 07/79–11/80 Klin. a. Eichert Göppingen (Gehl) **b)** 12/80–12/82 Marienhosp. Stuttgart (Widmayer, Reichert) · 01/83–12/83 Diakoniekrhs. Kaiserswerth Düsseldorf (Olbrisch) **c)** Chefarzt, ästhet.-plast. Chir. · **S** Seit 01/84 Chefarzt Kosmas-Klin. Bad Neuenahr

Ulmer, Jan Wolfgang, Oberarzt, Abt. Handchir. u. Plast. Chir. BG Unfallkrhs. Hamburg, Bergedorferstr. 10, 2050 Hamburg 80 · *16. 12. 47 Freiburg/Br. · **A** 75, Kiel · **AG** 75 Inn. Med. · 76/77 Bundeswehr · 78–83 Chir. Bd Mergentheim · **FG** Chirurgie 09/83 · **TW a)** 83–86 Ass. Kreiskrhs. Bad Mergentheim (Schaudig) **b)** 81 Handchir. Abt. Univ. Erlangen (Geldmacher) · 84 Handchir. Abt. Univ. Würzburg (Lanz) · 86 Ass. · Seit 09/87 OA Abt. Hand- u. PlastChir. BG-Unfallkrhs. Hamburg (Buck-Gramcko) **c)** OA Abt. Hand- u. Plast-Chir.
ZV D neurovaskulär gestielte Abductor digiti minimi-Muskellappen z Abdeckg d N medianus oder seiner Äste. Handchir Mikrochir Plast Chir 20, 338 (1988)

Ulrich, Bernward, Prof. Dr. med., Chefarzt, Kliniken d. Landeshauptstadt Düsseldorf, Gräulinger Str. 120, 4000 Düsseldorf 12 (Gerresheim) · *16. 12. 40 Düsseldorf · **A** 69, Düsseldorf · **D** 67, Düsseldorf · **FG** Chir-

urgie 11/74 · **TG** KindChir 08/81, UnfChir 03/79 · **H** 76, Düsseldorf · **P** 79, Düsseldorf · **TW a)** 69–76 Wiss. Ass. Chir. Univ.-Klin. Düsseldorf (Derra, Kremer, Bircks) · 76 OA Chir. Klin. A · 76 Ernennung zum Priv. Doz. (Venia legendi) · 74–75 Centre d'Etudes de Techn. Chir. L'Hôpital Broussais Paris **c)** Chefarzt · S 08/84–09/86 Chefarzt Juliusspital Würzburg · Seit 10/86 Chefarzt Kliniken d. Landeshauptstadt Düsseldorf
ZV Leberdurchblutungsmessg mittels e Ultraschall-Doppler-Flußgerätes. Fortschr Med 1977 · Hiatushernie-Refluxkrkht. ebd 99/17, 624–628 (1981) · Kinder-Verkehrsunfälle u Unfallverhütg. Sozialpadiatr Praxis Klin 3/4, 162–168 (1981) · Indikat z op Bhdlg d Hiatushernie. Dtsch Med Wochenschr 107, 103–105 (1982) · Diagn u Therap kolorekt Polypen unt Berücksichtigg d Adenome. Fortschr Med 44, 2047–2050 (1982) · Z Techn d transdiaphragmalen Klammernahtanastomose na Resekt d distalen Oesophagus b Kardiaca. Chirurg 55, 291–293 (1984) · Erg d Magenhochzugsop ohne Thorakotomie b d Bhdlg d fortgeschritt Oesophagusca. Zentralbl Chir 109, 1033–1043 (1984) · Notfallmäßiger Oesophagusersatz b thorakaler Perforat u Ruptur. Chirurg 56, 114–116 (1985) · D Oesophagusresekt ohne Thoraxcotomie b Ca. ebd 56, 251–260 (1985) · Z chir Bhdlg d Hypopharynx- u zervik Oesophagusca. Aktuel Chir 20, 152–154 (1985) · D transdiaphragmale Oesophagusresekt. E Verfahren z kurat u palliat Bhdlg d Oesophagusca. Langenbecks Arch Chir 1985 · D chir Bhdlg d Oesophagusca. Aktuel Chir 20, 221–227 (1985) · D Teresplastik. Chir Gastroenterol interdisziplin Gesprächen 1986 · D dynam Pexie (Teresplastik) z Bhdlg d Refluxoesophagitis. Zentralbl Chir 111, 853–861 (1986) · Z Opstechn d Magenschlauchbildg b Oesophagusersatz. Chir Gastroenterol interdisziplin Gesprächen 2, 43–46 (1986) · Maschinelle Oesophagusanastomosen. ebd 2, 47–60 (1986) · Stand d Klammernahttechn. ebd 2, 5–7 (1986) · Erg e Umfrageakt b d dtsch Chirurgen betreffs d Klammernahtchir im Herbst 1986. ebd 2, 9–16 (1986) · Chir d Kardiaca. Aktuel Chir 23, 110–115 (1988) · Blutspar u blutstill Maßnahmen i d Allgchir. ebd 1989
MH Aktuel Chir, Thieme · Aktuel Traumatol, Thieme · D kurable Oesophagusstenose. Stuttgart: Thieme 1984 · Klammernahttechn i Thorax u Abdomen, Prakt Chir 99. Stuttgart: Enke 1986 · Chir d Zwerchfells. Prakt Chir 101. ebd 1986 · Drainagen i d Bauchchir. Prakt Chir 102. ebd 1986 · Klammernahttechn. Chir Gastroenterol interdisziplin Gesprächen [Suppl] Hameln: TM 1986
BV Bestimmg d Leberdurchblutg dur Ultraschall. In: Portale Hypertens. Basel: Karger 1982 · D Teresplastik. In: Hiatushernie-Achalasie. Stuttgart: Thieme 1982 · D Teresplastik. In: D gastroenterolog Reihe 22 (D oesophagogastrale Übergang). Hannover: Kali-Chemie Pharma GmbH · Leberdurchblutgsmessg. Exptelle Befunde mittels Ultraschall-Doppler-Flußmessg. Stuttgart: Copythek Thieme 1977 · Leberdurchblutg: Exptelle Befunde mittels d Ultraschall-Doppler-Meth. In: Ultraschall-Doppler-Diagnost i d Angiol. Stuttgart: Thieme 1978 · Indikat u Opverfahren b d Refluxkrkht. In: D kurable Oesophagusstenose. Stuttgart: Thieme 1984 · Oesophagoenterale Anastomosen u transdiaphragmales Vorgehen. In: Klammernahttechn i Thorax u Abdomen. Prakt Chir 99. Stuttgart: Enke 1986 · Magenschlauch-

bildg mittels Yamagishi-Klemmen. In: ebd · Gelenkpunkt. Probeexcis. Entfernen kleiner, oberflächl Geschwülste. Kleine Hautplastiken u Transplantate. Eingriffe a d Fingern u Zehen. Abszeßincis. In: D chir Poliklin. Stuttgart: Thieme 1988 · Z chir Bhdlg d organ Hyperinsulinismus – Erfahrgsber üb 55 Pat. In: D Pankreasca. Berlin: Springer 1986 · Carcinoma of the distal esophagus and gastric cardia. In: Principles and practice of surgical stapling. Chicago: Year Book Med Publ 1987

Ulrich, Christoph, Priv. Doz. Dr. med., Ltd. Oberarzt, Unfallchir. Abt. Klin. am Eichert, Eichertstr. 5, 7320 Göppingen · *20.04. 48 Braunschweig · **A** 75, Hamburg · **D** 75, Hamburg · **AG** Endoprothetik · Biomechanik · Wirbelsäule · kindl. Frakt. · Notfallmed. · **FG** Chirurgie 03/82 · **TG** UnfChir 12/86 · **ZB** Notfallmed. 06/84 · **H** 89, Ulm · **TW a)** 03/82–09/82 Filderklin. Stuttgart-Bonlanden (Hardt, Knöchelmann) **b)** 09/82–12/86 Abt. Unfall-, Hand-, Plast. u. Wiederherstellgschir. Univ. Ulm (Burri) **c)** Seit 01/87 Ltd. OA Göppingen
ZV Exptelle Untersuchgn z Torsionsstabilität versch dorsaler Osteosyntheseverfahren a d LWS. Langenbecks Arch Chir [Suppl] Chir Forum 25–29 (1985) · Offene Frakt b Kindern u Jugendl. Z Orthop 123, 497–501 (1985) · Continuous passive motion after knee-joint arthrolysis under catheter peridural anaesthesia. Arch Orthop Trauma Surg 104, 346–351 (1986) · Primäre Alloarthroplast b Acetabulumfrakt. Unfallchirurgie 89, 49–56 (1986) · Intrathorakale Humeruskopfluxat. Langenbecks Arch Chir 367, 197–202 (1986) · Intraoperative transoesophageal 2-D-echocardiography in total hip replacement. Arch Orthop Trauma Surg 105, 274–278 (1986) · Comparative study of the stability of anterior and posterior cervical spine fixation procedures. ebd 106, 226–231 (1987)
BV Postop passive Kniegelenksmobilisat i Katheterperiduralanästh na Arthrolyse d Kniegelenks. In: Rehabil u Reintegrat na Unfallverletzgn. Konstanz: Schnetztor 1985 · Offene Frakt b Kindern u Jugendl – Vergl Studie z Verfahrenswahl. In: Opindikat b Frakt i Kindesalter. Stuttgart: Fischer 1987 · Experimental study on the torsional rigidity of various dorsal stabilization procedures on lumbar spines. Biomechanics: basic and applied research. Dordrecht: Nijhoff 1987

Umlandt, Peter, Dr. med., niedergel. Arzt f. Chir. u. Unfallchir., Am Fleth 49, 2208 Glückstadt · *24.08. 43 Itzehoe · **A** 73, Kiel · **D** 72, Kiel · **AG** Gerichtsmed. · PlastChir. · **FG** Chirurgie 02/78 · **TG** UnfChir 06/80 · **TW a)** 73–78 Zentralkrhs. „Links der Weser" Bremen (Cramer) · 80 Städt. Krhs. Glückstadt (Ehrich) · 87–88 Kreiskrhs. Buxtehude (Lawrenz, Junker) **b)** 78–79 Klin. f. Hand-, Plast. u. Wiederherstellungchir. Med. Hochsch. Hannover (Köhnlein) **c)** Niedergel. als Arzt f. Chir. u. Unfallchir., D-Arzt · **S** Seit 09/88 Niederlassung Glückstadt
BV Eingr b Handverletzgn. München: Urban & Schwarzenberg 1981

Ungeheuer, Andreas, Dr. med., Assistenzarzt, Klinikum re. d. Isar TU München, Ismaninger Str. 22, 8000 München 80 · *19.08. 58 Frankfurt/M. · **A** 86, Frankfurt/M. · **D** 87, Frankfurt/M. · **TW c)** AssArzt

Ungeheuer, Barbara, Dr. med., Albert-Greiner Str. 6, 8900 Augsburg · *01. 09. 50 Stuttgart · **A** 77, Kassel · **D** 76, Marburg/L. · **AG** PlastChir. · **FG** Chirurgie 11/83 · **TW a)** Bis 01/84 Chir. Univ.-Klin Marburg/L. · 84 u. 85 Praxisvertretungen Chir. D-Arztpraxis Dr. Knudsen Marburg **c)** Nicht berufstätig

Ungeheuer, Edgar, Prof. Dr. med., Generalsekretär d. Dtsch. Ges. f. Chir., Steinbacher Hohl 28, 6000 Frankfurt/M. 90 · *06. 01. 20 Rimbach/Odenwald · **A** 44, Heidelberg · **D** 44, Heidelberg · **AG** Truppen-Lazarettarzt · **FG** Chirurgie 04/51 · Urologie 01/59 · **TG** Thorax- u. KardiovaskularChir 07/79 · **H** 53, Frankfurt/M. · **P** 58, Frankfurt/M. · **TW a)** Bis 05/63 Chir. Univ.-Klin. Frankfurt/M. (Geißendörfer) **b)** Bis 05/63 Thorax-, Herz- u. GefChir. Chir. Univ.-Klin. Frankfurt/ M. (Geißendörfer) **c)** Generalsekretär d. Dtsch. Ges. f. Chir. · **S** 63–87 Dir. Chir. Klin. Krhs. Nordwest, Frankfurt/M., gleichzeitig Ärztl. Dir. Akadem.Krhs. J.-W.-Goethe-Univ. Frankfurt/M.
ZV Erfahrg b d Bhdlg d blutenden Ösophagusvarizen. Roma: EMES Edizioni Mediche e Scientifiche · Diagnost u Therap d Ulcus pepticum jejuni. Langenbecks Arch Chir 308, 418 (1964) · **D** Spontanpneumothorax. Internist Prax 6, 47 (1966) · **D** Darmentleerg m Hilfe e Ballonkatheters während d Ileusop. Chirurg 37, 410 (1966) · Chir Bhdlgsmöglchktn b cerebralen u coronaren Durchblutgsstörgn. Z Ärztl Fortbild 17, 92 (1967) · Z Diagnost d Bronchialkarzinoms. Diagnostik 1, 5 (1968) · Chir Bhdlg chron arteriel Durchblutgsstörgn. Almanach ärztl Fortbildg 346 (1968) · Results of treatment of severely bleeding esophageals veins. J Cardiovasc Surg 12, 140 (1971) · D chir Bhdlg d Mamma-Ca. Dtsch Ärztebl 75, 180 (1978) · Dickdarmreinigg f d Colon-Rektum-Eingriff: Antibiotika. Langenbecks Arch Klin Chir Kongrbd 347, 583 (1978) · Ist d proximal-selektive Vagotomie d Weisheit letzter Schluß b d chir Therap d gastroduodenalen Ulcus? Med Welt 30, 1256 (1979) · Chir Therap v Gallenwegserkrkgn. Therapiewoche 30, 7684 (1980) · Schilddrüsenerkrkgn. Chir Therap u postop Komplikat. Inform Arzt 1, 4 (1981) · Chir i Spanngsfeld techn Perfekt u Humanität. Langenbecks Arch Chir 358, 39 (1982) · Chir vs Allgemeinchir. ebd 361, 71 (1983) · Gibt es eine Allgemeinchir? Dtsch Ärztebl 39, 41 (1983) · Chir Bhdlg d Mammakarzinoms i fortgeschritt Stadium. ebd 83, 3366 (1986) · Laser i d Chir – aktuel Stand u Perspektiven. Langenbecks Arch Klin Chir Kongrbd 531 (1988) · Alternat Tumortherap. ebd 267 (1988) · D Resektbhdlg b Ulcus duodeni. Chir Gastroent 5, 41 (1988) · Chir: M d Tradit i d Zukunft. Dtsch Ärztebl 86, 1310 (1989)
MH Surgical Techniques Illustrated. Boston: Little Brown & Co 1978 · Akute Atemnot. Erlangen: Perimed 1985 · Komplikat d Ulcuskrkht. München: Urban & Schwarzenberg 1985 · D Polytrauma. ebd 1985 · Katastrophenmed Probl d Massenanfalls Kranker u Verletzter. Köln: Dtsch Ärzte-Verlag 1986 · Mitteilgn d Dtsch Ges f Chir. Gräfelfing: Demeter · Dtsch Ärztebl, Bundesärztekammer. Köln: Dtsch Ärzte-Verlag · Langenbecks Arch f Chir. Berlin: Springer · Langenbecks Arch Chir [Suppl I] Chir Forum. ebd · Langenbecks Arch Chir [Suppl II] Kongreßbericht. ebd
BV Kleinzell Bronchialkarzinom. Stuttgart: Thieme 1965 · Angeborene Mißbildgn d Atemwege u ihre Operabilität. Vorträge prakt Chir 70. Stuttgart: Enke 1965 ·

Op Bhdlg d Geschwülste d Lunge u d Mediastinums. In: Therap malig Tumoren, Hämoblastomen u Hämoblastosen, Bd 2. Stuttgart: Enke 1968 · D chir Therap d zerebralen Gefäßstenosen u -verschl. Indikat z op Bhdlg d zerebralen Gefäßverschl. In: Diagnost u Therap zerebraler Gefäßverschl. Int Symp Frankfurt/M 1969. Stuttgart: Thieme 1971 · Allg Techn d Bauchop. In: Chir Oplehre, Bd IV/1. Leipzig: Barth 1972 · The preparation, the technique and the results of the rectosigmoid resection and anterior resection of the rectum without relaxing colostomy. Stuttgart: Schattauer 1979 · Grundsätzl od differenz Opindikat d Cholelithiasis. In: Cholelithiasis aktuel Diagnost u Therap. München: Urban & Schwarzenberg 1984 · D stumpfe Bauchtrauma. Klin Gastroenterol Bd 2. Stuttgart: Thieme 1984 · Chir v Oesophagus, Magen, Dünn- u Dickdarm i Alter. Hdb d Gerontol Bd 2. Stuttgart: Fischer 1989 · Einheit u Spezialisierg – Gedanken z Strukturwandel. In: Chir Handeln. Stuttgart: Thieme 1989

Unger, Felix, Univ. Prof. Dr. med., Primararzt, Herzchir. Salzburg, Müllner Hauptstr. 48, A-5020 Salzburg · *02. 03. 46 Klagenfurt/Österreich · **D** 71, Wien · **AG** 71 Kardiol. · 74 Herzchir. Houston, Cleveland, Salt Lake City · **FG** Chirurgie 10/76 · **H** 78, Wien · **P** 83, Innsbruck · **TW a)** Bis 85 OA Chir. Univ.-Klin. Innsbruck · Seit 85 Chefarzt Herzchir. Salzburg **c)** Chefarzt · **S** Seit 85 Chefarzt Salzburg
ZV Entwicklg d Koronarchir Innsbruck. Österr Ärztezeitung 23, 5 (1985) · Orthotopic heart replacement by non-pulsatile axial bloodpumps. Artif Organs 65 (1985) · Coronare Herzerkrkg: Aorto-coronarer Bypass. Wien Klin Wochenschr 135, 769 (1985) · Current status and use of artificial hearts and circulatory assist devices. Perfusion 1, 155–163 (1986) · D Bedeutg d Einmaloperationswäsche i d Herzchir. Österr Krankenhauszeitung 27, 444–447 (1986) · Bedürfnisse d Med, Chancen der Wirtschaft. Austria Medtech, A 02/2 (1986) · Med f d 21 Jahrhundert: Kardiol i Österreich: E Bestandsaufnahme im internationalen Vergl. Österr Forschungsgemeinschaft 01/0125 (1986) · Akut Coronarchir b instabiler Angina pectoris u na PTCA. Herzmedizin 10, 68–72 (1987) · Artificial heart and cardiac transplantation: report on the first European combined procedure. Artif Organs 12, 51–55 (1988)
MH Assisted Circulation 1–3. Berlin: Springer 1979, 1984, 1989 · Coronary artery surgery. Berlin: Springer 1987 · Coronary artery surgery in the Nineties. ebd 1987 · Reconstructions in cardiac surgery. ebd 1989 · Herzmedizin · Artificial Organs · Thoraxchirurgie · J Artificial Organs
BV Cost effectiveness in coronary artery surgery in relation to the gross national product. In: Return to work after coronary artery bypass surgery. Berlin: Springer 1985 · The artificial heart – assisted circulation. Annual of cardiac surgery. London: Gower Academic Journals 1987 · State of the art in assisted circulation. In: Recent advances in cardiovascular surgery. Starhemberg: Schulz 1987 · The ellipsoid heart for assisted circulation and heart replacement. In: ebd · Clinical application of the ellipsoidheart for total replacement of the failing heart. In: Heart surgery. Rom: Editrice scientifica internazionale 1987 · Clinical application of the ellipsoidheart. In: Heart surgery. ebd 1988 · Wir haben doch eine Zukunft. Freiburg: Herder 1989

Upplegger, Heinz Paul Siegfried, Dr. med., Chefarzt i. R., Max Josef Park 5, 8130 Starnberg · *10. 09. 12 Moitzelfitz/Pom. · A 38, München · D 38, München · AG Chir. · UnfChir. · 41–45 Chir. i. Feld · FG Chirurgie 05/51 · TW a) Ab 05/50 Ass. Sarepta-Krankanst. Bielefeld (Hasselbach) · 54 OA ebd. · 58 Chefarzt Chir. Abt. Krhs. Halle/Westf. · Ab 66 Ltd. Arzt ebd. c) i. R. · S 58–78 Chefarzt Chir. Abt. u. Ltd. Arzt Krhs. Halle/Westf.
ZV Off Frakt Verl b verschied Wundbhdlgsarten. Diss 1937 · Muskelplast z Defektdeckg b Verlust d Kniescheibe u d Streckapparats. Chirurg 1948 · Condylenabmeißelg od Synovektomie b d Kapselphlegmonde d Kniegelenks. ebd 1950 · Erfahrgn b Thromboseprophyl m Marcumar. ebd 1954 · Verhütg v Baufelladhäsionen dur Kollidon. ebd 1956 · Sarkoidose i e Magenresektpräparat. Med Klin 1967

Uranüs, Selman, Dr. med. Mag. phil., Assistenzarzt, Dept. Allg. Chir. Univ.-Klin. Chir., Auenbruggerplatz 15, A-8036 Graz · *20. 04. 55 Kesan/Türkei · A 74, Istanbul · D 81, Graz · AG 81/82 Pathol. Graz · 82/83 UnfChir. ebd. · FG Chirurgie 01/81 · TW a) Bis 09/88 StatArzt AllgChir., seit 10/88 StatArzt Dept. Herzchir. Graz, seit 10/89 AllgChir. c) AssArzt
ZV Congestive cardiomyopathie. Acta Chir Austriaca 1986 · Therapmöglchktn d fortgeschr Mammaca m Skelettmetastasen. ebd 1986 · Chir d tuberkulösen Peritonitis u ihrer Komplikat. ebd 1986 · Hyperthermie u ihre Bedeutg b präsacralen Rezidivtumoren d Rektums. Kongrbd 32 Ausseer Symposion 1986 · Diagn u Therap d ascendier Cholangitis u d Abscessbildg i d Leber. ebd · Tierexptelle Studie üb d Milzerhaltg mittels e resorbierb Kunststoffnetzes na traumat Parenchymschädigg. Wiss Berichte Österr Ges Exp Chir 1986 · Milzerhaltg i Exp. Acta Chir Austriaca 1987 · Tierexptelle Studie üb d Versorgg drittgrad Milzrupt. Forum der jungen Wissenschaft 1987 · Splenorrhaphie-Möglchktn z orthotopen Milzerhaltg. H Unfallheilkd 1987 · Tierexptelle Studie üb d Versorgg drittgrad Milzrupt. Langenbecks Arch Chir [Suppl II] 1988 · Anwendg d TA-Staplers i d Milzchir. ebd [Suppl] 1989 · Rekonstrukt d Mundhöhle mittels autologen Dünndarmtransplantates. ebd · Klin Anwendg neuer organerhaltender Techn i d Milzchir. Chirurg 1989 (im Druck)

Urbanski, Andreas, Dr. med., Assistenzarzt, Orthop. Klin. „Paulinenhilfe", Forststr. 14, 7000 Stuttgart 1 · *09. 07. 55 Berlin · A 81, Berlin · D 82, Berlin · AG Mikrochir. · Hand- u. UnfChir. · AllgChir. · FG Chirurgie 11/87 · ZB Sportmed. 10/88 · TW c) AssArzt Orthop.
ZV Fasciotomie b Dupuytren'scher Kontrakt. Z Orthop 120, 877 (1982) · Magenneurom als selt Ursache e gastrointest Blutg – Fallbericht. Med Welt 35, 1405 (1984) · Pathophysiol u Bhdlgsmeth d renalen Hypertonus b Nierenarterienaneurysmen. Urologe 24, 15 (1985) · D malig Non-Hodgkin-Lymphom d Magens – e diagnost u therapeut Probl. Wehrmed Monatsschr 29, 108 (1985) · D intraligament Korrekturosteotomie na Tibiakopffrakt. Langenbecks Arch Chir 366, 643 (1985) · Operat Bhdlg d Humkopfluxfrakt. Dtsch Ges f Orthop Traumatol – Mitteilungsblatt 3, 94 (1985) · Prophyl postop thromboembol Komplikat: Antithrombin III-Bestimmg. Diagnose Labor 36, 16 (1986) · D op Karpaltunnelsyndrom – e klin u elektrophysiolog Nachun-

terschg. Aktuel Traumatol 16, 137 (1986) · Periphervenöse Infustherap m e Glucose-Aminosäurenlösg – E postop Ernährgskonzept. Intensiv Med 25, 147 (1988)

Uthoff, Detlef, Dr. med., Ärztl. Dir., Augenklin. Kiel-Bellevue, Lindenallee 21, 2300 Kiel 1 · *07. 05. 42 Mühlheim/Ruhr · A 67, Kiel · D 71, Kiel · AG Immunol. · Kunstlinsenimplantat. · Plast. Lidchir. · FG Ophthalmologie 79 · TW b) Ophthalmochir. USA, Schweiz, Holland c) Ärztl. Dir. u. FA f. Augenheilkd. · S Seit 85 Ärztl. Dir. Augenklin. Kiel-Bellevue
ZV Üb d Verbleib v ^{131}-Jod-Humanalbumin na Injekt i d Vorderkammer d Kaninchenauges. I Untersuchgn an nicht allergisiert Tieren. Graefes Arch Clin Exp Ophthalmol 182, 214–228 (1971) · Wirkg zellartspezif Kaninchenantiseren auf d Migration peripherer Leukozyten. Mod Probl Ophthalmol 16, 60–62 (1976) · Demonstration of cell-mediated immunological reactivity to transplantation antigens in uveo-retinal tissues. ebd 16 (1976) · Pyoderma vegetans im Lidbereich. Klin Monatsbl Augenheilkd 173, 247–252 (1978) · Labiles steroidabhängiges Hypotonie-Hypertonie-Syndr. ebd 174, 252–255 (1979) · Vogt-Koyanagi-Harada-Syndr. E Beitrag z Frage d Immunpathogene. Graefes Arch Clin Exp Ophthalmol 210, 251–255 (1979) · Biometr Untersuchgn d Kaninchenauges. Klin Monatsbl Augenheilkd 185, 189–192 (1984) · Klin Befunde na 32-jährig Tragezeit e Ridley-Kunstlinse. ebd 186, 374–376 (1985) · Karposi-Sarkom u AIDS. ebd 187, 1–8 (1985) · Vergl Untersuchgn na Kunstlinsenimplantat – Einfluß d Steroide. Fortschr Ophthalmol 82, 425–430 (1985) · D präop Vorbereitg z Kataraktop m Kunstlinsenimplantat. Klin Monatsbl Augenheilkd 188, 159–162 (1986) · Z Behcet-Syndr. ebd 189, 434–441 (1986) · D Jadassohn-Lewandowsky-Syndr (Pachyonychia congenita) – zahnärztl Aspekte. Zahnärztl Prax 9, 333–335 (1986) · Klippel-Feil-Syndr u Status dysraphicus. Chir Plast Reconstr 189, 4–6 (1986) · D Rombergsyndr (Hemiatrophie d Gesichts) – Status dysraphicus. Zahnärztl Prax 4/38, 135–136 (1987) · v Hippel-Lindau-Syndr – „Risikofamilien" – Dysrhaphie. Die Heilkunst 7, 1–4 (1987) · Endokapsuläre Kataraktchir u endokapsuläre Kunstlinsenimplantat. Klin Monatsbl Augenheilkd 3/191, 211–215 (1987) · Erste Erfahrgn m e neuen endocapsulären Kunstlinse. Fortschr Ophthalmol 85, 499–500 (1988) · Histor u neue Aspekte z Neurofibromatose. Die Heilkunst 5, 1–5 (1988) · Vor- u Nachteile endokapsulärer Katarakt-Chir. 2 Kongr Dtsch Ges Intraokularlinsen Implantat 4–5 März 1988. (Sonderdruck) Enke 135–138 (1988) · Christ-Siemens-Touraine-Syndr – Odontologie-Kinderhlkd – HNO-Dysraphie. Zahnärztl Prax 40/1, 13–15 (1989)
MH Medizin u Ökonomie
BV Immunol d Auges. Stuttgart: Thieme (im Druck) · Therap d Augenhlkd. Stuttgart: Enke

V

Valnicek, Vladimir Milos Eduard, Dr. med. (MU Dr.), Ltd. Arzt, Klin. am Kurpark, Ludwigstr. 21, 6350 Bad Nauheim · *10. 08. 31 Brünn/CSR · A 57, Prag/CSR · 78, Wiesbaden · D 57, Prag/CSR · AG AllgChir. · Plast. u. ÄsthetChir. · FG Chirurgie (CSR) 61 · (BRD) 71 · TG PlastChir 82 · TW a) 57–60 Kreiskrhs. Ma-

rienbad/CSR (Kropac) · 60–62 I. Chir. Klin. d. Palackyuniv. Olmütz/CSR (Rapant) · 62–69 Städt. Krhs. „Hybeschs Chir. Krhs." (Sazavsky) · 69–70 Charing Cross u. Lewisham Gen. Hosp. London (Smith, Cundy) · 70–73 Oberarzt Kreiskrhs. Deggendorf (Heller) c) Ltd. Arzt · S Seit 74 Ltd. Arzt Klin. am Kurpark, Bad Nauheim
ZV Dental-pulpaextraktor i Magen. Cs Stomatol 5, 139 (1956) · Angioleiomyoma d Dünndarms als Ursache ein stark Melaena. Cs Rozhledy v Chir 12, 848 (1959) · Eine einf Ausbesserg d Laryngoskop Löffels. Cs Rozhledy v Chir 8, 568 (1962) · Unmittelb u spät Erfolge d Chir Therap d Karzinoms d Speiseröhre. Acta Univ Palackianeae Olmütz 32, 189 (1963) · The course of scirrh CA of th breast by declinat of the usual therap (immed reconstruction, subcut mastectomy a X-therapy (Book of Abstr, Intern Symp on Reconstr of th Breast follow Mastectomy. Nederlande, Rotterdam 9th Nov 79) · Langzeitresult na homologen Fett-Transplant. Med et Hyg 39, 739–741 (1981) · Eduard Albert (1841–1900) and the first nerve graft. Chir Plastica (Berl) 6/3, 227 (1982)
BV Wadenplastiken. (Erfahrungen mit Glicenstein-Prothesen, auch aus ästhetischer Indikation (Kurzmonografie Bad Nauheim – L Wagner 1988)

Väth, Wolfgang Adolf Georg, Dr. med., Oberarzt, Paracelsuskrhs. Ruit, Hedelfingerstr. 166, 7302 Ostfildern 1 · *22. 09. 48 Wustviel · A 78, Würzburg · D 78, Würzburg · AG Chir. · FG Chirurgie 01/84 · TW a) 02/84–03/85 1. AssArzt · Seit 04/85 OA Paracelsuskrhs. Ruit, Ostfildern (Wenzl) c) OA
ZV D traumat Knorpelschaden a Kniegelenk. Zentralbl Chir 113, 700–704 (1988)

Vécsei, Vilmos, Univ. Prof. Dr. med., Vorstand d. I. Chir. Abt. m. Unfallabt., Wilhelminenspital d. Stadt Wien, Montleartstr. 37, A-1160 Wien · *12. 01. 42 Ödenburg · A 69, Wien · D 67, Innsbruck · AG Chir. · FG Chirurgie 76 · TG UnfChir 74 · H 71, Wien · P 85, Wien · TW c) Vorstand · S Seit 82 Vorstand d. I. Chir. u. Unfallchir. Abt. Wilhelminenspital d. Stadt Wien
ZV 182 wiss Arb · Z Pathophysiol d stumpfen Thoraxtraumas. Acta Chir Austriaca [Suppl] 24, 2 (1978) · D Bhdlg infiz Pseudarthrosen m Fixateur externe u Gentamycin-PMMA-Kugeln/Ketten. H Unfallheilkd 157 (1982) · D Stellenwert d Frühosteosynth b Polytraumatisierten. ebd 156 (1983)

Vestweber, Karl-Heinz, Priv. Doz. Dr. med., Chefarzt, Städt. Krhs. Leverkusen, Dhünnberg 60, 5090 Leverkusen 1 · *27. 05. 48 Marburg · A 72, Marburg · D 74, Marburg · AG Chir. Infekt. · Abdominalchir. · Periop. Ernährgstherap. · FG Chirurgie 81 · H 86, Köln · TW a) Bis 10/81 Chir. Klin. Univ. Kiel (Hamelmann) · 10/81–12/89 Chir. Klin. Köln-Merheim, II. Chir. Lehrstuhl Univ. Köln (Troidl) · Seit 01/90 Städt. Krhs. Leverkusen c) Chefarzt · S Chefarzt Allg. Chir. Städt. Krhs. Leverkusen
ZV Antibiotikatherap chir Infekt unt Berücksichtigg d Nebenwirkgn. Zentralbl Chir 106, 1231 (1981) · Atrophische Gastritis. Dtsch Med Wochenschr 107, 1033 (1982) · Therapieversager als Beurteilungsgrundlage f 3 chir-therap Konzepte z Bhdlg d chron Ulcus duodeni. Langenbecks Arch Chir 357, 41 (1982) · Forceful endoscopic pneumatic dilatation – an alternative treatment to surgical therapie of achalasie. Dig Surg 3, 93 (1984) · Perkutane endoskop Gastrostomie – E Techn z enteralen Ernährg. Dtsch Med Wochenschr 109, 1023 (1984) · Needle catheter jejunostomy (Troidl-Catheter). J Parent Enterol Nutr 7, 32 (1984) · E kontrollierte Studie üb d Wertigkt d frühen postop enteralen Ernährg via FKJ. Infusionsther 12, 29 (1985) · Magenausgangsstenose (benigne): Definit, Häufigkt, Therap? Langenbecks Arch Chir 366, 107 (1985) · Transkutane Magensonde „ohne Op". E wichtige Ergänzg z längerfrist Sondenernährg. Dtsch Ärztebl 84, 488 (1987) · Reconstruction-advantages of the pouch consideration, regarding pouch reconstruction. Nutrition 4, 231 (1988) · Wertigkt d Ersatzmagenbildg. Acta Chir 23, 121 (1988) · D Gastrointestinostomie – d kurze Weg z paraoralen Nutrition. Endoskopie Heute 2, 35 (1988) · Percutaneous endoscopic gastrostomy (PEG) in 1988. Surg Endoscop 2, 102 (1988) · Clinical implications of nutrition and infection. ZAC [Suppl] 1, 34 (1989)
MH Enteral nutrition in surgery – fashion or progress? Bergisch Gladbach: Josef Eul 1987
BV E neue Bougiergsmeth m d flexiblen Endoskop unt direkt Sicht i ob Intestinum na Troidl. In: Oesophaguschir. Weinheim: Edition Medizin 1982 · Möglchktn d perivaskulären fiberopt Oesophagusvarizenverödg – E prospekt Dokumentat b 47 Pat. In: D gastro enterolog Reihe. München: Urban & Schwarzenberg 1985 · Perkutane Endoskop Gastro- u Enterostomie. In: Fortschr d Gastroenterolog Endoskopie, Bd 15. Gräfelfing: Demeter 1985 · Methods of perioperative nutritional support and their possible application in small-bowel transplantation. In: Small bowel transplantation. Berlin: Springer 1986 · D akute Abdomen. In: Diagnost Entscheidgsproz i d Inn Med. Stuttgart: Schattauer 1986

Vetter, Günther, Prof. Dr. med., i. R., Danziger Str. 111, 6368 Bad Vilbel-Heilsberg · *01. 05. 20 Dresden · A 45, Leipzig · D 45, Leipzig · FG Chirurgie 07/51 · H 57, Dresden · P 75, Frankfurt/M. · TW a) 47–51 AssArzt Stadtkrhs. Dresden-Johannstadt (Sprung) · 51–54 OA ebd. · 54–58 OA Med. Akad. Dresden (Sprung) · 58–64 OA Bürgerhosp. Frankfurt (Mahler) c) i. R. · S 65–85 Chefarzt Chir. Klin. Bürgerhosp., Frankfurt/M.
ZV Sehstörgn b chir Erkrankgn. Zentralbl Chir 77, 505 (1952) · Beitr z Resekt d re Leberlappens. ebd 78 (1953) · Beitr z Behdlg d perilunären Luxat. ebd 78 (1953) · Sauerstinsufflat b d Sudeckschen Gliedmaßendystrophie. Dtsch Gesundhtswes 30, 31 (1955) · Kritik d Op na Whitehead. Dtsch Gesundhtswes 11 (1956) · Wie lange ist d konserv Behandl Gallenblasenkranker berechtigt? ebd 1956 · Askaridiasis aus chir Sicht. MMW 105, 1392 (1963) · D Splanchnikusblockade als Prophylaxe d postop Pankreatitis. Chirurg 37, 115 (1966) · Probl d Tetanusprophyl. Hess Ärztebl 28, 14 (1967) · Steinbildg i d Harnröhre na Hypospadieop. Z Kinderchir 10, 255 (1971) · Z Indikat d diagn Excision b Mammatumoren. Ther Gegenw 110, 986 (1971) · Z postop Bhdlg v Phimosen u Praeputialverklebgn. Z Kinderchir 15, 233 (1974) · Überlegn e Krhsarztes z Thema „Gesundheitserziehg". Krankenpflege 30, 355 (1976)
BV Frakt u Luxat. Lehrbriefe f d Fachschulfernstud (3 Hefte). Leipzig: Fachbuchvlg 1954 · Einige Grundla-

gen d Chir i hoh Alt. In: Altern u Krankht. Stuttgart: Schattauer 1980 · Op Schmerztherap i d Abdominalchir. In: Schmerzkonf. Stuttgart: Fischer 1987

Vetter, Herbert O., Dr. med., Assistenzarzt, Klinikum Großhadern Herzchirurgische Klinik, Marchioninistr. 15, 8000 München 70 · *29. 08. 55 Tiefenbach/Baden · **A** 82, München · **D** 82, Heidelberg · **AG** 05–12/83 Herzchir. Univ.-Klin. München (Klinner) · 84 Mitralklappenrekonstrukt. Albert-Einstein College of Med. Yeshiva Univ. N. Y. (Frater) · 02/85–01/86 Herz u. Herz-Lungen-Transplant. Cardiothoracic Surgery, Groote Schuur Hosp. Kapstadt/Südafrika (Reichart) · 02/86–03/87 Dtsch. Herzzentrum Berlin (Hetzer) · 04/87–03/90 Allgem. Chir. St. Gertrauden-Krhs. Berlin (Fey) · seit 04/90 Herzchir. Univ.-Klin. München (Reichart) · **FG** Chirurgie 04/89 · **TW** c) AssArzt **ZV** Cardiac contractile and flow reserve in advanced pressure induced hypertrophy. Proc Int Union Physiol Sci 14, 733 (1980) · Standardis Coronarstenosierg i Tierexp. Res Exp Med 179, 113 (1981) · The use of glycerol-treated homologous pericardium as a substitute for cusp and chordae of the mitral valve. Thorac Cardiovasc Surg 35, 11 (1987) · Improved functionel recovery of ischemic myocardium after adenosine cardioplegia. Eur Surg Res 19, 3 (1987) **MH** Ischemic mitral incompetence. Darmstadt: Steinkopff 1990 · Schriftleitg: Z Herz-, Thorax- u Gefäßchir. Darmstadt: Steinkopff **BV** Combined procedures in aortocoronary bypass surgery. In: Coronary artery surgery. Berlin: Springer 1984 · Employment status of patients following coronary artery surgery. In: Return to work after coronary artery bypass surgery. ebd 1985 · Replacement of chordae tendineae of the mitral valve using the new expanded PTFE-suture in sheep. In: Biological and bioprosthetic valves. New York: Yorke Medical Books 1986

Vida, Stefan, Dr. med., Chefarzt i. R., Mutzerstr. 18, 5060 Bergisch-Gladbach 2 · *07. 02. 23 Budapest · **A** 50, Budapest · **D** 50, Budapest · **FG** Chirurgie 05/54 · Anästhesiologie 68 · **TG** KindChir 68 · **TW** a) Semmelweis K. Budapest · Krhs. Siloah Pforzheim · Ev. Krhs. Bergisch-Gladbach · Kantonsspital Zürich · Landeskinderkrhs. Linz/Öst. c) Niedergel. Chirurg · **S** 10/68–04/88 Chefarzt Ev. Krhs. Bergisch-Gladbach · Seit 88 Niederlassung Bergisch-Gladbach

Viehöfer, Werner, Dr. med., niedergelassen, Vaalser Str. 81, 5100 Aachen · *09. 10. 46 Bardenberg · **A** 73, Köln · **D** 74, Bonn · **FG** Chirurgie 01/81 · **TG** UnfChir 06/83 · **TW** a) 07/83–07/87 Knappschaftskrhs. Bardenberg (Vogel) b) 03/81–07/83 UnfChir. Kreiskrhs. Würselen (Engelbrecht) c) Niedergel. · **S** Seit 89 Niederlassung Aachen

Villiger, Kurt J., Dr. med. FMH, Chefarzt, Chir. Klin. Regionalspital, CH-4335 Laufenburg · *20. 04. 33 Beinwil/Freiamt · **A** 59, Zürich · **D** 60, Zürich · **AG** Allg-Chir. · Traumatologie · Gelenkchir. · Unfmed. (SUVA-Krsaz. Vertretungen) · **FG** Chirurgie 65 · **TW** a) Chir. Univ.-Klin. Zürich (Brunner) · Kantonsspital Chir. Klin. Aarau (Deucher) · Orthopädie ebd. (Debrunner) · Stadtspital Lainz 1. Chir. Klin. Wien (Salzer) c) Chefarzt · **S** Seit 66 Chefarzt Chir. Klin. Regionalspital Laufenburg/AG

ZV Lungen- u Pleuraverletzgn. Schweiz Med Wochenschr 90, 1138 (1960) · Behandlgserg b Patellafrakt. ebd 95, 595 (1965) · Abdom Decorticat z Bhdlg d Peritonitis fibroplastica incapsulata. Helv Chir Acta 33, 322 (1966) · Traumabedingtes Wachstum e kavernösen Lymphangioms. ebd 100, 282 (1970) · Partielle Patellektomie. Chirurg 41, 236 (1970) · Bhdlg d proximalen Humerusfrakt m d Gabelschiene. ebd 42, 523 (1971) · Z Diagn u Bhdlg d Chondropathia patellae. Helv Chir Acta 42, 447 (1975) · Hernia lumbalis Petiti. Chir Praxis 20, 65 (1975) · Z Patella-Chondropathie. Chirurg 47, 547 (1976) · Modifiz Zügelplast b wiederholter Luxat d Patella. ebd 49, 223 (1978) · Posttraumat dissezier Riesenzelldystrophie d re Tibia. Arch Orthop Trauma Surg 91, 157 (1978) · Techn d proximalen Medialisierg d Patella d Einkerbeop. Chirurg 50, 49 (1979) · Fibromatosis plantaris Ledderhose. Schweiz Med Wochenschr 112, 653 (1982) · Bhdlg d periph Nervenkompresssyndr. Kassenarzt 23, 50 (1983) · D Ausmaß d Meniscektomie. Chir Praxis 33, 117 (1984) · Opstechn Besonderhtn b d Einkerbeop z proximalen Medialiserg d Patella. ebd 33, 709 (1984) · Ersatz d vord Kreuzbandes m d dynam proximal muskulär gestielten Gracilisplastik. ebd 34, 417 (1985) · Läsionen d ob Sprunggelenkes. Schweiz Rundschau Med 74, 801 (1985) · D dynam proximal gestielte vord Kreuzbandplastik. Subjekt u objekt Resultate b 260 Kniegelenken. Zentralbl Chir 111, 398 (1986) · Gelenk-Chirurgie. Ars Medici Doss V, 8 (1988) **MH** Ars Medici, Monatsschr f Allg Med

Vilmar, Werner, Dr. med., Chefarzt i. R., Bischof-Hartl-Str. 15, 8229 Laufen/Obb. · *06. 05. 18 Kiel · **A** 42, Marburg/L. · **D** 42, Marburg/L. · **FG** Chirurgie 55 · **TW** a) 49–52 AssArzt Krhs. Weener (Köhler) · 52–54 OA Kreiskrhs. Nordenham (Heller) · 54–59 OA Städt. Krankenanstalt. Stade (v. Brandis) · 59–64 OA St. Elisabeth Krhs. Geilenkirchen (Terhoeven) · 64–82 Chefarzt Ev. Krhs. Castrop-Rauxel c) i. R. · **S** 64–82 Chefarzt Ev. Krhs. Castrop-Rauxel **ZV** Frosch-Ekg. Z Kreislaufforsch 35 (1943) · Hyaluronidase. MMW 1953 · Supracondyl Femurfrakt. Zentralbl Chir 1953 · Blasenruptur. ebd 1953 · Beinhalter. MMW 1953 · Supracondyl Humerusfrakt. Zentralbl Chir 1954 · Ostitis pubis. ebd 1956 · Supracondyl Humerusfrakt. Monatschr Unfallhkd 1958

Vogel, Hartmut, Dr. med., Oberarzt, Abt. A Krhs. Sportverletzte Hellersen, 5880 Lüdenscheid · *27. 06. 39 Berlin · **A** 68, Düsseldorf · **D** 66, Bonn · **AG** Allg.- u. Unf-Chir. · **FG** Chirurgie 05/73 · **ZB** Sportmed. 09/79 · **TW** a) Bis 01/74 Chir. Abt. Kreiskrhs. Lüdenscheid-Hellersen (Enger) · Seit 01/74 OA Krhs. f. Sportverletzte Lüdenscheid-Hellersen (Barucha, Hagedorn, Schuchardt) c) OA

Vogel, Wilfried, Prof. Dr. med., Ärztl. Dir., Knappschafts-Krhs. Bardenberg, Dr.-Hans-Böckler-Platz 1, 5102 Würselen-Bardenberg · *13. 02. 35 Siegburg · **A** 65, Bonn · **D** 63, Bonn · **AG** Traumatol. d. Brustorgane · AbdomChir. · GefChir. · **FG** Chirurgie 73 · **TG** UnfChir 75 · **H** 76, Köln · **P** 81, Köln · **TW** a) 65–67 Pathol. Inst. Bonn (Hamperl) · 67–76 Wiss. Ass. u. OA Chir. Univ.-Klin. Köln (Heberer, Pichelmaier) c) Ärztl. Dir. Chir. Abt. · **S** Seit 76 Ärztl. Dir. u. Chefarzt d. Chir. Abt. Knappschafts-Krhs. Würselen-Bardenberg

ZV Über 50 Veröffentlichgn in einschläg Fachzeitschriften

Vogels, Wolfgang, Dr. med., niedergel. Chirurg, Otto Hahn Str. 1, 5010 Bergheim/Erft · *10.12. 35 Köln · A 64, Düsseldorf · D 62, Tübingen · AG Pathol. · FG Chirurgie 05/70 · TG UnfChir 02/79 · TW a) 69–73 Chir. Klin. TH Aachen (Reifferscheidt) · 73–76 OA Chir Abt. Malteser Krhs. Bonn (Hoppe) · 76–77 Neurochir. Klin. Univ. Bonn (Röttgen) · 77–79 OA Chir. Abt. St. Josef Hosp. Bonn-Beuel (v. Scheid) b) NeurChir s. a c) Niedergel. Chirurg · S Seit 05/80 Niederlassung Bergheim/Erft
ZV Führgsbeweggn amblyop Augen. v Graefes Arch 163, 244 (1961) · Chir Probl d Schrittmachertherap. Intensiv Med IX, 219 (1972) · Fakultativ erw Indikat d Trochanternagelg n Küntscher i Senium. Zentralbl Chir 98, 1432 (1973)

Vogl, Jürgen Ottomar, Dr. med., niedergel. Chirurg, Hochstr. 18, 8102 Mittenwald · *06.04. 40 Waltershausen · A 67, Stuttgart · D 68, Freiburg/Br. · AG UnfChir. · GefChir. · FG Chirurgie 12/75 · TG UnfChir 02/77 · TW a) 69–73Chir. Univ.-Klin. Heidelberg (Linder) · 73–75 Chir. Klin. Klinikum Mannheim d. Univ. Heidelberg (Trede) b) 11/73–10/75 UnfChir. StatArzt · 12/75–01/78 OA UnfChir. Klin. Klinikum Mannheim d. Univ. Heidelberg (Plaue) c) Niedergel. Chirurg · S Seit 78 Niederlassung Mittenwald
ZV Z Bhdlg d Radiusköpfchenfrakt. Med Welt 20, 788–795 (1969) · Lesion vasculaires chez l'enfant. J Chir (Paris) 102/5, 425–432 (1971) · Gefverletzgn i Kindesalt. Z Kinderchir [Suppl] 7/1, 325–333 (1972) · Z Wiederherstellg verletzter periph Arter. Therapiewoche 22/45, 3886 (1972) · Tiefe Venentrhomb na Kompressionsosteosynth d Tibia. Chirurg 438/10, 459–462 (1972)
MH Venös Abfluß na op behandelt Unterschenkelbr. H Unfallheilkd 107 (1970)

Vogt, Bruno Paul, Prof. Dr. med., Chefarzt, Chir. Klin., Kantonsspital Luzern, Spitalstr. CH-6000 Luzern 16 · *04.08. 28 Zürich · A 52, Zürich · D 54, Zürich · AG Chir. Univ. Zürich · FG Chirurgie 60 · TG GefChir, Thorax- u. KardiovaskularChir · UnfChir · H 64, Zürich · P 70, Zürich · TW a) Chefarzt Chir. · S Seit 66 Chefarzt Kantonsspital Luzern
ZV Z Bhdlg d Kompressfrakt d unt Brustwirbel- u d Lendenwirbelsäule. Praxis 20, 515–516 (1962) · D Bhdlg d Radiusköpfchenfrakt. ebd 20, 525–529 (1962) · Allg Gesichtspunkte b d Bhdlg v Arterienverletzgn. ebd 13, 364–367 (1963) · D Bedeutg d Intimarisses i d Arterientraumatol. ebd 44, 1326–1330 (1963) · Resultate d Küntscher-Marknagelg b Unterschenkelfrakt. Ther Umsch 20, 208–210 (1963) · Z Techn d Überkreuz-Plastik. Chirurg 34, 326–327 (1963) · Grenzen u Gefahren d Küntscher-Marknagelg. Helv Chir Acta 30, 92–94 (1963) · Erfahrgn m hochdosierten intraarteriellen Azetylcholininfus b peripher Durchblutsstörgn. Ther Umsch 10, 410–412 (1964) · D Anwendg d temporären inneren Bypasses b d ausgedehnten Endarterectomie u Streifenangioplastik i femoro-poplitealen Abschnitt. Langenbecks Arch Chir 308, 993–996 (1964) · Z Bhdlg d ausgedehnten Arterienverschlüsse i Femoropoplitealbereich. Helv Chir Acta 31, 205–210 (1964) · D traumat

Verschluß d Arteria carotis interna. Helv Chir Acta 32, 196–204 (1965) · Z Indikationsstellg d wiederherstellenden Gefäßchir b d chron Arterienverschlüssen d unt Extremität. Langenbecks Arch Chir 313, 810–811 (1965) · D Aneurysma d A poplitea. Helv Chir Acta 33, 169–173 (1966) · Z chir Beurteilg d postthrombot Syndr b simultaner arteriel Zirkulationsstörg. Zentralbl Phlebolog 2, 89–92 (1966) · Entwicklg u Möglchktn d Gefäßchir. Universitas 22/8 (1967) · D Bedeutg d V-saphena-Bypasses in situ. Helv Chir Acta 35, 133–137 (1968) · Erfolgreiche Replantat e vollständig amputierten Armes. Spätresultat u Diskuss. ebd 37, 230–233 (1970) · Ultima-Ratio-Op b d rekonstrukt Arterienchir d unt Extremität. Schweiz Med Wochenschr 101, 1174–1178 (1971) · Verletzgn d Gefäße. Helv Chir Acta 38, 40–46 (1971) · D axillo-femorale Kunststoff-Bypass. ebd 38, 147–150 (1971) · Zwölf Jahre Gefäßchir. Praxis 62, 323–324 (1973)
BV D rekonstrukt Gefäßchir. Stuttgart: Thieme · Gefäßverletzgn m besond Berücksichtigg d peripher Arterientraumatol. Bern: Huber

Vogt-Moykopf, Ingolf, Prof. Dr. med., Ärztl. Dir., Thoraxklin. Heidelberg-Rohrbach, Schelklystr., 6900 Heidelberg 1 · *12.06. 31 Hamburg · A 60, Stuttgart · D 58, Heidelberg · AG Univ. Heidelberg · Univ. Lund · Guy's Hosp. London · FG Chirurgie 65 · TG Thorax- u. KardiovaskularChir 79 · H 68, Heidelberg · P 73, Heidelberg · TW a) 60–65 Chir. Univ.-Klin. Heidelberg b) ThKardChir. c) Ärztl. Dir. Thoraxchir. · S Seit 65 Ärztl. Dir. Thoraxklin. Heidelberg-Rohrbach
ZV Bronchoplastic and angioplastic operation in bronchial carcinoma: long-term results of a retrospective analysis from 1973–1983. Int Surg 71, 211–220 (1986) · Bronchoplast u angioplast Op b Bronchialca. Langenbecks Arch Chir 371, 85–101 (1987) · Prosthetic replacement of the trachea, discussion in Int Trends i General Thoracic Surg 2, 147–151 (1987) · Erg d Op v Lungenmetastasen b Weichteilsarkomen. Z Herz Th GefChir 2, 4–12 (1988) · Aufgaben d Thoraxchir. Z Herz Th GefChir 2, 1–3 (1988) · D Bronchialca. ebd 2, 62–70 (1988) · Results of surgical treatment of pulmonary metastases. Eur J Cardio Thorac Surg 2, 224–232 (1988) · Chir Therap d Bronchialca. Langenbecks Arch Chir [Suppl II] (Kongrber) 109–117 (1988) · Thymome, Op Vorgehen, Progn. Z Herz Th GefChir 2, 184–190 (1988) · Aktuel Aspekte d neuen Stadieneinteilg b Bronchialca u ihre klin Konsequ. Chirurg 60, 16–23 (1989)
MH Z Herz-, Thorax- u Gefäßchir. Darmstadt: Steinkopff
BV Bronchialkarzinom. Aktuel Onkol 26. München: Zuckschwerdt 1986 · Therapy of lung metastases. Basel: Karger 1988 · Sleeve lobectomy. Current therapy in cardiothoracic surgery. Toronto: Becker 1988 · Frontiers and uncommon neoplasms, international trends in general thoracic surgery, vol 5. St. Louis: Mosby 1989

Voigt, Christian F., Dr. med., Oberarzt, Abt. Unfall- u. Wiederherstellungschir. Univ. Klinikum Steglitz FU Berlin, Hindenburgdamm 30, 1000 Berlin 45 · *27.12. 49 Chemnitz · A 78, Berlin · D 79, Berlin · FG Chirurgie 83 · TG UnfChir 89 · TW b) 83–85 Handchir., PlastChir. BG Unfallklin. Tübingen (Reill) · 84 Studienaufh. MH Hannover (Berger) · Seit 85 Wiss. Mitarb.

Unfallchir. Klin. Steglitz FU Berlin (Rahmanzadeh) ·
Seit 87 OA ebd. c) OA
ZV Begleitverletzg d periph Nerven b schweren Ver-
renkgn u Verrenkbrüchen d Handwurzel. H Unfall-
heilkd 174, 330 (1985) · Verletzg d N med u N uln b
Lux u Lux-Frakt d Handwurzelknoch. Chir Praxis 36,
417 (1986) · Supracond Humerusfrakt i Kindesalter -
Nachunters v 239 Fällen. Acta Chir Austriaca 19/2, 429
(1987) · D geschloss belast Implantat aus Bioakt Mat -
Probl b d Test a kl Versuchstier. Dtsch Ges Orthop
Traumatol Mittlg 3, 109 (1988)
BV Indikat z konserv u op Bhdlg b supracond Humerusfrakt. In: Opindikat b Frakt i Kindesalter. Stuttgart:
Fischer 1987 · Indikat u Erg d Bhdlg d Schenkelhalsfrakt i Kindesalter. In: ebd · Selt Indikat f d endoprothet Gelenkersatz. In: Aktuel Unfallhlkd 5/6: Endoproth i d Unfallhlkd. Konstanz Schnetztor 1989

Voigtlaender, Heinz, Dr. med., i. R., Am Kohlhof 20,
2860 Osterholz-Scharmbeck · *30.09. 11 Oranien-
baum/Anhalt · A 39, Hamburg · D 38, Hamburg ·
FG Chirurgie · TW c) Seit 76 i. R.

Volk, Heinz, Dr. med., Chefarzt u. Ärztl. Dir., Martin-
Luther Krhs. Wattenscheid, Voedestr. 79, 4630 Bo-
chum 6 · *25.01. 27 Karlsruhe · A 52, Freiburg/Br. ·
D 54, Freiburg/Br. · FG Chirurgie 07/60 · TG Unf-
Chir 03/72 · TW a) 60-64 Chir. Klin. Freiburg/Br.
(Krauss) · 64-65 Städt. Krhs. Kassel (Baumann)
b) 65-68 Unfallklin. „Bergmannsheil" Bochum (Rehn)
c) Chefarzt Chir. Abt. · S Seit 04/68 Chefarzt Chir. Abt.
Martin-Luther-Krhs. Wattenscheid, Bochum
ZV Orthostat Kreislverhalten nach gynäkol Op. Diss ·
Brauchbarkt d „Differenz Schuppentestes" z Blasen-
sprungdiagn i Vergl m d sonst Nachweisverf. Geburts-
hilfe Frauenheilkd 1954 · Vergl Tempmessgn nach Ein-
wirkg verschied Kurzwellen auf d Organismus unt
Berücksicht d Verhältn i kl Becken. ebd · Bhdlg infiz
Weichteilwunden u Frakt m intraart Tetraciclininjekt.
Dtsch Med Wochenschr 1963, German Med Monthly
1963, Med Alem 1963 · Allg u örtl Langztbhdlg d posttraumat Osteomyelitis. Chirurg 1963 · Erg d Bhdlg infiz
Weichteilwunden u Frakt m intraart Tetraciclininjekt. H
Unfallheilkd 78 (1964) · Bhdlg d hypertrophen Pylorussten d Säuglings. Dtsch Med Wochenschr 1964, Med
Alem 1964 · Prolonged survival of skin homografts in
rabbits defektiv. In: The third komponent of complement. Ann New York Acad Sci 120 (1964) · Fehlerg d
Fraktbhdlg u ihre Korrektmöglkt. Beitr Orthop 14
(1967) · Bhdlg d posttraumat Osteomyelitis. Langenbecks Arch Chir 319 (1967) · Konzentratbestimmg v
Lincomycin i chron entzündl Knochen- u Weichteilge-
webe d Menschen. Arzneimittelforsch 1968

Völker, Peter, Dr. med., Chefarzt, Ärztl. Dir., Kurhessi-
sches Diakonissenhaus, Goethestr. 85, 3500 Kassel ·
*27.12. 40 Stargard/Pommern · A 66, München · D 65,
Würzburg · AG Anat. · FG Chirurgie 01/73 · TG Unf-
Chir 75 · TW a) 69-78 Chir. Klin. Diakon. Anstalt.
Flensburg (Gieseler) c) Chefarzt AllgChir. · S Ärztl.
Dir. Krhs. d. Kurhess. Diakon. Hauses Kassel, Chefarzt
Allgemeinchir. Abt.
ZV Z Indikat u op Taktik b d Diverticulitis d Dickdar-
mes. Langenbecks Arch Chir 337, 824 (1974)

Völker, Walter, Dr. med., niedergelassen, Parla-
mentsstr. 30, 6000 Frankfurt/M. · *13.07. 12 Darmstadt
· A 37, Frankfurt/M. · D 38, Frankfurt/M. ·
AG Dickdarmchir. · FG Chirurgie 47 c) Niedergel. ·
S 47 Niederlassung Frankfurt/M.
ZV Erg d Haemorrhoidenop na Whitehead. Bruns Beitr
Klin Chir 164, 437 (1936)

Volkmer, Ingo, Priv. Doz. Dr. med., Ltd. Oberarzt, Abt.
Thorax- u.   Herz-Gefäßchir.   Chir.   Univ.-Klin.,
6650 Homburg · *22.09. 41 Homburg · A 69, Homburg
· D 68, Homburg · AG Pharmakol. · Chir. · FG Chir-
urgie 11/74 · TG Thorax- u. KardiovaskularChir 04/80
· H 85, Homburg · TW a) nichts angegeben c) Ltd.
OA

Vollmer, Edgar, Dr. med., niedergelassen, Säggasse 12,
8170 Bad Tölz · *21.12. 37 Essen · A 64, Düsseldorf ·
D 64, Düsseldorf · AG Handchir. · Phlebol. · Proktol.
· Onkol. · FG Chirurgie 04/72 · ZB D-Arzt · TW
a) Bis 73 AssArzt Klin. re. d. Isar (Maurer) · 73-80 OA
Städt. Krhs. Bad Tölz (Schürch) · Seit 80 niedergel.
Chir. Bad Tölz c) Niedergel. Chir. · S Seit 80 Niederlas-
sung Bad Tölz

Vorster, Claus Friedrich, apl. Prof. Dr. med., Chefarzt,
Friederikenstift - Ev. Krhs., Humboldtstr. 5, 3000 Hannover 1 · *04.08. 31 Göppingen · A 60, Hamburg ·
D 58, Hamburg · AG Kreiskrhs. Sulingen/Hannover
(Wilms) 58 · Landesfrauenklin. Bamberg (Lütge) 59 ·
Med. Univ.-Poliklin. Würzburg (Franke) 60 · FG Chirurgie 65 · H 66, Würzburg · P 72, Hannover · TW
a) 60-70 OA Allgemeinchir. Klin. Würzburg (Wachsmuth) c) Chefarzt Allgemeinchir. Klin. · S Seit 70 Chefarzt Friederikenstift Hannover
ZV Tierexp Untersuchgn z Frage d Reimplantat v Gelenken. Langenbecks Arch Chir 313 (1965) · Heteroto-
pe Knochenbildg an e Appendix b Mucocele. Dtsch
Med J 1965 · Entstehgsmechanismus d periton Adhäs.
Chirurg 1967 · Prophyl periton Adhäs. Fortschr Med
1967 · Wirkgsweise e Kallikreininhibitors. Zentralbl
Chir 1967 · Adhaesprophyl m Trasylol. Therapeut Ber
1967 · Kontinenzerhalt Opverf b Mastdarm-Resekt.
Langenbecks Arch Chir 319 (1967) · Homol Transplantat v dur Tiefkühlg konserv Gelenkanteilen. ebd · Con-
sideraçoes acêra da profilaxia das Aderências perito-
niais. A folha Medica 57 (1968) · Genesie e profilassi di
Aderenze peritoneali. Il Policlinico LXXVI (1969) ·
Gibt es Gegenindikat z intraperiton Anwendg v Trasylol. Langenbecks Arch Chir 325 (1969) · Was ist e Struma. Med Klin 65 (1970) · Kaschiertes akut Abdomen
na stumpf Bauchtraum. ebd 66 (1971) · D Appendektomie unt d Blickwinkel d Überleg v Payr. Zentralbl Chir
96 (1971) · Isol Gallenblasennekrose als Unffolge. Chir
Praxis 15 (1971) · Tierexp Untersuchgn z isol Gallen-
blasennekrose. Zentralbl Chir 97 (1972) · Lernen und
Lehren. Niedersächs Arztebl 45 (1972) · D Analsphink-
tersklerose unt d Blickwinkel d mechan Ileus. MMW
117 (1975) · Echte kongen Verdoppelg d Appendix.
Zentralbl Chir 101 (1976) · Diagn Abklärg d klein
Mammaca. Chir Praxis 1978
BV Fettembolie. In: Traumatol i d chir Praxis. Berlin:
Springer 1965 · Neue Aspekte d Trasyloltherap, Bd 2:
Adhaesprophyl m Proteinaseninhibitoren. Stuttgart:
Schattauer 1968 · Peritonitis adhaesiva. In: Spez Chir f

d Praxis. Stuttgart: Thieme 1972 · D Bedeutg d Relaparotomie i chir Alltag. In: Postop Komplikat. Berlin: Springer 1976

Voss, E. Ulrich, Prof. Dr. med., Chefarzt, Abt. Gefäßchir. Städt. Klinikum, Moltke Str. 14, 7500 Karlsruhe · *25. 09. 39 Kassel · **A** 67, Frankfurt · **D** 68, Frankfurt · **AG** GefChir. · Nierentransplant. · **FG** Chirurgie 77 · **TG** GefChir 79 · **H** 84, Ulm · **P** 89, Ulm (apl.) · **P** 89, Ulm · **TW a)** Ferdinand Sauerbruch Krankenanst. Wuppertal (Streicher) **b)** Univ. Ulm (Vollmar) · Houston, Texas USA (De Bakey) **c)** Chefarzt Gefäßchir. Abt. · **S** Direktor Städt. Klinikum Karlsruhe
ZV Parenterale Ernährg m e aminosäurehalt Fettemulsion i Tierversuch. Med Ernährg 11, 71–73 (1970) · Tumoren d Glomus caroticum, diagnost u therapeut Aspekte. Thoraxchir 25, 1–12 (1977) · Le traitement chirurgical des obstruction étagées aorto-iliaques et fémoro-poplitéal. Angéilogie 31, 3–6 (1979) · D akute Pfortader- u Mesenterialvenenverschluß – Darmresekt unumgänglch? Langenbecks Arch Chir Kongrbd 349, 550 (1979) · Chir Therap d chron aorto-iliacakalen Arterienverschl. Aktuel Chir 15, 77–94 (1980) · Beckenvenenblockade bzw Aplasie m Riesenwuchs d Beines – kongenital oder erworben? Langenbecks Arch Chir 353, 528–529 (1980) · Vena marginalis lateralis persistens – diagnostic and surgical aspects. Angéiologie 35, 111–119 (1983) · Ändergn d Sexualfunkt na aorto-(ilio)-femoralen Gefäßrekonstrukt. Angio Arch 8, 75–80 (1985) · Gefäßchir Probl b polytraumat Pat. Therapiewoche 38, 2966–2970 (1988)
BV Rekonstrukt Eingriffe i d Geschwulstchir. In: Gefäßchir. Berlin: Springer 1987 · Rekonstrukt Chir d Extremsituat. In: Arteriel Durchblutgsstörgn d unt Extremitäten „Grenzzone d Therapentscheidg". Bad Oeynhausen: TM-Verlag 1982

Voß, Martina, Assistenzärztin, Franziskus Hosp. Harderberg, Alte Rothenfelder Str. 23, 4504 Georgsmarienhütte 4 · *23. 12. 55 Berlin · **A** 81, Münster · **AG** 81–84 AllgChir. · 84–87 KindChir. · 87 AllgChir. seit · **TW c)** AssÄrztin

Vossschulte, Karl, Prof. Dr. med. Dr. med. h. c., em. Ordinarius f. Chirurgie, Klinikstr. 29, 6300 Gießen · *01. 06. 07 Beckum · **A** 32, Düsseldorf · **D** 31, Düsseldorf · **AG** 31–32 Inn. Abt. Vinzenz-Krhs. Duisburg (Gorke) · 33–51 Chir. Univ.-Klin. Düsseldorf u. München (Frey) · **FG** Chirurgie 39 · **H** 41, Düsseldorf · **P** 48, München · **TW c)** em. Ord. f. Chir · **S** 51–76 Dir. Chir. Univ.-Klin. Gießen
ZV Anat Untersuchgn üb d Regenerat d Grenzstrangs nach Sympathekt b Menschen. Langenbecks Arch Chir 263 (1949) · Teilresekt an d Lungenlappen. ebd 273 (1953) · Probl d chir Maßnahmen b d Hypoglykämie dur Tumor od sog Hyperplasie d Inselzellapparates. Dtsch Med Wochenschr 1953 · Bedeutg d Pleurahohlraumes b Störgn u Komplikat na Pneumonekt. Thoraxchir 1953 · Probl d Pankreaschir. Langenbecks Arch Chir 282 (1955) · Isthmusplast z Bhdlg d Aortenisthmusstenose. Thoraxchir 1957 · Anwendg d med Sternotomie i d intrakard Chir u b Embolekt. ebd 1959 · Lungenembolie u transstern Embolekt. Langenbecks Arch Chir 298 (1961) · Indikat u op Techn d Chir d Mitralsten. Med Klin 57 (1962) · Pankreaschir, chron

Pankreatitis u prim Pankreasca. Langenbecks Arch Chir 301 (1962) · Pulmonary embolect in acute pulmonary embolism. Nihon Kyobu Rinsho. Japan J Chest Dis 22 (1963) · Infrastern Installat b Implantat e Herzschrittmachers (m Film). Langenbecks Arch Chir 308 (1964) · Spezialisierg u fachl Verselbständigg i d Med aus histor Sicht. MMW 108 (1966) · Ligaturtechn z Beseitigg d off Ductus Arteriosus. Thoraxchir 14 (1966) · Totale u part Unterbindg d unt Hohlvene u ih Folgen. ebd 16 (1968) · Diagn u Therap benig Pankreastumoren. Dtsch Med Wochenschr 96 (1971) · Mitralklappenersatz m d Wada-Cutter-Ventil. Langenbecks Arch Chir 329 (1971) · Op Korr unbefr Bhdlgserg b fortgeschr Kardiospasmus m Megaösophagus. Dtsch Med Wochenschr 98 (1973) · Indikatbreite u Leistgsgrenzen d Mammographie b Mammatumor. ebd 101 (1976) · Ethos, Verantwg, Leistg – Grundzüge ärztl Denkens u Handelns. Med Welt 35 (1984)
MH Lehrb d Chir 1–7 Aufl. Thieme 1957–82, span Ausg Edit Labor Madrid 1962, jugosl Ausg Medicinska Njiga Belgrad-Zagreb 1960. 2 Aufl 1964 · Chir Diffdiagn. Thieme 1972 · Inn Med u Chir, e integriertes Lehrb, 1–2 Aufl. Thieme 1979–81 · Handb d Gerontol, Bd 4 Op Fächer. Fischer · Z Thoraxchir. Thieme 1953–82
BV Grundl d Schmerzbekämpfg durch Sympathikusausschaltg. Urban & Schwarzenberg 1949 · Fundamentos de la Analgesia Mediante el Bloquo Paravertebral. Madrid: Edit Alhambra 1956 · Mediastinum, Thymus. In: Hdb d Thoraxchir. Springer 1958 · Leistgn u Erg d neuzeitl Chir. Thieme 1958 · Anat d Lungen, Lungenverletzg, Lungenembolie, Lungenemphysem, Lungenkollaps. In: Klin Chir f d Praxis. Thieme 1961, span Ausg 1963 · Histor u aktueller Wandel i d op Therap d Lungentbk. In: Ungelöste Probl d Chir. Thieme 1964 · Pankreas. In: Intra- u postop Zwischenfälle. Thieme 1965, 2 Aufl 71, span Ausg 1968 · Speiseröhre. In: Hdb d ges Unfhlkd. Enke 1966 · Therap Richtl b fortgeschr Magenkarz m Pankreasbeteilig. In: Spez Magenchir. Springer 1968 · Op am Pankreas. In: Chir Oplehre, 8 Aufl. Leipzig: Barth 1972

Voy, Ernst-Dieter, Univ. Prof. Dr. Dr. med., Oberarzt, Klin. Mund-, Kiefer-, Plast. Gesichtschir. RWTH, Pauwelstr., 5100 Aachen · *06. 11. 48 Wattenscheidt · **A** 77, Tübingen · **D** 75, 79, PlastChir. Tübingen · **AG** 77/78 Plast. Chir. Tübingen · 78/81 MKG Chir. ebd. · **FG** Mund-Kiefer-GesichtsChir 04/81 · **ZB** Plast. Op. 05/83 · **H** 86, Aachen · **P** 87, Aachen · **TW a)** 04/81–05/82 Mund-Kiefer-Gesichtschir. u. Plast. Op., Knappschaftskrankenhaus Bochum-Langendreer **c)** OA Mund-Kiefer-Gesichtschir., Plast. Op.
ZV Exptelle Untersuchgn z Herstellg mikrovaskulär, gestielt Composite-Grafts m Hilfe d Omentum majus. Handchir Mikrochir Plast Chir 16, 157–160 (1984) · Bewertg versch Opmeth i Hinblick auf d Vermeidg v Mißerfolgen b Narbenkorrekt. Fortschr Kiefer Gesichtschir XXX (1985) · Totale einseit Hirn- u Gesichtsschädelmobilisierg (fronto-faciales advancement) i früh Säuglingsalter z Beseitigg e postnatal Asphyxie b Apert-Syndr. Dtsch Z Mund-Kiefer-Gesichtschir 9 (1985) · Homologe, konserv Mikrogefäßtransplantate z Ersatz zerstört periph Venen u Arter. H Unfallheilkd 181, 308–311 (1986) · Temporalismuskel m Bilobe-Flap z Deckg groß zentral Oberkieferdefekte. Dtsch Z Mund-

Kiefer-Gesichtschir 10 (1986) · Complications and risks of recurrence operations in cases of craniofacial synostoses. Publ of the skull base study group, Monte Carlo 1986 · Primäre u sekund Versorgg v Kiefer-Gesichtsverletzgn i modern Kriegsgeschehen. Dtsch Ges Wehrmed Wehrpharmazie 1988 · Komplikat u Gefahren b Face- u Neckliftings. Fortschr Kiefer Gesichtschir XXXIV (1989)
BV Studienbuch f Krankenschwestern, Krankenpfleger, zahnmed Fachhelferinnen sowie med-techn Ass. Stuttgart: Kohlhammer 1980 · Exptelle Grundlagen z Herstellg mikrovaskulär, gestielt, formbildend Transplantate mitt epiploischer Gefäße. In: Plast u wiederherstellende Maßnahmen b Unfallverletzgn. Berlin: Springer 1984 · Kiefer- u Gesichtschir. In: Repititorium d Chir m topograf Anat, Bd 2, Spez Tl. Stuttgart: Schattauer 1985 · Vermeidg u Bhdlg unerwünscht Erg i d MKG-Chir. Stuttgart: Thieme 1985 · Psychosoz Aspekte b d Korrekt v Narben. In: D Ästhetik v Form u Funkt d Plast u Wiederherstellgschir. Berlin: Springer 1985 · Frakt d Gesichtsschädels u Lippen-Kiefer-Gaumenspalten. In: Repititorium d Zahn-, Mund- u Kieferhlkde. Stuttgart: Schattauer 1987

W

Waag, Karl-Ludwig, Univ. Prof., Leiter Abt. Kinderchirurgie, Zentrum für operative Medizin I d. Heinrich Heine Univ. Düsseldorf, Moorenstr. 5, 4000 Düsseldorf 1 · *31. 07. 42 Linz/Donau · **A** 70, Heidelberg · **D** 69, Heidelberg · **AG** Neugeborenenchir. · KindChir. · AllgChir. · **FG** Chirurgie 11/76 · **TG** KindChir 11/76 · **H** 79, Mannheim · **P** 89, Frankfurt/M. · **TW** a) Ab 79 Allg. u. Abdominalchir. Univ.-Klin. Frankfurt (Encke) b) KindChir.: 76-79 Kinderchir. Klin. (Joppich) · 79-85 Ltd. Arzt KindChir. Allg. Abdominalchir. Chir. Univ. Klin. Frankfurt · 85-87 Vertretg d. Leiters · 09/87-89 Ltd. Arzt Sektion KindChir. Univ.-Klin. ebd. · 10/89 C4 Univ. Düsseldorf c) Ltd. Arzt KindChir. Abt. · **S** 09/87-89 Ltd. Arzt Sektion KindChir Univ. Klin. Frankfurt · Seit 89 Leiter d. KindChir Abt. d. Med. Einrichtungen d. Univ. Düsseldorf
ZV Beitrag z congenit segment Darmdilatat. Z Kinderchir 36, 34 (1982) · D synoviale Sarkom i Kindesalter. ebd 39, 48 (1984) · Langzeitkriterien f d chir Bhdlg d M Crohn i Kindesalter. Monatsschr Kinderhlkd 133, 63 (1985) · D Sonografie b Maldescensus testis i Kindesalter. ebd 133, 63 (1985) · Erfahrg m d op Therap v Schilddrüsenerkrkg i Kindesalter. Z Kinderchir 43, 232 (1988) · Surgical techniques in short bowel syndrome. Progress in Ped Surg Vol 25, 81-89
MH Pädiatrie. Stuttgart: Enke · Therapie d Krankheiten des Kindesalters. Heidelberg: Springer

Wacha, Hannes, Prof. Dr. med., Chefarzt, Hosp. z. heiligen Geist, Akad. Lehrkrhs. J. W. Goethe-Univ., Lange Str. 4-6, 6000 Frankfurt/M. 1 · *09. 05. 43 Brünn/Mähren · **A** 70, Frankfurt/M. · **D** 69, Frankfurt/M. · **AG** Gallenwegschir. · Peritonitis · Chir. Endoskopie · Sportmedizin · **FG** Chirurgie 10/76 · **H** 80, Frankfurt/M. · **P** 86, Frankfurt/M. · **TW** a) 10/76-01/87 Krhs. Nordwest, Frankfurt/M. (Ungeheuer) · 02/87-01/88 OA Unfallchir. (Schöttle) · Seit 02/88 Chefarzt d. Chir. Klin. Hosp. zum heiligen Geist, Frankfurt/M. c) Chef-

arzt Chir. · **S** Seit 02/88 Chefarzt Chir. Klin. Hosp. zum heiligen Geist, Frankfurt/M.
ZV Antibiotika - Wirkgsweise u Nutzen i d Chir. Fortschr Med 91, 1227 (1973) · Z Wahl d Antibiotikums b Gallenwegsentzündgn. ebd 93, 672 (1975) · Erg d op Bhdlg d Bronchialkarz. Dtsch Med Wochenschr 101, 1553 (1976) · Erg d Revaskularisat d Arteria carotis interna b Verschluß d Gegenseite. Kongrber Österr Ges f Chir 1977 · D Bhdlg d Struma maligna oh routinemäßige Neck-Dissekt. Therapiewoche 1977 · D Chemodektom i Ber d Carotisgabel. Fortschr Med 1977 · Kinetik d Keimeliminat na chir Eingr a Choledochus. Langenbecks Arch Chir 350, 59-63 (1979) · Nimmt d primäre Narbenkarz i d Chir d Lungenkrebses e Sonderstellg ein? ebd 65-70 (1979) · Fd M-Tabell f d Praxis. Antibiotika-Therap. Fortschr Med 16, 749-754 (1979), ebd 20, 941-942 (1979), ebd 33, 1395-1400 (1979) · Value of T-tube samples in diagnostic and treatment of biliary tract infections. 28 Kongr Sympos I-III 76 San Francisco 1979 · Chemotherap b chir Gallenwegserkrankgn. E mikrobiol u tierexp Studie. Fortschr Med 15, 541-544 (1981) · Carotis interna-Abgangsstenose m kontralateral Verschluß. Z postop Progn d Spontanverläufe. Vasa [Suppl] 8, 71 (1981) · Efficacy of antibiotics in bacterio bilia. J Antimicrob Chem 9, 131-137 (1982) · Peritonitis. Fortschr Med 12, 514-519 (1983) · D Heilg d sakralen Wundhöhle n abdom-perineal Rektumextirp. E prospekt randomis Studie m Metronidazol. Chirurg 55, 29-31 (1984) · Gallenwegsentzündgn - Indikat z antibiot Therap? Überlegn a d Sicht d Chirurg. Klinikarzt 13, 364-372 (1984) · Wundinfekt a krankenhauserworb Infekt. Das Krankenhaus 3, 121-124 (1984) · D sek diff Peritonitis. Editorial. Dtsch Ärztebl 81, 2240-2241 (1984) · Mannheim peritonitis index. Theor Surgery 1, 169-177 (1987) · D sog symptomlose Gallenstein. Dtsch Ärztebl 24, 1809-1816 (1988)
MH Notfalleingriffe a Gallenblase u Gallenwegen. 2 KAV - Produktionen GmbH Frankfurt 1984
BV Akute Atemnot, Notfallmed, Bd 14. Erlangen: Perimed 1985 · Peritonitis - Grundsätzl z Therap. Berlin: Springer 1987

Wachtel, Helmut, Dr. med., niedergelassen, Sonnengasse 9, 7107 Neckarsulm · *04. 12. 37 Konstanz · **A** 68, Hamburg · **D** 66, Hamburg · **AG** Chir. · Inn. Med. · Pathol. · Anästh. · Bundeswehr · **FG** Chirurgie 75 · **TG** UnfChir 79 · **TW** a) OA Vincenz-Krhs. Hanau (Fasel) · OA Städt. Krhs. Heilbronn (Thies) b) 1. OA Abt. f. UnfChir. Kreiskrhs. Bad Friedrichshall (Thies) c) Niedergel. in Gem.-Praxis · **S** Seit 04/83 Niederlassung Neckarsulm · Seit 89 Gemeinschaftspraxis ebd.

Wagner, Bernhard, Dr. med., Leitender Arzt, Mosel-Eifel-Klinik, 5582 Bad Bertrich · *12. 12. 27 Koblenz · **A** 53, Stuttgart · **D** 53, Freiburg · **AG** Chir. · Inn. Med. · Pathol. · **FG** Chirurgie 02/62 · **TG** GefChir 12/79, UnfChir 05/75 · **TW** a) 60-65 Wiss. Ass. Chir. Univ.-Klin. Erlangen (Hegemann) · 03/63-11/63 Gastarzt Chir. Univ.-Klin. Chiba/Japan (Nakayama) · 65-67 OA Chir. Klin. Katharinen-Hosp. Stuttgart (Behrends) c) Ltd. Arzt GefChir · **S** 68 Chefarzt Elisabeth-Krhs. Hünfeld · 69-73 Chefarzt St. Josefs-Hosp. Krefeld-Uerdingen · 74-75 Chefarzt Hosp. z. Hl. Geist Kempen · 75-77 Niederlassung Travemünde, Belegarzt Rot. Kreuz-Krhs. Lübeck · 77-83 Chefarzt Krhs. Mett-

lach · 83–85 Chefarzt Marienhosp. Schwelm · 85–01/90 Niederlassung Gütersloh, Belegarzt u. bis 12/88 Ärztl. Dir. St. Anna-Hosp. Verl · Seit 01/90 Ltd. Arzt GefChir Mosel-Eifel-Klinik Bad Bertrich
ZV Hospitalismus i d Sicht d Chir. Dtsch Med Wochenschr 86, 593 (1961) · Z Bhdlg ausgedehnt Verbrenngn. Med Klin 56, 2209 (1961) · Z Probl d irrtüml intraart Injekt v Narkosemitteln. Langenbecks Arch Chir Kongrbd 1962 · D op Bhdlg d Trichterbrust, Indikat u Erg. Aesthet Med 11, 383 (1962) · D exp Überladgs-Syndrom na Fettinfus. Langenbecks Arch Chir 302, 234 (1963) · Exp Untersuchgn z Pathogen u Therap d irrtüml intraart Injekt v Barbituraten. Thoraxchir Vaskuläre Chir 10, 490 (1963) · Exp Untersuchgn üb d Gewebsverträglichkt d Litholyseflüssigkt P40 na d Hamb Modell. Urologe 2, 259 (1963) · Erfahrgn m d präop Strahlenbhdlg d Oesophaguskrebses. Langenbecks Arch Chir 305, 94 (1964) · D Beta-Anastomose. E einf u sich Opmeth b Kardia-Oesophagusca. Chirurg 35, 177 (1964) · D Ösophaguskarzinom. M Kurse Ärztl Fortbild 2, 85 (1964) · E einf Meth z Anastomosierg klein Blutgef. Langenbecks Arch Chir Kongrbd 1964

Wagner, Erich, Honorarprof. Dr. med., Ärztl. Leiter, Ev. Krhs. Paul-Zipp-Str. 171, 6300 Gießen · *27.04. 26 Langgöns · A 53, Gießen · D 55, Gießen · AG Thoraxchir. · AllgChir. · FG Chirurgie 63 · H 67, Gießen · P 75, Gießen · TW a) Chir. Univ.-Klin. Gießen (Vossschulte) b) 60/61 Dept. Heart Surgery, Peter Bent Brigham Hosp. Boston c) Ärztl. Leiter u. Chefarzt · S Seit 69 Ärztl. Leiter u. Chefarzt Chir. Abt. Ev. Krhs. Gießen
ZV Beteiligg d Herzens b Haemochromatose. Diss · D Ablatio interthorakoscap b malignen Geschwülsten i Bereich d ob Extremitäten. Chirurg (1966) · Pankreassekr n Magenresekt v Typ B II. Gastroenterologia (1967) · Multiple endokrine Hyperlasien u Adenome m Zollinger-Ellison-Syndr u allg Thromboseneig. Dtsch Med Wochenschr 94 (1969) · Splanchnektomie b chron Pankreatitis. ebd, Medicina Tedesca 5 (1969) u German Med M 5 (1970) · Indication et pratique de la splanchnicectomie dans le traiment des pancréatitis chroniques. Lyon chirurgical 66 (1970) · Interthoracoscapular amputation in the treatment of malignant tumor of the upper extremity. Minnesota Med 53 (1970) · Splanchniectomy in chronic pancreatitis. Application an effect. ebd · The postoperativ carbohydrate, nitrogen, fat and electrolyte. ebd · D postop Pankreatitis, Erkenng u Behandlg. Chirurg 42 (1971) · D Abgrenzg d akut Pankreatitis gegenüber and Formen d akut Abdomens. Mainzer Chir Gastroenterol Symp 1971, Med Tribune 42 (1971) u Therapiewoche 22 (1972) · D Bedeutg d Lipasebestimmg i Serum z Erkenng akut u chron Pankreaserkrankgn. Dtsch Med Wochenschr 98 (1973) u Germ Med III (1973)
BV Palliat Chir malig Tumoren · Oesophagus, Magen, Duodenum. Stuttgart: Thieme 1973 · D Behandlg d posttraumat Pankreatitis b e Kleinkind. In: Chir d frisch Verletzgn. Stuttgart: Thieme 1978

Wagner, Ernst, Prof. Dr. med., Chefarzt, Chir. Klin. Städt. Klinikum, Salzdahlumerstr. 90, 3300 Braunschweig · *09.09. 44 Bad Wiessee · A 70, München · D 71, München · AG Exp. Chir. · UnfChir. · ThKardChir. · AllgChir. · KindChir. · FG Chirurgie 07/77 · H 81, Hannover · P 85, Hannover · TW a) Zentrum

Chir. MH Hannover (Pichlmayr, Tscherne) c) Chefarzt Chir. Klin. · S Seit 08/88 Chefarzt Braunschweig

Wagner, Helmuth, Dr. med., i. R., Layer-Str. 49, 5400 Koblenz-Moselweiss · *08.08. 12 Dillingen · A 38, Berlin · D 39, Bonn · AG 37–40 Chir. Krhs. Koblenz · 09/39–01/50 Wehrmacht/Gefangensch. · 40–43 Pathol. Wiesbaden · 50–51 Chir. Koblenz · FG Chirurgie 03/51 · TW a) 51–55 Städt. Krhs. Koblenz (Korth) c) i. R. · S 55–73 Chefarzt Krhs. Moselweiß · 73–79 Niedergel. Chir.
ZV Kohlenhydratabbau i Herzen. Diss 1937 · Phosphorglycerinsäure i Herzmuskel. Z Physiol Chemie 54 (1938) · Erfahrgn m Sepso als Desinf-Mittel d Op Feldes. Zentralbl Chir 1938 · Neuere Erfahrgn m Sepso. ebd 1938 · Akt Impfg gegen Tetanus. Dtsch Ärztebl 1958

Wagner, Michael, Prim. Univ. Prof. Dr. med., Vorstand d. Abt., Unfallchir. LKA-Salzburg, Müllner Hauptstr. 48, A-5020 Salzburg · *13.05. 47 Wien/Österreich · D 71, Wien · AG Chir. · PlastChir. · Sportmed. · FG UnfChir u. Chirurgie 08/78 · TG UnfChir 08/78 · ZB Sportmed. 04/81 · H 81, Wien · P 87, Wien · TW b) Bis 12/87 1. OA I. Univ.-Klin. Unfallchir, Wien c) Vorstand Abt. Unfallchir. · S Seit 88 Vorstand Abt. Unfallchir. LKA-Salzburg
ZV Opindikat b Frakt a distalen Humerusende i Wachstumsalter. Unfallheilkunde 148, 433–439 (1980) · Prim Beugesehnennaht. Handchir 12, 197–200 (1980) · D laterale Pivot-Shift-Phänomen. Acta Chir Austriaca [Suppl] 38 (1981) · D vord Zugang z Wirbelsäule i thoracalen u thoraco-lumbalen Bereich – traumatolog Gesichtspunkte. Sommertagg Österr Ges Orthop 70–72 (1983) · Nachbhdlg frisch op Kapsel-Band-Verletzgn d Kniegelenkes. Unfallchirurgie 11, 302–308 (1985) · Klin Diagnost v Schulterverletzgn. Unfallheilkunde 186, 424–426 (1987) · Funktionel Anat d Kniegelenkes. Orthopäde 16, 88–99 (1987)
BV Indikat u op Vorgehen b frontobasalen Frakt i Wachstumsalter. In: Neurotraumatol. Stuttgart: Thieme 1980 · Anat d Kniegelenkes. Wien: Brüder Hollinek 1980 · Kapsel-Bandverletzgn d Kniegelenkes. Berlin: Springer 1981 · Physikal Therap b Kapsel-Bandverletzgn d Kniegelenks. Wien: Maudrich 1981 · Funktionel Anat d Kniegelenkes. Berlin: Springer 1982 · Notfallmaßnahm u prim Infustherap b hypovoläm-traumat Schock. In: Hdb d Infustherap u klin Ernährg, Bd 4: Op Med. München: Karger 1989

Wagner, Otto, Prim. Univ. Prof. Dr. med., Chefarzt, Chir. Abt., Krhs. d. Barmherzigen Brüder, Große Mohrengasse 9, A-1020 Wien · *30.09. 37 A-Wien · D 62, Wien · AG Chir. Onkologie · GefChir. · AllgChir. · FG Chirurgie 05/70 · H 74, Wien · P 80, Wien · TW a) 70–71 Dept. Surgery, Medical Center San Francisco (Edmunds, Dunphy) · 71–86 I. Chir. Univ.-Klin. Wien (Fritsch) c) Chefarzt · S Seit 86 Chefarzt Wien
MH Mithrsg: J Eur Vasc Surg
BV Deep venous thrombectomy. In: Vascular surgical techniques. London: Butterworths 1984 · Dokumentat u Statistik. In: Gefäßchir, Bd XI. Kirschnersche allg u spez Oplehre. Berlin: Springer 1987

Wagner, Peter K., Prof. Dr. med., 1. Oberarzt, Klin. Allg. Chir., Philipps-Univ. Marburg, Baldingerstr., 3550 Marburg · *08. 03. 49 Schankweiler/Bitburg-Prüm · **A** 77, Mainz · **D** 76, Mainz · **AG** Abdominal- u. Endokrine Chir. · Thorax- u. GefChir. · **FG** Chirurgie 11/82 · **TG** GefChir 86 · **H** 83, Mainz · **P** 89, Marburg · **TW a)** 82–87 Chir. Univ.-Klin. Mainz (Kümmerle) · Seit 87 Klin. Allg. Chir. Marburg (Rothmund) **b)** 86–87 Chir. Univ.-Klin. Mainz (Kümmerle) · Seit 87 Klin. Allg. Chir. Marburg (Rothmund) **c)** 1. OA Klin. Allg. Chir.
ZV Z Histopathol d Niere b Pseudo-Bartter-Syndr dur chron Diuretikaabusus. Klin Wochenschr 57, 135 (1979) · Cimetidine compared with synthetic secretin in treatment of acute upper gastrointestinal bleeding. World J Surg 5, 733 (1981) · An in vitro model for the study of human parathyroid gland tissue. Single cell suspensions and monolayer cultures. Res Exp Med 181, 147 (1982) · Effekt v Calzium u Magnesium auf d Parathormonfreisetzg aus humanem Parathyreoidea-Gewebe in vitro. ebd 181, 205 (1982) · Sekretin vs Somatostatin b akut Blutg aus gastroduodenalen Ulcera u Erosionen, e randomisierte Studie. Klin Wochenschr 61, 285 (1983) · Untersuchgn z Korrelat v Tumorgewicht u typ patholog Laborparametern b primär u sekundär Hyperparathyreoidismus. Langenbecks Arch Chir 360, 133 (1983) · Effect of cimetidine on basal and histamine induced secretion of parathyroid hormone in vitro. Nephron 26, 89 (1984) · Autotransplant i d endokr Chir. Dtsch Med Wochenschr 109, 1609 (1984) · Autotransplant v kältekonserviert menschl Nebenschilddrüsengewebe. Indikat – Techn – Erg. Chirurg 56, 30 (1985) · Künstl Beatmg auf e chir Intensivstat. Langenbecks Arch Chir 366, 409 (1985) · The effect of cryopreservation on hormone secretion in vitro and morphology of human parathyroid tissue. Surgery 99, 257 (1986) · Vereinfachtes Verfahren d Kältekonservierg v menschl Nebenschilddrüsengewebe z Replant. Chirurg 57, 253 (1986) · Kältekonservierg u Autotransplant v menschl Nebenschilddrüsengewebe. Aktuel Chir 21, 156 (1986) · Somatostatin – b d Ulcusblutg noch indiziert? Dtsch Med Wochenschr 111, 1735 (1986) · Replant v autologem kältekonserv Nebenschilddrüsengewebe b permanent postop Hyperparathyreoidismus. ebd 112, 1160 (1987) · Reoperat b persistierend u rezidivierend sekundär Hyperparathyreoidismus. Chirurg 58, 543 (1987) · The effect of oxotremorine on in-vitro secretion of parathyroid hormone. Exp Clin Endocrinol 90, 331–336 (1987) · Bhdlgserg b Ulcusblutgn. Langenbecks Arch Chir 373, 42 (1988) · Allotransplant d Nebenschilddrüsen ohne Immunsuppress. Acta Chir Austriaca 20, 53–56 (1988) · Stellenwert u Erg d verzögert Autotransplant v kryopräserviert Gewebe i Rahmen d Rezidiveingriffe. ebd 20, 35–37 (1988)
MH Ulcusblutgn. Akt Wissen, Hoechst 1988 · Gastroduodenal bleeding. Gastroenterol, Hoechst Meducation Up-date, 1988
BV Techn u Erg d Kryopräservat v menschl Nebenschilddrüsengewebe. In: Therap d Hyperparathyroidismus. Stuttgart: Schattauer 1981 · Effekt v Cimetidin u Promethazin auf d basale u histaminstimulier Parathormonfreisetzg aus menschl Nebenschilddrüsengewebe in vitro. Chir Forum 279 (1983) · Autotransplantation of fresh and cryopreserved human parathyroid tissue. In: Parathyroid surgery (Progress in Surgery). München:

Karger 1986 · Histaminkonzentrat i Nebenschilddrüsentumoren u Plasma m Untersuchgn z Mastzelldichte b primär u sekundär Hyperparathyreoidismus. Chir Forum 241 (1986) · Multiples Organversagen. In: Lehrb d Chir. Stuttgart: Schattauer 1987 · Tracheotomie. In: ebd · Tierexptelle Untersuchgn z Nebenschilddrüsen-Allotransplant ohne postop Immunsuppress. Chir Forum 1988

Wagner, Udo Dieter, Dr. med., Leiter Ärztl. Dienst beim Polizeipräsidenten, Polizeipräsidium, Friedrich-Ebert-Anlage 11, 6000 Frankfurt/M. 1 · *30. 10. 53 Frankfurt/M. · **A** 78, Frankfurt/M. · **D** 78, Frankfurt/M. · **AG** AllgChir. · **FG** Chirurgie 03/85 · **TW c)** Leiter Ärztl. Dienst im Polizeipräsidium · Belegarzt Krhs. Sachsenhausen · **S** Leiter d. Ärztl. Dienstes im Polizeipräsidium Frankfurt/M. · Chir. Belegarzt am Krhs. Sachsenhausen Frankfurt/M.
ZV Z Nachweis v b Festnahme oral inkorporierten BTM-haltigen Verpackungen. Arch Kriminologie 183/3 u 4 (1989)

Wagner, Wolfgang, Dr. med. niedergelassen, FA f. Chir. u. D-Arzt, Goethestraße 7, 7317 Wendlingen/Neckar · *16. 07. 25 Leipzig · **A** 53, Leipzig · **D** 53, Leipzig · **AG** Thoraxchir. · **FG** Chirurgie 05/59 · **TW a)** 53–56 Krhs. Grimma (Thies) · 56–61 OA St. Georg Leipzig (Mörl, Rothe) · 61–66 OA Krhs. Kirchheim (Veittinger) **c)** Niedergel. · **S** Seit 67 Niederlassung als FA f. Chir. u. D-Arzt
ZV Lungen-Aktinomykose. Mschr Tbkbekämpf 1960 · Klin d Bronchusadenome. ebd · Klin Erfahrgn m d Inhalat narkotikum Fluothane. Zentralbl Chir 1960 · Spätmetastasierg na Menaloblastom d Auges. ebd · Messg d Minuten-Stromvolumens i extra-corp Kreisl. Thoraxchir 1961 · Selbstheilvorgänge b Lungensarkom. Frankf Z Pathol 71 (1961) · Progn d Tetanus aus de Jahren 1920–59. Zentralbl Chir 1961 · Mod Behdlg d schw Tetanus. Langenbecks Arch Chir 300 (1962) · Künstl Herzstillstand i Tierversuch. Z Kreislaufforsch 52 (1963) · Therap d M Sudeck. Ther Gegenw 1966

Wahl, Robert Arnulf, Prof. Dr. med., Chefarzt, Bürgerhosp. Frankfurt, Chir. Klin., Nibelungenallee 37–41, 6000 Frankfurt 1 · *25. 06. 43 Stuttgart · **A** 69, München · **D** 70, Hamburg · **AG** Chir. · spez. endokrine Chir. · **FG** Chirurgie 75 · **TG** GefChir 79, UnfChir 77 · **H** 79, Heidelberg · 88, Frankfurt/Main · **P** 85, Marburg · 89, Frankfurt/Main · **TW a)** Univ. Heidelberg (Linder) · Univ. Marburg (Röher) **b)** s. a **c)** Chefarzt Chir. · **S** Seit 85 Chefarzt Chir. Klin. Bürgerhosp. Frankfurt/M.
ZV Pseudohyperparathyreoidismus als paraneoplast Syndr b e Fall v Magenca. Dtsch Med Wochenschr 11, 565–568 (1973) · Überprüfg d verläßl hypophysären Suppressionstherap dur unterschiedl Schilddrüsenhormon-Dosiergn na totaler Thyreoidektomie weg e differenz Schilddrüsenca. Langenbecks Arch Chir [Suppl] Chir Forum 469–474 (1975) · TSH-Sekret u Stimulierbarkt b Hypophyse na Langzeitsuppressbhdlg b euthyreoter Struma nodosa u Restschilddrüse na subtotaler Strumaresekt. ebd 77–80 (1976) · Komplikat u Erfolgsaussichten d radikalen Thyreoidektom weg malig Schilddrüsentumoren. Dtsch Med Wochenschr 102, 13–20 (1977) · Hormonkonzentrat i Schilddrüsengewe-

be u i Plasma b autonomen Schilddrüsenadenomen m u ohne thyreostat Vorbhdlg. Langenbecks Arch Chir [Suppl] 77, 49-53 (1977) · Früherkenng d C-Zellkarzinoms (medulläres Schilddrüsenkarzinom) dur Familienscreening. Dtsch Med Wochenschr 106/42, 1377-1380 (1981) · „Niedrig-T_3-Syndrom" i hämorrhag u tox Schock. Aktuel Endokrinol Stoffwechsel 3, 30-37 (1982) · Papilläres Schilddrüsenkarzinom: Chir-therap u prognost Gesichtspunkte. Aktuel Chir Onkol 75-84 (1982) · Coexistence of hyperthyroidism and thyroid malignancy. World J Surg 6, 385-390 (1982) · Ermittlg u Abschätzg endokr Risiken b chir Eingriff. Langenbecks Arch Chir 361, 277-282 (1983) · Thyroid function after surgery for autonomous and nonautonomous nodular endemic goitre - effect of Iodide substitution. Klin Wochenschr 63, 812-820 (1985) · Radikalitätsprinzipien b d Op malig Schilddrüsentumoren. Langenbecks Arch Chir 366, 62-68 (1985) · Struma m Euthyreose - chir Gesichtspunkte. Der Krankenhausarzt 60, 320-326 (1987) · Reintervent b C-Zell-Karzinom d Schilddrüse. Wien Klin Wochenschr 100, 348-351 (1988) · Hormonaktives vs hormoninaktives Nebenschilddrüsenkarzinom. ebd 138/18, 461-464 (1988) **MH** Chir Endokrinol. Stuttgart: Thieme 1983 **BV** Z Wirksamktskontrol e effekt Hormon-Suppress u Substituttherap mittels TRH-Rest na Strumaresekt u b konserv Bhdlg blander Strumen. Schilddrüse 1975, Henning-Symp. Stuttgart: Thieme 1977 · Aspekte z op Therap d C-Zell-Karzinoms. In: Chir Endokrinol; Symp Göttingen. Berlin: Springer 1983 · Chir Therap d C-Zell-Karzinoms. In: Malig Schilddrüsentumoren. Berlin: Springer 1984 · Ileus b Dünndarmtumoren. 9 Symp Aktuel Chir, Berlin, 23-24 11 84. In: Ileus. Berlin: de Gruyter 1985 · Chir Therap d C-Zell-Karzinoms. In: Schilddrüsenmalignome - Diagnost, Therap u Nachsorge. Stuttgart: Schattauer 1987 · Primärer Hyperparathyreoidismus. In: Endokr Chir. Stuttgart: Thieme 1987 · Surgery of C-cell-carcinoma of the thyroid. In: Progr in surgery 19, Thyroidtumors. Basel: Karger 1988

Waldmann, Johannes Dieter, Prof. Dr. med., Ltd. Arzt, Ärztl. Dir., Chir. Abt. Kreiskrhs. Müllheim, Moltkestr. 16, 7840 Müllheim/Baden · *16. 04. 43 Ulm · **A** 70, Freiburg · **D** 68, Freiburg · **AG** Gastroenterol. · Endoskopie · Chir. Probl. d. Gastroenterol. · **FG** Chirurgie 01/76 · **TG** KindChir 03/84, UnfChir 01/86 · **H** 79, Freiburg · **P** 85, Freiburg · **TW a)** 68-70 Chir. Abt. Kreiskrhs. Memmingen (Hähndel) · Int. Abt. ebd. (Borst) · 70-86 Chir. Univ.-Klin. Freiburg (Schwaiger, Farthmann) · Seit 03/86 Kreiskrhs. Müllheim/Baden **b)** KindChir., UnfChir. Univ.-Klin. Freiburg (Herfarth, Kuner) **c)** Ltd. Arzt Chir. Abt. · **S** Seit 03/86 Ltd. Arzt Chir. Abt. Kreiskrhs. Müllheim · Seit 04/87 Ärztl. Dir. ebd. **ZV** E Fall v geglückter Duraplastik b schw Sattelgelenksarthrose d Daumens na Bennet'scher Frakt. Handchir 8, 53-55 (1976) · Gastroskopie u Polypektomie. Was bringt die gastroenterolog Endoskopie d Chirurgen? (Teil I). Z Allgemeinmed 52, 980-985 (1976) · Analysis of gastric-secretion and pancreas-secretion after 2/3 gastric-resection and truncular-vagotomy in pigs. Chir Gastroent (Gastroent Surg) 10, 39-43 (1976) · Vergl Untersuchgn d ob Gastrointestblutg v u na Einführg d Notfallendoskop. Zentralbl Chir 102, 262-269

(1977) · D Indikat z gastroenterolog Glasfiberendoskop b chir Pat. ebd 102, 844-850 (1977) · Nachuntersuchg op Dickdarmca-Pat: Befunde u Konsequenzen. Diagnostik Intensivmed 11, 55-61 (1978) · Bhdlg d schw paralyt Ileus m Caeruletid. Fortschr Med 97, 1433-1435 (1979) · Pre-operative staining of malignant polyps. Proctology 2, 42-45 (1979) · D kolorekt Polypen u Polyposen. Endoskop Diagnost u Abtragg. Therapiewoche 31, 2294-2300 (1981) · Early post-operative endoscopy of the operated intestine. Endoscopy 13, 108-112 (1981) · Exptelle u klin Untersuchgn üb d Wirkg v Caeruletid b d Bhdlg d paralytischen Ileus. Therapiewoche 31, 2775-2777 (1981) · Endoskop Diagnost u Therap b Dickdarmblutgn. ebd 33, 364-366 (1983) · Akut Abdomen i Kindesalter. Dtsch Krankenpflegezeitschrift 36, 455-458 (1983) · D Divertikulose d Kolons u ihre Komplikat. Chir-klin Aspekte. Radiologe 23, 540-544 (1983) · Tumoren d Appendix - Fragen u Antworten. Pädiatr Prax 29, 130 (1983), Gynäkol Prax 8, 278 (1984), Chir Praxis 32, 410 (1984), Internist Prax 24, 658 (1984) · D Postcholcystektomiesyndrom. Therapiewoche 35, 2287-2292 (1985) · Endoskop-therapeut Eingriffe i colorektalen Ber. Chirurg 58, 402-408 (1987) **BV** Endoskop Befunde a Anastomosen i Abhängigkt v postop Intervall. In: Gastrointest Endoskop i d postop Nachsorge. Melsungen: Bibliomed Med 1980 · Konserv Sondentherap. In: Interdiszipl Gastroenterol: Notfallmed. Berlin: Springer 1982

Waldner, Helmut Rupert Josef, Priv. Doz. Dr. med., Oberarzt, Chir. Klin. Innenstadt d. Univ., Nußbaumstr. 20, 8000 München 2 · *23. 07. 52 Teisendorf (Weildorf) · **A** 78, München · **D** 79, München · **FG** Chirurgie 05/87 · **H** 89, München · **TW a)** 02/82 Chir. Klin. Innenstadt d. LMU München (Schweiberer) **c)** Seit 01/89 OA

Walker, Hans, Dr. med. (FMH Chir.), niedergelassen, Ohmstrasse 22, CH-8050 Zürich · *05. 12. 26 CH-Uetikon a. See · **A** 51, Zürich · **D** 53, Zürich · **AG** AllgChir. · **FG** Chirurgie 06/60 · **TW a)** Bis 05/61 OA Bezirksspital CH-Langenthal (Baumann) **b)** AllgChir. **c)** Niederlassung · **S** Seit 05/61 Chir. Praxis, Belegarzt-Tätigkeit, Rotkreuzspital Zürich sowie Klin. St. Raphael, Küsnacht/ZH

Wall, de, Johann, Dr. med., Chefarzt, Kreiskrhs. Aurich, Wallinghausener Str. 8, 2960 Aurich · *25. 09. 31 Großefehn · **A** 59, Hannover · **D** 57, Göttingen · **AG** Stat-Arzt Allg. u. UnfChir. · **FG** Chirurgie 04/65 · **TG** UnfChir 11/77 · **TW a)** 04/63-09/67 Städt. Krhs. Hamm/ Westf. (Andreesen) · 10/67-01/69 OA Ev. Krhs. Göttingen-Weende (Böhme) **b)** 02/69-03/72 OA Allg. u. Unfallchir. Aurich (Kochs) **c)** Chefarzt, Ärztl. Dir. · **S** Seit 72 Chefarzt d. Chir. Abt. u. seit 86 Ärztl. Dir., Kreiskrhs. Aurich

Walter, Claus, Prof. Dr. med., Ltd. Arzt, Plast. Chir. Klin. am Rosenberg, CH-9410 Heiden · *10. 03. 27 Gleiwitz · **A** 51, Würzburg · **D** 51, Würzburg · **FG** HNO 56 · **TG** PlastChir 07/81 · **H** 73, Bonn · **P** 77, Bonn · **TW b)** HNO u. PlastChir. **c)** Ltd. Arzt Plast. Chir. · **S** Chefarzt d. Klin. f. HNO-Erkrankungen., Plast. u. Wiederherstellungschir. Huyssenstiftg. · Chefarzt Klin. f. Plast. u. Wiederherstellungschir. Diakoniekrankenanst. Düsseldorf-Kaiserswerth · Seit 82 Ltd. Arzt, Klin. am Rosenberg Heiden, Schweiz

Walter, Klaus, Dr. med., Chefarzt, Kreiskrhs., Am Vogelsang 4, 7888 Rheinfelden · *28. 12. 37 Pforzheim · A 65, Karlsruhe · D 64, Freiburg · AG 69–77 Pathol., Inn. Med., Chir. Univ.-Klin Würzburg · FG Chirurgie 75 · TG UnfChir 77 · TW a) 69–77 Chir. Univ.-Klin. Würzburg (Kern) c) Chefarzt Chir. · S Seit 77 Chefarzt Chir. Abt. Kreiskrhs. Rheinfelden
ZV Vollständig verschl Herzohrzugang. Med Welt 46 (1967) · Myositis ossificans na Tetanus. Langenbecks Arch Chir 335 (1974) · Mögl Bedeutg d Prostaglandine f d Pathogen d M Crohn. Chirurg 48 (1977) · Hernie d Linea semilunaris (Spigelii). Chir Praxis 23 (1977/78)

Walther, Horst Volker Wiegwart, Dr. med., Oberarzt, Abt. Allg.- u. Thoraxchir. Chir. Onkol. am Kreiskrhs., Siegerthöhe 1, 8223 Trostberg · *10. 10. 52 Bayreuth · A 83, Gießen · D 84, Gießen · AG Abdominalchir. · Extremitätenperfus. · Regionale Tumortherap. · TW c) OA
ZV Redukt d postop Ödems na d isolierten hyperthermen Extremitätenperfus dur prophylakt Anwendg v Aprotinin. Arzneimittelforsch 35/II, 7, 1065 (1985) · D Einsatz d Herz-Lungen-Masch i d regional Therap malign Tumoren. Kardiotechnik 10/II, 76 (1987) · Periop Antibiotikaprophyl b d Implantat v arteriel Verweil-Kathetern z regional Tumortherap. Acta Chir Austriaca 3, 162 (1988) · Akute Appendicitis dur Incarzerat d Appendix i d Linea arcuata. Chir Praxis 39, 617 (1988) · Die Seit-zu-End-Gastroenterostomie m e na Roux ausgeschaltet Jejunumschlinge. Aktuel Chir 23, 227 (1988)
BV The isolated liver perfusion. In: I tumori del fegato. Bologna: Editrice compositori 1984 · Hyperthermic isolated perfusion with cytotoxics of the liver – dog experiments and first results. In: Hyperthermic oncology, vol 1. London: Taylor & Francis 1985 · D exptelle Leberperfus am Hund. In: Regional Chemotherap d Leber. Beiträge z Onkol Bd 21. Basel: Karger 1985

Walther, Jörg Leopold, Dr. med., Oberarzt, II. Chir. Klin., Landkrhs., Ketschendorfer Str. 33, 8630 Coburg · *13. 08. 47 Wasserlos · A 75, Kitzingen · D 74, Würzburg · AG 01/74–08/74 Med. · 08/74–02/76 Chir. Kitzingen · 76/77 Bundeswehr · 07/77 Chir. Coburg · FG Chirurgie 07/82 · TG UnfChir 01/85 · TW a) 82 AllgChir. Landeskrhs. Coburg (Lick) b) 82 UnfChir. Landeskrhs. Coburg (Claaßen, Kaufner) c) OA im TG

Waltking, Ulrich, Dr. med., niedergelassen, Nordstraße 44, 4000 Düsseldorf 44 · *28. 01. 44 Danzig · A 72, Düsseldorf · D 72, Düsseldorf · FG Chirurgie 75 · TG UnfChir 78 · TW a) OA Abt. Unf.-, Hand- u. Wiederherstellgschir. Leverkusen (Rahmel) c) Niedergel. Handchir., ambulante Operationen · S Seit 85 Niederlassung Düsseldorf

Walzel, Peter Christian, Dr. med., niedergelassen, Weinheimerstr. 8–10, 6800 Mannheim 31 · *05. 07. 45 Kreischa/Dresden/DDR · A 74, Heidelberg · D 72, Heidelberg · AG Traumatol. · FG Chirurgie u. Unfallchirurgie 84 · TG UnfChir 86 · TW a) 84–85 Abtlg. Allg. u. Unfallchir. St. Marienkrhs. Ludwigshafen (Zittel) b) 85–87 Unfallchir. BG-Unfallklinik Ludwigshafen-

Oggersheim (Arens) · 87–05/88 GefChir. Theresien-Krhs. Mannheim (Hoffmeister) c) Niedergel. · S Seit 01/89 Niederlassung als Chirurg-Unfallchir. D-Arzt

Waninger, Jörg, Priv. Doz. Dr. med., Oberarzt, Chir. Univ.-Klin. Freiburg, Hugstetterstr. 55, 7800 Freiburg · *11. 06. 44 Berlin · A 71, Bonn · D 71, Bonn · AG 72–73 York Hosp. York, Pennsylv. USA · FG Chirurgie 06/79 · TG UnfChir 02/82 · H 83, Freiburg · TW a) Seit 73 Chir. Univ.-Klin. Freiburg c) OA Allg-Chir. mit Poliklin.
ZV D haemorrhag Infarkt am Coecum. E Komplikat na Einnahme v Kaliumchloridtablett. Z Gastroenterol 18, 470–473 (1980) · Treatment of pancreatic fistulas following laparotomy for acute pancreatitis. Med Chir Dig 10, 14 (1981) · D Kaliumtablett als Urs chir Noteingriffe. Chir Praxis 29, 259–264 (1981) · D Nahttechn als Urs v Wundheilgsstörgn a d Dickdarmanastomose. Zentralbl Chir 107, 882 (1982) · Mikroangiograph Befunde expteller Darmanastomosen. RÖFO 147, 87–91 (1987) · Fortschr d Leberchir. Fortschr Med 106, 43 (1988)
BV Vena cava interruption operations in pulmonary embolism – haemodynamic aspects. In: New trends in venous diseases. Bonn: Huber · Treatment for fistulas following laparotomy for acute pancreatitis. In: Controversie in acute pancreatitis. Berlin: Springer 1982 · D Einfluß d Nahtspanng auf d Wundfestigkt d Dickdarmanastomose. In: Moderne Nahtmaterialien. ebd 1983 · Subcutaneous emphysema as a sign of retroperitoneal perforation. In: Care of the acutely ill and injured. Chicester: Wiley 1982 · Einsatz v Polydiaxanon b exptellen Darmanastomosen. In: Biomaterialien u Nahtmaterialien. Berlin: Springer 1984

Wasmann, Rolf Heinrich Ernst, Dr. med., kleine Restpraxis, Eichenallee 12, 1000 Berlin 19 · *23. 04. 11 Berlin · A 37, Berlin · D 38, Marburg · AG 38–39 Pathol. · FG Chirurgie 09/43 · TW a) 38–39 Pathol. Inst. Univ. Marburg · 39–41 Stubenrauch Krhs. Berlin-Lichterfelde · 41–45 Rudolf-Virchow Krhs. Berlin-Wedding · 46–51 Krhs. Heerstr. Berlin-Charlottenburg c) Restpraxis Kassenarzt · S 58–85 Praxis Berlin-Kreuzberg, seit 09/85 Restpraxis ebd.
ZV Z Techn d Magenresekt. Chirurg 10, 456 (1948) · Konservat Bhdlg intertrochant ...frakt. ebd · Über d Einrichtung e Blutkonserviergsstätte. ebd 9 (1950) · Über Darminvaginat b Erwachs. ebd 11 (1950) · Erfahrgn m 300 Blutkonserv. ebd 11 (1951) · E neues Instrument z Blutentnahme. ebd 4, 192 (1952)

Wawersik, Jürgen, Prof. Dr. med., Chefarzt, Zentrale Abt. Anästhesie, Klinikum d. Christian-Albrechts-Univ. Kiel, Arnold-Heller-Str. 7, 2300 Kiel · *20. 08. 33 Beuthen/Oberschlesien · A 58, Hamburg · D 59, Hamburg · FG Anästhesiologie 12/65 · H 66, Heidelberg · P 71, Kiel · TW a) nichts angegeben c) Chefarzt · S Chefarzt Anästh. Kiel

Wayand, Erich Eduard, Hofr. Med.-Rat Prim. i. R. Dr. med., em. Ärztl. Dir. u. Vorstand, Seebach 18, A-4560 Kirchdorf an der Krems · *21. 12. 21 Wien/Österreich · A 45, Wien · D 45, Wien · AG Gastroenterolog. Chir. · Strumenchir. · Traumatol. · FG Chirurgie 04/52 · Anästhesiologie 06/54 · TW a) OA Chir. Abt. Erz-

herzogin-Sophien-Spital (Knoflach) II. Chir. Univ.-Klin. Wien (Denk) **b)** Anästhesiol. Inst. Univ. Wien (Mayrhofer) · Traumatol. II. Chir. Univ.-Klin. Wien (Denk, Salem) · Kaiserin-Elisabeth-Spital Wien (Huber) **c)** Ärztl. Dir. u. Chefarzt i. R., Konsulent f. Krankenhauswesen, gerichtlich beeideter Sachverständiger, Ehrenobmann d. Verb. d. Ärztl. Direkt. u. Primarärzte Österr., Generalsekretär d. Österreichischen Ges. f. Chir. · **S** 12/57-01/87 Ärztl. Dir. u. Chefarzt. Chir. Abt. Landeskrhs. Kirchdorf/Österreich
ZV 40 Publikat in div österr Fachzeitschr u i Zentralbl Chir · ca. 25 Ref ü Krkhsprobl, ärztl Standesvertr chir Berufsint
MH Österr Krankenhauszeitschr. Mittl Österr Ges Chir
BV D D-Arztverfahren i Österreich. In: D Chir Poliklinik. Berlin: Springer 1988

Wayand, Wolfgang, Dozent, Dr. med., Chefarzt, AKH - II. Chir., Krankenhausstr. 9, A-4020 Linz · *01. 08. 46 Linz/Österreich · **D** 70, Wien · **AG** Abdominalchir. · Thoraxchir. · GefChir. · **FG** Chirurgie 78 · **H** 83, Wien · **TW a)** 70-78 I. Chir. Univ.-Klin. Wien · 78-84 OA I. Chir. LKA Salzburg · Seit 85 Prim. II. Chir. AKH Linz **c)** Chefarzt · **S** Seit 85 Chefarzt, Linz
ZV Primäre malig Dünndarmtumoren. Wien Klin Wochenschr 88, 337-341 (1976) · Indikat u Techn d Ösophagoduodenostomie. Zentralbl Chir 101, 466-469 (1976) · Korrektureingriffe na Magenresekt weg pept Gastroduodenalulkus. Wien Klin Wochenschr 88, 796 (1976) · Milzzysten. Chir Praxis 22, 587 (1977) · D eingenähte Tracheostomie. Indikat, Techn u Erg. Anästh Praxis 15, 73-80 (1978) · Bericht üb 516 Simultaneingriffe. Zentralbl Chir 104, 359-364 (1979) · Kontrollierte klin Studie z Vergl „blinde" gegen fiberbronchoskop Absaugg b Respiratorpat. Anästhesist 28, 92-96 (1979) · D Risiko d chir Polypektomie. Zentralbl Chir 104, 263-264 (1979) · Healing of enterotomies with preexisting peritonitis. An experimental study in guinea pigs. Eur Surg Res, 122-126 (1979) · D Risiko d chir Polypektomie a Dickdarm. Leber Magen Darm 6, 321 (1980) · D transkutane Messg d zentral Venendrucks. Wien Klin Wochenschr 4, 105 (1981) · Selekt proximale Vagotomie m intraop Kontrol na Burge. Z Exp Chir 14, 345-348 (1981) · Rektovaginale Zerreißverletzg dur Kuhhorn. Wien Klin Wochenschr 22, 562 (1981) · Okklusion d Ductus Wirsungianus - e tierexptelle Studie z op Ausschaltg d exokrinen Pankreassekret. Acta Chir Austriaca [Suppl] 40 (1981) · D Vagotomie i Bhdlgskonzept d gastroduodenalen Blutg. Wien Klin Wochenschr 97/6, 285-289 (1985) · Ein- od zweireihig? E kontroll prospekt Studie z Vergl zweier Nahttechn b gastrointestinalen Anastomosen. Chirurg 55, 620-652 (1984) · Organentnahme i Salzburg z Nierentransplantat. Acta Chir Austriaca 2, 41 (1983) · Exptelle Studie z Frage d Transplantatkonditionierg u Transplantatgröße b heterotoper autologer Milztransplantat. Langenbecks Arch Chir 362, 5-16 (1984) · Endoskop Nekrosektomie m d Mediastinoskop na Laparostomie wg nekrotisier Pankreatitis. Chirurg 56/1, 50-52 (1985) · Soll d verletzte Milz erhalten werden? Zentralbl Chir 111/5, 241-251 (1986)
MH Im Editorial Board Colo-Proctology
BV Okklus d Ductus Wirsungianus - e tierexptelle Studie z op Ausschaltg d exokrinen Pankreassekret. Acta Chir Austriaca [Suppl] 40 (1981) · Peritonitis - TM-Verlag 1979 · Enterotomie b Peritonitis - exptelle Untersuchgn a Meerschweinchen. In: Peritonitis. TM Verlag 1979 · Klin Erg b 93 intraperitonealen Abszessen. ebd · Intramurale Ösophagusdissekt m d Gastroskop. In: Chir Endoskopie. München: Urban & Schwarzenberg 1985 · Entscheidungshilfe b Op am Magen durch intraoper Gastroskopie. In: ebd

Weber, Bernhard Georg, Prof. Dr. med., Chefarzt i. R., niedergelassen, Orthopädie am Rosenberg, Rorschacher Str. 150, CH-9006 St. Gallen · *07. 08. 27 Basel, Schweiz · **A** 53, Basel · **D** 56, Basel · **AG** AllgChir. · Orthop. Chir. · **FG** Orthopädie 61 · Chirurgie 65 · **H** 66, Bern · **P** 74, Univ. Bern · **TW a)** 60-67 OA Klin. f. Orthop. Chir. Kantonsspital St. Gallen · 67-86 Chefarzt ebd. **c)** Freie Praxis · **S** Seit 87 Niederl. St. Gallen

Weber, Claus-Peter, Dr. med., niedergelassen, Waschgrabenstr. 17, 2430 Neustadt · *28. 03. 35 Wilhelmshaven · **A** 63, Kiel · **D** 66, Kiel · **AG** AllgChir. · UnfChir. · GefChir. · **FG** Chirurgie 01/70 · **TG** GefChir 03/78 · **TW a)** 70-78 Krhs. Itzehoe (Loose, Hantschmann) **b)** 70-78 GefChir. (Loose) **c)** Selbständige Praxis f. Chir. u. GefChir. **c)** Niedergel. · **S** 78-83 Chefarzt Chir. Abt. Fehmarnschen Krhs. Fehmarn · 83 Niedergel. Chirurg Neustadt Ostholstein
BV Spez angiograph Erg i d traumatol Praxis. 5 Int Kongr Angiograph u Angiol Baden-Baden 1976. Köln: Dtsch Ärzteverlag 1980

Weber, Hans-Georg, apl. Prof. Dr. med., Chefarzt, Univ. Klinikum Rudolf Virchow Standort Wedding, Augustenburger Platz 1, 1000 Berlin 65 · *06. 02. 29 Hamburg · **A** 54, Göttingen · **D** 54, Göttingen · **AG** Autolyse-Gewebekonservierung · Knochenregeneration · Knochengeschwülste · **FG** Chirurgie 12/61 · **H** 66, Göttingen · **P** 72, Göttingen · **TW a)** 62-72 Chir. Univ.-Klin. Göttingen (Hellner, Peiper) **c)** Chefarzt · **S** Seit 72 Chefarzt Chir. Abt. Rudolf-Virchow-Krhs. Berlin
BV Primäre Knochengeschwülste. In: Chir d Gegenwart, Bd 5. München: Urban & Schwarzenberg 1973

Weber, Ulrich, Prof. Dr. med., Ärztl. Dir., Orthop. Univ.-Klin. FU Berlin im Oskar-Helene-Heim, Clayallee 229, 1000 Berlin 33 · *11. 04. 43 Dresden · **A** 68, Frankfurt/M. · **D** 68, Frankfurt/M. · **FG** Chirurgie 78 · Orthopädie 75 · **ZB** Sportmed., Rheumatol. · **H** 80, Giessen · **P** 83, Giessen · **TW a)** 70-76 Chir. Klin. Städt. Krhs. Hanau (Stiller) · 76-88 Orthop. Univ.-Klin. Giessen (Rettig) **c)** Ärztl. Dir. Orthop. Klin. · **S** Seit 88 Ärztl. Dir. Orthop. Univ.-Klin. der FU Berlin im Oskar-Helene-Heim

Weber, Werner, Dr. med., I. Oberarzt, Unfallklin. Krhs. d. Landkreises Peine, Virchowstr. 8, 3150 Peine · *29. 04. 47 Betzdorf/Sieg · **A** 75, Mainz · **D** 82, Mainz · **AG** 10/73-01/74 Anaesth. Mainz · 02/74-03/74 Pharmakol. ebd. · 04/74-08/74 Inn. Med. ebd. · 11/74-09/77 Chir. Dernbach · 02/78-03/80 UnfChir. Limburg · 04/80-03/81 Chir. u. UnfChir. Essen · **FG** Chirurgie 03/81 · **TG** UnfChir 11/81 · **TW a)** 04/81-02/83 St. Vincenz Krhs. Essen (Müller-Tix) · 03/83-09/85 St. Marien Krhs. Siegen (Strunk) **b)** Seit 10/85 Unfallklin. Peine (Schellmann) **c)** I. OA im TG UnfChir.

Wedell, Hans-Jürgen, a. o. Prof. Dr. med., Chefarzt, Klin. Allg.- u. Thoraxchir., Schwarzenmoorstr. 70, 4900 Herford · *14. 03. 34 Düsseldorf · **A** 62, Düsseldorf · **D** 59, Düsseldorf · **AG** Colo-Proktol. · Tumorimmunol. · Gastro-enterol. Chirurgie · **FG** Chirurgie · **H** 70, Aachen · **P** 74, Aachen · **TW a)** 62–63 Pathol. Inst. Med. Akad. Düsseldorf (Meessen) · 63–64 DFG-Stipend. a. Pharmakol. Inst. FU Berlin (Herken) · 64–66 Chir. Univ.-Klin. Kiel (Löhr) · 66–69 Chir. Univ.-Klin. Düsseldorf (Derra) · 69–73 OA Chir. Klin. RWTH Aachen (Reifferscheidt) **c)** Chefarzt Allg.- u. Thoraxchir. · **S** Seit 73 Chefarzt Klin. Allg.- u. Thoraxchir. Herford
ZV Rund 100 Publikat u zahlr Vortr (Exp u klin Chir, Thoraxchir, AllgChir, Tumor-Immunol, Colo-Proctol)

Weerda, Hilko, Prof. Dr. med. Dr. med. dent., Direktor, Klin. f. Hals-, Nasen- u. Ohrenheilkunde Med. Univ. Lübeck, Ratzeburger Allee 160, 2400 Lübeck 1 · *19. 01. 37 Emden/Ostfriesland · **A** 65, Erlangen · **D** 67, Erlangen (Dr. med.) · 68, Erlangen (Dr. med. dent.) · **AG** Experim. u. plast. Chir. · Ohrmißbildgn. · Medizintechnik · **FG** HNO 11/71 · Zahnarzt 68 · **ZB** Plast. Op. 10/77 · Allergologie 05/82 · **H** 74, Freiburg · **P** 79, Freiburg · **TW a)** 65 Zahnmed. **c)** Dir. HNO Klin. · **S** Seit 87 Ärztl. Dir. HNO-Klin. Med. Univ. Lübeck
ZV Tierexp Untersuchg z Verträglichkt endotracheal Prothesen. Int J Pancreatol 54, 663 (1975) · Myocutaner Insellappen z Erweiterg hochsitzender Oesophagus-Hypopharynxstenosen. HNO 28, 271 (1980) · Spez Lappentechn b Defekten i Wangen- u Lippenbereich. Int J Pancreatol 59, 630 (1980) · E neues Spreizlaryngoskop f d endolaryngeale Diagn u Mikrochir. HNO 29, 58 (1981) · A new distending laryngoscope for diagnosis and microsurgery of the larynx. Laryngoscope 93, 630 (1983) · Bilobed and trilobed flaps in head and neck defect repair. Facial Plast Surg 1, 51 (1983) · Aluminium-Keramik a Stützgerüst i d Trachealchir. Otorhinolaryngol 236, 214 (1983) · D Chir d kindl Ohrmuschelmißbildg. Int J Pancreatol 63, 120 (1984) · D Teilresekt b Larynx-Ca. HNO 32, 388 (1984) · D Tracheopexie m Stützgerüsten. Int J Pancreatol 63, 556 (1984) · Myomukosa-Lappen d Zunge z Deckg v Defekten i Mundbereich. HNO 33, 303 (1985) · Gehörverbess Op b Ohrmuschelmißbildg. ebd 33, 449 (1985) · Neue Gesichtspunkte i d konventionellen Trachealchirur. Arch Otorhinolaryngol Verhber II (1985) · D Bhdlg d Stenosen d laryngo-trachealen Übergangs u d zervikalen Trachea. HNO 34, 156 (1986) · D Einheilgsrate frei transplant, groß composite grafts. Arch Otorhinolaryngol [Suppl] II, 129 (1986) · A new distending diverticuloscope for endoscopic treatment of Zenker's diverticulum with the CO_2-laser. ebd 245, 384 (1988)
BV Kompendium plastisch-rekonstruktiver Eingriffe im Gesichtsbereich. Hamburg: Ethicon 1984, 2 Auflage Hamburg: Ethicon 1987 · HNO-Heilkunde. Stuttgart: Enke 1989 · Beisp z Lippenrekonstrukt. Sonderbd Dtsch Ges Plast Chir. Berlin: Springer 1983 · Surgery of the pinna and surrounding area. In: Plastic and reconstructive surgery of the face and neck. St Louis: Mosby 1984 · D Chir d Mißbildg d Ohrmuschel u d Mittelohres. In: D Ästhetik v Form u Funkt i d Plast u Wiederherstellgschir. Berlin: Springer 1985 · Chir d Tumoren a d alternd Haut d Ohrreg. In: Plast u Wiederherstellgschir. ebd 1986

Wegler, Bernd Jürgen, Dr. med., niedergelassen, Rennstr. 1, 7000 Stuttgart 31 · *21. 10. 44 Stetten/Waiblingen · **A** 71, Stuttgart · **D** 70, Tübingen · **AG** 06/71–12/72 Inn. Med. · 01/73–09/75 Chir. Marienhosp. Stuttgart · 10/75–03/78 Chir. Diakonissen Krhs. ebd. · **FG** Chirurgie 04/78 · **TG** UnfChir 04/80 · **TW a)** 01–02/81 Chir. Abt. Diakonissen Krhs. Stuttgart (Lorenz) · 03/81–06/81 Praxisvertretung (D-Arzt) Stuttgart **b)** 04/78–12/80 BG Klin. Tübingen (Weller) · 12/79–12/80 Handchir. Abt. ebd. (Reill) **c)** Niedergelassen · **S** Seit 07/81 Niederlassung als D-Arzt in Stuttgart

Weidner, Kurt Reinhold, Dr. med., Chefarzt i. R., Beethovenstr. 28 I, 4937 Lage/Lippe · *11. 11. 20 Wehlau/Ostpr. · **A** 52, Tübingen · **D** 52, Tübingen · **AG** Pathol. Anat. · Thoraxchir. · AllgChir. · **FG** Chirurgie 59 · **TW a)** 09/52–09/53 Volontärass. Pathol. Inst. Univ. Tübingen (Letterer) · 10/53–01/55 Ass. Thoraxchir. Krhs. Wehrawald/Todtmoos (Good) · 02/55–12/56 Ass. Kreiskrhs. Ochsenhausen (Gauckler) · 01/57–09/60 Ass. (Fachausbild.) Städt. Krankenanst. Mannheim (Oberdalhoff) · 10/60–03/61 OA Chir.-Urol. Abt. Lorettokrhs. Freiburg/Br. (Thelen) · 04/61–10/68 1. OA Chir. Abt. Städt. Krankenanst. Koblenz-Kemperhof (Korth) · 05/63 Gastarzt Chir. Univ.-Klin. München (Zenker) · 04/66 Gastarzt Fortbildg. op. Urol. Allg. Poliklin. d. Stadt Wien (Deuticke) · 10/68–10/71 Ltd. Arzt Chir. Abt. Ev. Krhs. Kirchen/Sieg. · 11/71–12/82 Chefarzt Chir. Abt. Kreiskrhs. Lage/Lippe · 01/83–11/85 Niedergel. Chirurg m. amb. Chir. u. D-Arzt Lage/Lippe · Seit 11/85 i. R. **c)** Chefarzt i. R. · **S** 68–71 Ltd. Arzt Ev. Krhs. Kirchen/Sieg. · 71–82 Chefarzt Chir. Abt. Kreiskrhs. Lage/Lippe · 83–85 Niederlassung Lage/Lippe
ZV Fixierg d Kirschnerdrahtes i e Gipsmanschette z Infektionsverhütg. Zentralbl Chir 86/20, 1277–1279

Weigle, Rainer Ludwig, Dr. med., Assistenzarzt, Kreiskrhs. Ottmanshofer Str. 44, 7970 Leutkirch · *24. 02. 56 Waiblingen · **A** 86, Köln · **D** 87, Köln · **AG** 02–07/87 Chir. Köln · Seit 08/87 Chir. Leutkirch · **TW c)** AssArzt
ZV Versorgg frischer Akromioklavicular-Gelenksprenggn. Chir Praxis 39, 667–674 (1988)

Weikert, Hellmut Erdmann Albert, Dr. med., niedergel. Arzt f. Allgemeinmed., Janssenweg 6, 2942 Jever · *06. 09. 09 Haynau/Schlesien · **A** 35, Breslau · **D** 35, Breslau · **FG** Chirurgie 39 · Gynäkologie u. Geburtshilfe 47 · **TW c)** Niedergel. · **S** Seit 52 Niederlassung als Arzt f. Chir. u. Gynäkol., Belegarzt a. Krhs. Sophienstift Jever

Weinbrenner, Hans Rudolf, Dr. med., i. R., Am Quell 2a, 4320 Hattingen · *03. 07. 09 Neunkirchen/Siegen · **A** 35, Gießen · **D** 35, Gießen · **AG** Chir. · **FG** Chirurgie 05/39 · **TG** UnfChir · **TW a)** 35–06/36 Univ.-Klin. Jena (Guleke) · 06/36–07/38 Hosp. z. Hl. Geist Frankfurt/M. (Willich) · 38–53 OA Ev. Krhs. Hattingen/Ruhr (Haumann) · 39–45 (Polen-, Frankreich-, Rußlandfeldzug) auf vorgeschobenen Hauptverbandplätzen u. dann als Chir. Divisionslazarett **c)** i. R. · **S** 54–82 Praxis f. Chir. u. D-Arzt, Unfallarzt Hattingen

Weinhold, Christian-F., Prof. Dr. med., Oberarzt, Ludwig-Maximilians-Univ. München, Klinikum Großhadern, Herzchir. Poliklin., Marchioninistr. 15, 8000 München 70 · *11.09. 48 Spieka · A 75, München · D 77, München · FG Chirurgie 06/81 · TG Thorax- u. KardiovaskularChir 88 · H 86, München · P 88, München · TW c) Seit 83 OA im TG ThKardChir.

Weinstock, Peter, Dr. med., Vertrauensarzt, LVA Schwaben Augsburg V. A. D., 8850 Donauwörth · *29.07. 28 Lindau · A 51, Koblenz · D 52, Mainz · FG Chirurgie 59 · TG UnfChir 72 · ZB Sozialmed. 86 · TW a) 52-57 u. 58-60 Chir. Immenstadt Kreiskrhs. (Jordan) · 57-58 Inn. Med. Lindenberg-Ried LVA-Heilstätte (Kraus) · 60-62 und 63 Neurol. Ravensburg Krhs. St. Elisabeth (Rommelspacher) · 62-62 Neuropath. Tübinger Hirnforsch. Inst. (Ostertag) · 63-75 Chir. Ravensburg (Ludolph) c) Seit 03/84 Vertrauensarzt in Donauwörth, seit 10/89 im Vorruhestand · S 76-84 Chefarzt im Team Chir. Ravensburg

Weinzierl, Guido Otto Ernst, Dr. med., Akad. Rat a. Z., Chir. Klin., Friedrich-Alexander-Univ. Erlangen-Nürnberg, Maximiliansplatz, 8520 Erlangen · *29.04. 54 Regensburg · A 82, München · D 85, Erlangen · AG Chir. Univ.-Klin. Erlangen · FG Chirurgie 04/89 · TW c) Arzt Allgemeinchir.
ZV Ist d Infektion im Stadium IV nur ein lokales Problem? Angio 9/4, 205 (1987)

Weis, Joseph, Dr. med., Ltd. Arzt, Krhs. Maria-Hilf, Daun, 5568 Daun · *07.10. 34 Roodt/Red (Luxemburg) · A 65, Saarbrücken · D 60, Homburg/Saar · AG 60-62, 64-70 Chir. · 63 Pathol. Koblenz · 64 Sportmed. Luxemburg · FG Chirurgie 07/70 · TW a) 70-72 OA Krhs. Maria-Hilf Daun (Bartholomé) · Ab 72 Ltd. Arzt ebd. c) Ltd. Arzt Chir. Abt. · S Seit 10/72 Ltd. Arzt Chir. Abt. Krhs. Maria-Hilf Daun
ZV Embryon Teratom d Leber. Virchow Arch Pathol Anat 338, 45-50 (1964) · Diaphysäre Bündelnagelg per u subtrochanterer Obschenkelfrakt. Aktuel Chir 6, 373-378 (1974) · Diaphysäre Bündelnagelung per- und subtrochantere OS Frakturen. Aktuel Chir 4, 231 (1970) · Indikat, Techn u Grenzen d Bündelnagelg. Aktuel Chir 3, 153-162 (1976) · D Monteggia-Verletzgn. Monatschr Unfallhkd 73, 409-420 (1970) · Nabelbruch b Nabelkoliken. Kinderarzt 1, 63 (1979)

Weise, Otto, Dr. med., niedergel. Chirurg, Untere Vorstadt 73, 7470 Albstadt 1 · *27.03. 19 Urach · A 44, Tübingen · D 47, Tübingen · AG 46-47 Ass. u. Praxisvertr. Ulm-Söflingen (Grünler) · FG Chirurgie 05/53 · TW a) 47-53 Städt. Krhs. Eßlingen (Bender/Wagner) · 53-61 OA Kreiskrhs. Ebingen (Leube) c) Niedergel. Chirurg · S Seit 61 Niederlassung als Chirurg u. D-Arzt Albstadt-Ebingen

Weiser, Hans-Fred, Priv. Doz. Dr. med., Chefarzt, Diakoniekrhs. Rotenburg, I. Chir. Klin., Elise-Averdieck-Str. 17, 2720 Rotenburg/Wümme · *21.11. 46 Osterode/Harz · A 76, Göttingen · D 76, Göttingen · AG Klin. u. exp. Arbeiten z. intestinalen Motilität · Visceralchir. · FG Chirurgie 06/82 · TG UnfChir 03/87 · H 84, München TUM · TW a) Bis 03/88 Chir. Klin. u. Poliklin d. Techn. Univ. München, Klin. re. der Isar ·

S Seit 04/88 Chefarzt I. Chir. Klin. f. Allg. u. Thoraxchir. am Diakoniekrhs. Rotenburg/Wümme
ZV Gastrooesophagealer Reflux – was ist physiolog? Dtsch Med Wochenschr 107, 366-370 (1982) · Gastrooesophagealer Reflux: Besteht e Korrelat zwisch Refluxausmaß u Refluxfolgen? ebd 108, 930-935 (1983) · Bhdlg d Refluxkrht d Speiseröhre m d Angelchik-Prothese. Oesophagus-Refluxkrankheit 3, 61-67 (1985) · Programmierte Relaparotomie b diff Peritonitis – Indikat, Durchführg, Erg. Acta Chir Austriaca 3, 64-65 (1986) · How can we diagnose the early stage of the esophageal cancer? Diagnosis of early esophageal cancer. Endoscopy 18, 2-10 (1986) · Oesophagitis – Hiatushernie – Indikat u Verfahrenswahl: Alternat Techn. Langenbecks Arch Chir 372, 543-546 (1987) · Rezidiveingriffe na Antirefluxchir. Chir Praxis 38, 603-614 (1988)
BV 24-h-Festspeicher-pH-Metrie. In: Gastrointest Motilität. Weinheim: Edition Medizin 1983 · Diff Oesophagusspasmus, Achalasie, juxtasphinctäre Oesophagusdivertikel. In: Therap prim gastrointestinaler Motilitätsstörgn. ebd 1984 · Autronicord CM 18 pH ambulatory – solid state pH monitor. In: Esophageal disorders. New York: Raven 1985 · Intraesophageal twenty-four-hour pH-metry: an indispensible tool for the diagnosis of reflux disorders. In: Disease of the esophagus. Berlin: Springer 1987 · Eingr am Oesophag. In: Chirurg d Abdomens II. München: Urban & Schwarzenberg 1989

Weiß, Alexander, Dr. med., Chefarzt, Robert Koch Krhs., Von-Reden-Str. 1, 3007 Gehrden 1 · *06.05. 43 Dresden · A 72, Wiesbaden · D 72, Freiburg · FG Chirurgie 04/78 · TG UnfChir 03/79 · TW b) UnfChir. · 78-80 Städt. Krhs. Bietigheim-Bissingen (Fritz) c) Chefarzt UnfChir. · S Seit 11/81 Chefarzt Robert-Koch-Krhs. Gehrden
ZV Riesenhämangiom d Magens m Splenomegalie als Urs e Intestinalblutg. Zentralbl Chir 100, 1272-1274 (1975) · Blindverschluß d Pankreasschwanzes bei partieller Duodeno-Pankreaskopfektomie. ebd 103, 61-62 (1978)

Weissenhofer, Werner, Doz. Dr. med., Stellvertr. Ärztl. Leiter, Rudolfinerhaus, Billrothstr. 78, A-1190 Wien · *26.11. 42 Ybbsitz · D 67, Wien · AG Herz- u. Gef-Chir. · AbdomChir. (Peritonitis) · FG Allgemeine Chirurgie 74 · TG GefChir 82 · H 80, Wien · TW a) Bis 74 II. Chir. Univ.-Klin. Wien (Konz/Navratil) · 74-82 II. Chir. Klin. Salzburg (Zängl) · 82-87 Prim. Chir., LKH Rohrbach/OÖsterreich · Seit 88 Stellvertr. Ärztl. Leiter Rudolfinerhaus Wien · S Seit 88 Stellvertr. Ärztl. Leiter Rudolfinerhaus Wien
ZV Üb d Verwendg lyophilisierter, homologer Venentransplantate als Arterienersatz. Acta Chir Austriaca 3, 117 (1971) · Effects of sympathectomy on blood flow through stenotic vessels during exercise: an experimental study in a canine model. Surgery 74, 734-738 (1973) · Preliminary report – a canine extremity exercise model for peripheral hemodynamic studies. J Surg Res 15, 429-432 (1973) · Pulmonary artery patch homograft. Eur Surg Res 5, 465-471 (1973) · D Kadaverperfus unt Zuhilfenahme d Membranlunge. Kongreßber Österr Ges Chir 611-616 (1975) · Z Meth d Implantat myokardialer Schraubenelektroden i Lokalanästh. Zentralbl Chir 101, 936-938 (1976) · D elektromagnet Strömgs-

meßsonde na Williams u Barefoot. Anwendg i d Chir d periph Gefäße. Wien Med Wochenschr 128, 179–181 (1978) · Antisepsis i d Bhdlg d diffusen bakteriel Bauchfellentzündg. Acta Chir Austriaca 11, [Suppl] 31 (1979) · Op-takt Vorgehen b Ösophagusläsionen. Chirurg 52, 783–785 (1981) · Thyroid function and endotoxinemia in experimental peritonitis. Surg Res Comm 3, 159–164 (1988)
MH The Fetus. Roma: CIC Edizioni Int

Weist, Friedebert R., Dr. med., Chefarzt, Chir. Abt. Kreiskrhs., Krankenhausstr. 25, 8470 Nabburg · *24. 09. 38 Nürnberg · **A** 64, Erlangen · **D** 64, Erlangen · **AG** Klin. Pharmakol. · Exp. Chir. · **FG** Chirurgie 06/72 · **TG** UnfChir 07/73 · **ZB** Fachkundenachweis „Rettungsdienst" 01/90 · **TW b)** UnfChir.: 72–75 2. Chir. Klin. Klinikum Nürnberg (Birkner) **c)** Chefarzt Chir. · **S** Seit 01/81 Chefarzt Chir. Abt. Kreiskrhs. Nabburg
ZV Exptelle Untersuchgn üb Eiweißbindg sowie Resorpt v Dexamethason-Isonokotinsäureester na inhalativer u rectaler Applikat. Arzneimittelforsch 16, 667 (1966) · Dünnschichtchromatograph Untersuchgn üb 5-Carbamyl-5H-dibenzo b, f, azepin in Harn u Liquor b neuen Indikationsgebieten. ebd 17, 874 (1967) · Dünnschichtchromatograph Nachweis v Prednisolon-21-Hemisuccinat-Natrium u seiner Metaboliten. Z klin Chem klin Biochem 5, 20 (1967) · Erfahrgn m Adumbran® i e chir Klin. Therapiewoche 17, 45, 1845 (1967) · Untersuchgn z Verträglichkt u Wirksamkt v Bisolvon-Linktus®. Österr Monatshefte ärztl Fortbild pharmazeut Dokumentation 8 (1967) · Z Nachweis v 7-Chlor-1,3-dihydoxo-3-hydoxy-5-phenyl-2H-1,4-benzodiazepin-2-on in biolog Flüssigkeiten. Arzneimittelforsch 18, 87 (1968) · Untersuchgn üb d Einfluß v Glycodiazin u Glucagon auf d Bindg v Insulin an Eiweiß. ebd 18, 475 (1968) · Dünnschichtchromatograph Schnellnachweis v Tranquillizern d Benzodiazepin-Reihe u v thymolept Medikamenten. Med Welt 20, 369 (1969) · Untersuchgn üb d mineralocorticoiden Effekt v oral, intravenös, intraarticulär u inhalativ appliziertem Dexamethason-21-isonocotinat. Med Monatsschr 25, 127 (1971)

Weller, Siegfried Reinhold Albert, Prof. Dr. med. Dr. h. c., Ärztl. Dir., BG Unfallklin. Tübingen, Schnarrenbergstr. 95, 7400 Tübingen · *28.07. 28 Welzheim · **A** 54, Heidelberg · **D** 54, Heidelberg · **AG** AllgChir. (Visceral-Thoraxchir.) · UnfChir. · Orthop. · **FG** Chirurgie 63 · **TG** UnfChir 66 · **ZB** Physik. Therap. 87 · **H** 63, Freiburg · **P** 69, Freiburg · **TW a)** 59–67 Allg-Chir. Chir. Univ.-Klinik Freiburg (Krauss) **b)** UnfChir.: Chir. Univ.-Klin. Freiburg/Brsg. · BG-Unfallklin. Tübingen · Chir. Univ.-Klin. ebd **c)** Ärztl. Dir. · **S** Seit 69 Ärztl. Dir. BG Unfallklin. Tübingen, zugleich seit 88 Ordinarius u. Leiter d. Abt. Unfallchir., Univ.-Klin. Tübingen
ZV Üb eine neue Art z Festigg d Malleolengabel na Ruptur d tibio-fibularen Bandapparates. Monatschr Unfallhkd 61, 339–343 (1958) · Üb Strecksehnenabriße i Bereich d Endphalanx d Finger u ihre Bhdlg. Landarzt 18, 653–655 (1959) · Meniskusganglien. Langenbecks Arch Chir 296, 239–262 (1960) · D Analkarzinom. Med Welt 13, 617–619 (1961) · Anat Variat d Handgelenks u ihre Beziehg z Kahnbeinbruch. Monatschr Unfallhkd 6, 215–224 (1961) · D Osteochondrosis dissecans u ihr Zusammenhang m d traumat Knorpelschädigg. Bruns Beitr Klin Chir 207, 215–230 (1963) · Expteller Beitrag z Progn e Gelenkes na Verletzgn d knorpeltragenden Gelenkflächen. Arch Orthop Unfallchir 56, 583 (1964) · Kunststoffe in d Knochen- u Gelenkchir. Wissen u Praxis 46, 3–6 (1966) · Z Bhdlg v Brüchen i Bereich d Hüftgelenkspfanne. H Unfallheilkd 91, 30–32 (1967) · Entstehg, Diagnost, Therap u Prophyl typ Kombinationsverletzgn b Auffahrunfällen. ebd 99, 552–555 (1968) · D Oberschenkel-Mehrfragmentenbruch i Schaftbereich. Dtsch Med Wochenschr 13, 645–652 (1969) · Vermeidg techn Fehler b d op Bhdlg v Frakt. Chirurg 43, 100–104 (1972) · Erfahrgn b üb 1400 Totalendoprothesen des Hüftgelenks. Verh Jug Ges Orthop 1974 · Probl d Versorgg off Frakt. Magyar Traumatol 18, 81–87 (1975) · Erg na Korrektureingriffen a ob Sprunggelenk. Unfallheilkunde 80, 213–219 (1977) · D Fixateur externe i Dienst d Prophyl u Therap v Infekt. Aktuel Traumatol 2, 43–47 (1982) · Unfallchir – e Herausforderg a Med u Gesellschaft. Dtsch Ärztebl 20 (1983) · Nachbhdlg Unfallverletzter: Zweite Säule d Therap. ebd 12 (1984) · D unilaterale Kniegelenksendoprothese z Bhdlg d Varus- oder Valgusgonarthrose (Indikat – Techn – Späterg). Z Orthop 5, 569–670 (1986) · Hüftpfannenaufbauplastik m homologen Knochentransplantaten. H Unfallheilkd 179, 75–84 (1987) · Verletzgn d Hüftgelenkes – Hüftpfannenbrüche. Klin-rad Sem 18, 67–74 (1988)
MH Aktuel Traumatol · Op-Journal · Langenbecks Arch Chir
BV D Traumatol d Kniegelenkes. Stuttgart: Thieme 1962 · Notfälle i d Bergen (Verhütg u Erstversorgg). ebd 1967 · Erste Hilfe (Ein Leitfaden). ebd 1967 · Breitner Chir Oplehre (Kapitelbeitrag). München: Urban & Schwarzenberg · Lehrb d Chir, Verletzgn d Halte- u Bewegungsapparates, Frakt – Luxat. Stuttgart: Schattauer 1978 · Manual d Osteosynthese, AO-Technik, Möglchktn d temporären Wunddeckg. Symp Berlin 20–23 3 1980. München: Parke-Davis 1980 · Chir. 7 Aufl. Stuttgart: Thieme · Lehrbuch der Chirurgie. ebd · Klin-anatom Tafel: Implantate i d op Fraktbhdlg. ebd

Welte, Walter Anton, Dr. med., Chefarzt, Cnopfsche Kinderklin., St.-Johannis-Mühlgasse 19, 8500 Nürnberg · *25. 08. 30 Würzburg · **A** 56, Würzburg · **D** 54, Würzburg · **AG** Kinderurol. · **FG** Chirurgie 07/62 · **TG** KindChir 12/70 · **TW b)** 10/62–03/73 OA Kind-Chir. Klin. Köln (Helbig) **c)** Chefarzt KindChir. · **S** Seit 04/73 Chefarzt Kindchir. Abt. Cnopfschen Kinderklin. Nürnberg
ZV Inkarzerat d Magens b pleuro-peritonealer Zwerchfellücke. Med Welt 15, 802 (1966) · Erg u Erfahrgn b 35 Gallengangsatresien i d Jahren 1963–66. 14 BAPS Kongr Bremen. Bremer Ärztebl Sonderheft 1966 · D Knochentumoren i Kindesalt aus klin Sicht. Z Kinderchir 6, 530–542 (1969) · Unsere Erfahrgn m Oesophagusstenosen unt bes Berücksichtigg d Bougierungsbhdlg. Monatsschr Kinderhlkd 118, 273–274 (1970) · Diagnost u therapeut Probl b d Gallengangsatresie. Dtsch Med Wochenschr 96, 899–908 (1971) · Doppelseitige Hodentorsion b Neugeborenen. Med Welt 22, 1230–1232 (1971) · Praeduodenale Pfortader als seltene Urs e Duodenalstenose. Z Kinderchir 11, 62–67 (1972) · D cong Zwerchfellhernie jenseits d ersten Trimenons. Monatsschr Kinderhlkd 120, 413–420

(1972) · Op Bhdlgsmöglchktn b Gallenwegsmißbildgn i Kindesalter. Langenbecks Arch Chir 332, 707–718 (1972) · E temporäre probat Blockademöglchkt d Ventilshunts b Hydrocephalus. Z Kinderchir 13, 104–107 (1973) · Knochentumoren i Kindesalter. Monatsschr Kinderhlkd 122, 65–68 (1974) · Erfahrgn i d Bhdlg v 22 Fällen m Urethralklappen. ebd 125, 339–341 (1977) · Experience with the Cecil-Michalowski Procedere. Z Kinderhlkd 22, 167–173 (1677) · Hochgrad Stenose d Sigma-Rektum als Folge e neonatalen Enterocolitis necroticans. Z Kinderchir 27, 375–378 (1979)

Welter, Heiner Friedhelm, Priv. Doz. Dr. med., Oberarzt, Chir. Klin. u. Poliklin. Univ. München, Klinikum Großhadern, Marchioninistr. 15, 8000 München 70 · *03. 02. 48 Bergisch-Gladbach · **A** 75, Köln · **D** 75, Köln · **AG** Exp. Chir. · Transplantationschir. · **FG** Chirurgie 03/83 · **TG** GefChir 02/85, UnfChir 04/88 · **H** 86, München · **TW a)** 83–84 StatArzt, 85–88 OA Chir. Klin. Innenstadt Univ. München (Schweiberer) · Seit 88 Chir Klin. u. Poliklin. Univ. München (Klinikum Großhadern) (Heberer/Schildberg) **b)** GefChir.: 83–86 Chir. Klin. Innenstadt Univ. München (Schweiberer) · UnfChir. 86–88 ebd. **c)** OA, Abt. Transplantationschir. **ZV** Immunolelektrophoret Untersuchgn d Proteinverteilg i postischäm Ödem d Hundes. Res Exp Med 163, 47 (1974) · Effect of blood transf on survival time of renal grafts in the xenog system fox-dog. Eur Surg Res 10, 10 (1978) · Inhib d Thrombozytenaggr im hämorrh Schock dur ASS u masch Beatmg. Langenbecks Arch Chir [Suppl] Chir Forum 89 (1978) · Blutstillg a Leber, Lunge u Milz mittels Infrarotkoagulator. Zentralbl Chir 105, 94 (1980) · Xenogene u allogene Blutbeh vor xenog Nierentransplantat. Langenbecks Arch Chir [Suppl] Chir Forum 199 (1981) · Kompresssyndr d Ob Thoraxap. MMW 126, 1122 (1984) · Infrarotkoagulat an d Lunge. Chirurg 55, 238 (1984) · Dünndarm-Bezoar als Kompl e Ösophagusboug. Zentralbl Chir 109, 819 (1984) · Op an d Milz. Fortschr Med 103, 622 (1985) · Notfallaspekte d Abdominaltraumas. MMW 127, 879 (1985) · Bedeutg d Antibiotikaproph im Stad IV na Fontaine. Angio 7, 300 (1985) · Trends i d Therap v Milz- u Leberverl. Unfallchirurgie 89, 223 (1986) · Häufigkt v Herzstichen i Klin u Sektionsg. Chirurg 57, 691 (1986) · D Hickman-Katheter. ebd 58, 166 (1987) · Milzerhaltg - Mögl u klin Realität. Fortschr Med 106, 249 (1988)
BV Auffall Überlebenszeiten v xenog Hauttranspl. In: Chir Akt, Bd 5. Erlangen: Straube 1979 · Inhib of platelet aggregation during hypotension. In: Bibl anat 18 (1979) · Determination of hyperacute kidney rejection in different xenogeneic systems by 133-xenon washout technique. In: Radionuclides in nephrology. Stuttgart: Thieme 1980 · ALG-therapy in horse-IgG-sensitized kidney transplanted patients. In: New trends in allergy. Berlin: Springer 1981 · Traumat Aortenrupt - Lokalisat, Häufigkt u Überlebenschancen. In: D künstl Gefäßersatz. Wien: Egermann 1980 · Therapy of the pelvic venous spur and follow-up. In: Pelvic and abdominal veins. Amsterdam: Excerpta Medica 1981 · Pathobiochem mechanisms in exp sepsis. In: Emergency surgery. München: Zuckschwerdt 1986 · Influence of lysosomal elastase inhibitor eglin on the development of interstitial lung edema in E coli bacteremia of pigs. In: First Vienna Shock Forum. New York: Liss 1987 ·

Treatment of traumatic lesions of the spleen. In: Monduzzi Editore 1987 · Antibiotikaproph i d rekonstrukt GefChir. In: FAAC 7-2. Futuramed 1988

Wenderoth, Heinz, Dr. med., Chefarzt i. R., Hauptstr. 158 b, 5483 Bad Neuenahr · *19. 08. 17 Bad Wildungen · **A** 44, Jena · **D** 44, Jena · **AG** Truppenarzt · **FG** Chirurgie 06/59 · Urologie 02/59 · **TW a)** Ab 62 OA Chir.-Urol. Klin. Städt. Krankenanst. Wuppertal-Barmen (Boshamer) **b)** 64 Komm. Chefarzt Urol. Klin. Wuppertal-Barmen · 65–69 1. OA ebd. **c)** Chefarzt i. R. · **S** 01/70–09/82 Chefarzt (Ltd. Medizinaldir.) Urol. Klin. Allg. Krhs. Hagen

Wendling, Peter Martin, Prof. Dr. med., Chefarzt, Chir. Klin. I, Kliniken Main-Taunus-Kreis, Kronberger Str. 36, 6232 Bad Soden · *23. 10. 44 Geisa/Rhön · **A** 71, Mainz · **D** 72, Mainz · **AG** 71 Chir. Mainz · 72/73 Bundeswehr · 03/73–04/74 Physiol. Mainz · 74–78 Chir. Univ.-Klin. Mainz · **FG** Chirurgie 12/78 · **H** 81, Mainz · **P** 83, Mainz · **TW a)** 79–82 StatArzt Allg.- u. Gefäßchir. Univ.-Klin. Mainz · 82–84 OA Chir. Univ.-Klin. Mainz **c)** Chefarzt · **S** Seit 84 Chefarzt Chir. Klin. I Kliniken Main-Taunus-Kreis Bad Soden **ZV** In vivo investigations on microcirculatory disturbances induced by crenated erythrocytes following norepinephrine application. Res Exp Med 164, 315 (1974) · Effect of rigid spherocytes on regional hepatic and splenic blood flow in rabbits. Bibl Anat 13, 115 (1975) · Birth fractures of the femur. Prog Pediatr Surg 10, 247 (1977) · Splenic respiratory gas exchange and glucose uptake in patients with splenomegaly in hypersplenism and Hodgkin's disease. Klin Wochenschr 55, 1057 (1977) · Z Sauerstoffaufnahme d zirrhot Leber. Z Gastroenterol 18, 285 (1980) · Mesenterico-caval shunt in rats. Res Exp Med 177, 79 (1980) · Wertigkt d transcutanen PO_2-Messung b unterschiedl Hautperfus. Anästhesist 31, 135 (1982) · D abdominel Aortenaneurysma. Ärztebl Rheinl-Pfalz 193 (1982) · Schilddrüsenchir i höheren Lebensalter. MMW 126, 869 (1984)
BV Chir i d Allgpraxis. In: D Allgmed. Erlangen: Perimed 1988

Wengler, Bernd, Dr. med., niedergelassen, Untere Königsstraße 81, 3500 Kassel · *09. 11. 41 Chemnitz · **A** 67, Leipzig · **D** 67, Leipzig · **AG** Wiss. Ass. Univ.-Klin. Leipzig · Ass. Städt. Klin. Kassel · **FG** Chirurgie 72 · **TG** UnfChir 85 · **TW a)** 73–83 OA Allg. u. UnfChir. Chir. Klin. I Städt. Kliniken Kassel (Giebel) **b)** 84–86 OA Klin. Unfall-, Hand- u. Wiederherstellungschir., ebd. (Kinzl) **c)** niedergel. Chirurg u. Unfallchirurg · **S** Seit 86 niedergel. Chirurg u. Unfallchirurg Kassel

Wening, Volker Jürgen, Dr. med., Wiss. Assistent, Abt. Unfallchir., Martinistr. 52, 2000 Hamburg 20 · *08. 09. 48 Braunschweig · **A** 78, Hamburg · **D** 78, Hamburg · **AG** Schulter · Knie · bildgebende Diagnostik · Biomaterialien · **FG** Chirurgie 02/85 · **TG** UnfChir 01/87 · **TW b)** UnfChir. Univ. Krhs. Eppendorf Hamburg **c)** Wiss. Ass. **ZV** Schichtdienst in d Chir. Informat Berufsverbandes d Dtsch Chir eV 6, 93–94 (1980) · Sportunfälle aus d Sicht e Chir Ambulanz. Dtsch Z Sportmed 32/7, 185–189 (1981) · D Spiegelsche Hernie - e selt Form d lateral Bauchwandbruches. Med Welt 33/6, 214-215 (1982) · Polyposis d Magens. Inform Arzt 14, 4-6 (1982) · Transposit d groß Netzes. ebd 8, 26-30 (1982) · D Sigmaendometriose. Med Welt 33/6, 352-354 (1982) · Pneumatosis cystoides intestinalis - e selt Erkrkgn unklarer Genese. Klinikarzt 12, 842-844 (1983) · Intestinale Carcinoide. Diagnost u therapeut Probl. Inform Arzt 11/18, 19-27 (1983) · Klin Aspekte d Athroskopie b frischen Knietrauma. Hamb Ärztebl 11, 367-369 (1985) · Periop Infektprophyl i d elekt Kolonchir. Med Welt 36, 905-908 (1985) · Familial fibroelastoma dorsi - first case report and review of literature. Br J Clin Pract 40/9 (1986) · Bildgeb Diagnost u chir Therap v Nebennierenerkrkgn. Aktuel Chir 22, 135-138 (1987) · D Sonograph als Screeningmeth b Verdacht auf Ruptur d Rotatorenmanschette. Unfallchirurgie 13/2, 60-63 (1987) · Aortenarrosionsbltg als Spätkomplikat na Plattenosteosynth d thorakolumbalen Überganges b Wirbelfrakt. Aktuel Chir 22, 28-30 (1987) · Diagnosis and surgical treatment of stab wounds and gun shot injuries of chest and abdomen. Comunicazioni II, 1-6 (1987) · Immediate arthroscopy of the knee joint after traumatic lesions. ebd II, 208-212 (1987) · Chron Osteomyelitis u Fistelca. Langenbecks Arch Chir 374, 55-59 (1989) · Compound fractures of the lower leg with vascular injuries: amputation or reconstruction? Br J Clin Pract 1990 · Haarsinus: Bagatellverletzg oder Berufserkrkg. Klinikarzt 16/10, 693 (1987) · Erste Erg z Biocompatibilität, Zytotoxizität u Genotoxizität v Aramid. Unfallchirurgie 15, 236-242 (Nr 5) (1989) · Evaluation of ultrasound, lavage and computed tomography in blunt abdominal trauma. Surg Endosc 3, 152-158 (1989) · Bandplastiken am oberen Sprunggelenk nach traumatischen Bandrupturen. In: Hefte zur Unfallchirurgie, Plastischen- u. Wiederherstellungschirurgie. Hrsg A Pannike, H Rudolph. Verlag Karl Sasse KG, Rotenburg-Wümme 229-232 (1987)

Went, Helmut, Dr. med., Chefarzt, DRK-Krhs., Röpersberg 2, 2418 Ratzeburg · *20. 12. 38 Altstadt/Elbe · A 66, Kiel · D 66, Kiel · AG 66 Chir. FU Berlin · FG Chirurgie 04/71 · TG UnfChir 01/80 · TW a) 71-76 OA Städt. Krhs. Lübeck-Süd (Edelhoff) b) 76-78 UnfChir. Städt. Krhs. Lübeck-Süd (Edelhoff) c) Chefarzt · S Seit 78 Chefarzt Chir. Abt. DRK-Krhs. Ratzeburg u. Ärztl. Dir.

Wentzensen, Andreas, Priv. Doz. Dr. med., Ärztl. Dir., BG Unfallklin. Ludwigshafen, Ludwig-Guttmann-Str. 13, 6700 Ludwigshafen-Oggersheim · *23. 03. 44 Erfurt · A 70, Stuttgart · D 71, Heidelberg · FG Chirurgie 75 · TG UnfChir 01/79 · TW a) Chir. Klinik Klinikum Mannheim · Chir. Abt. Kreiskrhs. Biberach · 09/75-12/76 Bundeswehrkrhs. Ulm b) 01/77-12/87 UnfChir. BG Unfallklin. Tübingen c) Ärztl. Dir. · S Seit 88 Ärztl. Dir. BG Unfallklin. Ludwigshafen
ZV Thromboembolieprophyl b e unfallchir Krankengut. Aktuel Traumatol 8, 127-220 (1978) · Z Indikat u Techn d op Bhdlg v Schultereckgelenksprenggn. Z Orthop 118, 566 (1980) · Erfahrgn m d Arthroskop üb e zentral Zugang dur d Ligamentum patellae unt Benutzg versch Winkeloptiken. H Unfallheilkd 148, 339-342 (1980) · Arthroskop Untersuchg v gestielten autogenen Sehnentransplantaten z Ersatz d vord Kreuzbandes. Chirurg 53, 225-228 (1982) · Z Problemat d frisch vord

Kreuzbandschadens. Aktuel Traumatol 12, 217-218 (1982) · D Pseudarthrose als Komplikat d Schenkelhalsfrakt. ebd 12, 72-76 (1983) · D Indikat z gelenknahen Tibiakopfosteotomie u unicondylären Schlittenprothese b Kniegelenksarthrose. H Unfallheilkd 163, 364 (1984) · Z Diagnost d vord Kreuzbandruptur. ebd 167, 121-122 (1984) · D korrig Osteotomie am coxalen Femurende weg Pseudarthrose. Langenbecks Arch Chir Kongrbd 366 (1985) · Hallazgos en el tratamiento de las lesiones ligamentosas recients de la articulacion de la rodilla. Rev Ortop Traum 29 IB/5, 535-540 (1985) · Experimental replacement of the anterior cruciate ligament. Am J Sports Med 13, 441 (1985) · Klin d Gelenkverletzgn. Schriftenr Unfallmed Tagg 60 (1987) · Ursach u Bhdlgsmöglchktn v Pseudarthrosen am coxalen Femurende. H Unfallheilkd 189, 532-535 (1987) · D Arthrolyse i d Bhdlg posttraumat Gelenksteifen an Knie- u Ellenbogengelenk. Aktuel Traumatol 17, 237-241 (1987) · Versorggsstrat v Mehrfachfrakt langer Röhrenknochen i Rahmen d Polytraumas. ebd (Sonderheft) · Biomechan d Osteosynthese. Schriftenr Unfallmed Tagg (Sonderheft) Murnau 1987 · Distors u Luxat großer Gelenke - Kniegelenk. Langenbecks Arch Chir Kongrbd [Suppl] II (1988) · Verletzgsmuster v Kniegelenken i Kindesalt. H Unfallheilkd 200, 507-508 (1989) BV Unterschenkelfrakt u Brüche d Fußskelettes. In: Chir. Stuttgart: Thieme 1986 · Erfahrgn m d unilateralen Gelenkflächenersatz am Kniegelenk. In: D alloplast Ersatz d vord Kreuzbandes. ebd 1987

Wenzl, Heide, Dr. med., Oberärztin, Kinderchir. Klinik Städt. Krhs. Schwabing, Kölnerplatz 1, 8000 München 40 · *06. 03. 39 Asch · A 66, Tübingen · D 64, Tübingen · AG UnfChir. · Thoraxchir. · Neurochir. · Anästhesie · Pathol. · KindChir. · AllgChir. · FG Chirurgie 72 · TG KindChir 76 · TW a) 72 StatÄrztin Chir. Klin. TU München (Maurer) · 72-74 Funktions-OA Thoraxchir. ebd. (Harlacher) b) 74-75 OA KindChir. Univ. Zürich (Rickham) · Seit 75 OA KindChir. München-Schwabing (Singer, Höpner) c) Oberärztin KindChir.

Wenzl, Helge, Prof. Dr. med., Chefarzt, Paracelsuskrhs. Ruit Chir. Klin., Hedelfingerstr. 166, 7302 Ostfildern 1 · *22. 01. 37 Prag · A 65, Stuttgart · D 61, Tübingen · AG UnfChir. · Abdominalchir. · Thoraxchir. · Urol. · FG Chirurgie 70 · TG UnfChir 74 · H 73, München · P 89 Tübingen · TW a) 63-64 Kreiskrhs. Plochingen (Wenzl) · 65-75 Chir. Klin. re. der Isar TU München (Maurer) b) 62 Univ.-Klin. Zürich (Hegglin) · 63 Anästhesie-Abt. Univ.-Klin. Zürich (Hossli) · 65 Pathol. Inst. Krhs. Ludwigsburg (Leicher) · 70 Orthop. Univ.-Klin. Bern (Müller) c) Chefarzt · S Seit 75 Chefarzt Chir. Klin. Paracelsuskrhs. Ruit, Ostfildern
ZV Appendixcarcinoide. Inaug-Diss, Tübingen 1961 · Erfg m Polythyazid. Praxis 52, 1010 (1963) · Symptomat Eiweißverl b enteraler Lymphfistel. Dtsch Med Wochenschr 89, 1247 (1964) · D intrathorac Meningozelen u i Bhdlg. Thoraxchir 17, 87 (1969) · Hereditäre Zystinurie m Urolithiasis u i Bhdlg m d-Penicillamin. MMW 111, 1243 (1969) · Probl währ d d-Penicillamin-Bhdlg v Pat m Zystinsteinen. ebd 112, 2187 (1970) · Notwendigkt e druckstabilen Bruchpfortenverschl b d op Beseitgg e intrathorac Meningozele. Thoraxchir 19, 73 (1971) · Transossäre Drahtnaht u Zuggurtg: Ideale

Osteosynthese d Patellafrakt. Unfallheilkunde 74, 169 · Verriegelg z Beseitigg e Rotationsinstabilität b d Marknagelg lg Röhrenknochen. Z Orthop 109, 932 (1971) · Zentralisierte Dokumentat i d Unfallchir. H Unfallheilkd 114 (1972) · D prakt Bedeutg d Federverhaltens d menschl Femurs. Z Orthop 112, 710 (1974) · D Federverhalten d menschl Femurs u seine Bedeutg f d Biodynamik d Hüftgelenkes. Fortschr Med 94, 143–146 (1976) · Kreuzbandverletzgn. ebd 96, 1483–1488 (1978) · E Entlastungsorthese m dynam Teilbelastungsvorrichtg. Chirurg 53, 59 (1982) · Revisionseingriffe b Hüftgelenksendoprothesen i Kreiskrhs. Unfallchirurg 90, 351–352 (1987) · Totalprothese a Hüftgelenk b üb 100jährigen. ebd 90, 351–352 (1987) · Herzschrittmacher-Implantat am Kreiskrhs. Z Allgemeinmed 64, 513–519 (1988)
MH Erg b 112 op beh dist Femurfrakt. Z Unfallheilkd 120 · Knochenverletzgn i Kniebereich. 2 Reisensburger work shop z klin Unfallchirurgie 1975 · D Polytrauma an e mittl Kreiskrhs, Bd 352 (Kongreßbericht). Langenbecks Arch Chir 1980 · D Anwendg d Teilbelastgsvorrichtung a d Allgöwer'schen Orthese b d postoperat Bhdlg v Frakt d unt Extremität. Unfallmed Tagung der BG Nordwestdeutschland am 19/20 3 1982. In: Schriftreihe d Unfallmed Taggn d Landesverbände, 48
BV D dynam Teilbelastgsvorrichtg an d Orthese: D konsequente Nachbhdlg anspruchsvoller Osteosynthesen an d unt Extremität. Periodica Angiologica, Bd 11. Einhorn-Presse 1985

Wernitsch, Walter, Prof. Dr. med., Univ. Professor, Klin. u. Poliklin. Allgemeinchir. d. Johannes-Gutenberg-Univ., Langenbeckstr. 1, 6500 Mainz · *19. 08. 28 Frankfurt/M. · **A** 56, Frankfurt/M. · **D** 56, Frankfurt/M. · **AG** Prakt.: Allg.-Abdominal-, Thoraxchir. · Wiss.: Chir. d. Zwerchfells, Exp. Chir. u. Pathophysiol. · Chir. Erkrankgn · **FG** Chirurgie 66 · **H** 72, Mainz · **P** 73, Mainz · **TW a)** 55–56 Pathol. Inst. Univ. Frankfurt (Lauche) · 56–58 Physiol. Chem. Inst. ebd. (Felix) · 58–59 Krhs. Bethanien Chir. Abt. (Kraas) · 59–60 Med. Akad. Düsseldorf Chir. Klin. (Derra) · 60–63 Chir. Univ.-Klin. Frankfurt (Geißendörfer) · Seit 64 Chir. Klin. Joh.-Gutenberg-Univ. Mainz (Kümmerle) **c)** Hochschullehrer
ZV Bedeutg u Komplikat b d Anwendg v Cava-Kath währ d Transportes i Notarztwag. Int Symp üb Mobile Intensivpflegeeinh u Fortschr a d Geb d Notfallmed Mainz 1973 · Krit Gesichtspunkte b d Schrittmacherbehandlg unt Transportbeding. ebd · D plast Verschluß v Zwerchfelldefekten. Aktuel Traumatol 3, 129 (1973) · Interferenz- u polarisatmikroskop Untersuchgn a Hundeherz na Anlegen v Ameroid-Constrictoren. 4 Herbsttag Dtsch Ges f Pathol Mainz 1973 · Komplikat b geschloss Pleuradrainage u ih Vermeidg. 112 Tag Ver Nordwestdtsch Chir Hamburg 1973 · Erfahrgn m d Brescia-Cinino-Shunt b 100 Dialysepat. 3 Jahrestag Dtsch Ges f Thorax-, Herz- u Gefchir Bad Nauheim 1974 · Z Behandlg d komb Kehlkopf-, Sternum- u beiderseit Rippenfrakt. 91 Tag Dtsch Ges f Chir München 1974 · D Brescia-Cimino-Shunt. Therapiewoche 24, 2111 (1974) · D Beeinflussg v Herzschrittmach du Radaranlagen u Hochfrequenzherde. Thoraxchir Vaskuläre Chir 22, 106 (1974) · Experimental and clinical use of lyophilized human dura in the treatment of larger diaphragm defects. XII Int Congr Dis of the Chest London 1974 · D chir Bhdlg d Pleuraempyems. Thoraxchir Vaskuläre Chir 22, 414 (1974) · Komplikat b d Mediastinoskopie – e Möglichkt d Sofortbhdlg. ebd 23, 20 (1975) · Z Klin u Therap traumat Zwerchfellrupturen u -defekte. Dtsch Med Wochenschr 100, 255 (1975) · D chir Behandlg d Perikardtamp b chron Dialysepat. 92 Tag Dtsch Ges f Chir München 1975 · Complications in 374 consecutive patients treated with permanent cardiac pacing. 2nd Scientific Symposium D A Cooley Cardiovascular Surgical Society Houston 1975 · Risiko u Komplikat d hyperb Sauerstofftherap b Gasbrandinfekt. Int Anästh-Komgr Balatonfüred/Ungarn 1975 · Z Probl abdom u thorak Verletzgn i Straßenverkehr. Verkehrsmed Symp a d Bundestag d KVDA Mainz 1976 · Verkehrsunfbed Thoraxverletzgn. Kongr-Ausg Arzt u Auto d KVDA 1976 · Zwerchfellrupt u ih Folgen a d Brust- u Bauchraum. Med Ges Mainz 1976 · Exp, licht- u elektronenmikroskop Untersuchgn z Verschluß v Zwerchfelldefekt m lyophilisierter Dura. Aktuel Traumatol 7, 57 (1977)
BV D Therap v Schmerzzuständen b varikösen Symptomenkomplex. II Int Symp üb Schmerztherap d Schmerzzentrums RKK Bremen 1982. In: Schmerzdiagnost u Therap. Winkler 1982 · Z Methodik d Analyse v Sexualhormon i Blut na Adenolyse d Hypophyse dur Alkoholinjekt bzw elektr Reizg b Schmerzzuständen infolge Prostatacarcinommetastasen. III Int Symp üb Schmerzdiagnost u Therap d Schmerzzentrums RKK Bremen 1985. In: ebd 1985 · Kreuzschmerzen aus chir Sicht. Wiss Tagg d Schmerzzentrums RKK Bremen 1986. In: ebd 1986 · D Anwendg d Fiberbronchoskopes b endoskop Komplikat i Tracheobronchialbaum. Wiss Tagg d Schmerzzentrums RKK Bremen 1987. In: ebd 1987 · D Kopfschmerz aus chir Sicht. IV Int Symp üb Schmerzdiagnost u Therap d Schmerzzentrums RKK Bremen 1988. In: ebd 1988

Wesch, Gerhard Erwin, Dr. med., Oberarzt, Diakonissenkrhs. Karlsruhe Chir. Klin., Diakonissenstr. 28, 7500 Karlsruhe 51 · *28. 07. 50 Mannheim · **A** 77, Mannheim · **D** 76, Heidelberg · **AG** Abdominal-, Gef.- u. UnfChir. · Proctol. · Endoskopie · **FG** Chirurgie 05/83 · **TG** GefChir 02/86, UnfChir 10/88 · **TW a)** 06/83–03/86 Klinikum Mannheim (Trede) · 04/86–03/87 Klinikum Ingolstadt (Linder) · 04/87–08/88 ebd. (Duspiva) · Seit 09/88 Diakonissenkrhs. Karlsruhe (Husfeldt) **b)** GefChir.: 09/83–10/85 Klinikum Mannheim (Storz) · UnfChir.: 11/77–11/78 Klinikum Mannheim (Plaue) · 04/87–08/88 Klinikum Ingolstadt (Duspiva) · Seit 09/88 OA Diakonissenkrhs. Karlsruhe, Chir. Klin. **c)** OA Abdominal-, Gef.- u. UnfChir. sowie Proctol.
ZV Zwei Fälle v Coecumperforat na Sectio caesarea. Frauenhlkd Geburtsh 2, 116–120 (1980) · Perforat e Meckelschen Divertikels i d Appendix. Chir Praxis 28, 255–257 (1981) · Erkenng u Bhdlg endoskop Perforat i Bauchraum. Dtsch Med Wochenschr 31/32, 979–983 (1981) · Peritonitis b akut Appendicitis. Fortschr Med 99/5, 134–139 (1981) · Endoskop Perforat im Bauch; wie wir da vorgehen. Med Tribune 11, 70 (1982) · Peritonitis in acute appendicitis: prognostic aspects. Swiss Med Digest Surg 1, 10 (1982) · Sechs Jahre Erfahrg m d Chemotherapeutikum u Antiendotoxin Taurolin. Fortschr Med 101, 545–550 (1983) · Granulomatös-tumoröse Fremdkörperreakt d groß Netzes. Chirurg 56, 474–476 (1985)

BV Klin Erg d parenterol Zusatzbhdlg d diffusen Peritonitis m Taurolin. In: Taurolin. München: Urban & Schwarzenberg 1985

Wessely, Jörg, Dr. med., Chefarzt, Chir. Abt. Krhs. Maria Stern, Am Anger 1, 5480 Remagen · *15. 12. 38 Berlin · **A** 67, Köln · **D** 71, Köln · **FG** Chirurgie 09/75 · **TG** UnfChir 08/77 · **TW c)** Ärztl. Dir. u. Chefarzt · **S** Seit 10/80 Chefarzt Chir. Abt. Krhs. Maria Stern, Remagen · Seit 12/86 Ärztl. Dir. ebd.

Weth, Kurt, Dr. med., Chefarzt i. R., Baumschulenweg 33, 5900 Siegen · *04. 07. 22 Breslau · **A** 51, Kiel · **D** 54, Kiel · **AG** Anästh. · Chir. · **FG** Chirurgie 05/60 · **TW a)** 51–53 Chir. Univ.-Klinik Göttingen (Hellner) · 53–54 Anscharkrhs. Kiel Wik (Fischer) · 54–55 Städt. Krhs. Husum (Harpprecht) · 55–65 Landeskrhs. Sanderbusch u. RK Krhs. Bremen (Karitzky) · 66–74 Kreiskrhs. Siegen (Marggraf) **c)** Chefarzt i. R. · **S** 74–87 Chefarzt u. Ärztl. Dir. Kreiskrhs. Tönning
ZV Protrahiert-fraktionierte Anwendg v Succinylcholin. Zentralbl Chir 79, 581 (1954)

Weyand, Folker, Dr. med., Chefarzt, Städt. Krankenanst. Idar-Oberstein, Dr.-Otmar-Kohler-Str. 2, 6580 Idar-Oberstein · *01. 04. 37 Oldenburg · **A** 65, Stuttgart · **D** 62, Freiburg · **AG** Chir. · UnfChir. · **FG** Chirurgie 70 · **TG** UnfChir 72 · **TW a)** 65–68 Chir. Univ.-Klin. Freiburg (Krauss) · 68–69 Chir. Univ.-Klin. Tübingen (Koslowski) · 69–76 Chir. Univ.-Klin. Freiburg (Schwaiger) **b)** 69–76 Unfallabt. Chir. Univ.-Klin. Freiburg (Kuner) **c)** Chefarzt Unfallchir. Abt. · **S** Seit 76 Chefarzt Unfallchir. Abt. Städt. Krankenanst. Idar-Oberstein
ZV Arch Ohren 178, 166 (1961) · Dtsch Med Wochenschr 92, 791 (1967) · Med Welt 18, 2361 (1967) · H Unfallheilkd 110, 201 (1971) · Monatschr Unfallhkd 74, 140 (1971) · act traumatol 1, 63 u 235 (1971) · Bruns Beitr Klin Chir 219, 46 (1971) · Monatschr Unfallhkd 75, 189 (1972) · Orthop Prax 9, 408 (1973) · Lebensver Med 26, 1 (1974) · Monatschr Unfallhkd 77, 173 (1974) · Z Allgemeinmed 51, 1034 u 1042 (1975) · act traumatol 6 (1976) · Unfallchirurgie 2, 166 u 169 (1976) · ebd 88, 303–307 (1985)
BV In: Spez Chir f d Prax Bd III/2. 1979

Weygold, Karl Heinrich, Dr. med., Chefarzt i. R., Friesenstr. 4, 2952 Weener · *02. 10. 22 Moers · **A** 51, Düsseldorf · **D** 53, Düsseldorf · **AG** Allg.- u. UnfChir. · Begutachtungsfragen · **FG** Chirurgie 07/58 · **TG** UnfChir 74 · **TW a)** 51–60 Krhs. Bethanien Moers (Hansen) · 60–62 Ev. Krhs. Oldenburg (Junghanns) · 62–69 OA ebd. (Henne) **b)** 58/59 Dipl. Handchir. AUK Linz (Böhler) **c)** i. R. · **S** 69–82 Chefarzt u. Ltd. Arzt Chir. Abt. Krhs. Rheiderland Weener · Seit 82 eig. Untersuchungsstelle in Weener u. Sachverständiger d. Sozialger. Aurich, Oldenburg u. Osnabrück
ZV Pankreasnekrose na stumpf Bauchtrauma. Monatschr Unfallhkd 76, 89 (1973)

Wicki, Otto, Dr. med., Chefarzt i. R., CH-6707 Iragna/Schweiz · *05. 02. 32 Schüpfheim/Luzern/Schweiz · **A** 58, Bern · **D** 59, Bern · **AG** Chir. · Anästhes. · **FG** Chirurgie 09/64 · **TW a)** Ass. Spital Langenthal · Ass. Spital Luzern · OA Spital Zofingen · Ass. Univer-

sität Zürich **b)** Anästhesie Luzern · 66–89 Chefarzt Wolhusen **c)** Chefarzt i. R., Chir. FMH · **S** 66–89 Chefarzt, Wolhusen/Schweiz
ZV Über 80 wiss Arb u Veröffentlichgn i Chir Fachzeitschr u Büchern
MH Gründer d Buchreihe Checklisten d aktuel Med ab 72
BV 26 Bücher Checklisten. Thieme · Praxis d Gipstechnik. ebd 1977 · The block method in the treatment of nonunion. Pseudarthrosis and its treatment. ebd 1978 · Taurolin: Ein neues Konzept z antimikrobiel Chemotherap. München: Urban & Schwarzenberg 1985 · Stadien und Einteilungen in der Medizin. ebd 1990

Wiedmann, Claus, Dr. med., Chefarzt, Allgemeinchir. Abt. Kreiskrhs. Neumarkt, Nürnberger Str. 12, 8430 Neumarkt · *11. 06. 37 Nürnberg · **A** 65, München · **D** 63, Erlangen · **AG** Urol. · **FG** Chirurgie 10/70 · **TW a)** 71–83 1. Chir. Klin. Klinikum Nürnberg (Holder) **c)** Chefarzt · **S** Seit 09/83 Chefarzt Allgemeinchir. Abt. Kreiskrhs. Neumarkt
ZV D Verschlußikterus. MMW 112/45, 2035–2039 (1970) · Aktuel op Therap b peripherer arteriel Durchblutgsstörg. Aktuel Gerontol 4, 179–190 (1974) · Phlebograph u Shuntdarstellg b Haemodialyse-Pat. Radiologe 20, 445–450 (1980) · Chir Bhdlgsmöglchkt d portalen Hypertens. Dtsch Med Wochenschr 32, 1924–1927 (1982)

Wiemers, Kurt, Prof. Dr. med., Ordinarius emeritus, Mauracher Str. 19, 7819 Denzlingen · *06. 06. 20 Köln · **A** 44, München · **D** 44, München · **AG** Physiol. · Chir. · Anästhesiol. · **FG** Anästhesie 12/55 · Chirurgie 04/59 · **H** 57, Freiburg/Br. · **P** 63, apl. Freiburg/Br. · 66, a. o. Freiburg/Br. · 69, o. Freiburg/Br. · **TW c)** i. R. Ordinarius emeritus, Dir. Inst. f. Anästhesiol. Univ. Freiburg
ZV Über 150 Publikat m d Schwerpunkten Physiol/Pharmakol, allg u spez Anästhesiol, Pathophysiol d postop Phase u Intensivtherap sowie Grenzen d Intensivtherap u med Ethik
BV Postop Frühkomplikat, 1 u 2 Aufl. Stuttgart: Thieme 1957, 1968 · Lungenverändergn b Langzeitbeatmg. Stuttgart: Thieme 1973 · Buchbeiträge

Wiendl, Hans-Joachim, Prof. Dr. med., Chefarzt, Klinikum Bamberg, Bugerstraße 80, 8600 Bamberg · *03. 12. 35 Hof · **A** 62, München · **D** 62, München · **FG** Chirurgie 67 · **TG** UnfChir 73 · **H** 73, München · **P** 79, München · **TW a)** 62–74 Chir. Klin. TU München (Maurer) **c)** Chefarzt Chir. Klin. · **S** Seit 75 Chefarzt II. Chir. Klin., Klinikum Bamberg
ZV 40 Zeitschriftenbeitr vorwieg auf d Gebiet d gastroenterolog Endoskop u Unfallchir
BV Frühdiagn d Magenka. Prakt Chir BD-V 89. Stuttgart: Enke 1975

Wienert, Paul, Dr. med., Chefarzt, Städt. Krhs., Alte Postgasse 1, 7798 Pfullendorf · *27. 03. 28 Noßberg Krs. Heilsberg · **A** 58, Köln · **D** 58, Köln · **AG** Pathol. Inst. Köln · Gynäkol. Köln-Kalk · Chir. Köln-Hohenlind · Chir. Konstanz · **FG** Chirurgie 10/65 · **TW a)** OA in Konstanz · **S** Seit 69 Chefarzt Krhs. Pfullendorf

Wieselsberger, Hans-Dieter, Dr. med., Oberarzt, Krhs.zweckverband, Dr.-Gutermann-Str. 2, 8950 Kaufbeuren · *30. 04. 43 Augsburg · A 71, München · D 71, München · AG AllgChir. · GefChir. · FG Chirurgie 04/78 · TW a) Bis 81 Hauptkrhs. Augsburg (Gumrich) · Seit 81 Städt. Krhs. Kaufbeuren (Hegel) c) OA Allg-Chir. u. GefChir.

Wiesend, Otto, Dr. med., Ärztl. Dir. u. Chefarzt, Krhs. 3. Orden, Menzinger Str. 48, 8000 München 19 · *16. 04. 26 München · A 51, München · D 54, München · AG Struma-, Bauch-, Thorax- u. UnfChir. · FG Chirurgie 59 · TW a) 53-63 AssArzt, 63-72 OA Chir. Abt. Krhs. 3. Orden, München (Scheicher, Weidinger) · Seit 72 Chefarzt, seit 77 Ärztl. Dir. Krhs. 3. Orden München c) Chefarzt u. Ärztl. Dir. · S Seit 72 Chefarzt u. Ärztl. Dir. Krhs. 3. Orden München-Nymphenburg

Wiesinger, Hermann, Dr. med., Ltd. Arzt, Kreiskrhs., Krankenhausstr. 70, 8068 Pfaffenhofen/Ilm · *17. 09. 40 Stuttgart · A 67, Hamburg · D 66, Hamburg · AG Unfall- u. Wiederherstellungschir. · Handchir. · FG Chirurgie 10/72 · TG UnfChir 11/73 · TW a) 10/69-10/73 Chir. Klin. Hildesheim (Oestern) · 10/73-12/83 Chir. Klin. Bayreuth (Adler, Walcher) b) 10/76-12/83 UnfChir. Chir. Klin. Bayreuth (Walcher) c) Chefarzt im Kollegialsystem AllgChir., Schwerpunkt Unfall- u. Wiederherstellungschir. · S Seit 84 Chefarzt Kreiskrhs. Pfaffenhofen

Wietstruk, Wolfgang, Dr. med., Chefarzt u. Ärztl. Dir., Chir. Abt. Kreiskrhs., Bgm. Schmelingstr. 47, 2838 Sulingen · *14. 05. 27 Osterburg/Altmark · A 52, München · D 52, München · AG UnfChir. · Abdominalchir. · FG Chirurgie 59 · TW a) 52-56 Kreiskrhs. Osterburg/Altmark (Pommrich) · 57-60 Chir. Univ.-Klin. Berlin Charité (Felix) · 60-65 Kreiskrhs. Sulingen (Willms) c) Chefarzt u. Ärzt. Dir. · S Seit 08/65 Chefarzt Chir. Abt. u. Ärztl. Dir. Kreiskrhs. Sulingen

Wilde, Christian-Dietrich, Priv. Doz. Dr. med., Chefarzt Unfallchir., Kreiskrhs., Urseler Str. 33, 6380 Bad Homburg · *01. 08. 39 Oberhausen · A 69, Stuttgart · D 66, Freiburg · AG Knochenhistol. · Knochentransplantat. · Kindertraumatol. · FG Chirurgie 05/74 · TG Unf-Chir 04/75 · H 79, Essen · TW b) 74/75 Wiss. Ass. UnfChir. Klin. Med. Hochschule Hannover (Tscherne) · 75-81 Ltd. OA, UnfChir. Klin. Klinikum Essen (Schmit-Neuerburg) c) Chefarzt · S Seit 01/82 Chefarzt Unfall-Chir. Klin., Kreiskrhs. Bad Homburg
ZV Quantitative histological measurements of bone turnover in primary hyperparathyroidism. Calc Tiss Res 12, 137-142 (1973) · Einfl d Druckplattenosteosynth auf d Längenwachst i Tiervers. Langenbecks Arch Chir [Suppl] 95-98 (1973) · Tierexptll Untersuchgn z Längenwachstum na Plattenosteosynthese. Acta Traum 5, 81-90 (1975) · Beitr z Defektüberbrckg m cialitkonservierten Corticalistransplantaten. Nova Acta Leopold 223, 323-329 (1976) · Verändergn d Knochenstrukt du Plattenosteosynthese. Langenbecks Arch Chir [Suppl] 85-89 (1977) · Corticalisdurchbltg d wachsend Röhrenknochen na Plattenosteosynth. H Unfallheilkd 138, 289-294 (1978)
MH Defektüberbrckg a d langen Röhrenknochen. H Unfallheilkd , Bd 113. Berlin: Springer 1973

Wilhelm, Albrecht, Prof. Dr. med., Chefarzt, Chir. Klin. Klinikum Aschaffenburg, Lehrkrhs. Univ. Würzburg, Am Hasenkopf 1, 8750 Aschaffenburg · *21.08. 29 Braunau a. d. Steine · A 55, Würzburg · D 55, Würzburg · AG 54-55 Chir. Würzburg · 55/56 Anat. München · 56/57 Inn. Med. u. Röntg. · 05-08/60 Hand u. Extrem.Chir. Göteburg · 57-68 Allg.-, Unf.-, Handchir.: Würzburg · FG Chirurgie 11/62 · TG UnfChir 01/70 · H 63, Würzburg · P 70, Würzburg · TW a) 62-64 Stat-Arzt Unfall-, Abdominal- u. Thoraxchir. Chir. Univ.-Klin. Würzburg (Wachsmuth) · 64-68 OA ebd. · 68-69 Ltd. OA Chir. Klin. Aschaffenburg (Daser) b) 60-68 Leiter Handchir. Abt. Chir. Univ.-Klin. Würzburg (Wachsmuth) c) Chefarzt Chir. Klin. · S Seit 70 Chefarzt Aschaffenburg · Seit 76 Ärztl. Dir. im Turnus ebd.
ZV Innervat d Gelenke d ob Extremität. Z Anat 120, 331 (1958) · Bhdlg d Epicondylitis humeri radialis dur Denervat. Chirurg 33, 118 (1962) · Techn d zentr Navicularespang. ebd 34, 29 (1963) · Bhdlg d Epicondylitis humeri ulnaris d Denervat. ebd 34, 80 (1963) · Gezielte Schmerzausschaltg am Schultergelenk u ihre anat Grundl. Langenbecks Arch Chir 302, 799 (1963) · Arthrot d Ellenbogengelenkes (Neue Zugangswege). Chir Praxis 8, 525 (1964) · Neue ätiol u therap Gesichtspkt b d Camptodaktylie u Tendovaginitis stenosans. Chir Plast et Rec 5, 62 (1968) · Neue Op-Techn i d Strecksehnenchir. ebd 6, 23 (1969) · D Radialisirritat-syndr. Handchir 2, 139 (1970) · Neues üb Druckschäd d N ulnaris u N radialis. ebd 2, 143 (1970) · Radialiskompresssyndr. ebd 8, 113 (1976) · Drainageop d Magens dur subtotale Pyloromyektomie m u oh Schleimhauterweitergsplastik. MMW 119, 573 (1977) · D Bhdlg d Epicondylitis humeri radialis dur Dekompress d N radialis. Handchir 9, 185 (1977) · D Bhdlg d Sattelgelenks- u Karpalarthrosen dur Silicone-Plomben. ebd 11, 15 (1979) · Zweireihige Dickdarmanastom u -nähte m isol fortlauf Naht d Submucosa. Langenbecks Arch Chir 358, 495 (1982) · D Thoracic Outlet-Syndr u s Bedeutg f d Chir d Hand. Handchir 17, 173 (1985) · D prox Radialiskompresssyndr. Handchir 17, 173 (1985) · Unklare Schmerzzustände a d ob Extrem. Orthopäde 16, 458 (1987) · D Quadriga-Phänomen d Strecksehnenapparates u d Lig metacarpeum transv superfic. Handchir 20, 173 (1988) · D transaxill Dekompress d Nervengefäßstranges u Sympathektomie, e neues Bhdlgsprinzip d therapresist Sudeckschen Dystrophie. Z Pathogenese d M Sudeck. H Unfallheilkd 200, 538 (1988)
MH Traumatol i d Chir Praxis. Berlin: Springer 1965 · D Op a d Hand, Bd X/3. In: Allg u Spez Chir OpLehre. ebd 1972
BV Deckg v Hautdefekten. Deckg v Hautdefekten a d ob Extremität. Sehnenverletzgn. Sehnenverletzgn a d ob Extremität. Verletzgn peripherer Nerven. Nervenverletzgn a d ob Extremität. In: Traumatol i d Chir Praxis. Berlin: Springer 1965 · Gelenkdenervat u ihre anat Grundlagen, e neues Bhdlgsprinz i d Chir d Hand (Habil-Schr). H Unfallheilkd 86 (1966) · Schmerzverhütg b Eingr a d Hand. D Eingr z Schmerzausschaltg du Denervierg. In: Allg u Spez Chir OpLehre, Bd X/3. Berlin: Springer 1972 · Verletzgn d Strecksehnen. Wiederherstchir na Strecksehnenverletzgn. In: Handchir, Bd II. Stuttgart: Thieme 1983 · Nervenkompresssyndr d ob Extrem u bes Berücksichtigg d Zugangswege. In: Ner-

venkompresssyndr a d ob Extremität. Bibl f Handchir. Stuttgart: Hippokrates 1986 · Handgelenkdenervation. In: Handgelenksverletzg. ebd 1988

Wilhelm, Klaus Hermann, Prof. Dr. med., Ltd. Abt.Arzt, Chir. Univ.-Klin. Innenstadt, Nußbaumstr. 20, 8000 München 2 · *14. 11. 34 München · **A** 62, München · **D** 62, München · **AG** Biomechan. d. Sehnen · Knochenheilg. · Nervenregenerat. · Traumatol. · HandChir. · Plast. Chir. · **FG** Chirurgie 69 · **TG** PlastChir 86, UnfChir 72 · **ZB** PlastChir. 86 · **H** 72, München · **P** 78, München · **TW b)** UnfChir, PlastChir **c)** Ltd. Abt.Arzt Handchir. · **S** Seit 69 Ltd. Abt.Arzt Chir. Klin. Innenstadt München
ZV Sehneninterpositionsplastik z Ersatz traumat bedingt Fragment-Nekrosen d Scaphoids. H Unfallheilkd 48, 140 (1980) · Kapsel- u Bandläsion d Metacarpophalangealgelenke. Z Plast Chir 4, 260 (1980) · Indikat u Verfahrenswahl b Rupt d langen Daumenstrecksehne. Langenbecks Arch Chir 352, 535 (1980) · Erg na Beugesehnenverletzg b Kindern. Chir Praxis 27, 471 (1980) · D Ruptur d langen Daumenstrecksehne. Zivilverteidigung 12, 37 (1980) · Schnellender Daumen: Ursache immer i Grundgelenk. Med Klin 76, 24 (1981) · D Epicondylitis humeri lateralis od d Tennisarm. Physikal Therap 12, 28 (1981) · D kindl Skidaumen. MMW 124, 73 (1982) · Karpaltunnelsyndr b hämodialysepflicht Pat. Nieren- u Hochdruckkrankht 12, 501 (1983) · Handverletzgn. Unfallhlkd Praxis 342 (1983) · Radiuskorrektop. Fortschr Med 101, 299 (1983) · D caput ulnae-Syndr - Ätiol u Operg. Langenbecks Arch Chir Kongrbd 364, 369 (1984) · Indikat u Erg v Radiuskorrektop. Zivilverteidigung 17, 225 (1985) · Erstversorgg handchir Notfälle. Z Gastroenterol 127/38, 894 (1985) · Erweit Fraktdiagnost d Handgelenkes. Zivilverteidigung 18, 218 (1986) · Computertomograph Studie b Karpaltunnelsyndr. ebd 13, 315 (1986) · Akut Handchir. Unfallheilkunde 205 (1986) · D Band- u Kapselverletzgn d Hand i Sport. ebd 189, 723 (1987) · Kompressionssyndr d Nervus ulnaris u Nervus medianus i Handbereich. Orthopäde 16, 465 (1987) · D Skaphoid-Trapezium-Trapezoid-Arthrose (STT). Unfallchirurgie 92, 59 (1989)
BV D Dupuytrensche Kontrakt. In: Indikat z Op, 2 Aufl. Berlin: Springer 1981 · Angebor Fehlbildgn u Tumoren d Hand. In: ebd · Komplikat b dermatochir Eingriffen a d Extremitäten. In: Komplikat i d op Dermatol. Berlin: Springer 1984 · Handchir. In: Chir, 5 Aufl. ebd 1986 · Karpaltunnelsyndr - e ätiopathol Studie. In: Schmerzsyndr d ob Extremität. Uelzen: Med Lit Verlagsges 1986 · Akut Handchir. In: Unfallheilkunde 1986. Z 50 Jahrestagg d Dtsch Ges Unfallheilkunde. Gräfelfing: Demeter 1986 · Gelenknahe Phalangenfrakt. Indikat z Op, Techn. (Bericht 10 Baseler Handchir Arbeitstgg Juni 85) In: Frakt d Hand u d Handgelenkes. Stuttgart: Hippokrates 1987 · Läsionen d Discus ulnocarpalis. In: Handgelenksverletzgn. Stuttgart: Hippokrates 1988

Wilker, Dietmar Konrad, Priv. Doz. Dr. med., Oberarzt, Chir. Klin. Innenstadt d. LMU München, Nußbaumstr. 20, 8000 München 2 · *07. 04. 44 Wolnzach · **A** 72, Düsseldorf · **D** 71, Essen · **AG** 74–76 Anästh., AllgChir. Marl · 76–77 UnfChir. Gelsenkirchen · 77 Pathol. Homburg/Saar · 78 Herz u. Thoraxchir. Hom-

burg/Saar · 79/80 Allg. u. UnfChir. Homburg/Saar · **FG** Chirurgie 07/80 · **TG** UnfChir 07/85 · **H** 88, München · **TW a)** 10/77–09/81 Chir. Univ.-Klin Homburg/Saar (Farthmann) · Seit 10/81 Chir. Univ.-Klin. München (Schweiberer) **c)** OA Chir. Klin.
ZV Riesiges papill Cystoadenom d Mamma. Verh Dtsch Ges Path 62, 502 (1978) · Lebensbedrohl Blutgn. MMW 124, 857 (1982) · Z Bhdlg übergroß Bauchwandhernien m chron Eventeration. Chirurg 53, 318 (1982) · Bauchtrauma. Beurtlg u Erstmaßn a Unfallort. MMW 124, 343 (1982) · D freie myocutane Lappenplastik. Orthopäde 12, 218 (1983) · Vorbertg z Knochentransplantat du konvention u mikrovascul gestielte Lappenplastik. H Unfallheilkd 165, 214 (1983) · Indikat u Grenzen d Replantationschir. Orthopäde 12, 54 (1983) · Üb d Verhalten versenkter Haut z Ersatz d vord Bauchwand a d Ratte. Zentralbl Chir 109, 1505 (1984) · Abdominopelvine Begleitverletzgn. H Unfallheilkd 164, 187 (1984) · Ob gastrointest Blutg. MMW 127, 882 (1985) · Endorectal advancement flap for recto-vaginal fistula following transsexual neovaginal construction - report of two cases. Coloproctology 5, 319 (1986) · Kontinenz b coloanaler Anastomose n Rektum Ca. Ver Bay Chir 63, 33 (1986) · Pankreaserkrankgn. MMW 43, 719 (1986) · Welche Faktor beeinfl d Haltbarkt v Darmanastom. Fortschr Med 30, 77 (1987) · Chirurgische Notfälle Folge 1. MMW 129, 36, 67, 72 (1987) · Nahtfreie Anastom an d Ratte, am Kaninchen u am Schwein. Langenbecks Arch Chir 373, 91 (1988) · Untersuchg z Frühphase d Anastomosenheilg unt bes Berücksichtig v Peritonitis u Ischämie. ebd 373, 217 (1988) · Untersuchg v Dickdarmanastom b standardis diff Peritonitis d Ratte. Zentralbl Chir (1988) · The role of duodenum-preserving pancreatic head resection in the treatment of chronic pancreatitis. Rev Col Bras Cir 2, 15 (1988)
BV D infizier Defekt d Untschenkels. In: Chir u plast chir Aspekte b Infektionen u inf Defekten d Körperoberfläche. München: Zuckschwerdt 1983 · D Wert d mikrovasculär gestielt Latissimus dorsi-Lappens z Bhdlg d Knochenweichteildefektes am dist Unterschenkel. In: Plast u wiederherst Maßnahmen b Unfallverletzgn. Berlin: Springer 1984 · Chir Therap d chron Pankreatitis. In: Entzündl Erkrankgn d Abdomens. München: Zuckschwerdt 1984 · Nachsorge, einschl Funktionstests. In: 20 Jahre nichtresez Ulkuschir. ebd 1985 · Narbenbruchop. In: Chir Oplehre. München: Urban & Schwarzenberg 1989 · Enterale Anastomosen. In: ebd · Maschin Nahttechnik a Oesophagus u Magen. In: ebd

Willebrand, Hermann, Prof. Dr. med., niedergel. Chirurg, Hauptstr. 343, 6580 Idar-Oberstein · *09. 05. 32 Stavenhagen · **A** 62, Mainz · **D** 62, Mainz · **AG** Plast.-, rekonstruktive u. Handchir. · Mikrochir. · **FG** Chirurgie 69 · **TG** UnfChir 71 · **ZB** Sportmed. 87 · **H** 73, Mainz · **P** 73, Mainz · **TW a)** nichts angegeben **c)** Niedergel. Chirurg · **S** 82 Niederlassung Idar-Oberstein
ZV Techn d Spongiosaentnahme a d Darmbein u ih Verpflanzg. Chir Praxis 13, 475 (1969) · Z primären Deckg großer Weichteildefekte a d Hand. ebd 1, 34 (1970) · Lungenmetastasen e Riesenzellgeschwulst d Knochens - benig od malig? Chirurg 41, 419 (1970) · Osteosynth b Knochenersatz a Handskelett. Verh Dtsch Ges f Orthop u Traumatol Kiel 1970 · D unf-bedingte

Trachealruptur u d Vorrangigk ihr Versorg als lebensrett Maßnahme. ebd · Klin exp Untersuchgn z intraven Regionalanästh. T I u II. Anästhesiol Intensivmed 21, 104 u 107 (1972) · Wiederherst d Sensibilität u Motorik i Handber na Nervenverletzg. Therapiewoche 22, 4032 (1972) · Meth u klin Untersuchgn a gestielten Hautlappen m d Infrarot-Thermometrie. Habil-Schr Mainz 1972 · Grundsätzl z Anwendg u Techn d Hautverschiebg a d Nachbarschaft b Defektverschluß. Langenbecks Arch Chir Kongrbd 334 (1973) · E Beitr z op Behandlg d Neurofibromatosis v Recklinghausen. Dtsch Med Wochenschr 98, 548 (1973)

Wilms, Horst, Prof. Dr. med., Ltd. Oberarzt, Chir. Univ.-Klin. Freiburg, Hugstetterstr. 55, 7800 Freiburg · *22. 09. 43 Kiel · A 72, Kiel · D 72, Kiel · AG AllgChir. · TransplantChir. · Endokrine Chir. · FG Chirurgie 08/77 · H 79, Freiburg · P 85, Freiburg · TW a) 77–89 Chir. Univ.-Klin. Freiburg (Farthmann) b) GefChir., UnfChir., ThChir., TransplantChir. ebd. c) Ltd. OA
ZV Kombinatverletzgn i Extremitätenber. Unfallchirurgie 2, 169–172 (1976) · Periop Antibiotikatherap b Nierentranplant. Klinikarzt 12, 1014–1020 (1978) · En-bloc-Tranplantat zweier Kindernieren. Zentralbl Chir 246–249 (1979) · Primäre Milzzysten. Fortschr Med 97, 425–428 (1979) · Renocorticale Sauerstoffversorgg u Nierendurchblutg na autolog Nierentransplantat b Hund; ihre Bedeutg f d Nierentransplantat b Menschen. Habilitationsschrift Freiburg 1979 · Renocorticale Sauerstoffversorgg na Nierentransplant. Fortschr Med 98, 865–868 (1980) · Nierentransplantat heute. Deutsche Krankenpflege-Zeitschrift 9, 512–515 (1982) · Periop Antibiotikaprophyl b Nierentransplant. Fortschr Antimikrob Antineoplast Chemotherap 3-2, 213–217 (1984) · Therap d Nierenarterienstenose na Nierentransplant. Chirurg 55, 400–403 (1984) · Entwicklgn i d Transplantatmed – Cyclosporin u seine Bedeutg. Universitas 39, 535–544 (1984) · Häufigkt u klin Relevanz v CMV-Erkrankgn unt Cyclosporin A i Gegensatz z konventionel Immunsuppress. Immun Infekt 13/5, 220–223 (1985) · Terminales Nierenversagen b Aniridie-Wilms-Syndr. Klin Wochenschr 17, 800–803 (1986) · D sklerosierende Peritonitis na kontinuierl ambul Peritoneal-Dialyse (CAPD). Chirurg 57, 737–740 (1986) · Ethische u rechtl Probl d Lebendspende b Nierentransplantat. Nieren- und Hochdruckkrankheiten 2, 58–60 (1986) · 17 years follow-up in patients after kidney transplantation. La survie a long terme de l'insuffisant rénal chronique. Dialyse et Transplantation. Edition Gambro 351–351 (1986) · Ciclosporin als Immunsuppresivum. Therapiewoche 6 (1986) · Indication for living donation in kidney transplants. Transplant Proc XX/5, 797–798 (1988) · Procedure in highly immunized patients treated with kidney transplants. Transplant Proc (1988)
BV Nierendurchblutg u mikrozirkulator Verändergn na autolog Nierentransplant: ihre Bedeutg f d z erwartende Transplantfunkt. In: Mikrozirkulat u Blutrheolog. Therap d peripher arteriel Verschlußkrht. 1979 · Techn Vorgehen b d Nierentransplant, Immunosupress u chir Komplikat. In: Dialyse. Stuttgart: Wissenschaftliche Verlagsges 1987

Windhorst, Theodor, Dr. med., Oberarzt, Klin. f. Allgemeinchir. u. Thoraxchir., Städt. Krankenanst. Bielefeld-Mitte, Teutoburger Str. 50, 4800 Bielefeld 1 · *25. 10. 50

Bielefeld · A 80, Münster · D 83, Münster · AG Unf-Chir. · Allg.- u. Thoraxchir. · FG Chirurgie 10/88 · ZB Rettungsmed. 12/88 · TW c) Seit 86 OA Klin. f. Allg.- u. Thoraxchir.

Windhövel, Lieselotte, Dr. med., Ltd. Chir. Oberärztin, Zweckverband Kreis- u. Stadtkrhs., Am Schillerhain 1, 8590 Marktredwitz · *07. 07. 35 Düsseldorf · A 65, Würzburg · D 66, Würzburg · AG KindChir. · Plast-Chir. · FG Chirurgie 11/70 · TW a) AllgChir. Krhs. Marktredwitz b) Kosmetische Chir. ebd. c) Ltd. Chir. Oberärztin

Winkelhoff, Bernward, Dr. med., Chefarzt, Kath. Krankenhaus Gem. GmbH, Postfach, 5800 Hagen · *17. 08. 37 Paderborn · A 67, Remscheid · D 65, Marburg/L. · AG 67–69 Stabsarzt u. Inn. Med. · 69–74 Chir. · FG Chirurgie 05/74 · TW a) 74–78 OA Chir. Klin. Wuppertal-Elberfeld (Streicher) c) Chefarzt · S Seit 78 Chefarzt Marien Hosp. Hagen · Seit 83 Ärztl. Dir. ebd. · Seit 90 Leitd. Arzt d. Allg. u. Unfallchir. Abt. des kath. Krankenhauses Gem. GmbH St. Josef und St. Marien Hagen

Winker, Karl-Heinrich, Dr. med., Assistenzarzt, BG-Unfallklin., Schnarrenbergstr. 95, 7400 Tübingen · *09. 10. 50 Göppingen · A 77, Stuttgart · D 75, Freiburg · AG Sportmed. (Stoffwechsel) · FG Chirurgie 03/82 · TG UnfChir 04/86 · TW a) 82 StatArzt, Städt. Krhs. Singen/Htwl. (Dortenmann) b) 08/82 BG-Unfallklin. Tübingen (Weller) c) AssArzt UnfChir.
ZV Segeln u Segelsurfen aus traumatolog Sicht. Dtsch Z Sportmed 6, 198–200 (1979) · Caroli-Syndr. Chir Praxis 29, 283–288 (1981/82) · Infektprophyl b electiven Dickdarmop. Chirurg 54, 272–277 (1983) · Verschluß-Ikterus als Folge d kavernösen Transformat d Pfortader. Chir Praxis 32, 613–618 (1983/84) · D Progn d distal Tibiaepiphysenverletzg i Abhängigkt v Verletzgstyp. Aktuel Traumatol 15, 165–169 (1985) · D offene Untschenkelfrakt b motorisiert Zweiradunfall. Unfall Sicherheitsforsch Straßenverkehr 56, 116–118 (1986) · D prim Sprunggelenksarthrodese. Z Unfallchir Versicherungsmed Berufskr 81, 105–109 (1988) · D instab Ellbogengelenk na Luxat. Aktuel Traumatol 18, 145–148 (1988) · D Tc-99m-HMPAO-Leukozytenszintigrafie i d Entzündgsdiagnost a Skelettsyst. Nucl-Med 27, 121–126 (1988) · Tc-99m-HMPAO-labelled leucocyte scanning for detection of infection in orthopaedic surgery. First results. Nucl Med Comm 9, 733–44 (1988)
BV Entzündgsdiagnost aus unfallchir Sicht. In: 3 Tübinger Knochensymp 1989. Konstanz: Schnetztor 1989

Winkler, Rainer, Prof. Dr. med., Chefarzt, Martin-Luther-Krhs. Schleswig, Lutherstr. 22, 2380 Schleswig · *25. 07. 40 Stolp/Pommern · A 68, Freiburg · D 67, Freiburg · AG Gastroenterol. · Onkol. · Proktol. · sept. Chir. · FG Chirurgie 12/73 · H 77, Hamburg · P 82, Hamburg · TW c) Chefarzt · S Seit 85 Chefarzt Abt. Allg. Chir. Martin-Luther-Krhs. Schleswig
ZV Z Freinbau d Mitochondrien i normalen u durch Vitalfarbst beeinflußt Mäuseascitestumorzellen. Z Zellforsch 79, 507 (1967) · Urol Komplikat n Rektumexstirpat. Langenbecks Arch Chir 338, 235 (1975) · Colitis ulc u Schwangersch. Dtsch Med Wochenschr 101, 963 (1976) · D Beckenfraktur i R d Mehrfachverltzg. Med

Welt 27, 1600 (1976) · D B-I-Resekt i d Ulcuschir. Langenbecks Arch Chir 343, 123 (1977) · Sek retroperiton Fibrose n Rektumexstirpat. Chirurg 48, 256 (1977) · D Ca a Anus praeter. Langenbecks Arch Chir 343, 229 (1977) · D Rektumamputationshöhle. Chirurg 49, 501 (1978) · D kolorektale Ca. Epidemiol u tierexp Karzinogenese. Fortschr Med 96, 115 (1978) · Ernährungsther a d Sicht d Chir. Aktuel Ernährungsmed 5, 219 (1980) · Bestrahlungsfolgen a Darmtrakt. Diagnostik Intensivmed 15, 167 (1980) · D colorectale Ca. Chirurg 52, 201 (1981) · Vegetat Urogenitalsynd u chron Prostatitis a d Sicht d Proktol. Diagnostik 15, 379 (1982) · D Bedeutung d TNM-Systems f d klin Onkol. Krebsmedizin 3, 76 (1982) · D anorektale Inkontinenz. Aktuel Chir 18, 166 (1983) · Adjuvante Strahlentherap b rektosigmoid Ca. Zentralbl Chir 110, 124 (1985) · Analabszesse u Analfisteln. Therapiewoche 37, 1214 (1987) · Anale Crohnläsionen-Diagn u Ther. Verdauungskrankht 5, 202 (1987) · Kolorektales Ca – Klin u radiol Probl d Nachsorge. Röntgenblätter 41, 197 (1988) · Op Bhdlg b akut Situat d Colitis ulc. Langenbecks Arch Chir [Suppl] II, 89 (1988) · Chron-entzündl Darmkrankheiten – Chir Therap. Der Krankenhausarzt 61, 669 (1988)
MH Proktol Indikat u Therap. Stuttgart: Enke 1982 · Anorektale Kontinenz. München: Zuckschwerdt 1984 · Aktuel Proktol. München: Pflaum 1984
BV Stomatherap, 2 Aufl. Stuttgart: Thieme 1987 (engl 1986, span 1987) · Vorbestrahlg a d Sicht d Chir. In: Komb chir u radiol Therap malig Tumoren. München: Urban & Schwarzenberg 1981 · Hdb Inn Med. Dickdarm Bd 3, T 4 u Dünndarm Bd 3, T 3 B. Div Beitr (6). Berlin: Springer 1982 u 1983 · Spontan colostomy cancer in rat. In: Colonic carcinogenesis. Lancaster: MTP-Press 1982 · Ileus b M Crohn. In: Ileus. Berlin: de Gruyter 1985 · Malig Tumoren d Oesophagus, Magens u Dünndarms. In: Klin Onkol. Stuttgart: Thieme 1985 · Analchir. In: Indikator u op Fehler i d Chir. Berlin: de Gruyter 1987 · Erkenng u Bhdlg v Opfolgen. In: Tumornachsorge, 2 Aufl. Stuttgart: Thieme 1988 · Chir Onkol. Kolon u Rektum. Anus. In: Chir, 2 Aufl. Stuttgart: Enke 1989

Winter, Johannes Andreas Jörg, Dr. med., Assistenzarzt, Chir. Univ.-Klin., Fakultät f. klin. Med. Univ. Heidelberg, Theodor-Kutzer-Ufer, 6800 Mannheim 1 · *03.12. 54 Alsfeld/Oberhessen · A 80, Heidelberg · D 80, Heidelberg · AG 07/80–06/82 Bundeswehr (Chir.) · 09/82–03/83 Med. Poliklin. Heidelberg · 04/83–89 Chir. Univ. Klin. Mannheim (incl. KindChir., Endoskop.) · FG Chirurgie 04/88 · ZB Fachkundenachweis Rettungswesen 09/85 · TW a) StatArzt AllgChirurgie · StatArzt Chir. Intensivstation c) AssArzt AllgChir.
ZV Circadian rhythms of growth hormone, ACTH and prolactin plasma levels in patients with active, inactive and cured acromegaly. Acta Endocrinol [Suppl] 225, 199 (1979) · Erg d elektiven Schilddrüsenchir. Chir Praxis 36, 2332 (1986) · D splenektomierte Pat – Klin radiol Untersuchgn. Langenbecks Arch Chir 369, 729 (1986) · Gesundheitsbildg als Erlebnis. Dtsch Ärztebl 84, 1387 (1987) · Bhdlgsstrategien b symptomat Pancreas divisum. Chirurg 59, 672–682 (1988)
BV Epidemiol d Schilddrüsenkarzinoms. In: Tumorzentrum Heidelberg/Mannheim 1988

Winter, Wolf Dietrich, Dr. med., Ltd. Arzt, Chir. Abt. d. St. Josef-Krhs., Asberger Straße 4, 4130 Moers 1 · *08.12. 44 Fischbachau · A 74, Münster · D 75, Münster · AG 05–10/74 Ass. Inn. Abt. Raphaelsklin. Münster · 12/74–01/76 Truppenarzt, mittl. Heeresfliegertransport-Reg. 15, Rheine · FG Arzt für Chirurgie 04/81 · TG UnfChir 06/82 · TW a) 02/76–04/82 planmäßiger Ass., Chir. Univ.-Klin. u. Poliklin. BG Krankenanst. Bergmannsheil Bochum (Rehn) b) 82–87 1. OA, Abt. Unfall- u. Wiederherstellungschir. Raphaelsklin. Münster (Häring) c) Ltd. Arzt Unfallchir. Chir. Abt. · S Seit 01/88 Ltd. Arzt d. Unfallchir. Chir. Abt. St. Josef-Krhs. Moers
ZV Klin Beitr z Häufigkt, Lokalisat u chir Therap d Knochentumoren. Arch Orthop Trauma Surg 95, 285–291 (1979)
MH Akute postop u posttraumat Osteitis. In: Berichtsbd z Workshop Osteitis – Osteomyelitis. Heidelberg 1985

Witte, Gerhard, Dr. med., Chefarzt i. R., Bi de Süd 24, 2270 Nieblum auf Föhr · *06.06. 10 Bielefeld · A 37, Hamburg · D 36, Hamburg · AG Pathologie · Chir. · Inn. Med. · Urol. · KindChir. · FG Chirurgie 49 · TW a) Ltd. Chirurg (Komm.) Krhs. Perleberg Bez. Potsdam b) 09/49 Chir. San.-Komp. i. Osten. Russ. Kriegsgefangensch. c) i. R. · S 08/58–06/75 Ltd. Arzt Chir. Abt. u. Chefarzt Kreiskrhs. Kassel Wolfhagen

Witte, Jens, Prof. Dr. med., Direktor, Klin. f. Allg.- u. Abdominalchir. Zentralklinikum, Stenglinstr. 1, 8900 Augsburg · *14.02. 41 Perleberg (Brandenburg) · A 69, Homburg-Saar · D 68, Homburg-Saar · AG AllgChir. · Chir. Intensivmed. · FG Chirurgie 02/77 · TG GefChir 10/78 · H 79, München · P 81, München · TW a) 77–79 StatArzt, 79–85 OA (Chir. Intensivther., Allg. Chir.) Chir. Klin. Ludwig-Maximilians-Univ. München, Klinikum Großhadern (Heberer) b) 78 StatArzt GefChir. c) Dir. Klin. f. Allg.- u. Abdominalchir. · S Seit 85 Dir. Klin. f. Allg.- u. Abdominalchirurgie, Zentralklinikum Augsburg
ZV Renal function after hypothermic ischemia of the kidney with orthograde and retrograde O_2-persufflation in situ. Eur Surg Res 4, 371 (1972) · Kidney preservation in aerobic ischemia by persufflation with gaseous oxygen: long-term studies on renal metabolism and function. Excerpta Med 637 (1972) · The effect of selective proximal vagotomy (SPV) on the lower esophageal sphincter (LES). ebd 389, 123 (1976) · Ösophagusmanometrie: Meth u Stellenwert i d Diagnost u postop Erfolgskontrol. Chir Aktuel 1, 57 (1976) · Manometr Untersuchgn z Einfluß d selekt prox Vagotomie auf d unt Oesophagussphincter. Z Gastroenterol 4, 231 (1977) · Wertigkt diagnost Meth b d Refluxoesophagitis. Langenbecks Arch Chir 347, 279 (1978) · Diagnost u therap Probl b iatrog Oesophagusperforat. Therapiewoche 29, 838 (1979) · Hyperdynamer sept Schock d Menschen. Konzentratverlauf v ausgewählten Gerinngsfaktoren u Plasmaproteinen. Langenbecks Arch Chir [Suppl] 55 (1979) · Hemobilia: a special form of GI-bleeding. World J Surg 5, 423 (1981) · Wertigkt d Endotoxinbestimmg b gramnegativen hyperdynamen sept Schock. Langenbecks Arch Chir 355, 635 (1981) · Postop Syndrome na refluxverhüt Eingriffen. Leber Magen Darm 12, 38 (1982) · Disturbances if selected plasmaproteins

in hyperdynamic septic shock. Int Care Med 8, 215 (1982) · Place of enteral rather than parenteral nutrition. Jikeikai Med J 29, 433 (1982) · D Rezidivleistenhernie i Erwachsenenalter: Opindikat, Verfahrenswahl, Erg. Langenbecks Arch Chir 361 (1983) · Optaktik i d Abdominalchir i höh Lebensalter: Standardverfahren u Alternat. Chirurg 55, 79 (1984) · Wiederherstellg d Speiseröhre b Funktionsstörgn (Achalasie, Zenkersches Divertikel, Spasmen). Langenbecks Arch Chir 366, 217 (1985)
MH Chirurg - BDC. Berlin: Springer seit 1988 · Stand u Gegenstand chir Forsch. ebd 1986 · Chirurgie im hohen Alter (perimed 1982)
BV Erfolgskontrol na chir Therap. In: Refluxtherap. Gastrooesophageale Reflexkrkht: Konserv u op Therap. Berlin: Springer 1981 · Hernien u Tumoren d Zwerchfells i Erwachsenenalter. In: Indikat z Op, 2 Aufl. ebd 1981 · Chir Bhdlgsmöglchktn d Gallengangsca. In: Erg Chir Onkol 4. Stuttgart: Enke 1982 · Erkenng u Bhdlg iatrogener Oesophagusperforat. In: Oesophaguschir. Weinheim: Edition Medizin 1981 · Bhdlgsgrundsätze b Leberechinokokkus. In: ebd 1983 · Wertigkt d stumpfen Dissekt z Bhdlg d Oesophagusca. In: D kurable Oesophagusstenose - d plast Ersatz d Speiseröhre. Stuttgart: Thieme 1984 · Peritoneallavage. In: D traumatisiert Abdomen. Berlin: Springer 1986 · Funktstörgn d Gastrointestinaltrakts. In: Stand u Gegenstand chir Forschg. Berlin: Springer 1986 · Schnittführg u Nahttechn sowie Nahtunterstützg z Protekt v Wundrupt u Narbenbruch. In: Modern Nahtmaterialien u Nahttechn i Gynäkol u Geburtshilfe. München: Urban & Schwarzenberg 1986 · Traumatic lesions of the esophagus. In: Glenn's thoracic and cardiovascular surgery, 5th edn. Norwalk/Conn: Appleton-Century-Croft 1989

Wittenburg, Hans, Dr. med., Chefarzt, Kreiskrhs., Albert-Schweitzer-Str. 10, 4460 Nordhorn · *23.07. 31 Pellworm · **A** 57, Rostock · **D** 57, Rostock · **AG** Chir. · **FG** Chirurgie 67 · **TW a)** 58-59 Poliklin. Wismar, sowie 3 Mon. Anästh. Univ. Jena · 59-60 Chir. Ass. Krhs. Wismar (Krohn) · 61 Charité Berlin (Ostapovic) · Chir. Kreiskrhs. Hameln (Toelle) · 61-63 Chir. Krhs. Celle (Dralle) · 63-72 Chir. Stadtkrhs. Solingen (Major) **c)** Chefarzt Chir. Abt. · **S** Seit 72 Chefarzt Chir. Abt. Kreis- u. Stadtkrhs. Nordhorn
ZV Erg m Complamin b periph Durchblutungsstörgn. Med Monatsschr 1 (1969) · D Verletzg d Arteria carotis communis. Zentralbl Chir 96, 1076 (1971) · Postop Komplikat na endoprothet Hüftgelenksersatz e mittl chir Abt. Therapiewoche 27, 6237 (1977) · Nachlassend Menschlichkt i Krhs. Inform, BDC 6, 92 (1979) · Bißverltzg d e Kreuzotter. Therapiewoche 31, 7311, 44 (1981) · Selten Bltg-Ursach a d ob Magen-Darm-Trakt. Chir Praxis 31, 249-250 (1983) · Z Lage d 1t Arztes a kl Krhs. Inform BDC 12, 195 (1987)

Wittmann, Peter, Dr. med., Assistenzarzt, Allg. Krhs. f. d. Stadt Hagen, Buscheystr. 15a, 5800 Hagen 1 · *08.03. 48 Adenau · **A** 83, Köln · **D** 88, Bonn · **AG** Chir. · **FG** Chirurgie 10/83 · **TW c)** AssArzt Chir. Klin.

Wohlfahrt, Rainer, Dr. med., Leitender Arzt, Abt. Chir. Kath. Krhs. i. Siebengebirge, Spülgenstr. 15, 5340 Bad Honnef 1 · *11.03. 47 Darmstadt · **A** 75, Bonn · **D** 79, Bonn · **AG** 04/75-03/84 AllgChir. Bonn · **FG** Chirurgie 10/83 · **TW a)** 03/74-04/82 StatArzt Johanniter-Krhs. Bonn (Haan) · 05/82-08/84 FunktOA St. Marienhosp. Bonn (Phillip) · 89 1. OA Chir. Abt. St. Elisabeth Krhs. Hohenlind Köln · Seit 01/90 Ltd. Arzt Kath. Krhs. Bad Honnef **b)** 05/82-08/84 Traumatol. St. Marienhosp. Bonn · 09/85-12/88 GefChir. St. Elisabeth-Krhs. Köln (Siedeck) **c)** Ltd. Arzt Chir. Abt. · **S** Seit 01/90 Ltd. Arzt Kath. Krhs. Bad Honnef

Woldrich, Siegfried Horst, Dr. med., Oberarzt, Kreiskrhs., 8263 Burghausen · *19.02. 41 Oberplan · **A** 70, Erlangen · **D** 76, Erlangen · **FG** Chirurgie 07/75 · **TW a)** 07/75-12/75 AssArzt Kreiskrhs. Kronach (Müller) **c)** OA Chir.

Wolf, Claus-Jürgen, Dr. med., Chefarzt, Allg.- u. Unfallchir. Abt. Maria-Hilf-Krhs., Klosterstr. 2, 5010 Bergheim/Erft. · 02.03. 41 Kempten/Allgäu · **A** 69, Bonn · **D** 67, Bonn · **AG** AllgChir. · UnfChir. · GefChir. · **FG** Chirurgie 01/77 · **TW a)** 77-81 OA Chir. Abt. Jung-Stilling-Krhs. Siegen (Sachweh) · **S** Seit 81 Chefarzt Chir. u. Ärztl. Dir. Maria-Hilf-Krhs. Bergheim

Wolf, Paul Ernst Ferdinand, Dr. med., Chirurg i. R., Danziger Str. 7, D 5657 Haan/Rheinl. 1 · *07.09. 20 Chemnitz · **A** 45, Leipzig · **D** 45, Leipzig · **AG** 11/45-10/51 AllgChir. St. Georg, Leipzig · **FG** Chirurgie 03/52 · **TW a)** 10/51-12/54 OA Kreiskrhs. Leisnig/Sa. (Schmechel) · 01/55-08/60 1. OA Kreiskrhs. Grimma/Sa. (Thies) · 10/61-10/84 OA St. Josef-Krhs. Haan/Rheinl. **c)** i. R. · **S** 60/61 Ärztl. Dir. u. Chefarzt Chir. Abt. Kreiskrhs. Wittstock/Dosse, DDR

Wolner, Ernst, o. Univ. Prof. Dr. med., Vorstand, II. Chir. Univ.-Klin. Spitalgasse 23, A-1090 Wien · *29.12. 39 Wien/Österreich · **D** 63, Wien · **AG** 63/64 Anat. Inst. Univ. Wien · 64/65 Pharmakol. ebd. · **FG** Chirurgie 72 · **TG** GefChir 75, Thorax- u. KardiovaskularChir 73 · **H** 73, Wien · **P** 78, Wien · **TW a)** 65-81 II. Chir. Univ. Klinik Wien (Kunz, Navratil) · **S** Seit 07/81 Vorstand II. Chir. Univ. Klin. Wien · Seit 82 Leiter Ludwig Boltzmann-Inst. Herzchir. Forschg.
ZV Z Therap d tachycarden Herzinsuff (exp Untersuchgn) m Kombin v intraaortaler Ballonpumpe u Elektrostimulat. Rhythmusstörgn d Herzens 1969 · Mechan Unterstützg d Kreisl. Acta Chir Austriaca 1970 · D Exp in d Chir. Z Exper Chir 1972 · Z Optaktik b d traumat Aortenruptur. Chirurg 1973 · Aortaler Windkesselventrikel m Steuerballon. Thoraxchir 1974 · Myocard Schraub Elektr z Schrittmacherther. Wien Klin Wochenschr 1975 · Klin Erg d ass Zirkulat. Intensivmed 1975 · Akut Koronarchir. ebd 1976 · D chir Therap d koronaren Herzkrkht. Wien Klin Wochenschr 1977 · D Fibrinklebg i d Chir. ebd 1982 · Fibrin gluing in cardiovascular surgery. Thorac Cardiovasc Surg 1982 · Coronarchir - prophylakt Aspekte. Chirurg 1983
MH The coronary sinus. Darmstadt: Steinkopff 1984 · Clinic of CSI. ebd 1986 · CSI - A new approach interventional cardiology. ebd 1987 · New trends in heart transplantation. In: Bibliotheca Cardiologica Basel:

Karger 1988 · Der Chirurg, Europ f Cardio thoracic Surgery, Europ f Artif Organs, Int f Artif Organs, Cor-Vas

Womes, Alfred, Dr. med., Ltd. Arzt, Chir. Abt. Privatklin. Dr. Reiser, Münchenerstr. 135, 8070 Ingolstadt · *30. 04. 28 Ronsperg · **A** 56, München · **D** 55, München · **FG** Chirurgie 62 · **ZB** Unfalldurchgangsarzt 87 · **TW a)** 55–62 Klinik Liebl Ingolstadt · 62–63 OA Städt. Krhs. Treuchtlingen · 63–67 OA Krhs. Neuburg **c)** Ltd. Arzt · **S** Seit 67 Niederlassung u. Ltd. Arzt Privatklinik Dr. Reiser, Ingolstadt

Wozasek, Gerald Eliot, Dr. med., Univ.-Assistent, II. Univ.-Klin. f. Unfallchir., Spitalgasse 23, A-1090 Wien · *12. 01. 57 New York/USA · **D** 82, Innsbruck · **AG** 10/82–12/84 Unfallkrankenhaus Linz · Seit 85 II. Unfallklin. Wien · **FG** UnfChir 03/89 · **TW b)** 10–11/88 Sunny Brook Med. Center Toronto (Schatzker, Tile) · Weiterbildg TG Orthop. Chir. **c)** Univ.-Ass. Klin. f. Unfallchir.
ZV Abdom Aortenruptur na stumpfem, nicht penetrierendem Bauchtrauma. Unfallheilkunde 87, 126–128 (1984) · Scharfe Carotisdurchtrenng – Fallbericht. Unfallchirurgie 12, 153–154 (1986) · D Bauchaortentrauma b stumpfer, nicht penetrierender Gewalteinwirkg. H Unfallheilkd 181, 533–535 (1986) · Pronationskeil z Rehabilitationserleichterg b Bandverletzgn am Außenknöchel. Chir Praxis 36, 83–86 (1986) · Kahnbeinpseudarthrosen u ihre op Versorgg. Zentralbl Chir 111, 1039–1047 · E seltener Fall e Kopfschußverletzg. Unfallchirurg 89, 521–523 (1986) · Masqueraded abdominal aortic trauma. Angio Arch 12, 240 (1986) · Carotistrauma. ebd 15, 68–69 (1987) · Mikrobohrdrähte b ossären Sehnenabrissen a Fingerendglied. Handchir 19, 168–170 (1987) · Epiphysenlösungen d Oberarmkopfes. H Unfallheilkd 186, 345–350 (1987) · Occipito-cervicale Fusion b Densmetastasierg. Unfallchirurgie 14, 320–323 (1988) · D Arteria-Carotis-Interna „Strangulat". Angio Arch 16, 165–167 (1988) · Fatale Hangman's fracture. Unfallchirurg 92, 32–36 (1988)
BV Unterbrechg d sympat Dysregulat m Guanethidin b M Sudeck. Orthop u orthop Grenzgebiete 13, Schmerzsyndrome d ob Extremit 1985

Wulle, Christhild, Dr. med., Ltd. Ärztin, Kliniken Dr. Erler, Kontumazgarten 4–18, 8500 Nürnberg 80 · *03. 11. 36 Berlin · **A** 64, München · **D** 61, München · **AG** 01/64–03/71 PlastChir. Stuttgart · 09/65–11/65 Anästh. München · 12/65 Anästh. Bremen · 11/66–05/67 Handchir. Lausanne/CH · 08/68–07/69 Verbrenng. Bochum · 02/70–01/71 PlastChir. Innsbruck · 03/71–11/75 Chir. u. Handchir. Aschaffenburg · **FG** Chirurgie 08/73 · **TG** PlastChir 02/78 · **TW a)** Bis 11/75 OA Chir. Abt. Städt. Krankenanst. Aschaffenburg (Wilhelm) **c)** Ltd. Ärztin · **S** Seit 12/75 Ltd. Ärztin Abt. Handchir. u. Plast. Chir. Kliniken Dr. Erler, Nürnberg
ZV D Bhdlg d frischen Frakt Gesichtsber. Praxis 56, 1382–1390 (1967) · Prednisonbhdlg ausgedehn Hämangiome. Chir Plastica (Berl) 1, 119–125 (1972) · A Unfallakten Sehnenrupt als Unfallfolg. Monatschr Unfallhkd 75, 331–333 (1972) · E Variante d erst Strecksehnenscheidenfaches u s Bedeutg f d Bhdlg d M de Quervain. Handchir 6, 189–190 (1974) · Z Kompress-

syndr d N fibularis. Chirurg 46, 395–397 (1975) · D humero-radiale Nearthrose. Handchir 9, 125–127 (1977) · Risultati della denervazione nell'arto superiore. Rivista di chirurgia della mano 13, 85–87 (1976) · Patholog Phalangenfrakt b Knochentuberkul. Plast Chir 3, 250–255 (1979) · Osteochondritis dissecans d Fingergelenke. Handchir 11, 243–244 (1979) · Resektionsarthroplast m periost-gestielter Knorpeltransplantat. Plast Chir 4, 108–114 (1980) · Verletzgn d Strecksehnen a Fingermittelgelenk. H Unfallheilkd 153, 342–345 (1981) · D Synoviallappenplast b Rezidiv d Medianus-Kompress-Syndroms. Plast Chir 4, 266–271 (1980) · D Kompress-Syndrom d N tibialis na proximaler Unterschenkel-Trümmerfrakt. Unfallchirurgie 7, 260–261 (1981) · „Distorsen" am Fingermittelgelenk. Orthop Prax 7, 492–495 (1983) · Myositis ossificans localisata am Thenar. Handchir 16, 101–105 (1984) · D Dupuytren'sche Kontrakt als Unfallfolge. Handchir Mikrochir Plast Chir 18, 216–217 (1986) · D kongenit radiale Dysplas (Daumenstrahl u radialer Karpus) – e Atavismus. Handchir Mikrochir Plast Chir 19, 214–243 (1987) · D M abductos digiti minimi longus: Anatomische Rarität? ebd 19, 43–45 (1987) · D Kaplan-Anastom am Kleinfinger. Handchir 20, 285–287 (1988)
BV Erkrankgn d Radio-Ulno-Carpalgelenkes. In: Bibliothek f Handchir. Handgelenksverletzgn, Diskusläsionen, Korrekturop u Arthrodesen. (1988)

Wüllner, Hermann, Dr. med., Chefarzt, Marienkrhs., Hannoverstr. 5, 4460 Nordhorn · *23. 03. 41 Vörden · **A** 69, Düsseldorf · **D** 73, Bonn · **AG** 67–69 MedAss Pathol., Gynäkol. 67–69 · Chir., Inn. Med., danach Chir., UnfChir. · **FG** Chirurgie 11/74 · **TG** UnfChir 03/76 · **TW a)** 77–80 OA Chir. Abt. Marienkrhs. Nordhorn, Sozietät m. Dr. Petermann · Seit 81 Chefarzt: Kollegiale Leitg Chir. Abt. m. Schwerpunkt UnfChir. **b)** ebd. **c)** Chefarzt · **S** Seit 77 kollegiale Leitg Chir. Abt. Marienkrhs. Nordhorn
ZV Verhütg postop Wundinfekt dur ärztl u pfleger Vorkehrgn i OP u auf Stat. Praxis Krankenhaus-Hygiene 114–141 (1988)

Wurnig, Peter, Dr. univ. med., a. o. Univ. Prof., Primarius u. Ärztl. Leiter i. R., Schellinggasse 12, A-1010 Wien I · *02. 01. 23 Innsbruck/Österreich · **A** 48 · **D** 48, nicht angegeben · **AG** Geschichte d. Med. · UnfChir. · Thoraxchir. · Lungenchir. · Kinderchir. · Onkol. · Endoskopie · **FG** Chirurgie 02/58 · **TG** KindChir 02/72 · **ZB** KindChir 02/72 · **H** 74, Wien · **P** 82, Wien · **TW a)** 49–57 Ass. AllgChir., ThChir., UnfChir. II. Chir. Univ.-Klin. (Denk) · 57–63 OA I. Chir. Abt. Krhs. Lainz (Salzer) · Thoraxchir. KindChir. u. AllgChir., Konsiliarchir. N. Österr. Kinderkrankenhaus Mödling **b)** 51–53 Röntgeninstitut der II. Chir. Univ.-Klinik (Jenny-Stangl) **c)** Primarius der Chir. Abt., Ärztlicher Leiter und Konsiliarchirurg · **S** Primarius d. Chir. Abt. d. Mautner-Markhof Kinderspitales d. Stadt Wien (=Chefarzt) · 78–88 Ärztl. Leiter (Dir.) d. Mautner-Markhof Kinderspitales
ZV D intrathorakale Verlagerg d Cardia ohne Hiatushernie. Thoraxchir 3, 111 (1955) · D derzeit Grenzen d Diagn d zentral Bronchusca. Wien Klin Wochenschr 73, 705 (1961) · Lungenresekt b schwerer Haemoptoe. Klin Med 17, 283 (1962) · D kurze Oesophagus. Thoraxchir Vaskuläre Chir 10, 527 (1963) · D chir Bhdlg d diff

Oesophagospasmus. ebd 11, 84 (1963) · Techn Vorteile b d Hauptbronchusresekt re u li. ebd 15, 16 (1967) · Ist e Diffdiagn b lobären Emphysem d Säugl dur bronchol Untersuchg angezeigt? Z Kinderchir 9, 24 (1970) · D retroperitoneale Lymphknotenausräumg b Wilmstumor u ihre Erg. Acta Chir Austriaca 3 (1973) · Trachealstenosen i Neugeb- u Säuglingsalter. Thoraxchir Vaskuläre Chir 23, 213 (1975) · D Einfluß v Blutgerinngsstörg u Eiweißmangel auf d Wundheilg. Acta Chir Austriaca [Suppl] 6 (1972) · Postop Wundrupt u Blutgerinngsstörg i d Kinderchir (Diagn, Prophyl u Therap). ebd 6, 1 (1974) · The significance of trachealstenosis in oesophageal atresia. Prog Pediatr Surg 19, 62 (1986) · Trachealresekt b Säugl u Kleinkindern. Prax Klin 39, 588 (1985) · Morphological findings in peptic esophageal stenosis with Barretts ulcer in children. Prog Pediatr Surg 18, 42 (1985)
MH Progr Pediatr Surg. Berlin: Springer ab Bd 19 (1985) bis auf weiteres · Pädiatr i Praxis u Klin, 1 u 2 Aufl. Stuttgart: Fischer u Thieme 1989 · Moderne Endoskopie i Kindesalter, Pädiatr Fortbildungskurse f d Praxis, Bd 36. Basel: Karger 1978 · Maligne Tumoren i Kindesalt. Chir d Gegenwart Bd VII. München: Urban & Schwarzenberg 1978
BV M Hirschsprung, neuere Probl – Inkontinenzbhdlg i Kindesalter. Pädiatr u Pädolog [Suppl] 2. Berlin: Springer 1972

Wüthrich, Alfred, MOR i. R., Dr. med., Chefarzt i. R., Kunzenweg 2 B, 7800 Freiburg/Br. · *15. 01. 09 Ellerwald/Ostpr. · **A** 36, Königsberg/Pr. · **D** 36, Königsberg/Pr. · **AG** Chir. u. UnfChir. wiss. u. prakt. · **FG** Allg.- u. UnfChirurgie 43 · **TG** UnfChir 68 · **ZB** Sportmed. 60 · **TW a)** 36–45 Chir. Univ.-Klin. u. Poliklin. Königsberg (Lärven) **b)** UnfChir. ebd. **c)** i. R. · S 46–74 Ärztl. Dir. u. Chefarzt Chir. Abt. Städt. Krhs. Salzgitter-Bad
ZV Klin d Hodentumoren. Diss 1935 · Bhdlgserfahrg b d Vorderarmschaftfrakt. Arch Orthop Unfallchir 39 (1938) · Bhdlg d Tibiakopffrakt. ebd 40 (1939) · Subkut Rupt d Endsehne d M biceps-brachii. Bruns Beitr Klin Chir 171 (1941) · Myositis ossificans circumscripta. Zentralbl Chir 1941 · Abmeißelg d unt Humeruskopfkalotte b schweren Schultergelenkseiterg. ebd 1942 · Chron Erysipeloidarthr m röntgenol sichtb Knochenzerstörgsverändergn. Bruns Beitr Klin Chir 174 (1943) · Chron rezidiv Form d art-mesenter Duodenalverschl. Zentralbl Chir 1951

Y

Yankah, Abraham Charles, Dr. med., FACCP, FACC, Oberarzt, Dtsch. Herzzentrum Berlin, Augustenburger Platz 1, 1000 Berlin 65 · *15. 04. 42 Anomabu, Ghana · **A** 70, · **D** 71, · **AG** Hypothermie u. Kreislaufstillstand i. d. Chir. d. angebor. Herzfehler · Anatomische Korrektur d. Transposition d. Großen Gefäße · Allograftherzklappenkonservierung u. Transplantationsimmunol. · **FG** Chirurgie 01/76 · **TG** GefChir 08/79, Thorax- u. KardiovaskularChir 01/86 · **H** Arbeit ist eingereicht worden · **TW a)** 76–77 Städt. Krankenanst. Bielefeld (Jagdschian) · 05–06/76 Honorary Senoir Registrar, Hosp. for Sick Children London (Stark, FRCS) **b)** 77–79 u. 80–86 Cardiovasc. Chir. Univ. Kiel, Kiel (Bernhard) · Seit 86 Dtsch. Herzzentrum Berlin **c)** OA ThKardChir. · **S** 10/79–06/80 Consultant Cardiothoracic Surgeon, Liberia, Monrovia
ZV Current trends of surgical management of congenital heart diseases using deep hypothermia woth low flow perfusion. Trop Cardiol 5, 193–201 (20) (1979) · Indwelling central venous catheters for the critically ill patients. In: Resuscitation and life support in disasters. Disaster Med 2, 19 (1980) · Cardiovascular diseases in Liberia. Trop Cardiol 7, 15–20 (1981) · Surgical repair of tetralogy of Fallot in adolescents and adults. Thorac Cardiovasc Surg 30, 69–74 (1982) · Comparative hemodynamic study after repair of tetralogy of Fallot, ventricular septal defect and anatomic correction of TGA. J Cardiovasc Surg 24, 266 (1983) · Postoperative management after anatomic correction of transposition of the great arteries. Pediatr Cardiol [Suppl 1] 117–122 (1983) · Antibiotic sterilization of heart valve allografts. Thorac Cardiovasc Surg 31 (Spec Issue I) 9 (1983) · Orthotopic transplantation of aortic valve allografts: early hemodynamic results. ebd 32, 92–95 (1984) · Late results of valve xenograft conduits between the right ventricle and the pulmonary arteries with pulmonary atresia and extreme tetralogy of Fallot. ebd 32, 250–252 (1984) · Critical evaluation of the aortic root after orthotopic transplantation of aortic valve allograft. ebd 33 (Spec Issue I) 20 (1985) · Orthotope Transplantat allogener Aortenklappen. Langenbecks Arch Chir 366, 286 (1985) · Derzeit u zukünft Trends b d Transplantat allog Herzklappen. Z Herz Th GefChir 1, 12–19 (1987) · Transplantation of aortic and pulmonary allografts, enhanced viability of endothelial cells by cryopreservation. Importance of histocompatibility. J Cardiovasc Surg 2 [Suppl 1] 209–220 (1987) · Prognostic importance of viability and a study of a „second set" allograft valve: an experimental study. ebd 3, 263–270 (1988)
MH Cardiac valve allografts: 1962–1987. Darmstadt: Steinkopff, New York: Springer 1988
BV Cardiovascular surgical emergencies in the first two years of life. In: Progress in cardiopulmonary diseases. Bombay: People State Press 1979 · Factors influencing endothelial cell viability during procurement and preservation of valve allografts: An experimental study. In: Microsurgical model in rats for transplantation research. Berlin: Springer 1985 · Kinetics of endothelial cells of aortic valve allografts transplanted heterotopically in inbred rats. In: Biological and bioprostetic valves. Proc 3rd Int Symp. New York: Yorke Medical Books 1986 · Timing for second procedures after surgical relief of left ventricular outflow tract obstruction in infants and children. In: Pediatric Cardiology. Proc 2nd World Congr. Berlin: Springer 1986 · Procurement and viability of cardiac valve allografts. In: Cardiac valve allografts 1962–1987. Darmstadt: Steinkopff, New York: Springer 1988 · Antigenicity and fate of cellular components of heart valve allografts. In: ebd

Yaraghchi, Ghassem, niedergel. Chirurg, Hermannstr. 53, 1000 Berlin 44 · *01. 03. 38 Teheran · **A** 83, Berlin · **AG** GefChir. · AllgChir. · UnfChir. · **FG** Chirurgie 05/77 · **TW a)** 77 AllgChir. Martin-Luther-Krhs. Berlin (Rücker) **b)** GefChir. · UnfChir. · Allg. Med. mit Rö. Klasse 1–2 **c)** Allg. Med., niedergel. Chirurg · S 77 Niederlassung Berlin · 78 Lehre-Essenrode, Niedersachsen · Seit 08/83 Niederl. Berlin

Yilmaz, M. Bülent, Dr. med. univ., Ltd. Oberarzt, Kinderchir. Klin.-Bethel Krankenanst. Gilead gGmbH, Burgsteig 13, 4800 Bielefeld 13 · *12.01. 55 Aksehir/Türkei · A 79, Ankara/Türkei · D 79, Ankara/Türkei · AG 08/74–08/77 Kinderchir. Regensburg · FG Chirurgie 05/86 · TG KindChir 11/86 · TW a) 79–82 AssArzt Chir. Abt. St. Johannesstift Varel (Happ) · 82–83 AssArzt Chir. Abt. St. Willehad Hosp. Wilhelmshaven (Offermann) · 85–86 FunktOA Chir. Abt. Bethel, Bielefeld (Wellmer) b) 83–85 FunktOA Kinderchir. Abt. Städt. Kinderklin. Regensburg (Regenbrecht) c) Ltd. OA Kinderchir.
ZV Fallbeisp z Früherkenng d Enterocolitis necroticans. Kinderchir 259 (1984)

Z

Zachariou, Zacharias, Dr. med., Assistenzarzt, Chir. Univ.-Klin., Im Neuenheimer Feld 110, 6900 Heidelberg · *25.11. 57 Limassol/Zypern · A 88, Heidelberg · D 85, Heidelberg · AG KindChir. Abt., AllgChir. Inst f. Immunologie Heidelberg · TW c) AssArzt
ZV Spontaneous and complement membrane attack complex induced release of prostanoids from rat Kupffer and liver endothelial cells. Cells of the hepatic sinusoid. 93–96 (1986) · New properties of Kupffer and endothelial cells isolated from rats infected with the parasite schistosoma mansoni. Cells of the hepatic sinusoid. 329–334 (1986) · D Cantrellsche Syndr. Z Kinderchir 42, 255–259 (1987) · Ovarialpseudozysten b weibl Neugeb: pränat ultrasonograph Diagn u chir Konsequenz. ebd 42, 126–130 (1987) · Three years experience with large ovarian cysts diagnosed in utero. J Pediatr Surg Akzeptiert Juni 1988 · Spleen surgery in childhood: surgical anatomy and techniques permitting tissue preservation. Pediatr Surg Int Akzeptiert Dez 1988

Zagel, Hans Ludwig Dieter, Dr. med., Assistenzarzt, Unfallchir. Klin. Kreiskrhs., Posilipostr. 49, 7140 Ludwigsburg · *08.02. 51 Ulm/Donau · A 77, Frankfurt · D 80, Frankfurt · AG Zuckeraustauschstoffe · AllgChir. · FG Chirurgie 07/88 · TW a) 88–89 StatArzt Allgemeinchir. Klin. Kreiskrhs. Ludwigsburg b) StatArzt Unfallchir. Klin. ebd. c) AssArzt UnfChir.

Zangerle, Hans Adolf Ernst, Dr. med., Chefarzt i. R., Furtgasse 25, 8358 Vilshofen · *22.08. 19 Sonneberg/Thür. · A 44, München · D 45, Würzburg · AG Chir. · Inn. Med. · Pathol. · FG Chirurgie 07/55 · TW a) 01/45–05/45 Chir. Laz. Abt. Städt. Krhs. Weiden/Obpf. (Seibold) · 05/45–04/46 Chir.- u. Inn. Abt. ebd. (Huber, Krasemann, Hofmann) · 10/46–09/48 Pathol. Inst. Univ. Erlangen (Kunert) · 10/48–12/48 Univ.-Frauenklin. Erlangen (Podleschka) · 04/49–01/50 Inn. Abt. Städt. Krhs. München-Schwabing (Valentin) · 02/50–07/55 Chir. Abt. Städt. Krhs. München re. d. Isar (Grasmann, Maurer) · 10/55–08/80 Chir. Abt. Städt.-Krhs. Passau (Schedel) · c) Chefarzt i. R. · S 09/80–08/84 Chefarzt d. Chir. Abt. Städt. Krhs. Passau

Zängl, Alfred, Wirkl. Hofrat, Univ. Prof. Dr. med., Primarius i. R., Alserstr. 26, A-1090 Wien · *04.02. 20 Wien · D 44, Wien · AG Abdom.- u. Thoraxchir. · Kolo-Rektalchir. · FG Chirurgie 09/54 · H 65, Wien · P 73, Wien · TW a) II. Chir. Univ.-Klin. Wien (Denk, Kunz) b) 49–50 Honorary Clinical Assistant am Royal Cancer Hosp. u. am St. Mark's Hosp. (London) c) FA Chir. in eig. Praxis · S Primararzt u. Vorstand II. Chir. Abt. Landeskrankenanst. Salzburg u. stellvertr. Dir.
ZV D Erg d Resekt z Ausschaltg na Finsterer i d Jahren 1933–1948. Klin Med 1174 (1949) · Z Einteilg d Karzinome d Kolon u Rektum v patholog-anatom u chir Standpunkte aus. Wien Klin Wochenschr 33 (1950) · Z Wahl d Opverfahrens b Rektumprolaps. Klin Med 1954 · Einfache Method z Refluxverhütg u Ersatzmagenbildg na Gastrektomie. Langenbecks Arch Chir 299 (1962) · Exptelle u klin Untersuchgn z marginalen Gefäßversorgung d li Kolonhälfte i Hinblick auf deren Verwendbarkt als Oesophagusersatz. Wien Klin Wochenschr 47 (1964) · Sigmascheide b Aplasia vaginae. Langenbecks Arch Chir 308 (1964) · Utilisation of the Sarafoff-operation for procidentia and prolapse. Dis Colon Rectum 1965 · Intubat inop malig Oesophagusstenosen. Wien Klin Wochenschr 1965 · Oesophagusersatz dur d li Kolonhälfte. ebd 188 (1966) · D chir Fortschr als mögl Krankhtsurs. ebd 1973 · Rektumca: Amputat od Resekt? Chirurg 5 (1978) · Intraoperative peritoneal lavage and topical deposition of povidone-iodine in suppurative peritonitis. Curr Chemother 1978 · Op-takt Vorgehen b Oesophaguslaesionen. Chirurg 1981 · Möglchktn d chir Therap d Recidivs kolo-rektaler Karzinome. Kongrbd Österr Ges Chir 1984 · D Allschichtvorfall d Ano-Rektum. Langenbecks Arch Chir 366 (1985)
MH Colo-Proctology. München: Edition Nymphenburg
BV Kolon- u Rektumchir. In: Klin Fortschr Chir. München: Urban & Schwarzenberg 1954 · Zwischenfälle b d Rektoskopie. In: Intra- u Postop Zwischenfälle. Stuttgart: Thieme 1967 · Chir d bösart Erkrkgn d Speiseröhre. In: Krebsbhdlg als interdiszipl Aufgabe. Berlin: Springer 1975 · Chir d Peritonitis u Ileus. In: Chir i Wandel d Zeit 1945–1983. Berlin: Springer 1983 · Kolorekt Karzinom. In: Chir Gastroenterol m interdiszipl Gesprächen. Hameln: TM-Verlag 1988

Zedlitz und Neukirch, Frhr. von, Caspar Otto Bolko, Dr. med., Arzt u. Geschäftsführer, Gunezrhainer Weg 4, 8222 Ruhpolding · *05.02. 34 Breslau · A 63, München · D 61, München · TW c) Autor, Arzt u. ärztl. Geschäftsführer im eig. Unternehmen · S Siehe TWc
MH Chefredakt: Nitrate aktuell · Calcium-Antagonismus aktuell · Med Erfahrungen · Lipid aktuell · Heparin · Der Patient und sein Herz · Onkol Forum f Chemotherap · usw

Zelder, Oskar Adolf Gebhard, Priv. Doz. Dr. med., Wiss. Angest., Oberarzt, Zentrum f. Operative Med. I, Allgemeinchir. Klinikum Lahnberge, Baldingerstr., 3550 Marburg/L. · *16.08. 37 Mährisch-Schönberg · A 66, Marburg · D 67, Marburg · AG Leber- u. Pfortaderchir. · Lebertransplantation · Stoffwechsel u. Enzyme d. Leber · FG Chirurgie 73 · H 74, Marburg · TW a) Chir. Univ.-Klin. Marburg/L. (Schwaiger, Hamelmann, Röher) · 84–89 ZOM I Allgemeinchir. (Rö-

her, Rothmund) **b)** 73–84 UnfChir., KindChir. Chir. Univ.-Klin. Marburg/L. · 84–89 ZOM I AllgChir., KindChir. **c)** OA AllgChir., Schwerpunkt Abdominalchir., KindChir.
ZV Bolzenschußverletzgn d Stammes. Monatschr Unfallhkd 70, 542 (1967) · D diffdiagnost Bedeutg d Leberenzymfunktionsmusters b chir Patienten. Langenbecks Arch Chir 325, 1128 (1969) · Postop Serumenzymverändergn na Abdominaleingriffen. Chirurg 41, 278–280 (1970) · D GOT + GPT/GLDH-Quotient b Verschlußikterus u Gallensteinleiden. Langenbecks Arch Chir 327, 475 (1970) · Einfluß e portocavalen Anastomose auf d Aktivität cytoplasmat, mitochondrialer i mikrosomaler Enzyme i d Rattenleber. Res Exp Med 157, 208 (1972) · Sekretin- u Gallensäure induzierte Cholerese b Pat mit u ohne Leber- u Gallenwegserkrankgn. Langenbecks Arch Chir [Suppl] Chir Forum 139 (1972) · Schußverletzgn großer Körperhöhlen u d Schädels. Monatschr Unfallhkd 75, 168 (1972) · Untersuchgn z heterotopen, auxilliären Lebertransplant b Wistar-Ratten. Z Gastroenterol 12, 104 (1974) · Aktivitätsverändergn v Enzymen versch zellulärer Lokalisat na heterotoper auxiliärer Lebertransplantation d Ratte. Langenbecks Arch Chir [Suppl] Chir Forum 337 (1974) · Enzymausstattg u morpholog Bild d normalen u cirrhot Rattenleber na Pfortaderligatur u Subcutantransposit d Milz. ebd 7 (1975) · Verändergn d Harnsäurespiegels i Serum u Urin n portocavaler Anastomose b d Ratte. ebd 104 (1976) · D gegenwärtige Stand d Lebertransplant. Klin - Exp - Mikro-Chir. Z Gastroenterol 2, 298 (1976) · De invloed van veranderingen in de milien omstandigheden van de rat op het resultaat von een auxiliaire levertransplantatie. Mikrochir 1, 21 (1977) · Welche Bedeutg haben d Bronchoskopie u Mediastinoskopie i d Chir? Hess Ärztebl 452 (1979) · D idiopath Hepatikus- u Choledochuszyste - Diagnost u chir Bhdlg. Z Gastroenterol II/82, 20, 673 (1982) · The use of microvascular graft as an arterial substitute in the abdominal aorta of the rat. Microsurgery 4, 157 (1983) · Üb d Notwendigkt d Randomisierg mikrovaskulärer chir Exp b d Überprüfg e neuen Prothesenmaterials unt Berücksichtgg eig chir Fehler aus morphol Sicht. Z Exp Chir Transplant Künstliche Organe 17/5, 259 (1984)
MH Z Chir i Bereich d Pfortadersyst u z heterotopen auxiliären Lebertransplantation. Habil-Schrift. Marburg: Görich u Weiershäuser 1974 · Exp Hepatol, Haemodynam d Leber. Port Hypertens. Exp Leberschädigg. Temporärer u permanenter Leberersatz. Freiburg/Brsg: Ed Dr Falk 1977 · Klin u Exp Hepatol. Leberresekt u Leberregenerat. Exp Leberschädigg. Pfortaderhochdruck. Sammelbd d 2 Arbeitstagg f Klin u Exp Hepatol. Stuttgart: Thieme 1980 · Klin u Exp Hepatol. Lebertumoren, exp Modell z Leberschädigg: Varia. Sammelbd d 3 Arbeitstagg f Klin u Exp Hepatologie. Stuttgart: Schattauer 1981 · Klin u Exp Hepatol. Pfortaderhochdruck. Erkrankgn d Gallenwege. Poster zu freien Themen. Exp Lebertransplantation. Stuttgart: Schattauer 1984 · Experimental and clinical hepatology. Proc 5th Workshops on experimental and clinical hepatology. Lancaster: MTP Press Limited 1986
BV Östrogenausscheidg vor u nach Ausschaltg d Ovarialfunktion b Frauen i d Prä- u Postmenopause. Diss Marburg: Görich u Weiershäuser 1974 · Enzymdiagnostik i d Chir Klin. Verh Österr Ges f Chirurgie 1969 · E Beitrag z heterotopen, auxiliären Lebertransplantation

– Untersuchungen a d Ratte. Beitr 14 Tagg Österr Ges f Chir, Millstadt 1973 · Pfortaderligatur n Subkutanverlagerung d Milz b normalen Ratten. Kongreßber Österr Ges f Chir. Wien: Robindruck 1974 · Untersuchgn z Kalziumausscheidg i Urin b Unfallpat m e neuen Schnelltest. ebd · Heterotopic auxiliary liver transplantation in cirrhotic rats. Proc Int Microsurg Soc Human Development, Honolulu/USA: East Inc 1975 · Grundlagen d exp chron Leberschadens u seine Bedeutg f d Klin. In: Akutes u chron Leberversagen. Stuttgart: Thieme 1981 · Microsurgery in the portal area of the rat. In: Handbook of microsurgery. Bocca Raton/USA: CRC Press 1984 · Heterotopic auxiliary liver transplantation in rats. In: ebd · The effect of portocaval shunt in the $^{14}CO_2$-exhalation from (Methyl-^{14}C)-labelled drugs. In: Experimental and clinical hepatology. Lancaster: MTP Press 1986

Zenker, Herbert, Prof. Dr. med., Oberarzt, Orthop. Klin. LMU München, Harlachingerstr. 51, 8000 München 90 · *19. 05. 37 Heidelberg · **A** 64, München · **D** 63, München · **AG** 01/66–04/68 Orthop. FU Berlin · Seit 05/68 LMU München · **FG** Orthopädie 69 · **ZB** Rheumatol. 80 · **H** 74, München · **P** 80, München · **TW b)** 66–68 Ass. Orthop. Univ.-Klin. Oskar Helene Heim FU Berlin-Dahlem (Witt) · 68–74 FA Orthop. u. Ass. Orthop. Univ.-Klin. LMU München (Witt) · anschließend OA ebd. **c)** OA Orthop. Klin.
ZV Ossäre Klumpfußbhdlg b Kleinkind. Arch Orthop Unfallchir 68, 255 (1970) · Z Probl d infizierten Frakt a Ober- u Unterschenkel u Heilg i orthop Apparat. ebd 169 (1970) · Bhdlgserg gelenknaher Pseudarthrosen d ob Extremität. ebd 71, 14 (1971) · Korrigier Osteotomien a Schaft langer Röhrenknochen: Indikat u Techn. ebd 74, 205 (1972) · Indikat u Erg v Acetabuloplastik u Beckenosteotomie na Chiari. ebd 73, 245 (1972) · Abrieb- u Oberflächenuntersuchg b e Totalendoprothese na McKee Farrar. ebd 76, 212 (1973) · Refrakt u neue Frakt d Tibia na AO-Platten- u Schraubenosteosynth. ebd 76, 54 (1973) · Trochenterversetzg u ihre Erg. ebd 77, 209 (1973) · Unsere Erg na op Bhdlg d habituel Schulterluxat. H Unfallheilkd 126, 123 (1976)
BV Kniebinnenverletzgn. In: Indikat z Op. Berlin: Springer 1974 · Infektiöse, mykot u parasit Knochenerkrkgn. In: Knochenerkrkgn. München: Banaschewski 1974 · Entwicklg u Erprobg e elast Osteosynthplatte i Tierexp. Habil-Schrift 1974. Frankfurt: Lang 1978 · Abnutzgserkrkgn d Sehne. In: Chir d Gegenwart, Bd 5. München: Urban & Schwarzenberg 1979 · Chron Knieinstabilität. In: Indikat z Op, 2 Aufl. Berlin: Springer 1979 · Erkrkgn i Bereich d Stütz- u Bewegungsapparates. In: Männerkrkhtn. Schulz 1981 · D posttraumat Kniegelenk: Begutachtgsfragen u Probl z Beurteilg d Dauerschadens. Ref Bd 59 Tagg d Vereinigg Bayer Chir München 1982 · Unicameral bone cysts – bone grafting. Current concepts of diagnosis and treatment of bone and soft tissue tumors. Berlin: Springer 1984 · Frische u veralt Achillessehnenrupt, Diagnost u Therap u Erg. Prakt Orthop 15. Stork 1985 · Möglchktn d Früherkenng v posttraumat Spätschäden i ob Sprunggelenk. Stuttgart: Thieme 1984 · Z Diffdiag Kniekehlentumoren: Baker-Zyste u Tumor neuraler Genese. Ref Bd 61 Tagg, Bayer Chir Vereinigg. Gräfelfing: Demeter 1984

Zeplin, Harald E., Dr. med., 1. Oberarzt, Klin. Thorax-, Herz- u. Gefäßchir., Städt. Kliniken Fulda, Pacelliallee 4, 6400 Fulda · *22. 10. 49 Bad Zwischenahn/Old. · A 75, Aachen · D 75, Aachen · AG 75/76 Bundeswehr · 74 Anästh. · 75 Inn. Med. · FG Chirurgie 03/82 · TG GefChir 06/86, Thorax- u. KardiovaskularChir 03/84 · TW a) 76-81 Chir., UnfChir., Urol. Stolberg (Röhling) b) 81-85 Herzchir. RWTH Aachen (Messmer) · Seit 85 Thorax-, Herz-, Gefäßchir. Fulda (Stegmann) c) Ltd. OA Thorax-, Herz-, Gefäßchir.
ZV Spez Absorpt v Arzneimitt i UV Wellenlängenber b Var d pH. Diss Aachen 1975 · Art Verschlußkrankht, pept Ulcus u Amputationsrisiko. Dtsch Med Wochenschr 13, 515 (1976) · Doppelbest d Blutbleispiegels u klin Unters. Zbl Hyg 165, 189 (1977) · Deckg v Strahlengschw d weibl Brust d gestielte Netzverpflanz. Chir Praxis 24, 615 (1979) · Aneurysma diss als Unfallfolge. Unfallheilkunde 83, 609 (1980) · Early and late res after double valve replacement. Life Supp Syst 132 (1982) · Duct art b Frühgeb. Pädiatr Prax 30, 9 (1984) · Infekt Risiko b Op an Herz u gr Gef. ZAC 2, 29 (1985) · Periop Antibiotikaprophyl i d Herzchir. Klin arzt 14, 905 (1985) · Eval of hemolysis in extracorp circ of granulocyte released elastase. Life Supp Syst (1985) · Hemolysis in bubble, Plate membran and hollow fiber oxygenators. Prog Artif Org ISAO 588 (1986) · Mögl Gefäßchir. Schwester/Pfleger 8, 614 (1986) · Chir Carotis. Herzmedizin 9, 5 (1986) · Diagn u Therap thorak Aortenaneurysm. ebd 9, 137 (1986) · Traum Ruptur Aorta desc. Zentralbl Chir 111, 1019 (1986) · Incompetence Meadox Gabbay Monocusp heart valve. Life Supp Syst 4, 154 (1986) · Amrinon na ACVB. Thorac Cardiovasc Surg 31, 43 (1987) · Best Herzzeitvol na Herz Op. Herzmedizin 10, 10 (1987) · Erf m Rückenmarksstimul b AVK. Angio 10, 67 (1988) · Infl of Enoximone on urinary output. Br J Clin Pract (1988)

Zerbian, Klaus-Ulrich, Dr. med., Chefarzt, Chir. I. Kreiskrhs. Lüdenscheid, Paulmannshöher Str. 14, 5880 Lüdenscheid · *15.04. 38 Castrop-Rauxel · A 68, Münster · D 66, Bonn · FG Chirurgie 73 · TW a) Anat. Inst. Univ. Bonn (Tonutti) · Mathias Spital Rheine (Schaudig) · Bergmannsheil Bochum (Rehm) · Barbara Klin. Hamm (Isfort) c) Chefarzt · S Seit 78 Chefarzt Chir. Abt. I Kreiskrhs. Lüdenscheid
ZV Üb d histochem Verhalten e Enzyme v d Follikelatresie i Ovarium d Meerschweinchens. Acta Histochem 23, 303 (1966) · D histochem Verhalten d Azolestrasen sowie weit Oxydoreduktasen b d Follikelatresie i Ovarium e Nagers. Histochemie 13, 45 (1968)

Zeus, Ludwig, Dr. med., Chirurg u. Unfallarzt i. R., Sieglitzhoferstr. 16 a, 8520 Erlangen · *20.04. 12 Nürnberg · A 37, Erlangen · D 37, Erlangen · AG Pathol. Inst. Univ. Erlangen · Med. Poliklin. Würzburg · Med. Klin. Tübingen · Chir. Univ.-Klin. Erlangen · FG Chirurgie 11/46 · TG UnfChir 53 · S 48-82 Chir. Privatklin. Erlangen
ZV Tierexptelle Untersuchgn z Frage d Kropfherzens dur Thyroxinverabfolgg. Arch Kreislaufforsch 2, 165 (1938) · Üb tierexptelle Herzbeeinflussg dur Verabfolgg v thyreotropem Hormon. ebd 4, 49 (1939) · Z Therap d Thalliumvergiftg. Fortschr Therap 5, 286 (1939) · Beeinflussbarkt d Venendruckes dur intraabdom Drucksteigerg. Arch Kreislaufforsch 8, 330 (1941) · Vergl Un-

tersuchgn einfach Method z Prüfg d Kreislaufs v op Eingriffen. Arch Klin Chir 203, 206 (1941)

Ziegler, Karl-Berthold, Dr. med., niedergelassen, Heinrichstr. 64, 6400 Fulda · *29.07. 42 Würzburg · A 71, Würzburg · D 70, Würzburg · FG Chirurgie 02/77 · TG UnfChir 09/78 · TW a) 76-78 AssArzt · 78-80 OA c) Niedergel. · S 80-82 Niedergel. Chir. Düsseldorf, seit 82 in Fulda

Ziemer, Gerhard, Dr. med., Oberarzt, Klin. Thorax-, Herz- u. Gefäßchir. Zentrum Chir., Med. Hochschule Hannover, Konstanty-Gutschow-Str. 8, 3000 Hannover 61 · *30.07. 53 Obernbeck, Krs. Herford · A 78, Kiel · D 79, Kiel · AG 79 Schiffahrtmed. Inst. d. Marine · 84-86 The Children's Hospital, Harvard Med. School, Boston, USA · FG Chirurgie 07/87 · TG GefChir 04/89, Thorax- u. KardiovaskularChir 02/89 · TW b) 86-88 StatArzt Thorax- u. GefChir. Med. Hochschule Hannover (Borst) · Seit 86 zuständig f. Kinderherzchir. c) OA Thorax-, Herz- u. Gefäßchir.
ZV Malfunction of a St Jude Medical Heart Valve in mitral position. Ann Thorac Surg 33, 391 (1982) · D selt Form e Gefäßringes i Verbindg m Transposit d großen Arterien: Linksseitiger Aortenbogenverlauf b Arteria lusoria u rechtsseitig persistier Ductus Botalli. Herz 8, 170 (1983) · Surgery for coarctation of the aorta in the neonate. Circulation 74, I, 25 (1986) · Truncus arteriosus type A 3: Complex repair with cyropreserved pulmonary homograft. Eur J Cardio Thorac Surg 1, 110 (1987)
MH The Thoracic and Cardiovascular Surgeon, Thieme 1985-1986 · Eur J Cardio-thoracic Surgery, Springer Int. Seit 1987
BV Truncus arteriosus. In: Kirschnersche Oplehre. Herz- u herznahe Gef, 2 Aufl. Berlin: Springer 1990 · Hypoplast Linksherzsyndr. In: ebd · Univentrikuläres Herz u Hypoplasien d rechten Kammer. In: ebd

Zierach, Hans-Joachim, Dr. med., i. R., Im Krummen Arm 3 C, 2804 Lilienthal · *24.05. 08 Berlin · A 34, München · D 34, München · FG Chirurgie 03/49 · TW a) 49-56 OA Krhs. Berlin-Kaulsdorf (Martin) c) i. R. · S 59-64 Chefarzt Bundeswehrlaz. Hamburg

Zilkens, Karl Walter, Priv. Doz. Dr. med., Oberarzt, Orthop. Klin. RWTH Aachen, Pauwelsstr. 1, 5100 Aachen · *02.07. 48 Köln · A 75, Aachen · D 75, Aachen · AG 07/75-03/80 Chir. Aachen · 04/80-03/83 UnfChir. Bochum · ab 04/83 Orthop. · FG Chirurgie 12/80 · Orthopädie 05/86 · TG UnfChir 06/82 · ZB Physikal. Therap. 05/88 · Sportmed. 10/88 · H 89, Aachen · TW b) 80-83 StatArzt Unfallchir. Chir. Univ.-Klin. Bergmannsheil Bochum (Rehn) · Seit 84 OA Orthop. Klin. RWTH Achen (Ohnsorge) c) OA Orthop. Klin. · Ärztl. Leiter d. staatl. anerkannten Lehranstalt f. Krankengymnastik
ZV D Ileitis terminalis als krebsbegünstigende Vorerkrkg. Med Klin 46, 1713-1715 (1979) · Tierexptelle Untersuchgn üb d Einfluß v Wachstumshormon auf d Frakturheilg. Unfallheilkunde 83, 446-449 (1980) · Sept Schock: Standard Bhdlg i d Chir. Diagnostik Intensivmed 5, 55-62 (1981) · D Opvorbereitg d Pat i d Unfallchir. Der Krankenhausarzt 56, 24-28 (1983) · Pseudarthrosenhäufigkt- u Lokalisat i e 35-Jahreszeitraum. Unfallheilkunde 86, 392-399 (1983) · Apophysen-Ab-

rißfrakt b Jugendl. Aktuel Traumatol 15, 260–263 (1985) · Nuclear imaging in loosening of hip joint endoprostheses. Arch Orthop Trauma Surg 107, 288–292 (1988) · Femurschaftfrakt b ipsilateralen Hüfttotalendoprothesen. Unfallchirurg 91, 351–357 (1988) · Ist d In^{111}-Leukozytenszintigraphie beweisend f d Vorliegen e periprothet Infektes na Hüft-TEP? H Unfallheilkd 200, 218–219 (1988) · Behandlung infizierter Hüfttotalendoprothesen. Unfallchirurg 92, 352–357 (1989)

Zimmermann, Horst-Gerd, Dr. med., Chefarzt Chir., Chir. Klin., Städt. Klinikum, Cellerstr. 38, 3300 Braunschweig · *07. 03. 38 Magdeburg · **A** 67, Hamburg · **D** 65, Hamburg · **AG** 67–68 UnfChir Städt. Krhs. Braunschweig · 68–73 Allg. Krhs. Barmbek Hamburg Chir. · **FG** Chirurgie 01/72 · **TG** UnfChir 01/74 · **TW a)** 05/73–08/80 OA 2. Chir. Klin. d. Allg. Krhs. Barmbek, Hamburg (Lindenschmidt) **c)** Chefarzt · **S** Seit 09/80 Chefarzt Chir. Klin., Städt. Klinikum Braunschweig
ZV Diagn u therap Leitlinien b groß Blutgn i prox Intestinaltrakt. Chirurg 43, 564 (1972) · Voraussetzgn und Möglichktn d op Bhdlg patholog Frakt. Chirurg 44, 552 (1973) · Chirurg Laparoskopie. Chirurg 46, 254 (1975) · Zwischenschaltg d Gallenblase i d duct hepato-choledochus. Chirurg 48, 73 (1977) · Elektroresektion d stenos Rektum-Carcinoms. Chirurg 48, 343 (1977) · Eosinophiles Granulom d colon ascendens. Z Gastroenterol 11, 676 (1977) · Perkut Spickdrahtosteosynth d supracondyl Humerusfrakt i Kindesalter. Chirurg 49, 248 (1978) · D Doppel-Ballon-T-Katheter – ein Beitrag z techn Verbessg d intraop Cholangiograph b eröffn Choledochus. Chirurg 51, 51 (1980) · Fibul Bandverletzgn – Problematik d Diagn u Therap. Unfallheilkunde 83, 462 (1980) · D intraossäre Ganglion. Chir Praxis 28, 483 (1981) · Intraop Gallenwegsdiagnost. Chirurg 52, 440 (1981) · D Durchnagelung: e Alternatmeth z Bhdlg supracondyl Femurfrakt. Chirurg 52, 535 (1981) · Dringlichkt d Bhdlg v Spritzpistolen-Verletzgn. Hamb Ärztebl 11, 417 (1981) · Cholecystektomie steinfreier Gallenblasen. Chir Praxis 29, 429 (1981/82) · D groß Blutg aus Oesophagus, Magen u Zwölffingerdarm. Hamb Ärztebl 1, 2 (1982) · D Verschlußikterus. Diagnost u Therap. Notabene Medici 1, 29 (1982) · Intraop Diagn u chir Maßnahm b Gallenerkrankgn. Chirurg 53, 758 (1982) · Optaktik i d Unfallchir i höheren Lebensalter. Standardverf u Alternativen. Chirurg 55, 87 (1983) · D Mamma-Ca d Frau. Notabene Medici 14, 852 (1984) · Caecum-Volvulus. Chirurg 54, 48 (1983)
BV Laparoskopie – Möglichktn, Indikat u takt Hilfen b Diagn u Chir Therap d Geschwulstkrankhtn d Peritonealhöhle. In: Erg d chir Onkol Bd 1. Stuttgart: Enke 1980 · Chir Laparoskop. In: Chir Oplehre. München: Urban & Schwarzenberg 1980 · Laparoskop. Hefte zur Unfallheilkd 153. Berlin: Springer 1981 · Chir Laparoskop. ebd 1982

Zimmermann, Wilhelm, Dr. med., Chefarzt, St.-Sixtus-Hosp., Gartenstr. 2, 4358 Haltern · *01. 08. 35 Nordhorn · **A** 63, Wiesbaden · **D** 61, Giessen · **AG** Allg.-, Gef.- u. UnfChir. · **FG** Chirurgie 11/68 · **TG** GefChir 11/77, UnfChir 12/75 · **TW a)** 68–78 Johanna-Etienne-Krhs. Neuss (Jungbluth) · Seit 78 Chefarzt Chir. St. Sixtus-Hosp. Haltern **c)** Chefarzt · **S** Seit 78 Chefarzt St. Sixtus-Hosp. Haltern

Zirngibl, Hubert, Priv. Doz. Dr. med., Oberarzt, Chir. Univ.-Klin. Erlangen, Maximiliansplatz, 8520 Erlangen · *27. 09. 52 Gutenzell · **A** 78, Erlangen · **D** 79, Erlangen · **FG** Chirurgie 04/85 · **H** 88, Erlangen · **TW c)** OA

Zohlen, Eberhard, Dr. med., i. R., Kleinreuther Weg 7, 1000 Berlin 20 · *02. 01. 08 Wittenberge · **A** 33, Berlin · **D** 39, Berlin · **AG** Knie · Knochen · Wirbelsäule · Mamma-Ca. · **FG** Chirurgie 39 · **ZB** Sportmed. 38 · **TW a)** 40–45 Kriegsmarine Lazarett, Bord Lazarette, Hpt. Vbds. Pl. Lazarette **c)** Seit 87 i. R. · **S** 39–40 Ltd. Chir. Knappschafts-Krhs. Kattowitz · 45 Ltd. Chir. Varel i. O. · 46–49 Ltd. Chir. Wilhelmshaven · 50–87 Niederlassung u. Belegarzt in Berlin
ZV Chondropathia patellae. Bruns Beitr Klin Chir 174, 70–88 (1943) · Beckengips i Gurt-Schwebe. Dtsch Militärarzt 8/2, 76–81 (1943) · Beitr z op Bhdlg d Knoch-Sequ na Schuß. Med Klin 16/42 (1947) · Spontanrupt b Patella part. Chirurg 19/3, 137–140 (1948) · Drahtkontens b Marknagelg. Zentralbl Chir 73/6, 622–623 (1948) · Beitr z Op d Bandscheibenvorfalls. ebd 76/21, 1466–1470 (1951) · Periduralanaesthesie m Meningitis. Chirurg 21/10, 603–605 (1950) · Pirogoff m Marknagel. Zentralbl Chir 76/10, 680–683 (1951) · Selbsthaltendes Stopfrohr. Chirurg 23/8, 400 (1952) · Marknagelg m Drahtkontens. Monatschr Unfallhkd 55/7, 237–243 (1952) · Initialtrauma d Bandsch Schd – „Verheben". Chirurg 25/3, 105–109 (1954) · Urethra gleitbar f Instrumente. Ärztl Praxis 30, 3–6 (1957) · Erf u Erg aus 15 J Op d Bandscheibenvorfalls. Zentralbl Chir 86/11, 861–862 (1961) · Schwebelagerung n blutarmer Op; Wirbelrohr, Wurzeltest od Myelogr. WS Forsch Prax 35, 259–261 (1962) · Pathogenese idiopath Varicen u Strömungsphysik. Chirurg 33/10, 463–464 (1962) · Palpation m Gleitmitteln. Ärztl Praxis 20/65, 2857–2958 (1968) · Akut inflamm Mamma-Ca u Op m offen bleib Wunde. Chirurg 54, 42–47 (1983) · Spreizzange z Verdrillen v Drahtenden (insbes Knochenfrakt). Dtsch Bundespatent Nr 1007705 · „Skiff". ebd 1245789

Zuckert, Hans-Dieter, Dr. med., i. R., Kissinger Str. 57, 1000 Berlin 33 · *22. 11. 28 Rudolstadt · **A** 55, Berlin · **D** 58, Düsseldorf · **AG** Große Chir. · UnfChir. · **FG** Chirurgie 11/61 · **TW a)** 56–61 AssArzt Städt. Krhs. Moabit Berlin (Gohrbandt) · 61–64 AssArzt, seit 63 OA Städt. Krankenanst. Essen (Kremer) · 64–67 Unf. Arzt i. werksärztl. Dienst Volkswagenwerk Hannover · 67–75 D-Arzt Berlin · 75–86 Abt. Leiter Arzneimittelsicherh. Schering AG Berlin **c)** Seit 87 i. R.
ZV Erste Erfahrgn m e peroralen Eisen-Vitamin-Mineralstoff-Kombinationspräparat i d Chir. Zentralbl Chir 81, 814 (1956) · Klin Untersuchg b Steroidnarkosen (1 Mittl). ebd 82, 1671 (1957) · Klin Untersuchg b Steroidnarkosen (2 Mittl). ebd 82, 1712 (1957) · Prakt Erfahrgn m d Steroidnarkose b allgchir Eingriffen. Chirurg 29, 121 (1958) · Erfahrgn u klin Untersuchgn b 530 Narkosen m e Steroidverbindg. Diss 1958 · Beitr z Antibiotikatherap. Zentralbl Chir 83, 1410 (1958) · Beitr z Nachbhdlg Magenresezierter. Med Klin 54, 185 (1959) · Mukozele u Myxoglobulose d Appendix. Zentralbl Chir 85, 1944 (1960) · Beitr z medikamentösen Bhdlg posttraumat Schwellgszustände i d ambul Unfchir. Fortschr Med 89, 129 (1971) · Röntgenkontrastmittelnebenwirkgn u meteorolog Einflüße b Infusionsurogramm. RÖFO 135/6, 721 (1981)

Zühlke, Helmut Volkmar, Prof. Dr. med., Ltd. Oberarzt, Abt. Allg.-, Gefäß- u. Thoraxchir. Klinikum Steglitz FU Berlin, Hindenburgdamm 30, 1000 Berlin 45 · *26. 03. 48 Borkum · **A** 74, Berlin · **D** 73, Berlin · **FG** Chirurgie 07/79 · **TG** GefChir 12/83 · **H** 83, Berlin · **P** 85, Berlin · **TW a)** 07/79-10/81 StatArzt Abt. Allg.-, Gefäß- u. Thoraxchir. (Häring) u. Abt. Unfall- u. Wiederherstellungschir. Berlin (Rahmanzadeh) **c)** Seit 10/81 OA Abt. Allg.-, Gefäß- u. Thoraxchir., seit 10/89 Ltd. OA
ZV D „fliegenden Ärzte" d „Royal Flying Doctor Service" v Australien. Medita 6, 48 (1975) · Hydraul Sphinctersyst z Behebg d Stuhlkontinenz. Acta Medicotechnica 3, 74 (1975) · D Präparat d V saphena magna f gefäßchir Eingriffe m Hilfe e neuen Venenpräparierbank. Vasa 5, 373 (1976) · D Aufbereitg d formalinfixiert V saphena magna u V umbilicalis z Gefäßersatz. Zentralbl Chir 103, 1202 (1978) · Arterio-venous fistulas constructed with formalinfixed human umbilical grafts. Proc EDTA 17, 297 (1980) · D intraop offene transluminale Angioplastie (IOTA). Chirurg 52, 265 (1981) · D peritoneo-venöse Shunt z Bhdlg des therapresistenten Aszites. Med Welt 3 (1981) · D formalinfixierte Nabelvene als Dialyseshunt. Angio 3, 161 (1981) · Perkut transluminale Angioplastie v Probefreilegg i Stadium IV d chron AVK. Langenbecks Arch Chir 356, 267 (1982) · D akut Aortenthrombose. ebd 356 (1982) · Darstellg v Turbulenzen i Aortenanastomosen. Angio Arch IV, 84 (1982) · Leistgsbilanz d Inselzelle na Pankreasgangokklus - e Langzeitversuch. Langenbecks Arch Chir 360, 141 (1983) · Pankreastransplantat u Pankreasokklus - E Konzept z Erhaltg d endokrinen Funkt b chron rezidivier Pankreatitis. Hermann-Kümmell-Preis der Vereinigung Nordwestdeutscher Chirurgen (1983) · Komplikat d perkutan transluminal Angioplastie (PTA). Zentralbl Chir 109, 449 (1984) · D peritoneo-venöse Shunt z Bhdlg d therapresistenten Aszites - e 7-jähriger Erfahrgsbericht. Chirurg 55, 493 (1984) · Kombinat v chron AVK u Frakt d unt Extremitäten. Langenbecks Arch Chir 358, 374 (1985) · D peritoneo-venöse Shunt. Indikat - Implantatstechn - Erg. Chir Gastroent (Gastroent Surg) 3, 103 (1987) · Mittelfristig absorbierbares Nahtmaterial b tiefer Infekt na gefäßchir Eingriffen. Angio 10, 117 (1988) · Endotoxinämie u Bacteriämie unt manuel oral Dekompress i Ileus. Chirurg 59, 349 (1988)
BV D chir Therap d Ulcus cruris. In: D alte Mensch i d Chir. Berlin: Springer 1979 · D intraportale Autotransplantat v Pankreasfragm b Großtier. In: D Chir d akut u chron Pankreatitis. Bad Oeynhausen: TM-Verlag 1980 · Plast Op z Vorbereitg instabiler Narbenbezirke f Reosteosynthesen. In: Transplantatlager u Implantatlager b versch Opverfahren. Berlin: Springer 1980 · D perkut translumin Angioplastie aus d Sicht d Chir. In: Arteriel Durchblutgsstörgn i hohen Lebensalter. Stuttgart: Schattauer 1983 · D intraop transluminale Angioplastie (IOTA) als adjuvante Therap i d Gefäßchir. In: ebd · Pankreasfibrose - Limitierg d autologen Inselzelltransplantat. In: Chir Endokrinol. Stuttgart: Thieme 1983 · D Einfluß v PVP-Jod auf Fibrinoblastenkulturen. In: PVP-Jod i d op Med. Berlin: Springer 1984 · Indikat u Grenzen d PTA aus chir Sicht. Kongrbd. Gräfelfing: Demeter 1985 · Hals. In: Lehrb f Chir. Berlin: de Gruyter 1986 · Sept Gefäßchir. Wien: Überreuter 1988 · Diagn u Diffdiagn d Halserkrkgn. In: Diagn u Diffdiagn i d Chir. Weinheim: Edition Medizin 1989 · Pankreas. In: Lehrbuch f Chir. Berlin: de Gruyter 1990

Zühlke, Volker, Prof. Dr. med., Ärztl. Dir., Chir. Abt. Knappschaftskrhs., Wieckesweg 27, 4600 Dortmund 12 · *14. 05. 35 Johannisburg · **A** 64, Köln · **D** 60, Düsseldorf · **AG** 08/64-07/65 Kardiol. State Univ. Detroit (Bing) · 08/65-02/66 Nierentransplantation, Cleveland Clinic, Cleveland (Kolff) · 02/66-08/66 Leber-Nierentransplantat, Univ. of Colorado, Denver (Storzl) · **FG** Chirurgie 09/70 · **TG** UnfChir 12/76 · **H** 70, Göttingen · **P** 75, Göttingen · **TW a)** 70-77 Chir. Univ.-Klin. Göttingen (Peiper) **c)** Ärztl. Dir. · **S** Seit 77 Chefarzt Chir. Abt., seit 82 Ärztl. Dir. Knappschaftskrhs. Dortmund-Brackel
ZV Transplantations-Immunität u Transplantations-Toleranz in Bezug auf normale Gewebe u Organe. Erg Inn Med u Kinderhkd 24, 39-58 (1966) · Serum immunoglobulin levels following human renal allotransplantation: A preliminary report. Transplantation 5, 135-141 (1967) · D Verhalten d Serum-Lipoproteine u Serum-Immunglobuline na homologen Nierentransplantationen b Menschen. Langenbecks Arch Chir 322, 542-546 (1968) · Immunolog Untersuchgn üb d Ausscheidg v Fibrinogenspaltprodukten i Harn nierentransplantierter Pat als mögl Zeichen e Abstoßgsreakt. ebd 325, 725-731 (1969) · Immunolog Untersuchgn d Proteinurie währ Abstoßgskrisen na allogenen Nierentransplantat b Menschen. Klin Wochenschr 49, 201-204 (1970) · Diagn d Abstoßgsreakt transplant Nieren dur immunolog Untersuchgn d Harneiweiße. MMW 2, 61-64 (1970) · Immunological studies of proteinurie following kidney allotransplantation. Transplant Proc 3, 361-364 (1971) · Z Bedeutg d disseminierten intravasculären Gerinng na allogenen Nierentransplantationen. Langenbecks Arch Chir 329, 816 (1971) · Chir Therap d Oesophagusverätzgn u ihrer Folgezustände. Bruns Beitr Klin Chir 220, 792-803 (1973) · Aspects of surgical treatment of polyposis coli, Gardener-Syndrome and Peutz-Jeghers-Syndrome. J Abdom Surg 16/2, 47-51 (1974) · Ätiol u Therap d Röhrenstenose d Choledochus. Chirurg 45, 168-172 (1974) · D Wert d Vagotomie d Pyloroplastik i d Erstbhdlg d blutenden Gastro-Duodenalulcus. Langenbecks Arch Chir 337, 834 (1974) · Z Verhalten d Fibrinogenspaltsproduktes E währ d Fibrinurie na allogener Nierentransplantat. Klin Wochenschr 53, 717-722 (1975) · Chir Therap d Peritonitis i Rahmen d sept Schocks. Chirurg 47, 312-317 (1976) · Chir Aspekte d sekundären Hyperparathyreoidismus. Probl d op Indikatstellg u Nachuntersuchgserg. Dtsch Med Wochenschr 102, 822-826 (1977) · Chir Bhdlgswege d Peritonitis. Therapiewoche 27, 8476-8487 (1977) · Diagnost u Therap d primären Hyperparathyreoidismus. Langenbecks Arch Chir 346, 219-234 (1978) · Klinik d Colonca. Kampf dem Krebs 23, 28-34 (1986)
BV D akute Abdomen. Chir d Gegenwart. München: Urban & Schwarzenberg 1978 · Nebenniere. In: Lehrb d Chir, 7 Aufl. Stuttgart: Thieme 1982

Zühtüzade, Erbil, Dr. Med., Chefarzt, Chir. Abt. St. Bernhard-Hosp., Breite Str. 84, 2880 Brake · *13. 02. 37 Nikosia · **A** 61, Istanbul · **D** 61, Istanbul · **AG** Wissenschaftl. AssArzt Univ. Istanbul · **FG** Chirurgie Istanbul 65 · Deutschland 68 · **TW a)** 03/66-12/68 AssArzt Zentral-Krhs. Bremen-Nord, Chir. Klin. (Wassmeier) · 01/69-12/77 OA Chir. Abt. Kreiskrhs. Brake (Petry) · 01/78-02/86 Ltd. Arzt Chir. Abt. d. Kreiskrhs. Brake · Seit 03/86 nach Zusammenlegung bd. Krhs. Chefarzt

Chir. Abt. St. Bernhard-Hosp. Brake c) Chefarzt · S Seit 01/78 Chefarzt Chir. Abt. · Seit 09/88 Ärztl. Dir. St. Bernhard-Hosp. Brake

Zumtobel, Volker, Prof. Dr. med., Klinikdirektor, Chir. Klin. Ruhruniv. St. Josef-Hosp., Gudrunstr. 56, 4630 Bochum 1 · *22. 08. 38 Köln · A 66, Bonn · D 64, Bonn · AG 08/66–09/67 Anaesth. · 01/70–01/71 Intensivmed. · **FG** Chirurgie 05/72 · **TG** GefChir 12/79 · **H** 75, München · **P** 80, München · **TW a)** 72–75 StatArzt Allg.- u. Gefäßchir. · 75–78 OA AllgChir. · 78–80 OA Thorax-Chir. · 80–81 OA Poliklin. u. Intensivstation c) Dir. Chir. Klin. · **S** Seit 05/81 Dir. Chir. Klin. Ruhruniv. Bochum St. Josef-Hospital Bochum
ZV Postop parent Ernähr mit Fettemuls b Pat m Leberschäden. Langenbecks Arch Chir+Chir Forum 179 (1972) · Indikat f eine parent Fettgabe i d Chir. Infusionsther 1, 531 (1973/74) · Z Erkenng u Bhdlg gutart Oesophagustumoren. Dtsch Med Wochenschr 116, 949 (1974) · Hämorrh u ihre op Bhdlg. Fortsch Prakt Dermatol 8, 141 (1976) · Anwendg v Fett als Energiequelle b Lebergeschädigten. Anaesthesiol Wiederbel 103, 154 (1977) · E einf Meth z Lokalisierg innerviert belassener Parietalzellareale b Rezidivulkus n Vagotomie. Acta Chir Austriaca [Sondersuppl] 444 (1977) · Prox selekt Vagotomie. Resultate e prospekt Studie. Langenbecks Arch Chir 345, 223 (1977) · Nebenwirkgn unt intraven Fettzufuhr. Intensivmed Notfallmed Anaesthesiol 13, 100 (1978) · Z Rezidivneigg villöser Rektumadenome b verschied Opverf. Therapiewoche 29, 685 (1978) · Z Prophyl u Therap gastroduod Stressblutgn b Intensivpat m d Histamin-H2-Recept-Antagon Cimetidin. Langenbecks Arch Chir+Chir Forum 247 (1979) · Vorbereitg v Pat auf d Op. Aktuel Ernährung 4, 102 (1979) · Stadiengerechte Therap b Rektumtumoren. Dtsch Med Wochenschr 122, 859 (1980) · Prophyl u Therap gastroduod Stressblutgn m Cimetidin. Z Gastroenterol 18, 330 (1980) · Untersuch z präop Ernährg i d Chir. Klin Ernährg 1, 13 (1980) · D post Zugang. Langenbecks Arch Chir 352. Kongreßber 389 (1980) · D Rectotomia post z Resektionstherap b villösem Adenom. Therapiewoche 31, 2309 (1981) · Intraabd Verletzgen. Intensivmed Notfallmed Anaesthesiol 32, 50 (1982) · Untersuch z Infektionsprophyl dur Abdominaldrainagen. Intensivmed Notfallmed Anaesthesiol 37, 137 (1982) · Modifiz part Duodenopankreaekt m Erhaltg d Magens, prox gastr Vagotomie u Pankreasgangocclusion. Chirurg 56, 382 (1985) · Diffdiagn u Difftherap d Pseudoobstrukt d Kolons. Fortschr Med 103, 883 (1985)
MH Intensivmed Notfallmed Anaesthesiol. Stuttgart: Thieme · Stand u Gegenstand Chir Forschg. Berlin: Springer 1986
BV Gutart Schilddrüsenerkrank. In: Indikat z Op. Berlin: Springer 1974 · Z Bhdlg d akut Ulkusblutg m prox selekt Vagotomie (PSV) u Duodenotomie. In: Selektive proxim Vagotomie. Stuttgart: Thieme 1979 · Folgezustände na Vagotomie. In: Nichtresezierende Ulcuschir. Berlin: Springer 1980 · D chron Duodenalulcus. In: Indikat z Op. ebd 1981 · Möglchktn u Grenzen d postop Intensivther. In: Chir i hohen Alter. Erlangen: Perimed 1982 · Metastasenverhütg u -bhdlg dur chir Maßnahmen. In: Krebsmetastasen. Stuttgart: Thieme 1982 · Operative complications and early postoperative problems. In: Vagotomy in modern surgical practice. London: Butterworths 1982 · Metastasen i Gastrointestinal-

trakt. In: Erg Chir Onkol. Stuttgart: Enke 1983 · Periop Eiweißverhältn b Magenca u Möglchktn ihrer Beeinflussg. In: Therap d Magenca. Weinheim: edition medizin 1984 · Spätergebn d inn Sondenschieng u Mesenterialplikat b rezidivier Adhäsionsileus. In: Ileus. Berlin: de Gruyter 1985

Zwank, Leo, Prof. Dr. med., Chefarzt, Städt. Krankenanst. Saarbrücken Klin. f. Unfall-, Hand- u. Plast. Chir., Theodor-Heuss-Str., 6600 Saarbrücken 6 · *31.03. 42 Bitburg · A 68, Homburg · D 67, Homburg · AG Polytrauma · Mikrochir. · Arthroskopie · Thoraxtrauma · Schädel-Hirn-Trauma · **FG** Chirurgie 73 · **TG** PlastChir 77, UnfChir 75 · **ZB** Handchir. 75 · **H** 80, Homburg · **P** 87, Homburg · **TW a)** 73/74 Chir. Univ.-Klin. Homburg (Lüdeke) **b)** 74 Unfallchir. Klin. Univ.-Kliniken Homburg (Schweiberer) · 75 Klin. Herz-Thorax- u. Gefäßchir. ebd. (Stapenhorst) · Seit 75 Unfallchir. Klin. Univ.-Klin. Homburg (Schweiberer) c) Chefarzt Klin. Unfall-, Hand- u. Plast. Chir. · **S** Seit 81 Chefarzt Klin. Unfall-, Hand- u. Plast. Chir. d. Kliniken d. Stadt Saarbrücken
ZV Indikat, Techn u Erg b Klein- u Großreplantat. Z Plast Chir 3, 133–156 (1978) · Abgewandelte Spickdrahtosteosynthese b mikrochir Fingerreplantat. Chirurg 50, 264–266 (1979) · Erg v Replantat i Ber d Hand. Unfallheilkunde 82, 246–251 (1979) · Beckenfrakt i Rahmen d Polytraumas. ebd 82, 320–326 (1979) · Mikrochir-plast Versorgg d explosionsverletzten Hand. 10 Jahrestagg Verein Dtsch Plast Chirurgen i Düsseldorf v 26 09 1979. Z Plast Chir 4, 226–233 (1979) · Funktionel Erg na Replantat. Deutsch-österreichschweiz Unfalltagg i Wien v 03 10–06 10 1979. H Unfallheilkd 148, 565–576 (1979) · Luxat, Distors u Kontus i Ber d Schultergelenkes. Saarl Arztbl 1, 25–39 (1980) · Mikrochir Aspekte d Wundheilg a d Extremitäten. Aktuel Traumatol 10, 73–83 (1980) · Dringl Diagnost u Therap d Extremitätenverletzgn. Langenbecks Arch Chir 352, 252–255 (1980) · Replantat – Funkt u soz Aspekte. Dtsch Ärztebl 45, 2657–2670 (1980) · D Notfall: Abgetrennte Gliedmaße. Saarl Arztbl 8, 237 (1980) · Indikat z Replantat v Groß- u Kleingliedmaßen. Tagg d Verein mittelrhein Chirurgen i Koblenz v 29 09–30 09 1978. Therapiewoche 30, 1688–1697 (1980) · Infekt b geschl u off Unterschenkelfrakt sowie Unterschenkelrevaskularisat u Unterschenkelreplantat. Tagg d Verein mittelrhein Chirurgen i Straßburg v 27 09–29 09 1979. Therapiewoche 30, 52 (1980) · E neue Bhdlgsmeth d Lunatum-Malazie. Langenbecks Arch Chir 355, 503 (1981) · Therapeut Möglchktn b d offenen Gefäßverletzg. Med Klin 158, 693–701 (1981) · Plast Deckg problemat Weichteildefekte. Langenbecks Arch Chir 360, 548 (1983) · Erg v Beinreplantat. ebd 360, 543 (1983) · Wachstumsverhalten v Mikrovenen- u -arterieninterponaten. Handchir Mikrochir Plast Chir 17, 20–24 (1985) · Nachbhdlg Unfallverletzter als Gemeinschaftsaufgabe v Klin u Praxis. Saarl Arztbl 7, 430–443 (1986)
MH Periop Antibiotikatherap, Indikat u Erg. München: Zuckschwerdt 1982 · Fibrinklebg, Indikat u Anwendg. München: Urban & Schwarzenberg 1986
BV Lebensrettende Sofortmaßnahmen b akut chir Notfall. In: Indikat z Op, 2 Aufl. Berlin: Springer 1981 · Indikat z Replantat. In: ebd · Indikat z Op b Polytrauma. In: ebd

Zwicker, Martin, Prof. Dr. med., Chefarzt i. R., Johann Kelberweg 18, 4770 Soest · *31.01. 20 Leipzig · **A** 44, Leipzig · **D** 44, Leipzig · **FG** Chirurgie 50 · **TG** Plast-Chir 62, UnfChir 76 · **H** 53, Berlin · **P** 56, Berlin · **TW a)** 44–49 Heinrich-Braunkrhs. Zwickau (Kulenkampff, Detlefsen) · 50–60 Chir. Univ.-Klin. Charité Berlin (Madlener, Felix) · Ab 56 1. OA u. stellvertr. Dir. ebd. **c)** i. R. · **S** 60–85 Chefarzt Chir. Abt. u. Ärztl. Dir. Stadtkrhs. Soest, akad. Lehrkrhs. d. Univ. Münster
ZV Postperitonit Ileus. Langenbecks Arch Chir 329 (1971) · Beitrag z Umkehr d duodenalen Passage. Chirurg 56, 280 (1985) · Langzeitbeobachtg e Choledochuszyste i Kindesalt. Z Kinderchir 42, 46 (1987)
BV Hypnosis in anesthesiology, participant of an int symp. Lassner (ed). Berlin: Springer 1964 · Pagetsche Erkrkg m Wirbelbruch. Diss Leipzig: Univ-Verlag

Zwirner, Karl Christoph Maximilian Eberhard Ruprecht, Priv. Doz. Dr. med., Chefarzt, Chir. Abt. Kreiskrhs. Donaueschingen, Sonnhaldenstr. 2, 7710 Donaueschingen · *28. 11. 29 Berlin-Wilmersdorf · **A** 56, Stuttgart · **D** 58, Freiburg · **AG** 10/58–09/62 Anat. · 61/62 Anat. Hue/Vietnam · **FG** Chirurgie 12/69 · **TG** UnfChir 06/72 · **H** 72, Würzburg · **TW a)** 69/74 OA Chir. Univ.-Klin. Würzburg (Kern) **c)** Chefarzt · **S** Seit 74 Chefarzt Chir. Abt. Kreiskrhs. Donaueschingen, akadem. Lehrkrhs. d. Univ. Freiburg, Donaueschingen

Ortsverzeichnis

Deutschland

A

Aachen:
Borggrefe, K. -U.
Ginsbach, G.
Jötten, J.
Lutzeyer, W.
Markos, G.
Müller, G.
Poos, R. J.
Schaller, R. C.
Schlachetzki, J.
Schumpelick, V.
Viehöfer, W.
Voy, E. -D.
Zilkens, K. W.
Aalen:
Rampf, W.
Achim:
Naser, M.
Ahaus:
Jansen, H. J. P. M.
Albstadt:
Weise, O.
Alfeld:
Rofall, D.
Alten-Buseck:
Heymann, J.
Altenkirchen:
Schulz, C. H.
Altensteig:
Brehm, O. R.
Altötting:
Bauer, H. F.
Hirsch, W. -D.
Alzey:
Anaraki, W.
Nusselt, H.
Nusselt, S.
Amberg:
Flintsch, K. G.
Hackel, F.
Rogenhofer, H.
Scherl, A.
Andernach:
Albrecht, F.
Ansbach:
Hagemann, H.

Meyer, A.
Arnsberg:
Pitzler, K.
Arolsen:
Adam, O.
Aschaffenburg:
Wilhelm, A.
Auerbach:
Kolpak, R.
Augsburg:
Bolkenius, M.
Büchels, H.
Dobsa, S.
Gölitz, K.
Holzapfel, R. B.
Matzen, K.
Montazem, A.
Nübling, W.
Offermann, H.
Rüter, A.
Sixt, H.
Tsantilas, D.
Ungeheuer, B.
Witte, J.
Aurich:
Schless, H. P.
Wall, de, J.

B

Backnang:
Bierwag, K.
Hähnel, U.
Bad Bertrich:
Wagner, B.
Bad Bevensen:
Fischer, S. W.
Bad Dürkheim:
Dege, U.
Kleinschmidt, W.
Bad Ems:
Schneider, I.
Bad Friedrichshall:
Thies, E.
Bad Gögging:
Thalmann, W. K.

Bad Homburg:
Al Soufi, A.
Becker, H.
Klöss, J.
Schoucair, A.
Wilde, C. -D.
Bad Honnef:
Schidelko, M.
Wohlfahrt, R.
Bad Karlshafen:
Psathakis, N.
Bad Kissingen:
Paquet, K. -J.
Bad Königshofen:
Roth, H.
Bad Krozingen:
Betzler, H. J.
Bad Laasphe:
Klosner, D.
Bad Lauterberg i. H.:
Asmussen, E. E. G.
Bad Mergentheim:
Schaudig, H.
Bad Nauheim:
Bleese, N. M.
Cellarius, T.
Hach, W.
Huth, J. G. C.
Salzmann, G.
Valnicek, V. M. E.
Bad Neuenahr:
Nikolai, N.
Ulmann, C.
Wenderoth, H.
Bad Neustadt:
Hacker, R. W.
Bad Oeynhausen:
Körfer, R.
Lichtblau, H.
Rommelfanger, M. J.
Bad Pyrmont:
Fischer, G.
Bad Reichenhall:
Baldauf, H.
Bad Säckingen:
Steenblock, U.
Bad Salzuflen:
Neubauer, M.

Bad Schussenried:
Mehl, W.
Bad Soden:
Wendling, P. M.
Bad Tölz:
Vollmer, E.
Bad Urbach:
Hauselt, F.
Bad Vilbel:
Vetter, G.
Bad Wildungen:
Ingunza, W.
Schultheis, T.
Steffens-Krebs, H. D.
Bad Zwischenahn:
Haag, W. W. C.
Baden-Baden:
Haußmann, P.
Kummer, D.
Balingen:
Eble, J.
Balve:
Aumann, U.
Bamberg:
Billal, M.
Eisenbach, J.
Schellerer, K.
Schellerer, W. H.
Wiendl, H. -J.
Barsinghausen:
Möller, S.
Bassum:
Grote, G. A. H.
Rosendahl, J.
Baumholder:
Ströbele, K.
Bayreuth:
Adler, E.
Fuchs, G. A.
Bergheim:
Vogels, W.
Wolf, C. -J.
Bergisch Gladbach:
Matthes, H. W.
Reichmann, W.
Schmitz, R.
Vida, S.

Kassel:
Raddatz, T.
Völker, P.
Wengler, B.
Kaufbeuren:
Wieselsberger, H. -D.
Kehl:
Schuhr, H.
Kelkheim.:
Hartleib, J.
Kellberg:
Schedel, F.
Kempen:
Bokor, Z.
Hoferichter, J.
Kempten:
Franke, E.
Jügelt, U. O.
Mischkowsky, T.
Neher, M.
Kerpen-Horrem:
Köhler-Rocholl, I.
Kiel:
Blauth, W.
Bock, J. -U.
Deltz, E.
Frey, V.
Gottorf, T.
Hamelmann, H. H.
Härle, F.
Havemann, D.
Lünstedt, B.
Nissen, R.
Pantke, F.
Rennekampff, H. -O.
Scheuermann, R.
Uthoff, D.
Wawersik, J.
Koblenz:
Böhm, B. R.
Krause, D.
Lenz, J.
Martin-Creuzburg, K.
Miltner, F. O.
Mletzko, J. E.
Rauch, H. W. M.
Schriefers, K. -H.
Schwind, P.
Smague, E. A.
Wagner, H.
Köln:
Engel, W.
Eypasch, E.
Fischer, J. H.
Flimm, W.
Giebel, G. D.
Hartmann, F. -J.
Hernandez-Richter, H. -J.
Höfer, E. D.
Holschneider, A. M.

Huber, P.
Hussein, B. D. S.
Keller, H. W.
Kerrinnes, C.
Mennigen, R.
Neugebauer, E. A. M.
Niermann, W.
Nigbur, H.
Nittner, K.
Paul, A.
Petrovici, E. -V.
Pira, L.
Posth, H. -E.
Raab, M.
Rehm, K. -E.
Schmitz, A.
Schneidrzik, W. E. J.
Schwanitz, W.
Stelzner, M. G.
Theiß, R. R. M.
Troidl, H.
Trüb, H. -D.
Königstein:
Böwering, F.
Königswinter:
Richter, W.
Korbach:
Kraemer, H. -J.
Krefeld:
Becker, -M. R.
Brünner, H. K. P.
Fischer, W.
Krieg, H.
Schega, H. W.
Siebers, H.
Kreuztal:
Stracke, D.
Kronach:
Hager, T.
Krumbach:
Langenbach, J. U.
Oettle, E.
Saurler, H.
Kulmbach:
Endsberger, G. F. W.
Fiedler, H. H.
Hunger, J.
Kusel:
Allmacher, E. A.
Eicher, W.

L

Laatzen:
Rojczyk, M.
Lage:
Weidner, K. R.
Lahr:
Maurath, J.

Landau:
Clemens, H.
Klapdor, N.
Kotter, A.
Moll, W. W.
Landsberg:
Berger, H.
Landshut:
Filler, R. -D.
Jahn, A.
Kahle, M. R.
Landstuhl:
Rückert, W. U.
Langen/Hessen:
Bergerhof, H. -D.
Langen/Bremerhaven:
Frobese, D.
Müller-Claus, H. K. G.
Thürck, H. -U.
Langenfeld:
Djimantojo, S.
Langeoog:
Lentz, W. G. H. B.
Laubach:
Bias, K.
Laufen:
Stalleicher, T.
Vilmar, W.
Lauingen:
Braun, U.
Lauterbach:
Faß, H.
Leer:
Lohmann, H.
Leimen:
Stenger, E.
Lemgo:
Kretschmer, F.
Reismann, B.
Leonberg:
Podlaha, G.
Leutkirch:
Weigle, R. L.
Leverkusen:
Grözinger, K. -H.
Hintzen, R.
Paessler, H. W.
Rahmel, R.
Schulz, M.
Sich, G.
Vestweber, K. -H.
Lich:
Berndt, V. E. F.
Lichtenfels:
Benz, K.
Lilienthal:
Zierach, H. -J.
Limburgerhof:
Gelbke, W. F. H.
Junghanss, W.

Lindau:
Ehl, P.
Schönbach, G.
Lindlar:
Merckling, D.
Lippstadt:
Klann, J.
Knüppel, E.
Mayer, M.
Schlaaff, H.
Lohne:
Hanewinkel, T. -H.
Löningen:
Toader, C.
Lörrach:
Laubner, H. G.
Lusche, R.
Losheim:
Kimenai, P. C. -C.
Stöhr, C.
Lübeck:
Brockmüller, U. G. H.
Durst, J.
Halsband, H.
Hartmann, J.
Henßge, E. J.
Hohlbach, G.
Hoppe, W.
Kiffner, E. M.
Muhl, E.
Sigge, W.
Weerda, H.
Lüdenscheid:
Altun, G.
Graute-Oppermann, I. C.
Vogel, H.
Zerbian, K. -U.
Lüdinghausen:
Löbker, U.
Schulte, F.
Ludwigsburg:
Junghanns, K.
Leber, K.
Mossanenzadeh, D.
Zagel, H. L. D.
Ludwigshafen:
Arens, W.
Fiedler, L.
Gutzer, A.
Steen, M.
Wentzensen, A.
Lünen:
Schilling, H.

M

Mainz:
Ahlers, J.
Brückner, R.

Vohenstrauß:
Gref, H.
Völklingen:
Künster, U.
Villingen:
Goth, D.

W

Waiblingen:
Kirschner, W.
Leder, A. O. R.
Waldbröl:
Pfisterer, H.
Waldkraiburg:
Schwarz, K. -G.
Waldsassen:
Kunte, W.
Waldshut-Tiengen:
Hartinger, W.
Nolte, K.
Walsrode:
Koschitzky, von, G. -D.
Wangen:
Holdt, H.
Warburg:
Knepper, K.
Starke, W. P. B.
Warstein-Belecke:
Kleinschmidt, F.
Weener:
Weygold, K. H.
Wegscheid:
Grasemann, D.
Weiden/Opf.:
Guthy, E.

Hausel, M.
Kothe, K. W.
Weil:
Roth, D.
Weilburg:
Scheider, E.
Schröder, A.
Weilheim:
Hauer, G.
Weißenburg:
Ewald, P.
Wendlingen:
Wagner, W.
Wesel:
Jinawi, R.
Nolte, U.
Wesseling:
Bongartz, W.
Geuenich, A.
Wetter:
Schmitt, C. -G.
Wetzlar:
Becker, W. -H.
Benes, L.
Brobmann, G. F.
Schiebold, K. -D.
Wichede-Wimbern:
Kamski, W.
Wiesbaden:
Hoymann, G. B. C.
Paulus, W.
Sras, K.
Ullrich, F.
Wiesloch:
Mager, B.
Wildbad:
Baetzner, K. H.

Keichel, F.
Strauß, W.
Wilhelmshaven:
Burkhardt, K.
Eskuchen, R.
Winsen:
Nahrstedt, J.
Winterberg:
Hellbrügge, T. A.
Wipperfurth:
Meurer, I. J.
Witten:
Brinkmann, W.
Schöttes, E. -H.
Stoltz, D. M.
Ubani, D.
Wittmund:
Jostes, J.
Wolfach:
Berger, H. -J.
Seidenstücker, W. F.
Wolfenbüttel:
Schott, H.
Thiele, K.
Wolfhagen:
Korthauer, H. -D.
Wolfsburg:
Quandt, G.
Worms:
Ferbert, W. N.
Laqua, H.
Wuppertal:
Bloemertz, C. B.
Ehlers, P. N.
Engelhardt, G. H.
Kapp, H. E.
Minale, C.

Prohm, P.
Schlüter, F.
Schmidt, R.
Sengupta, R.
Streicher, H. -J.
Würselen:
Bary, von, S.
Vogel, W.
Würzburg:
Brawanski, A. T.
Elert, O.
Gay, B.
Gutzeit, B.
Kern, E.
Kujath, P.
Pöllath, M. G.
Schautz, R.
Schmidt, E.
Sperling, M. H.

X

Xanten:
Niedenzu, H.

Z

Zell:
Albrecht, G. A. W.
Zeven:
Schewelies, S.
Zweibrücken:
Lenhart, H.
Reichold, H. -H.
Rüppell, V.

Ausland

Frankreich

Strasbourg:
Hollender, L. F.

Italien

Bozen/Südtirol:
Thaler, W.
Cles (Trento):
Eppinger, S.

Kenia

Nairobi:
Loefler, I. J. P.

Niederlande

Amsterdam:
Patka, P.
Maastricht:
Greep, J. M.
Njmegen:
Joosten, H. J. M.

Österreich

Amstetten:
Garaguly, G.
Graz:
Deutschmann, W.
Köle, W.
Moser, H. P.
Sauer, H.
Szyszkowitz, R. H.-G.
Titze, A. H.
Tscheliessnigg, K.
Uranüs, S.
Innsbruck:
Anderl, H.
Beck, E.
Benzer, H.
Bodner, E.
Gschnitzer, F.
Margreiter, R.
Menardi, G.
Riccabona, G.
Kapfenberg:
Hofer, F. S.
Kirchdorf an der Krems:
Wayand, E. E.
Klagenfurt:
Brandesky, G.

Linz:
Kukla, G.
Wayand, W.
Oberpullendorf:
Hofbauer, F.
Salzburg:
Moritz, E.
Unger, F.
Wagner, M.
Steyr:
Stauber, R. E. A.
Waidhofen-Thaya:
Heger, N.
Wien:
Eckersberger, F.
Freilinger, G.
Funovics, J. M.
Galle, P.
Kreuzer, W.
Laczkovics, A.
Mohl, W.
Piza, H.
Poigenfürst, J.
Staudacher, M.
Steinbereithner, K.
Tuchmann, A.
Ullik, R.
Vécsei, V.
Wagner, O.
Weissenhofer, W.
Wolner, E.
Wozasek, G. E.
Wurnig, P.
Zängl, A.
Wiener Neustadt:
Depisch, D.

Schweiz

Aarau:
Deucher, F.
Ganz, M.
Altstätten:
Halim, K.
Kessler, W.
Basel:
Harder, F. H.
Laffer, U. T.
Liebermann-Meffert, D.
Tondelli, P.

Bern:
Baer, H. U.
Blumgart, L. H.
Buri, P.
Krneta, A.
Senn, A.
Biel:
Schneider, R.
Bülach:
Neff, U. R.
Chur:
Ruedi, T.
Davos-Platz:
Matter, P.
Ennetmoos:
Seeholzer, A.
Fällanden:
Pochon, J.-P.
Frauenfeld:
Largiadèr, J.
Freiburg:
Hahnloser, P.
Heiden:
Walter, C.
Herisau:
Lanz, R.
Huttwil:
Schaer, H.
Iragna:
Wicki, O.
Jegenstorf:
Liechti, J.
Kreuzlingen:
Helmig, H.
Lachen am See:
Enzler, A.
Laufenburg:
Villiger, K. J.
Lausanne:
Cuénoud, P.-F.
Maillard, G.-F.
Nicod, L.
Liestal:
Rossetti, M.
Luzern:
Hardt, N.
Vogt, B. P.
Mendrisio:
Arma, S. A.
Reinach:
Allgöwer, M.
Rheinfelden:
Muggler, E.

Schlieren:
Enzler, M. A.
Ruckert, R. F.
St. Gallen:
Weber, B. G.
Stans:
Matthey, M.
Thusis:
Scharplatz, D.
Wohlen AG:
Gavranic, P. D.
Zofingen:
Fartab, M.
Zürich:
Buchmann, P.
Geroulanos, S.
Glinz, W.
Largiadèr, F.
Maass, D.
Metzger, U. F.
Schamaun, H.-M.
Segesser von, L. K.
Simmen, H.-P.
Walker, H.

Spanien

Madrid:
Hinderer, U. T.
Oviedo:
Teixidor de Otto, J.
San Juan/Alicante:
Medrano-Heredia, J.

Südkorea

Daejeon
Bae, J.-S.

Türkei

Istanbul:
Gökdoğan, C. Ö.

Ungarn

Szeged:
Horváth, Ö. P.
Karácsonyi, S.

USA

New Orleans:
Stark, G. B.

Erklärung der Zeichen und Abkürzungen

Die Namen sind innerhalb der Abschnitte alphabetisch geordnet,
wobei die Umlaute als besondere Buchstaben (ae, oe, ue) gelten.
Die fettgedruckten Buchstaben bedeuten:

A   Approbationsjahr und -ort

AG   Arbeitsgebiete

BV   Buchveröffentlichungen (Monographien, Lehr- und Handbuchbeiträge u. ä. mit Verlag und Erscheinungsjahr)

D   Dissertation / Promotion

FG   Anerkanntes Fachgebiet

H   Habilitationsjahr und -ort

HG   Hauptarbeitsgebiete (wissenschaftlich und/oder praktisch/
chirurgisch)

MH   Mitherausgeber von Büchern (die unter BV nicht genannt
sind), Zeitschriften, Buchreihen usw.

P   Professur Jahr/Ort

S   Selbständige Stellungen als Chefarzt, Ärztlicher Direktor
usw.

TG   Anerkanntes Teilgebiet

TW   Tätigkeit nach abgeschlossener Weiterbildung (Zeit, Ort,
Namen der Anstalten, Institute u. Chefärzte)
a im Gebiet Chirurgie
b im Teilgebiet
c derzeitige Tätigkeit

ZB   Anerkannte Zusatzbezeichnung/Jahr

ZV   Zeitschriften-Veröffentlichungen: Arbeitstitel, Zeitschrift,
Band, Seite (Jahr)

Bei den Geburts- und Ausbildungsdaten sind bei den Jahreszahlen die beiden ersten Ziffern fortgefallen und bei den Lehrern die
Titel weggelassen.